Brenner & Rector's
The Kidney

Brenner & Rector
肾脏病学 上卷

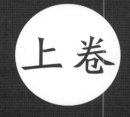

11th Edition
原书第 11 版

原著　[美] Alan S.L. Yu　　　[美] Glenn M. Chertow
　　　[瑞士] Valérie A. Luyckx　[加] Philip A. Marsden
　　　[以] Karl Skorecki　　　[英] Maarten W. Taal

主译　孙　林　刘友华　杨俊伟　杨天新　陈　旻　蔡广研
　　　刘必成　郑　丰　丁国华　陶立坚　付　平

中国科学技术出版社
·北 京·

图书在版编目（CIP）数据

Brenner & Rector 肾脏病学 : 原书第 11 版 . 上卷 /(美) 阿伦·S.L. 余 (Alan S.L. Yu) 等原著 ; 孙林等主译 . — 北京 : 中国科学技术出版社 , 2022.1

书名原文 : Brenner & Rector's The Kidney, 11e

ISBN 978-7-5046-9215-3

Ⅰ . ① B… Ⅱ . ①阿… ②孙… Ⅲ . ①肾疾病—诊疗 Ⅳ . ① R692

中国版本图书馆 CIP 数据核字 (2021) 第 197219 号

著作权合同登记号 : 01-2021-5586

策划编辑　丁亚红　焦健姿
责任编辑　丁亚红
文字编辑　延　锦　郭仕薪　汪　琼
装帧设计　佳木水轩
责任印制　李晓霖

出　　版　中国科学技术出版社
发　　行　中国科学技术出版社有限公司发行部
地　　址　北京市海淀区中关村南大街 16 号
邮　　编　100081
发行电话　010-62173865
传　　真　010-62179148
网　　址　http://www.cspbooks.com.cn

开　　本　889mm×1194mm　1/16
字　　数　5320 千字
印　　张　181.5
版　　次　2022 年 1 月第 1 版
印　　次　2022 年 1 月第 1 次印刷
印　　刷　天津翔远印刷有限公司
书　　号　ISBN 978-7-5046-9215-3 / R·2795
定　　价　1580.00 元（全三卷）

Elsevier(Singapore) Pte Ltd.

3 Killiney Road, #08-01 Winsland House I, Singapore 239519

Tel: (65) 6349-0200; Fax: (65) 6733-1817

Brenner & Rector's The Kidney, 11e

Copyright © 2020 by Elsevier, Inc. All rights reserved.

Previous editions copyrighted 2016, 2012, 2008, 2004, 2000, 1996, 1991, 1986, 1981, and 1976.

ISBN: 978-0-323-53265-5

This Translation of Brenner & Rector's The Kidney, 11e by Alan S.L. Yu, Glenn M. Chertow, Valérie A. Luyckx, Philip A. Marsden, Karl Skorecki, Maarten W. Taal was undertaken by China Science and Technology Press and is published by arrangement with Elsevier (Singapore) Pte Ltd.

Brenner & Rector's The Kidney, 11e by Alan S.L. Yu, Glenn M. Chertow, Valérie A. Luyckx, Philip A. Marsden, Karl Skorecki, Maarten W. Taal 由中国科学技术出版社进行翻译，并根据中国科学技术出版社与爱思唯尔（新加坡）私人有限公司的协议约定出版。

Brenner & Rector 肾脏病学（原书第 11 版）（孙　林　刘友华　杨俊伟　杨天新　陈　旻　蔡广研　刘必成　郑　丰　丁国华　陶立坚　付　平，译）

ISBN: 978-7-5046-9215-3

Copyright © 2022 by Elsevier (Singapore) Pte Ltd. and China Science and Technology Press

注　意

本译本由中国科学技术出版社完成。相关从业及研究人员必须凭借其自身经验和知识对文中描述的信息数据、方法策略、搭配组合、实验操作进行评估和使用。由于医学科学发展迅速，临床诊断和给药剂量尤其需要经过独立验证。在法律允许的最大范围内，爱思唯尔、译文的原文作者、原文编辑及原文内容提供者均不对译文或因产品责任、疏忽或其他操作造成的人身及（或）财产伤害及（或）损失承担责任，亦不对由于使用文中提到的方法、产品、说明或思想而导致的人身及（或）财产伤害及（或）损失承担责任。

译校者名单

主　译（以章节先后为序）

孙　林（中南大学湘雅二医院）　　　　　刘友华（美国匹兹堡大学医学院）

杨俊伟（南京医科大学第二附属医院）　　杨天新（美国犹他大学医学院）

陈　旻（北京大学第一医院）　　　　　　蔡广研（中国人民解放军总医院）

刘必成（东南大学附属中大医院）　　　　郑　丰（大连医科大学医学科学研究院）

丁国华（武汉大学人民医院）　　　　　　陶立坚（中南大学湘雅医院）

付　平（四川大学华西医院）

副主译（以章节先后为序）

杨宝学（北京大学基础医学院）　　　　　李贵森（四川省人民医院）

庄守纲（美国布朗大学医学院）　　　　　彭　晖（中山大学附属第三医院）

吴永贵（安徽医科大学附属第一医院）　　张　春（华中科技大学附属协和医院）

孙世仁（中国人民解放军空军军医大学西京医院）　刘华锋（广东医科大学附属医院）

王俭勤（兰州大学第二附属医院）　　　　许钟镐（吉林大学第一医院）

王伟铭（上海交通大学附属瑞金医院）　　蒋更如（上海交通大学附属新华医院）

肖　力（中南大学湘雅二医院）　　　　　王惠明（武汉大学人民医院）

何伟春（南京医科大学第二附属医院）　　焦军东（哈尔滨医科大学第二附属医院）

徐　虹（上海复旦大学儿童医院）

译 校 者（以姓氏笔画为序）

丁国华　卜　茹　于双艳　万　程　马屹莹　马甜甜　王　伟　王　畅　王　显　王　琴
王　蔚　王子宜　王文娟　王玉娟　王伟铭　王俭勤　王婉宁　王惠明　方　丽　尹　叶
孔凡武　石　明　石彩凤　叶增纯　田秀娟　付　平　付　饶　付玉琪　冯启健　冯松涛
冯韵霖　司佶宜　吕韵晖　朱　威　朱冬冬　朱吉莉　朱雪婧　任　倩　任志龙　仰　欣
庄守纲　刘　研　刘　菁　刘　爽　刘　鸽　刘　煜　刘　曦　刘友华　刘玉秋　刘冬梅
刘必成　刘华锋　刘佳鹭　刘金瑞　刘洁琼　刘晓燕　刘崇斌　江　蕾　江园燕　汤济鑫
许钟镐　孙　林　孙世仁　孙伟霞　孙晓菁　远　航　严　苗　苏　可　苏嘉慧　李　明
李　怡　李一莎　李小丽　李小慧　李志盈　李作林　李灿明　李迪儿　李贵森　李晓庆
李晓宇　李雪娟　李晨睿　李飔家　李鑫睿　杨　明　杨　晨　杨　琛　杨天新　杨叶猗
杨乐天　杨金斐　杨宝学　杨俊伟　杨莹莹　杨璨粼　肖　力　吴　昊　吴永贵　邱志维
何　娟　何伟春　汪　澈　沈　茜　沈　琰　沈安然　宋冬岩　宋安妮　宋盼爱　张　春
张　凌　张　宇　张　顺　张　俊　张　语　张　娅　张　涛　张　琦　张小艳　张历涵
张沥文　张承巍　张春云　张素兰　张晓良　张朝阳　张慧芳　陈　旻　陈　径　陈　娟
陈　铖　陈　蔚　陈小翠　陈国纯　陈星华　陈艳亭　陈素芳　陈莎莎　陈晓君　陈馨韵
邵广莹　苟慎菊　林芙君　罗世露　周　莉　周　阳　周　舟　周小春　周丽丽　郑　丰
郑华清　宗　雪　赵　清　赵　晶　赵文波　赵梓易　赵婵玥　郝　旭　荆凯鹏　胡宁宁
胡雪茹　钟　慧　段彤月　俞传琪　闻　萍　闻　毅　姜　玲　姜　娜　姜安妮　洪大情
姚　瑶　姚碧晴　贺理宇　骆　静　袁　蔚　袁琼婧　耿晓强　栗　明　夏　甜　钱诗睿
钱晓倩　徐　虹　徐　虎　徐丽梨　徐潞君　奚易云　高月明　高碧霞　郭　琴　郭亚男
唐程远　陶立坚　陶思蓓　黄　玲　黄自能　黄诗纯　黄健妮　黄跃波　黄燕如　曹红娣
盛丽莉　常冬元　符　晓　商静月　梁　伟　彭　晖　彭张哲　蒋更如　韩秋霞　韩雅纯
傅海燕　焦军东　鲁　荐　曾涵虚　谢　芸　谢艳云　蒲　敏　雷　蕾　詹　明　詹展基
蔡　娟　蔡广研　廖巾琳　熊　薇　熊明霞　熊雅冰　滕思远　潘庆军　潘林蓉　戴选彤
魏　蕾　魏甜甜

学术秘书　周　阳　杨　明　刘　研

内容提要

本书引进自世界知名的 Elsevier 出版集团，由美国 Jared Grantham 肾脏研究所的 Alan S.L. Yu 教授联合近 200 位国际肾脏病专家共同编写，是一部经历了 40 余年学术辉煌的国际经典权威肾脏病学专著。

全新第 11 版，分上、中、下三卷，共 85 章，内容丰富，涵盖了正常肾脏结构和功能、体液容量和成分失衡、肾脏疾病流行病学和危险因素、肾脏病患者的评估、肾脏结构和功能障碍、肾脏病遗传学、高血压和肾脏、慢性肾脏病及其预后、慢性肾脏疾病管理、血液净化治疗、肾移植、儿童肾病、肾脏疾病的全球现状、肾脏病学面临的挑战等内容。与前一版相比，新版增加了心肾综合征、终末期肾脏疾病的营养支持治疗等相关内容，部分章节中修订和调整了与临床相关的要点、思考题、典型病例等内容。本书既充分体现了肾脏研究前沿内容，又反映了当今世界肾脏病学科的最新知识和最新成果。

本书为 *Brenner & Rector's The Kidney* 自问世以来的首部中文翻译版，翻译团队更是集结了国内外肾脏病学界众多知名专家学者，在忠于展示原著学术思想的前提下，力求贴近国内语言表述习惯和实际诊疗情境，旨在服务广大涉足肾脏学科的科研工作者，为肾脏病学及相关专业临床医师、护理人员及研究人员，了解本学科最新发展、解决疑难诊疗问题提供参考。

补充说明：书中参考文献条目及习题众多，为方便读者查阅，已将本书参考文献及习题更新至网络，读者可扫描右侧二维码，关注出版社医学官方微信"焦点医学"，后台回复"肾脏病学"，即可获取。

原书编著者名单

ALAN S.L. YU, MB, BChir
Harry Statland and Solon Summerfield Professor of
Medicine
Director, Division of Nephrology and Hypertension and the
Jared Grantham Kidney Institute
University of Kansas Medical Center
Kansas City, Kansas

GLENN M. CHERTOW, MD, MPH
Norman S. Coplon/Satellite Healthcare Professor of
Medicine
Department of Medicine
Division of Nephrology
Stanford University School of Medicine
Palo Alto, California

VALÉRIE A. LUYCKX, MBBCh, MSc
Affiliate Lecturer
Renal Division

Brigham and Women's Hospital
Harvard Medical School
Boston, Massachusetts;
Institute of Biomedical Ethics and the History of Medicine
University of Zürich
Zürich, Switzerland

PHILIP A. MARSDEN, MD
Professor of Medicine
Elisabeth Hofmann Chair in Translational Research
Oreopoulos-Baxter Division Director of Nephrology
University of Toronto
Toronto, Ontario, Canada

KARL SKORECKI, MD, FRCP(C), FASN
Dean, Azrieli Faculty of Medicine
Bar-Ilan University
Safed, Israel

**MAARTEN W. TAAL, MBChB, MMed, MD,
FCP(SA), FRCP**
Department of Renal Medicine
Royal Derby Hospital
Derby, United Kingdom;
Centre for Kidney Research and Innovation
Division of Medical Sciences and Graduate Entry Medicine
School of Medicine
University of Nottingham
Nottingham, United Kingdom

Special Assistant to the Editors
WALTER G. WASSER, MD
Attending Physician, Division of Nephrology
Mayanei HaYeshua Medical Center
Bnei Brak, Israel;
Rambam Health Care Campus
Haifa, Israel

**Andrew Advani, BSc, MBChB (Hons), PhD,
FRCP(UK),FASN**
Associate Professor of Medicine
University of Toronto;
St. Michael's Hospital
Toronto, Ontario, Canada

Todd Alexander, MD, PhD
Pediatric Nephrologist and Professor
Department of Paediatrics
University of Alberta
Edmonton, Alberta, Canada

Michael Allon, MD
Professor of Medicine
Division of Nephrology
University of Alabama at Birmingham
Birmingham, Alabama

Gerald B. Appel, MD
Professor of Clinical Medicine
Department of Medicine
Columbia University Medical Center
New York, New York

Suheir Assady, MD, PhD
Director, Department of Nephrology and Hypertension
Rambam Health Care Campus
Haifa, Israel

Colin Baigent, BMBCh, MA, MSc, FRCP, FFPH
Professor of Epidemiology
Nuffield Department of Population Health
University of Oxford
Oxford, Great Britain

George L. Bakris, MD
Professor and Director
American Heart Association Comprehensive Hypertension
Center
Department of Medicine
University of Chicago Medicine
Chicago, Illinois

Marisa Battistella, PharmD
Associate Professor
University Health Network/Leslie Dan Faculty of
Pharmacy
University of Toronto,
Toronto, Ontario, Canada

Srinivasan Beddhu, MD
Professor of Internal Medicine
Department of Internal Medicine
University of Utah School of Medicine
Salt Lake City, Utah

Aminu K. Bello, MD, PhD
Assistant Professor/Nephrologist
Department of Medicine
University of Alberta
Edmonton, Alberta, Canada

Theresa J. Berndt, MD
Assistant Professor of Medicine
Division of Nephrology and Hypertension
Mayo Clinic College of Medicine
Rochester, Minnesota

John F. Bertram, BSc, PhD, DSc
Biomedicine Discovery Institute
Development and Stem Cells Program
Department of Anatomy and Developmental Biology
Monash University
Clayton, Victoria, Australia

Vivek Bhalla, MD
Assistant Professor
Medicine/Nephrology
Stanford University School of Medicine
Stanford, California

Daniel G. Bichet, MD
Professor
Department of Medicine and Physiology
University of Montreal;
Nephrologist

Department of Medicine
Hôital du Sacré-Coeur de Montréal
Montréal, Québec, Canada

Boris Bikbov, MD, PhD
Researcher
Department of Renal Medicine
Istituto di Ricerche Farmacologiche Mario Negri IRCCS
Ranica, Bergamo, Italy

Detlef Bockenhauer, MD, PhD
Professor
Department of Renal Medicine
University College London;
Doctor
Department of Nephrology
Great Ormond Street Hospital for Children
London, Great Britain

Alain Bonnardeaux, MD, PhD
Full Professor
Department of Medicine
Université de Montréal
Montréal, Québec, Canada

Josée Bouchard, MD, FRCPC
Associate Professor of Medicine
Department of Nephrology
Hôital du Sacré-Coeur de Montréal
University of Montréal
Montréal, Québec, Canada

Richard M. Breyer, PhD
Professor
Division of Nephrology and Hypertension
Vanderbilt University School of Medicine
Nashville, Tennessee

Stefan Broer, PhD
Research School of Biology
Australian National University
Canberra, Australian Capital Territory, Australia

Carlo Brugnara, MD
Department of Laboratory Medicine
Boston Children's Hospital
Boston, Massachusetts

Catherine R. Butler, MD
Fellow
Department of Medicine, Division of Nephrology
University of Washington
Seattle, Washington

Héloise Cardinal, MD, PhD
Associate Professor, Division of Nephrology
Department of Medicine
Université de Montréal
Montréal, Québec, Canada

Juan Jesús Carrero, Pharm, PhD Pharm, PhD Med,
 MBA
Professor
Department of Medical Epidemiology and Biostatistics
Karolinska Institutet
Stockholm, Sweden

Daniel C. Cattran, MD
Professor of Medicine
Department of Medicine
University Health Network;
Senior Scientist
Toronto General Research Institute
University Health Network
Toronto, Ontario, Canada

Tak Mao Daniel Chan, MBBS, MD
Chief of Nephrology
Department of Medicine
University of Hong Kong, Queen Mary Hospital
Hong Kong, Hong Kong

Tara I. Chang, MD, MS
Associate Professor of Medicine
Division of Nephrology
Stanford University
Palo Alto, California

Glenn M. Chertow, MD, MPH
Norman S. Coplon/Satellite Healthcare Professor of
Medicine
Department of Medicine
Division of Nephrology
Stanford University School of Medicine
Palo Alto, California

Andrew A. Chin, MD
Division of Nephrology
Department of Internal Medicine
University of California, Davis School of Medicine
Sacramento, California

Yeoungjee Cho, MBBS(hons), FRACP, PhD
Consultant Nephrologist
Nephrology
Princess Alexandra Hospital;
Clinical Trialist
Australasian Kidney Trials Network
University of Queensland
Brisbane, Queensland, Australia

Michel Chonchol, MD
Professor of Medicine
Division of Renal Diseases and Hypertension
University of Colorado Denver Anschutz Medical Center
Aurora, Colorado

Marta Christov, MD, PhD
Assistant Professor of Medicine
Westchester Medical Center and New York Medical
College
Valhalla, New York

William L. Clapp, MD
Professor of Pathology, Director of Renal Pathology
Department of Pathology, Immunology and Laboratory

Medicine
University of Florida College of Medicine
Gainesville, Florida

Rachel Becker Cohen, MD
Institute of Pediatric Nephrology
Shaare Zedek Medical Center;
Hadassah-Hebrew University School of Medicine
Jerusalem, Israel

Kelsey Connelly, MD
Faculty of Medicine
University of Manitoba
Winnipeg, Manitoba, Canada

H. Terence Cook, MB BS, FRCPath
Professor of Renal Pathology
Department of Medicine
Imperial College
London, Great Britain

Josef Coresh, MD, PhD
Professor
Epidemiology, Medicine and Biostatistics
Johns Hopkins University;
Director
G.W. Comstock Center for Public Health and Prevention
Johns Hopkins Bloomberg School of Public Health
Baltimore, Maryland

Ricardo Correa-Rotter, MD
Head
Department of Nephrology and Mineral Metabolism
Instituto Nacional de Ciencias Médicas y Nutrición
Salvador Zubirán
Mexico City, Mexico

Shawn E. Cowper, MD
Associate Professor of Dermatology and Pathology
Department of Dermatology
Yale University
New Haven, Connecticut

Vivette D. D'Agati, MD
Professor of Pathology
Columbia University College of Physicians and Surgeons;
Director, Renal Pathology Laboratory
Columbia University Medical Center
New York, New York

Kevin Damman, MD, PhD
Doctor
Department of Cardiology
University Medical Center Groningen
Groningen, The Netherlands

Mogamat Razeen Davids, MBChB, FCP(SA), MMed
Professor
Division of Nephrology, Department of Medicine
Stellenbosch University and Tygerberg Hospital
Cape Town, South Africa

Sara Davison, BSc, MD, MSc
Chief of Nephrology
Department of Medicine
University of Alberta
Edmonton, Alberta, Canada

Aleksander Denic, MD
Division of Nephrology and Hypertension
Mayo Clinic
Rochester, Minnesota

Bradley M. Denker, MD
Associate Professor of Medicine
Department of Medicine
Harvard Medical School;
Clinical Chief
Renal Division
Beth Israel Deaconess Medical Center;
Chief of Nephrology
Harvard Vanguard Medical Associates
Boston, Massachusetts

Thomas A. Depner, BS, MD
Division of Nephrology
Department of Internal Medicine
University of California, Davis School of Medicine
Sacramento, California

Thomas D. DuBose, Jr., MD
Professor Emeritus of Medicine
Wake Forest School of Medicine
Winston-Salem, North Carolina

Vinay A. Duddalwar, MD, FRCR
Professor of Radiology and Urology
Department of Radiology
Keck School of Medicine, University of Southern
California
Los Angeles, California

Kai-Uwe Eckardt, MD
Professor of Medicine
Director of the Medical Department,
Division of Nephrology and Internal Intensive Care
Medicine
Charité–Universitätsmedizin Berlin
Berlin, Germany

William J. Elliott, MD, PhD
Professor of Preventive Medicine, Internal Medicine and
Pharmacology
Pacific Northwest University of Health Sciences;
Head, Division of Pharmacology
Pacific Northwest University of Health Sciences
Yakima, Washington

David H. Ellison, MD
Professor
Department of Internal Medicine
Division of Nephrology and Hypertension
Oregon Health & Science University
Portland, Oregon

Ronald J. Falk, MD
Nan and Hugh Cullman Eminent Professor
Chair, Department of Medicine
Director, UNC Kidney Center
Chapel Hill, North Carolina

Robert Andrew Fenton, BSc, MSc, PhD
Professor of Molecular Cell Biology
Department of Biomedicine
Aarhus University
Aarhus, Denmark

Alessia Fornoni, MD, PhD
Professor of Medicine and Chief
Division of Nephrology and Hypertension
University of Miami Miller School of Medicine;
Director
Katz Family Drug Discovery Center
Miami, Florida

Benjamin S. Freedman, PhD
Assistant Professor
Department of Pathology (Adjunct) and Department of
Medicine
Division of Nephrology, Kidney Research Institute, and
Institute for Stem Cell and Regenerative Medicine
University of Washington School of Medicine
Seattle, Washington

Yaacov Frishberg, MD
Institute of Pediatric Nephrology
Shaare Zedek Medical Center;
Hebrew University Hadassah School of Medicine
Jerusalem, Israel

Jøgen Frøkiaer, MD, DMSci
Department of Clinical Medicine
Aarhus University
Aarhus, Denmark

John W. Funder, MD, PhD, FRCP, FRACP
Distinguished Scholar

Hudson Institute and Monash University
Clayton, Victoria, Australia

Amit X. Garg, MD
Professor
Division of Nephrology Department of Medicine
Western University
Institute for Clinical Evaluative Sciences
London, Ontario, Canada

Marc Ghannoum, MD
Associate Professor of Medicine
University of Montreal, Verdun Hospital
Montréal, Québec, Canada

Mohammed Benghanem Gharbi, MD
Nephrology Department
Faculty of Medicine and Pharmacy of Casablanca
University Hassan II of Casablanca
Casablanca, Morocco

Richard E. Gilbert, MBBS, PhD, FRACP, FACP, FRCPC
Professor
Department of Medicine
University of Toronto;
Head
Division of Endocrinology
St. Michael's Hospital
Toronto, Ontario, Canada

Richard J. Glassock, MD
Emeritus Professor
Department of Medicine
Geffen School of Medicine at UCLA
Los Angeles, California

Nimrit Goraya, MD
Assistant Professor
Division of Nephrology and Hypertension,
Program Director
Nephrology Fellowship Program
Baylor Scott and White Health
Temple, Texas

Morgan E. Grams, MD, PhD
Associate Professor
Division of Nephrology
Johns Hopkins University
Baltimore, Maryland

Per Henrik Groop, MD, DMSc, FRCPE
Professor
Clinicum
University of Helsinki;
Chief Physician
Abdominal Center Nephrology
Helsinki University Hospital
Helsinki, Finland

Steven Habbous, MD
Department of Epidemiology and Biostatistics
Western University
London, Ontario, Canada

Yoshio N. Hall, MD, MS
Associate Professor
Department of Medicine/Nephrology
University of Washington;
Investigator
Kidney Research Institute | Medicine
University of Washington
Seattle, Washington

Mitchell L. Halperin, MD, FRCPC, FRS
Emeritus Professor of Medicine
Department of Medicine/Nephrology
St. Michaels Hospital
University of Toronto
Toronto, Ontario, Canada

L. Lee Hamm, MD
Senior Vice President and Dean

Tulane University School of Medicine
New Orleans, Louisiana

Peter C. Harris, PhD
Professor of Medicine and Biochemistry and Molecular
Biology
Division of Nephrology and Hypertension
Mayo Clinic
Rochester, Minnesota

Raymond C. Harris, MD
Ann and Roscoe R. Robinson Professor of Medicine
Department of Medicine
Vanderbilt University School of Medicine
Nashville, Tennessee

Richard Haynes, MB, BCh, MRCP(UK)
Clinical Research Fellow
Nuffield Department of Population Health
University of Oxford;
Honorary Consultant Nephrologist
Oxford Kidney Unit
Oxford University Hospitals NHS Trust
Oxford, Great Britain

Marie Josée Hébert, MD
Professor
Vice-Rector of Research
Shire Chair in Nephrology, Transplantation and Renal
Regeneration
Department of Medicine
Université de Montréal
Montréal, Québec, Canada

William G. Herrington, MA, MBBS, MD, MRCP
Associate Professor and MRC-Kidney Research UK
Professor David Kerr Clinician Scientist
MRC Population Health Research Unit
Nuffield Department of Population Health
Oxford, Great Britain

Ewout J. Hoorn, MD, PhD
Nephrologist and Associate Professor
Department of Internal Medicine, Division of Nephrology
& Transplantation
Erasmus Medical Center
Rotterdam, The Netherlands

Thomas H. Hostetter, MD
Professor of Medicine and Vice Chairman for Research
Case Western Reserve University School of Medicine
Cleveland, Ohio

Susie L. Hu, MD
Associate Professor of Medicine
Medicine, Division of Kidney Disease and Hypertension
Warren Alpert Medical School of Brown University
Providence, Rhode Island

Tobias B. Huber, MD
Professor
Department of Medicine
University Medical Center Hamburg-Eppendorf
Hamburg, Germany

Hossein Jadvar, MD
Associate Professor of Radiology
Department of Radiology
Keck School of Medicine, University of Southern
California
Los Angeles, California

Edgar A. Jaimes, MD
Chief, Renal Service
Department of Medicine
Memorial Sloan Kettering Cancer Center
New York, New York

Sarbjit Vanita Jassal, MD, MB, MRCP(UK), FRCPC
Staff Nephrologist and Director, Geriatric Dialysis Program
Division of Nephrology
University Health Network;
Professor of Medicine

University of Toronto
Toronto, Ontario, Canada

J. Charles Jennette, MD
Kenneth M. Brinkhous Distinguished Professor and Chair
Department of Pathology and Laboratory Medicine
School of Medicine;
Chief of Pathology and Laboratory Medicine Services,
  UNC Hospitals;
Executive Director, UNC Nephropathology Division
University of North Carolina at Chapel Hill
Chapel Hill, North Carolina

David W. Johnson, MBBS (Hons), PhD, DMed(Res), FRACP, FASN
Director of Nephrology
Department of Nephrology
Princess Alexandra Hospital;
Deputy Chair
Australasian Kidney Trials Network
Brisbane, Queensland, Australia

Kamel S. Kamel, MD, FRCP(C)
St. Michael's Hospital
University of Toronto
Toronto, Ontario, Canada

S. Ananth Karumanchi, MD
Professor of Medicine
Director, Renovascular Research
Cedars-Sinai Medical Center
Los Angeles, California

David Kavanagh, MD, PhD
Professor of Complement Therapeutics
National Renal Complement Therapeutics Centre
Newcastle University
Newcastle upon Tyne, Great Britain

Frieder Keller, MD, Prof. Dr. Med.
Internal Medicine
University Hospital
Ulm, Germany

Christine J. Ko, MD
Professor of Dermatology and Pathology
Yale University
New Haven, Connecticut

Harbir Singh Kohli, MD, DM
Professor
Department of Nephrology
Post Graduate Institute of Medical Education and
Research
Chandigarh, Union Territory, India

Jay L. Koyner, MD
Associate Professor of Medicine
Department of Medicine
Section of Nephrology
University of Chicago
Chicago, Illinois

Jordan Kreidberg, MD, PhD
Division of Nephrology
Boston Children's Hospital
Harvard Medical School
Boston, Massachusetts

Anoushka Krishnan, MBBS, FRACP
Department of Nephrology
Sir Charles Gairdner Hospital,
Perth, Western Australia, Australia

Rajiv Kumar, MD
Ruth and Vernon Taylor Professor of Medicine,
Biochemistry and Molecular Biology,
Distinguished Medical Investigator,
Chair Emeritus
Division of Nephrology and Hypertension
Mayo Clinic College of Medicine
Rochester, Minnesota

Gabrielle Lafreniere, MD, FRCPC
Assistant Professor of Medicine
Université Laval;
Geriatrician
Division of Geriatrics
Centre Hospitalier Universitaire de Québec
Québec, Quebec, Canada

Ngan N. Lam, MD, MSc
Doctor
Department of Medicine, Nephrology
University of Alberta
Edmonton, Alberta, Canada

Martin J. Landray, PhD FRCP
Professor of Medicine and Epidemiology
Clinical Trial Service Unit & Epidemiological Studies Unit
Nuffield Department of Population Health
Oxford, Great Britain

Harold E. Layton, PhD
Professor
Department of Mathematics
Duke University
Durham, North Carolina

Timmy Lee, MD, MSPH
Associate Professor of Medicine
Department of Medicine
University of Alabama at Birmingham
Birmingham, Alabama

Colin R. Lenihan, MB BCh BAO, PhD
Clinical Associate Professor
Department of Nephrology
Stanford University
Palo Alto, California

Krista L. Lentine, MD, PhD
Professor of Medicine
Center for Abdominal Transplantation
Saint Louis University
St. Louis, Missouri

Andrew S. Levey, MD
Chief Emeritus
William B. Schwartz Division of Nephrology
Tufts Medical Center;
Professor of Medicine
Dr. Gerald J. and Dorothy R. Friedman Professor Emeritus
Tufts University School of Medicine
Boston, Massachusetts

Adeera Levin, BSc, MD, FRCPC
Professor
Department of Medicine (Nephrology)
University of British Columbia;
Director
BC Provincial Renal Agency
Vancouver, British Columbia, Canada

Christoph Licht, MD
Pediatric Nephrologist
Department of Paediatrics
Senior Associate Scientist
Program in Cell Biology
Research Institute
The Hospital for Sick Children
Professor
Department of Paediatrics
University of Toronto
Toronto, Ontario, Canada

Bengt Lindholm, MD, PhD
Adjunct Professor
Divisions of Baxter Novum and Renal Medicine
Karolinska Institutet
Stockholm, Sweden

Kathleen Liu, MD, PhD, MAS
Assistant Professor
Divisions of Nephrology and Critical Care Medicine,
University of California, San Francisco

San Francisco, California

Valérie A. Luyckx, MBBCh, MSc
Affiliate Lecturer
Renal Division
Brigham and Women's Hospital
Harvard Medical School
Boston, Massachusetts;
Institute of Biomedical Ethics and the History of Medicine
University of Zürich
Zürich, Switzerland

David A. Maddox, PhD
Professor
Department of Internal Medicine
University of South Dakota Sanford School of Medicine;
Senior Research Scientist (WOC)
Research & Development
Sioux Falls VA Health Care System
Sioux Falls, South Dakota

Yoshiro Maezawa, MD, PhD
Department of Clinical Cell Biology & Medicine
Chiba University Graduate School of Medicine
Chiba, Japan

Gary R. Matzke, BS Pharm, PharmD
Professor Emeritus
Pharmacotherapy and Outcomes Science
School of Pharmacy, Virginia Commonwealth University
Richmond, Virginia

Ivan D. Maya, MD
Associate Professor
Department of Medicine
University of Central Florida
Orlando, Florida

Sharon E. Maynard, MD
Associate Professor
Department of Medicine
Lehigh Valley Health Network
University of South Florida Morsani College of Medicine
Allentown, Pennsylvania

James A. McCormick, MD
Associate Professor
Department of Medicine
Division of Nephrology and Hypertension
Oregon Health and Science University
Portland, Oregon

Alicia Ann McDonough, PhD
Professor
Integrative Anatomical Sciences
Department of Cell and Neurobiology
Keck School of Medicine, University of Southern California
Los Angeles, California

John J.V. McMurray, BSc(Hons), MB ChB(Hons), MD, FESC, FACC, FAHA
British Heart Foundation Cardiovascular Research Centre
University of Glasgow
Glasgow, Scotland, Great Britain

Rajnish Mehrotra, MBBS, MD, MS
Section Head, Nephrology
Harborview Medical Center;
Division of Nephrology
University of Washington
Seattle, Washington

Timothy W. Meyer, MD
Professor
Department of Medicine
Stanford University
Stanford, California;
Staff Physician
Department of Medicine
VA Palo Alto HCS
Palo Alto, California

Catherine Meyer-Schwesinger, MD
Professor
Institute of Cellular and Integrative Physiology
University Medical Center Hamburg-Eppendorf
Hamburg, Germany

Orson W. Moe, MD
Professor
Department of Internal Medicine
Division of Nephrology
UT Southwestern Medical Center;
Director
Charles and Jane Pak Center for Mineral Metabolism and Clinical Research
UT Southwestern Medical Center
Dallas, Texas

Karen M. Moritz, BSc, MSc, PhD
Child Health Research Centre and School of Biomedical Sciences
The University of Queensland
St. Lucia, Australia

Alvin H. Moss, MD
Director
Center for Health Ethics and Law
West Virginia University;
Professor of Medicine
Department of Medicine
Section of Geriatrics, Palliative Medicine and Hospice
West Virginia University
Morgantown, West Virginia

David B. Mount, MD
Clinical Chief
Renal Division
Brigham and Women's Hospital
Boston, Massachusetts

Karen A. Munger, PhD
Chief, Research and Development
Sioux Falls VA Health Care System;
Associate Professor of Medicine
Department of Internal Medicine
University of South Dakota
Sioux Falls, South Dakota

Behzad Najafian, MD
Associate Professor
Department of Pathology
University of Washington
Seattle, Washington

Luis Gabriel Navar, PhD
Professor and Chairman
Department of Physiology
Tulane University
New Orleans, Louisiana

Robert G. Nelson, MD, PhD
Senior Investigator
Chief, Chronic Kidney Disease Section
Phoenix Epidemiology and Clinical Research Branch
National Institute of Diabetes and Digestive and Kidney Diseases
Phoenix, Arizona

Lindsay E. Nicolle, MD
Professor Emeritus
Department of Internal Medicine
University of Manitoba
Winnipeg, Manitoba, Canada

Sanjay K. Nigam, MD
Nancy Kaehr Chair in Research
Pediatrics, Medicine and Cellular Molecular Medicine
University of California, San Diego
La Jolla, California

Mark Douglas Okusa, MD
Professor of Medicine, Chief, Division of Nephrology
Department of Medicine
University of Virginia

Charlottesville, Virginia

Paul M. Palevsky, MD
Chief, Renal Section
VA Pittsburgh Healthcare System;
Professor of Medicine and Clinical & Translational
Science
Renal-Electrolyte Division
Department of Medicine
University of Pittsburgh
Pittsburgh, Pennsylvania

Suetonia C. Palmer, MB ChB, PhD, FRACP
Doctor
Department of Medicine
University of Otago Christchurch
Christchurch, New Zealand

Suzanne L. Palmer, MD
Professor of Radiology
Department of Radiology
Keck School of Medicine, University of Southern
California
Los Angeles, California

Chirag R. Parikh, MD, PhD
Director, Division of Nephrology
Ronald Peterson Professor of Medicine
Johns Hopkins School of Medicine
Baltimore, Maryland

David Pearce, MD
Professor
Department of Medicine
Division of Nephrology
Department of Cellular and Molecular Pharmacology
University of California San Francisco
San Francisco, California

Aldo J. Peixoto, MD
Professor of Medicine
Department of Internal Medicine (Nephrology)
Yale University School of Medicine;
Clinical Chief, Section of Nephrology
Department of Internal Medicine
Yale University School of Medicine
New Haven, Connecticut

William F. Pendergraft III, MD, PhD
Assistant Professor of Medicine
Division of Nephrology and Hypertension
Department of Medicine
University of North Carolina School of Medicine
Cambridge, Massachusetts

Mark A. Perazella, MD, MS
Professor of Medicine
Section of Nephrology
Yale University School of Medicine;
Director, Acute Dialysis Services
Yale-New Haven Hospital
New Haven, Connecticut

Norberto Perico, MD
Istituto di Ricerche Farmacologiche Mario Negri IRCCS
Bergamo, Italy

Martin R. Pollak, MD
Division of Nephrology
Beth Israel Deaconess Medical Center
Harvard Medical School
Boston, Massachusetts

Didier Portilla, MD
Professor
Department of Medicine
University of Virginia
Charlottesville, Virginia

Susan E. Quaggin, MD
Doctor
Feinberg Cardiovascular Research Institute
Northwestern University
Chicago, Illinois

Jai Radhakrishnan, MD, MS
Professor of Medicine at Columbia University Medical
Center
Division of Nephrology, Department of Medicine
Columbia University Medical Center;
Clinical Chief
Division of Nephrology
New York Presbyterian Hospital
New York, New York

Rawi Ramadan, MD
Director, Medical Transplantation Unit
Department of Nephrology and Hypertension
Rambam Health Care Campus
Haifa, Israel

Heather N. Reich, MD, CM, PhD, FRCPC
Nephrologist, Clinician Scientist
Department of Nephrology
University Health Network;
Associate Professor
Gabor Zellerman Chair in Nephrology Research
Department of Medicine
University of Toronto
Toronto, Ontario, Canada

Andrea Remuzzi, MD
Istituto di Ricerche Farmacologicke Mario Negri IRCCS
Bergamo, Italy

Giuseppe Remuzzi, MD, FRCP
Istituto di Ricerche Farmacologicke Mario Negri IRCCS
Bergamo, Italy;
L. Sacco
Department of Biomedical and Clinical Sciences
University of Milan
Milan, Italy

Leonardo V. Riella, MD, PhD
Associate Physician
Brigham and Women's Hospital;
Assistant Professor of Medicine
Department of Medicine
Harvard Medical School
Boston, Massachusetts

Miquel C. Riella, MD, PhD
Professor of Medicine
Department of Medicine
Catholic University of Parana, Brazil;
Professor of Medicine
Department of Medicine
Evangelic School of Medicine
Curitiba, Brazil

Choni Rinat III, MD
Institute of Pediatric Nephrology
Shaare Zedek Medical Center;
Hadassah-Hebrew University School of Medicine
Jerusalem, Israel

Darren M. Roberts, BPharm, MBBS, PhD, FRACP
Visiting Medical Officer
NSW Poisons Information Centre
Sydney Children's Hospital Network;
Staff Specialist
Renal Medicine and Clinical Pharmacology and
Toxicology
St Vincent's Hospital;
Conjoint Associate Professor
University of New South Wales
Sydney, New South Wales, Australia

Norman D. Rosenblum, MD
Paediatric Nephrologist
Department of Paediatrics
The Hospital for Sick Children;
Senior Scientist
Program in Developmental and Stem Cell Biology
The Hospital for Sick Children;
Professor

Department of Paediatrics
University of Toronto
Toronto, Ontario, Canada

Mitchell H. Rosner, MD
Professor of Medicine
Chair, Department of Medicine
University of Virginia Health System
Charlottesville, Virginia

Andrew D. Rule, MD
Division of Nephrology and Hypertension
Mayo Clinic
Rochester, Minnesota

Ernesto Sabath, MD
Department of Natural Sciences
Universidad Autonoma de Queretaro
Queretaro, Mexico

Manish K. Saha, MD
Assistant Professor of Medicine
Division of Nephrology and Hypertension
Department of Medicine
UNC Kidney Center
University of North Carolina, Chapel Hill
Chapel Hill, North Carolina

Khashayar Sakhaee, MD
Laura Kim Pak Professor in Mineral Metabolism Research
BeautiControl Cosmetics Inc.;
Professor in Mineral Metabolism and Osteoporosis
Chief, Division of Mineral Metabolism
University of Texas, Southwestern Medical Center
Dallas, Texas

Vinay Sakhuja, MD
Director of Nephrology and Transplant Medicine
Max Hospital
Mohali, Punjab, India

Alan D. Salama, MBBS, PhD, FRCP
UCL Centre for Nephrology
Royal Free Hospital
London, United Kingdom

Jeff M. Sands, MD
Juha P. Kokko Professor of Medicine and Physiology
Medicine—Renal Division
Emory University
Atlanta, Georgia

Anjali Bhatt Saxena, MD
Director of Peritoneal Dialysis
Department of Internal Medicine
Division of Nephrology
Santa Clara Valley Medical Center
San Jose, California;
Clinical Assistant Professor of Medicine
Department of Internal Medicine
Stanford University
Stanford, California

Johannes Schlödorff, MD
Division of Nephrology
Beth Israel Deaconess Medical Center
Harvard Medical School
Boston, Massachusetts

Rizaldy Paz Scott, MS, PhD
Research Assistant Professor
Feinberg School of Medicine
Northwestern University
Chicago, Illinois

Neil Sheerin, BSc, MBBS, PhD, FRCP
Professor of Nephrology
Institute of Cellular Medicine
National Renal Complement Therapeutics Centre
Newcastle University
Newcastle upon Tyne, Great Britain

Prableen Singh, MD
Associate Professor of Medicine
Division of Nephrology and Hypertension
University of California San Diego & VA San Diego
Healthcare System
San Diego, California

Karl Skorecki, MD, FRCP(C), FASN
Dean, Azrieli Faculty of Medicine
Bar-Ilan University
Safed, Israel

Itzchak N. Slotki, MD
Director
Division of Adult Nephrology
Shaare Zedek Medical Center;
Associate Professor of Medicine
Hadassah Hebrew University of Jerusalem
Jerusalem, Israel

Miroslaw J. Smogorzewski, MD, PhD
Associate Professor of Medicine
Division of Nephrology
Department of Medicine
University of Southern California, Keck School of
Medicine
Los Angeles, California

William E. Smoyer, MD
Vice President and Director
Center for Clinical and Translational Research
Nationwide Children's Hospital;
Professor
Department of Pediatrics
The Ohio State University
Columbus, Ohio

Stuart M. Sprague, DO
Chairperson, Division of Nephrology and Hypertension
Department of Medicine
NorthShore University Health System
Evanston, Illinois;
Clinical Professor of Medicine
Department of Medicine
University of Chicago Pritzker School of Medicine
Chicago, Illinois

Peter Stenvinkel, MD, PhD, FENA
Professor
Department of Renal Medicine
CLINTEC
Stockholm, Sweden

Jason R. Stubbs, MD
Associate Professor of Medicine
Division of Nephrology and Hypertension
The Kidney Institute
University of Kansas Medical Center
Kansas City, Kansas

Maarten W. Taal, MBChB, MMed, MD, FCP(SA), FRCP
Department of Renal Medicine
Royal Derby Hospital
Derby, United Kingdom;
Centre for Kidney Research and Innovation
Division of Medical Sciences and Graduate Entry Medicine
School of Medicine
University of Nottingham
Nottingham, United Kingdom

Manjula Kurella Tamura, MD, MPH
Professor
Department of Medicine/Nephrology
Stanford University
Palo Alto, California

Jane C. Tan, MD, PhD
Department of Medicine

Stanford University
Stanford, California

Navdeep Tangri, MD, FRCPC, PhD
University of Manitoba
Department of Medicine
Chronic Disease Innovation Centre, Seven Oaks General
Hospital
Winnipeg, Manitoba, Canada

Stephen C. Textor, MD
Professor of Medicine
Division of Nephrology and Hypertension
Mayo Clinic
Rochester, Minnesota

Ravi I. Thadhani, MD, MPH
Chair, Department of Biomedical Sciences
Cedars-Sinai Medical Center
Los Angeles, California

Scott Culver Thomson, MD
Professor
Department of Medicine
University of California;
Chief of Nephrology Section
Department of Medicine
VA San Diego Healthcare System
San Diego, California

Kathryn Tinckam, MD, MMSc
Associate Professor
Division of Nephrology
Departments of Medicine and Laboratory Medicine &
Pathobiology
University of Toronto
Toronto, Ontario, Canada

Vicente E. Torres, MD, PhD
Professor of Medicine
Division of Nephrology and Hypertension
Mayo Clinic
Rochester, Minnesota

Volker Vallon, MD
Professor
Division of Nephrology & Hypertension
Departments of Medicine & Pharmacology
University of California San Diego & VA San Diego
Healthcare System
San Diego, California

Joseph G. Verbalis, MD
Professor
Department of Medicine
Georgetown University
Washington, DC;
Chief
Department of Endocrinology and Metabolism
Georgetown University Hospital
Washington, Maryland

Jill W. Verlander, DVM
Scientist
Division of Nephrology, Hypertension, and Renal
Transplantation
University of Florida College of Medicine;
Director
College of Medicine Electron Microscopy Core Facility
University of Florida
Gainesville, Florida

Ron Wald, MDCM, MPH
Staff Nephrologist
Division of Nephrology
Department of Medicine
Li Ka Shing Knowledge Institute of St. Michael's Hospital
and the University of Toronto;
Institute for Clinical Evaluative Sciences

Toronto, Ontario, Canada

I. David Weiner, MD
Professor of Medicine and Physiology and Functional
Genomics
Division of Nephrology, Hypertension and Transplantation
University of Florida College of Medicine;
Section Chief
Nephrology and Hypertension Section
NF/SGVHS
Gainesville, Florida

Steven D. Weisbord, MD, MSc
Staff Physician
Renal Section
VA Pittsburgh Healthcare System;
Associate Professor of Medicine and Clinical and
Translational Science
Renal-Electrolyte Division
University of Pittsburgh School of Medicine
Pittsburgh, Pennsylvania

Robert H. Weiss, MD
Professor
Department of Nephrology
University of California, Davis
Davis, California

Donald Everett Wesson, MD, MBA
President, Baylor Scott and White Health and Wellness
Center
Department of Internal Medicine
Baylor Scott and White Health;
Professor of Medicine
Department of Internal Medicine
Texas A&M College of Medicine
Dallas, Texas

David C. Wheeler, MB ChB, MD
Professor of Kidney Medicine
Centre for Nephrology, Division of Medicine
University College London
London, Great Britain

Christopher S. Wilcox, MD, PhD
Chief
Department of Nephrology and Hypertension
Georgetown University Medical Center
Washington, DC

Jane Y. Yeun, MD
Division of Nephrology
Department of Internal Medicine
University of California, Davis School of Medicine
Sacramento, California;
Veterans Affairs Sacramento Health Care System
Mather Field, California

Brian Young, MD
Health Sciences Associate Clinical Professor
Division of Nephrology
Department of Internal Medicine, Division of Nephrology
University of California, Davis Medical Center
Sacramento, California

Alan S.L. Yu, MB, BChir
Harry Statland and Solon Summerfield Professor of
Medicine
Director, Division of Nephrology and Hypertension and the
Jared Grantham Kidney Institute
University of Kansas Medical Center
Kansas City, Kansas

Ming-Zhi Zhang, MD
Associate Professor
Department of Medicine
Vanderbilt University
Nashville, Tennessee

原著主编献词

谨以本书献给

Barry M. Brenner, MD

他是我们的导师及榜样，正是他的想法不断激励着我们前进

Joan Ryan

正是因为她的细致安排，才有本书三次改版的完美呈现

Dedicated to

Barry M. Brenner, MD

our mentor and role model, whose vision continues to challenge and inspire us

and to

Joan Ryan

for her patient stewardship of The Kidney through three wonderful editions

Dr. Brenner 寄语

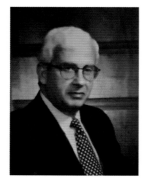

Barry M. Brenner, MD

Dear Dr. Lin SUN

I wish you very much success with your translation project.

Barry M. Brenner, MD

Barry M. Brenner, MD

Distinguished Samuel A. Levine Professor of Medicine, Harvard Medical School, Director

Emeritus, Renal Division, Brigham and Women's Hospital, Boston

Wellesley MA 02481

亲爱的孙林博士：

我祝愿你非常成功地翻译这部专著。

Barry M. Brenner, MD

哈佛大学医学院终身教授

哈佛大学医学院附属布莱根妇女医院肾科名誉主任威尔斯利，

波士顿，马萨诸塞州，02481

译者前言

《Brenner & Rector 肾脏病学》（*Brenner & Rector's The Kidney*）经历了 40 余年的不断修订再版，目前已更新至全新第 11 版，作为一部在国际肾脏病学领域享有盛誉的经典著作，本书特色独树一帜，融系统性、权威性、前沿性、实用性为一体。

其一，系统性。本书内容翔实，涵盖了肾脏基础与临床所有领域的内容，全面、系统地介绍了肾脏发育、解剖、生理、生化、病理等最新理论知识，以及各种肾脏病的病因与发病机制、临床诊断、鉴别诊断与治疗、合理用药与预后判断等内容，同时还介绍了肾脏替代治疗的最新进展等。

其二，权威性。全新第 11 版仍由 Brenner 教授组织的国际编者团队，近 200 位世界著名肾脏病学家及相关领域内的科学家与临床专家共同编写完成。

其三，前沿性。新版依旧聚焦当前肾脏研究前沿，反映了当今世界肾脏病学科的最新知识和最新成果，较前一版新增了心肾综合征、终末期肾脏病的营养支持治疗等章节。

其四，实用性。新版中的所有章节均设有与临床相关的要点提示、思考题、典型病例等内容，部分基础章节还增加了临床相关问题的介绍。

然而，余深知，要在短期内将这部鸿篇巨著的翻译工作做到"信、达、雅"，必须要有一批精通中英文、又长期从事肾脏病临床与基础研究的学者共同完成。非常荣幸的是，我的想法旋即得到了各位专家的积极响应，他们给予我巨大的鼓励。在此，衷心感谢中国病理生理学会肾脏病专业委员会鼎力协助，感谢中华医学会肾脏病学分会、中国医师协会肾脏内科医师分会、中华医学会医学教育分会等有关专家的热情支持与艰辛付出，感谢200 多位来自全国的优秀中青年医师、研究生积极参与本书的翻译工作，他们在繁忙的临床与科研工作之际，利用业余时间认真、仔细地完成了这项艰巨的任务。各位专家与参与人员的热心、专业与敬业精神，令我深为感动。正是他们的不懈努力，为本译著的顺利出版奠定了坚实的基础。在此谨向各位专家、同道表示诚挚的谢忱！另外，中南大学湘雅二医院肾脏病研究所在本书翻译工作中也提供了积极帮助，在此一并致谢！

在本书的翻译过程中，原著主编美国哈佛大学医学院原肾脏科主任 Barry M. Brenner 教授也给予了支持，他对本书翻译工作也提出了要求与希望。在本书即将付梓之际，特向 Brenner 教授表达衷心感谢！

本书的顺利出版，离不开中国科学技术出版社的支持与帮助，在此表达深深的谢意！

"他山之石，可以攻玉；断流之水，可以鉴形。"我们坚信，这部肾脏病学经典巨著，一定会成为我国肾脏病学界广大理论研究者、临床医师、教学、科研人员的良师益友。

当然，本书翻译过程中，也存在不足：其一，由于中外术语规范及语言表达有所差异，中文翻译版中个别用语可能与原著原意存在细微差别；其二，参与翻译者众多，翻译风格可能相异，文字表达习惯有别；其三，少量图表存在第三方版权问题，仍保持了英文形式，略有遗憾。

中南大学湘雅二医院

原书前言

欢迎您阅读 *Brenner & Rector's The Kidney, 11e*。与每届夏季奥运会一样，通常会有一段时间的预热过程。我们每次更新再版都会经过 4 年的漫长时间，肾脏病学领域的研究在这段时间里会取得新的重大进步与发展，出版社也在这段时间里精心编辑以完成烦琐的出版发行工作。

1973 年，Barry M. Brenner 和 Floyd C. Rector, Jr. 编写出版了 *The Kidney, 1e*，而今已更新至全新第 11 版。全新版本依旧初衷未变，即作为一部肾脏病学的权威性著作，全面、系统地介绍肾脏相关的基础研究进展、肾脏病临床诊断与治疗等内容。如今，本书的读者群遍布全球，包括广大医学生、住院医师、肾脏病学从业人员、成人及儿科肾脏病学专家、肾脏病基础科研人员，以及其他对肾脏及肾脏病相关知识感兴趣的各类人群。非常荣幸，我们这一代人与 *The Kidney* 共同成长，*The Kidney* 不愧是一部国际公认的肾脏病学巨著，对指导肾脏临床与基础研究发挥了重大作用。众所周知，现代医学发展进步的重要标志之一是能够提供大量易于查询的在线数字阅读工具，这些工具有望为高度关注的临床与基础问题提供精准的解答。在线数字阅读更适合年轻医师，特别是缺乏阅读时间的高年资临床医生，因此具有较大价值。这是现代数字时代快速发展的需要，我个人也会经常使用在线数字阅读工具。然而，纸质图书能更全面学习和探讨肾脏病学的相关知识，并分析临床与基础复杂问题，特别是它可以将严谨缜密的思考与振奋人心的新发现结合起来。

与前一版一样，全新第 11 版仍由国际性编写团队完成，这项艰巨的任务曾由 Barry M. Brenner 教授主导完成。为了提高新版本的质量，增加新的肾脏病研究进展，团队还引入了新的编者，来自苏黎世大学和波士顿布莱根女性医院的 Valérie A. Luyckx，她是一直帮助医疗资源薄弱人群的世界知名肾脏病管理及全球健康专家，以及国际肾脏病学会与世界卫生组织关于全球健康相关伦理问题的学术顾问。新版中有近 1/3 的章节由新的编者重新编写。此外，新版本中还增加了 4 个新章节以介绍肾脏病学的新兴领域，并邀请了相关权威专家撰写，包括心肾综合征、终末期肾脏疾病的营养支持疗法、活体肾捐赠注意事项、肾脏健康全球挑战与倡议等方面。为了帮助读者在阅读时及时抓住重点，全新第 11 版在各章均列出了"要点、思考题、典型病例"，以便于掌握临床相关的重要新信息。部分基础章节也补充了"临床相关问题"的内容，以突出基础与临床相结合，便于读者及时掌握与临床实践相关的内容。

虽然有些读者期盼全新第 11 版尽快面世，以便能够如同以往体验阅读纸质图书的欢快，但更多读者仍然无法抗拒在线数字阅读所带来的便利与偏爱，这些读者可以在线查阅各章参考文献、习题等，以方便学习与备考等。

毋庸置疑，如此庞大的工作需要大家的共同努力。我要对参与全新第 11 版编写的近 200 位作者表示真诚的感谢，感谢参加编写的临床医生、科学家和学术带头人，他们在繁忙的工作中抽出宝贵的时间为本书的顺利出版做出了巨大贡献。此外，我要感谢所有编辑人员（包括 Glenn Chertow、Valérie Luyckx、Phil Marsden、Karl Skorecki 和 Maarten Taal）所做的贡献，以及他们对我的无比信任。我还要感谢 Walter Wasser，她在本书两次改版时都在第一时间出面，帮助我们组织安排定稿工作。另外，还要感谢 Elsevier 出版集团的许多工作人员，他们一直为本书的再版工作提供指导与帮助。感谢 Joan Ryan 担任本书的咨询顾问，她曾参与本书多个版本的编写，经验丰富。感谢本书的专业资深编辑 Joanie Milnes、Nancy Duffy、Maureen Ianuzzi，感谢本书的高级项目经理 Rachel McMullen。

我还要感谢我的家人及堪萨斯大学医学中心的研修人员、同事与合作者们在过去两年中对我的帮助，编写工作花费了大量时间，以致我无法一直陪伴他们。最后，我要感谢 Barry M. Brenner，正是他严谨的治学精神与渊博的学术知识持续不断地为本书的再版修订指引方向。

我希望读者在阅读这部全新版本时，能充分感受并与我们分享本书编写及出版过程中所有的付出与成功的喜悦。

Alan S.L. Yu, MB, BChir

Kansas City, Kansas

目 录

上 卷

中　卷

下　卷

第一篇

正常结构和功能
Normal Structure and Function

第 1 章	**肾脏发育学**
	Embryology of the Kidney

Rizaldy Paz Scott　Yoshiro Maezawa　Jordan Kreidberg　Susan E. Quaggin　**著**

廖巾琳　李迪儿　詹展基　**译**

傅海燕　刘友华　**校**

要 点

◆ 肾脏的发育依赖于相邻细胞之间的信号传递和相互调控作用。

◆ 构成肾小管结构的上皮细胞来源于两个不同的细胞谱系：输尿管上皮细胞谱系和肾源性间充质细胞谱系。前者在分化过程中形成一个分支，逐渐发育为肾脏集合管；后者经过间充质细胞 – 上皮细胞转分化，逐渐形成肾小管的连接小管、远端小管、髓襻、近端小管，以及肾小球壁层上皮细胞和足细胞。

◆ 肾发生及肾单位总数依赖于肾祖细胞的自我更新和肾祖细胞上皮分化之间表观遗传调控的平衡。

◆ 从肾祖细胞迁入到新生肾单位的时间点可以预测其在成熟的肾单位里的位置特征。

◆ 基质细胞及其衍生物可调节输尿管分支的形态学发生、肾脏发育和血管发育。

◆ 内皮细胞伴随着输尿管上皮细胞共同发育，并通过血管发生和血管新生过程来建立肾脏血管系统。

◆ 集合管上皮细胞先天具有可塑性，能够在主细胞和闰细胞间进行切换。

一、哺乳类动物肾脏发育学

（一）哺乳动物肾脏解剖学概述

肾脏是结构复杂、高度血管化的器官，在调节机体稳态过程中发挥极为重要的作用。人类的肾脏每天过滤多达 180L 的血液，约占心排血量的 20%。肾脏将血液过滤，除去血液中的代谢废物（如尿素、氨和胆汁副产物），并最终形成尿液，同时调节水、电解质和组织液的 pH。此外，肾脏通过肾素 – 血管紧张素 – 醛固酮系统（renin–angiotensin–aldosterone system，RAAS）调节血压，分泌促红细胞生成素以刺激红细胞生成，并参与调控维生素 D 的活化从而调节钙磷的平衡。

肾单位（nephron）是肾组织结构与功能的基本单位，它维持肾脏的滤过功能。生理情况下，平均每个成年人的肾脏拥有 100 万个肾单位。但是，不同人群总肾单位的数目差异很大 [4]（图 1–1）。在小鼠中，每个肾脏含有 12 000～16 000 个肾单位，主要取决于小鼠的品系 [5]。肾单位的总数还受遗传背景、胎儿时期营养状况、环境及出生时的成熟度等因素影响 [6, 7]。在临床上，出生时肾单位总数目很重要，因为肾单位数量的显著减少可增加高血压和慢性肾脏病的易感风险 [1-3, 8, 9]。肾单位的中央部分是肾小球（图 1–1）。肾小球是一个多孔、高度卷曲的毛细血管床结构，由多孔的肾小球内皮细胞构成。肾小球毛细血管被形态复杂且相互交叉的足细

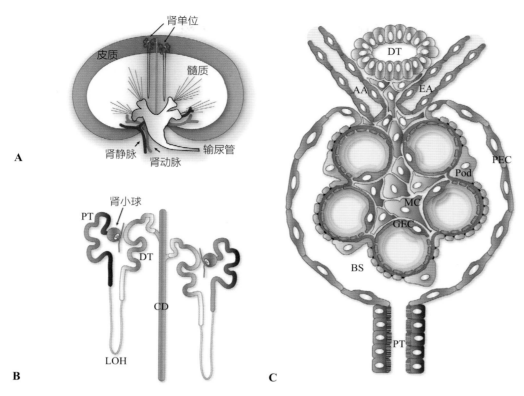

▲ 图 1-1　肾脏的解剖结构

A. 后肾中肾小球的空间分布，肾小球位于皮质；B. 肾单位的节段结构，肾小球位于近端，并通过一系列肾小管相连，尿液在肾小管中通过重吸收和分泌而被浓缩；C. 肾小球的细胞组成。AA. 入球小动脉；BS. 肾小囊；CD. 集合管；DT. 远端小管；EA. 出球小动脉；GEC. 肾小球上皮细胞；LOH. 髓袢；MC. 系膜细胞；PEC. 壁层上皮细胞；Pod. 足细胞；PT. 近端小管（引自 Scott RP, Quaggin SE. The cell biology of renal filtration. *J Cell Biol*. 2015; 209: 100–210.）

胞（podocyte）包绕着。系膜细胞（mesangial cell）是一种特殊的血管周细胞（pericyte），它支持并保护着肾小球的毛细血管床结构。血液从肾小球毛细血管网中滤过，产生原尿并收集在由壁层上皮细胞围绕形成的肾小囊（Bowman capsule）中。原尿从肾小囊出发，依次流经近端小管、Henle 环（又称髓袢）、远端小管和集合管，最终形成终尿，从输尿管排出进入膀胱。在这一过程中，不同节段的肾小管通过重吸收和分泌各种小分子物质来调节尿液的成分，动态调控和维持机体内水、电解质和酸碱平衡。同时，肾间质成纤维细胞和肾小球外血管网络也参与维持肾单位滤过和重吸收这一重要作用。

（二）泌尿生殖系统的发育

脊椎动物的肾脏起源于尿生殖嵴（urogenital ridge）的间介中胚层（intermediate mesoderm），尿生殖嵴在位于脊椎动物发育中胚胎的腹后侧壁 [10, 11]。哺乳动物的肾脏发育经历了三个连续的阶段，产生了三个不同的结构，即前肾（pronephros）、中肾（mesonephros）和后肾（metanephros）（图 1-2）。前肾和中肾是哺乳动物的残留结构，在出生前就退化，后肾则发育为哺乳动物的成年永久肾脏。肾上腺和性腺也起源于尿生殖嵴，它们对肾脏的早期发育也发挥作用。此外，许多在后肾发育中具有重要作用的信号通路和基因对前肾和后肾的发育似乎也有着同样重要的作用。前肾由前肾小管（pronephric tubules）和前肾管（pronephric duct）组成。前肾管是 Wolffian 管的前体，Wolffian 管又称中肾管（mesonephric duct）。在人类胚胎期第 22 天或小鼠胚胎期第 8 天（E8），前肾在尿生殖嵴最上端的区域开始发生（表 1-1）。在本章下文中，肾脏发育的大部分时间轴均以小鼠作为参考。前肾是鱼类和两栖类动物幼体时期主要的排泄器官。中肾在尿生殖嵴的中部、前肾小管的尾端发生。中肾是低级脊椎

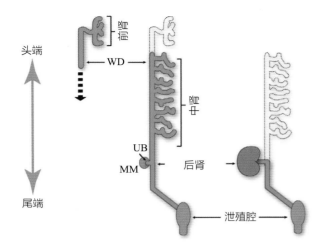

▲ 图 1-2　哺乳动物肾脏发育的三个阶段

前肾和中肾沿着从头端向尾端的方向发展，前肾小管和中肾小管与 Wolffian 管（WD）平行。后肾由输尿管芽（UB）和后肾间充质组织（MM）发育而来，其中输尿管芽是 Wolffian 管末端发出的一盲管，而后肾间充质组织由 Wolffian 管尾端的间充质细胞聚集增生而成。小鼠和人类的前肾和中肾只短暂存在，在后肾发育良好时逐渐退化

表 1-1　人类和小鼠肾脏发育的时间轴（中文对照）

阶段 / 时间	人类 a	小鼠 b
前肾		
• 发生	第 22 天	E9
• 消失	第 25 天	E10
中肾		
• 发生	第 24 天	E10
• 消失	第 16 周	E14
后肾		
• 输尿管芽	第 28～32 天	E10.5
• 肾发生	第 44 天	E13
• 肾小球发生	第 8～9 周	E14
• 肾发生的终止	第 36 周	P3
妊娠期（总长）	40 周	19～21 天

a. 人类的时间轴是指妊娠期

b. 小鼠的时间轴是指交配后的胚胎期（E）或出生后时间（P）

动物（成年鱼类和两栖动物）的功能性排泄器官，在哺乳动物的胚胎发育过程中可能也起到了过滤的作用。中肾在退化之前，其内皮细胞、肾小管周围

的肌样细胞和类固醇生成细胞迁移到相邻的肾上腺性腺原基中，最终形成肾上腺和性腺[12]。中肾的细胞发生异常迁移会导致先天性腺发育不全，这一现象说明了在胚胎发育过程中，这些器官之间存在复杂的联系，并解释了为何先天病变中性腺缺陷和肾脏缺陷之间经常存在密切的联系[13, 14]。

（三）后肾的发育

后肾的发育是肾脏发生第 3 个也是最后一个阶段，后肾最终发育为高等脊椎动物的成年永久肾脏。后肾是在尿生殖嵴尾侧的后肾间充质（metanephric mesenchyme，MM）和上皮输尿管芽（epithelial ureteric bud，UB）之间的相互诱导作用下发生的。在人类胚胎期的第 4～5 周，或者在小鼠胚胎期的 10.5 天（E10.5），UB 在 Wolffian 管尾端形成。MM 出现在与 UB 相邻的地方，在组织学结构上，逐渐与周围的间充质组织出现差异。当 UB 侵入 MM 时，MM 产生的信号诱导 UB 分支成 T 形管（小鼠胚胎期的第 11.5 天，E11.5），然后反复进行分支，最终形成收集尿液的集合管系统（图 1-3）。同时，UB 向 MM 传递交互信号，诱导 MM 细胞在 UB 的芽端表面聚集成团。随后，MM 细胞团进一步聚集在 UB 分支顶端的附近及下方，形成以 UB 为中心的帽状细胞聚集体（condensation），被称为前肾小管聚集体（pretubular aggregates）。这些聚集的 MM 细胞经过间充质 - 上皮转化（mesenchymal-to-epithelial conversion，MET），成为肾小囊体（renal vesicle），肾小囊体的细胞是最初分化形成的具有上皮细胞特征的间充质来源细胞（图 1-4）。

（四）输尿管芽分支的形态发生

肾小管和集合管系统由数百个小管组成，肾小球产生的滤液通过这些小管到达输尿管，再进入膀胱，最终排出体外。肾小管和集合管系统通过水、盐的重吸收与分泌，氨的转运，以及氢离子的分泌来维持体内酸碱平衡。肾单位和集合管各段对物质的重吸收和分泌采用不同的转运调节机制，各种通道和转运蛋白在肾小管和集合管的不同部位具有不同的活性。集合管来源于原始的输尿管芽（UB）（图 1-5）。每个肾单位是一个独立的结构单元，近端和远端小管分别从不同的前肾小管聚集体（pretubular aggregates）发育而来，而集合管则由

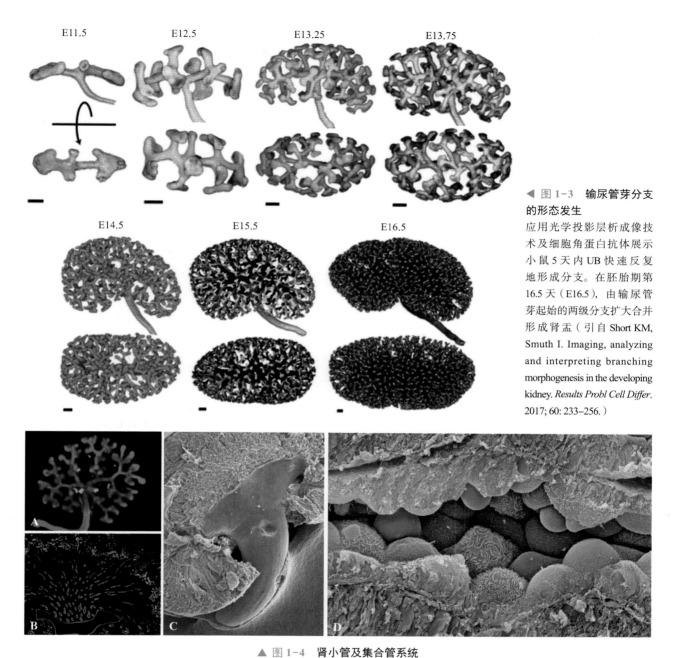

◀ 图 1-3 输尿管芽分支的形态发生

应用光学投影层析成像技术及细胞角蛋白抗体展示小鼠 5 天内 UB 快速反复地形成分支。在胚胎期第 16.5 天（E16.5），由输尿管芽起始的两级分支扩大合并形成肾盂（引自 Short KM, Smuth I. Imaging, analyzing and interpreting branching morphogenesis in the developing kidney. *Results Probl Cell Differ*. 2017; 60: 233–256.）

▲ 图 1-4 肾小管及集合管系统

输尿管上皮分支形成了集合管系统。A. 胚胎期第 12.5 天（E12.5）的小鼠胚胎肾脏外植体生长 2 天后；B. 新生小鼠肾脏切片输尿管上皮染色，显示集合管（pan-cytokeratin，红色）和近端小管（Lotus lectin，绿色）；C. 成年小鼠半切肾脏的扫描电子显微镜图，显示漏斗状的肾乳头；D. 集合管的扫描电子显微图，显示光滑的主细胞和闰细胞

UB 的分支经过一系列复杂的演变分化发育而来[15]。UB 分支的形成是一个高度复杂的过程，起始形成稍对称的分支，随后反复形成不对称的分支。集合管的主干继续向生肾带（nephrogenic zone）内延伸，而较小的分支则不断在生肾带内生长并诱导形成大量肾单位。开始时 UB 在周围的间充质中进行分支，随后分支结构向内侧集合形成肾乳头，最终组成锥体形结构并汇入输尿管中。小鼠的肾脏只有 1 个肾乳头（renal papilla）和 1 个肾盏（renal calyx），而人类的肾脏则有 8～10 个肾乳头，每个肾乳头汇入 1 个肾小盏（minor calyx），数个肾小盏又合成 1 个肾大盏（major calyx）。

（五）肾单位的发育

肾小囊体（renal vesicle）经历了模式化的节段

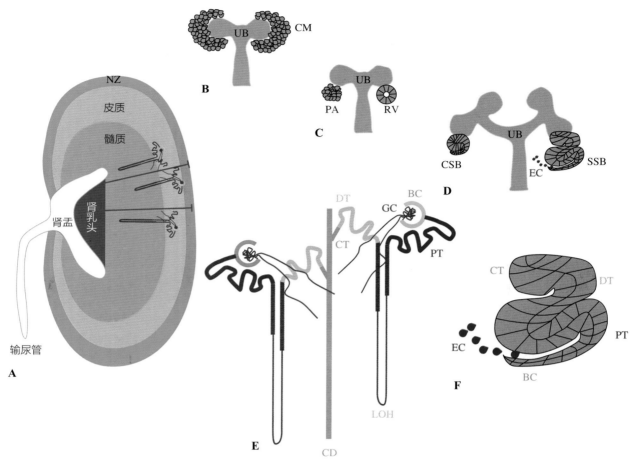

▲ 图 1-5　肾脏发育的概述

A. 肾脏的大体组织结构；B 至 E. 如文中所述，输尿管芽和后肾间充质组织之间以对方为条件互相影响分化，经过一系列的变化形成肾单位，其中包括输尿管芽分支的形态学发生和后肾间充质组织的上皮化，并最终形成成熟的肾单位结构。F. 单个 S 形小体展示肾单位的发生。BC. 肾小囊；CD. 集合管；CM. 帽状间充质细胞；CSB. 逗号小体；CT. 连接小管；DT. 远端小管；EC. 上皮细胞；LOH. 髓襻；NZ. 生肾带；PA. 前肾小管聚集体；PT. 近端小管；SSB.S 形小体；UB. 输尿管芽；RV. 肾小囊体；GC. 肾小球毛细血管

形成过程，并发生一系列形态学改变，例如募集间充质祖细胞形成近端肾小管、髓襻（loop of Henle）及远端肾小管。在肾小囊体增生分化过程中，首先形成特征性的逗号小体（comma-shaped body），继而再延长为 S 形小体（S-shaped body），再进入毛细血管襻阶段和成熟阶段，这其间每个步骤都涉及了精确的由近端到远端的模式和结构转变（图 1-4）。值得注意的是，整个胚胎发育过程中，因为新生的肾单位相继在输尿管芽的顶端发生，所以上述的肾小囊体发生发育过程，在人类肾脏的发育进程中重复高达 60 万~100 万次。

　　肾小球在肾小囊体的最近端、离输尿管芽最远的地方开始形成[16, 17]。S 形小体阶段已经具有明确的肾小管上皮细胞的特征，其中，发育为足细胞的

是一层柱状上皮细胞层。血管缝隙也逐渐形成，把将要发育为足细胞的细胞层和稍远一些的将要发育为近端小管的细胞分隔开。壁层上皮细胞进行分化并变得扁平，形成 Bowman 囊的外壁。Bowman 囊是足细胞与壁层上皮细胞环绕而成的双层上皮囊，远端与近端小管管腔相通。同时，内皮细胞也迁移到血管裂隙中。迁入的内皮细胞与足细胞一起形成肾小球基底膜（glomerular basement membrane），基底膜是成熟滤过屏障（filtration barrier）的主要组成部分。最初，足细胞在细胞的顶端通过细胞间紧密连接（intercellular tight junctions）相连[18]。随着肾小球发生的进行，足细胞变得扁平并铺展开来，逐渐覆盖面积持续增加的肾小球毛细血管床。足细胞分出几个大的主突起后，再依次分出次级突

起；主突起的结构主要由微管维持，而次级突起主要由肌动蛋白维持[19-21]。相邻足细胞的足突（foot processes）相互交错并延长。随着足细胞的成熟，细胞间的紧密连接仅存在于足细胞的基底部，而细胞体至足突这部分的细胞间连接最终被一种经修饰的黏着连接（adherens junction）所替代，称为裂隙膜（slit diaphragm）[18, 22]。裂隙膜是肾小球滤过屏障的最后一层[23]。随着内皮细胞的迁移，肾小球系膜细胞（mesangial cell）也逐渐向内生长，系膜细胞是肾小球毛细血管襻形成所必需的。内皮细胞逐渐变得扁平，部分内皮细胞凋亡并形成了毛细血管腔[24]。在毛细血管襻阶段，肾小球内皮细胞形成大量窗孔（fenestrae）。这些窗孔是暴露于高血流动力学变化的毛细血管床中一种常见的半透性跨细胞孔。

在成熟的肾小球中，足细胞、有孔的内皮细胞和它们之间的肾小球基底膜构成了肾小球的滤过屏障，将尿液与血液分离。这三层结构形成了有效的孔径屏障和电荷屏障，小分子溶质和水分子能够自由通过该屏障，而较大的分子（如蛋白质）则能够被有效地阻挡。肾小球系膜细胞位于毛细血管襻之间，可为肾小球毛细血管襻提供结构的支撑。系膜细胞具有类似平滑肌细胞的收缩及舒张功能，这可能是肾小球能调节某些血流动力学改变的原因。肾单位中的小管，按照由近端到远端的顺序，形成节段性，即近曲小管、髓袢的降支和升支、远曲小管。远端小管与 UB 发育而来的集合管相连。影像学研究表明，在 S 形小体形成阶段，新生肾单位远端部位的细胞侵入了 UB，远端小管由此与集合管相连接[25]。

肾单位所有的组成结构在出生时就已存在，并且在出生前就已经开始进行血液的过滤，但胎儿出生后肾小管还需要进一步成熟，包括转运蛋白的表达增加、转运蛋白同工型的转换、细胞旁转运机制的改变，以及肾小管膜的通透性和生物物理特性的改变等[26]。这些现象说明，在阐释肾小管的转运功能时应当重视肾单位所处的发育阶段，并且可以用于解释遗传性肾小管转运功能障碍疾病发生的年龄。

（六）生肾带

伴随着来自 MM 的信号诱导，UB 进行前几轮分支后，肾脏分为两个主要的部分：位于外部区域的皮质（cortex）和位于内部的髓质（medulla）。肾小球、近端小管和远端小管位于皮质内，肾单位的远端也在此与集合管直接相连。髓袢和其余具有上皮结构的集合管网位于髓质内。肾脏的发生和生长以放射状的形式进行，新的输尿管分支和肾单位都发生在发育中肾皮质的最外层，称为生肾带。生肾带为肾囊下方的一个窄带，在组织形态上可识别出来。生肾带里有 UB 分支的顶端、新生的肾单位（前肾小管聚集体、肾小囊体、逗号体和 S 形体），以及具有自我更新能力的祖细胞。在发育的过程中，最为成熟的肾单位位于皮质的最内层，而最不成熟的肾单位位于最外层。因此，生肾带是肾脏发生的活跃区域。随着肾脏前体细胞的逐渐消耗，生肾带逐渐变薄，并在肾脏前体细胞完全上皮化后消失。

（七）肾间质和间质细胞群

几十年来，MM 和 UB 细胞相互诱导作用的细胞和分子机制一直是经典的肾脏发育胚胎学研究的重点。然而近年来，"基质细胞（stromal cell）对肾脏的发生起关键调控作用"这一观点受到了越来越多的关注[17, 27-29]。基质细胞也来源于 MM，但不被 UB 诱导形成细胞聚集体。

目前已经发现了两种不同的基质细胞群：皮质基质细胞（cortical stromal cell）和髓质基质细胞（medullary stromal cell）。前者以薄层的形式存在于肾小囊的下方，而后者则位于集合管和肾小管的间隙中（图 1-6）。皮质基质细胞还围绕着 MM 细胞聚集体（condensation），并传递 UB 分支和肾脏结构发育所需的信号。基质细胞的破坏或丢失会导致 UB 分支发生异常、肾单位数量减少、肾单位的形成障碍（包括皮质 - 髓质边界形成）及肾血管系统发育不良。UB 和基质细胞之间相互诱导，其作用信号可调控基质细胞的生长数量。如果缺乏来自 UB 的作用信号，则导致肾小囊下方形成多层厚实的基质细胞。随着肾发生的进行，基质细胞分化为肾小管周围的间质细胞和周细胞，这些细胞不仅参与肾脏血管的形成，同时还产生肾脏发育过程所需的细胞外基质成分[29]。这些基质细胞从 MM 细胞聚集体周围迁移到髓质内发育中的肾单位之间。

（八）肾脏血管

肾脏有两套毛细血管床，一是肾小球毛细血

管，参与超滤液的产生；二是直小血管（vasa recta bundle）和肾小管周围毛细血管（peritubular capillary），通过逆流交换机制参与肾髓质间渗透浓度梯度的形成（图 1-7）。血管发生（vasculogenesis）和血管生成（angiogenesis）是血管发育中的两个不同过程（图 1-8）。血管发生是指局部间充质细胞直接在原位增殖分化形成类似于毛细血管床的结构，而血管生成是指从这些早期的毛细血管床中萌芽并形成成熟的血管结构，包括动脉、静脉和毛细血管。在肾血管的生成中，上述两个过程都有所涉及。在小鼠胚胎期的第 11.5 天（E11.5），原始血管与输尿管芽伴行生长，原始血管的发生与 UB 分支形成及肾

脏发生同步进行。在小鼠胚胎期的第 12.5 天（E12.5）出现丰富的毛细血管网，而在第 14.5 天（E14.5）出现含内皮细胞的肾小球。

尽管大血管的起源仍不清楚，体外移植实验证实，来源于 MM 内的血管内皮祖细胞可以通过血管发生过程在原位产生肾血管[30-35]。在小鼠胚胎期的第 13 天（E13），毛细血管在发育中的肾小管周围形成毛细血管网。到第 14 天（E14）时，出现肾门动脉（hilar artery）和叶间动脉（interlobarrenal artery）。叶间动脉分支行走至皮髓交界处，发出与叶间动脉垂直的动脉弓，动脉弓随后发出呈放射状的分支，称小叶间动脉（interlobular artery）。小叶间动脉进一步分支发出肾小球的入球小动脉（afferent arterioles）。从胚胎期的第 13.5 天（E13.5）开始，内皮细胞迁移至发育中的肾小球血管裂隙中，分化形成肾小球毛细血管襻。血液从入球小动脉流入后，经过肾小球毛细血管网，接着从出球小动脉流出并进入有孔的肾小管周围毛细血管网。肾小管周围毛细血管网与邻近的肾小管紧密接触，并

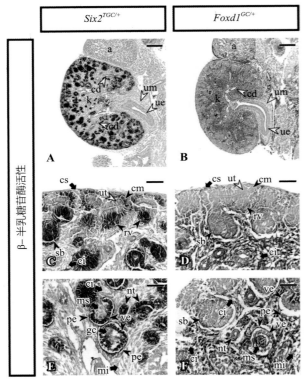

▲ 图 1-6　形成肾单位的间充质及基质间充质

胚胎期第 14.5 天（E14.5）小鼠肾脏的谱系追踪分析，帽状间充质细胞聚集体及其子代表达 Six2（A、C 和 E），间质间充质细胞及其子代表达 Foxd1（B、D 和 F），图中染色显示 β- 半乳糖苷酶的活性（蓝色）。a. 肾上腺；cd. 集合管；ci. 肾皮质间质；cm. 帽状间充质细胞聚集体；cs. 肾皮质基质；gc. 肾小球毛细血管；k. 肾脏；mi. 肾髓质间质；ms. 肾小球系膜；nt. 肾源性小管；pe. 壁层上皮；rv. 肾小囊体；sb. S 形小体；ue. 输尿管上皮；um. 输尿管间质；ut. 输尿管芽顶端；ve. 脏层上皮，即足细胞（引自 Kobayashi A, Mugford JW, Krautzberger Am, et al. Identification of a multipotent self-renewing stromal progenitor population during mammalian kidney organogenesis. Stem Cell Reports. 2014; 3: 650–662）

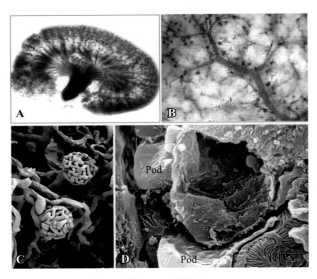

▲ 图 1-7　肾血管

A. 使用血管特异性磷酸酶基因 Ptprb 启动子建立表达原核 β- 半乳糖苷酶的报告基因小鼠模型，并以此显示小鼠肾脏的血管网络；B. 图 A 中肾皮质部分的局部放大图，显示肾小球（黄色箭头）、小动脉、肾小管周围毛细血管和弓形动脉中的内皮细胞分布；C. 肾血管的血管铸型显示高度弯曲盘旋的肾小球毛细血管 G；D. 肾小球的扫描电子显微镜图片，显示血管管腔（虚线轮廓）的窗孔。EC. 内皮细胞；Pod. 足细胞（肾血管铸型的电镜图片引自 Fred Hossler, Department of Anatomy and Cell Biology, East Tennessee State University.）

接收重吸收滤过的水和溶质[36]。肾小管周围毛细血管几乎没有周细胞。相比之下，围绕髓质肾小管周围直小血管（vasa rectae）虽然也有窗孔，但却有更多的周细胞。直小血管主要来自深处髓旁肾单位的出球小动脉，并参与尿液的浓缩过程[37]。在胎儿晚期，围绕近端小管的肾小管周围毛细血管系统已经发育成熟，而直小血管则在产后 1～3 周才成熟。

二、肾脏发育的研究模型

（一）肾脏的器官培养

从 20 世纪 50 年代后期开始，Clifford Grobstein 率先提出了一种在滤纸上以漂浮物的形式培养小鼠胚胎肾脏的方法，而后 Lauri Saxen 对其进行了改

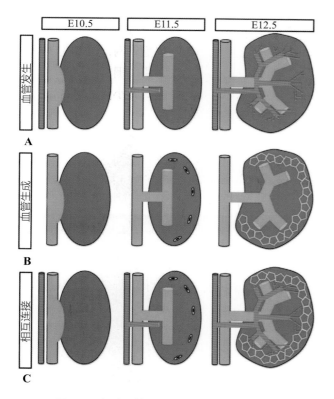

▲ 图 1-8　**肾脏血管发育中的血管发生和血管生成**
肾脏血管系统早期发育示意图。A. 血管发生形成的先驱血管（红色）通过发芽和分支形成主要血管，并与输尿管芽（棕色）伴行生长；B. 早在胚胎期第 11.5 天（E11.5），发育中的后肾（蓝色）周围就出现了散在的血管内皮祖细胞（黄色）。在胚胎期第 12.5 天（E12.5）前，这些分散的内皮细胞聚集形成原始的毛细血管丛（黄色）；C. 通过血管发生过程形成主要血管，通过血管生成过程则形成毛细血管，这些血管相互连接并构建出精细的肾血管网络（改编自 Stolz DB, Sims–Lucas S. Unwrapping the origins and roles of the renal endothelium. *Pediatr Nephrol*. 2015;30: 865–872）

进（图 1-9），该培养方法加速了肾脏发育生物学的发展。这种经典的方法至今仍被广泛使用。这个实验方法的优势是，对体外培养的肾脏所处的生长环境易于操作和控制，可以通过实时荧光显微镜观察肾脏的生长。尽管体外培养的胚胎肾脏的血管的形成和功能的成熟受到了很大的限制，但能够观察到输尿管芽的分支、MM 的间充质 - 上皮化及 MM 的节段模式化形成等过程（图 1-10）。既往，研究人员进行了一系列的肾脏器官培养实验，为器官发生过程中组织间存在相互诱导作用这一理论提供了关键证据。据此证明，UB 和 MM 之间通过相互诱导作用，促使 UB 分支的形态发生和 MM 的上皮转化[10, 38]。

Grobstein、Saxen 及其同事最初的研究结果发现，后肾可以分离为 MM 和 UB 两种主要成分，分离出来的后肾间充质组织与一些适当的胚胎组织（如胎神经管）联合培养，后肾间充质组织能够形成肾小管样的小管结构[10, 38]。当使用神经管诱导分离的间充质细胞时，间充质组织最终能够分化为肾小管样结构，但间充质组织没有明显的扩张生长。而如果使用的是完整的后肾组织，则组织生长更良好，即使持续培养 1 周也能发生 UB 的分支和早期肾单位的形成。分离间充质组织进行体外培养的实验中未观察到 UB 的生长，这一实验可以用于分析肾缺如的表型。我们可以在体外将间充质组织与神经管一起联合培养，判断其是否具有内在的分化潜能。最常见的情况是，如果肾缺如是由于转录因子的突变而引起时，补充该转录因子可以让间充质组织重新获得分化成为肾小管的能力，而加入神经管共同培养却无法重获这种能力[39]。相反地，如果肾缺如是由于 UB 中某个基因（如 *Emx2*）的功能丧失所导致，胚胎神经管的存在则可以诱导间充质组织分化形成肾小管[40]。因此，器官体外培养的诱导实验可用于判断某个特定的基因是否为 UB 或 MM 增殖分化所必需的。近年来，各种信号转导通路的特异性化学抑制剂已得以合成并商业化提供。因此，可以将这些抑制剂应用到体外器官培养中，用以观察特定的信号转导通路对肾脏发育所起到的作用。例如在体外培养的肾脏中加入药物来阻断 ERK/MAP 激酶、PI3K/Akt、Notch 信号传导途径和 Wnt 信号传导途径[41-45]，也可以使用合成的反义寡核苷

酸和干扰小 RNA 或 RNA 沉默（siRNA）抑制体外培养的肾脏组织中基因的表达[45-55]。

（二）小鼠遗传模型

许多调节发育过程的基因在小鼠和人类之间是高度保守的。由于对小鼠基因组进行改造相对容易，而且小鼠体积小、妊娠期较短，因此小鼠已成为研究人类发育和疾病的主要模式生物。尽管体积小，小鼠肾脏的解剖结构和功能与人类高度相似。

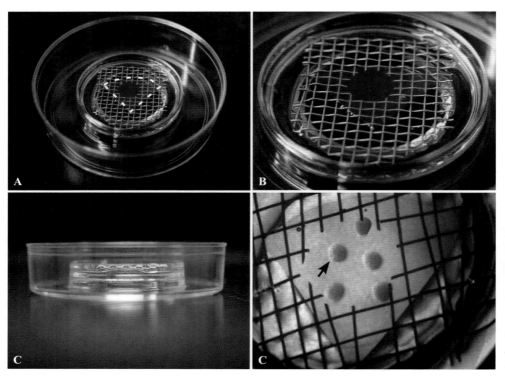

◀ 图 1-9 **Metanephric organ explants**

(A, B) Top and (C) lateral view of a kidney organ culture. Embryonic kidney explants are grown at the air–growth medium interface on top of a floating porous polycarbonate filter (*dashed lines* in A) supported on a metal mesh. (D) Kidneys grown after 4 days of culture. *Reproduced with permission from Cold Spring Harbor Protocols.*[741]

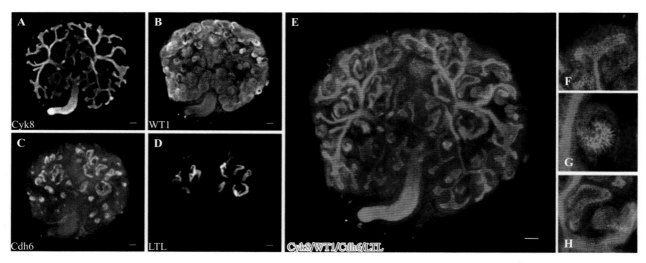

▲ 图 1-10 **Recapitulation of branching and nephrogenesis in renal explant cultures**

(A) Ureteric tree stained for cytokeratin 8 (*Cyk*8). (B) Condensed metanephric mesenchyme stained for WT1. (C) Epithelial derivatives of the metanephric mesenchyme stained for E-cadherin (*Cdh*1). (D) Proximal tubules stained with *Lotus tetraglobulus lectin* (LTL). (E) Merged image of A–D. (F) *WT1*-expressing cells represent the nephron progenitor cells that surround the UB. (G) *Cdh1*-expression marks the mesenchyme-to-epithelial transformation of nephron progenitor cells. (H) Early patterning of nascent nephrons along a proximodistal axis. *Reproduced with permission from Cold Spring Harbor Protocols.*[741]

现在已经发现许多小鼠正常肾脏发育必需基因与人类先天性肾脏和尿路畸形（congenital anomalies of the kidney and urinary tract，CAKUT）及其他一些肾脏疾病密切相关[56-58]。

在过去的 20 年中，人们对后肾发育的认识主要得益于同源基因重组技术。利用同源基因重组，可获得靶向基因的突变或新的等位基因，再导入小鼠胚胎干细胞中，以研究该基因在肾脏发生过程中的作用。同源基因重组技术为基因改造小鼠模型的构建提供了极大的便利，这些小鼠已成为研究肾脏发育和某些肾脏及泌尿道疾病的极有价值的工具（表 1-2）。这种技术的应用方法有很多种，其中最简单的方法是在生殖系细胞内创建无义突变（null mutation），从而建立基因敲除小鼠模型（gene knockout mouse model）。但这种方法亦有其局限性。由于某些基因是早期发育必不可少的，因此，该基因的失活可引起小鼠胚胎致死，从而无法分析其在器官发生中的功能。针对上术问题，可采用基于 Cre-loxp 系统的条件性基因敲除策略（图 1-11）。该方法是在拟敲除的基因两侧分别插入一个 *loxP* 位点供 DNA 重组酶（如 Cre）识别。Cre 重组酶可介导两个 *loxP* 位点间的 DNA 序列被切除或重组。被 Flox 标记的基因称为 "*Floxed* 基因"。

理论上，"*Floxed* 基因" 在重组之前是能够正常转录的，产生野生型表型。如果同时利用组织特异性启动子控制 Cre 在特定组织的表达，将 Cre 转基因动物与 "*Floxed* 基因" 转动物之间进行交配育种，可实现在特定组织细胞中对目的基因的敲除或改造。该方法还可以进一步改进，通过使用强力霉素或他莫昔芬等药物调节 Cre 的表达，可人为操控基因敲除所发生的时间。通过上述，最终实现对基因敲除的时空特异性。目前，已有多种可用于针对不同亚群肾脏细胞和祖细胞基因的 Cre 动物品系。输尿管细胞谱系、肾原性细胞谱系、基质细胞谱系和足细胞谱系中常用于基因敲除的启动子有 *Hoxb7*、*Six2*、*Foxd1* 和 *Nphs2* 启动子[59-64]。CRISPR-Cas9 是原核生物对抗噬菌体入侵的适应性免疫防御机制，而 CRISPR-Cas9 基因编辑工具是基于这个机制的一个巧妙应用。近年来，越来越精密的 CRISPR-Cas9 基因编辑技术得到了应用，这为研究人员研究肾脏发育，提供了建立突变细胞及动物模型的有力工具

（图 1-12）[65-68]。

此外，还可以通过随机的化学诱变在小鼠体内挖掘与肾脏相关的新基因或信号通路，如烷基化剂 N- 乙基 -N- 亚硝基脲（N-ethyl-N-nitrosourea，ENU）常用于在小鼠精原细胞中随机诱导点突变。新的突变位点可能会带来某种功能的缺失或获得，该功能可能表现为隐性或显性。注射 ENU 的雄性小鼠繁殖产生子代之后，可以针对各种肾脏表型（如发育异常、囊肿、蛋白尿）和遗传力进行筛选[69-71]。目前，通过 ENU 诱变技术，已经发现

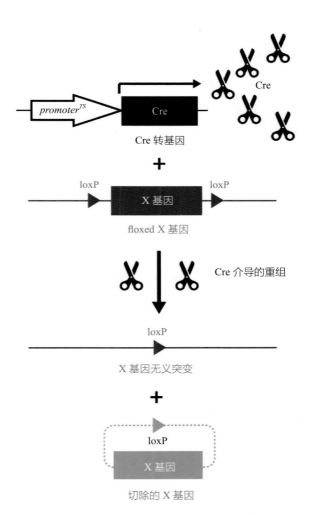

▲ 图 1-11　Cre-lox 同源基因重组系统

简要概述使用 Cre 重组酶介导的同源重组技术构建靶基因特异性无义突变的过程。利用组织特异性启动子（tissue specific promoter，*promoter^{TS}*）特异性控制 Cre 在特定组织的表达。靶基因（或靶染色体基因位点内的某些外显子）的两端各插入一个 loxP 位点（Cre 重组酶的识别位点）。组织特异性的 Cre 重组酶介导夹在两个 loxP 位点之间的靶基因切除，由此产生了无义等位基因

表 1-2　研究肾脏发育的敲除和转基因模型汇总（中文对照）

突变或敲除的基因	表　型	人类相关的疾病	参考文献
肾缺如			
Celsr1	肾缺如、输尿管积水、肾积水	脊柱裂、单侧肾缺如、肾盂积水	[331]
Ctnnb1（*β-catenin*）	肾缺如或严重的肾发育不全，UB 上皮过早分化（UB 选择性的）	精神发育迟滞、多发性癌、眼疾	[181, 185]
Emx2	肾缺如	脑裂畸形	[40]
Emx2、*Pax2*	重复肾及重复输尿管、输尿管梗阻	CAKUT、VUR	[531]
Esrp1	肾缺如、肾发育不全		[532]
Etv4、*Etv5*	肾缺如或严重的肾发育不全		[210, 212]
Eya1	肾缺如	鳃裂 – 耳 – 肾综合征（腮瘘管、耳聋）	[136, 150]
Fgf9、*Fgf20*	肾缺如		[305]
Fgf10、*Gdnf*、*Gfra1*	肾缺如		[222]
Fgfr1、*Fgfr2*	肾缺如（MM 选择性）		[304]
Fras1、*Frem1*、*Frem2*	UB 功能缺陷、GDNF 表达缺陷	Fraser 综合征（隐眼、并指 / 趾、CAKUT）、Manitoba 眼 – 毛发 – 肛门综合征	[165, 166, 225, 227, 228]
Gata3	肾发育不全、性腺发育不全（无义突变）	甲状旁腺功能减退症、感音神经性聋、肾发育不良综合征（HDRS）、自身免疫病	[179, 180, 182, 183]
Gdf11	UB 功能缺陷、骨骼缺损		[145, 533]
Gdnf、*Gfra1*、*Ret*	肾缺如或原始肾、无神经节性巨结肠	先天性巨结肠、多发性内分泌肿瘤ⅡA/B 型（MEN2A/MEN2B）、家族性甲状腺髓样癌（FMTC）	[142–144, 148, 161, 164, 534–537]
Gen1	肾缺如、重复肾、肾积水、输尿管梗阻		[538]
Gli3	肾缺如、严重的肾发育不全、缺失肾髓质和肾乳头	Pallister–Hall 综合征（多指 / 趾，肛门闭锁，肾脏畸形，胃肠道、喉部和会厌畸形）	[265, 266]
Greb1l	肾缺如	CAKUT	[539–541]
Grem1	肾缺如、MM 凋亡		[146]
Grhl2	偶发性单侧肾缺如、CD 屏障功能障碍、尿崩症	常染色体显性遗传性耳聋、外胚层发育不良	[542, 543]
Grip1	肾缺如	Fraser 综合征（隐眼、并指 / 趾、CAKUT）	[229–231]
Hnf1b	肾缺如、肾发育不全、输尿管积水、重复肾	CAKUT、糖尿病、肾囊肿、肾癌	[544]
Hoxa11、*Hoxd11*	远端肢体、输精管	桡尺骨融合伴无巨核细胞性血小板减少	[545]
Hs2st1	UB 不分支、间充质细胞不形成聚集体		[546]
Isl1	肾缺如、肾发育不全、输尿管积水（MM 选择性）		[547]
Itga8（*α8 Integrin*）	肾缺如，肾发育不良	Fraser 综合征（隐眼、并指 / 趾、CAKUT）	[169]

（续表）

突变或敲除的基因	表　型	人类相关的疾病	参考文献
Itgb1（*β1 Integrin*）	肾缺如、UB 分支中断、集合管系统发育不全（集合管选择性）、足细胞去分化（足细胞选择性）	Fraser 综合征（隐眼、并指 / 趾、CAKUT）	[177, 548, 549]
Kif26b	肾缺如、UB 吸引 MM 聚集的作用的缺失		[167]
Lamc1	UB 功能缺陷、肾脏发生延迟、水转运障碍		[232]
Lhx1（*Lim1*）	肾缺如（无义突变）、肾发育不全、UB 分支障碍、肾盂积水、远端输尿管梗阻、肾单位形成障碍（MM 选择性）	Mayer–Rokitansky–Küster–Hauser 综合征（MRKH）（米勒管发育不全）	[141, 550, 551]
Lrp4	UB 诱导延迟、MM 诱导障碍、并指 / 趾、少指	Cenani–Lenz 综合征	[552–555]
Mark2（*Par1b*）、*Mark3*（*Par1a*）	肾发育不良、近端小管扩张、肾小球发育不成熟		[556]
Npnt	UB 与 MM 间的相互联系延迟		[168]
Osr1	MM 缺失、肾上腺、性腺、心包膜和房间隔缺陷发育缺陷		[137, 149, 281, 282]
Pax2	肾发育不全、VUR	CAKUT、VUR、视神经缺损	[46, 47]
Pax2，*Pax8*	间介中胚层的转化障碍、前肾管形成障碍	CAKUT、VUR、视神经缺损	[557]
Pbx1	单侧肾缺如、肾前体的扩张	CAKUT、听力损失、耳畸形	[357, 558–560]
Ptf1a	UB 诱导障碍、肛门闭锁、泄殖腔存留、骨骼畸形	胰腺和小脑不发育、糖尿病	[561–563]
Rara、*Rarb*	肾发育不全、肾发育异常、肾积水、骨骼和多个脏器异常		[14, 17, 88]
Sall1	肾缺如、严重的神发育不良	Townes–Brock 综合征（肛门、肾脏、肢体、耳畸形）	[140, 564]
Shh	双侧或单侧肾缺如、单侧肾异位伴发育不良、输尿管间质分化不良	气管食管瘘、肾脏畸形、肢体畸形（VACTERL 综合征）	[59]
Six1	UB 不分支、间充质不聚集	鳃裂 – 耳 – 肾综合征	[136, 150]
Sox8、*Sox9*	肾脏发生、肾发育不全	弯肢发育异常（肢体和骨骼缺陷、性腺发育异常）	[565]
Tln1、*Tln2*	肾缺如		[566]
Wnt5a	肾缺如、肾发育异常、重复肾、肾积水	CAKUT	[567–569]
Wt1	肾缺如，性腺缺如，严重的肺、心、肾、肾上腺和间皮畸形	肾母细胞瘤、无虹膜、泌尿生殖系统畸形、精神发育迟缓（WAGR 综合征），Denys–Drash 综合征	[39, 48, 437]

发育不全 / 发育异常 / 肾单位质量低

突变或敲除的基因	表　型	人类相关的疾病	参考文献
Adamts1	肾髓质发育不全、肾积水		[319, 321]
Adamts1、*Adamts4*	肾髓质发育不全、肾积水		[570]
Agtr2	多种集合管缺陷	CAKUT	[257, 422, 423]

（续表）

突变或敲除的基因	表　型	人类相关的疾病	参考文献
Ald1a2（Raldh2）	肾发育不全、肾积水、异位输尿管		[182]
Bmp1ra（Alk3）	肾髓质发育不全、UB 分支减少（UB 选择性的）	幼年型息肉病	[254]
Bmp4	肾脏严重发育不良	小眼畸形、先天性唇腭裂	[242]
Bmp7	肾发育不全、存活 MM 减少		[294]
Cask	肾发育不全和发育异常、肾前体细胞过早耗尽	小头畸形、智力低下	[308, 571]
Cdc42	肾发育不全、先天性肾单位减少、间质上皮转换障碍（CM 选择性）		[355, 572]
Cfl1	肾发育不良、重复输尿管		[573]
Chd4（Mi-2β）	肾发育不良	Sifrim–Hitz–Weiss 综合征（常染色体显性智力障碍伴心脏的各种先天性缺陷）	[318, 574]
Ctnnb1（β-catenin）	肾脏严重发育不全，缺乏生肾带和 S 形小体（CM 选择性）	智力低下、多发癌、眼疾	[289]
Dchs1、Dchs2	肾发育不全、UB 分支障碍、肾前体细胞区域扩张	Van Maldergem 综合征 1：智力障碍、室周结节性异位、耳聋、肾发育不全、气管异常、骨骼发育不良	[353, 356, 575]
Dicer1	肾发育不全、肾发育异常、肾囊肿（UB 选择性）、肾发生过早终止导致的肾发育不全（MM 选择性）		[250]
Dkk1	肾乳头过度生长（肾小管和集合管受限）		[308, 571]
Dlg1	肾发育不全和发育异常，肾前体细胞过早耗尽		[573]
Dstn（Destrin）	肾发育不良、重复输尿管		[248]
Egfr	肾乳头发育不全、中度多尿和尿浓缩障碍		[578]
Egln1（Phd2）、Egln3（Phd3）	肾发育不良、先天性肾单位减少、出生后肾单位形成异常、肾小球硬化（基质选择性）	家族性红细胞增多症、EPO 异常增高、高海拔适应性血红蛋白（HALAH）	[53]
Esrrg	肾乳头不发生		[352, 353, 356]
Fat4	肾发育不全、输尿管分支障碍、肾发生障碍（间充质 - 上皮转化）、肾前体细胞区域扩张（基质选择性）	Van Maldergem 综合征 2（VMLDS2）：畸形脸、气管软化、小耳畸形、智力障碍、骨骼发育不良	[575]
Fgf7	肾体积小、肾单位减少		[253]
Fgf8	肾发育异常、肾小管前聚集体期肾发生停滞（MM 选择性）	Kallmann 综合征、性腺功能减退症	[286, 287]
Fgf10	肾发育不全、多器官发育缺陷，包括肺、肢体、甲状腺、垂体和唾液腺		[252]
Fgfr1、Fgfr2	单侧肾缺如（MM 选择性）		[304]
Fgfr2	肾发育不全，肾积水（UB 选择性）		[60]

（续表）

突变或敲除的基因	表　型	人类相关的疾病	参考文献
Foxc2	肾发育不全	淋巴水肿 – 双行睫综合征	[237, 579]
Foxd1	未分化的 CM 聚集、UB 分支变细长、基质形成障碍		[28, 341, 343]
Frs2	轻度肾发育不全（UB 选择性）		[580]
Fzd4、Fzd8	UB 分支缺陷、肾发育不全		[581]
Hdac1、Hdac2	肾发育不全、肾发育异常、肾发生在肾小囊体时期停滞		[582, 583]
Lats1、Lats2	肾发育不全、UB 分支缺陷、肾发生缺陷和肾间质分化		[354, 584]
Lgr4	严重的肾发育不全和先天性肾单位减少、肾囊肿	无虹膜 – 泌尿生殖系统异常、智力低下	[585, 586]
Lmx1b	肾发育异常、骨骼异常	指甲髌骨综合征	[435, 442]
Map2k1（Mek2）、Map2k（Mek1）	肾发育不良、巨输尿管症	心 – 面 – 皮肤综合征	[208]
Mdm2	肾发育不全和肾发育异常、严重的分支缺陷和肾发生缺陷（UB 选择性的）、肾前体细胞缺失（MM 选择性的）		[587, 588]
Mf2	肾发育不全、肾单位减少		[589]
Mitf	肾单位减少	小眼畸形、Waardenburg 综合征 2A 型	[590]
Nf2	肾发育不全、肾发育异常		[584]
Notch1、Notch2	肾单位减少、肾单位形成缺陷	Alagille 综合征（胆汁淤积性肝病、心脏疾病、肾发育异常、肾囊肿、肾小管性酸中毒）	[293]
Pbx1	UB 分支减少、上皮 – 间质转化延迟，肾上腺和性腺发育不全		[357]
Plxnb2	肾发育不全、肾前体细胞肿胀、重复输尿管		[591]
Pou3f3（Brn1）	远端小管、髓袢、致密斑发育缺陷，远端肾单位形成缺陷		[320]
Prr	肾发育不全、肾发育异常、肾单位减少		[592, 593]
Psen1、Psen2	严重的肾发育不全、肾发生中严重的缺陷		[594]
Ptgs2	肾单位减少		[595]
Rbpj	严重的肾发育不全、肾单位减少、远端肾单位形成减少、肾小管囊肿（MM 选择性）		[596, 597]
Sall1	严重的肾发育不全、肾源性衍生物的囊性异型增生（小管和肾小球）	Townes–Brocks 样鳃裂 – 耳 – 肾综合征	[358]
Shp2	UB 分支严重缺陷、肾发育不全		[207]
Six1	肾积水、输尿管积水、输尿管平滑肌发育异常		[361]
Six2	肾发育不良、肾前体细胞过早耗尽（纯合缺失）、UB 分支增多、肾单位总数增多		[278, 337]

（续表）

突变或敲除的基因	表　型	人类相关的疾病	参考文献
Tbx18	肾积水、输尿管积水、输尿管平滑肌发育异常		[359, 361]
Tfap2b	MM 缺陷、颅颌面缺损和骨骼缺陷		[598]
Trp53（*p53*）	肾单位减少、肾前体细胞过早耗尽	多种癌症	[599]
Trps1	UB 分支缺陷、肾发育不全	毛发 – 鼻 – 指（趾）综合征（骨骼缺陷）	[600]
Vangl2	UB 分支缺陷、肾发育不全	神经管缺陷	[43]
Wnt4	MM 诱导作用缺失		[289]
Wnt7b	肾髓质和肾乳头完全缺失（UB 选择性）		[245]
Wnt9b	残肾、MM 诱导作用缺失、肾囊肿（CD 选择性）		[135, 325]
Wnt11	输尿管芽分支缺陷、肾发育不全		[211]
Yap	肾发育不全和肾发育异常、肾积水、严重的 UB 分支中断、上皮 – 间质转换障碍（CM 选择性）	（眼组织）残缺、听力障碍、腭裂、认知障碍、血尿	[355, 572, 584]

UB 的定位异常 /UB 分支增多

突变或敲除的基因	表　型	人类相关的疾病	参考文献
Bmp4	重复输尿管、输尿管积水、肾发育不良	小眼畸形，先天性唇腭裂	[242]
Cer1	输尿管分支增多、输尿管分支的空间结构发生变化		[601]
Cfl1	肾发育不良、重复输尿管		[573]
Foxc1	重复肾、异位输尿管、肾积水、输尿管积水		[237]
Gata3	异位输尿管芽、重复肾、输尿管积水（UB 选择性）	甲状旁腺功能减退症、感音神经性聋和肾发育异常（HDRS）综合征、自身免疫病（类风湿关节炎）	[179, 180, 182, 183]
Hnf1b、*Pax2*	肾发育不全、重复肾、异位输尿管、巨输尿管症、肾积水	CAKUT	
Hspb11（*Ift25*）	重复肾		
Ift27	重复肾		
Lzts2	重复肾 / 重复输尿管、肾积水、输尿管积水		
Plxnb1	输尿管分支增多		
Plxnb2	肾发育不全和重复输尿管		
Robo2	输尿管分支增多	CAKUT、VUR	
Ror2	重复输尿管、肾积水	骨骼异常、四肢缩短、短指、颜面部畸形（短指，B1 型，Robinow 综合征）	[569, 606]
Sema3a	UB 分支增多（UB 选择性）		[50]
Slit2	UB 分支增多		[238, 239]
Spry1	多余的 UB、多个输尿管	CAKUT、VUR	[87, 218]
Wnt5a	重复输尿管、肾积水	Robinow 综合征（骨骼异常、四肢缩短、短指、颜面部畸形）	[569, 606]

（续表）

突变或敲除的基因	表　型	人类相关的疾病	参考文献
肾囊肿			
Angpt1、*Angpt2*	间质髓样囊肿、尿浓缩障碍		[407]
Aqp11	近端小管异常空泡形成、多囊肾		[607]
Arhgap35（*GRLF1*）	肾小球囊肿		[73]
Bcl2	肾发育不全和囊肿		[608]
Bicc1	多囊肾	Meckel 综合征 3	[609]
Bpck	多囊肾、脑积水		[610]
Erbb4	肾囊肿（肾小管处较多）、小管扩张、肾纤维化加重（肾小管缺失）		[611]
Fat4	肾囊肿、内耳毛细胞组织紊乱	Van Maldergem 综合征（智力低下、容貌异常、耳聋、四肢畸形、肾发育不全）	[330, 612]
Glis3	多囊肾、新生儿糖尿病	先天性甲状腺功能减退症、糖尿病、肝纤维化、先天性青光眼	[613, 614]
Gpc3	小管结构紊乱、髓质囊肿	Simpson–Golabi–Behmel 综合征	[615–617]
Hnf1b	多囊肾（小管选择性）	CAKUT、糖尿病、肾囊肿、肾癌	[326, 329, 544]
Ift88（*Orpk*）	多囊肾、左右不对称形成异常	ARPKD	[618, 619]
Ilk	髓质囊肿（基质选择性）		[620]
Invs	多囊肾、内脏反位	肾炎	[621, 622]
Kif3A	多囊肾（小管选择性）		[623]
Mafb（*Kreisler*）	肾小球减少、肾囊肿、肾小管发育不全	肌肉筋膜纤维肉瘤	[624, 625]
Mks1	肾发育不全和囊肿	Meckel 综合征（多囊性肾发育不良、神经管缺陷）	[626]
Pkd1、*Pkd2*	肾囊肿	ADPKD、ARPKD	627]
Pten	输尿管芽分支异常、肾囊肿（UB 选择性）	Cowden 病、Bannayan–Riley–Ruvalcaba 综合征、多种肿瘤	[209]
Sall1	肾小管和肾小球囊肿（基质选择性）	Townes–Brocks 样鳃裂 – 耳 – 肾综合征	[358]
Taz	多囊肾、肺气肿		[628, 629]
Tek（*Tie2*）	内髓囊肿、尿浓缩障碍	皮肤和黏膜静脉畸形、先天性青光眼	[407]
Vhl	肾囊肿（小管选择性的）	Von Hippel–Lindau 综合征	[630]
Xylt2	多囊肾和多囊肝		[631]
Zeb2	肾小球囊肿	Mowat–Wilson 综合征（先天性巨结肠伴智力低下）	[632]
后期表型（肾小管、血管和肾小球缺陷）			
Ace	肾乳头萎缩、血管增厚及肥大、血管周围炎症	慢性系统性高血压	[258, 259]
Actn4	肾小球进行性病变、FSGS	SRNS	[451, 452]

（续表）

突变或敲除的基因	表　型	人类相关的疾病	参考文献
Adam10	集合管主细胞丢失、肾积水、多尿	阿尔茨海默症、Kitamura 网状色素沉着	[271]
Agt	肾乳头萎缩、血管增厚及肥大、血管周围炎症	慢性系统性高血压	[256, 427]
Agtr1a（*AT1A*）	近球小体肥大和肾素分泌细胞祖细胞扩张、系膜细胞肥大	慢性系统性高血压	[633]
Agtr1a/Agtr1b（*AT1A/AT1B*）	肾乳头萎缩、血管增厚及肥大、血管周围炎症	慢性系统性高血压	[261]
Ampd	足细胞足突消失、蛋白尿	微小病变型肾病	[634]
Angpt1	肾小球毛细血管的减少和扩张、肾小球内皮细胞从 GBM 脱落、系膜细胞的减少，直小血管升支的减少（与 *Angpt2* 伴随减少）		[382, 407]
Angpt2	肾皮质小管周围血管异常（等位基因缺失），肾小球毛细血管凋亡、蛋白尿（转基因过表达），直小血管升支减少（与 *Angpt1* 伴随减少）		[390, 391, 407]
Arhgdia（*RhoGD1α*）	足细胞消失及蛋白尿	SRNS、FSGS	[77, 80, 635]
Bmp7	肾发育不良、肾单位成熟受损、近端肾小管减少（足细胞选择性）		[398]
Cd151	足细胞足突消失、基底膜紊乱、肾小管囊性扩张	胫前大疱性表皮松解和耳聋相关性肾病（FSGS）	[636, 637]
Cd2ap	足细胞消失、蛋白尿	FSGS	[484]
Cdc42	先天性肾病、足细胞足突形成受损（足细胞选择性）		[474]
Cmas	先天性肾病、足细胞足突形成受损（唾液酸化不良）		[638]
Col4a1、*Col4a3*、*Col4a4*、*Col4a5*	GBM 紊乱、蛋白尿	Alport 综合征	[639-642]
Coq6	肾病综合征和耳聋	SRNS、FSGS、感觉神经性耳聋	[462, 643]
Crb2	足细胞消失及蛋白尿	SRNS、FSGS	[644]
Crk1、*Crk2*、*CrkL*	蛋白尿、足细胞的细胞结构改变（足细胞选择性）		[645]
Cxcl12（*SDF1*）、*Cxcr4*、*Cxcr7*	肾脏点状出血、肾小球动脉瘤、肾小球窗减少、系膜细胞减少、足细胞足突消失、轻度肾脏发育不良	WHIM（疣、低丙球蛋白血症、感染、骨髓软化）	[401, 402, 646]
Dicer1	足细胞损伤、蛋白尿、终末期肾衰竭（足细胞选择性），肾素分泌减少、肾血管异常、条纹状纤维化（肾素分泌细胞选择性）	胸膜肺母细胞瘤	[430, 492-494]
Dnm1、*Dnm2*（*Dynamin1/2*）	足细胞足突消失及蛋白尿（足细胞选择性）		[647]
Dot1l	集合管闰细胞增加而主细胞减少，多尿		[275, 277]

（续表）

突变或敲除的基因	表　型	人类相关的疾病	参考文献
Efnb1（Ephrin B1）	足细胞足突消失及蛋白尿（足细胞选择性）		[648]
Efnb2（Ephrin B2）	肾小球毛细血管扩张		[396]
Egln（Phd2）、Egln3（Phd3）	肾发育不良、少尿、产后肾单位形成异常、促红细胞生成素产生异常升高、肾血管扩张、肾小球硬化（基质特异性）	家族性红细胞增多症、EPO 水平异常升高，高海拔适应性血红蛋白（HALAH）	[578]
Elf5	集合管主细胞缺乏		[274]
Fat1	足细胞足突融合、足突形成障碍、蛋白尿	SRNS、FSGS、伴有神经系统缺陷的血尿、胶质母细胞瘤、大肠癌、头颈癌	[459, 649]
Fermt2（Kindlin-2）	Rac1 过度激活、足细胞消失和蛋白尿		[650]
Flt1（Vegfr1）	肾病综合征		[491]
Foxc1 和 Foxc2	足细胞分化受损、肾小球毛细血管襻扩张、系膜细胞迁移受阻、蛋白尿和肾小球硬化	前节发育不全 /Axenfeld–Rieger 综合征（虹膜发育不全和角膜缺陷）、淋巴水肿病（下肢肿胀和睫毛赘生）	[83, 651, 652]
Foxi1	肾小管酸中毒、集合管闰细胞缺乏	肾小管酸中毒及耳聋	[268, 269]
Fyn	足细胞足突消失、裂隙膜异常、蛋白尿		[478, 653]
Gata3	系膜细胞稳定性受损、肾小球毛细血管扩张、肾小球硬化及肾小球系膜基质扩张、蛋白尿		[654]
Gnas（Gαs）	FSGS、系膜扩张、蛋白尿、尿液浓缩障碍（肾素分泌细胞特异性）	假性甲状旁腺功能低下、McCune–Albright 综合征、内分泌肿瘤	[655, 656]
Gne（Mnk）	肝功能不全、足突消失、GBM 分裂、蛋白尿和血尿		[657]
Grhl2	偶发性单侧肾缺如、集合管屏障功能缺陷、尿崩症	常染色体遗传性耳聋、外胚层发育不良	[542, 543]
Ilk	肾病综合征（足细胞选择性）、集合管阻塞（UB 上皮选择性）		[236, 482]
Insr	足细胞消失、GBM 病变、蛋白尿（足细胞选择性）	糖尿病肾病	[658]
Itga3（Integrin α3）	UB 分支减少、肾小球缺陷、足突发育不良		[249, 251]
Itga6（Integrin α6）	集合管扩张和不典型增生	大疱性表皮松解、集合管发育不良	[659]
Itgb1（integrin β1）	足细胞减少、毛细血管和系膜变性、肾小球硬化（足细胞选择性）		[548, 549]
Itgb4（integrin β4）	集合管扩张和发育不良	大疱性表皮松解	[659]
Kdr（Flk1/Vegfr2）	血栓性微血管病、肾乳头发育不良、尿液浓缩障碍、小管周围乳头状毛细血管减少（基质特异性）	婴儿毛细血管瘤	[345, 377]
Kirrel（Neph1）	裂隙膜功能异常、FSGS		[82]
Lama5	肾小球发育异常、GBM 异常、足细胞黏附不良，系膜细胞减少		[233]

（续表）

突变或敲除的基因	表　型	人类相关的疾病	参考文献
Lamb2	足突消失之前产生的蛋白尿	Pierson 综合征	[234, 660]
Lmx1b	足细胞分化受损、足细胞的细胞骨架破坏	Nail-patella 综合征	[234, 660]
Mafb（*Kreisler*）	足细胞分化异常		[434]
Magi2	足细胞消失及蛋白尿	SRNS、FSGS	[664–666]
Mib1	集合管主细胞减少、多尿、尿液浓缩障碍、钠丢失、肾积水	左心室致密化不全	[272]
Mpp5（*Pals1*）	肾小管囊肿、足细胞消失及蛋白尿		[667]
Mpv17	肾病综合征		[668]
Mtor	蛋白尿，足细胞自噬障碍（足细胞选择性）		[669]
Myo1E	足细胞足突消失及蛋白尿	SRNS	[458, 670, 671]
Nck1、*Nck2*	足突形成障碍（足细胞选择性）		[64]
Nid1	GBM 异常		[672]
Notch1、*Notch2*	肾小球内皮细胞和系膜细胞缺乏（标准敲除）、足细胞和近端小管细胞缺乏（MM 选择性）、肾生成受损（帽状间充质选择性）	Alagille 综合征（胆汁淤积性肝病、心脏病、肾发育不良、肾囊肿、肾小管酸中毒）	[362, 363, 597, 673]
Nphs1（*Nephrin*）	裂隙膜缺失、足细胞消失、蛋白尿	芬兰型先天性肾病、儿童期发病的激素抵抗性肾病综合征、儿童期和成年期 FSGS	[444]
Nphs2（*Podocin*）	先天性肾病、FSGS、血管缺损	SRNS、FSGS	[443, 674]
Npnt	$\alpha_8\beta_1$ 整合素的错定位、系膜过度增生和硬化（肾和足细胞特异性缺失）		[675]
Nrp1	肾小球动脉瘤、系膜发育受损、肾小球硬化		[510]
Par1a、*Par1b*	近端小管扩张和肾小球发育不成熟		[556]
Pdgfb、*Pdgfrb*	系膜细胞缺失、肾小球毛细血管襻球囊样变		[508, 509]
Pik3c3（*Vps34*）	FSGS、囊泡运输障碍（足细胞选择性）足细胞脱落、肾小球毛细血管窗减少		[676, 677]
Podxl	足细胞消失、肾小球毛细血管窗减少、GBM 异常、无尿	先天性 FSGS、脐膨出、小瞳孔	[678, 679]
Prkci（*aPKCλ/ι*）	足细胞足突缺损、肾病综合征（足细胞选择性）		[472, 473]
Ptpro（*GLEPP1*）	足突增宽、伴有交错模式改变	SRNS	[657, 680]
Rab3A	蛋白尿、足细胞足突结构改变		[681]
Rbpj	肾小动脉减少、系膜细胞减少、肾素分泌细胞减少（基质细胞选择性）、肾小球旁细胞减少、肾素合成减少（肾素分泌细胞选择性）、集合管主细胞丢失（UB 上皮特异性）		[274, 364, 432]
Rhpn1	FSGS、足细胞足突消失、GBM 增厚		[464]

（续表）

突变或敲除的基因	表　型	人类相关的疾病	参考文献
Robo2	足细胞足突交错模式异常、局部足突消失、蛋白尿	CAKUT、VUR	[682]
Scl5a2（*SGLT2*）	尿糖、钙、镁升高	糖尿	[683]
Sh3gl1、*Sh3gl2*、*Sh3gl3*（*Endophilin 1/2/3*）	足细胞足突消失及蛋白尿、神经元缺陷		[647]
Sirpa	足细胞足突不规则交错、轻度蛋白尿		[684]
Sox4	单侧肾、足细胞消失、GBM 缺陷（MM 选择性）		[685]
Sox17、*Sox18*	肾脏和肝脏血管供血不足、肾和肝实质缺血性萎缩、产后缺陷	HLT（稀毛症 - 淋巴水肿 - 毛细血管扩张）综合征（毛发、血管、淋巴疾病）	[403, 406]
Sv2b	足细胞足突消失及蛋白尿		[686]
Synj1	足细胞足突消失及蛋白尿、神经元缺陷		[647]
Tcf21（*Pod1*）	肺、心缺陷，性逆转和性腺发育不全，血管缺陷，UB 分支障碍，足细胞分化障碍，肾小球血管扩张，系膜迁移不良		[13, 339, 440]
Tek（*Tie2*）	直小血管升支及髓质毛细血管减少、尿液浓缩障碍	先天性皮肤黏膜静脉畸形、青光眼	[407]
Tfcp2l 1	集合管闰细胞减少		[273]
Tjp1（*ZO-1*）	足细胞消失及蛋白尿		[687]
Trp63（*TP63*）	集合管闰细胞减少	ADULT（肢端 - 皮肤 - 泪腺 - 牙齿）综合征、肢乳综合征	[270]
Trpc6	保护免受血管紧张素介导的或蛋白尿或补体依赖性肾小球损伤（无义突变）、足细胞足突消失及蛋白尿（足细胞谱系中的转基因过表达）	SRNS、FSGS	[460, 489, 490, 688–691]
Vangl2	不成熟和分支不良的肾小球丛	神经管缺陷	[332]
Vegfa	内皮病、肾小球滤过屏障形成的破坏、肾病综合征（足细胞选择性）、肾小管周围毛细血管减少和红细胞增多症（肾小管特异性）		[375, 376, 378, 692]
Vhl	肾小球肾炎（足细胞选择性）	Von Hippel–Lindau 综合征	[400]
Wasl（*N-wasp*）	足细胞消失、蛋白尿		[693]
Wnt7b	髓质微血管发育障碍		[694]
Wnt11b	肾小球囊肿		[695]

ADOKD. 常染色体显性遗传性多囊肾；ARPKD. 常染色体隐性遗传性多囊肾；CAKUT. 先天性肾脏及尿道异常；CD. 集合管；CM. 帽状间充质；FSGS. 局灶节段性硬化性肾病；GBM. 肾小球基底膜；GDNF. 神经胶质细胞源性神经营养因子；MM. 后肾间充质；SRNS. 激素抵抗性肾病综合征；UB. 输尿管芽；VUR. 膀胱输尿管反流

了一系列与肾脏发育功能相关的基因，如 *Arhgap23*（纤毛生成缺陷和肾小球囊肿）、*Six1*（肾发育不全）、*Scl5a2*（SGLT2、糖尿）、*Pou3f3*（Brn1、少尿和髓袢减小）、*Aqp11*（近端肾小管空泡和囊肿）等[72-74]。

高通量基因测序的重大创新也促进了与遗传性肾脏疾病相关的单基因突变的鉴定[75, 76]。从全基因关联研究中鉴定出的引起疾病的基因可以在相应的基因靶向小鼠模型中得到验证。同样，可以对已确定其突变导致小鼠肾脏发育不良和功能异常的基因进行调查，以研究整个人类基因组中突变的发生率（如肾病综合征中的 *Arhgdia*）[77-80]。除此以外，还有其他组学方法，如基因捕获[81, 82]、全基因转录组学及蛋白质组学[83-85]等，均可用于发现在肾脏发育及疾病中具有重要作用的新基因。

（三）图像和谱系追踪研究

报告小鼠是经过改造的动物模型，可以在特定的细胞系中表达人为插入的基因，如表达某些酶（细菌 β– 半乳糖苷酶或萤火虫荧光素酶）或荧光蛋白酶（图 1–13）。最简单的报告基因小鼠模型是将一个包含报告基因编码区的 DNA 序列插入到细胞特异性启动子的下游。这种模型可用于识别和追踪

所选启动子激活的特定细胞谱系。*Hoxb7-EGFP* 是第一个发展为用于可视化观察肾脏发育的荧光转基因模型[86]。在 *Hoxb7* 启动子调控下，增强型绿色荧光蛋白（EGFP）可以特异性标记中肾管和输尿管上皮谱系。因此，*Hoxb7-EGFP* 已证实可以有效用于研究输尿管分支形态发生和输尿管发育的速度和模式，还可在特定突变背景下干扰肾脏发育[60, 87-89]。随着技术的发展，后来又建立了一种替代模型，该模型使用两个独立的转基因，即组织细胞特异性 Cre 驱动程序和独立的报告基因（如 R26R）。在 R26R 报告基因模型中，可以通过 Cre 的表达，敲除转入的 β 半乳糖苷酶基因上游的终止密码子，启动 β 半乳糖苷酶转基因的表达[90]。诱导型报告系统整合了基因调控元件，这些调控元件可以用于激活报告基因的表达，包括细胞特异性的表达和药物依赖性的表达。在小鼠中控制转基因表达最常用的策略是 Tet– 操纵子 / 阻遏物双转基因和雌激素 – 受体配体结合域（Cre–ERT2）系统。这些诱导型报告基因系统对细胞谱系进行定时脉冲标记，从而永久标记祖细胞及其子代细胞。诱导型报告基因系统已经成为描绘细胞命运的有力工具。通过应用诱导型报告基因系统，已证实 *Six2*⁺ 细胞是成熟肾单位所有

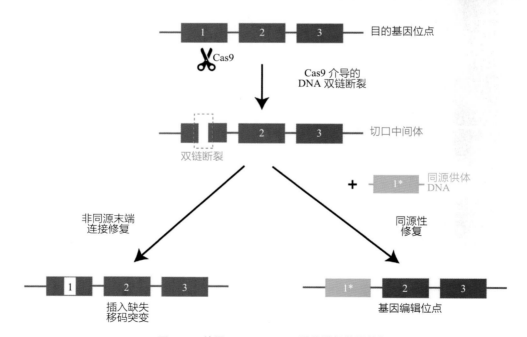

▲ 图 1-12　使用 CRISPR–Cas9 系统进行基因编辑

采用 CRISPR–Cas9 系统定向引入突变的简述。用 Cas9 核酸内切酶对靶基因位点进行位点特异性切割会产生双链 DNA 断裂。有断端的靶基因可以通过易错的非同源修复机制修复，导致核苷酸插入、缺失或移码突变。同源供体 DNA 的导入导致靶基因位点被同源替换，然后产生精确编辑的基因

上皮结构的祖细胞[61]。在某些情况下，会在同一个启动子下同时插入 Cre 基因和关联的荧光团表达组件，由此易于鉴定具有靶基因突变的细胞。现在可以使用多种报告基因和 Cre 转基因（表 1-2）来标记肾脏多个区室和组织的发育。

表达荧光标签的报告小鼠也可根据荧光更方便地分隔和分离特定类型的细胞，从而促进全基因表达分析，阐明转录调控网络及协调特定形态发生事件的表观遗传相互作用（表 1-3）。纯化的单个或大量荧光标记细胞群可通过新一代 DNA 测序方法，例如 RNA-seq（RNA 测序）和 ChIP-seq（染色质免疫沉淀测序）用于转录组、全基因组 DNA 结合蛋白相互作用，组蛋白修饰和核小体复合物的高通量研究[91-93]。

（四）非哺乳动物的肾脏发育模型

有些生物虽然经历了数百万年的进化，与人类几乎没有亲缘关系，但仍然为研究哺乳动物肾脏发育的遗传基础和功能提供了有价值的模型。这主要源于下面两个观点：一是所有这些生物均具有排泄器官，用于体内清除代谢废物；二是无脊椎动物发育中某些遗传途径可为研究哺乳动物肾脏发育提

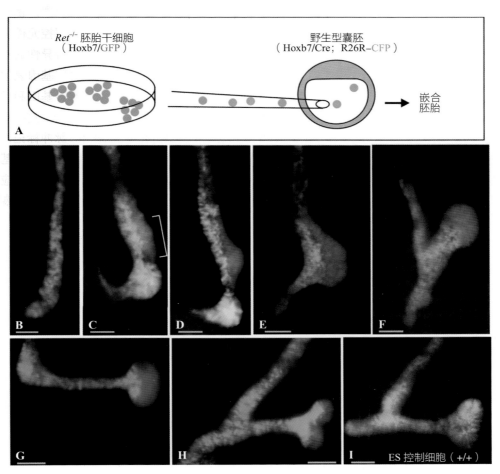

▲ 图 1-13　通过荧光蛋白表达追踪细胞命运

Ret 缺陷（Ret-deficient）细胞在输尿管芽（UB）的生长和分支中的分离。A. 将表达 Hoxb7-GFP 的 Ret 敲除（Ret-null）胚胎干细胞（ES）与野生型转基因囊胚（Hoxb7-Cre：R26R-CFP）混合。这会产生嵌合动物，其中 Ret 敲除细胞显示绿色荧光蛋白（GFP）荧光，而野生型 UB 细胞表达青色荧光蛋白（CFP）；B. 在胚胎期第 9.5 天（E9.5）时，中肾管（WD）中 Ret 敲除的上皮细胞与野生型细胞混合；C. 在胚胎期第 10 天（E10），当 WD 的背侧开始胀大时，UB 出现的区域变为富含表达 CFP 的细胞，但没有 Ret 敲除细胞；D 和 E. 在大约胚胎期第 10.5 天（E10.5 dpc）时，UB 仅由野生型细胞形成；F. 在胚胎期第 11 天（E11）UB 伸长后，UB 的球状远端由野生型细胞形成，但 Ret 敲除细胞开始组成尾部结构；G 和 H. UB 在胚胎期第 11.5 天（E11.5）左右的初始分支期间，远端壶腹尖端中没有 Ret 敲除细胞；I. 相反，整个 UB 分支结构都有表达 Ret 和 GFP 的控制细胞参与。dpc. 受孕后的天数（引自 Developmental Cell.[186]）

表 1-3　用于条件基因靶向和细胞谱系标记的小鼠品系（中文对照）

基因启动子	Cre	rtTA	Cre-ERT2	荧光报告子	肾脏表达	肾外表达	参考文献
11Hsd2	√			√	集合管主细胞、连接小管	杏仁体、小脑、结肠、卵巢、子宫、附睾、唾液腺	[696]
Aqp2	√		√		集合管主细胞	睾丸、输精管	[697]
Atp6v1b1	√			√	集合管（闰细胞）、连接小管		[689, 699]
Bmp7	√		√	√	帽状间充质		[700]
Cdh16（Ksp-Cadherin）	√		√		肾小管、集合管、输尿管芽、中肾管、中肾	米勒管	[701, 702]
Cited1			√	√	帽状间充质		[703]
Emx1	√		√	√	肾小管（近端和远端小管）	大脑皮质、胸腺	[704]
Foxd1	√		√	√	基质细胞		[705]
Gdnf			√	√	帽状间充质		[706]
Ggt1	√				皮质小管		[707]
Hoxb6	√		√		生后肾间充质	外中胚层、肢芽	[547, 708]
Hoxb7	√	√		√	输尿管芽、中肾管、集合管、远端小管	脊髓、背根神经节	[59]
Kap	√				近端小管	大脑	[709, 710]
Klf3			√		集合管	性腺	GUDMAP[a]
Nphs1	√	√		√	足细胞	大脑	[711, 712]
Nphs2	√	√	√		足细胞		[713]
Osr1	√		√	√	生后肾间充质	中胚层	[714, 715]
Osr2	√				聚集的后肾间充质，肾小球	腭间充质	[716]
Pax2	√			√	前肾小管、中肾管、输尿管芽、帽状间充质	内耳、中脑、小脑、嗅球	[717]
Pax3	√				生后肾间充质	神经管、神经嵴	[713, 718, 719]
Pax8	√	√	√	√	肾小管（近端和远端小管）及集合管（Tet-On 诱导系统）		[720, 721]
Pck1	√		√	√	近端小管	肝脏	[630]
Pdgfb			√		内皮	全身血管内皮	[722]
Pdgfrb	√	√	√	√	系膜细胞、血管平滑肌	周细胞、血管平滑肌	[396, 510, 723]
Prox1	√		√	√	直小血管升支、淋巴管	全身淋巴管	[724-726]
Rarb	√			√	生后肾间充质		[550]

（续表）

基因启动子	Cre	rtTA	Cre-ERT2	荧光报告子	肾脏表达	肾外表达	参考文献
Ren1	√		√	√	肾小球细胞、入球小动脉	肾上腺、睾丸、交感神经节	[420]
Ret		√			输尿管芽、集合管	背根神经节、神经嵴	[727]
Sall1		√			生后肾间充质（他莫昔芬诱导系统）	肢芽、中枢、神经系统、心脏	[728]
Six2	√	√	√	√	帽状间充质		[61]
Slc22a6		√			近端小管		[721]
Slc5a2	√				近端小管		[729]
Sox18		√			皮质和髓质血管系统	血管和淋巴内皮细胞的前体	[730-732]
Spink3	√				髓质小管（远端或连接小管？）	中肾小管、胰腺、肺、肝、胃肠道	[718, 719, 733]
T（小鼠短尾突变体）	√		√		全肾（包括输尿管芽和生后肾间充质）	全中胚层	[286]
Tbx18	√				输尿管间充质	心脏、肢芽	[734]
Tcf21	√				生后肾间充质、帽状间充质、基质细胞	心外膜、肺间充质、性腺、脾、肾上腺	[246]
Tek	√	√	√	√	内皮	全身血管内皮	[735-737]
Tie1	√	√			内皮	全身血管内皮	[738]
Umod	√		√		髓袢升支粗段	睾丸、大脑	[739]
Wnt4	√		√	√	肾小囊体，新生肾单位（逗号和 S 形）	肺、发育的性腺	[61, 740]

a. 泌尿生殖系统发展和分子解剖学项目（GUDMAP）；http://www.gudmap.org。

Cre. 不可诱导的 Cre 重组酶转基因；rtTA. 反向四环素反式激活剂，四环素诱导表达系统；Cre-ERT2.Cre– 雌激素受体配体结合域融合转基因，他莫昔芬诱导表达系统

供参考。例如，有关 Kirrel（Neph1）和类肾素分子 SYG1、SYG2 在秀丽隐杆线虫（Caenorhabditis elegans）突触形成中的遗传相互作用，研究结果为哺乳动物中肾小球和裂隙膜的形成及功能探讨提供了重要线索[94]。

无脊椎动物排泄器官的结构和复杂程度相差很大，大小也不一致：秀丽隐杆线虫的排泄器官只由几个细胞组成，果蝇（Drosophila）则有数百个细胞，而两栖动物、鸟类和哺乳动物则有肉眼可见的肾脏。秀丽隐杆线虫体内的排泄系统由一个大的 H 形排泄细胞、一个小孔细胞、一个导管细胞组成[95, 96]。秀丽隐杆线虫作为模式动物具有诸多优势，如寿命和生殖周期较短，具有可公开获得的基因组序列和资源数据库（http://www.wormbase.org），遗传可操作性强，遗传增强子 – 抑制子筛选较为简便等；此外，秀丽隐杆线虫与哺乳动物许多遗传通路是相同的。对秀丽隐杆线虫的研究已为我们对多囊性和纤毛相关基因功能的认识做出了重要贡献。秀丽隐杆线虫的 Pkd1 和 Pkd2 同源基因，LOV1 和 LOV2 参与了纤毛的发育和交配行为[97, 98]。如前所述，秀丽隐杆线虫也让我们逐步了解裂孔隔膜的功能。

与秀丽隐杆线虫相似，果蝇的大规模遗传筛选和表型鉴定相对容易，使其成为研究遗传与发育的

又一理想模型。果蝇的排泄系统由两部分组成，分别为肾原细胞（nephrocytes）和马氏管（Malpighian tubules），它们在功能上分别类似于脊椎动物的足细胞和肾小管，但差别在于果蝇的肾原细胞和马氏管之间没有物理连接。围绕心脏（心外膜肾原细胞）或食管（garland 肾原细胞）的肾原细胞具有精密的膜内陷结构，与肾小球过滤屏障极为相似。值得注意的是，果蝇同源基因的突变不仅对形成裂隙膜和维持足细胞功能至关重要，而且会损害肾原细胞形态和滤过功能 [99-103]。同样，这些保守基因还可调节果蝇和马氏管和脊椎动物肾小管的形态和功能 [104-109]。在果蝇体内，肾原细胞滤过受损率或示踪剂吸收率这样的功能数据较容易获得，而且超微结构分析和死亡筛查也能够高效地实行，因此，该模式生物有利于发现调控肾脏滤过功能的新基因 [110-112]。

前肾是某些鱼类（仅有前肾发育的无颚鱼类除外）和两栖动物幼年时期的功能性肾脏，而中肾则发育成这些水生动物的成年个体的肾脏。斑马鱼（Danio rerio）幼鱼的前肾由两个肾小管组成，这两个肾小管与位于中线处融合而成的单个肾小球相连。斑马鱼前肾肾小球中不仅许多基因的表达与哺乳动物肾小球相同（如 Vegfa、Nphs1、Nphs2 和 Wt1），并且结构上也具有有足细胞和有孔的内皮细胞 [113]。将斑马鱼作为模型生物进行研究具有以下优势：繁殖周期短；斑马鱼幼体呈透明状，可以在活体中观察前肾的发育缺陷；全基因组序列已公布；可以用吗啉代寡核苷酸快速敲除基因；可以使用大小不同的荧光标记进行过滤功能的研究 [114]，这些特点使斑马鱼适合进行正向和反向遗传筛选。当前，已有多个实验室在斑马鱼中进行了哺乳动物同源基因的敲除筛选和全基因组突变筛选。非洲爪蟾（Xenopus laevis）的前肾也已被用作研究肾发生早期事件的简单模型 [115, 116]。与鱼类相似，非洲爪蟾的前肾由单个肾小球、成对的小管和导管组成。非洲爪蟾胚胎在体外发育很快（所有主要器官系统都在 6 天内形成），对非洲爪蟾进行 DNA、mRNA 和蛋白质的注射、器官移植和体外器官培养都比较容易操作，这使得非洲爪蟾成为了研究肾脏早期诱导发生和形态形成一个理想的模型 [117, 118]。前肾和中肾中表达荧光蛋白的斑马鱼和非洲爪蟾品

系的应用，为实时观察肾脏的发育及功能提供了可能 [119-121]。

（五）干细胞来源的肾脏类器官

小分子和细胞因子联合可以有效地诱导人多能干细胞（hPSC）发育成间介中胚层，这为用体外培养方法产生肾脏类器官培养物奠定了基础，类器官培养对肾脏早期发育的最基本过程进行了概括 [65, 122-128]。这些由 hPSC 衍生的肾脏类器官可以形成诸多肾结构，包括肾小球、近端小管、髓祥、远端小管、集合管、间质和原始内皮网络。通过 CRISPR-Cas9 技术对 hPSC 进行基因编辑（图 1-12），为研究与胚胎肾脏发育相关的新基因功能提供了一种节省时间和成本的独特策略 [66, 129-131]，其中一个特殊的例子是用缺乏多囊蛋白的 hPSC 培养形成肾脏类器官，并以此来研究肾脏上皮囊肿的发病机制 [65]。尽管它们在肾脏替代疗法中的应用仍有待实现，但肾脏类器官在肾毒性药物的高通量筛选中已经得到了实际应用 [132]。

三、哺乳动物肾脏发育的基因分析

（一）输尿管芽与后肾间充质之间的相互作用

20 世纪 50 年代开始出现了经典的器官体外培养系统，这为器官发育的研究基础提供了一个广阔的框架 [38, 133, 134]。这些细致的研究表明，MM 的上皮化需要 UB 来源的因子，比如已知的 Wnt9b [135]。但是，关于早期肾脏发育的现代研究始于观察靶向基因编辑小鼠或基因敲除小鼠的单侧肾缺如表型，这些转录因子中最早被敲除的包括 Wt1、Pax2、Eya1、Osr1（Odd1）、Six1、Sall1、Lhx1（Lim1）和 Emx239 [40, 47, 136-141]。基因敲除包括 GDNF（胶质细胞系来源的神经营养因子）、GDF11（生长分化因子 11）、gremlin，以及受体 Ret 和 GFRα$_1$ 等分泌型信号分子的基因也会导致大多数胚胎产生肾缺如 [142-148]。

（二）后肾间充质的早期谱系鉴定

在大多数出现单侧肾缺如的胚胎中，拟后肾间充质（putative MM）中通常没有 UB 的侵入生长。有两个例外：Osr1（Odd1）发生突变的胚胎和 Eya1 基因发生突变的胚胎，这两种胚胎没有明显的 MM 组织，这表明 Osr1 和 Eya1 是 MM 早期发

育的决定因素（图 1-14）。这些基因敲除小鼠的表型共同提供了早期肾脏发育的初始分子等级[136, 149]。Osr1 是间介中胚层的标志，中肾和后肾中的间充质细胞从中发育而来，且 Osr1 随后在上皮分化中下调。缺乏 Osr1 的小鼠不会形成 MM 并且不表达其他几种后肾形成所需的因子，包括 Eya1、Six2、Pax2、Sall1 或 Gdnf[149]。

有研究认为，Eya1 介导的 MM 细胞分化是通过与另一种转录因子 Six1 的相互作用实现的。患有鳃裂－耳－肾（BOR）综合征的人群中有 EYA1 和 SIX1 的突变[150]。目前有体外实验发现 Eya1 和 Six1 形成了一个在转录调控过程中起作用的调控复合体[151, 152]。有趣的是，Eya1 具有内在磷酸酶活性，可调节 Eya1/Six1 复合物的活化[152, 153]。此外，Eya

和 Six 家族的基因共表达于哺乳动物、非洲爪蟾和果蝇的多个组织中，进一步证明这些基因的功能及其相互作用[136, 138, 139, 154, 155]。这个复合体直接转录调控的靶基因可能包括促增殖因子 Myc[152]。在尿生殖嵴中，缺乏 Eya1 导致拟后肾间充质完全消失[156]。同样，在 Eya1 无义突变胚胎中的 MM 原有定位处，Six1 不表达或表达极低[152, 154-156]。Eya1 能够在 Six1 无义突变的间充质中表达则说明 Eya1 位于 Six1 的上游[138, 139]。

转录因子 Wt1 是 MM 早期发育所需的另一个重要调控因子。在未经诱导的 MM 中，Wt1 表达量低；而在围绕 UB 尖端的帽状间充质中，其表达量增加。Wt1 在整个肾生成过程中持续表达，但最终仅存在于 S 形肾单位近端将会发育成足细胞的细胞中。成熟的足细胞持续高表达 Wt1。小鼠 Wt1 基因的表达缺失会阻止 UB 的生长并引起 MM 的凋亡，而人类的 Wt1 突变与肾脏肿瘤有关[39, 157]。在已知的众多 Wt1 转录靶标中，Bmp7、Pax2 和 Sall1 是肾脏发育所需的[48]。最近，有研究表明 Wt1 调控拮抗性成纤维细胞生长因子（FGF）和骨形态发生蛋白（BMP）/SMAD（蠕虫和果蝇的同源基因 Sam 和 MAD 的缩写）信号通路，有效地促进了 MM 的

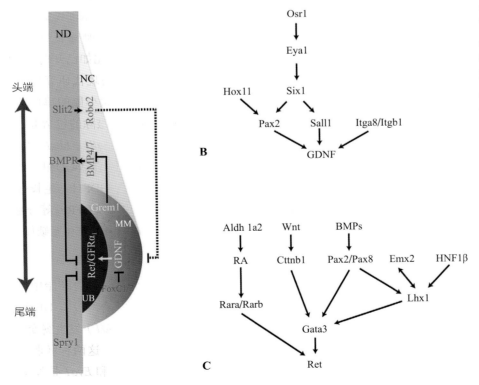

◀ 图 1-14 早期后肾发育过程中的遗传相互作用

A. 调控胶质细胞源性神经营养因子（GDNF）和 Ret 的策略性局部表达，以及随后对输尿管芽的诱导。GDNF 表达的前期受到 Foxc1/2 和 Slit2/Robo2 信号的限制。Spry1 抑制 Ret 受体后的活性。BMP4/7-BMPR 信号转导抑制了对 GDNF 的反应，而 Grem1 抵消了这一作用。调控 GDNF（B）和 Ret（C）的表达的遗传调控网络。BMPR. 骨形态发生蛋白受体；MM. 生后肾间充质；NC. 生肾索；ND. 肾管；UB. 输尿管芽

增殖和存活[158, 159]。*Wt1* 的缺失显著下调了几种促进间充质增殖的 FGF 配体的基因表达，包括 *Fgf8*、*Fgf10*、*Fgf16* 和 *Fgf20*[48, 159]。此外，肾单位祖细胞中 *Wt1* 缺失会导致 *Gas1* 的特异性减少，*Gas1* 是编码胞外鞘糖脂拴蛋白的基因，该蛋白调节 FGF 下游的 PI3K–Akt 信号传导[158]。*Wt1* 缺乏导致了 FGF 信号通路的传导受损，而促进凋亡的 BMP/SMAD 信号通路的上调会对 FGF 信号通路的传导造成进一步的损伤[159]。这主要是由于 *Bmper* 的表达减少，Bmper 是 *Wt1* 的直接靶标，具有抑制 BMP4 信号传导的功能。

（三）输尿管芽的诱导

目前已经证实在许多肾缺如案例中，GDNF–Ret 信号轴是失效的[160]。GDNF 由 MM 分泌，是 TGF–β 超家族中的一员，可激活由肾管和 UB 表达的 Ret–GFRα1 受体复合物。Ret 酪氨酸激酶的活化对于 UB 的诱导至关重要。大多数缺乏 *Gdnf*、*Ret* 或 *Gfra1* 的突变体胚胎由于严重的 UB 诱导障碍而表现出部分或完全的肾缺如，而外源性 GDNF 足以诱导肾管异位芽的萌出[142-144, 148, 161-164]。与此一致的是，其他与肾缺如相关的基因也可调控 GDNF 的正常表达，包括某些转录因子（如 *Eya1*、*Pax2*、*Six1*、*Hox11* 旁系同源体和 Sall1）及刺激或维持 GDNF 表达所需的蛋白质 [如 GDF11、Kif26b、肾连蛋白（nephronectin）、α8β1 整合素和 Fras1]（图 1–14）[136, 139, 140, 145, 165-173]。

如前所述，*Eya1* 突变体无法形成 MM。*Pax2* 是配对框家族（paired box family）的转录调节子，它在泌尿系统的 UB 和间充质成分发育过程中广泛表达[170]。在 *Pax2* 无义突变的胚胎中，*Eya1*、*Six1* 和 *Sall1* 都有表达[156]，说明 *Eya1* 和 *Six1* 可能是 *Pax2* 的上游。一系列分子生物学和体内研究已经证明 *Pax2* 是 *Gdnf* 的转录激活因子，同时具有调控 *Ret* 表达的作用[171, 174]。*Pax2* 还通过表观遗传调控肾脏的形成，因为它通过广泛表达的调节组蛋白甲基化的核因子 PTIP 参与组蛋白 H3– 赖氨酸 4 甲基转移酶复合物的组装[175]。Hox 基因是一类在所有后生动物中均保守的基因，在发育过程中能够提供体轴的位置信息。*Hox11* 旁系同源体包括 *Hoxa11*、*Hoxc11* 和 *Hoxd11*。上述任意一个基因发生突变，

小鼠肾脏不会发生异常；然而，如果这三个基因同时突变，则导致后肾完全缺失[172]。有趣的是，在该突变体中，MM 聚集过程及 *Eya1*、*Pax2* 和 *Wt1* 的表达均不受干扰，提示 *Hox11* 不在这些因素的调控上游。尽管可能存在一些层级关系，但 *Eya1*、*Pax2* 和 *Hox11* 是以复合体的形式共同调节 *Gdnf* 的表达[176]。

Sall1 间接调控 GDNF 的表达。*Sall1* 是 MM 细胞表达驱动蛋白 Kif26b 所必需的[167]。在没有 *Sall1* 或 *Kif26b* 的情况下，MM 表达的肾连蛋白的受体 α8β1 整合素水平下调。*Sall1*、*Kif26b*、*Itga8*（α8 整合素）、*Itgb1*（β1 整合素）和 *Npnt*（肾连蛋白）的减少会使得 MM 细胞不能聚集在 UB 的尖端周围，最终导致 *Gdnf* 基因表达降低、UB 不能正常生长[168, 169, 177]。与 Fraser 综合征相关的细胞外基质蛋白 Fras1 选择性表达在 UB 上皮和新生上皮化的肾单位中，而不表达在 MM 中，*Fasr1* 的缺失导致 *Gdnf* 表达缺失[165]。Fras1 可能通过多种信号途径调节 MM 诱导和 GDNF 表达。*Fras1* 表达的减少会下调 *Hox11*、*Six2* 和 *Itga8* 的表达，并上调 *Bmp4* 的表达，这些基因又共同调控着 *Gdnf* 的表达[165]。

（四）输尿管芽所需的基因

肾管（nephric duct）和 UB 发育的维持受到一个基因网络的调控，人们已经发现了这个基因网络中的几个基因。*Pax2* 和 *Pax8* 都是维持 *Lhx1* 表达所必需的[178]。*Pax2*、*Pax8* 和 *Lhx1* 可能共同调控 *Gata3* 的表达，而 *Gata3* 参与调控肾管的延长[179]。*Gata3* 和 *Emx2* 都是肾管中 *Ret* 表达所需要的，并且受经典 Wnt 信号通路的效应分子 β–catenin（*Ctnnb1*）的调控[40, 180, 181]。*Aldh1a2*（*Raldh2*）在 UB 中与 *Gata3* 共同维持 *Ret* 表达，这是视黄酸合成途径中的一个基因[182]。令人惊讶的是，这种遗传调控体系不能完全解释每个基因突变产生的独特表型，这表明肾管遗传网络还有其他重要组成部分尚未发现。肾管在 *Pax2/Pax8* 突变体中不能成功分化，但在 *Lhx1* 敲除的情况下可以分化，*Lhx1* 敲除后仅肾管的尾部退化[178]。*Gata3* 或 *Aldh1a2* 的缺失会导致肾管的错误延长，从而导致输尿管尾部形成盲端或与膀胱和尿道之间形成异常的连接[179]。当 *Lhx1* 或 *Gata3* 缺失时，肾管尾部的生长受限，第一级 UB 无法形成，

从而导致肾缺如[179, 183, 184]。*Aldh1a2* 的缺乏会导致异位输尿管和肾积水[182]。*Emx2* 缺失并不能阻止肾管的尾端向 MM 延伸，但阻止了 UB 的分支，从而导致肾缺如[40]。缺少 β-catenin 的肾管细胞会过早向集合管上皮细胞分化[185]。*Ret* 不会影响肾管分化，但在随后的 UB 发育和将肾管插入泄殖腔的过程中具有重要作用[162, 182, 186]。为了充分理解这些看似不同的突变表型，找到 *Pax2*、*Pax8*、*Lhx1*、*Gata3* 和 β-catenin 的其他靶标是必要的。

UB 的诱导和后续分支需要一个特殊的 Ret 信号通路的空间网络构成。球形的 UB 尖端是一个与输尿管树新生主干部分相反的富含增殖性输尿管上皮细胞的区域[41, 187]。众所周知，UB 尖端上皮细胞增殖主要由 Ret 受体酪氨酸激酶所调控。外植胚肾中补充的外源 GDNF 可能导致 UB 尖端区域向配体来源方向延长[187-189]。在 Ret 表达升高的壶腹 UB 末端 ERK 激酶显著激活[41]。与此一致的是，小鼠嵌合体分析显示缺乏 Ret 的细胞不会促进 UB 尖端的形成[162]。总而言之，这些研究均强调 Ret 表达和增殖信号通路的激活在定向构造新生管网络中的重要性。

GDNF、GFRα$_1$ 和 Ret 组成的配体 - 受体复合物是 Ret 在其细胞内自身酪氨酸磷酸化所必需的（图 1-12）。已确定许多下游衔接子和效应子可与激活磷酸化后的 Ret 相互作用，包括 Grb2、Grb7、Grb10、ShcA、Frs2、PLCγ$_1$、Shp2、Src 和 Dok 衔接子家族成员（Dok4/5/6）[190-201]。这些下游的 Ret 效应子可能参与了 Ras/SOS/ERK 和 PI3K/Akt 通路的活化，促进 UB 上皮的增殖、存活和迁移[41, 43, 202]。Ret 短亚型上 Shc/Frs2/Dok 衔接子相互作用位点的敲入突变导致原始肾脏形成[203-206]。Ret 上 PLCγ$_1$ 对接位点的特异性突变会导致肾发育异常和输尿管重复[203]。UB 谱系中 Shp2 和上游 ERK 调控子 *Map2k1*（Mek2）和 *Map2k2*（Mek1）的缺失也会引起严重的肾脏发育不良表型，偶尔在 Ret 缺乏的肾脏中也可观察到这种情况[207, 208]。UB 特异性 *Pten*（PI3K/Akt 途径的靶标）失活会破坏 UB 分支过程[209]。综上所述，这些发现提示 Ret 信号在正常 UB 分支中非常重要。

目前已经发现用 GDNF 刺激的微切割的 UB 中 Ret 激活的许多转录靶标（图 1-15）[210]。其中有 *Ret* 自身和 *Wnt11*，它们刺激了 MM 中 *Gdnf* 的表达[211]，这表明 GDNF-Ret 信号通路存在正反馈回路。Ret 激活还正向调节 ETS 转录因子 *Etv4* 和 *Etv5*，这对于正常的 UB 分支形态发生也是必需的。*Etv4* 敲除纯合突变体和 *Etv4* 与 *Etv5* 的复合杂合突变体表现出严重的肾发育不良或肾缺如，提示这些转录因子是 Ret 在正常 UB 发育必不可少的靶标[210]。在嵌合体动物中，*Etv4/Etv5* 缺陷细胞像 *Ret* 缺陷细胞一样无法整合到 UB 尖端结构域中[162, 212]。

Sprouty 基因是受体酪氨酸激酶非特异性拮抗剂，被发现对果蝇气道、翅膀和卵巢卵泡形成过程中的 FGF 和 EGF 信号通路具有抑制作用[213-215]。在哺乳动物 4 个 *Sprouty* 同源物中，*Spry1*、*Spry2* 和 *Spry4* 在发育中的肾脏中都有表达[216]。*Spry1* 在 UB 尖端高表达，而在 UB 和 MM 中都发现了 *Spry2* 和 *Spry4*[217]。*Sprouty* 分子被认为通过与 Grb2/SOS 复合物或 Raf 激酶的竞争性结合使受体酪氨酸激酶与 ERK 通路的激活解耦联，从而有效地抑制 ERK 的激活。有趣的是，GNDF 激活 Ret 时，*Spry1* 表达明显上调[210]。这说明 Ret 通过 *Spry1* 激活负反馈机制，从而调控 ERK 的激活水平和调节 UB 细胞增殖。对 *Spry1* 基因敲除小鼠的研究，也揭示了有关 UB 诱导和分支对于 Ret 依赖性的一些事实[87, 218-222]。*Spry1* 缺乏会导致异位 UB 表达，它可以在没有 GDNF 或 Ret 的情况下挽救肾脏发育[222, 223]。生殖细胞 *Spry2* 的失活不会明显影响肾脏发育，但可以缓解 Ras/ERK 激活受损的 Ret 突变体小鼠的肾发育不全[217]。Ret 的转录靶标，如 *Etv4*、*Etv5* 和 *Wnt11*，在 *Gdnf/Spry1* 或 *Ret/Spry1* 复合敲除突变体中仍有保留[222, 223]。这些发现表明 Ret 信号不是 UB 发育所必需的。实际上，如果 *Spry1* 失活，即使缺少 GDNF 或 Ret，也可以通过 FGF10 和 FGFR2 受体信号通路维持肾脏发育。但是 *Gdnf/Spry1* 和 *Gdnf/Ret* 复合突变体中肾分支模式明显改变，UB 尖端通常显示出更多的异质形状和方向。这些表明，GDNF-Ret 信号转导在 UB 发育过程中仍然有不能完全被 FGF10/FGFR2 取代的一些独特作用。

（五）早期肾脏发育中的黏附蛋白

当前细胞生物学中的主题是，生长因子信号传导通常是通过黏附受体（如整合素蛋白家族成员）

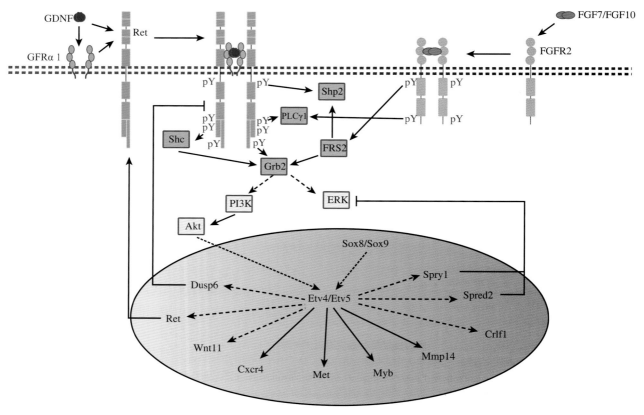

▲ 图 1-15　**Ret 信号通路**

与神经胶质细胞源性神经营养因子（GDNF）和 GFRα1 结合后，Ret 被激活并在细胞内酪氨酸残基上进行自磷酸化。一些信号分子，如 Grb2、Shc、FRS2、PLCγ1 和 Shp2 直接结合到 Ret 胞内结构域的磷酸化酪氨酸残基上。招募 Shc、FRS2 和 Grb2 激活 ERK 和 PI3K/Akt 途径。GDNF-Ret 信号转导导致许多多基因的特异性激活，其中一些基因强烈依赖于转录因子 Etv4 和 Etv5 的上调（实箭）。Etv4/Etv5 激活需要 PI3K/Akt 而不是 ERK 途径的激活。Sox8 和 Sox9 同样可以增强对 GDNF-Ret 参与的转录反应。其中一些途径与 FGF7/10-FGFR2 受体信号传导系统共享。Spry1 和 Spred2 负性调控 ERK 信号转导，而 Dusp6 有可能可以减轻 Ret 受体的去磷酸化作用，因此是负反馈调节环的一部分

转导与细胞外基质的信号协同发生。MM 细胞表达的 $\alpha_8\beta_1$ 整合素复合体与 UB 细胞特异表达的新型配体肾连蛋白（Npnt）相互作用[169, 224]。在大多数 $Itga_8$（α_8 整合素）突变体胚胎中，UB 生长接触到 MM 时会被中止[169]。一小部分胚胎克服了这一障碍，可形成一个发育不良的肾脏。敲除 Npnt 的小鼠表现出肾缺如或严重的发育不良[168]。因此，$\alpha_8\beta_1$ 整合素与 Npnt 的相互作用必定在 UB 向 MM 的持续生长过程中发挥重要作用。$Itga_8$ 和 Npnt 基因敲除表型似乎都是由 Gdnf 表达的减少引起的[168]。UB 对间充质的吸引还受其细胞间黏附所调控。Kif26b 是在 MM 中特异性表达的一种驱动蛋白，对间充质中细胞紧密连接有重要作用[167]。Kif26b 基因失活导致 UB 诱导障碍，从而引起肾缺如。在 Kif26b 突变小鼠中，间充质细胞的紧密连接受损，导致不同程

度 α_8 整合素极化表达的缺失和 Gdnf 表达的严重下调。因此，间充质细胞黏附功能失调导致无法募集和诱导输尿管上皮。遗传证据进一步表明，UB 基底膜上的肾连蛋白对于 MM 表达 Gdnf 至关重要。与 Fraser 综合征相关的基底膜蛋白（Fras1、Frem1/Qbrick 和 Frem2）遗传失活会引起 Gdnf 表达的显著下降，从而导致肾缺如[165, 166, 225-228]。根据肾连蛋白与 Fras1、Frem1 和 Frem2 的相互作用，有人提出 Fras1/Frem1/Frem2 三元复合物将肾连蛋白锚定在 UB 基底膜上从而使 MM 与 $\alpha_8\beta_1$- 整合素稳定结合（图 1-16）[225]。需要 Grip1（一种已知与 Fras1 相互作用的 PDZ 域蛋白）将 Fras1/Frem1/Frem2 复合体定位在 UB 上皮的基底面[229]。Grip1 的突变表型 Fraser 综合征，包括肾缺如，因此进一步突显了面对着 MM 的 UB 表面的肾连蛋白的重要性[229-231]。

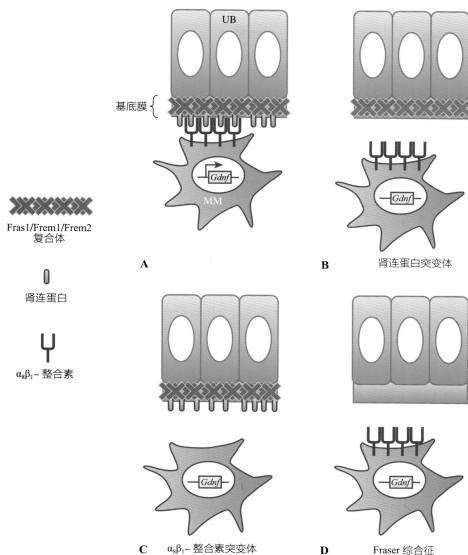

基底膜

Fras1/Frem1/Frem2
复合体

肾连蛋白

$\alpha_8\beta_1$- 整合素

A

B　肾连蛋白突变体

C　$\alpha_8\beta_1$- 整合素突变体

D　Fraser 综合征

◀ 图 1-16　**Fraser 综合征肾脏缺陷的分子模型**

A. 输尿管芽（UB）上皮的黏附通过后肾间充质（MM）正向调节胶质细胞源性神经营养因子（GDNF）的表达。B. 在不存在肾素（UB 表达）、C. $\alpha_8\beta_1$整合素（MM 表达）、D. Fras1/ Frem1/ Frem2 复合体的情况下，肾连蛋白和 GDNF 表达受损。Fras1、Frem1 和 Frem2 与 Fraser 综合征有关，协助肾连蛋白锚定在 UB 基底膜上并稳定其与 $\alpha_8\beta_1$ 整合素的结合（改编自 Kiyosumi, Takeichi M, Nakano I, et al.Basement membrane assembly of the integrin $\alpha_8\beta_1$ ligand nephronectin requires Fraser syndrome–associated proteins. *J Cell Biol*. 2012; 197: 677–689.）

后肾发育过程中，上皮基底膜的建立涉及不同的层粘连蛋白 α 和 β 亚基与共同的 γ_1 亚基的阶段特异性组装。编码层粘连蛋白 γ_1 基因 *Lamc1* 的 UB 特异性失活导致 UB 诱导和分支功能受损，最终导致肾缺如或水运输缺陷[232]。*Lamc1* 缺乏阻碍了基底膜的形成，导致生长因子（GDNF、Wnt11 和 FGF2）的下调和减低整合素的信号传导。这些结果表明，细胞外基质与生长因子信号交互调控而影响形态发生。对编码层粘连蛋白 α_5 和 β_2 基因的 *Lama5* 和 *Lamb2* 的遗传研究证实基底膜组分在其他肾脏结构发生发展中的重要性。*Lama5* 的丢失会导致肾缺如或肾小球生成中止，而 *Lamb2* 的缺乏会导致肾小球滤过屏障功能缺陷[233, 234]。

UB 分支程序是严格进行的，例如增殖的 UB 上皮细胞主要局限于球形的 UB 尖端，而细胞分裂在输尿管树主干内受到抑制。与 EpCAM 相关的黏附分子 TROP2/Tacstd2 在 UB 主干中大量表达，并与胶原蛋白 1 共定位[235]。与在整个 UB 树中都表达的 EpCAM 不同，TROP2 在 UB 壶腹尖端不表达。同时，高表达 TROP2 的解离和分选的 UB 细胞是不增殖的，并且表达的 *Ret*、*Gfra1* 和 *Wnt11* 的水平低，这些都是值得注意的 UB 尖端的标志物。TROP2 的表达升高还与上皮细胞和胶原蛋白基质的附着力差，以及细胞扩散和运动受到抑制有关，因此表明这种黏附分子在 UB 分支负调控中的重要性。肾上皮小管腔的形成也取决于协调的细胞黏附。β_1 整合素通过整合素相连激酶（ILK）与 parvin 之间形成的三元复合物包裹在肌动蛋白细胞骨架上。ILK 已被证明在介导集合管上皮细胞周期阻滞和细胞接触抑制中具有重要作用[236]。UB 中 *Ilk* 基因的靶向敲除并未引起明显的 UB 分支缺陷，但由于管腔内细胞增殖失调而引起集合管阻塞，最终导致出生后死亡。因此，细胞黏附分子可能会通过抑制细胞增殖分裂以调节肾脏分支形成和肾小管生成等多个方面。

（六）输尿管芽的定位

肾脏发育的一个关键，也与人的肾脏和泌尿系统先天性缺陷密切相关，这与 UB 的定位有关（图 1–14）。输尿管芽位置不正确或重复会导致肾脏形状异常及输尿管插入膀胱异常，引起输尿管反流，从而导致肾脏和泌尿道的感染和瘢痕形成。

Foxc1 是 Forkhead 家族的转录因子，表达于中间的中胚层和与中肾管相邻的 MM。与野生型胚胎相比，*Foxc1* 缺失，靠近中肾管的 GDNF 的调控受到影响。*Foxc1* 缺失导致异位 UB、肾脏发育不良及重复输尿管[237]。另外两个调节 UB 向外生长位置的分子是 Slit2 和 Robo2，这两个信号分子以其在发育中神经系统中轴突引导中的作用而闻名。Slit2 是一个分泌因子，Robo2 是其同源受体。Slit2 主要表达在中肾管中，而 Robo2 表达在间充质[238]。缺乏 *Slit2* 或 *Robo2* 的胚胎中形成异位 UB，类似于 Foxc1 突变体。然而与 Foxc1 表型相反，*Slit2/Robo2* 突变体中的输尿管均未经历正常插入膀胱的重塑过程[238]。但 *Slit2* 或 *Robo2* 突变体中输尿管仍与肾管保持连接。在没有 *Slit2* 或 *Robo2* 的情况下，*Gdnf* 表达的结构域会向前延伸。在患有膀胱输尿管连接缺陷和膀胱输尿管反流的患者中发现了 *Robo2* 突变[239]。目前认为，*Pax2*、*Eya1*、*Foxc1* 和 *Six2* 的表达均可调节 *Gdnf* 的表达，在没有 *Slit2* 或 *Robo2* 的情况下它们之间并无显著差异，提示 Slit2-Robo2 信号不是这些基因的上游。取而代之的是，最近的研究大力支持，与其他系统一样，Slit2-Robo2 信号传导也可作为相斥指导信号[240]。与之相一致的是，在 UB 诱导的正常部位更靠前的区域，Slit2 以递增的梯度表达增强。因此，*Robo2* 的缺乏最有可能损害中肾管与肾原性间充质的正常分离，最终扩大肾

原性区域并引起异位输尿管芽诱导。

如本章之前所述，*Spry1* 可负性调控 Ras/Erk 信号通路，并在后中肾管和 UB 尖端大量表达[241]。*Spry1* 缺陷的胚胎发育出大量的 UB，但与 Foxc1、Slit2 或 Robo2 的突变体不同，它们的 *Gdnf* 表达没有变化[218]。Spry1 突变体的表型可以通过减少 *Gdnf* 的表达量缓解[218]。*Spry1* 缺失还可以减轻由于缺乏 *Ret* 或 *gdnf* 的小鼠的肾发育缺陷[222]。与此一致的是，已知该位置与 Ras/ERK 途径耦联，在缺乏 *Spry1* 时，则可以逆转在 Ret 酪氨酸磷酸化位点上特异性突变小鼠的肾缺如和严重的肾脏发育不良[223]。因此 Spry1 可能通过抑制受体酪氨酸激酶依赖性增殖信号来调节 UB 诱导位点。

另一个负性调控 UB 分支的调控分子是 BMP4，它在中肾管周围的间充质中表达。*Bmp4* 杂合突变体具有重复输尿管，并且在器官培养中，BMP4 阻止 GDNF 浸透的磁珠诱导异位 UB[242]。此外，敲除编码分泌型 BMP 抑制剂 Gremlin 的 *Grem1⁻ᐟ⁻* 小鼠发生肾缺如，证实 BMP 在抑制 UB 形成中的作用[243]。

（七）集合管系统的形成

肾脏的整体形状、结构和大小在很大程度上取决于 UB 的定型分支和随后的集合管系统的形成。在妊娠后期，小鼠的胚胎期第 15.5 天（E15.5）以后，UB 树的主干广泛伸长，在肾脏髓质和肾乳头中构成了集合小管组系。细长的集合管及髓袢（源自肾原性间充质）呈辐射状排列，组成了皮质肾盂轴，通过该皮质肾盂轴可对肾单位分布进行划分。胎儿出生后，新形成的集合管网络可以进一步延长，这是婴儿出生后肾脏还能生长的一个原因。

集合管的延长涉及定向细胞分裂（oriented cell division），这种定向细胞分裂的特征是增殖的导管上皮细胞中有丝分裂纺锤体与导管的纵轴平行[244]。定向的胞质分裂使得子细胞能够促进导管的纵向延长，而只能在很小程度上扩大导管管腔的直径。*Wnt7b* 基因敲除的小鼠没有肾髓质和肾盂[245]。值得注意的是，如果细胞分裂发生重新定向，采取了径向的分裂方式而非纵向的分裂方式，集合管和髓袢会变得更短更粗。Wnt7b 只在输尿管树非分支的主干中表达，而在 UB 尖端的壶腹状的部位不表达。敲除小鼠肾间质的 *Cttnb1* 后，肾髓质区和肾乳头区

发育不良，这说明 Wnt7b 激活经典的、β-catenin 依赖的 Wnt 信号通路既需要来源于输尿管芽上皮细胞的信号，也需要来源于附近间质细胞的信号[245-247]。然而，尽管已经知道来源于间质细胞的信号能够促使集合管上皮发生定向细胞分裂，但相关的细节目前仍了解得不多。

集合管的正常发育还依赖于不同配体提供的细胞存活信号（Wnt7b、EGF、HGF 等），以及与细胞外基质的相互作用[245, 248, 249]。在缺乏 Wnt7b 或 EGFR 的小鼠中，乳头连接管的凋亡发生率较高[245, 248]。相反，Wnt7b 的分泌性拮抗剂 Dkk1（Dickkopf1）的缺失则导致肾乳头过度生长[250]。使用 Pax8-Cre 条件性基因敲除系统（在肾小管和集合管表达）条件性敲除 Dkk1 基因会促进乳头状上皮细胞的增殖。HGF 受体 Met、$\alpha_3\beta_1$ 整合素（Itga3/Itgb1）和层粘连蛋白 α_5（Lama5）都是维持 Wnt7b 表达所必需的，因此它们可能有助于提高集合管细胞的生存力[177, 249, 251]。

在缺乏 Fgf7、Fgf10、Fgfr2、Bmpr1a（Alk3）、肾素 - 血管紧张素系统的组成成分、Shh（Sonic Hedgehog）或孤儿核受体基因 Esrrg 的突变小鼠中，也观察到肾髓质和乳头发育不良。FGF7 和 FGF10 是 FGFR2 的同源配体。输尿管上皮细胞谱系中条件性敲除 Fgfr2 时可以观察到肾发育不全，而且严重程度比敲除 Fgf7 或 Fgf10 时更高，这表明这些相关的配体在 UB 和集合管发育中的某些功能可能是冗余的[60, 252, 253]。在缺乏 Bmp1ra 的肾脏中，BMP 和 TGF-β 的效应因子 SMAD1 磷酸化减弱，Myc 和 β-catenin 水平随之升高[254]。虽然这些结果的意义尚不清楚，但 β-catenin 的高表达提示在集合管中 BMP 和 Wnt 信号通路之间存在一种新的交叉作用。血管紧张素信号与 UB 早期分支和髓质集合管的形态发生也有关[255]。血管紧张素原、其转化酶 ACE 及血管紧张素 - Ⅱ 受体 AT1R（Agtr1a 和 Agtr1b）的基因失活会导致相似的表型，其特征是肾发育不全，肾乳头只有中等大小[256-261]。此外，离体生长的肾乳头出生后的生长和存活取决于 AT1R 的存在[262]。有趣的是，在肾乳头外植体的培养物中，血管紧张素似乎可以调节 Wnt7b、FGF7 和 $\alpha_3\beta_1$-整合素信号通路。因此，在内源性血管紧张素缺失或用药物抑制 AT1R 的条件下，Wnt7b、Fgf7、

Cttnb1、Itga3 和 Itgb1 的表达会显著降低[262]。Shh 在远端 UB、髓质集合管和输尿管中表达[59]，Shh 种系缺失会导致双侧肾缺如或单侧肾脏异位发育不良[263, 264]。已有研究表明 Shh 调控早期诱导和模式基因（Pax2 和 Sall1）、细胞周期调节因子（Mycn 和 Ccnd1）及 Hedgehog 通路的信号传导因子（Gli1 和 Gli2）的表达。有趣的是，在 Shh 缺失小鼠中敲除 Gli3 基因可以恢复 Pax2、Sall1、Cdnd1、Mycn、Gli1 和 Gli2 的表达，这也证明了 Gli3 在肾脏发育过程中是 Shh 信号通路的一个抑制因子[264]。移码突变导致表达的 Gli3 蛋白发生截短，这与 Pallister-Hall 综合征及人类和小鼠的肾积水和输尿管积水有关[265, 266]。在妊娠后期，Esrrg 在集合管上皮局部有较强的表达，其失活可导致小鼠肾髓质和肾乳头彻底发育不全。然而，Esrrg 的配体仍有待确定，对其下游靶点也知之甚少。

成熟的集合管上皮由两种主要细胞亚型组成：占多数的是主细胞，主细胞上有大量水通道蛋白、离子通道和 Na^+-K^+ 转运泵；较少的是闰细胞，参与分泌质子和碳酸氢根（图 1-14）。最近，人们发现了集合管上的第三种细胞亚型，并命名为过渡细胞（transition cell），过渡细胞表达与主细胞和闰细胞相同的特异性基因[267]。对 Aqp2-Cre 和 Atp6v1b1-Cre 荧光报告基因小鼠进行命运图谱分析，结果表明主细胞约占集合管上皮细胞的 60%，而闰细胞和过渡细胞分别约占 30% 和 10%。遗传学研究表明，集合管上皮细胞具有可塑性，当发生基因突变时，一种细胞不成比例地增加，而另一种细胞数量则相应减少，这对维持液体、电解质和酸碱平衡不利[267-272]。谱系追踪分析表明，主细胞和闰细胞可以发生动态转化，它们可以转变为中间细胞类型，即过渡细胞[267]。基因表达分析表明 Notch 信号通路在集合管细胞的组成和形态形成中起到了重要的调控作用。闰细胞高表达 Notch 配体 Jag1，而主细胞表达 Notch2 受体[267, 273]。通过诱导基因表达的方法激活成年小鼠集合管内的 Notch 信号通路，$Aqp2^+$ 主细胞的数量会增多，$Atp6v1b1^+$ 的闰细胞的数量相应减少，而过渡细胞的数量不发生改变[267]。同样，转录因子 Tfcp2l1、Foxi1 或与 p53 相关的 Trp63 的缺失会导致闰细胞数量减少[268, 269]。Tfcp2l1 诱导包括 Jag1 和 Atp6v1b1 在内的闰细胞特异性基因

的表达[273]。有学者提出在 UB 中 Notch 的激活抑制了 *Foxi1* 的表达，而部分 Notch 配体的启动子中可能存在 Trp63 结合位点，这说明 Trp63 可能会抑制 Notch 信号转导[270, 271]。相反，抑制输尿管上皮细胞中的 Notch 信号会导致闰细胞数量占优势而主细胞数量减少，这会引起多尿、尿浓缩障碍和肾盂积水[271, 272, 274]。主细胞 Notch 信号通路的一个特异性靶标是转录因子 Elf5，它可以正向调节主细胞特异性基因 *Aqp2* 和 *Avpr2* 的表达[274]。由 *Dot1l* 编码的组蛋白甲基转移酶是目前已经发现的另一个可以调控主细胞命运的表观遗传调控因子，在正常情况下组蛋白甲基转移酶可以抑制水通道蛋白基因 *Aqp5* 和闰细胞特异性基因 *Atp6v1b1* 的表达[275-277]。*Dot1l* 缺失会提高 *Aqp5* 的表达，其表达产物会干扰主细胞特异性水通道蛋白 Aqp2 的细胞表面定位，同时也可以上调闰细胞的特异性基因 *Atp6v1b1* 表达。

四、肾发生的分子遗传学

（一）后肾间充质的上皮化

为了生成足够数量的肾单位，祖细胞需要在自我更新和分化为上皮细胞成为肾小囊体之间保持平衡。这具有重要的临床意义，因为肾单位前体的更新受损或其分化受扰最终导致功能肾单位的显著缺乏，从而引起广泛的肾脏病变。Wnt、FGF、BMP 配体家族和 Fat4 是祖细胞自我更新和分化之间维持平衡的重要调控因子。

所有肾源性结构（足细胞、壁层上皮细胞、近端小管、髓袢、远端小管及直接与集合管相连的连接小管）都来自表达转录因子 *Six2* 的共同的祖细胞池[61]。*Six2* 在紧邻 UB 的帽状间充质细胞中的表达显著升高，而一旦帽状间充质形成前肾小管聚集体，*Six2* 的表达就会下调。现在，研究人员认识到，*Six2* 的高活性是保持这些肾单位前体细胞处于幼稚、增殖的前体状态所必需的[61, 278]。目前已经证实 Six2 既是促进细胞周期进展和增殖的转录激活因子，也参与形成沉默分化相关基因的阻遏复合物[279, 280]。Six2 能与 Sall1 协同作用，促进与祖细胞状态相关的基因（如 *Wt1*、*Eya1* 和 *Gdnf*）进行转录。Six2 和 Sall1 还共同占据各自靶基因的启动子，从而对祖细胞增殖起到正反馈调节作用。Six2 还与 Osr1、

Tcf（Lef）和 Aes（Groucho/TLE）相互作用，形成阻遏复合物，该复合物可以拮抗上皮化相关基因的表达（如 *Fgf8* 和 *Wnt4*）[281, 282]。*Six2* 的完全缺失会导致在胚胎第 12.5 天（E12.5）过早地形成异位肾小囊体，同时也会导致肾单位前体细胞（nephron progenitor）过早耗尽[61, 278]。相反，过表达 Six2 阻止了帽状间充质的上皮化[278]。

Six2+ 祖细胞对 UB 分泌的 Wnt9b 的刺激产生反应，并转化为上皮肾小囊体（epithelial renal vesicle）[283]。在从帽状间充质向肾小囊体的转变过程中，第二个 Wnt 家族成员 Wnt4 和 FGF 家族成员 Fgf8 的表达被激活。经典的 Wnt 信号通路涉及 β-catenin 依赖的基因转录，这条经典的 Wnt 信号通路对于 Wnt9b 和 Wnt4 早期发挥对祖细胞的诱导作用是充分且必要的。在肾源性细胞上皮化的最后阶段中，Wnt4 也可以激活另一条非经典的信号通路[284-289]。Six2 和 Wnt 信号通路之间的相互作用似乎与剂量和环境有关[280, 282, 283]。当 *Six2* 的表达保持高水平时，Wnt 信号促进祖细胞更新[290]。在这种情况下，稳定的 β-catenin 促进了 *Six2* 下游靶分子 Myc 与 β-catenin 的结合，有利于前体细胞的增殖[283, 291]。然而，在经典的 Wnt 信号通路持续激活的情况下，β-catenin 逐渐积累并取代了 Aes，将 Tcf 复合体转化为细胞分化的驱动因子[280]。稳定的 β-catenin 最终干扰了 *Six2* 的表达，从而减少 *Six2* 的表达。Notch 信号是启动肾祖细胞分化所必需的，同时，Notch 信号也能够促进 *Six2* 的沉默[292]。当 *Six2*+ 的前体谱系内缺失 Notch 信号时，所有的肾单位节段都无法形成[293]。

肾源性结构的形成也需要生长因子 BMP7[294-296]。在未分型的肾前体细胞中，JNK 信号通路的激活可以使 BMP7 发挥其促增殖作用[297, 298]。BMP7 通过激活 p38/MAPK 引起转录抑制因子 *Trps1* 的上调[299]。*Trps1* 的缺失会严重影响肾小囊体的形成。据推测，*Trps1* 可以间接解除 *Cdh1* 在表达过程中受到的抑制。此外，Wnt9b 可以诱导上皮化的发生，在这一过程中 BMP7 依赖的磷酸化作用和 SMAD1/5/8 的核易位都是必需的[300]。因此，BMP7 在促进祖细胞增殖和启动上皮化两方面具有双重作用。但是，至于 BMP7 相关的通路与 *Six2* 信号通路之间的联系还是未知的。BMP 信号对 β-catenin 既有正向调节作用，

也有负向调节作用。在其他系统中，SMAD 蛋白可以结合并协同 β-catenin 和 Tcf 蛋白[301]。BMP 信号还可以激活 PTEN 通路，间接抑制 β-catenin 的活性[302, 303]。

FGF2、FGF8、FGF9 和 FGF20 及其同源受体 FGFR1 和 FGFR2 对肾单位的形成至关重要。MM 中 FGFR1 和 FGFR2 的同时缺失会导致肾缺如[304]。肾单位前体细胞的多能性和增殖状态需要 FGF9 和 FGF20 来维持[305]。帽状间充质的聚集也有赖于 FGF2[306]。FGF8 对于肾小囊体的形成不是必需的，但对于新形成的肾源性上皮的存活是必须的。缺乏 Fgf8 的肾小囊体无法表达 Wnt4 和 Lhx1，并且不会发展为 S 形中间肾单位[286, 287]。MAGUK 家族蛋白是与肾脏发生相关的 FGFR1/FGFR2 的潜在下游靶点，它们是由 Cask 和 Dlg1 基因编码的[307]。缺乏 Cask 和 Dlg1 会导致肾单位前体细胞增殖受损和细胞死亡，并显著抑制 Ras/ERK 信号通路[308]。当 Cask 和 Dlg1 都缺失时，FGF8 的表达显著减少。此外，Cask/Dlg1 缺乏会导致在 UB 周围形成疏松的帽状间充质。由于 Dlg1 与施万（Schwann）细胞的定向迁移有关[309, 310]，我们推测 Cask 和 Dlg1 可能在帽状间充质向 UB 发生聚集的过程中起支持作用。

（二）肾单位分段和肾小管的发生

成熟肾单位是高度分段的结构，各个节段具有独特的分子、细胞和解剖学属性。肾单位节段沿着近端 - 远端轴线排列，从最近端的肾小球开始，然后是近端小管、髓袢、远端小管和最远端的连接小管，连接小管直接与 UB 来源的集合管相连。肾单位的节段性模式涉及一系列复杂的事件，这些事件受相邻细胞之间的诱导信号指示，并受表观遗传信号机制的调控。若肾单位内各节段排列错误，会导致多种人类疾病[311]。

影像学研究结合高通量的单细胞基因表达分析表明，早在帽状间充质中募集间充质祖细胞时，就已经确定了肾单位的分段模式[312]。最近的证据表明，肾小囊体不是在某个时间由单一事件产生的。相反，肾单位的祖细胞逐步并入新生的肾单位，募集这些祖细胞的时间预示着他们成为不同节段细胞的命运（最初募集的祖细胞将会成为肾单位的远端，而最后募集的将成为肾单位的近端）（图 1-17）。

在肾小囊体阶段，肾小囊体不同区域的基因表达情况并不相同，这也提示肾小囊体近端区域和远端区域之间的区别在早期已经形成。Fgf8、Lhx1、Dll1、Dkk1、Hnf1b、Sox9 和 Pou3f3 等基因在肾小囊体远端的表达水平较高，而 Wt1、Foxc2 和 Mafb 等基因的表达只局限于肾小囊体的近端[57, 313]。有的基因在肾小囊体的远端和近端都有表达，例如 Wnt4、Jag1、Cdh6 和 Ccnd1，但这些基因在不同区域的表达水平也是不一样的，它们在肾小囊体远端的表达水平相对较高[313]。在 S 形小体阶段，肾单位的不同区域的划分变得更为显著，这个阶段也出现了一些标志基因，这些标志基因的表达具有明显的空间特异性。

由于与 UB 最早发生相互作用的前体细胞注定成为肾单位远端结构，因此可以推测 Wnt9b 信号引导了肾单位沿着近端 - 远端的方向发育。有趣的是，在鸡的中肾，Wnt3 在体腔上皮的过表达使肾小球的发育定位到离体腔内层最远的地方，而肾单位远端偶尔与体腔上皮融合[314]。在肾脏形成过程中，沿肾单位的分段纵轴形成 β-catenin 活性梯度，其中肾单位远端 β-catenin 活性最高，向近端逐渐递减[45]。虽然 β-catenin 是启动肾单位的诱导程序所必需的，但其活性必须减弱才能完成上皮分化程序[289]。实际上，在肾小囊体内已经建立了 β-catenin 梯度，并且 β-catenin 持续的结构性激活阻止上皮化发生[45, 289]。在器官培养物中，对 β-catenin 的活性进行药理学处理后可以改变祖细胞成为肾单位近端或远端的命运获得。β-catenin 活性减弱可促进肾小球发育。相反，增强的活性有助于 Lgr5 的表达，而 Lgr5 是肾单位远端的标志物，β-catenin 活性增强也可以抑制细胞向肾单位近端结构分化。此外，β-catenin 的活性受到 Wnt、Notch 和 BMP 等多个信号通路的共同调节。

虽然现在有许多基因被称为肾单位节段的标记，但对于细胞会分化为肾小囊近端或是远端结构，只有少数基因和信号通路能够起到重要的作用。在肾源性前体中 Hnf1b 的缺失导致近端和中段标志物在 S 形小体阶段显著缺失，导致形成不成熟的囊性肾小球和过短的肾小管[315-317]。Sall1 的突变

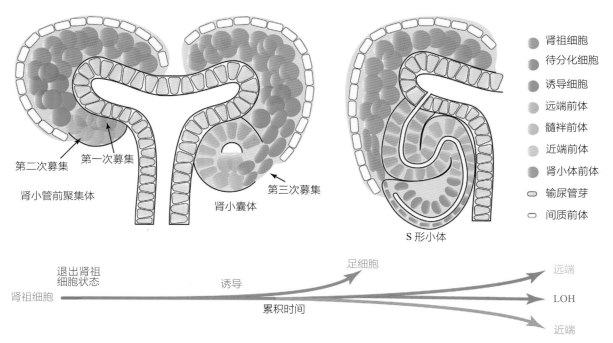

第二次募集　第一次募集

肾小管前聚集体

第三次募集

肾小囊体

S 形小体

肾祖细胞
待分化细胞
诱导细胞
远端前体
髓袢前体
近端前体
肾小体前体
输尿管芽
间质前体

退出肾祖
细胞状态

肾祖细胞　　　　　诱导　　　　累积时间

足细胞

远端

LOH

近端

▲ 图 1-17　肾发生过程中逐步募集祖细胞

早期募集的肾祖细胞聚集在输尿管芽周围，形成前肾小管聚集体。新的祖细胞继续被募集并整合到肾小囊体的近端。远端、中端和近端区域由 S 形小体阶段建立。LOH. 髓袢（改编自 Lindström NO, De Sena Brandine G, Tran T, et al. Progressive recruitment of mesenchymal progenitors reveals a time-dependent process of cell fate acquisition in mouse and human nephrogenesis. *Dev Cell* 2018;45: 651-660.）

会影响 Sall1-NuRD 之间的相互作用，从而下调了肾单位远端标记基因 *Lgr5* 的表达，这会对髓袢和远端小管的发育产生明确的不良影响[318]。*Pou3f3* 和 *Adamts1* 是产生远端小管和髓袢所需的另外两个基因[319-321]。

除细胞分化外，细胞的空间定向对于肾小管延长和形态发生也至关重要。在上皮细胞中，细胞沿顶端-基底的极性平面均匀地排列。上皮细胞呈顶-底极性，而大多数组织内细胞的极性模式和上皮细胞的顶-底极性垂直，这种极性模式称为平面细胞极性（planar cell polarity），这对多细胞动物的形态发生是至关重要的[322, 323]。通过细胞谱系分析和对细胞有丝分裂轴的仔细观察，发现细胞沿小管轴的方向发生有丝分裂，这与肾小管的延长有关，表现出固有的平面细胞极性[244]。如果定向细胞分裂发生异常，会导致肾小管的管径异常增宽，从而形成囊肿[324]。到目前为止，与平面细胞极性和肾小管延长有关的分子包括 *Wnt9b*、*Hnf1b*、*Pkhd1*、*Fat4*、*Celsr1* 和 *Vangl2*[244, 246, 325-332]。

（三）肾发生停止

肾脏的发育只发生在特定的时间内。成年后，

如果人类和小鼠的肾脏发生损伤，肾脏无法进行再生。在人类，最晚观察到肾脏的发生是在妊娠第 36 周；对于小鼠，出生后不久的一段时间内仍然存在，但随后肾脏发生便停止[333, 334]。小鼠肾发生停止的特征是肾祖细胞耗尽，剩余的肾源性前体细胞完成上皮分化。尽管研究人员已经知道此时在小鼠肾脏中所发生的形态和分子变化，但确切的触发因素尚不完全清楚[333, 335, 336]。

小鼠生肾带在出生后逐渐萎缩，出生后第 6 天（P6）被成熟的肾小管取代。前体标志物 *Six2* 和 *Cited1* 在 P2 时显著下调，到 P3 时已经无法检测到，同时帽状间充质也已消失。出生后第 3 天（P3）每个 UB 尖端都可以观察到多个新诱导的肾单位，出生后第 7 天（P7）不再存在新诱导的肾单位。输尿管分支也从出生到出生后第 3 天（P3）内消失，同时 *Ret* 和 *Wnt11* 显著减少，UB 末端的壶腹形状也已消失[333, 335]。相反，在出生后第 4 天（P4），UB 中的 *Wnt9b* 的表达量仍然很高，这与相关实验得到的结论一致。从出生后第 3 天的肾脏中分离出 UB 的尖端组织，再从胚胎肾脏中分离出间充质组织，

将两者共同培养，发现从出生后第 3 天的 UB 尖端组织仍然可以促进胚胎肾脏间充质组织的存活和诱导上皮化的发生[333]。上述现象有力地推翻了如下假说：肾源性前体细胞数量进行性减少是由于 UB 提供的营养支持减弱所致。同时，出生后生肾带极少发现细胞凋亡，这也提供了另一个佐证。在出生后第 3 天（P3），Foxd1 的表达下调。但在 Foxd1 缺失或基质细胞缺乏的肾脏中，帽状间充质会继续扩张，因此出生后 Foxd1+ 基质的丧失不太可能引起肾脏发生的突然停止[333]。也没有证据表明肾源性祖细胞已转变为基质。相反，现在已经发现剩余的帽状间充质将全面上皮化。有趣的是，Six2 单倍剂量不足的小鼠肾祖细胞增殖加快且肾脏增大，但肾发生停止的时机并没有改变[337]。

有两个相反的因素似乎更有可能导致肾脏发生的终止：① 胚胎期第 15.5 天到出生（P0）这段时间 Six2+ 细胞池增殖率迅速减小；② 出生后肾源性结构分化加速[333, 335]。一个模型认为，出生前后在肾脏各类细胞之间新的空间关系（与早期胚胎阶段相比）显著改变肾发生区域的分子环境，从而改变了祖细胞自我更新和分化之间的平衡[335, 336, 338]。另一种模型认为，出生后血氧分压的增加，启动了糖酵解相关基因的表达，这可能是结束肾脏发生的主动触发因素[336]。然而，后者虽然适用于小鼠，但在人类中可能存在不同的机制，因为人类的肾脏发生在分娩前就已停止。为了更好地评估肾脏再生治疗的潜力，有必要彻底阐明肾脏发生停止的机制所在。

（四）基质细胞谱系的分子遗传学

维持输尿管分支和肾单位的诱导在很大程度上有助于胚胎肾脏的生长和增大。遗传学研究表明，间质提供了额外的诱导性信号，调节 UB 分支和肾发生（图 1–18）。这些研究还证实间质在建立典型的放射状肾脏结构中起到关键作用。在胚胎肾中，间质具有两个不同的区域：生肾带内表达翼状螺旋转录因子 Foxd1 的外部区域，以及表达碱性螺旋 – 环 – 螺旋（bHLH）转录因子 Tcf21（Pod1）的内部区域[28, 29, 339, 340]。如果缺少 Foxd1 或 Tcf21 的任意一个，UB 分支和肾脏发生将明显受损，导致肾脏皮髓质结构紊乱[28, 29, 339]。

Foxd1 基因缺失最突出的特征是肾囊增厚和较大的 MM 聚集体形成[28, 341]。在敲除 Foxd1 基因的小鼠中，Aldh1a2（Raldh2）和 Sfrp1（Wnt 信号的调节因子）在增厚的肾囊中的表达显著降低，肾囊中有散在分布的上皮细胞和 Bmp4+ 细胞[341]。尽管目前已经用细胞谱系追踪技术证明了这些表达 Bmp4 的细胞与髓质间质细胞是不同的两类细胞，但目前对这些细胞仍缺乏深入的认识。由于 BMP4 是一种已知的内皮细胞趋化因子[342]，所以异位的 Bmp4+ 细胞很可能是 Foxd1 突变后增厚的肾小囊内存在内皮细胞的原因。异位的 Bmp4 信号也可能是 Foxd1 基因缺失时帽状间充质过度聚集的原因之一，因为现在已经证明 Bmp4 能够抑制上皮化的发生[342]。转录组分析表明，在肾脏皮层间质中，Foxd1 能够抑制 Dcn 基因的表达，其中 Dcn 基因编码的是胶原结合蛋白聚糖装饰素（collagen–binding proteoglycan

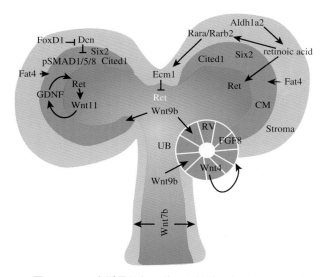

▲ 图 1-18　三方诱导的相互作用调控输尿管分支和肾发生

Six2 和 Cited1 在输尿管芽（UB）周围的帽状间充质（CM）内自我更新的肾祖细胞中表达。UB 顶端结构表达高水平的 Ret 被周围 CM 的神经胶质细胞源性神经营养因子（GDNF）激活。Wnt11 受 Ret 激活而上调，并刺激 CM 中的 GDNF 合成。UB 表达的 Wnt9b 和 Foxd1+ 间质的 Fat4 需要在 CM 中经过一系列转导后启动肾生成。这导致表达 FGF8 和 Wnt4（维持上皮化的因子）的瞬时肾小囊体（RV）的形成。间质表达 Aldh1a2（视黄酸合成所需的基因）和视黄酸受体的基因（Rara 和 Rarb）。视黄酸信号可刺激 UB 顶端结构中 Ret 的表达升高，同时在间质中通过 Rara/Rarb2 和 Ecm1 抑制 Ret 表达，从而启动 UB 顶端的分叉以生成新的分支。皮质间质中的 Foxd1 也抑制 Dcn，减轻 Dcn 介导的 BMP7 依赖信号传导抑制作用，从而导致 SMAD1/5/8（pSMAD1/5/8）磷酸化和帽状间充质上皮化

decorin)[343]。Dcn 的表达通常局限于髓质间质中，在野生型动物的肾皮质间质中通常不表达。在缺少 Foxd1 的情况下，Dcn 在将发育为肾脏皮质基质的区域大量表达。基于功能性细胞培养和间充质聚集体的上皮化测定表明，Dcn 抑制 Bmp7 信号的转导和间充质向上皮的转化。在体外实验中，当间充质聚集体在 IV 型胶原中生长时，Dcn 抑制细胞发生上皮化的作用会进一步增强。敲除 Foxd1 基因的小鼠肾脏中，皮质和髓质的 Dcn 和 IV 型胶原的表达均上调，由此可以解释为何敲除 Foxd1 基因后小鼠肾脏的帽状间充质会持续存在，而未分化为上皮细胞。Dcn 基因失活后可部分减轻 Foxd1 缺失时的表型证明了上述观点。命运谱系图分析显示 Foxd1$^+$ 的基质间充质是肾脏壁细胞（肾素分泌细胞、平滑肌细胞、周细胞、血管周围成纤维细胞和肾小球系膜细胞）和构成肾小管周围毛细血管内皮细胞的前体细胞[32, 33, 344, 345]。

Tcf21 在髓质间质和聚集的后肾间充质中均有表达[339, 340]。由这些间充质细胞分化而来的多种肾脏细胞也有 Tcf21 的表达，包括发育中和成熟的足细胞、皮髓质小管周围的间质细胞、肾脏小血管周围的周细胞和大血管周围的外膜细胞（图 1-6）[246]。在 Tcf21 基因敲除的小鼠中观察到的肾生成缺陷与 Foxd1 基因敲除小鼠中观察到的缺陷表型相似，均表现为 UB 分支的形态发生受损，伴有肾发育的停止和延迟[339, 341, 346]。有趣的是，与 Foxd1 一样，Tcf21 也抑制 Dcn 的表达，但在敲除 Tcf21 的小鼠中表达上调的 Dcn 所起的作用目前尚不清楚[347]。研究者用敲除 Tcf21 基因的胚胎干细胞和表达 GFP 的囊胚获得的嵌合体小鼠进行实验，发现 Tcf21 在肾脏发生中既有细胞自主性（cell autonomous），也有非细胞自主性（noncell-autonomous）[346]。最引人注目的是，野生型基质细胞的存在可以挽救肾小球的发生缺陷，即只要突变细胞被野生型基质细胞包围，就会正常上皮化并形成肾单位。此外，Tcf21 的细胞自主性是基质间充质细胞分化为肾皮质和髓质中的间质细胞及周细胞所必需的，敲除 Tcf21 后的间充质细胞无法分化为这些细胞。

虽然 Tcf21 突变肾脏中的许多缺陷与 Foxd1 突变肾脏中的缺陷相似，但仍有重要的区别。Tcf21 基因敲除小鼠的肾脏有血管异常和周细胞分化障碍，

而这在 Foxd1 基因敲除的小鼠中没有报道[339, 340]。这些差异可能是因为表达 Tcf21 的区域更广，除了间充质细胞聚集体周围外，还包括聚集的间充质细胞、足细胞和髓质基质细胞。与 Foxd1 相反，Tcf21 在紧邻被膜下的基质细胞中表达不高，这提示 Foxd1 和 Tcf21 可能分别标记早期和晚期的基质细胞谱系，并且在间充质细胞聚集体周围的间质中其作用有重叠[29]。但是，尚未进行明确针对共标记的研究。由于 Tcf21 和 Foxd1 都是转录因子，因此推测它们可能有相互作用或调节共同的基质"诱导因子"表达。

有研究认为肾间质分泌的视黄酸也对维持 UB 顶端 Ret 受体的高水平表达、促进 UB 上皮细胞的增殖和输尿管树的生长具有重要作用[17, 348-350]。敲除 Foxd1 后 UB 形成受影响，直接的原因可能是皮质中缺少了 Aldh1a2（参与视黄酸合成的基因）的表达[341]。最近的研究表明，在 UB 顶端周围的肾间质对于调节顶端的分支和产生新的 UB 分支也很重要[351]。与 UB 顶端并列的基质细胞自分泌的视黄酸信号，而视黄酸可以刺激细胞外基质 1（ECM1）的表达。ECM1 在 UB 的间隙中特异表达，它把表达 Ret 的区域限制在 UB 的尖端处。在没有 ECM1 的情况下，表达 Ret 的区域会扩大，由此可以有效地减少因 UB 间隙的形成而造成的 UB 分支减少。因此，间质分泌的维甲酸可以限制 Ret 表达的区域，并能够把细胞增殖的区域限制在 UB 的顶端。

间质来源的信号和 UB 来源的信号相互调控，从而促使肾源性间充质进行正确地分化。而间质和 UB 来源的信号之间进行相互调控的方法仍在研究当中，目前已经有许多研究提供了有价值的观点[352-356]。当 Foxd1-Cre 驱动白喉毒素表达后，选择性地破坏了基质谱系时，覆盖 UB 的间充质细胞聚集区域异常增宽，而前肾小管聚集体的发育却受到严重阻碍。这些使用 Foxd1 基因敲除小鼠进行的实验反复验证了这一结论：肾发生的调控涉及间质来源的诱导信号和 UB 来源信号之间的相互调控。肾间质细胞中 Fat4 依赖的 Hippo 信号通路与输尿管谱系细胞中经典的 Wnt 信号通路相互调控，从而维持了肾单位前体细胞的增殖与分化之间的平衡。缺乏基质细胞时，肾脏肾源性前体细胞所在的区域扩

大且上皮化生受到影响，当肾脏基质 *Fat4* 基因缺失或帽状间充质中 Fat4 的受体 Dchs1 和 Dchs2 缺失时，类似的情况也会出现[353, 356]。由此可以推测，Fat4 通过 Hippo 信号通路促进肾源性前体细胞发生上皮化[353-356]。*Wnt9b* 基因敲除的小鼠肾源性前体细胞会减少，而同时敲除 *Wnt9b* 和 *Fat4* 基因时，肾源性前体细胞的数量可得到恢复[352]。有趣的是，Vangl2（Fat4 的信号传导伴侣，已知其可调节肾小管管径）的缺失不能挽救 *Wnt9b* 基因敲除小鼠中肾单位祖细胞的耗尽，这表明在肾源性前体的早期分化过程中，Fat4 介导的信号可能与平面细胞极性途径无关[330, 352]。上文提到基质细胞能够抑制肾单位前体细胞生长区域的扩大，转录因子 *Sall1*、*Foxd1* 和 *Pbx1* 在其中也起到了转录调控的作用[28, 341, 357]。更重要的是，因为 Sall1 直接与几个间质相关基因位点结合，包括 *Fat4*、*Dcn*、*Pbx1*、*Tcf21*、*Meis1* 和 *Hoxd10*，所以 Sall1 可能是间质细胞发挥功能的一个主要的上游调控因子[358]。间质中 Sall1 的缺失会下调 *Fat4* 的表达，并导致过量的 *Six2*[+] 肾前体细胞堆积。

在泌尿生殖道早期的发育过程中，输尿管间充质及由 *Foxd1*[+] 前体细胞分化而来的肾脏基质间质细胞表达大量的 T-box 转录因子：*Tbx18*[359, 360]。在肾脏发育后期，*Tbx18* 在肾被膜、血管平滑肌细胞、周细胞、系膜细胞，以及围绕肾乳头和肾盏的间质中也有表达[360]。*Tbx18* 失活后输尿管平滑肌细胞发育障碍，从而导致肾积水和输尿管积水，这也是 *Tbx18* 失活最常见的表型[359, 361]，表明 *Tbx18* 在输尿管间充质正常分化中的重要性。最近一个精细的研究发现转录因子 *Tbx18* 还有另一个功能，即对肾脏血管的发育有着极其重要的作用[360]。在缺乏 *Tbx18* 的情况下，肾血管的分支和总体密度显著降低。*Tbx18* 对于肾小球微血管系统的正常发育也具有十分重要的作用。*Tbx18* 的缺失可导致肾单位的减少和肾小球毛细血管扩张。该现象可能是由于发育中的脉管系统相邻的间充质退化及系膜前体细胞无法保持增殖所致。

小鼠携带因缺少两个表皮生长因子结构域的 Notch2 亚效等位基因在出生时肾小球数量减少，而且在这些肾小球中，既缺少内皮细胞也缺少系膜细胞，这些在肾单位分段一节中已讨论过[362, 363]。有研究认为，Notch 信号下游靶点 *Rbpj* 也是肾血管和肾小球系膜正常发育的关键。在表达 Foxd1 的基质细胞谱系中，*Rbpj* 的条件性失活可导致严重的肾脏发育不良和出生后早期死亡[364]。肾间质缺乏 *Rbpj* 可导致肾血管网分支不良和稀疏化。*Rbpj* 条件性突变肾脏中大血管的比例增加、微血管密度降低，*Rbpj* 敲除后肾小球扩张和系膜细胞减少。此外，*Rbpj* 的缺失可导致肾素分泌细胞丢失、血管异常增厚和肾脏纤维化。总而言之，这些研究说明，间充质内 Notch 信号对肾脏脉管系统的建立具有独特意义。

（五）血管发生的分子遗传学

虽然我们已经对输尿管分支和肾发生的机制有了相对全面的了解，但我们仍然不清楚肾脏复杂的血管化是如何与上皮和间质的发育相协调的。在肾脏发育过程中，动脉、静脉和毛细血管网络的形成涉及血管发生和血管生成两个过程（图 1-8）。此外，淋巴管生成是淋巴管系统从静脉发育的基础。肾脏主要的血管靠近 UB 分支，并通过毛细血管网形成大口径的传入和传出的分布[33]。血管发生可能来自 MM 内零星的内皮细胞，这些内皮细胞组织起来形成原始的血管网，进而形成大部分的肾小管周围毛细血管[32, 33, 365]。此外，S 形肾单位中间体内的血管发生形成了肾小球毛细血管[34, 35, 366, 367]。

鸡胚绒毛尿囊膜血管实验表明，发现肾脏组织内新生的血管来源于作为培养物的绒膜[368, 369]。然而，最近的细胞命运谱系分析有力地证明了肾脏内存在内源性的前体内皮细胞[31-35]。培养的小鼠胚胎肾脏含有表达内皮特异性标记 Kdr、Cd31 和 Cd146 的异质内皮细胞（池）[33]。早在小鼠胚胎期第 11.5 天（E11.5），单细胞团或原始毛细血管中就可以发现 *Kdr*[+] 细胞。原始毛细血管由 *Cd31*[+]/*Cd146*[+] 细胞组成，而单个细胞主要表达 *Cd146*[+]，并不表达 *Cd31*。至胚胎期第 12.5 天（E12.5），*CD31*[+] 细胞已形成了复杂的链状网络，与 *Pax2*[+] 帽状间充质相邻，而单个 *CD146*[+] 细胞已变得稀少。谱系追踪分析表明，肾脏组织中有一个内源的肾脏内皮细胞亚群来源于 *Foxd1*[+] 基质细胞，这个内皮细胞亚群能够形成肾小管周围毛细血管网的内皮细胞，但是不形成肾小球毛细血管的内皮细胞[32, 33]。

在胚胎期第 11.5 天、第 12.5 天和第 13.5 天（E11.5、E12.5 和 E13.5）分离出来的肾脏及体外培养到胚胎期第 11.5 天（E11.5）的肾脏均能产生 VEGF-A，VEGF-A 是一种已知的促进血管生成的有效因子[33]。在培养的胚胎肾脏移植体中，使用药物抑制 VEGFR 信号将完全抑制内皮细胞网的形成，这表明 VEGF-A 信号转导对肾脏血管的形成非常重要。最近的影像学研究显示，小鼠肾脏的血管化始于胚胎期第 11 天（E11），此时来自胚胎循环的血管围绕着 UB[370, 371]。从胚胎期第 13.5 天（E13.5）开始，内皮网络通过周期性的方式包围着帽状间充质和 UB，使内皮跨过分叉的 UB 并与之相连，这引出一个问题，即内皮的发育是否参与调节 UB 的分支。不难想象，由于充足的氧气含量对于肾脏形成是十分重要的[372-374]，而肾脏血管中含有输送氧气的红细胞，所以与血管紧密结合在一起对于肾脏发育而言是十分重要的。

通过在足细胞中条件性敲除 Vegfa 基因可以证明，VEGF-A 信号通路是形成和维持肾小球滤过屏障所必需的[375, 376]。肾小球内皮细胞在迁移到血管裂隙时表达 VEGFR2。虽然在足细胞条件性敲除 Vegfa 基因，小鼠肾脏中仍然有少量内皮细胞可迁移到发育中的肾小球，这可能是因为在 Cre 介导的基因缺失之前，在肾小球发育的 S 形阶段将会发育成足细胞的前体细胞已经产生了少量的 VEGF-A，但这些内皮细胞没有形成窗孔并迅速消失，只留下了毛细血管残影（图 1-19）。足细胞中单个 Vegfa 等位基因的缺失会导致内皮细胞增生症（endotheliosis）的发生，表现为肾小球内皮细胞肥大和血管窗孔消失，内皮细胞增生会进一步导致毛细血管阻塞和血栓形成（血栓性微血管病）[375]。Vegfr2 缺失后，也会导致类似的内皮增生和血栓性微血管病变，说明 VEGF-A 主要通过 VEGFR2 信号调控肾小球内皮的发育并维持其结构的完整性[377]。随着 Vegfa 量的减少，相关的内皮病变更加严重。在转基因小鼠体内正在发育的足细胞中，上调与血管生成相关的 VEGF-A164 亚型，会导致大量蛋白尿，小鼠在出生 5 天时发生肾小球塌陷。综上所述，VEGF-A 在肾小球内皮细胞的发育和维持中是必需的，其旁分泌机制起重要的作用。此外，VEGF-A 含量的严格调控对于肾小球毛细血管系统的正常形成至关

重要。目前，剂量敏感性的分子基础和机制尚不清楚，但令人感兴趣的是，已有文献证明，缺氧诱导因子（HIF）在转录水平上可诱导调节 VEGF-A。尽管如此，在活体内单个 Vegfa 等位基因不能弥补另一个等位基因的丢失。同样，VEGF-A 信号传导对肾小管周围毛细血管的形成也至关重要。肾小管中的 Vegfa 缺失后，肾脏大体结构并未发生紊乱，但肾小管周围毛细血管显著减少和肾促红细胞生成素异常升高（图 1-19）[378] 提示，肾小管周围毛细血管与肾脏促红细胞发育之间存在联系。

发育中的血管成熟需要的第二个主要的受体酪氨酸激酶（RTK）信号通路是血管生成素 -Tie 信号通路。血管生成素 1（Angpt1）可稳定新生血管，并且与血管可塑性的消失及周细胞或血管支持细胞向血管壁募集有关[379]。激活 Tie2（Angpt1 的主要受体，由 Tek 基因编码）可以促进血管成熟，但其中的“分子开关”或途径尚不清楚，这与周细胞募集所需的血小板衍生生长因子（PDGF）信号通路之间似乎没有关系。在小鼠后肾体外器官培养中，可观察到外源性 Angpt1 促进间质毛细血管的生长，该研究首次证实 Angpt1 在促进肾微血管发育过程中具有重要作用[380]。由于 Angpt1 基因缺失的小鼠在胚胎期第 12.5 天（E12.5）左右死亡，因此研究者使用诱导型条件性敲除基因的方法来观察 Angpt1 在肾脏发育过程中的体内作用[381, 382]。在胚胎期第 10.5 天（E10.5）左右敲除 Angpt1，可以观察到肾脏血管普遍发生扩张，包括肾小球毛细血管，有时也可观察到肾小球毛细血管呈现为一个结构简单的扩大的血管环[382]。在 Angpt1 敲除的突变体中也存在系膜细胞明显减少的现象。敲除 Angpt1 后，可观察到少量内皮细胞从肾小球基底膜上脱落。相反地，有人认为血管生成素 2（Angpt2）作为 Tie2 受体的拮抗剂发挥作用，竞争性抑制 Angpt1[383, 384]。与这一假设相符的是，在转基因小鼠中过度表达 Angpt2 将出现与 Angpt1 或 Tek 基因敲除小鼠相似的表型。Angpt1、Angpt2、Tie2 和孤儿受体 Tie1 均在发育的肾脏中表达[385-389]，然而，Angpt1 在聚集的间充质细胞、足细胞和肾小管上皮细胞中广泛表达，而 Angpt2 则更多地局限于皮质和大血管周围的周细胞和平滑肌细胞以及系膜细胞中。Angpt2 基因缺失的小鼠是能够存活的，但在皮质肾小管周围

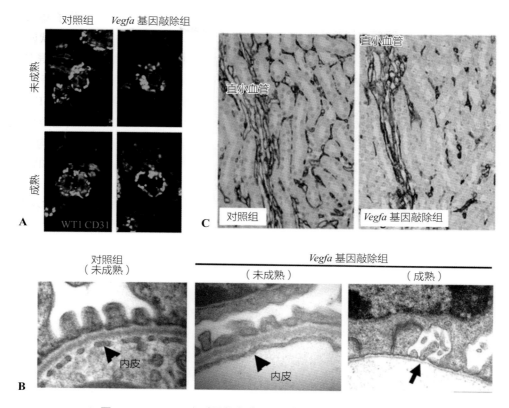

▲ 图 1-19　VEGF-A 对于肾小球和肾小管毛细血管的发育至关重要

A. 足细胞中的 *Vegfa* 失活导致肾小球的内皮细胞募集较少，最终消失。足细胞和内皮细胞分别用 WT1（绿色）和 CD31（红色）染色；B. 透射电子显微镜显示，在足细胞中敲除 *Vegfa* 基因，肾小球内皮缺乏窗孔（箭头），最终脱离，使肾小球基底膜裸露（箭）；C. 敲除肾小管的 *Vegfa* 可显著减少肾小管周围毛细血管（染成棕色的 CD34）（图 A 和图 B 改编自 Eremina V, et al. Glomerular-specific alterations of VEGF-A expression lead to distinct congenital and acquired renal diseases. *J Clin Invest.* 2003; 111: 707-716。图 C 改编自 Dimke H. Tubulovascular cross-talk by vascular endothelial growth factor A maintains peritubular microvasculature in kidney. *J Am Soc Nephrol.* 2014;26: 1027-1038. ）

毛细血管发育方面存在缺陷[390]。Angpt2 在足细胞中特异性过表达则导致蛋白尿和肾小球毛细血管凋亡增加[391]。上述两种血管生成素均与 VEGF-A 协同发挥作用，相关通路之间的确切调控作用仍在研究中。目前已有实验证明，VEGF-A 与 Angpt2 在促进内皮萌芽方面具有协同作用。嵌合体研究表明，*Tie1* 缺失的细胞不能结合于肾小球内皮中，提示 *Tie1* 对于肾小球毛细血管系统的发育是必需的[392]。

肾脏血管发生还依赖于第三个酪氨酸激酶依赖性信号通路，该信号通路由 ephrins 和 Eph 家族受体介导，参与轴突引导及动脉和静脉细胞的特化过程[393, 394]。Ephrins 及其同源受体在肾脏发育过程中广泛表达。*Ephb4* 的过表达导致肾小球小动脉的形成发生缺陷，而在血管周平滑肌细胞和系膜细胞

中选择性地敲除 *Efnb2*（*EphrinB2*）则导致肾小球血管异常[395, 396]。发育的肾小球中，*Efnb2* 表达的位置还发生动态改变，早期表达于足细胞的前体细胞中，随后迅速转移至肾小球内皮细胞和系膜细胞中[397]，目前尚不清楚该现象是如何发生的。

足细胞区域内骨形态发生蛋白（BMP）的失调也会导致肾小球血管缺陷。BMP4 的过度表达导致内皮细胞和系膜细胞的募集障碍，而 noggin（天然的 BMP2 拮抗剂）过度表达导致肾小球发生萎缩[398, 399]。另外，*BMP4* 剂量不足会导致肾脏发育不良和肾小球囊肿，并伴有塌陷的毛细血管丛[399]。接下来，仍然需要更多的研究来充分了解这一生长因子家族在肾小球中的作用。

SDF1-CXCR4 轴可能是另一个在肾小球内皮的发育中发挥作用的通路，也可能在整个肾血管系统

中发挥作用。CXCR4 是一种 G 蛋白耦联趋化因子受体，在内皮细胞中高表达。SDF1（由基因 Cxcl12 编码）是唯一已知的 CXCR4 配体，呈动态的节段性表达模式，先在足细胞中表达，随后在肾小球系膜细胞中表达[400]。胚胎中，Cxcl12 或 Cxcr4 的缺失并未阻止肾脏发生，但可导致血管形成障碍，其中最为显著的改变是，肾脏血管结构形成的异常和肾小球毛细血管网结构的简单化及血管扩张[401]。CXCR7 是 SDF1 的诱饵受体，将 Cxcr7 基因敲除后，小鼠的发育不良表型与 SDF1 和 CXCR4 基因敲除的小鼠表型相似。与 CXCR4 不同，CXCR7 特异性表达于足细胞，而非内皮细胞[402]。有学者提出，作为清道夫受体的 CXCR7 可建立 SDF1 形态发生梯度，从而防止反馈性抑制靶细胞（如内皮细胞）中 CXCR4 受体的表达。与此一致的是，Cxcr7 的失活能够明显引起 Cxcr4 在肾帽状间充质和肾小球丛中表达的下调。因此，SDF1-CXCR4 信号的空间调控对肾小球血管系统的正常发育具有重要意义。

Sry 相关的 HMG-box 区基因家族（即 Sox 基因家族）中的两个转录因子 Sox17 和 Sox18 在血管内皮细胞中有特异和相同的表达[403]。Sox17 基因的完全缺失使内胚层发育异常，从而导致小鼠胚胎致死[404]。敲除小鼠 Sox18 后出现轻微的皮肤缺陷，但未导致心血管异常[405]。然而，目前有研究认为，人类 SOX18 基因的一个点突变与 HLT 综合征（稀毛症 - 淋巴水肿 - 毛细血管扩张）有关，该综合征影响头发、淋巴和血管系统[406]。与小鼠的缺失突变相比，人类 Sox18 突变的后果更为严重，可能是由于显性负效应（dominant-negative effect）。然而，Sox17 在纯合的 Sox18 背景中表现出单倍剂量不足，影响肾脏、肝脏和生殖系统的血管形成，并可导致出生后早期死亡[403]。Sox17 和 Sox18 双缺失突变小鼠的肾髓质可发生发育不良和萎缩。在这些 Sox17/Sox18 双缺失突变体中，直小血管的放射状外髓血管束缺失，而内髓或皮质区没有明显的异常。外髓区的这些异常会引起不同程度的肾积水。有趣的是，在妊娠中期（E16.5），Angpt1 和 Angpt2 配体或其同源受体 Tie2 的缺失可导致髓质毛细血管丛的稀疏化及外髓血管束减少，特别是有窗孔的直小血管升支的减少，导致尿液浓缩障碍和间质液体的滞留，最终形成间质来源的髓质囊肿（图 1-20）[407]。

由此提出了一个有趣的可能性，即 Sox17 和 Sox18 通路与 Angpt1/Angpt2-Tie2 信号通路发生会聚或相交，共同协调肾脏的晚期血管生成。

对肾血管系统了解最少的部分是淋巴管。与其他器官相似，肾淋巴管在维持组织体液的稳态和免疫反应调节中发挥着重要作用。肾脏组织多个部位存在淋巴管：如肾门的肾动脉周围、皮质的弓形动脉和小叶间动脉，以及肾被膜中[408-410]。目前已发现，淋巴管表达透明质酸受体 Lyve1[407, 411]。以往人们认为肾髓质中没有淋巴管，然而最近，一项关于肾脏组织中血管生成素 -Tie2 信号通路的研究表明，直小血管升支属于混合血管，直小血管升支的细胞既表达血液内皮细胞的标志物（Cd34、Emcn、Pecam1 和 Plvap），也表达淋巴管内皮细胞（Prox1 和 Vegfr3）的标志物（图 1-19）。这项研究发现了一种新的淋巴循环，该循环可用于髓质间质液体的引流，从而参与尿液的渗透调节。VEGFR3 受体介导的 VEGF-C 信号转导对淋巴管生成至关重要[412-415]。成年小鼠缺乏 Vegfr3 导致纤维蛋白原渗入肾间质中[410]。VEGF-C/VEGFR3 信号失活后，肾淋巴管如何重塑，目前仍然未知。

（六）肾素分泌细胞和球旁器

球旁器由排列在入球小动脉上的细胞、远端小管的致密斑细胞和与肾小球系膜相连的球外系膜细胞组成[417]。分泌肾素的细胞可能会出现在人类 5 周龄胎儿的早期中肾小动脉中，以及第 8 周时在肾内血流动力学改变之前的后肾中，这些细胞源自表达 Foxd1 的间充质[418]。分泌肾素的细胞存在于 MM 内，不仅可分化为球旁细胞，还可分化为系膜细胞[419, 420]。

目前，唯一已知的肾素底物是血管紧张素原，它被肾素和血管紧张素转化酶（ACE）转化为血管紧张素 I 和血管紧张素 II[421]。正常的肾脏发育需要肾素 - 血管紧张素 - 醛固酮轴。在人类妊娠期间使用 ACEI 将可能引起包括肾脏异常在内的先天性缺陷[422, 423]。血管紧张素受体有两种亚型：AT$_1$ 受体和 AT$_2$ 受体。AT$_1$ 受体负责经典公认的肾素 - 血管紧张素系统（RAS），具有升压效应和通过血管紧张素介导醛固酮释放的功能。AT$_2$ 受体的功能较难描述，但似乎与 AT$_1$ 受体的作用相反[424]。血管

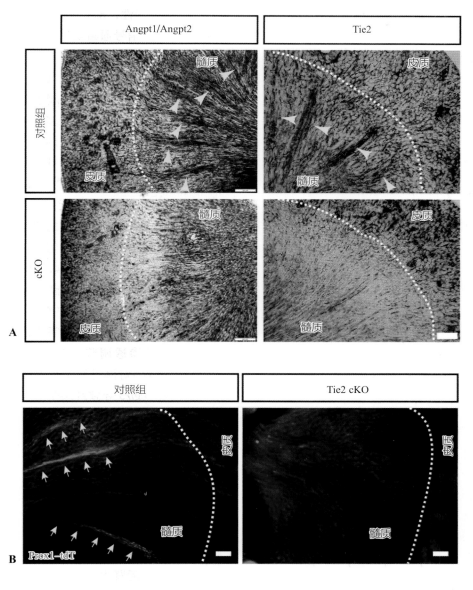

▲ 图1-20 直小血管升支的发育取决于血管生成素–Tie2信号转导

A. 在妊娠中期（E16.5）时，Angpt1和Angpt2或其同源受体Tie2（Tek）的缺失导致直小血管束（黄色箭头）的外髓质部缺损，尤其是直小血管升支；B. 在Prox1启动子控制下表达荧光蛋白tdTomato的转基因报告小鼠中，直小血管升支是表达淋巴特异性标志物Prox1转录因子的新型淋巴样血管。在Tie2缺陷小鼠的肾脏中不存在代表直小血管升支的Prox1-tdT⁺血管束。cKO. 条件性敲除；Prox1-tdT. Prox1-tdTomato转基因（改编自Kenig-Kozlovsky, Scott RP, Onay T, et al. Ascending vasa recta are angiopoietin/Tie2-dependent lymphatic-like vessels. *J Am Soc Nephrol*. 2018;29:1097–1107.）

紧张素原或血管紧张素转化酶基因缺失可导致低血压、肾乳头和肾盂形成缺陷[256–259]。人类有一个 AT_1 基因，而小鼠具有两个：*Agtr1a* 和 *Agtr1b*。只携带任何一个 AT_1 基因的基因敲除小鼠未表现出明显的缺陷[425, 426]，但若两个基因联合缺陷，则出现血管紧张素原或血管紧张素转化酶基因缺失时的表型[260, 261]。虽然 AT_2 受体（*Agtr2*）在胚胎肾脏中的表达明显上调，但 AT_2 受体的基因缺失并未对肾脏发育造成重大损害[427, 428]。然而，缺乏 *Agtr2* 与集合导管系统畸形有关，包括膀胱输尿管反流和肾盂输尿管连接部梗阻[429]。

MicroRNA（miRNA）是具有调控作用的一类RNA，通过与目标mRNA的3'非翻译区结合，作为反转录后的阻遏物。真核生物表达数以百计的miRNA，可以调控成千上万的mRNA，它们在发育和疾病中发挥着重要作用，包括在分化、信号通路、增殖、凋亡和肿瘤发生等。Dicer1是一种核酸内切酶，负责剪切前体miRNAs。从分泌肾素的细胞中敲除 *Dicer1* 可导致球旁细胞数量严重减少，肾素生成减少，血压降低。肾脏出现严重的血管异常和沿病变血管的条状纤维化，由此表明，miRNA是肾脏正常形态发生和功能所必需的[430]。

基因启动子分析表明肾素的分泌依赖于Notch信号通路。Notch的胞内结构域（NIC）与转录因子Rbpj结合并协同刺激肾素基因启动子的报告基因的表达[431]。然而，遗传学研究表明，Notch信号在球旁器中有更广泛的作用[432]。条件性敲除肾素分泌细胞中的 *Rbpj* 会导致球旁细胞数量严重减少引起的总肾素分泌相应减少和低血压。在 *Rbpj* 条件性敲除的肾脏，细胞凋亡并未增加提示 *Rbpj* 可能改变了肾素分泌细胞前体的细胞命运。

（七）足细胞的发育

肾脏发育过程中，将会发育为足细胞的细胞位于 S 形小体的近端，排列在新出现的血管裂隙内（图 1-21）。未成熟足细胞表达 E- 钙黏素的单层柱状上皮（图 1-22）；而经过有丝分裂后成熟的足细胞则通常不再表达 E- 钙黏素，且非典型地表达波形蛋白。波形蛋白是一种中间丝蛋白，在间充质细胞中更为常见，但在大多数上皮细胞中却不表达。足细胞完全分化后最显著的形态特征是其树枝状和星状外观（图 1-22）。足细胞的足突包裹肾小球毛细血管，有效地形成肾小球滤过屏障的最后一层。由相邻足细胞发出的足突交错排列，形成独特的多孔细胞间连接，称为裂隙膜。通过扫描电子显微镜获得三维重建的足细胞超微结构显示了足细胞在发育过程中的形态变化和指状足突的形成[22, 433]。柱状的未成熟足细胞通过紧密连接和黏附连接联系在一起，这些连接从顶端逐渐迁移到基底部。一旦连接复合体下降到靠近基底膜的位置，足细胞就开始变得扁平，逐渐展开并与邻近原始足突相连及交错排列。随着原始足突的生长，紧密的黏着连接从细胞体重新定位到未成熟足突的突起之间。最后，连接复合体逐渐被裂隙膜取代，从而形成成熟的足突。

转录因子 *Wt1*、*Tcf21*、*Mafb*、*Foxc2* 和 *Lmx1b* 在发育中的足细胞中大量表达，对足细胞足突的形成和裂隙膜的建立非常重要[39, 83, 339, 340, 434, 435]。*Wt1* 基因完全缺失导致肾缺如[39]。但是，*Wt1* 的剪接异

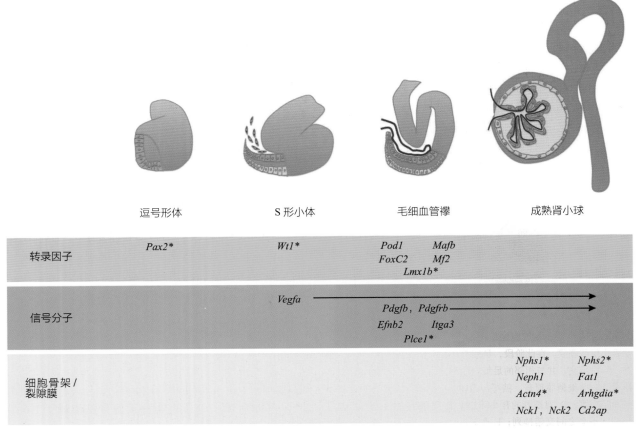

	逗号形体	S 形小体	毛细血管襻	成熟肾小球
转录因子	*Pax2**	*Wt1**	*Pod1*　*Mafb* *FoxC2*　*Mf2* *Lmx1b**	
信号分子		*Vegfa* → 	*Pdgfb*，*Pdgfrb* → *Efnb2*　*Itga3* *Plce1**	
细胞骨架 / 裂隙膜				*Nphs1**　*Nphs2** *Neph1*　*Fat1* *Actn4**　*Arhgdia** *Nck1*，*Nck2*　*Cd2ap*

▲ 图 1-21　肾小球发育的分子基础

图中列举了关键因子及其在基因敲除或转基因小鼠研究中发挥主要作用的时间点。许多因子在多个时间点发挥作用。在肾小球疾病患者中被鉴定发生突变的基因以星号标记

构体缺失会导致足突发育不良[436]。也可以使用含有人 *WT1* 基因的酵母人工染色体挽救小鼠的 Wt1 缺失表型。根据 *WT1* 的表达水平，小鼠出现了从新月体肾小球肾炎到系膜硬化的一系列肾小球病变，其临床特征在人类的 *WT1* 等位基因突变引起的 Denys–Drash 综合征中可以观察到[437]。在足细胞特异性启动子的调控下，表达 Denys–Drash 突变的 Wt1 等位基因的转基因小鼠也发生了肾小球病变，并观察到邻近内皮的异常[438]。对足细胞中 *Wt1* 为靶标的全基因组分析表明，*Wt1* 可调节自身的转录，并充当复杂的转录网络的主要调节者，该网络调控足细胞的发育、结构和功能，包括转录因子（*Lmx1b*、*Tcf21*、*Mafb*、*Tead1*、*Foxc1* 和

Foxc2），以及与足细胞功能障碍和肾病密切相关的基因（*Actn4*、*Arhgap24*、*Cd2ap*、*Col4a3*、*Col4a4*、*Lamb2*、*Nphs1*、*Nphs2* 和 *Plce1*）[439]。*Lmx1b*、*Tcf21*、*Mafb* 和 *Foxc2* 的失活导致足细胞保持立方上皮细胞，并且不能在肾小球毛细血管床上延伸[83, 339, 434, 440]。*Tcf21* 可能是 *Mafb* 的上游，因为后者在 *Tcf21* 缺失的小鼠中下调[434]。*Mafb* 和 *Lmx1b* 的缺失会降低 *Nphs1*（nephrin）和 *Nphs2*（podocin）的表达，而 *Foxc2* 的缺失会导致 *Nphs2* 和 $\alpha_3\alpha_4\alpha_5$（Ⅳ 型）胶原蛋白的特异性下调[33, 434, 441]。*Lmx1b* 突变与人类指甲 – 髌骨综合征有关，部分患者表现为肾病[435, 442]。*Wt1*、*Tcf21*、*Mafb*、*Foxc2* 和 *Lmx1b* 从 S 形小体阶段开始表达，并在成人肾小球中持续组成

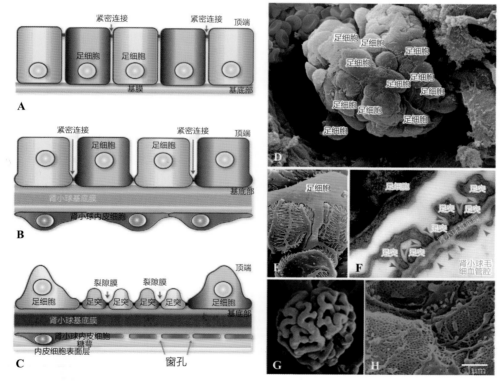

▲ 图 1–22　**肾小球滤过屏障的成熟过程**

A. 在 S 形小体中，足细胞是顶端局部紧密连接相连的柱状上皮细胞；B. 在毛细血管襻阶段，足细胞的基膜和肾小球内皮细胞融合形成肾小球基底膜。在此阶段，足细胞开始铺展开来，足细胞间的连接向细胞基底部移动；C. 随着肾小球的成熟，足细胞失去其柱状形态，形成足突，并与相邻的足细胞足突交错排列。足细胞之间的连接转化成裂隙膜将并列的足突相连。内皮细胞也逐渐变得扁平，形成窗孔，并被糖萼覆盖。糖萼与吸收的血浆成分一起形成内皮细胞表面层。此时，肾小球基底膜是足细胞和肾小球内皮细胞之间统一的基底膜；D. 对裂开的肾小球进行电镜扫描显示足细胞（金色）覆盖在毛细血管丛上；E. 在原处更高倍镜的视野下观察到相邻的足细胞足突之间交错排列；F. 透射电镜显示裂隙膜（蓝箭）在交错排列的足突之间，而内皮细胞窗孔（红箭）在肾小球基底膜相对的另一侧；G. 肾脏血管树脂铸型扫描电镜显示了高度环绕的肾小球毛细血管（引自 *Fred E. Hossler, East Tennessee State University*）；H. 肾小球毛细血管内皮管腔的内部视图，显示了具有密集窗孔的表面 [改编自 Scott RP, Quaggin SE. Formation and maintenance of a functional glomerulus. In Little, M. H. (ed.). *Kidney Development, Disease, Repair and Regeneration*. San Diego: Academic Press; 2016.]

性表达。蛋白尿源于这些基因的丢失，因此正常足细胞成熟对肾小球滤过屏障的建立十分重要。

遗传学研究发现了对维持足细胞正常功能和肾小球滤过屏障完整性至关重要的结构蛋白。对肾脏疾病与足细胞的特异性基因 *Nphs1* 和 *Nphs2* 突变之间的关系进行开创性研究，使人们认识到足细胞在肾脏滤过中的重要性[443, 444]。*Nphs1* 是编码 nephrin 蛋白的基因，其突变与芬兰型先天性肾病综合征（CNF）有关，该综合征是需要早期进行肾脏替代治疗的严重疾病[444]。患有 CNF 婴儿的肾小球中没有裂隙膜。Nephrin 是一种巨大的跨膜黏附分子，是裂隙膜的结构成分，具有多个免疫球蛋白样结构域。*Nphs2* 是第一个被确认与激素耐药型肾病综合征（SRNS）有关的基因[443]，其产物是细胞内膜结合蛋白 podocin。在富含胆固醇的膜微域（也称为脂筏）中 podocin 与 nephrin 相互作用，因此 podocin 也是裂隙膜中一个重要且不可或缺的组成部分[445-449]。足细胞特异性表达多种与蛋白尿疾病相关的基因，如 *Cd2ap*、*Kirrel*（*Neph1*）、*Fat1*、*Actn4*、*Trpc6*、*Myo1e*、*Arhgap24*、*Arhgdia*、*Rhpn1*、*Inf2*、*Coq2*、*Coq6*、*Plce1* 和 *APOL1* 等[77, 78, 80, 82, 450-464]。这些基因的产物或是裂隙膜复合体的组成部分，或者是与复合体直接相互作用，它

们在调节足细胞的发育、存活、细胞骨架和独特的形态方面起着重要作用（图 1-23）。

裂隙膜各组成部分的空间结构尚不清楚，但较大的黏附分子 nephrin 和 Fat1 很可能是并列桥接的（图 1-22）[459, 465-467]。裂隙膜内较小的黏附分子，如 Neph1、Neph3 和 P-钙黏素可能在同一足突表面内是顺式关联的[468-470]。已知 Nephrin 和关联蛋白 Neph1 与极性复合蛋白 Par3、Par6 和 aPKCλ/ι 相互作用，表明足细胞的细胞极化结构与沿着足突的裂隙膜复合体分区装配之间有共调节作用[471]。条件性使 aPKCλ/ι 或小 GTP 酶 Cdc42（可正向调节 Par3、Par6 和 aPKCλ/ι 复合体）失活后引起蛋白尿，其特征是足突融合消失，形成假裂隙膜（图 1-24）[472-474]。也有研究表明，aPKCλ/ι 失活后可以特异性地使 nephrin 在细胞表面的定位发生障碍[475]。

足细胞的足突末端由平行的肌动蛋白束纵向支撑，使它们有别于以微管为主干的较大的初级突起[21]。足细胞对化学损伤或有害基因突变造成的伤害的通常反应是足突消失。在消失的足突中，肌动蛋白细胞骨架已经重塑成由随机取向的细丝组成的网络[470]。遗传学和生物化学研究提供的证据表明，裂隙膜在功能上与肌动蛋白细胞骨架耦联，这种关系受到干扰会导致肾滤过功能受损和蛋白尿相

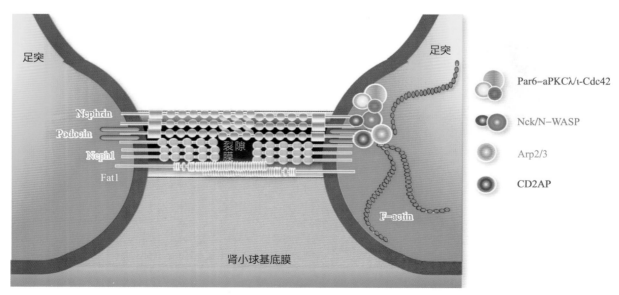

▲ 图 1-23　裂隙膜的结构概况

简化示意图描绘组成裂隙膜的主要黏附受体，以及如何与足细胞足突的肌动蛋白细胞骨架整合 [改编自 Scott RP, Quaggin SE. Formation and maintenance of a functional glomerulus. In Little, M. H. (ed.). *Kidney Development, Disease, Repair and Regeneration.* San Diego: Academic Press; 2016.]

关疾病。已知 Nck 接头分子（Nck1 和 Nck2）将酪氨酸激酶受体连接到调节肌动蛋白细胞骨架的信号分子上。缺少 Nck1 和 Nck2 的足细胞足突消失，形成异常的裂隙膜[64]。细胞培养研究表明，聚集的 nephrin 在其细胞质尾部被激酶 Fyn 磷酸化，创建了独特的磷酸化酪氨酸位点，Nck1 和 Nck2 接头可以直接结合在这些位点上。Nephrin 与 Nck 接头相连后，募集 N-WASP 和 Arp2/3 蛋白复合物来介导肌动蛋白的局部聚合[64, 477]。Fyn 的缺失可导致先天性肾病，而足细胞特异性失活编码 N-WASP 的基因 Was1 则导致蛋白尿相关疾病[478, 479]。Nck 接头也很可能通过与 PINCH-ILK- 整合素复合物相互作用而介导足细胞与肾小球基底膜的黏附[480-482]。Cdc42 除了在足细胞极化中的作用外，还被证明是肌动蛋白聚合与 nephrin 耦联所需的。CD2AP 是一种稳定肌动蛋白微丝的分子，在足细胞中也是不可或缺的[483-485]。Actn4，Arhgdia，Arhgap24，Inf2 和 Myo1e（其蛋白质产物是肌动蛋白细胞骨架的调节剂）的突变也与足细胞的病理改变和蛋白尿疾病

有关[77, 78, 80, 451-453, 455-458]。

有人提出，裂隙膜可能在足细胞的机械转导中起作用，使足细胞能在肾小球微环境中应对血流动力学的变化而调节肾脏滤过[486, 487]。MEC-2 是秀丽隐杆线虫（C. elegans）中 podocin 的同源物，是与离子通道 MEC-4/MEC-10 耦联的触觉感受器复合物的成分之一[488]。蠕虫体内 MEC-2 的缺失会导致触觉不敏感[488]。在足细胞中，离子通道 Trpc6 形成了直接与 podocin 相互作用的裂隙膜的组成部分[487]。在不同类型的细胞中，如肌细胞、耳蜗毛细胞和感觉神经元，TRPC6 属于机械门控通道。人类 TRPC6 基因突变与蛋白尿密切相关[460, 489, 490]。

近年来研究认为，VEGF 受体 Flt1（VEGFR1）的新型脂质依赖性信号通路，对于调节足细胞肌动蛋白的细胞骨架和维持裂隙膜至关重要。足细胞 Flt1 基因缺失会导致足突消失和蛋白尿[491]。有趣的是，Flt1 的激酶失活突变体能够支持正常的足细胞发育和功能。在体内，Flt1 被切割后释放出一个可溶性的胞外结构域（sFlt1）。已有研究表明，分泌

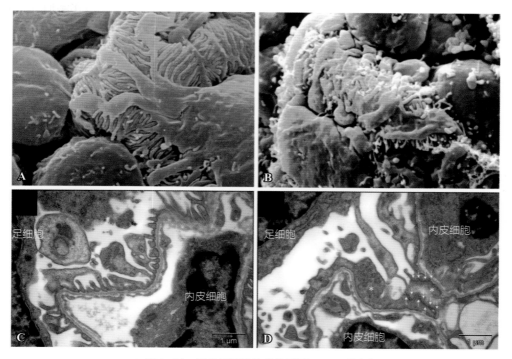

▲ 图 1-24　正常足细胞的发生需要 Cdc42 的参与

A 和 B. 新生肾脏肾小球的伪彩扫描电镜显微照片；A. 野生型对照组的足细胞显示了正常交错排列的足突；B.Cdc42 突变组的足细胞显示足突融合与消失；C 和 D. 肾小球切片的透射电子显微照片；C. 野生型对照组的足细胞显示了正常交错排列的足突和基底膜外侧的裂隙膜；D. 足细胞特异性 Cdc42 突变组中显示在融合消失的足突（星号）之间定位存在错误的细胞连接（箭号）（改编自 Scott RP, Hawley SP, Ruston J, et al. Podocyte-specific loss of Cdc42 leads to congenital nephropathy. *J Am Soc Nephrol*. 2012; 23: 1149-1154. ）

的 sFlt1 在足细胞中发挥自分泌因子的作用，与糖鞘脂结合，介导足细胞黏附、nephrin 磷酸化和肌动蛋白聚合。已有研究表明，sFlt1 可能具有稳定裂隙膜和足细胞附着于肾小球基底膜的生理功能。

三组携带足细胞特异性 *Dicer1* 缺失的小鼠，从而干扰了功能性 miRNA 的产生[492-494]。足细胞特异性 *Dicer1* 基因敲除的小鼠在出生后第 3 周时出现蛋白尿，并在大约第 6 周时迅速进展为终末期肾衰竭。目前，虽然已经知道一些 miRNA 的潜在靶点，但在人体足细胞中，它们的调控及意义尚未明确。

所有这些研究表明，肾小球滤过屏障的通透性的形成和维持需要足细胞内源蛋白的表达和功能发挥。足细胞还可以作为血管支持细胞产生 VEGF-A 和其他血管生成生长因子。同时，内皮细胞可能也会产生一些营养因子，促进足细胞的终末分化和存活。

（八）肾小球基底膜的发育

成熟的肾小球基底膜（GBM）是足细胞和肾小球内皮细胞的细胞外基质（ECM）的融合体。基底膜是一种高度组织化和成分复杂的基质，其富含胶原蛋白（Ⅰ 型、Ⅳ 型、Ⅵ 型和 XVIII 型）、层粘连蛋白（α_5、β_2 和 γ_1）、nidogen-1、硫酸乙酰肝素蛋白聚糖（集聚蛋白 agrin 和串珠素 perlecan）和肾小管间质性肾炎抗原（图 1-25）[495-497]。GBM 是肾小球滤过屏障的重要组成部分，作为中间筛选基质、分泌营养因子和信号因子的汇集器，并介导肾小球内皮细胞和足细胞之间的交流。此外，GBM、足细胞和肾小球内皮之间的细胞与细胞外基质的黏附作用可以维持肾小球滤过屏障的结构完整性。

在 GBM 的主要成分中，已被证实最不可或缺的是 Ⅳ 型胶原和层粘连蛋白，其缺损后的突出表现为蛋白尿肾病，如 Alport 综合征、Goodpasture 病和 Pierson 综合征。Alport 综合征与 *COL4A3*、*COL4A4* 和 *COL4A5* 基因突变有关，这些基因分别编码 Ⅳ 型胶原的 α_3、α_4 和 α_5 亚基[498, 499]。GBM 的成熟需要用 $\alpha_3\alpha_4\alpha_5$-Ⅳ 型胶原三聚体取代 $\alpha_1\alpha_1\alpha_2$-Ⅳ 型胶原复合体，这是提高基底膜结构弹性的"发育开关"[500]。在 Alport 综合征中，$\alpha_3\alpha_4\alpha_5$-Ⅳ 型胶原的异三聚体复合体的组装受损，而 $\alpha_1\alpha_1\alpha_2$-Ⅳ 型胶原复合体持续存在。由于 $\alpha_3\alpha_4\alpha_5$-Ⅳ 型胶原三聚体约占成熟基底膜总蛋白的一半，因此 Alport 综合征患者的基底膜严重受损也就不足为奇了[501]。Ⅳ 型胶原在基底膜中的

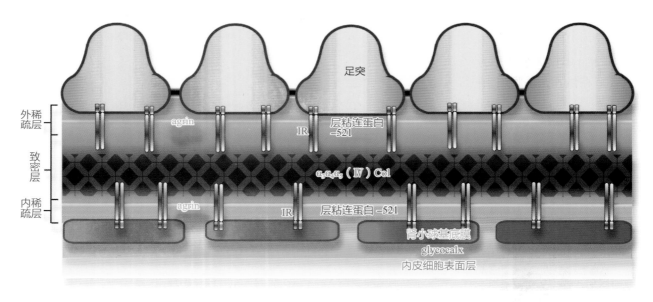

▲ 图 1-25　肾小球基底膜（GBM）的分层结构

成熟 GBM 的结构模型中，层粘连蛋白复合体 LM-521（淡青色）和 agrin（黄色）在足细胞和内皮细胞基底部下形成两个层面。$\alpha_3\alpha_4\alpha_5$-Ⅳ 型胶原（棕色阴影区域）在中间分布，但可能更接近内皮细胞。层粘连蛋白和 Ⅳ 型胶原复合体有明显的重叠。β_1 整合素的表位作图表明，足细胞上的整合素受体（IR）通常是分开的，与人类成熟的 GBM 中的 Ⅳ 型胶原蛋白相互作用的可能性较小。透射电子显微照片中 GBM 的形态学上不同的层被大致划定 [基于 STORM 图片，引自 Suleiman HL, Zhang L, Roth R, et al. Nanoscale protein architecture of the kidney glomerular basement membrane. Elife 2013; 2: e01149. 改编自 Scott RP, Quaggin SE. Formation and maintenance of a functional glomerulus. In Little MH (ed.). *Kidney Development, Disease, Repair and Regeneration*. San Diego: Academic Press; 2016.]

重要性在 Goodpasture 病中得到进一步重视，该病是一种以 α₃ 型Ⅳ型胶原亚基为靶点的自身免疫性疾病[502]。在 Pierson 综合征中，编码层粘连蛋白 β₂ 亚单位的 *LAMB2* 突变会损害层粘连蛋白复合物 LM-521（层粘连蛋白 -α₅、层粘连蛋白 -β₂ 和层粘连蛋白 -γ₁ 亚基之间形成的三聚体）的组装[503, 504]。小鼠缺失 *Lamb2* 和 *Lama5*（Laminin-α₅）可引起肾小球基底膜变形和蛋白尿[234, 505-507]。

（九）系膜的发育

肾小球系膜细胞生长进入正在发育中的肾小球，并位于毛细血管襻之间。基因敲除研究表明，血小板衍生生长因子 -B/ 血小板衍生生长因子受体 -β（PDGF-B/PDGFR-β）信号在这一过程中发挥关键作用（图 1-26）。肾小球内皮细胞表达的 *Pdgfb* 基因或系膜细胞表达的 PDGFR-β 受体基因（*Pdgfrb*）的缺失将导致肾小球具有单一的气球状毛细血管襻，而且肾小球中没有系膜细胞，而正常肾脏的肾小球毛细血管是以系膜为轴心环绕的[508]。内皮细胞特异性 *Pdgfb* 的缺失导致相同的肾小球表型，表明内皮细胞产生 PDGF-B 是系膜迁移所必需的[509]。肾小球系膜细胞依赖 PDGF-B 信号，向新生肾小球的募集，同时也需要辅助受体神经粘连蛋白 -1（Nrp1）[510]。*Pdgfb* 或 *Pdgfrb* 敲除后可见肾小球动脉瘤小鼠的 *Pdgfrb*⁺ 细胞谱系中 *Nrp1* 缺失（图 1-27）。在体外，系膜细胞的趋化特性需要系膜细

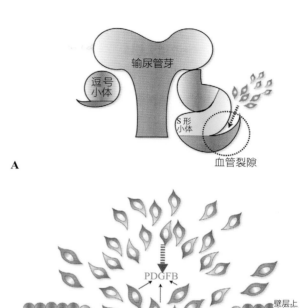

▲ 图 1-26　内皮细胞和系膜细胞依次向发育中的肾小球募集
A. 肾小球在 S 形中间肾单位近端的血管裂隙周围形成；B. 在血管裂隙中，假定的足细胞分泌 VEGFA，吸引表达 VEGFR2 的成血管细胞（红色），即肾小球内皮细胞的前体。跟随成血管细胞后的是表达 PDGFR-β 的系膜细胞前体（绿色），它们被内皮细胞分泌的 PDGFB 吸引 [改编自 Scott RP, Quaggin SE. Formation and maintenance of a functional glomerulus. In Little MH (ed.). *Kidney Development, Disease, Repair and Regeneration*. San Diego: Academic Press; 2016.]

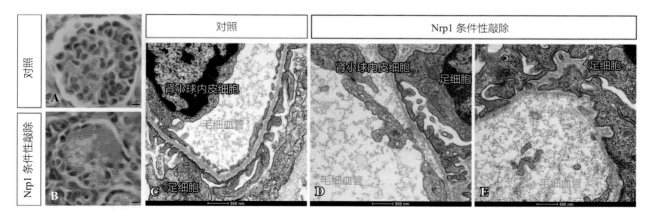

▲ 图 1-27　肾小球系膜细胞的募集需要 Nrp1
A 和 B. Nrp 敲除小鼠的肾小球缺乏系膜，导致细胞数目减少和肾小球血管瘤。正常对照 A 和 Nrp1 条件性敲除 B 的肾脏代表性组织切片；C 至 E. 肾小球的透射电镜照片，显示了 Nrp1-cKO 肾脏中肾小球内皮从肾小球基底膜的脱层（D）或完全脱离（E）。当 Pdgfrb⁺ 谱系中不存在 Nrp1 时，肾小球内皮窗孔的发育受损（改编自 Bartlett CS, Scott RP, Carota IA, et al. Glomerular mesangial recruitment and function require the co-receptor neuropilin-1. *Am J Physiol Renal Physiol*. 2017; 313: F1232-F1242.）

胞表达 *Nrp1*，而非 PDGF-B、PDGF-B 可促进系膜细胞增殖和存活。此外，敲除 *Nrp1* 将引起系膜丢失，导致肾小球内皮分层和基底膜向内弯曲。这些发现共同体现了系膜对于高度环绕的肾小球毛细血管簇的发育和维持具有关键的支持作用。实际上，无论是用蛇毒还是用抗 *Thy1* 抗体对系膜进行靶向性损伤，均可导致肾小球内皮的继发性损伤和肾小球动脉瘤 [511-515]。系膜细胞及其产生的系膜基质是形成肾小球毛细血管系统所必需的。足细胞来源的因子（如 VEGF-A）的缺失也可能导致肾小球系膜细胞生长障碍，这可能是由于内皮细胞的 PDGF-B 丢失和 PDGF-B 信号传导失败所引起的 [376]。

还有其他一些基因敲除后，也会导致血管发育障碍和系膜细胞生长缺陷。转录因子 *Tcf21* 和 *Foxc2* 缺失将导致系膜细胞迁移障碍 [83, 339]。在 *Tcf21* 和 *Foxc2* 基因缺陷小鼠中，有关 Tcf21 和 Foxc2 如何转录调控特异分子的表达导致系膜异常，这方面的研究还知之甚少。但无论怎样，目前这些突变体的表型已明确提示，肾小球内各类细胞之间的交流非常重要。

（十）肾小囊的发生

S 形小体中新生肾单位近端最外层的细胞可能是壁层上皮细胞，最终形成包裹肾小球的肾小囊，又称肾小囊，初始尿液滤过后在此聚集形成原尿。与足细胞相似，壁层上皮细胞的前体最初是立方体上皮细胞，逐渐扁平并变成鳞状。壁层上皮细胞表达蛋白质 claudin-1（*Cldn1*）和 claudin-2（*Cldn2*），这两种蛋白构成紧密连接的一部分，有助于容纳原尿 [516, 517]。与足细胞一样，壁层上皮细胞表达 *Wt1*，表达水平相对较低。*Wt1* 的表达水平是否影响前体细胞命运，决定其分化成为足细胞或壁层上皮细胞尚不清楚。目前已知，WT1 可以通过表观遗传学调控抑制 *Cttnb1* 的表达，从而减弱经典的 Wnt 信号转导 [518]。从 S 形小体阶段开始，肾源性上皮细胞中 *Cttnb1* 的缺失导致肾小球囊肿的形成，其中肾小囊缺少壁层上皮细胞，取而代之的是含有足突和裂隙膜的足细胞 [519]。因此，壁细胞的特性在于其大量表达 Wnt-β-catenin 信号，这使其有别于足细胞，因为在足细胞中，*Cttnb1* 的表达是可有可无的 [520]。在没有壁层上皮细胞的情况下，肾小球毛细血管发育不良，而表达 *Vegfa* 的足细胞错位导致异常的肾小囊旁形成异位毛细血管 [519]。因此可以推测，壁层上皮细胞可能在足细胞 – 肾小球内皮细胞的细胞交流中发挥作用，确保肾小球内皮细胞形成完整的毛细血管束，并由足够数量的足细胞覆盖。

（十一）神经的发生

肾血管的张力和排尿功能由肾脏中密集的神经网络调节，该网络会将双向信号传递给大脑 [521]。肾小球、肾小管和血管由交感神经支配，调节肾小球滤过率，肾血流量，肾小管对液体、电解质和尿中溶质的重吸收及肾素的分泌 [522]。近 10 年来，人们认识到肾交感神经活性持续升高与肾性高血压的发病机制密切相关，因此，肾交感神经在肾性高血压的发病机制中备受关注 [523, 524]。手术切除肾脏交感神经的输入可以缓解难治性高血压 [525, 526]。目前，对肾脏的传入神经和传出神经分布已经有了部分了解，但神经的建立所涉及的发育过程大部分尚未知晓 [527-529]。尽管人们已经从其他系统中神经和血管发育中获得了许多经验，但目前还缺乏专门针对肾脏神经起源和发育的命运图谱和分子研究报道。神经元和早期血管一样，似乎与培养的胚胎肾脏中的 UB 分支密切相关 [33, 370, 530]。可以推测，肾脏的交感神经支配和血管形成也是与 UB 和 MM 之间的诱导事件是协调同步的。

肾脏解剖
Anatomy of the Kidney

Jill W. Verlander   William L. Clapp   著

任 倩 商静月 译

周丽丽 刘友华 校

第 2 章

肾脏的结构，包括单个细胞类型的超微结构，它们的轴向分布及在肾脏内的排列，对正常的肾脏功能是必不可少的。在本章中，我们将描述正常的哺乳动物肾脏结构，包括大体解剖、组织学和超微结构。

一、大体解剖特征

正常哺乳动物的肾脏是成对的，位于腹膜后。在人类，肾脏位于脊柱两侧的第 12 胸椎至第 3 腰椎之间，右肾的位置通常比左肾稍低。成年男性的每个肾脏通常重 125～170g，成年女性的肾脏重 115～155g，长 11～12cm，宽 5.0～7.5cm，厚 2.5～3.0cm。通过磁共振成像，男性和女性的平均肾脏长度分别为 12.4±0.9cm 和 11.6±1.1cm，平均肾脏体积分别为 202±36ml 和 154±33ml[1]。肾门位于每个肾脏的内侧或凹面，它是肾盂、肾动静脉、淋巴管和神经丛进入肾窦的凹陷处。肾脏表面由一层薄而坚韧的纤维囊覆盖。

在人类和大多数哺乳动物中，每个肾脏通常只有一条肾动脉供血，但可能存在一条或多条副肾动脉。肾动脉进入肾门，通常分为前支和后支。前支又分出三条节段性动脉或叶动脉，分别供应肾脏前表面的上、中、下各 1/3 部分（图 2-1）。后支供应一半以上的肾脏后表面，偶尔会形成一个小的顶段分支。但最常见的顶段分支或叶支来自肾前支。在单个节段动脉或叶动脉及其分支之间不存在侧支循环。肾脏通常接收来自肠系膜上动脉、肾上腺动脉、睾丸动脉或卵巢动脉的异常动脉。真正的副肾动脉来自腹主动脉，通常供应肾脏的下极。肾脏内的动、静脉循环详见第 3 章。

在被平分的人肾脏断面上，可以看到两个主要

的区域，一个是颗粒状的外部区域，即皮质，另一个是条纹的内部区域，即髓质（图 2-2）。人类的髓质由肾锥体、锥形组织块组成，每个锥体的底部位于皮髓质交界处，顶端向肾盂延伸，形成肾乳头。在每个肾乳头的顶端是筛区（图 2-3），在这里集合管（Bellini 管）远端开口进入肾盂。单个肾锥体及其周围的皮质构成一个肾叶。与人类肾脏不同的是，大鼠和许多其他实验动物的肾脏有一个单一的肾椎体，皮质覆盖在上面，因此被称为"单乳头"。除此之外，它们的肾脏在外观上与人类的肾脏相似。在人类肾脏中，肾皮质厚度约为 1cm，在每个肾椎体的底部形成一顶帽，并在各个肾锥体之间向下延伸，形成肾柱或 Bertin 柱（图 2-2 和图 2-4）。

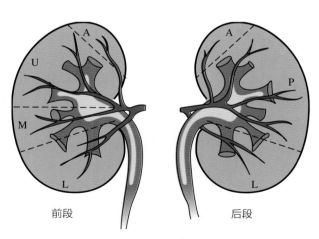

▲ 图 2-1　人体肾脏的血管供应示意图

肾的前段可分为上段（U）、中段（M）和下段（L），每段均由肾动脉前段的分支供应。小的顶段（A）通常由前支的分支供应。肾的后段分为顶段（A）、后段（P）和下段（L），每段均由肾动脉后段的分支供应（改编自 Graves FT. The anatomy of the intrarenal arteries and its application to segmental resection of the kidney. *Br J Surg*. 1954;42:132–139.）

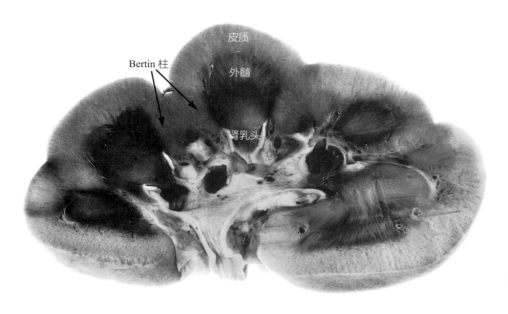

◀ 图 2-2　将一名 4 岁儿童的肾脏一分为二，浅色代表皮质，深色代表外髓皮质和髓质在外观上不同。内髓和肾乳头的密度低于外髓。可以看到 **Bertin** 柱向下延伸以分隔肾乳头

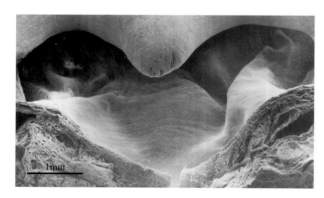

▲ 图 2-3　大鼠肾乳头的扫描电镜照片（上部中心），显示 **Bellini** 管末端的狭缝状开口形成的筛区。肾盂（下部）环绕着肾乳头

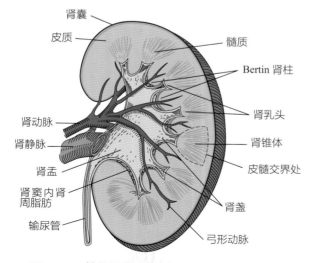

▲ 图 2-4　二等分肾脏切面示意图，标记重要的解剖结构

在皮髓质交界处，"髓放线"从肾锥体底部延伸到皮质。髓放线是由皮质集合管、近端小管的直段和髓襻的皮质升支粗段（TAL）排列在一起形成的。这些笔直的节段插入曲管之间，从髓质放射至皮质，因此得名。

肾盂是上尿路的扩张部分。在人类，移行上皮或尿路上皮由多层细胞组成，排列在肾盂和输尿管内。在啮齿动物中，立方上皮排列在肾盂内，也覆盖在肾乳头的尿侧表面。肾盂有两个或三个延伸部分，是肾大盏，从肾盂上部扩张部分向外延伸，该部分进一步分为几个肾小盏。它们接收从每个肾椎体筛区排出的尿液。在单乳头肾中，乳头直接被肾盂包绕。输尿管起源于肾盂输尿管连接处的远端肾盂，排入膀胱底。成人输尿管长 28～34cm，平均直径 1.8mm，正常最大直径为 3mm[2]。肾盏、肾盂和输尿管的壁含有平滑肌相关细胞和间质细胞，它们起着泵的作用，将尿液推进膀胱。

二、肾单位

肾单位是肾脏的基本功能单位，由肾小体（renal corpuscle）（或 Malpighian 小体，包括肾小球和 Bowman 囊）和与之相连的从近端小管到连接小管（CNT）处的肾小管组成（图 2-5）。虽然成人每个肾脏的平均肾单位数目为 90 万～100 万个，但个体差异较大，肾单位的数目一般相差 20 万～250

万[3-6]，相比之下，每个成年大鼠肾脏的肾单位数约为 3 万个[7-9]。肾单位的来源是后肾囊胚层，但对于连接小管的起源没有普遍的共识。一般认为它也来自后肾囊胚层[10]。集合管系统包括初始集合管（ICT）、皮质集合管（CCD）、外髓集合管（OMCD）和内髓集合管（IMCD），此系统不被视为肾单位的一部分，因为它有不同的胚胎起源，即输尿管芽。多个肾单位合并到此系统中，集合管也曾被简单地认为是肾小管液体的管道。因此，传统上没有将集合管作为单个肾功能单位的组成部分。尽管如此，集合管对肾功能起着关键作用，肾单位的组成部分和集合管系统在功能上是相互关联的。

　　肾小管的各个节段由沿着基底膜面不同的上皮细胞组成，面对细胞的血液侧为间质。在细胞的顶端形成一个小管腔，其中含有肾小球滤液，通过转运过程进行修饰，最终产生尿液。除了闰细胞和 IMCD 终末部分的细胞外，肾小管和肾小球的所有上皮细胞均含有单个纤毛，伸入小管腔或 Bowman 囊。许多肾小管上皮细胞在生理刺激下表现出明显的结构变化，例如细胞大小的变化、质膜的复杂性、胞质囊泡的丰度，以及溶酶体和多囊泡体的丰度和外观。因此，基于对细胞在基础条件下的观察，下面将对上皮细胞超微结构进行具体描述，并举例说明改变饮食或生理刺激引起的结构变化。

　　根据肾小球在皮质中的位置，将单个肾单位分为表浅、皮质中层和髓旁肾单位。它们通常在髓袢的长度上有差异，并且在不同的生理状态下血液供应会发生变化。髓袢包括近直小管、降支细段和升支细段，以及远直小管（TAL）（图 2-5）。髓袢的长度一般与其对应肾小球在皮质中的位置有关。大多数来源于皮质浅层和中层的肾单位髓袢较短，并弯曲在靠近内髓的外髓内带内。这些肾单位没有或只有非常短的升支细段，因为 U 形弯将降支细段连接到 TAL。包括人类在内的少数物种也拥有皮质肾单位，其袢极短，从未进入髓质，而是在皮质内返回[11]。近髓肾单位具有较长的髓袢，其长的降支细段和升支延伸到髓质内。然而，这两种基本类型的肾单位之间存在许多差异，这取决于它们在肾皮质中的相对位置。长袢和短袢肾单位的比例因物种而异。人类和啮齿动物的短袢肾单位比长袢肾单位多[12-16]。可以进行显微穿刺实验的，位于肾皮质表面的肾小管，几乎都属于浅表短袢肾单位。

　　髓质分为内区和外区；外髓区又可分为内带和外带（图 2-5 和图 2-6）。这些区别基于特定肾小管节段的数量。内髓和外髓很容易区分，因为没有远直小管（TAL）。这两个区域之间有明显的边界，在组织学切片上可以看到，升支细段突然过渡到远直小管（图 2-6）。内髓既有降支细段，也有升支细段和集合管，但没有远直小管。在外髓，内、外带很容易区分，外带有近端小管，内带没有近端小管；边界由近直小管（PST）突然过渡到降支细段

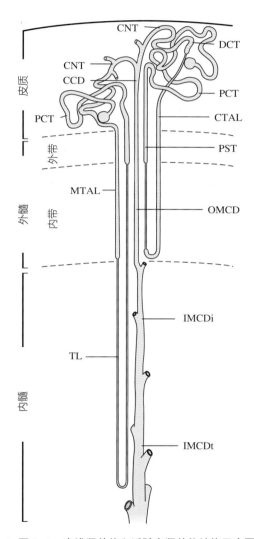

▲ 图 2-5　表浅肾单位和近髓旁肾单位结构示意图
CCD. 皮质集合管；CNT. 连接小管；CTAL. 皮质升支粗段；DCT. 远曲小管；IMCDi. 初始内髓集合管；IMCDt. 终末内髓集合管；MTAL. 髓质升支粗段；OMCD. 外髓集合管；PCT. 近曲小管；PST. 近直小管；TL. 髓袢细段（改编自 Madsen KM, Tisher CC. Structural-functional relationship along the distal nephron. *Am J Physiol*. 1986; 250: F1-F15.）

（图 2-6）。因此，内带含有远直小管、降支细段和集合管，但没有近端小管。外带包含近直小管、远直小管和集合管的终端部分。相反，肾皮质包含肾小球、近曲小管和近直小管、远直小管、远曲小管（DCT）、连接小管和集合管，但不含髓袢的细段。

（一）肾小球

肾单位始于肾小球，肾小球由一层薄薄的内皮细胞组成的毛细血管网络、中心区域的系膜细胞及其周围的系膜基质，以及覆盖在毛细血管上的脏层上皮细胞（足细胞）组成（图 2-7 至图 2-10）。Bowman 囊的壁层及其基底膜包裹着肾小球。Bowman 间隙（或称尿腔）是脏层上皮和壁层上皮之间的腔隙。虽然"肾小体"严格来说是指肾小球和 Bowman 囊的正确术语，但由于肾小球的通用用法，在本章中始终使用肾小球这一术语。在入球和出球小动脉进入和离开肾小球的血管极，脏层上皮与壁层上皮是连续的。壁层上皮在尿极处或靠近尿极处过渡到近端小管上皮。人肾的肾小球平均直径约为 200μm，大鼠肾的平均直径约为 120μm。然而，肾小球的大小和数量随着年龄、性别、出生体重和肾脏健康状况的不同而显著不同。大鼠的平均肾小球体积为 60 万～100 万 μm³[7, 8]，人类的平均肾小球体积为 300 万～700 万 μm³[3, 4, 6]，尽管不同个人肾脏内的肾小球体积可以相差 8 倍之多[5]。大鼠髓旁肾小球比表浅肾小球大，人类肾脏则不同[17]。

肾小球的主要功能是过滤血浆。肾小球毛细血管壁、有窗孔的毛细血管内皮细胞、肾小球基底膜（GBM）和脏层上皮细胞足突之间的裂隙膜构成血液和尿腔之间的过滤屏障（图 2-11）。要穿过毛细血管壁，分子必须依次通过有窗孔的内皮、基底膜和裂隙膜。虽然肾小球毛细血管壁允许小分子通过，但主流观点认为，由于其大小和电荷选择特性，它通常会限制细胞和较大分子（如白蛋白）的通过[18]。

（二）内皮细胞

肾小球毛细血管排列着一层薄薄的有窗孔的内皮细胞（图 2-11 和图 2-12）。这些内皮细胞形成了血液成分从毛细血管腔进入 Bowman 囊的第一道屏障。在正常情况下，血液中的成分，包括红细胞、白细胞和血小板，不能进入内皮下间隙。

内皮细胞核毗邻系膜，其余细胞在毛细血管管腔周围不规则衰减（图 2-10）。人的内皮细

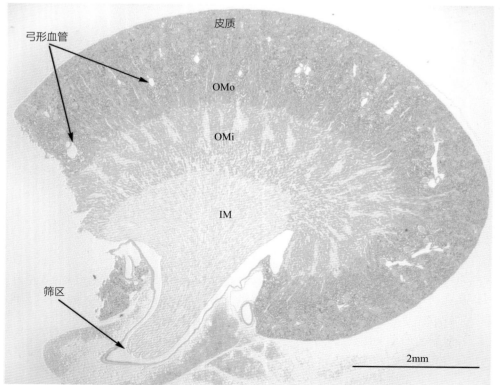

◀ **图 2-6 正常小鼠肾脏矢状面的光镜照片**
肾皮质是弓形血管和肾囊之间的区域。根据染色强度的变化，可以很容易地区分外髓外带（OMo）、外髓内带或外髓（OMi），以及内髓（IM）之间的边界。OMo 含有近端小管，其染色强度与皮质相似。相比之下，由于近端小管的缺失，OMi 染色较浅。IM 由于缺少粗支升段而染色更弱。肾乳头的顶端，称作筛区，延伸至小鼠肾脏的近端输尿管。苏木精 – 伊红染色

胞含有直径 70～100nm 的孔或窗孔（图 2-11 和图 2-12）[19]。在细胞边界附近有称为"细胞折叠"的无窗脊状结构。内皮细胞内存在广泛的中间丝和微管网络，微丝围绕着窗孔[20]。大多数研究表明，成人肾小球内皮细胞窗孔缺乏隔膜，而胚胎时期窗孔有隔膜，它们可以作为胚胎肾小球滤过屏障功能

不成熟的补偿[21]。肾小球内皮细胞被糖萼覆盖，其可视化需要特殊的方法，如阳离子染料或脂质颗粒电子显微镜[22-24]。糖萼还填充内皮细胞窗孔，形成"筛塞"，其确切功能尚不清楚[25]。糖萼由膜结合的蛋白聚糖 [黏结蛋白聚糖（syndecan）和磷脂酰肌醇蛋白聚糖（glypican）]、附着的糖胺聚糖

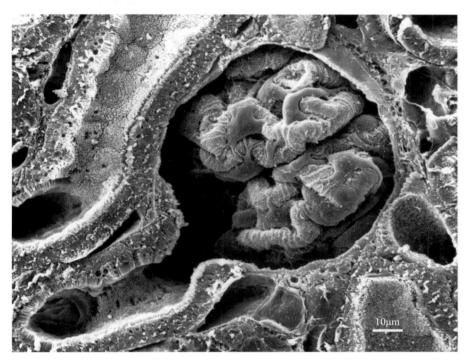

◀ 图 2-7 大鼠肾小球的扫描电镜照片

肾小球丛被 Bowman 囊包裹。足细胞与其交错的足突覆盖毛细血管。肾小球滤液流入尿极的近端小管（引自 Sands JM, Verlander JW. Functional anatomy of the kidney. In: McQueen C, ed. *Comprehensive Toxicology*, 3rd ed. St. Louis: Elsevier; 2017.）

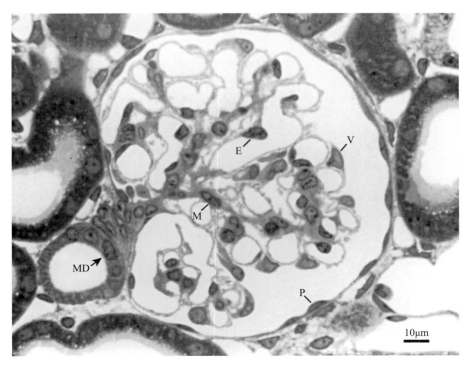

◀ 图 2-8 大鼠正常肾小球的光镜照片

图中显示了 4 种主要的细胞成分：内皮细胞（E）、系膜细胞（M）、壁层上皮细胞（P）、脏层上皮细胞或足细胞（V）。致密斑（MD）位于血管极的升支粗段中

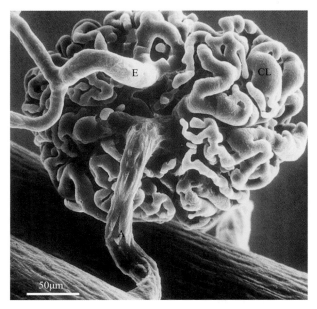

▲ 图 2-9 具有许多毛细血管（CL）和邻近肾血管的肾小球铸型扫描电镜照片

入球小动脉（A）起源于左下部的小叶间动脉。出球小动脉（E）分支形成肾小管周围毛细血管丛（左上）（引自 Waykin Nopanitaya, PhD.）

（GAG）、分泌的糖蛋白串珠 [蛋白聚糖（perlecan）和多能蛋白聚糖（versican）] 和糖胺聚糖 [透明质酸（hyaluronan）] 组成，后者提供负电荷[26]。

经典的超微结构研究表明，内源性白蛋白主要局限于肾小球毛细血管腔，而不通过内皮[27]。近年来，更多的研究探讨了肾小球内皮细胞，特别是其糖萼在滤过中的潜在作用。对大鼠的研究表明，用高渗氯化钠洗脱肾小球内皮细胞糖萼的分子成分会导致蛋白尿增加 12 倍[28]。在小鼠体内注射透明质酸酶降解透明质酸可导致肾小球内皮细胞糖萼的破坏和白蛋白在内皮细胞的渗漏[29]。对于分离出的人和啮齿动物肾小球，使用酶破坏肾小球内皮细胞糖萼可导致肾小球白蛋白通透性增加[30]。因此，实验证据支持肾小球内皮糖萼是滤过屏障的重要组成部分。

肾小球细胞间的信号转导对滤过屏障的形成和维持至关重要[31]。肾小球内皮细胞表面表达血管内皮生长因子（VEGF）家族受体[32]。VEGF 是由足

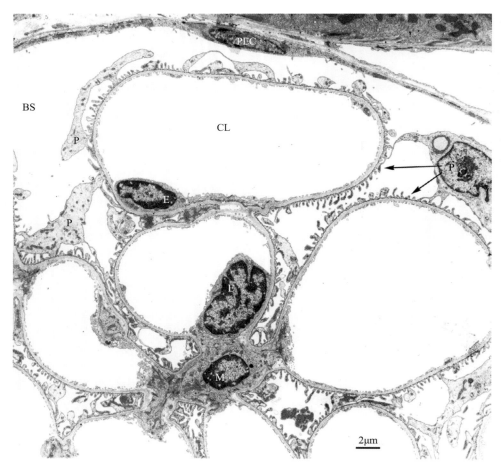

◀ 图 2-10 正常大鼠肾小球的透射电镜图片

毛细血管襻由有窗状小孔的内皮细胞（E）排列而成，面向毛细血管腔（CL）。系膜细胞（M）位于内皮细胞下方的毛细血管襻之间。足细胞（P）及其广泛的、交错的初级和次级足突（箭）覆盖在毛细血管表面，面向 Bowman 间隙（BS）中的肾小球滤液。壁层上皮细胞（PEC）排列在 Bowman 囊，面 向 Bowman 间隙

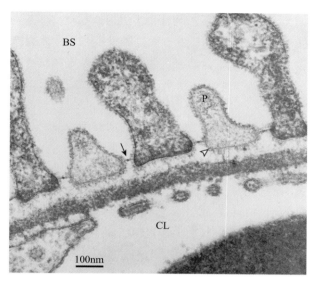

▲ 图 2-11 正常大鼠肾小球毛细血管壁透射电镜照片

样品固定在含有单宁酸的 1% 戊二醛溶液中。注意肾小球基底膜三层结构之间的关系，以及是否有足突（P）外疏松层（箭头）。带有中心致密斑点（细箭）的滤过裂隙膜在各个足突之间特别明显。排列在毛细血管襻的有窗孔内皮细胞显示在基底膜下方。红细胞的一部分位于最右下角。BS. Bowman 间隙；CL. 毛细血管腔

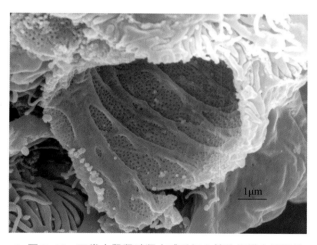

▲ 图 2-12 正常大鼠肾脏肾小球毛细血管的扫描电镜照片

毛细血管管腔内皮细胞内存在大量内皮孔（或称窗孔）。脊状结构是内皮细胞的局限性增厚。足细胞的指状足突覆盖毛细血管的尿侧

细胞（肾小球脏层上皮细胞）产生的，是微血管通透性的重要调节因子[32, 33]。VEGF 增加内皮细胞的通透性，诱导内皮窗孔的形成[34, 35]。VEGF-A 是最具特征性的足细胞来源的生长因子，其主要受体是 VEGFR2，表达于内皮细胞。通过足细胞特异性改变 VEGF-A 的研究证明，VEGF-A 是肾小球内皮细胞正常分化所必需的[36, 37]。此外，在患者体内药

物抑制 VEGF-A 或对成年小鼠足细胞特异性敲除 VEGF-A 会导致严重的肾小球内皮损伤和血栓性微血管病变[38]。由此可见，足细胞产生的 VEGF 在肾小球内皮细胞的分化和维持中起重要作用，是内皮细胞通透性的重要调节因子。

肾小球细胞间还有其他几条细胞间通信途径。例如，血管生成素 –TIE 信号以一种错综复杂的方式调节内皮细胞的动态平衡[31]。足细胞产生的血管生成素 –1（ANGPT1）与内皮表达的酪氨酸激酶受体 TIE2 结合，TIE2 的磷酸化促进内皮存活。相反，内皮细胞分泌的血管生成素 –2 是 ANGPT1 介导的内皮细胞 TIE2 活化的拮抗剂。

（三）肾小球基底膜

通过透射电镜观察，基底膜由致密层（中央致密层）和两层较薄的电子透光层（外疏松层和内疏松层）组成（图 2-11）。后两层的厚度为 20～40nm[19]。虽然已经发现大鼠的基底膜宽度为 132nm[39]，但一直有报道称人类基底膜的宽度超过 300nm[40, 41]，男性基底膜（373nm）比女性（326nm）略厚[42]。与其他基底膜相比，肾小球基底膜较厚，至少部分是由于发育过程中内皮基底膜和上皮基底膜的融合造成的[43]。基于质谱的蛋白质组学分析表明，正常人肾小球细胞外基质中至少有 212 种蛋白质；然而，与体内其他基底膜一样，基底膜主要由 Ⅳ 型胶原、层粘连蛋白（laminin）、巢蛋白 / 哑铃蛋白（nidogen/entactin）和硫酸乙酰肝素蛋白聚糖（HSPG）组成[44-49]。

Ⅳ 型胶原由 6 条链组成，即 α_1（Ⅳ）至 α_6（Ⅳ）。三个 α（Ⅳ）链在细胞内自缔合，形成称为原聚体（promoter）的三螺旋分子。可形成三种类型的原聚体：$\alpha_1\alpha_2\alpha_1$、$\alpha_3\alpha_4\alpha_5$ 和 $\alpha_5\alpha_6\alpha_5$。当分泌到细胞外时，这些原聚体通过它们的氨基和羧基末端结构域自缔合，形成聚合网络。可形成三组 Ⅳ 型胶原网络：$\alpha_1\alpha_2\alpha_1$（Ⅳ）–$\alpha_1\alpha_2\alpha_1$（Ⅳ）、$\alpha_3\alpha_4\alpha_5$（Ⅳ）–$\alpha_3\alpha_4\alpha_5$（Ⅳ）和 $\alpha_1\alpha_2\alpha_1$（Ⅳ）–$\alpha_5\alpha_6\alpha_5$（Ⅳ）。这些网络经过特定的细胞外修饰，形成一个复杂的支架，将其他分子捆绑在一起，充当细胞信号接口，并为相邻细胞提供支撑[50]。卤素（halogen）有助于 Ⅳ 型胶原支架的组装。例如，细胞外的氯离子通过激活一个分子开关，使单个原聚体的羧基结构域能够寡聚体化[51]，

而溴离子对于酶交联稳定原聚体 - 原聚体相互连接是必不可少的[52]。基底膜以 $\alpha_3\alpha_4\alpha_5$（Ⅳ）- $\alpha_3\alpha_4\alpha_5$（Ⅳ）网络为主，而 $\alpha_1\alpha_2\alpha_1$（Ⅳ）- $\alpha_5\alpha_6\alpha_5$（Ⅳ）网络位于 Bowman 囊内。然而 $\alpha_1\alpha_2\alpha_1$（Ⅳ）原聚体由内皮细胞和足细胞合成，而 $\alpha_3\alpha_4\alpha_5$（Ⅳ）原聚体只由足细胞分泌[53]。编码 α_3、α_4 和 α_5（Ⅳ）链的基因突变导致 Alport 综合征，而针对羧基末端 α_3（Ⅳ）链的自身抗体与抗肾小球基底膜病有关[54]。

层粘连蛋白（LM）是由 α、β 和 γ 三条链组成的大型异源三聚体糖蛋白。成人肾小球基底膜的主要层粘连蛋白是 LM-521（含有 α_5、β_2 和 γ_1 链）。肾小球内皮细胞和足细胞均合成层粘连蛋白 α_5 和 β_2[55]。层粘连蛋白 β_2 突变导致人类先天性肾病综合征，又称 Pierson 综合征[56]。

巢蛋白（nidogens），也被称为哑铃蛋白（entactins），是一种糖蛋白。nidogen-1 可与Ⅳ型胶原和层粘连蛋白结合，但似乎不是形成肾小球基底膜所必需的[57]。硫酸乙酰肝素蛋白聚糖由一个连接到硫酸化 GAG 侧链的核心蛋白组成。突触蛋白聚糖（Agrin）、串珠蛋白聚糖和ⅩⅧ型胶原是在肾小球中发现的硫酸乙酰肝素蛋白聚糖[58]。突触蛋白聚糖是肾小球基底膜中主要的硫酸乙酰肝素蛋白聚糖，而串珠蛋白聚糖和ⅩⅧ型胶原主要存在于系膜细胞中。

亚衍射分辨率随机光学重建显微镜（subdiffraction resolution stochastic optical reconstruction microscopy）技术提供了这些分子网络在肾小球基底膜内的纳米级精确视图[59]。$\alpha_3\alpha_4\alpha_5$（Ⅳ）网络位于基底膜中心，而 $\alpha_1\alpha_2\alpha_1$（Ⅳ）网络位于基底膜内皮侧。层粘连蛋白 -521 位于基底膜近内皮侧和基底膜近足细胞侧的那两层，也位于基底膜的中央部分。集聚蛋白沿着基底膜的内皮细胞和足细胞表面分布于两层中，在足细胞附近检测到更多。

几十年来，人们一直在研究基底膜对肾小球滤过屏障的作用[60, 61]。超微结构示踪研究提供的证据表明，基底膜既构成了大小选择性屏障，也构成了电荷选择性屏障[62-64]。进一步的研究表明，内疏松层和外疏松层的阴离子位点之间的间距约为 60nm（图 2-13）[65, 66]。肾小球基底膜中的阴离子位点由富含硫酸乙酰肝素的蛋白聚糖的 GAG 侧链组成[67, 68]。通过酶消化去除硫酸乙酰肝素侧链，导致肾小球基底膜对铁蛋白[69]和牛血清白蛋白[70]的体外通透性增加，这表明硫酸乙酰肝素蛋白聚糖在肾小球基底膜对血浆蛋白的通透性方面发挥了作用（图 2-13）。然而，体内研究已经完善了蛋白聚糖及电荷选择性在肾小球中的作用。在转基因小鼠中过表达乙酰肝素酶导致肾小球基底膜中与 GAG 相关的位点减少了 5 倍，但没有出现蛋白尿[71]。此外，在小鼠中，足细胞特异性敲除集聚蛋白或将集聚蛋白与蛋白聚糖的乙酰肝素硫酸侧链一起敲除，导致肾小球基底膜阴离子位点显著减少，但不改变对白蛋白或带负电的示踪剂的过滤屏障[72, 73]。因此，最近的数据表明，肾小球基底膜阴离子电荷，至少是由蛋白聚糖贡献的电荷，在肾小球滤过屏障的功能中所起的作用微乎其微。

然而，在人类中的各种遗传学发现和在小鼠中的研究表明，完整的肾小球基底膜对蛋白质通透性具有屏障功能。Alport 综合征的基底膜缺乏完整的 $\alpha_3\alpha_4\alpha_5$（Ⅳ）网络，最终导致蛋白尿。在 Alport 综合征的人和动物模型中，有缺陷的基底膜中 $\alpha_1\alpha_2\alpha_1$（Ⅳ）网络、层粘连蛋白 α_5 链和异位层粘连蛋白亚型（α_1、α_2 和 β_1 链）代偿性增加[74, 75]。这些继发性改变从而紊乱细胞基质信号，并伴随着基底膜的特征性分裂和"编篮"层状化，导致产生蛋白尿。

人类或小鼠层粘连蛋白 β_2 突变可导致大量蛋白尿，有力地证明了基底膜在滤过屏障中的特殊作用[76, 77]。层粘连蛋白 β_2 缺陷（$LamB2^{-/-}$）小鼠出现严重的蛋白尿和异位层粘连蛋白链（α_1、α_2、α_3、β_3 和 γ_2）积聚在基底膜，但这种异位沉积不能弥补层粘连蛋白 β_2 的缺失[78]。重要的是，小鼠蛋白尿的出现先于足细胞足突消失和裂隙膜异常，提示肾小球基底膜在滤过屏障中起重要作用。值得注意的是，在缺乏 LM-521 的 $Lamb2^{-/-}$ 小鼠中，注射的重组人 LM-521 会在基底膜中的确切位置积聚，并延迟蛋白尿的发生[79]。

（四）足细胞

足细胞（脏层上皮细胞）是肾小球中最大的细胞，位于肾小球毛细血管壁的外侧（图 2-7，图 2-10 至图 2-12，图 2-14）。成熟的足细胞是终末分化的，通常不会复制。它们有一个突出的细胞体，内含细胞核、内质网、高尔基体和胞吞 - 溶酶体系统。细胞体产生长的细胞质初级突起，这些

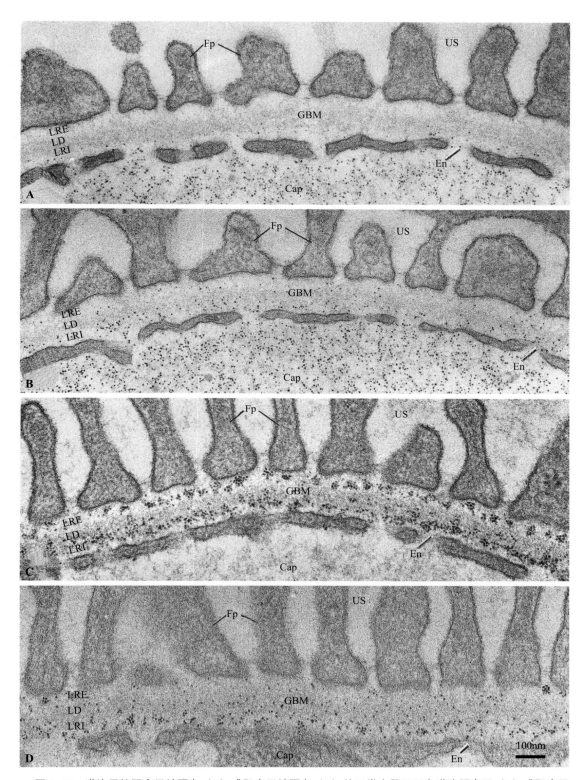

▲ 图 2-13　灌注天然阴离子铁蛋白（**A**）或阳离子铁蛋白（**C**）的正常大鼠以及在灌注阴离子（**B**）或阳离子
铁蛋白（**D**）之前用肝素酶处理的大鼠肾小球滤过屏障的透射电镜照片

A. 在正常动物中，阴离子铁蛋白存在于毛细血管（Cap）中，但不进入肾小球基底膜（GBM）；C. 相反，阳离子铁蛋
白与基底膜的内疏松层（LRI）和外疏松层（LRE）中的负电荷位点结合；经肝素酶处理后，阴离子（B）和阳离子（D）
铁蛋白均能穿透 GBM，但阳离子铁蛋白不标记带负电荷的位点。En. 内皮细胞窗孔；Fp. 足突；LD. 致密层；US. 尿腔（改
编自 Kanwar YS. Biophysiology of glomerular filtration and proteinuria. *Lab Invest*.1984;51: 7–21.）

突起再分支成第二级和第三级突起，包围毛细血管，最后分支成足突。足突与基底膜的外疏松层直接接触（图 2-11 和图 2-13）。通过扫描电子显微镜（SEM）来看，相邻的足突明显来自不同的足细胞（图 2-14）。相邻足突之间的缝隙由一种叫作"裂隙膜"的薄层结构来连接。通过连续块面扫描电镜（SBF-SEM）和聚焦离子束扫描电镜（FIB-SEM）在内的先进技术表明，足突直接来自足细胞胞体和细长的细胞质突起[80, 81]。这些研究揭示了足突的近端来源于胞体的基底面和细胞质突起的曲折状脊状突起。

通过一系列三维（3D）电镜和连续块面扫描电镜重建的研究表明，足细胞胞体存在一个足细胞下间隙（SPS）和一个狭窄的足细胞间隙，足细胞下间隙与周围的 Bowman 间隙相互连接[82, 83]。这些间隙是否起到跨越过滤屏障时阻力通道的作用还有待进一步研究确定。

足细胞有一个精细的细胞骨架，是它们的形状、稳定性、黏附性和对压力的反应性的基础[84]。大量的微管和中间丝（波形蛋白）存在于细胞体和初级突起中[85]，而肌动蛋白细丝在足突中尤其丰富[86]。超微结构研究表明，在大鼠足细胞的足突中有两个截然不同的肌动蛋白细丝网络[87, 88]。含有 α-

肌动蛋白（α-actin）和 synaptopodin 的"肌动蛋白束"沿着足突的纵轴在裂隙膜水平上方延伸。含有皮肌动蛋白（cortactin）的皮质层肌动蛋白网络位于肌动蛋白束和质膜之间。在与蛋白尿相关的肾小球疾病中，足细胞骨架被破坏，裂隙膜丢失，交错的足突被覆盖在基底膜上的足细胞突起的宽大部位所取代[89]。这种"足突消失"常常伴随着聚集的细丝，表现为与基底膜并列的细胞质垫。

肌动蛋白纤维由多束肌动蛋白细丝组成。收缩型肌动蛋白纤维和非收缩型肌动蛋白纤维均存在于大多数细胞中，前者（肌动蛋白应力纤维）以 α-肌动蛋白和肌球蛋白周期性交替带为特征[90]。使用超分辨率显微镜技术研究建立了小鼠和人类足细胞肌动蛋白细胞骨架的精细模型[91]。足突中央的肌动蛋白纤维含有 α-肌动蛋白和 synaptopodin，但缺少肌球蛋白 II A；足细胞胞体和初级突起的肌动蛋白纤维含有肌球蛋白 II A，但缺乏 synaptopodin。这些研究表明，足突中的肌动蛋白纤维是非收缩性的，而细胞体和初级突起中的肌动蛋白纤维具有收缩性。在足突消失和蛋白尿的足细胞损伤模型中，肌球蛋白 II A 移位到基底膜附近的细胞质，形成具有 synaptopodin 和 α-肌动蛋白交替染色的肌节样结构。因此，足细胞包含不同的肌动蛋白细丝网

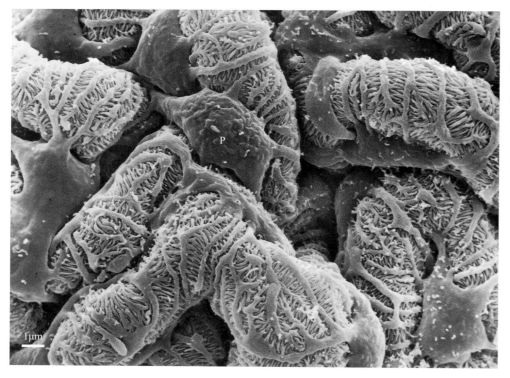

◀ 图 2-14　正常大鼠肾脏肾小球的扫描电镜照片
脏层上皮细胞或足细胞（P），从主细胞胞体向外延伸出多个突起，包裹单个毛细血管襻。紧邻的突起或足突来自不同的足细胞

络，这些网络似乎提供了张力完整性（tensegrity），并可在损伤后重新分布[92]。

足突包含两个结构，黏着斑（FA）和裂隙膜（SD），它们与肌动蛋白细胞骨架相互作用并对其进行调控[93]。黏着斑将足突的底部固定在基底膜上。它们由跨膜蛋白复合体组成，肌动蛋白细胞骨架通过这些复合体受细胞外信号的调节[94]。富含整合素（integrin）及其互作蛋白的细胞黏附被称为"整合素黏附体"（integrin adhesome）[95]。黏着斑是整合素的一种形式，在足突－基底膜界面，由 $\alpha_3\beta_1$ 整合素和各种接头蛋白、激酶、磷酸酶和鸟苷三磷酸酶（GTPases）组成。$\alpha_3\beta_1$ 整合素将基底膜中的层粘连蛋白和与肌动蛋白细胞骨架相连的 talin、paxlin 和 vinculin 细胞质接头复合物相互连接。人类整合素 α_3 亚单位的突变与大量蛋白尿有关[96]。足细胞与基底膜的黏附是由 $\alpha_3\beta_1$ 整合素与四次穿膜蛋白 CD151 的相互作用维持的，缺乏四次穿膜蛋白会导致严重的蛋白尿[97]。黏着斑激酶和整合素连接激酶（ILK）定位于黏着斑处，并通过肌动蛋白细胞骨架介导细胞信号传导。

Rho 家族的 GTP 酶，包括 RhoA、Rac1 和 Cdc42，调节肌动蛋白细胞骨架动力学[98]。转基因小鼠足细胞 RhoA 和 Rac1 的激活导致蛋白尿的产生和足细胞足突的消失[99-102]。相反，足细胞敲除 Cdc42 会导致蛋白尿和足细胞足突的消失[103, 104]。Rho GTP 酶在活性 GTP 结合形式和非活性鸟苷二磷酸（GDP）结合形式之间循环[105]。Rho GTP 酶被 GTP 酶激活蛋白（GAP）或鸟嘌呤核苷酸解离抑制剂（GDI）灭活，GTP 酶激活蛋白可促进 GTP 水解，鸟嘌呤核苷酸解离抑制剂（GDI）可将其非活性的 GDP 结合形式隔离在细胞质中。在人类中，编码 Arhgap24（GAP）和 Arhgdia（GDI）的基因突变会导致 Rac1 激活和蛋白尿[106, 107]。此外，定位于黏着斑处的 Arhgdia 蛋白与 Kank2（肾脏锚蛋白重复序列包含蛋白）的突变会导致 RhoA 激活和蛋白尿[108]。动力蛋白（dynamin）是一种大的 GTP 酶，它不仅参与网格蛋白（clathrin）介导的胞吞作用，且可以直接结合肌动蛋白细丝，促进肌动蛋白的聚合[109]。动力蛋白在体外调节足细胞黏着斑的成熟，且在小鼠足细胞中条件性敲除会导致足突消失和严重的蛋白尿[110, 111]。这些研究表明，动力蛋白在足

细胞的胞吞作用和肌动蛋白重塑之间起着分子连接作用。因此，各种 GTP 酶的复杂生理平衡对于正常的足细胞稳态是必需的。

裂隙膜是控制肌动蛋白细胞骨架的第二个结构。它在电子显微镜上看起来像一条细线（图 2-11），并桥接相邻足突之间 30～40nm 的间隙，即所谓的滤过裂隙（filtration slit）。在超微切片上偶尔可以看到裂隙膜内的一个中心点，它在平行于肾小球基底膜平面的切片上显示为一个连续的中央细丝（图 2-15）。基于这些结果，Rodewald 和 Karnovsky 提出了裂隙膜的多孔铰链状（porous zipper-like）模型[112]。在这个模型中，有规则间隔的横桥或交叉桥（cross-bridge）从相邻的两个足突的膜延伸到一条与细胞膜等距离并平行的线性中央细丝上。$7nm \times 14nm$ 的横桥结构被 $4nm \times 40nm$ 的孔隙分隔。先进的显微技术为裂隙膜结构提供了可供选择的模型和见解。基于冷冻蚀刻复型超微结构方法，提出

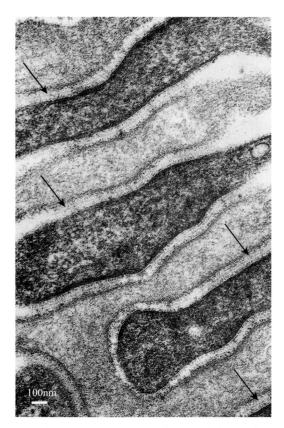

▲ 图 2-15　正常大鼠肾小球上皮足突电镜图片

样品保存于含有单宁酸的 1% 戊二醛溶液中。在几个区域，将裂隙膜平行于基底膜平面进行剖切，显示出高度组织化的下层结构。箭表示与横截面上观察到的中心点相对应的细中心细丝（图 2-11）

裂隙膜具有片状而不是铰链状的亚结构[113]。电子显微镜断层扫描显示，裂隙膜由长度为 30～35nm 的缠绕交叉链组成，并在中心纵向密度处融合[114]。虽然这项研究总体上赞同铰链状的模型，但交叉链周围的孔看起来比最初提出的更加不规则。相反，使用增强扫描电镜的研究显示，在裂隙膜的中心有形状可变的孔，但没有中央细丝[115]。这一发现更符合裂隙膜的异型多孔结构（heteroporous structure），而不是铰链状模型。高分辨率氦离子扫描电镜研究表明，裂隙膜的横桥细丝和周围孔隙，在滤过裂隙膜的中部形成梯形结构，也没有明显的中线，总体支持异型多孔模型[116, 117]。低温透射电镜层析研究进一步说明了裂隙膜的复杂性，表明不同的横桥链由不同的分子组成[118]。在距离基底膜最近的裂隙膜的下部，桥接较短的链由 nephrin 相关蛋白 Neph1 组成，而裂隙膜的顶部朝向顶侧的较长的链包含 nephrin。这项研究支持裂隙膜中存在分层的两分子组装体。

通过确定由 NPHS1 编码的蛋白 nephrin，可以增进我们对足细胞及其裂隙膜在滤过屏障中的作用的了解。NPHS1 是芬兰型先天性肾病综合征中突变的基因[119]。Nephrin 通常定位于裂隙膜，其在人类先天性综合征或转基因小鼠中缺失，会导致裂隙膜丢失、足突消失和大量蛋白尿。足细胞的裂隙膜区或区域包括裂隙膜本身及相邻的足突膜和细胞质。越来越多的蛋白质定位于裂隙膜区域，在此处与 nephrin 及其他伴侣蛋白相互作用，形成多蛋白复合物。超过 30 个基因的突变会导致人类肾病综合征，其中许多基因定位于裂隙膜区域和足细胞肌动蛋白细胞骨架处[120]。例如，编码裂隙膜区域蛋白的基因突变或缺失，如 Podocin、CD2 相关蛋白、磷脂酶 Cε1 和瞬时受体电位阳离子通道 6 型（transient receptor potential cation channel type 6），会导致裂隙膜丢失、足突消失和蛋白尿。

除了作为过滤的关键结构屏障外，裂隙膜还作为信号中枢来调节肌动蛋白的动力学[121]。虽然对此信号通路的了解还不完全，但 nephrin 在其中起着核心作用。例如，Fyn 激酶将 nephrin 胞内结构域中的酪氨酸残基磷酸化，导致肌动蛋白适配蛋白如 Nck 蛋白（Nck1 和 Nck2）的募集，进而诱导肌动蛋白聚合[122, 123]。此外，Nck 蛋白与 Fyn 结合可

促进 nephrin 磷酸化的增加[124]。在与 nephrin 相互作用的下游，Nck 直接结合并激活神经元 Wiskott–Aldrich 综合征蛋白（N–WASP），这是一种肌动蛋白核蛋白。N–WASP 结合并激活普遍表达的 Arp2/3 多蛋白复合体，从而诱导肌动蛋白聚合[125, 126]。研究表明，足突的滤过屏障完整及稳定需要 nephrin 磷酸化及 Nck、N–WASP 蛋白的存在，这一信号通路的重要性在此过程中得到了突显[127-129]。也有越来越多的证据表明，nephrin 的磷酸化状态在足细胞内的胞吞运输中起着作用，并且在裂隙膜的更新和维持中发挥着重要作用[130]。

（五）系膜细胞

系膜细胞及其周围的基质构成系膜，为周围的肾小球毛细血管提供支撑[19, 131, 132]。系膜与毛细血管腔被内皮隔开，并被毛细血管襻之间的基底膜包绕（图 2–8 和图 2–10）。因此，系膜直接与内皮和基底膜毗邻。基底膜不再包绕毛细血管而开始包绕系膜，此处称为"系膜角（mesangial angles）"。三维重建研究显示，在肾小球内，整个系膜是连续性的，犹如连续的树枝[133]。系膜细胞位于系膜中央轴区，形状不规则，细胞核致密。它们有细长的细胞质突起，伸向内皮和邻近的基底膜 [副系膜基底膜（paramesangial GBM）]。在内皮界面，指状系膜细胞突起可向内皮和基底膜之间延伸一小段距离。在某些肾小球损伤中，系膜突起可能沿外周毛细血管壁在内皮和基底膜之间迂回进入一段明显的距离 [系膜插入（mesangial interposition）]。除了普通的细胞器外，系膜细胞还拥有大量包含肌动蛋白、肌球蛋白和 α– 肌动蛋白的微丝[134]。系膜突起包含微丝束，在环绕毛细血管的基底膜间隙之间架起桥梁，黏附内皮细胞，并连接基底膜折返的系膜角。这种细胞 – 基质相互连接被认为可以防止继发于毛细血管内水压升高的毛细血管壁扩张[134-136]。

一些研究已经阐明了介导肾小球系膜细胞和其他肾小球细胞以及肾小球基底膜之间相互作用的分子[137]。afdin 是一种 F– 肌动蛋白结合蛋白，定位于系膜细胞和内皮细胞之间的细胞连接处，也与 β–catenin 共定位，可能在系膜细胞迁移中发挥作用[138]。$α_3β_1$ 整合素和 Lu/BCAM 均为系膜受体，介导系膜细胞与基底膜中层粘连蛋白 $α_5$ 链的黏附[139]。

肌动蛋白交联蛋白 EPLIN 在系膜角的系膜细胞突起中高度表达，并依附于基底膜上[140]。肾连蛋白（nephronectin）是基底膜内的一种蛋白质，它与系膜细胞产生的 $\alpha_8\beta_1$ 整合素受体结合，在毛细血管襻的侧基底部（靠近系膜角）形成基底膜 - 系膜黏附[141]。

肾小球内系膜与球外系膜是连续的，是肾小球旁器（JGA）的组成部分。肾小球内系膜细胞和肾小球外系膜细胞相似，并且它们之间存在缝隙连接[142]。肾小球损伤后，肾小球外系膜内肾素谱系的细胞迁移至球内并重新填充系膜[143]。

Schlondorff 提出[144]，系膜细胞可能具有周细胞（pericyte）的某些特性，并具有平滑肌细胞的许多功能特性。除了为肾小球毛细血管襻提供结构支撑外，系膜细胞还具有收缩特性，并被认为在调节肾小球滤过中发挥作用[144]。肾小球系膜细胞局部产生自体有效物质（autacoids），如前列腺素 E_2 等，可能提供一种负向调节机制来对抗血管收缩剂的作用。

肾小球系膜细胞具有吞噬特性，并参与大分子物质在系膜中的清除[144, 145]，这一过程可通过吞噬摄取诸如铁蛋白[131]、胶体碳[146]和聚集蛋白[147]等示踪剂来证明。系膜细胞也参与细胞外系膜基质的生成和代谢[144, 148]。由于其独特的解剖定位及其产生的各种血管活性物质（如一氧化氮）、生长因子[如 VEGF、血小板衍生生长因子（PDGF）、转化生长因子（TGF）]、细胞因子和趋化因子[白细胞介素、趋化因子（C-X-C 模序）配体 1、趋化因子（C-C 模序）配体（CCLS）]，肾小球系膜细胞也广泛介导内皮细胞和足细胞的交互作用，从而控制和维持肾小球功能[149]。PDGF-B 亚型是 PDGFR-β 受体的主要配体，是促进系膜细胞增殖的强有力的有丝分裂原，PDGF-B 和 PDGFR-β 的基因缺失导致肾小球系膜细胞和系膜的缺失[150]。因此，系膜细胞也在包括 IgA 肾病和糖尿病肾病在内的许多肾小球疾病中发挥重要作用。

系膜被一种与基底膜相似但不完全相同的基质所包围，系膜基质纤维更粗，电子密度稍低。单宁酸染色可以很好地观察到大量的细微纤维的存在，很可能解释了系膜基质的纤维性特征[151]。Fibrillin-1 是微纤维的主要蛋白质，但其他相关蛋白包括微纤相关糖蛋白（microfifibril-associated glycoproteins）1 和微纤相关糖蛋白 2 及潜在的转化生长因子结合蛋白（latent TGF binding protein）-1[152, 153]。Fibrillin-1 和 α_8 整合素在系膜中共定位并相互作用以调节系膜黏附[154]。

系膜基质还含有纤连蛋白（fibronectin）、Ⅳ型胶原 α_1 和 α_2 链（而不是Ⅳ型胶原 α_3、α_4 或 α_5 型链，它们存在于基底膜中）、Ⅴ型胶原、各种层粘连蛋白亚型（而不是基底膜中存在的层粘连蛋白 -521）和蛋白聚糖 perlecan（而不是基底膜中存在的蛋白聚糖 agrin）。例如，层粘连蛋白 α_1 存在于系膜基质中（而不是基底膜），研究表明它通过抑制 TGF-β/Smad 信号通路来调节系膜细胞的动态平衡和基质沉积[155]。β 整合素家族的几种细胞表面受体已在系膜细胞上被确认，包括 $\alpha_1\beta_1$、$\alpha_3\beta_1$ 和纤连蛋白受体 $\alpha_5\beta_1$[156-158]。这些整合素介导系膜细胞与细胞外系膜基质中特定分子的黏附，并将基质与细胞骨架联系起来。系膜基质的黏附对细胞的锚定、收缩和迁移是重要的；配体 - 整合素结合也是一种信号转导机制，调节细胞外基质的产生、各种血管活性介质、生长因子和细胞因子的合成[148, 159]。

（六）壁层上皮细胞

壁层上皮排列在 Bowman 囊的内侧，由扁平的鳞状细胞组成，称为 PEC（壁层上皮细胞）（图 2-10）[19]。在尿极，壁层上皮细胞突然过渡成为近端小管的较高的立方细胞，近端小管有发达的刷状缘（图 2-16）。壁层上皮细胞的高度为 0.1～0.3μm，但在有细胞核处其高度增加到 2.0～3.5μm。每个细胞都有一个长长的纤毛，细胞器通常很稀疏，但包括小线粒体、大量直径 40～90nm 的小泡和高尔基体。大液泡和多囊泡体很少见。壁层上皮细胞表达 Pax-2 和 claudin-1。Bowman 囊基底膜的厚度为 1200～1500nm[19]。基底膜通常呈板层状，并随着疾病进程而增厚。在血管极和尿极，Bowman 囊厚度均明显减小。与肾小球基底膜相反，该 Bowman 囊的基底膜含有Ⅳ型胶原的 α_6 链，它是 $\alpha_1\alpha_2\alpha_1$（Ⅳ）-$\alpha_5\alpha_6\alpha_5$（Ⅳ）原聚体网络的一部分。

壁层上皮细胞对尿液起着渗透性屏障的作用。在实验性肾小球肾炎模型中，这一屏障被破坏，大分子可以渗入壁层上皮细胞与 Bowman 囊基底膜的间隙，随后渗入肾小球周围间隙[160]。几项研究

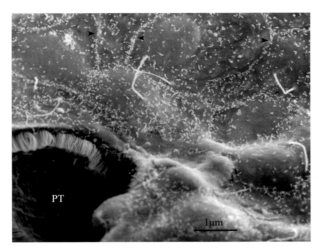

▲ 图 2-16 扫描电镜显示与尿极初段近端小管（PT）相邻的壁层上皮细胞表面。壁层上皮细胞具有单个纤毛，短微绒毛（箭头）突显了其外侧细胞边缘

结果表明，存在不同的壁层上皮细胞群体[161]。位于壁层上皮细胞和足细胞之间的肾小球血管极处的细胞被称为"极周细胞"（peripolar cell）[162]。电镜下，这些细胞具有明显的胞质颗粒，免疫表型介于壁层上皮细胞和足细胞之间，目前被称为"过渡细胞"（transitional cell）[163, 164]。它们的功能尚不清楚。靠近血管极的 Bowman 囊内的其他细胞表达足细胞标志物并形成交错的足突，称为"壁足细胞"（parietal podocyte）[或"异位足细胞"（ectopic podocyte）][163, 165]。在肾小球疾病中，壁层上皮细胞可转化为细胞核增大的立方细胞，并表达CD44[166]。这些"活化的壁层上皮细胞"表现为增殖、迁移和基质沉积，并在局灶性节段性肾小球硬化等疾病中发挥作用。

几项研究已经探讨了壁层上皮细胞具有作为可能的祖细胞再生足细胞的作用[167]。使用不同的小鼠足细胞耗竭模型和基因标记方法进行的各项研究表明，壁层上皮细胞可能作为足细胞的前体细胞，转分化为足细胞，从而重新填充肾小球丛[164, 168-170]。在一些实验性肾小球损伤的研究中，足细胞亚群实际上迁移到 Bowman 囊并表达壁层上皮细胞标志物[171-173]。对这些涉及壁层上皮细胞和足细胞的双向分化途径的阐明有待于进一步的研究。

三、肾小球旁器

肾小球旁器位于肾小球的血管极处，髓袢的远直小管在此与其对应肾小球连接。它是肾素 - 血管紧张素系统的主要结构成分，对调节肾小球小动脉阻力和肾小球滤过有重要作用[174]。

肾小球旁器有血管和小管成分。血管成分是入球小动脉的终末部、出球小动脉的起始部和肾小球外系膜。小管成分是致密斑，位于入球小动脉和出球小动脉之间的远直小管末端，与肾小球外系膜连接[175-177]。肾小球外系膜，也称为极垫（polkissen）或 lacis，由致密斑、入球小动脉和出球小动脉与肾小球丛交界处的特殊区域及肾小球丛的系膜细胞（肾小球内系膜细胞）所包围。肾小球旁器的特殊细胞类型包括球旁颗粒细胞、无颗粒的肾小球外系膜细胞和构成致密斑的上皮细胞。

（一）肾小球旁颗粒细胞

肾小球旁颗粒细胞主要位于入球小动脉壁上，少数位于出球小动脉壁上[176-179]。它们既有平滑肌细胞的特征，又有分泌型上皮细胞的特征，因此被称为上皮样细胞或肌上皮细胞[176]。它们的胞质中包含肌丝、发达的内质网，以及高尔基复合体中具有结晶亚结构的小"原颗粒"[176, 180]。肾小球旁细胞的特征是有许多大小和形状不同的电子致密的膜结合颗粒（图 2-17）[179]，其中含有天冬氨酸蛋白酶肾素[179, 181]。除肾素颗粒外，人肾小球旁细胞和肾小球外系膜细胞中也普遍存在脂褐素样颗粒[178, 180]。

除肾素外，肾小球旁颗粒细胞也表达血管紧张素Ⅱ，血管紧张素Ⅱ与肾素位于同一颗粒中[179]，在入球小动脉中活性最高[182]。像溶酶体一样，含有肾素的颗粒具有酸性 pH，内含溶酶体酶，包括酸性磷酸酶和组织蛋白酶 B，并具有吸收和降解胞吞物质的能力[142, 179, 183]。在肾脏发育过程中，肾素在肾内动脉中有表达，正常成年后，肾素颗粒仅见于入球小动脉远端的肾小球旁颗粒细胞中[184]。但在某些情况下，如血管外容量减少、低血压和出血，成年人肾素表达可能会再次延伸至更近端的动脉部分[185-187]。

（二）肾小球外系膜

肾小球外系膜位于与致密斑密切接触的入球小动脉和出球小动脉之间（图 2-17），与肾小球内系膜连续，由超微结构与系膜细胞相似的细胞组成[176, 177]。肾小球外系膜细胞具有细长的胞质突起，

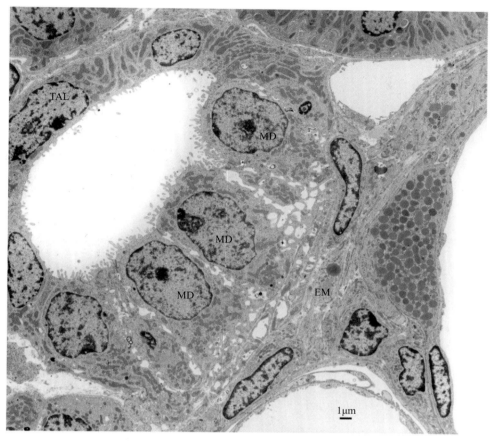

◀ 图 2-17　兔肾的肾小球旁器透射电镜照片

图中显示致密斑（MD）、肾小球外系膜（EM）和部分小动脉（右侧），内含大量电子致密颗粒。致密斑细胞明显比邻近升支粗段（TAL）细胞高和窄

由基底膜物质隔开。球外系膜细胞虽然不典型，但偶尔含有肾素颗粒。球外系膜细胞与入球、出球小动脉和致密斑接触，在肾小球旁器血管部分各种细胞间常可见缝隙连接[142, 188]。部分由连接子蛋白 40（connexin 40）[189] 形成的缝隙连接存在于球外系膜细胞和肾小球内系膜细胞之间，使信号能够从致密斑通过肾小球外系膜层传递到肾小球[142, 190]。此外，有证据表明，缝隙连接结构和功能的改变可能会消除管球反馈反应[190, 191]。

（三）致密斑

致密斑是远直小管中的一个特殊区域，毗邻对应的肾小球（图 2-8 和图 2-17）。致密斑细胞在形态上与远直小管周围细胞不同。它们是柱状细胞，胞核大，位于细胞顶部，尽管致密斑细胞的大小有相当大的物种差异。与远直小管细胞相比，致密斑细胞质相对较少，基底褶较少，线粒体密度较低，线粒体较小，散在分布（大鼠）或位于近细胞核基底部（人），很少包裹在基底侧质膜内。高尔基体位于细胞核和其他细胞器（包括溶酶体、自噬空泡、核糖体、光滑和粗糙的内质网）的侧面和下方，且主要位于细胞核下方。基底细胞质延伸与血管成分相接触，此时致密斑基底膜与血管基底膜融合[175, 176]。致密斑细胞缺乏远直小管特有的侧突和交错突起，细胞间隙的宽度随动物生理状态的不同而异[192]。

四、近端小管

近端小管由近曲小管（PCT）和近直小管（PST）组成，近曲小管起始于肾小球的尿极，位于皮质迷路内，近直小管位于近曲小管的远端，位于皮质的髓放线内，延伸至外髓质的外带（图 2-5）。近端小管长度因物种而异，兔约有 10mm[193]，大鼠约有 8mm，小鼠有 4~5mm[15]，人类约有 14mm[194]。大鼠和小鼠的皮质近端小管体积密度雄性大于雌性[195, 196]；在小鼠中，雄性近端小管约占皮质体积的 60%，雌性仅占约 40%[195]。这些结构差异与近端小管转运蛋白表达的性别二态性有关[197]。

在大鼠[198]和恒河猴[199]中，根据它们的超微结构特征，已经鉴定出三个形态上不同的节段：S_1、S_2 和 S_3（图 2-18 至图 2-20）[198, 200, 201]。S_1 段是近曲小管的起始部分，它始于肾小球（图 2-7 和图 2-16），约占大鼠近曲小管的 2/3。S_2 段包含近曲小管的远端 1/3 和近直小管的起始部分。S_3 段是近直小管的剩余部分，位于深部的内皮质层和外髓的外带。

在超微结构上，S_1 段细胞具有较高的刷状缘，发达的液泡 - 溶酶体系统，广泛的外侧质膜内陷和外侧细胞突起，从顶端延伸到基底表面，与相邻细胞的突起交错排列。细长的线粒体位于靠近质膜的外侧细胞突起中。S_2 段细胞的超微结构相似，只是刷状缘较短，基底外侧内陷不那么突出，线粒体较小。许多小的侧突，称为"微足（micropedici）"[小足（little feet）]，位于细胞基底部附近。胞吞室没有 S_1 段突出，溶酶体的数量和大小因种属和雌雄不同而不同，在雄性中溶酶体更丰富且更大[193, 198]。

在大鼠肾脏中，首先描述了 S_1、S_2 和 S_3 的定义，S_3 段细胞的特征是刷状缘长；细胞侧突和内陷很少；线粒体小且随机分布；胞吞液泡和溶酶体小且稀疏[198]。过氧化物酶体遍布近端小管，与 S_1 相比，它们在 S_2 的直段和 S_3 中更为丰富[198]。

S_1、S_2 和 S_3 最初是根据大鼠肾脏的超微结构特征定义的，由于物种间超微结构的差异，这些术语只适用于特定的物种。例如，人类的远端近直小管有一个相对较短的刷状缘[194]，而兔子的近直小管有较大的胞吞液泡和大量的小溶酶体[193]。在兔子中，S_2 段为 S_1 和 S_3 段的过渡[202, 203]。一项对小鼠的形态计量学研究发现，近端小管的皮质段没有结构分段[15]；然而，在小鼠皮质近端小管中，刷状缘的长度存在明显的变化，与大多数皮质段相比，外髓质外带中的近直小管通常具有更长的刷状缘。此外，小鼠近端小管在某些蛋白的表达上表现出明显的轴向异质性，如电碳酸氢钠共转运体剪接变体

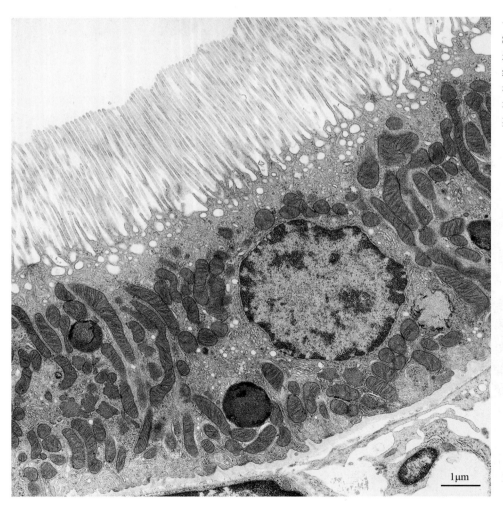

◀ **图 2-18　大鼠近端小管 S_1 段的透射电镜照片**
这些细胞的特征是高的刷状缘，突出的胞吞 - 溶酶体结构，基底外侧质膜广泛内陷，在基底外侧质膜内褶之间排列着大量的长线粒体

1μm

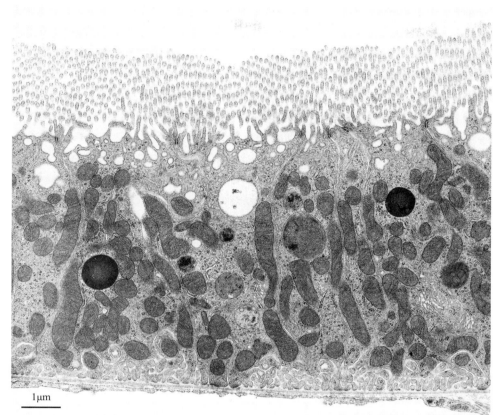

1μm

◀ 图 2-19　大鼠近端小管
S₂ 段的透射电镜照片
其刷状缘比 S₁ 段刷状缘短。
线粒体数量众多，一般与基
底外侧质膜内褶对齐。细胞
基底部有许多小的侧突

1μm

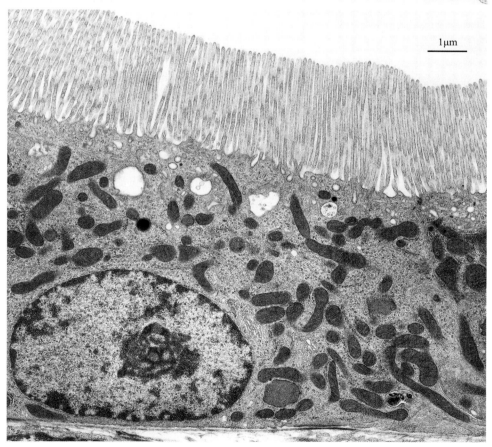

◀ 图 2-20　大鼠近端小管
S₃ 段的透射电镜照片
刷状缘较高，但胞吞 – 溶酶
体结构不如 S₁ 和 S₂ 段明显。
基底外侧内陷稀疏，线粒体
散布在细胞质中

1-A（NBCe1-A），它丰富地存在于近曲小管的基底外侧质膜和皮质近直小管起始部中，但在外髓的近直小管中检测不到[204]，而基底外侧谷氨酰胺转运体 SN1（SNAT3），它仅限于外髓和髓放线的近直小管中，但在近曲小管中检测不到[205, 206]。在健康的人肾脏中，只有近曲小管和近直小管得到了鉴定和描述[194]。因此，除非专门使用 S₁～S₃ 的术语，否则下文将使用近曲小管和近直小管。

（一）近曲小管

近曲小管的细胞结构复杂[202, 207, 208]。大的初级嵴从细胞的顶端横向延伸至细胞的基底面。大的外侧突起，通常含有线粒体，从初级嵴向外延伸，与相邻细胞中的类似突起交错（图 2-21）。在细胞的管腔表面附近，较小的侧突从初级嵴延伸到与相邻细胞的突起交错。沿着基底细胞表面可见不含线粒体的小基底绒毛（图 2-18、图 2-19、图 2-21 和图 2-22）。这些广泛的交错突起形成了一个复杂的细胞外室，即基底外侧细胞间隙（图 2-21 至图 2-23），它与管腔（顶端细胞表面）被紧密连接 [闭锁小带（zonula occluden）] 分开[209]。近端小管紧密连接表达特定的 claudin 蛋白，这种蛋白赋予特定的离子通透性，可能是细胞旁钠和水高转运率的原因之一[210-212]。紧密连接下面是带状中间连接，又称黏着小带（zonula adheren）[209]，然后是几个随机分布在中间连接下不同距离处的桥粒（desmosome）。在哺乳动物和无脊椎动物的肾近端小管中，缝隙连接（gap junctions）少量存在[213]，可以通过连接蛋白家族为细胞间离子的移动和细胞间的交流提供途

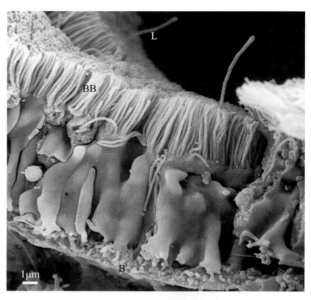

▲ 图 2-22　大鼠近曲小管的扫描电镜图片

图片显示茂密的刷状缘（BB），初级纤毛伸入管腔，突出的外侧细胞突起，以及多个称为微型足的小基底突起（B）（改编自 Verlander JW. Solute reabsorption. In *Cunningham's Veterinary Physiology*, 6th ed. St Louis: Elsevier; In press.）

径[214]。每个近曲小管细胞的外侧细胞间隙在基底膜上是开放的，它将细胞与肾小管周围间质和毛细血管隔开。基底膜厚度沿近端小管逐渐变薄。例如，恒河猴的 S₁、S₂ 和 S₃ 节段的基底膜厚度分别约为 250nm、145nm 和 70nm[199]。

近曲小管细胞的侧突与质膜的广泛内陷相结合，增加了基底外侧质膜的细胞间隙和表面积。在家兔中，外侧表面积等于管腔表面积，相当于每毫米小管的面积为 $2.9mm^2$[215]。细长的线粒体位于靠近质膜的外侧细胞突起中（图 2-18 和图 2-23），钠钾腺苷三磷酸酶（Na⁺-K⁺-ATP 酶）就在这里[216, 217]。虽然线粒体在二维图像中通常呈杆状，但许多线粒体是分叉的，彼此相连[218]。通常在质膜和线粒体之间观察到一个光滑的膜系统，即膜旁池系统（paramembranous cisternal system），该系统可能与光滑的内质网保持连续性。近曲小管细胞含有大量光滑和粗糙的内质网，丰富的游离核糖体，以及发育良好的高尔基体，其由表面光滑的囊或池、包被的小泡、未包被的小泡和较大的液泡组成，位于细胞核的上方和侧面。此外，近端小管细胞的细胞质中分布着广泛的微管系统。

近曲小管细胞有丰富的管腔刷状缘，由顶部质

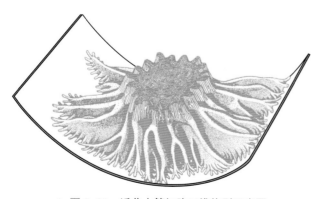

▲ 图 2-21　近曲小管细胞三维构型示意图

引自 Welling LW, Welling DJ. Shape of epithelial cells and intercellular channels in the rabbit proximal nephron. *Kidney Int.* 1976; 9: 385-394.

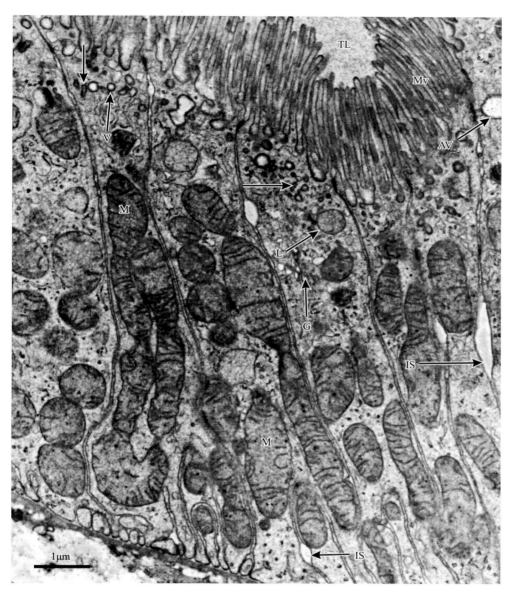

◀ 图 2-23 正常人肾脏近曲小管的透射电镜照片

线粒体（M）细长而曲折，偶尔折叠回原来的样子。由顶端液泡（AV）、顶端囊泡（V）和顶端致密小管（箭）组成的胞吞器已经发育成熟。G. 高尔基体；IS. 细胞间隙；L. 溶酶体；Mv. 形成刷状缘的微绒毛；TL. 小管腔

膜、微绒毛的指状突起密实排列而成。刷状缘大大增加了顶部细胞表面[215]和面向管腔液体的吸收表面。每个微绒毛包含 6～10 个直径约 6nm 的肌动蛋白细丝，它们延伸到细胞体中的距离可变。含有肌球蛋白和血影蛋白（spectrin）的细丝网络[219]，即末端网，位于微绒毛正下方的顶端细胞质中，与微绒毛垂直[220]。每个近曲小管细胞都有一个发达的胞吞 - 溶酶体系统，参与超滤液中大分子的重吸收和降解[221, 222]。胞吞室包括广泛的被膜小窝、小被膜囊泡、顶端致密小管和没有细胞质包被的较大的胞吞囊泡（图 2-24）。包被小窝（coated pit）是微绒毛底部顶端质膜的内陷，含有参与受体介导的胞吞作用的 clathrin[219]、megalin[223-225] 和 cubilin[225]。

小泡的细胞质被膜在超微结构上与被膜小窝的细胞质侧被膜相似。

近曲小管细胞含有许多大小、形状和超微结构不同的溶酶体（图 2-25)[221, 226]。溶酶体是膜结合的异质细胞器，含有蛋白酶、脂肪酶、糖苷酶和酸性水解酶，包括酸性磷酸酶。溶酶体降解被胞吞（异噬作用）吸收的物质，通常含有电子致密沉积物，被认为代表再吸收的物质，如蛋白质（图 2-19 和图 2-25）。溶酶体还通过自噬作用参与细胞内成分的正常周转，在近曲小管细胞中常可见含有细胞器碎片的自噬泡[226]。含有不可消化物质的溶酶体称为残余体；这些残余体可以通过胞吐作用将其内容物排空到小管腔内。多泡体（MVB）常见于近曲

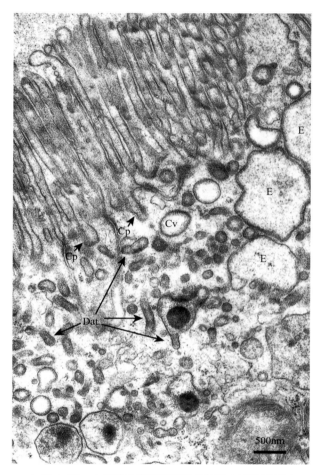

▲ 图 2-24　人近端小管顶端区域的透射电子显微照片

图片显示了胞吞器，包括有包被小窝（CP）、包被囊泡（CV）、顶端致密小管（DaT）和内涵体（E）

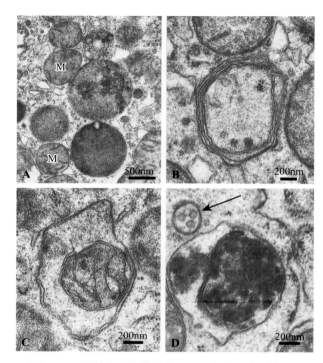

▲ 图 2-25　透射电子显微照片显示了人类近端小管的不同类型溶酶体的外观

A. 溶酶体、少量线粒体（M）；B. 自噬空泡形成的早期；C. 完整的自噬溶酶体，包含正在消化的线粒体；D. 自噬溶酶体，包含正在消化的微体。图中还显示了多泡体（箭）（引自 Tisher CC, Bulger RE, Trump BF.Human renal ultrastructure. I: Proximal tubule of healthy individuals. *Lab Invest.* 1966;15:1357–1394.）

小管细胞的胞质中，是液泡 - 溶酶体系统的一部分。多泡体最初被认为与膜回收和（或）膜处理有关，但后来的研究表明，多泡体可能为胞吞作用形成的质膜小泡提供了一条出口途径，并可能作为下游肾单位节段的信号转导途径 [227, 228]。近端肾小管细胞广泛的液泡 - 溶酶体系统对肾小球滤液中白蛋白和低分子血浆蛋白的重吸收和降解起着重要作用 [221, 229, 230]。在正常情况下，液泡 - 溶酶体系统在近曲小管中最为突出，但在蛋白尿状态下，近直小管也可以观察到大液泡和大量的溶酶体 [193, 198]。

（二）近直小管

在大鼠，近直小管（pars recta，PST）包括位于髓放线 S_2 段的终末部分和整个 S_3 段。不同物种的近直小管形态差异很大。例如，大鼠 S_3 的刷状缘长达 4μm，而在家兔和人的近直小管中，刷状缘相

对较短。S_3 段上皮比 S_1 和 S_2 段都简单 [198, 202]。基底外侧质膜内陷几乎不存在，线粒体很小，随机散布在细胞质中，细胞间隙更小，更不复杂（图 2-20 和图 2-26）。这些形态学特征与研究表明，与近曲小管相比，近直小管的 Na^+-K^+-ATP 酶活性明显降低 [231]。与近曲小管细胞相比，大鼠 S_3 段细胞中的液泡 - 溶酶体系统不那么显著，在兔和人中，近直小管后段都存在许多含有电子致密膜状物质的小溶酶体 [193, 194, 232]。过氧化物酶体在近直小管中很常见（图 2-27）。与溶酶体不同，过氧化物酶体形状不规则，被 6.5nm 厚的膜包被，不含酸性水解酶 [226]。近直小管内的过氧化物酶体在不同物种中的外观有很大的不同。在大鼠体内，透射电子显微镜可以看到小的圆形轮廓就在界膜内，杆状结构通常从细胞器向外突出。此外，近直小管中的过氧化物酶体中通常存在一个小的类核。过氧化物酶体含有丰富的过氧化氢酶和多种氧化酶，包括 1-α- 羟基酸氧化酶（1-α-hydroxy-acid oxidase）和 D- 氨基酸氧化酶

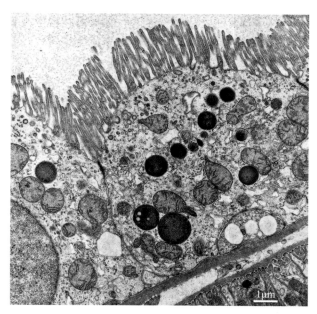

▲ 图 2-26　人类肾脏近直小管的低倍透射电镜照片

细胞表面凸起处的微绒毛不如大鼠近直小管中的微绒毛长。溶酶体的电子密度极高。右侧细胞底部的透明的、单一的膜限制结构代表脂滴（引自 R.E. Bulger, PhD.）

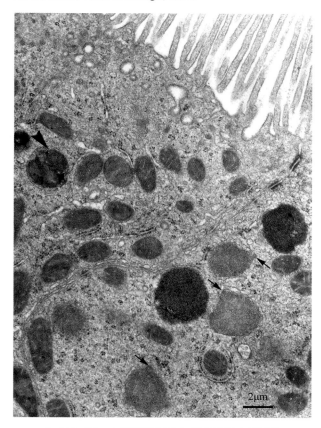

▲ 图 2-27　大鼠近直小管 S_3 段的透射电镜照片

胞吞囊泡、溶酶体和自噬空泡（箭头）的含量低于 S_1 和 S_2 段。过氧化物酶体很丰富，并通过其不规则的、角状形状和沿边缘的小圆形突起（箭）来识别

（D-amino acid oxidase），过氧化氢酶参与过氧化氢的降解[233, 234]。

近端小管在重吸收 Na^+、HCO_3^-、Cl^-、K^+、Ca^{2+}、PO_4^{3-}、水及有机溶质（如维生素、葡萄糖和氨基酸），分泌质子、氨和有机阴离子，以及摄取过滤肽和蛋白质中起主要作用。近端小管细胞的超微结构特征有助于这些转运过程，最显著的是顶端和基底外侧质膜室的高表面密度，近端小管起始节段的高线粒体密度，以及丰富的胞吞液泡和溶酶体系统。在某些情况下，近端小管细胞通过重新分布特定转运体位于刷状缘的位置来改变转运能力。例如，在改变近端小管钠摄取的模型中，顶端钠-氢交换器 NHE3 重新分布在刷状缘微绒毛和微绒毛基部之间[235, 236]，而甲状旁腺激素刺激磷酸钠转运体 NaPi-2 从微绒毛到内体的重新分布[236]。跨小管和毛细血管壁的液压和胶体渗透压的改变导致近端小管的超微结构发生显著变化，特别是在外侧细胞间隙的结构上[237, 238]。

五、髓袢细段

髓袢细段连接肾单位的近端小管和远端小管，从近直小管（PST）的远端突然出现，在不同深度返折，形成发夹形的弯曲，然后上升并过渡到远直小管（TAL）。从近端肾小管到髓袢降支细段的过渡（图 2-5、图 2-6、图 2-28 和图 2-29）确定了外髓部的内、外带之间的边界，而从髓袢升支细段到髓袢升支粗段的过渡则确定了内外髓质的边界（图 2-5 和图 2-6）。起源于表浅和中间肾小球的短袢肾单位，其降支细段很短，在内外髓质交界附近的发夹转折处形成远直小管。而起源于髓旁肾小球的长袢肾单位，细段较长，有很长的降支细段和升支细段，由发夹形弯曲所连接，这些弯曲位于内髓部的深度不同。位于最外侧皮质的肾单位仅有很短的皮质袢，不会延伸到髓质。尽管这些特征在哺乳动物物种中总体上是一致的，但对几种实验动物肾髓质组织包括 3D 重建研究，已经描述了不同物种在细段节段的长度和超微结构上的差异[13, 239]。

根据超微结构特征，有 4 种类型的细段上皮，为 I ～ IV 型[240-244]（图 2-30）。I 型上皮仅发现于短袢肾单位的降支细段。它非常薄，并且顶端和基底外侧质膜都相对光滑，顶端微突起很少，缺乏基底

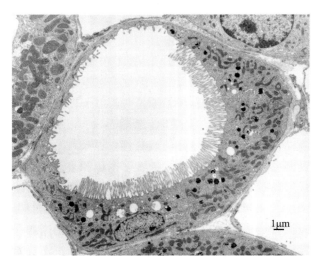

▲ 图 2-28　家兔肾的透射电镜照片
图片显示从近直小管到髓袢降支细段的突然过渡（改编自 Madsen KM, Park CH. Lysosome distribution and cathepsin B and L activity along the rabbit proximal tubule. *Am J Physiol*. 1987; 253: F1290–F1301.）

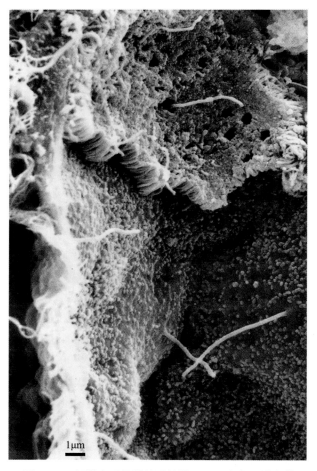

▲ 图 2-29　扫描电子显微镜照片展示了从大鼠近端小管的末端 S₃ 段（顶部）到降支细段（底部）的突然过渡。细长的纤毛从近端小管和细段的细胞伸入管腔

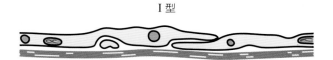

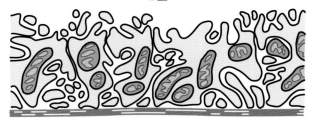

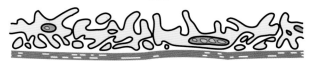

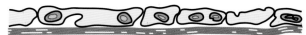

▲ 图 2-30　大鼠肾脏细段部分 4 种类型的示意图（相关说明请参见正文）

褶。侧向指状突起和细胞器稀疏。紧密连接位于中间深度，有几条连接链，具有紧密上皮的特征 [245-247]。

　　长袢肾单位的降支细段在外髓部分包含 II 型上皮，在内髓部分包含 III 型上皮。II 型上皮比 I 型上皮高，并且表现出明显的种间差异。在大鼠 [248]、小鼠 [240]、嗜沙肥鼠 [244] 和仓鼠 [242] 中，II 型上皮具有广泛的侧向和基底指状突起（图 2-31）。紧密连接非常浅，并包含单个连接链，具有"渗漏"上皮的特征。短而钝的微绒毛覆盖在腔表面。包括线粒体在内的细胞器比细段的其他部分更为突出。在家兔体内，其 II 型上皮相较于其他物种简单 [202]，指状突起不突出，紧密连接较深 [247]。

　　与 II 型上皮相比，III 型上皮更薄，结构更简单。细胞间不交错，紧密连接处于中间，并且管腔表面微突起较少（图 2-30 和图 2-32）。IV 型上皮形成长袢中的弯曲部分及整个升支细段。IV 型上皮（图 2-30 和图 2-32）通常低而平坦，细胞器相对较少。它几乎没有表面微突起，但有丰富的侧向细胞突起和指状突起。紧密连接较浅，具有渗漏上皮的特征。

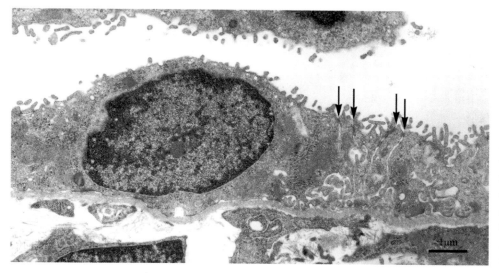

◀ 图 2-31　大鼠肾脏外髓内带中髓袢细段 II 型上皮的透射电子显微照片

与其他类型的细胞相比，II 型上皮更高，细胞器更多，顶端的质膜微突起更突出，基底外侧质膜内褶更复杂。细胞有广泛的侧向指状突起，通过短的紧密连接附着在顶端表面（箭）[改编自 Verlander JW. Normal ultrastructure of the kidney and lower urinary tract. *Toxicol Pathol*. 1998; Jan-Feb; 26(1):1-17.]

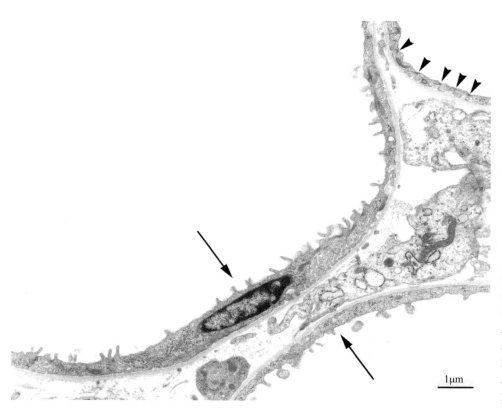

◀ 图 2-32　大鼠肾脏初始内髓中髓袢细段的透射电子显微照片

III 型上皮（箭）具有突出的顶端质膜微突起。与 II 型上皮相比，它是一种非常低的扁平上皮，具有较少的基底外侧质膜内褶。也可以看到一小部分 IV 型细段上皮，该上皮也很平坦，但由于有大量的侧向指状突起，因此有许多紧密连接（箭头）（引自 Sands JM, Verlander JW. Functional anatomy of the kidney. In: McQueen C, ed. *Comprehensive toxicology*, 3rd ed. St Louis: Elsevier; 2017.）

细段部分几种转运蛋白表现出独特的表达模式，包括 Na$^+$-K$^+$-ATP 酶，水通道（AQP1）和尿素转运蛋白 UT-A2。大鼠 II 型上皮的 Na$^+$-K$^+$-ATP 酶蛋白表达[249] 及活性[250] 明显高于其他降支细段。在家兔体内，II 型细段没有复杂的基底外侧质膜内褶，与家兔的所有细段一样，其 Na$^+$-K$^+$-ATP 酶活性非常低[251]。AQP1 [239, 252, 253] 和尿素转运蛋白 UT-A2 [254-256]，以特定的节段模式表达，仅表达在降支细段。然而，在 Munich-Wistar 大鼠体内，具有 AQP1 和 UT-A2 结构特征和免疫反应性的典型降支细段与典型升支节段混合在一起[257]。

内髓的 3D 排列已在研究中进行了详细地结构描述，其记录了特定的细支节段相对于直小血管和髓质中集合管的空间结构，以及细段所具有的特定运输特性，被认为是尿液浓缩机制的必要元素[13, 258-267]。

六、远端小管

术语"远端小管"以不同的方式使用，涵盖远端肾单位的不同节段。根据肾脏解剖学家的标准命名法，"远端小管"包括髓袢的 TAL（直部或远直小管），其中包含致密斑和远曲小管（曲部）[268]。然而，在显微穿刺研究和更普遍的使用中，远端小管包括从致密斑区域的远端到两个小管第一次汇合的节段。根据这个定义，远端小管最多可包括 4 个不同的上皮节段，远直小管、远曲小管、连接小管（CNT）和初始集合管的一小部分[202, 269, 270]。组成远端小管节段的长度在不同物种和大鼠品系之间是不同的。据报道，在大鼠体内从致密斑到第一个小管交界处的小管长度为 2.4～2.5mm[269]。在 Sprague-Dawley 和 Brattleboro 大鼠中，远曲小管（DCT）占可通过显微穿刺到达的远端小管的 75%～77%，而在 Wistar 大鼠中，它仅占远端管的 48%，其余为连接小管和初始集合管[269]。在进行显微解剖的家兔远端小管的研究中，对可能与远曲小管、连接小管和初始集合管相关的被命名为 DCTb、DCTg 和 DCT1 的节段进行测量，结果分别为 0.49mm、0.42mm 和 0.41mm[271]。而在结构研究中测得的家兔的远曲小管长约 1mm[202]。

（一）髓袢升支粗段

升支粗段（TAL），即远直小管，起自髓袢细段，跨过外髓的内带和外带，延伸入髓放线穿过皮质，在致密斑处接触其自身肾单位的肾小球，继续延伸一小段距离，跨越过致密斑，过渡为远曲小管[202, 270]（图 2-5）。在短袢肾单位中，可能在发夹转弯之前不久就发生了向升支粗段的过渡，但并非所有物种都如此[15]。在外髓，升支粗段细胞在内带较高，从约 11μm 开始，高度下降到 7～8μm[202, 270, 272]。随着肾小管上升至皮质时，大鼠皮质升支粗段（cTAL）中的细胞高度逐渐降低至约 5μm[272]。同样在家兔体内，皮质升支粗段的高度低于髓质升支粗段（mTAL），平均为 4.5μm，但在末端部分下降至约 2μm[202, 273]。

升支粗段细胞基底部有广泛的基底内褶，且相邻细胞之间有广泛的指状突起（图 2-33 和图 2-34）。基底内褶通常从基部延伸到细胞高度的 2/3 或更多，特别是在内带的髓质升支粗段细胞中。胞核位于中央，在细胞核与顶端或基底表面之间几乎没有细胞质或细胞器。众多细长线粒体位于侧向胞突中，通常与基底膜垂直，类似于近端小管的 S_1 段，并且在基质中也含有明显的颗粒。升支粗段还拥有完善的高尔基复合体、顶端囊泡和微管泡、多泡体和溶酶体及丰富的光滑和粗糙内质网。在大鼠[209]体内，紧密连接的深度为 0.1～0.2μm；在家兔体内，紧密连接的长度从髓质升支粗段到皮质升支粗段逐渐增加[202]，细胞间也存在中间连接，但似乎缺乏桥粒。

通过扫描电镜观察，发现大鼠肾脏的升支粗段具有两种不同形态的细胞，称为"光滑"细胞和"粗糙"细胞，以管腔质膜的外观和侧向细胞边界区分开来[270]。粗糙的升支粗段细胞顶端有许多微突起，而光滑的升支粗段细胞的顶端表面除沿细胞边界外几乎没有微突起（图 2-33）；这两种类型的细胞都有单一的中心初级纤毛。在外髓的内带中，粗糙的

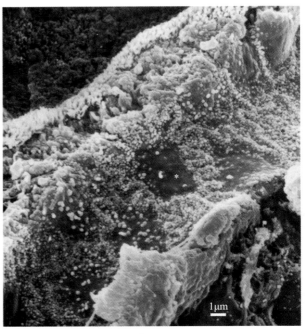

▲ 图 2-33 扫描电镜照片，显示大鼠髓质粗支升段的管腔表面

白色星号表示表面光滑的细胞；黑色星号表示表面粗糙的细胞（改编自 Madsen KM, Verlander, Tisher CC. Relationship between structure and function in distal tubule and collecting duct. *J Electron Micros Tech*. 1988;9:187-208.）

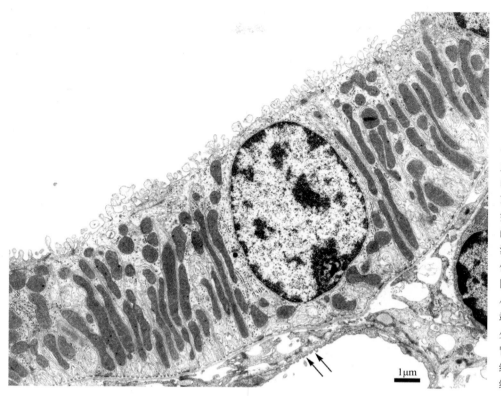

◀ 图 2-34　大鼠肾脏中皮质升支粗段（TAL）的透射电镜照片
顶端表面有许多短的顶端微突起，这是皮质 TAL 中常见的粗糙 TAL 细胞的典型特征，深且复杂的基底质膜内陷延伸到细胞的顶端区域，并包围着细长的线粒体。与远曲小管相比，细胞核与细胞顶端和基底部之间的细胞器较少，胞质也较少（图 2-36）。肾小管周围毛细血管与 TAL 细胞的基底侧相邻，管周毛细血管内皮细胞有窗孔（箭）

升支粗段细胞通常具有与相邻细胞相互交错的侧突，从而产生起伏的细胞边界，而光滑的升支粗段细胞通常仅具有较浅的侧突，因此具有相对平滑的细胞边界；这些差异在皮质升支粗段细胞中是不存在的[270]。但是，与粗糙的升支粗段细胞相比，光滑的升支粗段细胞具有更突出的近顶端胞质囊泡和微管泡小室。光滑表面模式的细胞在髓质升支粗段中占主导地位，但随着粗段上升，粗糙的升支粗段细胞数量增加，并且管腔微突起和顶端外侧内陷变得比较突出。因此，皮质升支粗段中的管腔质膜表面积明显大于髓质升支粗段[272]。

升支粗段的特征结构，尤其是高密度的线粒体插入基底外侧质膜内褶之间，可通过使大量基底外侧 Na^+-K^+-ATP 酶驱动位于顶端质膜 Na^+、K^+、$2Cl^-$ 协同转运蛋白[274]，从而在 NaCl 的主动重吸收中发挥重要作用。在升支粗段内，超微结构特征的轴向异质性与 Na^+-K^+-ATP 酶活性相关，内带中的髓质升支粗段具有最大的基底外侧质膜面积、线粒体密度及 Na^+-K^+-ATP 酶活性[249, 272, 275, 276]。然而，所观察到的轴向、细胞结构异质性与其功能的相关性仍然未知[277]。使用离体灌注小管技术进行的一

些生理研究发现，在升支粗段的髓质段中，NaCl 的转运大于在升支粗段的皮质段中的转运[278]，这与其结构的差异是一致的，但其他人并未观察到此现象[279, 280]。同样，升支粗段细胞的光滑和粗糙形式之间的功能差异尚未定义。尽管在升支粗段中观察到了各种转运蛋白（包括 ROMK、H^+ATP 酶和 NKCC2）在表达上的细胞异质性，但尚未发现这些蛋白表达的变化与使用电子显微镜描述的顶端表面模式之间相关联[277]。

（二）远曲小管

在皮层迷路中，距离致密斑远端不远处，升支粗段突然转变为远曲小管（图 2-5 和图 2-35）。像升支粗段细胞一样，远曲小管细胞具有广泛的基底外侧质膜内褶，以及排列密集的长线粒体，这些线粒体与基底外侧质膜内褶相平齐，垂直于基底膜（图 2-36）。然而，远曲小管细胞明显比升支粗段细胞高，并且细胞核靠近顶端质膜，基底外侧质膜内褶和线粒体介于细胞核和基底膜之间。在管腔表面的远曲小管细胞具有单个中央纤毛和许多小的微突起，这些突起在细胞的外侧边界处更为突出；与升

支粗段细胞相比，其外侧边界较简单（图 2-37）。连接复合物是由深度约为 0.3μm 的紧密连接和中间连接组成的 [209]。细胞内的高尔基体发育良好，存在溶酶体和多泡体，但比近端小管要少见。细胞还含有许多小的近顶端囊泡、微管、游离核糖体及粗糙和光滑内质网。

如前所述，在显微穿刺研究中，"远端小管"包括从紧邻致密斑的远端至与另一肾小管第一个交界处的小管段，其中包括多达 4 种不同类型的上皮（图 2-38）。通常，"初始"或"清亮"的远端小管相当于远曲小管加一小段升支粗段，而"终末"或"颗粒状"的远端小管则相当于连接小管和集合管

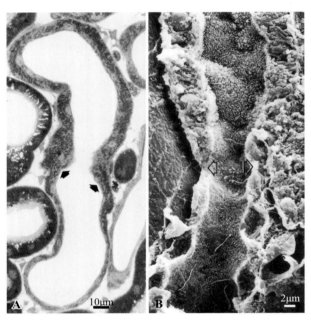

▲ 图 2-35　显微照片展示从髓袢的升支粗段（下）到远曲小管（上）的突然过渡（箭）

A. 正常大鼠肾脏的光学显微照片；B. 正常家兔肾脏的扫描电子显微照片（B 图引自 Ann LeFurgey, PhD.）

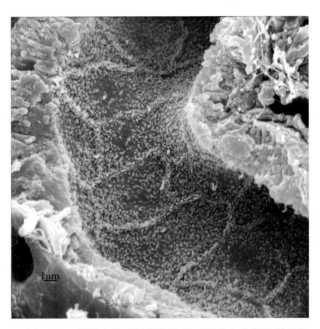

▲ 图 2-37　扫描电子显微镜照片显示了来自大鼠肾脏的远曲小管的腔表面。短微绒毛很突出，更长和更丰富的微绒毛突出了细胞边界，并且顶端区域的细胞边界很简单，缺乏在升支粗段（TAL）中看到的指状交叉（与图 2-33 比较）

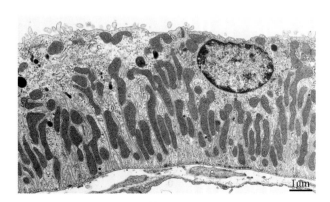

▲ 图 2-36　大鼠远曲小管（DCT）的透射电子显微照片

尽管 DCT 细胞的结构在许多方面类似于升支粗段（TAL）细胞，但 DCT 细胞却更高，基底质膜内褶较多，细胞核与基底膜之间有线粒体（与图 2-34 中的 TAL 细胞进行比较）

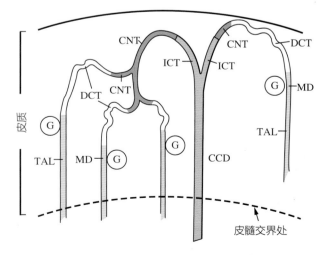

▲ 图 2-38　浅表和髓旁肾单位中远端小管和皮质集合管各部分的解剖结构示意图（详细说明请参见正文）

CCD. 皮质集合管；CNT. 连接小管；DCT. 远曲小管；G. 肾小球；ICT. 初始集合管；MD. 致密斑；TAL. 升支粗段（髓袢）

在皮质迷路的初始部分，即初始集合管[269, 281]。在一些物种中，远曲小管在细胞形态和转运蛋白表达方面表现出轴向异质性[282]。在家兔体内，从远曲小管到连接小管的形态转变是截然不同的。但是在大鼠、小鼠和人体内，远曲小管的末端部分具有连接小管的特征，例如具有闰细胞和在连接小管细胞中表达的几种蛋白质。实际上，根据蛋白质表达特征，在大鼠中已经定义了两个远曲小管片段：DCT1 和 DCT2。顶端噻嗪类敏感的 Na^+-Cl^- 共转运体（NCC）的表达对于远曲小管细胞起关键作用，并且在整个远曲小管中都存在。远曲小管的初始节段（DCT1）与终末节段（DCT2）区别在于，DCT2 中存在 Na^+-Ca^{2+} 交换通道（NCX1）和依赖维生素 D 的钙结合蛋白 calbindin-D28K[283]，这种蛋白也表达于连接小管细胞中[284]。在小鼠[285, 286] 和人体内[287]，NCX 和 calbindin-D28K 在大多数远曲小管中均有表达，因此 DCT1 和 DCT2 是不可区分的，至少不是最初定义的那样。然而，在大鼠、小鼠和人体内，远曲小管初始节段与远曲小管终末节段的不同之处在于，后者部分表达上皮钠通道（ENaC）[286]，而上皮钠通道在连接小管细胞中也表达，在小鼠和大鼠体内，终末节段远曲小管表达了顶端钙通道 TRPV5，这是起始节段远曲小管所不具有的[288, 289]。此外，在大鼠和小鼠体内，远曲小管的末端部分还包含闰细胞，主要是所谓的非 A、非 B 亚型，这将在集合管的部分中进行详细介绍。

远曲小管在所有肾单位节段中均具有最高的 Na^+-K^+-ATP 酶活性[231, 251]，它驱动离子运输，这与该节段中的高线粒体密度和复杂的基底外侧质膜内褶相关。NCC 存在于顶端质膜和近顶端囊泡中[290-292]。许多研究表明，远曲小管响应生理刺激后改变了该部分的运输活性，从而改变了远曲小管的结构[293-297]。例如，用呋塞米（furosemide）（升支粗段转运蛋白 NKCC2 的抑制剂）处理会导致远曲小管细胞大小、基底外侧质膜面积和细胞增殖显著增加，并且 NCC 表达和钠摄取也会增加。这表明当抑制 NKCC2 并向远曲小管增加 NaCl 传递时，可以保留钠[293, 298]，提示结构适应性与功能适应性是相关联的。在低盐饮食的动物体内，NCC 主要在顶端质膜中表达，介导其吸收顶端的 NaCl，而高盐饮食或急性诱导高血压会导致 NCC 重新分配到顶端胞质囊泡中[299, 300]。

相反，给予血管紧张素 Ⅱ 可显著增加顶端质膜上 NCC 的表达，降低顶端胞质囊泡中 NCC 的表达。血管紧张素转化酶抑制剂卡托普利处理会对 NCC 的分布具有相反的作用[301]，尽管在这些条件下，磷酸化的 NCC 仅存在于顶端质膜，而不存在于胞质囊泡中[302]。同样，在切除卵巢的大鼠体内使用雌二醇会增加 NCC 的磷酸化和活性[303]，导致顶端质膜复杂性和 NCC 表达量增加，同时顶端胞质囊泡的消耗也是增加的[304]。因此，当刺激改变 NCC 转运蛋白表达和功能活性时，远曲小管会发生结构变化。

（三）连接段

连接小管构成了显微穿刺相关文献中定义的"终末"或"颗粒状"远端小管的主要部分。浅表肾单位的连接小管直接进入初始集合管，而皮质中层和髓旁肾单位的连接小管汇聚形成拱形结构，并在皮质中上升并继续进入初始集合管（图 2-38）[202, 271]。连接小管存在于整个皮质迷路中，但在小叶间血管周围密度较高；连接小管在肾小球旁器上游接触自身肾小球的入球小动脉[305, 306]。这些接触使连接小管与肾血管系统之间发生串扰，除了通过肾小球旁器介导的经典管-球反馈机制外，它还调节着肾脏的灌注[307-310]。

在家兔体内，连接小管是由两种细胞类型组成的明确节段，这两种细胞为连接小管细胞和闰细胞[202, 297]。但是在其他物种中，包括大鼠[269, 281]、小鼠[297] 和人类[178, 311]，从远曲小管到连接小管的结构转变并不明显。在更远端处，大鼠和小鼠的连接小管与末端远曲小管明显不同，其闰细胞的出现频率增加，并且主要细胞类型的结构特征是连接小管细胞（图 2-39）。连接小管过渡成为初始集合管，初始集合管位于皮质迷路中，并将连接小管连接到位于髓放线中的皮质集合管。初始集合管的上皮低于连接小管，并且像皮质集合管一样，由主细胞和闰细胞组成（图 2-40）。在家兔肾脏中，连接小管向初始集合管的转变是很明显的。在大鼠肾脏中，尽管在连接小管的后半部分有一些连接小管细胞和主细胞混合在一起，但是在很大程度上，连接小管与初始集合管可以依靠连接小管细胞和主细胞的形态特征对比来进行区别。在小鼠体内，从连接小管到初始集合管的过渡更为渐进，并且只有起始段连接

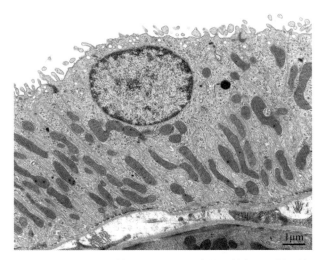

▲ 图 2-39　大鼠连接段（CNT）细胞的透射电子显微照片

CNT 细胞具有的深基底外侧质膜内褶，内含大量线粒体，但线粒体密度比远曲小管（DCT）细胞低，并且细胞核通常比 DCT 细胞核更圆（与图 2-36 相比）

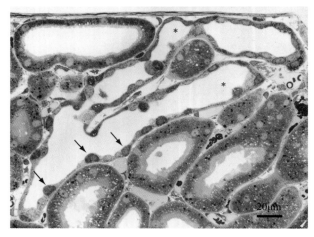

▲ 图 2-40　甲苯胺蓝染色的大鼠肾脏中初始集合管（星号）的光学显微照片

一根肾小管正好位于肾囊的下方（图片顶部），在那里可以很容易地进行显微穿刺。深染细胞（箭）是闰细胞。集合管的这一部分对应于微穿刺研究中的末段远端小管

小管和末段初始集合管可根据细胞形态清楚地识别出来。

连接小管主要包含两种细胞类型，大多数是连接小管细胞，此细胞仅在此段中出现，以及约占细胞总数 40% 的闰细胞。连接小管细胞高大，与远曲小管细胞一样，细胞核位于顶端，但细胞核较圆，顶端质膜和细胞核之间的细胞质和细胞器更多，基底外侧质膜内褶更浅且不均匀，线粒体更少，且排

列更随机[312]。

基于形态特征及转运蛋白表达的不同模式，连接小管中的闰细胞存在三种不同亚型：A 型、B 型和非 A 非 B 型[313-316]。在大鼠和小鼠连接小管中，非 A 非 B 闰细胞是最普遍的亚型，其次是 A 型细胞及 B 型细胞[313]。下节将详细介绍这三种闰细胞亚型的区别及其轴向分布的特定离子转运蛋白的形态特征和定位。

连接小管通过特定表达的蛋白能够调节钠、钙和水的重吸收。除了基底外侧的 Na$^+$-K$^+$-ATP 酶，初始集合管中的连接小管细胞和主细胞还表达 ENaC[282, 286, 287] 及顶端钾通道 ROMK[317]。连接小管细胞表达的钙转运蛋白包括基底外侧 Na$^+$-Ca^{2+} 交换体、NCX1、Ca^{2+}-ATP 酶、顶端 TRPV5 和钙结合蛋白 -D28K[292, 318-323]。尽管家兔的连接小管中似乎不存在 AQP2[326]，但在大鼠、小鼠和人类体内，连接小管像集合管一样，能够表达对血管升压素敏感的 AQP2[287, 324, 325]。

在大鼠肾脏向连接小管过渡的末段远曲小管中，有一小群细胞表达 NCC 和 Na$^+$-Ca^{2+} 交换体，它们分别被认为是远曲小管细胞和连接小管细胞所特有的[284, 318]。在家兔肾脏中，连接小管在结构和功能上均与远曲小管截然不同，共表达 NCC 和 Na$^+$-Ca^{2+} 交换体的细胞在这两个节段中均不明显[291]。连接小管在加入髓放线中的皮质集合管之前，向位于皮质迷路中的由主细胞（principal cell）和闰细胞（intercalated cell）组成的初始集合管过渡。Na$^+$-Ca^{2+} 交换体在连接小管细胞的基底外侧质膜中表达量丰富，但在皮质集合管主细胞中则无法检测到[282]。

大鼠体内的钾负荷会刺激连接小管中钾的分泌，增加连接小管细胞和 Na$^+$-K$^+$-ATP 酶所在的连接小管和初始集合管[327] 中主细胞的基底外侧质膜表面积，并增加钾通道 ROMK 的顶端表达[317]。在家兔体内，饲喂低钠、高钾饮食会引起连接小管基底外侧质膜类似的增加[297]。这些结构的变化与基底外侧 Na$^+$-K$^+$-ATP 酶表达增加和驱动顶端钾分泌的活性相一致。

七、集合管

集合管从皮层中的初始连接小管延伸到乳头尖

端。根据所在位置，集合管分为四段，即初始集合管、皮质集合管、外髓集合管和内髓集合管。皮质集合管是集合管中位于皮质髓放线中的部分，与皮质近直小管和升支粗段平行。皮质集合管起始于位于皮质迷路的初始集合管与髓放线中集合管的汇合处。外髓集合管可分为两部分，即外髓外带集合管（OMCDo）和外髓内带集合管（OMCDi）。大鼠肾脏中的内髓集合管亚段被命名为 IMCD1、IMCD2 和 IMCD3，分别对应于内髓集合管的近端[328, 329]、中间和远端 1/3，或者初始内髓集合管（IMCDi）和末段内髓集合管（IMCDt）。在大鼠体内，IMCDi 对应于 IMCD1，它位于内髓底部，而 IMCDt 对应于 IMCD2 和 IMCD3，即内髓集合管的乳头部分。内髓集合管终止于 Bellini 管，Bellini 管开口于乳头顶端，形成筛状区（图 2-3 和图 2-6）。

在初始集合管、皮质集合管、外髓集合管和初始内髓集合管中，主要有两种细胞类型：主细胞和闰细胞（图 2-41）。大多数细胞是主细胞，通常占大鼠和小鼠皮质集合管和外髓集合管[313, 314, 330]细胞总数的 60%～65%，以及大鼠 IMCD1[328, 329]中细胞总数的约 90%。其他细胞为闰细胞，不同闰细胞亚型的出现率具有轴向异质性。然而，闰细胞的数量甚至在成年野生型动物中也不是固定的。一些研究表明，在长期抑制碳酸酐酶[331]、慢性钾耗竭[332, 333]和长期使用锂[334-337]的过程中，闰细胞的数量和百分比会有所增加，后者甚至在小鼠体内产生非典型的闰细胞亚型[334]。内髓集合管的末端部分由内髓集合管细胞这种独特的上皮细胞类型组成。

（一）皮质集合管

皮质集合管包括皮质迷路中的初始集合管和髓放线中的皮质集合管（图 2-5）。初始集合管的细胞比皮质集合管的细胞高，通常具有更复杂的质膜微突起和内褶（图 2-42），并且膜转运蛋白表达更强。但除此之外，这两个节段在形态上是相似的。尽管如此，由于这些超微结构的细微差别，在定量形态学成分或亚细胞免疫标记时，区分初始集合管和皮质集合管是非常重要的。

在家兔的皮质集合管中，主细胞占 60%～65%，在大鼠和小鼠中也是如此[313, 314, 330]。主细胞的细胞核位于顶端表面附近，这有助于将主细胞与具有中央或基底细胞核的闰细胞区分开。通过透射电子显微镜，观察到主细胞在核和顶端质膜之间具有相对较少的小胞质囊泡，细胞质浅染，并且顶端质膜微突起较少。通过扫描电镜，这些顶端的微突起显示为短而粗的微绒毛，在单个中央纤毛附近的微突起比在细胞外围的数量少（图 2-41）。主细胞

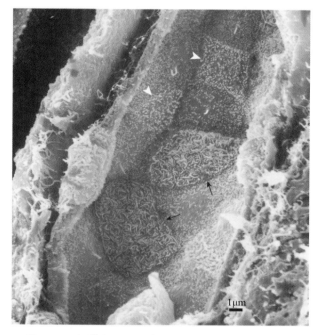

▲ 图 2-41 扫描电子显微镜照片显示大鼠皮质集合管的管腔表面

主细胞有小而粗短的顶端微突起和单个纤毛。存在两种类型的闰细胞：A 型（箭），其大的腔表面主要覆盖有微皱褶；B 型（箭头），其轮廓更有棱角，并且表面主要覆盖有小微绒毛（改编自 Madsen KM, Verlander JW, Tisher CC. Relationship between structure and function in distal tubule and collecting duct. *J Electron Microsc Tech*. 1988; 9: 187-208.）

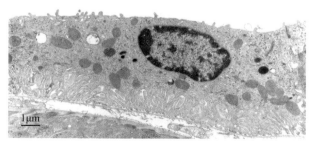

▲ 图 2-42 正常大鼠肾脏初始集合管（ICT）主细胞的透射电子显微照片

ICT 中的主细胞与皮质集合管中的主细胞相似，但通常更高一些，并具有更广泛的基底质膜内褶

具有许多基底质膜内褶，并没有线粒体或其他细胞器介入其中（图 2-42）。几乎没有侧向细胞突起和指状突起[339]。细胞器相对稀疏：线粒体小，随机散布在细胞质中；溶酶体、自噬泡和多泡体很少；高尔基体、粗糙和光滑内质网和游离核糖体存在但不突出。

皮质集合管中的闰细胞可以通过几种形态学特征与主细胞区分开。如前所述，闰细胞缺乏纤毛，与主细胞的顶端细胞核相比，其细胞核位于中央或基底部。在基础状态下，闰细胞具有丰富的顶端质膜微突起，更高的线粒体密度，丰富的胞质囊泡，大量的核糖体及明显的高尔基体。在连接小管到皮质集合管中，塑料切片中的闰细胞被甲苯胺蓝染色的程度比主细胞更强，部分原因是因为胞质染色，还有一部分原因是由于闰细胞的线粒体密度更高。在早期的形态学研究中，此特征为这种细胞赢得了"暗细胞"的称号（图 2-40）。通过透射电子显微镜，闰细胞胞质的电子密度随亚型不同而有所变化，但是通常比周围的主细胞和连接小管细胞暗一些。

在大鼠、小鼠和人的肾脏中，连接小管、初始集合管和皮质集合管中存在三种不同的闰细胞亚型。这些亚型可通过各种膜和细胞质蛋白的超微结构特征、细胞特异性表达及亚细胞分布来识别。超微结构研究对大鼠皮质集合管中的两个不同的闰细胞群，即 A 型和 B 型，进行了表征分析。约 60% 的闰细胞被确定为 A 型，约 40% 的闰细胞被确定为 B 型（图 2-43）[340]。后来，又发现第

三种不同的闰细胞亚型的存在，即所谓的非 A 非 B 型闰细胞，仅出现在连接小管和初始集合管中（图 2-44）[313, 315, 341-344]。

通过透射电镜观察，在基础状态下 A 型闰细胞具有中等的顶端质膜微突起、明显的顶端胞质囊泡室、大量的线粒体、位于中心的细胞核及中等的基底外侧质膜内褶（图 2-43）。顶端囊泡的轮廓表现为球形囊泡和拉长的微管泡，有时可与顶端质膜接触或插入其中（图 2-45）。顶端质膜和顶端胞质囊泡电子密度都相对较高，部分原因是细胞质表面覆盖有特征性的棒状颗粒或"膜钉"，它们也存在于结构相似的外髓集合管闰细胞中[340, 343-346]，与液泡质子泵 H^+-ATP 酶相关[347]。通过扫描电镜观察，顶端质膜微突起多呈小褶皱的形式，即"微皱褶"，而不是微绒毛，类似于外髓集合管闰细胞[330, 340, 348]。

通过扫描电镜观察，B 型闰细胞在基础状态下通常比 A 型闰细胞具有更小、更有棱角的管腔细胞轮廓，且只有稀疏的微突起，大部分呈短微绒毛形式（图 2-41）[340]。通过透射电镜观察，B 型闰细胞胞质更致密，线粒体更丰富，常成簇，细胞核通常偏心而不居中（图 2-43）。整个细胞质中存在大量囊泡，但与 A 型细胞相比，胞质囊泡的外观更精致，电子密度更低，并且几乎没有"膜钉"出现。顶端质膜相对光滑，有小而短的微突起，并且在顶端质膜的下方通常存在一条没有细胞器或囊泡的致密细胞质带。基底外侧质膜内褶比 A 型细胞更为复杂，除了在胞质延伸区中充满了与基底膜接触的囊

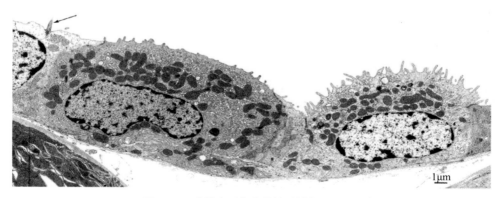

▲ 图 2-43　大鼠皮质集合管的透射电子显微照片

图中显示基础状态下的 A 型闰细胞（右）和 B 型闰细胞（左）。注意两种细胞在细胞质密度、细胞核位置、线粒体和胞质囊泡的分布及顶端突起的数量上的不同（改编自 Madsen KM, Verlander JW, Tisher CC. Relationship between structure and function in distal tubule and collecting duct. *J Electron Microsc Tech*. 1988;9:187-208.）

泡。在基础状态下的大鼠体内，B 型闰细胞的基底外侧质膜的表面密度明显大于 A 型细胞，而顶端质膜的表面密度明显小于 A 型细胞 [340]。

　　非 A 非 B 型闰细胞约占小鼠连接小管和初始集合管中闰细胞的一半，但在大鼠中较少见 [313]。该细胞最初被称为"非 A 非 B 型闰细胞"，因为它表现出与公认的 A 和 B 细胞类型不同的蛋白质表达模式，但尚不清楚它是否是独特的细胞类型。现在看来，该细胞确实是一种独特的细胞类型，除了其结

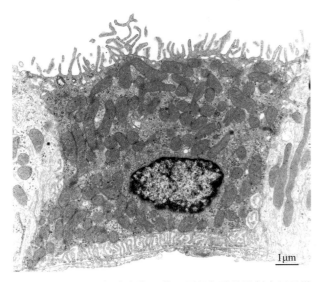

▲ 图 2-44　大鼠肾脏中非 A 非 B 型闰细胞的透射电子显微照片
与 A 型和 B 型闰细胞相比，该闰细胞亚型具有非常高的线粒体密度，复杂的基底外侧质膜内褶及在基础状态下丰富的长顶端微突起

构特征外，还可以通过特定的蛋白质表达模式与 A 细胞和 B 细胞进行区分（图 2-44 和图 2-46）。

　　在家兔肾脏中，闰细胞通常与大鼠和小鼠的闰细胞相似。早期研究描述了闰细胞的"亮"和"暗"形式，其中"暗"形式主要存在于皮质，而"亮"形式主要存在于外髓，提示"亮"和"暗"形式可能对应于 A 型和 B 型细胞 [202]。在家兔的集合管中，基于微褶皱存在与否，微绒毛的长短，及其组合形式，通过扫描电镜观察到了 4 种不同的表面结构。但表面构型与 A 型和 B 型闰细胞的精确关联尚不清楚。然而，带有微皱褶的细胞在皮质集合管的外髓部和内部最为普遍 [338]。这种分布和与大鼠 A 型闰细胞形态的相似性共同表明，它们也是兔的 A 型闰细胞。

　　众所周知，闰细胞通过对质子、碳酸氢根和氨的转运有助于酸碱稳态平衡。尽管不同的亚型表现出不同的表达模式，但所有闰细胞亚型都在细胞质中表达 Ⅱ 型碳酸酐酶（CA Ⅱ）[341, 349, 350]。A 型闰细胞对 CA Ⅱ 具有最强的免疫标记，在顶端和基底外侧质膜区域附近具有更强的标记。B 型闰细胞中 CA Ⅱ 表达弥散且相对较弱，而非 A 非 B 型细胞中 CA Ⅱ 表达处于中等水平 [341]。

　　质子泵 H^+-ATP 酶在所有闰细胞中也强烈表达，但通过免疫金电子显微镜确定的亚细胞分布在亚型中有所不同 [314, 351-353]。在 A 型闰细胞中，H^+-ATP 酶存在于顶端质膜和顶端胞质囊泡膜中。在光学显微镜下观察到，在 B 型闰细胞中，H^+-ATP 酶存在于基底外侧质膜中，但不存在于顶端质膜中，并且

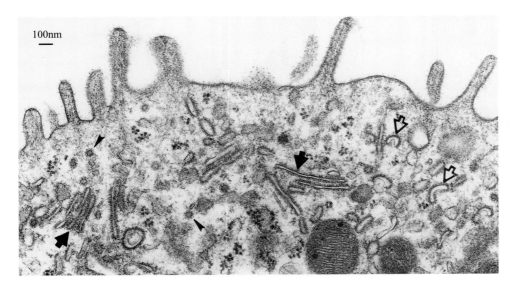

◀ 图 2-45　透射电镜图片，显示大鼠肾脏 A 型闰细胞的顶端区域
注意大量的微管泡（实心箭），内陷性囊泡（空心箭）和类似于网格蛋白囊泡的小被膜囊泡（箭头）

在整个细胞的胞质囊泡中（包括顶端下囊泡中）存在，这可能是"双极"型 H^+-ATP 酶免疫标记细胞的原因（图 2-46）[313]。像 A 型细胞一样，非 A 非 B 型闰细胞在顶端质膜和近顶端胞质囊泡中也具有 H^+-ATP 酶。根据方法的分辨率和所用抗 H^+-ATP 酶抗体的特性，光学显微镜技术可能无法区分 H^+-

ATP 酶分布中的这些差异（图 2-46）。在家兔体内，连接小管、初始集合管和皮质集合管中，存在典型的 A 型和 B 型闰细胞的 H^+-ATP 酶亚细胞分布的细胞。但在基础状态下的皮质集合管中，最普遍的分布模式是仅存在小闰细胞的胞质囊泡中，这类细胞具有较为简单的质膜小室，提示细胞是无活性

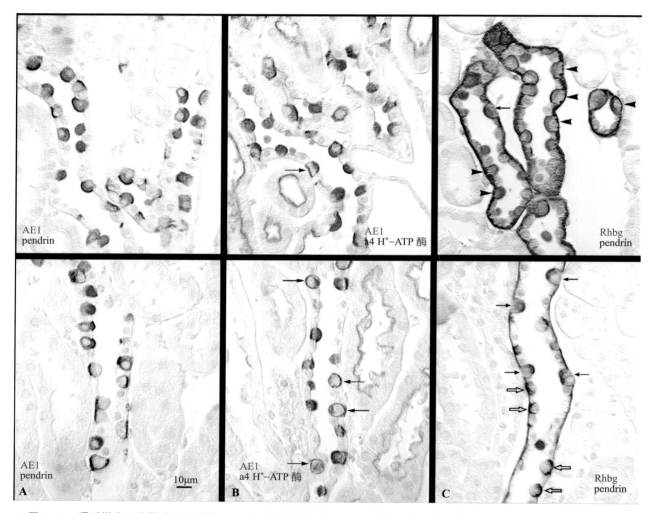

▲ 图 2-46 通过微分干涉差对比显微镜（DIC）对连接节段（CNT，顶部）和皮质集合管（CCD，底部）中的三种不同的闰细胞亚型进行特征性免疫标记

A 型闰细胞表达基底外侧阴离子交换体 AE1，顶端 H^+-ATP 酶和基底外侧氨转运蛋白 Rhbg。B 型闰细胞表达顶端阴离子交换蛋白 pendrin 和基底外侧 H^+-ATP 酶，但不表达 AE1 或 Rhbg。第三种类型，即非 A 非 B 型闰细胞（或 C 型闰细胞）表达顶端 pendrin 和基底外侧 Rhbg，但不表达 AE1。A. AE1（棕色）和顶端 pendrin（蓝色）的双重标记，AE1（棕色）存在于 A 型闰细胞是明确的；顶端 pendrin（蓝色），存在于 B 型和非 A 非 B 型闰细胞中。pendrin 标记仅在 AE1 阴性细胞中存在。B. AE1（棕色）和 H^+-ATP 酶的 a4 亚基（蓝色）的双重标记。A 型闰细胞（AE1 阳性）具有顶端 H^+-ATP 酶标记。B 型闰细胞具有基底外侧 H^+-ATP（箭）及弥散性顶端标记，与免疫金电子显微镜显示的胞质囊泡标记相关。B 型闰细胞在连接段（CNT）中并不常见，但实际上代表了皮质集合管（CCD）中所有非 A 闰细胞。在 CNT 中，大多数非 A 闰细胞具有顶端 H^+-ATP 酶标记，但没有基底外侧标记。这些是非 A 非 B（C 型）闰细胞。C. pendrin（蓝色）和 Rhbg（棕色）的双重标记。B 型闰细胞和非 A 非 B 型闰细胞均呈 pendrin 阳性，可通过基底外侧 Rhbg 的表达来区分。表达基底外侧 Rhbg（箭头）的非 A 非 B 闰细胞是 CNT 中主要的 pendrin 阳性细胞类型。B 型闰细胞不表达可检测到的 Rhbg（箭），实际上包括 CCD 中所有的 pendrin 阳性细胞。Rhbg 免疫标志物也存在于 A 型闰细胞（空心箭）、CNT 细胞和 CCD 主细胞中

的 [353]。家兔连接小管和初始集合管中的闰细胞具有典型的 H^+-ATP 酶极化分布，与大鼠和小鼠的闰细胞一样 [353]。

　　因为 A 型闰细胞是唯一表达 Cl^-/HCO_3^- 阴离子交换体（AE1）的肾上皮细胞，所以有这种蛋白表达，就可以确定是 A 型闰细胞。在大鼠和小鼠肾脏中，AE1 几乎全部表达在基底外侧质膜上 [314, 342, 354, 355]，而在基础状态下的家兔肾脏中，除了基底外侧质膜之外，也还有大部分 AE1 存在于多泡体和胞质囊泡中 [356, 357]。

　　除了缺少 AE1 外，B 型和非 A 非 B 型闰细胞还通过顶端 Cl^-/HCO_3^- 交换体 pendrin（Slc26a4）的表达与 A 型细胞区分开 [313, 315, 358-360]。在 B 型和非 A 非 B 型闰细胞中，pendrin 存在于顶端质膜和近顶端胞质囊泡中，即使在基础状态下，其亚细胞分布明显不同；在非 A 非 B 细胞中，pendrin 主要位于顶端质膜，但在 B 型细胞中，主要位于近顶端胞质囊泡，很少在顶端质膜表达 [315]。

　　其他转运蛋白和酶，尤其是参与氨代谢的酶，在 3 种公认的闰细胞亚型中也具有表达特异性。A 型和非 A 非 B 型闰细胞表达氨转运蛋白 Rhbg 和 Rhcg，以及胞质谷氨酰胺酶 [361, 362]。在这两种细胞类型中，Rhbg 仅在基底外侧质膜中表达，而 Rhcg 在 A 型细胞的顶端和基底外侧质膜中、非 A 非 B 型细胞的顶端质膜中，以及在两种细胞的顶端胞质囊泡中均有表达 [316, 353, 363-365]。相比之下，B 型闰细胞不表达可检测到的 Rhcg、Rhbg 或谷氨酰胺合酶 [361, 362, 366]。

　　根据闰细胞亚型转运蛋白和酶表达的模式，结合生理学和形态学研究发现的细胞应对生理活动所产生的特定超微结构特征及转运蛋白分布变化，已经能够确定 A 型闰细胞分泌酸，而 B 型闰细胞分泌碳酸氢盐，这些功能上不同的闰细胞亚型的存在，是皮质集合管具有同时完成净酸分泌和净碳酸氢盐分泌能力的原因 [367, 368]。大量的研究证明，闰细胞在超微结构、离子和氨转运上的亚型特异性变化是应对生理紊乱的表现 [340, 352, 357, 369-372]。酸中毒模型的研究表明 [340, 357, 369]，A 型闰细胞的顶端质膜表面积增加，顶端胞质囊泡减少，H^+-ATP 酶和 Rhcg 向顶端质膜的重新分布；并且在酸负荷家兔 [357] 的 A 型细胞中，基底外侧质膜表面积增加，以及 AE1 从

细胞内室重新分配到基底外侧质膜，这与酸中毒期间 A 型细胞对酸和氨分泌的激活一致。与此相反，氯离子耗竭的代谢性酸中毒会降低顶端质膜的复杂性，增加顶端胞质囊泡的含量，并伴随着 A 型细胞中 H^+-ATP 酶的内化，表明此时酸的分泌是失活的 [352]。在各种促进碳酸氢根分泌和氯离子摄取的小鼠模型中，B 型闰细胞顶端质膜表面积会增加，顶端胞质囊泡减少，并导致 pendrin 从胞质囊泡重新分布到顶端质膜 [370-372]。在大鼠体内，氯离子耗竭的代谢性酸中毒增加了 B 型闰细胞的体积，基底外侧质膜的复杂性及基底外侧质膜上 H^+-ATP 酶的表达 [352]。

　　非 A 非 B 型闰细胞具有通过顶端 pendrin 分泌碳酸氢盐和通过顶端 H^+-ATP 酶分泌质子的能力，目前对这些过程知之甚少，因为大多数非 A 非 B 型细胞所在的连接小管的解剖结构，使得对这些特定细胞的体外研究极为困难。B 型和非 A 型非 B 型闰细胞通过协调顶端 pendrin 介导的 Cl^-/HCO_3^- 交换和通过 ClC-K2 通道的基底外侧氯化物排出，似乎在跨细胞氯化物重吸收中起到了重要作用 [373, 374]。如上所述，在 B 型闰细胞中增加 pendrin 活性的小鼠模型中，尽管非 A 非 B 型细胞通常也表现出顶端质膜面积和 pendrin 表达的增加，但胞质囊泡和顶端质膜之间 pendrin 的相对分布通常不会改变 [370-372, 375]。

　　A 型酸分泌型和 B 型碳酸氢盐分泌型闰细胞的功能与其名称完全吻合。尽管术语的变化最初可能会引起混淆，但由于非 A 非 B 型细胞主要存在于连接小管中，并且被认为在氯化物运输中具有重要作用，因此将其指定为 C 型闰细胞将更具有逻辑。

　　与闰细胞相反，主细胞在基底外侧质膜中大量表达 Na^+-K^+-ATP 酶，且在顶端质膜中大量表达 ENaC 和钾通道 ROMK。AQP2 存在于顶端质膜、胞质囊泡及基底外侧质膜上 [324, 376, 377]。比起基础状态下的闰细胞，主细胞中氨转运体 Rhbg 和 Rhcg 含量较低，但在其他情况下，其表达模式与 A 型闰细胞相似。这些转运蛋白使主细胞能够重吸收钠并分泌钾，在升压素存在时重吸收水，且有助于氨的分泌。

　　皮质节段中主细胞的结构与生理状态变化的相关性通常不如闰细胞中看到的那么明显。在大鼠和

家兔体内，饲喂高钾饮食[297, 327] 或用醛固酮或盐皮质激素类似物脱氧皮质酮[378-380] 进行处理，可显著增加主细胞基底外侧质膜的表面积。此外，增强皮质集合管中钠的重吸收，会引起 ENaC 亚基的重新分布和在顶端质膜上表达的增加[381-384]。这些结构和免疫定位的研究与主细胞在调节钠重吸收和钾分泌中的作用息息相关。

（二）外髓集合管

与皮质集合管一样，外髓集合管上皮由主细胞和闰细胞组成。在大鼠和小鼠的肾脏中，闰细胞占外髓外带集合管和外髓内带集合管细胞的 35%～40%[314, 330]。在家兔肾脏中，外髓集合管中闰细胞较少，约为 18%，且从外髓外带集合管到深层外髓内带集合管呈轴向下降趋势[338]。尽管形态、细胞学、线粒体含量、近顶端囊泡丰度和顶端质膜中杆状颗粒的密度各不相同，但研究者并未根据形态学标准在家兔外髓内带集合管上观察到明显的上皮细胞异质性[385]。

外髓集合管的主细胞在结构上与皮质集合管相似，但稍高，并且随着集合管下降穿过外髓，其细胞器和基底褶的数量逐渐减少。像皮质集合管中的主细胞一样，外髓外带集合管中的细胞也表达顶端质膜 ENaC 和 AQP2 及基底外侧质膜 Na$^+$-K$^+$-ATP 酶，这与其在钠和水重吸收中的作用是一致的[217, 377, 381, 386]。氨转运蛋白 Rhbg 和 Rhcg 也与皮质集合管主细胞表达的模式相似，基底外侧的 Rhbg 及顶端和基底外侧的 Rhcg 均与氨分泌有关[361, 365]。

外髓集合管的大多数闰细胞在结构上与皮质集合管的 A 型闰细胞相似（图 2-47），但在基础状态下具有更突出的顶端质膜微突起和更少的顶端胞质囊泡。它们具有类似的转运蛋白表达模式，这些蛋白包括顶端质膜和顶端胞质囊泡中的 H$^+$-ATP 酶和 Rhcg，以及基底外侧质膜中的 AE1、Rhbg 和 Rhcg[351-354, 361]。在外髓内带集合管，其闰细胞更高，通常顶端细胞质微管泡较少，并且细胞质的电子密度较小，与主细胞相似。通常不存在由 pendrin 表达鉴定出的 B 型闰细胞，但是当其存在时，通常比较稀疏，并且仅限于皮髓交界处的外髓外带集合管。外髓集合管中仅存在分泌酸的闰细胞亚型，这与该片段有酸分泌能力而无碳酸氢盐分泌能力相一致[367]。

在基础状态下，外髓中的闰细胞表现出中度的顶端质膜表面微褶皱和胞质微管泡，微管泡的胞质表面覆盖有与液泡 H$^+$-ATP 酶相关[347] 的电子致密柱状颗粒[343, 344]（图 2-45）。通过透射电子显微镜可以观察到，在诱发急性呼吸性酸中毒、代谢性酸中毒或低钾血症后，顶端细胞质微管泡被耗尽，顶端质膜微皱褶增生并伸入管腔，导致顶端质膜表面积显著增加[330, 343, 344, 387]，并且在胞质表面上显示出

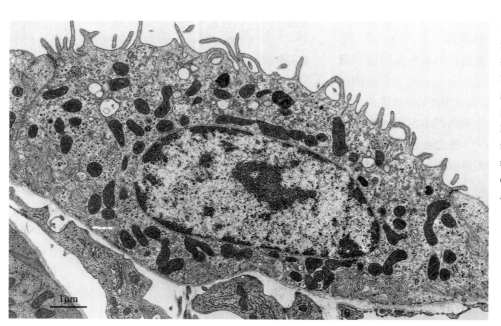

◀ 图 2-47 正常大鼠肾脏外髓集合管中的闰细胞的透射电子显微照片
该细胞有一个突出的微管泡膜区室，在顶端表面有许多微突起（改编自 Madsen KM, Tisher CC. Response of intercalated cells of rat outer medullary collecting duct to chronic metabolic acidosis. *Lab Invest*. 1984;51:268-276.）

有钉状突起的顶端质膜增多[343, 344]。这些超微结构变化与顶端质膜上 H^+-ATP 酶和 Rhcg 的表达增加，与顶端胞质囊泡小室中这些转运蛋白的表达减少、质子和氨的分泌增加一致[369, 388, 389]。相反，在氯耗竭的代谢性酸中毒过程中，顶端质膜表面积和 H^+-ATP 酶表达降低，而顶端胞质囊泡和 H^+-ATP 酶表达增多，这与碱中毒引起的酸分泌减少一致[352]。在皮质集合管的 A 型闰细胞中也有类似的反应[340, 352, 357]。

在家兔肾脏中，其他结构变化与酸负荷相关，涉及基底外侧 Cl^-/HCO_3^- 交换体 AE1 表达的重新分布。在基础状态下，家兔外髓集合管闰细胞中包含表达 AE1 的突出的胞质内多泡体[356]。酸负荷发生后，这些多泡体的数量明显减少，基底外侧质膜边界长度和 AE1 表达增加，并伴随着明显的基底外侧的延伸，光学显微镜下呈星状外观[357]。这些发现表明，在家兔体内，酸中毒不仅刺激质子泵从胞质池向顶端质膜重新分布，而且刺激细胞内 AE1 向基底外侧质膜重新分布，从而使质子分泌和碳酸氢盐重吸收增强。

（三）内髓集合管

内髓集合管从内外髓的边界延伸到乳头状尖端。内外髓的边界是以升支细段过渡到粗段来定义的。在大鼠和家兔体内，从升支细段过渡到粗段平面处，即内髓集合管的起始处，发生在肾乳头近端的肾实质内，形成了内髓的基底部。但是，在某些小鼠体内，升支粗段出现在乳头的近端部分，在这种情况下，内髓集合管完全包含在乳头内。

内髓集合管在其进入内髓时会相继汇合，因此乳头尖端几乎没有小管（图 2-48）。细胞高度和肾小管直径向远端逐渐增加，最远端部分（Bellini 管）由相对较高的柱状上皮组成，末段内髓集合管（IMCDt）开口于乳头尖端的筛状区（图 2-3 和图 2-6）。乳头的长度、集合管汇合的次数和细胞的高度因物种而异[241, 390]。在家兔体内，细胞高度从最初的约 10μm 逐渐增加到靠近乳头尖端的约 50μm，而在大鼠体内，细胞高度从约 6μm 逐渐增加至约 15μm[241, 391]。在家兔和大鼠体内，乳头尖端位于肾盂肾门处或靠近肾门的位置，而在小鼠体内，乳头则延伸到肾门之外，转弯并向输尿管延伸

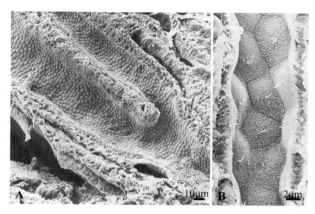

▲ 图 2-48 家兔正常乳头集合管的扫描电子显微镜照片
A. 低倍时两个分支之间的交汇处。B. 高倍放大图，显示了单个细胞的管腔表面，有明显微绒毛和单根纤毛（A 图引自 Ann LeFurgey, PhD；B 图改编自 LeFurgey A, Tisher CC. Morphology of rabbit collecting duct. *Am J Anat*. 1979;155: 111–124.）

一小段距离。

为了描叙超微结构表征，我们将大鼠的内髓随机分为三个区域，并对每个区域的内髓集合管进行了相应的标示[328, 329, 391]。IMCD$_1$ 位于外 1/3 处，是内髓基底部的部分。IMCD$_2$ 和 IMCD$_3$ 位于中间和末端的 1/3 处，分别是乳头的近端和末端部分。IMCD$_1$ 的超微结构与 OMCDi 相似（图 2-49），但在大鼠 IMCD$_1$ 中，闰细胞的百分比约为 10%[328, 329]。在家兔体内，IMCDi 基本上仅由一种细胞组成，其超微结构与 OMCDi 中的主细胞相似，而闰细胞通常仅占细胞的 1% 或更少[202, 338]。大鼠 IMCD$_2$ 含有一组类似于 IMCD$_1$ 主细胞的纤毛细胞、一群称为 IMCD 细胞的非纤毛细胞和罕见的闰细胞（图 2-50）[328, 329]。纤毛细胞消失在远端 IMCD$_2$ 处，而 IMCD$_3$ 则完全由内髓集合管细胞组成，类似于 IMCD$_2$ 中的细胞，但细胞高度更高（图 2-51）。在生理研究中，大鼠内髓集合管节段通常分为对应于 IMCD$_1$ 的初始部分 IMCDi 和包含 IMCD$_2$ 和 IMCD$_3$ 的末端或乳头部分 IMCDt。在大鼠体内进行的此类研究表明，在 IMCDi（IMCD$_1$）与 IMCDt（IMCD$_2$ 和 IMCD$_3$）的比较中，结构上定义的内髓集合管节段在功能上也有区别[392-394]。

IMCD$_2$ 和 IMCD$_3$ 的内髓集合管细胞在结构上与主细胞不同（比较图 2-52 和图 2-49）[328, 391]。它是肾脏中两种没有上皮纤毛的细胞类型之一（另一种是闰细胞）。腔表面覆盖有大量小的、粗短的质

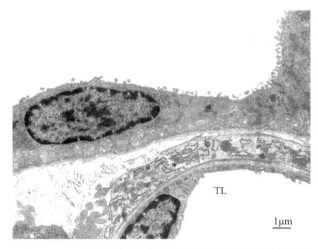

▲ 图 2-49　大鼠内髓集合管初始部分的主细胞的透射电子显微照片

细胞质中的细胞器很少，顶端的微突起稀疏。图中还显示了粗面内质网曲张的间质成纤维细胞（星号）和髓袢的细段（TL）

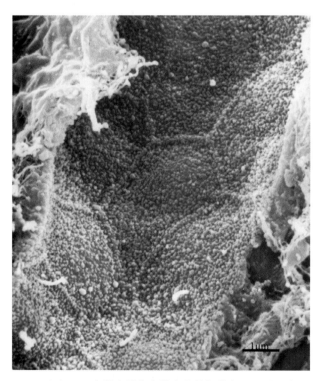

▲ 图 2-50　大鼠内髓集合管中段的扫描电子显微照片

管腔表面覆盖着小微绒毛，有些细胞只有单根纤毛，而另一些则没有（改编自 Madsen KM, Clapp WL, Verlander JW. Structure and function of the inner medullary collecting duct. *Kidney Int.* 1988; 34: 441-454. ）

膜微突起，这些突起被突出的糖萼所覆盖。基底质膜内褶相对稀疏，而侧面质膜内褶明显。从 IMCD₁ 到 IMCD₃，尽管顶端质膜和基底质膜的表面密度

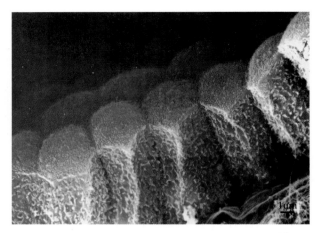

▲ 图 2-51　家兔内髓集合管末段部分的扫描电子显微照片

细胞高大，在其管腔表面覆盖着小微绒毛，但没有纤毛。小的侧向细胞突起伸入外侧细胞间隙内（改编自 Madsen KM, Clapp WL, Verlander JW. Structure and function of the inner medullary collecting duct. *Kidney Int.* 1988; 34:441. ）

逐渐降低，但这些膜区室的绝对面积不会改变。相反，侧面质膜表面密度和绝对面积逐渐增加。内髓集合管细胞通常具有淡染的细胞质、极少的细胞器、大量游离的核糖体及许多类似于网格蛋白有被小泡的包被囊泡（图 2-52）。内髓集合管细胞（特别是 IMCD₃ 中的细胞）含有电子致密的胞质内小体，这代表溶酶体或脂质包涵体，通常位于细胞核的下方[328]。

IMCD₁ 和 OMCDi 的主细胞和闰细胞具有相似的转运蛋白表达模式，并且被认为在功能上是相似的。但是 IMCD₂ 和 IMCD₃（IMCDt）则具有独特的结构特征和转运蛋白。特别是内髓集合管细胞表达尿素转运蛋白 UT-A1 和 UT-A3 仅存在于 IMCD₂ 和 IMCD₃ 中，而不在 IMCD₁ 中的主细胞表达。尽管有少部分研究表明内髓集合管中的结构与功能反应性相关，但对慢性低蛋白饮食的大量研究表明，大鼠 IMCD₁ 主细胞表现为基底外侧质膜面积明显增加，尿素转运增强，而 IMCD₂ 中的内髓集合管细胞超微结构或尿素转运没有发生变化[392]。随后的研究发现 IMCD₁ 中存在一种钠依赖性的活性尿素转运过程，但 IMCD₂ 和 IMCD₃ 中不存在[393]。内髓集合管细胞还表达 AQP2，并响应于升压素和水的限制而调节其亚细胞分布，从而刺激 AQP2 从胞质内囊泡向顶端质膜的重新分布，进而增加水的摄取[377, 378, 396-398]。

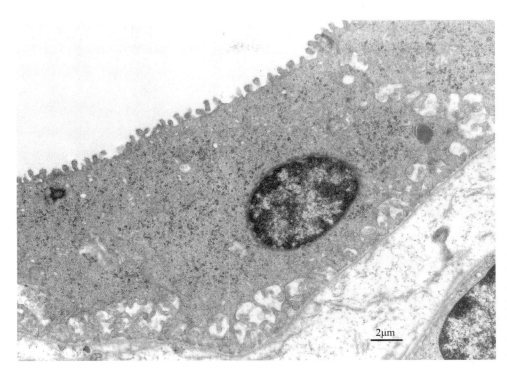

◀ 图 2-52　大鼠内髓集合管（IMCD）细胞的透射电子显微照片

IMCD 细胞高，细胞器少，顶端表面有小的微突起。核糖体丰富，小囊泡散布在整个细胞质中

八、乳头表面上皮

乳头被一种简单的立方上皮所覆盖，被命名为乳头表面上皮（PSE）。PSE 细胞通常具有相对光滑的顶端表面，大量的胞质囊泡，少量的线粒体及中等程度的基底外侧内褶。多项免疫定位的研究检测到各种转运蛋白和其他蛋白质的表达，包括尿素转运蛋白 UT-B1、Na^+-K^+-ATP 酶、H^+-K^+- ATP 酶 $α_{2c}$、NKCC1 和骨桥蛋白[399-402]。PSE 细胞中 H^+-K^+-ATP 酶 $α_{2c}$ 的表达具有异质性，提示不同的上皮细胞类型[401]。少量的生理研究表明，转运活性与报道的蛋白质表达相一致[403-405]，并且骨桥蛋白的存在支持了 PSE 在抑制尿液晶体沉积中的作用[399]。

九、肾间质

肾间质由介于肾小管、肾小球和血管组分的基底膜之间的结构组成[406, 407]。该间隙中包括几种类型的间质细胞、细胞外基质、间质液、淋巴管和神经[406-408]。大鼠和家兔肾脏的间质体积分别约占总肾脏体积的 13% 和 18%[409]。与髓质相比，皮质间质的丰度有很大差异。在大鼠肾皮质中，肾小管周围间质占组织体积的 4%～9%[45, 410, 411]。在大鼠和家兔体内，间质体积从外髓的 10%～20% 增加到乳头尖端的 30%～40%[390, 412]。

间质可细分为不同的区室，主要是小管周围间质和动脉周围结缔组织[407]。尽管肾小球和肾小球外系膜可能被认为是间质的一部分，但是根据它们的位置、细胞的组成及与肾小管周围间质的关系[407]，表明它们是肾小球和肾小球旁器的特殊组成部分，此部分内容在上一节中已有详细介绍。

肾小管周围间质包括间质细胞、细胞外基质及介于肾小管基底膜和管周毛细血管之间的间质液，它与肾囊结缔组织是连续的[411]。动脉周围间质是肾皮质动脉周围的一层结缔组织和间质细胞，可能占皮质间质体积的一半[407, 411]。它在小叶间和弓形动脉周围含量最高，并与肾小管周围间质[407]和肾盂上皮下的结缔组织相通[411]。在疏松结缔组织中，动脉周围间质由成纤维细胞网络组成，类似于肾小管周围间质，嵌入其中的是淋巴管和神经纤维。动脉周围间质沿小动脉逐渐减少，并在肾小球的血管极处终止。

间质细胞可以简单地分为两种类型：成纤维细胞和免疫细胞[411, 413]。这些细胞类型对应于早期的名称，即 1 型和 2 型间质细胞[408, 413-415]。成纤维细胞，也称为"星状细胞"或"支持细胞"，是常居细胞，是肾小管周围间质中最丰富的细胞类型[407, 411, 413, 416]。在健康的肾脏中，间质成纤维细胞通过中间连接相连，并在整个肾实质中形成一个网络，横跨毛细血管和肾小管。间质成纤维细胞形成支架，维持肾脏的结构，部分是通过其细胞延伸附着，即充满肌动蛋白纤维的"附着斑块"，附着在毛细血管和小管的基底膜上，并合成产生细胞外基质和微丝的胶原纤维。健康肾脏皮质间质中的"静止"成纤维细胞形态与其他组织的典型成纤维细胞的形态一致，其特征是细胞形状细长，细胞核呈角状，胞质伸长，细胞内肌动蛋白丝丰富（图 2-53）。较大的细胞质突起是扁平、穿孔的"叶状"突起或更长的丝状突起。细胞质中含有大量线粒体和游离核糖体及含有絮凝状物质扩张池的突出粗面内质网。在炎性疾病状态下，间质成纤维细胞数量增加，这些"活性"成纤维细胞的形态与健康肾间质的成纤维细胞不同。这些细胞被称为"肌成纤维细胞"，因为它们具有平滑肌细胞的共同特征，特别是肌丝束的形成和 α- 平滑肌肌动蛋白表达的增加。在外髓的内带深处和内髓，成纤维细胞的形态与皮质中的不同，其含有大量的脂质包涵体，因此被称为"载脂"细胞。这些细胞线粒体相对较少，粗面内质网内有广泛的扩张池，与质膜接触频繁，靠近质膜的细胞骨架较突出，并延伸至胞质突起，内含 α- 平滑肌肌动蛋白和波形蛋白细丝[411, 417]。

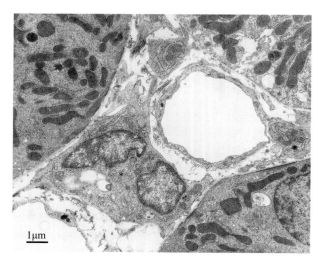

▲ 图 2-53 大鼠皮质间质成纤维细胞（星号）的透射电子显微照片
肾小管周围毛细血管位于右中心

周细胞是与肾皮质和髓质中的毛细血管紧密相关的收缩细胞，可以被认为是肾间质的组成部分[407, 417-419]。这些细胞对应于先前在髓质间质中鉴定为"3 型间质细胞"的细胞。它们在与直小血管降部相关的外髓内带中含量最高，也存在于肾皮质中。周细胞附着或嵌入毛细血管的基底膜中，并将长的细胞质突起包裹在血管周围。在肾髓质中，它们经常含有脂质包涵体，其含量低于髓质成纤维细胞。通过细胞特异性标志物对周细胞进行多光子成像显示，周细胞密度最大处在微血管的分支点，此处剪应力最大，分支点下游的细胞体和伸展至上游的细胞部分，包裹在分支点的毛细血管周围[420]。周细胞在炎症过程中增殖，可能是间质成纤维细胞的祖细胞，导致基质沉积和纤维化增加[421]。

间质细胞的另一主要类别包括免疫系统的各种细胞[411]。其中，最常见的是树突状细胞。肾脏中的树突状细胞具有典型的星状外观，胞质突起较长，溶酶体较少，线粒体和粗糙内质网丰富。树突状细胞与成纤维细胞的区别在于，前者质膜下和胞质突起内缺乏肌动蛋白细丝束，此外，树突状细胞中的细胞器聚集在细胞核周围，而胞质突起中不存在[411, 413, 416]。在间质中较少见的是巨噬细胞和淋巴细胞。在健康的肾脏中，巨噬细胞主要位于动脉周围间隙，但含量并不丰富。淋巴细胞不多，而且粒细胞很少见。

间质的细胞外基质由胶原纤维组成，基质中含有硫酸化或非硫酸化 GAG 和间质液[407, 408]。在细胞外基质中已鉴定出 Ⅰ、Ⅲ、Ⅴ、Ⅵ、Ⅶ和ⅩⅤ型胶原纤维[407, 418, 422, 423]、纤连蛋白和层粘连蛋白[407, 422]。

（一）皮质肾间质

在肾皮质中，肾小管周围间质被分隔成两个或多个相邻肾小管之间的宽间质间隙，以及单个肾小管的基底膜和相邻的肾小管周围毛细管之间的狭窄或狭缝状间质间隙[415, 424]。大约 2/3 的管周毛细血管壁面向狭窄的腔室，且这一部分的血管壁是有窗孔的[410]。

成纤维细胞和树突状细胞构成了肾小管间质中的大部分细胞，分布均匀且彼此紧密相连[41]。可以通过免疫标记在光学显微镜下区分细胞类型，因为皮质成纤维细胞表达胞外 5'- 核苷酸酶（5'NT），而树突状细胞表达 MHC Ⅱ 类[411]。在基础状态下，皮质成纤维细胞中的 5'NT 在深层皮质迷路内表达最强[411, 425]。由于 5'NT 介导细胞外腺苷的产生，腺苷是参与控制肾血管阻力的信号分子，因此皮质间质成纤维细胞可能有助于调节肾血流动力学[406, 416]。皮质深层的肾小管周围间质成纤维细胞和（或）周细胞也是促红细胞生成素的肾脏来源[417, 426]，在盐和容量耗竭、肾灌注不足或肾素 – 血管紧张素 – 醛固酮系统受到抑制时，可以招募与入球小动脉相关的血管周围间质细胞来产生肾素[417]。

（二）髓质肾间质

与皮质一样，在健康的肾脏髓质中，大部分的间质细胞是由成纤维细胞和树突状细胞构成的[411, 413, 427]。如前所述，髓质间质成纤维细胞与皮质成纤维细胞的最大不同之处在于胞质内脂质包涵体的丰度，其平均直径为 0.4~0.5μm，脂滴密度均匀且没有内界膜（图 2–54 和图 2–55）[415, 424, 427, 428]。只有少数的皮质成纤维细胞含有脂滴，这些"载脂"成纤维细胞的出现率在外髓内带中升高，并遍布整个内髓[411]。与皮质的成纤维细胞不同，髓质间质成纤维细胞不表达促红细胞生成素信使 RNA 或 5'NT[425, 426]。

髓质间质成纤维细胞在髓袢和直小血管之间形成梯形结构，沿皮髓轴成柱状排列，并垂直于相邻的肾小管和血管（图 2–54）。细长的细胞突起与髓袢细段和直小血管紧密接触，但是很少与集合管直接接触。单个细胞通常与多个血管和细段接触[424]。不同细胞的长胞质突起通过特异的方式连接在一起，这些连接的大小和形状各不相同，包含紧密连接、中间连接和缝隙连接[429, 430]。由于这些细胞垂直于肾小管和血管的特殊排列结构，它们在髓质中提供结构支撑。髓质间质成纤维细胞、细段和毛细血管之间的密切关系也提示可能与这些结构相互作用有关。内髓的三维重建显示升支细段，直小血管升段和集合管的排列，形成间质结节间隙或微区，这些结构广泛存在于啮齿动物的肾脏中，但在人类内髓中相对较少[12, 265, 431]。间质结节间隙沿皮髓轴堆叠排列，并被间质成纤维细胞分隔[12, 431, 432]。环氧合酶 –2，表达在髓质肾小管周围间质成纤维细胞中，是前列腺素合成的主要部位，主要产生前列腺

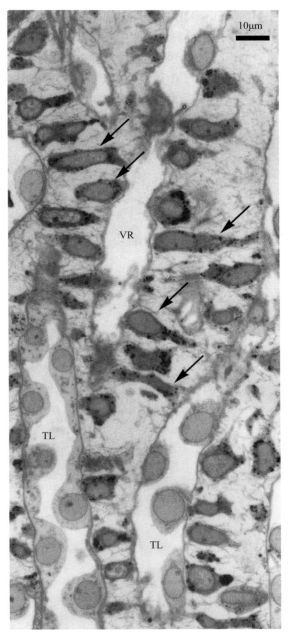

▲ 图 2–54　正常大鼠的肾髓质间质的显微照片
载脂间质成纤维细胞桥接相邻的髓袢细段（TL）和直小血管（VR）之间的间质间隙

素 E$_2$（PGE$_2$）[417, 433]。

树突状细胞也存在于髓质间质中，并且可以通过对 MHC Ⅱ 类分子的免疫反应性在光学显微镜下进行鉴定。但其出现率在髓质区域之间有所不同。它们在外髓内带中含量最丰富，通常与集合管排列在一起。在健康的肾脏中，它们在内髓的上 1/3 处较少，且在内髓的远端部分消失[411]。

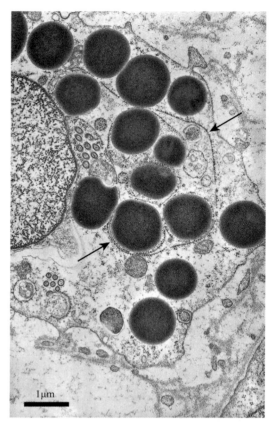

▲ 图 2-55　高倍电子显微镜照片显示了电子致密脂滴与颗粒内质网（箭）之间的关系，且髓质间质成纤维细胞内几乎充满了电子致密脂滴。细胞表面相邻的几缕基底膜样物质与相邻小管的基底膜相连（右下）

十、淋巴

肾淋巴循环包括肾被膜部分、被膜下部分和肾内部分 [434, 435]。被膜下部分由介于肾囊和肾实质之间的淋巴管网络组成。肾内部分包括毛细淋巴管和淋巴管道，它们通过肾门处的淋巴管束汇聚和排出。被膜下淋巴管可能直接引流至肾门淋巴管，或者可能与肾内淋巴管相通。小叶间血管附近的肾内淋巴管引流到皮髓交界处附近的弓形淋巴管中，并通过叶间淋巴管引流至肾门淋巴管（图 2-56）[436]。

在某些动物体中，已经描述了肾被膜淋巴管和肾内淋巴管之间的联系。例如，肾被膜淋巴管引流入被膜下淋巴管，提供从肾被膜通过皮层到肾门区域的持续淋巴引流（图 2-57）。在犬的肾脏中，已经描述了横穿肾被膜的"交通"和"穿孔"淋巴管道 [437]。在这些研究中，发现了少量的交通淋巴管，通常与小叶间动脉和静脉相联系。这些淋巴管穿透

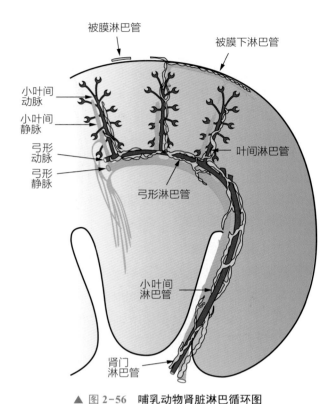

▲ 图 2-56　哺乳动物肾脏淋巴循环图
改编自 Kriz W, Dieterich HJ. The lymphatic system of the kidney in some mammals. Light and electron microscopic investigations. *Z Anat Entwicklungsgesch.* 1970; 131: 111–147.

被膜，很可能代表了肾门和被膜系统之间的联系。穿孔淋巴管单独或与小静脉一起穿透被膜，这些管道似乎是皮质浅层淋巴引流的主要途径。

肾内淋巴管占肾脏组织的一小部分，皮质中的淋巴管体积密度为 0.02%～0.37%，具体取决于物种 [438, 439]。在正常人、大鼠、小鼠和猪肾中，肾实质的大部分毛细淋巴管聚集在小叶间和弓形动脉周围的外膜中（图 2-58）[434, 436, 440]。在小鼠中，它们沿入球小动脉延伸 [440]。在大多数动物体内，肾小管和肾小球之间很少发现毛细淋巴管，但在马和犬的肾小球周围有大量的淋巴管 [434]，并且在犬肾中，近端和远端小管附近有小淋巴管 [438, 441]。对正常人肾脏使用免疫标记法检测淋巴管发现，与其他物种一样，毛细淋巴管最常见于小叶间和弓形血管周围的外膜中 [442, 443]。在一项研究中 [443]，肾小管间的毛细淋巴管很少见，而另一项研究则发现毛细淋巴管散布在皮质中的肾小管，但不像毛细血管那么常见，在肾小球附近零星分布 [442]。在健康肾脏的髓质中很少发现淋巴管，这一发现在不同物种之间是

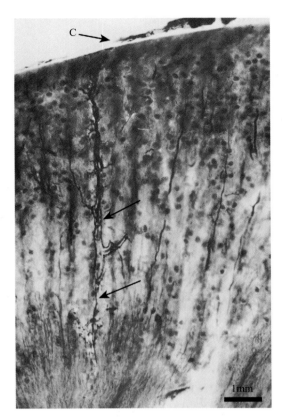

▲ 图 2-57 犬肾脏的皮质和外髓矢状切面的光学显微照片
用墨水注射被膜淋巴管（C）。肾内淋巴管（箭）沿着皮质中小叶间动脉分布（改编自 Bell RD, Keyl MJ, Shrader FR, et al. Renal lymphatics: the internal distribution. *Nephron.* 1968;5:454-463.）

一致的[440, 442, 444, 445]。

毛细淋巴管，包括小叶间淋巴管，由一层淋巴管内皮细胞组成，但与血管系统的毛细血管不同，它们缺乏基底膜和窗孔[436, 445]。毛细淋巴管内皮细胞由附着在基底细胞质突起上的细丝锚定[435, 445]。肾叶间和肾门淋巴管是集合淋巴管，在淋巴管腔内包含大量瓣膜[434, 436]和半月形突起，限制了淋巴的回流。集合淋巴管与毛细淋巴管也有区别，因为前者在淋巴管间质面周围存在连续的基底膜和周细胞[445]。

大部分传出肾门的淋巴管注入局部淋巴结。右肾淋巴管注入腔静脉旁、腔静脉前、主动脉腔静脉间和腔静脉后淋巴结，左肾淋巴管注入主动脉前、主动脉旁和主动脉后淋巴结。此外，肾后传出淋巴管可能直接与胸导管相通[446-448]。最后，在某些大鼠和灵长类动物体内，已检测到淋巴静脉引流，淋巴系统与肾静脉或肾静脉附近的腔静脉之间存在直

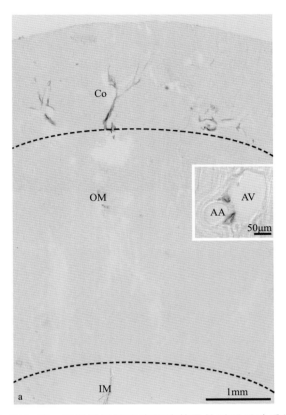

▲ 图 2-58 标记淋巴管内皮细胞特异性透明质酸受体
LYVE-1 的成年小鼠肾脏 50μm 切片的光学显微照片，该受体几乎只标记淋巴管内皮细胞。淋巴管主要聚集在弓形和小叶间血管周围
Co. 皮质；OM. 外髓；IM. 内髓；AA. 弓形动脉；AV. 弓状静脉（改编自 Lee HW, Qin YX, Kim YM, et al. Expression of lymphatic endothelium-specific hyaluronan receptor LYVE-1 in the developing mouse kidney. *Cell Tissue Res.* 2011;343:429-444.）

接连接。这些多种多样的引流模式可能存在于肾细胞癌转移的发病机制中，对临床分期和诊断具有重要的意义[449, 450]。

相当一段时间肾内淋巴管的鉴定仍依赖于使用淋巴注射、显微放射成像和电子显微镜的结构研究。这些技术限制了对淋巴系统的生理和病理过程的探究。然而淋巴管内皮细胞特异性表达蛋白质的发现，能够对这些细胞进行免疫检测（图 2-58）。用于检测肾内淋巴管内皮细胞的各种标志物包括透明质酸受体 LYVE-a、淋巴转录因子 Prox-1、血管内皮生长因子受体 3、完整的膜糖蛋白 podoplanin 及唾液糖蛋白 D2-40[435, 440, 451]。淋巴管内皮细胞也表达 AQP1[253, 452]。使用免疫标记淋巴管内皮细胞标志物，数项研究报道了肾实质内肾内淋巴管在高血

压[453]、肾小管间质性肾炎[443]、移植排斥[454, 455]、输尿管梗阻[456]、糖尿病肾病[457]及肾细胞癌周围组织中[442]增殖。这些肾病中淋巴管生成的作用尚不清楚。它与肾脏炎症的发病机制有关[435]，但一些研究表明，在某些情况下它是有益的，限制了肾脏的损伤[453, 456]。

十一、神经

肾脏的交感神经来自 $T_6 \sim L_2$[458] 的脊髓中间外侧柱，但有些报道的范围较窄，在 $T_9 \sim T_{13}$ 之间[459]。从大脑投射到脊髓的这个区域的神经元主要来自大脑血管运动中心的中缝核和延髓头端腹外侧区、脑桥 A5 去甲肾上腺素能细胞群及下丘脑室旁核[460, 461]，大脑中的这些区域决定了对肾脏的交感神经信号[459]。交感神经节前纤维离开 T_{11} 与 L_3 或 L_4 之间的脊髓，并与椎旁神经节和椎前神经节（后者包括主动脉肾神经节、内脏神经节、腹腔神经节和肠系膜神经节）内的节后纤维相连，在肾丛[459, 462–464] 和节后纤维中，来自不同神经节的神经节后纤维可以支配肾脏的不同区域[464]。在供应神经节前纤维的脊髓节段和向肾脏发出节后纤维的神经节中，不同物种和不同个体之间存在相当大的差异[459, 460]。

神经节后纤维形成肾脏的外在神经，其包含无髓鞘的和有髓鞘的纤维。大鼠和小鼠的绝大多数肾神经纤维是无髓鞘的，在大鼠中占 96%～98%[465, 466]，在小鼠中占 99.5%[467]。这些物种之间的肾神经直径差异很大，大鼠的直径约为 98μm[466]，小鼠的直径约为 35μm[467]，这是由于大鼠外在肾神经中的纤维数量更多，而不是物种之间无髓神经纤维直径的显著差异所致[466, 467]。根据纤维直径，家兔肾皮质的神经纤维分为两组[468, 469]，但是对大鼠和小鼠外在肾神经的形态计量学研究并未一致[459]。尽管在 Sprague-Dawley 大鼠[465] 肾神经无髓神经纤维直径呈双峰型分布，但 Wistar 大鼠[466] 和 C57BL/6J 小鼠[467] 的肾神经无髓神经纤维平均直径为 0.5～0.7μm，呈单峰型分布。

肾神经在肾门处与肾动脉一起进入肾脏，它们沿着动脉循环继续进行细分，位于血管周围间质内并穿透血管壁以支配肾叶间动脉，弓形动脉和小叶间动脉的血管平滑肌细胞及入球和出球小动脉，包括球旁细胞[176, 458, 459, 470–473]。

神经末梢与出球小动脉约 1/3 的细胞接触，而与入球小动脉的细胞接触则少一些[474]，且通过透射电镜可观察到自主神经末梢与肾小球旁器颗粒细胞和无颗粒细胞之间的突触[475]。与这些观察结果一致，肾交感神经活动调节肾素的分泌[462, 476]。与入球和出球小动脉相比，在致密斑的神经效应器接点很少见[474]。

单个神经纤维穿透皮质、髓旁肾实质和部分髓质[213, 459, 477–479]。伴随着髓旁肾小球出球小动脉的无髓神经纤维随血管系统延伸至外髓内带水平[480]。交感神经末梢在含有致密囊泡的神经曲张（膨隆）处与肾小管上皮细胞的基底膜接触，这些囊泡中含有去甲肾上腺素[213, 470, 479] 和酪氨酸羟化酶（去甲肾上腺素产生中的限速酶）[462]。尽管在所有类型的肾小管中都存在神经效应器接点，但肾小管中神经曲张的密度有所不同：远直小管的密度最高，其次是远曲小管、近端小管和集合管[213]。

大部分支配肾的神经是传出神经。但也存在传入神经，主要是支配肾盂的神经，还有支配叶间动脉、弓形动脉和小叶间动脉及入球小动脉的神经[458, 470, 481–483]。75%～80% 的肾传入神经是无髓的[458, 484, 485]。与表达酪氨酸羟化酶的传出神经纤维不同，传入神经纤维表达降钙素基因相关肽，因此，可以使用这些酶的免疫定位来区分传出纤维和传入纤维[470, 483, 486]。

声明

本章部分内容改编自之前版本所写章节的作者：Kirsten M. Madsen, Soren Nielsen 和 C. Craig Tisher（第 8 版），Søren Nielsen, Tae-Hwan Kwon, Robert A. Fenton 和 Jeppe Praetorius（第 9 版），Robert A. Fenton 和 Jeppe Praetorius（第 10 版）。

笔者感谢家人的支持和鼓励，感谢笔者早期职业生涯中的导师，特别是 C. Craig Tisher 和 Dr. Kirsten Madsen 博士，以及笔者所有的合作者和同事。正是因为许多有才华的显微镜专家的奉献精神，特别是 Sharon W. Matthews, Chao Chen, Wendy Wilber 和 Fred Kopp，以及美国国立卫生研究院、美国心脏协会和 Gatorade 研究基金的支持，笔者团队实验室多年来的工作才有可能完成。

肾脏血液循环与肾小球滤过
The Renal Circulations and Glomerular Filtration

Luis Gabriel Navar   David A. Maddox   Karen A. Munger   著

熊明霞　周　阳　吕韵晖　译

杨俊伟　校

第3章

要点

- 无论蛋白质的摄入水平如何，男性及女性的肾血流量和肾小球滤过率（GFR）随蛋白质摄入量的增加而增加。考虑到体表面积因素的影响，年轻人（20—50岁）GFR大于老年人（55—88岁），男性大于女性。

- 尽管肾小球球后静水压的下降在出球小动脉达到70%，但肾动脉和肾小球毛细血管之间静水压的下降在入球小动脉段仍最显著。入球小动脉的终末段50～150μm和出球小动脉的起始段（最初的50～150μm）构成大部分的肾小球前和肾小球后阻力。

- 肾小球毛细血管血压（P_{GC}）在毛细血管网内仅略微下降，从而使跨毛细血管的静水压梯度（ΔP即 P_{GC} 减去肾小囊内压，P_{BS}）保持相对恒定。但是，随着无蛋白的液体被过滤到肾小囊中，肾小球毛细血管胶体渗透压（π_{GC}）沿肾小球毛细血管逐渐增加，从而降低了有效滤过压，在某些类似机体脱水的情况下使得 πg 达到并等于 ΔP。

- 液体和大分子物质的滤过屏障包括内皮细胞被覆的糖萼、肾小球毛细血管内皮层的孔状结构、肾小球基底膜、围绕毛细血管的足细胞之间的滤过裂隙，以及沿着滤过裂隙延伸、连接相邻足突的滤过裂孔膜。任一屏障结构的破坏或损伤都可能导致白蛋白和其他蛋白质的漏出增加。

- 入球和出球小动脉的高阻力导致在肾小管周围毛细血管前血管静水压的大幅下降，因此管周毛细血管压远低于肾小球的毛细血管压力（15～20mmHg）。由于肾小球毛细血管中滤过了无蛋白的液体，进入管周围毛细血管液体渗透压升高。因此，毛细血管渗透压和静水压梯度之间的净平衡有利于小管重吸收的液体进入管周毛细血管。

- 有研究发现肾脏血流和GFR均可被自身调节，这表明由于自身调节而引起的主要阻力变化大部分位于肾小球前脉管系统。自身调节机制发挥强大作用以维持肾内血流动力学环境与由代谢决定的肾小管转运功能相平衡。

- 肌源性和管球反馈机制主要负责自身调节反应。肌源性机制是指动脉平滑肌根据血管壁张力的增减而舒缩的能力。管球反馈机制提供了从致密斑到入球小动脉的信号传导。旁分泌介质包括ATP、腺苷、一氧化氮和花生四烯酸代谢产物。

- 整体肾脏血流动力学功能受外在及内在机制（包括交感神经系统、循环血管活性因子、内皮型一氧化氮、肾内血管紧张素Ⅱ、花生四烯酸代谢产物、嘌呤能因子和其他旁分泌系统）之间复杂相互作用的调节，这些相互作用可直接发挥作用并调节管球反馈机制的敏感性。

一、概述

肾脏的独特之处在于同时具有 3 个不同的微血管网络，分别为肾小球毛细血管微循环、皮质肾小管周围毛细血管微循环和具有滋养髓质、维持间质环境稳定的髓质微循环。每一微循环均有其独特的功能，三者分别参与肾小球内大量液体的滤过、滤过液的重吸收及肾髓质间质高渗环境的维持。这些微循环不仅为肾脏细胞和组织提供氧气和营养物质，而且通过维持和调节血流动力学环境以完成其特定功能。尽管肾重不足体重的 1%，但人在静息状态下的肾血流量却占心排血量的近 20%。每 100g 组织每分钟肾血流量（RBF）约 400ml，显著高于其他血供丰富的器官（如心脏、肝脏和脑）[1, 2]。在大量的血流灌注下（1.0～1.2L/min），约有 20% 的血浆经滤过形成肾小球超滤液，但超滤液中只有 1% 形成终尿。尽管肾小管转运过程对能量代谢需求相对较高，但肾动静脉 O_2 的差异表明血流量远超过了代谢所需。事实上，高血流量对于维持肾小球滤过和球后毛细血管重吸收所需的血流动力学环境至关重要[3, 4]。

在第 2 章中有关于肾脏大体解剖结构和肾小管节段分布的详细介绍。在本章中，我们讨论肾内各个微循环网络的构建，如图 3-1 所示。我们还将探讨局部血流的差异，以及微循环的结构如何通过调节肾内血流动力学环境以保持适当的 RBF 和肾小球滤过率（GFR）。

二、肾血流和肾小球滤过率

既往我们采用菊粉清除率测定肾小球滤过率（GFR），以对氨基马尿酸（PAH）清除率测定肾血浆流量（RPF），并通过 RPF 和红细胞压积计算得到肾血流量（RBF）[5]。菊粉仅从肾小球毛细血管滤过，而 PAH 在肾小球滤过并由肾小管分泌，因而肾脏可清除血液中 80%～90% 的 PAH。血液中的 PAH 不能完全清除是因为在肾脏的部分区域（尤其是髓质），血流不能灌注分泌 PAH 的近端肾小管节段，并且皮质区域内 PAH 清除过程具有局限性且存在小部分肾小球旁分流（图 3-2）。因此，PAH 清除率是一个近似值，通常被称为"有效"或"估计"的肾血浆流量（ERPF），它不需要肾静脉血样就可

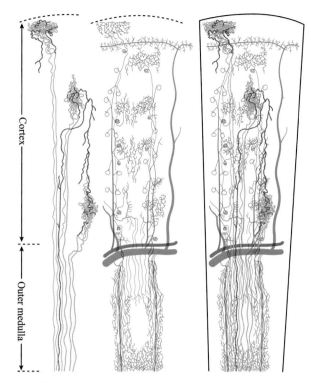

▲ 图 3-1　**Renal vasculature and tubule organization**

Left, Three nephrons are shown without accompanying vascular structures. Vascular structures are shown in the *central portion* of the figure. *Right*, Vascular and tubular structures are superimposed. Configurations of tubular segments were generalized from patterns found by silicone rubber injections. For clarity, more distal parts of the nephron are shown in deeper colors. Arterial components of the vascular system are shown in *red*, venous components in *blue*. Only representative venous connections are shown. (From Beeuwkes R III, Bonventre JV. Tubular organization and vascular tubular relations in the dog kidney. *Am J Physiol*.1975;229:695–713.)

以估算 RPF[5]。但是当存在肾脏病时，由于近端小管节段的破坏或参与 PAH 分泌的肾小管周围毛细血管的稀疏而进一步减少分泌，这种 RPF 估算方法准确性将进一步下降[6]。表 3-1 显示了一系列研究中正常受试者[5]的相关数据，即使校正了体表面积，女性的 RBF 和 GFR 仍低于男性。在不同的研究中，正常受试者的测值差异很大，图 3-3 显示了近期研究中成人 ERPR 和 GFR 的数据（未经体表面积校正）。数据还显示肥胖和消瘦的受试者之间的 GFR 和 ERPF 的巨大差异。这些差异可能是食物摄入量增加和蛋白质消耗量增加的结果[7]。实际上，如图 3-4 所示，在任一蛋白质摄入水平下，男性和女性的 GFR 均随蛋白质摄入量的增加而增加，年轻人（20—50 岁；平均 31 岁）GFR 高于老年人（55—88

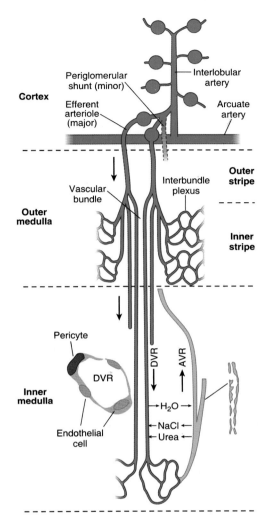

▲ 图 3-2 **The medullary microcirculation**

In the cortex, interlobular arteries arise from the arcuate artery and ascend toward the cortical surface. Cortical and juxtamedullary afferent arterioles leading to glomeruli branch from the interlobular artery. Most of the blood flow reaches the medulla through juxtamedullary efferent arterioles; however, a small fraction may also arise from periglomerular shunt pathways. In the outer medulla, juxtamedullary efferent arterioles in the outer stripe give rise to descending vasa recta (*DVR*), which coalesce to form vascular bundles in the inner stripe. DVR on the periphery of vascular bundles give rise to the interbundle capillary plexus that surrounds nephron segments—thick ascending limb, collecting duct, long looped thin descending limbs (not shown). DVR in the center continue across the inner–outer medullary junction to perfuse the inner medulla. Vascular bundles disappear in the inner medulla, and vasa recta become dispersed with nephron segments. Ascending vasa recta (*AVR*) that arise from the sparse capillary plexus of the inner medulla return to the cortex by passing through outer medullary vascular bundles. Inset, DVR have a continuous endothelium. (From Pallone TL, Zhang Z, Rhinehart K. Physiology of the renal medullary microcirculation. *Am J Physiol*. 2003;284:F253–F266, 2003.)

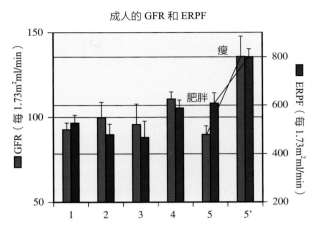

▲ 图 3-3 来自于 5 项研究的成年人肾小球滤过率（**GFR**）和估算肾血浆流量（**ERPF**）的参考值

对男性和女性测值进行汇总，柱状图下方的数字代表相应的研究：1. Giordano 和 DeFronzo[517]；2. Winetz 等[518]；3. Hostetter[519]；4. Deen 等[520]；5 和 5'. Chagnac 等[521]。对于研究 1～3 和 5，是禁食约 12h 后获得的数值；研究 4 的受试者可自由进食。对于研究 5'，是禁食 10h 后，将瘦的受试者 [平均体重指数（BMI）= 22] 的值与肥胖非糖尿病个体（BMI > 38）的值进行了比较，但并未以体表面积进行校正

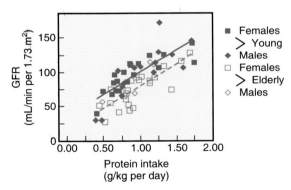

▲ 图 3-4 **Relationship between protein intake and glomerular filtration rate (*GFR*)**

Data from younger (mean age, 31 years; range, 20–50 years) and older (mean age, 70 years; range, 55–88 years) healthy humans. *Closed symbols*, younger subjects; *open symbols*, older subjects; *squares*, women; *diamonds*, men. (From Lew SQ, Bosch P. Effect of diet on creatinine clearance in young and elderly healthy subjects and in patients with renal disease. *J Am Soc Nephrol*. 1991;2:856–865.)

岁；平均 70 岁）。改良的 RBF 测量方法包括激光多普勒血流仪、视频显微镜和成像技术，例如正电子发射断层成像（PET）、高速计算机断层扫描（CT）和磁共振成像（MRI）[6, 8-12] 等方法在确定局部血流的变化方面作用突出。

表 3–1 正常男性和女性的肾血流量、肾血浆流量、肾小球滤过率和滤过分数 [a]

研究对象	RBF, ml/min	RPF, ml/min	GFR, ml/min	滤过分数
男性	1166	655	127	0.193
女性	940	600	118	0.197
全体	1165	634	123	0.197

a. RPF 基于碘剂和对氨基马尿酸的清除，GFR 依据菊粉清除。清除率用 1.73m² 校正，发现女性标准化的 RBF、RPF 和 GFR 较低

GFR. 肾小球滤过率；RBF. 肾血流量；RPF. 肾血浆流量

引自 Smith HW. *The kidney: Structure and function in health and disease.* New York: Oxford University Press; 1951:544–545.

（一）主要的动脉和静脉

双肾动脉均由腹主动脉直接分出，供给肾脏血液。肾动脉通常在进入肾实质之前分出多支段动脉，并继续以非吻合方式分支，在进入肾小球后微循环之前供给肾小球（图 3–1）[3]。因此，某一动脉段血管的闭塞将导致其分布区域的组织缺血及梗死。在实验研究中经常进行单个节段动脉的结扎以减少肾脏体积及建立慢性肾衰竭残余肾模型 [13, 14]。该模型的形态学研究表明，在完全梗死区域附近存在缺血区。这些区域包含依然存活的肾小球，这些肾小球皱缩簇拥，表明肾皮质的某些区域可能有部分双重血供 [15]。以上描述的是最为常见的解剖学分布，但可能存在其他情况 [16, 17]。在 20%～30% 的正常个体中发现的肾动脉二级分支，其形成可能与主动脉分出肾动脉相关。这些血管通常供应肾下极 [18]，也可能是肾脏某些区域的唯一动脉血供来源 [19]。

在人类肾脏的肾窦内，肾段动脉分成叶间动脉。叶间动脉发出弓形动脉，弓形动脉分支位于皮质、髓质交界区。小叶间动脉从弓形动脉发出，在前行至肾脏表面的同时分支 2～5 次 [20, 21]（图 3–1）。通向肾小球的入球小动脉起源于小叶间动脉（图 3–1 和图 3–2）。肾小球根据其在皮质中的位置分为浅表（即在肾表面附近）、皮质中或近髓质肾小球（在肾皮髓质交界附近）（图 3–1）。每个肾小球的毛细血管网都起源于入球小动脉进入流体腔。肾小球毛细血管合并成一个传出腔，形成出球小动脉，该小动脉将血液输送到肾小球后毛细血管循环中，形成皮

质管周毛细血管和复杂的髓质毛细血管。髓质微循环结构在尿液浓缩过程中发挥重要作用。

皮质浅层的管周毛细血管的静脉引流是通过皮质浅层的静脉进行的 [20, 22]。在皮质中层和深层，静脉的引流主要通过小叶间静脉来实现。围绕小叶间血管的致密的管周毛细血管网通过多个连接直接流入小叶间静脉，而相对稀疏、长网状的髓放线网与小叶间血管网相吻合，从而向外侧引流（图 3–1）。髓质循环也显示了两种不同类型的引流。外髓网在与小叶间静脉连接前通常延伸至髓放线，而内髓的长血管束（直小血管）迅速会聚并与弓形静脉连接。

（二）耗氧量

由于小动脉和小静脉网的独特并置，肾脏充足的氧气供应中相当部分从小动脉扩散到小静脉 [23]。氧气分流，以及很高的耗氧率 [约 $4\mu mol/(min \cdot g)$]，使皮层中的氧分压（PO_2）远低于肾静脉血中 PO_2 的预测值。皮质部分组织氧分压处于缺氧边缘，在外层和中层为 40～45mmHg，在皮质深层甚至更低（30mmHg）[13, 24, 25] 如图 3–5 所示，直小血管降支和升支之间逆流使氧气进一步分流，导致髓质组织中的 PO_2 仅为 20mmHg，乳头尖端区域则更低 [23, 25-27]。

肾脏消耗的氧气中约有 75% 提供了 Na^+-K^+-ATP 酶所需的能量，Na^+-K^+-ATP 酶是肾小管主要的主动转运系统。耗氧率与肾小管净钠转运成比例变化。高血压患者组织氧水平降低，引起肾功能损伤 [24, 28]。氧气从小动脉分流到小静脉表明，肾脏中形成的可扩散气体分子，包括 CO_2、NO 和硫化氢（H_2S）也可能发生分流，但是从小静脉到小动脉，更难排出 CO_2 等废物，同时也增加了保护性分子（如 NO）在肾脏内的滞留 [29]（图 3–5）。

（三）静水压力曲线和血管阻力

在正常灌注压力下，浅层和髓旁微血管系统与小叶间动脉末端之间的静水压下降可能高达 25mmHg，其中大部分压力下降发生在小叶间动脉（图 3–6）。基于对髓旁肾单位的血管结构研究，弓形动脉和肾小球之间的大部分肾小球前压力下降发生在入球小动脉 [30, 31]。大约 70% 的肾小球后静水压下降发生在出球小动脉。入球小动脉的终末段（最后 50～150μm）和出球小动脉的起始段（最初 50～150μm）是总肾小球前和肾小球后阻力的主

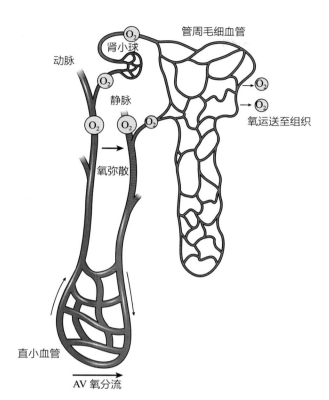

▲ 图 3-5 动脉到静脉（AV）氧气分流

氧气由动脉中的红细胞输送。红细胞在毛细血管中释放氧气，该氧气扩散到间质中以到达靶细胞。低氧分压的血液进入静脉。肾脏中动脉和静脉的并置有助于氧气从动脉扩散到静脉。当红细胞到达管周毛细血管丛时，毛细血管中的氧气张力相对较低，这表明肾脏在摄取氧气方面效率低。相对氧张力由 O_2 周围的圆圈的大小表示（引自 Mimura I, Nangaku M. The suffocating kidney: tubulointerstitial hypoxia in end-stage renal disease. *Nat Rev Nephrol*. 2010; 6:667-678.）

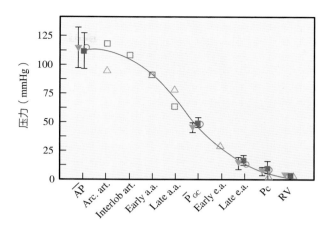

▲ 图 3-6 肾脏中的静水压分布

实心方形和实心三角形表示从正常容量和低容量性的 Munich-Wistar 大鼠中获得的测值（平均值 ±2 标准差）。松鼠猴[78] 研究的数值显示为空心圆形。空心三角形和空心正方形来自 Sprague Dawley 大鼠在全血灌注的近髓肾单位中的研究。这些肾单位位于与盆腔内膜和弓形静脉相对的皮质浅层内部，可以从传入的小叶间动脉（Interlob Art）、近端（Early a.a.）和远端（Late a.a.）获得整个压力曲线小动脉、肾小球毛细血管、出球小动脉的近端（Early e.a.）和远端（Late e.a.）、管周毛细血管（Pc）和肾静脉（R.V.）。AP. 动脉压；Arc.art. 弓状动脉；P_{GC}. 肾小球毛细血管压力 [改编自 Maddox DA, Brenner BM. Glomerular ultrafiltration. In *Brenner and Rector's The Kidney*, 7th Edition. Philadelphia: W.B. Saunders Company; 2004, pp 353-412; Casellas D, Navar LG. In vitro perfusion of juxtamedullary nephrons in rats. *Am J Physiol*. 1984; 246: F349-F358; Imig JD, Roman RJ. Nitric oxide modulates vascular tone in preglomerular arterioles. *Hypertension*. 1992;19(6 Pt 2):770-774.]

要部分（图 3-6）[30, 31]。多光子成像研究表明，入球小动脉末端存在肾小球内毛细血管前括约肌（图 3-7）[32, 33]。总的来说，总阻力（R_T）包括两个主要部位，传入（Ra）、传出（Re）小动脉和少量流出小静脉和静脉（Rv）。因此，以下关系式描述了肾内皮质血管阻力：

$$R_T=Ra+Re+Rv \qquad (公式\ 3-1)$$

$$Ra=(AP-P_{GC})/RBF \qquad (公式\ 3-2)$$

$$Re=(P_{GC}-Pc)/EABF \qquad (公式\ 3-3)$$

其中 EABF=RBF-GFR

$$Rv=(Pc-Pv)/RBF \qquad (公式\ 3-4)$$

其中 AP 为动脉压；P_{GC} 为肾小球毛细血管压力；Pc 为肾小管周围毛细血管压力；Pv 为肾静脉压力；EABF 为出球小动脉血流量

（四）肾内血流分布

皮质负责肾小球的过滤及近端和远端皮质小管的重吸收，而髓质重吸收的物质少于总重吸收物的 20%，这与它的主要功能（当排泄浓缩尿液时保持间质高渗梯度）保持一致。与这两个肾脏区域的不同功能和需求相对应，流向这些区域的血液受到不同的调节[34]。大约 80% 的 RBF 灌注于皮质，并受许多内在的旁分泌血管活性因子的控制，以及外在的体液和神经的影响。血管收缩药，包括血管紧张素 Ⅱ（Ang Ⅱ）、内皮素、嘌呤能和去甲肾上腺素，以及血管舒张药，包括缓激肽和一氧化氮，相互作用调节皮质和髓质血流[34, 35]。在各种不同的生理和病理生理条件下，肾脏内的血流可能发生重要的广泛再分配[36]。

皮质和髓质血管成分的结构差异，即皮质和近

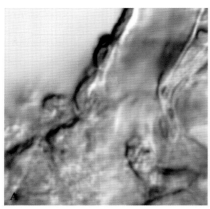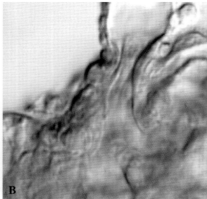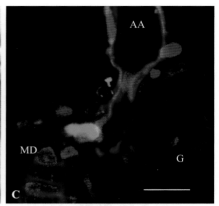

▲ 图 3-7 **Constriction of the terminal afferent arteriole (*AA*) via an intraglomerular precapillary sphincter in response to elevations in distal tubular NaCl content**

(A, B) Transmitted light differential interference contrast (DIC) images. (A) Control, with NaCl concentration at the macula densa at 10 mmol/L. (B) NaCl concentration is increased to 60 mmol/L, resulting in an almost complete closure of the AA. (C) Fluorescence image of the same preparation as shown in B. Vascular endothelium and tubular epithelium are labeled with R18 (*red*), renin granules with quinacrine (*green*), and cell nuclei with Hoechst 33342 (*blue*). Note that renin–positive granular cells constitute the sphincter, demonstrating contractile responses in glomerular cells. *G*;Glomerulus; *MD*, macula densa. Scale bar = 10 μm. (From Peti–Peterdi J. Multiphoton imaging of renal tissues in vitro. *Am J Physiol Renal Physiol*. 2005; 288:F1079–F1083.)

髓肾小球的入球和出球小动脉的组织差异，可能导致了 RBF 的差异。皮质入球小动脉的内径大于出球小动脉，而近髓入球和出球小动脉的内径大于外层皮质小动脉，近髓出球小动脉的肌层比皮质小动脉更发达 [34, 37]。此外，来自皮质肾小球出球小动脉的皮质管周毛细血管直径约为来自近髓肾小球出球小动脉的髓质直小血管直径的一半（图 3-8）[34]。这些特征可能部分解释了对髓质和皮质血流的差异控制。

1. 血管 – 肾小管的关系

皮质血管 – 小管的关系已有详尽的描述（图 3-1和图 3-2）[20, 38, 39]。在皮质的最外层，传出的管周毛细血管网和每个肾小球的小管紧密相连，但这种连接在皮质的较深处分开。这种紧密的联系并不意味着与某一特定肾小管相邻的每个血管必然来自同一肾小球。尽管来自同一肾小球的浅表肾单位节段和管周毛细血管紧密相关，但每个肾小球后出球小动脉可能供应一个以上的肾单位节段 [40]。然而，所有肾单位的髓袢在进入髓放线时，是由起源于皮质中部和深部肾单位的肾小球后血管供血的，深部肾单位的一些分支向下进入髓放线，称为直小血管（见图 3-1 和图 3-2）。单个小管和相应的肾小球后毛细血管网之间的分离在皮质深层中最明显。这些肾单位的曲小管节段位于肾小球上方，周围由靠近小

叶间血管的致密网或其他内部皮质肾小球发出的毛细血管网包围。关于传出血管形态和血管 – 小管的关系 [39, 41]，与管周毛细血管的初始部分和同一肾小球的上部和下部近端小管节段之间有着密切的联系 [42–44]。

2. 肾小球微循环的结构和功能

肾小球微循环的一些结构关系如图 3-8 所示，图中显示了肾脏树脂填充铸件的扫描电子显微照片。在 B 图和 C 图中可以看到从小叶间动脉发出的入球小动脉分支、肾小球毛细血管形成的许多环形结构，以及从肾小球发出的出球小动脉。对肾小球血管极的超微结构分析显示：入球和出球小动脉在进入和离开肾小球时，其结构和分支形态有着明显差异 [45]。入球小动脉在进入肾小球之前会失去其内部弹性层和平滑肌细胞层。平滑肌细胞被与肾小球系膜紧密接触的肾素阳性、肌球蛋白阴性的颗粒状细胞所替代（图 3-9）[32, 46]。进入肾小囊腔时，入球小动脉在血管腔中以类流形的结构沿肾小球表面分布主要分支，并进一步分支到各个肾小球毛细血管中 [45, 47]。

入球小动脉的主要分支具有较宽的血管腔，并具有肾小球毛细血管的特征，包括有孔的内皮、特征性肾小球基底膜和上皮足突。然而在人肾小球中，这些主要分支作为容量血管汇入滤过毛细血管（图 3-10）[47]。相反，出球小动脉起源于肾小球深处，从毛细血管汇聚成多个小叶，形成传出血管

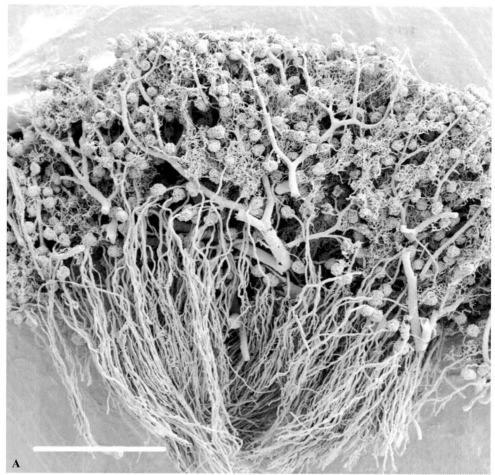

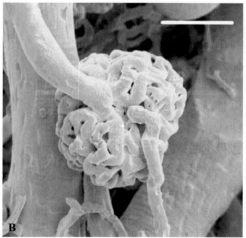

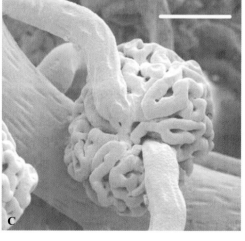

◀ 图 3-8　**A. 兔肾小球**的树脂铸件，描绘了皮质和髓质肾小球。（比例尺 = **1mm**；**B. 皮质肾小球显示**入球（上部血管）和出球的小动脉以及毛细血管簇（比例尺 = **60μm**）；**C. 近**髓肾小球，显示入球（上部血管）和出球的小动脉及毛细血管簇（比例尺 60=μm）。注意，近髓小动脉的直径大于皮质肾小球小动脉，特别是出球小动脉（引自 Evans RG, Eppel GA, Anderson WP, Denton KM: Mechanisms underlying the differential control of blood flow in the renal medulla and cortex. *J Hypertens*. 2004; 22: 1439–1451.）

腔，而后变窄形成出球小动脉。当出球小动脉向血管极行进时，其他分支会加入出球小动脉。甚至在血管合并形成出球小动脉之前，毛细管壁的结构就开始发生变化，即逐渐失去窗孔直到形成光滑的上皮层。在肾小球内小动脉末端部分，内皮细胞可能会向腔内隆起，从而减小其内径[45]。出

球小动脉会形成平滑肌细胞层，该层在肾小球毛细血管末端起始点之后可以观察到。当出球小动脉在肾小球内形成时，会与肾小球系膜紧密接触，而当其离开肾小球时，则与肾小球外膜紧密接触。入球和出球小动脉与髓袢升支含致密斑细胞的肾小球系膜之间的这种精确且紧密的解剖关系为肾小球内

信号系统（称为"管-球反馈机制"）的存在提供了结构基础。这一信号系统参与血流量和 GFR 的调节[32, 45, 48]。

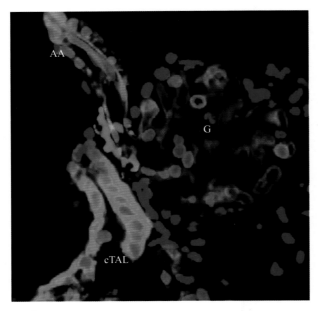

▲ 图 3-9 **Multicolor labeling of the in vitro microperfused juxtaglomerular apparatus with attached glomerulus**

Cell membranes of tubular epithelium (cortical thick ascending limb, [*cTAL*] containing the macula densa), vascular endothelium of the afferent arteriole (*AA*), and glomerulus (*G*) are labeled with R18 (*red*), renin granules with quinacrine (green), and cell nuclei with Hoechst 33342 (*blue*). (From Peti–Peterdi J. Multiphoton imaging of renal tissues in vitro. *Am J Physiol Renal Physiol*. 2005;288:F1079–F1083.)

在不同的生理条件下，肾小球内血管通路的表观可能会发生变化。肾小球系膜（图 3-11）已证实含有收缩因子[45, 49]，并在暴露于 Ang Ⅱ 时表现出收缩活性[50]。具有 Ang Ⅱ 的 AT$_1$ 受体的肾小球系膜细胞在体外暴露于该肽时会发生收缩[51]。对大鼠整个系膜的三维重建显示，大约 15% 的毛细血管环可能完全附着于系膜细胞（锚定于细胞外基质）的臂状延伸范围内[52]。这些细胞的收缩可能会改变局部血流和滤过率，以及血流的肾小球内分布和总滤过面积。许多能够改变肾小球滤过率的激素和其他血管活性物质可能会导致这种调节，部分原因是改变了肾小球系膜细胞的收缩状态。

（五）肾小球滤过率的决定因素

调节肾脏血流动力学的机制的关键是将肾小球簇内的血流和压力曲线维持在一定水平，使滤过速度能够通过肾小管网实现最佳的吸收和分泌过程。肾小球前（入球）和肾小球后（出球）阻力的精细的差异调节可以很好地控制肾小球内的血流动力学环境，从而控制肾小球滤过率。肾小球毛细血管系统在入球和出球小动脉之间的嵌套，可精确地控制调节滤过的肾小球内压力。这些压力，再加上肾小球毛细血管结构独特的限制性分子渗透性，使得从肾小球毛细血管到肾小囊可形成几乎无蛋白质的滤液，这是尿液形成过程的第一步。

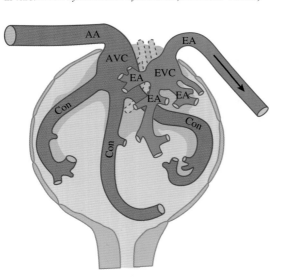

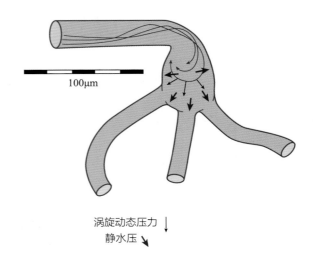

▲ 图 3-10 **人肾小球的结构**

注意，当入球小动脉（AA）进入传入血管腔（AVC）并进入导管传入毛细血管（Con）时会急转弯。一级传出血管（E1）和血管腔（EVC）过渡到小动脉（EA）。右图，AVC 中的静水压分配 [引自 Neal CR, Arkill K, Bell JS, et al. Novel hemodynamic structures in the human glomerulus. *Am J Physiol Renal Physiol*. 2018; 315(5): F1370–F1384; color figures courtesy Dr. Christopher Neal.]

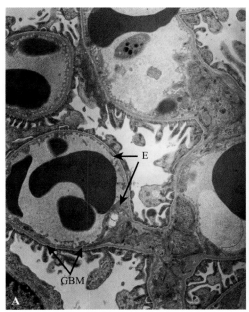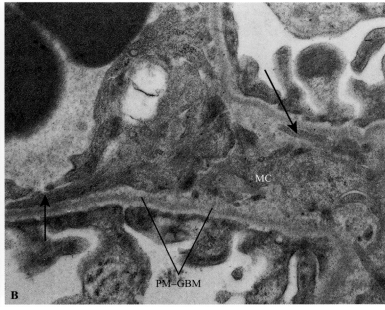

▲ 图 3-11　**Munich-Wistar** 大鼠肾小球毛细血管的电子显微照片

A. 几个毛细管的概况（约 14 500×）。大部分肾小球毛细血管内皮（E）与肾小球基底膜（GBM）接触，只有一小部分与系膜（M）接触。在其外侧，GBM 被足细胞足突所覆盖。在它们的交界面处没有基底膜将内皮与系膜分开；B. 肾小球系膜细胞（MC）向外延伸至肾小球毛细血管（约 42 000）。Kriz 及其同事提出，这种圆柱状的茎似可能是收缩的纤维束（短箭），附着在肾小球周围基底膜（PM-GBM）上，并沿肾小球膜的方向延伸到 GBM（长箭）。标本制备方法为在肾小囊中用 1.25% 的戊二醛微穿刺法固定肾，从而固定肾小球结构及毛细血管中的红细胞 [改编自 Kriz W, Elger M, Mundel P, Lemley KV. Structure-stabilizing forces in the glomerular tuft. *J Am Soc Nephrol*. 1995; 5(10): 1731-1739; Kriz W, Kaissling B. *Structural organization of the mammalian kidney*. Third Edition ed: Lippincott, Williams & Wilkins; 2000; Drenckhahn D, Schnittler H, Nobiling R, Kriz W. Ultrastructural organization of contractile proteins in rat glomerular mesangial cells. *Am J Pathol*. 1990;137(6):1343-1351.]

1. 肾小球滤过屏障的通透性

肾小球毛细血管壁和周围的上皮细胞除了调节流体从肾小球毛细血管进入肾小囊的移动外，还调节大分子的运动。菊粉大小或更小的分子通常可以不受限制地穿过肾小球毛细血管壁。然而，更大的分子的肾小球渗透受到限制，因此白蛋白或更大的分子几乎完全不能进入肾小囊。

如图 3-12 所示，滤过屏障复合体包括内皮细胞被覆的糖萼、肾小球毛细血管内皮层的孔状结构、肾小球基底膜的三层、围绕毛细血管的脏层上皮细胞（足细胞）之间的滤过缝隙，以及沿着滤过缝隙延伸的连接相邻的足突的滤过裂隙膜，形成了滤过的最终屏障[53]（图 3-12）。这种复杂的屏障对小分子（如水、电解质、氨基酸、葡萄糖，以及分子半径小于 20Å 的其他内源性或外源性化合物）具有较高的渗透性。这使得这些化合物可以自由地从血液中过滤到肾小囊中，同时排除了大于 50Å 的分子[54-61]。在应用中性右旋糖酐清除分数的研究中，在大鼠[63]、犬[64] 和人中观察到了相似大小的选择性[62, 65]。正如最近所强调的[53]，对于负责从滤过液中排除大分子的主要成分一直存在相当大的争议。肾小球滤过屏障大小的选择性在很大程度上取决于足细胞足突与肾小球基底膜（GBM）之间的裂隙膜的组合。尽管关于肾小球电荷选择性存在一定争议，但有充分的证据表明电荷在限制带负电荷大分子（如白蛋白）在 GBM 的透壁运动中起作用，而 GBM 包含带负电荷的硫酸乙酰肝素蛋白聚糖和层粘连蛋白、Ⅳ 型胶原蛋白和巢蛋白[66, 67]。

其他研究表明存在一个精细的糖胺聚糖网状结构，可覆盖管腔内皮层并桥接内皮孔，因此内皮层现在被认为是排除大分子的初始屏障[68]。使用带负电的金纳米颗粒进行进一步研究证实，基底膜的致密层可作为免疫球蛋白 G（IgG）和白蛋白的分子大小的排除屏障。小颗粒渗透到致密层并在上游积聚，覆盖足突的基底部[60]。

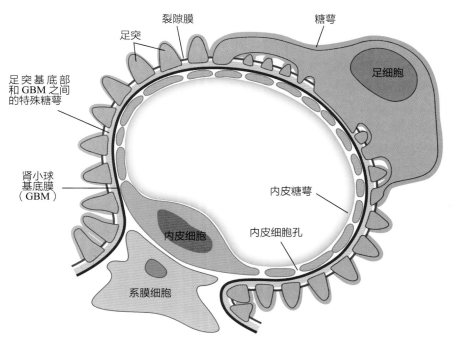

◀ 图 3-12　肾小球毛细血管示意图
被认为是肾小球滤过屏障一部分的元素包括：内皮糖萼、有孔的内皮、基底膜、足突基底部和 GBM 之间的特殊糖萼，足细胞和裂隙膜（引自 Schlöndorff D, Wyatt CM, Campbell KN. Revisiting the determinants of glomerular filtration barrier: what goes round must come round, *Kidney Int*. 2017; 92:533–536.）

2. 肾小球毛细血管和肾小囊中的静水压和胶体渗透压

肾小球毛细血管在任何给定点的液体滤过过程取决于毛细血管间的静水压梯度（ΔP）、毛细血管间胶体渗透压梯度（Δπ）、每个单位表面积滤过屏障的有效通透系数（Lp），以及表面积（S_f）。Lp 和 S_f 的乘积称为"滤过系数"（K_f）。毛细血管中任何给定点的流体流量（J_v）由 Starling 方程确定。

$$J_v=Lp[(P_{GC}-P_{BS})-(\pi_{GC}-\pi_{BS})]　（公式 3-5）$$

其中 P_{GC} 和 P_{BS} 分别是肾小球毛细血管和肾小囊中的静水压，而 π_{GC} 和 π_{BS} 是在任何给定点处相应的胶体渗透压。由于肾小囊中液体的蛋白质浓度非常低，因此 π_{BS} 接近零，可以忽略不计。单个肾单位的流体总 GFR（SNGFR）等于滤过表面积（S_f）与液压传导率（Lp）的乘积，等于滤过系数（K_f）乘以公式 3-5 等号右侧的值，它们在肾小球毛细血管的长度上取平均值得到以下表达式：

$$SNGFR=LpS_f[(P_{GC}-P_{BS})-(\pi_{GC})] 或$$
$$SNGFR=K_f(\Delta P-\pi_{GC})　（公式 3-6）$$

因此，$SNGFR=K_f \times P_{UF}$　（公式 3-7）

其中 P_{UF} 为有效滤过压，即有效毛细血管静水压和胶体渗透压梯度 ΔP 和 π_{GC} 之间的差。

需要强调的是 Lp，通透系数和大分子通透性之间的差异。它们的定义不同，并且没有紧密的联

系。根据已知的超微结构细节和滤过屏障各个组成部分的水流动力学特性，建立数学模型表明，只有总阻力的 2% 是由有孔的毛细血管内皮细胞引起的，而基底膜占了近 50%[66, 69, 70]。剩余的静水压阻力存在于滤过裂隙膜中，该裂孔膜是包含许多蛋白质的复杂结构，包括 nephrin 和 podocin 蛋白[66, 70–72]。这些裂孔膜蛋白的破坏导致大量蛋白尿[72]。在某些疾病状态下，完整的滤过裂隙减少是导致滤过量减少的重要因素[66, 73]。关于大分子通透性，通过数学建模证实肾小球滤过屏障层的筛选功能是相互依赖的。此外，尽管静水压阻力是相加的，但大分子通透系数却是相乘的。因此，一层的大分子通透性的微小变化可以显著改变整个滤过屏障的通透性[62, 66]。

由于并非所有实验动物都存在浅表肾小球，许多实验研究使用间接测量肾小球压力的方法来评估肾小球压力的反应。许多研究者使用断流技术来估算 P_{GC}[2, 35, 74, 75]。当阻塞了近端小管早期的流体运动时，阻塞处上游的小管内压力就会增加，直到肾小球的净滤过停止[76]。在这时，近端小管中的静水压与全身胶体渗透压的总和等于肾小球毛细血管的压力（P_{GCSF}）。断流技术已用于不同的大鼠品系及犬和小鼠中，P_{GCSF} 在犬中平均 55～60mmHg，在大鼠中平均约 50mmHg[4, 55]。在许多研究中，使用这种

断流技术计算出的肾小球毛细血管压力与直接微穿刺肾小球毛细血管获得的值进行了比较，结果表明在正常 AP 下测得的 P_{GCSF} 可以提供直接测得的 P_{GC} 的近似估算值[35, 55, 74, 75]。

当发现 Munich-Wistar 大鼠的突变株具有可以直接穿刺肾小球毛细血管的浅表肾小球时，表明可以直接测量脊椎动物的肾小球毛细血管静水压（P_{GC}）[77]。随后的研究证实了最初的发现，证明了在该大鼠品系中，肾小球表面 P_{GC} 的平均值为 43～49mmHg（图 3-13），在有浅表肾小球的松鼠猴中也发现了相似的值[78]。因为肾小球毛细血管嵌套在入球和出球小动脉之间，P_{GC} 沿毛细血管床几乎是恒定的，导致在低容量性的 Munich-Wistar 大鼠中，平均毛细血管静水压梯度为 34mmHg（图 3-13）。将这些静水压测量值与浅表肾单位的全身血浆蛋白浓度和出球小动脉蛋白浓度的测定结合起来，便有机会确定控制毛细血管网初始和终末的肾小球滤过的静水压和渗透压。

在低容量性大鼠中进行的 P_{GC} 的早期直接测量是在手术引起的血浆容量和 GFR 降低的条件下进行的。随后的研究表明，通过输注等渗血浆使血浆体积恢复到与清醒动物相等的血容量状态[79]，其

SNGFR 值显著高于低容量性大鼠。这主要是由于肾小球血浆流量（Q_A）的增加与肾小球传入（R_A）和出球小动脉（R_E）阻力值的下降相关（图 3-13），这表明早期对低容量性大鼠的研究是在交感神经系统活动增强的情况。总体而言，对 Munich-Wistar 大鼠（图 3-13）和其他几种大鼠品系在正常血流条件下进行的实验研究表明，大鼠肾小球压力在 50mmHg 范围内，会导致更高的肾小球毛细血管压力。

在图 3-14 中显示了大鼠在低容量和等容量条件下的肾小球毛细血管静水压和渗透压曲线，使用了从图 3-13 中显示的研究确定的平均值。在低容量动物中，当血液到达肾小球毛细血管的流出端时，血浆渗透压（π_E）上升到平均等于 ΔP 的值。因此，净局部滤过压 P_{UF} [$P_{GC}-（P_T+\pi_{GC}）$] 表示从肾小球毛细血管网的传入端大约 17mmHg 降低到传入端基本为零（称为"滤过压平衡"）。沿肾小球毛细血管的 ΔP 值几乎是恒定的，而沿毛细血管网的 P_{UF} 的下降是由于 π_{GC} 的升高（图 3-14）。在滤过压平衡的条件下，无法确定 $\Delta\pi$ 曲线的精确值，因此，假设 $\Delta\pi$ 曲线呈线性上升，则只能获得 P_{UF} 的最大估计值和 K_f 的最小估计值。为了获得 $\Delta\pi$ 曲线的准确测量值，Deen 及其同事对大鼠进行血浆扩容来增

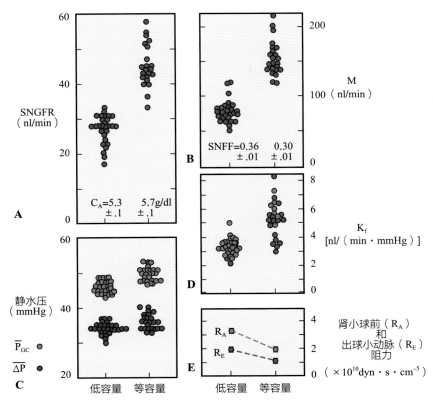

◀ 图 3-13　**Munich-Wistar 大鼠的肾小球滤过**

A 至 E. 每个点代表在研究之前自由提供食物和水的低容量和等容量大鼠研究中报告的平均值。来自等容量鼠的数据被认为是非麻醉状态的代表。仅显示来自使用雄性或雌雄混合大鼠的研究数据。超滤系数 K_f（D 中的红色圆圈）表示最小值，因为动物处于滤过压平衡状态。蓝色圆圈表示滤过压不平衡（$\pi_E/\Delta P \leq 0.95$）条件下计算出的 K_f 的特殊值。C_A. 入球动脉浓度；ΔP. 压力梯度；P_{GC}. 肾小球毛细血管中的压力；Q_A. 肾小球血浆流率；SNFF. 单侧肾单位滤过分数；SNGFR. 单侧肾单位肾小球滤过率（引自 Maddox DA, Brenner BM. Glomerular ultrafiltration. In: Brenner BM, ed. *The kidney*. 7th ed. Philadelphia: Saunders; 2004:353–412; Maddox DA, Deen WM, Brenner BM. *Handbook of physiology: Section 8; Renal physiology* Vol 1. New York: Oxford University Press; 1992, pp. 545–638.）

Munich–Wistar 大鼠的肾小球压力

低容量				等容量			
	入球端		出球端		入球端		出球端
P_{GC}	46		46	P_{GC}	50		50
P_{BS}	12		12	P_{BS}	14		14
π_{GC}	17		34	π_{GC}	19		33
P_{UF}	17mmHg		0mmHg	P_{UF}	17mmHg		3mmHg

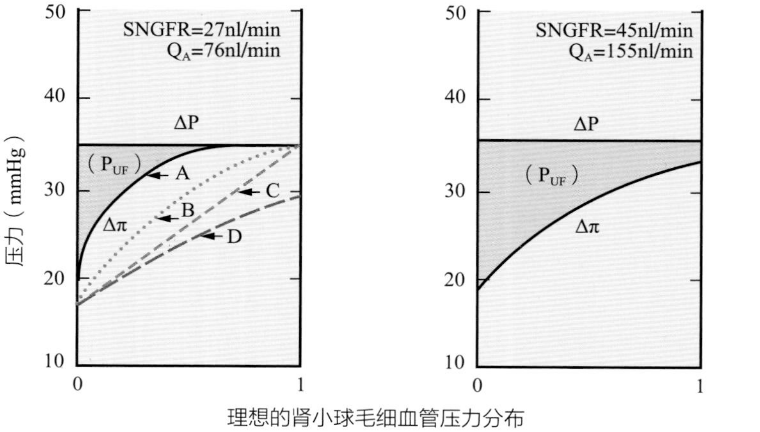

理想的肾小球毛细血管压力分布

▲ 图 3-14　在低容量和等容量大鼠中，理想的肾小球毛细血管的静水压和胶体渗透压分布图

所示值为图 3-13 所示研究得出的平均值。毛细血管间的静水压梯度 $\Delta P = P_{GC} - P_T$，毛细血管间的胶体渗透压梯度 $\Delta \pi = \pi_{GC} - \pi_{BS}$，其中 P_{GC} 和 P_{BS} 分别是肾小球毛细血管和肾小囊中的静水压，π_{GC} 和 π_{BS} 是相应的胶体渗透压。因为 π_{BS} 的值可以忽略不计，所以 $\Delta \pi$ 基本上等于 π_{GC}。P_{UF} 是任何点的超滤压力。ΔP 和 $\Delta \pi$ 曲线之间的区域代表净超滤压力 P_{UF}。左图，线 A 和 B 代表滤过压平衡条件下许多可能的分布中的两个。线 D 代表滤过压不平衡，线 C 代表假设 $\Delta \pi$ 线性分布。右图，由于外科手术引起的血浆容量下校正后的压力曲线显示，在传出水平上小的正 ΔP 表示不平衡条件。Q_A. 肾小球血浆流量；SNGFR. 单侧肾单位肾小球滤过率

加血浆流量以获得滤过不平衡（图 3-14，曲线 D），从而可以精确测定 P_{UF}，因此可以确定 K_f [80]。在约 60% 的等容量 Munich–Wistar 大鼠研究中存在滤过不平衡（图 3-13），在大多数 Sprague–Dawley 大鼠和犬类研究中[4, 74, 75, 81]，可以沿整个肾小球毛细血管长度准确测定 P_{UF}。因此算出准确的 K_f 反映总表面积。

3. 滤过系数的决定因素

如公式 3-7 所示，SNGFR 等于滤过系数（K_f）乘以滤过的净驱动力（P_{UF}）。即肾小球毛细血管长度的平均值。在滤过不平衡的条件下，对正常血容量的 Munich–Wistar 大鼠进行的诸多研究得出的 K_f 平均值（图 3-13）为 5.0 ± 0.3nl/（min·mmHg）。这些值类似于在其他大鼠品系和犬中发现的值 [3～5nl/（min·mmHg）] [4, 55, 74, 75]。因为该值在 Q_A 变化的 2 倍范围内基本保持不变，数据表明 Q_A 本身的变化不会影响 K_f [80]。

经测定，在大鼠中肾小球肾单位毛细血管基底膜的总表面积约为 0.003cm²，深部肾单位为 0.004cm² [82]。毛细血管表面积的很大一部分是系膜，因此，只有被足突细胞包围的毛细血管边缘区域参与滤过。可用于滤过的周围区域（A_p）仅约为 A_s 的一半（在浅表肾小球和深部肾小球分别为 0.0016～0.0018cm² 和 0.0019～0.0022cm²）[82]。通

过微穿刺技术使用大约 5nl/min·mmHg 的 K_f 值确定这些估计的 A_p 值，得出的通透性（L_p）为 45～48nl/（s·mmHg·cm²）。这些对大鼠肾小球 k 的估计值比在肾的肠系膜、骨骼肌、网膜或肾小管周围毛细血管中报道的毛细血管网的估计值高 1 个或 2 个数量级 [55, 83]，从而支持了肾小球毛细血管有很高的肾小球透水性的这个假说。

4. 人肾小球滤过系数的决定因素

人肾小球毛细血管中的静水压无法通过微穿刺肾小球毛细血管或测量近端肾小管的断流压力或肾小囊的自由流体压力来测量。通过测定血浆蛋白浓度，从而确定入球小动脉胶体渗透压和全肾滤过分数、出球小动脉渗透压，通常得出的值约为 37mmHg。此外，肾小管周围毛细血管压力是通过肾内静脉压力测量得出的，估计近端小管静水压为 20～25mmHg [84, 85]，再加上 37mmHg 的流出胶体渗透压，这表明人的肾小球毛细血管压力最低值为 57～62mmHg。人肾的肾小球体积和直径比实验动物大，这表明单个肾单位 K_f 比实验动物大。通常认为，在人类存在滤过压不平衡，并且 GFR 对血浆流量依赖性低于大鼠 [2]。分子筛方法已被用作评估水渗透系数和滤过系数的另一种无创性手段研究人类肾小球动力学。通过使用不同分子半径的不带电

大分子（部分受到限制），可以获得不同大小分子的筛分系数[63, 86, 87]。将分子筛数据与数学模型结合起来，可以得出 K_f 值的估计数据。正常受试者的单个肾单位 K_f 值为 3.6～9.4nl/（min·mmHg），平均值为 6～7nl/（min·mmHg）[2, 4, 75, 88, 89]。

　　5. 肾小球滤过的主要决定因素

　　影响滤过的四个主要决定因素是 Q_A、ΔP、K_f 和 π_A，任何一个因素的改变都会影响 GFR。通过数学建模方法就这些变化对 SNGFR 的影响程度进行了研究[80]，并与通过实验获得的值进行了比较（Arendshorst 和 Navar[2]、Navar 等[4] 和 Lowenstein 等[84]）。

　　(1) 肾小球血浆流量（Q_A）：因为蛋白质通常不被肾小球滤过，因此可以保持从入球小动脉进入肾小球毛细血管网的蛋白质总量，随着血浆跨肾小球毛细血管渗透，蛋白质浓度在到达出球小动脉前逐渐增加。因此，随着血浆从入口流向出口，肾小球毛细血管中的血浆胶体渗透压（πg）显著增加。πg 的增加抵消了净水滤过压，并可能完全抵消了 ΔP，因此，如果在血浆到达出球小动脉之前达到平衡，则 πg=ΔP，从而阻止了流体进一步净过滤到肾小囊中。在这种滤过平衡的条件下，其中 $\Delta P=\pi_E$，随着使用更大的滤过表面积，SNGFR 将随着 Q_A 的变化而直接变化。一旦 Q_A 增加到不平衡，π_E 就会变得小于 ΔP，并且 SNGFR 将不再随 Q_A 线性变化[90]。然而，血浆流量的增加仍然会增加 GFR，尽管程度较小，但滤过分数降低，πg 的总体增加幅度较小。如图 3–15 所示，在大鼠、犬、非人灵长类动物和人类的许多研究中，血浆流量的增加与 GFR 的增加有关。

　　(2) 毛细血管静水压差（ΔP）：数学建模表明，肾小球跨毛细血管静水压梯度的独立变化会对 SNGFR 产生强烈影响[2, 4, 80]。特别是，当 ΔP 超过肾小球毛细血管出口端的胶体渗透压时，整个肾小球毛细血管网都会发生滤过，并且 SNGFR 随着 ΔP 的增加而增加。然而，SNGFR 与 ΔP 之间的关系是非线性的，因为在任何给定的 Q_A 固定值下 SNGFR 的升高都会导致 $\Delta\pi$ 同时增加。由于净有效过滤压力只是 P_{GC} 的一小部分，因此 P_{GC} 的微小独立变化会导致净滤压产生较大的百分位变化。

　　(3) 肾小球毛细血管滤过系数（K_f）：各种肾脏疾病及各种激素和药理学影响引起的肾小球损害都

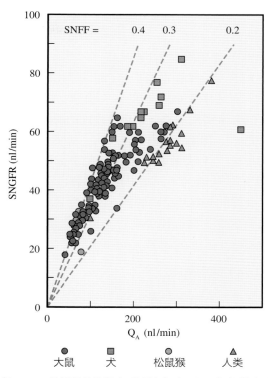

▲ 图 3–15　单侧肾单位肾小球滤过率（**SNGFR**）与肾小球血浆流量（**Q_A**）之间的关系；数据来自大鼠，犬，松鼠猴和人类
人体的 SNGFR 和 Q_A 值是通过将全肾 GFR 和肾血浆流量除以估计的肾单位 / 肾脏总数（100 万）来计算的。每个点代表给定研究的平均值。SNFF. 单侧肾单位滤过分数（数据引自 Maddox DA, Brenner BM. Glomerular ultrafiltration. In: Brenner BM, ed. *The kidney*. 7th ed. Philadelphia: Saunders; 2004:353–412; Maddox DA, Deen WM, Brenner BM. *Handbook of physiology: Section 8; Renal physiology* Vol 1. New York: Oxford University Press; 1992.）

可能会导致肾小球滤过系数（K_f）的改变，这是由于可用于滤过的表面积减少和（或）基底膜增厚而导致膜通透性降低或其他异常。肾小球基底膜的通透性与 ΔP 呈反比，表明 K_f 可能直接受到 ΔP 的影响[91]。K_f 也受血浆蛋白浓度的影响[81, 92]。在滤过平衡的条件下，K_f 的降低不会影响 SNGFR，直到 K_f 降低到滤过不平衡为止。但是，K_f 高于正常水平会增加 SNGFR，直到出现平衡条件为止[80, 83]。当血浆流量高且存在不平衡时，K_f 与 SNGFR 之间存在更直接的关系[80, 83]。

　　(4) 胶体渗透压（π_A）：SNGFR 和单侧肾单位滤过分数（SNFF）都将作为理论上预测区分不同 π_A 功能的函数[80]。如果 Q_A、ΔP 和 K_f 保持恒定，则 π_A 的减少预计会增加 P_{UF}，从而导致 SNGFR 的增加。π_A 的增加应导致 SNGFR 降低，直到 π_A 等

于 ΔP（通常约为 35mmHg），此时滤过停止。与理论预测相反，由于 P_{BS} 和 K_f 发生变化，实验诱导的 π_A 降低不会导致 SNGFR 升高，因此 π_A 的降低会导致 K_f 降低，从而抵消了 P_{UF} 随其变化而发生的变化[83]。对离体肾小球 π_A 的研究表明，极低浓度的白蛋白会导致 K_f 升高，而极高浓度的白蛋白会导致 K_f 降低[83]。然而，体内研究表明，血浆 π 的增加会增加大鼠[92] 和犬的 K_f[81]。这些关于蛋白质浓度或 π_A 对 K_f 的影响的不同结果可以部分由分离的肾小球基底膜的研究结果来解释，该研究表明白蛋白浓度与通透性之间双相关系[91]。白蛋白浓度为 4g/dl 时的通透性值比 0g/dl 或 8g/dl 时低。

（六）球后循环

1. 管周毛细血管动力学

控制流体在所有毛细血管床之间运动的相同 Starling 力控制着流体在肾皮质的肾小管毛细血管壁上运动的速率。由于入球和出球小动脉的高阻力，在肾小管周围毛细血管之前静水压发生了很大程度的下降，因此肾小管周围的毛细血管压力为 15～20mmHg。此外，由于无蛋白的液体从肾小球毛细血管中过滤出来并进入 Bowman 腔，血浆蛋白被浓缩，从而导致血浆胶体渗透压升高，并流入肾小管周围毛细血管。结果，毛细血管渗透压和静水压梯度之间的平衡有利于小管重吸收物质向毛细血管的运动。然而，这些力的变化对近端小管的净重吸收有显著影响[35, 54, 93]。由该驱动力引起的绝对运动量还取决于可用于吸收液体的肾小管毛细血管表面积和肾小管毛细血管壁的通透性。肾小管毛细血管的通透性不如肾小球毛细血管的通透性大，但这种差异因为肾小管毛细血管网总表面积大得多而被抵消。

肾小管周围的毛细血管表面开有窗孔，由薄隔膜和带负电荷的糖萼桥接[3, 94]。在内皮细胞的裂孔下方是围绕毛细血管的薄基底膜。肾小管周围毛细血管与皮质小管紧密相对（图 3-16），因此，肾小管和毛细血管之间的细胞外空间仅占皮质体积的 5%[95]。肾小管上皮细胞被小管基底膜包围，与毛细血管基底膜不同，且比毛细血管基底膜宽（图 3-16）。许多微纤维连接着小管和毛细血管基底膜，这一特征可能有助于限制间质的扩张，并在高流量期间维持小管上皮细胞和管周毛细血管之间的紧密连接[96]。因此，从管腔到管周毛细血管的液体重吸收途径依次由上皮细胞、侧腔、小管基底膜、狭窄的间质区（含有微纤维）、毛细血管基底膜和连接内皮孔的薄膜组成[96]。

像内皮细胞一样，肾小管周围毛细血管的基底膜也具有阴离子位点[94, 97]。肾小管周围毛细血管基底膜的负电密度显著大于在无裂孔的骨骼肌毛细血

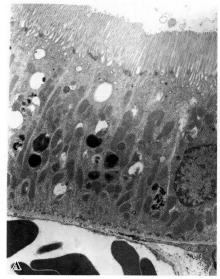
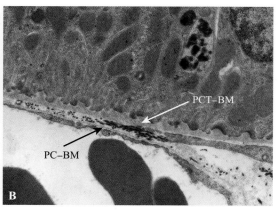

▲ 图 3-16　小叶周毛细血管与基底外侧小管膜的并行

显示的是 Munich-Wistar 大鼠近端小管的电子显微照片。小管用 1.25% 的戊二醛灌注固定，因而红细胞也被固定在相邻的毛细血管中。A. 肾小管基底外侧表面与相邻的肾小管周围毛细血管的位置很近，两者接触间隙很小（放大倍数约 13 000×）；B. 与肾小管周围毛细血管内皮基底膜（PC-BM；放大倍数约 25 000×）相比，近端小管基底膜（PCT-BM）相对较厚（Courtesy D. Maddox.）

管中所观察到的负电密度，而与肾小球中观察到的毛细血管床相似。肾小管周围毛细血管中的这些阴离子位点补偿了有孔隙毛细血管的更大渗透性，允许水和小分子自由交换，同时限制了阴离子血浆蛋白的循环。据报道，与其他血管床相比，肾小管周围毛细血管对小分子和大分子的通透性都更高[98]，但这可能是人为设置实验条件的产物。事实上，其他研究表明，管周毛细血管对葡聚糖和白蛋白的渗透性极低[97, 99]。

2. 髓质微循环

与皮质管周毛细血管相似，髓质周围毛细血管的功能是供应附近组织的代谢需求，而且这一独特的血管系统还负责吸收和清除尿液浓缩过程中从集合管中提取的水分。由于尿液浓缩过程需要高渗性间质的形成和维持，因此直小血管的逆向排列在通过被动逆流交换对髓质溶质梯度的维持方面起着至关重要的作用。

髓质血流量仅占总 RBF[3, 6, 100, 101] 的 10%～15%，并且完全来源于近髓肾单位的出球小动脉（图 3–1 和图 3–2）[22, 37, 102–105]。根据种类和评估方法不同，7%～18% 的肾小球会形成供应髓质的出球小动脉[22, 106]。近髓肾小球的出球小动脉直径较大，内皮细胞较厚，并且平滑肌层比源自浅表肾小球的出球小动脉突出[34, 107]。

尽管髓质血流不足皮质血流的 20%，但与其他组织相比，每克组织的髓质血流仍然相对较高。外髓血流超过肝脏，而内髓血流与静息肌肉或大脑血流相当[108]。在此区域，逆流机制的高效率允许在如此大流量存在时，内髓溶质维持其浓度梯度。降支血管具有连续的内皮，其中水通过水通道，尿素通过内皮载体[109, 110]。升支血管是有孔的，具有高的通透性，水的滤过受跨毛细血管的静水压和渗透压梯度控制[110]。髓质血流量在利尿状态下最高，在抗利尿状态下下降[100]。升压素对髓质微循环的直接血管收缩作用可导致抗利尿作用的减少[111]。血管舒张因子可起到维持髓质血流和预防缺血的作用。乙酰胆碱[112]、血管扩张药前列腺素[113]、激肽[114]、腺苷[115]、心房肽[116]、缓激肽[9] 和一氧化氮[117] 可增加髓质 RBF。与它们在肾皮质中的血管收缩作用相反，Ang Ⅱ[118–121] 和内皮素[118] 增加了髓质血流量，这种作用部分地由血管舒张性前列腺素介导[119, 120]，而血管升压素减少了髓质血流量[111, 122]。髓质血流

量的改变可能是决定髓质液体的张力的关键因素，从而决定了溶质在髓袢的运输及钠排泄和血压的控制[123]。出血时，主要是皮质缺血，以维持血液流经髓质[124]。

肾皮质和髓质之间的精确分界很难辨别，因为皮质的髓放线与髓质轻微地融合。通常，弓形动脉或小叶间动脉分支成弓形动脉的部位标记了该边界。在提及髓质循环时，大多数研究都集中在它与逆流机制的关系上，这是由降支和升支血管的平行排列所促进的。这种结构是内髓的特征，但髓质也包含一个由两个形态不同的区域组成的外层区域，即外髓的外层和内层（图 3–2）。外髓和内髓的边界位于髓袢升支粗段的起点（图 3–1）。除了升支粗段外，髓质还包含近端小管（直部）的降支、降支细段和集合管。外髓内层的肾单位段包括升支粗段、降支细段和集合管。这些形态各异的髓质区域均由特定的血管系统供给和引流。

外层和内层都包含两个不同的循环区域 – 血管束（由降支、升支和束间毛细血管丛结合形成）。降支和升支的血管束来自近髓肾小球的出球小动脉，并通过外髓的外层下降，以供血外髓和内髓的内层（图 3–2）。在外层中，营养流动由源自内层的升支血管提供。这个区域内血管升支和下降的近端小管之间的大面积接触支持了这一观点[103, 106, 125]。

髓质外层包括代谢活跃的升支粗段。营养物质和氧气通过密集的毛细血管丛输送到需要能量的内层组织，这个血管丛是由血管束外围的一些降支血管产生的。在定向输送到髓质的总 RBF 的 10%～15% 中，最大的部分充满了内层毛细血管丛。降支血管具有一个收缩层，它由早期各阶段的平滑肌细胞组成，并由血管的远端部分演变成周细胞。这些周细胞含有平滑肌 α– 肌动蛋白，表明它们作为收缩元素，参与了髓质血流量的调节[126] 和血管 – 肾小管干扰[127]。每条血管还显示出持续存在的内皮，一直达到发夹状转弯，血管分支形成髓质毛细血管。相比之下，升支血管像真正的毛细血管一样，没有收缩层，其特征是高度裂孔的内皮细胞[128, 129]。血管降支的平滑肌细胞被内皮细胞周围的周细胞所取代，随后周细胞丢失，转化成带内皮裂孔的髓质毛细血管[102, 125]。

内层的丰富毛细血管网流入许多静脉，这些

静脉在大多数情况下不连接血管束，而是直接上升到外层。这些静脉随后上升到皮髓质交界处，并在内部皮层水平与皮层静脉连接[130]。一些静脉可能沿髓放线内部延伸到肾脏表面附近的区域[20, 104, 130]。因此，内层毛细血管网不与引流内髓质的血管接触。

内髓质包含髓袢降支细段和升支细段，以及集合管（图 3-2）。在该区域内，直的、无分支的血管支成束下降，各个血管在不同级处分开，形成一个以细长连接为特征的简单毛细血管网（图 3-1 和图 3-2）[102, 106, 130]。这些毛细血管在内髓质内汇聚形成静脉血管支，下降的血管通道和上升的血管通道保持紧密并行，无法清晰地辨别明显的血管区域。静脉血管支平行于供应血管朝着髓质外缘上升，以连接血管束。在外髓的外层中，血管束向外层伸展，形成曲折的宽阔通道紧贴小管，最终流入弓形或较深的小叶间静脉[106]。血管束中的静脉通路比[131]动脉大且多，这表明上升（静脉）中的流速比下降（动脉）中的流速低[131]。血管束中动脉和静脉通路的紧密并行对于维持内髓质的高渗透压很重要。

尿液浓缩的机制需要髓质血管和小管成分的协调功能。在具有明显浓缩功能的物种中，髓质血管-小管之间的关系显示出高度的组织结构相关性，通过特殊小管节段和血管的并行可以支持特定的交换过程[130, 132]。除了解剖学上的接近性，这些交换的绝对大小还受到相关结构的渗透性特征的极大影响，而这些渗透性特征在不同物种之间可能存在显著差异[133]。

三、旁分泌和内分泌因素调节肾脏血流动力学和肾小球滤过率

肾脏微循环的外部和内部调节

各种激素、神经和旁分泌因子对 RBF 和 GFR 都有调节作用[35, 55, 83]。从弓形动脉和小叶间动脉到入球和出球小动脉的肾脏血管会或多或少地受到内部或外部因素影响。因此，通过调节肾小球前和肾小球后阻力血管的血管紧张度，可控制 RBF、肾小球静水压和跨毛细血管静水压梯度。肾小球系膜是许多这类物质作用和产生的场所。血管活性物质可通过改变肾小球系膜细胞的有效滤过面积而引起 K_f 急性改变，从而使血液分流到较少的毛细血管襻[35, 134, 135]。此外，含有丝状肌动蛋白分子的肾小球上皮细胞（足细胞）的收缩可能会减小滤过孔隙的大小，从而改变滤过通路的通透性并降低 K_f[136]。各种生长因子通过促进肾小球系膜细胞增殖和细胞外基质的膨胀，使肾脏血流动力学发生慢性变化，从而导致毛细血管襻闭塞并降低滤过系数。

我们对神经、旁分泌激素和血管活性物质作用于入球和出球小动脉血管反应的理解在很大程度上来自于肾小球血流动力学的微穿刺研究。多种其他方法已被用于检查血管活性物质对肾小球前和肾小球后脉管系统的影响[35, 55, 83, 137-144]。使用这些不同技术为研究肾小球前和肾小球后血管活性影响肾脏血流动力学和肾小球滤过率的特性提供了重要的方法。

肾血管和肾小球系膜对多种内源性激素和血管活性肽（如 Ang II）产生的反应是血管收缩，RBF 和 GFR 降低及肾小球毛细血管滤过系数降低。血管收缩剂包括 Ang II、去甲肾上腺素、白三烯 C4 和 D4、血小板活化因子（PAF）、5′-三磷酸腺苷（ATP）、内皮素、血管升压素、5-羟色胺和表皮生长因子[35, 55, 83]。类似地，血管扩张剂如 NO、前列腺素 E_2（PGE_2）、PGI_2、组胺、缓激肽、乙酰胆碱、胰岛素、胰岛素样生长因子、降钙素基因相关肽、环状腺苷—磷酸和松弛素等物质可增加 RBF 和 GFR[35, 55, 83]。然而，除了对 RBF 和 GFR 有直接影响外，许多这些复杂的血管活性系统，如肾素-血管紧张素-醛固酮系统（RAAS）和花生四烯酸代谢产物，还产生血管收缩和血管舒张作用，并且还可以刺激其他因素的产生和释放，从而掩盖了它们的主要作用。此外，血管收缩剂如 Ang II 可能导致血管舒张代偿性因子的反馈刺激，从而产生复杂的相互作用平衡，以调节肾脏的血流动力学。

1. 内在机制：肾脏自身调节

肾脏自身调节是指肾脏对引起血管活性反应的微小变化做出反应的内在能力，即通过改变肾脏的血管阻力，使 RBF 和 GFR 保持相对稳定。灌注压的变化是最常用于显示自身调节效率的方法。尽管各器官之间维持血流的效率不同（在脑和肾脏中效率最高），但所有器官和组织均表现出自身调节作用。如图 3-17 所示，肾脏可在很大的灌注压范围内自身调节肾血流量。随着灌注压的变化，血流的自身调节需要同时改变阻力。

研究显示 RBF 和 GFR 均能高效自身调节，这

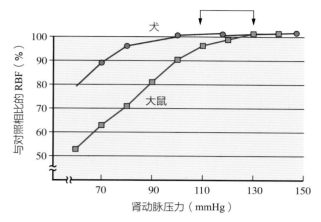

▲ 图 3-17　总肾血流量（RBF）对犬和大鼠肾灌注压力变化的自身调节反应

通常正常麻醉的犬比大鼠表现出更大的自身调节能力以维持 RBF 和肾小球滤过率以降低动脉压（引自 Navar LG, Bell PD, Burke TJ: Role of a macula densa feedback mechanism as a mediator of renal autoregulation. *Kidney Int.* 1982; 22: S157–S164.）

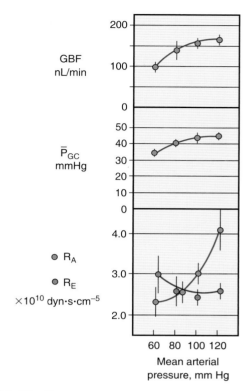

▲ 图 3-18　Glomerular dynamics in response to reductions of renal arterial pressure in the normal hydropenic rat

As can be seen, glomerular blood flow (*GBF*) and glomerular capillary hydraulic pressure (P_{GC}) remained relatively constant as blood pressure was lowered from ≈ 120 to ≈ 80 mm Hg over the range of perfusion pressure examined, primarily as a result of reductions in afferent arteriolar resistance (R_A). Efferent arteriolar resistance (R_E) was relatively constant but increased slightly at lower pressures. (Modified from Robertson CR, Deen WM, Troy JL, Brenner BM: Dynamics of glomerular ultrafiltration in the rat. III: hemodynamics and autoregulation. *Am J Physiol.* 1972;223:1191, 1972.)

表明由自身调节引起的主要阻力变化位于肾小球前血管系统。对浅表肾单位的单侧肾功能的研究表明，只要肾小管集合液体时不阻塞其向致密斑流动，SNGFR 也会表现出有效的自身调节作用。此外，采用肾皮质浅表肾小球微穿刺的方法直接测量 Munich-Wistar 大鼠的肾小球压力显示，其可根据肾动脉灌注压的变化而自身调节。图 3-18 总结了肾脏灌注压分级降低对 P_{GC} 和肾小球前（R_A）和出球小动脉（R_E）阻力的影响[145]。肾脏灌注压分级从 120mmHg 降低至 80mmHg，仅导致肾小球毛细血管血流量轻度下降，而灌注压进一步降低至 60mmHg 会导致更明显的下降（图 3-18）。

当灌注压从 120mmHg 降低至 80mmHg 时，肾小球毛细血管血流和 P_{GC} 的自身调节主要是 R_A 明显降低的结果，而 R_E 几乎没有改变。由 120mmHg 降至 60mmHg 的肾脏灌注压时，在较低的灌注压力下 R_E 倾向于略有增加。在血浆容量适度增加的情况下，随着肾灌注压的降低，R_A 下降而 R_E 略有增加，所以在整个肾脏灌注压力范围内，P_{GC} 和 ΔP 几乎没有变化[145]。在灌注压的整个范围内，平均肾小球跨毛细血管静水压差（ΔP）都具有完美的自身调节功能[145]。这些结果表明，GFR 的自身调节是肾小球血流量和肾小球毛细血管压自身调节的结果。在其他大鼠品系和犬中也获得了类似的结果，其中近端和远端的肾小管压和肾小管周围的毛细血管压也表现出自身调节作用[146]。

尽管更具争议性，但在髓质循环中也会发生自身调节[147-149]，这种作用可能受动物容量状态的影响[148]。在离体的肾积水大鼠肾脏中，将灌注压从 120mmHg 降低至 95mmHg[150] 可使所有肾小球前血管扩张，包括弓形和小叶间动脉。大的肾小球前小动脉，包括小叶间动脉，在较高的自身调节范围内维持了外皮质层血流的稳定性[151]。尽管有这些反应，但大多数证据表明肾小球前阻力主要来自入球小动脉[33, 152-154]。直接观察灌注的近髓肾单位显示，随着灌注压的升高，弓形动脉、小叶间动脉和入球小动脉的管腔直径相应减小。然而，由于血管直径的定量减少在小血管中比在大血管中产生更大的阻力，因此这些变化的主要影响是入球小动脉阻力的增加[30, 152]。

在血浆容量大量增加的条件下，髓质血流的自身调节效率会降低，而皮质血流的自身调节反应会保持。这种髓质血流自身调节功能的丧失被认为会导致血浆容量增加时尿钠排泄压力过大[36, 155]。

（1）肾脏自身调节的细胞学机制：通过使用 L 型钙通道阻滞剂，抑制机械敏感性阳离子通道和不含钙的灌注液可以阻断入球小动脉和小叶间动脉的自身调节[156-159]。因此，自身调节反应涉及机械敏感性通道的门控调节，后者会产生膜去极化和电压依赖性钙通道的激活，并导致细胞内钙浓度升高和血管收缩增加[156, 160, 161]。实际上，钙通道阻滞几乎完全阻断了 RBF 的自身调节[162, 163]。细胞色素 P_{450} 环氧合酶途径的内在代谢产物减弱了入球小动脉的自身调节能力，而细胞色素 P_{450} 羟化酶途径的代谢产物增强了自身调节反应性[164]。

抑制一氧化氮（NO）不能阻止 GFR 和 RBF 的自身调节，但是在任何给定的肾脏灌注压下，RBF 的值均比对照组值低[165-168]。在离体灌注的近髓入球小动脉中观察到，当内源性 NO 形成受阻时压力升高，血管舒张的持续时间较短，但是自身调节反应不受影响[161]。在 NO 受抑的情况下，离体的肾积水模型中皮质和近髓肾小球前血管也会自身调节[169]。NO 对于肾脏自身调节的表现不是必不可少的，尽管它确实影响了自身调节反应的平台期。此外，正如我们将要讨论的，NO 在管球反馈中起一定作用[35, 17]。

（2）肌源性和管球反馈机制：人们普遍认为，肌源性和管球反馈机制均有助于自身调节反应。肌源性机制是指动脉平滑肌随着血管壁张力的增加和减少而收缩和放松的能力[153, 156, 171, 172]。因此，灌注压的增加最初会使血管壁扩张，随后是阻力血管的收缩，导致血液流量从初始升高恢复到与对照水平相当。在离体的入球小动脉中获得了肾脉管系统本身对跨壁静水压差的变化做出反应并表现为肌源性反应的证据。据估计，对肾脏血管阻力的肌源性控制最多可占总自身调节反应的 50%[153, 173]。

尽管呋塞米抑制管球反馈，但仍能观察到肾血流量的自身调节，提示肌源性机制在其中的重要作用[174]。这种自身调节的肌源性机制发生非常迅速，

在 3～10s 内达到完全反应[152, 153, 164, 174-177]。值得注意的是，即使通过切除肾乳头阻止了液体向致密斑流动，入球小动脉也会在灌注压快速升高时收缩，这表明存在肌源性反应[175]。离体灌注的兔入球小动脉对管腔内压的逐步增加和腔径的减小有反应[143]。相反，接受相同的手术后，出球的小动脉段表现为血管舒张，这可能是一种被动的物理反映。

在丧失滤过功能的积水肾脏的入球小动脉、弓形和小叶间动脉中也观察到自身调节，但是在该模型中，出球小动脉仍不会自身调节[156, 158, 159, 169, 178]。但是，值得注意的是，体内出球小动脉阻力可能会随 AP 的延长而增加[145, 179]。这可能是由于肾内肾素 - 血管紧张素系统（RAS）活性增加所致。这些数据也可以解释为什么 GFR 的自身调节比 RBF 的自身调节更有效。

自身调节阈值可以根据各种干扰来重置。糖尿病肾脏中入球小动脉的自身调节减弱，并可能促进了该疾病早期的超滤[178]。通过胰岛素治疗和（或）抑制内源性前列腺素的产生，部分恢复了自身调节[178]。肾肿瘤缩小 24h 后，残肾的自我调节明显减弱，但通过环氧合酶抑制得以恢复，提示血管舒张性前列腺素的释放可能参与了急性部分肾切除术后剩余肾单位 SNGFR 升高的最初反应[180]。在自发性高血压的发展过程中，需要比正常高得多的血压来引起入球小动脉的血管收缩反应[181]。高盐饮食时，Dahl 盐敏感性高血压大鼠的入球小动脉和小叶间动脉均显示出在灌注压升高时，肌源性反应降低[182]。因此，在各种疾病状态下，肾血管的自身调节反应都会发生改变，并可能影响肾脏改变排泄反应以适应血浆容量增加的能力。

在肾单位的发育过程中，肾小管形成一个从皮质向下进入髓质的节段，但在整个发育过程中仍与原始肾小球保持联系，并为"管球反馈"（TGF）调节机制提供了结构基础（图 3-19）。在髓袢升支粗段的末端，有一个特殊的肾单位节段致密斑，具有明显的形态学特征，包括初级纤毛的存在[183]。致密斑细胞与肾小球细胞相邻，并与肾小球外系膜和肾小球入球和出球小动脉相连（图 3-19）。致密斑细胞、肾小球外系膜细胞、小动脉平滑肌细胞和入球小动脉的肾素分泌细胞的这种解剖排列被称为"肾小球旁器"（JGA）[184]。

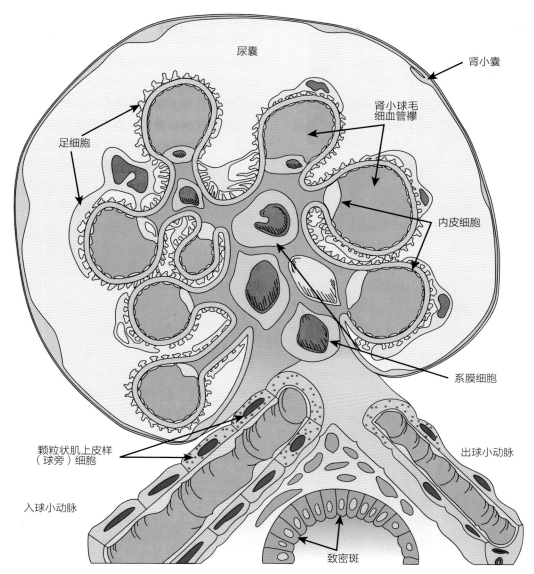

▲ 图 3-19 **肾小球、血管极和致密斑细胞构成肾小球旁器官的横截面示意图**

当入球小动脉进入肾小球簇（大血管，左下）时，它进入毛细血管网，血液通过出球小动脉（大血管，右下）离开肾小球簇。肾小球毛细血管有一个有孔的内皮。位于毛细血管之间的毛细血管网和系膜通过共同的基底膜（足细胞和毛细血管之间的蓝线）结合在一起。毛细血管腔和肾小球系膜细胞之间不存在基底膜。基底膜的外侧被称为足突细胞的相互交错的内皮细胞所包围。Kriz 及其同事 [184] 指出，肾小球系膜与血管极处的肾小球系膜（由肾小球系膜细胞和基质组成）是连续的。肾小球外系膜与远端小管的致密斑细胞和入球小动脉一起形成肾小球旁器（由 D.A. Maddox 提供）

JGA 非常适合用作反馈系统，通过该系统，小管流体中的物理化学刺激可以激活致密斑细胞，进而将信号传递至小动脉以改变收缩程度，从而调节入球小动脉的阻力。经过致密斑的液体流量和组成的变化引起入球小动脉阻力和肾小球滤过率的快速变化，随着流体输送的增加，同一肾单位的 SNGFR 和 PGC 下降 [35, 185, 186]。TGF 系统感知到液体输送到致密斑，并反馈信号来控制滤过速率，从而提供了

一个强大的反馈机制来调节压力和流量，在输送到致密斑的液体出现急性变化时，调节 GFR。因此，TGF 机制是有助于解释 RBF 和 GFR 具有高效自身调节的另一个重要的机制。RBF 或肾小球毛细血管压力升高导致 GFR 升高，因此，向远端小管输送更多的液体和溶质。致密斑可感知远端分泌的增加，从而激活效应机制，增加肾小球前阻力，降低RBF、肾小球压力和 GFR [48]。

近端肾小管向远端肾小管的灌注增加导致肾小球血流量，肾小球压力和 GFR 的降低[187]。减少远端肾小管血流的实验操作可引起入球小动脉血管舒张并干扰正常的自身调节反应[35, 170, 188]。此外，用含呋塞米的溶液灌注到致密斑中，可消除入球小动脉对灌注压升高的正常收缩反应[189]，大概是通过阻断致密斑细胞管腔侧膜上的 $Na^+-K^+-2Cl^-$ 共转运蛋白导致的[153, 190]。研究表明，近髓肾单位的自身调节反应也高度依赖于 TGF 机制。此外，在小鼠中敲除 A_1 腺苷受体基因以阻断 TGF 导致自身调节的效率降低，再次表明 TGF 在自身调节反应中的作用[191]。

为了验证 TGF 在自身调节中的作用，研究者观察近端小管压力和 RBF 的自发振荡及肾循环对肾小管流量或肾灌注压高频振荡的反应[192]。已观察到麻醉大鼠的肾小管压力以大约 3 个周期/分钟的速度振荡，这种振荡对向致密斑输送液体的微小变化很敏感[193]，应用襻利尿剂能消除这种自发振荡[194]。为了检验这一假设[192]，在大鼠远端小管液流中诱导与小管压力自发波动频率相似的正弦振荡。以这种速率变化的远端输送导致断流压力（肾小球毛细血管压力指数）随之变化，可能由传入阻力的改变介导，这与 TGF 系统对肾小球血流的动态调节相一致。为探索该系统在自身调节中的作用[195]，研究不同频率 AP 的正弦变化对肾脏血流的影响。可以确定两个独立的自身调节成分，一种是与肾小管压力的自发波动大致相同的频率（TGF 成分），而另一种是与血管平滑肌张力的自发波动一致的较高的频率（肌源性成分）[196]。这些数据表明，缓慢的压力变化主要引起 TGF 反应，而快速变化则反映了肌源性机制。

TGF 机制稳定了向远端肾单位输送的液体体积和溶质。在正常情况下，该机制可以检测到致密斑处小管液体成分的流动相关变化，并将信号传递到入球小动脉以调节过滤后的负荷。早期远端肾小管渗液为低渗性（约 $120mOsm/kg\ H_2O$），其组成沿髓袢升支与流体紧密耦合，因此流体的增加使致密斑肾小管渗透压和 NaCl 浓度增加，导致入球小动脉的血管收缩。在细胞水平上，致密斑细胞中肾小管渗透压的增加引起胞质（Ca^{2+}）的增加，从而导致这些细胞释放出血管收缩因子[197]。如图 3-20 所

示，TGF 的介导因子包括嘌呤能化合物，如腺苷和 ATP，以及一种或多种类花生酸，如前列腺素 E_2（PGE_2）或 20- 羟基二十碳四烯酸（20-HETE）。介导 TGF 反应的因子通过血管平滑肌细胞中电压门控 Ca^{2+} 通道的开放，使入球小动脉血管收缩[35]。

TGF 机制的敏感性可以通过许多因素和环境来调节。在容量增加期间，TGF 敏感性降低，因此，对于任何给定的 GFR 水平，都可以将更多的液体和电解质输送至远端肾单位。TGF 敏感性的降低使容量增加得以校正。相反，细胞外液和血容量的减少与 TGF 机制的敏感性增强有关，这与近端重吸收的增加一起有助于保存液体和电解质。TGF 敏感性的主要调节剂是 Ang II。在低 Ang II 活性的状态下（如细胞外容量增加、盐负荷），TGF 机制的反应性较低，而在高 Ang II 活性的条件下（如脱水、低血压或血容量不足），反应敏感性会增强。

肌源性机制和 TGF 之间的相互作用是复杂的，不仅是简单地相加。其他系统的贡献也增加了额外的复杂性。例如，管 - 球平衡使近端肾小管重吸收随 GFR 升高而增加，从而减弱了 GFR 改变对远端输送的影响。此外，在丧失滤过功能的肾脏和离体血管中持续存在的一些自身调节行为[198]表明，将滤液输送到远端小管对保持血流稳定并不是必需的。然而，肌源性和 TGF 的机制并不互相排斥，并且肾脏自身调节的各种模型都将这两个系统结合在一起[172, 199]。由于肌源性和 TGF 反应具有相同的效应部位，即入球小动脉，这两种系统之间的相互作用是不可避免的，并且每一种反应都可以调节另一种反应。普遍的看法是，这两种机制协同作用，以达到同一目的，即在血压改变时维持肾功能的稳定[35, 173, 200]。此外，两种机制响应时间是不同的；完成肌源性自身调节需要的时间不到 10s，通常遵循一阶动力学，没有速度敏感成分[173]。管球反馈的响应时间最快可达 5s[154]，或者需要 30～60s 之久，并在 0.025～0.033Hz 处显示出自发振荡[173]。肌源性和管球反馈机制占自身调节反应大部分，但也有人提出了其他机制[173]。此外，两者相互作用的机制可能很复杂，TGF 主要影响肌源性机制的敏感性[35]。

(3) 管球反馈调节肾血流量和肾小球滤过率的机制：几个因素已被确定为 TGF 的肾小管信号[201]。

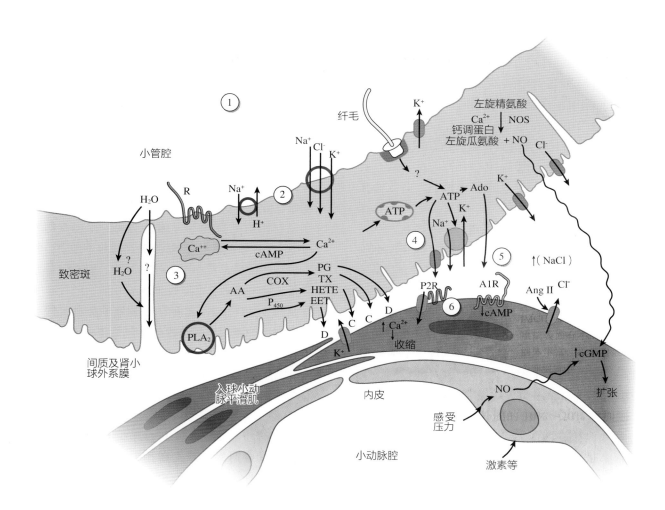

▲ 图 3-20 致密斑管球反馈（TGF）信号传导机制

圆圈中的数字表示以下事件的顺序：1. 肾小管液体组成的流量依赖性变化，包括 Na^+、Cl^-、渗透压浓度、来自小叶旁分泌因子的信号和纤毛干扰；2. 膜激活步骤，包括膜去极化，增强的 Na^+、Cl^-、K^+ 吸收等其他传感机制；3. 从膜向胞内传递员信号；4. TGF 介导的形成和释放，包括 ATP 和腺苷（Ado）、花生四烯酸（AA）代谢产物和一氧化氮（NO）；5. 受体被分泌性化合物、膜去极化和血管平滑肌细胞中的 Ca^{2+} 通道的活化激活；6. 入球小动脉血管收缩可以部分被 NO 激活的 cGMP 升高和其他介质，如局部血管紧张素 Ⅱ（Ang Ⅱ）抵消神经元一氧化氮合酶（nNOS）活性调节上述反应。ATP. 三磷酸腺苷；A1R. 腺苷 A1 受体；C. 收缩；cGMP. 环状鸟苷一磷酸；COX. 环氧合酶；D. 扩张；EET. 环氧二十碳三烯酸；HETE. 羟基二十碳四烯酸；P2R. P2 嘌呤能受体；P_{450}. 细胞色素 P_{450}；PG. 前列腺素；PLA_2. 磷脂酶 A_2；TX. 血栓烷（改编自 Navar LG, Bell PD, Burke TJ: Role of a macula densa feedback mechanism as a mediator of renal autoregulation. *Kidney Int.* 1982; 22:S157–S164.）

Na^+、Cl^- 和 K^+ 的浓度变化通过致密斑细胞膜上的 Na^+-K^+-$2Cl^-$ 共转运蛋白感知[202]。Na^+、K^+ 和 Cl^- 重吸收的改变导致 SNGFR 和肾血管阻力的反向变化，这主要是由于肾小球前阻力的变化所致。例如，当致密斑的盐浓度增加时，反馈机制会增加入球小动脉阻力，从而降低肾小球压力和 SNGFR。呋塞米等会通过干扰致密斑细胞中 Na^+-K^+-$2Cl^-$ 共转运蛋白，抑制反馈效应[203]。

在其他研究中，向致密斑节段中灌注含有维持

Na^+-K^+-$2Cl^-$ 共转运蛋白完整性所需的最低浓度的必需离子的溶液，而溶液中其余的溶质缺乏 Na^+（氯化胆碱）或 Cl^-（异氰酸钠）。这种处理显然能引起正常的 TGF 反应[204]。此外，非电解质溶质进行原位灌注也可以引起 TGF 反应[35, 205]。总的来说，这些结果表明，必须保持 Na^+-K^+-$2Cl^-$ 共转运蛋白的完整性，才能使传感机制正常发挥作用。但是，实际的传感机制可能会通过改变总溶质浓度来激活。此外，评估初级纤毛在致密斑细胞中可能作用的研

究表明，依赖于流体的信号可能刺激纤毛并改变 TGF 反应的强度[183, 206]。

另一个未知研究领域涉及介导血管活性物质分泌的细胞内信号传导级联反应。研究表明，管腔信号激活细胞内存储 Ca^{2+} 释放，导致 ATP 的形成，ATP 被分泌并在介导致密斑腔内细胞膜的信号传递中起重要作用。图 3-20 综合既往的研究，对上述问题进行描述[35, 186]。根据该机制，向致密斑输送的溶质增加会导致 $Na^+-K^+-2Cl^-$ 共转运蛋白浓度依赖性地增加溶质吸收，并可以单独产生一个信号来启动级联反应。反过来，这刺激了致密斑细胞中的线粒体活性，导致 ATP 生成。致密斑细胞借助 ATP 可通透性的高电导离子通道从细胞基底侧释放 ATP，从而对腔内（NaCl）或总溶质浓度的增加做出反应，并可能通过黄嘌呤受体在致密斑细胞与相邻系膜细胞之间提供通讯联系[207]。ATP 可以在血管平滑肌细胞上直接发挥作用，也可以进一步代谢，最终降解为代谢物二磷酸腺苷（ADP）和单磷酸腺苷（AMP）。结合在细胞膜上的胞质 5'- 核苷酸酶或胞内 -5'- 核苷酸酶的活性导致腺苷的形成[186]。

除了 ATP 代谢物外，致密斑细胞还产生花生四烯酸代谢物，包括 PGE_2、PGI_2、一氧化氮和活性氧。因此，有几种血管活性物质被分泌出来并可能改变入球小动脉的血管张力。尽管 ATP 和腺苷在致密斑细胞或相邻间质中形成，但 ATP 与肾小球系膜和血管细胞上的嘌呤能（P_2）受体相互作用，导致 $[Ca^{2+}]$ i 增加[208]。$[Ca^{2+}]$ i 增加可能部分地通过受体门控通道使基底外侧膜去极化，然后通过电压门控的 Ca^{2+} 通道进一步使 Ca^{2+} 进入细胞[209]。如图 3-20 所示，缝隙连接将钙瞬变传递给邻近的入球小动脉，或者 ATP 可以直接对血管平滑肌细胞产生相似的作用，从而导致血管收缩。致密斑细胞产生的一部分 ATP 代谢为腺苷，腺苷通过激活嘌呤能 P_1 受体也可直接收缩入球小动脉[210]。

尽管人们普遍认为 ATP 是由致密斑细胞分泌的，但一些研究者认为 ATP 代谢产物腺苷主要负责介导管球反馈。腔内给予腺苷 A_1 受体激动剂可增强 TGF 反应[211]。此外，腺苷 A_1 受体缺失型小鼠的 TGF 减弱[212, 213]。阻断腺苷 A_1 受体或通过抑制 5'-核苷酸酶抑制腺苷合成，可降低 TGF 效率[214]。给予入球小动脉腺苷会通过激活腺苷 A_1 受体而引起

血管收缩，而给予 A_1 受体拮抗剂会同时阻断腺苷和致密斑（NaCl）的作用[215] 这些结果与以下假设相一致：腺苷可介导 TGF 反应，引起 Na^+-K^+-ATP 酶活性增加并导致腺苷合成增加[215]。然而，腺苷还激活腺苷 A_2 受体，引起入球小动脉扩张并明显消除 A_1 受体的作用[216, 217]。

出球小动脉对腺苷也有反应，但它们随着致密斑 NaCl 浓度的增加或由于腺苷 A_2 受体的直接作用而使血管舒张，从而拮抗 A_1 受体的作用[217, 218]。出球小动脉阻力的变化与入球小动脉的变化方向相反[215, 219]，后者在致密斑 NaCl 升高时收缩血管。然而，最终的结果是肾小球血流量减少，肾小球静水压降低，肾小球滤过率降低。

如图 3-20 所示，还有许多其他的旁分泌因子是由致密斑细胞产生和分泌的，包括花生四烯酸级联的代谢产物，前列腺素 PGE_2 和 PGI_2，以及环加氧酶途径的其他产物，细胞色素 P_{450} 途径的产物，环氧酶和细胞色素 P_{450} 4A HETE[35, 164, 220]。另一个非常重要的旁分泌调节剂 NO，当致密斑细胞释放 NO 时发挥血管舒张反应。在正常情况下，当小管液 NaCl 浓度增加时，ATP 释放增加，PGE_2 形成减少，直到 ATP 释放达到平台期，而 PGE_2 释放显著减少。随着 NaCl 浓度进一步增加，NO 释放增加，以抵消 ATP 增加的影响[35]。

除了由致密斑细胞释放的旁分泌因子外，还有许多调节因子会影响 TGF 反应的敏感性，Ang II 是更重要的因素之一。Ang II 拮抗剂和 Ang II 合成抑制剂使 TGF 减弱，缺乏 AT1A Ang II 受体或血管紧张素转化酶（ACE）的基因敲除小鼠的 TGF 明显降低[221, 222]。此外，在 ACE 基因敲除小鼠中全身性输注 Ang II 可以恢复 TGF，同时通过激活致密斑腔内膜上的 AT_1 受体增强 TGF[221, 223-229]。在正常小鼠中急性抑制 AT_1 受体会降低 TGF 反应并降低自身调节效率[224]。多项研究表明，在 TGF 机制中，腺苷和 Ang 之间存在相互作用。在这些研究中，腺苷 A_1 受体拮抗剂的使用导致入球小动脉阻力的降低和跨毛细血管静水压差（ΔP）的增加，而使用血管紧张素 AT_1 受体拮抗剂预处理阻止了这些改变[230]。尽管已知 Ang II 不是 TGF 主要的调节剂，但是这些结果表明，Ang II 在调节管球反馈敏感性中起着重要作用，并且该反应是通过 AT_1 受体介导的。

致密斑细胞中存在神经元 NO 合酶（nNOS 或 NOSI）[231]。致密斑中 nNOS 衍生的 NO 在管球反馈中具有血管舒张作用，使得原本发生收缩的入球小动脉的数量有所减少[231, 232]。向致密斑输送的远端氯化钠的增加，刺激了 nNOS 活性，并增加了可诱导形式的环氧合酶（COX-2）的活性，环氧化酶产生 PGE$_2$ 并抵消了 TGF 介导的入球小动脉收缩[231, 232]。致密斑细胞的 pH 随腔内钠离子浓度的增加而升高，这可能与 nNOS 的刺激有关[233]。抑制致密斑鸟苷酸环化酶会增加 TGF 对高浓度管腔（NaCl）的反应，进一步表明 NO 在调节 TGF[219] 中的重要性。在离体灌注的 JGA 中，用一氧化氮抑制剂微灌注致密斑可导致相邻入球小动脉的收缩[234]。然而，当用低浓度钠溶液灌注致密斑时，反应被阻断，表明 Na 的重吸收是不可或缺的[234]。用 NO、左旋精氨酸的前体对致密斑进行微灌注会减弱 TGF 反应，尤其是在缺盐动物中[235-237]。这些结果表明，从致密斑细胞或内皮细胞释放的 NO 会引起入球小动脉血管舒张，或者使 TGF 反应减弱。NO 产生的增加也可能通过增加入球小动脉[238] 的颗粒细胞中的环状鸟苷单磷酸（cGMP）来抑制肾素释放，从而增强其血管舒张作用。当 nNOS 基因敲除小鼠中的 NO 产生被慢性阻断时，TGF 对远端钠传递的急性干扰作出的反应是正常的[225]。但是，JGA 中完整的 nNOS 存在是氯化钠依赖性肾素分泌所必需的[225]。TGF 系统可引起血管收缩和 SNGFR 的减少，以应对钠和溶质向致密斑的急性增加，它似乎通过 NO 的释放继而激活血管舒张反应[239]。在容量增加的情况下，远端盐输送的增加刺激 NO 的产生，这有利于重置 TGF 并限制 TGF 介导的血管收缩反应。

TGF 机制的动力学可以在时间上分为两个或多个具有不同时间常数的反应。最初的快速反应在几秒钟内发生，并且当钠离子向致密斑细胞的传递急剧增加时，会引起血管迅速收缩及 GFR 和 P$_{GC}$ 的下降。第二个血管收缩反应在数秒至数分钟内发生，此时反应的斜率变为较慢的时间常数。这可能是由于上述某些调节剂对初始反应的调节所致。快速的 TGF 系统可防止在血压自发波动等情况下 GFR 发生较大变化，从而在短期内保持对远端钠输送的严格控制。从长期来看，JGA 根据钠平衡和 TGF 系统的要求控制肾素分泌，从而重新设定新的钠输送速率[225]。在 GFR 持续升高的未行肾切除的大鼠中，TGF 系统似乎可以重置[240]。

（4）连接小管肾小球反馈机制：连接小管的第二反馈回路也越来越引起人们的兴趣，该反馈回路已证实与其自身肾小球并行，并与入球小动脉紧密连接[241]。连接小管的体外灌注显示，腔内 NaCl 升高引起预收缩的入球小动脉舒张[242]。这种作用与致密斑 TGF 信号传导的作用相反，此时 NaCl 的增加引起血管收缩，因而提出两个对立系统如何相互作用的问题。进一步的研究表明，在灌注溶液中添加阿米洛利可以阻止腔内 Na$^+$ 增加，这表明上皮钠通道介导了结缔组织生长因子（CTGF）[242]。增加 ENaC 活性的入球血管舒张作用似乎是由 PGE$_2$ 作用于入球小动脉上的 EP$_4$ 受体介导的[243]。从而发现环氧二十碳三烯酸（EET）的另一作用[244]。此外，腔内液体中 Ang II 的存在增强了由腔内 Na$^+$ 浓度增加而引起的入球小动脉的舒张作用[245]。这种 CTGF 机制被认为可通过部分降低敏感性来介导致密斑 TGF 机制的重启[246]。在实验性高血压，高盐摄入期间[247, 248] 以及单侧肾切除术后剩余肾脏中发生的肾血管舒张反应中都观察到 CTGF 的调节作用[249]。

2. 内皮因子和气体递质调节肾血流动力学和肾小球滤过率

一项特别有趣且不断发展的研究涉及内皮细胞和底层平滑肌细胞之间的旁分泌相互作用。如图 3-21 所示，内皮细胞对各种物理和化学刺激有反应，包括压力、流量、剪切应力和圆周应变，以及通常存在于血液中的血管活性因子。在正常情况下，剪切应力的增加可能激活内皮细胞产生 NO 和前列腺素类 PGE$_2$ 和 PGI$_2$，从而有助于调节血管张力以适应增加的负荷。但是，在组织受伤或发炎的情况下，内皮细胞也可能受到刺激产生内皮素，血栓烷，引起血管收缩的某些生长和纤维化因子，和（或）与组织损伤和纤维化相关的其他旁分泌因子。在最近的 20 年发现，与肾脏微循环调节相关的这些因素中有几个是气体生理递质，称为"气体递质"。NO 是第一个被发现的此类气体递质，一氧化碳（CO）和硫化氢（H$_2$S）同样影响肾脏微循环。

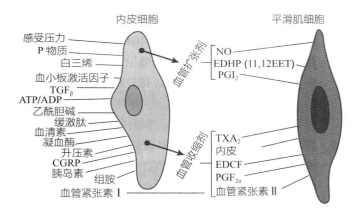

内皮细胞　　　　　　　　平滑肌细胞

感受压力
P 物质
白三烯
血小板激活因子
TGFβ
ATP/ADP
乙酰胆碱
缓激肽
血清素
凝血酶
升压素
CGRP
胰岛素
组胺
血管紧张素 I

血管扩张剂 → NO / EDHP (11,12EET) / PGI₂

血管收缩剂 → TXA₂ / 内皮 / EDCF / PGF₂ₐ / 血管紧张素 II

▲ 图 3-21 内皮细胞与平滑肌或系膜细胞的相互作用

如文中所述，几种药物与内皮细胞相互作用以产生血管扩张药一氧化氮（NO）。其他的会产生血管收缩（见正文和其他资料）。血管紧张素转化酶将血管紧张素 I 转化为有效的血管收缩剂血管紧张素 II。ATP-ADP. 三磷酸腺苷 - 二磷酸腺苷；CGRP. 降钙素基因相关肽；EDCF. 内皮细胞收缩因子；EDHP. 内皮衍生的超极化因子；EET. 环氧二十碳三烯酸；PGF₂ₐ. 前列腺素 F₂ₐ；PGI₂. 前列环素 I₂；TGFβ. 转化生长因子 β；TXA₂. 血栓烷 A2（改编自 Arendshorst W, Navar LG. Renal circulation and glomerular hemodyanamics. In: Schrier RW, Coffman TM, Falk RJ, Molitoris BA, Neilson EG, eds. *Schrier's diseases of the kidney*. Philadelphia: Lippincott Williams & Wilkins; 2013:74-131; Navar LG, Arendshorst WJ, Pallone TL, Inscho EW, Imig JD, Bell PD. The renal microcirculation. In: Tuma RF, Duran WN, Ley K, eds. *Handbook of physiology: Microcirculation*. Vol 2: Academic Press; 2008:550-683; Maddox, DA, Deen WL, and Brenner BM. Glomerular Filtration; *Handbook of Physiology: Section 8 Renal Physiology*. American Physiological Society, New York: Oxford University Press; 1992, 545-638; Maddox DA, Brenner BM. Glomerular ultrafiltration. In: Brenner BM, ed. *The kidney*. 7th ed. Philadelphia: Saunders; 2004:353-412.）

（1）一氧化氮和一氧化氮合酶：1980 年，Furchgott 和 Zawadzki[250] 证明乙酰胆碱的血管舒张作用需要完整的内皮细胞。乙酰胆碱与内皮细胞上的受体结合，导致"内皮源性舒张因子"的形成和释放，就是我们所知的 NO[251, 252]。许多细胞类型，包括内皮细胞，都通过一氧化氮合酶（NOS）家族从氨基酸左旋精氨酸中产生 NO[35, 83, 253]。一氧化氮合酶存在于许多细胞类型中，包括血管内皮细胞、巨噬细胞、神经元、肾小球系膜细胞、致密斑和肾小管细胞[35, 254-256]。已分离出 3 种主要的 NOS 亚型。神经元 NOS，也被称为"NOS I"或"nNOS"，以及内皮 NOS，也被称为"NOS III"或"eNOS"，在肾脏中构成性存在。第三个 NOS、iNOS 或 NOS II 是可诱导的，在转录诱导后表达，并在长时间内保持活性[35, 83]。所有三种 NOS 亚型均在肾脏中发现。弓形动脉和小叶间动脉，以及入球和出球小动脉都产生 NO，调节基础血管

张力，这可以通过抑制内源性 NO 产生引起的收缩来体现[35, 83]。

一旦内皮释放 NO，NO 可扩散到邻近和下游的血管平滑肌细胞中[257]，刺激可溶性鸟苷酸环化酶的活性并增加 cGMP 的形成[83, 258-263]。cGMP 可减少钙的流入，细胞内钙的释放和细胞内钙的浓度。这部分是通过 cGMP 依赖性蛋白激酶（PKG）介导的靶标磷酸化而发生的，这些靶标包括肌醇三磷酸（IP3）受体，钙通道和磷脂酶 α₂[264]，从而减少了可用于收缩的游离钙的量，因此促进血管舒张[265]。

除乙酰胆碱刺激外，受缓激肽[262, 266-269]、凝血酶[270]、血小板活化因子[271]、内皮素[272] 和降钙素基因相关肽的刺激，血管内皮中的 NO 形成也增加[267, 273-276]。通过完整内皮血管或培养的内皮细胞的血流增加，可导致剪切应力和 NO 释放增加。脉率和血压均可调节血流诱导的 NO 释放[259, 266, 268, 277-281]。升高的灌注压和剪切应力也会增加入球小动脉的 NO 释放[282]。

NO 在调节肾血流动力学、调节髓质灌注、调节 TGF 机制的敏感性、抑制肾小管钠重吸收、调节肾交感神经活动、调节压力利钠等方面发挥重要作用[35, 283-287]。NO 主导了乙酰胆碱和缓激肽引发了肾充血反应替换，糖尿病患者由于 NO 功能受损，肾内皮依赖性血管舒张功能减弱[288]。在肾灌注压和髓质血流量逐步增加的实验模型中，压力利钠涉及 NO 释放增加，NO 可直接调节肾小管中钠和水的排泄[289, 290]。肾小管上皮细胞能够释放 NO，但在髓质血流增加时，直小管可能是 NO 的主要来源，这一事实表明，即使在独立的外髓质直小管微灌注时，也会出现流量依赖性的 NO 升高[291]。

在控制肾功能和血压方面，NO、Ang II 和肾神经之间存在重要的相互作用[292]。使用竞争性的 NO 抑制剂抑制非选择性 NOS 会导致 RPF 的降低、平均动脉血压（AP）的升高和 GFR 的降低[165, 293, 294]。这些影响在很大程度上被同时给予过量的左旋精氨酸（NOS 的底物）所抑制[293]。见于髓袢升支粗段、致密

斑和出球小动脉[256, 285]的神经元 NOS [nNOS 或 I 型 NOS)的选择性抑制] 可降低 GFR，但不影响血压或 RBF[295]。因为在肾血管的内皮中发现了 eNOS，包括入球小动脉和出球小动脉，以及肾小球毛细血管内皮细胞[256]，nNOS 的广泛性抑制和特异性抑制对 NO 形成和 RBF 的影响的差异似乎与 eNOS 和 nNOS 在肾脏中的不同分布有关。急性和慢性抑制 NO 的产生导致全身性和肾小球毛细血管性高血压，肾小球前动脉（R_A）和出球小动脉（R_E）阻力增加，Kf 降低，以及单侧肾血浆流量和 GFR 降低[296–300]。

如图 3–22 所示，快速给予 NO 产生阻滞剂的升血压剂量会导致 SNGFR、Q_A 和 K_f 下降，肾小球前和出球小动脉阻力均增加。通过肾动脉给予非加压剂量的 NO 形成抑制剂，可导致肾小球前阻力增加，SNGFR 和 K_f 降低，但对传出阻力没有影响[297]。这些研究表明皮质入球而不是出球小动脉

处于 NO 的主要控制之下。然而，也有人发现肾动脉、弓状动脉和小叶间动脉，以及入球和出球小动脉在内源性 NO 生成受到抑制时均可产生 NO 并收缩血管[144, 169, 234, 257, 301–304]。与这一发现相一致，研究者[31, 302]报道说 NO 灌注近髓肾单位，可使入球小动脉和出球小动脉舒张。有趣的是，nNOS 对入球小动脉张力的调节影响依赖于远端小管液的维持，提示这与 TGF 机制存在关键的相互作用[304]。

关于 RAS 在 NOS 阻断后血管阻力增加中的作用方面存在争议。体外灌注肾单位[302]和麻醉大鼠的体内[305]研究表明，当 Ang II 的形成或受体结合被阻断时，NOS 阻断后肾血管阻力的增加被抑制。NO 抑制肾素释放，而快速 Ang II 输注可增加皮质 NOS 活性和蛋白质表达，而慢速 Ang II 输注可增加 eNOS 和 nNOS 的 mRNA 水平[305, 306]。Ang II 可通过激活 AT_1 Ang II 受体来增加离体灌注小动脉的 NO

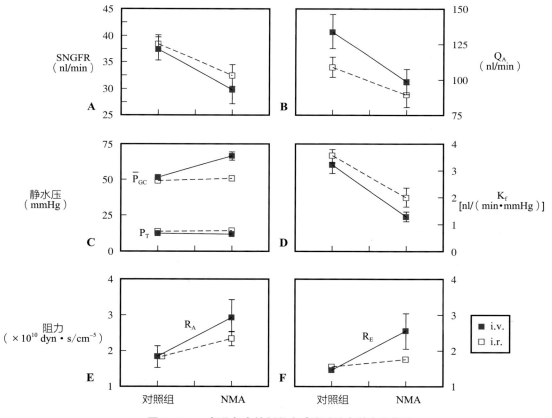

▲ 图 3–22 一氧化氮在控制肾小球滤过动力学中的作用

A 至 F. 研究是在正常血容量的 Munich–Wistar 大鼠中，研究人员给在肾动脉起点处给大鼠静脉注射非选择性一氧化氮合酶（NOS）阻滞剂，N-单甲基 – 左旋精氨酸（NMA；i.v.，填充正方形）或非加压剂量的 NMA（i.r.，空心正方形）。K_f. 过滤系数；P_{GC}. 肾小球毛细血管中的压力；P_T. 小管内压力；Q_A. 肾小球血浆率；R_A. 肾小球前小动脉阻力；R_E. 出球小动脉阻力；SNGFR. 单个肾单位肾小球滤过率（数据 [平均值 ± 标准误] 来自 Deng A, Baylis C: Locally produced NO controls preglomerular resistance and filtration coefficient. *Am J Physiol*. 1993; 264: F212–F215.）

产生[307]。相比之下，非选择性 NOS 抑制作用会增加肾脏耗氧量，这独立于 Ang Ⅱ[308]。

此外，在有意识的大鼠中，阻断和不阻断 Ang Ⅱ 时，抑制 NOS 对肾脏血流动力学的影响相似[309]。这表明 Ang Ⅱ 并未介导在 NOS 阻断时的血管收缩反应。进一步的研究[310]表明，当通过注入 Ang Ⅱ 急性升高 Ang Ⅱ 水平时，急性 NO 阻断会放大 Ang Ⅱ 的肾血管收缩作用。与该发现相一致的观察结果是，肾脏内对 NO 的抑制作用增强了 Ang Ⅱ 诱导的入球小动脉而不是出球小动脉的收缩[144, 311]。然而，在球旁肾组织中，nNOS 的阻断增强了出球小动脉而不是入球小动脉对 Ang Ⅱ 的反应[304]。这些数据表明，NO 在体内可调节 Ang Ⅱ 对肾小球小动脉的血管收缩作用，可能会减弱 Ang Ⅱ 对入球小动脉的血管收缩反应，出球小动脉的反应相似。

（2）血红素加氧酶和一氧化碳对肾功能的影响：血红素被血红素加氧（HO）酶（HO-1 和 HO-2）降解，生成一氧化碳（CO）、胆绿素和胆红素，并释放游离铁[2, 35, 312-315]。在未经处理的对照组大鼠中，对麻醉大鼠用血红素诱导 HO-1，导致 RBF 和 GFR 显著增加，肾血管阻力降低，钠排泄增加，但血压不受影响。此外，对快速输注 Ang Ⅱ 的自身调节反应减弱，提示诱导 HO-1 及随之引起的 CO 产生可造成血管扩张效应[313]。当单独或向接受 NOS 抑制剂 N（ω）- 硝基 - 左旋精氨酸甲酯（L-NAME）处理的大鼠给予血红素加氧酶抑制剂 4 天时，阻断对照组大鼠的 HO，降低了 CO、HO-1 水平，减少了尿量和尿钠排泄，但不影响 AP、RBF 或 GFR。在使用 L-NAME 抑制 NOS 的大鼠中，阻断 HO 降低了内源性 CO 和肾 HO-1 水平，减少了尿量和尿钠排泄，但对 AP、RBF 或 GFR 依然没有影响。在未经 L-NAME 处理的大鼠中观察到血浆肾素活性增加，但在经 L-NAME 处理的大鼠中未观察到，这表明，即使抑制了 NO，对尿量和钠排泄的影响也是相关的。这表明抑制 HO 直接作用于小管促进水钠排泄，而不依赖于肾脏血流动力学或 NO 系统[314]。

抑制肾髓质的 HO 活性和 CO 产生会减少髓质的血流和钠排泄；HO 的 HO-1 和 HO-2 亚型均在内髓中丰度较高，而在皮质中较低[316]。当 HO 注入肾髓质间隙时，HO 的抑制可显著降低肾髓质 cGMP 的浓度。这些结果表明，HO-1 和 HO-2 在肾髓质中均高表达，而 HO 及其产物在维持肾髓质血流量稳定中发挥关键作用；cGMP 可能介导 HO 和 CO 在肾髓质循环中的血管舒张作用[316]。在麻醉的大鼠中，肾脏灌注压升高会增加肾髓质中 CO 的浓度。HO 抑制剂降低了髓质中 HO 的活性和压力依赖性 CO 的增高，并阻断压力利尿钠作用[317]。给有意识的老鼠喂养正常钠饮食，并向肾髓质中持续注入 HO 抑制剂会导致动脉压（AP）的增高。当给大鼠饲喂高盐饮食，抑制 HO 活性可导致 AP 的进一步增高。因此，肾髓质 HO 的活性在控制动脉血压和压力利尿钠中发挥关键作用[317]。

Ryan 及其同事使用一种释放 CO 的分子（CORM-A1），证明小鼠中 CO 的增高会增加 RBF，与输注血管扩张药乙酰胆碱的效应类似[318]。用鸟苷酸环化酶抑制剂预处理阻断乙酰胆碱可降低 CORM-A1 增加 RBF 的作用。与体内观察到现象一致的是，在离体的收缩性肾小叶间动脉中，鸟苷酸环化酶抑制剂同样减弱了 CORM-A1 舒张血管的作用。用 iberiotoxin 抑制钙激活的钾通道（K_{Ca}）能完全阻断 CORM-A1 的血管舒张作用。因此，CORM-AI 释放的 CO 通过激活鸟苷酸环化酶及开放 K_{Ca} 通道，增加 RBF 并降低血管阻力[318]。

HO 的血管作用可能与 CO 的合成有关，并受到与 HO-CO 系统有关的 NO 释放的影响。向大鼠肾动脉中给予 CO 供体会增加 RBF、GFR、尿 cGMP 排泄及血液中的羧基血红蛋白水平[319]。抑制 HO 会导致急性肾衰竭，伴 RBF、GFR 和 cGMP 排泄的减少。给予 CO 供体几乎抵消了上述作用，同时降低了肾皮质 NO 浓度，尿液硝酸盐、亚硝酸盐，以及 cGMP 的排泄量，并增加了血液中羧基血红蛋白水平。抑制肾 HO 会导致急性肾衰竭，其特征是 RBF（-77%）和 GFR（-93%）大幅下降。给予 CO 供体可逆转抑制 HO 对 RBF 和 GFR 的作用，表明 HO 对 RBF 和 GFR 的损害是由抑制 CO 引起的。抑制 HO 还降低了皮质 NO 浓度并增加了尿中硝酸盐和（或）HO-CO 系统的亚硝酸盐排泄，而 CO 供体增加了肾脏的 NO 水平，并减少了硝酸盐和亚硝酸盐排泄。这些结果表明，HO-CO 系统通过 NO 的释放在肾脏发挥作用[319]。

血红素可降低血管阻力，并增加 RBF，也增加钠和 6- 酮基 -PGF1α 排泄，以及肾皮质微量滤过液中 CO 的浓度。用 HO 抑制剂预处理能阻断血红素引起的肾血管扩张和 RBF 增加。用甲氯芬酸钠预处理削弱了血红素对肾血管的舒张作用，提示血红素诱导的肾血管舒张是环氧化酶依赖性的，从而增加了 PGI_2 的合成。

(3) 硫化氢：越来越多的证据表明，硫化氢作为一种内源性生物活性气体，在几乎所有器官中合成，其在调节肾脏功能中发挥重要作用。在急慢性疾病状态下，肾脏细胞产生的 H_2S 减少，而 H_2S 供体可以减轻损伤[320]，但在某些情况下，H_2S 又可能导致肾脏损伤[321]。H_2S 由胱硫醚 β- 合酶（CBS）和胱硫醚 γ- 裂合酶（CGL）[322, 323] 催化同型半胱氨酸转硫化产生，以 L- 半胱氨酸为底物与肾脏组织匀浆反应可产生 H_2S。使用 CBS 和 CGL 两者的抑制剂可阻止此反应，而单独使用任一抑制剂仅使 H_2S 小幅下降[322]。

肾内注射 H_2S 供体（NaHS）增加肾血流量、GFR，以及尿钠和钾排泄的作用表明，提示 H_2S 调控肾脏血流动力学。输注 L- 半胱氨酸也会增加内源性 H_2S 的产生[322]。同时输注 CBS 和 CGL 抑制剂减少 H_2S 的产生，会降低 GFR、钠和钾的排泄，但单独使用任一种抑制剂都不会影响这些肾功能[322]。H_2S 通过内皮依赖 / 细胞色素 P_{450} 依赖的方式调节小动脉的血管舒张和血管平滑肌超极化，通过激活高电导率的钙激活钾通道，增加 ryanodine 介导的 Ca^{2+} 释放，引起膜超极化和血管舒张[324]。无论内皮是否完整，cGMP 依赖性蛋白激酶 - I 参与 H_2S 诱导血管舒张的作用在预收缩的主动脉环中得到证实[325]。用 NaHS（H_2S 供体）处理主动脉环能激活 cGMP 依赖性蛋白激酶（PKG）。PKG-1 抑制剂可阻断 NaHS 引起的血管舒张[325]。去除内皮、抑制 NO 或 cGMP 的生成可减轻 NaHS 的血管舒张作用[326]。H_2S 还可通过激活 ATP 敏感的钾通道舒张平滑肌[327]。

$TGF-β_1$ 的增加与其他肾脏病变中肾小管间质纤维化和肾小球硬化的进展有关，$TGF-β_1$ 部分由 Ang II 介导产生。Ang II 和转化生长因子 $β_1$（$TGF-β_1$）诱导的肾小管上皮 - 间充质转化（EMT）在肾组织硬化中发挥关键作用。既往研究发现，Ang II 通过增加 α- 平滑肌动蛋白并降低上皮钙黏素水平刺激

肾小管上皮细胞的 EMT[328]。上述作用可被 $TGF-β$ 受体激酶抑制剂阻断。Ang II 刺激 $TGF-β$ 的活化和外源性 $TGF-β_1$ 诱导的 EMT。H_2S 供体 NaHS 阻断了 Ang II 和 $TGF-β_1$ 促进 EMT 的作用，并降低了 $TGF-β$ 的活性。H_2S 会切割具有活性的 $TGF-β_1$ 二聚体中的二硫键，产生无活性的 $TGF-β_1$ 单体[328]。可见，通过刺激 H_2S 或其他生成无活性 $TGF-β_1$ 单体的方法，均是潜在的治疗肾组织硬化（肾小球硬化和小管间质纤维化），以及其他疾病纤维化和 $TGF-β_1$ 相关疾病（如肺纤维化）的方法。

3. 活性氧类

活性氧类（ROS）是从双氧分子 [氧气（O_2）] 中去除一个电子，生成阴离子形式的 O_2，超氧化物 O_2^-。超氧化物是由氧化酶催化产生的，如烟酰胺腺嘌呤二核苷酸（NADH）/ 还原型 NADPH 氧化酶（Nox）和细胞色素氧化酶[2, 35]。超氧化物是有毒性的，因此，产生 O_2^- 的生物体同时合成超氧化物歧化酶（SOD），催化超氧化物生成过氧化氢（H_2O_2）。H_2O_2 进而被其他酶降解，以防止 ROS 造成的损害[2, 35]。肾脏中的内皮细胞、上皮细胞、血管平滑肌细胞、系膜细胞、足细胞和其他细胞均能产生 ROS，并影响着肾脏的脉管系统[329]。

肾脏中的氧化酶和抗氧化酶在生成 NO 和超氧阴离子上通常达成平衡。ROS 在肾动脉、小动脉、肾小球、球旁器及其他肾单位节段中产生，肾脏中同时存在氧化酶 Nox1、Nox2、Nox4、NOS 和 COX[2, 35]。在肾血管中，Nox1 和 Nox2 产生 O_2^-，而上皮细胞中 Nox4 产生 H_2O_2。超氧化物歧化酶催化超氧化物生成的 H_2O_2，进而被过氧化氢酶和谷胱甘肽过氧化物酶降解。

刺激 O_2^- 产生的因素包括 Ang II[330-332]、内皮素[333]、去甲肾上腺素[2]、$TGF-β_1$[334] 以及血管内压力升高而引起的血管壁牵张力[335, 336]。Ang II 通过激活三磷酸肌醇受体（IP_3R），激活入球小动脉的 NADPH 氧化酶产生 O_2^-，导致钙从细胞内的存储状态中释放[330]。超氧化物也能通过膜去极化的作用增强钙离子通过 L 型通道进入入球小动脉[337]。Ang II 激活 Nox2 NADPH 氧化酶，促进 ROS 的产生，继而清除 NO，导致 NO 匮乏[331]。O_2^- 和 H_2O_2 激活血管平滑肌细胞中与散在的膜通道相关的各种信号通路，对膜电位和电压控制的 Ca^{2+} 通道产生相

反作用，因而对肌源性收缩产生反作用[335]。

与对照组相比，超氧化物歧化酶基因敲除小鼠的灌注压和 Ang II 的增加会增高小动脉的 O_2^- 的生成和肌源性反应[338]。在血液充盈的近髓肾单位的致密斑中，O_2^- 在正常血压的小鼠中未检出，但在 Ang II 诱导的高血压动物中明显升高[339]。这些数据表明，正常情况下，致密斑中产生的 NO 会降低球管反馈敏感性，但在 Ang II 诱导的高血压小鼠的致密斑中，未检测到 NO[339]。灌注压的增加导致 NADPH 氧化酶产生血管 O_2^-，从而独立于 NO 而增强肌源性收缩，而 H_2O_2 会损害压力引起的收缩，但不参与正常的肌源性反应[340]。

在残余的肾脏模型中，COX-2 被诱导，导致血栓烷类前列腺素受体（TP-R）活化，从而增强 ET-1、ROS 生成和收缩[333]。与对照组相比，糖尿病小鼠入球小动脉 O_2^- 和 H_2O_2 的产量有所增加，还增强了对 ET-1 的反应。这些反应伴随着蛋白质表达的降低及过氧化氢酶和超氧化物歧化酶 2 的活性。ET-1 进一步增加了 O_2^-，却没有改变 H_2O_2。糖尿病中 ROS 的增加（尤其是 H_2O_2）有助于增强小动脉对 ET-1 的反应[341]。$TGF-\beta_1$ 是糖尿病肾小球和肾小管损伤中的一种生长因子，可阻止入球小动脉的自身调节，这种效应可用 ROS 清除剂或 NADPH 氧化酶抑制剂所阻断。在平滑肌细胞中，$TGF-\beta_1$ 刺激了被 NADPH 氧化酶抑制剂抑制的 ROS 形成[334]。

在自发性高血压大鼠的入球小动脉中，SHR 大鼠中压力引起的 ROS 升高是 WKY 大鼠的 4 倍。氧气清除剂和基于 Nox2 的（NADPH 氧化酶）抑制剂均可减弱 SHR 大鼠血管中的压力诱导收缩，但不会减弱 WKY 大鼠中收缩。因此，Nox2 衍生的 O_2^- 可能有助于 SHR 大鼠入球小动脉的肌源性反应增强[342]。值得注意的是，缺血再灌注损伤大鼠的小动脉 H_2O_2 增加了 38%，这可以起到缓冲 Ang 的作用，是一种保护机制[343]。

内皮素：内皮素是一种主要来自于血管内皮细胞的有效血管收缩剂[344]。内皮素有 3 个不同的基因，每个基因编码不同的 21 个氨基酸肽链的异构体，ET-1、ET-2 和 ET-3[344-346]。弗林蛋白酶对 212 个氨基酸的前内皮素进行蛋白水解，可产生 38～40 个氨基酸的内皮素，然后被内皮素转化酶裂解，产

生内皮素肽[347, 348]。ET-1 是肾脏产生的主要内皮素，形成于弓形动脉和静脉、小叶间动脉、入球和出球小动脉、肾小球毛细血管内皮细胞、肾小球上皮细胞和肾小球系膜细胞[349-360]。ET-1[361] 以自分泌、旁分泌或两者兼有的方式起作用，以改变这些细胞的多种生物学过程。内皮素是有效的血管收缩药，肾血管对这些药物高度敏感[362]。一旦从内皮细胞中释放出来，内皮素便与血管平滑肌上的特定受体结合，ETA 受体与 ET-1 和 ET-2 结合[361, 363-366]。ET_B 受体在肾小球的肾小球系膜细胞和足细胞上表达，对 ET-1、ET-2 和 ET-3 具有相同的亲和力[365, 366]。有两种亚型的 ET_B 受体：与血管舒张相关的 ET_{B1} 和与血管收缩相关的 ET_{B2}[367]。内皮素特异性蛋白酶在肾脏中调节内皮素水平[368-370]。

剪切应力和血管舒张等物理因素刺激内皮素的产生[371, 372]。多种激素、生长因子和血管活性肽可增加内皮素的产生，包括 $TGF-\beta$、血小板源性生长因子、肿瘤坏死因子 $-\alpha$、Ang II、精氨酸升压素、胰岛素、缓激肽、血栓素 A2，以及凝血酶[349, 353, 355, 359, 373-376]。心房利钠肽和脑利钠肽通过 cGMP 依赖方式[368, 377] 及诸如 β 受体激动剂等因子增加细胞内 cAMP 和蛋白激酶 A 激活的方式，抑制内皮素的产生[355]。ATP 结合的肾嘌呤能（P2）受体可能调节 ET-1 的产生[378]。

静脉内输注 ET-1 会引起明显、持续的升压反应[344, 379]，伴随肾小球前和出球小动脉阻力增加，而 RBF 和 GFR 降低，但不影响 Na 排泄分数[379]。如图 3-23 所示，输注降压作用剂量的 ET-1 能降低 SNGFR、Q_A，以及全肾 RBF 和 GFR[380-384]，伴肾小球前后阻力和滤过分数增加[380, 382, 385]。内皮素对入球和出球小动脉的血管收缩作用已在大鼠肾盂积水分离[386, 387] 和离体灌注的肾小动脉中得到证实[301, 388, 389]。内皮素也会引起肾小球系膜细胞收缩[346, 390]。多种因子调节内皮素的血管收缩作用[364, 391]，包括 NO[301, 392]、缓激肽[393]、前列腺素 E_2[394] 和前列环素[394, 395]。内皮素通路具有显著的性别差异，可能影响肾脏疾病的进展和治疗方案的选择[396]。

已经克隆并鉴定了 ET_A 和 ET_B 受体[366, 397, 398]。血管平滑肌高表达 ET_A 受体，对 ET-1 具有高亲和力，并在内皮素的升压反应中发挥重要作用[399]。

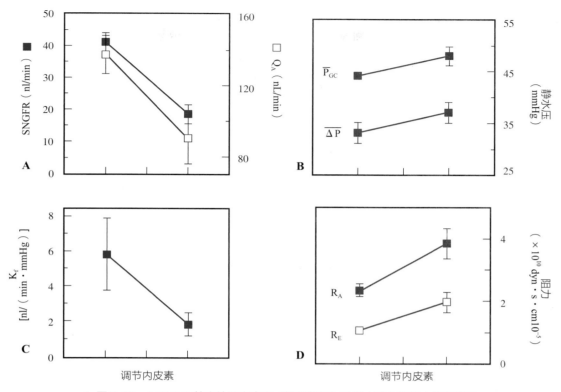

▲ 图 3-23 A 至 D 血管内给予内皮素（抑制剂量）对肾小球血流动力学的影响

K_f. 滤过系数；$\overline{\Delta P}$. 平均跨毛细血管压力梯度；P_{GC}. 平均肾小球毛细血管压力；Q_A. 单个肾单位肾小球血浆流量；R_A. 入球小动脉血管阻力；R_E. 出球小动脉血管阻力；SNGFR. 单个肾单位肾小球滤过率 [Munich-Wistar 大鼠的数据（均值 ± 标准差），引自 Badr KF 等，Mesangial cell, glomerular and renal vascular responses to endothelin in the rat kidney. Elucidation of signal transduction pathways. *J Clin Invest.* 1989; 83(1): 336-342.]

ET_B 受体分布在内皮细胞，介导 NO 的释放和血管舒张作用[398]。ET_A 和 ET_B 受体均在小叶间动脉中层及入球和出球小动脉中表达。在小叶间和弓状动脉的血管平滑肌细胞仅表达 ET_A 受体[400]。管周和肾小球毛细血管及直小血管内皮高表达 ET_B 受体[400]。ET_A 受体也可见于肾小球系膜细胞和直小血管降支的周细胞中[400]。内源性的内皮素可能通过 ET_B 受体扩张入球小动脉和降低 K_f 值[401]。

ET_A 受体拮抗剂可能对糖尿病肾病患者有效[402]。ET_A 受体拮抗剂可降低糖尿病肾病患者的蛋白尿，但停药后复发。该药已可单用或与肾血管紧张素阻断药联用[403, 404]。然而，ET_A 受体拮抗剂可能导致水肿和心力衰竭，因此，已存在上述情况的患者忌用此药[405]。

内皮素刺激生成血管舒张性的前列腺素[383, 392, 395, 406, 407]，产生反馈环以减弱内皮素的血管收缩作用。ET-1、ET-2 和 ET-3 通过活化 ET_B 受体刺激小动脉和肾小球系膜中 NO 的产生[270, 272, 301, 392, 408]。

抑制 NO 产生使得肾脏和全身脉管系统的血管阻力明显增加。NO 与内皮素的作用之间存在动态的相互作用，因此阻断 ET_A 或抑制内皮素转化酶均造成 NO 受到抑制，进而引起肾血管阻力增高[409, 410]。Ang II 的血管收缩作用可能部分由 ET-1 介导，ET-1 作用于 ET_A 受体促进血管收缩[373, 376]。持续给予 Ang II 会降低肾血流量，给予混合的 ET_A-ET_B 受体拮抗剂能缓解上述肾血流的下降，提示内皮素促进了 Ang II 收缩肾脏血管的作用[373]。

肾髓质的血流量受到 ET-1、Ang II、去甲肾上腺素、一氧化氮和血管扩张性前列腺素的调节。当降低皮层血流量时，低剂量的内皮素引起的髓质血管舒张可借助激光多普勒技术检测到[411]。ET_A 受体拮抗剂可阻断 ET-1 对皮质的缩血管作用，但不影响髓质的血管扩张。ET_A-ET_B 受体拮抗剂能够阻断内皮素诱导的髓质血管扩张，一种 ET_B 受体激动剂也能模拟上述效应。抑制 NO 能完全阻断内皮素诱导的髓质血管扩张，而抑制前列腺素仅具有缓解效应。由此可见，内皮素引起由 ET_A 受体介导的皮质血管收缩，而 NO 通过激活 ET_B 受体介导髓质血管舒张[411]。

髓质血流由直小血管而来，而绝大部分直小血管被覆有具备血管收缩能力的周细胞。通过共聚焦显微镜观察到这些周细胞控制直小血管的血流量，以及介导血管收缩和舒张的作用。Ang II、内皮素和去甲肾上腺素均能引起周细胞所在之处的血管收缩[412]。NO 供体会削弱上述效应，而抑制 NO 的产生或通过吲哚美辛非选择性抑制环氧化酶以减少前列腺素的释放均能加强上述效应。由于直小血管的直径较小（正常情况下约 10μm），周细胞的收缩会阻碍红细胞的移动，进而阻遏髓质血流。可见周细胞在控制髓质循环中发挥重要作用[412]。

4. 肾素 - 血管紧张素 - 醛固酮系统调节肾血流量和肾小球滤过率的作用

RAS 主要通过自分泌、旁分泌和内分泌调节 RBF 和 GFR。最近的几篇综述中提到[2, 35, 55, 83]，肾素是一种蛋白水解酶，在肾脏合成、储存并释放，也可由肝脏合成。肾脏中的肾素主要由毗邻入球小动脉末端的 JGA 的颗粒状上皮细胞合成并分泌；也可在近端肾小管、集合小管主细胞和集合管中合成[2, 35, 413-415]。钠的摄入减少，细胞外液量和循环血量降低，动脉血压下降，以及交感神经活性增高，

均能刺激肾素的释放[416]。肾素将近端肾小管[415]和肝脏中合成的糖蛋白血管紧张素原分裂为十肽的血管紧张素 I（Ang I）。循环中的血管紧张素原与血浆 α_2 - 球蛋白结合。随后，Ang I 在与激肽酶 II 几乎完全相同的血管紧张素转化酶（ACE）的作用下，转变为八肽的 Ang II。ACE 存在于肺等多种组织中。它分布在肾脏血管内皮细胞和小管细胞的管腔侧，包括近端小管刷状缘。Ang II 产生和降解所需的所有物质（后者由血管紧张素酶 A 催化）都位于球旁器间隙，以便直接调节肾小球的血流量和滤过率[35, 55]。

Ang II 是一种强效的血管收缩剂，众所周知，无论是肾小球前血管，包括弓形动脉、小叶间动脉、入球小动脉，还是肾小球后的出球小动脉，均在外源性和内源性 Ang II 的作用下均发生收缩[144, 174, 303, 389, 417, 418]。

有研究提示出球小动脉对 Ang II 的敏感性更高，然而也有研究发现 Ang II 对入球和出球小动脉具有相似的作用[35, 144, 303, 389, 418]。如图 3-24 所示，L 型和 T 型 Ca^{2+} 通道均参与了入球小动脉对 Ang II 的反应，但 T 型 Ca^{2+} 通道主要位于出球小动脉[522, 523]。除收缩血管平滑肌细胞外，Ang II 还能增加心肌收缩力，刺激醛固酮释放，增加对盐的摄入和口渴感，并调节肾小管和肠道钠的转运[419]。Ang II 的总体作用是最大限度地减少体液和钠从肾脏流失，维持细胞外液容量（ECFV）和动脉

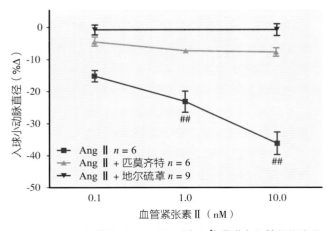
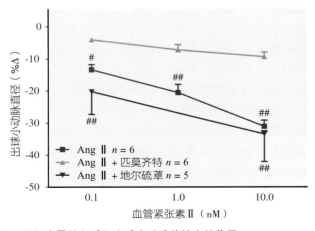

▲ 图 3-24　L 和 T 型 Ca^{2+} 通道在血管紧张素 II（Ang II）介导的入球和出球小动脉收缩中的作用
L 型和 T 型 Ca^{2+} 通道阻滞剂阻断了 Ang II 收缩入球小动脉的作用。T 型而非 L 型 Ca^{2+} 通道阻滞剂阻断 Ang II 收缩出球小动脉的作用[35, 522, 523] [引自 Carmines PK, Navar LG. Disparate effects of Ca channel blockade on afferent and efferent arteriolar responses to Ang II. *Am J Physiol Renal Physiol.* 1989; 256 (6 Pt 2):F1015–F1020; Feng MG, Navar LG. Angiotensin II –mediated constriction of afferent and efferent arterioles involves T–type Ca^{2+} channel activation. *Am J Nephrol.* 2004; 24(6): 641–648.]

血压[416]。

Ang Ⅱ受体主要包含两大类，AT₁和AT₂，但Ang Ⅱ的升压和血管收缩作用主要源于AT₁受体，该受体分布广泛，几乎遍及组成皮质和髓质循环的肾脏微血管的各个节段，还分布在肾小球，包括系膜细胞、肾小球毛细血管内皮细胞和足细胞[35, 83, 420]。啮齿动物的入球小动脉同时具有AT₁ₐ和AT₁ᵦ受体，而出球小动脉仅有AT₁ₐ受体[420, 421]。近端和远端小管、髓袢、致密斑、皮质和髓质集合管、肾小球足细胞和系膜细胞也表达AT₁受体[419]。

在入球小动脉中，内源性的血管扩张药，包括NO、环氧酶及细胞色素P₄₅₀环氧化酶代谢物，能阻断Ang Ⅱ的血管收缩作用，而出球小动脉中没有上述作用[134, 422, 303-425]。活化的AT₁受体介导了Ang Ⅱ引起的入球小动脉中NO的释放[307, 426]。Ang Ⅱ促进入球小动脉的平滑肌细胞生成前列腺素（PGE₂和PGI₂），PGE₂、PGI₂和cAMP均能阻断Ang Ⅱ促进钙进入细胞的作用[423]，一定程度上解释了Ang Ⅱ对入球和出球小动脉不一致的收缩作用[422, 423]。与入球小动脉相比，PGE₂并不影响Ang Ⅱ引起的出球小动脉收缩[140]。PGE₂对Ang Ⅱ收缩入球小动脉的影响是浓度依赖性的，低浓度的PGE₂与前列腺素EP₄受体相互作用，发挥血管扩张药的作用，而高浓度的PGE₂作用于前列腺素EP₃受体，恢复Ang Ⅱ对入球小动脉的作用[140]。单独给予Ang Ⅱ可降低肾血流量，但对GFR的影响较小，导致滤过分数增加[35]。若同时抑制环氧化酶，Ang Ⅱ将导致SNGFR和Q_A显著下降，提示内源的血管扩张性前列腺素在平衡Ang Ⅱ的血管收缩中发挥重要作用[427]。由于Ang Ⅱ促进肾组织中血管舒张性前列腺素的产生，因此在RAAS受到持续刺激时，形成反馈回路，调节Ang Ⅱ的缩血管效应[83]。

Ang Ⅱ造成K_f下降[427]并收缩系膜细胞[428]。K_f的改变可能与系膜细胞收缩阻断了某些肾小球毛细血管血流，从而降低有效滤过面积有关，但这仅是猜测，并无直接证据支持。此外，Ang Ⅱ可能通过降低血管通透性，而不是（不仅仅是）减少可滤过面积来降低K_f[429]。肾小球上皮细胞同时具备AT₁和AT₂受体，并通过提高cAMP的产生响应Ang Ⅱ的作用，提示其可能参与K_f的下降[430]。给予足以

降低GFR和K_f剂量的Ang Ⅱ，却并不能改变上皮细胞结构或裂隙膜缝隙大小[431]。

NO显著降低了Ang Ⅱ对肾小球系膜细胞的收缩作用。缓激肽刺激内皮细胞释放的NO能促进共培养的系膜细胞产生cGMP，与直接用NO培养系膜细胞的结果类似[262]。Ang Ⅱ本身可引起系膜细胞收缩，然而用Ang Ⅱ和NO共同培养细胞时，上述作用几乎消失。提示内皮细胞中产生的NO可以调节Ang Ⅱ收缩系膜细胞的作用[262]。肾小球上皮细胞含Ang Ⅱ受体，与系膜细胞共同调节Ang Ⅱ对肾小球滤过屏障的调控作用[430]。

用去甲肾上腺素预处理入球小动脉，再将Ang Ⅱ加到入球小动脉的血管腔内或体外培养液中，此时阻断AT₁受体可剂量依赖性的扩张血管。用AT₂受体拮抗剂预处理可阻断上述效应，提示活化的AT₂扩张入球小动脉的作用。破坏内皮细胞或同时抑制细胞色素P₄₅₀途径均能抵消Ang Ⅱ的血管舒张作用。因此，激活AT₂受体通过细胞色素P₄₅₀途径造成内皮依赖的血管舒张，并抵消了Ang Ⅱ作用于AT₁受体后的缩血管作用[432, 433]。

如前所述，Ang Ⅱ激活AT₁受体促进高血压并收缩肾血管，而激活AT₂受体产生轻度的扩血管作用[35, 433]。起初认为八肽Ang Ⅱ的代谢片段没有活性，如今已证实其在肾脏中具备生理作用，并且通常与Ang Ⅱ的作用相反。Ang 1-7可诱导预收缩的肾小动脉舒张[434]。Ang 1-7的作用并不依赖于AT₁或AT₂受体，而是与活化的G蛋白耦联Mas受体有关[435]，该受体在入球小动脉表达[436]。此外，ACE的同工酶"ACE2"[437, 438]，参与了Ang 1-7的生成过程[439]。Ang 1-7、ACE2和Mas受体均在肾脏中表达。缩血管的Ang Ⅱ和扩血管的Ang 1-7两者间的平衡可能受肾脏特定血管部位（肾小管节段）中ACE/ACE2和AT₁/Mas受体比值的影响。这类肽、酶或受体的失衡也参与心血管和肾脏疾病的发生[436]。

Ang Ⅱ引起高血压的机制还涉及连接小管的主细胞和集合管表达肾素原受体，并产生肾素，同时接收近端小管来源的血管紧张素原[414]，造成Ang Ⅰ在局部生成[2, 413, 433]。随后在位于集合管管腔侧ACE的作用下产生Ang Ⅱ，通过增强集合管E_NaC等转运蛋白的活性，增加钠的重吸收，上述过程在糖

尿病和 Ang Ⅱ 诱发高血压的病变进展中发挥重要作用[413, 414, 433, 440]。

5. 血管紧张素Ⅱ在肾小球和肾组织损伤中的作用

慢性肾衰竭的特征是进行性肾功能减退，伴有肾小球和肾小管损伤及全身性高血压。在肾毒血清肾炎（NSN）模型中[441]，由于肾脏病变导致的肾小球内静水压升高尤为显著，其中 Ang Ⅱ 在肾脏并发症的发生发展中起到关键作用。给肾实质缺损的大鼠输注 Ang Ⅱ 会增加 P_{GC} 和 ΔP[442]。在肾衰竭模型的残余肾中，用 ACEI 减少 Ang Ⅱ 的产生使得 P_{GC} 和 ΔP 下降至正常水平，并阻止了蛋白尿和肾小球损伤[443]。经过近 30 年的观察研究，目前已经公认，使用 ACEI 和（或）Ang Ⅱ 1 型受体拮抗剂 [血管紧张素受体拮抗剂（ARB）] 阻断 RAAS，有助于限制或延缓多种肾脏疾病的进展[444]。ACEI 和 ARB 还能有效治疗衰老相关性自发性肾小球硬化[445, 446]。ACEI 和 ARB 均可治疗高血压，降低蛋白尿，并改善肾炎模型的肾小球硬化[447]。研究认为 ACEI 甚至可以促进肾组织再生[448]。在病变的肾组织中发现类似的结论，长期给予 ACEI 能逆转肾脏损伤[449]。

胶原蛋白、纤连蛋白等细胞外基质蛋白的蓄积导致肾小球和小管损伤[450]。病变肾组织中 TGF-β_1 生成增多，进而促进基质形成。应用中和抗体或 Ang Ⅱ 受体拮抗剂能降低血浆 TGF-β_1 水平，并将血压控制在接近于正常水平[451]。与未治疗组相比，ACEI 显著减轻了 Zucker 肥胖大鼠的蛋白尿，缓解裂隙素的表达下调，并抑制 TGB-β_1、胶原Ⅳ蛋白和纤连蛋白的表达[452]。同样地，心肌梗死（MI）的大鼠往往合并明显的肾损伤，ACEI 具有保护作用[453]。

Ang Ⅱ 诱导上调并激活转录因子"固醇反应性元件结合蛋白（SREBP-1）"，导致 TGF-β_1 增多，并促进基质胶原和纤连蛋白的产生[450]。ARB 能阻断上述 SREBP-1 的诱导作用，并防止 TGF-β_1 生成增多。抑制 SREBP-1 可减少 Ang Ⅱ 诱导的肾小球 TGF-β_1 增高及基质合成，证实转录因子在肾小球损伤中的重要作用，同时提示 TGF-β_1 刺激基质生成的作用[450]。糖尿病肾组织中 SREBP-1 增多；高糖激活原代大鼠系膜细胞的 SREBP-1 进而介导其促纤维化作用[454]。与此同时，活化的 SREBP-1 与 TGF-β_1 启动子结合，促进其表达增高[454]。

用 ARB 治疗 NSN 大鼠，可防止间质炎症，肾小管变性和节段性肾小球硬化[455]。用吡非尼酮（一种最早用于治疗肺纤维化的抗纤维化、抗炎化合物）或联合 ARB 治疗 NSN 大鼠，发现单用吡非尼酮可减少蛋白尿，疗效稍次于单用 ARB；两者联合具有协同作用，对蛋白尿、间质炎症、肾小管变性和节段性肾小球硬化的疗效更好[455]。通过转基因方法在小鼠中过表达肝脏来源的活性肾素会导致进行性肺纤维化，与人的肺纤维化类似。纤连蛋白和胶原蛋白等细胞外基质沉积增多，TGF-β_1 和结缔组织生长因子（CTGF）的产生增加[456]。用肾素抑制剂或 ARB 治疗 2 周可减少 TGF-β_1 和 CTGF 的产生及基质蛋白沉积。

6. 花生四烯酸代谢产物调节肾血流量和肾小球滤过率

肝脏分解必需的多不饱和脂肪酸亚油酸会生成多不饱和脂肪酸花生四烯酸，并储存在膜磷脂中。花生四烯酸的 C_{20} 代谢物主要通过 3 种酶促途径产生具有生物活性的类花生酸，包括环加氧酶生成前列腺素（PG）和血栓烷（TBX），脂加氧酶（OX）产生白三烯（LT）和 HETE，以及细胞色素 P_{450} 途径合成 HETE 和 EET。花生四烯酸（AA）主要来源于细胞膜，由磷脂酶 A2（PLA2）生成[457-461]。这些类花生酸可部分通过激活内皮细胞和血管平滑肌中的 G 蛋白耦联受体以调节肾脏微循环[458, 462]。

（1）前列腺素：多种激素和血管活性物质与其膜受体结合后，激活 PLA2，促使细胞膜释放 AA。AA 在环加氧酶的催化下生成前列腺素 PGG_2，继而生成 PGH_2。PGH_2 随后转变为多种具有生物活性的前列腺素，包括 PGE_2、前列环素（PGI_2），$PGF_{2\alpha}$、PGE_1、PGD_2 和血栓烷（TXA2）。前列腺素在正常和病变的肾脏中均发挥重要作用[93, 463-466]。肾脏中含量最丰富的前列腺素受体是 PGE_2 受体。PGE_2 对肾脏的作用取决于其受体亚型的位置，及其与其他活性化合物的相互作用。PGE_2 可以活化至少 4 个受体，EP_1～EP_4。活化的前列腺素 EP_1 受体通过与 Gqα 蛋白交联收缩平滑肌，EP_2 和 EP_4 作为松弛剂通过 Gsα 亚单位发挥作用。EP_3 是一种抑制性受体（Giα），通过降低 cAMP 收缩血管[35, 463, 464]。

肾脏中的 PGE_1、PGI_2 和 PGE_2 是舒张血管的前列腺素，往往增加肾血浆流量，但对 GFR 和 SNGFR 影响较小，部分与 K_f 的降低有关[3, 464-466]。

TXA2 一般通过 Gqα 收缩肾小球系膜细胞。阻断内源性前列腺素的产生，并输注 PGE_2 或 PGI_2 会引起 SNGFR 和 Q_A 降低，伴有肾血管阻力增高（尤以 R_E 最为显著），P_{GC} 和 ΔP 增高，以及 K_f[467] 下降。抑制环氧合酶的同时阻断 Ang Ⅱ 受体，出现 PGE_2 或 PGI_2 反应性的血管扩张，使得 SNGFR 和 Q_A 接近于或大于对照，P_{GC} 低于对照，K_f 接近正常[467]。因此，外源性 PGE_2 或 PGI_2 可能通过合成肾素和 Ang Ⅱ 的发挥缩血管作用。

抑制环加氧酶和 Ang Ⅱ 后，输注 PGI_2 扩张所有肾血管的现象并不常见[468]。在入球小动脉局部（不采用腔内注射）应用 PGE_2 可增强 Ang Ⅱ 和去甲肾上腺素的缩血管作用，PGI_2 仅能减弱去甲肾上腺素的缩血管作用[469]。PGE_2 也能收缩小叶间动脉，但两者均不能对抗 Ang Ⅱ 的缩血管作用[469]。单用吲哚美辛可收缩浅表和近髓肾单位中肾小球前和肾小球后的阻力血管，提示扩血管的前列腺素通常能够调节内源性的血管收缩[470]。然而，吲哚美辛对雌性大鼠仅有扩血管作用[471]，提示上述机制似乎存在性别差异。环氧合酶抑制剂联合 ACEI 可引起皮质肾单位的肾小球前而非球后的血管扩张，这与肾小球前血管持续产生 NO 有关[470]。此外，PGE_2 EP_3 受体通过髓袢升支粗段中的负反馈环调节 COX-2[472]。综上所述，浅表和深部肾单位对血管活性前列腺素的反应差异可能归结于前列腺素受体亚型和环氧合酶活性的不同。

(2) 白三烯和脂氧素：白三烯是 AA 经脂氧合酶途径形成的一类脂质产物。白三烯 C4（LTC4）、白三烯 D4（LTD4）和白三烯 B4（LTB4）影响肾小球滤过和肾血流量。LTC4 和 LTD4 是强效缩血管物质[473]，而 LTB4 在正常大鼠中产生中度的扩血管和增高 RBF 的作用，并不改变 GFR[474]。静脉输注 LTC4 在增高肾血管阻力的同时，降低 RBF 和 GFR，血容量和心排血量也下降[475, 476]。Ang Ⅱ 受体拮抗剂 saralasin 和环氧合酶抑制剂吲哚美辛均能抵消 RBF 的下降，提示 Ang Ⅱ 和环氧合酶产物均参与了组织对 LTC4 的反应过程，以及 LTC4 对肾阻力血管具有直接作用[475]。在阻断 Ang Ⅱ 及控制肾脏灌注压后，LTD4 也产生类似效应，如降低 K_f，升高肾血管阻力，尤其是 R_E、Q_A 和 SNGFR 下降，P_{GC} 和 ΔP 升高，证实其对肾脏血流动力学的直接作用[477]。

在药物相关的肾毒性肾病模型中，往往涉及白三烯的作用[478]。

炎症损伤也能激活中性粒细胞和血小板中的 5-脂氧合酶、12-脂氧合酶和 15-脂氧合酶途径，形成称为脂氧素（LX）的无环类花生酸，主要分为两种类型：LXA4 和 LXB4[479]。LXB4 和 7-顺式-11-反式 LXA4 产生缩血管作用[478, 480]。另一方面，肾内输注 LXA4 导致肾小球前阻力（R_A）下降的同时，不改变 R_E，继而导致 P_{GC} 和 ΔP 升高[477]。LXA4 特异性舒张肾小球前血管的作用可被环氧合酶抑制阻断，表明舒血管性前列腺素也参与其中[477, 480]。该化合物的独特性在于，LXA4 舒张血管的同时引起 K_f 下降[480]。由于 P_{GC}、ΔP 和 Q_A 的增高，导致 SNGFR 也随之增大[477]。此外，将 15-脂氧酶基因转入大鼠肾脏，能抑制肾小球性肾炎模型的组织炎症，并保护肾功能[481]。脂氧素也已用于治疗小鼠急性肾衰竭[482, 483]。

(3) 细胞色素 P_{450}：细胞色素 P_{450}（CYP_{450}）单加氧酶途径合成类花生酸的研究领域发展迅猛。AA 经由 CYP_{450} 酶代谢为其他活性代谢物，包括 EET、二氢氧基二十碳四烯酸（DiHETE）和 HETE、并以旁分泌方式在局部起作用[35]。早年的研究证实了代谢物 20-HETE 直接或通过调控 TGF 机制，调节肾脏血流动力学的作用[460]。此外，20-HETE 还抑制近端小管和髓袢升支粗段中钠离子的转运。20-HETE 是一种肌源性张力增强剂，具备收缩入球小动脉的作用，可能部分是由增强的 TGF 机制介导[484]。阻断 20-HETE 的产生能减弱血管对 Ang Ⅱ、内皮素、去甲肾上腺素、NO 和 CO 的反应[222, 484]。NO 抑制 20-HETE 的产生以发挥舒张血管作用[222, 460, 463, 485-487]。

与 20-HETE 的缩血管作用相反，一些同样来源于 CYP_{450} 途径产生的 EET 却是强效的血管扩张药[35, 488]。EET 在局部生成，兼具自分泌和旁分泌因子的作用。EET 作为内皮来源的超极化因子，可强效舒张入球小动脉[488]。该作用部分由激活高电导钾通道实现。

四、肾脏血液循环的神经调节

肾脏的脉管系统存在丰富的神经分布，包括入球、出球小动脉、远端小管的致密斑细胞和肾小球系膜[83, 489]。神经支配主要包括肾脏传出交感性肾上腺素能神经[489, 490]和肾脏传入感觉神经纤维，后者包含降钙素基因相关肽（CGRP）和 P 物质[83, 489]。交感传出神经分布于血管树的各个节段，从肾动脉主干到入球小动脉（以及含肾素的球旁细胞）和出球小动脉[489, 490]。在调节肾脏血流动力学、钠转运和肾素分泌中发挥重要作用[491]。传入神经包含 CGRP 和 P 物质，主要位于肾动脉主干和叶间动脉，也可见于弓状动脉，小叶间动脉，入球小动脉和球旁器[489, 490]。此外，肾脏中还发现神经肽 Y（NPY）、神经紧张素、血管活性肠肽和生长抑素免疫阳性的肽能神经纤维[55]。肾脏中也已经鉴定出神经源性 NOS- 免疫阳性的神经元[489]。含 NOS 的神经元孔位于肾盂壁、邻近肾动脉的肾门、与叶间动脉、弓状动脉伴行，延伸至入球小动脉，构成其控制 RBF 的结构基础[489]。还位于血管舒缩和感觉神经纤维的神经束中，具备调节肾脏神经功能的作用[489]。

微穿刺技术研究肾神经（RNS）活化效应，发现 RNS 仅增加 R_A 和 R_E，造成肾血浆流量和 SNGFR 下降，但不影响 K_f[492]。利用吲哚美辛抑制前列腺素的生成反而增强了相同水平的 RNS 对 R_A 和 R_E 的作用，血浆流量和 SNGFR 也随之大幅下降，K_f、P_{GC} 和 ΔP 均降低[492]。给予内源性 Ang Ⅱ 的竞争性抑制剂 saralasin，并联用吲哚美辛后，RNS 对 K_f 不造成影响，但 R_A 和 R_E 依然增高，ΔP 轻度下降[492]。RNS 释放的去甲肾上腺素促进 Ang Ⅱ 的生成，并导致小动脉收缩和 K_f 下降。Ang Ⅱ 的生成增多促进扩血管的前列腺素的产生[492, 493]，从而部分抵消其缩血管作用。

阻断内源性前列腺素和 Ang Ⅱ 之后，RNS 持续的缩血管作用提示去甲肾上腺素本身具有缩血管作用。去甲肾上腺素收缩肾小球前血管的效应证实其直接调节肾脏微血管的作用[422]。抑制 NOS 使正常大鼠的 SNGFR 下降，但对肾脏去神经术后的大鼠中无效，表明 NO 调节肾脏的肾上腺素能活性[494]。但这种调节作用与交感神经调节肾素分泌无关[495]。在肾损伤和炎症状态下，肾神经活性增高被进一步放大[496]。ROS 的下降能够短期内减缓交感神经活性增高导致的肾皮质血供减少[497]。

在急性缺水（48h）或充血性心力衰竭的动物中，肾脏去神经引起 SNGFR，血浆流量和 K_f 升高[498]。

表明肾神经的正常活性在缺水和充血性心力衰竭的收缩动脉血管和降低 K_f 中发挥重要调节作用[498]。上述两种疾病状态下，肾神经的缩血管作用均部分通过激活 Ang Ⅱ 的释放或直接收缩肾小球前后血管[498]。可见肾脏神经在病理生理过程中的重要作用。

临床试验旨在探讨借助导管消融的肾动脉去神经能否降低顽固性高血压患者的血压。一些研究发现有患者接受肾脏去神经术后出现持续的血压下降；但治疗 6 个月后，血压与假手术对照组无异[499]。最近应用改良的导管进行临床试验，并经过长期观察，获得了可喜的疗效[500]。

五、衰老肾脏的肾小球血流动力学

衰老通常与以肾小球全球硬化，肾小管萎缩，间质纤维化和动脉硬化为特征的进行性慢性肾脏病有关。75 年前，Davies 和 Shock 发现人类在 40—50 岁以后，菊粉清除率每 10 年下降约 8ml/（min·1.73m²）[501]。健康成年活体肾脏捐献者，肾小球硬化、伴局部肾小管萎缩和间质纤维化的发生率从 18—29 岁患者的 2.7% 逐渐增加到 70—77 岁患者的 73%[502]。尽管如此，年龄相关的 GFR 下降并不能完满的解释这些年龄相关的组织学变化[502, 503]图 3-25 展示了 40—50 岁以后 GFR 的下降情况[83, 504-506]。年龄相关的肾脏疾病通常伴随 GFR、RPF 和 RBF 的下降并伴有滤过率的增加。一项研究发现老年人的估算滤过系数 K_f 比年轻人低 [老年人是 4.9 ± 1.7nl/（min·mmHg），年轻人是 7.0 ± 2.9nl/（min·mmHg）][507]。然而，并非每个人都会出现年龄相关的 GFR 和 RBF 下降[502, 506, 508]。如图 3-25 所示，与 GFR 和 RBF 下降相关的竟是随年龄增高的收缩压[507, 509]，可能导致肾功能进一步下降。尽管如此，在没有基础疾病的老年人中，GFR 通常足以维持其生活质量。

引起衰老相关肾功能减退的因素可能包含高蛋白饮食，这导致一过性的高滤过和肾小球毛细血管高压力，糖尿病的进展，以及糖基化终末产物，肥胖、长期暴露于氧自由基引起的氧化应激、血脂异常、过量应用肾损害的药物、感染、动脉硬化、男性、遗传和种族差异，以及环境因素[506, 510-512]。衰老而硬化的肾小球的体积比正常肾小球小，导致平均肾小球大小下降。随着具备滤过功能的肾小

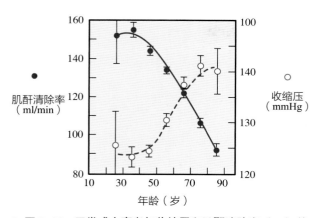

▲ 图 3-25　正常成人衰老与收缩压和肌酐清除率（C_{cr}）的关系

（引自 Lindeman R, Tobin J, Shock N. Association between blood pressure and the rate of decline in renal function with age. *Kidney Int.* 1984; 26: 861–868.）

球逐渐丧失，未患病的肾小球代偿性肥大以维持 GFR [502]。在大鼠研究中发现，去除 50%～80% 的肾实质后，残余肾单位发生代偿性肥大，SNGFR 和肾小球毛细血管静水压均升高 [14, 513, 514]。在老年人中，功能性肾单位的逐渐丧失和剩余滤过单元的肥大也会导致肾小球毛细血管高压力并造成损伤。上述过程启用肾脏的储备功能，造成老年人的肾血管系统对输注氨基酸的耐受性降低，因而仅 GFR 和滤过分数增加，RPF 不变 [508, 515]。Ang Ⅱ 的缩血管作用在年轻人和老年人却并无分别 [516]。提示老年人丧失了肾脏血管舒张反应，而保留血管收缩反应，即衰老的肾脏已动用其储备功能，并处于代偿性的血管扩张状态，以弥补慢性肾小球损伤和功能型肾小球的减少 [515]。

第4章

肾小球细胞生物学与足细胞病
Glomerular Cell Biology and Podocytopathies

Catherine Meyer–Schwesinger　　Tobias B. Huber　**著**

宋冬岩　刘　曦　**译**

刘友华　**校**

要　点

◆ 肾小球是由四种细胞类型组成的功能完整的合胞体，它们共同决定肾小球滤过。

◆ 总体来说，足细胞和肾小球内皮细胞由于其特殊的三维结构、广泛的糖萼包被及协同产生的独特的肾小球基底膜，使肾小球滤过具有大小选择性和电荷选择性。

◆ 系膜细胞为肾小球毛细血管提供结构支撑，调节肾小球滤过，维持肾小球内皮细胞健康。

◆ 壁层上皮细胞构成肾小囊，以防止原尿渗漏至肾小管间质造成肾小球瘢痕，并被认为是足细胞发育、成熟和最终成年的潜在储备。

◆ 与遗传或自身免疫源性的原发性足细胞损伤相关的疾病特征包括蛋白尿（常为肾病范围）、足突消失、足细胞肥大和细胞耗竭。

◆ 不同肾小球细胞类型之间的交互作用延缓或加重肾小球损伤。

◆ 大多数肾小球损伤形式由体液和细胞免疫机制引起，肾小球的基本反应包括细胞增殖、肾小球细胞表型改变和细胞外基质沉积增加。

一、肾小球细胞解剖和损伤应答模式

蛋白质漏入尿液中（蛋白尿），尤其是白蛋白（白蛋白尿），是肾小球疾病的标志，也是多种肾脏疾病重要的预后指标，其中包括在数量和经济负担上面临日益严峻挑战的糖尿病肾病[1]。白蛋白尿同时还是造成心血管疾病和死亡的独立危险因素[2]。因此，阐明白蛋白尿的病理生理过程和治疗方法对改善肾脏病具有重要的临床、健康和经济意义。

一个健康的 70kg 成年人的肾脏每天大约滤过 180L 血浆。滤过和尿液形成发生在肾脏最小的功能单位，称为肾单位（nephron）。滤过起于肾小体（renal corpuscle），它是肾单位的起点。肾小体（图 4-1）由肾小球毛细血管网（簇）和被壁层上皮细胞（PEC）包围的肾小囊（BC）所组成，与肾小管系统分离。如第 3 章的详细描述，血液通过肾循环的入球小动脉到达血管极，流入肾小球，随后从出球小动脉流出。这些小动脉产生的独特阻力在毛细血管旋绕的肾小球内产生高压，最终驱动原尿滤过液通过肾小球滤过屏障超滤进入肾小囊腔，其有效滤过压约为 50mmHg[3]。示踪研究指出肾小球滤过膜的电荷选择性有利于带正电的溶质滤过[4, 5]。此外，还有学者提出滤过的电动力模型。在这个模型中，滤过压形成了一个跨肾小球滤过屏障的流动电位，从而导致肾小囊腔比内皮管腔带有更多负电荷。这可能会形成一个与扩散和对流通量相反的逆向电泳场，并倾向于在主动滤过过程中将带负电荷的大分子从肾小球滤过屏障中排除[6]。原尿从肾小

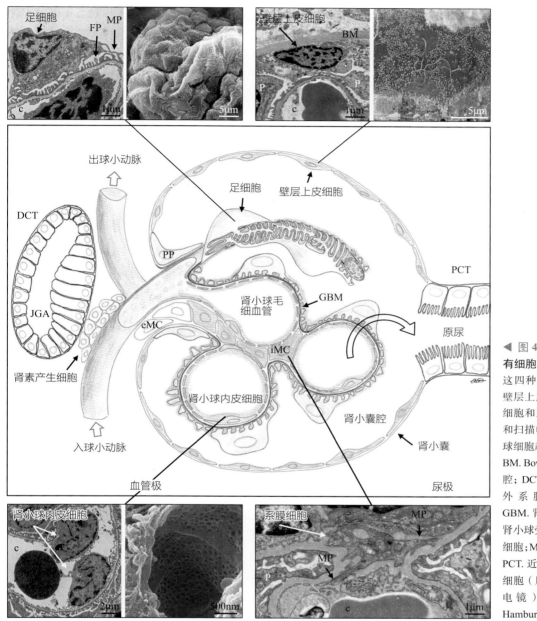

▲ 图 4-1　四种肾小球固有细胞的定位

这四种细胞类型为足细胞、壁层上皮细胞、肾小球内皮细胞和系膜细胞。透射电镜和扫描电镜显示典型的肾小球细胞超微结构。BM. Bowman 膜；c. 毛细血管腔；DCT. 远曲小管；eMC. 球外系膜细胞；FP. 足突；GBM. 肾小球基底膜；JGA. 肾小球旁器；iMC. 球内系膜细胞；MP. 主突起；P. 足细胞；PCT. 近曲小管；PP. 壁层足细胞（所有透射电镜和扫描电镜）（引自 Oliver Kretz, Hamburg, Germany.）

体的尿极处排出，经下游肾小管系统进一步处理形成终尿。尽管水、葡萄糖、盐及氨基酸等小分子物质均可自由通过肾小球滤过屏障，但滤过膜对白蛋白等大分子物质进入原尿中具有部分不渗透性。微量白蛋白滤过的程度一直存在争议，但最近的双光子体内成像研究表明，白蛋白滤过进入原尿的肾小球滤过系数值为 0.02～0.04，且滤过的大部分白蛋白被近端小管重新吸收[7]。这种对大分子的部分不渗透性通过两种肾小球细胞高度复杂的相互作用来实现。脏层上皮细胞（足细胞）和肾小球内皮细

胞，并最终形成三层的肾小球滤过屏障：足细胞、250～400nm 厚的肾小球基底膜（GBM）和内皮细胞。肾小球基底膜由多种类型的细胞外基质（ECM）大分子所组成，包括层粘连蛋白、Ⅳ型胶原、硫酸肝素蛋白聚糖集聚蛋白和巢蛋白，它们产生一种具有大小选择性和电荷选择性交织的网状结构[8]。最后，肾小球内系膜细胞（MC）位于肾小球滤过屏障之间，主要提供结构支撑。系膜细胞作为一种特殊的血管周细胞，通过收缩减少肾小球表面积从而间接参与滤过，同时它们还参与基质代谢和天然免

疫过程[9]。虽然所有肾小球细胞组成一个功能完整的合胞体，但我们将在本章中仅简要描述各个组成部分。

> **临床意义**
> 肾小球是具有四种细胞类型的功能合胞体。肾小球细胞在生理和病理状态下相互作用，从而影响肾小球损伤情况。

（一）足细胞

1. 结构

足细胞是高度分化的间充质源细胞[10]，其顶端基底极性轴允许其定位于尿腔和肾小球基底膜之间[11]。足细胞位于尿腔时，其扁平细胞体延伸出长分支状主突起，贴附于肾小球毛细血管。主突起再延伸出次级突起（经常被称为足突），并与邻近足细胞的次级足突以铰链状相互交叉[12]（图 4-2）。足突通过特异性蛋白质如整合素、黏结蛋白聚糖、黏着斑蛋白、踝蛋白和肌养蛋白聚糖等黏附受体，将足细胞附着于肾小球基底膜的下层细胞外基质上[13]。足突之间由裂隙膜桥接，这些裂隙膜代表一种高度复杂的细胞连接，形成一个可调节且不堵塞的屏障，肾小球滤过即通过此屏障发生。虽然"隔膜"是指一种薄层筛，但最近的研究表明，裂隙膜由多层可变动的跨膜分子组成，以限制大分子物质通过[14]。在结构上，裂隙膜包括多种类型的细胞连接，如紧密连接、黏附连接、神经元连接和间隙连接。组成紧密连接（ZO-1、JAM4、闭合蛋白和cingulin）和黏附连接（P- 钙黏素、FAT1 和 catenin 蛋白家族）的蛋白与免疫球蛋白超家族成员 nephrin 和 NEPH1 相结合[15]。Nephrin 和 NEPH1 形成的二聚体是裂隙膜的核心成分，其中 NEPH1 跨越裂孔的下半部分，靠近肾小球基底膜，而 nephrin 位于顶端[14]。Stomatin 蛋白家族成员 podocin（NPHS2）帮助将 nephrin 锚定在质膜上，并在脂质丰富的质膜区域形成信号枢纽。例如，Ca^{2+}- 渗透性瞬时受体电位通道（TRPC）6[16]，可以将机械张力转化为离子通道作用和细胞骨架调节作用[17]。Nephrin 和 NEPH1 的胞内 C- 末端部分与一些信号转导分子和

支架蛋白相结合，由此将裂隙膜与肌动蛋白细胞骨架相连[14, 18]。一般而言，足细胞骨架十分精细。足细胞的细胞体及主突起和次极突起含有富集波形蛋白的中间丝，这些纤维有助于维持细胞形态和硬度。大的微管沿着主突起形成有组织的结构。足突包含长肌动蛋白纤维束，它们在细胞皮质处以连续不断的方式与相邻的足细胞相连。肌动蛋白、α-actinin-4 和肌球蛋白共同组成足突的收缩系统，该收缩系统受肌动蛋白结合蛋白 synaptopodin[19] 和与 Rho GTP 酶相互作用的 α-actinin-4 蛋白所调控。这种精细的肌动蛋白和微管细胞骨架能够保证足细胞突起网状结构的高度可塑性[20, 21]。足细胞顶部表面覆盖一层唾液黏蛋白 podocalyxin[22]，其携带的高负电荷使相邻足突保持独立，从而保证尿液滤过屏障的开放[23]。

2. 功能

足细胞的主要功能是建立、维持和调节三层肾小球滤过屏障。

（1）成熟肾小球基底膜的合成需要足细胞与内皮细胞相互作用[24]，即在肾小球基底膜发育过程中，足细胞和内皮细胞均可分泌层粘连蛋白 III 和 IV 型胶原蛋白 $α_1α_2α_1$。在肾小球基底膜成熟后，足细胞和内皮细胞可分泌最终的层粘连蛋白 521 亚型。然而，只有足细胞能够分泌完全成熟肾小球基底膜所需的 IV 型胶原蛋白 $α_3α_4α_5$[25]。

（2）足细胞维持肾小球滤过屏障：通过分泌各种生存因子，例如血管生成素 1（Angpt1），作用于肾小球内皮细胞和系膜细胞上的 Tie2[26]；标准糖基化血管生成素样 4，作用于肾小球内皮细胞上的整合素 $αvβ_5$[27]；血管内皮生长因子 A，作用于肾小球内皮细胞上的血管内皮生长因子受体 2（VEGFR2）[28]；以及基质衍生因子 1，作用于肾小球内皮细胞上的 CXCR4[29]，这些分子对肾小球内皮细胞和系膜细胞产生旁分泌作用，促进这些细胞的迁移、分化和存活[30]。

（3）足细胞稳定肾小球滤过屏障：通过表达细胞 - 基质各种黏附受体，例如整合素 $α_3β_1$，通过多种衔接蛋白将肾小球基底膜内层粘连蛋白 521 与胞内肌动蛋白细胞骨架连接；或者整合素 $α_2β_1$ 和 $αvβ_3$ 与 α- 肌养蛋白聚糖（α-dystroglycan）、黏结蛋白聚糖 -4（syndecan-4）及 XVII 型胶原相连接[31]。

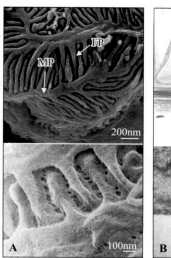
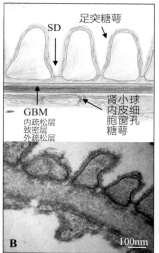
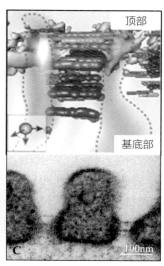
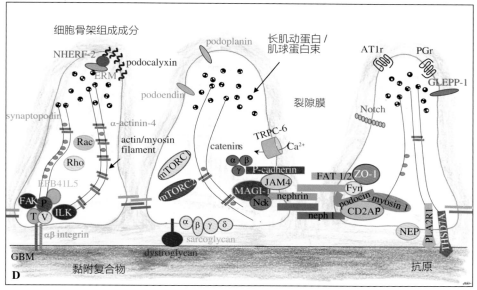

▲ 图 4-2　肾小球滤过结构的解剖示意图

A. 扫描电镜示足细胞主突起（MP）和次级指状交叉足突（FP）。B. 示意图和透射电镜示三层肾小球滤过屏障：①覆盖有糖萼的足细胞足突，与指状交叉足突相连的被称为裂隙膜（SD）的特殊细胞 - 细胞粘连；②三层肾小球基底膜（GBM）包括足细胞来源的内疏松层，足细胞 / 内皮细胞来源的致密层，和内皮细胞来源的外疏松层；③带有大窗孔和厚糖萼的肾小球内皮细胞（GEnC）组成。C. 两个足突的典型矢状面示意图，三层约 25nm 长链为 NEPH1（蓝色，5 个 IG 重复），一层约 40nm 长链为 nephrin（红色，9 个 IG 重复）。D. 足细胞足突蛋白示意图，组成成分包括：①足突细胞骨架（肌动蛋白 / 肌球蛋白丝、肌动蛋白结合蛋白 synaptopodin、α-actinin-4）；②足细胞黏附复合物 [整合素 α₃/β₁ 将肾小球基底膜和由黏附激酶（FAK）、整合素连接激酶（ILK）、踝蛋白（T）、黏着斑蛋白（V）、桩蛋白（P）、FERM 域蛋白 EPB41L5 构成的黏着斑连接]；③基质相互作用蛋白肌养蛋白聚糖（dystroglycan）、肌聚糖（sarcoglycan）；④裂隙膜成分包括伴有跨膜蛋白 nephrin、NEPH1、FAT1/2、P- 钙黏素和支架蛋白 ZO-1（紧密连接蛋白 1），细胞内信号蛋白 podocin、TRPC6（瞬时受体单位阳离子通道，C 亚家族，6 号成员），以及通过 CD2AP、CD2 与肌动蛋白细胞骨架连接的相关蛋白、细胞骨架衔接蛋白 Nck，多域支架蛋白 MAGI-1 和缝隙连接细胞黏附蛋白 JAM4；⑤和 GLEPP-1（肾小球上皮细胞膜蛋白 - 酪氨酸磷酸酶 1）、podoplanin 及 podoendin 一样，带有负电荷的唾液黏蛋白 podocalyxin 定位于质膜表面 [其通过位于质膜表面的 NHERF-1=Na⁺/H⁺ 交换调节因子 1 和 ERM（ezrin/moesin/radixin 蛋白）与质膜连接]；⑥ G- 耦连受体血管紧张素受体 1（AT1r）和前列腺素受体（PGr）；⑦足细胞抗原中性内肽酶（NEP）；新生儿和成人膜性肾病中还鉴定出磷脂酶 A2 受体（PLA₂R1）和 1 型血小板反应蛋白 7A 域（THSD7A）；⑧细胞内信号分子 Rho、Rac、mTORC1/2（哺乳动物雷帕霉素复合物 1 和 2 的靶点）、Notch 和 Fyn（A 至 C. 所有的小鼠肾小球 TEM 和 SEM 图片引自 Oliver Kretz, Hamburg, Germany。B. 展示小鼠肾小球糖萼的 TEM 图片引自 K. Betteridge, K. Onions 和 R. Foster, Bristol, UK. C. 示意图引自 Grahammer F. Wigge C. Schell C, et al: A flexible, multilayered protein scaffold maintains the slit in between glomerular podocytes. *JCI Insight* 1, 2016.[14] D. 由 C. Meyer-Schwesinger 绘制）

（4）足细胞调节肾小球滤过[32]：通过与肾小球基底膜的黏附力和细胞骨架的张力来调节肾小球基底膜，进而降低滤过膜对大分子的通透性[33]。此外，足细胞通过形成裂隙膜和感应位于裂隙膜上的机械感受器的肾小球滤过压来调节肾小球滤过[34]。

3. 足细胞病理生理学

由于其分子结构和定位，足细胞是各种生理和病理刺激的永久靶点，并需要对这些刺激做出反应。暴露时间过长和刺激剂量过高均会导致细胞内发生复杂的适应性和非适应性改变，进而引起典型的组织病理改变：足突消失、足细胞肥大和足细胞脱离肾小球基底膜并流失进入尿液（图 4-3）。足细胞功能障碍导致临床蛋白尿和各种肾小球反应，如足细胞 - 内皮细胞通讯中断，以及足细胞 - 壁细胞相互作用的激活，并最终造成肾小球硬化。

目前已知有超过 80 种途径能够造成足细胞损伤，包括循环因子、细胞表面信号、代谢紊乱、纤维化、炎症和肌动蛋白细胞骨架改变[35]。作为一个共同的主题，足细胞损伤似乎涉及 Notch[36]、Wnt[37-40] 和 mTOR 等发育相关通路[41]的重新激活。这些细胞内主要信号通路的过度激活、失衡和损伤

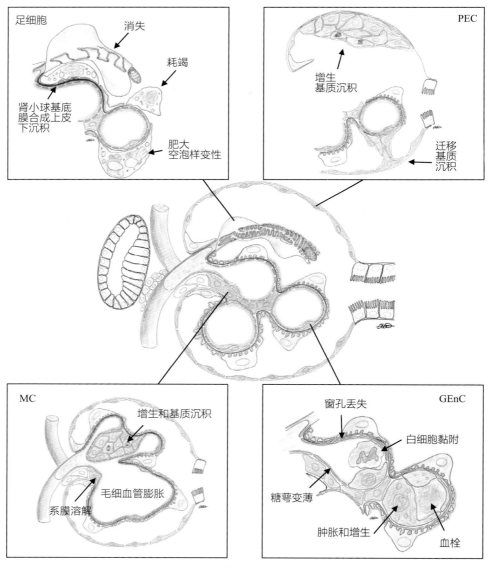

▲ 图 4-3　肾小球细胞的病理生理反应模式
GEnC. 肾小球内皮细胞；MC. 系膜细胞；PEC. 壁层上皮细胞

会破坏正常的足细胞能量代谢[42]和蛋白质稳态[43]，从而启动一个几乎不可逆的去分化过程。

(1) 足细胞足突消失：足细胞功能大部分依赖于其复杂的三维细胞骨架结构。50 多种单基因足细胞病病因的鉴定[44]极大地加深了我们对足细胞功能和功能障碍的认识。无论何种潜在病因，足细胞损伤的一个共同特征和几乎可以预见的反应是足突形状的改变，即所谓的足突消失[45]。大量研究表明，构成高度分化足细胞"脊柱"的肌动蛋白细胞骨架发生改变会引起足突消失。因此，足突消失为主动过程[46]。在一些病例中这一改变可以被逆转，例如在对治疗有反应的肾小球微小病变（MCD）患者中。关于足突消失本身是否导致蛋白尿一直存在争议，因为足细胞损伤引起的蛋白尿，有时可以独立于这种形态改变而发生。因此，足细胞足突消失和蛋白尿之间的关系始终受到质疑[47]。很显然，对于这个长期以来公认却知之甚少的超微结构现象仍有很多方面需要了解。令人困惑的是，在蛋白质缺乏型营养不良中[48]也有足突消失，但并无蛋白尿发生，表明足突消失可能是低白蛋白血症的特征而不是蛋白尿本身的特征。然而，普遍认为足突消失是足细胞损伤严重的一种标志，并且它意味着足细胞发生了一系列改变，或者在裂隙膜蛋白（如 nephrin[49]和 podocin）[50]、肌动蛋白结合和调控蛋白（如 α-actinin-4[51]和 CD2AP）[52]、足细胞与肾小球基底膜黏附（如层粘连蛋白 β_2[53]和整合素 β_4[54]）、核蛋白（WT1[55]和 LMX1B[56]）、线粒体[57]和（或）溶酶体[58]成分等。因此，准确阐述足突消失在蛋白尿发生和维持中的生物学作用可能并不重要。

(2) 足细胞肥大：足细胞是终末分化的上皮细胞。在肾小球膨胀扩张（即肾超滤）或足细胞丢失的情况下，足细胞由于不能充分增殖，难以覆盖基底膜裸露区域。尽管足细胞无法进行有丝分裂和再生，但目前的知识表明，分化的足细胞至少有能力通过肥大来适应肾小球结构改变。因此，肥大可适应肾小球发育、生长和少数的足细胞耗竭（最高可达 20%），或者可反映由持续的促损伤刺激物如糖尿病肾脏疾病的高糖或膜性肾病的上皮下沉积物引起的足细胞多因素适应不良[59]。最近的研究发现，哺乳动物西罗莫司靶蛋白（mTOR）及其下游

靶点翻译抑制蛋白 4E–BP1[60]是适应性和非适应性足细胞肥大的关键调控因子，而 mTOR 激活的时间点、程度和持续时间决定肥大属于适应性或非适应性[41]。在适应性肥大环境中，西罗莫司抑制 mTOR 可导致蛋白尿和肾小球硬化，而在非适应性肥大时，抑制 mTOR 可能对治疗有益[61]。除 mTOR 信号通路失衡外[62, 63]，细胞周期蛋白依赖性激酶抑制剂 p27Kip1 也可调控由高血糖和收缩性改变引起的足细胞肥大[64, 65]。膜性肾病中的足细胞肥大可能部分起源于蛋白质降解的改变及随后的蛋白在胞质积累[66]。

(3) 足细胞耗竭：许多足细胞病，如局灶性节段性肾小球硬化症（FSGS）、膜性肾病（MN）和糖尿病肾脏疾病等均伴有肾功能的进行性下降，临床表现为肾小球滤过率降低。这在很大程度上是由于发生肾小球硬化，伴有或不伴有小管间质纤维化。肾小球硬化的组织学形态包括节段性（单个肾小球的一部分存在瘢痕）和更广泛球性（单个肾小球的大部分存在瘢痕）。足细胞耗竭是人类和啮齿类动物发生年龄相关性肾小球硬化的主要原因[67-70]。足细胞数量减少是临床糖尿病肾脏疾病预后不良的最佳预测指标之一。大鼠[71]和小鼠[72]可耐受 20% 足细胞的丢失，并伴有系膜细胞增殖和扩张。当足细胞减少 40% 时，节段性肾小球硬化发生，而足细胞低于正常数量的 60% 会引起球性肾小球硬化[71]。关于足细胞耗竭的潜在机制长期以来存在争议，从坏死、凋亡、坏死性凋亡，到活细胞从肾小球基底膜脱落分离[73]。有趣的是，可以从蛋白尿患者的尿液中分离出存活的足细胞，这表明足细胞脱落是肾小球疾病足细胞耗竭的重要机制。

研究表明，尽管足细胞缺乏增殖能力，但通过血管紧张素转化酶抑制剂等疗法可以使足细胞数量得到恢复[74]。尽管有令人信服的数据，然而目前尚不清楚在肾脏衰老或病理生理情况下是否存在足细胞再生。如果存在，新生的足细胞又是源于哪一种祖细胞[75]。有人认为祖细胞可能来源于肾小球壁层上皮细胞[76]和（或）球旁器的肾素产生细胞[77]，但这仍需进一步研究确定。

(4) 蛋白尿的足细胞相关机制：蛋白尿是足细胞损伤的临床标志，继发于其限制血浆蛋白进入囊腔这一最重要的生物学功能遭到破坏。一般来说，

任何影响足细胞功能的损伤均能导致蛋白尿，或者为选择性白蛋白尿（主要是丢失 60kDa 白蛋白），或者为肾小球滤过膜遭到严重破坏时的非选择性广泛蛋白尿（丢失超过 60kDa 的大分子蛋白质，包括 150kDa 免疫球蛋白）。遗传学研究和动物实验表明，足细胞依赖性蛋白尿至少有六种不同的发生机制。

① 机制 1：一个或多个裂隙膜蛋白的遗传或获得性缺陷，如 nephrin 或 podocin，导致作为蛋白质大小和电荷选择屏障的裂隙膜的结构改变，从而引起通过这一屏障的蛋白质增加。无论是裂隙膜蛋白表达水平下降还是其亚细胞定位改变，均与蛋白尿形成相关。此外，考虑到组成裂隙膜的蛋白之间存在复杂的相互作用，一个裂隙膜蛋白的改变常常导致一个或多个其他蛋白功能的级联障碍[78]。

② 机制 2：由结构蛋白和衔接蛋白突变，或者由肌动蛋白调节酶信号通路失衡，以及信号通路汇聚失衡引起的足细胞骨架网络改变，导致肌动蛋白聚合的增多或减少，并最终因为足细胞骨架复杂三维结构和灵活性的丧失而引起蛋白尿。

③ 机制 3：虽然没有已知的足细胞糖萼蛋白遗传突变的报道，但它们的缺失会导致足突表面负电荷减少并引起蛋白尿[23]。

④ 机制 4：由于足细胞耗竭（如丧失黏附力）[79]导致肾小球基底膜区域裸露，进而引起蛋白质从该区域逸出。

⑤ 机制 5：足细胞通过增加细胞外基质蛋白的分泌而改变肾小球基底膜组成，这在膜性肾病和糖尿病肾脏疾病中很常见。这些细胞外基质蛋白沿肾小球基底膜分布，最终导致这些疾病中的肾小球基底膜特征性增厚[80]，而且细胞外基质组成变化会导致肾小球基底膜携带的负电荷出现继发性改变（丢失），从而导致蛋白质通透性增加。另外，足细胞活性氧和金属蛋白酶产生和分泌的增加造成肾小球基底膜降解并引起蛋白尿。

⑥ 机制 6：影响肾小球内皮细胞，因为肾小球内皮细胞的存活一定程度上依赖于足细胞所产生和分泌的 VEGFA[81]。当足细胞数量减少时，其生成的 VEGFA 同样减少，从而导致肾小球内皮细胞的继发性凋亡，这又会降低肾小球滤过屏障的阻力。

（二）系膜细胞

1. 结构

系膜细胞（MC）分为球内系膜细胞和球外系膜细胞，其主要来源于后肾间质[82]。在足细胞和肾小球内皮细胞祖细胞[84]分泌的血小板来源生长因子 B[83] 和生存因子 VEGF 的调控下，后肾间质细胞迁移至逗号小体的裂口和 S 形小体及成熟的肾小球，形成系膜细胞。在成熟的肾小球中，系膜细胞构成中央柄，并与球外系膜和球旁器相连。球外系膜细胞通过间隙连接与入球和出球小动脉细胞紧密相连，以此实现细胞间通讯[85]。系膜细胞高度分支，突起向各个方向扩展。首先，系膜细胞具有含有大量的微丝、微管和中间丝的主突起[86]。这些主突起包含肌动蛋白、肌球蛋白和 α-actinin，在旁系膜角将系膜细胞通过锚定丝与肾小球基底膜对侧足细胞足突相连，从而使其具有收缩特性[87]。其次，系膜细胞有丰富的微绒毛样突起，它们来自于细胞体或主突起。细胞体内微丝束较少，且核周区无微丝[86]。由于毛细血管腔侧没有基底膜阻隔，因此系膜细胞能够与肾小球内皮细胞通过细胞膜相互交错而直接接触[88]。系膜细胞中没有高度细胞特异性标志物的表达；但是我们一般根据其表达基因将其归类为微血管周细胞的一种特殊形式[89]）。此外，系膜细胞中还含有波形蛋白（vimentin）和结蛋白（desmin）。

2. 功能

系膜细胞及其基质与肾小球内皮细胞和足细胞形成一个功能单元[9]。

(1) 系膜细胞是肾小球毛细血管襻发育和实现机械（结构）支撑所必需的[90, 91]。MC 对毛细血管襻的机械支撑是部分通过将系膜细胞黏附至肾小球基底膜层黏蛋白 α_5 的羧基末端球状域介导[92]。

(2) 系膜细胞能够调节肾小球毛细血管内流量和肾小球超滤表面积，并通过细胞收缩在单个肾单位水平上实现对肾小球滤过作用的微调[93]。系膜细胞收缩受血管活性物质调节[94]，并依赖于钙信号反应和细胞膜通透性[94, 95]。系膜细胞舒张则由旁分泌因子、激素及环腺苷单磷酸（cAMP）所介导，并具有启动生长因子的作用[94]。

(3) 系膜细胞通过合成和降解其自身的基质成

分 [如Ⅳ型胶原蛋白 $\alpha_1\alpha_2$、Ⅴ型胶原蛋白、层粘连蛋白、纤连蛋白、蛋白聚糖（肝素和硫酸软骨素、饰胶蛋白聚糖和双糖链蛋白聚糖）、内动蛋白和巢蛋白] 从而调控系膜基质稳态[83, 96-98]。系膜基质为肾小球提供结构支撑[9]，并通过结合或阻抑生长因子调节系膜细胞生长和增殖等行为[99]，从而影响其活化和释放[9]。此外，系膜细胞的系膜基质信号能够响应肾小球的机械张力[100]。

（4）系膜细胞是生长因子、细胞因子和血管活性物质的来源和靶点[9]。例如，系膜细胞可产生转化生长因子（TGF）、VEGF 和 CTGF[9]，以应对肾小球性高血压引起的毛细血管扩张。系膜细胞增殖及类花生酸和基质的产生受 PDGF-B[101]、PDGF-C[102]、成纤维细胞生长因子（FGF）[96]、肝细胞生长因子（HGF）[97]、结缔组织生长因子（CTGF）[103]、表皮生长因子（EGF）[104] 和 TGF-β 所调控[98]。

（5）系膜细胞能够保证系膜间隙不受从毛细血管腔内侵入的大分子物质积累的影响。为此，系膜细胞能够吞噬肾小球基底层，或者在肾小球毛细血管处形成或转运至肾小球毛细血管的免疫复合物[105, 106]，并帮助中性粒细胞吞噬凋亡细胞[107]。大分子物质可以通过受体依赖性和受体非依赖性机制被清除，主要取决于其大小、电荷、浓度，以及与系膜细胞受体亲和性[9, 108]。

（6）系膜细胞通过间隙连接与血管平滑肌细胞保持通讯从而参与管球反馈[109]。

（7）系膜细胞通过上述介质和通路间的交互作用维持内皮细胞的健康和功能。

3. 病理生理学

到目前为止，还没有发现任何原发性系膜细胞疾病。但是，系膜细胞对血管内环境（可溶性因子）变化，免疫球蛋白沉积变化，以及影响肾小球内皮细胞和足细胞的变化均会做出反应。肾小球系膜细胞损伤通常与 IgA 肾病、狼疮肾炎和过敏性紫癜（也称为 IgA 血管炎）中系膜免疫沉积的形成有关[110]。虽然 IgA 肾病主要影响系膜（系膜增生疾病），但其也会产生明显的血尿和蛋白尿，表明内皮细胞、肾小球基底膜和足细胞的通透性发生改变。系膜细胞应对损伤的生物反应多种多样，从系膜溶解到系膜增生、系膜扩张及促进肾小球炎症（图 4-3）。总体而言，系膜细胞应对损伤的这些生物应答的原因

包括以下三方面：①由基底膜结构异常引起，这些结构异常或为获得性（如糖尿病），或为遗传性（如 Alport 综合征）；②由邻近系膜细胞以自分泌方式释放的因子引起；③由其自身通过内分泌方式释放的循环因子引起。

（1）系膜溶解：被定义为系膜基质溶解或减少，以及由细胞凋亡或无明显损伤的毛细血管基底膜溶解而引起的系膜细胞变性。基质发生膨胀、疏松并最终溶解；系膜细胞可表现为肿胀和空泡化。系膜溶解将导致肾小球毛细血管腔扩张，因为此时系膜细胞通过与肾小球基底膜锚定为毛细血管提供的机械支撑已经丧失[111]。此外，球内系膜细胞缺失可以通过球外系膜细胞的向内生长进行补充[112]。

（2）系膜增生：特征为细胞肥大、增殖和迁移[82] 导致球内系膜细胞数量增加，如 IgA 肾病。在系膜细胞增殖损伤受到抑制的情况下，其细胞凋亡及相邻系膜细胞或浸润炎症细胞对这些凋亡细胞的吞噬作用能够限制系膜增生[113]。

（3）系膜扩张：用于描述球内系膜增宽。糖尿病肾脏疾病系膜扩张是由于系膜细胞产生的系膜基质如纤粘连蛋白[114] 过多，或者金属基质蛋白酶降解的系膜基质减少[115]。免疫复合物、轻链、淀粉样蛋白、原纤维、补体和补充破损肾小球基底膜所需材料的沉积也会导致系膜扩张[116]。

（4）促进肾小球炎症：系膜细胞损伤后能够产生活性氧，血小板激活因子[117]、细胞因子（TNF-α，CSF-1 和 IL-6）和趋化因子[9] 等促炎活化剂，从而维持和延长肾小球炎症。

（三）肾小球内皮细胞

1. 结构

与其他毛细血管循环不同，肾小球微循环比较独特。肾小球毛细血管对水和小溶质具有高度渗透性，而对白蛋白分子及更大分子的物质保持相对不渗透性[118]。肾小球内皮细胞是高度特化的细胞，形成连续的肾小球毛细血管内层。肾小球内皮细胞具有特殊的胚胎起源，大多数来源于间充质前体的血管发生，少数来源于现有血管的渗入[119, 120]。在成熟的肾小球中，肾小球内皮细胞核突起进入毛细血管腔。肾小球内皮细胞最薄处的细胞质约为 200nm 且布满窗孔。肾小球内皮细胞的窗孔是各器官内皮

细胞窗孔中最大的，其圆形孔径可达 60～80nm，大约覆盖肾小球内皮表面积的 20%[121]。在特殊的固定条件下，可见横跨窗孔的隔膜[122]。肾小球内皮细胞表面覆盖 200～400nm 厚的糖萼，为蛋白聚糖表面带负电的凝胶样结构，糖萼上与蛋白共价结合的多糖链称为糖胺聚糖（GAG）、糖蛋白和糖脂。主要的糖类成分是硫酸肝素（HS）、硫酸软骨素（CS）和透明质酸（HA），它们与细胞表面蛋白 CD44 等结合。糖萼通过电荷间的相互作用与肾小球内皮细胞相连[123]，使肾小球内皮细胞对剪切应力[124]等血流动力学因素[118]非常敏感。糖萼平均地覆盖在肾小球内皮细胞窗孔和窗孔间隙上[125]；但是有窗孔和无窗孔肾小球内皮细胞的糖萼厚度不同[126]。肾小球内皮细胞窗孔被认为是肾小球滤过屏障的重要组成部分，其上可覆盖大量的 HA[126]。与其他内皮细胞一样，肾小球内皮细胞同样表达血小板内皮细胞黏附分子 1（PECAM1，CD31）、细胞间黏附分子 2（ICAM2）、VEGFR2、生长因子受体 Tie2、von Willebrand 因子和血管内皮细胞（VE）– 钙黏素（CD144）等特异性标志物[127]。

2. 功能

(1) 肾小球内皮细胞与足细胞一起参与肾小球基底膜的形成，但其对肾小球基底膜的影响程度低于足细胞，如足细胞特异性Ⅳ型胶原 α_5 链缺失的小鼠模型（Alport 模型）中所见，该模型的肾小球基底膜明显变薄和发生改变[128, 129]。

(2) 肾小球内皮细胞通过细胞窗孔实现肾小球滤过屏障对水的通透性[130]，这一反应源于对 VEGF 的应答[127, 131]。

(3) 肾小球内皮细胞通过由膜结合的糖萼和松散结合的内皮细胞被膜共同组成的内皮表面内膜，决定肾小球滤过屏障的大小和电荷的选择性[126, 132]。糖萼极有可能通过形成带负电荷的硫酸肝素和带较少电荷的透明质酸的网状结构提高滤过屏障的大小和电荷的选择性[133]，因为有学者发现注入降解糖萼的酶能够增加白蛋白通过肾小球内皮细胞的数量[134]。

(4) 肾小球内皮细胞的糖萼可保护其免受蛋白渗漏、炎症和凝血的损害[134]。糖萼具有水凝胶性质，从而形成蛋白质的大小选择屏障。由于聚阴离子所带的负电性，糖萼能够电排斥蛋白质[135-137]。

软骨素酶和乙酰肝素酶等 GAG– 降解酶可改变肾小球的通透性[138, 139]。此外，凝胶状且具有抗黏附特性的糖萼可以阻止白细胞与黏附分子的相互作用。

3. 病理生理学

肾小球内皮细胞在血管炎、溶血性尿毒症综合征和先兆子痫等几种疾病中均受到靶向作用[140]。虽然这些情况主要影响肾小球内皮细胞，但同时也与系膜溶解和蛋白尿有关，表明系膜细胞和足细胞会发生内皮依赖性改变。肾小球内皮细胞损伤会诱导血管活性物质释放，改变内皮糖萼和内皮黏附分子组成，并导致净血栓前状态的出现（图 4-3）[141, 142]。此外，肾小球内皮细胞肥大、增殖、凋亡和脱落也会进一步加速肾小球毛细血管血栓形成[141]。在实验模型中发现肾小球损伤后的恢复依赖于肾小球内皮细胞血管生成[143-145]。然而，实现肾小球内皮细胞损伤的可视化还具有难度。肾小球内皮细胞损伤的形态学特征包括细胞体肿胀、糖萼变厚[146, 147]、窗孔损失及黏附标志物如 CD34[148] 和白细胞黏附受体 E– 选择素（CD62E）表达增强。目前已证明肾小球内皮细胞损伤是因为其与足细胞间的对话发生改变。

临床意义

蛋白尿是肾小球损伤的一个标志，通常应由肾病专科医生进行检查，以确定潜在的遗传、炎症、毒性、肿瘤和感染性病因。

---

(1) 内皮增生：肾小球毛细血管内皮增生表示纤维物质沉积于肾小球内皮细胞内或细胞下，从而导致肾小球内皮细胞肿胀，这是先兆子痫肾小球损伤的典型表现。肾小球内皮细胞肿胀和纤维物质沉积最终导致毛细血管阻塞。

(2) 糖萼变化及其所导致的结果：因为糖萼的分子支架作用，并与循环蛋白如生长因子和趋化因子结合；或者参与细胞附着、迁移和分化的蛋白结合；或者参与凝血和炎症的蛋白结合，糖萼改变是肾小球内皮细胞和肾小球损伤的核心病理变化。肾小球内皮细胞损伤会引起内皮糖萼厚度和分子组成的改变。糖萼厚度改变主要是由于糖萼降解酶如透明质酸酶、乙酰肝素酶和蛋白酶上调，从而导致糖萼片段脱落进入肾小球循环。糖萼组分改变如透明质酸水平降低或硫酸肝素硫酸化模式变化，会改变糖萼的抗黏附和抗凝能力。总体而言，糖萼厚度减少和糖萼修饰改变导致滤过屏障对蛋白质、炎症和凝血因子的渗透性增强。

（3）炎症反应的调节：损伤的肾小球内皮细胞释放的血管活性物质（一氧化氮和内皮素）能够调节肾小球滤过。此外，肾小球内皮细胞通过脱落的糖萼片段和表达白细胞黏附分子吸引白细胞，从而促进肾小球炎症。当糖萼受到损伤时，这些黏附分子就会暴露，使白细胞与内皮细胞表面发生相互作用。糖萼的硫酸肝素是 L 选择素的直接配体[149]。通过炎症刺激物的诱导，肾小球内皮细胞增加硫酸肝素结构域表达[150]，从而促进白细胞外渗[151]。内皮细胞与趋化因子结合，通过形成化学趋化梯度调节白细胞外渗[152]。糖萼组成发生改变后，可通过正电荷相互作用增强其与趋化因子的结合[153]。

（四）壁层上皮细胞

壁层上皮细胞来源于后肾间充质并线样排列于肾小体的肾小囊。在肾小球发育的囊泡期和停顿期，壁层上皮细胞与晚期肾小球的其他上皮细胞即足细胞和近端小管细胞具有共同的表型。随着 S 形肾小囊的形成，壁层上皮细胞、足细胞和近端小管细胞的表型逐渐发生分化。在成熟的肾脏中，壁层上皮细胞是一个异质性的细胞群，因为位于尿极的壁层上皮细胞具有近端小管细胞的特征，而位于血管极的壁层上皮细胞具有足细胞的特征，因此也被称为壁层足细胞[154]。

1. 结构

壁层上皮细胞与鳞状上皮细胞相似，它们的细胞体比较小且瘦，厚度为 0.1～0.3μm，在细胞核处厚度能达到 2.0～3.5μm。某些壁层上皮细胞表面排列着微绒毛和纤毛，每个细胞的纤毛数量为 0～2 根[155]。壁层上皮细胞通过位于其顶端表面的"迷宫样"复杂紧密连接相互连接，包括密封蛋白 -1、密封蛋白 -2、密封蛋白 -3、K- 钙黏素（Cdh6）、肾特异性钙黏素（Cdh16）、闭合蛋白和紧密连接 1（ZO-1）[156]。壁层上皮细胞细胞骨架比较简单，仅在基底膜区存在细丝[157]。它们表达中间

丝蛋白细胞角蛋白 8[158]。壁层上皮细胞具有表达足细胞标志物的转录先决条件[159]。足细胞蛋白的表达受到蛋白降解[159] 和 microRNA-193a[160] 负调控，microRNA-193a 可抑制肾母细胞瘤蛋白 1（WT1）mRNA 水平[161]。壁层上皮细胞表达来自配对盒家族的转录因子 Pax2，参与调控影响细胞增殖、生长和生存的基因。此外，壁层上皮细胞可以通过表达肝配蛋白受体亚家族的 EPH 受体 A7、ladinin（一种基底膜成分的锚定丝）和肌切蛋白（一种调节皮质肌动蛋白网络的钙依赖蛋白），从而与足细胞区分开来[162]。

2. 功能

（1）位于血管极的壁层上皮细胞是在肾小球发育、逐渐成熟[72, 163] 和最终成熟过程中足细胞的潜在储备[164]。

（2）壁层上皮细胞可能形成肾小囊基底膜，其由层粘连蛋白 -111、层粘连蛋白 -511[165, 166]、IV 型胶原蛋白 $\alpha_1\alpha_2$ 和 IV 型胶原蛋白 $\alpha_5\alpha_6$[167, 168] 组成；但是这一猜测尚未得到充分证明。

（3）壁层上皮细胞可防止尿液从囊腔漏入肾小球周围间隙[169]。

3. 病理生理学

迄今为止，没有证据表明肾小球损伤与原发性壁层上皮细胞损伤有关。然而，壁层上皮细胞因其对肾小球疾病如急进性肾小球肾炎（RPGN）和 FSGS 的作用备受关注。活化的壁层上皮细胞表现为具有更多的细胞质和更大更圆的细胞核，而进一步的迹象是 CD44 重新表达[170] 和信号分子的磷酸化[171, 172]。壁层上皮细胞应对肾小球损伤的主要反应包括增殖、迁移和基质合成，并引起新月体或肾小球襻瘢痕形成（图 4-3）。对于壁层上皮细胞是否作为一种内在固定的前体细胞在肾小球再生过程中补充足细胞或近端小管祖细胞一直存在争议[173]，但其能够表达足细胞标志物如 synaptopodin 和 WT1 以应对损伤[174, 175]。

（1）增殖和迁移：在急进性肾小球肾炎中，壁层上皮细胞活化诱导其自身增殖和毛细血管外增生的形成，该增生也被称为细胞性肾小球新月体，主要组成成分为壁层上皮细胞[176]。新月体形成不仅是壁层上皮细胞增殖的结果，一部分也是壁层上皮细胞向肌成纤维细胞转分化[170, 177]、基质沉积和炎

性细胞浸润的结果。新月体可阻塞肾小球的小管出口，导致整个肾单位变性[178]，且预后不良。壁层上皮细胞增殖通常与肾小球内皮细胞、肾小球基底膜或足细胞损伤相关，因为血液循环中纤维蛋白等血浆成分渗漏是壁层上皮细胞增殖的强诱导剂[179, 180]。此外，壁层上皮细胞耗竭也可以诱导其增殖和新月体形成[181]。在局灶节段性肾小球硬化（FSGS）中，壁层上皮细胞的主要反应是由肾小囊向肾小球襻迁移[176]。在这种情况下，壁层上皮细胞被激活，并通过连接硬化的毛细血管区和肾小囊从而侵入肾小球局灶区域[182]。因此在硬化区域能够通过 CD44 染色观察到壁层上皮细胞的存在[183-185]。

(2) 基质沉积：在衰老的肾小球中[186]及肾小球损伤时可以观察到因基质产生而引起的肾小囊增厚。FSGS 的肾小球新月体和硬化的肾小球襻区均可见壁层上皮细胞产生的基质沉积。迁移到肾小球襻的壁层上皮细胞能够产生并沉积细胞外基质蛋白。该细胞外基质的组成与肾小囊的组成有关[183]，并且包含具有特异性硫酸肝素分子的硫酸肝素聚糖[187]。

（五）肾小球细胞间的交互作用

足细胞、肾小球内皮细胞、系膜细胞和壁层上皮细胞及其各自的基质组成一个功能单元，其中每个细胞都各自发挥作用，以确保正常的肾小球滤过。因此，30 年来以单个细胞类型为基础的研究目前正逐渐被系统生物学方法所取代，以此来全面了解每一个单独的肾小球细胞类型在正常肾小球生物学和功能中的作用和贡献。肾小球正常发育和维持健康的先决条件。此外，一种肾小球细胞类型的原发性损伤会通过细胞间交互作用影响另一种肾小球细胞类型。临床和实验观察表明，在足细胞与肾小球内皮细胞之间、肾小球内皮细胞与系膜细胞之间、系膜细胞与足细胞之间，以及足细胞与壁层上皮细胞之间均存在交互作用（图 4-4）。

1. 足细胞和肾小球内皮细胞

足细胞对肾小球内皮细胞发育和维持至关重要，同时足细胞和肾小球内皮细胞间交互影响是第一个被发现的肾小球细胞间作用形式。足细胞分泌血管生长因子，如 VEGFA，它能够与肾小球内皮细胞上的同源受体 VEGFR2 结合，这一细胞间交互作用对维持肾小球内皮细胞（GEnC）健康至关

重要[81]，如果被阻断，将会导致肾小球损伤。严格控制 VEGFA 水平是维持正常肾小球屏障功能的必要条件，虽然其他足细胞特异性蛋白质如转录因子 Pod1/Tcf21[188] 或 TGF-β 激活激酶 1（Tak1）[189]也是维持肾小球内皮细胞发育和健康所必需的，但目前尚未明确是通过这些蛋白的直接作用还是 VEGFA 水平改变导致的结果。足祖细胞还表达另一种血管生长因子肝配蛋白 B2（ephrin B2），促进肾小球内皮细胞发育过程中的 EphB4 受体表达[190]。足细胞和系膜细胞均表达 Angpt1，其能够与肾小球内皮细胞上表达的酪氨酸蛋白激酶受体（Tie2/Tek）结合。由于在胚胎第 10.5 天诱导 Angpt1 缺失的小鼠表现出毛细血管环扩张和内皮下肾小球基底膜结构破坏及系膜细胞减少，而足细胞完好无损，表明这一互作过程可以稳定肾小球毛细血管[191]。足细胞还可以分泌趋化因子 CXCL12（SDF1），并与肾小球内皮细胞上的受体 CXCR4 结合，这一细胞间对话过程对肾小球毛细血管形成非常重要[29]。

尽管足细胞与肾小球内皮细胞之间的交流对肾小球发育和维持具有重要作用，但一些足细胞来源的信号可以在病理条件下维持或减弱肾小球内皮细胞损伤。因此，当内皮素 -1（endothelin-1）在循环中增加或在足细胞中表达增加时，其通过旁分泌方式与肾小球内皮细胞上的内皮素受体 A 结合，调控相邻肾小球内皮细胞的线粒体氧化应激和功能障碍[192, 193]。此外，内皮素 -1 能够诱导足细胞释放肾小球内皮细胞糖萼降解酶乙酰肝素酶，造成糖尿病肾脏疾病中的肾小球内皮细胞损伤[194]。足细胞特异性表达的血管生成素 -2（angiopoietin-2）也可以通过细胞间交互作用维持疾病状态，其能够在不影响足细胞的情况下导致肾小球内皮细胞凋亡[195]。CXCL12/CXCR4 对话能够增强糖尿病肾脏疾病[171]和志贺毒素相关溶血性尿毒症综合征中的肾小球内皮细胞损伤[172]。由于足细胞来源的血管生成素样蛋白 -4（angptl4）在结构上类似于血管生成素，但其信号传导并不通过 Tie2，因此认为存在一种肾小球内皮细胞保护性的足细胞 - 肾小球内皮细胞交流。在肾病综合征中，angptl4 通过与 αvβ5 整合素结合保护 GEnC 免受氧化损伤[27]。此外，GEnC 通过其分泌的血管抑制素能够实现从肾小球内皮细胞到足细胞的逆向保护，在病理性 VEGFA 水平升高的

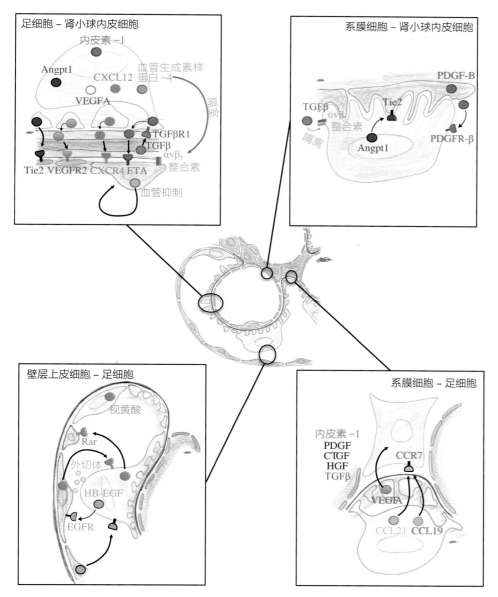

◀ 图 4-4　肾小球内交互作用举例

Angpt1. 血管生成素 1；CTGF. 结缔组织生长因子；CXCL12. C-X-C 趋化因子配体 12，CXCR4. 趋化因子受体 4；EGFR. 表皮生长因子受体；Eta. 内皮素 1 受体 A；HB-EGF. 肝素结合表皮生长因子样生长因子；HGF. 肝细胞生长因子；PDGF. 血小板源性生长因子；PDGF-B. 血小板源性生长因子 B；PDGFRβ. 血小板源性生长因子受体 β；Rar. 视黄酸受体；Tie2. 酪氨酸蛋白激酶受体 2；TGF-β. 转化生长因子 β；TGF-βR1. 转化生长因子 β 受体 1；VEGFA. 血管内皮生长因子 A；VEGFR2. 血管内皮生长因子受体 2

情况下如糖尿病肾脏疾病时，血管抑制素可以拮抗 VEGFA 信号[196]。

2. 肾小球内皮细胞和系膜细胞

系膜细胞和肾小球内皮细胞的命运紧密相连。这两种细胞通过质膜直接接触从而实现在肾小球毛细血管副系膜区的直接交流。虽然在体外系膜细胞可分泌多种因子影响肾小球内皮细胞，但在体内仅有一小部分系膜细胞分泌的因子参与系膜细胞-肾小球内皮细胞交流，这一定程度上是由于体内缺乏肾小球内皮细胞及系膜细胞特异性基因的靶向作用，而这是进行此类研究的前提。内皮来源的 PDGF-B 及其位于系膜细胞的受体 PDGFRβ 已被

证明对肾小球毛细血管发育和维护至关重要[9]。因此，肾小球内皮细胞损伤和丢失，例如毒素引起的或抗体相关的 GEnC 损伤，会导致 PDGF-B 水平下降和系膜细胞死亡（系膜溶解）。依赖于整合素 $\alpha_5\beta_8$，系膜细胞能够与 TGF-β 螯合，减少活性形式的 TGF-β 数量，从而维持内皮健康和功能[197]。此外，与足细胞一样，系膜细胞可合成血管生成素-1（angiopoietin-1），并与其在肾小球内皮细胞上的受体 Tie2 结合[191]，以稳定血管系统。

3. 足细胞和系膜细胞

目前尚不清楚足细胞通过哪些位点与系膜细胞进行互作，同时也缺乏体内证据证实存在足细胞-

系膜细胞交流。尽管如此，实验数据和临床观察表明，足细胞特异性基因突变[198]导致的几种遗传性肾病综合征中存在这样的交流。例如，在肾小球发育中，足细胞基因如转录因子 Pod1/tcf21[199]、磷脂酶 Cε[200]、层粘连蛋白 α5[92]和肾母细胞瘤抗原[55]突变阻碍系膜细胞迁移至肾小球。足细胞特异性Ⅳ型胶原蛋白 α3 缺失（Alport 模型）导致系膜细胞整合素 α1 表达增加[201]，这可能影响肾小球基底膜上系膜细胞的细胞黏附和其自身的细胞信号。足细胞产生的趋化因子 CCL19 和 CCL21 与系膜细胞上的 CCR7 结合，被认为可以调节系膜细胞迁移及其对肾小球基底膜的黏附[202]。此外，足细胞 VEGFA 分泌减少会导致系膜溶解[30]，进一步印证了存在足细胞 – 系膜细胞交流的观点，而且这一过程与肾小球发育相关。肾小球损伤时，实验数据同样支持足细胞与系膜细胞之间存在交流，尽管不能排除足细胞损伤时观察到其对系膜细胞的影响是否由足细胞依赖性 GEnC 损伤相关的 PDGF-B 水平改变所致。可能有多个信号通路参与损伤时的足细胞 – 系膜细胞交流，如内皮素 –1、PDGF、CTGF、HGF 和 TGF-β[28]。

4. 足细胞和壁层上皮细胞

在生理条件下，足细胞和壁层上皮细胞在血管极附近密切接触，该位置上的过渡型细胞被称为壁层足细胞，其同时具有壁层上皮细胞和足细胞的特征[154]。另一个理论上的交流通讯点跨越肾小囊腔，在此位置足细胞顶端膜和壁层上皮细胞可以克服初级滤液带来的物理分离，并实现相互接触。当壁层上皮细胞耗竭处于可控范围内时，可导致一过性蛋白尿和局灶性足细胞足突消失[181]，而足细胞减少与 PEC 增生相关[203]，表明两者相互依赖。壁层上皮细胞与足细胞之间的交流还可以通过壁层上皮细胞从原尿中摄取足细胞源性蛋白的方式来实现[204]。此外，足细胞能够释放外泌体到尿液中[205, 206]从而影响壁层上皮细胞。

在肾小球损伤中，足细胞通过毛细血管襻和肾小囊之间，以及球内新月体形成的桥接[207]与壁层上皮细胞密切接触[176, 208]。在肾小球肾炎中，数学多尺度模型研究[209]和实验数据表明，足细胞和壁层上皮细胞（PEC）之间的交流可能调控这两种细胞的增殖和来源于壁层上皮细胞的足细胞再生。这两种细胞

的增殖和新月体的形成都依赖于肝素结合的 EGF 样生长因子（HB-EGF），其在 RPGN 的足细胞和壁层上皮细胞可从头表达，且 EGF 受体存在于这两种细胞中[210]。谱系追踪实验表明肾小球肾炎中的足细胞再生始于定位在肾小囊的肾祖细胞[76]，且视黄酸可促进这一过程[211]。由此可见，肾小球中合成的视黄酸能够诱导肾祖细胞向足细胞表型分化[212]。

二、肾小球疾病的常见机制

肾小球对损伤有几种基本反应，如细胞增殖、肾小球细胞表型改变和细胞外基质沉积增加。任何造成严重肾小球肾炎（GN）的原因均可以导致新月体形成（如典型的急进性肾炎），新月体由壁层细胞[181, 213]、足细胞[208]和炎症细胞[214, 215]组成。大多数肾小球损伤由免疫机制引起[216-220]，包括体液和细胞成分。目前关于诱导免疫机制的病原微生物的来源知之甚少，仅对感染相关的一些疾病形式有所了解，如链球菌感染性 GN 由 β 溶血性链球菌引起，或者由冷球蛋白血症膜增生性 GN C 型肝炎病毒和 B 型肝炎病毒引起。此外，药物、毒素和其他感染性试剂很可能通过共同的途径引起类似的免疫反应，从而导致 GN 发生。

体液反应通常是 T 辅助细胞 2（Th2）介导的反应，引起 B 细胞活化，抗体生成和沉积，以及补体活化。免疫球蛋白和补体成分沉积存在于大多数人类肾小球疾病中，表明体液反应在肾小球损伤发展过程中具有至关重要的作用，这已成为在各种肾小球疾病中使用 B 细胞耗竭相关疗法的理论基础。免疫球蛋白在肾小球中沉积有三种模式：①在 GBM 处和上皮下腔（足细胞下）免疫沉积是膜性肾病的典型表现，由于 GBM 能够将这些沉积与血液循环隔离开来，通常不会引发强烈的炎症反应；②免疫沉积于内皮下腔（狼疮性肾炎和膜增生性 GN）；③系膜区沉积（IgA 肾病和狼疮性肾炎），引发多种炎症过程。免疫球蛋白沉积的最终模式由免疫球蛋白（IgG 亚型）沉积的生物学特性、免疫球蛋白沉积的绝对数量和沉积形成的机制共同决定。与缺乏补体活性的 IgA 或 IgG4 沉积相比，补体激活的 IgG1 或 IgG3 亚型沉积可导致更严重的肾小球损伤[221]。原则上，与循环免疫复合物在肾小球沉积相比，肾小球内自身抗原或非自身抗原的抗

原抗体结合反应（称为原位结合）会引起更强的补体激活。典型的肾小球自身抗原包括膜性肾病中磷脂酶 A_2 受体（PLA_2R1）[222] 和 1 型血小板反应蛋白 7A 域（THSD7A）[223]，或者被称为 Goodpasture 抗原的Ⅳ型胶原 α_3 链非胶原结构域 [224, 225]。非自身抗原通过对肾小球结构的电荷亲和性、纯被动地以抗原形式（称为植入抗原）、在肾脏外形成抗原 - 抗体复合物等机制定位于肾小球毛细血管。狼疮性肾炎中 DNA 核小体复合物 [226, 227] 或 IgA 肾病中异常糖基化 IgA [228] 即为典型的植入性非自身抗原引发原位抗体结合反应。通过在早期儿童 MN 中发现含有阳离子牛血清白蛋白的免疫复合物沉积 [229]，或者在丙型肝炎病毒相关膜增生性 GN 中发现含有丙型肝炎病毒的冷球蛋白在肾小球部位沉积 [230]，循环免疫复合物的肾小球沉积。此外，几乎没有实验证据表明免疫球蛋白单独结合造成明显的组织损伤，除非抗体与足细胞抗原如裂隙膜 nephrin [231, 232] 或 THSD7A [233] 结合。值得注意的是，严重的炎症可以在只有少量抗体沉积的情况下发生，如抗中性粒细胞胞质抗体（ANCA）相关的 GN。

细胞反应主要是辅助性 T 细胞 1（Th1）介导的反应，其特征是淋巴细胞和巨噬细胞等循环单核细胞浸润到肾小球并形成新月体。中性粒细胞是人类活检炎症性肾小球时发现的最早的炎症细胞，该细胞是肾小球损伤的强诱导剂 [234]。动物实验表明，白细胞介素（IL）-8 和补体因子 C5a 是中性粒细胞的最强诱导剂，通过硫酸肝素蛋白聚糖与肾小球内皮结合 [150, 236]，诱导中性粒细胞到炎症性肾小球 [235]。中性粒细胞由免疫复合物的吞噬作用激活，导致呼吸爆发，并伴随活性氧（如过氧化氢）产生。过氧化氢与中性粒细胞阳离子酶髓过氧化物酶（myeloperoxidase，MPO）相互作用，引起肾小球毛细血管壁卤化 [237]。此外，中性粒细胞内还存在其他阳离子酶，如蛋白酶 3（PR3）、弹性蛋白酶和组织蛋白酶 G，这些酶被释放后会进一步降解肾小球毛细血管壁。最后，中性粒细胞释放胞外诱捕网，以及从核中排出的附着组蛋白、蛋白酶、多肽和酶的网状 DNA 结构，这些物质在抗 GBM 肾小球肾炎中会造成一定程度的肾小球损伤 [238]，但其在 ANCA 相关性肾炎和狼疮性肾炎中对肾小球的损伤作用更大 [239]。

巨噬细胞通常存在于伴有新月体的肾小球损伤中，是体液和细胞介导的免疫肾小球损伤的效应细胞，因为巨噬细胞通过其 Fc 受体和趋化因子，如 CCLS 和 CCL2，与免疫球蛋白相互作用而定位于炎症性肾小球。与中性粒细胞相似，巨噬细胞通过释放氧化剂和蛋白酶直接造成组织损伤。此外，它们还可以通过释放组织因子诱导肾小球纤维蛋白沉积和新月体形成，释放 TGF-β 诱导细胞外基质合成，并最终导致肾小球硬化 [240]。

除了主要由巨噬细胞介导的 GN（如新月体 GN）外，其他损伤的肾小球中很少有 T 细胞。T 细胞介导的肾小球损伤主要由巨噬细胞聚集和趋化因子释放引起 [241]。然而，在足细胞表达抗原卵清蛋白的转基因小鼠中，卵清蛋白特异性 CD_4^+ 和 CD_8^+T 细胞共同诱导该转基因小鼠的肾小球损伤 [204]。在已知的 T 细胞亚型中，有强有力的实验证据证明辅助 T 细胞 17（Th17）在新月体 GN 中具有重要作用 [242, 243]。Th17 细胞产生和分泌 IL-17A、IL-17F、IL-21、IL-22，这些细胞因子通过直接造成组织损伤，以及诱导常驻细胞分泌促炎细胞因子和趋化因子，从而促进炎症反应。这一结果导致白细胞，特别是中性粒细胞的大量浸润，并通过 CXCL5 [244] 募集至受损肾脏，从而进一步引起炎症和损伤 [245]。一部分肾脏浸润的 Th17 细胞募集自肠道 [246]。

血小板存在于伴有毛细血管内血栓形成的肾小球部位，常见于血栓性微血管病变和抗磷脂综合征。血小板对血栓形成和炎症性肾小球募集白细胞具有重要作用 [247]。此外，血小板释放因子能够增加肾小球对蛋白质的通透性，促进免疫复合物沉积 [248-250]，诱导系膜细胞增殖（PDGF）[251] 和系膜细胞活化（TGF-β）[252]。

树突状细胞（DC）仅存在于肾小管间质，肾小球中没有此类细胞 [253]。然而，肾脏树突状细胞通过捕获肾小球滤过蛋白或通过淋巴 [254] 引流到达肾脏淋巴结，能够诱导对无害蛋白质（如食物抗原或激素）的免疫耐受 [255]，或者刺激浸润 T 细胞产生促炎细胞因子 [204]。

肾小球的损伤部位，尤其是涉及肾小球细胞损伤，将决定患者是炎症性损伤或是非炎症性损伤（图 4-5）。由于肾小球内皮细胞和系膜细胞与循环因子（如补体和炎症细胞）接触，所以它们对损伤的反应主要表现为更加剧烈的炎症反应。与此相反，壁层上皮细胞和足细胞被 GBM 从循环中隔离开来，因此足细胞损伤很少与循环炎症细胞激活相关。在临床上，区分炎性损伤和非炎性损伤对患者的正确诊断和治疗至关重要。炎性损伤的临床特点是血尿伴畸形红细胞、伴或不伴红细胞管型和偶见白细胞尿。炎性损伤伴有不同程度的蛋白尿，从轻度到肾病范围，以及正常或降低的肾小球滤过率，取决于疾病的严重程度。从形态学上观察，炎性损伤的特征是肾小球固有细胞增殖（以 MC 和壁层上皮细胞为主）和造血细胞（以中性粒细胞和巨噬细胞为主）浸润导致的肾小球过度增生、表型改变及可见的结构损伤。肾小球损伤的产生是由于炎症物质从浸润的造血细胞和肾小球细胞中释放出来，或者由于保护性介质受到损伤，如作为补体通路负调节因子的补体因子 H（complement factor H）[256] 或补体因子 H 相关蛋白 5（complementfactor H-related protein 5）[257] 等。炎性物质如细胞因子、生长因子、蛋白酶、补体活化产物（C5a、C5b-9）、血管活性物质和氧化剂的释放 [217, 258, 259] 会引起血栓形成、坏死和新月体形成，如果大量释放，则可导致急进性肾小球肾炎这一严重临床症状的出现。非炎性病变

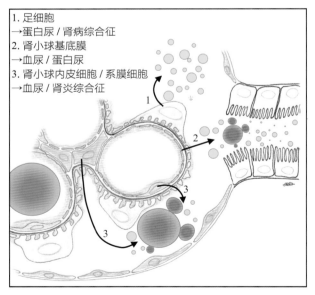

▲ 图 4-5　**临床表现反映肾小球损伤定位**
足细胞损伤导致蛋白尿（黄色液滴）并最终引起肾病综合征的临床表现。肾小球基底膜损伤常导致蛋白尿和伴有畸形红细胞的血尿。肾小球内皮细胞和系膜细胞损伤常导致伴有畸形红细胞的血尿和轻微蛋白尿

通常涉及足细胞，称为足细胞病，其特征是蛋白尿（如果是大量蛋白尿）和肾病综合征（三联征包括蛋白尿超过 3.5g/d、水肿和高三酰甘油血症），不伴血尿。

> **临床意义**
> 肾小球损伤部位决定其临床表现。足细胞受损表现为肾小球损伤伴蛋白尿或肾病综合征，而肾小球内皮细胞、GBM 和（或）MC 受损的典型表现为镜下血尿或肾病综合征。

三、常见足细胞病的损伤机制

非炎性免疫性肾小球损伤最常见的病因是肾小球微小病变（MCD）、原发性局灶性节段性肾小球硬化症（FSGS）和膜性肾病（MN）。所有这三种病变都表现为肾小球通透性显著增加，而光学显微镜下的结构几乎没有明显异常。这些疾病被归类为足细胞病，因为足细胞被认为是在这些疾病的病理过程中受到主要影响的肾小球细胞。非传统足细胞病包括糖尿病肾病、人类免疫缺陷病毒肾病、淀粉样变、Fabry 病、膜增生性肾小球肾炎和感染后肾小球肾炎。糖尿病肾病（第 39 章详细介绍）是世界范围内数量上和经济上比例最大的进展性肾病，涉及足细胞、内皮细胞和系膜细胞间的肾小球细胞交流紊乱。每种足细胞疾病的诱因不同，因此每种疾病对足细胞的影响方式也不同；反之，每种疾病对损伤的反应不同，也会导致不同的组织学和临床表现。然而，不论触发原因和中间介质有何不同，足细胞损伤往往表现出几种常见的临床和病理反应，如先前强调的细胞肥大、足突消失、丢失及蛋白尿。

（一）肾小球微小病变和局灶性节段性肾小球硬化症

MCD 特征：在 MCD 中，肾小球在光学显微镜下基本正常，没有补体或免疫球蛋白沉积。根据组织学的"微小变化"，病理诊断主要基于足细胞的电镜显像，其表现为足突消失、微绒毛转化和细胞空泡化。MCD 与 FSGS 不同之处在于 MCD 不存在肾小球硬化。MCD 典型表现为激素敏感型肾病综

合征（SSNS），而 FSGS 常表现为激素抵抗型肾病综合征（SRNS）。考虑到肾脏活检较高的采样误差率（活检时可能漏掉虽然稀少但确实存在的硬化性肾小球），关于激素耐药性 MCD 能否作为一种独立的疾病类型，抑或是代表 FSGS 的早期形式，一直以来都存在争议。基于一致的病理因素，MCD 患者可能发展为 FSGS[260]。

FSGS 特征：FSGS 是一种组织学损伤模式的总称，其特征是节段性肾小球硬化形成瘢痕，影响部分（但不是全部）肾小球，其病因有多种解释。FSGS 包括以原发性足细胞损伤（原发性 FSGS）为特征的一类疾病，以及继发于各种类型慢性肾脏病的病变（继发性 FSGS）[261]。大量证据表明，实验模型中典型的 FSGS 是足细胞丢失的结果[262]，并伴随壁层上皮细胞增殖和壁层上皮细胞向肾小球簇迁移（两者已在本章前述部分讨论）。普遍认为 FSGS 的潜在原因或机制是遗传性 / 先天性因素和偶发性 / 获得性因素。原发性 FSGS 如果是由增加肾小球滤过屏障通透性的致病性循环因子（将在下文讨论）触发，则表现为 SSNS，如果是潜在的遗传原因，则表现为 SRNS。另一方面，继发性 FSGS 与肾单位丢失、药物毒性或病毒感染有关，很少表现为肾病综合征，同时对激素具有耐药性。

MCD 和原发性 FSGS 的病理生理学概念

MCD 和原发性 FSGS 可能代表同一种疾病的不同组织学类型，因为导致这些足细胞病的因素有明显重叠，如下所示。

(1) 可溶性血清因子：根据实验数据，可溶性血清因子被认为是 MCD 和 FSGS 的致病因素，因为肾病血浆对体外培养的足细胞[263]或单侧灌注的肾脏[264]有直接的细胞作用。多项研究致力于揭示 SSNS 和 SRNS 中"循环可渗透因子增加或减少"这一问题[265]。TNFα[266, 267]、循环心肌营养因子样细胞因子 1（IL-6 家族成员）、循环血色素结合蛋白[268, 269]和可溶性尿激酶型纤溶酶原激活因子受体（suPAR）[270]在肾病综合征发展中的作用已被证实[271]。然而，这些因素还需要在人类疾病活动[272, 273]、疾病特异性[274-276]和治疗效果等方面获得进一步验证[277]。

(2) 免疫功能障碍：相当多临床和实验证据指向 MCD 中存在 T 细胞和 B 细胞免疫功能障碍。在

临床上，MCD 不仅对激素反应强烈，而且对利妥昔单抗[278, 279]（一种针对浆细胞型 CD20 的单克隆抗体）也有反应，并存在与 HLA-DQA1（一种主要的组织相容性复合体 II）显著相关的错义编码突变[280]。此外，MCD 还与 Hodgkin 病和过敏反应相关[281]。在实验方面，如果小鼠接受来自 MCD 患者[282]的 CD_{34}^+ 外周干细胞，或者注射来自 T 细胞或外周血单核细胞[283]的上清液，小鼠会出现蛋白尿。Th0 细胞不同的 DNA 甲基化模式进一步提示 MCD 患者存在 T 细胞和 B 细胞功能障碍[284]；同时，患者 Th17/ 调节 T 细胞平衡的改变[285]，以及 T 细胞来源的 IL-13 上调[160]均可导致大鼠蛋白尿和足突消失[286, 287]。且研究发现阻断 CD80（B7-1）-CTLA-4 轴的抗体 abatacept 能够减少 FSGS 中的蛋白尿[288]，进一步提示免疫功能障碍是肾病综合征的起源，虽然这一效果还需验证[289-291]。最近的研究表明足细胞 CD80 呈疾病特异性表达[288, 292]或血管生成素样蛋白 -4 以低脂形式表达均可能导致肾小球疾病[293-295]。

(3) 基因的遗传特征：家族性 MCD 病例极为罕见，因此 MCD 不太可能受遗传因素影响。然而，SSNS 患者的全外显子组测序显示参与调节细胞胞吞和胞吐的上皮膜蛋白 2（EMP2）发生突变[296]，这为揭示 SSNS 足细胞受到破坏的可能原因提供了新线索。在 MCD 中，足细胞特异性转录本[297]和蛋白[298]的表达模式均发生变化，但其之间是否存在因果关系尚难确定。另外，强有力的证据表明 FSGS 受遗传因素影响。原发性 FSGS 可能是常染色体显性遗传或隐性遗传，其中一部分常染色体隐性遗传 SRNS 表现为先天性肾病综合征。FSGS 涉及多种由基因突变引起的足细胞生物学功能改变，包括细胞骨架调节、裂隙膜功能、溶酶体功能、线粒体功能及与 GBM 黏附[44]。20 世纪 90 年代末，Finnish 型先天性肾病综合征基因的定位克隆成功鉴定出原始的足细胞特异性蛋白 nephrin[49]。随后又通过其他一些由足细胞特异性单基因紊乱引起的蛋白尿疾病迅速鉴定出一系列相关蛋白，包括 podocin[50]、肾母细胞瘤 1（Wilms tumor1）[299]、CD2AP[300]、α-actinin-4[51]、TRPC6[301]、phospholipase Cε1（PLCε1）[200]、WW 和 PDZ domaincontaining 2（MAGI2）[302]、kidney ankyrin repeat-containing 蛋白（KANK），以

及其他蛋白[303, 304]。普遍认为在以上情况下，足细胞中这些组成性表达基因的紊乱直接导致蛋白尿发生，并最终引起 FSGS。

越来越清晰的是，足细胞特异基因的单基因遗传异常仅是 FSGS 的一个方面。尽管 SRNS 涉及超过 50 个已知的足细胞基因突变，但这些突变是罕见的，在遗传性病例中占比不到 30%，在散发性 FSGS 病例中仅占 20%[44]。研究非裔美国人 FSGS 易感性增加现象时，发现足细胞会表达载脂蛋白 L1（APOL1）的变异体[305, 306]。足细胞特异性表达 APOL1 风险等位基因的实验表明，其与足细胞足突消失、蛋白尿和肾小球硬化相关[307]。在机制上，APOL1 等位基因的风险变异干扰内体运输并阻断自噬流，最终引起炎症介导的足细胞死亡和肾小球瘢痕[307]。对于肾科医生而言，关键问题是足细胞特异性基因突变或多态性是否是更常见的"散发性"蛋白尿疾病的诱发因素。在人类疾病中，研究肾移植后 FSGS 复发为了解 FSGS 的极早期特征提供了条件；足细胞变化可以利用再灌注活检观测，并用来预测 FSGS 全面复发[308]。第 43 章将对遗传性肾小球疾病进行更深入讨论。

(4) 足细胞蛋白转录后调控改变：除了足细胞基因异常之外，名为 microRNA 的小非编码 RNA 分子能够介导足细胞 mRNA 转录后调控并最终导致 FSGS，例如 microRNA-193a[161] 调控转录因子 WT1、microRNA-30 调控 Notch1 和 p53[309]。

（二）膜性肾病

膜性肾病是一种自身免疫性疾病，其形态学特征为 GBM 增厚，人 IgG 和补体成分沿肾小球滤过屏障颗粒样沉积，以及电镜观察到上皮下（足细胞下）电子致密物沉积。尽管这种组织学形态可以来源于循环免疫复合物在肾小球内的沉积，例如 5 型狼疮肾炎，或者来源于 B 型肝炎病毒和 C 型肝炎病毒相关的继发性 MN 中上皮下抗原沉积，而原发性 MN 被认为是足细胞表达的抗原与其自身抗体发生原位结合的结果。原发性 MN 是一种抗体介导的疾病，针对足细胞膜抗原如中性内肽酶（NEP）[310]、磷脂酶 A$_2$ 受体（PLA$_2$R1）[222] 和 1 型血小板反应蛋白 7A 域（THSD7A）[223] 产生自身抗体的发现支持这一理论。70% 和 5% 的成人病例以 PLA$_2$R1 和

THSD7A 为免疫系统障碍的靶点。此外，NEP 在一部分因遗传性 NEP 缺陷母亲的抗体垂直传播导致同种异体免疫而引起的新生儿 MN 中也非常重要[221]。PLA$_2$R1 多态性影响对 MN 的易感性，特定 HLA-DQA1 等位基因与 MN 之间的联系表明这些 HLA-II 类分子能够促进抗 PLA$_2$R1 的自身免疫[311]。与 PLA$_2$R1 相关 MN 对比，THSD7A 相关 MN 为恶性的可能性较大[312, 313]。观察肾移植后 MN 快速复发的患者发现 PLA$_2$R1 或 THSD7A 自身抗体的存在[223, 314, 315]，同时 PLA$_2$R1 抗体水平与疾病减轻[316, 317] 和进展[317-319] 相关，注射人自身抗体[233] 或兔抗 THSD7A 抗体[322] 能够诱导足细胞正常表达 THSD7A 的小鼠发生 MN[320, 321]，这些现象均可证实 PLA$_2$R1 和 THSD7A 自身抗体的直接致病性。到目前为止，还没有证据表明 PLA$_2$R1 特异性自身抗体具有致病性，这与此类研究所需的啮齿动物通常在足细胞不表达 PLA$_2$R1 有关。补体在人 MN 病程中的作用尚不清楚。首先，特发性 MN 中沉积的 IgG 通常属于非补体固定型 IgG4 亚型。其次，在啮齿动物 MN 模型中，以及在补体成分遗传缺陷的啮齿动物中[323, 324]，均可以在没有补体沉积的条件下诱导临床和病理形态上的 MN[233, 322]。另外，C3 和膜攻击复合体 C5b9 通常是沉积物的组成部分[325]；C5b9 插入足细胞膜，穿过细胞[326]并排泄到尿液中，在人体中可以检测到高水平的 C5b9[327]。实验研究证明了 C5b9 的损伤和保护功能。亚溶解性 C5b9 已被证明可通过多种途径诱导足细胞损伤，如激活激酶、诱导内质网应激和生成细胞外基质[328]。另外，C5b9 能够增强泛素蛋白酶体系统[329]，促进受损蛋白的保护性清除。

四、现有疗法对足细胞的影响

治疗原发性肾病综合征的基础原则（在第 33 章总结）主要是支持疗法，包括抗高血压和抗蛋白尿治疗，以及饮食建议[330]。遗憾的是，目前还没有特异性针对足细胞的治疗方法。然而有几种疗法，除了它们的系统效应外，还有对足细胞的直接生物作用（如多效性作用），这些将在以下部分讨论。

（一）肾素血管紧张素系统阻滞

对伴有蛋白尿的原发性足细胞病，抑制肾素

血管紧张素系统是一种无争议的标准支持疗法。通过其主要效应器血管紧张素 II，全身性和肾小球肾素血管紧张素系统（RAS）的过度激活是蛋白尿性肾小球疾病发病机制的核心；组织血管紧张素 II 和血管紧张素亚型 1 受体的水平在原发性足细胞病的肾小球[331] 和足细胞[332] 中升高。激活 RAS 对包括足细胞在内的肾小球细胞有害，因为它促进多种效应，如细胞凋亡、ECM 蛋白质积累、活性氧产生、氧化应激、通过表观遗传调控 nephrin 启动子甲基化从而改变裂隙膜蛋白[333]、通过 TRPC6 渠道增加钙流入[334, 335]、抑制细胞周期、分离，以及炎性细胞因子产生[332, 336]。用血管紧张素转化酶抑制剂、血管紧张素 1 型受体（AT1R）拮抗剂和盐皮质激素受体拮抗剂阻断 RAS 能够减少蛋白尿，发挥肾脏保护作用，这种效应主要通过降低肾小球静水压，消除有害的营养性肾小球效应（如前文所述）来实现[32]。因此，抑制肾素血管紧张素醛固酮系统是目前降低蛋白尿的标准疗法。

（二）糖皮质激素

类固醇是一种广泛应用于治疗蛋白尿疾病的免疫调节药物，但其作用模式，特别是在非炎性肾病综合征如 MCD 和原发性 FSGS 中仍完全未知。由于糖皮质激素受体（GR）表达广泛，因此这些药物可能影响任何类型的肾小球细胞。已有研究表明 GR 诱导的信号通路在小鼠足细胞中对足细胞基因具有转录和转录后调控作用[337]。早期研究发现，地塞米松对小鼠[338] 和人[339] 足细胞的结构和功能有直接的生物效应，包括限制足细胞凋亡[340]、通过恢复肌动蛋白细胞骨架诱导足细胞分化[338]、提高转录因子 KLF15（Kruppel-like factor 15）水平[341]，抑制保护性 microRNA-30 下调[309]。特别要指出，类固醇影响裂隙膜蛋白 nephrin，能够增强 nephrin 从 ER 转运过程[342]，并诱导 nephrin 磷酸化[343]。已知 MCD 中 nephrin 的磷酸化水平下降[344]），因此类固醇对 nephrin 功能的维持，进而对裂隙膜具有重要作用。

（三）免疫抑制剂对足细胞直接作用的证据

钙调神经磷酸酶抑制剂环孢素和他克莫司广泛应用于肾病综合征，单独或结合其他治疗。钙调神经磷酸酶是一种 Ca^{2+} 依赖性磷酸酶，可以使转录因子活化 T 细胞核因子（nuclearfactor of activated T cells，NFAT）去磷酸化。NFAT 的去磷酸化促使其自身从细胞质向细胞核转移，并导致 TRCP6 等基因转录水平增加[345]，而足细胞中这些基因的功能增益突变最终诱导 FSGS 发生[301]。因此，足细胞表达的 NFAT 是小鼠肾小球硬化的强诱导剂[346]。除了在 T 细胞中已知的免疫调节作用外，钙调神经磷酸酶抑制剂还可以通过转录下调钙通道 TRPC6，从而影响足细胞骨架[347]，并以非 NFAT- 依赖性方式阻止肌动蛋白组织蛋白 synaptopodin[348] 降解。总之，这些机制似乎参与稳定足细胞的肌动蛋白细胞骨架，并直接减少蛋白尿。

越来越多的人认为特异性抗 B 细胞单克隆抗体利妥昔单抗对蛋白尿疾病有效，即使是在那些非明显免疫介导的疾病类型中[349]，也已证明其对足细胞有直接作用，其中包括稳定足细胞的肌动蛋白细胞骨架[350]。虽然单克隆抗体被认为有特异性结合靶点，但也可能存在脱靶效应。具体到利妥昔单抗，其不仅可以与其公认的分子靶点 CD20 结合，还可以与稳定肌动蛋白细胞骨架的足细胞蛋白 SMPDL-3b（sphingomyelin phosphodiesterase acid-like-3b）结合[350]。

五、确定未来的候选治疗方法

对罹患终身慢性疾病的患者，以及因透析和移植产生高昂费用而面临挑战的医疗卫生服务机构而言，终末期肾病构成巨大的疾病负担。尽管在过去 15 年中，对于足细胞功能障碍的遗传和生物学原因（大多数肾病综合征的起源）的阐释已取得重大进展，但肾小球靶细胞定向治疗仍处于起步阶段。特别是与其他医学专业相比，相较于许多新药用于治疗癌症或心脏病，仅有少量新药被批准用于治疗肾衰竭。尽管如此，目前已将区分足细胞功能障碍的单基因病因和其他病因这一措施用于筛选应用免疫抑制疗法成功概率较低的一类患者。此外，遗传性蛋白尿疾病相关基因的发现揭示了维持足细胞、稳定足细胞肌动蛋白细胞骨架和裂隙膜，以及恢复代谢和线粒体功能所需的关键途径（在未来可能成为药物）[351]。近年来的一些实验方法旨在发现针对足细胞的特异性干预，用以稳定足细胞足突的肌动蛋白细胞骨架基础和稳定裂隙膜[352-355]。靶向足细胞代谢和线粒体功能似乎是治疗多种形式足细胞损伤的另一种选择。尽管 mTOR 抑制剂引起蛋白尿是一种典型的不良反应[356, 357]，但在代谢异常活跃时如糖尿病肾脏疾病，抑制过度活化的 mTOR 通路有利于恢复足细胞功能和减少蛋白尿。其他潜在靶向代谢途径的治疗手段包括降血脂（如他汀类药物）[358, 359]，抗糖尿病药物激活过氧化物酶体增殖物激活受体 γ（PPARγ），如噻唑烷二酮类（TZD）或格列酮类[360-363]，调控 VEGF 水平[364] 或自噬[365]。

六、总结

绝大多数终末期肾病都牵涉肾小球损伤。在过去 20 年里，人们对肾小球有了更多了解。肾小球是由四种肾小球细胞组成的功能完整的合胞体，它们共同决定肾小球滤过。足细胞和 GEnC 构成肾小球滤过屏障，由于它们特殊的三维结构，广泛的糖萼包被和独特的 GBM 合成，这两种细胞一起决定肾小球滤过具有大小和电荷选择性。系膜细胞通过自我收缩和血管活性物质释放调节肾小球滤过，维持肾小球内皮细胞健康。壁层上皮细胞构成肾小囊以防止原尿漏至肾小管间质从而形成肾小球瘢痕，并被认为是足细胞发育、逐渐成熟和最终成熟的潜在储备。在过去几十年中，肾小球生理学和病理生理学的细胞类型特异性观点极大地提高了我们对肾小球细胞生物学的认识。然而，肾小球细胞类型之间复杂的相互作用越来越受到人们的关注，临床和实验观察表明，正常的肾小球滤过功能需要所有四种细胞类型之间的协调作用，而一种肾小球细胞类型的损伤通常会影响其他类型细胞。因此，我们现在面临不少临床和实验方面的挑战和机遇。目前正在积极进行肾小球细胞特异性治疗药物的鉴定、设计以及精准靶向研究，以提高药物疗效并减少全身不良反应。同时也在深入研究无创诊断检测手段，如检测尿中的肾小球细胞产物，以及血清和尿液中的标志物等，以期将其向临床应用转化。过去 20 年见证了人们在健康和疾病方面对肾小球细胞生物学认识的惊人进步，这有望很快转化为进展性肾小球疾病和肾脏疾病更好的治疗选择。

声明

作者要感谢 Stuart Shankland 博士和 Peter Mathieson 博士为我们本专题早期版本所做的审稿，感谢 Pierre Ronco 博士和 William Couser 博士启发我们对"肾小球疾病的常见机制"这一章节的撰写。

溶质转运的代谢基础
Metabolic Basis of Solute Transport

Prabhleen Singh　Scott Culver Thomson　Alicia Ann McDonough　著

耿晓强　邱志维　译

杨宝学　校

新陈代谢（metabolism）是指生物体内相互联系的一整套化学反应，通过形成和维持组织的正常状态、控制能量的储存和释放维持生命活动的正常进行。本章主要讨论肾脏代谢功能中，肾单位在尿液生成过程中对能量的储存、释放和利用。

尿液的生成究竟需要多少能量？在人体主要器官中，肾脏的每克组织氧气消耗量高居第二位 [肾脏为 2.7mmol/（kg·min），心脏为 4.3mmol/（kg·min）][1]。大部分肾脏氧化代谢产生的能量都参与上皮细胞对物质转运过程，这种转运过程决定了尿量和尿液的成分。研究者认为，肾脏重吸收了 99% 的肾小球滤过液，因此必须要消耗大量的能量。但这种逻辑是错误的。尿液重吸收所需的最低净能量不取决于重吸收的液体量。尿液中的溶质成分与体液相同，形成尿液的过程相当于用一个分隔器把一个水桶分成两个隔间，此过程不需要消耗净能量。另外，形成与体液（血浆）溶质成分不同的尿液则需要能量。为了解释这一点，我们假设尿液与血浆的再混合会导致熵的形成，即混合熵。因此，从血浆形成尿液并达到减少熵的状态需要能量。所需的最低能量等于温度乘以混合熵的减少量，而混合熵与尿液、血浆的溶质成分有关。

本章概述了肾脏溶质转运和肾脏代谢之间的相互依赖关系：①上皮细胞物质转运中钠泵 Na^+-K^+-ATP 酶的作用；②主动转运与肾单位和局部代谢相关的代谢底物所需能量；③肾血流量、肾小球滤过率和管 - 球反馈在控制液体和电解质滤过及组织氧合中的作用；④吸收每单位钠的耗氧量（QO_2/T_{Na}）；⑤在正常扰动和肾脏疾病期间，物质转运的代谢效率。

一、代谢和物质转运的热力学方法

（一）肾脏功能的热力学分析

人们对于肾脏物质代谢的兴趣早于大多数肾脏生理学机制和生物化学理论。尿液生成过程所需最低能量的理论是约一个世纪前根据平衡热力学定律提出的。对于一个正常饮食的人来说，将肾小球滤过液转化为尿液的理想过程是 100% 滤过、无限缓慢、完全可逆、无回漏、不产生熵和热量的，其消耗热量约为 0.5cal/（min·1.73m²）[2]。而事实上，肾脏消耗的能量是这个理论值的 50 多倍。在这个基础上，即使减去肾脏维持自身功能的能量消耗，人们可能也会认为肾脏的效率相当低。如此多的能量消耗是因为肾脏需要在有限的时间内生成尿液，并且灵活快速地改变尿液的体积和组成，还会因为生物化学的化学计量、氧化磷酸化的热力学效率，以及组织对电解质、气体和尿素的渗透率等已知参数的限制而导致能量的大量消耗。

热力学方面的能量需求可能是实际能量消耗的一小部分，但在得出身体与热力学无必然联系这一结论前，可以注意到，在正常饮食条件下，肾脏维持盐和氮平衡所需的热力学能量在每天摄入 1～2L 水的时候达到最低程度值。这表明，人体的进化尽可能地减少肾脏的热力学能量需求。

此外，随着血尿素氮（BUN）浓度的增加，排出尿素所需的热力学成本下降。因此，当肾脏疾病使 BUN 升高时，维持氮平衡所需的能量就会减少。在肾脏疾病中，尿液成分也被限制在一个较窄的范围内。利用经典的热力学方法，Newburgh 提出肾脏疾病中尿液和体液的成分是由可获得的自由能决定的，他指出，从可用于转运的自由能减少可以预测病变肾脏调节尿液成分的功能下降[3]。

（二）热力学定律在肾功能中的应用

平衡热力学的宏观规律适用于肾脏代谢，任何违反这些规律的代谢理论是错误的。热力学定律描述了系统从一个状态到另一状态的转变。热力学第一定律指出，在封闭系统发生的任何过程中，总能量都是守恒的。当系统对环境开放时，系统＋环境的组合能量保持不变。当系统的总内能、温度、压力和体积保持恒定时，任何产生自由能变化的过程也会产生熵的变化。在系统上做功相当于向系统内添加自由能，这决定了系统对环境可以做的有用功的上限。

热力学第一定律规定总能量在任何过程中都是守恒的，但这一定律并没有提供任何信息说明给定的任一过程是否能够自发产生。肾小球滤过液是含有盐和尿素的混合物。肾小管通过重吸收进而生成尿液。尿液中尿素与盐的比例与重吸收液体的比例不同，因此熵降低。但是，尿液和重吸收液体的总内能与原始滤过液相同。因此，如果尿液从滤过液中自发形成，则应满足热力学第一定律。NaCl 和尿素无法自发地渗透到更高和更低浓度区域的现象遵循热力学第二定律，该定律指出所有自发过程都会产生熵。相反，所有自发过程都会消耗自由能，并在自由能供应耗尽时停止。减少系统中的熵或提高自由能是有可能实现的，但只有当系统从周围环境摄取能量时才会发生，在这种情况下，周围环境的熵增加超过系统熵减少。肾脏的一些生理学过程，如通过 Na^+–K^+–ATP 酶将化学能转化为机械能，是高效且几乎不产生熵的。其他过程如逆流倍增，其效率较低且产生大量熵。通常，那些产生最小熵的过程在短距离和短时间内较为有效。

平衡热力学定律决定了任何自发过程的方向，但它们没有解决变化率的问题。因此，平衡热动力学定律不足以完整描述脱离平衡状态，并且以系统内及系统与环境之间物质和能量流动的生命系统为特征的生命系统。非平衡热力学理论将热力学原理扩展到将时间作为变量。非平衡热力学需要某些假

设和近似值，使其更像是一种工具，而非经典的平衡热力学，但该理论在转运生理学等许多生理学领域都发挥了良好的作用。该理论认为任何广泛性质（如质量、体积、电荷）的流动都是驱动力和比例常数的乘积，其具有传导单位。它适用于形成尿液所涉及的宏观和微观过程，例如二次主动转运和 ATP 酶将化学能转化为平动自由能。

二、能量和钠泵

Na^+–K^+–ATP 酶，也称为钠泵，是一种普遍存在的膜蛋白，可将细胞内的钠离子转运出细胞，将细胞外的钾离子转运到细胞内，从而在细胞膜两侧产生相反的钠、钾离子浓度梯度。这种通过细胞膜转运钠离子和钾离子的过程是由三磷酸腺苷（ATP）水解释放的能量所驱动的[4,5]。钠泵的每个循环消耗 1 个 ATP 分子，同时将跨细胞膜转运 3 个 Na^+ 和 2 个 K^+。ATP 的水解和相关的离子转运是相互依赖的[4,5]，是一种初级主动转运的实例。在这个过程中，化学能几乎完全转换为机械能，且能量耗散最小。根据库仑定律，ATP 水解后产生的转化能是由产物离子、ADP 和 Pi 之间的静电排斥引起的。虽然这种能量可以通过随后的碰撞消散，但该过程不太可能在很短的时间和短距离范围内发生。例如，对于相对动能为 0.6eV 的磷酸盐来说，磷酸根离子在 0.3ps 内移动约 0.1nm。如果在该短时间间隔内没有发生其他碰撞，则磷酸盐可以分子应变的形式将所有动能转移到钠泵。ATP 水解可以释放其固有的自由能，因此钠泵每转运 3 个 Na^+ 和 2 个 K^+ 都可以储存约 0.6eV 的化学电位梯度。对于典型环境中的典型细胞，钠泵的循环需要约 0.4eV 的电位来应对 Na^+ 和 K^+ 的胞内外梯度，这意味着细胞倾向于以一定的物质储备的方式进一步降低细胞内的 Na^+ 浓度或增加细胞内的 K^+ 浓度。

（一）钠泵的结构

钠泵由 α 和 β 亚基组成。α 亚基可水解 ATP 并通过跨膜转运 Na^+ 和 K^+，β 亚基对 Na^+–K^+–ATP 酶功能的成熟和向细胞膜的转运至关重要，FXYD 蛋白以组织特异性方式调节 Na^+–K^+–ATP 酶的动力学特性[6]（图 5-1）。每个亚基有多种类型。$α_1β_1$ 异二聚体可能是肾上皮细胞中唯一的 Na^+–K^+–ATP 酶[7]，

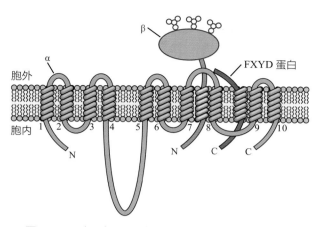

▲ 图 5–1 Na⁺–K⁺–ATP 酶由一个 α 催化亚基（蓝绿色）、一个 β 必需亚基（粉色）和组织特异性 FXYD 蛋白（蓝色）组成

其中的 α 亚基有 10 个跨膜片段，它能够水解 ATP，在位于胞内的大环上进行磷酸化，并转运钠离子和钾离子。β 亚基是一种 II 型糖蛋白，位于 M7/M10 附近，与跨膜段 M7 和 M8 之间的胞外环和 α 亚基的胞内区相互作用[3]。FXYD 蛋白是通过 β 亚基与 M9 相互作用的 I 型膜蛋白[4]，在 FXYD1 的作用下，M9 和 α 亚基的胞内脂质表面和胞质结构域相互作用[5] [引自 Geering K. Functional roles of Na,K–ATPase subunits. *Curr Opin Nephrol Hypertens*. 2008; 17(5):526–532.]

而几个 FXYD 蛋白亚基沿着肾单位有不同的表达特点[6–9]。Horisberge 在一篇综述文章中描述了钠泵通过其功能循环转换的生物物理模型[4]。

（二）其他三磷酸腺苷酶

除 Na⁺–K⁺–ATP 酶外，其他的离子转运 ATP 酶也在肾单位的肾上皮细胞中表达[10]，包括 H⁺–K⁺–ATP 酶[11, 12]、Ca²⁺–ATP 酶[13]、H⁺–ATP 酶[14, 15]。如第 6 章、第 7 章和第 9 章所述，这些转运 ATP 酶在维持尿液酸化和钙稳态中发挥重要作用。但这些 ATP 酶对大部分肾小球滤过液的重吸收没有明显的作用。

（三）钠泵的泄漏过程和钠电位

对于处于稳态的细胞，Na⁺–K⁺–ATP 酶对离子的主动转运必须通过这些离子在细胞膜上相等和相反的跨膜扩散来抵消。离子的反向泄漏是电扩散的一个例子。这种离子扩散能够产生电场，以延缓大多数带电物质的扩散，从而将自由能从移动物质的化学势转移到作用于较少移动物质的电势。如果电场在细胞膜内是恒定的，则膜上的电位差可由 Goldman 电压方程得出，该方程适用于可渗透 Na⁺、

K⁺ 和 Cl⁻ 的膜。

$$\psi = \frac{RT}{F} \ln\left(\frac{P_K[K]_o + P_{Na}[Na]_o - P_{Cl}[Cl]_o}{P_K[K]_i + P_{Na}[Na]_i - P_{Cl}[Cl]_i}\right)$$

该方程中，P_X 为 X 物质的渗透率，$[X]_o$ 是细胞外 X 物质的浓度，$[X]_i$ 是细胞内 X 物质的浓度。如果对一种离子的渗透性可以主导其他离子，则膜电压接近该离子的能斯特电位，其自由能可以转移形成其他离子的电化学电位。如果氯化物没有被主动转运，则热力学第二定律表明氯化物的梯度没有自由能的存在。因此，对于主动转运 Na⁺ 和 K⁺ 且主要渗透 K⁺ 的细胞膜，其膜电压接近 K⁺ 的能斯特电位，主动转运所提供的自由能全部转移至形成 Na⁺ 跨膜浓度差的过程中。

总之，由于细胞膜对钾离子的渗透性通常高于钠离子，即使每 3 个钠离子进入细胞才有 2 个钾离子由细胞中排出，细胞中钾离子的扩散也比钠离子对细胞电位形成有更大的贡献。因此，钾离子在细胞中的扩散主导了细胞的膜电位，使细胞内保持负电位。相反，细胞的负电位能够抵消净驱动力进而排出钾离子并增加钠离子进入的净驱动力。由于细胞膜并不是一种良好的电容，微小的电荷不平衡就足以形成整个细胞膜的膜电位。尽管细胞膜对钾离子渗透性更强，但是这种膜电位导致了钠离子和钾离子的跨膜浓度差异几乎保持相等或相反的状态。这种钠泵介导的渗出过程的最终结果是，源自 ATP 水解产生的电化学电位主要由跨膜的钠离子梯度产生，而钾离子基本处于电化学平衡状态。

（四）利用钠离子的电势做功

钠离子跨膜的电化学电位差可被用于交换体或协同转运体介导的物质跨膜转运。例如近端小管的 Na⁺/H⁺ 交换体、钠 – 葡萄糖协同转运体（SGLT）、基底外侧 Na⁺/α– 酮戊二酸（α–KG）协同转运体、呋塞米敏感的 Na⁺–K⁺–2Cl⁻ 协同转运体（NKCC2），以及噻嗪敏感的 Na⁺–Cl⁻ 共转运体（NCC）。通常，直接使用来自钠离子浓度梯度的自由能来驱动另一种溶质逆浓度梯度的转运过程被称为继发性主动转运[16]（α–KG 共转运见图 5–2）。三级主动转运是指一个溶质相对于其电化学势梯度的净通量间接地与 Na⁺ 梯度耦合（三个转运过程并行工作）。三级主动转运的例子之一是通过所谓的有机阴离子转运

体（OAT）将各种有机阴离子从管周血管吸收到近端肾小管细胞中。来自钠离子梯度的能量被转化为 α–KG 的梯度，通过 Na⁺/α–KG 共转运体扩散出细胞。OAT 利用这种电位差将 α–KG 与其他有机阴离子交换[17]（图 5-2）。

对于能主动重吸收氯化物的小管细胞，自由能从 Na⁺ 电位转移至驱动顶端膜氯化物进入细胞，并使细胞内氯化物浓度升高至平衡水平以上。在近端小管中，顶端膜氯化物进入细胞的能量是通过钠 - 氢交换产生，且该钠 - 氢交换过程与草酸盐、甲酸

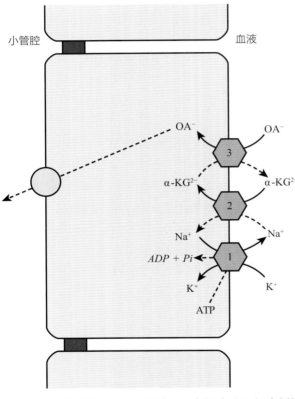

▲ 图 5-2 以近端小管上皮细胞分泌有机酸（OA）为例的不同主动跨膜转运模式

跨基底外侧膜的转运包括三个平行的步骤：① Na⁺–K⁺–ATP 酶通过结合 Na⁺ 和 K⁺ 水解 ATP，建立内向 Na⁺ 梯度的原发性主动转运；② α- 酮戊二酸（α–KG）与 Na⁺ 在 Na⁺/α–KG 共转运体上结合，借助内向的 Na⁺ 梯度将 α–KG 转运入细胞的继发性主动转运；③在 OA/α–KG 反向转运体上的 α–KG 和 OA 利用 α–KG 的向外转运来驱动 OA 的内向转运的第三级主动转运。α–KG 通过 Na⁺/α–KG 共转运体循环利用，从而将 OA 的转运与 Na⁺–K⁺–ATP 酶建立的 Na⁺ 梯度相关联。OA 最终通过 OA 浓度梯度向肾小管腔分泌 [引自 Dantzler WH, Wright SH. The molecular and cellular physiology of basolateral organic anion transport in mammalian renal tubules. *Biochim Biophys Acta*. 2003; 1618 (2): 185-193.]

盐或羟基离子转运相耦联（见第 5 章）。在髓袢升支粗段和远曲小管，能量转移与 Na⁺ 通过 NKCC2 或 NCC 转运共同产生。在各种情况下，将细胞内氯化物浓度提高到平衡水平以上，能够为氯化物通过基底膜扩散出细胞提供驱动力，该基底膜可渗透氯化物。从 Goldman 方程可以明显看出，提高细胞内氯化物浓度也会使基底膜电压降低。由于管腔电压是基底外侧和顶端膜上电压阶跃的总和，在基底外侧具有氯化物电导性的细胞中增加细胞氯化物浓度将提高管腔电压（使其具有更高的正电荷），因此，自由能既可以通过氯化物的胞间回漏而耗散，从而增加熵，也可以用来促进阳离子的重吸收，从而减少熵。肾脏使用后一种能量的转移来增强近端小管对 Na⁺ 的重吸收及增强髓袢升支粗段对 Ca²⁺、Mg²⁺ 的重吸收。

对于表达 ENaC 的细胞，这些通道的开放将使顶端膜去极化，如 Goldman 方程所示。通过基底外侧的钠泵进入细胞的钾离子，可以通过基底外侧或顶端膜的 K⁺ 电导离开细胞。顶端膜去极化将通过顶端膜电导增加钾离子分数。这表明，自由能从 Na⁺–K⁺–ATP 酶和顶端 Na⁺ 电位转移至 K⁺ 的主动分泌。

三、细胞极性和矢量转运

肾细胞中转运体的极性排列对于载体转运是必需的。将钠离子转运出细胞的钠泵在肾单位表达，但局限于基底膜。将钠离子转运进入肾小管细胞的各种交换体、协同转运体和钠通道都仅表达在顶端膜。主要包括 Na⁺/H⁺ 交换体（NHE3）和近端小管的 SGLT、髓袢升支粗段的 NCKK2、远曲小管的 NCC 和连接小管、集合管上皮细胞的钠离子通道（ENaC）（见第 5 章）。这些顶端膜的钠离子转运体可影响与原发性主动转运体 Na⁺–K⁺–ATP 酶耦联的继发性主动转运。

顶端膜钠离子吸收与基底膜钠离子排出的紧密协调可以避免渗透性肿胀和细胞的收缩。假定 ATP 在基底膜的排出是不受限制的，影响钠离子跨上皮转运速率的因素有两个：①质膜中转运体的数量，其可以通过合成或降解速率的变化和（或）细胞内和质膜之间的转位来改变；②每个转运体的活性，其可以通过共价修饰（如磷酸化或蛋白水解）或蛋白质 - 蛋白质相互作用（如 Na⁺–K⁺–ATP 酶动力学）

来改变，其受 FXYD 亚基结合的影响[6]。钠离子进入顶端的速度也受共转运底物可用性的影响。例如，钠－葡萄糖共转运物质的量取决于近端小管内液体中葡萄糖的可用性，而由于 NKCC2 对氯化物具有相对低的亲和力，钠离子沿髓袢升支粗段给定点进入细胞受到局部氯化物浓度变化的影响。

已知调节肾脏钠离子重吸收的许多因子和激素（包括血压、血管紧张素 II、醛固酮、多巴胺、甲状旁腺激素）同时起作用以影响顶端膜转运体和基底外侧钠泵的活性、分布或丰度[7, 18]，特别是在细胞体积接近的情况时。这种顶端－基底外侧交互的分子基础尚不清楚。然而，有证据表明钠离子转运的减少使细胞钙离子水平升高[19]。最近还有证据表明，盐诱导的激酶对细胞 Na^+ 和 Ca^{2+} 的轻微升高有反应[20]，以及 Na^+–K^+–ATP 酶与顶端膜通道活性相耦联[21]。

四、肾单位中为主动转运提供能量的代谢底物

Mitchell 已经提出"生物化学家通常接受新陈代谢是膜转运原因"这一观点。

该假说的基本思想是，如果我们称代谢和转运的过程代表一个序列中的事件，那么代谢不仅可以是转运的原因，而且也可以是转运的结果。因此我们可能更倾向于认为，生物化学家通常理解的转运和代谢是矢量代谢的一个相同过程的不同方面[22]。

（一）代谢基础

许多研究都提供了细胞代谢的详细说明[23]，尽管如此，提供与肾脏代谢相关的简短概述是很有必要的。代谢底物可以通过肾血流量（RBF）和肾小球滤过进入肾脏，并通过底物转运体进入肾小管上皮细胞，该过程通常由钠泵产生的向细胞内的 Na^+ 梯度驱动（图 5-2），如第 8 章所述。氧气同样通过 RBF 传送至上皮细胞。代谢底物一旦进入细胞，将面临三种命运：①穿过上皮细胞回到血液中（重吸收）；②转化为另一种底物（如乳酸至丙酮酸）；③在细胞 ATP 生产过程中氧化成 CO_2[24]。本节介绍将底物与线粒体 ATP 的产生和钠泵对 ATP 的利用联系起来的路线，以及 ATP 产生和利用之间的反馈联系。

除了髓袢降支和升支细段外的肾小管上皮细胞中都充满了线粒体（见第 2 章）。除了在胞质中发生的糖酵解外，所有的氧化途径都发生在线粒体基质中。细胞质中的底物可以通过整合的膜孔蛋白自由地穿过线粒体外膜。这些底物以及二磷酸腺苷（ADP）、磷酸盐（ATP 的结构单元）经线粒体内膜转运到线粒体基质，这一过程是由它们各自的浓度梯度或由电子传递链（ETC）产生的 H^+ 梯度驱动的特定底物转运体介导的（图 5-3）。

如图 5-4 所示，氨基酸、脂肪酸和丙酮酸代谢为乙酰辅酶 A 并进入柠檬酸循环。每个循环中的氧化脱羧反应，都会释放 3 个分子的还原型烟酰胺腺嘌呤二核苷酸（NADH），1 个分子的还原型黄素腺嘌呤二核苷酸（$FADH_2$），1 个分子的三磷酸鸟苷（GTP）或 ATP，以及 2 个分子的 CO_2（表 5-1）。NADH 和 $FADH_2$ 携带的电子被转移到线粒体电子传递链中，线粒体电子传递链是位于线粒体内膜内的一系列完整的膜复合物，其中电子被顺序地转移，最终转移到氧，氧被还原成 H_2O。NADH 和 $FADH_2$ 的氧化引起 H^+ 从基质向线粒体内部转运。存储在 H^+ 梯度中的势能通过线粒体内膜释放，为 ATP 合酶催化 ADP 合成 ATP 提供了驱动力：H^+

表 5-1 一分子葡萄糖代谢产生的三磷酸腺苷（ATP）

过　程	直接产物	最终产生 ATP
葡萄糖完全氧化产生 ATP		
糖酵解	2 NADH（胞质中）	5[a]
	2 ATP	2
丙酮酸氧化（每分子葡萄糖产生 2 个丙酮酸）	2 NADH（线粒体基质中）	5
乙酰辅酶 A 在三羧酸循环中氧化（每分子葡萄糖产生 2 个乙酰辅酶 A）	6 NADH（线粒体基质中） 2 FADH2	18 4
每分子葡萄糖总产量		30
葡萄糖糖酵解产生 ATP		
糖酵解	2 ATP、2 NADH	2

a. 经苹果酸－天冬氨酸穿梭
ATP. 三磷酸腺苷；NADH. 烟酰胺腺嘌呤二核苷酸；FADH2. 黄素腺嘌呤二核苷酸

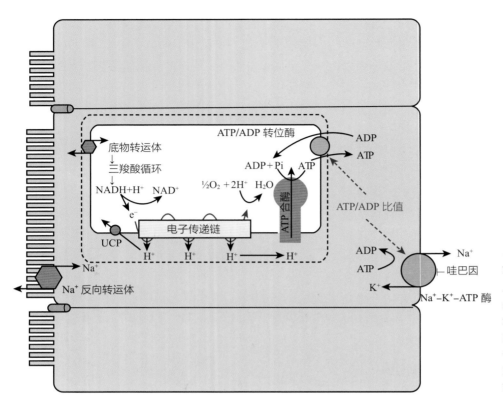

底物转运体
↓
三羧酸循环
↓
NADH+H⁺ NAD⁺

ATP/ADP 转位酶

ADP+Pi ATP

½O₂ +2H⁺ H₂O

ATP 合酶

ATP/ADP 比值

电子传递链

UCP

H⁺ H⁺ H⁺ H⁺

Na⁺

Na⁺ 反向转运体

ADP
ATP

ADP
ATP

哇巴因

Na⁺

K⁺

Na⁺-K⁺-ATP 酶

◀ 图 5-3 **Whittam** 模型
Na⁺-K⁺-ATP 酶 对 ATP 的利用与线粒体耗氧量（QO₂）产生 ATP 的耦联作用。ATP 水解产生 ADP 和无机磷（Pi），降低 ATP/ADP 比值，这个信号可以增加线粒体对 ADP 的吸收，增加 ATP 的合成。UCP. 解耦联蛋白

被转运到基中，与 ADP 和无机磷酸盐（Pi）产生的 ATP 相结合（图 5-3）。以上是 Peter Mitchell 于 1961 年提出的氧化磷酸化化学渗透机制的基本内容[22]。新合成的 ATP 通过被称为腺嘌呤核苷酸转位酶的 ADP-ATP 反转运体从基质转运到线粒体膜间隙中，然后通过可渗透的外膜离开线粒体。在胞质中，ATP 可结合 ATP 酶，例如质膜的 Na⁺-K⁺-ATP 酶。

总之，通过 ETC 的电子流在线粒体内膜上产生质子梯度，其提供的能量可用于 ATP 合酶驱动 ADP+Pi 合成 ATP，并将合成的 ATP 排出线粒体膜[23]。因此，代谢底物与 ATP 合成的氧化过程通过电化学质子梯度耦联。这种耦联过程可以被位于线粒体内膜的解耦联蛋白（UCP）影响，且有组织特异性。简单地说，UCP 产生质子泄漏导致质子梯度的消散可用于驱动氧化磷酸化过程（图 5-3）。研究报道，UCP-2 在肾脏近端小管和髓袢升支粗段中表达（不在肾小球或远端肾单位中），并且其在糖尿病大鼠肾脏中的表达升高[25]。然而，UCP 在肾脏表达和调节的生理学影响尚未进行过充分的研究探索。

（二）Whittam 模型

在 20 世纪 60 年代早期，Whittam 和 Blond 认识到主动转运、呼吸和 Na⁺-K⁺-ATP 酶活性之间存在耦联[69, 70]，他们证实了抑制质膜上活性离子的转运会导致线粒体氧消耗量（QO₂）下降的假说。在体外实验中，他们使用脑或肾组织样本证明了通过去除钠离子或使用钠泵特异性抑制剂哇巴因（均未直接抑制线粒体呼吸）抑制 Na⁺-K⁺-ATP 酶活性可显著降低 QO₂。这一结果使研究者得出结论：除了对 Na⁺、哇巴因及 K⁺ 和 Ca²⁺ 敏感的线粒体外，ATP 酶是肾皮质细胞呼吸的"起搏器"之一[26, 27]。

20 世纪 80 年代，Balaban 及其同事测量了肾皮质小管悬浮液中线粒体烟酰胺腺嘌呤二核苷酸（NAD）的氧化还原状态、细胞 ATP 和 ADP 浓度、ATP/ADP 比值和 QO₂，更为详细地验证了 Whittam 模型（图 5-3）[28]。如果假定转运和呼吸发生耦联，抑制物质转运会引起线粒体向静止状态转变[29]，同时伴随 NADH/NAD⁺ 比值上升、ATP 增加、ADP 和 Pi 减少、ATP/ADP 比值增大及 QO₂ 减少。促进主动转运则会引起相反的结果：NADH、ATP 和 ATP/ADP 比值降低，QO₂ 增加。将肾皮质小管悬

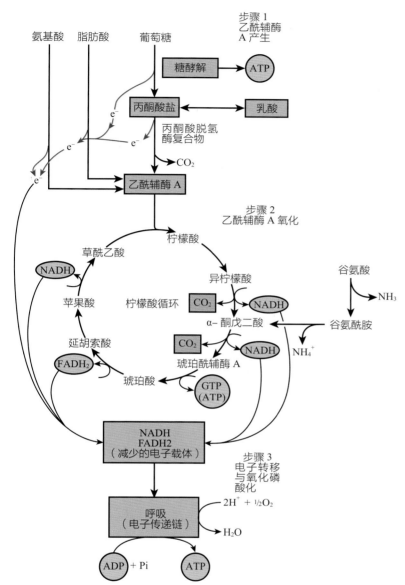

步骤1
乙酰辅酶
A 产生

氨基酸　脂肪酸　葡萄糖

糖酵解 → ATP

丙酮酸盐 ←→ 乳酸

丙酮酸脱氢
酶复合物

CO₂

乙酰辅酶 A

步骤2
乙酰辅酶 A 氧化

柠檬酸

草酰乙酸

NADH

苹果酸

柠檬酸循环

异柠檬酸

CO₂　NADH

谷氨酸

NH₃

α- 酮戊二酸

谷氨酰胺

延胡索酸

CO₂　NADH

NH₄⁺

FADH₂

琥珀酰辅酶 A

琥珀酸

GTP
(ATP)

NADH
FADH2
（减少的电子载体）

步骤 3
电子转移
与氧化磷
酸化

呼吸
（电子传递链）

2H⁺ + ½O₂

H₂O

ADP + Pi　ATP

◀ 图 5-4　细胞呼吸三个阶段中蛋白质、脂肪和糖类的分解代谢

步骤一：脂肪酸、葡萄糖和一些氨基酸氧化产生乙酰辅酶 A（CoA）；步骤二：柠檬酸循环中乙酰基的氧化包括四个步骤；步骤三：还原型烟酰胺腺嘌呤二核苷酸（NADH）和还原型黄素二核苷酸（FADH₂）携带的电子被导入线粒体（或在细菌中，与质膜结合的）电子载体链（呼吸链），最终将 O₂ 还原为 H₂O。这个电子流驱动ATP的产生。近端小管存在两条通路：①通过丙酮酸和乙酰辅酶 A 对乳酸的氧化；②线粒体中谷氨酰胺转化为谷氨酸和 α- 酮戊二酸，产生 2 分子 NH₃，且是酸中毒时 NH₃ 分泌的主要来源。ATP. 三磷酸腺苷；FADH2. 还原型黄素二核苷酸；NH3. 氨；NADH. 烟酰胺腺嘌呤二核苷酸；GTP. 三磷酸鸟苷；ADP. 二磷酸腺苷（引自 Nelson DL, Cox MM. *Lehninger principles of biochemistry*, 5th ed. New York: WH Freeman; 2008）。

浮液与 Na⁺–K⁺–ATP 酶抑制剂哇巴因共同培养导致 QO₂ 下降 50%，NAD 还原为 NADH，ATP/ADP 比值增加 30%，所有证据都表明线粒体 ATP 的产生与消耗是通过 Na⁺–K⁺–ATP 酶进行的。类似地，在缺乏 K⁺（Na⁺–K⁺–ATP 酶转换所需）的小管中，添加 5mmol/L K⁺ 会使 QO₂ 增加超过 50%，将 NADH 氧化为 NAD⁺，ATP/ADP 比值降低 50%。这些结果为 Na⁺–K⁺–ATP 酶和 ATP 的产生与细胞 ATP/ADP 比值耦联提供了证据（图 5–3）。

（三）沿肾单位的能量需求和底物使用

在从近曲小管到内髓集合管（IMCD）的所有肾小管上皮细胞中，基底外侧钠泵使用 ATP 的水解

来驱动 Na⁺ 的初级主动转运和 K⁺ 进入细胞的过程，产生的离子梯度用于驱动耦联的离子和底物穿过顶端膜和基底膜。

尽管分布和功能一致，Na⁺–K⁺–ATP 酶沿肾单位分布的相对丰度是有较大变化的。通过分离的肾小管及成像技术可以研究 Na⁺–K⁺–ATP 酶活性、肾小管与哇巴因的结合及 Na⁺–K⁺–ATP 酶亚基的丰度。Na⁺–K⁺–ATP 酶沿肾单位的表达特点和肾小管与哇巴因结合模式非常相似[10, 30]。Na⁺–K⁺–ATP 酶活性的显著差异很大程度上可以通过哇巴因结合实验或通过分离的肾单位区段亚基的免疫印迹实验所测量出的钠泵数量的差异来解释（图 5–5）[31]。

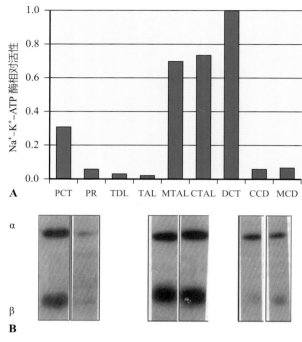

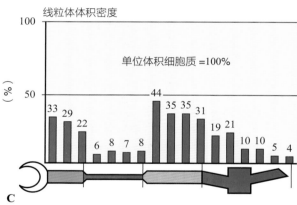

▲ 图 5-5　**A. 大鼠肾单位 Na^+-K^+-ATP 酶相对活性（以远端曲小管的数据进行数据标准化，并以单位长度的小管段表示）；B. 肾单位 Na^+-K^+-ATP 酶的 α_1 和 β_1 亚基的检测。用十二烷基硫酸钠 - 聚丙烯酰胺凝胶电泳分离 40mm 长的小管段，并用亚基特异性血清抗体进行免疫印迹。实验结果与 A 中标示的小管相对应；C. 相对于细胞质单位的线粒体密度形态学分析**

PCT. 近曲小管；PR. 近直小管；TDL. 髓袢降支细段；TAL. 髓袢升支细段；MTAL. 髓质髓袢升支粗段；CTAL. 皮质髓袢升支粗段；DCT. 远曲小管；CCD. 皮质集合管；MCD. 髓质集合管

[(A) 重绘自 Katz AI, Doucet A, Morel F. $Na^+-K^+-ATPase$ activity along the rabbit, rat, and mouse nephron. *Am J Physiol.* 1979; 237: F114-F120; (B) 数据引自 McDonough AA, Magyar CE, Komatsu Y. Expression of $Na^+-K^+-ATPase$ alpha- and beta-subunits along rat nephron: isoform specificity and response to hypokalemia. *Am J Physiol.* 1994; 267: C901-C908; (C) 数据引自 Pfaller W, Rittinger M. Quantitative morphology of the rat kidney. *Int J Biochem.* 1980; 12 (1-2):17-22]

Na^+-K^+-ATP 酶的蛋白表达和活性随肾小管长度的变化而变化，这一现象符合肾单位节段生理学理解的预期：在近端小管中有中等水平 Na^+-K^+-ATP 酶的表达，其中 2/3 的钠离子被上皮细胞重吸收，在小管直段而非小管弯曲段有较低水平的 Na^+-K^+-ATP 酶表达，反映了这两个部位的钠离子转运量。在髓袢细段中检测到非常低的 Na^+-K^+-ATP 酶的表达水平，而在髓质和皮质髓袢升支粗段（"稀释区段"）中 Na^+-K^+-ATP 酶高水平表达，其必须重新吸收大部分 NaCl 且不吸收水，以抵抗迅速升高的上皮细胞内外的渗透梯度。DCT 中的 Na^+-K^+-ATP 酶活性和表达量都是非常高的，主要负责重吸收额外 5%～7% 的滤过液来抵抗迅速升高的上皮细胞内外渗透梯度。在集合管中，可通过与 K^+ 或 H^+ 分泌电耦联的通道重吸收小部分的 Na^+。集合管对 H_2O 渗透性也是变化的，此处 Na^+-K^+-ATP 酶表达非常低，但足以驱动该区域钠离子的重吸收。沿肾单位分布的可产生 ATP 的线粒体，其占细胞质体积的百分比与消耗 ATP 的钠泵的分布情况一致，但变化较小，范围从髓袢细段细胞体积的 10% 或更少、皮质集合管（CCD）、髓质集合管、近端小管细胞体积的 20% 到髓袢升支粗段、近端小管细胞体积的 30%～40%[32]（图 5-5C）。

　　证实哪些底物影响肾单位中 ATP 产生及 Na^+-K^+-ATP 酶的活性已成为许多研究和综述文章的主题[24, 33, 34]。为了获得肾单位特异性的信息，研究人员解剖分离了肾单位的各个区段，并测定了各个区段中相关代谢酶的分布，或者检测了特定底物如何影响 ATP 水平。尽管这些体外实验方法中，缺乏体内实验中会涉及包括肾脏血流、小管液流动、自分泌 - 旁分泌过程、激素、神经系统等在内的各种因素，但这些研究确实提供了每个区段在限定条件下的潜在代谢信息。

　　据报道，分离的肾单位节段的细胞内 ATP 水平较低，因此 Uchida 和 Endou[35] 推断，如果将这些节段与能够被其利用的供能原料共同培养，那么它们的细胞内 ATP 的水平应增加至生理水平。因此他们检查了一系列底物在显微切割的肾小球和肾单位节段中维持细胞内 ATP 水平的能力（不包括髓袢和乳头管部分）。研究的代谢底物（均为 2mmol/L）包括 *L-* 谷氨酰胺、*D-* 葡萄糖、*β-* 羟基丁酸酯（HBA）

和 *DL*- 乳酸。因为预培养没有完全耗尽髓袢升支粗段和远端肾单位的 ATP，因此使用离子载体莫能菌素与底物一起培养以抵消 Na$^+$ 梯度并促进 ATP 消耗。

如图 5-6 所示，作为增加底物产生的功能，每毫米肾小管（或肾小球）的 ATP 变化说明每个区段具有使用这些底物的独特能力。乳酸在维持所有测试的肾单位节段，特别是在近端小管的 ATP 水平中发挥非常关键的作用。近端小管 S$_1$、S$_2$ 和 S$_3$ 区段均有效地使用谷氨酰胺作为供能原料，这与近端小

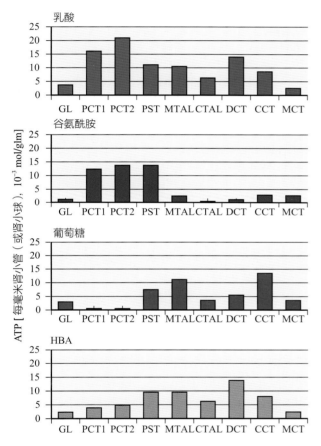

▲ 图 5-6　**肾小球和肾单位各节段不同底物代谢所产生的 ATP 量**

在肾小球、前段近曲小管、后段近曲小管和近端小管直部，这些值等于在每种基质中培养 30min 和不培养的样品之间 ATP 含量的差异。在髓质髓袢升支粗段、皮质髓袢升支粗段、远曲小管、皮质集合管和外髓集合管中，这些值等于在莫能菌素（10pg/ml）存在下，在每种底物存在和不存在情况下培养 15min 的样品之间 ATP 含量的差异。PCT1. 前段近曲小管；PST. 近端小管直部；CTAL. 皮质髓袢升支粗段；CCT. 皮质集合管；GL. 肾小球；PCT2. 后段近曲小管；MTAL. 髓质髓袢升支粗段；DCT. 远曲小管；MCT. 外髓集合管；HBA. 羟基丁酸酯（数据引自 Uchida S, Endou H. Substrate specificity to maintain cellular ATP along the mouse nephron. *Am J Physiol*. 1988; 255: F977–F983.）

管在氨生成中的作用一致。如图 5-4 所示，谷氨酰胺是在近端小管氧化的主要氨基酸，其在近端小管被脱氨基并转化为 α-KG，在酸中毒时可分泌 2 个 NH$_3$ 分子，该部分在第 9 章讨论。谷氨酰胺不是远端肾单位节段中的优选供能原料。葡萄糖沿近端小管被完全重吸收，但葡萄糖不是近端小管 S$_1$ 或 S$_2$ 区域的有效代谢供能原料。相反，所有测试的远端区段都更容易使用葡萄糖来维持细胞的 ATP 水平。HBA 在所有测试的肾单位区段中均可以被有效利用；然而在近端小管的 S$_1$ 和 S$_2$ 区段中，HBA 产生 ATP 的能力远低于谷氨酰胺或乳酸。

Guder 和 Ross 总结了多项研究中涉及的代谢途径相关的酶沿肾单位的分布情况[33]。他们对沿大鼠肾单位分布[36-38]的糖酵解（图 5-7A）和糖异生（图 5-7B）相关酶的描述表明，近端小管中的糖酵解潜力非常低，并且从髓质髓袢升支到集合管的糖酵解潜力都很高。相反，糖异生酶几乎仅在近端小管中被发现。

总之，近端小管重吸收且能合成葡萄糖，但不能代谢葡萄糖。有实际研究和理论来阐释该部位无法代谢葡萄糖的原因。近端小管能够将滤过的葡萄糖从小管液中重吸收回血液。由于葡萄糖通过这些细胞需要的巨大的能量，近端小管己糖激酶需要对葡萄糖具有极低的亲和力，此过程几乎无法调控。相比之下，在肾单位的远端区域，如髓袢和远端肾单位，其小管液中通常很少或没有葡萄糖，其细胞顶端膜中没有钠 – 葡萄糖共转运体，且不能合成葡萄糖，但是这些区域能够使用通过 RBF 递送的葡萄糖作为代谢供能原料（可以通过禁食期间近端小管中的糖异生提供）。图 5-8 为沿肾单位分布的代谢底物的总结[34]。

（四）肾脏的糖异生和乳酸代谢

Gerich 及其同事[39] 在对肾脏糖异生的综述中评论到，肾脏可以被认为是两个独立的器官，这是因为近端小管能够从非糖类前体产生和释放葡萄糖，而葡萄糖利用主要发生在髓质中。肾脏既能消耗、又可以产生葡萄糖，由于髓质中的葡萄糖消耗可以掩盖皮质释放的葡萄糖，所以肾脏的动静脉中葡萄糖差异可能无法检测到。Gerich 及其同事[39] 还根据以下事实提出，肾脏是正常人体中重要的糖异生

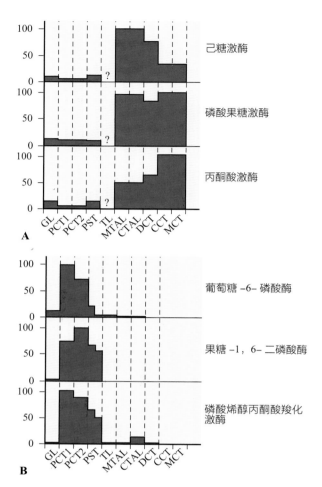

▲ 图 5-7 喂食（A）和饥饿（B）大鼠肾脏不同区段肾单位的糖酵解和糖异生酶的分布

在各个区段中测定己糖激酶、磷酸果糖激酶、丙酮酸激酶、葡萄糖 -6- 磷酸酶、果糖 1, 6- 二磷酸酶和磷酸烯醇丙酮酸羧化激酶的活性。基于每克干重的原始活性，酶活性表示为观察到的最大值的百分比。PCT1. 前段近曲小管；PST. 近端小管直部；CTAL. 皮质髓袢升支粗段；CCT. 皮质集合管；GL. 肾小球；PCT2. 后段近曲小管；MTAL. 髓质髓袢升支粗段；DCT. 远曲小管；MCT. 外髓集合管；TL. 髓袢（改编自 Guder WG, Ross BD. Enzyme distribution along the nephron. *Kidney Int.* 1984;26[2]:101–111. ）

器官：①在夜晚禁食的人类中，近端小管糖异生可占全身糖异生的 40%[39]；②在肝移植期间，肝脏移除后 1h 内的内源性葡萄糖释放量仅降至对照水平的 50%[40]；③在 2 型糖尿病的病理生理学机制中，肾脏葡萄糖释放增加量与肝脏葡萄糖释放量大致相同[41]。与其对照组相比，Zucker 糖尿病肥胖大鼠也表现出显著的糖异生现象[42]。

乳酸可以通过肾小球滤过或经血流到达肾单位，也可以沿着肾单位产生。在肾脏中，乳酸可

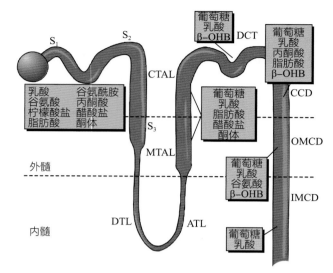

▲ 图 5-8 沿肾单位的代谢底物的倾向

肾单位各节段驱动主动转运的底物倾向的总结，研究主要根据氧消耗量（QO₂）、离子流量、从 ¹⁴C 标记的底物产生的带有放射性碳（¹⁴C）标记的二氧化碳量、ATP 含量和还原型烟酰胺腺嘌呤二核苷酸荧光强度。β–OHB. β– 羟基丁酸酯；DTL. 降支细段；CTAL. 皮质髓袢升支粗段；CCD. 皮质集合管；OMCD. 外髓集合管；ATL. 升支细段；MTAL. 髓质髓袢升支粗段；DCT. 远曲小管；IMCD. 内髓集合管；S₁、S₂、S₃. 近端小管的连续节段（引自 Kone BC. Metabolic basis of solute transport. In *Brenner and Rector's the kidney*, 5th ed. St Louis: Saunders; 2008. ）。

以氧化生成能量，消耗氧气产生二氧化碳和 ATP；或者在近端小管中通过糖异生转化为葡萄糖，这是一个消耗氧气和 ATP 的过程。如图 5-9 所示。Cohen[43] 在一项仅用乳酸作为离体全肾灌注底物的研究中表明，¹⁴C- 乳酸利用率随其在灌注液中的浓度而变化：在低浓度状态下，所有的乳酸均被氧化产生能量（检测为 CO₂），供应物质转运和代谢；当灌注液中的乳酸升高到 2mmol/L 以上时，部分乳酸则用于合成葡萄糖（糖异生）；灌注液中的乳酸含量处于高水平时，代谢和合成速率接近最大值，并且部分乳酸被重吸收。然而，乳酸作为唯一代谢底物并不是一种正常状态，现在的研究也认识到乳酸的代谢受到其他底物存在的影响，例如乳酸的摄取和氧化受到脂肪酸存在的影响[24, 44]。

肾脏将乳酸转化为葡萄糖的能力证明了它可以参与细胞间的乳酸穿梭，也称为 Cori 循环[45]。当剧烈运动的肌肉中氧化磷酸化被抑制时，肌肉变为缺氧状态，Cori 循环在这过程中发挥很重要作用。在肌肉中，丙酮酸被还原为乳酸，同时 NADH 再

生为 NAD^+，这是通过糖酵解继续产生 ATP 所必需的。乳酸被释放到血液中且可以被能够发生糖异生的肝脏和肾脏等组织吸收。在近端小管中，未被氧化的乳酸可以转化为葡萄糖，因为近端小管不使用葡萄糖代谢，所以葡萄糖将被重吸收回到血液中，可用于肌肉的代谢。总体而言，该循环的代谢消耗是比较大的：糖酵解可以产生 2 个 ATP 分子，但是会消耗糖异生所产生的 6 个 ATP 分子。因此，Cori 循环是一种需要能量消耗的过程，在缺氧期间将运动肌肉的代谢负担转移。这种细胞间乳酸穿梭也可以在产生乳酸的肾单位节段和近端小管之间发生。

Scaglione 及其同事[46] 在 1965 年进行的一项大鼠的研究中探讨了肾脏髓质乳酸浓度，以验证髓质在低氧环境中可以进行糖酵解的观点。由于髓质区域没有糖异生来消耗乳酸，此处的乳酸浓度是通过血流供应、髓质产生和经过血流排泄的共同作用形成的。由于直小血管的逆流分布，预计乳酸在一定程度上会集中在髓质。研究结果表明，髓质内的乳酸浓度是皮质中的 2 倍，而在渗透性利尿期间，髓质乳酸增加 1 倍，而皮质乳酸保持不变。作者认为增加的髓质乳酸是在渗透性利尿期间糖酵解增加的证据，因为如果合成速率不变，利尿作用的增强和通过直小血管血流的增加会减少髓质乳酸量。在渗透性利尿期间，向远端肾单位转运的钠离子也会增加，这一过程伴随的 Na^+ 重吸收的增加可以驱动糖酵解作用的增强。

20 年后，Bagnasco 及其同事[47] 研究了从大鼠分离的肾单位节段与葡萄糖一起培养时，加入氧化代谢抑制剂抗霉素 A 对肾单位乳酸产生情况的影响。肾脏乳酸产生的唯一途径是丙酮酸在乳酸脱氢酶的催化下代谢而来。无论有没有抗霉素 A 的刺激，近端小管均不产生乳酸。而远端节段均能产生乳酸，并且在抗霉素 A 培养期间，乳酸的产量显著增加（在髓袢升支粗段中约 10 倍）（图 5-10），这使作者得出结论，肾小管远端节段在缺氧期间通过无氧糖酵解可以产生大量的乳酸。内髓集合管是在对照条件下具有低氧张力的区域，即使没有抗霉素 A 也产生了大量的乳酸，这表明此处主要为无氧糖酵解。

五、肾单位区域特异性的研究

（一）近端小管

许多实验室的研究证据都表明近曲小管中钠离子转运和糖异生两个过程会竞争消耗 ATP[48-50]。Friedrichs 和 Schoner[49] 研究了大鼠肾小管和肾脏切片中的这两个过程，结果发现哇巴因对 Na^+–K^+– ATP 酶的抑制使肾脏糖异生增加 10%～40%，具体程度取决于代谢底物，而提高 Na^+–K^+–ATP 酶的活性，可在增加细胞外 K^+ 浓度的同时抑制糖异生。

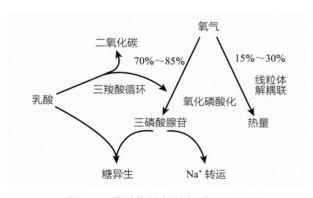

▲ 图 5-9　**肾脏代谢中乳酸和氧气的命运**
如果发生线粒体解耦联，氧气可用于氧化磷酸化产生 ATP 或直接产生热量。乳酸可以作为消耗能量的糖异生的底物，或者进入三羧酸循环产生能量。ATP 可用于 Na^+ 转运或在糖异生过程中消耗

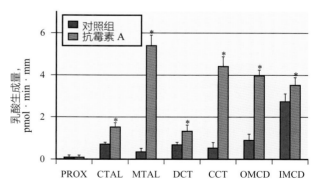

▲ 图 5-10　**在对照条件和抗霉素 A 存在时，大鼠肾单位各区段产生的乳酸量**
OMCD. 外髓集合管；CTAL. 皮质髓袢升支粗段；CCT. 皮质集合管；IMCD. 内髓集合管；MTAL. 髓质髓袢升支粗段；PROX. 近端小管；DCT. 远曲小管（引自 Bagnasco S, Good D, Balaban R, et al. Lactate production in isolated segments of the rat nephron. *Am J Physiol*. 1985; 248: F522–F526.）

作者得出结论，抑制钠泵诱导了细胞的更高能量状态，这将有利于所需能量的合成。Nagami 和 Lee[50] 使用灌注剂对分离的小鼠近端小管进行灌注来研究这一问题。研究发现，当通过更高的速率进行小管灌注，以向近端小管输送更多的钠离子时，葡萄糖产生率降低了 50%；而当肾小管与哇巴因共培养或用阿米洛利灌注（以抑制顶端膜转运）时，葡萄糖的产生速率增加，并且超过了非灌注小管中的葡萄糖产生速率。研究还证实，在增加灌注速率时观察到的葡萄糖产生减少不是由葡萄糖利用率增加引起的，且这一现象不依赖于特定底物的存在。与近端小管糖异生相关的两项研究表明，钠 – 葡萄糖协同转运体 2（SGLT2）抑制剂的降血糖作用部分是由近端小管糖异生减少所导致的：抑制糖尿病小鼠 SGLT2 介导的葡萄糖摄取，可抑制包括 *PEPCK* 等基因在内的多种糖异生主要调节基因的表达[51, 52]。

最近的研究和数学模型评估了抑制近端小管转运途径对代谢和转运效率的影响（钠转运／氧消耗，T_{Na}/QO_2，会在关于钠重吸收的代谢消耗的部分中进一步讨论）。近端小管的钠离子转运 T_{Na}，是跨细胞重吸收 [例如，通过 Na^+/H^+ 交换体 3（NHE3）] 和钠 – 葡萄糖协同转运体 2（SGLT2），以及细胞旁重吸收 [例如，通过密蛋白 2（cldn–2）] 的总和。数学模型预测 T_{Na}/QO_2 在近端小管 S_3 节段中高出 80%，是由于其对细胞旁的 T_{Na} 贡献比例较大，此过程是高能量效率的。在这些模型中，抑制 NHE3（近端小管中的主要钠转运体）或 Na^+-K^+-ATP 酶降低了 T_{Na}、QO_2 及转运效率[53]。SGLT2 的抑制降低了 T_{Na}，但是增加了 QO_2，这其中的原因一部分是由于激活了 NHE3 和 SGLT1，一部分是由于肾小管葡萄糖的积聚减弱了 T_{Na} 细胞旁转运的驱动力[51, 53]。关于细胞旁重吸收，由于 T_{Na} 从高能量效率的细胞旁途径转变为 Na^+-K^+-ATP 酶驱动的跨细胞途径，导致了近端小管中紧密蛋白 –2 缺失小鼠的 QO_2 显著增加。因此，cldn–2 缺失小鼠表现出髓质缺氧及对肾小管损伤的易感性增加[54, 55]。运输代谢消耗的增加如何（或是否）影响近端小管中的代谢途径和代谢底物的利用仍有待确定。

（二）髓袢升支粗段

髓袢升支粗段（TAL）具有非常高的 Na^+ 转运速率、极高的浓度梯度、非常高水平的 Na^+-K^+-ATP 酶活性和表达，其 40% 的细胞溶质体积被线粒体占据（图 5-5）。尽管 TAL 具有比近端小管更大的无氧代谢能力，但该区域仍然需要氧化代谢来维持细胞内的 ATP 水平和 Na^+ 重吸收[35, 56]。

（三）皮质集合管

皮质集合管（CCD）的代谢是非常有趣的，因为它由明显不同的细胞类型组成：主细胞可重吸收钠离子；闰细胞能够分泌碳酸氢根（HCO_3^-）。Hering–Smith 和 Hamm 对兔的 CCD 进行微灌注，测量了 Na^+ 在管腔的重吸收（使用 $^{22}Na^+$），以及使用微量热法测定了当底物存在时，抑制剂对 HCO_3^- 转运的影响。结果发现，抗霉素 A 抑制 Na^+ 的重吸收和 HCO_3^- 的分泌，这一现象为该过程依赖于氧化磷酸化提供了证据。然而，Na^+ 的重吸收和 HCO_3^- 的分泌都不依赖于糖酵解或磷酸戊糖途径。内源性底物为 Na^+ 的转运提供了一小部分能量。基底外侧葡萄糖和乙酸盐的混合物在 Na^+ 重吸收过程中贡献最大，而葡萄糖或乙酸盐对 HCO_3^- 的分泌提供了全部的能量。管腔内葡萄糖在一定程度上为 HCO_3^- 分泌（而不是 Na^+ 转运）提供了能量。总之，该研究表明主细胞和闰细胞具有不同的代谢表型。

（四）髓质集合管

髓质集合管在最终的尿的酸化中发挥重要作用。Hering–Smith 和 Hamm[57] 通过比较外髓集合管（OMCD）与 CCD 发现，OMCD 中的碳酸氢盐分泌可以完全由内源性代谢底物提供能量。该区域的钠离子转运和线粒体都较少（图 5-5）。Stokes 及其同事[58] 分离了 IMCD 并检测了其代谢特征。在不提供外源性代谢底物的情况下，IMCD 可以维持细胞 ATP 水平和正常呼吸功能，这证明存在显著的内源性代谢底物。在存在鱼藤酮（一种氧化磷酸化抑制剂）的情况下，糖酵解可增加 56%，如酶谱中所表现的特点，为无氧代谢提供了证据。抑制钠泵的活性使 QO_2 降低了 25%～35%，这为钠泵活性与氧化代谢之间的联系提供了证据。

在检测分离的 IMCD 中 K^+ 转运的代谢决定因素的研究中[12]，发现葡萄糖使氧消耗和细胞内 K^+ 含量增加超过 10%，而糖酵解抑制剂则促进了细胞 K^+ 的释放。同时，在抑制线粒体氧化磷酸化过程中也不能维持细胞内 K^+ 含量。因此，在 IMCD 中，需要糖酵解和氧化磷酸化来维持最佳的 Na^+-K^+-ATP 酶活性以保持细胞 K^+ 梯度。鉴于髓质集合管区域 PO_2 和线粒体密度较低，其对无氧代谢的依赖性较高，但仍利用氧化代谢来全力为物质转运提供能量。

（五）沿肾单位的转运体的性别双态性和代谢特点

20 世纪 90 年代以来，研究者在啮齿类动物中已经认识到肾血流动力学的性别差异，包括雌性有较低的 GFR 和较高的 RVR，以及性别之间相似的血压等特点[59]。与大鼠生理学检测相结合的免疫印迹实验表明，雌性与雄性相比表现出较低的近端转运体丰度和 HCO_3^- 重吸收的独特转运体谱，以及远端较高的 NCC 和 ENaC 活化特点[60]（图 5–11）。预计 T_{Na} 从能量高效的近端小管向更加耗能的远端肾单位的这种转变会降低雌性的钠离子转运能量的效率（T_{Na}/QO_2）。T_{Na} 这种下游转变的基本原理可以在雌性生物学特征中找到。妊娠期甚至是时间更长的哺乳期是女性体液稳态的主要挑战。基础情况下，雌性的近端小管比雄性更短[61]，但其会在哺乳期间延长，在转运效率很高的区域，由于细胞旁 T_{Na} 的存在，导致 T_{Na} 的比例增加[61, 62]。这些性别和生殖状态依赖的肾转运功能的显著差异可能与肾单位区域特异性的代谢差异相关，这需要在未来的研究中认真考虑。

六、肾脏氧化的调控

肾脏必须维持一定的肾内氧含量水平，以避免缺氧导致的能量衰竭和高氧导致的氧化损伤[63]。肾脏的氧合能力和组织氧张力（PO_2）的决定因素有 3 个：①RBF 和动脉血氧含量；②细胞的耗氧量；③动 – 静脉（AV）氧分流，这需要氧从肾小球前动脉扩散到肾小球后静脉，而无法直接供应细胞。

（一）肾血流量、耗氧量和动 – 静脉氧分流

肾脏具有很高的血流量，其接近心排血量的 25%，是维持 GFR 所必需的。与其他主要身体器官相比，每克组织的肾脏 QO_2（RBF 和肾脏氧摄取量）很高，仅次于心脏 [（肾脏 2.7mmol/（kg·min），心脏 4.3mmol/（kg·min）][1]。因为肾脏氧摄取量很低，肾脏 QO_2 主要由高 RBF 驱动。尽管 RBF 高且肾脏氧摄取量低，但是肾皮质易受缺氧影响[64]。肾动 – 静脉氧分流是维持 GFR 所必需的，是高灌注情况下预防高氧的适应性过程。然而，这种分流在氧供 – 需不匹配的情况下可能是有害的[63]。

O_2 在髓质中沿直小血管降支到升支分流的现象已被广泛接受[65]，但对于皮质分流的位置或其对氧合的影响知之甚少。使用氧传感微电极检测证实

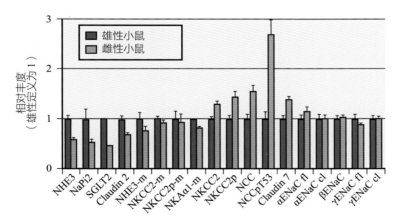

▲ 图 5–11　雌性 C57BL/6 小鼠肾脏钠转运体丰度的分布相对于雄性小鼠的丰度表达的相对值（将雄性小鼠定义为 1.0）
用免疫印迹法检测皮质和髓质内各类蛋白表达情况。NHE3. Na^+/H^+ 交换体 3；SGLT2. 钠 – 葡萄糖协同转运体 2；NHE3–m. 髓质 Na^+/H^+ 交换体 3；NKCC2p–m. 髓质磷酸化激活的 $Na^+-K^+-2Cl^-$ 共转运体 2；NKCC2. $Na^+-K^+-2Cl^-$ 共转运体 2；NCC. Na^+-Cl^- 共转运体；Claudin 7. 紧密连接蛋白 7；αENaC cl. 剪切活化形式的上皮 Na^+ 通道 α 亚基；γENaC fl. 全长形式的上皮 Na^+ 通道 γ 亚基；NaPi2. 钠 / 磷酸盐协同转运体 2；Claudin 2. 紧密连接蛋白 2；NKCC2–m. 髓质 $Na^+-K^+-2Cl^-$ 共转运体 2；NKA α1–m. 髓质 Na^+-K^+-ATP 酶；NKCC2p. 磷酸化激活的 $Na^+-K^+-2Cl^-$ 共转运体 2；NCCpT53. 磷酸化激活的 Na^+-Cl^- 共转运体；αENaC fl. 全长形式的上皮 Na^+ 通道 α 亚基；βENaC. 上皮 Na^+ 通道 β 亚基；γENaC cl. 剪切活化形式的上皮 Na^+ 通道 γ 亚基（改编自 Veiras 等[60]及 Pastor–Soler 和 Hallows KR[192]）

了肾皮质中动 – 静脉氧分流，肾静脉（50mmHg）的氧张力明显高于出球小动脉（45mmHg）或肾小管（40mmHg）[67, 68]。最近，几个相互独立的研究组使用计算机模拟检测了受肾小球前性动 – 静脉氧分流的氧分数，以及对氧向肾皮质递送的影响。2015 年的一项研究表明，肾小球前性的氧分流可忽略不计，且不太可能影响肾脏的氧合[69]。有人提出，该模型可能没有充分考虑到当动 – 静脉被包裹且伴随走行时（扩散短且没有 O_2 汇入），动 – 静脉氧分流所受到的影响，而这一状态会促进动 – 静脉氧分流[70]。2017 年的一项检测肾小球前动 – 静脉氧分流的研究表明，虽然动 – 静脉分流在基础状态下只有很小的影响，但它会加剧肾缺血期间的缺氧状态[71]。

鉴于肾脏和其他器官中组织 PO_2 的相似性，一些人认为动 – 静脉氧分流是一种适应性机制，用于防止皮质小管暴露于达到有毒水平的氧中，同时保持高 RBF 以清除过多的氧[72]。如前所述，由于直小血管中的逆向走行，肾髓质中的氧从直小血管降支到升支大量分流。由直小血管形成的"发夹环"中的逆流有助于溶质再循环到髓质内部，其中的高渗透压液体对尿液浓缩至关重要（见第 10 章）。作为维持髓质渗透梯度的这种逆流机制的结果，皮质到内髓氧气含量出现梯度下降，其中 PO_2 降至 10mmHg[73]。这是由于通过直小血管的缓慢血流，外髓髓袢升支粗段主动运输的氧消耗，以及从直小血管降支到升支的氧扩散相结合造成的[73]，使髓质组织处于近乎缺氧的状态，尤其是近端小管 S_3 段和髓质髓袢升支粗段所在的外髓部位，由于它们可重吸收大部分过滤的 Na^+，这使得这些区域最容易受到缺血性损伤。

Chen 及其同事将氧的转运纳入到大鼠外髓的数学模型中[74, 75]。该模型考虑了髓质解剖结构的细节，包括在血管束中心的长直小血管降支的定位，以及在血管束外围的髓袢升支粗段和集合管的定位。该模型预测了从血管束到相应髓袢升支粗段的氧梯度的急剧下降，以及髓袢升支粗段和内髓质之间在供氧方面的协调[76]。

在大多数器官中，组织中氧可以通过血流的调节达到稳定状态。在这种情况下，由于代谢活动和氧气利用增加而产生的血管活性代谢终产物能够产生信号，导致更多的血液流向该器官。肾脏与仅接受血液供应代谢需求的其他器官不同，肾脏氧合的特征是不能依赖这种简单的代谢自动调节模式。肾脏也通过血流以发挥肾小球滤过和肾小管转运功能。RBF 可以根据需求进行自身调节，因为其决定了 GFR，GFR 又决定了钠离子重吸收速率，而钠离子重吸收是 QO_2 的主要决定因素[77, 78]。如果肾脏将 RBF 的调节作为稳定肾脏氧含量的手段，这将产生正反馈性的恶性循环，氧输送的增加将增加肾脏的氧消耗，氧消耗的增加则需要转运更多的氧。这种正反馈本质上是不稳定的，因此这种单独的过程无法稳定 RBF 或肾脏氧含量。因此，肾脏必须存在更复杂的机制。肾脏有两种常规途径稳定其氧含量。一种途径是将 RBF 与 GFR 分离，另一种途径是改变 Na^+ 转运的代谢效率（表 5-2），这些将在后面进一步讨论。

最终，肾脏消耗氧气的速率必须与 GFR 相关联。这是因为氧气的主要用途是支持滤过的钠离子的重吸收，滤过的钠离子通过球 – 管平衡（GTB）与 GFR 相关联。尽管节段之间的机制不同，GTB 描述了过滤负荷对肾小管重吸收的直接影响，并且它在所有肾单位节段中发挥作用。在近端小管中，小管液流动增加产生的剪切应变会在顶端膜微绒毛上施加转矩，这将上调顶端膜钠离子转运体的功能[79, 80]。在过滤分数增加的情况下，管周毛细血管渗透压的平行增加将增加驱动流体重吸收的 Starling 力。在髓袢升支粗段，NKCC2 的转运量受氯离子浓度的限制，在更高小管液流速时离子浓度沿髓袢升支粗段下降得更慢。但是，尽管 GTB 适用于净重吸收过程，但小管液流速的增加也缩短了钠离子暴露于重吸收过程中的时间。这提示 GTB 并不比恒定的重吸收速率作用更大。

表 5-2　每次做功氧消耗量改变的机制

从肾血流中分离出的肾小球滤过率
改变每次 Na^+ 重吸收的耗氧量
肾小管各节段间物质被动重吸收时转运部位的变化
改变小管的反向渗漏机制
改变线粒体产生的 ATP 与氧消耗的偶合比例

（二）管－球反馈

RBF、GFR 和滤过的 Na^+ 负荷的明显波动将干扰肾脏准确调配 Na^+ 和尿量排泄，并破坏细胞外液的容积稳态。但由于 RBF 和 GFR 受肾小管－肾小球反馈（管－球反馈）机制的严格控制，这种情况通常不会发生（详见第 3 章）。简而言之，如果 RBF 和（或）GFR 增加，且 GTB 沿着近端小管保持着恒定的重吸收效率，那么越来越多的盐将被递送至致密斑，这将引发管－球反馈反应。具体来说，顶端膜 NaCl 转运的增加或流向该区域血流量的增加，将引起致密斑的细胞将 ATP 释放到入球小动脉周围的间质中。这种反应依赖于基底膜外侧 Na^+-K^+-ATP 酶，以维持向细胞内建立的定向 Na^+ 梯度[81]。ATP 通过大阴离子通道释放[82]。释放的部分 ATP 通过外核苷三磷酸二磷酸水解酶 1（ecto-NTPDase1）和胞外 5- 核苷酸酶转化为腺苷[83]。腺苷可激活入球小动脉的腺苷 α_1 受体，引起血管收缩。小动脉收缩使 RBF 和 GFR 同时降低，直到 Na^+ 转运至致密斑后被重新调整。因此，在小管 NaCl 负荷和相同肾单位的 GFR 之间建立了负相关关系[77]。

由于信号通过管－球反馈系统需要时间，系统更倾向于在 30s 内发生波动。肾脏 PO_2 的节律性波动与管－球反馈介导的小管液流动波动有相同的频率。这说明了管－球反馈同时影响了肾脏小管液的流速和氧水平变化[84]。

腺苷作为血管收缩剂通过介导管－球反馈发挥作用，其介导的血管收缩是入球小动脉独有的。在发挥血管活性作用时，腺苷还可发挥由 A_2 受体介导的血管舒张作用。除腺苷受体外，入球小动脉表达的 P_{2X} 嘌呤能受体也介导血管收缩反应，这一反应是对间质 ATP 的反应。这些 P_{2X} 受体对压力介导的 RBF 自动调节至关重要[85]，但腺苷 α_1 受体足以解释管－球反馈反应[83]。

腺苷还通过调节局部血流、离子转运及其他自分泌和旁分泌因子（包括使血管舒张的前列腺素和一氧化氮），维持髓质能量平衡，这些因子可增加髓质血流量，同时抑制髓袢升支粗段中的钠离子转运[48, 86, 87]。特别地，腺苷是通过髓质的负反馈进行局部代谢调节的典型研究案例。当 ATP 水平下降时，腺苷从髓袢升支粗段细胞释放到肾间质中，在间质中它与腺苷 α_1 受体结合并抑制髓袢升支粗段和内髓集合管 Na^+ 重吸收。降低 QO_2 能够增加 PO_2。相同的腺苷存储还可激活深部皮质和髓质直小血管的腺苷 A_2 受体以增加血流量[88, 89]。

通过这些机制，髓袢升支粗段能够满足其自身需要。但由于髓袢升支粗段钠离子重吸收通常超过尿钠排泄的 40 倍，因此其重吸收的任何显著下降都必须通过增加其他部位的主动转运，或者通过管－球反馈降低 GFR 来补偿。肾小球、近端小管或髓袢升支粗段中 α_1 受体的激活有助于减少相对缺氧的外髓部位的压力，而激活直小血管的 A_2 受体可促进氧转运至髓质（图 5-12）。

（三）钠离子重吸收的代谢消耗

肾脏钠离子转运的代谢消耗可以通过钠泵的化学计量和产生 ATP 所需的氧气量来估算。钠泵化学计量决定了 1 个 ATP 分子的水解与 3 个 Na^+ 排出细胞和 2 个 K^+ 进入细胞相关联[4]，氧化代谢每消耗 1 个 O_2 分子产生约 6 个 ATP 分子（表 5-1 和图 5-4）。在 20 世纪 60 年代，一些研究人员测量了各种哺乳动物肾小管重吸收的代谢消耗。在 1961—1966 年间的 4 项被高引用的研究中，人们普遍认为 QO_2 和 T_{Na} 之间的关系是线性的，并且肾脏在该过程中消耗每分子氧可重吸收 25～29 个 Na^+[90-93]。其中一项研究的代表性结果图如图 5-13 所示。

如果假设肾脏线粒体利用每分子氧产生 6 个 ATP 分子，那么肾脏必须用每个 ATP 分子重吸收 4～5 个 Na^+。这超过了当时已知的 Na^+-K^+-ATP 酶的 3：1 化学计量（见 Burg 和 Good 综述）[94]。目前已被广泛接受的是，由于基底外侧钠泵使用来自单个 ATP 分子的能量从小管细胞中推动 5 个 Na^+ 转运存在热力学困难，因此推测相当大比例的钠重吸收是通过被动转运以及细胞旁途径。Cohen 等后来提出[43]，这些计算出的 QO_2/T_{Na} 比值实际上低估了钠离子重吸收的真实效率，这是由于 Na^+ 转运过程中消耗的一小部分氧气也用于代谢通过 Na^+ 共转运进入细胞的有机底物。最重要的一个例子是乳酸，其通过 Cori 循环转化为近端小管中的葡萄糖。乳酸在肾脏中的糖异生能力很强，据估计，肾脏消耗的将乳酸转化为葡萄糖的能量是重吸收钠离子的 25%[43]。

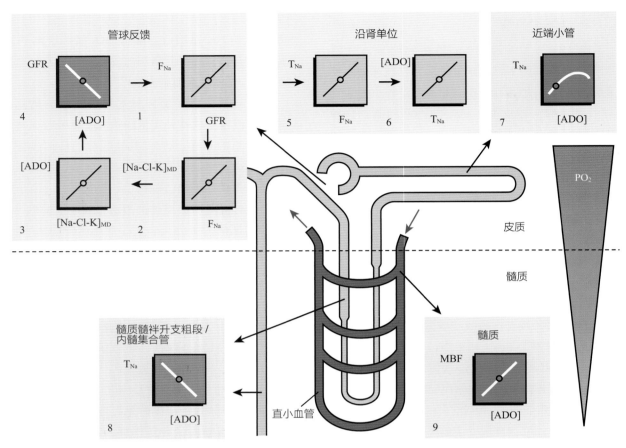

▲ 图 5-12　细胞外的腺苷在保护肾脏髓质免受缺氧损伤中的作用

线图说明了给定参数之间的关系。这些线上的小圆圈表示环境生理条件：1. 肾小球滤过率（GFR）的升高增加了皮质和髓质中小管系统的 Na^+ 负荷（F_{Na}）；2. Na^+ 负荷的这种上升增加了致密斑感知的盐离子浓度；3. 致密斑感受到升高的盐离子浓度反过来会增加此处腺苷的含量。（4）腺苷降低了肾小球滤过率，进而减低 Na^+ 负荷，关闭负反馈环路，从而为整个波动系统提供基础；5. Na^+ 负荷决定了每个肾单位节段 Na^+ 转运和 O_2 消耗量，因此 Na^+ 负荷的波动可能有助于保护肾脏髓质；6. 沿肾单位，Na^+ 转运的增加是腺苷含量增加；7. 在皮质近端小管中，腺苷刺激 Na^+ 转运，从而降低髓质中的肾单位节段的 Na^+ 负荷；8. 相反地，腺苷抑制髓质中 Na^+ 的转运，包括髓质髓袢升支粗段和内髓集合管；9. 此外，腺苷增加肾脏髓质血流量（MBF），这增加了 O_2 的输送并进一步限制了髓质中需要消耗 O_2 的物质转运过程。F_{Na}. Na^+ 负荷；$[Na^+-Cl^--K^+]_{MD}$. 致密斑；MBF. 髓质血流；GFR. 肾小球滤过率；ADO. 腺苷；PO_2. 氧分压；T_{Na}. Na^+ 转运（改编自 Vallon V, et al. Adenosine and kidney function. *Physiol Rev*. 2006; 86: 901-940.）

据估计，钠离子主动转运的代谢消耗量沿肾单位的走行有较大的变化。如前所述，重吸收 O_2 消耗的 Na^+ 的总化学计量估计为 25～30（微等效 Na^+/微摩尔 O_2）[90, 92]。消耗每个 ATP 分子可重吸收 5 个 Na^+ 的这一比例，远高于通过钠泵化学计量预测的消耗每个 ATP 分子来转运 3 个 Na^+ 的比例。事实上，由于小管的反向渗透，且肾脏的基础代谢功能与钠转运无关（即对 Na^+-K^+-ATP 酶抑制剂哇巴因不敏感）（图 5-14），人们预测这一比例可能低于 3。

钠离子重吸收效率高于预期的一个原因是，肾脏可以利用原发性和继发性主动转运产生的梯度中的过量自由能来驱动氯化钠的细胞旁被动重吸收。负责近端小管钠离子重吸收的细胞旁途径的关键蛋白是紧密连接蛋白 claudin-2 [95]。近端小管中段和髓袢升支粗段前段可获得用于细胞旁重吸收的自由能 [94]。在近端小管中，由于在小管前段优先吸收碳酸氢盐而不是氯化物，导致被动转运的驱动力逐渐增加 [96, 97]。

小管碳酸氢盐浓度的下降与氯化物浓度的上升同时发生，这是因为水伴随 Na^+、HCO_3^- 和有机渗透物等穿过近端小管（见第 5 章）。这种小管 - 血液的 Cl^- 梯度驱动了细胞旁氯离子的被动重吸收。相反，由 Cl^- 的电扩散产生的跨上皮电压驱动了钠

离子被动重吸收。由于该区域的 NaCl 反射系数小于 NaHCO₃[96]，耦联的氯化钠重吸收也发生在溶剂

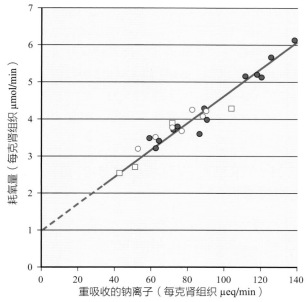

▲ 图 5-13　**犬肾脏中氧消耗可作为钠离子净重吸收的函数**
实心圆圈为对照组，空心圆圈为缺氧组，正方形为氢氯噻嗪组。数据点拟合线的斜率表示氧消耗量 /Na⁺ 转运量，约为 1/28 [改编自 Thurau K. Renal Na–reabsorption and O₂–uptake in dogs during hypoxia and hydrochlorothiazide infusion. *Proc Soc Exp Biol Med.* 1961; 106:714–717; and Mandel LJ, Balaban RS. Stoichiometry and coupling of active transport to oxidative metabolism in epithelial tissues. *Am J Physiol.* 1981; 240(5): F357–F371.]

肾上皮细胞耗氧量的组成部分

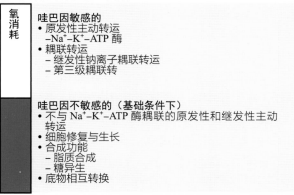

▲ 图 5-14　**肾脏上皮细胞大部分的氧消耗对 Na⁺-K⁺-ATP 酶特异性抑制剂哇巴因敏感，氧消耗驱动原发性主动转运，该转运方式与钠泵活性相耦联**
根据定义，在哇巴因存在时，不发生改变的肾脏氧消耗分数与细胞中 Na⁺-K⁺-ATP 酶活性无关，并且大致相当于基础状态的氧消耗水平。这为不与钠离子梯度、细胞修复和生长，生物合成和底物相互转换相耦联的运输过程提供了能量

拖曳之后[98]。虽然不同预测值各不相同，但这种被动重吸收可能会使重新吸收到近端小管中消耗 O₂ 分子的 Na⁺ 数量从 18 个增加到 48 个[99]。如前一节所述，减弱 claudin-2 敲除小鼠的细胞旁重吸收可以通过将 Na⁺ 的转运方式从细胞旁重吸收转变为跨细胞重吸收，从而增加 T_Na 的耗氧量，该结果为以下观点提供了强有力的支持，即在近端小管的大部分 Na⁺ 重吸收过程中，氧气的高效利用需要细胞旁转运途径[55]。

使用乙酰唑胺同时阻断细胞溶质和细胞膜的碳酸酐酶，能够以 16：1 的摩尔比减少碳酸氢盐重吸收和 QO₂，与钠泵简单耦联的预期结果一致[100]。但使用细胞膜特异性的碳酸酐酶抑制剂抑制碳酸氢盐重吸收，酸化小管液，反而增加了体内和离体的近端小管的 QO₂ 水平，这种作用同时阻断了顶端膜 Na⁺/H⁺ 交换体 NHE3[101]。体内外实验结果中，为什么提高细胞至管腔的质子梯度需要增加近端小管中的 QO₂ 这一问题目前尚缺乏解释。

髓袢升支粗段的前段部分也能够进行细胞旁路 Na⁺ 重吸收。在这个区域，Na⁺ 可以通过顶端膜 NKCC2 或 Na⁺/H⁺ 交换体进行跨细胞转运，该过程继发于高密度的 Na⁺-K⁺-ATP 酶将 Na⁺ 排出基底膜。此外，只有存在足够的管腔上皮的正电压克服与反向浓度差异相关的反向扩散力，Na⁺ 才能通过细胞旁途径进行重吸收。由于顶端膜具有高浓度的 K⁺ 通道，而基底外侧膜具有 K⁺ 和 Cl⁻ 通道，因此在髓袢升支粗段的管腔中可产生正电压。正如 Goldman–Hodgkin–Katz 电压方程所预测的，氯离子的电导使基底膜电位小于顶端膜电位，这导致正向的跨上皮电位梯度[102, 103]。

在远端小管和集合管中，由于小管液中钠离子浓度太低，使钠离子无法通过细胞旁途径重吸收。在这些区域中，Na⁺ 重吸收的能量消耗下限呈与钠泵相同的 3 个 Na⁺/1 个 ATP 的比例。虽然钠离子的主动转运是肾脏细胞呼吸的"起搏器"，但有许多方法可以重置 QO₂ 与钠泵活性的关系。Silva 和 Epstein 的研究提供了这方面的例子，他们检测了大鼠肾脏切片中的 O₂ 消耗和 Na⁺-K⁺-ATP 酶活性，其中 Na⁺-K⁺-ATP 酶活性的增加是通过预先用三碘甲状腺原氨酸（T₃）、甲泼尼龙、钾负荷处理或通过肾脏次全切除术诱导的。尽管其中每一种方法都增

加了离体的钠泵活性，但只有 T_3 和甲泼尼龙增加了 QO_2[104]。

研究还表明，通常与棕色脂肪和横纹肌相关的儿茶酚胺的产热作用也发生在肾脏中，肾脏对多巴胺灌注的反应几乎是总代谢率的 2 倍，但 Na^+ 重吸收的变化很小[105]。多巴胺能够抑制近端小管 Na^+ 重吸收[106, 107]，从而将重吸收的负担转移至效率较低的下游区段。然而，在多巴胺灌注期间，热量能在皮质和髓质中积累，表明该机制可能是儿茶酚胺对肾代谢的一种直接影响。此外，多巴胺导致 RBF 的增加可能是肾脏耗氧量增加的原因，肾脏氧消耗是 RBF 和肾脏摄取氧的结果。

Weinstein 和 Szyjewicz[108, 109] 还使用 10% 体重的短期生理盐水扩容作为抑制大鼠近端小管 Na^+ 重吸收的另一种方法，并检测了 QO_2/T_{Na}。这种操作使近端小管减少了 30% 的 Na^+ 重吸收，导致 GTB 介导的近端小管下游净重吸收量增加。然而，整体 QO_2 水平实际是下降的。据推测，这种下游重吸收增加的能量是由无氧呼吸产生的，但其具体机制细节仍有待进一步研究。在抑制近端小管转运时，近端肾单位与远端肾单位的转运能量消耗取决于引起转运变化的刺激因素的性质及代谢环境。

Na^+ 重吸收的能量效率沿肾单位的分布变化很大，其原因很大程度上是具有渗透特性的上皮细胞（如近端小管）中用于物质重吸收的细胞旁途径的存在，该过程可以利用浓度梯度和电化学梯度来重吸收 Na^+ 而不需要 ATP 水解。因此，如果近端小管重吸收量本身较低（如女性）或减少，T_{Na} 向更远端部位的转变应该引起 QO_2 的增加，这是由更高活性的上游细胞的 Na^+ 重吸收驱动的。前面内容已经介绍了 cldn-2 敲除小鼠的例子[55]。Layton 等最近提供了计算模型来评估 T_{Na} 如何从一个区域转移到另一个区域，或者评估在特定区域抑制 T_{Na} 如何改变整体 QO_2[110, 111]。在该模型中，增加肾单位 GFR 并未改变近端小管（T_{Na}/QO_2）中 Na^+ 重吸收的效率，而由于小管腔内较高的 Na^+ 浓度，它增加了继发于细胞旁较高 T_{Na} 下游的 T_{Na}/QO_2。这一发现表明，近端小管 S_3 段和髓质髓袢升支段（易受缺氧影响）为响应增加的小管流量和底物转运得到了更多 QO_2 的缓冲[110]。当该模型应用于检测抑制某个转运体的作用时，抑制近端小管 NHE3 的影响最为明显，由

于 NHE3 在基础状态时重吸收 36% 滤过的 Na^+，因此这一结果并非出乎意料。总体而言，抑制 NHE3 80% 的活性可使 GFR 降低 30%（由管–球反馈介导）并使全肾 T_{Na}/QO_2 降低 20%，这一结果是由远低于近端细胞旁 T_{Na} 和 T_{Na} 向效率较低的远端区域的转变导致的。有趣的是，该模型预测到，增加管腔 Na^+ 后，抑制 NHE3 和 NKCC2 活性能够增加 CNT 和 CD-ENaC 介导的 T_{Na}/QO_2。抑制 NKCC2、NCC 或 ENaC 虽然可以改变尿量，但是 Na^+ 和 K^+ 的排泄并不会改变整个肾脏的 T_{Na}/QO_2[111]。

七、正常扰动和疾病状态时肾脏的氧化和代谢情况

肾脏已经进化出多种机制，以最大限度地减少氧气转运的变化并应对 PO_2 的减少。其中一些机制是肾脏特异性的，而其他一些机制对于多种组织是通用的，如下所述。

（一）生理调节：滤过分数和 QO_2/T_{Na}

如前所述，肾脏有两种途径可以达到稳定的氧含量：RBF 与 GFR 的解离、QO_2/T_{Na} 的改变（表 5-2）。这两种途径都受到调控，且两种方式的效果相同。通过降低滤过分数会增加氧的供需比从而发挥稳定肾脏氧的作用。对于处于滤过平衡状态的肾单位，这需要独立调控入球和出球小动脉，进而通过调节肾小球中嘌呤能信号、血管紧张素信号、一氧化氮信号和其他信号传导系统的活性来实现。本书第 3 章详细讨论了肾小球的血流动力学，这里仅介绍部分特征。

首先，肾脏可以通过收缩入球小动脉（减少氧输送）或扩张出球小动脉（增加氧输送）来降低滤过分数。收缩入球小动脉能够比 RBF 更快地通过降低 GFR 来节省起始能量的消耗。只有当肾小球毛细血管压力起初较低，例如在低血压期间或入球阻力升高时，扩张出球小动脉才会降低 GFR[112]。在面对低血压或高上游阻力时，作用于入球和出球小动脉的血管紧张素 Ⅱ 通过优先收缩出球小动脉以稳定 GFR，肾脏的氧供应与需求比例降低。相反地，肾小球中的腺苷信号传导降低了滤过分数，因此能够在不损害氧供需平衡的情况下稳定肾单位功能。纳摩尔范围内的腺苷通过结合高亲和力的腺苷 α_1 受

体收缩入球小动脉。较高的浓度腺苷通过结合低亲和力的腺苷 A_2 受体扩张出球小动脉。随着更多的 NaCl 被输送到肾单位，间质内的腺苷浓度升高。其原型是通过致密斑的管 - 球反馈信号传导，但不排除其他来源（图 5-12）。当肾脏在一定距离的远端区域进行信号传输时，增加管 - 球反馈信号能够收缩入球小动脉。当肾脏在较远的远端区域进行信号传输时 [113]，进一步增加管 - 球反馈信号导致出球小动脉扩张，这可被视为是随着 O_2 供应的减少而优先向维持 O_2 供应状态的转变。

稳定肾脏 O_2 的第二种方法是改变 QO_2/T_{Na}。如前所述，20 世纪 60 年代的研究确定了 QO_2 和 T_{Na} 之间的线性关系。这些研究都采用了类似的标准，即基底上的 QO_2 作为 T_{Na} 的函数。通过从总耗氧量中减去基础代谢所需的量来获得基底上耗氧量。后者通过各种方法被验证。一种方法是，将 QO_2 与作为 T_{Na} 的函数作图，然后外推至 y 截距以获得基础 QO_2 值。另一种方法是，将肾灌注压降低至肾小球滤过停止的程度，然后将残留的被检测到的 QO_2 归属于基础代谢。这些获得基础 O_2 消耗的方法具有其各自局限性，并且都需要使用不准确的假设，即在大多数条件下基础代谢是静态的且不受 T_{Na} 本身的影响。然而，这些研究试图测量并将基础状态下的 QO_2 作用比值纳入到总的 QO_2 之中。在近期的一些文献报道中，总 QO_2 与 T_{Na} 的比值被认为是表示代谢转运效率的指标，而忽略了基础 QO_2 对总 QO_2 的作用。因为基础代谢的估算值在已发表的研究文献中变化很大，表明其对不同的实验条件有一定敏感性，这可能导致实验结果的不准确 [114]。例如，近端小管可以将相当比例的能量用于糖异生，尤其在消化吸收后、禁食状态和糖尿病状态 [41, 115, 116]。鉴于氧气可以被转移到其他生理活动，QO_2/T_{Na} 的增加不一定是由于"转运效率降低"造成的。

一系列影响 QO_2/T_{Na} 化学计量及肾脏基础代谢率的特异性因素已经成为众多研究和评论的主题之一 [117, 118]。理论上，可以通过多种方式改变 QO_2/T_{Na}（表 5-2）。

(1) 转运可以从能有效利用 Na^+-K^+-ATP 酶的能量驱动被动转运的近端小管，向所有 Na^+ 通过 Na^+-K^+-ATP 酶重吸收的部位改变。

(2) 肾小管通透性可能发生改变，这将导致钠离子必须被重吸收以避免排泄到尿液中的次数。

(3) UCP 的调节活性可以改变每消耗 1 分子氧产生 ATP 的比例（图 5-3）[25]。

(4) ATP 可以被转移应用于糖异生，如在禁食期间。

一些对肾小球血流动力学和氧供应发挥重要影响的神经体液因子，如一氧化氮、血管紧张素 II、腺苷和儿茶酚胺等，似乎同样可以参与到肾小管对 QO_2 的调节和肾脏代谢中。研究表明 [119, 120]，非选择性的一氧化氮合酶（NOS）抑制剂可增加 QO_2/T_{Na}。另有研究表明，NOS-1 实际上是体内调节这种作用的特异性亚型 [119]。抑制 NOS 后对 QO_2 的变化影响可能有以下原因：①钠重吸收的部位向低效率肾单位的转移；②近端小管的转运效率降低（即重吸收的被动转运部分减少）；③线粒体对氧的利用效率降低。例如，直接给予近端肾小管细胞的一氧化氮，既是作用在近端小管的利尿剂，又是线粒体电子传递链上的竞争性 O_2 流量抑制剂 [121, 122]。

一氧化氮的大多数作用是由环磷酸鸟苷介导的，但在线粒体的作用被认为是通过与细胞色素 C 氧化酶的竞争性抑制来实现的 [122-124]。对正常大鼠 [125]、实验诱导的糖尿病大鼠 [126] 和未治疗的高血压大鼠 [127, 128] 的研究发现，一氧化氮和血管紧张素 II 在肾小球血流动力学和肾小管重吸收方面存在拮抗关系。具体地说，系统性阻断一氧化氮合酶将导致肾血管收缩和管 - 球反馈激活，而血管紧张素 II 阻滞药可以预防这种情况。

在控制肾脏代谢方面的机制中也存在类似的拮抗关系。最近的研究发现，血管紧张素 II 在降低 T_{Na} 的同时也能提高 QO_2 [129]。血管紧张素诱导的高血压大鼠和小鼠表现出从皮质髓袢升支粗段到 QO_2/T_{Na} 更高的集合管处的钠转运体激活，以及 QO_2/T_{Na} 相对较低的近端肾单位钠转运体的抑制或不激活状态 [130, 131]。对自发性高血压大鼠的研究结果表明，血管紧张素 II 和一氧化氮对肾脏 QO_2/T_{Na} 的影响相反 [132]。血管紧张素诱导的高血压大鼠 QO_2/T_{Na} 升高，并被超氧化物歧化酶模拟物逆转，与"血管紧张素 II 的多种作用是通过上调降低的烟酰胺腺嘌呤二核苷酸磷酸氧化酶（NADPH）的活性来介导的"这一理论一致 [129]。此外，有研究证据表明血管紧张素 II 参与了促进衰老大鼠线粒体功能障碍和耗氧的生理过程[133]。

也有证据表明，肾内肾素 - 血管紧张素系统独立于全身的肾素 - 血管紧张素系统（RAS）运行[134-137]。在近端小管的重吸收和盐稳态调控过程中，肾小管和整个肾脏血管紧张素Ⅱ的彼此分离是有可能存在的[137]。例如，低盐饮食可激活全身RAS，增加肾钠的重吸收，但肾内血管紧张素Ⅱ合成无明显增加[138]；而高盐饮食时，理论上血浆和整个肾脏血管紧张素Ⅱ的合成都将被抑制，但令人惊讶的是，近端肾小管液中血管紧张素Ⅱ含量却升高。这一发现解释了为什么内源性血管紧张素Ⅱ对肾脏近端小管重吸收的强大调控作用并不能随着高盐饮食的摄入而减弱。因此，尽管系统 RAS 的调节方向是维持盐稳态，但似乎肾小管血管紧张素Ⅱ系统向外部传递盐稳定，而非近端肾小管[137]。

血管紧张素Ⅱ在肾脏代谢中的作用是在慢性肾病（CKD）消融 / 梗死残肾模型中研究的。在这个模型中[139-141]，肾单位数量或 T_{Na} 相关的耗氧量被证明是升高的，而包括阻断血管紧张素在内的各种治疗方法都可以降低耗氧量[139]。最近的研究在 Krebs 循环中琥珀酸盐的局部积累和 RAS 激活之间也建立了联系[142]。当氧气供应量和需求量不匹配时，琥珀酸盐可在细胞外积聚。在细胞外液中，它能与 G 蛋白耦联受体 GPR91 结合。糖尿病高血糖时，肾小球旁区的 PO_2 降低，而琥珀酸在糖尿病动物模型的尿液和肾组织中含量很高。抑制 Krebs 循环的琥珀酸脱氢酶复合物能导致强烈的肾素释放。这种效应在高葡萄糖条件下或添加琥珀酸盐时被进一步放大。总之，肾小球旁器中 GPR91 介导的信号传导可以调节肾小球滤过率和 RAS 活性，以响应代谢的变化（特别是在餐后葡萄糖水平升高时）。病理学上，GPR91 介导的信号传导可以将代谢性疾病（如糖尿病）与 RAS 活化、系统性高血压和器官损伤联系起来。

（二）缺氧和缺血

肾内缺氧是 CKD 进展的最终共同途径[143]。在 CKD 晚期，毛细血管的稀疏和其他结构变化与氧供应减少而导致缺氧有关。然而，在任何结构变化之前的早期阶段已经出现了肾内缺氧的状态[144]。高 QO_2/T_{Na} 被认为是 CKD 早期肾小管缺氧的病因[139]。

在实验性糖尿病模型早期，在与糖尿病肾病相关的任何组织结构变化之前，就被证实出现了组织氧张力（PO_2）的降低[145]。急、慢性肾损伤在早期和晚期阶段都表现出组织缺氧，如本章后面所述。

血氧水平依赖功能磁共振成像（BOLD MRI）已被用于检测高血压患者肾皮质和髓质的血流量、氧张力和区域组织氧合水平。通过比较患有动脉粥样硬化性肾动脉狭窄的肾脏、对侧肾动脉狭窄的肾脏，以及患有原发性高血压且没有伴随肾动脉狭窄的肾脏[146, 147]可以发现，在肾动脉狭窄的肾脏中，组织体积减少并且血流受损；然而，与同一患者的对侧肾脏或与原发性高血压患者肾脏相比，其肾脏皮质或深部髓质中的 PO_2 没有显著降低。这导致作者认为动脉狭窄肾脏的耗氧量减少。与此解释一致，呋塞米抑制性的髓质 QO_2 在动脉狭窄的肾脏中显著低于对侧肾脏或原发性高血压患者肾脏[147]。也有研究在肾动脉狭窄患者中评估了组织缺氧与肾损伤之间的关联[148]。

在糖尿病和非糖尿病 CKD 患者中，肾内缺氧与肾脏病理学相关[149, 150]。也有研究描述了急性移植排斥中肾氧合的改变[151]。最近，一项研究阐释了钠的摄入对肾组织氧合的影响[152]。简而言之，1 周的低 Na^+ 摄入增加了正常血压和高血压受试者的肾髓质氧合，而高 Na^+ 饮食减少了髓质氧合。最近对 CKD 和高血压患者进行的另一项研究显示，与健康对照组相比，CKD 和高血压组的静息肾脏氧合作用受到严格调节，但对呋塞米的反应发生改变，提示了高血压早期发生了代谢变化[153, 154]。在这些研究中，呋塞米被用于抑制肾小管重吸收，从而改善髓质氧合作用，证明了 Na^+ 的重吸收对驱动 QO_2 的重要作用，即使在具有影响氧运输的结构改变的疾病模型中也是如此。

已经有大量动物研究描述了急性肾损伤中组织缺氧的状态。在大鼠和猪的缺血再灌注模型的研究表明，再灌注后的早期阶段氧合和持续的组织缺氧状况减少[155, 156]，这在外髓区域更为突出。这些研究仅限于再灌注后的早期阶段（缺血后 3～4h）。在后期阶段，评估组织氧合作用可以提供关于缺氧在 AKI 修复或恢复和（或）转变为 CKD 中作用的重要信息。在脓毒症相关 AKI 的动物模型研究中，已有研究报道了组织氧合作用的变化，这主要取决于动物模型、物种或损伤后的时间点[157-161]。然而，已有研究表明尽管 GFR 和过滤负荷降低[160, 161]，但肾脏氧摄取增加，表明氧利用效率较低和（或）肾小管细胞基础代谢的变化。目前，评估 AKI 肾氧合的临床研究是有限的。然而，在一项有或没有 AKI 并发症的心脏手术患者的研究中，发生 AKI 组患者被证实肾脏氧摄取和 QO_2/T_{Na} 增加[162]。研究还证实了由于小管转运相关 QO_2 的减少而使襻利尿剂引起的肾氧合增加[163]。

（三）缺氧诱导因子

介导细胞适应缺氧的主要转录因子之一是氧敏感的低氧诱导因子（HIF）[164]。Semenza 通过大量工作阐释了 HIF 作为主要氧传感器和细胞氧稳态调节剂的作用[164-167]。HIF 在缺氧细胞中积累，起到调节相关基因表达的作用。HIF 由不稳定的 α 亚基（HIF-1α、HIF-2α、HIF-3α）和组成型 β 亚基组成。这些亚基异二聚化形成转录复合物，易位至细胞核并与各种缺氧反应基因的缺氧反应元件结合[168, 169]。HIF-1α 和 HIF-2α 已得到充分的研究，两者具有相似的结构，并且在它们对靶基因的作用中具有明显的重叠。然而，一些靶基因似乎完全受一种或另一种 HIF 的调节，它们在的肾组织的表达模式也不同，HIF-1α 在肾小管上皮细胞中占主导地位，HIF-2α 在缺氧的肾间质成纤维细胞和管周内皮细胞中占主导地位[170, 171]。关于 HIF-3α 的功能和作用的研究资料相对比较有限。

在适应缺氧期间，HIF-1α 和 HIF-2α 能够调控许多调节氧气输送和消耗的基因的表达。最终导致红细胞生成、血管舒张和组织血管形成增加的变化都会增加氧气输送量[172, 173]。另一组反应则通过减少进入三羧酸循环的底物量，增加细胞葡萄糖摄取和糖酵解酶以增加无氧 ATP 产生，并将细胞转向糖酵解代谢以节省能量[167]。HIF-1α 对线粒体代谢也有显著影响。具体而言，它减少了对电子传递链的 NADH 供应，诱导电子传递链复合物Ⅳ中的亚基转换以优化其在缺氧中的效率，并抑制线粒体的生物合成和呼吸[174, 175]。最后，HIF-1α 还能诱导线粒体自噬作为适应性的代谢反应，以防止缺氧时活性氧（ROS）的产生和细胞死亡水平的升高[176]。

最近，HIF-1α 也被认为是转运盐离子的调节剂。高盐摄入增加肾髓质中 HIF-1α 的表达[177]。肾髓质 HIF-1α 的抑制降低了髓质血流量、尿量和尿 Na^+ 排泄。在存在 HIF-1α 抑制剂的情况下，高盐饮食大鼠产生了盐平衡的正向移动和更高的血压。因此，髓质 HIF-1α 对高盐摄入的抑制导致压力性尿钠排泄、Na^+ 潴留和盐敏感性高血压[178]。已有研究报道 HIF-1α 在正常大鼠的髓质中表达[179]，而髓质 HIF-1 的选择性抑制将诱导显著的肾小管间质损伤。有趣的是，HIF-1 的表达似乎与盐转运相关，髓质负荷增加导致 HIF-1 表达增加，而呋塞米抑制髓袢升支粗段 Na^+ 转运导致 HIF-1 表达减少、髓质 PO_2 增加[179]。

在被脯氨酰 4- 羟化酶功能域 PHD 羟基化后，von Hippel-Lindau-E3 泛素连接酶复合物在常氧期间通过蛋白酶体降解来调节 HIF 活性。在 3 种主要的 PHD（PHD1、PHD2 和 PHD3）中，PHD2 是在常氧条件下靶向 HIF 降解的主要酶[170]。所有 3 种 PHD 均在肾脏中表达，主要在远曲小管、集合管和足细胞中，并且在缺血和再灌注期间表达水平降低[169, 170]。HIF 的活性也受 HIF 抑制因子 FIH 的调节，其通过羟基化反式激活结构域内的天冬酰胺残基来抑制 HIF 的转录活性，并阻止共激活因子与 HIF 转录复合物的结合[166]。

目前，在研究、理解 HIF 如何有助于维持肾脏 O_2 稳态，以及 HIF 在正常生理和病理生理条件下在肾脏中的作用都取得了巨大进展。特别地，肾脏中 HIF 的稳定和活化在刺激促红细胞生成素产生的作用已被用于靶向治疗。目前，已经开发出 2- 羟戊二酸的结构类似物，其作为 PHD 用于 HIF 羟基化的底物，可逆地抑制 PHD 活性。这些结构类似物正处于通过内源性促红细胞生成素治疗慢性肾病贫血的 2 期和 3 期临床试验阶段[180]。最近，在一项为期 20 周、双盲随机、安慰剂对照的Ⅱb 期研究中，对 3～5 期 CKD 患者进行了口服 PHD 抑制剂 Vadadustat 的疗效评估[181]。结果表明，治疗组血红蛋白水平升高并保持不变，患者无明显不良反应。此外也有报道称，在接受 Vadadustat 治疗的患者中，铁动员增加。一项针对 CKD 患者的一项开放性、Ⅱb 期研究对另一种口服 PHD 抑制剂 Roxadustat 进行了评价，该研究使用不同的起始剂量和给药频率，持续 16 周或 24 周[182]。各种给药方案耐受性良好，能够有效使血红蛋白达到目标水平，且无须额外补充铁。同样的药物也在血液透析或腹膜透析的患者中表现出有效性[183]。第三种药物，GSK1278863，在一项为期 4 周的 Ⅱa 期研究中，对未透析的 CKD 患者和透析的 ESRD 患者进行了评估[184]。研究表明，该药物在两种人群中都是安全和耐受性良好的，并且在 CKD 患者中产生了剂量依赖性的血红蛋白浓度增加，然而，只有较高的药物剂量才能有效地维持透析中 ESRD 患者的血红蛋白浓度。服用方便、血浆促红细胞生成素峰值水平较低，以及对铁稳态的有益影响等作用，使这些口服 HIF 稳定剂成为 CKD 贫血治疗的有极大潜力的替代品。然而，尚需要更长时间的试验来研究这些药物在 CKD 和 ESRD 患者中的疗效和安全性。

（四）磷酸腺苷活化蛋白激酶

高灵敏的 5′- 磷酸腺苷活化蛋白激酶（AMPK）是一种广泛表达、高度保守的关键能量传感器和细胞代谢活性的调节因子[185]。AMPK 由一个催化亚单位（α_1 或 α_2）的异三聚体、一个 β（β_1 或 β_2）和一个 γ（γ_1、γ_2 或 γ_3）调节亚单位组成[185]。细胞能量应激可由多种因素引起，如营养或葡萄糖缺乏、运动、缺氧或缺血，检测可发现细胞 AMP 浓度升高和 AMP/ATP 比值升高。AMPK 被上游激酶磷酸化苏氨酸 172（Thr172）上的 α 催化亚单位激活[186]。AMP 与 AMPK γ 调节亚基的结合通过三种途径提高 AMPK 的活性：① AMPK 的构象变化，使上游激酶增强 Thr172 上 α 催化亚基的磷酸化，从而激活 AMPK；②催化亚基脱磷的抑制作用；③直接变构激活。这三种效应协同工作，使系统对 AMP 的变化非常敏感，所有这些效应都可被 ATP 拮抗，因此 AMP/ATP 比值非常重要。AMPK 作为代谢检查点，通过触发脂肪酸氧化、葡萄糖摄取和糖酵解等 ATP 生成途径，促进细胞能量应激的代谢适应，同时抑制脂肪酸合成、蛋白质合成和潜在的主动转运等消耗 ATP 的途径[187]（图 5-15）。AMPK 还促进细胞自噬（一种通过抑制 mTOR 在低能状态下保存能量的生存机制）[188, 189]。

AMPK 在肾脏中有丰富的表达，但对其在影响肾脏能量代谢和转运的认识才刚刚起步。AMPK 在肾脏的离子转运中的作用已被多次阐述[190, 191]。

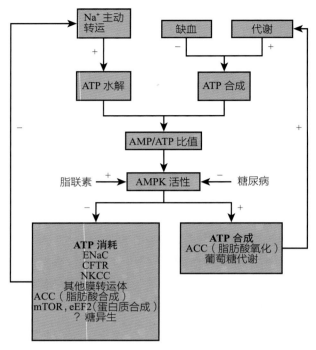

▲ 图 5-15 **AMPK 在肾脏中的作用是将需要 ATP 水解（主要是钠转运）的代谢途径与导致 ATP 合成（主要是脂肪酸和葡萄糖氧化）的代谢途径相耦联**

+. 激活通路；-. 抑制通路；CFTR. 囊性纤维化跨膜转导调节因子；ACC. 乙酰辅酶 A 羧化酶；mTOR. 哺乳动物西罗莫司靶蛋白；ENaC. 上皮 Na^+ 通道；NKCC. Na^+-K^+-$2Cl^-$ 共转运体；eEF2. 真核细胞翻译延长因子（引自 Hallows KR, et al. Role of the energy sensor AMP- activated kinase in renal physiology and disease. *Am J Physiol Renal Physiol.* 2010; 298: F1067–F1077.）。

总的来说，当 ATP 减少即 AMP/ATP 比值增加时，AMPK 被激活，激活后它将减少 ATP 消耗并增加 ATP 合成。在肾脏中，钠离子转运是主要的耗能过程，越来越多的证据表明 AMPK 在肾脏和其他上皮细胞钠离子转运中的作用。AMPK 可抑制肺、肠、肾等组织中多种转运体的活性，包括肾集合管 ENaC、髓袢升支 NKCC2 和肺泡上皮细胞 Na^+-K^+- ATP 酶的活性，特别是在缺氧时这种作用更为显著（见综述 [191, 192]）。Hallows 及其同事已经研究证实 AMPK 的激活抑制了囊性纤维化跨膜电导调节器、ENaC、囊泡膜 H^+-ATP 酶和 NKCC 介导的转运（图 5-15）。一个关键问题是肾脏 AMPK 的激活是否抑制了肾单位 Na^+-K^+-ATP 酶的活性。据报道，AMPK 激活可抑制由胞吞作用介导的肺细胞 Na^+-K^+-ATP 酶的转运活性[193]，但 AMPK 激活对骨骼肌 Na^+-K^+-ATP 酶活性或分布无明显影响[194]，这给肾脏留下了需要探究的问题。一项研究表明，抑制 AMPK 可诱导 Madin–Darby 犬肾细胞 Na^+–K^+–ATP 酶的胞吞作用[195]。

AMPK 在肾脏主要表达于皮质髓袢升支和致密斑细胞，以及一些远曲小管和集合管细胞中[196]。最近，AMPK 在近曲小管的表达也有报道[197]。高盐摄入对 pAMPK 表达的影响在两个研究中出现相反的结果[196, 198]。高盐饮食大鼠体内 AMPK 的药理学激活可增强管－球反馈反应，减少近端和远端小管的钠离子重吸收，但对正常盐水平饮食大鼠没有影响[198]。目前尚不清楚这些效应是否是由导致 AMP/ATP 水平升高的细胞代谢变化驱动的。高盐饮食确实会减少吸收的钠离子滤过负荷的比例。鉴于 AMPK 的激活在抑制转运体中的作用，研究结果表明 AMPK 参与了盐和水的稳态平衡。AMPK 信号通路可能在线粒体产生 ATP 和转运体消耗 ATP 之间提供另一个重要层面的调节。在图 5–3 所示的 Whittam 模型中，增加主动转运引起 ATP/ADP 降低，从而驱动线粒体产生更多 ATP。然而，当线粒体产生的 ATP 较为有限时，AMPK 很可能被激活，这将使得跨膜主动转运消耗的 ATP 减少。因此，AMPK 可以调节肾脏中离子转运和能量代谢的耦联。

最近发表的研究中已经阐明了，AMPK 在诸如糖尿病肾病和 CKD 的病理生理条件下对葡萄糖和脂质代谢的调节。在 CKD、糖尿病和肥胖的动物模型中，AMPK 活性被证实是降低的[199-202]。通过靶向脂联素（脂肪组织衍生的细胞因子）及药理学方法（二甲双胍、AICAR）激活内源性的 AMPK，可以改善糖尿病和肥胖相关肾病中的葡萄糖和脂质的体内平衡调节功能。最近的一项研究发现，肾远曲小管中 AMPK 上游的主要激动剂之一肝激酶 B1（LKB1）缺失会导致肾脏代谢的显著变化[203]。AMPK 和其他关键代谢调节因子的表达会伴随肾小管上皮损伤和间质纤维化出现显著减少。在体外培养的上皮细胞中，LKB1 的缺失与脂肪酸氧化和糖酵解减少有关，导致能量消耗和细胞凋亡。在人类 CKD 患者的肾脏组织中可观察到较低水平的磷酸化 LKB1 和 AMPK α_2 亚基。因此，人们越来越认识到 AMPK 在调节肾脏代谢中发挥的重要作用。

急性肾缺血引起 AMPK 的快速强烈的激活，但其在缺血反应中的作用仍不清楚。文献中关于 AMPK 活化在肾缺血再灌注损伤中作用的研究是矛盾的[204-207]。同样地，虽然一些研究显示了 AMPK 活化在心肌缺血再灌注中的有益作用，但有一些与之矛盾的研究表明 AMPK 活化在心脏和大脑缺血性损伤中起到了有害作用（如综述 [185]）。因此，AMPK 活化的具体作用可能是时间、组织和细胞类型依赖性的。尚未有研究证明 AMPK 的表达丰度或其磷酸化水平在相对缺氧的髓质中是否高于皮质，以及 AMPK 活化对肾脏糖异生或糖酵解是否有影响[193-195]。

（五）肾小管代谢

迄今为止，关于肾脏在病理生理状态时的细胞代谢变化的究仍然较少。近期一些研究强调了在不同类型 CKD 中代谢情况的变化。此外，在糖尿病和其他类型 CKD 的早期，葡萄糖和脂肪酸代谢的改变使得代谢重编程在 CKD 的病理生理学过程中占据核心位置。

在常染色体显性遗产多囊肾病（ADPKD）的小鼠模型和来自 ADPKD 患者的肾组织中，观察到葡萄糖代谢障碍，特别是有氧糖酵解增加[208]。此外，用糖酵解抑制剂 2- 脱氧葡萄糖处理可降低 ADPKD 小鼠模型的肾重、体积、囊性指数和囊泡增殖率[209]。这种增强的有氧糖酵解的表型特征，也称为 Warburg 效应，通常见于增殖的癌细胞中。在这些 Pkd1 基因失活的小鼠模型中，存在肝激酶 B1（LKB1）-AMPK 轴的抑制及 mTOR 复合物 I 途径的激活，导致糖酵解增加[208]。

除了葡萄糖代谢改变外，CKD 中还出现了肾脏脂肪酸代谢的变化。在最近的一篇研究报道中，Kang 等描述了在肾脏纤维化小鼠模型中脂肪酸氧化的酶和调节因子水平的降低[210]。通过对糖尿病或高血压 CKD 患者的肾脏显微切割样品进行转录组分析，观察到脂肪酸代谢、β- 氧化、氨基酸分解代谢和糖类代谢的变化。与从肾功能正常的人获得的肾脏组织样品相比，CKD 样品中与脂肪酸代谢相关的基因及其关键转录调节因子复合物 PPARA-PPARGC1A 显著降低。这与肾小管上皮细胞中较高的脂质积累有关。CKD 样品中与葡萄糖利用相关的关键调节因子水平也较低。使用遗传学和药理学方法进行的实验，显示脂肪酸氧化的减少直接涉及

CKD 中肾脏纤维化的发病机制。尽管此前已经报道了 CKD 患者肾小管细胞中的脂质积累，但这些发现毫无疑问地表明了在肾纤维化的发展中起作用的不仅仅是肾小管细胞中脂质的积累，还有脂肪酸氧化的减少。

近期在糖尿病 CKD 中也报道了代谢重编程的发生 [211]。如前所述，近端小管具有有限的糖酵解能力，在很大程度上依赖于线粒体氧化代谢来获得能量。在生理条件下，近端小管主要使用脂肪酸、乳酸和谷氨酰胺作为产生能量的底物。在糖尿病中，葡萄糖和脂肪酸的血浆浓度增加。这些变化也发现于各种组织细胞中，包括肾脏特别是近端小管。在一项研究中，Sas 等使用基于系统的方法对糖尿病底物代谢进行了综合评估，该方法包括转录组学、代谢组学和代谢通量分析，以确定葡萄糖和脂肪酸代谢的变化 [211]。在 2 型糖尿病小鼠模型（db/db 小鼠）的肾皮质中，转录组学和代谢组学分析显示糖酵解、脂肪酸 β– 氧化和三羧酸（TCA）循环量增加。肾脏代谢增加与蛋白质乙酰化增加有关，蛋白质乙酰化是一种营养感应翻译后修饰。见下文，还存在线粒体功能障碍的证据。值得注意的是，2 型糖尿病患者肾活检样本的转录组学分析发现了脂肪酸、葡萄糖和氨基酸等多种代谢通路的显著富集，网络分析显示该结果与 db/db 小鼠相似。在另一项 1 型糖尿病患者的 Finnish Diabetic Nephropathy 研究中发现，与健康对照受试者相比，糖尿病患者尿液中可检测到糖酵解（己糖 –6– 磷酸、2，3– 磷酸甘油酸）和 TCA 循环代谢物（琥珀酸盐、富马酸盐、苹果酸盐）的增加。来自肾病和糖尿病家庭调查（FIND）研究的一部分患者尿液样品显示，与对照受试者相比，糖尿病受试者在基础状态时糖酵解的中间产物增加。尿液中的 TCA 循环中间产物在糖尿病受试者中升高并可预测糖尿病肾病的进展，证明它们具有作为糖尿病肾病进展预后的生物标志物的潜力。这些和先前讨论的研究都突出了适应性和适应不良的代谢重编程，及其在糖尿病和非糖尿病 CKD 的病理生理学中的作用。

（六）线粒体异常

鉴于线粒体通过氧化磷酸化产生 ATP 的这一核心作用，影响线粒体功能的基因突变会导致对肾脏的干扰。此外，一些研究支持早期线粒体功能障碍在急性和慢性肾病的病理生理学中的重要作用。线粒体基因组不同于核基因组，它编码电子传递链复合物 I～V 的 88 个蛋白质亚基中的 13 个、22 个线粒体特异性转运 RNA（tRNA），以及翻译相关组件的 2 个 RNA 组分。核基因组编码剩余的呼吸链蛋白亚基及大多数线粒体 DNA 复制和表达的组成部分。

影响线粒体氧化磷酸化的疾病可能源于线粒体基因或核基因的突变，这些基因编码呼吸链的组成，以及维持电子传递链功能或线粒体总数的辅助因子 [212]。遗传性线粒体疾病在新生儿中的发病率约为 1/5000，其中最常见的是影响亮氨酸的线粒体 tRNA 序列异常。这些突变影响所有组织中的线粒体功能。症状在出生后 2 个月之内较为明显，并且受影响的器官和系统的数量随着年龄而增加。

线粒体氧化磷酸化的损伤导致还原当量 NADH 和 FADH 水平增加，其在线粒体中将乙酰乙酸盐转化为 3– 羟基丁酸盐，并且在胞质中将丙酮酸转化为乳酸。因此，乳酸、酮体水平升高和氧化还原状态受损提示线粒体缺陷疾病 [213]。如果可以确定导致损伤的遗传因素，则能够通过实施适当的措施（如果有的话）治疗这些危及生命的疾病，例如，辅酶 Q_{10} 酶的缺陷可以用辅酶 Q_{10} 补充剂治疗 [212]。

肌病和心肌病是线粒体疾病最常见的表现之一，包括脑病在内的中枢神经系统症状也非常常见。同时也可能存在肾脏系统的损害，但在没有其他系统缺陷的情况下无法观察到，并且常见于儿童病例报道中。虽然已有报道表明线粒体疾病导致的肾小球和肾小管间质肾病，但最常见的是近端小管重吸收受损，称为 de Toni–Debre–Fanconi 综合征，可见尿液中碳酸氢盐、氨基酸、葡萄糖、磷酸盐、尿酸、钾离子和水的损失。所有这些症状的病因都可以用由于缺乏 ATP 驱动的 $Na^+–K^+–ATP$ 酶导致驱动跨上皮细胞转运作用的减弱来解释。在大多数患者中，症状可以从轻微到严重，并且主要出现在新生儿期。肾脏活检组织标本显示肾小管扩张、管型、去分化和细胞空泡化。在细胞水平上，可见线粒体增大。如果这些症状明显，则需要补充碳酸氢钠、钾、维生素 D、磷和水 [212, 213]。

已有研究阐述了糖尿病肾脏中线粒体功能的显

著变化，并在最近进行了详细的综述[214, 215]。研究发现糖尿病肾脏中线粒体能量的早期变化，线粒体片段化的增加和 PGC-1a 水平的降低。在糖尿病肾病中，代谢水平的增加已被证明与线粒体功能障碍有关[211]。评估 24 周龄对照小鼠和糖尿病小鼠的肾皮质分离的线粒体中氧化磷酸化的水平，发现质子泄漏增加，以及线粒体 ATP 产生减少。此外，糖尿病状态下，总的线粒体的能力下降，线粒体解耦联蛋白 2 的表达增加了 4 倍。在糖尿病小鼠的肾皮质中，复合物 I、复合物 II、复合物 III 和复合物 IV 亚基细胞色素 C 氧化酶亚基 4（COX4）中蛋白质的表达在 24 周时显著降低。这些研究结果表明，糖尿病肾脏的线粒体中电子传递链蛋白的功能障碍导致 ATP 产生效率降低和葡萄糖、脂肪酸代谢量的代偿性增加。因为它先于肾损伤的其他标志物出现，所以这可能是糖尿病肾皮质的主要代谢异常表现。另一项研究比较了糖尿病患者（有或没有 CKD）和健康人群的尿液代谢物[216]。生物信息学分析显示，13 种存在差异表达的代谢物中有 12 种与线粒体代谢有关。糖尿病和 CKD 患者的肾切片显示线粒体蛋白表达较低，PGC-1a 基因表达较低，而 PGC-1a 是线粒体生物合成功能的主要调节因子。这些患者尿液的外泌体中也显示出线粒体 DNA 减少。非糖尿病 CKD 患者线粒体功能障碍的证据也逐渐被解析。已有研究报道了 CKD 动物模型中线粒体功能和结构的早期变化[217]。在 CKD 患者中，发现了几种线粒体酶和转录因子的 mRNA 水平较低，尽管线粒体拷贝数没有差异[210]。在另一项临床研究中，评估了人群队列中外周血线粒体 DNA 拷贝数[218]。结果表明，即使在调整 CKD 的各种风险因素后，具有较高线粒体 DNA 拷贝数的患者也表现出较低的糖尿病和 CKD 发病风险。

线粒体功能障碍在 AKI 中的作用也受到了极大的关注。一些研究阐明了在 AKI 的各种病因中，线粒体功能障碍的潜在机制（详见参考文献 [215]）。在缺血性和肾毒性 AKI 中，可观察到线粒体质量减少、内嵴断裂和明显的线粒体肿胀[219]。在缺血性 AKI 中，观察到线粒体 NADH 增加及近端小管线粒体膜电位消失[220]。在缺血性和肌球蛋白尿性 AKI 中，观察到近端小管出现了多种线粒体电子传递链蛋白减少[221]。其他一些研究使用 PGC-1a 刺激因子作为在缺血性 AKI[222] 和败血症 AKI[158] 恢复中的线粒体生物合成主要调节因子，揭示了线粒体生物发生的关键作用。线粒体动力学在某些形式的 AKI 中的作用也被阐明。Brooks 等在一项研究中描述了线粒体动力学的破坏及其在缺血性和肾毒性 AKI 中的致病作用[219]。线粒体断裂是肾小管细胞损伤和死亡的先兆，Drp1 的药理学抑制阻止了线粒体断裂，进而改善 AKI。为了进一步强调线粒体功能障碍的作用，已经研究了几种改善 AKI 和 CKD 线粒体功能的药理学指标，发现它们是有效的[223]。

八、结论

肾脏消耗的大部分能量可追溯到钠离子重吸收所需的能量。尽管所有 Na^+ 的重吸收都与 Na^+-K^+-ATP 酶有关，但通过利用 Na^+-K^+-ATP 酶所产生的跨上皮 Cl^- 梯度或电压梯度，可以允许一些 Na^+ 在不通过 Na^+-K^+-ATP 酶的情况下被重吸收，从而实现重吸收效率的提高。近端小管仅通过有氧代谢生成 ATP，而髓质则具有通过糖酵解产生能量的能力。转运活动可以调控新陈代谢，而新陈代谢可能是转运速率的限制因素，转运效率可以从反向渗透到线粒体呼吸效率等多个水平上产生变化。在肾脏代谢的自动调节中，肾脏面临着一个特殊的挑战，因为向肾脏输送更多氧气的同时也增加了肾脏对氧气的需求。一些代谢中间产物被认为是转运和代谢之间复杂相互作用网络的一部分，这使得肾脏能够在平衡缺氧风险和氧中毒风险的同时应对这一挑战。这些物质包括腺苷、一氧化氮、前列腺素、血管紧张素 II、多巴胺、琥珀酸、解耦联蛋白、HIF 和 AMPK。未来，有望出现一个多尺度的系统模型，将这些元素与肾脏解剖结构结合起来，以重新总结肾脏的代谢特征。

第 **6** 章

钠、氯、钾转运
Transport of Sodium, Chloride, and Potassium

James A. McCormick　　David B. Mount　　David H. Ellison　**著**

张　顺　邵广莹　**译**

杨宝学　**校**

一、钠、氯、钾的转运简介

（一）钠和氯的转运

美国成年男性与女性每天钠（Na^+）的摄入量分别约为 180mmol（4.2g）和 150mmol（3.5g）（https://www.cdc.gov/nchs/nhanes/wweia.htm）。Na^+是维持细胞外液渗透压的主要溶质，全身 Na^+ 和 Cl^- 的量决定了细胞外液的容量。因此肾脏对盐（Na^+-Cl^-）的排泄或储存是决定细胞外液容量的主要因素。肾脏 Na^+-Cl^- 转运相关的功能降低或增强分别与低血压或高血压相关。在数量上，以肾小球滤过率（GFR）180L/d 和血 Na^+ 浓度约 140mmol/L 计，肾脏每天滤过约 25 000mmol 的 Na^+；这相当于大约 1.5kg 的 NaCl，为细胞外间隙容量的 10 倍[1]。因此，肾脏对 Na^+-Cl^- 的排泄的微小变化便会对细胞外液容量造成巨大影响。此外，经肾小球滤过的 Na^+-Cl^- 有 99.6% 被重吸收，从而每天只排泄 140mmol/L。从能量上讲，肾脏每重吸收 5 个 Na^+ 消耗 1 分子三磷酸腺苷（ATP）[1]。考虑到 Na^+-Cl^- 的重吸收主要由基底侧的 Na^+-K^+-ATP 酶驱动，而 Na^+-K^+-ATP 酶转运 3 个 Na^+ 需消耗 1 分子 ATP，肾脏重吸收 Na^+ 是低耗能的[2]。这一估算反映的是净能量消耗，而实际上，肾脏肾单位不同段 Na^+-Cl^- 跨上皮转运所消耗的能量会有所不同，在髓袢升支细段以被动运输为主，而在"醛固酮敏感的远端肾单位"[远曲小管（DCT）、连接小管（CNT）和集合管]则完全是主动转运。

经肾小球滤过后的 Na^+-Cl^- 有 60%～70% 的在近端小管（PT）被重吸收，约 25% 在髓袢升支粗段（TAL）被重吸收（图 6-1）。理论上，近端小管

重吸收 9 个 Na^+ 需消耗 1 分子 ATP，而髓袢升支粗段经细胞旁路转运 Na^+ 的耗能是经上皮转运耗能的一半（每分子 ATP 可转运 6 个 Na^+）[1, 3]。当肾小球滤过的液体到达致密斑时，已有超过 90% 的 Na^+ 被重吸收[4]，当从饮食中摄取的 Na^+ 由很低到很高水平时，这一比例变化不大[5]。远端肾单位仅重吸收 5%～10% 的 Na^+，是调控转运的主要场所。在醛固酮敏感的远端肾单位，肾脏 Na^+ 和 Cl^- 的重吸收完全通过主动运输（每分子 ATP 转运 3 个 Na^+），这

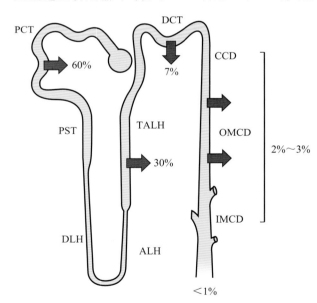

▲ 图 6-1　滤过后的 Na^+-Cl^- 在等体积的肾单位重吸收比例

ALH. 髓袢升支细段；CCD. 皮质集合管；DCT. 远曲小管；DLH. 髓袢降支细段；IMCD. 内髓集合管；OMCD. 外髓集合管；PCT. 近曲小管；PST. 近直小管；TALH. 髓袢升支粗段（引自 Moe OW, Baum M, Berry CA, Rector Jr FC. Renal transport of glucose, amino acids, sodium, chloride, and water. In: Brenner BM, ed. *Brenner and Rector's the Kidney*. Philadelphia: WB Saunders; 2004:413-452.）

导致了明显的跨上皮浓度梯度的产生。

肾单位中不同肾小管节段在生理特性、机制和调节 Na^+–Cl^- 转运方面具有相当大的异质性。在本节中将按解剖学顺序对这些问题进行综述。

（二）近端小管

肾脏近端小管的主要功能之一是近乎等渗地重吸收 2/3～3/4 的肾小球超滤液。包括重吸收至少 60% 的 Na^+ 及伴随的阴离子（图 6-1），因此这一节段在维持细胞外液容量方面发挥关键作用。尽管近端小管的各个节段均具有转运各种无机和有机溶质的能力，但近端小管的前、中和后段的转运特性和能力有较大差异。沿近端肾单位延伸，转运的液体和溶质的量会逐渐减少。按不同节段小管上皮的超微结构特征，可以将近端小管分为 S_1 段（近曲小管前段）、S_2 段（近曲小管后段和近直小管的初始部分）和 S_3 段（近直小管的剩余部分）。S_1 段的细胞特点是刷状缘较长，基底膜有大量的内褶[6]。许多细长的线粒体位于细胞的侧突，邻近细胞膜，这是上皮细胞参与主动转运的特征。S_2 段的超微结构与 S_1 段相似，但刷状缘较短，内褶较少，位于侧突的线粒体较少。而在 S_3 段，细胞侧突和内褶基本消失，细胞内随机分布有小线粒体[6]。近端小管上皮细胞广泛的刷状缘增加了顶端细胞的表面积，有助于其发挥重吸收作用；在近端小管不同节段，增加的程度也有所不同，S_1 段的顶端面积增加了 36 倍，而 S_3 段的顶端面积增加了 15 倍[7]。从功能上看，从近端小管的开始部分到末端部分，碳酸氢盐的重吸收率下降了至少 80%，而 Cl^- 的重吸收率下降了约 50%[8]。

近端肾小管对葡萄糖和氨基酸等有机溶质的重吸收能力在不同节段也存在明显的异质性，其对这些有机溶质的重吸收主要发生于 S_1 段[9]。在 S_1 段中，由于依赖 Na^+、葡萄糖、氨基酸和其他溶质的重吸收可导致跨上皮的电位差（PD），带电的 Na^+ 从管腔排出导致管腔初始电位差为负值（图 6-2）[10]。传统意义上这被定义为近端小管重吸收的第一阶段[11]。管腔的负电位差可驱动细胞旁路 Cl^- 重吸收和 Na^+ 从细胞间隙回流入管腔。这种细胞旁路 Cl^- 的重吸收促进溶质（如葡萄糖）跨上皮重吸收伴随等量 Na^+ 和 Cl^- 的重吸收；相比之下，Na^+ 的回流仅会导

致有机溶质的重吸收，而无 Na^+ 或 Cl^- 的净跨上皮转运。Cl^- 的重吸收由管腔负电位差驱动，因此依赖细胞旁路对 Na^+–Cl^- 的相对渗透性。细胞旁路对 Na^+–Cl^- 的相对渗透性存在相当大的异质性；例如，在家兔中，表浅近曲小管和近直小管是 Cl^- 选择性的，而靠近髓质的近端小管是 Na^+ 选择性的[12, 13]。由管腔负电位差驱动的 Cl^- 通过细胞旁路重吸收仅发生在近端小管前段。

近端小管重吸收的第二阶段主要是通过细胞旁路和跨细胞途径驱动的 Na^+–Cl^- 重吸收。除了 Na^+ 依赖的有机溶质重吸收外，通过耦联的顶端的 Na^+–H^+ 交换、碳酸酐酶和基底侧的 Na^+–HCO_3^- 协同转运，近端小管前段具有更强的重吸收 HCO_3^- 的能力[9]。由于管腔 HCO_3^- 和其他溶质的浓度开始下降，Na^+ 和 Cl^- 的浓度上升至高于细胞间隙的水平[14]。与此同时，由于 Cl^- 的被动扩散，管腔负电位差反转为正电位差（图 6-2）[15]。管腔的正电位驱动细胞旁路 Na^+ 的转运，而管腔和管周间隙之间的化学梯

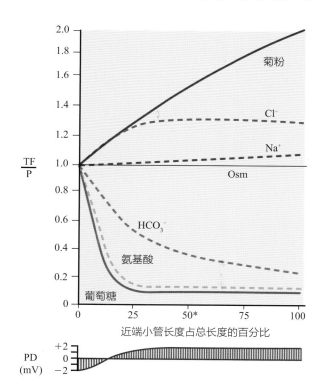

▲ 图 6-2　近端小管溶质的重吸收与跨上皮电位差（PD）的关系

*. 译者注：原著中此处为 30，应为 50

Osm. 渗透压；TF/P. 小管液体与血浆浓度的比值（引自 Rector Jr FC. Sodium, bicarbonate, and chloride absorption by the proximal tubule. *Am J Physiol*. 1983;244:F461—F471.）

度为细胞旁路 Cl⁻ 的重吸收提供了驱动力。该细胞旁路途径介导了近端小管中后段 40% 的 Na⁺ 和 Cl⁻ 的跨上皮重吸收[12]。然而细胞旁路途径的相对重要性可能存在异质性，有证据显示，与表浅肾单位的近曲小管相比，主动重吸收（即跨细胞的重吸收）在靠近髓质的近曲小管更重要[16]。无论如何，Na⁺–Cl⁻ 的被动转运与主动转运的共同作用解释了在近端小管 Na⁺–K⁺–ATP 酶活性明显低于远端肾单位的情况下，近端小管如何重吸收约 60% 的 Na⁺ 和 Cl⁻（图 6–3）[17]。

对跨细胞的 Na⁺–Cl⁻ 重吸收的研究最初是通过对氰化物、哇巴因、管腔阴离子转运体抑制剂、冷却和管周 K⁺ 清除的研究开始的[11]。例如，管腔内加入阴离子转运体抑制剂 SITS（4- 乙酰氨基 -4'- 异硫氰基苯 -2，2'- 二磺酸），以高浓度 Cl⁻ 和低浓度 HCO₃⁻ 灌注管腔，发现 SITS 可以抑制近曲小管的重吸收，从而模拟近曲小管末端的管腔液的组成；该过程不影响碳酸酐酶的功能[14]。当近端小管阴离子梯度受损时，使用哇巴因抑制主动运输，会显著降低重吸收液体量，却不会影响跨上皮的电位差[18]。这显然证明了跨细胞的 Na⁺–Cl⁻ 的重吸收是

电中性的。跨细胞的 Na⁺–Cl⁻ 的重吸收是通过管腔 Na⁺–H⁺ 交换或 Na⁺–SO₄²⁻ 共转运与不同的阴离子交换相耦联完成的，这在后文会进行讲述。

1. 细胞旁路 Na⁺–Cl⁻ 转运

多种因素可调节近端小管中末段细胞旁路 Na⁺–Cl⁻ 转运途径。首先，近端小管是一种低阻力的上皮组织，被称作渗漏性上皮，具有紧密连接，其对 Na⁺ 和 Cl⁻ 具有高渗透性。第二，这种紧密连接对 Cl⁻ 渗透性强于 HCO₃⁻，这一特性使近端小管中末段管腔产生正电位差。第三，在近端小管中末段，管腔 Na⁺ 和 Cl⁻ 浓度的升高为细胞旁路重吸收 Cl⁻ 提供了化学驱动力[15]。HCO₃⁻ 与其他溶质在 S₁ 段大量地被重吸收是造成管腔 Na⁺–Cl⁻ 浓度升高的直接因素，同时肾小球滤过液的等渗重吸收也会造成管腔 Na⁺–Cl⁻ 浓度升高[9, 19]。

高渗透性的细胞旁路途径是小肠、近端小管和胆囊等上皮细胞具有的共同特征，其在近乎等渗性地重吸收 Na⁺–Cl⁻ 过程中发挥重要作用。在形态学上，近端小管细胞和其他渗漏性上皮细胞顶端的紧密连接比排列紧密的上皮细胞的紧密连接结构简单得多。冷冻断裂显微镜显示近端小管细胞的紧密连

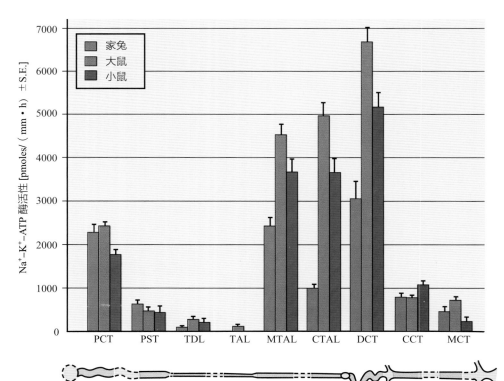

◀ 图 6-3　各肾单位节段 Na⁺–K⁺–ATP 酶活性分布
CCT. 皮质集合管；CTAL. 皮质髓袢升支粗段；DCT.远曲小管；MCT. 髓质集合管；MTAL. 髓质髓袢升支粗段；PCT. 近曲小管；PST. 近直小管；TAL. 髓袢升支细段；TDL. 髓袢降支细段（引自 Katz AI, Doucet A, Morel F. Na–K–ATP ase activity along the rabbit, rat, and mouse nephron. *Am J Physiol.* 1979; 237: F114–F120.）

接相对较浅，只有一条封闭索（图6-4）。相比之下，高阻力上皮细胞的紧密连接更深，复杂而广泛的封闭索交织成网状[20]。在功能上，上皮细胞的紧密连接是一种电荷选择性和大小选择性的细胞旁紧密连接通道，该生理学特性由聚集在紧密连接上的膜蛋白共同决定。这些膜蛋白表达的改变可以显著影响通透性，而不影响封闭索的数量[14, 21, 22]。紧密连接的电荷和大小选择性在很大程度上是由tetraspan跨膜蛋白的一个多基因家族（＞20）claudin决定的[23-25]，该蛋白最近被结晶[26]。因此，近端小管上皮细胞表达的claudin亚型决定了该肾单位节段细胞旁路的高渗透性。研究已经发现，近端小管细胞至少可以表达claudin-2、claudin-10和claudin-17[14, 27, 28]。

近端小管claudin-2的高表达引起了研究人员的广泛兴趣，研究发现转染claudin-2的上皮细胞的阻力会显著降低[22]。在上皮细胞系中过表达claudin-2能够增加Na^+依赖的水转运，而过表达claudin-10对其无明显影响，提示claudin-2直接调节细胞旁路水的通透性[29]。与上皮细胞表型一致，小鼠近端小管claudin-2特异性缺失，使近端小管

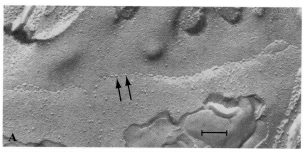

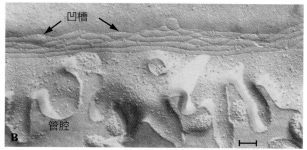

▲ 图6-4　小鼠近端和远端肾单位紧密连接的冷冻断裂电镜图像

A. 近曲小管，渗漏性上皮，紧密连接只包含一条封闭索，图中断裂面上的凹槽（箭）；B. 远曲小管，一种"紧密"的上皮。紧密连接更深，包含了几条封闭索，可见图中断裂面上的凹槽（引自 Claude P, Goodenough DA. Fracture faces of zonulae occludentes from "tight" and "leaky" epithelia. *J Cell Biol*. 1973; 58: 390–400.）

上皮细胞排列紧密，导致Na^+、Cl^-和水的重吸收减少[30]。claudin-2表达的缺失并不影响紧密连接的超微结构，但会导致细胞旁路对阳离子的通透性降低，进而减少跨上皮的Cl^-转运[30]。这提高了近端小管溶质重吸收的能量利用效率。虽然claudin-2敲除小鼠的重吸收减少，但溶质在靠后的肾单位节段的转运增加，因此总体上对Na^+的转运是正常的。在髓袢，跨细胞的溶质转运的增加促进髓质氧张力的降低和对肾缺血的易感性的增加[31]。近端小管claudin-2蛋白表达的终末分化需要整合素β_1亚基的参与，所以敲除小鼠整合素β_1会导致近端小管上皮细胞转变为低表达claudin-2的排列紧密表型[32]。

对近端小管阴离子选择性的claudin蛋白的分子特征研究相对滞后，但在Madin-Darby犬肾（MDCK）C7细胞中，claudin-17可以介导阴离子选择性为主的细胞旁路转运，而敲除该蛋白会导致阳离子选择性为主的LLC-PK（1）上皮细胞系反转为阴离子选择性细胞系[28]。claudin-17在近端小管表达，提示其在近端小管通过细胞旁路途径重吸收氯离子过程中发挥重要作用。最近，研究显示表达于近端小管另一种claudin，claudin-10的一种亚型claudin-10a，介导阴离子选择性细胞旁路途径[33]。

肾小球滤过液中HCO_3^-和其他溶质的重吸收会产生跨上皮细胞的渗透梯度，导致管腔低渗，而管腔和管周间隙的绝对渗透压差一直具有很大的争议[19]。另一个具有争议的话题是，低渗的管腔通过细胞旁路途径与跨细胞转运水的相对重要性。这些争议性问题通过研究靶向敲除水通道蛋白1（AQP1）小鼠的特征得到了很好的解决，AQP1是一种表达于近端小管的顶端膜和基底膜的水通道蛋白。小鼠缺失AQP1导致S_2节段对水的通透减少80%、跨上皮的液体转运减少50%[34]。AQP1的缺失也会导致管腔的低渗性显著增加，提示AQP1介导的跨上皮水转运在近端小管接近等渗地重吸收过程发挥重要作用[19]。AQP1敲除小鼠近端小管残余的水转运部分是由AQP7和（或）claudin-2依赖性的细胞旁路途径介导的[30, 35]。AQP1和claudin-2双敲除小鼠的近端小管仍然维持着水的重吸收（野生型的25%），提示存在其他代偿途径[36]。在近端小管前段水重吸收的替代途径可能包括多种Na^+依赖的转运体介导的水协同转运；然而，这个新颖的假设引起了相当

大的争议。一个相关的争议是 Na^+–Cl^- 通过细胞旁路紧密连接扩散转运与对流转运（溶剂拖曳）的相对重要性 [37, 38]；在近端小管，Na^+–Cl^- 与水的对流转运发挥作用似乎比扩散转运要小，因为有证据表明跨细胞通路是水跨上皮转运的主要途径 [12, 19, 34, 35]。

2. 跨细胞的 Na^+–Cl^- 转运

（1）顶端机制：顶端 Na^+–H^+ 交换在近端小管跨细胞重吸收和经细胞旁路重吸收 Na^+–Cl^- 过程中发挥关键作用。除为 Na^+ 的跨细胞转运提供一个进入位点外，Na^+–H^+ 交换在近端小管前段功能性"吸收" HCO_3^- 过程中发挥重要作用（HCO_3^- 并没有真正地穿过顶端膜，而是在细胞内与 H^+ 同时产生）；Na^+ 和 HCO_3^- 的移动所产生的渗透压梯度驱动水的渗透转运，相应地增加管腔 Cl^- 的浓度，这又为 Cl^- 经细胞旁路被动转运提供了驱动力 [39]。管腔 Cl^- 浓度的增加也有助于促进顶端 Cl^- 通过跨细胞转运吸收。使用阿米洛利充分地抑制近端肾小管 Na^+–H^+ 交换后，近端小管的液体转运明显减少 [39]。

Na^+–H^+ 交换主要由 NHE 蛋白家族介导，该蛋白由 *SLC9* 基因家族的 9 个成员编码；NHE3 在近端小管中发挥重要的生理学作用 [40]。NHE3 蛋白表达于 S_1、S_2 和 S_3 节段的顶端膜 [41]。近端小管的顶端膜也表达其他 Na^+ 依赖性的 H^+ 转运蛋白，包括 NHE8 [40, 42]。在新生近端小管中 NHE8 表达比 NHE3 高，随后在成熟的肾单位中 NHE3 被诱导，NHE8 的表达下调 [40]。NHE3 敲除小鼠的肾脏近端小管液体吸收减少 62%，基底侧 Cl^- 吸收减少 54%，说明了 NHE3 在成熟近端小管中发挥主导作用 [43, 44]。最近的一项研究将肾脏 *Nhe3* 特异性敲除，结果表明 NHE3 蛋白可以通过代偿性地上调 Na^+–Cl^- 协同转运蛋白（NCC）和上皮 Na^+ 通道（ENaC）的表达，对维持血压的正常水平、维持饮食中 Na^+–Cl^- 改变时血浆 Na^+ 水平发挥重要作用 [45]。*Nhe3* 全敲除小鼠由于其在肠道中缺失 NHE3 蛋白，会出现严重的失盐表型。

阿米洛利和其他的 Na^+–H^+ 交换抑制剂的使用揭示了 NHE3 转运蛋白在近端小管跨上皮的盐转运中发挥重要作用，而使用阴离子转运抑制剂证明了顶端阴离子转运也参与了盐转运过程；用含 Na^+–Cl^- 的溶液灌注近端小管，DIDS（4, 4'- 二异硫氰基苯 –2, 2'- 二磺酸）、呋塞米和 SITS 均可减少在近端小管管腔的液体吸收 [14]。Na^+–H^+ 交换可以与 Cl^- 交换耦联，因此在 Na^+–Cl^- 转运中，Cl^- 可以与 OH^- 进行交换（图 6-5）。在 20 世纪 80 年代早期，多个团队通过研究从近端小管分离的膜性囊泡，报道了这种 Cl^-–OH^- 交换体 [46]。然而，其他团队的相似研究不能重复该结果 [46, 47]。此外，实验表明，在没有明显 Cl^-–OH^- 交换的情况下，刷状缘囊泡中 Cl^-- 甲酸盐交换占主导地位 [47]。甲酸的逆向扩散可能通过甲酸盐再循环，从而维持 Na^+–Cl^- 跨顶端膜的转运。由 pH 梯度（H^+- 甲酸盐共转运或甲酸盐 –OH^- 交换）刺激的甲酸盐囊泡转运是可饱和的，其与载体介导的过程一致，而不同于甲酸在近端小管顶端膜的扩散过程 [48]。利用刷状缘囊泡的转运实验发现了近端小管顶端膜存在 Cl^-- 草酸盐交换和 SO_4^{2-}- 草酸盐交换 [39, 49]。Cl^-- 草酸盐交换和 Cl^-- 甲酸盐交换的亲和性和抑制剂敏感性存在差异，提示在近端肾单位有两个独立的顶端的交换体：Cl^-- 甲酸盐交换体和可同时转运甲酸盐和草酸盐的 Cl^-- 甲酸盐 – 草酸盐交换体（图 6-5）。

通过使用含 Na^+–Cl^- 和甲酸盐或草酸盐的溶液灌注单个近端小管片段，对 Cl^-- 草酸盐交换和 Cl^-- 甲酸盐交换的生理学相关性进行了研究。在该条件下，甲酸盐和草酸盐均显著增加了兔、大鼠和小鼠近端小管的液体转运 [44]。DIDS 可以抑制这种液体转运的增加，这表明在刷状缘囊泡的转运实验中发现的对 DIDS 敏感的阴离子交换体参与了这一过程。远端小管 Na^+–Cl^- 转运也有类似的机制，其不依赖噻嗪敏感的 Na^+–Cl^- 共转运体 [50]。进一步的研究表明，在近端小管草酸盐和甲酸盐依赖的阴离子转运蛋白分别与不同的 Na^+ 转运途径耦联，包括 Na^+–SO_4^{2-} 共转运和 Na^+–H^+ 交换 [51]。Cl^-- 甲酸盐转运与 Na^+–SO_4^{2-} 共转运的耦联需要 SO_4^{2-}- 草酸盐交换的参与，这已在刷状缘囊泡转运实验中被证明 [52]。*Nhe3* 敲除小鼠中甲酸盐的作用消失，而草酸盐诱导的 Cl^- 转运仍然存在，证明了 NHE3 在甲酸盐诱导的 Cl^- 转运中的必要作用 [44]。最后，表浅和接近髓质的近曲小管的灌注数据表明，近端小管不同节段阴离子交换的主要模式存在异质性，如接近髓质的近曲小管中没有 Cl^-- 甲酸盐交换，而是以 Cl^-–OH^- 交换为主 [14]。

参与近端小管跨上皮的 Na^+–Cl^- 重吸收的顶

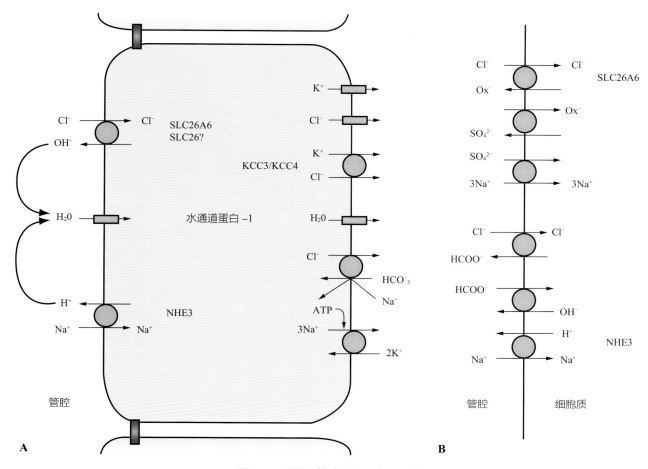

▲ 图 6-5 近端小管跨上皮 Na^+-Cl^- 转运

A. 在图示中，Cl^- 通过 Cl^--OH^- 交换体进入顶端膜，Na^+ 通过与 NHE3 耦联进入；B. 选择性顶端阴离子交换激活 Na^+-H^+ 交换与 Na^+-SO_4^{2-} 共转运的耦联。详情见正文

端阴离子交换体的分子特征是近 30 年来研究的目标。一个关键的突破是阴离子交换体 SLC26A4 的发现，其也被称为 pendrin，表达于非洲爪蟾卵母细胞中可以介导 Cl^--甲酸盐交换[53]。然而，在个别物种的近端小管中 SLC26A4 的表达较低或不表达，且在 Slc26a4 敲除小鼠近端小管中，甲酸盐诱导的 Na^+-Cl^- 转运未受影响[14]。然而，SLC26A4 在远端B 型闰细胞中有较强的表达；该交换体在远端肾单位转运 Cl^- 中的作用在本章的其他部分进行了综述（见"连接小管和皮质集合管：Cl^- 转运"一节）[54]。SLC26A4 的相关研究数据促进了对 SLC26A6 特点的研究，SLC26A6 是 SLC26 家族中一个表达广泛的成员，其在近端小管细胞中表达于顶端膜处。表达于非洲爪蟾卵母细胞的小鼠 SLC26A6，介导了参与近端小管跨上皮 Na^+-Cl^- 转运的多种阴离子交换模式，包括 Cl^--甲酸盐交换、Cl^--OH^- 交

换、Cl^--SO_4^{2-} 交换和 SO_4^{2-}-草酸盐交换[55]。然而，SLC26A6 敲除小鼠的小管灌注实验没有表现出 Cl^- 基线水平降低或液体转运减少，表明近端小管顶端的 Cl^- 转运有相当大的异质性[56]。在 SLC26A9 敲除小鼠中，其他 Cl^- 转运体包括表达于近端小管顶端膜的 SLC26A7 和 SLC26A9；然而，这些 SLC26 家族成员的功能似乎是 Cl^- 通道而不是交换体[57-59]。SLC26A2 也可能参与近端小管顶端的阴离子交换[60]。然而，SLC26A6 是近端小管刷状缘主要的 Cl^--草酸盐交换体；在 Slc26a6 基因敲除小鼠中，草酸盐诱导的小管液体转运增加被抑制，同时伴随刷状缘膜性囊泡中 Cl^--草酸盐交换受损[56, 61]。

有些令人惊讶的是，SLC26A6 介导生电的 Cl^--OH^- 交换和 Cl^--HCO_3^- 交换，该家族的大多数成员在至少一种阴离子转运模式中是生电的[14, 55, 58, 62, 63]。这引出了一个问题—跨细胞的 Na^+-Cl^- 转运是如何

保持电中性的。然而，值得注意的是该家族不同成员进行 Cl^- - 碱交换的化学计量学和电生理学并不相同；例如，SLC26A6 交换 1 个 Cl^- 和 2 个 HCO_3^- 阴离子，而 SLC26A3 交换 2 个 Cl^- 和 1 个 HCO_3^- 阴离子[14, 63]。2 个及以上生电的 SLC26 交换体在相同膜上的共表达可能使顶端 Cl^- 交换呈现净电中性的。另外，近端小管顶端 K^+ 通道可能在 Na^+-Cl^- 吸收过程中起稳定膜电位的作用[64]。

另一个疑问是 Cl^- - 甲酸盐交换优先耦联 NHE3 介导的 Na^+-H^+ 交换（图 6-5），而没有明显的证据显示 Cl^- - 草酸盐交换耦联 Na^+-H^+ 交换或 Cl^- - 甲酸盐交换耦联 Na^+-SO_4^{2-} 协同转运；SLC26A6 能够介导 SO_4^{2-} - 甲酸盐交换，这为 Na^+-SO_4^{2-} 协同转运与甲酸盐交换的耦联提供了支持[44, 45]。支架蛋白可以将这些不同的转运蛋白聚集在不同的微结构域中，使其优先耦联。研究结果显示，SLC26A6 和 NHE 可以与支架蛋白 PDZK1 结合，在 Pdzk1 基因敲除小鼠中，SLC26A6 的分布选择性地受损[65]。Petrovic 及其同事报道了近端小管管腔甲酸盐可以激活 Na^+-H^+ 交换，表明甲酸盐本身直接影响 NHE3；这可以部分解释 Cl^- - 甲酸盐交换优先与 NHE3 耦联[66]。尽管已经报道了这些有趣的结果，近端小管跨细胞的 Cl^- 重吸收与细胞旁路 Cl^- 被动重吸收的相对重要性仍有待确定。

(2) 基底侧机制：与在其他吸收性上皮细胞中相同，近端小管基底侧 Na^+-K^+-ATP 酶活性为跨细胞的 Na^+-Cl^- 转运建立了 Na^+ 梯度，提供了主要的 Na^+ 排出通道。为了保持跨细胞的 Na^+-Cl^- 转运呈电中性，通过基底膜排出的 Na^+ 必须以排出等量的 Cl^- 进行中和[18]。多种近端小管 Cl^- 的排出途径已被发现，包括 K^+-Cl^- 共转运、Cl^- 通道和不同形式的 Cl^--HCO_3^- 交换（图 6-5）。

多个证据支持近端小管基底侧存在由细胞肿胀激活的 K^+-Cl^- 共转运蛋白（KCC）[67]。KCC 蛋白由四个阳离子 - 氯离子共转运体基因家族成员编码；Kcc1、Kcc3 和 Kcc4 均在肾脏中有表达。在近端小管 S_1 到 S_3 节段的基底膜上，有大量的 KCC3 和 KCC4 共表达[68]。在功能层面上，肾脏皮质基底膜囊泡具有 K^+-Cl^- 共转运活性[67]。采用离子敏感的微电极，并在腔内注入 K^+ 和 Cl^-，发现了近直小管基底膜中存在呈电中性的 KCC。基底侧 K^+ 浓度

升高或降低可以分别增加或减少细胞内 Cl^- 转运活性，而基底侧的 Cl^- 浓度反过来也影响 K^+ 转运活性；结果验证了 K^+ 与 Cl^- 耦联转运[69, 70]。值得注意的是，1mmol/L 的呋塞米可以有效地抑制所有的四种 KCC，但不能抑制基础状态下 K^+-Cl^- 的共转运[69]。然而，在近端小管只有 10% 的 K^+ 外流由对呋塞米敏感的 K^+-Cl^- 共转运介导，且其在没有细胞肿胀的情况下是失活的。近端小管上皮细胞顶端 Na^+ - 葡萄糖转运的活化可激活钡离子（Ba^{2+}）抵抗的 K^+ 外流通路，1mmol/L 的呋塞米可抑制 75% 的 K^+ 通过该通路外流[71]。此外，低渗诱导近端小管细胞发生可被 Ba^{2+} 阻断的细胞肿胀及调节性容积减少（VRD），1mmol/L 的呋塞米可阻断 VRD[67]。顶端 Na^+ 重吸收引起的细胞肿胀可通过激活基底膜上容积敏感性的 KCC，参与 Na^+-Cl^- 跨上皮的吸收[14]。值得注意的是，分别靶向敲除 Kcc3 或 Kcc4 的小鼠近端小管中的 VRD 均显著降低[72]。此外，KCC3 敲除小鼠的近端小管跨上皮的液体转运显著降低，提示基底侧 K^+-Cl^- 共转运体在跨细胞的 Na^+-Cl^- 重吸收过程中发挥了重要作用[73]。

哺乳动物近端肾小管细胞基底侧的 Cl^- 的传导性相对较低，说明 Cl^- 通道在跨细胞的 Na^+-Cl^- 转运中发挥次要作用。基底侧的阴离子交换对膜电位的影响很小，而对细胞内 Cl^- 的活性有相当大的影响，同样，基底膜电位的变化也不会影响细胞内 Cl^- 活性[69, 70, 74]。然而，与基底侧 K^+-Cl^- 共转运体相同，在没有细胞肿胀的情况下，近端小管基底侧 Cl^- 通道相对不活跃。因此，细胞肿胀会激活近端小管细胞基底膜上的 K^+ 通道和 Cl^- 通道[14, 75, 76]。Seki 及其同事发现了一种位于兔肾单位 S_3 节段基底侧的 Cl^- 通道，在该节段 KCC 抑制剂 H74 对细胞内 Cl^- 活性无影响[77]。该 Cl^- 通道与其他近端小管基底侧的 Cl^- 通道的分子特征尚不完全清楚，尽管 S_3 节段已被证明仅表达细胞肿胀激活的 CLC-2 Cl^- 通道的 mRNA；但该 Cl^- 通道在跨细胞 Na^+-Cl^- 重吸收中的作用仍不清晰[78]。

功能水平上，已有较多对近端小管基底膜 Na^+ 依赖性和非 Na^+ 依赖性的 Cl^--HCO_3^- 交换的研究[13, 74, 79]。非 Na^+ 依赖性的 Cl^--HCO_3^- 交换对基底侧液体流出的影响是微小的[74]。首先，这种交换体在生理条件下介导 Cl^- 内流。其次，同时移除 Na^+、

Cl⁻ 与同时移除 Cl⁻、HCO₃⁻ 相比，细胞内 Cl⁻ 活性减少的差异很小，表明 Cl⁻-HCO₃⁻ 交换并不能显著促进 Cl⁻ 排出。相比之下，移除基底侧 Na⁺ 后细胞内 Cl⁻ 的减少下降了 75%[74]。基底侧 Na⁺ 依赖性 Cl⁻-HCO₃⁻ 交换体，以及通过基底侧 Na⁺-HCO₃⁻ 共转运蛋白 NBC1 循环排出 Na⁺ 和 HCO₃⁻ 在基底侧 Cl⁻ 排出过程中发挥重要作用（图 6-5）。但近端小管上的这种 Na⁺ 依赖性 Cl⁻-HCO₃⁻ 交换体的分子特征目前还不为人所知。

3. 近端肾小管 Na⁺-Cl⁻ 转运的调节

（1）球-管平衡：球-管平衡是肾脏的一个基本特性，肾小球滤过率（GFR）的变化被肾小管重吸收的变化所抵消，从而使液体和 Na⁺-Cl⁻ 的重吸收保持恒定的比重（图 6-6）。虽然远端肾单位能够根据小管流量的变化调整重吸收，但 GFR 对近端小管 Na⁺-Cl⁻ 重吸收的影响是明显的（图 6-7）[80]。球-管平衡不依赖于神经直接调节和激素调节，而是由管腔和管周因素共同控制的[81]。

直到最近，关于球-管平衡中管腔因素的作用还存在一些争议，因为使用家兔离体的近端小管未能证明小管流量对液体吸收有显著影响[82]。不过，这个问题基本上已经解决了，有明确的证据表明，流体剪切应力（FSS）增加了溶质和水的吸收[83]。

Du 及其同事报道了在离体灌流的小鼠近端小管，流速与液体和 HCO₃⁻ 的转运呈线性关系（图 6-8）[81,84]，此过程由 NHE3 和 H⁺-ATP 酶介导，后续会进行详细阐述。该数据由数学模型分析，估算微绒毛扭矩作为小管流速的函数关系。该模型中管径的增大会减小转矩，计算出的转矩与液体和 HCO₃⁻ 的吸收呈线性关系。右旋糖酐增加了灌注液的黏度，从而增强了液体的转运。黏度增加提高了液体的流体动力学效应，从而增加了扭矩，这说明了是扭矩的效应而不是流速。Du 及其同事的数学分析为他们的结果与 Burg 和 Orloff 的结果之间的矛盾提供了极好的解释[82]。然而 Burg 和 Orloff 的实验对象为家兔，而最新报道中的实验对象为小鼠；另一项对液体作用的研究主要针对大鼠近端小管，其实验结果更接近于小鼠而不是家兔[80-82,84]。增加流量对家兔近端小管管径有相当大的影响，因此会减少转矩的增加。对家兔数据的数学模型分析预测，当流量增加 3 倍时，小管直径增加 41%，导致转矩增加 43%；在统计学上，这与 Burg 和 Orloff 报道的重吸收的量增加 36% 一致[82]。

药理学的抑制表明，小管流量激活近端小管由 NHE3 和顶端 H⁺-ATP 酶介导的 HCO₃⁻ 重吸收[81]。在 NHE3 敲除小鼠近端小管中，流量依赖的液体和

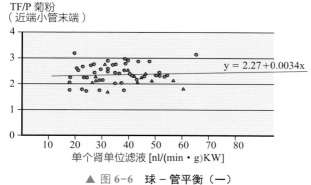

TF/P 菊粉
（近端小管末端）

$y = 2.27 + 0.0034x$

单个肾单位滤液 [nl/(min·g)KW]

▲ 图 6-6　球-管平衡（一）

不可吸收的标志物菊粉在近端小管末端的液体中与血浆中浓度的比值（TF/P 菊粉），用于测量近端小管水重吸收比例，不随单个肾小球滤过率的变化而改变。分别测量了在抗利尿状态（三角形）和水利尿状态（圆形）下的比例（引自 Schnermann J, Wahl M, Liebau G, Fischbach H. Balance between tubular flow rate and net fluid reabsorption in the proximal convolution of the rat kidney. I. Dependency of reabsorptive net fluid flux upon proximal tubular surface area at spontaneous variations of filtration rate. *Pflugers Arch*. 1968;304:90-103.）

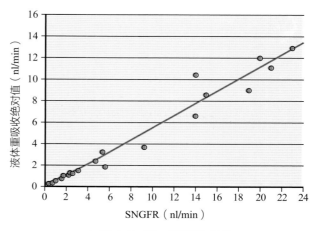

液体重吸收绝对值（nl/min）

SNGFR（nl/min）

▲ 图 6-7　球-管平衡（二）

图中显示的是近端小管末端液体重吸收绝对值的增加是单个肾单位肾小球滤过率（SNGFR）的线性函数（引自 Spitzer A, Brandis M. Functional and morphologic maturation of the superficial nephrons. Relationship to total kidney function. *J Clin Invest*. 1974; 53: 279-287.）

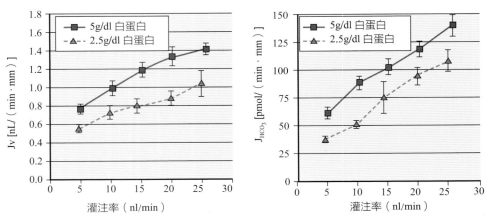

▲ 图 6-8　球－管平衡（三）

离体灌流的小鼠近端小管流量依赖的液体吸收增加（Jv）和流量依赖的 HCO_3^- 吸收增加（J_{HCO_3}）。当灌流白蛋白浓度从 2.5g/dl 增加到 5g/dl 时，吸收也增加（引自 Du Z, Yan Q, Duan Y, et al. Axial flow modulates proximal tubule NHE3 and H–ATP ase activities by changing microvillus bending moments. *Am J Physiol Renal Physiol*. 2006; 290: F289–F296.）

HCO_3^- 重吸收增加的幅度减小[81, 84]。使用细胞松弛素 D 抑制肌动蛋白骨架降低了流量对液体和 HCO_3^- 转运的影响。该方法阻断了流量对 NHE3 和 Na^+-K^+-ATP 酶的影响，但对 H^+-ATP 酶无影响。其同时抑制了 FSS 对转运蛋白向细胞膜移动的影响，表明流量依赖的微绒毛移动通过连接细胞骨架激活转运蛋白（图 6-12 NHE3）[85]。在体外培养的小管细胞中，FSS 诱导密集分布的外周肌动蛋白带，增加紧密连接和黏着连接的形成；这种连接可能促使流量激活的跨细胞的盐和水的吸收最大化[86]。

科学家们研究了多巴胺、血管紧张素 II（Ang II）和 Ca^{2+} 对 FSS 诱导的钠和碳酸氢盐转运影响。多巴胺完全抑制了流量诱导的 Na^+ 转运增强[83]，其主要是通过 D_{1A} 受体介导的。小鼠 AT_{1A} 受体的敲除也会抑制流量诱导的 Na^+ 转运增强[87]，但该作用可能与 NHE3 基础活性的显著降低有关。当使用 AT_1 受体拮抗剂时，不会影响流量诱导的 Na^+ 转运增强[87, 88]。局部钙信号对细胞内 IP3 的激活可能介导流量对 NHE3 活性的影响，而增加的钙内流不会影响这一过程[89]。流量和转矩不影响氯离子吸收，表明氯离子不能通过细胞旁路途径对流转运。

球－管平衡的另一种机制发生于管腔侧与溶质的浓度限制有关。碳酸氢盐、氨基酸和葡萄糖等溶质的重吸收与 Na^+ 耦联，在流量较低时，近端小管更早地完成重吸收，从而在整体上限制该节段的重吸收率[90]。

管周因素在球－管平衡中也发挥着重要的补充作用，这可能解释了使用家兔离体近端小管无法证明流量诱导的改变。具体来说，GFR 增加导致肾小球滤过分数增加，伴随管周蛋白浓度及胶体渗透压增加。长期以来，管周蛋白浓度的变化被公认为对近端肾小管 Na^+-Cl^- 的重吸收有重要影响；结合毛细血管灌注实验和小管灌注实验的结果，可以证明该观点[81, 91]。管周蛋白可以影响离体灌注的近端小管节段，消除液体静压力的影响[81]。管周蛋白浓度的增加对近端小管流量依赖性的液体和 HCO_3^- 的吸收有附加作用（图 6-8）。管周蛋白主要影响 HCO_3^- 跨细胞的吸收，提示管周胶体渗透压的改变不影响通过细胞旁路途径的转运[14]。然而，管周蛋白对跨细胞转运的诱导机制尚不完全清楚[81]。管周液体静压的变化，如细胞外液容量的扩张或收缩，也能导致吸收的改变[91]。

(2) 神经体液的作用：近端小管液体和 Na^+-Cl^- 的重吸收受多种激素和神经递质的影响。影响肾脏 Na^+-Cl^- 转运的主要激素见图 6-9。肾交感神经发挥重要作用，如 Ang II 能够刺激 Na^+-Cl^- 的重吸收；多巴胺是近端小管 Na^+-Cl^- 重吸收的主要抑制剂。

去除大鼠单侧肾脏神经导致明显的尿钠排泄增多，近端小管 Na^+-Cl^- 的重吸收减少 40%，而不影响肾单位肾小球滤过率和受对侧神经支配的肾脏[92]。相比之下，低频电刺激肾交感神经可增加近端肾小管液体重吸收，尿钠排泄下降 32%，GFR

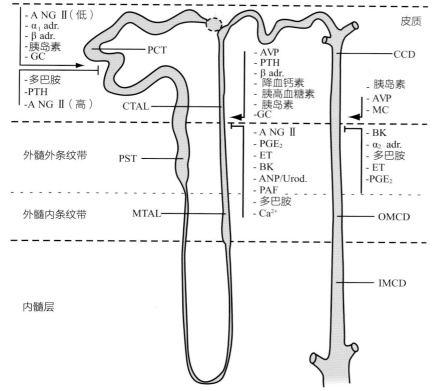

图 6-9　近端小管、髓襻升支粗段、集合管中神经体液调节对 Na^+-Cl^- 吸收的影响

刺激（→）和抑制（⊣）钠离子重吸收的因素如下。Ang Ⅱ. 血管紧张素 Ⅱ（低、高分别指浓度为皮摩尔和微摩尔浓度）；ANP/Urod. 心房钠尿肽和尿舒张肽；AVP. 精氨酸升压素；BK. 缓激肽；CCD. 皮质集合管；CTAL. 皮质升支粗段；ET. 内皮素；GC. 糖皮质激素；IMCD. 内髓集合管；MC. 盐皮质激素；MTAL. 髓质升支粗段；OMCD. 外髓集合管；PAF. 血小板活化因子；PCT. 近曲小管；PGE_2. 前列腺素 E_2；PST. 近端直管；PTH. 甲状旁腺激素；$α_1$ adr. $α_1$ 肾上腺素受体激动剂；β adr. β 肾上腺素受体激动剂（引自 Feraille E, Doucet A. Sodium–potassium–adenosine triphosphatase–dependent sodium transport in the kidney: hormonal control. *Physiol Rev*. 2001; 81:345–418.）

无明显变化[93]。基底侧肾上腺素和（或）去甲肾上腺素通过肾上腺素 α 受体和 β 受体刺激近端小管 Na^+-Cl^- 的重吸收。证据表明 $α_1$ 受体通过激活基底侧 Na^+-K^+-ATP 酶和顶端 Na^+-H^+ 交换，对近端小管 Na^+-Cl^- 转运产生刺激作用；$α_2$ 受体的作用存在争议[94]。$β_2$ 受体诱导的支架蛋白 NHE 调节因子 –1（NHERF–1）配体依赖地聚集导致顶端 NHE3 的直接激活，避免了下游 cAMP（见后文）的负面影响[95, 96]。Ang Ⅱ 对近端小管 Na^+-Cl^- 重吸收有显著影响，随之影响血压。敲除近端小管细胞 AT_{1A} 受体减少了近端小管液体的重吸收，降低了基础血压，改变了尿钠排泄，并减弱了持续灌注 Ang Ⅱ 引起的高血压反应[96]。虽然 AT_{1A} 敲除小鼠的 NHE3 和 NaPi-2 的基础表达水平和对照组接近，但在灌注 Ang Ⅱ 后，AT_{1A} 敲除小鼠 NHE3 和 NaPi-2 表达水平降低，表明该作用至少部分是通过这两种 Na^+ 转运通路介导。

尽管这种刺激作用是明显的，但科学家们历经 30 年才发现 Ang Ⅱ 对大鼠、家兔和小鼠近端小管 Na^+ 转运具有双重（有时称"双相"）的作用；10^{-12}～10^{-10}mol/L 的 Ang Ⅱ 可以刺激 Na^+-Cl^- 重吸收，浓度大于 10^{-7}mol/L 的 Ang Ⅱ 抑制 Na^+-Cl^- 重吸收（图 6-10）[97]。然而，即使是在病理状态下（如两肾一夹 Goldblatt 高血压），血浆 Ang Ⅱ 浓度一般不超过 10^{-9}mol/L[98]。此外，Ang Ⅱ 的双相作用可能并不适用于所有物种，在肾切除术获得的人近端小管样本中，浓度高达 10^{-6}mol/L 的 Ang Ⅱ 刺激 Na^+-Cl^- 的重吸收，其主要是通过一氧化氮（NO）- 环鸟苷酸（cGMP）通路刺激细胞外信号调节激酶（ERK）的磷酸化[99]。虽然血浆 Ang Ⅱ 浓度通常低于抑制浓度，但值得注意的是，近端小管管腔内 Ang Ⅱ 浓度通常高于血浆中 Ang Ⅱ 浓度（后文会进行讨论），因此血浆浓度可能不是唯一的决定因素。考虑到近端 AT_{1A} 受体缺失可以显著降低血压、改变尿钠排泄，在大多数生理条件下，Ang 可能主要在近端小管发挥刺激作用[96]。

Ang Ⅱ 信号更深一层的复杂性是由于在近端小管的管腔和基底膜上均存在 AT_1 受体[100]。Ang Ⅱ 对灌流的小管管腔或管周侧液体转运有相似的双重效应，而在管腔侧具有更强的效应[101]。使用受体阻断药和敲除小鼠的实验表明，Ang Ⅱ 的刺激和抑制作用均是管腔和基底膜上的信号传递通过 AT_1 受体

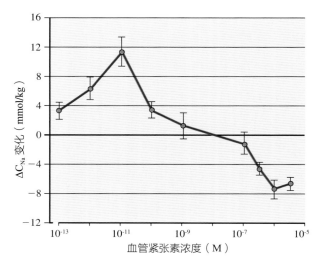

▲ 图 6-10 微灌注近端小管中血管紧张素Ⅱ（AngⅡ）对 Na^+ 重吸收的双相作用

跨上皮 Na^+ 浓度梯度（管周 - 管腔）的稳定状态 ΔC_{Na}，用作 Na^+ 重吸收率的指示。作图显示 ΔC_{Na} 为管周 AngⅡ 浓度的函数；低浓度刺激近端小管 Na^+ 吸收，高浓度则抑制近端小管 Na^+ 吸收（引自 Harris PJ, Navar LG. Tubular transport responses to angiotensin. *Am J Physiol*. 1985; 248: F621-F630）

介导[102]。然而，其他研究发现，AT_2 受体通过作用于 NO-cGMP 通路下调 NHE3 和 Na^+-K^+-ATP 酶活性，导致尿钠排泄增加和血压降低[103]。AngⅡ 也由近端小管合成和分泌，对近端肾小管 Na^+-Cl^- 的重吸收发挥重要的自分泌作用[104]。近端小管细胞表达血管紧张肽原、肾素和血管紧张素转化酶（ACE）的 mRNA[94]，为 AngⅡ 通过自分泌的产生提供了条件。实际上，AngⅡ 在管腔内的浓度可能是其循环浓度的 $100 \sim 1000$ 倍[94]。近端小管和全身合成 AngⅡ 可能分别参与不同的调控。事实上，即使通过饮食摄入的盐过高，肾内 AngⅡ 似乎也能够刺激近端小管 Na^+-Cl^- 和液体的重吸收，从而有助于防止肾小球滤过增加导致近端小管末端流量增加[105]。需要指出的是，在这个实验中，像在许多啮齿动物的盐负荷实验中一样，实验动物的饮水中加入了 1% 的 NaCl。最近的研究表明，高盐负荷伴随禁水，会导致高血压和炎症[106]。

近端小管也是促钠排泄激素的靶点。近端小管合成的多巴胺对近端小管 Na^+-Cl^- 的重吸收具有抑制性的自分泌作用[94]。近端小管细胞具有合成多巴胺所必需的酶，同时利用从肾小球滤液中重新吸收的左旋多巴。容量扩张或高盐饮食能够促进近端肾小管细胞合成多巴胺，并释放到管腔，导致显著的促钠排泄作用[107, 108]。在灌流的近曲小管，管腔多巴胺拮抗肾上腺素对重吸收的刺激作用，与多巴胺释放到管腔发挥的自分泌作用一致[107, 109]。多巴胺主要通过多巴胺 D_1 样受体（人类存在 D_1 和 D_5 两种亚型）发挥促钠排泄的作用；如同 AngⅡ 的 AT_1 受体一样，D_1 受体表达于近端小管的顶端膜和管腔膜[100, 110]。靶向敲除小鼠 D_{1A} 和 D_5 受体可通过减少近端肾小管尿钠排泄等机制导致高血压[111, 112]。芳香氨基酸脱羧酶参与产生多巴胺，近端小管特异性敲除芳香氨基酸脱羧酶的小鼠，形象地展现了肾内多巴胺的作用。肾内多巴胺不足导致肾单位中的钠转运蛋白表达上调，肾内肾素 - 血管紧张素系统激活，左旋多巴引起的尿钠排泄减少，髓质环氧合酶 -2（COX-2）表达降低，尿前列腺素水平降低。与野生型小鼠相比，敲除小鼠还表现出盐敏性高血压及明显的寿命缩短[113]。

近端小管多巴胺的促尿钠排泄作用受心房利钠肽（ANP）的调节，其通过多巴胺依赖的机制抑制顶端 Na^+-H^+ 交换[14]。ANP 可诱导 D_1 多巴胺受体聚集到近端小管细胞的细胞膜上，从而增强小管对多巴胺的作用敏感性[114]。ANP 对基底侧 Na^+-K^+-ATP 酶的抑制作用通过一种依赖 D_1 受体的机制，两种激素协同抑制 Na^+-K^+-ATP 酶的作用[114]。此外，多巴胺和 D_1 受体诱导 ANP 在体内发挥促钠排泄作用[14]。

最后，近端小管上的抗尿钠排泄效应和促尿钠排泄效应存在显著的信号交互。例如，ANP 可能通过上文提到的多巴胺依赖的机制，抑制 AngⅡ 依赖的近端小管液体吸收[14, 115]。多巴胺还能够降低体外培养的近端小管细胞中 AngⅡ 的 AT_1 受体的表达[116]。此外，在大鼠饮用水中添加左旋多巴减少了近端小管 AT_1 受体的表达，提示近端小管中多巴胺的合成抑制了 AngⅡ 的敏感性[116]。AngⅡ 信号通过 AT_1 受体传递，降低了 D_5 多巴胺受体的表达，而在 D_5 多巴胺受体敲除小鼠肾皮质中 AT_1 受体的表达相应地增加[117]。在近端小管 AT_1 受体和多巴胺 D_3 受体（多巴胺 D_2 样受体）之间也存在类似的相互作用[118]。

(3) 近端小管转运体的调节：顶端 Na^+-H^+ 交换体 NHE3 和基底侧 Na^+-K^+-ATP 酶是各种导致抗尿

钠排泄和促尿钠排泄的刺激的相关信号通路的作用靶点。NHE3调节了跨上皮Na^+-Cl^-吸收的限速过程，因此，NHE3是调控通路的主要靶点[84]。NHE3是由直接磷酸化及支架蛋白和信号转导蛋白与NHE3羧基末端动态的相互作用共同调控的，其主要通过调整发挥交换功能的蛋白进出刷状缘微绒毛来调控转运（图6-11）[40, 119]。NHE3的基础活性也依赖于与酪蛋白激酶2（CK2）羧基末端的结合；CK2诱导丝氨酸719位点的磷酸化，调节NHE3的细胞膜转运，从而影响其转运活性[120]。

细胞内cAMP水平增加对近端小管顶端Na^+-H^+交换有较强的抑制作用。多巴胺信号通过D_1样受体和（或）甲状旁腺激素（PTH）依赖的信号通过PTH受体诱导细胞内cAMP水平增加，而Ang II依赖性地激活NHE3与cAMP水平减少有关[121]。PTH是NHE3的强效抑制剂，可能促进Na^+-HCO_3^-在远端的转运，并伴随远端钙的重吸收[122]。cAMP水平增加激活蛋白激酶A（PKA），导致NHE3的直接磷酸化；PKA诱导NHE3多个位点的磷酸化，而丝氨酸552位点（S552）和605位点（S605）的磷酸化参与了cAMP对Na^+-H^+交换的抑制作用[123]。使用特异性识别S552和S605磷酸化形式的磷酸化特异性抗体，证明了多巴胺依赖性地增加了两种形式的磷酸化[124]。大鼠肾脏免疫染色显示，S552位点

磷酸化的NHE3定位于刷状缘微绒毛的被膜小窝，NHE3在该区域主要是低聚无活性的形式[124, 125]。因此，cAMP通过PKA刺激NHE3的磷酸化，导致转运蛋白从微绒毛膜重新分布到无活性的亚微绒毛区域（图6-11）。然而，值得注意的是，这些残基的磷酸化在调控NHE3过程中是必要的，但并不足以调控NHE3[40]。研究已经发现，许多NHE3的调节因子，包括胃泌素和尿鸟苷素，通过影响S552和（或）S605的磷酸化来发挥作用[126, 127]。

cAMP对NHE3的调控需要同源支架蛋白家族成员的参与，该蛋白含有蛋白间相互作用基序PDZ结构域（以最早发现的含有该结构域的3种蛋白PSD95、*Drosophila* disc large和ZO-1的首字母命名；图6-12）。NHERF-1是该蛋白家族第一个被纯化的成员，是PKA诱导NHE3抑制作用所需的细胞因子[128]。NHERF-2随后通过酵母双杂交筛选被克隆，是一种与NHE3的羧基末端相互作用的蛋白质；NHERF-1和NHERF-2对体外培养细胞NHE3的调节作用非常相似。相关的蛋白PDZK1与NHE3和许多其他上皮转运蛋白相互作用，调节近端小管刷状缘微绒毛阴离子交换体SLC26A6的表达[65]。

NHERF-1和NHERF-2在人和小鼠近端小管细胞中均有表达；NHERF-1在刷状缘微绒毛中与

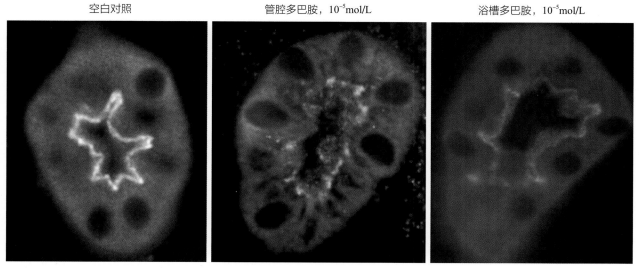

| 空白对照 | 管腔多巴胺，10^{-5}mol/L | 浴槽多巴胺，10^{-5}mol/L |

▲ 图6-11　多巴胺对近端小管Na^+-H^+转运交换体NHE3的影响

在管腔或浴槽中，使用10^{-5}mol/L的多巴胺（DA）灌注显微切割的近曲小管30min，诱导免疫反应性的NHE3蛋白从顶端膜回到胞质（引自Bacic D, Kaissling B, McLeroy P, et al. Dopamine acutely decreases apical membrane Na/H exchanger NHE3 protein in mouse renal proximal tubule. *Kidney Int*. 2003; 64: 2133–2141.）

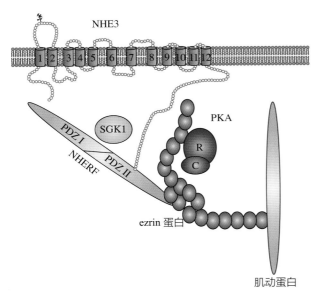

▲ 图 6-12　支架蛋白 NHERF（Na^+-H^+ 交换体调控因子）将 Na^+-H^+ 交换体 NHE3 连接到细胞骨架和信号蛋白上

NHERF 与 ezrin 结合，随后又结合蛋白激酶 A（PKA）和肌动蛋白细胞骨架。NHERF 也能结合血清和糖皮质激素调节激酶 1（SGK1），激活 NHE3。C. 催化因子；PDZ. 以 PSD95、*Drosophila disc large*（果蝇）和 ZO-1 蛋白首字母命名的结构域；R. 调控因子

NHE3 共定位，而 NHERF-2 主要表达于富含囊泡的区域的微绒毛基部[128]。NHERF 组装了含多蛋白的、动态调控信号的复合体，包括 NHE3 和其他几个转运蛋白。除了 NHE3，其还能与肌动蛋白相关蛋白 ezrin 结合，从而将 NHE3 与细胞骨架连接起来；这种与细胞骨架的连接可能对微绒毛弯曲引起的 NHE3 的机械性地激活特别重要，并参与球 - 管平衡的调控（见上文的讨论）[81, 84, 128]。ezrin 也直接与 NHE3 相互作用，结合于转运蛋白的羧基末端的结合位点[119]。ezrin 是 PKA 的锚定蛋白，使 PKA 接近 NHE3 并促进其磷酸化（图 6-12）[128]。对 *Nherf-1* 敲除小鼠的研究表明，Nherf-1 不是 NHE3 的保持基础活性的必需条件；然而，正如预期的那样，Nherf-1 是 PTH 诱导的 cAMP 依赖的交换体的调节所必需的[128]。一个长期存在的悖论是 β 肾上腺素受体，增加近端小管 cAMP 水平，导致顶端 Na^+-H^+ 交换的激活[94]。当研究者观察到 NHERF-1 第一个 PDZ 结构域与 $β_2$ 肾上腺素受体通过一种激动剂依赖的方式相互作用，这个问题得以解决；尽管 cAMP 的水平依赖儿茶酚胺增加，但这种相互作

用破坏了第二个 PDZ 结构域和 NHE3 之间的相互作用，导致交换体激活。

如前所述，浓度高于 10^{-7}mol/L 的 Ang Ⅱ 抑制近端小管 Na^+-Cl^- 重吸收（图 6-10）[97]。这种抑制作用依赖于刷状缘磷脂酶 A_2（PLA_2）的激活，导致花生四烯酸的释放[101]。细胞色素 P_{450} 单加氧酶代谢花生四烯酸，产生 20- 羟基二十碳四烯酸（20-HETE）和环氧二十碳三烯酸（EET），这些化合物能够抑制 NHE3 和基底侧 Na^+-K^+-ATP 酶的作用[94, 129]。当压力诱导尿钠排泄时，ETT 和 20-HETE 参与减少近端小管 Na^+-Cl^- 的重吸收，抑制 Na^+-K^+-ATP 酶活性及促进 NHE3 从刷状缘微绒毛上返回[130]。

抗尿钠排泄的刺激物如 Ang Ⅱ 在一定程度上通过抑制 cAMP 的生成，明显增加 NHE3 在顶端膜的表达[121]。低剂量的 Ang Ⅱ 0.1nmol/L（10^{-10}M），通过一种依赖于磷脂酰肌醇 -3- 激酶（PI3K）的机制，促进了 NHE3 插入细胞膜[131]。因此，对大鼠使用卡托普利可导致 NHE3 和其他相关的蛋白从近端小管细胞刷状缘返回[132]。糖皮质激素也会增加 NHE3 的活性，这是由于 *Nhe3* 基因的转录诱导和对交换体通过胞吐作用上膜产生急性刺激[40]。NHE3 的糖皮质激素依赖的胞吐作用似乎需要 NHERF-2 的参与，其作为糖皮质激素诱导的丝氨酸 - 苏氨酸激酶 SGK1 的支架蛋白（参见"连接小管和皮质集合管 Na^+-Cl^- 转运的调节：醛固酮"一节）[133]。因此，地塞米松的急性作用受 SGK1 诱导的 NHE3 蛋白丝氨酸 663 位点直接磷酸化调节[134]。

最后，许多通过影响 NHE3 的促尿钠排泄和抗尿钠排泄途径对基底侧 Na^+-K^+-ATP 酶也有同样的作用（见 Feraille 和 Doucet 更详细的综述[94]）。多巴胺抑制 Na^+-K^+-ATP 酶的分子机制已被研究得非常透彻。多巴胺通过诱导基底膜上 Na^+-K^+-ATP 酶失活发挥抑制作用，类似于多巴胺在顶端膜对 NHE3 表达的影响[135]。这种抑制作用主要是由蛋白激酶 C（PKC）介导的，PKC 直接磷酸化 Na^+-K^+-ATP 酶的 $α_1$ 亚基，其中 $α_1$ 亚基是肾脏中主要的 α 亚基[94]。多巴胺通过 PKC 诱导的 $α_1$ 亚基丝氨酸 18 位点的磷酸化发挥作用；这种磷酸化不影响 Na^+-K^+-ATP 酶的活性，但会引起构象变化，增强 PI3K 与邻近富含脯氨酸的结构域的结合。$α_1$ 亚基磷酸化导致 PI3K 的聚集，随后刺激 Na^+-K^+-ATP 酶复合

物通过网格蛋白被膜小窝介导发动蛋白依赖的胞吞作用[135]。

（三）髓袢

髓袢包括降支细段、升支细段和和 TAL。降支细段、升支细段分别被动地重吸收水和 Na^+-Cl^-，而 TAL 通过主动运输重吸收肾小球滤液中 30% 的 Na^+-Cl^-[136, 137]。在髓袢的不同部位存在相当大的细胞和功能的异质性，影响水、Na^+-Cl^- 和其他溶质的转运。近端小管 S_3 段后出现突然的改变，之后的外髓就是髓袢降支细段的开始，其标志着外髓的内条纹带和外条纹带的边界。降支细段一直延续到在髓袢末端的急转弯。短髓袢肾单位起源于浅层和中层肾单位，其外髓内条纹带降支较短；这些小管髓袢在急转弯处并入 TAL（参见后续讨论）。长髓袢肾单位起源于近髓质的肾小球，其升支细段较长，随后与 TAL 合并。长髓袢肾单位的 TAL 起始于内髓和外髓的边界，而短髓袢肾单位的 TAL 可能完全位于皮质。对于一个给定的肾单位来说，髓质与皮质 TAL 的比例是其起始深度的函数，例如，浅表肾单位主要由皮质的 TAL 组成，而髓旁肾单位主要由髓质的 TAL 组成。

起始于长髓袢肾单位的升支细段及短髓袢肾单位的 TAL 无水通道蛋白表达[138]。TAL 延伸到肾皮质，与肾小球血管极相连；此交界处的细胞斑块形成致密斑，致密斑是管球反馈（TGF）的传感器，调控肾小球旁体释放肾素。髓质 TAL 细胞的高度为 $7\sim8\mu m$，其基底侧质膜存在广泛的内褶，与相邻细胞交错连接[6]。与近端小管一样，这些侧面的细胞突起包含大量细长的线粒体，垂直于基底膜。皮质 TAL 的细胞很短，家兔皮质 TAL 末端的细胞高 $2\mu m$，其线粒体较少且基底膜较简单[6]。致密斑细胞缺少髓质 TAL 细胞所具有的侧面细胞突起和交错连接[135]。然而，扫描电子显微镜发现，大鼠和仓鼠 TAL 细胞包含两种形态学亚型：表面粗糙的细胞类型（R 细胞），具有丰富的顶端微绒毛；表面光滑的细胞类型（S 细胞），具有丰富的顶端下囊泡[6, 139-141]。在仓鼠 TAL 中，细胞可被分为：顶端高 K^+ 电位、基底侧低 K^+ 电位、基底侧弱 Cl^- 电位的细胞（LBC 细胞）、顶端低 K^+ 电位、基底侧高 K^+ 电位、基底侧高 Cl^- 电位的细胞（HBC 细胞）[140, 142]。皮质和髓

质 TAL 相对的形态和功能表明，HBC 细胞对应 S 细胞而 LBC 细胞对应 R 细胞[140]。

1. 降支细段的转运特点

长期以来人们认识到，由于沿髓袢降支细段溶质的主动运输或水的被动运输，在皮髓交界处和肾乳头之间的小管液渗透压逐渐增加[143]。随后的报道显示，灌流的外髓降支细段对水的通透性很高，而对 Na^+-Cl^- 无明显的通透性[144]。值得注意的是，降支细段的通透特性随内髓的深度和短髓袢肾单位与长髓袢肾单位比例的变化而变化[145, 146]。短髓袢肾单位降支细段含有 I 型细胞，是一种扁平的内皮样细胞，具有中等深度的紧密连接，提示 I 型细胞是相对紧密的上皮细胞[145, 146]。长髓袢肾单位降支的上皮细胞较复杂，含有较长的 II 型细胞，其顶端微绒毛较复杂，含有大量线粒体。在长髓袢肾单位的髓质更靠下的部分，含有内皮样 III 型细胞，其与短髓袢肾单位的 I 型细胞类似[145]。通透性随细胞类型的变化而变化，长髓袢肾单位降支水通透性沿轴向逐渐下降；内髓质中段降支细段水通透性约为外髓降支细段的 42%[147]。此外，降支细段的末端 20% 的部分水通透性极低[147]。沿降支细段水通透性变化伴随着 Na^+-Cl^- 转运的逐渐增加，而离子渗透性仍然比升支细段小很多[146]。

在降支细段水和溶质主要靠被动转运吸收，Na^+-K^+-ATP 酶活性几乎检测不到[17]，提示降支细段的细胞不能主动转运 Na^+-Cl^-；这些降支细段的离子转运途径是调控细胞容量的主要方式[148]。相对 Na^+-Cl^- 转运的相对缺失，降支细段跨细胞的重吸收是肾脏逆流倍增机制的重要环节（见第 10 章）[136, 144]。

2. 升支细段 Na^+-Cl^- 转运

由于降支重吸收引起的渗透平衡，进入升支细段的液体 Na^+-Cl^- 浓度非常高。升支细段 Na^+-Cl^- 的被动重吸收是肾脏逆流倍增系统被动平衡模型的重要组成部分（见第 10 章）。与此作用一致，升支细段的渗透率特性与降支细段的渗透率特性有显著差异，升支细段具有更高的 Na^+-Cl^- 的渗透性和极低的水通透性[146, 149]。细胞旁路 Na^+ 转运和跨细胞 Cl^- 转运共同影响了升支细段 Na^+-Cl^- 被动的重吸收[137, 142, 150-153]。因此，使用鱼精蛋白抑制细胞旁路传导，选择性地抑制了灌流升支细段 Na^+ 转运，

同时抑制了 Na^+ 的细胞旁路转运[150]。与降支类似，升支细段 Na^+–K^+–ATP 酶活性较低（图 6-3）；而 Na^+ 在升支细段通过主动转运重吸收占 Na^+ 在该肾单位节段重吸收的 2%[154]。氯通道阻滞剂减少髓袢升支细段 Cl^- 的通透性，同时减少跨细胞的 Cl^- 被动转运[153]。直接穿刺测量仓鼠升支细段的膜电位验证了顶端和基底侧 Cl^- 通道的活性[142]。血管升压素可以激活跨上皮的 Cl^- 转运，而不能激活 Na^+ 转运，其药理学特征与直接激活升支细段 Cl^- 通道一致[155]。

升支细段顶端和基底侧 Cl^- 转运似乎是由 CLC-K1 Cl^- 通道与 Barttin 亚基协同介导的（参见"升支粗段 Na^+–Cl^- 转运：基底侧机制"一节）。免疫荧光和原位杂交显示 CLC-K1（与人氯离子通道 Kb 同源，CLC-NKB）选择性表达于升支细段，逆转录 - 聚合酶链反应（RT-PCR）研究显示 CLC-K1 在 TAL、DCT 和皮质集合管（CCD）中有额外的表达[156-158]。值得注意的是，免疫荧光和免疫胶体金技术表明，CLC-K1 仅表达于升支细段的顶端膜和基底膜，该肾单位节段管腔和基底侧 Cl^- 通道由同一基因编码[142, 156]。靶向敲除 Clc-k1 的小鼠出现血管升压素抵抗的肾性尿崩症，这令人联想到

AQP1 敲除小鼠的表型[136, 159]。考虑到 CLC-K1 可能在 TAL 中表达，该肾单位功能障碍也可能促使 CLC-K1 敲除小鼠的肾脏表型的出现；然而研究表明，与 CLC-K1 高度同源的氯通道 CLC-K2（CLC-NKB）表达于 TAL，它可能替代 CLC-K1 的作用[158]。此外，与 Clc-k2 敲除小鼠类似，CLC-NKB 功能缺失突变会导致 Bartter 综合征的出现，表明 CLC-K2 较 CLC-K1 对 TAL 的转运功能更加重要[160-162]。

对 Clc-k1 敲除小鼠的详细的研究揭示了升支细段 Cl^- 转运的选择性损伤[137]。Cl^- 在升支细段的吸收明显减少，而 Na^+ 的吸收没有明显的受损（图 6-13）。由跨上皮的 Na^+–Cl^- 梯度引起的扩散电压在 CLC-K1 敲除小鼠中被翻转：从纯合体野生型对照小鼠（+/+）的 +15.5mV 翻转为纯合体敲除小鼠(–/–)的 –7.6mV。扩散电压的改变是由于在 CLC-K1 敲除小鼠中 Na^+ 主要通过细胞旁路转运，导致管腔负电位；对应了 Cl^- 比 Na^+ 的相对渗透性（P_{Cl}/P_{Na}）显著降低，为 4.02～0.63（图 6-13）。在 –/– 小鼠中或在 +/– 和 +/+ 小鼠中使用 5- 硝基 –2–（3- 苯丙胺）– 苯甲酸盐（NPPB）抑制 CLC-K1 后，细胞旁路 Na^+ 转运抑制剂鱼精蛋白对其扩散电压的影响近似；扩散电压分别为 7.9mV（–/–、鱼精蛋

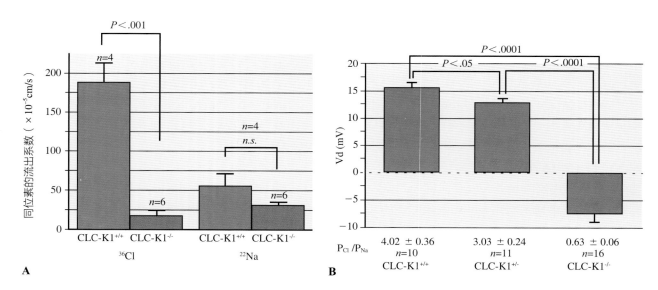

▲ 图 6-13　**CLC-K1 氯离子通道在升支细段 Na^+ 和 Cl^- 转运中的作用**
纯合敲除小鼠（CLC-K1[–/–]）与同窝出生的对照组（CLC-K1[+/+]）相比。A. 升支细段 ^{36}Cl 和 ^{22}Na 的外流系数。在敲除小鼠中，Cl^- 吸收几乎被完全抑制，而 CLC-K1 敲除对 Na^+ 转运几乎无明显影响；B. 跨上皮的 Na^+–Cl^- 梯度诱导产生的扩散电压（VD），CLC-K1 敲除使 VD 从对照组的 +15.5mV 逆转为纯合敲除小鼠的 –7.6mV，产生管腔的负电位差；这与 Cl^- 比 Na^+ 的相对渗透率（P_{Cl}/P_{Na}）的显著降低一致，从 4.02 降到 0.63（引自 Liu W, Morimoto T, Kondo Y, et al. Analysis of NaCl transport in thin ascending limb of the loop of Henle in CLC-K1 null mice. *Am J Physiol Renal Physiol*. 2002;282:F451—F457. ）

白）、8.6mV（+/-、鱼精蛋白和 NPPB）、9.8mV（+/+、鱼精蛋白和 NPPB）。因此，与同窝出生的对照组相比，小鼠 Clc-k1 敲除不影响细胞旁路 Na^+ 电导。该研究为髓袢升支细段 Na^+ 和 Cl^- 细胞旁路电导和跨细胞电导的相对独立性提供了有力的证据[137]。

CLC–K1 与 Barttin 相结合，Barttin 是一种通过定位克隆以神经性耳聋为特征的 Bartter 综合征的基因进行识别的辅助亚基（见"升支粗段 Na^+–Cl^- 转运：基底侧机制"一节）[163]。Barttin 与 CLC–K1 表达于升支细段、TAL、DCT 和 α– 闰细胞[158, 163]。在 CLC–K 直系同源物和旁系同源物中（啮齿类动物 CLC–K1/2，人 CLC–NKB/NKA），大鼠 CLC–K1 是唯一可以在缺乏与 Barttin 共表达的情况下，仍然可以产生 Cl^- 通道活性；而在缺乏 Barttin 时，人直系同源物 CLC–NKA 功能受损[156, 158, 164]。不管怎样，Barttin 与 CLC–K1 免疫共沉淀，增加细胞膜通道蛋白的表达[158, 164]。Barttin 的伴侣功能涉及其跨膜核心，细胞质羧基末端的结构域调节通道特性（开放概率和单位电导）[164]。

在此肾单位，血管升压素通过 V_2 受体和 cAMP 诱导主细胞和 TAL，激活升支细段 Cl^- 转运[155]。限制水会导致 CLC–K1mRNA 增加 4 倍，表明血管升压素或髓质张力影响了 CLC–K1 的转录作用[165]。基底侧钙离子则通过激活钙敏感受体（CaSR）抑制升支细段 Na^+–Cl^- 转运[166]。

3. 升支粗段 Na^+–Cl^- 转运

(1) 顶端 Na^+–Cl^- 转运：TAL 能重吸收 30% 的 Na^+–Cl^-（图 6–1）。除在维持细胞外液容量中起重要作用外，Na^+–Cl^- 在不透水的 TAL 中的重吸收是肾逆流倍增系统的重要过程。TAL 中 Na^+–Cl^- 和水的分离是肾脏发挥尿液稀释或浓缩功能的主要原因。协同逆流倍增机制，升支细段和 TAL 中 Na^+–Cl^- 重吸收增加了髓质张力，促进了集合管对水的吸收。

尽管形态学上存在异质性，但髓质 TAL、皮质 TAL 和致密斑细胞的基本转运机制是相同的（图 6–14）。TAL 中 Na^+–Cl^- 重吸收是一个继发的过程，由基底侧 Na^+–K^+–ATP 酶建立的 Na^+ 的电化学梯度驱动[14, 167]。Na^+、K^+、Cl^- 穿过顶端膜电中性的 Na^+–K^+–$2Cl^-$ 共转运体的过程，通常需要 3 种离子同时

存在[14]。值得注意的是，在某些情况下，TAL 中顶端 Na^+–Cl^- 转运是不依赖于 K^+ 的；这个问题稍后再进行讨论（参见"髓袢升支粗段 Na^+–Cl^- 转运的调节"一节）。顶端 Na^+–K^+–$2Cl^-$ 共转运体受阳离子 –Cl^- 共转运体 NKCC2（由 SLC12A1 编码）的介导[168]。NKCC2 是阳离子 –Cl^- 共转运体家族中的一员，该家族包括噻嗪敏感的转运体 NCC 和 K^+–Cl^- 共转运体。在爪蟾卵母细胞中功能性表达 NKCC2，介导了 Cl^-、Na^+ 依赖性的 Rb^+ 转运（一种 K^+ 的放射性替代物）和 Cl^-、K^+ 依赖性的 $^{22}Na^+$ 转运[97, 168-170]。正如所料，NKCC2 对浓度在微摩尔水平的呋塞米、布美他尼和其他襻利尿剂敏感[168]。

免疫荧光显示 NKCC2 蛋白表达于整个 TAL[168]。免疫电镜显示 NKCC2 蛋白在 TAL 表面粗糙（R）细胞和表面光滑（S）细胞中均有表达（见前文）[141]。NKCC2 在表面光滑细胞的顶端膜下囊泡中表达明显，提示囊泡的转运在调节 NKCC2 中发挥重要作用（参见"髓袢升支粗段 Na^+–Cl^- 转运的调节"一节）[141]。NKCC2 也表达于致密斑细胞中，该细胞顶端具有 Na^+–K^+–$2Cl^-$ 共转运体的活性[141, 171]。由于致密斑在 TGF 和肾素分泌中发挥重要作用，Na^+–K^+–$2Cl^-$ 共转运体在顶端膜的表达具有相当重要的意义；襻利尿剂通过改变管腔 Cl^- 水平阻断 TGF、抑制肾素的释放[14]。

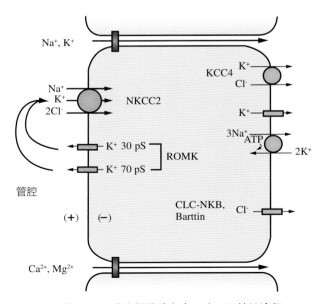

▲ 图 6–14　升支粗段跨上皮 Na^+–Cl^- 转运途径

CLC–NKB. 同源 Cl^- 通道，Barttin；KCC4. K^+–Cl^- 共转运蛋白 –4；NKCC2. Na^+–K^+–$2Cl^-$ 共转运蛋白 –2；ROMK. 肾脏外髓 K^+ 通道

SLC12A1 基因第 4 个外显子的可变剪接导致 NKCC2 蛋白第二个跨膜结构域和邻近的细胞内襻存在差异；这些突变型在功能上主要导致 NKCC2 与氯离子结合的改变[172]。第 4 号外显子有三种不同的突变型，分别表示为"A""B"和"F"；这些盒式外显子的可变包涵体产生蛋白质 NKCC2-A、NKCC2-B 和 NKCC2-F[168, 170]。动力学特征表明，这些亚型在离子亲和性方面存在显著差异[168, 170]。例如，NKCC2-F 与 Cl^- 的亲和力非常低（$K_m=113$mmol/L），而 NKCC2-B 与 Cl^- 亲和力很高（$K_m=8.9$mmol/L）；NKCC2-A 具有中等的 Cl^- 亲和力（$K_m=44.7$mmol/L）[170]。这些亚型沿肾小管节段的分布不同，NKCC2-F 表达于外髓内条纹带；NKCC2-A 表达于外条纹带；NKCC2-B 表达于皮层 TAL[14]。因此，NKCC2 对负离子亲和力沿 TAL 发生转变，由低亲和力、转运能力强的转运蛋白（NKCC2-F）转变为高亲和力、转运能力弱的转运蛋白（NKCC2-B）。尽管含 96 个碱基对的外显子 3' 端的高度同源性对原位杂交技术造成了一些困难，但利用原位杂交技术仍发现家兔致密斑仅表达 NKCC2-B 亚型[14]。然而，选择性敲除 NKCC2-B 第 4 个外显子，并不能消除 NKCC2 在小鼠致密斑中的表达，通过原位杂交技术发现致密斑也存在 NKCC2-A 的表达[173]。NKCC2-A 和 NKCC2-B 基因敲除小鼠的表型也对应了各亚型相对的 Cl^- 亲和力，其中 NKCC2-B 是高亲和力、低转运能力的亚型，而 NKCC2-A 是低亲和力、高转运能力的亚型。因此，靶向敲除 NKCC2-A 导致 TGF 对小管高流速（低亲和力、高容量的情况）反应的选择性降低，而敲除 NKCC2-B 导致 TGF 对低流速反应的降低[174]。NKCC2-A 的缺失几乎完全消除了等渗的盐灌注液对血浆肾素活性的抑制作用，而 NKCC2-B 敲除小鼠中的抑制作用比同窝对照组更显著[174]。

Na^+-H^+ 交换体 NHE3 是 TAL 顶端吸收 Na^+ 的另一种机制。同时也有证据表明，小鼠皮质 TAL 中 Na^+-Cl^- 转运由 Na^+-H^+ 交换和 Cl^--HCO_3^- 交换同时介导，然而这一跨上皮 Na^+-Cl^- 转运的机制在 TAL 的重要性不如在近端小管的重要性[14]。事实上，NHE3 介导的顶端 Na^+-H^+ 交换在 TAL 吸收 HCO_3^- 过程中发挥主要作用[175]。因此，在酸中毒动物 TAL 中，顶端 Na^+-H^+ 交换和 NHE3 蛋白均明显上调，同时伴有基底侧 Cl^--HCO_3^- 交换体 AE2 的激活[176, 177]。流量增加使 TAL 中 NHE3 上调。然而，NHE3 的上调并不是通过改变剪切应力（近端小管 NHE3 上调机制），而是通过产生内源性 O_2^- 并激活 PKC，这是流量诱导的 HCO_3^- 重吸收的潜在途径[178]。

(2) 顶端 K^+ 通道：TAL 在灌注 Na^+-Cl^- 时形成管腔为正电位差[179, 180]。这种管腔正电位差在 TAL 的生理过程中起着关键作用，能够驱动 Na^+、Ca^{2+} 和 Mg^{2+} 的细胞旁路转运（图 6-14）。由于 Cl^- 转运是生电的，最初人们认为在 TAL 中，管腔正的跨上皮电位差，是由顶端 K^+ 通道和基底侧 Cl^- 通道共同产生的[14, 167, 180]。TAL 细胞顶端膜的导电性主要是 K^+ 选择性的。Na^+-K^+-$2Cl^-$ 共运体和顶端 K^+ 通道维持了 K^+ 腔内循环，Cl^- 通过 Cl^- 通道排出而导致的基底侧去极化，两者共同产生了管腔为正的跨上皮电位差[14, 167]。

研究表明，顶端的 K^+ 通道在跨上皮 Na^+-Cl^- 转运发挥重要作用[14, 167]。首先，管腔 K^+ 移出后，Na^+-Cl^- 重吸收显著减少；剩余的 Na^+-Cl^- 转运通过经管腔顶端 K^+ 通道进入管腔液的 K^+ 维持，研究表明移除 K^+ 与使用管腔 K^+ 通道抑制剂（钡）几乎等效地减少了短路电流[14]。因此，顶端 K^+ 通道是维持 Na^+-K^+-$2Cl^-$ 共运体（NKCC2）功能的必需条件；在该肾单位节段，管腔低 K^+ 浓度是跨上皮 Na^+-Cl^- 转运的限制因素。

第二，K^+ 在灌流 TAL 的净转运比 Na^+ 和 Cl^- 转运低 10%；由 NKCC2 转运的 K^+ 有 90% 通过顶端膜 K^+ 通道回收，导致 TAL 的 K^+ 净吸收最小化[14, 181]。

第三，由于 K^+ 通过呋塞米敏感的 NKCC2 进入细胞，TAL 细胞的胞内 K^+ 电位比平衡态高 15～20mV[182]。顶端 K^+ 电导率约为 12ms/cm^2，细胞内 K^+ 的电位产生了 200μA/cm^2 的 K^+ 电流，在数量上与通过顶端 Na^+-K^+-$2Cl^-$ 共转运体吸收的 K^+ 量相对应[167]。

第四，肾外髓钾通道（ROMK，由 *KCNJ1* 基因编码）突变可引起 Bartter 综合征，证明了 K^+ 通道在 TAL 重吸收 Na^+-Cl^- 过程中发挥重要作用（见后文）[183]。最后，一种新的 ROMK 抑制剂通过抑制 TAL 的 Na^+-Cl^- 转运，在体内发挥利尿作用[184]。

在 TAL 中已经发现了三种类型的顶端 K^+ 通道：电导为 30-pS 的 K^+ 通道，电导为 70-pS 的 K^+ 通道，以及高电导、钙激活的 maxi-K+ 通道（图 6-14）[185-187]。30-pS 的 K+ 通道和 70-pS 的 K+ 通道与 maxi-K+ 通道相比，其 P_o 和密度更大，说明 30-pS 的 K+ 通道和 70-pS 的 K+ 通道是 K+ 通过顶端膜重吸收的主要路线；相应地，70-pS 的 K+ 通道介导 TAL 细胞约 80% 顶端 K+ 的传导[188]。低电导的 30-pS 通道与 ROMK 通道电生理和调节机制有一定的相似，ROMK 是主要的内向整流 K+ 通道，最早从肾外髓克隆出来[14]。在人类中，三种 ROMK 亚型（ROMK1、ROMK2、ROMK3）由 KCNJ1 基因可变剪接产生；在大鼠或小鼠中未检测到 ROMK3 的表达[189]。ROMK2 氨基末端最短，与 ROMK2 相比，ROMK1 有额外的 16 个残基，ROMK3 有额外的 22 个残基。ROMK1 的 mRNA 表达于远端小管的中末段、CCD 和外髓集合管（OMCD），但在 TAL 中无表达（见后文）。ROMK2 的 mRNA 表达于髓质 TAL 到 CCD 的节段，但在 OMCD 无表达[180]。ROMK3 表达于髓质 TAL 到 DCD 的节段。ROMK 蛋白表达于髓质 TAL 的顶端膜、皮质 TAL 和致密斑[190]。此外，ROMK 基因敲除小鼠的顶端膜中也缺失 30-pS 通道[191]。值得注意的是，并不是所有 TAL 的细胞能够用 ROMK 抗体标记，提示 ROMK 可能不表达于 HBC 细胞中（见上文的讨论）[140, 142]。HBC 细胞与 TAL 细胞表面光滑的亚型（S 细胞）一致[140]；然而，尚未见运用免疫电子显微镜技术对 ROMK 蛋白分布的研究。

ROMK 功能缺失突变可引起 Bartter 综合征，提示 ROMK 在 TAL 的 Na+-Cl- 重吸收过程中扮演了关键角色[183]。ROMK 在 Bartter 综合征中的作用与最初的数据不一致，提示 70-pS 的 K+ 通道是 TAL 细胞顶端膜电位产生的主要因素；ROMK 蛋白在爪蟾卵母细胞中的异源表达产生了一个电位约为 30-pS 的通道，说明 70-pS 的通道与 ROMK 不同[14, 188]。ROMK 敲除小鼠的 TAL 中 70-pS 通道中缺失，表明 ROMK 蛋白形成了 70-pS 通道的亚基[192]。最近的一项研究显示，ROMK1 功能受损的小鼠，与 TAL 特异性缺失 ROMK1 小鼠相同（见前文），均未表现出 Bartter 综合征表型[193]。

TAL 中的 ROMK 活性通过与其他蛋白相结合被调节，因此与其他亚基的结合产生 70-pS 通道与该蛋白的已知生理学功能完全一致。ROMK 能够通过羧基末端 PDZ 结合基序与支架蛋白 NHERF-1

和 NHERF-2 结合（见"近端肾小管 Na+-Cl- 转运的作用：神经体液的影响"一节）。ROMK 与 NHERF-2 共表达于 TAL[194]。ROMK 与 NHERF 的结合使 ROMK 更接近囊性纤维化跨膜调节蛋白（CFTR）[194]。ROMK-CFTR 的相互作用反过来影响 TAL 顶端 K+ 通道自身 ATP 和该通道对格列本脲的敏感性[195]。

（3）细胞旁路转运：在灌注 Na+-Cl- 的 TAL，由于顶端 K+ 的分泌和基底侧 Cl- 的排出，会产生管腔正的跨上皮电位差[14, 167, 179, 180, 182]。这种管腔正的跨上皮电位差在 TAL 经细胞旁路重吸收 Na+、Ca2+ 和 Mg2+ 的过程中发挥关键作用（图 6-14）。在跨上皮的 Na+ 转运过程中，NKCC2 转运 Na+、K+、Cl- 的比例为 1∶1∶2，因此，在基底膜需要通过其他途径来平衡氯离子的排出；与之呼应，研究表明大约 50% 的跨上皮 Na+ 转运通过细胞旁途径[3, 196]。例如，在微灌注的小鼠髓质 TAL 节段，跨上皮吸收的净 Cl- 与通过细胞旁途径吸收的净 Na+ 比值为 2.4 ± 0.3，该比值对应了 50% 的 Na+ 通过细胞旁途径转运。在没有血管升压素的情况下，顶端 Na+-Cl- 共转运不依赖 K+（见"髓袢升支粗段 Na+-Cl- 转运的调节"一节），同时减少管腔的正电值差；在升压素存在的情况下，K+ 依赖的 Na+-K+-2Cl- 共转运导致双倍的 Na+-Cl- 重吸收，而不会改变耗氧量[3, 196]。因此，阳离子通透的细胞通路途径及基底侧 Na+-K+-ATP 酶产生的管腔正电位差（"主动运输"）[167]，共同导致在给定的耗氧量下 Na+-Cl- 主动转运增加 1 倍[3, 197]。

与近端小管不同，TAL 中的正电值差几乎完全是通过跨细胞转运产生，而不是通过侧向紧密连接扩散转运产生[15]。小鼠 TAL 节段主要表达 claudin-14、claudin-16、claudin-19 和 claudin-10[14, 198-200]。在血管升压素刺激的小鼠 TAL 节段中，管腔正电位差为 10mV，外侧间隙 Na+-Cl- 最多增加约 10mmol/L[196]。TAL 的紧密连接具有阳离子选择性，P_{Na} 与 P_{Cl} 的比值为 2~5[167, 196]。然而，值得注意的是，P_{Na}/P_{Cl} 比值在不同个体的小管变化很大，不同研究显示小鼠离体灌流 TAL 的 P_{Na}/P_{Cl} 比值为 2~5[196]。最近，有人提出 TAL 细胞表达的不同 claudin 以多种组合方式构成紧密连接，一些细胞接触面表达了 Na+ 选择性的 claudin-10，而其他细胞接触面表达 claudin-3、 claudin-16 或 claudin-19。这种组合模式揭示了存在空间上分离的经细胞旁路转运 Na⁺ 和 Ca²⁺/Mg²⁺ [201]。无论如何，净 P_{Na}/P_{Cl} 比值约为 3，小鼠 TAL 的最大扩散电位为 0.7～1.1mV，这符合跨细胞过程对管腔正电位差的主要影响[196]。

据报道 TAL 跨上皮的电阻为 $10～50\Omega \cdot cm^2$；虽然该电阻高于近端小管电阻，但并不认为 TAL 是紧密上皮[14, 167]。值得注意的是，TAL 的水通透性非常低，不到近端小管的 1% [167]。这些特性（相对较低的电阻和极低的水通透性）使得 TAL 能够产生和维持高达 120mmol/L 的 Na⁺-Cl⁻ 梯度[14, 167]。与极低的水通透性一致，研究显示 TAL 不表达水通道蛋白；与近端小管一样，在 TAL 表达的特定 claudin 序列决定了该肾单位节段的电阻和离子选择性。

人 claudin-16（以前称为 paracellin-1）和 claudin-19 的突变与遗传性低钠血症有关，提示 claudin-16 和 claudin-19 对 TAL 紧密连接的阳离子选择性尤其重要[14, 199]。在阴离子选择性 LLC-PK1 细胞系中异源表达 claudin-16（paracellin-1）显著增加了 Na⁺ 的通透性而不影响 Cl⁻ 通透性；这导致了 P_{Na}/P_{Cl} 比值的显著增加（图 6-15）[202]。表达 claudin-16 的 LLC-PK1 细胞对其他单价阳离子的通透性也增加。而 Mg²⁺ 的通透性增加较小，提

示 claudin-16 在紧密连接不能形成 Mg²⁺ 特异性的通路；相反，它可能有助于提高紧密连接整体的阳离子选择性。相反，claudin-19 降低 LLC-PK1 细胞的 P_{Cl}，但对 Mg²⁺ 或 Na⁺ 的通透性无明显影响[203]。claudin-16 和 claudin-19 蛋白在多个系统中相互作用，claudin-16 和 claudin-19 的共表达协同增加了 LLC-PK1 细胞中 P_{Na}/P_{Cl} 的比例[203, 204]。小鼠 claudin-16 基因敲除后，下游集合管 Na⁺ 吸收增加，可以减缓阿米洛利导致的低血容量性低钠血症；claudin-19 敲除小鼠 Na⁺ 排泄增加，同时血清醛固酮水平翻倍[204, 205]。综上所述，claudin-16 和 claudin-19 相互作用决定了 TAL 紧密连接的阳离子选择性，显著促进了在该肾单位节段 Na⁺ 的跨上皮吸收。

在 TAL 表达的其他 claudin 可调节 claudin-16 和 claudin-19 异二聚体的功能或具有其他独立的作用。claudin-14 与 claudin-16 相互作用，破坏了共表达 claudin-19 的 TAL 细胞旁路的阳离子选择性[206]。在 TAL 中，CaSR 介导的 claudin-14 的表达是钙依赖性的，为钙依赖性地调节细胞旁路钙转运提供了新的通路（见后文）[206-208]。claudin-10 似乎特异性地调节细胞旁路 Na⁺ 的通透性，研究发现 claudin-10 敲除小鼠经细胞旁路途径的 Na⁺ 转运受损，人 claudin-10 杂合突变导致失盐性

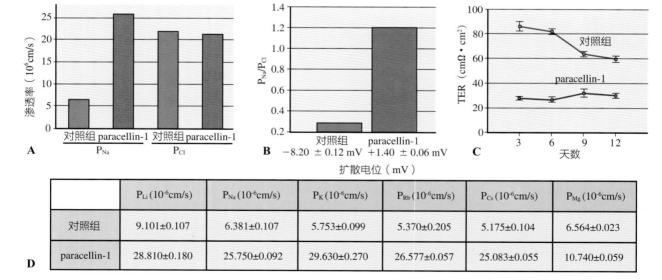

	P_{Li}(10⁻⁶cm/s)	P_{Na}(10⁻⁶cm/s)	P_K(10⁻⁶cm/s)	P_{Rb}(10⁻⁶cm/s)	P_{Cs}(10⁻⁶cm/s)	P_{Mg}(10⁻⁶cm/s)
对照组	9.101±0.107	6.381±0.107	5.753±0.099	5.370±0.205	5.175±0.104	6.564±0.023
paracellin-1	28.810±0.180	25.750±0.092	29.630±0.270	26.577±0.057	25.083±0.055	10.740±0.059

▲ 图 6-15　claudin-16（原称 paracellin-1）在 LLC-PK1 细胞中过表达的影响

A. claudin-16 对 LLC-PK1 细胞 Na⁺ 和 Cl⁻ 渗透性的影响；B. LLC-PK1 单层细胞中 P_{Na} 与 P_{Cl} 的比例和扩散电位（底部）；C. 表达 claudin-16 和对照 LLC-PK1 单层细胞培养 12 天后的跨上皮电阻；D.claudin-16 对 LLC-PK1 细胞中各种阳离子通透性影响的总结（引自 Hou J, Paul DL, Goodenough DA. Paracellin-1 and the modulation of ion selectivity of tight junctions. *J Cell Sci*. 2005;118:5109-5118.）

肾病[33, 209]。

（4）基底侧机制：基底侧 Na^+–K^+–ATP 酶是 Na^+ 在 TAL 细胞基底膜的主要排出途径。由 Na^+–K^+–ATP 酶产生的 Na^+ 梯度驱动 Na^+、K^+ 和 Cl^- 通过呋塞米敏感的 Na^+–K^+–$2Cl^-$ 共转运体（NKCC2）进入顶端膜[14]。使用哇巴因抑制 Na^+–K^+–ATP 酶，破坏 TAL 管腔正电位差和跨上皮的 Na^+–Cl^- 转运[179, 180, 197]。TAL 基底侧 Cl^- 的排出主要是产电的过程，受约 10-pS 的 Cl^- 通道介导[14, 167, 210]。基底侧 Cl^- 减少导致基底膜去极化，而由呋塞米导致的胞内 Cl^- 减少会引起超极化效应[14]。在跨上皮 Na^+–Cl^- 转运过程中，细胞内 Cl^- 活性高于其电化学平衡状态下的活性[14]，细胞内 $-70\sim-40$mV 的负电压驱动基底侧 Cl^- 的排出[14, 167]。

至少有两种 CLC 氯离子通道亚型，CLC-K1 和 CLC-K2（分别对应人 CLC-NKA 和 CLC-NKB）在这一肾单位节段共表达[158, 163]。然而，越来越多的证据表明，在 TAL 主要的 Cl^- 通道由 CLC-K2 编码。第一，CLC-K1 在髓袢升支细段的顶端和基底膜高表达，而 CLC-K1 敲除小鼠的表型与髓袢升支细段（而不是 TAL）功能障碍的表型一致（见"髓袢升支细段 Na^+–Cl^- 转运"）[3, 137, 156, 159]。第二，CLC-NKB 功能缺失突变与 Bartter 综合征相关，为该通道在 TAL 的 Na^+–Cl^- 转运中发挥主要作用提供了遗传学证据[160]。最近，一种常见的人 CLC-NKB 的 T481S 突变可使通道活性增加 20 倍；初步数据显示其与高血压有关，提示 CLC-NKB 功能增强增加了 TAL 和（或）远端肾单位的其他节段 Na^+–Cl^- 转运[211-213]。最后，CLC-K2 蛋白在小鼠 TAL 基底膜高表达，同时表达于 DCT、CNT、α- 闰细胞[214]。近期研究发现，*Clc-k2* 基因敲除小鼠出现失盐的表型，类似 Bartter 综合征，同时导致 TAL 细胞中 10-pS 氯离子通道的减少[162]。该基因的缺失消除了呋塞米的作用，表明该通道在跨上皮 Na^+–Cl^- 转运中发挥主要作用。同时，基因敲除鼠表明了 CLC-K1 和 CLC-K2 在肾脏中表达的位置，而之前由于两种氯离子通道抗体发生交叉反应导致 CLC-K1 和 CLC-K2 无法准确定位。在 *Clc-k2* 敲除小鼠中，可以发现交叉反应产物从髓袢升支细段延伸到髓质 TAL，表明 CLC-K1 在该肾脏节段发挥一定作用。

一个关键的研究显示，CLC-K 通道的 Barttin 亚基与 CLC-K1 和 CLC-K2 在 TAL 等肾单位节段中共表达。与大鼠 CLC-K1 不同，大鼠 CLC-K2、人 CLC-NKA 和人 CLC-NKB 旁系同源基因在无 Barttin 共表达的情况下功能丧失[163, 164]。CLC-NKB 与 Barttin 共表达对 Cl^- 有很强的选择性，其对不同离子的通透性 $Cl^- \geqslant Br^-=NO_3^- > I^-$[14, 158, 163]。CLC-NKB/Barttin 通道被细胞外升高的 Ca^{2+} 浓度激活且对 pH 敏感，细胞外 pH 为碱性时被激活，而酸性时被抑制[163]。CLC-NKA/Barttin 通道具有相似的 pH 和钙敏感性，但对 Br^- 通透性更高[163]。值得注意的是，尽管 CLC-NKA/NKB 蛋白同源性较高，但这些通道对不同 Cl^- 通道阻滞剂（特异性同源氯通道抑制剂的潜在先导化合物）的药理学敏感性存在很大差异[215]。

CLC-K 蛋白与 TAL 的 Cl^- 通道之间的功能关联并不清楚，但近期基因敲除的研究使之逐渐清晰。研究显示，TAL 基底侧 Cl^- 通道的单通道电位存在较大差异[216]。可能原因是使用胶原酶和其他条件来制备小管片段和（或）基底侧囊泡等操作会影响 Cl^- 通道特性[216]。值得注意的是，由于 CLC-NKB/Barttin 通道在异源系统中难以表达，因此其单通道的电导尚未见报道；这使得比较 CLC-NKB/Barttin 通道与自身 Cl^- 通道变得复杂。但在 CLC-K1 的 V166E 突变大鼠中，单通道电导被研究，突变改变了通道的门控，但未符合预期对单通道振幅的影响，与 Barttin 的共表达使 V166E CLC-K1 的单通道电导从约 7-pS 增加到 20-pS[164]。因此，单通道电导的变化可能反映了 CLC-NKB 和（或）CLC-NKA 与 Barttin 相互作用的异质性。运用全细胞记录技术的研究表明，CLC-K2（人类是 CLC-NKB）是 TAL 和远端肾小管节段主要的 Cl^- 通道[216]。与 CLC-NKB/Barttin 通道一样，CLC-K2 通道是高度 Cl^- 选择性的，而对 Br^- 和 I^- 的电导很弱；CLC-NKA/Barttin 通道对 Br^- 通透性更高[14, 158, 163, 216]。野生型小鼠的 TAL 细胞基底侧存在明显的 8-pS 的氯离子电导，而在 *Clc-k2* 敲除小鼠中完全丧失。结合 Bartter 综合征的表型，这些结果支持了该氯离子通道在 TAL 跨上皮 NaCl 转运发挥关键作用。

电中性的 K^+–Cl^- 共转运体也参与 TAL 跨上皮的 Na^+–Cl^- 转运（图 6-14），在基底膜发挥 K^+ 依赖性的 Cl⁻ 排出作用。KCC4 表达于髓质和皮质 TAL 的基底膜及致密斑[217, 218]。在此肾单位节段基底膜，也有证据显示 K⁺-Cl⁻ 共转运体发挥功能。首先，TAL 细胞含有 Cl⁻ 依赖的 NH_4^+ 转运，其对 1.5mmol/L 呋塞米和 10mmol/L 钡离子（Ba^{2+}）敏感[219]。NH_4^+ 与 K⁺ 的离子半径相同，由 KCC4 及其他 KCC 转运；KCC4 对 Ba^{2+} 和毫摩尔水平的呋塞米敏感，与 TAL 的 NH_4^+-Cl⁻ 共转运药理学特性一致[219-221]。其次，为解释基底侧 Ba^{2+} 和（或）K⁺ 增加对跨膜电位差的影响，研究者提出基底膜 TAL 含有 Ba^{2+} 敏感性的 K⁺-Cl⁻ 共转运体；这与 Ba^{2+} 敏感性的 KCC4 在基底膜的表达一致[14, 217, 218, 221]。第三，在鳗螈远端小管前段（类似于哺乳动物 TAL）、鳗螈 LBC 细胞（基底侧电导较低，与哺乳动物的 LBC 细胞相似），基底侧 K⁺ 增加导致 Cl⁻ 依赖性的细胞肿胀（参见"升支粗段 Na⁺-Cl⁻ 转运：顶端 Na⁺-Cl⁻ 转运"一节）；这种细胞肿胀不伴有基底膜电压或电阻的改变以及与 K⁺-Cl⁻ 转运的改变[140, 142, 222]。

有相当多的证据表明 TAL 基底侧存在 K⁺-Cl⁻ 共转运体，由 KCC4 介导[217, 218]。然而，目前缺少直接证据证明基底侧 K⁺-Cl⁻ 共转运体在跨上皮 Na⁺-Cl⁻ 转运中发挥作用。事实上，KCC4 敲除的小鼠并没有表现出明显的 TAL 功能缺陷，而表现为肾小管酸中毒[217]。该小鼠肾小管酸中毒的症状出现是由于在 α- 闰细胞中通过 H⁺-ATP 酶排出酸的能力受损；同时，KCC4 介导的基底侧 NH_4^+ 的排出减少，导致内髓 TAL 重吸收 NH_4^+ 减少，引起肾小管酸中毒[217, 220, 223]。

最后，也有证据表明在 TAL 的基底膜上存在 Ba^{2+} 敏感的 K⁺ 通道，为 KCC4 介导的 K⁺ 排出提供了替代的途径[224-226]。该通道的活性可能有助于使基底膜电位稳定在 Cl⁻ 的平衡电位之上，从而为 Cl⁻ 经 CLC-NKB/Barttin Cl⁻ 通道排出提供持续的动力[226]。通过膜片钳技术已经确定了 TAL 基底膜存在两种类型的 K⁺ 通道：40-pS 的内向整流钾离子通道和 Na⁺、Cl⁻ 活化的 80～150-pS 的钾通道（Kca4.1 或 slo2.2）[225, 227]。40-pS 的 K⁺ 通道在 *Kcnj10* 基因敲除小鼠的 TAL 中缺失，提示 40-pS 的 K⁺ 通道是 KIR4.1 和 KIR4.5 的异四聚体[227]。虽然在人 TAL 中也检测到 KIR4.1 的表达，但 *KCNJ10* 功能缺失

突变未表现出 Bartter 综合征的表型，这表明破坏 KIR4.1 的作用对 TAL 的转运功能没有明显影响[228]。在 *Kcnj10* 基因敲除小鼠 TAL 中，血管升压素诱导激活 80～150-pS 的钾通道，这可能反映了替代 K⁺ 通道的二次激活。基底侧 K⁺ 通道可以减弱由基底侧 Na⁺-K⁺-ATP 酶产生的细胞内 K⁺ 增加，从而维持跨上皮的 Na⁺-Cl⁻ 转运[224-226]。

4. 髓袢升支粗段 Na⁺-Cl⁻ 转运的调节

（1）活化影响：TAL 跨上皮 Na⁺-Cl⁻ 转运受复杂的竞争性的神经体液协同调节，这是维持尿浓缩能力和调节盐平衡所必需的。特别是细胞内 cAMP 的增加会刺激 TAL 的离子转运；血管升压素、甲状旁腺素、胰高血糖素、降钙素、β 肾上腺素等激素和介质增加该肾单位节段 cAMP 的水平（图 6-9）。这些 cAMP 依赖性刺激因子共同作用使跨上皮的 Na⁺-Cl⁻ 转运的基础活化作用最大化[94]。研究这些激素的体内作用需要预先抑制循环的血管升压素、PTH、降钙素和胰高血糖素[94]。同时，该基础活化作用受一系列抑制因子的调节，主要有前列腺素 E_2（PGE_2）和细胞外 Ca^{2+}（图 6-9）。NO 等其他激素和内分泌物通过 cGMP 依赖的信号传导，对 TAL 的 Na⁺-Cl⁻ 转运有强效的抑制作用[230]。相反，Ang Ⅱ 能够刺激 TAL 的 Na⁺-Cl⁻ 转运[231]。

血管升压素是 TAL 跨上皮 Na⁺-Cl⁻ 转运研究最广泛的刺激因子。在 TAL，除致密斑细胞外[232]，在 mRNA 和蛋白水平上均表达 2 型血管升压素受体（V_2R），血管升压素刺激显微解剖的 TAL 使细胞内 cAMP 水平增加[233]。在灌流的小鼠 TAL 节段中，血管升压素快速刺激顶端 Na⁺-K⁺-2Cl⁻ 共转运，并对 NKCC2 的表达和功能产生较长期的影响。顶端 Na⁺-K⁺-2Cl⁻ 共转运的急性活化至少部分是通过刺激 NKCC2 蛋白从囊泡到细胞膜的胞吐作用实现的[234]。使用破伤风毒素处理灌流肾小管，可裂解囊泡相关的膜蛋白 VAMP-2 和 VAMP-3，从而破坏这种转运依赖性的激活[234]。由于 V_2R 主要表达于集合管，同时也表达于 TAL 和 DCT 中，因此很难区分血管升压素信号在这两个节段中的作用。在大鼠的 TAL 细胞中引入一个显性抑制的 V_2R 突变体解决了这一问题。该大鼠表现为多尿、尿浓缩能力缺陷及高钙尿，与轻度 Bartter 综合征的表型类似[232]。致密斑细胞中无 V_2R 的表达提示其可能不

依赖于血管升压素信号维持 TGF。

血管升压素激活 NKCC2 与其氨基末端的苏氨酸簇磷酸化有关；使用磷酸化特异性抗体检测发现，V₂ 激动剂去氨升压素（DDAVP）可诱导大鼠体内该残基的磷酸化[234]。这些苏氨酸残基是 SPAK（STE20/SPS1 相关富含脯氨酸 / 丙氨酸激酶）和氧化应激反应激酶 1（OSR1）的底物，Gagnon 及其同事率先发现 SPAK 和 OSR1 是 NKCC1 和其他阳离子 – 氯离子共转运体的关键调节激酶[235]。SPAK 和 OSR1 被上游 WNK（无赖氨酸 [K] 激酶）激活，在体外，SPAK 或 OSR1 与 WNK4 共表达才能完全激活 NKCC1[235]。相比之下，两篇关于 *Wnk4* 敲除小鼠的报道表明，WNK4 在体内不参与调节 NKCC2 的功能[236, 237]。在爪蟾卵母细胞中表达 WNK3 会导致 NKCC2 氨基末端苏氨酸的磷酸化（该磷酸化发生于 DDAVP 处理后的 TAL 细胞）[234, 238]。

SPAK 和（或）OSR1 激酶诱导的 NKCC2 氨基末端磷酸化对 TAL 中转运蛋白的活性很重要。NKCC2 的氨基末端存在 SPAK 的预测结合位点[239]，该位点接近磷酸化调控位点；NKCC1 共转运蛋白的激活需要类似的结合位点[240]。SPAK 在 TAL 细胞的转运需要蛋白分选受体 SORLA（具有 A 型重复序列的蛋白分选相关受体）的参与，靶向敲除 *Sorla* 导致 NKCC2 氨基末端磷酸化水平显著降低[241]。上游 WNK 激酶的作用通过"敲入"小鼠的表型来说明，其中敲入突变的 SPAK 不能被上游的 WNK 激活；这些小鼠的 NKCC2 和噻嗪敏感的共转运体氨基酸末端磷酸在显著降低，并伴有盐敏感性低血压[242]。上游的 WNK 激酶通过一种氯离子依赖的方式调节 SPAK 和 NKCC2，细胞内氯离子浓度降低导致 SPAK 和 NKCC2 磷酸化和激活（参见"远端肾单位 Na⁺–Cl⁻ 和 K⁺ 共转运"一节）[243]。

对于 SPAK 和 OSR1 两种激酶而言，OSR1 可能对 TAL 中 NKCC2 的功能更为关键，因为全肾上皮细胞特异性缺失 *Osr1* 会导致 NKCC2 氨基末端的磷酸化减少，并出现类似 Bartter 综合征的表型[244]。几组研究显示 *Spak* 敲除小鼠 NKCC2 氨基末端磷酸化增加、对呋塞米的反应性增加，提示 OSR1 发生过度代偿[245–247]。相反，有报道称在 SPAK 敲除小鼠离体灌流的 TAL 节段，Na⁺ 的基础吸收受严重破坏，然而这可能是由于进行体外实验时缺乏体内

的相关激活因子[248]。在肾脏中发现了 SPAK 蛋白的截短型，其由缺乏氨基末端激酶结构域的另一种 mRNA 产生或由蛋白质降解产生；这两种 SPAK 截短型均能够显性抑制全长的 SPAK 激酶，消除了共表达 NKCC1 或 NKCC2 产生的刺激作用[247, 249]。在 SPAK 敲除小鼠中缺少截短型可能导致 NKCC2 氨基末端磷酸化的增加，由于对 OSR1 的显性抑制作用被消除。衔接蛋白钙结合蛋白 39（CAB39，也称为小鼠蛋白 –25，MO25[250]）使这一过程变得更加复杂，CAB39 能够增加 SPAK/OSR1 驱动的 NKCC2 磷酸化，也能够直接激活 SPAK/OSR1，该作用不需要上游 WNK 激酶的磷酸化，而是促进 WNK 激酶的二聚作用[250, 251]。WNK4 也可以直接与 CAB39 相互作用，在 SPAK 或 OSR1 表达缺失的情况下促进 NKCC2 的激活[252]。为验证不依赖于 SPAK/OSR1 的 NKCC2 的激活，在肾脏 SPAK 和 OSR1 均被干扰的小鼠中，检测到了明显的 NKCC2 氨基末端磷酸化。然而，这可能反映了 WNK4 对 NKCC2 的直接影响，但也可能是由一种尚未被识别的激酶磷酸化导致的。因此，至少有 3 种途径可以激活 NKCC2：WNK4 依赖的 SPAK/OSR1 途径，与 WNK4 无关的 SPAK/OSR1 途径，以及不依赖于 SPAK/OSR1 的 WNK4 途径[252]。然而，值得注意的是，氨基末端磷酸化对 NKCC2 活性的影响要小于对 NKCC1 和 NCC 的影响[238]。同时，NKCC2 磷酸化的变化并不总能反映 NKCC2 活性的变化[253]。

血管升压素也被证明可以改变 TAL 呋塞米敏感的顶端 Cl⁻ 通道的化学计量学，从 K⁺ 独立的 Na⁺–Cl⁻ 转运模式转换为经典的 Na⁺–K⁺–2Cl⁻ 共转运[3]。在没有血管升压素的情况下，小鼠髓质 TAL 细胞的摄取 ²²Na⁺ 不依赖于细胞外 K⁺ 的存在，而血管升压素会诱导其转换为 K⁺ 依赖的 ²²Na⁺ 吸收。血管升压素增强细胞旁路 Na⁺ 转运的代谢优势，其依赖于顶端膜 Na⁺–K⁺–2Cl⁻ 共转运体介导的 K⁺ 转运（见上文），使跨上皮 Na⁺–Cl⁻ 转运加倍，而不影响 ²²Na⁺（跨细胞 Na⁺–Cl⁻ 转运的指示剂）的吸收；这种跨上皮吸收加倍，不会消耗额外的 O₂，增强了 TAL 离子转运的能量效率[3]。NKCC2 化学计量学显著转变的机制并不完全清楚。研究者们发现了一个新型的羧基端较短的小鼠 NKCC2 剪接变异体，其与全长 NKCC2 共表达时，对 cAMP 敏感[254]。值得注意的

是，在爪蟾卵母细胞单独表达时，该较短的剪接变异体编码呋塞米敏感、K^+ 独立的 NCC [255]。然而，这些现象在体内的相关性尚不清楚，也未确认小鼠外的其他物种是否存在类似的剪接变异体。

除对顶端 $Na^+-K^+-2Cl^-$ 共转运体 NKCC2 有急性影响外，血管升压素通过激活 TAL 顶端 K^+ 通道和基底侧 Cl^- 通道增加跨上皮的 Na^+-Cl^- 转运 [94, 233]。血管升压素、cAMP 和相关通路对基底侧 CLC-K2/Barttin Cl^- 通道复合物的调节细节尚未揭示。PKA 诱导顶端的 K^+ 通道 ROMK 3 个丝氨酸残基（在 ROMK2 亚型中为 S25、S200 和 S294）直接磷酸化。在非洲爪蟾卵母细胞中，3 种丝氨酸中至少两种磷酸化才能检测到 K^+ 通道的活性；3 种丝氨酸都突变成丙氨酸会破坏磷酸化和转运活性，而 K^+ 通道完整活性需要 3 种丝氨酸的磷酸化 [256]。3 种磷酸化位点对 ROMK 活性和表达有截然不同的影响 [257]。氨基末端 S25 残基的磷酸化调节该通道向细胞膜的转运，但对通道门控无影响；这种丝氨酸是 SGK1 激酶的底物，SGK1 激酶通过增加该通道在细胞膜的表达来激活该通道 [257]。相比之下，两种羧基末端丝氨酸的磷酸化通过 pH 依赖的门控作用和磷脂酰肌醇 4，5- 二磷酸（PIP2）结合到通道的羧基末端结构域的活化作用来调节通道开放的概率 [258, 259]。

血管升压素对 TAL 跨上皮 Na^+-Cl^- 转运具有明显的长期作用。循环血管升压素的持续增加导致髓质 TAL 细胞明显肥大，并伴有 Na^+-Cl^- 转运基础活性翻倍 [233]。限制水或 DDAVP 处理会导致大鼠 TAL 细胞中 NKCC2 蛋白丰度的增加。与血管升压素依赖的信号的直接作用一致，刺激型 G 蛋白 Gs（V_2R 通过 Gs 蛋白诱导 cAMP 产生）杂合缺失小鼠 NKCC2 的表达减少 [233]。由于 5' 启动子存在 cAMP 反应元件，cAMP 的增加可以诱导直接编码 NKCC2 的 *Slc12a1* 基因的转录 [233, 234]。使用吲哚美辛消除 PGE_2 对 cAMP 生成的抑制作用，也可使 NKCC2 蛋白的丰度显著增加 [233]。最后，除影响 NKCC2 的表达外，限制水或 DDAVP 处理还增加了 TAL 细胞顶端膜 ROMK 蛋白的丰度 [260]。

最近提出了 β_3 肾上腺素受体在激活 NKCC2 过程中发挥的作用，使用选择性激动剂 BRL37344 增加 NKCC2 的磷酸化，使野生型小鼠表现出轻微失 Na^+ 和失 K^+ 的表型，而 β_3 肾上腺素受体基因敲除小鼠则无该表型 [261]。

（2）抑制影响：跨上皮 Na^+-Cl^- 转运受 cAMP 诱导产生的激素（如血管升压素、PTH）的激活，同时也受多种神经体液因子的抑制（图 6-9）[94]。尤其是细胞外 Ca^{2+} 和 PGE_2 通过多种协同机制，对远端肾单位各个节段的离子转运产生显著的抑制作用。细胞外钙离子和 PGE_2 都激活了 TAL 细胞抑制型 G 蛋白 Gi，拮抗血管升压素激素对细胞内 cAMP 水平 Gs 依赖的刺激作用 [262, 263]。细胞外钙离子通过在 TAL 细胞基底膜中大量表达的 CaSR 发挥作用；PGE_2 主要通过 EP_3 前列腺素受体传递信号 [94, 263, 264]。CaSR 的活化导致细胞内 Ca^{2+} 的增加，其他受体通过表达于 TAL 的可被 Ca^{2+} 抑制的腺苷酸环化酶直接地抑制 cAMP 生成，同时伴有磷酸二酯酶依赖性 cAMP 降解增加（图 6-16）[263, 265]。这些抑制性刺激能降低 TAL 的基础转运水平；使用吲哚美辛消除 PGE_2 的抑制作用导致 NKCC2 蛋白的丰度显著增加，而小鼠 TAL 中 CaSR 的靶向缺失则通过增加 NKCC2 氨基末端磷酸化促进其激活 [189, 209]。

激活 TAL 中 CaSR 等受体也会导致花生四烯酸代谢物的生成，对 Na^+-Cl^- 转运产生强烈的抑制作用（图 6-16）。细胞外钙离子激活 TAL 细胞内的 PLA_2，导致花生四烯酸的释放。随后花生四烯酸被细胞色素 P_{450} ω- 羟化酶代谢为 20-HETE 或被 COX-2 代谢为 PGE_2；TAL 中 CaSR 激活后，花生四烯酸代谢主要通过细胞色素 P_{450} ω- 羟化酶 [263]。20-HETE 能够明显抑制顶端 $Na^+-K^+-2Cl^-$ 共转运体、顶端 K^+ 通道、基底侧 Na^+-K^+-ATP 酶 [94, 263]。PLA_2 依赖性地 20-HETE 的生成部分地导致了缓激肽和 Ang II 对 Na^+-Cl^- 转运的抑制作用 [94, 263]。CaSR 的激活诱导 TAL 肿瘤坏死因子 -α 的表达，进而激活 COX-2，产生 PGE_2（图 6-16）；PGE_2 随后又导致了对 Na^+-Cl^- 转运的抑制作用增强 [263]。

少数 CaSR 功能获得突变的患者的表型，说明了 CaSR 在调节 TAL 中 Na^+-Cl^- 转运的相对重要性。除抑制 PTH 和导致低钙血症等常见表型外，CaSR 功能获得突变的患者（常染色体显性遗传的甲状旁腺功能减退症）还表现为低钾性碱中毒、多尿、循环肾素和醛固酮增加 [266, 267]。CaSR 功能获得突变持续抑制 TAL 的 Na^+-Cl^- 转运，导致了一种罕见的

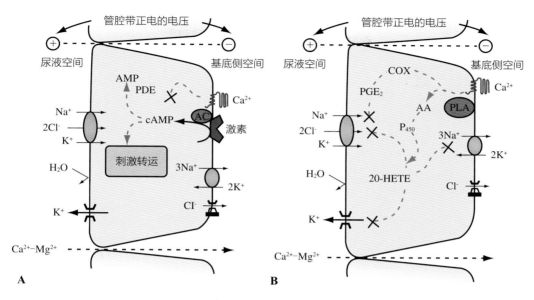

▲ 图 6-16　钙敏感受体（CaSR）对升支粗段跨上皮 Na^+–Cl^- 转运的抑制作用

A. 血管升压素和其他激素激活基底侧 CaSR，从而抑制 cAMP 的生成（详见正文）；B. CaSR 通过刺激磷脂酶 A2 释放花生四烯酸，进而被细胞色素 450 ω– 羟化酶代谢为 20-HETE（20- 羟基二十碳四烯酸）或被环氧合酶 -2（COX-2）代谢为前列腺素 E_2（PGE_2）。20-HETE 是一种强效的促尿钠排泄的因子，能够抑制顶端 Na^+–K^+–$2Cl^-$ 共转运、顶端 K^+ 通道和基底侧 Na^+–K^+–ATP 酶。CaSR 的激活诱导肿瘤坏死因子 –α（TNF–α）在 TAL 的表达，从而激活 COX-2，产生 PGE_2，增强对 Na^+–Cl^- 转运的抑制作用（引自 Hebert SC. Calcium and salinity sensing by the thick ascending limb: a journey from mammals to fish and back again. *Kidney Int Suppl*. 2004;91:S28–S33.）

Bartter 综合征亚型，在 Bartter 综合征的遗传分类中为 V 型。

CaSR 的激活通过下调 microRNA 的水平，影响 TAL 细胞 claudin 的表达，导致非 PTH 依赖性的高钙尿症（见第 7 章）[206–208, 268]。

（3）尿调制蛋白：TAL 细胞特异性表达膜结合的糖基磷脂酰肌醇（GPI）– 锚定蛋白——尿调制蛋白（Tammo–Horsfall 糖蛋白），其在致密斑细胞或下游远曲小管均无表达。尿调制蛋白通过蛋白水解作用从顶端膜释放，是正常人类尿液中含量最高的蛋白（20～100mg/d）[269]。尿调制蛋白在 TAL 多种生理学和生物学过程发挥作用。高盐饮食导致尿调制蛋白表达增加，提示其在离子转运中发挥作用[269]。尿调制蛋白促进 NKCC2 蛋白的膜转运和发挥功能，对顶端 ROMK 蛋白的作用类似[270, 271]。

编码尿调制蛋白的 *UMOD* 基因的常染色体显性突变与 2 型髓质囊性病和家族幼年性高尿酸血症肾病有关，其症状包括进行性肾小管间质损害和慢性肾脏病（CKD），可变渗透性高尿酸血症和痛风以及通常局限于皮髓交界处的可变渗透性肾囊肿，这种综合征现被称为尿调制蛋白相关肾病[269]。

这种突变倾向于影响蛋白质氨基末端保守的半胱氨酸残基，导致蛋白质在内质网内错误折叠和滞留[269, 272]。对一种更常见的基因变异：*UMOD* 启动子变异的全基因组关联分析研究发现，其与 CKD 和高血压风险相关[269]。这些易感性变异的频率很高（约 80%），导致 CKD 的风险增加约 20%，高血压的风险增加 15%[273]。产生这些症状的原因是，*UMOD* 启动子的激活导致尿调制蛋白转录和尿中排泄增加[273, 274]。与野生型小鼠相比，在过表达尿调制蛋白的转基因小鼠中，出现远端肾小管损伤、节段性扩张和肾小管管型面积增加；与保护性变异相比，*UMOD* 易感性变异的中老年纯合体出现上述症状的频率更高[273]。

由于 SPAK 激酶的激活和 NKCC2 氨基末端磷酸化的激活，尿调制蛋白转基因小鼠表现出盐敏感性高血压。同时，与保护性变异的纯合个体相比，患有高血压的人类 *UMOD* 易感性变异的纯合个体出现钠尿排泄明显增加[273]。这些发现符合尿调制蛋白对 NKCC2 和 ROMK 的刺激作用，即增强 TAL 的转运功能[270, 271]。尿调制蛋白排泄也与 TAL 的转运活性一致，与编码 ROMK 的 *KCNJ1* 基因和两个参与调节 SPAK 和 OSR1 激酶活性的基因（*SORL1* 和 *CAB39*）具有共同的多态性[274]。

（四）远端肾单位的解剖学

远端肾单位延伸到 TAL 之外，决定最终的尿 Na^+-Cl^- 排泄，是利钠和抗利尿刺激的关键靶点。对远端肾单位细胞组成和分子表型的研究仍在进行中，在此进行简短的综述。DCT 开始于致密斑后的一段距离，在 NKCC2 阳性的皮质 TAL 细胞和表达噻嗪敏感的 NCC 的 DCT 细胞之间发生突然转变。随着转运蛋白和其他标志物的发展，对 DCT 和邻近肾单位细胞的分类方面的研究已经取得了巨大的进展[275]。在啮齿类动物、家兔和人类肾脏中，DCT、CNT 和 CCD 的组织结构存在相当大的差异。一般来说，家兔肾脏的 DCT、CNT 和 CCD 节段分子和形态学特征独特，各节段界限清晰；在其他物种中，DCT 到 CCD 节段的组织结构要复杂得多，其边界也不那么绝对[275]。然而，值得注意的是，在这些物种中，各种转运蛋白的表达没有变化；不同的是该肾单位节段的细胞和分子组织。

小鼠肾脏 DCT 前段（DCT1）表达了一种 NCC 和一种特异性的标志物小清蛋白，其区分了 DCT1 与毗邻的皮质 TAL（图 6-17）[276]。靶向敲除小清蛋白的小鼠的表型，表明这种细胞内 Ca^{2+} 结合蛋白是 DCT 中 NCC 发挥完整的活性所必需的[277]。在小鼠 DCT 后段（DCT2）细胞，NCC 与参与 Ca^{2+} 跨细胞转运的蛋白共表达，包括顶端钙通道 TRPV5（之前被称为 ECaC1）、胞质钙结合蛋白 calbindin D_{28K}、基底侧 Na^+-Ca^{2+} 交换体 NCX1[276]。NCC 在小鼠 DCT2 后段与 ENaC 共表达，两者在生理和功能上相互作用[278]，而在下游的 CNT 和 CCD 中 ENaC 稳定表达[276]。相比之下，兔肾脏中没有 DCT1 和 DCT2 的区分，在 NCC 阳性的 DCT 和 ENaC 阳性的 CNT 节段之间出现突然的转变[275]。迄今为止的研究中，人类肾脏 DCT 和 CNT 全长上均有钙结合蛋白 D_{28K} 的表达，并延伸至 CCD；然而，在这些节段中的表达强度各不相同。在人类肾脏远端曲部中约有 30% 的细胞表达 NCC，70% 的细胞（CNT 细胞）表达 ENaC；ENaC 和 NCC 在人类 DCT 节段末端表达重叠。人类肾脏 CNT 前段细胞表达 ENaC，而无血管升压素敏感的水通道蛋白 AQP2 的表达[275]。

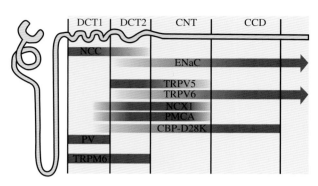

▲ 图 6-17　小鼠远端肾单位的划分及 Na^+、Ca^{2+}、Mg^{2+} 相关的转运蛋白的分布和丰度示意图

CBP-D28K. 钙结合蛋白 -D28K；CCD. 皮质集合管；CNT. 连接小管；DCT1、DCT2. 远端小管 1、远曲小管 2；ENaC. 上皮 Na^+ 通道；NCC. 噻嗪敏感的 Na^+-Cl^- 共转运体；NCX1. Na^+-Ca^{2+} 交换体；PMCA. 细胞膜 Ca^{2+}-ATP 酶；PV. 小清蛋白；TRPM6. 顶端 Mg^{2+} 进入通道；TRPV5、TRPV6. 顶端 Ca^{2+} 进入通道[276, 614, 615]

虽然主要邻近 DCT，但 CNT 细胞与 CCD 主细胞有部分共同的特征，包括顶端表达 ENaC 和 ROMK（K^+ 分泌通道）；在该肾单位节段 Na^+-Cl^- 重吸收和 K^+ 分泌的能力是 CCD 的 10 倍之多[279]。远端肾单位存在少数闰细胞，出现于 DCT 和 CNT 并延伸至内髓集合管前段（IMCD）[280]。根据 H^+-ATP 酶亚细胞分布的差异和基底侧是否存在 AE1 Cl^--HCO_3^- 交换体，发现了三种闰细胞的亚型。A 型闰细胞通过顶端 H^+-ATP 酶和基底侧 AE1 排出 H^+；B 型闰细胞通过顶端阴离子交换体（SLC26A4 或 pendrin）和基底侧 H^+-ATP 酶分泌 HCO_3^- 与 OH^-[280]。在啮齿类动物 CNT 中，最常见的闰细胞亚型为非 A 非 B 型闰细胞，其顶端含有 Cl^--HCO_3^- 交换体（SLC26A4 或 pendrin）和 H^+-ATP 酶[280]。闰细胞主要作用为维持酸碱平衡稳态，而 B 型闰细胞介导的 Cl^- 转运在远端肾单位 Na^+-Cl^- 转运中发挥越来越重要的作用（见"连接小管和皮质集合管：Cl^- 转运"一节）。

外髓集合管包括两个独立的亚节段，即 OMCDo 和 OMCDi，分别对应于外髓的外条纹带和内条纹带。OMCDo 和 OMCDi 主细胞顶端膜含阿米洛利敏感的 Na^+ 通道（ENaC）；然而，该肾单位节段主要作用是发挥酸化功能，在 OMCDi 中 A 型闰细胞占主导地位[6, 281]。OMCD 可能通过顶端 H^+-K^+-ATP 酶泵的活性影响 K^+ 的重吸收[282-284]，尽管这种转运蛋白的缺失不会显著改变储存 K^+ 的能力[285]。

最后，IMCD 开始于外髓和内髓的边界，并延伸到肾乳头的顶端。IMCD 被等分为三个区域，分别表示为 IMCD1、IMCD2 和 IMCD3；在功能水平上，IMCD 前段（IMCDi）和末段的（IMCDt）是值得重视的[6]。IMCD 在抗利尿激素敏感的水和尿素转运中起着尤为重要的作用[6]。IMCD 前段包括主细胞和闰细胞；3 个亚节段（IMCD1-3）均表达顶端 ENaC 蛋白，但表达量明显低于 CNT 和 CCD[286]。IMCD 和 OMCD 在 Na^+-Cl^- 平衡中发挥的作用比 CNT 和 CCD 更加难以理解；然而，考虑到 ENaC 在 IMCD 和 OMCD 中表达，因此在 CNT、CCD、OMCD 和 IMCD 节段，可能存在相应的机制调节 Na^+-Cl^- 重吸收。

1. 远曲小管

(1) 远曲小管 Na^+-Cl^- 转运机制：早期显微穿刺术的研究没有区分 DCT 前段和后段，该肾单位节段重吸收了约 10% 的经肾小球滤过的 Na^+-Cl^-[5, 287]。DCT 顶端 Na^+ 和 Cl^- 的重吸收是相互依赖的；离子置换不影响跨上皮的电压，提示转运呈电中性[288]。

灌流 DCT 节段 Na^+ 的吸收被氯噻嗪抑制，证明该肾单位节段是噻嗪类利尿剂的作用靶点[289]。类似的噻嗪敏感的 Na^+-Cl^- 共转运体也存在于鲽鱼膀胱中，其中对噻嗪敏感的 NCC 通过表达克隆被首次识别[290]。大鼠 NCC 对 Na^+ 和 Cl^- 具有很高的亲和性（Michaelis-Menten 常数分别为 7.6 ± 1.6 和 6.3 ± 1.1mmol/L）；Velazquez 和同事发现灌流的大鼠 DCT 也具有高亲和力[288, 291]。大鼠 NCC 的希尔系数约为 1，与电中性转运一致[291]。

表达 NCC 是 DCT 的典型特征（图 6-18）[275]。也有证据表明这种转运蛋白在成骨细胞、外周血单核细胞和肠上皮细胞中表达；然而，NCC 表达于这些部位功能上的意义尚不清楚[168, 292]。人 *SLC12A3* 基因编码 3 种亚型（NCC1、NCC2 和 NCC3），但由于 NCC1 和 NCC2 在大鼠和小鼠中均不表达，因此只有 NCC3 被广泛研究[293]。这些亚型可能存在不同的调节机制。例如，NCC1 和 NCC2 在其羧基末端含有一个 NCC3 缺失的区域，并含有一个丝氨酸（S811），该丝氨酸在磷酸化后有助于提高协同转运

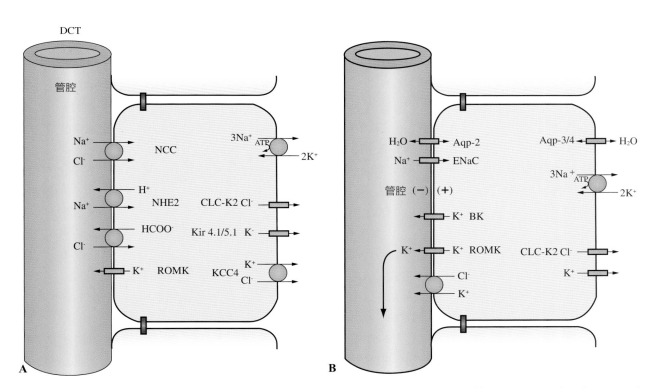

▲ 图 6-18　**A.** 远曲小管（**DCT**）Na^+-Cl^- 和 K^+ 转运途径；**B.** 连接小管（**CNT**）和皮质集合管（**CCD**）主细胞 Na^+-Cl^- 和 K^+ 转运途径

Aqp-2, 3/4. 水通道蛋白 -2、水通道蛋白 -3/4；ENaC. 上皮 Na^+ 通道；KCC4. K^+-Cl^- 共转运蛋白 -4；NCC. 噻嗪敏感的 Na^+-Cl^- 共转运体；NHE2. Na^+-H^+ 交换体 -2；ROMK. 肾脏外髓 K^+ 通道

蛋白活性[294]。编码人类 NCC 的基因 *SLC12A3* 发生功能缺失突变后会导致 Gitelman 综合征，表现为家族性低钾性碱中毒伴低镁血症、低钙尿症（见第 44 章）。编码 NCC 的 *Slc12a3* 基因纯合缺失的小鼠在 DCT 前段表现出明显的形态学缺陷，DCT 细胞的绝对数量减少，以及超微结构改变[295, 296]。与此类似，噻嗪类药物可促进 DCT 近段的细胞发生明显的凋亡，提示对噻嗪敏感的 Na^+–Cl^- 共转运体在调节肾单位节段的生长和退化中发挥重要的作用[297]。

NCC 和 ENaC 的共表达在 "DCT 末段"（DCT2）和 CNT 的同一细胞或同一小管的相邻细胞[275]。值得注意的是，ENaC 是 CNT 和 CCD 细胞主要的 Na^+ 转运途径，而 DCT 细胞则不是。有证据显示 Na^+ 和 Cl^- 通过其他途径进入 DCT 细胞。Na^+–H^+ 交换体 NHE2（SLC9A2）NCC 在大鼠 DCT 细胞顶端膜上共表达[298]。如同近端小管、甲酸盐和草酸盐灌注 DCT 刺激 DIDS 敏感性的 Na^+–Cl^- 转运，其不同于 NCC 介导的噻嗪敏感的 Na^+–Cl^- 共转运[50]。所以 Na^+–H^+ 交换体与 Cl^- 阴离子交换体的共同作用对呈电中性的 Na^+–Cl^- 吸收起着重要的作用（图 6–18）。Na^+–H^+ 逆向转运体 NHA2（SLC9B2）表达于 DCT，阴离子交换体 SLC26A6 也可能表达于 DCT 细胞；因此，NHE2、NHA2 和 SLC26A6 是 DCT Na^+–Cl^- 吸收通路的可选替代机制[298-300]。

如同肾单位的其他节段，在 DCT 基底膜 Na^+ 通过 Na^+–K^+–ATP 酶排出；需要特别注意 DCT 的形态鉴定，DCT 似乎是整个肾单位中 Na^+–K^+–ATP 酶活性最高的节段（图 6–3）[17, 275]。家兔和小鼠 DCT 细胞基底膜均表达 KCC4，KCC4 是 Cl^- 潜在的排出通路[218, 301]。然而，有证据表明在 DCT 中，Cl^- 主要通过基底侧 Cl^- 通道排出。首先，在家兔 DCT 基底膜检测到 Cl^- 通道的活性，其功能特征类似于 CLC–K2[216, 302]。其次，CLC–K2 蛋白在 DCT 和 CNT 细胞的基底膜上表达。显微解剖的 DCT 节段 RT–RCR 结果显示可以检测到 CLC–K1 的 mRNA[158, 214]，而最近的研究显示，CLC–K2 缺失的小鼠对呋塞米反应的丧失，而对噻嗪类药的反应则明显减弱，这意味着该通道在 TAL 和 DCT 均能够重吸收 Cl^-[162]。最后，CLC–NKB（CLC–K2 的人类同源基因）的功能缺失突变导致了经典 Bartter 综合征；该 Bartter 综合征亚型的表型介于 I 型 Bartter 综合征和 Gitelman 综合征之间，对应 DCT 节段功能丧失导致的表型[160, 162, 303]。

DCT 细胞基底膜上的 K^+ 通道在该肾单位节段的功能中起重要作用。在显微解剖的 DCT 基底膜的细胞黏着斑，检测到一个向内整流的 K^+ 通道，其特点与异源 KIR4.1/KIR5.1 和 KIR4.2/KIR5.1 通道相似[228, 304-306]。DCT 基底膜表达 KIR4.1 和 KIR5.1 蛋白，同时 DCT 细胞表达 KIR4.2 的 mRNA[228, 304-306]。编码 KIR4.1 的基因 *KCNJ10* 发生功能缺失突变的患者会出现一种综合征（EAST 或 SeSAME 综合征），症状包括癫痫、共济失调、神经性耳聋和肾小管病[228, 307]。相关的肾小管病包括低钾血症、代谢性碱中毒、低钙尿症和低镁血症[228, 307]。*Kcnj10* 敲除小鼠表现出低钾性碱中毒并伴低钙尿症，以及 NCC 丰度的降低[308]，说明该通道在维持 Na^+–Cl^- 跨上皮转运的过程中发挥关键作用[228, 308, 309]。虽然在 TAL 中检测到了 KIR4.1 的活性，但小鼠 KIR4.1 的敲除没有显著影响 TAL 膜电位或 NKCC2 的表达，因此 KIR4.1 与 TAL 的生理相关性尚不清楚[310]。相比之下，*Kcnj10* 的敲除使 DCT 细胞的基底膜去极化，说明了 KIR4.1 在 DCT 膜电位的调节中起关键作用[308, 311]。除感知膜电位外，DCT 细胞基底膜上的 KIR4.1/KIR5.1 通道还作用于基底侧 K^+ 循环，为 Na^+–Cl^- 吸收维持充足的 Na^+–K^+–ATP 酶活性，同时影响 DCT 的其他相关功能。值得注意的是，CaSR 抑制 KIR4.1 和 KIR4.2 的活性，动态地调节 DCT 的 Na^+–Cl^-、钙和镁的转运[305]。

(2) 远曲小管 Na^+–Cl^- 转运调节：在过去的 5 年里，我们对影响 DCT 溶质转运的因素的理解有了很大的进步。20 世纪 90 年代的研究表明，饮食中 NaCl 的缺乏会激活 DCT 对噻嗪敏感的 Na^+–Cl^- 共的转运[5]。通过持续给予襻利尿剂及以生理盐水作为饮用溶液，增加远端盐输送，可以导致 DCT 转运能力增强以及大量的 DCT 细胞肥大。Ang II 是导致该表型出现的原因之一。DCT 细胞表达 AT_1 受体，Ang II 通过 WNK4 激酶激活 NCC（见下文）[237, 312-316]。

醛固酮是调节 NCC 的因素之一，这使 DCT 成为醛固酮敏感的远端肾单位的一部分。给予肾上腺切除的大鼠醛固酮，能够激活 NCC[317]。限制饮食中盐、使用外源性的盐皮质激素使 NCC 的丰度和磷酸化水平增加[318]。大鼠 DCT 细胞表达较低水平的 11β- 羟基类固醇脱氢酶 2（11β–HSD2）[319]，11β–HSD2 敲除小鼠表现为 DCT 细胞肥大、磷酸化 NCC 的丰度增加[320]。醛固酮可以显著增强体外培养的 DCT 细胞的 NCC 活性[321]。Roy 及其同事发现 WNK1 的两个可变剪接的外显子含有 PY 基序，PY 基序能够与 E3 泛素连接酶 NEDD4–2 结合。该序列可能介导醛固酮激活 NCC[322]。

饮食中钾摄入量是调节 NCC 和 DCT 功能的重要因素，可以改变醛固酮的作用。Vallon 及其同事证明，饮食中限制钾导致小鼠磷酸化 NCC 的丰度增加[323]。随后两组研究显示即便在高盐摄入量的情况下，低钾摄入也可以增加 NCC 的丰度和活性；而即使在低盐摄入量的情况下，高钾摄入也可以抑制 NCC[324]。因此认为钾的作用似乎比钠的作用更大。高钾饮食使醛固酮分泌增加和 NCC 活性降低，这提示在 NCC 调节过程中醛固酮不起主导作用[324]。越来越多的证据表明，DCT 细胞及 NCC 对血浆 K+ 非常敏感。该作用发生得非常快，因为研究显示短时间灌胃高钾溶液会导致 NCC 的快速去磷酸化[325]。同样的，通过输钾[326]、使用钠离子通道阻滞剂阿米洛利[327] 或敲除钠离子通道[328] 提高血浆钾浓度，能够显著降低磷酸化 NCC 的丰度。这些对磷酸化 NCC 丰度的作用在功能上是相关的，因为一些研究小组已经证明，在不同程度钾离子的影响下，pNCC 丰度的变化与对噻嗪敏感的 NaCl 排泄的变化一致[329]。关于钾离子作用的机制将在后面与 WNK 激酶一起讨论。

钾离子在调节 NCC 和 DCT 中起主导作用，这提示在输注醛固酮过程中所观察到的一些效应可能是继发性于钾失衡。肾脏特异性敲除盐皮质激素受体（MR）的小鼠 NCC 活性较低，与醛固酮直接刺激 NCC 的作用一致的，但饮食 K+ 限制可以刺激 NCC 恢复至正常水平，证明 MR 敲除对钾平衡的影响是导致 NCC 的改变关键[329, 330]。另一种小鼠模型，敲除了约 20% 的肾小管细胞中的 MR，可以对同一节段的细胞进行比较，在表达或不表达盐皮质激素受体的 DCT 细胞中 NCC 的丰度和磷酸化水平没有明显差异；在两种类型小鼠的细胞中，限制饮食中 Na+ 可以相同程度地上调 NCC[331]。相比之下，正常饮食及限制饮食中的钠，均不会导致 MR

敲除小鼠细胞中 ENaC 在集合管表达和在顶端膜定位的改变。最后，在条件敲除盐皮质激素受体靶点 α-ENaC 的成年小鼠，正常饮食导致总 NCC 和磷酸化 NCC 的丰度降低，而高钠低钾的饮食使其均恢复正常[328]。综上所述，大量证据表明，血浆 K+ 水平在调节 NCC 中占主导地位，而醛固酮仅起次要作用；肾脏钾对 NCC 的作用和醛固酮对 ENaC 的作用涉及肾脏中一个钾离子开关（见后文）。

WNK1 和 WNK4 在调节 DCT Na+ 和 Cl- 转运中发挥关键作用，它们是远端肾单位关键的调节激酶，最初被认为是家族性高钾性高血压（FHHt；也称为 II 型假性醛固酮减少症或 Gordon 综合征）的两个致病基因。FHHt 与 Gitelman 综合征的各种特征类似，包括高血压、高钾血症、高氯性代谢性酸中毒、血浆肾素活性和醛固酮水平降低及高钙尿症[332]。FHHt 的表现类似 NCC 和（或）DCT 功能增强，使用噻嗪类药物治疗通常可缓解症状[332]；然而，在 DCT 细胞中过表达 NCC 无法复制在小鼠中的表型，说明 WNK1 和 WNK4 等位基因突变的作用特异性[332, 333]。

WNK 激酶具有多效性，早期在异源系统中表达 WNK 的实验常得出相互矛盾的结果。然而，对于 WNK 激酶在调节 NCC 中发挥的主要作用已经开始达成共识。如高度简化的示意图所示（图 6–19），WNK 激酶结合 SPAK 和（或）OSR1 羧基末端保守的结构域并直接使其磷酸化，从而激活下游激酶 SPAK 和（或）OSR1。通过与 MO25（Cab39）的相互作用，SPAK 和（或）OSR1 的活性被增强[250]。这些次级激酶通过增强 NCC 氨基末端胞质区的关键残基的磷酸化与 NCC 结合并激活 NCC[334]。

WNK1 和 WNK4 的突变均可引起 FHHt。WNK1 的内含子突变增强了完整激酶活性形式的 WNK1 在 DCT 上的表达，这种完整激酶活性形式的 WNK1 通常表达水平较低[335]；WNK4 点突变集中于蛋白富含酸的保守区域周围，或者羧基末端结构域附近[336]。这些突变破坏了 WNK 与衔接蛋白的结合，而衔接蛋白对 WNK 的降解至关重要（见后文）[337-339]。WNK1 和 WNK4 的突变均导致在 DCT 中的 WNK 的丰度增加。

WNK1 和 WNK4 蛋白在远端肾单位 DCT 和 CCD 细胞中共表达，它们均定位于细胞质（分

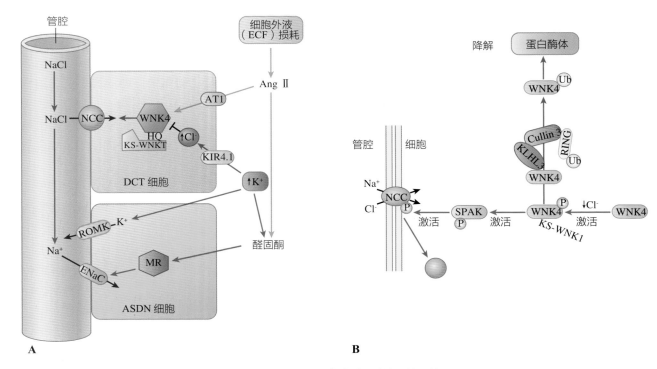

▲ 图 6-19　**WNK 激酶对远端转运的调控**

A. 细胞外液（ECF）容量损耗和高钾血症（K⁺↑）对远端肾单位转运影响的比较。在管腔，转运到醛固酮敏感的远端肾单位（ASDN）的 Na⁺ 是由进入远端曲小管（DCT）的 Na⁺ 及通过噻嗪敏感的 Na⁺–Cl⁻ 共转运体（NCC）重吸收的 Na⁺ 决定的。WNK4，与 WNK1–S[也称肾特异性（KS）–WNK1] 共同激活 NCC[616]。这一过程受到血管紧张素 Ⅱ（Ang Ⅱ）的调节，同时 Ang Ⅱ 促进肾上腺分泌醛固酮，通过盐皮质激素受体（MR）刺激上皮 Na⁺ 通道（ENaC）。Na⁺ 在 DCT 和 ASDN 的重吸收使 ECF 的体积恢复。当发生高钾血症时，细胞内氯离子（受 KIR4.1 介导的 K⁺ 流动的调节）增加促使 NCC 关闭，Na⁺ 主要通过 ENaC 吸收，这有利于 K⁺ 分泌。B.WNK 激酶调控的具体方案。细胞内氯离子浓度降低导致 WNK4 激活，WNK4 磷酸化并激活 STE20/SPS1 相关富含脯氨酸 / 丙氨酸激酶（SPAK），最终诱导 NCC 的磷酸化和激活。WNK 可以通过衔接蛋白 Kelch–Like 3（KLHL3）与 cullin–ring 连接酶相互作用，导致 WNK 泛素化并被蛋白酶体降解。NCC 去磷酸化后，从顶端膜返回细胞质。

散的，有时呈点状结构）和顶端膜[340-341]。虽然 WNK4 和 WNK1 都可以刺激 NCC 的活性，但只有敲除 WNK4 才能降低小鼠的 NCC 活性[236-237]。小鼠 KLHL3 蛋白突变导致 FHHt 样的表型（见后文），该小鼠 WNK1 丰度的增加并不能抵消 WNK4 缺失导致的症状，提示 WNK4 起关键作用[33]。肾脏特异性 WNK1 敲除小鼠有助于研究 WNK1 在体内调节 NCC 的作用机制。

　　WNK，尤其是 WNK4，对氯离子的抑制表现出较强的敏感性[342, 343]，当细胞内氯离子浓度较低时，刺激作用较强；当细胞内氯离子浓度较高时，刺激作用较弱[344]。氯离子与 WNK1 激酶的催化位点结合，抑制其自身磷酸化和活化[342]。这种氯离子结合方式在 DCT 细胞钾敏感的功能中起重要作用。减少钾的摄入和（或）低钾血症会导致 DCT

基底侧 K⁺ 浓度减少；随后发生依赖于基底侧含有 KIR4.1 的 K⁺ 通道的超极化[308, 311, 327]。超极化促进氯离子通过基底侧 CLC–K2 氯离子通道排出并减少细胞内氯离子；细胞内氯离子的减少激活了 SPAK 和 OSR1–WNK，导致 NCC 的磷酸化和激活[327]。该模型有助于理解钾损耗对 NCC 的激活作用及钾负荷对 NCC 的抑制作用，很好地解释了 DCT 和 NCC 在维持钾稳态中的重要作用[327]。

　　为体内建立 FHHt 模型，两个研究组培养了表达含致病突变 WNK4 的小鼠。Lalioti 及其同事培养了一种 BAC 转基因小鼠，该小鼠 WNK4 存在 FHHt 突变（TgWnk4^PHAⅡ，带有与疾病相关的 *Q562E* 基因突变）[345]，Yang 及其同事培养了一种表达 D568 的敲入小鼠。两种模型均表现为高血压[345a]，具有与 FHHt 相似的表型（如高钾血症、酸中毒和高钙尿症）。TgWnk4^{PHAⅡ}小鼠 DCT 明显增生。特别值得注意的是，通过将 TgWnk4^{PHAⅡ}小鼠与 NCC 敲除小鼠交配获得 NCC 缺陷的 TgWnk4^{PHAⅡ}小鼠，该小鼠 DCT 增生被完全抑制[295, 296]。因此，DCT 是 WNK4 中 FHHt 相关突变的首要靶点。此外，如之前的研究，Na$^+$-Cl$^-$ 的经 NCC 进入 DCT 的变化可明显调节 DCT 的增生或退化[275, 295, 296, 345]。Vidal-Petiot 及其同事培养了缺乏 WNK1 直系同源内含子（存在于 FHHt 患者）的小鼠，出现 FHHt 的表型[335]。使用钙调磷酸酶抑制剂他克莫司可以产生与 FHHt 相似的症状[348]。

WNK 蛋白受 Cullin 3（CUL3）和 Kelch-like 3（KLHL3）调控，CUL3 和 KLHL3 是 E3 泛素连接酶复合物的组成部分，以降解 WNK 为靶点[339, 349, 350]。*CUL3* 和 *KLHL3* 基因突变会导致 FHHt 且占疾病发病机制的大部分。疾病相关的 KLHL3 突变抑制了其与 WNK4 的结合，反之亦然[339]。相应地，疾病相关的 CUL3 突变促使 KLHL3 的水平下降，从而抑制 WNK 的降解[351]。生理上，AngⅡ通过 PKC 诱导 KLHL3 磷酸化，抑制了 KLHL3 和 WNK4 之间的相互作用，导致 NCC 激活[352]。更多关于 FHHt 机制及调节蛋白作用的内容参见第 17 章和第 44 章。

最近对上游 WNK1、WNK4 和 SPAK-OSR1 激酶对 NCC 多方面的调控机制进行了讨论；WNK4 与 WNK3 和 SGK1 之间，以及与 CUL3 和 KLH3 之间的相互作用进一步增加了调控机制的复杂性[339, 349-356]。研究发现生理环境决定 WNK4 对 NCC 产生激活或抑制作用，这调解了 WNK4 相互矛盾的作用机制。例如，AngⅡ1 型受体活化 NCC 的过程需要 WNK4 激活下游 SPAK[315, 357]。循环和局部 AngⅡ、醛固酮、血管升压素和 K$^+$ 水平的变化对 DCT 中 NCC 的活性产生不同的甚至相反的影响（参见图 6-19 和 "Na$^+$-Cl$^-$ 和 K$^+$ 协同转运"[315, 353, 357-361]。

WNK 激酶在表达系统中展现的作用可能是不确定的，但这反映了其多效性。例如，在爪蟾卵母细胞中，WNK4 羧基末端结构域与蛋白磷酸酶 1 结合而抑制 NCC 的活性[362]。现在看来，这种作用产生的原因是在细胞内氯离子较高时，WNK4 抑制了 WNK 激酶的内源性表达[363]。WNK4 与 NCC 共表达降低了爪蟾卵母细胞和哺乳动物细胞的细胞膜上转运蛋白的表达，表明其显著影响细胞膜的转运

功能[353, 357]。WNK4 激酶影响转运蛋白的机制是激活溶酶体降解转运蛋白，而不是诱导依赖于发动蛋白和网格蛋白的胞吞作用[364, 365]。WNK4 能够影响 NCC 与溶酶体靶向受体 sortilin 和 AP-3 配体复合物相互作用[364, 365]。H-Ras、Raf 和 MEK1/2 的活化诱导 ERK1/2 的磷酸化，进而诱导 NCC 的泛素化和发动蛋白依赖的胞吞作用，提示 PTH 在下调 NCC 的过程中起重要作用[366-368]。NCC 的泛素化是由泛素连接酶 NEDD4-2 催化，其导致 NCC 的下调[321]。NCC 在多个特定位点高度泛素化，但目前尚不清楚这些位点的泛素化是否涉及 NEDD4-2[369]。这些不同位点的泛素化对 NCC 产生不同的作用，可能是调节 NCC 的胞吞作用，也可能是促进 NCC 降解。这些结果全部通过细胞培养系统观察到，其在体内的效应有待进一步研究。

2. 连接小管和皮质集合管

（1）顶端 Na$^+$ 转运：CNT 细胞和主细胞的顶端膜中含有大量的 Na$^+$ 和 K$^+$ 电导，而 Cl$^-$ 电导无法在顶端膜测量到[216, 279, 370, 371]。Na$^+$ 通过高选择性的上皮 Na$^+$ 通道进入顶端膜，对微摩尔水平的阿米洛利敏感（图 6-20)[372]。对正电荷的选择性吸收产生了一个管腔的负电位差，其大小受盐皮质激素状态和其他因素的影响。这种管腔的负电位差可参与以下关键过程：① K$^+$ 通过顶端 K$^+$ 通道分泌；② Cl$^-$ 通过相邻的紧密连接的细胞旁路转运；③通过相邻的 A 型闰细胞生电性的 H$^+$ 分泌[373]。

ENaC 是异聚的通道复合体，由 3 个独立组装、同源的亚单位组成，分别表示为 α-ENaC、β-ENaC 和 γ-ENaC[14]。这些亚基具有共同的结构，包含细胞内氨基和羧基末端结构域、两个跨膜区域和一个大的糖基化的细胞外襻[14]。在单独表达的非洲爪蟾卵母细胞中可以检测到 Na$^+$ 通道活性（图 6-20），促使通过表达克隆技术对该亚基进行初步鉴定；随后利用这种适度活性的功能互补，通过表达克隆技术完成了对另外两个亚基的克隆[14]。完整通道的活性需要所有 3 个亚基的共表达，这导致通道复合物在细胞膜上的表达大幅增加（图 6-20)[374]。3 个亚基的化学计量学存在相当大的争议，部分研究支持复合体为四聚物，包含两个 α-ENaC 蛋白、一个 β-ENaC 蛋白及一个 γ-ENaC 蛋白（2α∶1β∶1γ），而其他研究支持复合体为更高阶的聚体，化学计量

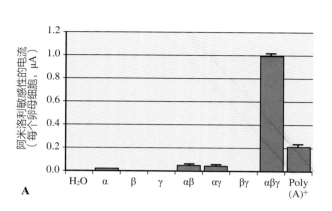

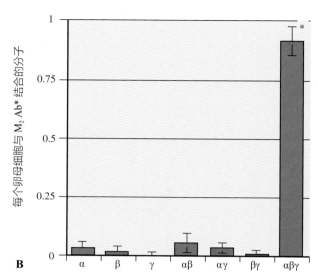

▲ 图 6-20　阿米洛利敏感性的上皮细胞 Na⁺ 通道（ENaC）在细胞膜最大限度地表达需要所有的 3 个亚基（α-ENaC、β-ENaC 和 γ-ENaC）的共同参与

A. 在爪蟾卵母细胞中表达单个亚基或各种亚基的组合形式所产生的阿米洛利敏感性的电流；B. 在共表达 3 个亚基的爪蟾卵母细胞中，ENaC 在细胞表面的表达明显增强。单个互补 DNA（cDNA）具有外部的标签蛋白；单克隆抗体（M₂Ab*）通过与标签蛋白结合，检测通道蛋白在细胞表面的表达。Ploy (A)⁺. 腺苷酸信使 RNA（mRNA）（A 引自 Canessa CM, Schild L, Buell G, et al. Amiloride-sensitive epithelial Na⁺ channel is made of three homologous subunits. *Nature*. 1994; 367: 463–467；B 引自 Firsov, D, Schild L, Gautschi I, et al. Cell surface expression of the epithelial Na channel and a mutant causing Liddle syndrome: a quantitative approach. *Proc Natl Acad Sci U S A*. 1996; 93: 15370–15375.）

学为 3α∶3β∶3γ[375]。异源表达的 ENaC 的单通道特征，与 CCD 顶端膜细胞上阿米洛利敏感的通道在本质上是一致的[14, 372]。

ENaC 在肾脏 Na⁺-Cl⁻ 重吸收和维持细胞外液容量中起关键作用。ENaC 三个亚基的功能缺失突变是导致 I 型假性醛固酮减少症的原因之一[14, 376]。该综合征患者的典型表现为新生儿重度失盐、低血压、酸中毒和高钾血症；这些显著的表型验证了 ENaC 活性在肾 Na⁺-Cl⁻ 重吸收、K⁺ 分泌和 H⁺ 分泌中的关键作用。三种 ENaC 亚基均发生功能获得性突变可引起一种常染色体显性高血压综合征：Liddle 综合征，伴有醛固酮水平被抑制和可变的低钾血症等症状[377]。多数 ENaC 突变通过破坏 ENaC 亚基羧基末端的 PPxY 序列与 NEDD4-2 泛素连接酶的相互作用，导致 ENaC 在膜表面的表达增加，从而导致 Liddle 综合征的发生。α-ENaC 和 γ-ENaC 的细胞外襻突变已被识别[378, 379]，α-ENaC 突变导致 ENaC 内在活性增强[379]。

ENaC 蛋白在 CCD、OMCD 和 IMCD 的主细胞和 CNT 细胞的顶端膜中均可被检测到[281, 286]。值得注意的是，有多项证据支持 CNT 在远端肾单位阿米洛利敏感的 Na⁺ 重吸收过程中起主要作用。

① 在 CNT 中阿米洛利敏感的 Na⁺ 流是在 CCD 中的 2～4 倍；CNT 重吸收 Na⁺ 的最大能力是 CCD 的 10 倍。

② 靶向敲除集合管 α-ENaC 抑制了 CCD 主细胞阿米洛利敏感的离子流，但不会影响 Na⁺ 和 K⁺ 的稳态；该敲除小鼠中，表达于 DCT 和 CNT 的 ENaC 轻松地代偿了 CCD 细胞中该通道的缺失的影响[380]。

③ Na⁺-K⁺-ATP 酶在 CCD 中的活性明显低于 DCT（图 6-4）；这说明 CNT 和 DCT 跨上皮吸收 Na⁺-Cl⁻ 的能力更强[17]。

④ 限 Na⁺ 饮食导致 ENaC 亚单位首先在 CNT 顶端聚集，随着饮食 Na⁺ 水平的降低，下游 CCD 中的 ENaC 亚单位逐渐聚集；CNT 在 ENaC 介导的钠转运中起主导作用，但其主要是通过一种不依赖于醛固酮的机制，而在 CCD 钠离子转运的精细调节过程中涉及醛固酮诱导的钠离子转运机制[381, 382]。

⑤ 对导致 Liddle 综合征的 ENaC 突变体的纯合敲入小鼠膜片钳分析显示增加 Na⁺ 重吸收的主要位点是 DCT2/CNT 而不是 CNT/CCD[383]。

(2) Cl⁻ 转运：CNT 和 CCD 中 Cl⁻ 吸收有两条

主要途径：通过紧密连接的细胞旁路转运和通过 B 型闰细胞的跨细胞转运（图 6-21）[280, 384]。CNT 和 CCD 是"紧密"上皮细胞，细胞旁路通透性相对较低，对 Cl⁻ 和 Na⁺ 无选择性；然而，在 CCD 中电压驱动的细胞旁路 Cl⁻ 转运在跨上皮 Na⁺-Cl⁻ 吸收过程中起重要的作用[385]。claudin-3、claudin-4 和 claudin-8 共同表达于 CNT、DCT 和集合管；其中 claudin-8 可作为一种细胞旁路阳离子转运的屏障，防止 Na⁺、K⁺ 和 H⁺ 在该肾单位节段的回漏[14, 386]。一些证据表明，claudin-4 和 claudin-8 相互作用共同维持集合管 Cl⁻ 的细胞旁路，从而介导跨细胞的 Cl⁻ 吸收[387]。CCD 特异性敲除 claudin-4 的小鼠出

现失盐和低血压的症状[388]，而 CCD 特异性敲除 claudin-8 的小鼠出现低血压、低钾血症和代谢性碱中毒，症状类似于 Gitelman 综合征[389]。细胞旁路通透性调节因素的变化可影响 CNT 和 CCD 中 Cl⁻ 吸收。MDCK-Ⅱ 细胞转染野生型 WNK4 后，细胞旁路 Cl⁻ 渗透性提高；在表达失活 WNK4 激酶的细胞中无法观察到对通透性的影响，相比之下 WNK4 FHHt 突变体对通透性的影响更大[390]。Yamauchi 及其同事也报道了 FHHt 相关的 WNK4 通过过度磷酸化 claudin 蛋白增加了细胞旁路的通透性[391]。通道激活蛋白酶 1（cap1）通过裂解 claudin-4 的第二胞外襻负调控 claudin-4 介导的氯离子电导[388]。与受 CUL/KLHL3 调节的 WNK4 介导的降解相似（参见"远曲小管 Na⁺-Cl⁻ 转运的调节"一节），claudin-8 是 KLHL3 介导的降解的靶点，FHHt 相关的突变使 KLHL3 与 claudin-8 的相互作用受损[389]。

在 CNT 和 CCD 中，经闰细胞跨细胞的 Cl⁻ 吸收相比细胞旁路转运在数量上更加关键[384]。A 型和 B 型闰细胞协同作用，完成生电性 Cl⁻ 吸收过程，同时不影响 HCO_3^- 和 H⁺ 的分泌（图 6-21）[384]。因此，氯离子通过顶端 Cl⁻-HCO_3^- 交换进入 B 型闰细胞，然后通过基底侧 Cl⁻ 通道排出细胞。A 型闰细胞基底膜的 Cl⁻ 的回收导致 HCO_3^- 的吸收和顶端 H⁺ 的排出。B 型闰细胞顶端 Cl⁻-HCO_3^- 交换导致顶端 HCO_3^- 的分泌，A 型闰细胞基底膜 Cl⁻ 的回收导致顶端 H⁺ 的分泌，两者合并的净作用是通过 B 型闰细胞介导的生电性的 Cl⁻ 吸收（图 6-21）。

在基底膜，闰细胞有强力的 Cl⁻ 电导，转运特性与 CLC-K2/Barttin 相似[216, 392]。A 型闰细胞的基底膜上可以检测到 CLC-K2，同时在 B 型细胞中也观察到 CLC-K2 的活性[214, 393]。CCD 中 A 型闰细胞基底侧 Na⁺-K⁺-2Cl⁻ 共转运蛋白 NKCC1 在跨上皮 Cl⁻ 吸收中也发挥明显的作用[394]。在 B 型与非 A 型非 B 型闰细胞顶端膜，SLC26A4 交换体（也被称为 pendrin）被认为是一种复杂的 Cl⁻-HCO_3^- 交换体；该交换体的功能是介导远端肾单位顶端跨上皮的 Cl⁻ 转运[280]。人类 *SLC26A4* 突变导致 Pendred 综合征，其症状包括感音神经性耳聋和甲状腺肿；患者的肾脏没有明显的异常表型[280]。然而，*Slc26a4* 基因敲除小鼠对饮食中限制 Na⁺-Cl⁻ 敏感，重度限制 Na⁺-Cl⁻ 会导致低血压[395]。*Slc26a4* 基因敲除小

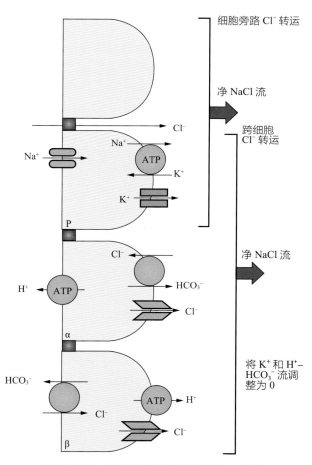

▲ 图 6-21　主细胞和闰细胞跨上皮 Cl⁻ 运输
由主细胞产生的管腔的负电位差（PD）驱动细胞旁路 Cl⁻ 吸收。另外，在 B 型闰细胞中，顶端通过 Cl⁻-HCO_3^- 交换（SLC26A4/pendrin）进行跨上皮转运，基底侧通过 CLC-K2 排出 Cl⁻（改编自 Moe OW, Baum M, Berry CA, Rector Jr FC. Renal transport of glucose, amino acids, sodium, chloride, and water. In: Brenner BM, ed. *Brenner and Rector's the Kidney*. Philadelphia: WB Saunders; 2004:413-452.）

鼠能够抵抗盐皮质激素诱导的高血压[396]。pendrin 通过调节管腔 ATP 和 HCO_3^- 的浓度，对 ENaC 的丰度和活性有间接的影响；Ang Ⅱ 能同时激活 pendrin 和 ENaC[397-400]，而 pendrin 的表达也受醛固酮的诱导[401]。闰细胞过表达 pendrin 的转基因小鼠表现为高血压，同时 ENaC 活性和电中性 Na^+-Cl^- 吸收的活性增加（见后文）[402]。相反，pendrin 敲除小鼠通过降低顶端膜 ENaC 通道开放概率和密度，降低了 ENaC 介导的 Na^+ 吸收[403]。最后，饮食中限制 Cl^- 和提供 $Na^+-HCO_3^-$ 导致 *Slc26a4* 敲除小鼠失 Cl^-，而同窝出生的对照组小鼠 B 型闰细胞 SLC26A4 蛋白表达增加[404]。一些课题组报道了 SLC26A4 表达对远端氯离子转运的变化可以敏锐应答[405]。因此 SLC26A4 在远端肾单位 Cl^- 吸收中起关键作用，跨细胞的 Cl^- 转运在其中极为关键。总的来说，这些研究强调了 Cl^- 稳态在维持细胞外液体积和高血压发病机制的重要作用[405]。

（3）电中性的 Na^+-Cl^- 转运：DCT 表达典型的噻嗪敏感转运体 NCC，是发生对噻嗪敏感的 Na^+-Cl^- 共转运的唯一节段（见"远曲小管 Na^+-Cl^- 转运机制"一节）。Tomita 及其同事多年前就证明了大鼠 CCD 大约 50% 的 Na^+-Cl^- 转运具有电中性、阿米洛利抵抗和噻嗪敏感性[406, 407]。在小鼠 CCD 中也证实了这种噻嗪敏感的电中性的 Na^+-Cl^- 转运[408]。NCC 和 ENaC 基因敲除小鼠中，CCD 依然存在这种转运方式，表明对噻嗪敏感的 Na^+-Cl^- 转运独立于 NCC 和 ENaC 介导的远端肾单位顶端 Na^+ 转运。这种噻唑敏感的、电中性的 Na^+-Cl^- 转运似乎是由钠离子驱动的 SLC4A8 $Cl^--HCO_3^-$ 交换体和 SLC26A4 $Cl^--HCO_3^-$ 交换体（pendrin；见之前的讨论）共同作用介导的[408]。由于 NCC 的代偿作用，*Slc4a8* 基因敲除小鼠表现出轻度的 Na^+-Cl^- 和水平衡紊乱；SLC4A8 和 NCC 双敲除导致血管容量缩小和低钾血症[409]。值得注意的是，异源表达的重组 SLC4A8 和 SLC26A4 分别对噻嗪类药物耐受和部分敏感，因此无法完全解释这种电中性 Na^+-Cl^- 吸收的体内药理学。SLC4A8 在 CCD 中的免疫定位一直存在疑问；目前尚不清楚 SLC4A8 和 SLC26A4 是否在 B 型闰细胞中共表达。无论如何，SLC4A8 和 SLC26A4 的协同作用在 CCD 的 Na^+-Cl^- 转运过程中发挥了重要作用，并涉及 Na^+-Cl^- 和 K^+ 稳态（参见"Na^+-Cl^- 和 K^+ 协同转运"一节）。

B 型闰细胞基底侧 $Na^+-HCO_3^-$ 共转运体 SLC4A9 介导 Na^+ 的排出，进而促进 Na^+ 通过 SLC4A8 进入顶端膜[2]。在闰细胞跨细胞的 Na^+-Cl^- 转运过程中，几乎无法检测到 Na^+-K^+-ATP 酶的活性，因此该转运方式的能量特性尚未完全清晰。一系列简明的实验表明，在闰细胞中电中性的 Na^+-Cl^- 转运的能量由基底侧 H^+-ATP 酶供应，因此其活性依赖于 H^+-ATP 酶[2]。B 型闰细胞仅表达于哺乳动物肾脏上皮细胞，在 B 型闰细胞中，跨细胞离子转运是由 H^+-ATP 酶的活性驱动的，而不是 Na^+-K^+-ATP 酶。

3. 连接小管和皮质集合管 Na^+-Cl^- 转运的调节

（1）醛固酮：DCT 和 CNT 和集合管共同构成醛固酮敏感的远端肾单位，表达盐皮质激素受体和 11β-HSD2 酶，11β-HSD2 酶能够抑制糖皮质激素的异常激活作用[275]。醛固酮在远端肾单位 Na^+-Cl^- 转运的调节中起主导作用，有多个机制和转录靶点[410]。例如，醛固酮增加了 Na^+-K^+-ATP 酶 α_1 和 β_1 亚基在 CCD 的表达，同时诱导闰细胞顶端 $Cl^--HCO_3^-$ 交换体 SLC26A4 的活性[396, 411]。醛固酮还可能通过对紧密连接的 claudins 和其他组分转录后修饰，影响远端肾单位细胞旁路的通透性[412]。对醛固酮调节 ENaC 合成、转运和膜相关活性的机制的研究已经取得了显著的进展。对醛固酮作用更详细的讨论见第 12 章；这里我们总结了与 Na^+-Cl^- 转运相关的主要发现。

醛固酮通过诱导 *SCNN1A* 基因（编码 α-ENaC）启动子中的糖皮质激素应答元件，增加 α-ENaC 的丰度[413]。醛固酮还通过一个含 Dot1a（端粒沉默干扰体剪接变异体 *a*）、AF9 和 AF17 转录因子的复合体，释放一种 *SCNN1A* 基因的抑制剂[414]。依赖醛固酮的启动子甲基化减少也参与其中[415]。外源性醛固酮或限制饮食中 Na^+-Cl^- 诱导转录激活，从而增加 α-ENaC 蛋白丰度（图 6-22）；螺内酯能够减弱对限制饮食中 Na^+-Cl^- 的反应，提示盐皮质激素受体参与其中[416-418]。在基线时，肾脏中 α-ENaC 转录物的含量低于编码 β-ENaC 和 γ-ENaC 转录物[419]（图 6-22）。ENaC 异聚的通道复合体在高尔基体高效的加工及转移到细胞膜需要三种亚基的共同参与（图 6-20），其中 α-ENaC 的诱导是活化的 ENaC 复合物的加工和转运的关键步骤[419]。

醛固酮还通过调节 ENaC 亚基与辅助蛋白的相互作用，间接参与调节 ENaC 亚基转运到细胞膜。醛固酮可迅速诱导一种丝氨酸 – 苏氨酸激酶 SGK1（血清和糖皮质激素调节激酶 –1）的表达；在爪蟾卵母细胞共表达 SGK1 与 ENaC 亚基，使 ENaC 在细胞膜上表达增加，从而导致该通道活性明显增加[418, 420, 421]。类似的 ENaC 亚基的再分配发生在 CNT 和 CCD 前段中，从饮食中 Na^+-Cl^- 过量时大量分布于胞质，到醛固酮或 Na^+-Cl^- 限制后的纯顶端分布（图 6–22）[381, 416, 418]。此外，CNT 中 SGK1 蛋白的诱导与 ENaC 蛋白在细胞膜的再分步存在时间相关性[418]。

SGK1 通过干扰 ENaC 亚基的胞吞作用来调节 ENaC 的膜表达。具体来说，SGK1 干扰 ENaC 亚基和泛素连接酶 NEDD4–2 之间的相互作用[419]。所有的三种 ENaC 亚基 C 端上的 PPxY 结构域能够与 NEDD4–2 的 WW 结构域结合[422]；Liddle 综合征患者的 PPxY 结构域缺失、截短或突变，导致 ENaC 通道功能增强[374, 377]。NEDD4–2 与野生型 ENaC 通道共表达，使其从细胞膜中回到胞质，导致 ENaC 活性被显著抑制，而发生 Liddle 综合征突变的 ENaC 可以抵抗这种抑制作用；NEDD4–2 泛素化 ENaC 亚基，导致 ENaC 亚基从细胞膜移除，被溶酶体和蛋白酶体降解[419]。SGK1 中的 PPxY 结构域与 NEDD4–2 结合，后者是 SGK1 的磷酸化底物；SGK1 磷酸化 NEDD4–2 可以消除其对 ENaC 亚基的抑制作用[423, 424]。醛固酮也能体内刺激 NEDD4–2 磷酸化[425]。NEDD4–2 的磷酸化反过来又导致了泛素介导的 SGK1 的降解，这表明该系统中存在大量的反馈调节[426]。醛固酮可以降低体外培养的 CCD 细胞中 NEDD4–2 蛋白的表达，ENaC 的乙酰化可以拮抗 ENaC 泛素化，提示了体内调节 ENaC 水平的其他机制[427, 428]。

因此，醛固酮诱导 SGK1 刺激 ENaC 亚基从细胞质重新分布到 CNT 和 CCD 细胞的顶端膜。该调节机制涉及远端肾单位中与 ENaC 和 SGK1 共表达的 NEDD4–2 泛素连接酶 SGK1 依赖性的磷酸化[427]。值得注意的是，Na^+-Cl^- 限制或使用醛固酮

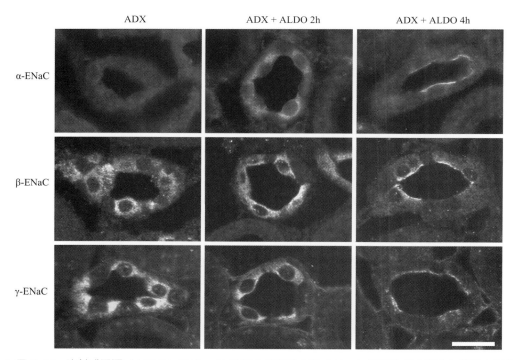

ADX　　　　　ADX + ALDO 2h　　　　　ADX + ALDO 4h

α-ENaC

β-ENaC

γ-ENaC

▲ 图 6–22　注射醛固酮（ALDO）后 2h、4h 的肾上腺切除大鼠（ADX）肾脏连接小管的免疫荧光图像

上皮细胞 Na^+ 通道（ENaC）α、β 和 γ 亚基的抗体显示在 ADX 大鼠中 α 亚基表达缺失，而醛固酮可以逐步诱导其表达。醛固酮诱导所有的三个亚单位转运到顶端膜。这解释了在相同的细胞中，醛固酮可快速诱导 SGK 激酶；因为 SGK 可增加 ENaC 在顶端膜的表达（详情见正文）。Bar 约为 15μm（引自 Loffing J, Zecevic M, Féraille E, et al. Aldosterone induces rapid apical translocation of ENaC in early portion of renal collecting system: possible role of SGK. *Am J Physiol Renal Physiol.* 2001; 280: F675–F682.）

处理的动物，ENaC 的聚集和在细胞膜的再分布开始于 CNT 并延伸到 CCD 和 OMCD，具有相当大的轴向异质性[275, 418]。这种进行性的轴向聚集的原因尚不清楚[275]。而 NEDD4-2 的表达与 ENaC 在顶端的分布呈负相关，在 CNT 中表达量低，而在 CCD 中表达量高。在各种情况下，SGK1、ENaC 和 NEDD4-2 之间的相对平衡在 ENaC 亚基向顶端膜的聚集过程中占重要地位[427]。

NEDD4-2 和 ENaC 是一个较大的调控复合物的一部分，该复合物包括信号蛋白 Raf-1、起刺激作用的、醛固酮诱导的伴侣蛋白 GILZ1（糖皮质激素诱导的亮氨酸拉链蛋白 -1）和支架蛋白 CNK3[429, 430]。mTORC2（哺乳动物西罗莫司复合物 2 的靶点）激酶复合物是另一组成分，它催化 SGK1 的上游活化，从而诱导 ENaC 的活化[431, 432]。

大量研究结果表明 SGK1 介导了醛固酮对 ENaC 的作用，最近的一项研究发现，在 SGK1 敲除小鼠中，ENaC 在顶端膜的转运发生了变化，但 ENaC 活性仍然正常，即使使用醛固酮也不能改变 ENaC 的活性。这表明，其他醛固酮诱导蛋白通过盐皮质激素受体在 ENaC 激活中发挥作用[433, 434]。例如，另一种醛固酮诱导的蛋白，Ankyrin G，是参与囊泡运输的细胞骨架蛋白，通过促进 ENaC 从再循环内体插入细胞膜增加体外培养的 CCD 细胞中 ENaC 的活性[435]。

最后，醛固酮通过诱导通道激活蛋白酶间接激活 ENaC 通道，通过裂解 α-ENaC 和 γ-ENaC 的胞外结构域增加通道开放的可能性。Western blot 结果显示，相比对照组，在醛固酮处理或限制 Na^+-Cl^- 的大鼠肾脏组织顶端膜上聚集的 α-ENaC 和 γ-ENaC 亚基的分子量更低，表明醛固酮诱导了蛋白水解作用[417, 436]。多种蛋白酶参与 ENaC 的加工过程，包括弗林蛋白酶、弹性蛋白酶和三种膜相关蛋白酶，即 CAP1～CAP3（通道激活蛋白酶 1～3）[437, 439]。被滤过的蛋白酶，如纤溶酶，也可能导致肾病综合征中 ENaC 的激活[439]。CAP1 最初作为一种激活 ENaC 的蛋白酶，在爪蟾 A6 细胞中被识别；其在哺乳动物的同源蛋白是一种位于主细胞内的醛固酮诱导蛋白[440, 441]。在醛固酮增多症中，CAP1（也称前列腺蛋白）在尿中的排泄增加，而在切除肾上腺后排泄降低[441]。CAP1 通过 GPI 锚定于细胞膜，而

CAP2 和 CAP3 是跨膜蛋白酶[438, 440]。这三种蛋白酶均通过增加 ENaC 的 P_o 来激活 ENaC，而不能增加 ENaC 在细胞表面的表达[438]。然而，对 CAP2 敲除小鼠的分析表明，CAP2 不参与体内 ENaC 的调节和钠平衡[442]。ENaC 的蛋白水解作用通过消除外部 Na^+ 的自抑制作用来激活 ENaC；而弗林蛋白酶介导的 α-ENaC 蛋白质水解作用涉及胞外襻中一个抑制性结构域的移除[438, 443]。细胞外 Na^+ 与 α-ENaC 细胞外襻中一个特殊的酸性裂隙相互作用，导致通道被抑制[444]。ENaC 和相关通道的胞外结构域的结构类似于一只伸出地握着一个球的手，其子结构域被称为"手腕""手指""拇指""掌部""β 球"和"指关节"[439]。细胞膜上未经加工的通道作为储备，能够被膜相关的管腔蛋白酶快速激活[437]。

（2）血管升压素和其他因素：尽管血管升压素通常不被认为是一种抗尿钠排泄的激素，但血管升压素对 CCD 中 Na^+-Cl^- 转运具有明显的兴奋作用[94, 445]。在鼠 CCD 中，血管升压素直接激活 ENaC，增加 ENaC 的开放率（P_o）[446]。在灌流的大鼠 CCD 节段中，血管升压素和醛固酮协同作用调节 Na^+ 转运，其叠加作用效果超过单个激素的作用效果[445]。此外，水和 Na^+ 限制能够协同作用增加小鼠 CCD 中 ENaC 的 P_o[446]。前列腺素能够抑制血管升压素对 Na^+-Cl^- 转运的影响，特别是家兔 CCD；该抑制作用至少部分是通过减少血管升压素生成的 cAMP 实现的[94, 445]。然而，在 CCD 中，血管升压素和 Na^+-Cl^- 转运的抑制性调节药之间的相互作用在不同物种存在很大的差异，该调节药包括前列腺素、缓激肽、内皮素、$α_2$- 肾上腺素[94, 445]。cAMP 会导致 CCD 顶端膜 Na^+ 电导的快速增加；其作用是通过增加顶端膜表面表达的 ENaC 亚基[447]、增加通道开放的概率[446, 448]。cAMP 通过 PKA 依赖性地磷酸化 NEDD4-2 中的磷酸化位点（SGK1 的靶点），抑制 ENaC 亚基从细胞膜中返回胞质；因此，醛固酮和血管升压素均是作用于 NEDD4-2 调节远端肾单位 ENaC 的活性[449]。类似于 AQP2 在主细胞中的转运，cAMP 也能刺激 ENaC 亚基向细胞膜的胞吐作用[448]。最后，类似于血管升压素对 AQP2 和 NKCC2 表达的长期影响，长期使用 DDAVP 导致 β- 和 γ-ENaC 亚单位丰度的增加[233, 450]。

血管升压素对 ENaC 的活化作用对水稳态有

直接的影响。对高钠血症小鼠使用 ENaC 抑制剂苯扎明，进一步加重了尿渗透压降低对尿液张力的影响[451]。在肾上腺切除的小鼠中，由于缺乏循环的醛固酮，血管升压素在远端肾单位维持 ENaC 活性[452]。血管升压素依赖性激活 ENaC 可能参与原发性肾上腺衰竭中低钠血症发挥作用。全身产生的循环 AngⅡ 诱导肾上腺释放醛固酮，激活下游 ENaC。在灌流的 CCD 中，AngⅡ 也直接激活阿米洛利敏感的 Na⁺ 转运；该过程能够被氯沙坦或坎地沙坦阻断，表明该激活作用是由 AngⅡ 1 型受体介导的[453]。特别值得注意的是，管腔 AngⅡ（10^{-9}mol/L）的作用效果强于 AngⅡ 浸入，提示小管内 AngⅡ 可能调节远端肾单位 ENaC 的活性。AngⅡ 还能够通过 pendrin（SLC26A4）和 H⁺–ATP 酶依赖的机制激活闰细胞对氯离子的吸收[454]。小管灌注 AngⅠ 可激活 ENaC；这种作用被血管紧张素转化酶抑制剂卡托普利阻断，提示 CCD 管腔内可发生 AngⅠ 向 AngⅡ 的转化[455]。值得注意的是，CNT 细胞可表达大量免疫反应性的肾素，与之相对，近端小管肾素的 mRNA 水平低于可检测范围[456]。近端小管中血管紧张素原被分泌到小管，通过局部生成的肾素、ACE 和（或）相关蛋白酶，在 CNT 中转化为 AngⅡ[456]。

管腔内灌注 ATP 或三磷酸尿苷（UTP）可抑制 CCD 中阿米洛利敏感的 Na⁺ 转运，通过活化管腔 P2Y₂ 嘌呤能受体减少 ENaC 的通道开放率[457, 458]。靶向敲除鼠 P2Y₂ 受体导致盐抵抗性高血压，部分原因是上调了 TAL 中 NKCC2 的活性；同时静息状态下 ENaC 的活性增加，但降低醛固酮水平及下调 ENaC 的 α– 亚基活性可以减弱阿米洛利敏感性的转运在其中发挥的作用[458, 459]。通过使用外源性盐皮质激素将保持盐皮质激素活性在较高水平，发现 P2Y₂ 受体的激活可能是饮食 Na⁺ 调节 ENaC 通道开放率的主要机制[323]。增加饮食中 Na⁺–Cl⁻ 导致小鼠尿 ATP 和 UTP 的排泄增加[458]；来自主细胞的内源性 ATP 能够抑制 ENaC 的活性，而在 P2Y₂ 受体敲除小鼠中，饮食中 Na⁺–Cl⁻ 的增加不会改变 ENaC 活性[323, 458]。此外，活化顶端离子型嘌呤能受体，如 P2X₄ 和（或）P2X₄/P2X₆，依据不同管腔 Na⁺ 浓度，可以抑制或激活 ENaC；这些受体也可能参与饮食中 Na⁺–Cl⁻ 对 ENaC 活性的微调过程[460]。

在 CNT 和 CCD 中，细胞色素 P₄₅₀ 单加氧酶产生的花生四烯酸的代谢产物能够调节 Na⁺–Cl⁻ 转运。表达于主细胞的 CYP2C23 酶诱导花生四烯酸代谢产物环氧化酶 11，12-EET 的产生，从而抑制大鼠 CCD 中 ENaC 通道的活性[461]。靶向敲除小鼠编码另一种 P₄₅₀ 单加氧酶的基因 *Cyp4a10*，导致盐敏感性高血压；在敲除小鼠中，尿中 11，12-EET 的排泄量减少，CCD 中花生四烯酸对 ENaC 通道活性的影响被减弱[462]。这些基因敲除小鼠在接受阿米洛利处理后血压恢复正常，表明 ENaC 在体内被激活。敲除 *Cyp4a10* 降低了大鼠 CYPC23 的同源物（小鼠中为 *Cyp2c44*）和（或）相关的环氧化酶的活性，其机制是通过减少 PPARα（过氧化物酶体增殖物激活受体 α）配体的产生[462]。11，12-EET 抑制 ENaC 的机制尚不清楚。然而，肾脏中 11，12-EET 的产生是盐敏感性的，表明从饮食摄入的 Na⁺–Cl⁻ 较高时，11，12-EET 能够降低 ENaC 活性[461]。

最后，使用噻唑烷二酮类（TZD）激活 PPAR γ 导致阿米洛利敏感的高血压，表明体内 ENaC 的激活[463, 464]。TZD（如罗格列酮、吡格列酮、曲格列酮）是用于治疗 2 型糖尿病的胰岛素增敏药物。使用这类药物治疗时通常会伴有液体潴留，提示影响了肾脏的 Na⁺–Cl⁻ 转运。考虑到 PPAR γ 在集合管中表达量很高，提出假设：TZD 相关的水肿综合征与 ENaC 的激活有关[463, 464]。选择性敲除鼠主细胞 PPAR γ 基因，消除了 TZD 导致的阿米洛利敏感的转运增加，这验证了上述的假设[463, 464]。相反，破坏小鼠 CNT/CCD 中的 α-ENaC，缓解了罗格列酮处理后引发的总体液和细胞外液量的增加，直接证明了 *PPAR γ* 的作用受 ENaC 的诱导[465]。除诱导 SGK1 外，TZD 能够诱导编码 α-ENaC 的基因 *Sccn1g* 的转录；小鼠靶向敲除 SGK1 能够减弱但不能完全消除与 TZD 相关的水肿[463, 466, 467]。然而，其他研究未能检测到 TZD 对 ENaC 活性的影响，反而能够激活 IMCD 中一个非特异性的阳离子通道[468, 469]。螺内酯在体内通过激活醛固酮敏感性的远端肾单位 Na⁺–Cl⁻ 的吸收，有利于治疗 2 型糖尿病患者 TZD 相关的水肿[470]。此外，使用 TZD 和胰岛素治疗的患者，外周水肿的风险显著增加。值得注意的是，胰岛素通过依赖 SGK1 的机制激活 ENaC；胰岛素完全激活 ENaC 的活性过程需要

PPARγ参与，这反映了胰岛素与 TZD 协同作用激活 ENaC[468, 471, 472]。

二、钾离子转运

维持 K^+ 平衡对多种生理过程都有重要意义。细胞内 K^+ 的变化影响细胞容量、细胞内 pH、酶的功能、蛋白质合成、DNA 合成、细胞凋亡的调节[14]。细胞内 K^+ 与细胞外 K^+ 比值的变化影响静息膜电位，导致高钾血症中发生去极化作用和低钾血症中发生超极化作用。因此，细胞外 K^+ 失衡显著影响可兴奋组织的功能，主要包括心脏和肌肉。此外，越来越多的证据表明低钾血症和（或）饮食中的 K^+ 减少与高血压、心力衰竭和脑卒中的病理学有关，第 17 章回顾了 K^+ 紊乱的临床后果。

钾离子是细胞内主要的阳离子，全身仅 2% 的钾离子存在于细胞外液中。将细胞外 K^+ 维持在一个很低的水平主要通过 3 种机制。首先，K^+ 在细胞内和细胞外的空间分布是由许多转运通道的活性决定的，包括 Na^+-K^+-ATP 酶、$Na^+-K^+-2Cl^-$ 共转运体 NKCC1、四种 KCC 和多个 K^+ 通道。骨骼肌中的钾占人体总钾量的 75%，对细胞外 K^+ 有很大的影响。肌肉 Na^+-K^+-ATP 酶的短期调节和长期调节在决定 K^+ 在细胞内外空间分布方面起主导作用；影响骨骼肌中 K^+ 吸收的各种激素和生理条件详见第 17 章。其次，结肠具有吸收和分泌 K^+ 的能力，其机制与肾脏 K^+ 分泌机制非常相似。饮食中 K^+ 负荷和终末期肾病会增加结肠末端 K^+ 的分泌[14, 473, 474]。然而，结肠对 K^+ 的分泌能力相对有限，K^+ 摄入的变化主要是改变肾脏对 K^+ 分泌。第三，在高钾血症和 K^+ 负荷后，CNT 和 CCD 在 K^+ 分泌的调节过程中起关键作用；而当低钾血症或限制 K^+ 后，CCD 和 OMCD 的主细胞增加 K^+ 的重吸收。

本节综述肾脏中跨上皮 K^+ 转运的机制及调控。如同本章的其他小节，本节重点是讨论关于肾脏 K^+ 转运的最新分子生理学进展。值得注意的是，K^+ 的转运途径在肾脏 Na^+-Cl^- 转运中起重要作用，尤其是在 TAL 中。此外，在醛固酮敏感的远端肾单位中，Na^+ 通过 ENaC 吸收产生一个管腔的负电位差，从而驱动远端 K^+ 排泄。这些途径主要在肾脏 Na^+-Cl^- 转运一节中被讨论；本节主要讨论与 K^+ 稳态本身相关的问题。

（一）近端小管

近端小管重吸收 50%～70% 经肾小球滤过后的 K^+（图 6-23）。近端小管产生一个最小化的跨上皮 K^+ 梯度，部分 K^+ 的重吸收与 Na^+ 重吸收相似[282]。K^+ 的吸收发生在水、Na^+ 及其他溶质的吸收之后，该肾单位节段不直接影响肾脏的排泄功能[475, 476]。然而，近端小管 Na^+-Cl^- 重吸收对远端肾小管流量和远端小管 Na^+ 转运有很大影响，同时伴随对钾离子排泄能力的影响（参见"远端肾单位，K^+ 分泌"一节）。

近端小管 K^+ 跨上皮转运的作用机制并不完全清楚，主动运输没有发挥主要作用[476, 477]。管腔内钡离子对近端小管 K^+ 的跨上皮转运有一定影响，提示钡敏感性 K^+ 通道参与了部分跨细胞转运[478]。大量 K^+ 的转运是通过细胞旁路途径，由近端小管中后段管腔的电位差驱动（图 6-2）[478, 479]。近端小管总 K^+ 渗透性相当高，这显然是细胞旁路转运的特点[478, 479]。管腔 K^+ 的浓度比血浆高约 10%、约 2mV 的管腔正电位差（图 6-2），以及高细胞旁路渗透性共同导致了近端小管通过细胞旁路大量吸收 K^+。这种吸收主要是通过对流运输，即水和 K^+ 相互摩擦产生的溶剂拖曳作用，而不是通过扩散运输[480]。然而，

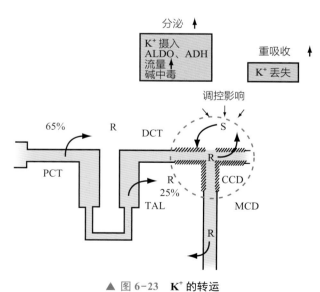

▲ 图 6-23 **K^+ 的转运**

滤过后的 K^+ 大约有 90% 被近端小管和髓袢重吸收。K^+ 在集合管起始处和皮质集合管分泌。低 K^+ 诱导 K^+ 净重吸收，该过程主要发生在髓质集合管中。ADH. 抗利尿激素；ALDO. 醛固酮；CCD. 皮质集合管；DCT. 远曲小管；MCD. 髓质集合管；PCT. 近曲小管；R. 重吸收；S. 分泌；TAL. 升支粗段

近端小管水转运的主要途径是通过顶端和基底膜 AQP1 和 AQP7 的跨细胞转运[19, 34, 35]。因此，K^+ 的对流运输是一种"伪溶剂拖曳"，非典型性的水跨细胞转运和 K^+ 通过细胞旁路扩散的相互作用[480]。

（二）髓袢

髓袢的转运过程在髓质 K^+ 吸收中起至关重要的作用（图 6-24）。一些证据表明，CCD 分泌的 K^+ 有相当一部分被髓质集合管重新吸收，并随后分泌到近端小管末端和（或）长袢肾单位的降支细段[481]。因此，在 K^+ 负荷的大鼠中，降支细段末端管腔 K^+ 增加了 1 倍，使用阿米洛利抑制 CCD 中 K^+ 分泌后，管腔钾离子浓度急剧下降[482]。使用 DDAVP 增强 CCD 中 K^+ 的分泌也会导致降支细段管腔 K^+ 的增加[483]。该循环途径（CCD 分泌、OMCD 和 IMCD 吸收、降支细段分泌）伴随髓质间质 K^+ 的显著增加。升支细段跨上皮的 K^+ 被动

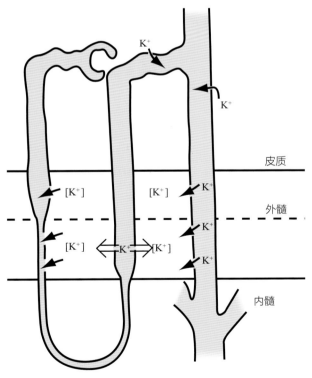

▲ 图 6-24　髓质 K^+ 循环示意图

高钾饮食后，髓质间质 K^+ 显著增加，该过程是由皮质集合管 K^+ 分泌、外髓集合管 K^+ 吸收、升支粗段 K^+ 吸收、内髓集合管 K^+ 吸收、降支细段 K^+ 分泌共同介导的。详情见正文（引自 Stokes JB. Consequences of potassium recycling in the renal medulla. Effects of ion transport by the medullary thick ascending limb of the loop of Henle. *J Clin Invest*.1982;70:219–229.）

吸收和 TAL 的主动吸收也导致了间质 K^+ 的增加（图 6-24）[181]。总的来说，髓袢升支细段、TAL 和 OMCD 吸收的 K^+ 超过降支细段分泌的 K^+，从而导致 K^+ 储存于间质。

髓质 K^+ 循环的生理学意义尚不完全清楚。然而，在灌流的 TAL 中，间质 K^+ 浓度从 5mmol/L 增加到 25mmol/L，显著抑制了 Cl^- 的转运（在较小程度上，抑制 Na^+ 的转运）[181]。高钾饮食通过抑制 TAL 的 Na^+-Cl^- 吸收、增加间质 K^+，产生明显的利尿作用[484]，同时增加了转运到 CNT 和 CCD 中的 Na^+ 水平，从而增强了管腔的负电位差并增加 K^+ 分泌[181]。另外，饮食中 K^+ 负荷导致的髓质间质 K^+ 浓度的显著增加，减少了 CCD 管腔和管周 K^+ 的浓度差，从而使集合管 K^+ 被动丢失最小化。

受髓质间质高 K^+ 浓度的驱动，K^+ 通过被动扩散的方式分泌到降支细段。因此，降支细段具有很高的 K^+ 渗透性，但没有证据表明在降支细段 K^+ 可以跨上皮主动转运[485]。据我们所知，还没有人测量过升支细段 K^+ 的跨上皮转运；然而，正如 Na^+-Cl^- 的转运（见"升支细段 Na^+-Cl^- 的转运"一节）升支细段对 K^+ 的吸收可能是被动的。TAL 跨上皮 K^+ 主动转运需要 NKCC2 介导的顶端 Na^+-K^+-$2Cl^-$ 共转运体的跨细胞转运和细胞旁路途径共同参与（图 6-14）。如前所述（见"升支粗段 Na^+-Cl^- 的转运：顶端 K^+ 通道"一节），管腔 K^+ 通道在 TAL 产生管腔的正电位差中起关键作用。K^+ 通过这些通道的分泌在机体应对高 K^+ 饮食过程中发挥作用。TAL 膜片钳分析显示，小鼠在低钠高钾饮食后，70-pS 的 ROMK 通道开放率（P_o）更高[486]。显微穿刺实验显示呋塞米增加了正常饮食后小鼠远端小管前段 K^+ 的分泌，但呋塞米减少了低钠高钾饮食后小鼠远端小管前段 K^+ 分泌，说明该过程依赖于 NKCC2 的活性。

（三）远端肾单位

K^+ 分泌

约 90% 肾小球滤过后的 K^+ 在近端小管和髓袢被重吸收（图 6-23）；肾脏 K^+ 分泌的调节发生在远端肾单位。K^+ 分泌的调节主要发生在 CNT 和 CCD 的主细胞中，而 K^+ 重吸收主要发生在 OMCD（见后文）。DCT 前段可检测到低水平的 K^+ 分泌，DCT 前段中 NCC 阳性的细胞表达顶端 K^+ 分泌通道

ROMK[190,487]。通常认为，CCD 是远端 K⁺ 分泌的主要部位，部分原因是该节段更容易被灌注和研究。然而，如同 Na⁺-Cl⁻ 的吸收（见"连接小管和皮质集合管：顶端 Na⁺ 转运"一节），远端 K⁺ 分泌多数发生在 CCD 之前，在 CNT 内[282,371]。

在主细胞中，顶端 Na⁺ 通过 ENaC 的进入会产生管腔的负电位差，从而驱动 K⁺ 通过顶端 K⁺ 通道被动地排出。因此远端 K⁺ 分泌依赖于管腔内充足的 Na⁺ 转运到 CNT 和 CCD，当管腔内 Na⁺ 浓度低于 8mmol/L 时，远端 K⁺ 分泌基本停止[488-490]。饮食中 Na⁺ 摄入量也影响 K⁺ 分泌，增加 Na⁺ 摄入量使 K⁺ 分泌增强，而限制饮食中 Na⁺ 导致 K⁺ 分泌减少[488,489]。分泌的 K⁺ 通过基底侧 Na⁺-K⁺-ATP 酶进入主细胞，该过程产生的渗透梯度驱动顶端的 Na⁺ 通过 ENaC 进入（图 6-23）。

在 CNT 和 CCD（尚不清楚是否在 DCT）中，主要有两种亚型的顶端 K⁺ 通道发挥分泌作用：30-pS 的小电导（SK）通道和 150-pS 的、Ca²⁺ 激活（maxi-K 或 BK）的大电导通道[191,371,491]。SK 通道的密度和高 P_o 值表明，在基础状态下，仅这一途径就足以调节 CCD 大部分 K⁺ 的分泌，因此它被称为分泌性 K⁺ 通道[492]。值得注意的是，在 CNT 中 SK 通道的密度比在 CCD 中要高得多，解释了在 CNT 中 Na⁺ 吸收和 K⁺ 分泌能力更强[36]。SK 通道的特性与 ROMK K⁺ 通道相似，而且 ROMK 蛋白定位于主细胞的顶端膜[188,493]。在靶向敲除 ROMK 基因的 *Kcnj1* 小鼠中，CCD 顶端膜中 SK 通道活性缺失，证明 ROMK 是 SK 通道[191]。观察发现，该敲除小鼠血钾均正常，K⁺ 的分泌增加，说明远端 K⁺ 分泌途径存在相当大的冗余；该敲除小鼠中远端 K⁺ 分泌由顶端 BK 通道介导（见后文）[191,194]。在 ROMK1 敲除小鼠中，饮食中 K⁺ 负荷诱导高钾血症，证明了 CCD 中 ROMK 对 K⁺ 分泌的作用[193]。有趣的是，人类 *KCNJ1* 基因功能失去突变导致 Bartter 综合征；其在 TAL，ROMK 的表达对于 30-pS 和 70-pS 通道产生管腔的正电位差至关重要（图 6-14）[191,192]。与前文提到过的其他遗传形式的 Bartter 综合征和严重的新生儿高钾血症患者相比，该患者血清 K⁺ 水平通常略高；新生儿高钾血症的发生可能是由于顶端 BK 通道活性的一过性缺失引起的[14,183]。值得注意的是，*KCNJ1* 缺失引起的 Bartter 综合征可能

反映了 ROMK2 和（或）ROMK3 功能的缺陷，而 ROMK1 突变的小鼠没有表现出 Bartter 综合征表型（与其在 TAL 中缺失相一致）[193]。

顶端 Ca²⁺ 激活的 BK 通道在 CNT 和 CCD 流量相关的 K⁺ 分泌过程中起关键作用[491]。BK 通道具有一个异聚的结构，其中 α 亚基形成离子通道孔隙，而调节性的 β 亚基影响通道复合体的生物物理学特征、调节机制及药理学特征[491]。BK 的 α 亚基转录物表达于多个肾单位节段，在 CCD 和 CNT 主细胞和闰细胞的顶端膜可以检测到该通道蛋白[491]。β 亚基在远端肾单位的表达存在差异。β₁ 亚基仅表达于 CNT，而不表达于闰细胞，β₄ 亚基表达于 TAL、DCT 和闰细胞的顶端膜[491,495]。增加远端流量对钾离子的分泌有明显的刺激作用，部分原因是 Na⁺ 的转运和吸收增强了 K⁺ 的分泌和排出[488,489]。CCD 中流量依赖的 K⁺ 分泌的药理学说明了 BK 通道发挥主要作用，靶向敲除小鼠 BK 通道的 α₁ 亚基和 β₁ 亚基导致流量依赖的 K⁺ 分泌减少[491,496-498]。α₁ 亚基敲除小鼠出现醛固酮增多症，高钾饮食会加重这种症状，且引起高血压[498]。β₂ 亚基的敲除也会导致醛固酮增多症，但流量诱导的 K⁺ 分泌保持正常，提示可能有其他亚型发生代偿[499]。Ca²⁺ 依赖的 BK 激活与 TRPV4 有关[500-502]。高钾饮食增加了 TRPV4 的表达，导致其在 CCD 顶端膜的重新分布。该过程对 BK 激活的重要性已在 TRPV4 敲除小鼠中被证实，TRPV4 敲除小鼠的 CCD 表现出 BK 活性下降，在饮食中 K⁺ 负荷后出现高钾血症。

然而在 CCD 和 CNT 闰细胞中 BK 通道的密度均更大，这一点目前还没有解释[503,504]。闰细胞在 K⁺ 分泌中占主导作用；然而，闰细胞中 Na⁺-K⁺-ATP 酶活性较低，并不足以支持顶端膜 K⁺ 的分泌[505]。最近的研究表明基底侧 Na⁺-K⁺-2Cl⁻ 共转运体 NKCC1 在顶端 BK 通道介导的 K⁺ 分泌过程中起重要作用。NKCC1 几乎只在闰细胞的基底膜上表达，为基底侧 K⁺ 在顶端膜处的分泌提供了另一条进入途径[506,507]。这仍避开了一个问题：在缺失 Na⁺-K⁺-ATP 酶活性的情况下，基底侧 Na⁺ 是如何在基底膜回收的；一种可能是基底侧存在另一种 Na⁺ 泵，对哇巴因不敏感而对呋塞米敏感的 Na⁺-ATP 酶，其转运活性在体外培养的闰细胞模型中被检测到[506]。在顶端膜，BK 介导的 K⁺ 分泌仅部分

依赖于管腔内 Na^+；主细胞 ENaC 介导的 Na^+ 进入顶端膜的过程受阻时，K^+ 的分泌最终会使细胞膜超极化[508]。另一种可能是在闰细胞中，顶端 Cl^- 通道允许 K^+、Cl^- 的共同分泌[509]。

BK 通道在闰细胞对细胞体积的调节过程中也发挥重要作用，并对远端流量介导的 K^+ 分泌产生间接的影响。MDCK-C11 细胞表型类似主细胞，并表达 $BK\alpha$ 亚基和 β_4 亚基；切应力激活该细胞中的 BK 通道，导致 K^+ 的丢失和细胞收缩[495, 510]。靶向敲除 β_4 亚基的小鼠在正常饮食条件下表现出正常的 K^+ 排泄[505]。然而，高钾饮食能够增加尿液、小管的流速及小管切应力，小鼠 β_4 亚基敲除后能够产生高钾血症、K^+ 排泄减缓和尿流速增加等症状。使用高钾饮食喂养，β_4 亚基敲除小鼠主细胞的细胞体积无法明显减少。因此，主细胞的功能就像凸入远端肾小管管腔的"减速带"；在 K^+ 负荷下，流量激活的 BK 通道减少主细胞的细胞体积，减小肾小管电阻，增加肾小管流速及增加远端 K^+ 分泌[505]。

两个顶端分泌性 K^+ 通道，ROMK/SK 和 BK 通道，存在的生理学原理尚不完全清楚。然而，高密度和较高 P_o 的 ROMK/SK 通道可能在基础状态下 K^+ 分泌过程中发挥更重要的作用，而当机体需要额外的 K^+ 分泌时，分泌能力更强的、流量激活的 BK 通道便开始发挥作用[491]。不断出现的证据也表明，主细胞 BK 通道一定程度上介导不依赖于 Na^+ 的 K^+ 分泌，而在 DCT、CNT 和 CCD 中，ROMK 介导 ENaC 和 Na^+ 依赖的 K^+ 分泌。无论如何，在整个器官层面，两种 K^+ 通道可以相互替换，在 ROMK 基因敲除小鼠中，BK 依赖的 K^+ 分泌增加；而在远端肾单位 BK α_1 亚基敲除小鼠中，ROMK 被上调[494, 497]。

据报道，其他表达于 CNT 和 CCD 管腔膜上的 K^+ 通道包括电压敏感的通道（如 Kv1.3），钙激活的、小电导 SK3 通道和双孔 K^+ 通道（如 TWIK-1 和 KCNQ1）[511-514]。KCNQ1 介导内耳 K^+ 分泌，表达于 CCD 主细胞的顶端膜，而 TWIK-1 表达于闰细胞的顶端膜[514, 515]。这些通道在肾脏 K^+ 分泌或吸收中的作用尚未完全确定。Kv1.3 可能在远端 K^+ 分泌过程中发挥作用，该通道的特异性阻滞剂玛格毒素降低了高钾饮食大鼠 CCD 的 K^+ 分泌[516]。远端肾单位的其他顶端 K^+ 通道可能参与其他生理功能。例如，顶端的 Kv1.1 通道参与 DCT 的 Mg^{2+} 转

运，通过使顶端膜超极化，增加 Mg^{2+} 通过 TRPM6（瞬时受体电位阳离子通道 6）内流的驱动力；KV1.1 的错义突变是遗传性低镁血症的原因之一[517]。

主细胞基底膜上的 K^+ 通道维持了基底膜的静息电位，并在顶端 K^+ 分泌和 Na^+ 吸收过程中发挥作用，后者通过在基底膜回收 K^+ 维持 Na^+-K^+-ATP 酶活性。主细胞基底膜有多种 K^+ 通道的电生理特性已经确定，然而仍有许多技术障碍需要克服[518]。在 ROMK 被抑制的情况下（低细胞内 pH 或使用 ROMK 抑制剂托肽平 -Q），使用全细胞记录技术，在大鼠 CCD 的主细胞中发现了一种单独的明显的电流[518]。这种基底侧的电流具有对四乙胺不敏感、对钡敏感、对酸敏感（pKa 约 6.5）、弱内向整流的特性，电导约为 17-pS。这些性质并不完全符合特定的 K^+ 通道的特征或多种 K^+ 通道组合的特征。而位于 CCD 基底膜的内向整流 K^+ 通道亚基包括 KIR4.1、KIR5.1、KIR7.1 和 KIR2.3[518]。在小鼠主细胞中，KIR4.1 和 KIR5.1 通道产生一个明显的 40-pS 的基底侧 K^+ 通道[519]，KIR4.1 和 KIR5.1 共同参与生成膜电位，使 Na^+ 通过 ENaC 进入[227, 520]。值得注意的是，高 K^+ 饮食状态下基底侧 K^+ 通道活性增加，提示其在跨上皮 K^+ 分泌过程中起重要作用[518]。敲除大鼠 KIR5.1 揭示了 KIR5.1 在调节集合管功能方面发挥关键作用，尤其是在维持 K^+ 体内平衡方面[520]。胰岛素和胰岛素样生长因子 -1（IGF-1）通过激活 KIR4.1/5.1 超极化基底膜，促进 Na^+ 在 CCD 的重吸收[521]。

除顶端的 K^+ 通道外，大量证据表明顶端 K^+-Cl^- 共转运（或功能性相同的途径）也参与远端 K^+ 分泌[67, 488, 522, 523]。在大鼠远端小管中，管腔 Cl^- 的减少显著增加了 K^+ 分泌；使用 SO_4^{2-} 或葡糖酸盐代替管腔 Cl^- 对 K^+ 的分泌有同等的刺激作用[524]。K^+ 分泌中阴离子依赖的组分不受管腔 Ba^{2+} 的影响，表明不涉及顶端 K^+ 通道的活性[524]。灌流的浅层远端小管包括 DCT、连接小管和集合管的起始部；Cl^- 耦联的 K^+ 分泌发生于 DCT 和 CNT 前段[525]。此外，在家兔 CCD 中也检测到类似的通路，管腔内 Cl^- 浓度从 112mmol/L 减少到 5mmol/L，使 K^+ 分泌提升 48%[526]。基底侧 Cl^- 的减少也能导致 K^+ 分泌减少，同时不影响跨上皮电压和 Na^+ 转运，管腔 Cl^- 梯度可以反转 K^+ 流动的方向，导致 K^+ 吸收[526]。在用

盐皮质激素处理的灌注大鼠 CCD 中，血管升压素增加了 K^+ 分泌；由于 K^+ 分泌的增加对管腔 Ba^{2+}（2mmol/L）耐受，血管升压素可能刺激了 Cl^- 依赖的 K^+ 分泌[14, 527]。对灌流小管的药理学研究发现，K^+-Cl^- 转运受 KCC 介导；然而，三种肾脏 KCC 中，只有 KCC1 在该肾单位顶端表达[67, 523]。Cl^- 依赖的 K^+ 分泌的其他途径可能包括调节 B 型闰细胞顶端 H^+-K^+ 交换和 Cl^--HCO_3^- 交换[522]。

由 Frindt 和 Palmer 进行的一项研究强调了不依赖于 ENaC 的 K^+ 分泌的重要性，无论其是否受顶端的 K^+-Cl^- 共转运和（或）其他机制介导（见"远端肾单位 Na^+-Cl^- 和 K^+ 协同转运"一节）[528]。大鼠经渗透性的微型泵注入阿米洛利，尿液中阿米洛利的浓度足以抑制超过 98% 的 ENaC 活性。阿米洛利使正常饮食大鼠的 K^+ 分泌能力完全丧失，急性和长期的高钾饮食导致的 K^+ 分泌升高，且这种升高与 ENaC 的活性无关（7～9 天高 K^+ 饮食后提高 50%）。

（四）集合管 K^+ 的重吸收

除了 K^+ 分泌外，远端肾单位还有强大的重吸收能力，主要发生于限制饮食中 K^+ 的情况下[282-284]。这种重吸收主要是由 OMCD 中闰细胞通过顶端 H^+-K^+-ATP 酶的活性完成的。在 K^+ 充足时，顶端 H^+-K^+-ATP 酶诱导顶端 K^+ 通道回收 K^+，此过程没有跨上皮 K^+ 吸收的参与；在 K^+ 不足的基底侧，通过顶端 H^+-K^+-ATP 酶吸收的 K^+ 通过 K^+ 通道排出闰细胞，从而实现了 K^+ 的跨上皮转运[529]。

H^+-K^+-ATP 酶全酶属于 P 型离子转运 ATP 酶家族，基底侧 Na^+-K^+-ATP 酶亚基也是该家族成员[530]。$HK\alpha_1$ 和 $HK\alpha_2$ 分别为在胃和结肠中的亚基；人类存在 $HK\alpha_4$ 亚基[530, 531]。特定的 $HK\beta$ 亚基与 $HK\alpha$ 亚基相互作用以确保其转运到细胞表面和 H^+-K^+-ATP 酶的完整活性；$HK\alpha_2$ 和 $HK\alpha_4$ 亚基也能与 Na^+-K^+-ATP 酶的 β 亚基发生相互作用[14, 532]。H^+-K^+-ATP 酶全酶的药理学差异很大，胃 $HK\alpha_1$ 亚基通常对 H^+-K^+-ATP 酶抑制剂 SCH-28080 和奥美拉唑敏感，而对乌本苷不敏感；结肠 $HK\alpha_2$ 亚基通常对乌本苷敏感而对 SCH-28080 不敏感[532]。在肾脏，$HK\alpha_1$ 亚基至少表达于远端肾单位 A 型闰细胞顶端膜[531]。$HK\alpha_2$ 亚基在远端肾单位的分布更加分散，高表达于 A 型和 B 型闰细胞的顶端膜和连接小管细胞，在主细胞表达较低[533-535]。据报道，人 $HK\alpha_4$ 亚基表达于闰细胞[531]。

$HK\alpha_1$ 和 $HK\alpha_2$ 亚基均表达于远端肾单位。小管灌注充足 K^+ 的动物在功能上主要表现出奥美拉唑/SCH-28080 敏感、乌本苷不敏感的 H^+-K^+-ATP 酶活性，符合包含 $HK\alpha_1$ 亚基的全酶的特性[536]。限制 K^+ 增加了集合管 H^+-K^+-ATP 酶的整体活性，并伴随乌本苷敏感性 H^+-K^+-ATP 酶的活性；这符合在限制 K^+ 的条件下，$HK\alpha_2$ 亚基的相对重要性[14]。K^+ 限制也导致了内髓和外髓 $HK\alpha_2$ 亚基转录和蛋白表达的明显上调；而 $HK\alpha_1$ 亚基的表达未受影响[14]。当保持低钾饮食，靶向敲除 $HK\alpha_2$ 亚基的小鼠与同窝出生的对照组小鼠相比，血浆和肌肉 K^+ 水平更低。然而，这可能是由于结肠中 K^+ 的大量丢失，而不是肾脏中 K^+ 丢失，因为研究结果显示在低钾饮食的敲除小鼠中经肾脏排泄的 K^+ 减少[285]。$HK\alpha_1$ 或 $HK\alpha_2$ 亚基基因敲除小鼠缺乏明显的肾脏表型，表明在远端肾单位表达 $HK\alpha$ 亚基明显冗余[285, 537]。事实上，$HK\alpha_1$ 亚基基因敲除小鼠的集合管存在明显的残余 SCH-28080 敏感、乌本苷抵抗性的 H^+-K^+-ATP 酶的活性，说明存在其他 $HK\alpha$ 亚基的表达，并具有与"胃" H^+-K^+-ATP 酶相似的特征[538]。$HK\alpha_1$ 和 $HK\alpha_2$ 亚基基因敲除小鼠的数据表明，敲除老鼠的代偿机制不是 ATP 酶相关的机制[539]。

H^+-K^+-ATP 酶功能获得突变的转基因小鼠的表型表明了集合管在介导 K^+ 重吸收过程中的重要性，该转基因小鼠有效地绕过了这一重吸收途径冗余和复杂的问题。该转基因小鼠表达了一种 $HK\beta$ 亚基的变异形式，在羧基末端尾巴中的一个酪氨酸突变为丙氨酸，抑制了在细胞膜的胞吞作用；与野生型同窝对照小鼠相比，该转基因小鼠血浆 K^+ 水平更高，而 K^+ 的排泄减半[540]。

在高钠饮食状态下，H^+-K^+-ATP 酶通过嘌呤能信号系统下调 ENaC，从而回收 K^+。$HK\alpha_1$ 基因敲除小鼠中，ENaC 活性与饮食中 Na^+ 的摄入无明显关系。高 Na^+ 饮食也不会增加 $HK\alpha_1$ 基因敲除小鼠泌尿系统中的 [ATP][541]。

（五）远端 K^+ 转运的调节

1. 肾外髓钾离子通道活性的调节

ROMK 和其他 Kir 通道是向内整流的，即 K^+

向内流动比向外流动更容易（Kir，肾向内整流 K^+ 通道）。尽管向外的电导通常比向内的电导小，在 CNT 和 CCD 中，由于 K^+ 膜电位大于平衡电位，所以 K^+ 的排出依然以 ROMK 为主。细胞内 Mg^{2+} 和多胺在内向整流中发挥重要作用，结合通道并从细胞质侧堵塞通道的孔隙[542-544]。ROMK1 中单个的跨膜残基天冬酰胺 -171 控制 Mg^{2+} 和多胺对通道的亲和力和阻塞作用[542, 543]。在 TAL、DCT、CNT 和主细胞中，细胞内 Mg^{2+} 抑制了主细胞中外向的 ROMK 依赖的电流，对 ROMK 活性有显著影响[545]。较低的细胞外 K^+ 浓度增强 Mg^{2+} 的抑制亲和力，在低钾血症和钾离子不足时，有助于降低钾离子分泌[545]。远端 K^+ 分泌增强时，细胞内 Mg^{2+} 阻滞的减少解释了低钾血症与低镁血症之间的关联[544, 545]。

除了向内整流的特性外，TAL 和主细胞中内源性的 ROMK 通道具有很高的通道开放率。PIP2 与 ROMK 的结合、PKA 直接磷酸化 ROMK、ATP 与 ROMK–CFTR 复合体的结合和细胞质 pH 共同作用维持了 ROMK 的高开放率。因此通道维持开放状态需要 PIP2 与 ROMK 的结合，而细胞质酸化会抑制通道开放[546]。PKA 可以磷酸化 ROMK2 亚型氨基末端的一个丝氨酸和羧基末端的两个丝氨酸 S25、S200 和 S294[256]。三个位点的磷酸化是通道发挥完整功能所必需的。氨基末端位点的磷酸化掩盖了羧基末端内质网滞留信号的作用，从而增加了通道蛋白在细胞膜上的表达[547]。S200 和 S294 的磷酸化通过调节 PIP2、ATP 和 pH 的作用，使通道维持在高开放率状态[195, 258, 259]。

由于 ROMK 通道开放率较高，其生理功能主要是受细胞膜上活性通道的数量调节。本节讨论了 K^+ 负荷、高钾血症、K^+ 剥夺、低钾血症影响 ROMK 的相关机制。

2. 醛固酮和 K^+ 负荷

醛固酮有强效的促尿钾排泄的作用，循环 K^+ 与醛固酮之间存在重要的相互关系[548]。因此，高钾血症和（或）高钾饮食能够诱导肾上腺释放醛固酮，提示醛固酮调节 K^+ 稳态过程存在明显的反馈作用[549]。醛固酮对 K^+ 稳态有临床相关的作用，在不同的血清 K^+ 水平下，循环激素的水平和排泄 K^+ 的能力之间均存在明确的关系。

醛固酮对 CCD 顶端 ROMK 通道密度无显著影响；然而，醛固酮能显著增加 CNT 和 CCD 顶端 Na^+ 通道的密度。醛固酮通过调节编码该通道的亚基的合成、转运和膜相关活性的相互作用来激活 ENaC（见"连接小管和皮质集合管 Na^+–Cl^- 转运的调节"一节）。高 K^+ 饮食诱导醛固酮的产生，随后强烈刺激顶端 ENaC 的活性，产生管腔的负电位差，刺激主细胞分泌 K^+。

虽然 K^+ 和醛固酮之间存在重要的联系，但机体对高 K^+ 摄入的适应性反应很多是不依赖醛固酮的。例如，在肾上腺切除动物中，高 K^+ 饮食增加了 CCD 顶端 Na^+ 的重吸收和 K^+ 的分泌[551]。在小管水平，基底侧 K^+ 水平的增加诱导 Na^+–K^+–ATP 酶的活性增加，并伴随顶端 Na^+ 和 K^+ 通道的二次激活[552]。增加饮食中 K^+ 能够显著增加 CCD 中 ROMK 通道的密度，并伴有 Na^+ 通道（ENaC）密度的轻度增加；该过程与 ROMK 蛋白亚细胞分布的改变及在顶端表达的增加有关[550, 553]。值得注意的是，高钾饮食后的几个小时内，CCD 中 ENaC 和 ROMK 密度的增加，并伴有循环醛固酮水平的轻微增加（表 6–1）[554]。相比之下，一周的低 Na^+–Cl^- 摄入导致醛固酮水平增加了约 1000 倍，而对 ROMK 通道密度没有影响；2 天的醛固酮输注导致低钾血症的出现，但对 ROMK 通道的密度也没有影响（表 6–1）[554]。高钾饮食明显增加了 CCD 中 ROMK 通道的密度，但不会增加 CNT 中 ROMK 通道的密度[371, 550, 554]，但这可能反映了应用小膜片钳估测通道密度的困难。使用 ROMK 抑制剂托肽平 -Q 后测量全细胞电流，发现高钾饮食上调了 CNT 中 ROMK 活性[555]。

CNT 和 CCD 中的 BK 通道在流量激活的远端 K^+ 分泌过程中起重要的作用；饮食中 K^+ 负荷也能激活该通道[491]。高钾饮食能够增强小鼠和大鼠的 CCD 中流量刺激的 K^+ 分泌，而低钾饮食导致大鼠流量依赖的 K^+ 分泌下降[495, 556]。在显微切割的 CCD 中，该过程伴随 BK 通道的 α 和 β_{2-4} 亚基（β_1 亚基仅表达于 CNT）转录水平的适当改变[491]。BK 亚基的转运也受饮食中 K^+ 的影响，在 K^+ 限制的啮齿类动物中，α 亚基主要分布于细胞内，而在 K^+ 负荷的啮齿类动物中，α 亚基主要在顶端膜表达[500, 556]。高 K^+ 饮食状态下，醛固酮不参与 BK 通道活性或表达的调节[557]。

表 6-1　高钾饮食、醛固酮和（或）Na^+-Cl^- 限制对大鼠皮质集合管 SK 通道密度的影响

参　　数	K^+ 通道密度（μm^2）	血浆醛固酮（ng/dl）	血浆 K^+（mmol/L）
对照组	0.41	15	3.68
高 K^+ 饮食，6h	1.51	36	NM
高 K^+ 饮食，48h	2.13	98	4.37
低 Na^+ 饮食，7d	0.48	1260	NM
醛固酮输注，48h	0.44	550	2.44
醛固酮输注 + 高钾饮食	0.32	521	3.80

NM. 未测量

（引自 Palmer LG, Frindt G. Regulation of apical K channels in rat cortical collecting tubule during changes in dietary K intake. Am J Physiol. 1999;277:F805—F812.）

饮食中 K^+ 对 ROMK 通道转运和（或）活性的影响在很大程度上与 ROMK 蛋白的酪氨酸磷酸化和去磷酸化有关（见后文）。一系列的报道表明，高钾饮食能够改变 WNK1 激酶亚基的表达。WNK1 和 WNK4 最初被认为是 FHHt 的致病基因（见"远曲小管 Na^+-Cl^- 转运的调节"一节）。WNK4 与 ROMK 的共表达能显著减少 ROMK 在爪蟾卵母细胞的细胞膜上的表达；FHHt 相关突变能显著增强这种效应，表明突变直接抑制了 SK 通道[558]。最近的一项膜片钳研究进一步支持了这一观点，从表达引起 FHHt 的 WNK4 突变体的转基因小鼠中分离出的 DCT2/CNT 具有较低的 ENaC 和 ROMK 活性，该突变体具有直接的、不依赖于 NCC 的作用[559]。醛固酮诱导的 SGK1 被上游激酶 mTORC2 激活。高钾饮食使肾脏上皮细胞 mTORC2 敲除的小鼠出现严重的高钾血症。膜片钳分析显示，在 CNT/CCD 中，当 ENaC 活性保持不变时，几乎检测不到 Ba^{2+} 敏感的 K^+ 流。同时，SGK1 磷酸化作用被抑制，提示高钾血症可能是 WNK4 介导的 ROMK 胞吞作用的结果[560]。

基因的转录复杂性使对 WNK1 的研究进一步复杂化，NK1 基因至少有三个独立的启动子和许多可变剪接形式。肾内主要的 WNK1 亚型由远端肾单位的一个转录位点产生，该位点绕过编码激酶结构域的氨基末端外显子，产生短的激酶缺陷的

WNK1 亚型 [WNK1-S，也称为肾脏特异性（KS）-WNK1][561]。全长的 WNK1（WNK1-L）通过诱导通道蛋白的胞吞作用抑制 ROMK 活性；WNK1 激酶的活性和（或）氨基末端的激酶结构域参与了这一过程，然而 Cope 及其同事报道一个 WNK1 激酶失活的突变体，其胞吞作用未受损伤[562-564]。WNK1 和 WNK4 通过与多结构域胞吞支架蛋白 intersectin 的相互作用，诱导 ROMK 的胞吞作用[565]。ROMK 与网格衔接蛋白的额外结合导致"常染色体隐性高胆固醇血症（ARH）"，同时参与基础状态和 WNK1 刺激后的 ROMK 胞吞作用[566]。ROMK 蛋白的泛素化也参与网格蛋白依赖的胞吞作用，该过程需要 ROMK 通道与 U3 泛素连接酶 POSH 的相互作用[567]。

短的 WNK1-S 亚型，缺乏激酶结构域，抑制了 WNK1-L 的作用[563, 564]。K^+ 限制（ROMK 胞吞作用增强）能够降低 WNK1-S 与 WNK1-L 转录的比值，而 K^+ 负荷（ROMK 的胞吞作用减弱）能升高该比值，提示 WNK1-S 与 WNK1-L 之间的比值是调节远端 K^+ 分泌的一种开关[563, 564, 568]。WNK1-S 的抑制作用涉及该蛋白的前 253 个氨基酸，包括该亚型特有的前 30 个氨基酸和一个相邻的具有自抑制作用的结构域[569]。过表达 WNK1-S 抑制结构域的转基因小鼠，血清 K^+ 浓度更低，K^+ 排泄分数更高，同时 ROMK 蛋白在 CNT 和 CCD 细胞顶端膜的表达增加，上述所有变化都与 WNK1-S 的抑制作用有关[569]。

BK 通道也受 WNK 激酶的调节。WNK4 可抑制 BK 通道活性和蛋白表达，而 WNK4 中 FHHt 相关的突变可通过泛素化作用增强该抑制作用[570-572]。高钾饮食选择性地增加闰细胞中 WNK1-L 的表达[573]，并通过减少 ERK1/2 信号介导的溶酶体对通道蛋白的降解作用来激活 BK 通道[229]。

3. K^+ 剥夺

减少饮食中 K^+ 在 24h 内导致尿 K^+ 排泄的急剧下降[568, 574]。K^+ 排泄量下降的原因是 OMCD 闰细胞的重吸收被诱导及主细胞中 SK 通道活性降低[14, 283, 284]。闰细胞参与 K^+ 重吸收的机制参见前文；值得注意的是，集合管 H^+/K^+-ATP 酶的活性不受醛固酮的调节[575]。

饮食中 K^+ 的变化影响调节 SK 通道（ROMK）活性的信号通路，对这一过程的研究已经取得了相

当大的进展。饮食中 K^+ 的摄入调节主细胞 ROMK 通道蛋白向细胞膜转运，在 K^+ 剥夺动物中，细胞内通道蛋白的相对比例显著增加，而高 K^+ 饮食动物 CCD 中通道蛋白主要表达于细胞膜[553, 576]。ROMK 在细胞膜的插入和活性受该通道蛋白的酪氨酸磷酸化调节，如酪氨酸残基 337 位点的磷酸化刺激胞吞作用，而去磷酸化诱导胞吐作用；这种酪氨酸磷酸化作用在饮食中 K^+ 调节 ROMK 活性过程起关键作用[577-579]。蛋白酪氨酸磷酸酶 –1D 的水平不随 K^+ 摄入量的改变而变化，而胞质酪氨酸激酶 c-src 和 c-yes 的活性与饮食中 K^+ 摄入量呈负相关，在高 K^+ 状态下活性下降，而在限制 K^+ 后活性显著上升[14, 580]。研究表明 c-src 与 ROMK 在 TAL 和 CCD 主细胞共表达[553]。此外，在高 K^+ 饮食动物中，抑制蛋白酪氨酸磷酸酶活性，导致酪氨酸磷酸化增加，显著增加了 CCD 细胞内 ROMK 的比例[553]。

诱导顶端 ROMK 和 BK 通道 K^+ 依赖的转运和表达的神经体液因素直到最近才受到关注[553, 556, 576]。研究表明，超氧阴离子的肾内生成参与了胞质酪氨酸激酶的激活过程[581-583]。促尿 K^+ 排泄因素的可能上游包括 Ang Ⅱ 和生长因子（如 IGF-1）[581]。Ang Ⅱ 抑制低 K^+ 饮食大鼠的 ROMK 活性，但对正常 K^+ 饮食大鼠的 ROMK 活性无影响[584]。这种抑制作用与下游超氧化物的产生和 c-src 活性的激活有关，显而易见，低钾饮食通过诱导 Ang Ⅱ 减少远端小管 K^+ 分泌[585]。

研究显示，绵羊餐后出现短暂的尿 K^+ 排泄增加，其与血浆 K^+ 的变化或醛固酮无关，提示肠或肝门静脉存在 K^+ 感受器，通过交感神经反射控制尿钾排泄；最近研究显示，组织激肽释放酶（TK）是调节餐后尿钾排泄增加的潜在因子（见后文）[586]。无论是哪种信号参与，在血浆 K^+ 不变的情况下，饮食中 K^+ 吸收的变化对 K^+ 稳态发挥直接的提早的作用，理论上，这种前馈控制的稳定性优势更大，因为它先于血浆 K^+ 的变化发挥作用[587]。值得注意的是，K^+ 缺乏但血浆 K^+ 水平没有变化的动物，表现出 ROMK 磷酸化状态的改变和胰岛素敏感性的肌肉摄取的变化，表明了降低 K^+ 排泄（CNT 和 CCD 中 K^+ 分泌减少，外周摄取降低，OMCD 中 K^+ 重吸收增加）的上游主要机制的激活不需要血浆中

K^+ 水平的变化[588]。与该假设一致，适度的 K^+ 限制，不会引起血浆 K^+ 水平的下降，但诱导了 Ang Ⅱ 依赖的超氧化物生成和 c-src 的激活，从而抑制了 ROMK 通道的活性[585]。

4. 血管升压素

血管升压素对远端肾单位 K^+ 的分泌有明显的刺激作用[483, 589]。从进化的观点来看，这种血管升压素依赖的激活作用在循环血管升压素水平较高、小管输送的 Na^+ 和液体减少引起脱水和细胞容量损耗时，维持钾离子的分泌。

基底侧 V_2R 的刺激可导致 ENaC 的激活，从而增加主细胞分泌 K^+ 的驱动力；本章前面已经讨论了相关的机制（见"连接小管和皮质集合管 Na^+–Cl^- 转运的调节：血管升压素和其他因素"一节）。此外，血管升压素直接激活 CCD 中的 SK 通道，cAMP 也是如此[492, 590]。PKA 诱导 ROMK 在三个丝氨酸残基上（在 ROMK2 亚型中为 S25、S200 和 S294）直接磷酸化，爪蟾卵母细胞中 3 个位点的共同磷酸化使 ROMK 发挥完整的活性（见"髓祥升支粗段 Na^+–Cl^- 转运的调节：活化影响"一节）。最后，管腔 V_1 受体通过 BK 通道的激活，也能刺激 CCD 中 K^+ 的分泌[591]。

5. 组织激肽释放酶

丝氨酸蛋白酶 TK 参与激肽的生成，最终刺激缓激肽的形成[592]。在肾脏内，TK 在 CNT 细胞中合成，并释放到管腔和管周间质。TK 诱导的缓激肽对远端小管的生理学有许多影响，最近的研究显示其刺激了餐后尿钾排泄增加的过程[592]。因此饮食 K^+–Cl^- 负荷会导致大鼠、小鼠和人尿液中 K^+ 及 TK 排泄的迅速增加[592]。K^+ 负荷导致尿 TK 升高，该过程不伴有尿醛固酮的变化，而在醛固酮合酶敲除小鼠中仍可观察到该现象[593]。TK 敲除小鼠表现为餐后高钾血症，提示该蛋白酶能够调节餐后尿钾排泄。在灌流的 CCD 中，这种短时的高钾血症通过上调 H^+/K^+-ATP 酶活性和增加 HK α_2 亚基的转录，导致 K^+ 重吸收的显著增加。在 TK 敲除小鼠中，增加管腔 TK 可抑制 CCD 中被激活的 H^+-K^+-ATP 酶的活性，而增加基底侧 TK 对其活性无影响，说明 TK 被直接蛋白水解激活。在 TK 敲除小鼠灌注的 CCD 中，Na^+ 的重吸收显著增加，但未出现管腔的负电位差；提示 Na^+ 驱动的 SLC4A8 Cl^--HCO_3^-

交换体和 SLC26A4 $Cl^- - HCO_3^-$ 交换体介导的呈电中性的 $Na^+ - Cl^-$ 转运的活性增加（见后文）[408]。这种电中性的转运途径可以被缓激肽所抑制；因此，TK 敲除诱导的转运激活反映了 TK 产生的缓激肽的紧张性抑制作用丧失[406]。以往的数据表明，TK 介导 ENaC γ 亚基的蛋白水解，在 TK 敲除小鼠中，ENaC 的活性降低；在 TK 敲除小鼠中，Na^+ 平衡电位是中性的[594]。

综上所述，饮食中 $K^+ - Cl^-$ 负荷诱导 CNT 细胞分泌 TK，导致 ENaC 蛋白水解激活，从而增加 ENaC 驱动的 K^+ 分泌，并抑制 CCD 中缓激肽依赖的电中性的 $Na^+ - Cl^-$ 共转运[406, 408, 594]。这进一步增强了生电性的 Na^+ 转运（支持 K^+ 分泌）和对管腔 $H^+/K^+ - ATP$ 酶活性的直接抑制，从而导致 K^+ 重吸收减少或紧张性抑制。TK 很可能是在餐后发挥调节血浆 K^+ 前馈控制的功能[586, 587]。

（六）远端肾单位 $Na^+ - Cl^-$ 和 K^+ 共转运

将肾上皮细胞分割成不同的节段并不意味着不同节段的功能是相互独立的。对多基因敲除小鼠的研究和对基因敲除小鼠使用药物处理或控制饮食的研究表明，各节段的功能存在代偿作用，以维持体内平衡。例如，Slc26a4 基因敲除的小鼠，联合敲除 NCC 基因[595] 或给予氢氯噻嗪处理[596] 后出现失盐和细胞体积收缩。同样，使用阿米洛利阻断 ENaC 会导致 NCC 敲除小鼠的钠尿增加[597]。在肾上皮细胞特异性敲除 MR 的小鼠中，ENaC 和 NCC 的活性均降低，但对 NCC 的影响是由低 ENaC 活性诱导的高钾血症继发的[329, 330]。该基因敲除小鼠伴有低血压，但通过限制饮食中 K^+ 使血浆 K^+ 浓度恢复正常，会导致血压恢复正常。Grimm 及其同事对 NCC 活性较低的 SPAK 基因敲除小鼠进行微阵列研究，发现 α- 酮戊二酸可能作为下游的信号分子介导代偿作用[598]。不同节段之间的相互作用类似于利尿剂处理后的表现，并且可能会导致利尿剂抵抗（见第 50 章）。在下面的部分中，将更深入地举例说明各节段的相互作用。

在肾脏 K^+ 分泌的经典模型中，Na^+ 通过 ENaC 进入导致管腔呈负电位差，进而诱导 K^+ 通过顶端 K^+ 选择性通道排出。其解释了目前已知的大部分肾 K^+ 分泌相关的生理学和病理生理学，但有几个

关键的地方值得强调。首先，增强 CNT 和 CCD 上游 $Na^+ - Cl^-$ 的重吸收，将减少运送到 CNT 和 CCD 管腔的 Na^+ 水平，降低管腔的负电位差，从而降低 K^+ 分泌；当管腔 Na^+ 水平降至 8mmol/L 以下时，CCD 中 K^+ 分泌将基本停止[488-490]。人们对 FHHt 表型的认识日益细化，FHHt 发生原因是 DCT 中激酶诱导的功能增强，对其的研究已经被用来强调 NCC 依赖的 $Na^+ - Cl^-$ 重吸收的变化（CNT 的上游）对饮食中 K^+ 的排泄的重要影响（图 6-19）[345]。其次，醛固酮是一种由血钾增高诱导的促尿钾排泄的激素。然而，在某些情况下，如饮食中限制 Na^+，机体诱导醛固酮维持 Na^+ 平衡，同时不会影响 K^+ 的体内平衡。该现象被称为醛固酮悖论：肾脏醛固酮敏感的远端肾单位如何独立地调节 $Na^+ - Cl^-$ 和 K^+。协调控制 $Na^+ - Cl^-$ 和 K^+ 转运的主要因素包括 CCD 中电中性的噻嗪敏感的 $Na^+ - Cl^-$ 共转运体，远端肾单位中不依赖于 ENaC 的 K^+ 分泌，以及醛固酮、Ang II 和饮食中的 K^+ 对各种信号通路的调节[406-408, 528, 599, 600]。

CCD 中噻嗪敏感的电中性的 $Na^+ - Cl^-$ 转运受 Na^+ 驱动的 SLC4A8 $Cl^- - HCO_3^-$ 交换体和 SLC26A4 $Cl^- - HCO_3^-$ 交换体活性的共同介导[408]。该转运的分子机制近期刚开始研究，因此其调控机制尚未完全确定[408]。然而，CCD 中电中性的 $Na^+ - Cl^-$ 转运受容量不足和盐皮质激素的诱导[406-408]。在容量不足和盐皮质激素处理时，这一机制调节约 50% 的 Na^+ 重吸收，且不会影响管腔电位差，因此不会直接影响 K^+ 排泄。因此呈电中性、噻嗪敏感的 $Na^+ - Cl^-$ 转运，在不影响 K^+ 排泄的情况下，增强了 Na^+ 的重吸收能力。而在高 K^+ 饮食持续几天后，不依赖于 ENaC、阿米洛利抵抗的 K^+ 排泄增加到约 50%。这种被推测为电中性的、不依赖于醛固酮的 K^+ 分泌途径与远端小管 Na^+ 和 K^+ 的分泌没有关联[528]。

WNK 依赖性的信号通路是远端肾单位协调 $Na^+ - Cl^-$ 转运和 K^+ 转运的主要途径，K^+ 的摄入不同程度地影响循环 Ang II 水平、ROMK 活性（即 K^+ 分泌能力）、WNK1 不同亚型的比例、DCT 中 NCC 活性，进而调节该信号通路。因此 Ang II 通过 WNK4-SPAK 途径激活 NCC，减少 Na^+ 转运至 CNT 并限制 K^+ 分泌[312, 315, 601]。相比之下，Ang II 通

过多种机制抑制 ROMK 活性，包括激活下游 c-src 酪氨酸激酶[583-585]。限制饮食中的 K^+ 能诱导肾素和循环 Ang Ⅱ 的产生，而增加饮食中的 K^+ 则抑制肾素和循环 Ang Ⅱ[585, 602]。循环和局部 Ang Ⅱ 的减少在一定程度上解释了为什么高 K^+ 饮食时 NCC 磷酸化和活性出现下调，这有助于促进 Na^+ 转运至 CNT，从而增加 K^+ 的分泌[361]。

DCT 可以作为 K^+ 感受器，直接响应循环 K^+ 的变化（图 6-19）。有证据表明，DCT 作用是血浆 K^+ 感受器，而不是维持血浆 Na^+ 水平；在低 Na^+ 饮食小鼠中，急性 K^+ 负荷使 NCC 去磷酸化，证明了上述观点[603]。减少钾的摄入和（或）低钾血症可导致基底侧 K^+ 减少；DCT 细胞随后的超极化依赖于基底侧包含 KIR4.1 的 K^+ 通道[308, 327]。超极化导致氯离子通过基底侧 CLC-K2 氯离子通道排出；由此导致的细胞内氯离子减少使 WNK 激酶去抑制，诱导 NCC 磷酸化及 SPAK/OSR1 介导的转运激活[327]。体外研究（微灌注和肾脏切片）表明，NCC 磷酸化增加导致细胞外 K^+ 浓度降低，该过程依赖细胞内氯离子的增加[604]。在 DCT 中，WNK4 是激活 NCC 主要的 WNK 激酶[236]，WNK4 对胞内氯离子变化的敏感性也强于 WNK1 或 WNK3[343]。该途径在介导机体对饮食中 K^+ 限制的应答反应过程中发挥重要作用，KIR4.1[311]、WNK4[605]、SPAK/OSR1[606] 和 NCC 敲除小鼠（D.H. Ellison，未发表的研究；总结的模型见图 6-19）均出现严重低钾血症，证明了这一调节途径的重要性。另一种机制是 KLHL3，作为降解 WNK4 的泛素连接酶复合物的一部分，在 K^+ 剥夺时被磷酸化。这抑制了 WNK4 与复合物结合，减少了 WNK4 的降解，从而促进了 NCC 的活化[607]。

K^+ 负荷使 NCC 快速去磷酸化[604, 608]，该过程很大程度上不依赖细胞内氯离子的增加，其中细胞内氯离子增加能够抑制 WNK[604]。这表明了蛋白磷酸酶在其中的作用；一项研究表明 PP3（钙调磷酸酶）诱导 NCC 去磷酸化[608]，而另一项研究发现 PP1、PP2A 或 PP3 对 NCC 没有显著影响[604]。糖皮质激素诱导的亮氨酸拉链蛋白（GILZ）通过抑制 SPAK 活性、增强 NCC 活性，在机体应对高钾饮食过程中发挥作用。与野生型小鼠相比，敲除 Gilz 能够增强噻嗪类药物对 NCC 的抑制作用，同时磷酸化 NCC 的丰度更高。Gilz 敲除小鼠基础状态下血浆 K^+ 升高，而限制饮食中 Na^+ 进一步增加了血浆 K^+。当血浆 K^+ 增加，GILZ 介导的 NCC 的抑制作用有助于维持 Na^+ 输送至远端 ENaC，驱动尿钾排泄[609]。大多数研究中使用的饮食几乎完全缺乏 K^+ 或 K^+ 含量非常高，例如，使用 5% 的 KCl 来检测 NCC 的激活状态。血浆 K^+ 相对较小的变化也能够改变 NCC 在体内磷酸化的程度，提示在饮食中 K^+ 水平与正常饮食差别不是特别大时，NCC 能够维持血浆 K^+ 的稳定[343]。

在小鼠 DCT1 中表达激活的 SPAK 突变体，使 NCC 活性在 DCT1 中特异性地增加，表明改变 NCC 活性可能通过诱导 CNT 的重塑影响远端 K^+ 分泌，而不仅仅是通过改变转运至 ENaC 的 Na^+。该敲除小鼠表现出高钾血症，同时伴有 CNT 容量及 ROMK 丰度降低，最终导致 K^+ 分泌减少。长期抑制 NCC 的作用可以增加 CNT 容量和 ROMK 丰度，使血浆 K^+ 正常化，说明改变 Na^+ 转运至 CNT 可能诱导了 CNT 的重塑。

最后，在主细胞内，醛固酮的增加诱导 SGK1 激酶，使 WNK4 磷酸化，并减弱 WNK4 对 ROMK 的作用，同时通过 NEDD4-2 依赖性的作用激活 ENaC[611]。然而，当饮食中 K^+ 摄入减少，在 Ang Ⅱ 的影响下，c-src 酪氨酸激酶活性增强，通过磷酸化 ROMK 酪氨酸位点直接抑制 ROMK 活性[577, 579, 612]。c-src 酪氨酸激酶活性的增加也削弱了 SGK1 对 WNK4 的影响[600, 613]。当饮食中 K^+ 被限制，虽然 NEDD4-2 可以调节 NCC 的作用[321]，但是 ENaC 的调节可能更加重要。在 NEDD4-2 基因敲除的小鼠中，长期 K^+ 限制导致低钾血症和尿失钾，ENaC 阻滞剂苯扎明可以逆转该表型[340]。同时，NEDD4-2 基因敲除的小鼠 NCC 的磷酸化水平升高，ROMK 丰度降低，但不足以代偿 ENaC 活化产生的作用。胰岛素和 IGF-1 都可以激活 ENaC，其中胰岛素促进尿钾排泄，而 IGF-1 表现为抗尿钾排泄。利用膜片钳对离体的小鼠 CCD 细胞进行分析，发现胰岛素和 IGF-1 对 K^+ 分泌产生不同影响可能是由于其对 CLC-K2（表达于主细胞）产生不同作用[392]。IGF-1 刺激 ClC-K2，促进净 Na^+-Cl^- 重吸收，从而降低了 CCD 中 K^+ 分泌的驱动力。相反，胰岛素抑制 CLC-K2，从而增强 K^+ 分泌的驱动力。

第7章

肾脏对钙、镁及磷排泄的调节

The Regulation of Calcium, Magnesium, and Phosphate Excretion by the Kidney

Theresa J. Berndt　Kajiv Kumar　**著**

洪大情　**译**

李贵森　**校**

要　点

- 1α,25(OH)$_2$D$_3$、甲状旁腺激素（PTH）、磷，及 FGF–23 调节肾小管功能以维持血钙及血磷平衡，而镁主要通过膳食中的镁负荷调节。

- PTH 通过增加髓袢升支粗段细胞旁钙离子的重新收，抑制远端小管的 claudin–14 及顶端膜离子通道通道的表达，实现降低尿钙的作用。

- 骨硬化蛋白是一种骨源性糖蛋白，具有增加尿钙作用，在钙稳态中与 PTH 和 1α,25(OH)$_2$D$_3$ 起拮抗作用。

- Claudin–10b 是一种紧密连接蛋白，介导髓攀升支粗段细胞旁 Na$^+$ 的重吸收，从而限制了下游髓攀升支粗段钙离子的重新收。

- Claudin–10b 突变引起高镁血症和低钾性碱中毒及各种肾外表现。

- PTH 和 FGF–23 在近曲小管会聚至共同的信号通路，涉及 NHERF–1 磷酸化和 NaPi–Ⅱa 协同转运体的解离和内化，引起磷酸盐尿。

- 1α,25(OH)$_2$D$_3$ 刺激 FGF–23 的合成，进而抑制 25– 羟基维生素 D 的 1α– 羟化酶，负反馈环限制维生素 D 对磷酸盐的影响。

一、肾脏中钙的转运

（一）钙在细胞活动中的作用

钙是人体内储量丰富的阳离子（表 7–1）。多种生化及生理过程都高度依赖细胞外液中正常钙离子浓度，如神经传导及功能、凝血、酶活性反应、胞外分泌及骨矿化等[1–3]。因此血清钙浓度显著降低或升高会伴随明显的症状和体征。人体内有复杂调节机制将细胞外液中钙离子浓度维持在一个狭窄的范围内，并维持钙平衡。血清钙浓度降低伴随四肢及口周麻木和刺痛感、痉挛、Chvostek 体征及

Trousseau 体征、手足搐搦等，严重时导致全身抽搐发作[4–6]。肠道钙吸收减少出现负钙平衡与继发性甲状旁腺功能亢进、低磷血症、佝偻病及骨软化症相关[5, 6]。高钙血症，尤其是严重高钙血症，会引发嗜睡、意识错乱、易激惹、抑郁、幻觉，在极端情况下，还会出现木僵、昏迷、厌食、恶心、呕吐和便秘，以及心脏异位搏动、肾结石引起的多尿和肾绞痛[7]。伴发的高钙尿症会引起尿浓缩功能下降[8–11]、血容量不足、肾钙质沉着和肾结石[12, 13]。高钙血症的发生可以是甲状旁腺激素（PTH）依赖性或 PTH 非依赖性过程的结果，实验室数值的改变

表 7-1 化学分析测定的人体成分（除非特别标示，否则表示为每 kg 脱脂组织的数值）

体重 (kg)	水 a (g)	脂肪 a (g)	水 (g)	氮 (g)	钠 (mEq)	钾 (mEq)	氯 (mEq)	镁 (g)	钙 (g)	磷 (g)	铁 (mg)	铜 (mg)	锌 (mg)	硼 (mg)	钴 (mg)
70	605	160	720	34	80	69	50	0.47	22.4	12.0	74	1.7	28	0.37	0.02

a. 每千克总体重

取决于高钙血症的病因[7]。因此，在 PTH 依赖性高钙血症中，血清 PTH 浓度升高，是高钙血症的病因；而 PTH 非依赖性高钙血症患者，PTH 浓度被抑制，有时与各种维生素 D 代谢产物增加相关[7]。如图 7-1 所示，小肠及肾脏是钙吸收、重吸收及排泄的重要场所。经肠道吸收后，细胞外液中的钙质沉积在骨骼中（人体内钙的主要储存场所），经肾脏滤出。血清钙水平因不同年龄和性别而异，儿童及青少年的血清钙水平通常高于成年人。

（二）钙在血清中表现为结合形式和游离形式

血液中的钙分为游离钙（占总钙的 60%）和结合钙（占总钙的 40%）。游离钙由钙与阴离子形成的复合物（如柠檬酸、硫酸及磷酸）（约占总钙的 10%）和离子钙（约占总钙的 50%）组成（图 7-2）[14]。钙与蛋白质（主要为白蛋白，小部分为球蛋白）结合的百分比及游离钙的含量由血浆 pH 决定[14]。碱血症降低游离钙，而酸血症增加游离钙水平。血清白蛋白每变化 1g/dl 对应血清总钙变化 0.8mg/dl，球蛋白每变化 1g/dl 对应血清总钙变化 0.16mg/dl。计算与白蛋白及球蛋白（g/L）结合的钙含量（mmol/L）的公式如下，是 pH 的函数[14]。

$$[CaProt]=0.019 \times Alb-[0.42 \times (Alb/47.3) \times (7.42-pH)]+0.004 \times [Glob]-[0.42 \times (Glob \times 25.0) \times (7.42-pH)]$$

若假设全部钙与白蛋白结合，适用以下公式。

$$[CaProt] = 0.0211 \times Alb-[0.42 \times (Alb/47.3) \times (7.42-pH)]$$

这里 Alb 为白蛋白，CaProt 为蛋白质结合钙，Glob 为球蛋白。

上述关系以列线图形式显示在图 7-3 中。

（三）甲状旁腺激素 - 维生素 D 内分泌系统调节钙稳态

在钙平衡状态下，肠道吸收钙的量与肾脏排泄

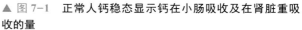

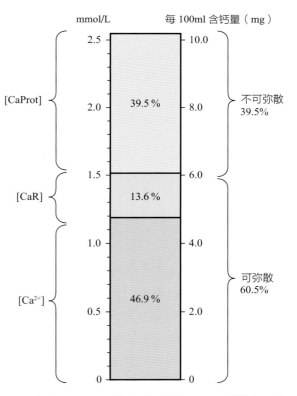

▲ 图 7-1 正常人钙稳态显示钙在小肠吸收及在肾脏重吸收的量

▲ 图 7-2 通过正常人超滤液数据显示血清总钙组成
CaR. 两种钙复合物均经其弥散；Ca²⁺. 离子钙；CaProt. 蛋白结合钙（经许可改编自 Moore, EW. Ionized calcium in normal serum, ultrafiltrates, and whole blood determined by ion-exchange electrodes. *J Clin Invest*. 1970; 49: 318–334）

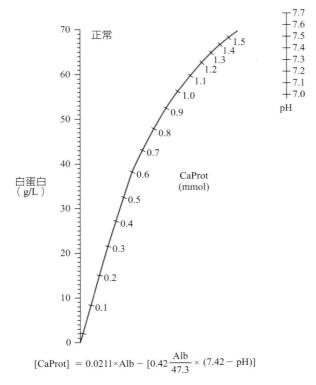

$$[CaProt] = 0.0211 \times Alb - [0.42 \frac{Alb}{47.3} \times (7.42 - pH)]$$

▲ 图 7-3　估算正常人体内蛋白质结合钙水平的列线图 [CaProt]
[CaProt] 是通过直线连接观察白蛋白值和 pH，并读取它与曲线相交的点。描述蛋白结合钙（CaProt）与血清白蛋白的关系浓度和 pH 关系的公式显示在图的底部（经许可改编自 Moore EW. Ionized calcium in normal serum, ultrafiltrates, and whole blood determined by ion-exchange electrodes. *J Clin Invest*. 1970; 49: 318-334.）

钙的量相等。维生素 D-PTH 内分泌系统在调节钙稳态中的核心作用已广为人知[15-17]。维生素 D 的主要生理学作用是通过活性代谢产物 1α,25- 二羟维生素 D_3[1α,25(OH)$_2$D$_3$] 维持正常钙磷平衡[18-21]。图 7-4 显示了维生素 D 的代谢及对血清钙变化的应答过程。图 7-4A 概述了维生素 D_3 形成和代谢过程中主要的内源性生化转化过程。维生素 D_3（胆钙化醇）由激素前体 7- 脱氢胆固醇的 B 环经紫外光介导的光解作用后在皮肤形成，生成维生素 D_3 前体，快速经过热平衡转化为维生素 D_3[22-30]。维生素 D_2 或麦角钙化醇源自植物麦角固醇的光解作用，人体经口摄入，之后以类似方式被代谢成维生素 D_3[31]。同维生素 D_3 相比，鸟类体内维生素 D_2 的活性不及哺乳动物，但维生素 D_2 和维生素 D_3 的代谢转化过程相似[32]。与维生素 D 结合蛋白相结合后的维生素 D 优先与其前体即维生素 D_3 前体结合，自皮肤进入血液循环，在肝细胞内质网和线粒体中经维生

素 D_3-25- 羟化酶作用代谢成 25- 羟维生素 D_3[25(OH)D$_3$][16, 33-43]。CYP2R1 是微粒体中维生素 D_3-25- 羟化酶的细胞色素 P_{450}[41]。其他维生素 D_3-25 羟化酶参与维生素 D_3 向 25(OH)D$_3$ 的转化，因为敲除小鼠的 *Cyp2r1* 基因会导致血清 25(OH)D$_3$ 浓度下降（下降＞ 50%），但仍可检测到[43]。

后续 25(OH)D$_3$ 的代谢取决于个体对钙、磷的需求。当机体需要钙时，25(OH)D$_3$ 在肾脏近端及远端小管细胞的线粒体内经过 PTH 依赖性过程被 25- 羟维生素 D_3-1α- 羟化酶代谢成具有生物活性的维生素 D 代谢产物 [1α,25(OH)$_2$D$_3$]（图 7-4B）[18, 26, 44-56]。钙吸收减少继而血清钙下降时，甲状旁腺分泌的 PTH 增加。甲状旁腺钙敏感受体是一种 G 蛋白耦联受体，能检测到血清钙水平变化，影响甲状旁腺细胞 PTH 的释放[57-60]。PTH 直接增加肾脏远端小管的钙转运[61-63]，并改变骨硬化蛋白表达[55, 56, 64, 65]，增强肾脏 25- 羟维生素 D_3-1α- 羟化酶的活性随之增加 1α,25(OH)$_2$D$_3$ 的合成间接增强钙转运[52]。1α,25(OH)$_2$D$_3$ 促进肠道[49, 50, 66]和肾脏[67-71]内钙转运。与此同时，PTH[72-74]及 1α,25(OH)$_2$D$_3$[75, 76]都能增加骨钙动员，帮助维持血清钙浓度。高钙血症时出现与上述机制相反的作用。体内钙储量充足时，1α,25(OH)$_2$D$_3$ 合成减少，生物活性更弱的维生素 D 代谢产物即 24R,25- 二羟维生素 D_3[24R,25(OH)$_2$D$_3$] 的合成增加[77-79]。24R,25(OH)$_2$D$_3$ 的生成由 1α,25(OH)$_2$D$_3$ 诱导酶即 25(OH)D$_3$-24- 羟化酶调节。这种酶存在于多个 1α,25(OH)$_2$D$_3$ 靶器官，包括肠道和肾脏[77, 80-84]。

1α，25(OH)$_2$D$_3$、PTH 及调磷因子、成纤维细胞生长因子 23（FGF-23）共同调节维持正常血磷范围[85-87]。通过 PTH 非依赖性机制调节 1α,25(OH)$_2$D$_3$ 的合成也可调节血清磷浓度[88]。机体需要磷时，25(OH)D$_3$ 被代谢为 1α，25(OH)$_2$D$_3$，24R,25(OH)$_2$D$_3$ 的合成减少[16, 46, 89-92]。低磷血症时，血清磷降低能直接诱导 1α，25(OH)$_2$D$_3$ 的合成增加[88, 93-95]，IGF-1 表达增加[96, 97]，以及 FGF-23 受抑制[98]也可诱导其增加。高磷血症时发生与上述机制相反的情况。血清磷浓度降低伴随离子钙浓度升高、PTH 分泌减少及后续肾脏排磷减少，会出现肾脏 25- 羟维生素 D-1α- 羟化酶的活性增强、1α,25(OH)$_2$D$_3$ 合成增加、肠道吸收磷和肾脏重吸收磷

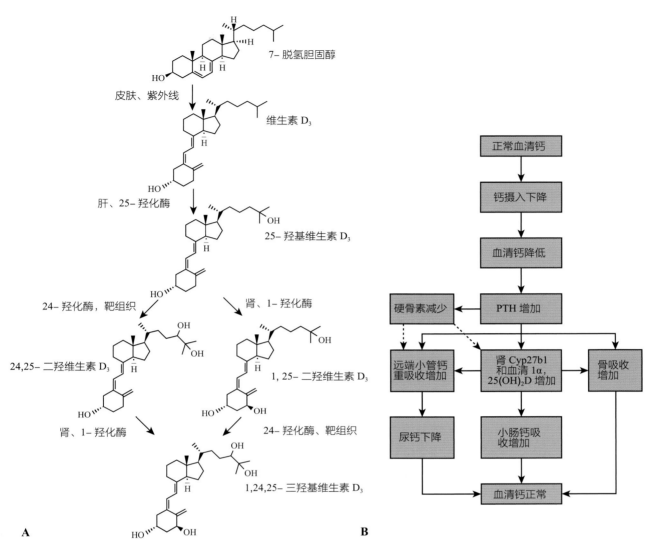

▲ 图 7-4　**A. 维生素 D_3 的合成和代谢；B. 血清钙浓度下降后的生理变化。**

Ca. 钙；Cyp27b1. 25(OH)D_3-1- 羟化酶细胞色素 P_{450}；PTH. 甲状旁腺激素（引自 Tebben PJ, Singh RJ, Kumar R. Vitamin D-mediated hypercalcemia: mechanisms, diagnosis, and treatment. *Endocr Rev.* 2016;37:521-547）

增加[88, 92, 94, 99-105]。在肠道和肾脏中，1α，25(OH)$_2D_3$ 增加钠 - 磷协同转运蛋白Ⅱb、Ⅱa 及Ⅱc 表达，从而调节肠上皮细胞及近端小管（PT）细胞对 Pi 的吸收效率[87, 106-108]。高磷状态时，肾脏 25- 羟维生素 D-1α- 羟化酶的活性和 1α，25(OH)$_2D_3$ 合成消失，25 羟维生素 D-24- 羟化酶活性增强，伴随 FGF-23 水平升高[7, 98]。除钙、磷外，众多其他因素能影响 25- 羟维生素 D-1α- 羟化酶的活性，读者可以自行参阅相关资料[47, 109-113]。

维生素 D_3 的生物活性依赖 1α，25(OH)$_2D_3$ 的形成，对无肾脏功能的动物或人类，须给予药理学剂量维生素 D_3 或 25(OH)D_3 时才能激发生物学反应[53, 75, 114]，而给予生理剂量的 1α，25(OH)$_2D_3$ 能够增强肠道钙转运[49, 50]，并促进骨钙动员[75]。1α，25(OH)$_2D_3$ 需要维生素 D 受体（VDR）才能起作用，这是一种类固醇激素受体，对 1α，25(OH)$_2D_3$ 有高亲和力[115-118]。1α，25(OH)$_2D_3$ 同 VDR 配体结合域结合后，受体发生构型改变，伴随 RXRα 及共激活因子（或共阻遏因子）募集至 1α，25(OH)$_2D_3$ 调节的靶基因转录起始部位或其他区域内的 DNA 结合元件[20, 119-139]。钙吸收效率的增强或减弱与饮食中钙的摄入量呈相反改变，增加钙摄入的调节作用依赖于 1α，25(OH)$_2D_3$[140, 141]。小肠吸收钙有细胞旁被动途径和跨细胞主动途径[141-143]。主动钙吸收过程中，钙离子首先从肠细胞顶端沿浓度及电荷梯度进入细胞，此过程不消耗能量[17, 144]。钙离子从肠细胞基底外侧膜排出的过程与浓度及电荷梯度相反，需要消耗能量[17, 144]。主动钙转运过程的关键是一些维生素 D 依赖性蛋白，包括瞬时受体电位香草素亚族 5/6（TRPV 5/6）上皮细胞钙离子通道、钙结合蛋白 D_{9K}、D_{28K} 及质膜钙泵等[87]。十二指肠内，位于顶部的 TRPV 5/6 阳离子通道介导钙从肠腔摄入细胞[145]；钙结合蛋白 D_{9K} 及 D_{28K} 等细胞内钙结合蛋白促进钙离子移动穿过细胞[17, 143]；基底外侧质膜钙泵（PCMA）[2, 146, 147] 及 Na^+–Ca^{2+} 转运体（NaCX）[148] 辅助钙离子从细胞内向细胞外液（ECF）排出。NaCX 工作所需的钠离子梯度由 Na^+–K^+–ATP 酶维持。肠道内钙离子跨细胞运输受 1α, $25(OH)_2D_3$ 的调节，能上调 TRPV 6 的表达[149]、增加细胞内钙结合蛋白 D_{9K} 和 D_{28K} 的浓度[17, 150-152]，以及增加质膜钙泵异构体 1 的表达[153, 154]。体内跨细胞 Ca^{2+} 转运对各种肠道钙转运蛋白的需求已经得到敲除小鼠实验证实。体内试验显示，在基础状态给予 1α, $25(OH)_2D_3$ 后，敲除 *TrpV6* 及钙结合蛋白 *D9K* 基因不伴随肠道内钙转运改变[155, 156]，但仅有一项报道指出 *TrpV6* 基因敲除小鼠在饮食摄入足量钙时基础钙离子转运正常，但低钙饮食时调节机制受损[157]。近期我们发现敲除肠道 *Pmca1* 基因伴随生长及骨矿化减少，不能针对 $1\alpha, 25(OH)_2D_3$ 反应上调钙吸收，因此确定了泵在肠道细胞内 Ca^{2+} 跨细胞转运中的关键作用[158]。

（四）肾小管中钙的重吸收

肾脏重吸收滤过的钙，其吸收量受激素 PTH 及 1α, $25(OH)_2D$ 调节[16, 145, 159-164]。肾小球每 24h 过滤出 9000～10 000mg 复合钙或离子钙。尿液中钙含量约为 250mg/d，因此可知大部分滤过的钙被重新吸收。由于近端小管（PT）和远端小管均有重吸收作用，肾小球滤出的钙仅有 1%～2% 出现在尿液中[145, 161, 164]。图 7-5 显示了肾单位不同节段重吸收钙的比例。

1. 近端肾小管对 Ca^{2+} 的重吸收

前文提到，血浆中 60%～70% 的钙为游离状态（未与蛋白质结合），会经过肾小球过滤[165, 166]。滤过的钙（Ca^{2+}）大部分（约 70%）在 PT 中被重吸收，

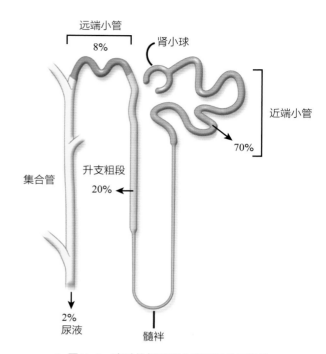

▲ 图 7-5　滤过的钙沿肾小管重吸收百分比

主要通过与钠离子（Na^+）重吸收关联的细胞旁路途径[165, 167-170]。在这一段肾单位中，Na^+ 和 Ca^{2+} 的重吸收在各种情况下维持一定比例[169, 171]，应用多种已知能够影响肾脏重吸收 Ca^{2+} 的因素后不会改变其比例，例如 PTH、环腺苷酸、氯噻嗪、呋塞米、乙酰唑胺或改变氢离子含量[168, 169, 172, 173]。导致 Ca^{2+} 从 PT 管腔进入间质的具体细胞分子学机制尚未完全阐明。目前认为大部分 Ca^{2+} 通过细胞旁路途径移动，也有一部分通过跨细胞方式移动，该方式较少但有重要意义（图 7-6）。细胞旁路途径的组成成分可能包括紧密连接蛋白，即 claudin-2，发挥细胞旁阳离子通道的作用。Ca^{2+} 通过 claudin-2 弥散进入，同时竞争性地抑制 Na^+ 运输[175]。PT 中还可能存在 Ca^{2+} 的跨细胞转运。尚未命名的 Ca^{2+} 通道及细胞内 Ca^{2+} 结合蛋白会影响 Ca^{2+} 进入和跨过细胞。Na^+–K^+–ATP 酶参与 PT 中 Ca^{2+} 的跨细胞转运[176]，Na^+–Ca^{2+} 交换蛋白[177]、质膜钙泵异构体 1 和异构体 4[178, 179] 均表达于 PT，可能对 Ca^{2+} 从 PT 细胞排出有重要作用。尽管 PT 主要通过细胞旁途径重吸收大量 Ca^{2+}，Ca^{2+} 的重吸收速率不受调节钙平衡的因素或激素影响[168, 169, 172]。细胞外液容量状态是影响 PT 内影响 Ca^{2+} 重吸收的主要因素，其机制通过影响 Na^+ 重吸收（见后文）。

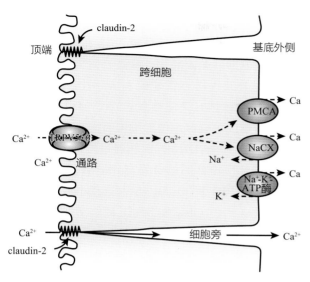

▲ 图 7-6 钙在近端小管中转运的机制

大多数钙被细胞旁机制重吸收。小部分被跨细胞机制重吸收

2. 髓袢中 Ca^{2+} 的重吸收

髓袢降支细段及升支细段不会转运大量 Ca^{2+} [197, 198]。滤过 Ca^{2+} 的 20%～25% 在髓袢升支粗段被重吸收，主要通过 claudin-16 及 claudin-19 参与的细胞旁途径[165, 180-191]。升支粗段细胞表达对呋塞米敏感的 Na^+-K^+-Cl^- 协同转运蛋白，即 NKCC2[192-195]，能调节 Na^+ 的重吸收，从而形成细胞旁 Ca^{2+} 转运的驱动力。髓袢升支粗段（thick ascending limb of the loop of Henle，TALH）通过 NKCC2[196] 的活性产生管腔跨上皮正电压，有两种机制：经 ROMK 的继发性顶端 K^+ 再循环和重吸收的 NaCl 产生的 NaCl 弥散电位，建立经 Na^+ 选择性细胞旁路的浓度梯度。这种跨上皮电压提供细胞旁途径 Ca^{2+} 被动重吸收的驱动力。

位于 TALH 细胞间紧密连接的 claudin 在 Ca^{2+} 细胞旁移动中有重要作用（以及 Mg^{2+} 重吸收，见后文）[197, 198]（图 7-7）。Claudin-16（也称为 paracellin）与 claudin-19 相互作用，才能组装并运送至紧密连接，产生阳离子选择性细胞旁路[199, 200]。目前的观点认为这种通道本身负责二价阳离子即 Ca^{2+} 和 Mg^{2+} 通过细胞旁途径渗透[197, 198]。另有假说认为 claudin-16 及 claudin-19 形成 Na^+ 通道，主要产生跨上皮细胞 NaCl 扩散电位，从而形成二价阳离子重吸收的驱动力[199-202]。无论哪种机制，编码 Claudin-16 及 claudin-19 的基因发生功能缺失突变

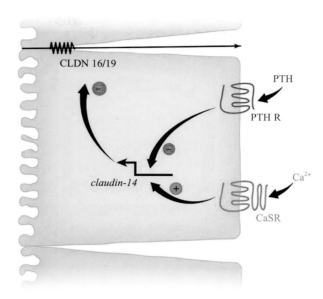

▲ 图 7-7 髓袢升支粗段（TALH）钙转运的调节机制

在 TALH，钙是经细胞旁路机制通过部分由 claudin-16 及 claudin-19 组成的小孔重吸收的。claudin-19 的活性被 claudin-14 抑制，其表达受 PTH 和钙离子的控制。PTH 与其受体结合并抑制 claudin-14 的表达，而细胞外液钙离子激活钙敏感受体（CaSR）并增加 claudin-14 的表达。在 TALH 内钙离子的重吸收则是 PTH 及钙离子通过其受体产生的相反的效应。CLDN16/19. claudin-16 及 claudin-19；PTH. 甲状旁腺激素；PTHR. 甲状旁腺激素受体

会导致家族性低镁血症合并高钙尿与肾钙盐沉着症（familial hypomagnesemia with hypercalciuria and nephrocalcinosis，FHHNC），其特点为升支粗段二价阳离子重吸收缺陷导致的肾脏 Ca^{2+} 和 Mg^{2+} 丢失。Hou 等利用 siRNA 技术建立 claudin-16 及 claudin-19 小鼠敲除模型，证实这些小鼠的血浆 Mg^{2+} 浓度显著下降，尿液排出大量 Mg^{2+} 和 Ca^{2+} [380]。在 claudin-16 敲除小鼠肾脏中发现髓质小管基底膜和肾间质有钙沉着。因此，*Cldn16* 和 *Cldn19* 敲除小鼠的表型能重现人类 FHHNC 患者的表型。与此类似，NKCC2 突变伴随普通型 Bartter 综合征，可能伴随高钙尿[203]（见第 18 章和第 44 章）。

钙调节激素能调节升支粗段对 Ca^{2+} 的重吸收，但不同物种之间存在相当大异质性。在小鼠试验中，PTH 及降钙素（CT）能刺激皮层升支粗部段中 Ca^{2+} 的转运[184, 186, 204, 205]，而家兔 CT 能刺激髓质升支粗段的 Ca^{2+} 重吸收，但对于皮层升支粗段没有作用[189]。细胞外液中 Ca^{2+} 也能通过 Ca^{2+} 敏感性受体

调节该节段内钙的重吸收（见后文）。

3. Ca²⁺ 在远端小管的重吸收

5%～10% 被滤过的钙在远曲小管（主要为 DCT2）及连接小管处（一起缩写为 DT）通过跨细胞途径进行逆电位及逆浓度梯度的主动重吸收[206-208]。位于顶端膜的瞬时感受器电位阳离子通道亚家族 TRPV5/6 通道上调钙离子自管腔进入细胞的吸收[164, 209-214]。微创小鼠敲除实验表明 TRPV5 控制小鼠体内钙离子在 DT 的重吸收过程[211]。细胞内的钙离子结合蛋白 calbindin D_{9K} 及 D_{28K} 对钙离子穿过细胞具有促进作用[160, 215]。质膜钙泵（PMCA）、$Na^+–Ca^{2+}$ 转换子（NaCX）[216-219] 及 $Na^+–Ca^{2+}–K^+$ 转换子（NaCKX）[220] 调节钙离子自基底膜的主动排出过程（图 7-8B 和 C）。位于基底膜的 $Na^+–K^+–$ ATP 酶为 NaCX 及 NaCKX 发挥活性提供钠离子梯度环境。PTH[61-63]、降钙素[204, 205] 及 $1\alpha,25(OH)_2D_3$[67-71] 都会上调钙离子在远曲小管及连接小管处的重吸收。

（五）肾脏中 Ca²⁺ 转运的调节

1. 钙调节激素

PTH 及 1α，$25(OH)_2D_3$ 等钙调节激素能够调节钙离子通道、钙结合蛋白、钙泵和交换蛋白的表达及活性，从而通过跨细胞途径增加滤出钙在肾小管的潴留。PTH 能够激活 cAMP–PKA 信号通路、使通道内苏氨酸残基磷酸化，从而上调 TRPV 5 通道在远曲小管及连接小管处的表达活性，增加通道开放概率[220]。PTH 还能够激活 PKC 通道，继而抑制质膜微囊的胞吞作用增加细胞表面 TRPV 5 通道的数量[221]。$1\alpha,25(OH)_2D_3$ 能够通过增加 VDR 同基因启动子反应原件的结合提高 mRNA 水平，促进 TRPV 5 和 TRPV 6 在远曲小管、连接小管及皮质集合管的表达[70, 213]。$1\alpha,25(OH)_2D_3$ 能够增加肾脏及人工培养肾细胞中 calbindin D_{9K} 和 D_{28K} 及质膜钙泵的表达[70, 179, 222-231]。PTH 及的 $1\alpha,25(OH)_2D_3$ 作用是为了增加钙离子通道、结合蛋白、钙泵及交换体的表达，进而增加肾脏对钙的重吸收。

此外，有研究表明 PTH 可通过增加钙离子在 TALH 尤其皮质部的被动扩散提高钙离子的重吸收[232, 233]。其机制已阐明。PTH 通过与 PTH/PTHrP 受体结合，抑制 claudin-14 的转录和在细胞内的运输，增加钙离子在 TALH 通过细胞旁路途径的重吸收[234]（图 7-7）。Claudin-14 同 claudin-16 结合可抑制由 claudin-16 及 claudin-19 构成的细胞旁孔的作用。组织特异性敲除小鼠 PTH/PTHrP 受体导致

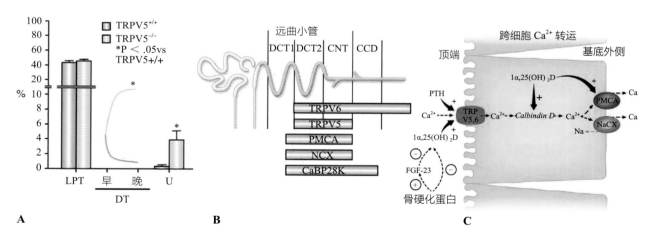

▲ 图 7–8　远曲小管钙转运机制

A. TRPV5 敲除小鼠肾脏微穿刺显示的 TRPV5 的作用。该图显示了钙离子从近端小管后部（LPT）微穿刺点分配到远曲小管（DC）从前部到后部 DC 处及到尿液的分数（使用小管钾离子浓度定位）。小鼠 *TRPV5* 基因缺失阻止钙离子沿 DT 的重吸收，甚至有证据表明钙离子可能通过细胞旁途径泄漏回管腔；TRPV6 可以在集合管中部分补偿。B. $1\alpha,25(OH)_2D$ 或甲状旁腺激素敏感通道和转运蛋白的分布沿远端曲小管（DCT1 和 DCT2）、连接小管（CNT）、皮质和髓质集合管（CCD 和 MCD）；C. 钙在 DT 中的转运是通过跨细胞机制进行的。跨细胞钙转运是由几个通道、泵和位于细胞顶端和基部外侧的交换蛋白介导的（改编自 Kumar R, Vallon V. Reduced renal calcium excretion in the absence of sclerostin expression: evidence for a novel calcium–regulating bone kidney axis. *J Am Soc Nephrol*. 2014;25:2159–2168.）

高尿钙和低血钙，完全敲除 claudin-14 后得到完全恢复，提示 PTH 对钙离子在 TALH 通过细胞旁路重吸收的影响或大于此前的认知。

2. 细胞外钙与饮食

细胞外液中的钙能够通过钙敏感受体（CaSR）调节肾脏对 Ca^{2+} 的重吸收。肾脏中的 CaSR 主要表达于 TALH 的基底膜上。钙负荷增加激活 CaSR，减少肾小管对 Ca^{2+} 的重吸收，并引起针对钙负荷反应的尿钙排出[235, 236]。其中机制之一是抑制 NKCC2 的表达[236]或活性。近期研究提示，CaSR 主要作用是调节细胞旁路的通透性。Loupy 等研究证明在离体灌注的 TALH 中，CaSR 拮抗剂可增加 Ca^{2+} 的通透性，而不改变跨上皮细胞电位及 Na^+ 流量[237]。这一作用又为 claudin 14 的表达调节而介导。激活 CaSR 可显著上调 claudin-14[238, 239]，进而通过物理作用，通过 claudin-16 和 claudin-19[238]抑制细胞旁路阳离子通道形成。其中的信号机制可能包括 CaSR 对钙调磷酸酶的抑制，后者通常能够激活 NFAT，增加 miR-9 及 miR-374 的转录，从而下调 claudin 14 的表达[240, 241]。claudin-14 敲除小鼠无法在高钙饮食时增加尿钙的排泄[238]，也完全丧失了在应用 CaSR 激动剂或拮抗剂后对尿钙排泄的调节功能，进一步证明了 claudin-14 的核心作用[240, 242]。值得注意的是，相对于高钙喂食的小鼠，低钙喂食的小鼠 claudin-14 表达下降[234]，揭示了钙排泄与钙摄入量匹配的机制。

3. 利尿剂

呋塞米等髓襻利尿剂能够增加尿钙排泄。呋塞米引发尿钙升高的作用机制同其可结合并抑制 TALH 呋塞米敏感 $Na^+-K^+-Cl^-$ 协同转运体 NKCC2 相关[192-195]。NaCl 吸收停止及 K^+ 再循环，导致腔内正电荷减少，进而减少 Ca^{2+} 的重吸收。经典型 Bartter 综合征患者 NKCC2 基因发生失活突变且尿钙排泄受到影响[203]。应用呋塞米可使 TRPV 5、TRPV 6 及结合蛋白 D_{28K} 等远端小管转运通道及蛋白的表达发生代偿性增强，但无法代偿 TALH 处钙离子的排泄增加[242]。另外，噻嗪类利尿剂会引发低尿钙[213, 243-245]，其作用似乎与人体和啮齿动物体内的 PTH 无关。噻嗪类利尿剂同远端小管 Na^+-Cl^- 协同转运蛋白结合并抑制其作用[192, 246]。长期应用噻嗪类利尿剂会引起细胞外液容量减少，继发性增

加 Na^+ 和 Ca^{2+} 在肾脏近端小管的重吸收[173]。钙离子在远端小管的重吸收显然不受噻嗪类利尿剂长期应用的影响[173]，相反早期研究表明噻嗪类利尿剂可立即增加 Ca^{2+} 在离体灌注远端小管及连接小管的重吸收[247]。应用噻嗪类利尿剂，起初会引起尿钙排泄，而后 Na^+ 的重吸收发生代偿性增加，同时伴发低尿钙症。对 PT 中大部分 Na^+ 和相关的 Ca^{2+} 重吸收的反应，是 Na^+/H^+ 交换蛋白的上调，同时在远端小管 Ca^{2+} 主动转运相关蛋白的表达未见变化，进一步支持了上述发现。事实上，TRPV 5 敲除小鼠应用噻嗪类利尿剂的确引发了低尿钙症。患有 Gitelman 综合征及噻嗪敏感 Na^+-Cl^- 转运体发生突变的个体会出现低尿钙、低血镁或血容量缺失[208, 248-250]，而 Na^+-Cl^- 协同转运蛋白敲除小鼠实验也反映出了同样的情况[251]。

临床意义

低镁血症与表皮细胞生长因子（EGF）受体拮抗剂

由于 EGF 激活远曲小管 TRPM6，被广泛用于化疗的药物 EGF 受体拮抗剂可引起低镁血症。靶向针对 EGF 的单克隆抗体，如西妥昔单抗和帕尼单抗，与该并发症频发有关，然而小分子酪氨酸激酶抑制剂，如厄洛替尼则更少发生。

利尿剂与钙代谢紊乱

由于可引起尿钙增加，髓襻利尿剂被用于治疗急性高钾血症。反之，在特发性高尿钙患者中，噻嗪类利尿剂可降低尿钙浓度从而减少肾结石的形成。

---

4. 雌激素

绝经后的女性相对于绝经前的女性尿钙排泄量更高，提示雌激素影响肾脏对钙离子的转运[252]。绝经后早期女性应用雌激素可见尿钙排泄量减少而血清 PTH 及 $1\alpha,25(OH)_2D$ 增加[253, 254]。雌二醇增加肾脏 TRPV 5 通道的表达，且与 $1\alpha,25(OH)_2D_3$ 无关[255]。缺乏雌激素受体 α 的小鼠十二指肠内 TRPV 5 通道表达减少，亦支持前述发现[256]。

5. 细胞外液容量

容量丢失等情况下，近端小管 Na^+ 重吸收增加时，也观察到 Ca^{2+} 重吸收增加，后者有时可导致高钙血症。相反地，等渗盐水的应用能够减少 Na^+ 的重吸收，进而减少 Ca^{2+} 的重吸，收从而改善高钙血症。

6. 代谢性酸中毒和代谢性碱中毒

高钙血症会引发代谢性酸中毒，长期患病会导致骨质丢失及骨质疏松[257]。代谢性酸中毒和代谢性碱中毒分别减少或增加 Ca^{2+} 在远端小管的重吸收[172, 258-261]、TRPV 5 在远端小管的表达[262]，以及 TRPV 5 通道的活性[263-265]。

（六）新蛋白质对肾脏钙转运的调控

1. KLOTHO

Klotho 为磷酸肽和 FGF-23 的共同受体，具有 β 葡萄糖醛酸糖苷酶活性[266-269]。Klotho 为肾脏及甲状旁腺特异性蛋白，可通过使质膜内 TRPV 5 发生去糖基化与其结合并增强通道活性，从而影响上皮细胞 Ca^{2+} 转运[270]。对血清 Klotho 水平及其 Ca^{2+} 在肾脏中的排泄之相关性有待进一步评估，以明确该因子对肾脏钙离子转运的调控作用。

2. 骨硬化蛋白

骨硬化蛋白是一种由骨细胞合成的糖蛋白，能够对骨容积产生影响[271]。骨硬化病或相对轻微的泛发性骨皮质增厚患者[272-274]均表现为具有极高的骨密度且骨形成过度，并可能压迫颅神经孔及枕骨大孔，导致过早死亡。骨硬化病由骨硬化蛋白（SOST）基因失活突变引起，相对轻微的泛发性骨皮质增厚患者由骨硬化蛋白基因增强子元件下游 52-kb 缺失引起[275]。小鼠骨硬化病样本的骨容积增长同人类病患近似[55, 276-278]。实验室 Sost 基因敲除小鼠实验[55]表明骨硬化蛋白可直接或间接地调节 1α,25 二羟维生素 D[1α,25(OH)₂D] 的合成，影响肾脏钙离子重吸收。$Sost^{-/-}$ 小鼠的尿钙排泄和小部分肾脏钙离子的排泄均降低[55]。$Sost^{-/-}$ 小鼠血清 1α, 25(OH)2D 水平升高但未伴发高钙血症，而肾脏 25(OH)D-1α- 羟化酶（Cyp27b1）mRNA 及蛋白质表达升高，有力地表明了血清 1α,25(OH)₂D 水平的升高是由 1α, 25(OH)₂D 合成的增加引起的。对人工培育的近端小管细胞应用重

组骨硬化蛋白后，Cyp27b1 的信使 RNA，即 1α- 羟化酶色素 P_{450} 消失。同对照小鼠样本相比，$Sost^{-/-}$ 小鼠血清中 24,25(OH)₂D 消失，PTH 水平近似。而 PTH 未见明显变化也同此前人类样本的实验结果一致[279]。这一结果也提示除了传统认为能够调节钙离子重吸收的激素 [PTH 及 1α,25(OH)₂D] 外，骨硬化蛋白在对肾脏的钙离子排泄也具有重要的调节作用。PTH 及 1α, 25(OH)₂D 通过上调钙离子重吸收效率降低钙离子的排泄，而骨硬化蛋白则增加钙离子的排泄（骨硬化蛋白表达缺失同钙离子排泄减少相关）[55]。故对钙摄入减少及相应的下游激素变化的应对调整措施或应予以修正包括骨硬化蛋白表达变化的因素（图 7-4B 和 C）。

二、肾脏中镁的转运

（一）镁在细胞活动中的作用

镁离子在人体内的储量丰富（表 7-1）[280-285]。大量生化作用都需要镁的参与[286]。镁通过与镁依赖性酶的底物结合或酶本身结合影响酶的活性[286-289]。镁依赖性酶包括糖酵解途径、柠檬酸途径中的酶，核酸外切酶，拓扑异构酶，RNA 和 DNA 聚合酶及腺苷酸环化酶等[286-290]。此外，镁具有调节通道活性的作用[286]。

镁参与多项生理过程，故血清镁水平不足或升高同若干重要的临床症状相关[291]。如镁水平过低会引起肌无力、肌肉收缩、Chvostek 征及 Trousseau 征等，有时还会引发明显的抽搐[291]。低镁血症引发的抽搐与血清钙水平无关。有时，也会出现焦虑、谵妄及精神失常等个体改变。低镁血症患者有时可见血钙过低[292-298]、PTH 分泌减少[299-304]及血钾过低[305-308]，有时可见心律失常或 QT 间期延长[309-310]。相反，在子痫等疾病和肾衰竭患者中，镁应用过量导致高镁血症，表现为随意肌无力。

（二）血清中镁以结合态或游离形式存在

人体内的镁多分布于骨组织与细胞内（表 7-2）[286]。约 60% 的镁在骨骼中贮存。血液中的镁随年龄的增长有轻微的变化，成年人的血清镁浓度通常为 1.6～2.3mg/dl（0.66～0.94mmol/L）。血液镁元素中 70% 为超滤镁，55% 为游离镁，约 14% 的镁元素以结合枸橼酸或磷酸形成可溶性复合物的形

表 7-2　健康成人镁的分布及浓度

部　位	占身体镁的百分比（%）	浓度 / 含量
骨	53	0.5% 的骨灰重
肌肉	27	9mmol/kg 的湿重
软组织	19	9mmol/kg 的湿重
脂肪组织	0.012	0.8mmol/kg 的湿重
红细胞	0.5	1.65～2.73mmol/L
血清	0.3	0.69～0.94mmol/L

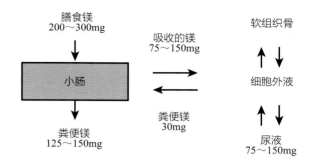

▲ 图 7-9　正常人的镁稳态显示了镁在肠中的吸收量和肾脏的再吸收量

式存在[311]。由于镁多分布于骨组织与细胞内，当镁流失或缺乏时，探究血清镁浓度是否能够反映组织中镁的储量具有一定意义。给予人类[291, 315]和小鼠[312-314]低镁饮食，小鼠的血清镁水平于 1 日内开始下降，而人类于 5～6 日开始下降。骨骼中的镁及血单核细胞中镁的水平与体内镁总量及血清镁含量紧密相关[315-318]。而体内镁总贮存量分别与全身肌肉或心肌中镁储量的关系并不十分明确[315]。

（三）镁稳态的调节

肠道及肾脏调节镁的平衡（图 7-9）[286]。通常饮食每日摄入 200～300mg 的镁。有 75～150mg 的镁于空肠及回肠部分通过细胞旁路被动吸收[320-325]。镁跨细胞途径的重吸收通过肠道顶端膜及肾脏上皮细胞的 TRPM6 蛋白（家族性低镁血症患者体内发现有该蛋白的变体）调节[145, 326]。TRPM6 蛋白的同系物 TRPM7 在身体各处均有表达，参与维持全身的镁离子平衡及多种细胞活动，如细胞增殖、细胞黏附与迁移等[327-335]。TRPM7 可同 TRPM6 结合形成异构复合体，是 TRPM6 发挥活性及上皮细胞对镁的重吸所必需的[336, 337]。约 30mg 镁通过胰腺和肠道的分泌作用进入肠管，使镁净吸收量约为每24 小时 130mg。进入肠道而未被肠道吸收的镁最终随粪便排出（120～150mg）。而被肠道吸收的镁将进入细胞外液并参与骨骼及软组织的物质交换。约 130mg 镁随尿液排泄（约等于净吸收量和肠道吸收量）。

在动物及人体试验中，给予低镁饮食引起了尿液及粪便中镁含量的迅速减少，且出现负镁平衡[338-347]。而应用含镁制剂则引起肾脏排镁增加[348-350]。与钙、磷代谢过程不同，尚未发现有激素或分子可

在镁失衡时发挥调节肠道镁吸收或肾脏镁排泄的功能[286, 351, 352]。

（四）镁经肾小管重吸收

体内每日约 10% 的镁经过肾小球滤过（每 24 小时约 3000mg）。血液中 75% 的镁是可滤过的。尿液对镁的排泄量约为每 24 小时 150mg，故大部分滤过镁经肾小管被重吸收（约 95%）。

1. 镁离子在近端小管的重吸收

15%～20% 的滤过镁在近端小管发生重吸收（图 7-10）。其中的细胞及分子机制尚不清楚，但依据推测可能通过细胞旁路，以及可能受 Na^+ 和水的重吸收形成的浓度梯度所驱动。细胞中液体同超滤

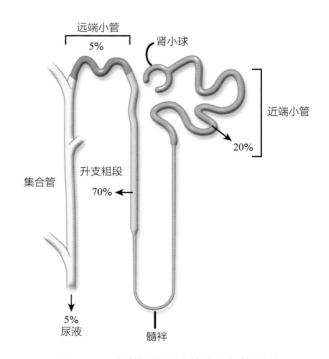

▲ 图 7-10　滤过的镁沿肾小管重吸收的百分比

液中镁的比例可达 1.65，提示该部分对镁离子的通透性可能很弱[353]。

2. 镁离子在髓袢升支粗段的重吸收

大部分滤过镁在 TALH 被重吸收，同样是通过细胞旁途径，其中 claudin-16 是关键成分[199, 201, 354-361]。同前文所述的 Ca^{2+} 转运过程相似，claudin-16 及 claudin-19 结合形成阳离子选择性细胞旁路[199, 200]，直接调节 Mg^{2+} 的重吸收，或者形成 NaCl 弥散的势能，为 Mg^{2+} 通过细胞旁重吸收提供驱动力。CLDN16、CLDN19、SLC12A1、KCNJ1 基因，以及维持 TALH 正常功能所需蛋白的编码基因 CLCNKB 等发生突变将引起尿镁排泄过多及低镁血症。claudin-10 同样大量表达在 TALH。其异构体的主要形式 claudin-10b 在空间分布上不同于 claudin-16 和 claudin-19，主要在 TALH 的髓质部分表达，充当细胞旁途径中的 Na$^+$ 通道[362]。Cldn10 基因缺失小鼠细胞旁路途径的 Na$^+$ 吸收减少，伴发高镁血症及肾钙沉着症[363]。在 TALH 离体灌注实验中，claudin-10 缺失小鼠细胞旁路途径钠离子的通透性减弱，Ca^{2+} 及 Mg^{2+} 的通透性增强。这表明 claudin-10b 通过 TALH 前段内腔的正电压驱动细胞旁路 Na$^+$ 的重吸收，后抑制皮质部分利于二价阳离子重吸收的电位环境。近期研究发现有不同程度高镁血症、低钙血症、低尿钙症及低血钾代谢性酸中毒，以及若干肾脏以外的异常表现，如无汗症、无泪症、口腔干燥及鱼鳞病的家族患者出现 claudin-10，特别是 claudin-10b 的变异[364-366]。图 7-11 展示了镁在 TALH 的转运机制。

高镁血症会抑制镁在 TALH 的重吸收，其原因可能因为高镁血症降低了细胞旁扩散的浓度梯度[367]。相应地，低镁血症或镁缺乏能够促进镁在 TALH 的重吸收[368]。这些也是肾脏排泄镁的主要生理调节因素。

3. 镁离子在远端小管的重吸收

5%～10% 的滤过镁通过跨细胞途径在远曲小管重吸收。Mg^{2+} 自顶端膜通过 TRPM6 和 TRPM7 组成的通道复合体被认为是重吸收过程的限速步骤[326, 336, 337]。表皮生长因子（EGF）可促进 TRPM6 转运至质膜[369]。Mg^{2+} 自顶端膜流入的驱动力是管腔跨顶端膜电梯度，其中调定点受顶端电压门控性钾通道 Kv1.1 传导作用的调控[370]。以上所述解释了

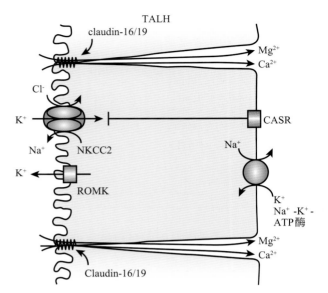

▲ 图 7-11 髓袢升支粗段（TALH）细胞内镁的转运机制

大部分的镁通过旁细胞机制重吸收。claudin-16 和 claudin-19 被认为直接转运钙离子及镁离子，但它们也被认为主要的角色是允许重吸收的钠离子反流，建立氯化钠弥散电势，从而间接易化二价阳离子重吸收。CaSR. 钙敏感受体；NKCC2. Na$^+$-K$^+$-Cl$^-$ 协同转运蛋白；ROMK. 肾外髓钾通道

TRPM6、EGF 前体及 Kv1.1 等发生突变导致低镁血症的遗传原因（关于遗传性低镁血症的讨论，详见第 44 章）。

目前尚不清楚镁穿出基底外侧膜进入胞间隙的机制。因 CNNM2 编码一种位于基底膜、受 Mg^{2+} 缺乏调控的跨膜蛋白，其变异会导致 Mg^{2+} 流失，有观点猜测 CNNM2 或对该过程产生影响[371]。CNNM2 曾被推断为 Mg^{2+} 通道或 Mg^{2+} 敏感 Na$^+$ 通道[372, 373]，但尚未发现其他证据证明其具有承载镁离子转运的功能[374]。

另外一种值得关注的可能性为 SLC41A1，一种表达在哺乳动物细胞内的细菌 MgtE Mg^{2+} 转运蛋白同源体[375]，具有 Na$^+$-Mg^{2+} 交换体的功能[376]。有趣的是，近期又发现 SLC41A1 突变会导致肾单位肾痨的某种表现型[377]。由于 Mg^{2+} 是以需要能量消耗的主动运输方式自基底膜排出远端小管，则 Na$^+$-K$^+$-ATP 酶或在其中发挥一定的间接作用。Na$^+$-K$^+$-ATP 酶 γ 亚基 FXYD2 的突变会导致显性单纯性低镁血症，故 FXYD2 或也参与上述过程。转录辅助因子肝细胞核因子 1B（HNF1B）及蝶呤甲醇胺脱水酶（PCBD1）协同激动 FXYD2 的启动子，故两

者之一发生突变也同样地引起低镁血症[378, 379]。

最后，远端小管基底膜外侧 K^+ 通道 Kir4.1 发生突变可引起称为 SeSAME 或 EAST 的低镁血症相关的综合征[380, 381]。目前认为 Kir4.1 可通过使 K^+ 穿过基底膜再循环，而使 Na^+–K^+–APT 酶实现 Na^+ 的转运，促进的 Mg^{2+} 重吸收。图 7–12 展示了上述蛋白在远曲小管细胞中的位置。

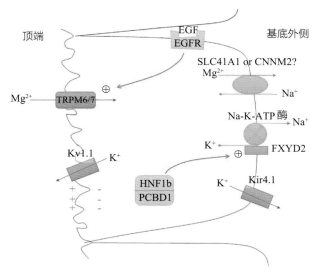

▲ 图 7-12　镁在远端小管细胞转运的机制

大部分的镁的重吸收通过跨细胞机制。受钾通道 Kv1.1 膜电压驱动，镁离子通过 TRPM6/7 异质通道进入顶端。它的出口途径未知，但可能是通过 CNNM2 或 SLC41A1，也许是作为外侧 Na^+– Mg^{2+} 转运体。主动排泄可能是通过由 Na^+–K^+–ATP 酶 α 亚单位和辅助亚单位 FXYD2 产生的钠离子梯度所驱动。基地外侧的 K^+ 通道 Kir4.1 回收的钾离子可通过 Na^+–K^+–ATP 酶进入。参考其他调节因子的章节。EGF. 表皮生长因子；EGFR. 表皮生长因子受体

（五）肾脏对镁转运的调节

多种因素可改变镁在肾脏的重吸收（表 7–3）*。除镁水平过高或不足以外，不清楚这些因素是否是镁在生理方面的重要调节成分。因此，尽管在注入各种物质或阻断其活性后注意到对尿液中镁排泄的影响，但不清楚这些变化是否随体内这些因素浓度的生理变化而发生。此外，效应物质的浓度不会随着血清镁浓度的变化以适当的方式发生变化。因此，很难证明激素的内稳态，即激素（甲状旁腺激素、胰高血糖素、精氨酸升压素等）的浓度随镁浓度的变化而变化，进而改变镁的潴留或浓度。

---

*. 参考文献 [205, 261, 338–341, 343, 348–350, 382–410]

表 7–3　**Factors Altering the Reabsorption of Magnesium in the Kidney**

Substance	Effect
Peptide hormones	
Parathyroid hormone[205, 383–387]	Increase
Calcitonin[387–395]	Increase
Glucagon[396, 397]	Increase
Arginine vasopressin[398]	Increase
Insulin[399]	Increase
β-Adrenergic agonists	
Isoproterenol[382]	Increase
Prostaglandins PGE$_2$[400]	Decrease
Mineralocorticoids	
Aldosterone	Increase
1, 25-dihydroxyvitamin D$_3$[401]	Decrease
Magnesium	
Restriction[338–341, 343]	Increase
Increase[348–350]	Decrease
Metabolic alkalosis[261, 402, 403]	Increase
Metabolic acidosis[261, 402, 403]	Decrease
Hypercalcemia[404]	Decrease
Phosphate depletion[405, 406]	Decrease
Diuretics	
Furosemide	Decrease
Amiloride[408, 409]	Increase
Chlorothiazide[407, 410]	Increase

PGE$_2$.Prostaglandin E$_2$.
From Dai LJ, Ritchie G, Kerstan D, et al. Magnesium transport in the renal distal convoluted tubule. *Physiol Rev.* 2001;81:51–84.

三、肾脏中磷的转运

（一）磷在细胞活动中的作用

磷是羟基磷酸的关键成分，是骨矿物质、核酸、生物活性信号蛋白、磷酸酶和细胞膜的主要成分之一[411–414]。磷长期缺乏可导致严重的生物学问题，例如引起骨矿化受损，导致骨软化或佝偻病；引起红细胞、白细胞和血小板功能受损；引起细胞膜完整性破坏导致横纹肌溶解及心脏功能受损[415–417]。磷酸盐平衡需通过一系列复杂的激素调节及局部代

谢调节来维持。在磷平衡状态下，磷的摄入与排出相等。磷酸盐吸收、排泄和重吸收的主要器官是肠道和肾脏（图 7-13）。正常饮食通常含有约 1500mg 磷。其中约 1100mg 主要在空肠被吸收，约 200mg 的磷通过胰腺和肠道分泌物分泌到肠道中，这样机体 24h 内净吸收磷约 900mg。未在肠道中吸收或分泌到肠道中的磷最终随粪便排出。吸收的磷进入细胞外液池，根据需要（约 200mg）进出骨骼（较少程度地进出软组织）。约 900mg 磷（相当于肠道吸收的量）通过尿液排出体外。

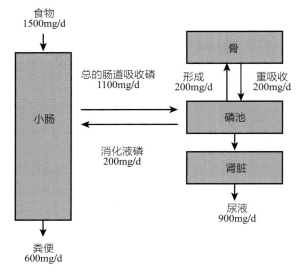

▲ 图 7-13 人体内磷的稳态

（二）磷以多种形式存在于血液中

体内约 85% 的磷存在于骨骼中，14% 存在于软组织的细胞中，1% 存在于细胞外液中。在哺乳动物中，骨骼含有大量的磷（每 100g 无脂肪组织中约 10g）；相比之下，肌肉的磷含量为每 100g 无脂肪组织中 0.2g，新鲜大脑组织的磷含量为每 100g 组织中 0.33g[418]。磷几乎存在于每一种体液中。在人类血浆或血清中，磷以无机磷或磷酸盐（Pi）、磷脂和磷酸酯磷的形式存在。血清总磷浓度为 8.9～14.9mg/dl（2.87～4.81mmol/L），无机磷（磷酸盐、Pi）浓度为 2.56～4.16mg/dl（0.83～1.34mmol/L）（这是通常临床测量的，称为血清磷，参考范围随年龄变化而变化）[419]，磷酸酯磷浓度为 2.5～4.5mg/dl（0.81～1.45mmol/L），磷脂浓度为 6.9～9.7mg/dl（2.23～3.13mmol/L）（表 7-4）[418]。

表 7-4 成人血液中磷的分布及浓度（mmol/L）

磷化合物	红细胞	血浆
磷酸酯	12.3～19.0	0.86～1.45
磷脂	4.13～4.81	2.23～3.13
无机磷	0.03～0.13	0.71～1.36

（三）磷动态平衡的调节：整体观

肠道前馈和激素反馈系统（PTH：维生素 D 内分泌系统和磷脂酸）可能控制磷平衡（图 7-14）。高磷餐可促发几分钟至数小时内出现的短期反应，这对肠道前馈机制调节磷平衡很重要，而长期变化是由循环中 PTH、$1\alpha,25(OH)_2D_3$ 和磷脂蛋白（如成纤维细胞生长因子 -23）的浓度变化引起[86, 420-423]。在啮齿动物中显示，肠道信号可迅速改变肾脏磷的排泄，以应对十二指肠磷浓度的变化[421]。

PTH、$1\alpha,25(OH)_2D_3$ 和 FGF-23 长期控制磷平衡（数小时到数天）[85, 86]。这些激素和细胞因子的浓度由磷调节以利于维持正常磷浓度。图 7-15 显示了在低或高膳食磷情况下已知的生理变化。血清磷酸盐浓度的下降，如磷摄入量减少，可导致离子钙浓度增加，PTH 分泌减少，随后肾排磷也会减少。同时，通过独立于 PTH 的机制，肾 25- 羟维生素 D $1\alpha-$ 羟化酶活性增加，增加 $1\alpha,25(OH)_2D_3$ 合成，从而促进肠道磷吸收和肾脏磷的再吸收[88, 92, 94, 99-105]。相反，随着磷酸盐摄入量增加，钙浓度降低，甲状旁腺的 PTH 释放增加。PTH 实际上有两个相反的效果：它增加尿磷酸盐排泄，但也通过刺激肾 25- 羟维生素 D-$1\alpha-$ 羟化酶的活性增加合成 $1\alpha,25(OH)_2D_3$；净效应是增加肾磷酸盐排泄。血清磷酸盐浓度的增加同时抑制肾 25- 羟维生素 D-$1\alpha-$ 羟化酶从而减少 $1\alpha,25(OH)_2D_3$ 的合成。降低 $1\alpha,25(OH)_2D_3$ 浓度可降低肠道磷吸收及肾磷酸盐再吸收。所有这些因素倾向于使血清磷酸盐浓度回到正常范围。

FGF-23 和 sFRP-4 抑制肾磷酸盐重吸收[98, 424-432]。它们降低 25-羟维生素 D-$1\alpha-$羟化酶的活性[424, 430, 433-438]，而 IGF-1 则升高酶活性[96]（图 7-15）。在肿瘤引起的骨软化症（TIO）[427, 439-441]、常染色体显性（遗传性）高磷血症性佝偻病（ADHR）、X 连锁高血症性佝偻病（XLH）和常染色体隐形（遗传性）高磷

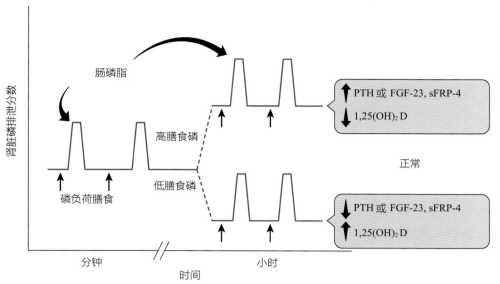

◀ 图 7-14　**肠道前馈和激素反馈系统负责控制磷稳态**
肠腔磷酸盐浓度的变化（磷负荷膳食）导致化学信号（肠内磷脂）的产生从而在数分钟内改变肾脏中对磷的排泄。饮食中磷含量的长期变化导致甲状旁腺素、1α,25- 二羟维生素 D_3 和磷脂的浓度变化，如图所示，这会影响肾脏在数小时内的磷的排泄。（磷稳态）被认为由肠道前馈信号介导的短期变化和慢性基线构成。PTH. 甲状旁腺激素

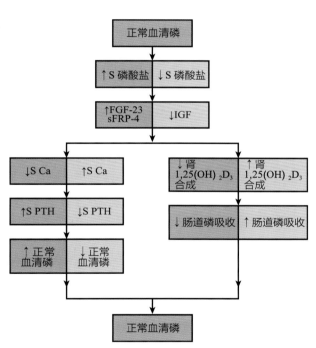

▲ 图 7-15　**成纤维细胞生长因子 -23（FGF-23）、sFRP-4（分泌的皱褶相关蛋白 4）、胰岛素样生长因子（IGF）、甲状旁腺激素（PTH）和 1α, 25- 二羟维生素 D 的变化，以及血清磷扰动后肠磷吸收或肾脏磷重吸收的生理变化**

血症性佝偻病（ARHR）[425, 430, 432, 442] 中，FGF-23 诱导肾丢失磷酸盐。从生理学角度来看，FGF-23 和 sFRP-4 浓度由膳食磷的摄入量和磷酸盐的血清浓度调节是合理的。在人类中，尽管短期内摄入高磷膳食可明确诱导剂量依赖性磷酸尿，但不会增加血清 FGF-23 浓度[422, 443]。然而，其他在几天或几周内进行的临床研究表明，在饮食中磷酸盐含量发生变化后，血清 FGF-23 浓度发生了变化[444, 445]。在小鼠中，Perwad 等发现，高磷酸盐饮食 5 天内可升高，而低磷酸盐饮食可降低这些动物的血清 FGF-23 水平[446]。血清 FGF-23 的变化与血清磷酸盐浓度的变化相关。笔者实验室对喂食低、正常或高磷酸盐食物的老鼠进行的研究表明，在改变饮食 24h 内，喂食低磷酸盐饮食的动物血清 FGF-23 水平显著降低，喂食高磷酸盐饮食的动物血清 FGF-23 水平显著升高，FGF-23 水平与高磷摄入的动物中的血磷无关[98]。

（四）肾单位对磷的重新收

几乎所有的血清磷酸盐在肾小球中被滤过[447]。在正常磷酸盐摄入的饮食，且甲状旁腺完好的情况下，大约 20% 滤过的磷酸盐被排泄。80% 则由肾小管重吸收。沿肾单位分布的近端小管是磷酸盐重吸收的主要部位[447]（图 7-16）。在具有完整甲状旁腺的动物中，近端小管后段和远端肾小管前段之间几乎不重吸收磷酸盐[448-456]。然而，在缺乏 PTH 的情况下，近端小管后段和远端肾小管前段之间磷酸盐被明显地重吸收[451]。磷酸盐在近曲小管的转运率大约是近直小管的 3 倍[457]。肾脏对磷酸盐处理的特点是肾内的异质性，反映了单个肾单位内磷酸盐处理的节段性差异及肾单位间的异质性[448, 452, 457, 458]。

磷酸盐的摄入由位于 PT 细胞顶端的钠 - 磷共转运体（NaPi+Ⅱa/Slc34A1 和 NaPiⅡc/Slc34a3）进

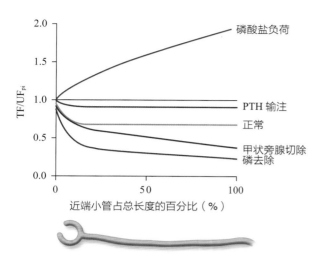

▲ 图 7-16　近端小管是肾单位磷酸重吸收的主要部位

饮食中磷酸盐负荷或剥夺、甲状旁腺激素（PTH）输注或甲状旁腺切除术对近端小管磷吸收的影响。PTH. 甲状旁腺激素；TF/UFPi. 管液与超滤磷酸盐浓度的比值

行调节[459-482]。对这些磷酸盐转运分子的结构和生理学的广泛回顾，读者可根据参阅相关文献[459-482]。钠－磷共转运体是高度同源的，预测其有类似的结构。*NaPi-Ⅱa/Slc34a1* 基因敲除的小鼠表现出肾磷酸盐丢失和 PT 刷状缘膜囊泡磷酸盐吸收减少[483]（图 7-17）。在人类中，*SLC34A1* 突变与低磷酸盐血症和尿磷酸盐丢失、尿路结石或骨脱矿有关[484]。据估计，NaPi-Ⅱa 转运体负责约 85% 的近端小管磷酸盐转运，并与低磷饮食的动物中适应性小管磷酸盐转运增加有关[483, 485]。具有结构性或肾脏特异性 *NaPi-Ⅱc/Slc34a3* 基因敲除的小鼠磷酸盐排泄或磷酸盐血清浓度并无异常[486, 487]。这与人类形成鲜明对比，在人类中，*SLC34A3* 突变与低磷血症性佝偻病合并高钙尿症有关[488, 489]。近端小管细胞的外侧膜上磷酸盐的排出可以通过异向性和多向性反转录病毒受体（xenotropic and polytropic retroviral receptor，Xpr1）进行调节[490]。有条件 *Xpr1* 敲除的小鼠表现出小管功能障碍，包括糖尿、氨基酸尿、高尿钙和磷酸尿，并可发展为低磷血症性佝偻病。在培养的近端小管细胞中，Xpr1 缺乏显著减少磷酸盐的摄入，并减少 NaPi-Ⅱa 和 NaPi-Ⅱc 共运子的表达。

NaPi-Ⅱa/Slc34A1 与细胞内蛋白，即钠氢交换调节因子 -1（NHERF-1）之间的相互作用，调节近端小管细胞细胞表面 NaPi-Ⅱa/Slc34A1 及 NaPi-Ⅱc/Slc34a3 的量[491-510]。NHERF-1 与 NaPi-IIa/Slc34A1

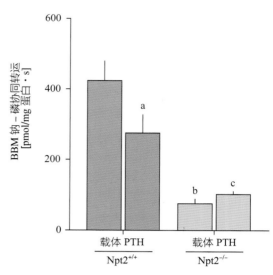

▲ 图 7-17　NaPi-IIa 基因敲除显示肾脏磷丢失和对甲状旁腺激素（PTH）反应减弱

如图显示了 PTH 和对照对 Npt2[+/+] 和 Npt2[-/-] 小鼠刷状缘（BBM）钠－磷共转运体的影响。a. PTH 在 Npt2[+/+] 小鼠的效应，$P < 0.0015$；b. 空白处理小鼠基因表型的效应，$P < 0.0001$；c. PTH 处理小鼠基因表型的效应，$P < 0.0041$（改编自 Zhao N, Tenenhouse HS. Npt2 gene disruption confers resistance to the inhibitory action of parathyroid hormone on renal sodium-phosphate cotransport. *Endocrinology* 2000; 141: 2159-2165.）

蛋白结合，可将 NaPi-Ⅱa/Slc34A1 蛋白保留在近端小管细胞表面；当 NaPi-Ⅱa/Slc34A1 与 NHERF-1 分离时，NaPi-Ⅱa/Slc34A1 被胞吞，磷酸盐吸收减少，这一过程通过蛋白激酶 C 的激素诱导和 NHERF-1 PDZ 域中特定丝氨酸和苏氨酸残留物的磷化而激活[495, 500, 506, 511-514]。Ezrin 是一种促进 NHERF-1 与细胞骨架关联的蛋白质，在近端小管磷酸盐运输的调节和近端小管细胞中 NaPi-Ⅱa/Slc34A1 的表达中也起着一定的作用[515, 516]。Ezrin 敲除小鼠表现出低磷酸盐血症和骨软化，在 PT 的顶端膜上 NaPiIia/Slc34A1 和 NHERF-1 的表达也减少。图 7-18 中显示了与磷进出细胞相关的细胞事件。

（五）肾脏对磷酸盐转运的调节

1. 膳食磷

膳食磷酸盐摄入量对尿磷排泄的影响长时间已广为人知[448, 517-532]。在高磷饮食的动物中，磷酸盐的重吸收减少，而磷酸盐摄入量低的动物则重吸收几乎 100% 的滤过液中的磷酸盐 *。这些改变与同

---

*. 参考文献 [182, 219-228, 234, 240, 241, 354, 553, 534]

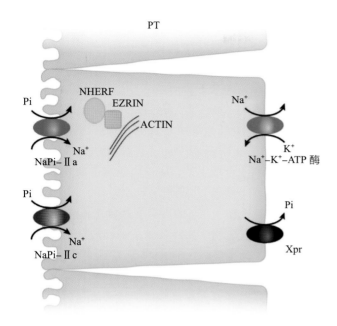

PT

NHERF
EZRIN
ACTIN

Pi
NaPi-Ⅱa
Na⁺

Na⁺
K⁺
Na⁺–K⁺–ATP 酶

Pi
NaPi-Ⅱc
Na⁺

Pi
Xpr

▲ 图 7–18　磷酸盐通过近端小管细胞转运的机制

顶端摄取由钠磷协同转运蛋白Ⅱa 和Ⅱc 介导。位于细胞基底外侧的 Na⁺–K⁺ ATP 酶在细胞内提供了一个钠梯度，使这些钠磷协同转运体吸收钠和磷。通过与 NaPi Ⅱa 蛋白结合，NHERF–1 将 NaPi Ⅱa 蛋白保留在近端肾小管细胞的表面，从而增强磷酸盐的摄取；当 NaPi Ⅱa 与 NHERF–1 分离时，由于 NaPi Ⅱa 的胞吞作用，磷酸盐的摄取减少，蛋白激酶 C 的激素诱导和 NHERF–1 的 PDZ 结构域上特异丝氨酸和苏氨酸残基的磷酸化激活的过程。Ezrin，一种促进 NHERF–1 与肌动蛋白细胞骨架结合的蛋白质，也调节近端小管磷酸转运。Ezrin 基因敲除小鼠出现低磷血症和骨软化，近端小管顶端膜 NaPi Ⅱa/Slc34A1 和 NHERF–1 表达减少。异种和多向逆转录病毒受体（Xpr1）在基底外侧细胞表面磷酸的挤压中起作用。PT. 近端小管

步发生的 NaPi–Ⅱa 和 NaPi–Ⅱc 含量有关[535, 536]。在婴儿和儿童中，磷酸盐重吸收率高，以保持生长所需的正磷酸盐平衡[537, 538]。相反，在老年人中，磷酸盐重吸收率下降[539]。

虽然膳食磷缺乏或过量可引起血浆相应激素浓度发生显著变化以达到增加或减少磷的重吸收（图 7–15），但肾小管对磷的重吸收的急性变化可以也可独立于这些激素的变化[421, 540–543]。当将磷酸盐注入大鼠的十二指肠时，肾磷酸盐排泄在 10min 内增加，而血清磷浓度没有变化[421]。高磷饮食引起的磷重吸收的改变与血浆磷浓度和滤过液磷无关。将氯化钠注入十二指肠不会引起此种改变。肾磷酸盐排泄的增加与 PTH 无关，因为甲状腺–甲状旁腺切除术不会改变这一过程。十二指肠注射磷酸盐后 PTH 的血清浓度不变，其他磷酸肽（如 FGF–23 和

sFRP–4）的血清浓度保持不变。水性十二指肠提取物含有一种磷酸物质，可能是一种蛋白质。检测到肠道内磷酸盐浓度变化的过程或途径尚未明确，尽管已推断可能存在 "磷酸盐传感器"[544]。然而，近期的一项研究提示这种肠道磷酸盐传感机制在人体并不存在[545]。

培养的肾近端小管细胞使用低磷的培养基时，具有增加磷酸盐转运的内在能力[540–543]。低磷介导的钠–磷共转运体的上调涉及两种机制：钠–磷共转运体的快速表达（早期，2h 后）增加，这与 mRNA 合成或稳定性无关；以及延迟效应（晚期，4~6h 后），导致 NaPi–4mRNA 含量增加[542, 546]。短期磷剥夺引起的磷重吸收增加与肾脏多巴胺和（或）β 肾上腺受体合成减少有关，因为多巴胺或蛋白醇的注入可恢复在短期（少于 3 天）磷丢失情况下尿磷对 PTH 反应[547–549]。相反，多巴胺也可以调节高磷饮食的急性尿磷作用[499]。NaPi–Ⅱa 转运体在大脑中表达，由饮食磷调节，这表明膳食磷可以调节神经元和调节肾磷的排泄[550]。在血浆磷浓度低的情况下增加脑脊液磷浓度逆转了对低磷饮食的适应，表明大脑中的磷浓度不仅调节中枢，且调节了肾脏表达 NaPi–Ⅱa 转运体。应注意的是血清磷浓度的变化也会改变 1α,25(OH)₂D₃ 合成及其血清浓度[88, 92, 94, 99–105]。1α,25(OH)₂D₃ 注射后可增加肾脏尤其在近端肾单位重吸收磷[68, 551–557]。

2. 甲状旁腺激素

甲状旁腺切除术减少肾磷的排泄，反之，PTH 注射通过改变 PT 对磷的重吸收增加尿磷排泄[558–562]（图 7–16）[450–454, 563]。近直小管是 PTH 调控磷转运作用的重要部位，在磷最终排泄的调控中可能是至关重要的[449, 455, 458, 564]。PTH 通过调节肾脏中的钠–磷共转运体来维持磷平衡。这是由 PTH/PTHrP 受体在顶端膜通过蛋白激酶 C（PKC）信号、在基底膜通过 cAMP/PKA 和 PKC 进行调节。这导致 NaPi–Ⅱa 和 NaPi–Ⅱc 共转运体的胞吞并在溶酶体降解[469, 474, 565, 566]。这些转运体通过 PTH 1–34 而非 PTH 3–34 减少其在近端小管细胞顶端边缘的数量[479, 480]。NaPi–Ⅱa（Slc34a1）基因异常的小鼠与野生型小鼠比较磷排泄增加，并对 PTH 的尿磷排泄作用产生抵抗（图 7–17），虽然环腺苷酸（cAMP）的反应正常[567]。有假设提出 PTH 的作用机制主要

是 PKC 介导的 NHERF-1 上 PDZ 域的磷酸化。这导致 NaPi-Ⅱa/NHERF-1 复合物的分离，将 NaPi-Ⅱa 从顶端表面释放并发生内化[500, 506]。

在某些情况下，PTH 的磷酸化尿液作用是减弱或缺失的，例如短期磷丢失或急性呼吸性碱中毒。在这些情况下，PTH 对抑制近端小管磷重吸收作用是完好的。然而，磷的释放增加导致下游近直小管对磷的重吸收增加[455, 458, 564]。这些研究表明，PTH 在近曲小管结和近直小管中对磷的重吸收的调节可能通过不同的机制进行。需要注意的是，PTH 具有两个相反的作用：PTH 增加尿磷排泄，但同时也通过刺激肾脏 25(OH)D_3-1α- 羟化酶增加 1α,25(OH)_2D_3 的合成[88, 92, 94, 99-105]。

3. 维生素 D 和维生素 D 代谢物

膳食磷缺乏或低磷血症可诱导 25(OH)D_3-1α- 羟化酶活性增加[88, 92, 94, 99-105]。低磷饲料饲养的小鼠或大鼠，与正常饲料饲养伴限磷 24h 的小鼠或大鼠相比，25- 羟基维生素 D_3-24- 羟化酶 [肾脏一种参与 1, 25(OH)_2D_3 分解代谢的酶] 的活性下降[83, 568, 569]。1, 25(OH)_2D_3 降低肾脏排磷[62, 68, 551-554]，但机制未明。VDR 突变小鼠表现为血磷降低；然而，VDR- 突变鼠和野生型小鼠相比，磷转运、通过肾皮质刷状缘细胞膜磷的分泌，或者 NaPi Ⅱc 的 mRNA 水平并没有差异，而与野生型小鼠相比，NaPi-Ⅱa 蛋白表达和 NaPi-Ⅱa 共转运体免疫反应信号在 VDR 基因敲除小鼠中轻微但显著减少[536]。当给 VDR 基因敲除小鼠喂养低磷食物，血磷浓度下降比野生型明显。其他研究表明，在 VDR 及 25(OH)D-1α- 羟化酶缺失突变的小鼠均表现出与野生型类似的磷缺失后适应性 NaPi-Ⅱa 蛋白升高[570]。然而，当这些小鼠被饲喂高磷食物，与野生型小鼠相比，VDR 和 25- 羟基维生素 D-1α- 羟基酶 - 缺失突变小鼠的磷排泄较少。据报道，与正常大鼠相比，在维生素 D- 缺乏大鼠中，NaPi-Ⅱa 转运蛋白和 mRNA 在近髓部位而非肾皮质小管种减少[571]。

4. 胰岛素、生长激素和胰岛素样生长因子

在人类和动物模型中胰岛素可降低血浆磷和磷的排泄[572-575]。这种肾脏对磷的重吸收增加与血糖、PTH、磷的水平或尿钠排泄无关。显微穿刺研究[573] 显示高胰岛素血症的犬磷重新收增强，注射生长抑素降低血浆胰岛素水平后磷的排泄增加[576]。

在发育中的动物中发现生长激素降低磷的排泄，并可能增加磷的重吸收导致正磷平衡[577, 578]。向未成年的大鼠注射生长激素拮抗剂 4 天与磷排泄增加和磷吸收转运能力下降有关[579, 580]。在幼年大鼠抑制生长激素与 NaPi-Ⅱa 表达减少及磷排泄增加有关[581]。给予生长激素可增加刷状缘膜微泡磷的摄入[582]。由于生长激素增加了肾脏胰岛素样生长因子 -1（IGF-1 合成）[583]，生长因子对于磷的重吸收可能因 IGF-1 而起[577, 583-588]。

5. 肾脏神经、儿茶酚胺、多巴胺及血清素

大量研究表明，急性肾脏去神经或给予儿茶酚胺可改变磷的重吸收，与 PTH 无关[547, 589-601]。急性肾脏去神经后可通过增加多巴胺的产生及降低 α 肾上腺素受体或 β 肾上腺素受体活性来增加尿磷的排泄[602, 603]。肾上腺素降低血磷，可能是通过将磷从细胞外转移到细胞内。普萘洛尔可阻断异丙肾上腺素输注后的低磷血症，提示 β 肾上腺素受体参与其中。异丙肾上腺素的输注可显著增强正常大鼠和低磷血症小鼠的肾脏磷的重吸收[600, 604]。通过注射普萘洛尔可阻断急性呼吸性碱中毒时磷重吸收增加及 PTH 引起尿磷增加的反应减弱，提示此时 β 肾上腺素受体的激活可能发挥着作用。通过给予 OK 细胞肾上腺素刺激 α 肾上腺素受体，可减弱 PTH 诱导的 cAMP 水平增加和对磷转运的抑制[605]。在体内刺激 α_2 肾上腺素受体也被证明可以减弱对 PTH 的增加尿磷[548]。多巴胺、左旋多巴、葡萄糖多巴或多巴胺前体的输注，在没有 PTH 的情况下增加了磷的排泄[606-608]。多巴胺能降低 OK 细胞和兔近直小管磷的转运[599, 609-614]。膳食中磷的摄入量会增加尿中多巴胺和磷的排泄[615]。卡比多巴对大鼠内源性多巴胺合成的抑制导致多巴胺和磷排泄减少，提示内源性多巴胺在磷调节中的作用[595, 603]。OK 细胞的研究表明，添加多巴胺或左旋多巴可选择性地降低磷的摄取，进一步表明多巴胺在磷调节中的旁分泌作用。此外，磷含量丰富的 OK 细胞比磷缺乏的细胞从左旋多巴中产生更多的多巴胺[611]。多巴胺通过多种机制抑制磷的转运，包括激活 DA_1 和 DA_2 受体[610, 613, 614]。多巴胺通过激活管腔 D α_1 受体诱导 NAPIIIA 共转运体内化[609]。肾脏 PT 使用同一种酶，可将左旋多巴转化为多巴胺，也可从 5- 羟色胺酸合成 5- 羟色胺。用 5- 羟色胺或 5- 羟色胺酸培养

OK 细胞可增强磷的转运，并增加 5- 羟色胺参与肾脏磷转运生理调节的可能性[606, 612, 616, 617]。

6. 调磷因子（FGF–23，sFRP–4）

术语"调磷因子"（phosphatonin）被引入来描述在肿瘤诱导的骨软化症（TIO）患者中一个或多个抑制肾磷重吸收及改变 25(OH)D-1α- 羟化酶调节的因子[440]。Cai 等[430] 描述了一例 TIO 患者在肿瘤切除后低磷血症、肾性磷酸盐消耗、血清 1α-25(OH)$_2$D 降低的生化特征。已经确定了一些与磷酸盐消耗相关的因素，包括 FGF–23 sFRP–4、成纤维细胞生长因子 7（FGF–7）和基质细胞外磷酸糖蛋白（MEPE）。

研究最广泛的调磷因子是 FGF–23，一个 251- 氨基酸的分泌蛋白质[419, 425, 431, 618]。小鼠或大鼠腹腔注射重组 FGF–23，可诱导磷尿，抑制 25- 羟基维生素 D-1α- 羟化酶活性[419, 425, 431, 618]。诱导磷尿所需的最小序列位于氨基酸 176～210[431]。过表达 FGF–23 的转基因动物具有低磷血症、磷尿，并且显示出佝偻病的表型，伴血清 1α,25(OH)$_2$D 浓度降低或 25- 羟基维生素 D-1α- 羟化酶活性降低[433, 434, 619]。相反，*FGF–23* 基因敲除小鼠表现出高磷血症、磷酸盐排泄减少、血清 1α,25(OH)$_2$D 浓度及肾脏 25- 羟基维生素 D-1α- 羟化酶 mRNA 表达显著升高、血管钙化和早期死亡[434, 620]。据报道，敲除 FGF–23 缺失小鼠的 VDR 可挽救这一表型，支持维生素 D 在 FGF–23 缺失小鼠异常表型发病机制中的重要作用[621]。

FGF–23 与 FGF 受体 1c、3c 和 FGFR4 结合并发出信号[269]；Fgfr3 和 Fgfr4 在小鼠体内的作用尚未确定[622]。Han 等最近的研究表明，在 PT 中 Fgfr1 敲除的小鼠，其钠磷酸协同转运蛋白表达增加，高磷血症和对 FGF–23 的磷酸化尿液作用不敏感，提示 FGFR1c 在 PT 中起关键作用[623]。远端小管 Fgfr1 缺失导致高钙尿和继发性甲状旁腺功能亢进。协同受体 Klotho 是 FGF–23 发挥生物活性所必需的[269, 624]。*Klotho* 基因敲除小鼠具有与 FGF–23 基因敲除小鼠相同的表型，这一观察支持 Klotho 在 FGF–23 信号转导中的作用[625]，而人类的突变增加了 Klotho 水平，表现为 TIO 和 X 连锁低磷血症性佝偻病[626]。

FGF–23 的作用机制被认为是通过 ERK1/2 及糖皮质激素激酶 –1（SGK1）的下游信号通路传导[627]。SGK1 可反过来磷酸化 NHERF1，导致 NaPi–Ⅱa 转运体的解离，这些转运体被内化和降解，类似于 PTH 对其的调节[628]。该模型得到了以下观察结果的支持：当给予 NHERF1 敲除小鼠 FGF–23 时，不再产生磷酸尿[629]。最近的证据表明，Jak3 可能也参与了这一过程，因为 Jak3 基因缺失的小鼠有肾脏磷酸消耗和 FGF–23 水平的升高[630]。

FGF–23 的合成受 1α,25(OH)2D 的调节。增加 1α,25(OH)$_2$D 的剂量可在 24h 内增加 FGF–23 在血清中的浓度，但在 1α,25(OH)$_2$D 治疗 4h 后即可观察到统计学上的显著变化[631, 632]。在生理意义上，FGF–23 可能是 25- 羟基维生素 D-1α- 羟化酶的负反馈调节因子。

Wnt 拮抗剂 sFRP–4 在与肾磷酸盐消耗和骨软化相关的肿瘤中高度表达。重组 sFRP–4 在大鼠体内可引起尿磷排泄，可抑制低磷血症时 25- 羟基维生素 D-1α- 羟化酶的上调[424]。sFRP–4 降低了 PT 刷状缘膜 Na–Pi 共转运体的丰度，降低了肾脏 PTs 和 OK 细胞表面 Na–Pi–IIa 共转运体的表达[438]。sFRP–4 在具有 *phex* 基因整体敲除的 X 连锁低磷血症小鼠的骨样本和血清中表达增加，但在骨敲除 *phex* 基因的小鼠中不表达[633]。sFRP–4 蛋白在高磷饲料喂养 2 周的大鼠肾脏中的浓度增加，但在低磷饲料喂养的动物中没有增加，这表明 sFRP–4 可能在磷摄入量增加期间发挥作用[634]。这反过来表明，sFRP–4 在高磷饲料喂养的动物肾脏中的浓度发生了变化，并可能在长期适应高磷摄入方面发挥作用。

MEPE 在与肾磷酸盐消耗和骨软化相关的肿瘤中大量高表达[635]。重组 MEPE 在小鼠体内给药时可致磷酸尿，降低血清磷酸盐浓度[636]。有研究表明该蛋白能抑制近曲小管对磷酸盐的重吸收[637]，抑制负鼠肾细胞钠依赖性磷酸盐摄取，降低 PT 表达 NaPiⅡa 蛋白[638]。该蛋白也被证明能直接减少肠内磷的吸收[638]。MEPE 在体外能抑制骨矿化，MEPE 敲除小鼠骨矿化增加[639]。因此，MEPE 可能在 TIO 患者肾性磷酸盐消耗中低磷血症的发病机制中起重要作用。然而，MEPE 输注不能恢复 TIO 患者维生素 D 代谢的缺陷[636]。输注 MEPE 可降低血清磷浓度，MEPE 后血清 1α, 25(OH)$_2$D 浓度升高，这与低磷血症时的预期变化一致。因此，在 TIO 患者中，MEPE 可能参与低磷血症，但其他产物如 FGF-23 和 sFRP-4 通过抑制 25- 羟基维生素 D-1α- 羟化酶的活性来抑制 1α，25(OH)$_2$D 浓度。MEPE 可能在 X 连锁低磷血症佝偻病的发病机制中发挥作用，该病存在磷酸盐消耗，并有证据表明矿化缺陷与细胞外液中的低磷酸盐浓度无关[633]。MEPE 在 *Hyp* 突变及 *phex* 基因整体敲除小鼠中表达增加，但在 *phex* 基因骨特异性敲除的小鼠中不表达。尽管

Jain 等已经证明它与正常人的血清磷浓度有关，目前尚不清楚 MEPE 是否受磷酸盐浓度的调节[640]。另一种生长因子，FGF-7，也称为角质细胞生长因子，在与磷酸盐消耗和骨软化相关的肿瘤中过度表达[488]。FGF-7 抑制 OK 细胞中 Na$^+$ 依赖性的磷酸转运，我们已经证明 FGF-7 抑制肾脏磷酸再吸收。FGF-7 存在于正常血浆中，在肾衰竭患者中显著增加（个人观察）。FGF-7 是否受磷酸盐浓度调节尚不清楚。

肾脏对有机溶质的处理
Renal Handling of Organic Solutes

Volker Vallon　　Stefan Broer　　Sanjay K. Nigam　**著**

郑华清　　陈艳亭　**译**

杨天新　**校**

第8章

要 点

- 在血糖正常的成人中，肾脏每天过滤 160～180g 的葡萄糖（约占每日能量消耗的 30%），这些葡萄糖分别在近端小管的初端和末端被 SGLT2（约 97%）和 SGLT1（约 3%）重吸收。
- 小管中的 SGLT2 与 SGLT1 对基础总葡萄糖的重吸收能力的比值为 3∶1～5∶1。当更多葡萄糖被运输到近端小管末端时（如糖尿病患者或 SGLT2 被抑制的患者），SGLT1 的运输能力将大大增高（最高可达 80g/d）。
- GLUT1 表达水平与不同肾单位节段的糖酵解活性之间具有良好的相关性，表明了远端小管主要通过基底外侧 GLUT1 吸收葡萄糖产生能量供应。
- 有机阴离子转运蛋白长期以来都被认为是药物和毒素的主要转运蛋白，而现在则被认为具有参与转运内源性物质的生理作用。
- OAT1 和 OAT3 是肾小管基底外侧膜的主要转运蛋白，参与清除源自肠道微生物的毒素，而OCT2 被认为是清除氧化三甲胺的主要途径。
- 遥感和信号通路假说是系统生物学理论中关于转运蛋白 SLC 和 ABC 通过代谢物转运蛋白介导信号分子，肠道微生物代谢产物、营养素、尿酸、尿毒症中产生的毒素进入不同组织和体液间的"远程"通信。这一理论为理解尿毒症和高尿酸血症提供了一个框架。
- 氨基酸转运蛋白将氨基酸运输到细胞表面通常需要转运蛋白与辅助亚基形成异二聚体结构。由于异二聚体的形成和转运蛋白的冗余，肾脏氨基酸的转运具有遗传复杂性。
- 遗传性氨基酸尿症反映了氨基酸重吸收的四种主要途径。氨基酸逆向转运蛋白对阳离子和中性氨基酸在顶端膜和基底外侧膜中的转运起着重要的作用。

一、葡萄糖

肾脏是处理葡萄糖的主要场所。当大量葡萄糖经肾小球过滤时，几乎所有的葡萄糖随后都会被近端小管重新吸收，从而使健康人体内形成的尿液几乎不含葡萄糖。被近端小管重吸收的葡萄糖主要回收到肾小管周围毛细血管中，并作为其他远端小管

的能量来源或回到血液循环系统中。此外，除肝脏外，肾脏也能够通过糖异生产生内源性葡萄糖。因此，肾脏不仅使用葡萄糖作为燃料，也通过吸收过滤后的葡萄糖及产生新的葡萄糖来维持血糖水平和整体代谢平衡。这与个体的健康息息相关，尤其是在禁食状态下，并且被认为是糖尿病和高血糖的重要病理生理机制。因此，通过靶向肾脏葡萄糖重吸

收增加尿葡萄糖排泄的新药物已被开发，该药物不仅在降低血糖方面具有临床功效，而且对肾脏和心血管系统也具有保护作用。

（一）肾脏葡萄糖运输生理学

在包括人类在内的许多生物中，D- 葡萄糖在细胞内的摄取和代谢都被作为重要的能量来源[1, 2]。体内每天需要约 125g 的葡萄糖来维持大脑的运行。因此，葡萄糖的稳态受到精准的调节，各种内分泌激素（包括胰岛素和胰高血糖素）将血糖水平维持在 4～9mmol/L，这些激素通过靶细胞调节葡萄糖的摄取、储存及内源性葡萄糖的产生。

在正常血糖（约 5.5mmol/L 或 100mg/dl）和正常肾小球滤过率（glomerular filtration rate，GFR，约 180L/d）的条件下，葡萄糖能够被肾小球自由滤过，每天过滤 160～180g 的葡萄糖。这相当于约每日能量消耗的 30%，如果不被肾小管重新吸收，将会损失到尿液中。正常情况下，超过 99% 的滤过葡萄糖被近端小管重吸收（图 8-1）。如下文更详细地描述，近端小管中的葡萄糖重吸收涉

及钠 – 葡萄糖协同转运蛋白 2（sodium-dependent glucose transporters 2，SGLT2）和钠 – 葡萄糖协同转运蛋白 1（ sodium-dependent glucose transporters 1，SGLT1）两个钠 – 葡萄糖共转运蛋白，分别表达在近端小管的初端和末端上皮细胞刷状缘中。

钠 – 葡萄糖共转运是一个饱和过程，达到饱和时为最大运输能力（T_{max}）。肾脏葡萄糖的 T_{max} 在个体之间可能会有所不同，在健康女性和男性受试者中，肾脏平均 T_{max} 分别约为每天 430g 和 500g（约 300mg/min 和 350mg/min）[3, 4]。这相当于正常肾小管每天葡萄糖负荷（160～180g）的 3 倍。因此在正常血糖水平和滤过率的条件下，肾脏对葡萄糖的重吸收能力不会达到饱和。理论上，在滤过率正常的情况下，若达到 T_{max}，尿中葡萄糖应以 15.5mmol/L（280mg/dl）的血浆葡萄糖阈值水平排泄。然而，单个肾单位葡萄糖的 T_{max} 是可变的，因此，正常葡萄糖耐受的个体在血浆葡萄糖水平 10～11mmol/L（180～200mg/dl）的轻微升高下开始出现低水平的葡萄糖尿（图 8-2）。当血糖水平升至 15～16mmol/L

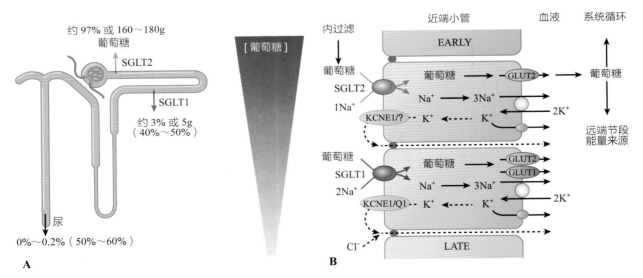

▲ 图 8-1　肾脏葡萄糖转运

A. 在正常血糖情况下，约 97% 的滤过葡萄糖在近端小管初端被 SGLT2 重吸收，剩下 3% 的葡萄糖在近端小管末端被 SGLT1 重吸收，使尿液中几乎不含葡萄糖。抑制 SGLT2 使葡萄糖重吸收转移到下游，进而揭示了 SGLT1 重吸收葡萄糖的能力（根据葡萄糖负荷，约为过滤后葡萄糖的 40%；参见括号中的数字）。B. 葡萄糖转运细胞模型基底膜外侧 Na^+-K^+-ATP 酶通过降低细胞内 Na^+ 浓度，产生负的内电压，为 SGLT2 和 SGLT1 通过顶端膜耦联葡萄糖提供驱动力。葡萄糖转运蛋白 GLUT2 和 GLUT1 介导了葡萄糖沿着化学浓度梯度穿过基底外侧膜进入细胞。钠 – 葡萄糖共转运是电化学的，伴有细胞旁 Cl^- 重吸收或跨细胞的 K^+ 分泌，以稳定膜电位。K^+ 通道 KCNE1/未知的 α 亚基和 KCNE1/KCNQ1 分别在近端小管的初端和末端传导。SGLT1. 钠 – 葡萄糖协同转运蛋白 1；SGLT2. 钠 – 葡萄糖协同转运蛋白 2；EARLY. 初段；LATE. 末端（经许可修改自 Vallon V. Molecular determinants of renal glucose transport. *Am J Physiol Cell Physiol.* 2011;300:C6–C8.）

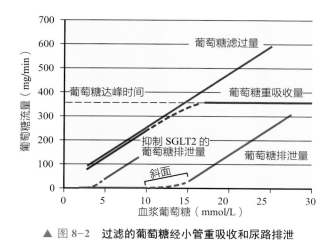

▲ 图 8-2 过滤的葡萄糖经小管重吸收和尿路排泄

肾小管对葡萄糖的重吸收能力随着滤过葡萄糖的负荷量呈线性增加，直到达到肾小管最大吸收能力（T_{max}），多余的葡萄糖将从尿中排出。理论上，在 T_{max} 约为 350mg/min 和肾小球滤过率正常的情况下，血糖阈值约为 15.5mmol/L。实际上，由于各个肾单位中 T_{max} 存在差异，导致正常个体中出现糖尿时的血浆葡萄糖浓度为 10~11.1mmol/L（见"斜面"）。抑制 SGLT2 降低了肾脏葡萄糖重吸收对 SGLT1 转运能力的影响，并使其功能向左移动，也就是说，它降低了肾脏葡萄糖阈值（约 3mmol/L）和 T_{max}（约 150mg/min）

以上时，尿中葡萄糖的排泄量将呈线性强劲增长。肾小球滤过率是葡萄糖负荷的决定因素，因此，糖尿出现在肾小球滤过率升高时的低血糖水平（如在妊娠或糖尿病中）；或者肾小球滤过率降低时的高血糖水平（如慢性肾脏疾病）。此外，SGLT2 和 SGLT1 的转运活性和表达水平的变化（见后文）有望进一步改变这种关系。

（二）SGLT2 在肾脏葡萄糖重吸收中的主要作用

20 世纪 80 年代早期，分离兔肾单位的实验发现近端小管初端和末端段对葡萄糖摄取率和亲和力存在差异[5]。后续研究证实近端小管葡萄糖转运的异质性是由于刷状缘膜中存在两种不同的葡萄糖转运蛋白[6]。这些研究包括膜泡运输、大鼠肾和兔肾分离的肾单位 mRNA 表达及相关基因的克隆，在 1981—1995 年大量研究证明了 SGLT2（*SLC5A2*）和 SGLT1（*SLC5A1*）是负责肾脏葡萄糖重吸收的主要基因和通路[5-14]。这些研究确定了低亲和力和高容量的 SGLT2 在"初端"近端小管（S_1/S_2 段）通过顶端膜摄取介导了大量管腔葡萄糖的重吸收。相比之下，高亲和力和低容量的 SGLT1 被认为可以"清除"近端小管（S_2/S_3 段）"末端"管腔残留的大部

分葡萄糖（图 8-1）。在此基础上，使用在啮齿动物和人类中经过充分验证的抗体，分别定位了 SGLT2 和 SGLT1 主要表达于近端小管初端和末端的刷状缘中[15-18]。在小鼠肾脏中，外髓质和刷状缘 SGLT1 蛋白表达水平在 S_2 段最高，在 S_3 段稍低[19]。在人类肾脏中，SGLT1 在 S_3 段表达最高[18]。通过肾脏静流微穿刺实验，论证了 SGLT2 的功能，缺乏 SGLT2 的小鼠完全缺失在近端小管初端对葡萄糖重吸收的能力[15]（图 8-3）。相比之下，缺少 SGLT1 的小鼠在近曲小管（PCT）对葡萄糖重吸收比值仅从 97% 降低至 94%[20]。

携带 SGLT1（*SLC5A1*）和 SGLT2（*SLC5A2*）基因突变的人类表型证明了它们对肾脏葡萄糖重吸收的重要作用。SGLT1 的突变会引起"小肠葡萄糖半乳糖吸收不良综合征"[孟德尔男性遗传（OMIM）182380]。由于 SGLT1 介导了新生儿肠道对葡萄糖的主动重吸收作用[21, 22]，SGLT1 突变的新生儿和缺乏 SGLT1[20] 的小鼠在暴露于半乳糖或葡萄糖饮食时可能出现危及生命的腹泻；然而，他们几乎没有葡萄糖尿。而 SGLT2 突变的个体存在持续的"家族性肾性糖尿"（OMIM 233100），1~100g/d，但没有肠道表型[23]。由于 SGLT2 的突变很少见，因此还没有得到很好的研究和充分的理解，但值得注意的是，在这些受试者中并没有发现其他并发症（如尿路感染或肾功能受损）[21, 23]。这一信息增加了开发 SGLT2 抑制剂作为潜在安全降糖药的理论基础（见后文）。与人类的表型一致，小鼠的遗传学和药理学研究表明，在正常血糖条件下，SGLT2 重吸收约 97% 的滤过后葡萄糖，而 SGLT1 介导了剩余 2%~3% 的葡萄糖的重吸收[15, 20, 24]（图 8-1 和图 8-3）。

（三）SGLT1 在近端小管末端显著的葡萄糖转运能力

在健康的人类受试者中，与啮齿类动物的表型相似，SGLT2 被认为可以重吸收超过 90% 的滤过葡萄糖，但在使用 SGLT2 选择性抑制剂后，仍能保持 40%~50% 比例的葡萄糖重吸收[25-27]（图 8-1）。实验模拟了缺乏 Sglt2（*Sglt2*$^{-/-}$）小鼠正常血糖的表型，发现肾脏葡萄糖重吸收比例在 10%~60%，与过滤后的葡萄糖量成反比，均值约为 40%[15]（图

8-3）。后续研究表明当 SGLT2 被抑制时，揭示了近端小管末端 SGLT1 对下游葡萄糖重吸收的能力（图 8-1 和图 8-3）。首先，间接证据来自于 Sglt2⁻/⁻

小鼠的微穿刺研究：这些小鼠在近端小管的初端没有葡萄糖重吸收；然而，与野生型（wild type，WT）小鼠[15]相比，微穿刺实验发现近端小管末端

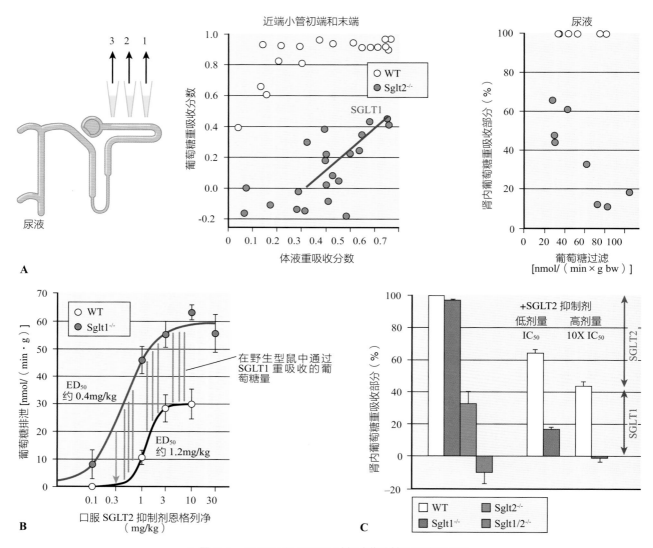

▲ 图 8-3　**SGLT2 和 SGLT1 对肾脏葡萄糖重吸收的贡献**

A. 通过微穿刺收集肾小管自由流动的液体，以建立一个沿着肾脏表面的近端小管对葡萄糖和液体的部分重吸收的轮廓（左图）。在 Sglt2⁻/⁻ 小鼠近端小管初端不进行葡萄糖重吸收，但在近端小管末端重吸收增强，这可能反映了 SGLT1 介导的转运补偿。肾菊粉清除率研究表明（右图），Sglt2⁻/⁻ 小鼠肾脏部分葡萄糖重吸收的减少与过滤葡萄糖的含量成反比；B. 在代谢笼实验研究中，SGLT2 抑制剂依帕格列净剂量依赖型地增加了野生型小鼠的葡萄糖排泄。Sglt2⁻/⁻ 小鼠的最大反应剂量增加了 1 倍。剂量 - 反应曲线之间的差异反映了野生型小鼠通过 SGLT1 对葡萄糖的重吸收，在较高剂量下（所有垂直线的长度均相同）保持不变，与该剂量范围内抑制剂对 SGLT2 与 SGLT1 的选择性一致。当 SGLT1 介导的葡萄糖摄取达到饱和时，在 WT 小鼠中开始出现糖尿症（红箭）；C. 在缺乏 SGLT1、SGLT2 或同时缺乏 SGLT1 和 SGLT2 的小鼠中进行的肾菊粉清除率的研究表明，在 Sglt2⁻/⁻ 小鼠（约 40%）中保留的葡萄糖重吸收是由 SGLT1 介导的。应用低、高剂量的 SGLT2 抑制剂依帕格列净可建立接近小鼠 SGLT2 IC₅₀ 的游离血浆浓度（对应于早期肾小管浓度）（1～2nM）或该浓度的 10 倍，证实了 SGLT1 在药理学上对 SGLT2 中的抑制作用。WT. 野生型小鼠；Sglt1⁻/⁻. SGLT1 敲除小鼠；Sglt2⁻/⁻. SGLT2 敲除小鼠；Sglt1/2⁻/⁻. SGLT1 和 SGLT2 共敲除小鼠；ED₅₀. 最大有效剂量的一半；IC₅₀. 最大有效抑制剂量的一半（引自 V, Platt KA, Cunard R, et al. SGLT2 mediates glucose reabsorption in the early proximal tubule. *J Am Soc Nephrol.* 2011; 22: 104–112. 和 Rieg T, Masuda T, Gerasimova M, et al. Increase in SGLT1−mediated transport explains renal glucose reabsorption during genetic and pharmacological SGLT2 inhibition in euglycemia. *Am J Physiol Renal Physiol.* 2014; 306: F188−F193.）

的葡萄糖重吸收（SGLT1 在 S_2 片段中表达）增加（图 8-3）。代谢笼实验研究进一步表明，在 Sglt2$^{-/-}$ 小鼠中，SGLT2 选择性抑制剂浓度梯度曲线向左平移；也就是说，与 WT 小鼠相比，Sglt2$^{-/-}$ 小鼠在较低剂量时开始出现葡萄糖尿，并且最大葡萄糖尿增加 1 倍[24]（图 8-3）。肾脏清除率研究发现，初端近端小管液中 SGLT2 抑制剂的浓度接近于报道的小鼠 SGLT2 半抑制浓度（IC_{50}），在 WT 和 Sglt2$^{-/-}$ 小鼠中，分别以 64% 和 17% 的比例与肾脏葡萄糖重吸收相关。给予完全抑制 SGLT2 剂量的抑制剂使 WT 小鼠肾脏中葡萄糖重吸收比值降低至 44%，使 Sglt2$^{-/-}$ 小鼠肾脏的葡萄糖重吸收能力消除（图 8-3）。最后，在雄性和雌性小鼠中证实了同时缺乏 Sglt1 和 Sglt2[24]，肾脏葡萄糖的重吸收将会能力丧失（图 8-3）。这些研究表明，SGLT1 在近端小管末端具有显著的葡萄糖转运能力，而在正常肾脏中，由于上游的葡萄糖被 SGLT2 重吸收导致其功能未被完全使用。抑制 SGLT2 作用，更多的葡萄糖向下游输送，从而揭示了 SGLT1 对葡萄糖的转运能力（图 8-1）。这也与基于体外研究提出的人类 SGLT1 的最大葡萄糖转运速率相一致[28]。因此，与单独抑制 SGLT2 相比，联合抑制肾 SGLT2 和 SGLT1 具有更高的糖利尿作用，并在非糖尿病和糖尿病小鼠中观察到[24, 29]，同时也在使用强效 SGLT2/SGLT1 双重抑制剂的研究中观察到[30]。研究进一步表明，SGLT2 和 SGLT1 可以解释在正常血糖条件下肾脏中所有葡

临床意义

抑制肾脏葡萄糖重吸收作为一种新的抗高血糖疗法

SGLT2 抑制剂是一类新的抗高血糖药，已在 2 型糖尿病中获得批准，可独立于胰岛素发挥作用，在不导致临床低血糖的情况下能够改善糖尿病所有阶段的血糖控制，并可与其他抗糖病药物联合使用。SGLT2 抑制通过非血糖依赖性机制降低肾小球超滤作用。SGLT2 抑制剂通过利尿、降血压及降低糖尿病肾小球超滤的作用，具有控制血糖以外保护肾脏和心血管系统的潜力。

萄糖的均被重吸收[24]（图 8-3）。此外，数据可以估计在非糖尿病小鼠肾脏中 SGLT2 和 SGLT1 的基础总葡萄糖重吸收能力比值在 3:1～5:1[31]。

（四）近端小管葡萄糖转运蛋白的分子表征

1. 顶端膜葡萄糖转运蛋白

Crane 于 1960 年首次提出，肠上皮细胞活跃的葡萄糖转运（表达 SGLT1）是通过细胞膜上的 Na^+ 梯度被激活的，即所谓的钠 - 葡萄糖共转运假说（参见 Wright 等的综述[21]）。位于基底外侧膜上的 Na^+-K^+-ATP 酶是主要的活性转运步骤，通过消耗三磷酸腺苷（ATP），降低细胞内 Na^+ 浓度，建立浓度梯度，驱使 Na^+ 的摄取进而促使其他分子从管腔表面进入近端小管细胞内（图 8-1 和图 8-4）。这个概念迅速得到完善，并被应用到各种分子和离子的主动转运过程中，包括肾脏中钠 - 葡萄糖的共转运[21]。

SGLT1 和 SGLT2 是人类 SLC5 溶质载体（SLC）家族中研究最深入的成员，该家族现已包括 12 个成员。其中 6 个被称为 SGLT，对葡萄糖、半乳糖、甘露糖、果糖、肌醇、胆碱、短链脂肪酸和其他阴离子的结合能力有所不同[21]。所有 SGLT 都有 15 个外显子，大小为 8～72kb，编码由 580～718 个氨基酸组成的 60～80kDa 的蛋白质[21]。Wright 及其同事的实验室在很大程度上开创了 SGLT 分子特性的研究（参见 Wright 等的综述[21]）。包括 SGLT1 的鉴定和克隆，缺乏 SGLT1 与肠道葡萄糖 - 半乳糖吸收不良及 SGLT2 的克隆有关。Wright 的团队还定义了副溶血性弧菌（Vibrio parahaemolyticus，vSGLT）中半乳糖钠细菌亚型的晶体结构，更好地表明 Na^+ 和糖的运输是如何耦合的：Na^+ 首先与转运蛋白的外部结构结合以使外向门打开，从而使糖在外部捕获并被结合导致构象变化，随后内向门的打开将 Na^+ 和糖释放到细胞质中。通过从无内向配体状态向无外向配体状态的构象变化来完成转运周期[21, 32]。

使用电生理技术测定了克隆的 SGLT 在各种表达系统中对糖的选择性和转运动力学。SGLT1 对葡萄糖和半乳糖的亲和力相似，而 SGLT2 即不转运半乳糖，也不转运果糖[21]。在转染的人胚胎肾（HEK）293T 细胞中的最新研究表明，人 SGLT1 和人 SGLT2 对 D- 葡萄糖的表观亲和力（K_m）相当[28]，

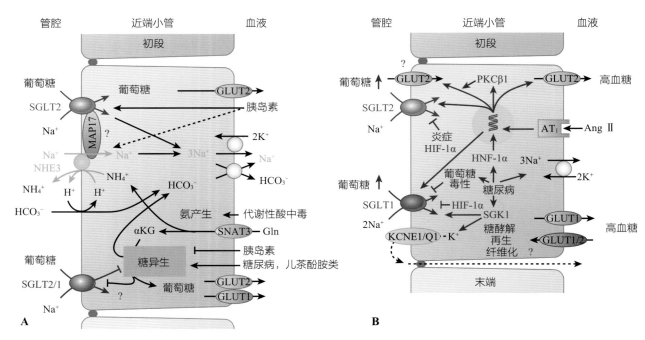

▲ 图 8-4　**葡萄糖在近端小管转运的调节**

A. 胰岛素是 SGLT2 的生理刺激剂，在血糖水平升高的情况下（如饭后），可以使肾脏对葡萄糖的重吸收达到最大。同时，增加钠和葡萄糖的摄取及抑制肾脏糖异生。相比之下，后者是由禁食引起的，这可能涉及儿茶酚胺水平的升高。在代谢性酸中毒中，谷氨酰胺（Gln）引起糖异生的增加与铵（NH_4^+）（一种肾脏排泄的酸当量）和新的碳酸氢盐的形成有关，后者被吸收到循环系统中。Na^+–H^+ 交换体 NHE3 促进了顶端膜 H^+/NH_4^+ 的分泌，以及 Na^+/碳酸氢盐的重吸收。SGLT2 和 NHE3 都能够被胰岛素刺激，以增强 Na^+ 和葡萄糖的重吸收，并且它们的功能可能与支架蛋白 MAP17 成正相关。糖尿病增加了腔内葡萄糖向 SGLT2 和 SGLT1 的表达部位输送。葡萄糖转运蛋白 2（GLUT2）和葡萄糖转运蛋白 1（GLUT1）在基底外侧膜介导了葡萄糖的转运，但在糖尿病患者中，GLUT2 也可能转运至顶端膜。血管紧张素 Ⅱ（Ang Ⅱ）、血清，糖皮质激素激酶（SGK1），肝细胞核因子 HNF-1α 和蛋白激酶 CPKCβ1 促进糖尿病肾内葡萄糖的重吸收，而低氧诱导因子 HIF-1α、炎症及细胞内葡萄糖水平过高可能抑制肾内葡萄糖的重吸收作用。通过基底外侧 GLUT1/2 重吸收的葡萄糖可能参与了糖酵解和小管损伤后的再生及高血糖诱导的 TGF-β 产生。？．需要进一步确认的假设；SNAT3. 钠离子藕联的中性氨基酸转运蛋白亚型 3；HIF-1α. 低氧诱导因子 –1α；Ang Ⅱ. 血管紧张素 Ⅱ；AT_1. 血管紧张素 Ⅰ 受体

分别为 2mmol/L 和 5mmol/L。对糖的结合以 Na^+ 依赖的方式发生，人类 SGLT1 和 SGLT2 的 Na^+ 转运 K_m 值分别为 70mmol 和 25mmol[28]。因此，在正常血糖情况下，初端近端小管腔内的葡萄糖浓度（反映血糖水平）与 SGLT2 的 K_m 相似，而约 140mmol/L 的腔内 Na^+ 浓度则高于 SGLT2 的 K_m，所以不是限速步骤。

SGLT1 和 SGLT2 分别以 2:1 和 1:1 的钠 – 葡萄糖耦合比转运 Na^+ 和葡萄糖[28]。SGLT1 具有更大的钠 – 葡萄糖耦合比值，提高了对葡萄糖的浓缩能力，从而增强了近端小管对葡萄糖的吸收能力。尽管腔内葡萄糖浓度下降，仍可有效吸收葡萄糖（图 8-1）。钠 – 葡萄糖转运是电化学发生的，通过细胞旁 Cl^- 吸收，以及由近端小管腔膜中 KCNE1/KCNQ1 通道介导的细胞内 K^+ 的分泌来维持膜电位和驱动力[33, 34]（图 8-1）。

体外底物研究检测到可以转运葡萄糖的 SLC5 家族的其他三个成员的 mRNA 在肾脏的表达[35]。SGLT3（*SLC5A4*）不是葡萄糖转运蛋白，但在饱和状态下，葡萄糖能以 Na^+ 依赖的方式使其质膜去极化，而这种作用可以被根皮苷抑制。因此，它被认为是一种葡萄糖传感器。然而，其在肾脏中的表达和功能仍不清楚[36]。SGLT4（*SLC5A9*）在肾脏中表达，在 COS-7 细胞中能够转运葡萄糖，但对葡萄糖的表观亲和力低于甘露糖（Ki: 8 vs. 0.15mmol/L）[37]。因此，SGLT4 可能主要参与甘露糖的稳态。SGLT5（*SLC5A10*）是一种 Na^+ 依赖性糖转运蛋白，相对于葡萄糖和半乳糖，对甘露糖和果糖具有相对较高的亲和力和容量[38, 39]。*Sglt5* mRNA 在肾脏中具有高丰度，并在肾皮质中表达[38, 40]，最近在基因敲除小鼠中的研究中表明，SGLT5 是肾脏中果糖重吸收的主要腔内转运蛋白[41]。

2. 基底膜葡萄糖转运蛋白

在正常的肾脏中，近端小管细胞重吸收的葡萄糖与这些细胞中葡萄糖的代谢无关。这是因为大部分的葡萄糖在初端近端小管（S_1段）中被重吸收，但是这些细胞缺乏显著的有氧和无氧糖酵解能力[42-44]。因此，通过腔膜重吸收或在近端小管细胞内形成（见后文）的葡萄糖通过浓度驱动的葡萄糖转运蛋白 GLUT2 和 GLUT1（图 8-1）穿过基底外侧膜进入间质，然后通过有孔的内皮细胞进入肾小管周围毛细血管。低亲和力（K_m；$15\sim20mmol/L$）"肝脏"转运蛋白 GLUT2 主要在近端小管（S_1/S_2片段）中表达，但在近直小管（PST）（S_3片段）中也检测到了 Glut2 mRNA 的表达[45]。在近端小管中，GLUT2 被认为是从顶端膜摄取或糖异生而衍生的葡萄糖在基底外侧膜的主要转运蛋白[46-48]。相比之下，GLUT1 是一种高亲和力（$1\sim2mmol/L$）的"红素/脑"转运蛋白，在整个近端小管表达，并且与葡萄糖跨细胞转运有关，特别是在 S_3 区段中[46-48]。值得注意的是，GLUT1 还在其他远端小管节段的基底外侧膜中表达，并且表达水平高于 S_3 节段。包括在大鼠肾脏髓袢升支粗段（TAL）和细段及连接小管和集合管中高表达。在集合管中，GLUT1 在闰细胞中的表达最高，在主细胞中的表达较少[48]。这些发现表明，GLUT1 的表达水平与不同肾单位节段的糖酵解活性之间具有良好的相关性，这说明更多的远端小管通过基底外侧膜 GLUT1 摄取葡萄糖作为能量供应。最近的研究使用正电子发射断层扫描和 α-甲基-4-[F-18]-氟-4-脱氧-d-吡喃葡萄糖苷来监测缺乏 Sglt1、Sglt2 或 Glut2 的小鼠肾脏中的葡萄糖转运。研究证实了 SGLT2 和 SGLT1 对肾脏葡萄糖摄取的显著作用。此外，缺乏 Glut2 的小鼠似乎不能对肾脏葡萄糖进行重吸收，与 GLUT1 相比，GLUT2 对近端小管基底外侧膜葡萄糖重吸收的作用更加重要[49]（图 8-1）。这与 Glut2 和 Glut1 突变患者的肾脏表型一致。GLUT2 功能丧失是导致 Fanconi-Bickel 综合征的基础，其中包括由糖尿、血尿、氨基酸尿、蛋白尿和高尿酸血症组成的近端小管功能障碍[50-52]。观察到的近端小管病可能是由于基底外侧膜葡萄糖出口受阻时发生的细胞内葡萄糖积累和糖毒性。相比之下，GLUT1 突变的患者主要表现为神经系统症状，没有肾脏表型的记录[50, 53]。

除了 GLUT1 和 GLUT2 外，在肾脏中还发现了 SLC2 基因家族的其他 12 个成员中的一些成员，这些成员可能有助于葡萄糖的转运，但它们的具体作用知之甚少[54]。例如，Glut4 mRNA 和免疫反应性主要定位于髓袢的 TALH 中，与胰岛素生长因子（IGF-1）共表达，并在升压素（AVP）处理后表达增加，表明潜在的局部能源控制功能[45]。GLUT5 在大鼠肾脏 S_3 段的顶端膜中有高表达，但主要运输果糖[45, 55]。GLUT12 可以运输葡萄糖，据报道在远端小管和集合管顶端膜表达，但其作用仍有待确定[56]。

3. 肾内葡萄糖的形成

肾脏不仅重吸收过滤后的葡萄糖并将其作为能量来源，而且还能产生新的葡萄糖。糖异生作用是由非糖前体如乳酸、谷氨酰胺、丙氨酸和甘油形成葡萄糖-6-磷酸，随后被葡萄糖6-磷酸酶水解产生可以离开细胞的游离葡萄糖。健康的人类肾脏每天通过糖异生产生 $15\sim55g$ 葡萄糖。实际上，人的肝脏和肾脏通过糖异生产生约等于最后一餐全部吸收后 $12\sim16h$ 的葡萄糖[57]。肾脏糖异生发生在整个近端小管，但其活性通常在初端中较高[43, 58]。

肾上腺素刺激肾脏糖异生，胰岛素抑制肾脏糖异生[57]（图 8-4）。胰岛素诱导的近端小管糖异生基因的表达抑制伴随着转录因子 FoxO1 的磷酸化和失活[59]。与肝脏相反，肾脏的糖异生作用可能对胰高血糖素不敏感[57]。对人体的研究表明，在吸收后的状态下，肾脏糖异生作用主要以乳酸盐为底物，其次是谷氨酰胺、甘油和丙氨酸[60]。

与饥饿能够刺激整个近端小管糖异生相比，代谢性酸中毒主要在近端小管 S_1 和 S_2 段促进糖异生[43, 58, 61]。此外，代谢性酸中毒的糖异生作用主要以谷氨酰胺为底物。在谷氨酰胺引起的肾脏糖异生的过程中，谷氨酰胺转化为谷氨酸和 α-酮戊二酸产生铵（NH_4^+），并以酸当量的形式排入尿液。从 α-酮戊二酸到葡萄糖的过程形成新的碳酸氢盐，将作为缓冲液返回到全身循环中（图 8-4）。所描述的近端管状铵、碳酸氢盐和葡萄糖形成之间的联系解释了为什么酸中毒是肾糖异生的重要刺激因素[57, 60]。

通过 SGLT1 或 SGLT2 吸收的顶端膜葡萄糖对肾脏糖异生基因的表达产生抑制作用（图 8-4）。这种作用可能有助于防止近端小管细胞中的葡萄糖超载，并且已被提出涉及葡萄糖诱导及 sirtuin1

介导的过氧化物酶体增殖激活受体 γ 共激活物 1-α（peroxisome proliferator-activated receptor gamma coactivator 1-alpha，PGC-1-α）的脱乙酰作用[59]。

通常认为近端小管 S_3 段中的胞质葡萄糖可用于新陈代谢或通过基底外侧膜 GLUT1 离开细胞。也有人假设，由髓质 S_3 段产生的乳酸生成的葡萄糖是肾内 Cori 循环的一部分[62]；葡萄糖通过 SGLT1 逆向运输进入管腔，并被下游的管状段吸收，在管腔中作为糖酵解的能量底物（如在髓质 TAL 中），形成的乳酸作为糖异生作用的底物返回到邻近的 S_3 段。对人类近端小管的研究表明，与 S_1 段相比，在 S_2 和 S_3 段中，乳酸似乎是比谷氨酰胺更好的糖异生的前体[63]。此外，对小鼠的研究表明，在外髓和皮质（包括黄斑区）的 TAL 管腔膜中表达 SGLT1[19]。大鼠的皮质致密斑和皮质 TAL 也表达 SGLT1[17]。需要进一步研究来阐明人类 TAL（和黄斑区）是否也表达 SGLT1，并确定 SGLT1 在这些结构中的潜在功能，包括 Cori 循环。

总的来说，在正常条件下，近端小管是肾脏葡萄糖重吸收和生成最主要的部位。初段近端小管具有糖异生的能力，但无法代谢葡萄糖，阻止了无效的循环。过滤葡萄糖的重吸收和肾脏糖异生，主要在肾髓质中为远端肾小管段提供能量来源，使葡萄糖返回全身循环有助于维持血糖水平，特别是在吸收后的状态下。此外，肾脏糖异生与代谢性酸中毒的肾脏反应密切相关。关于糖异生在肾代谢中的作用见第 5 章。

（五）疾病状态下肾脏葡萄糖转运

1. 糖尿病肾脏中葡萄糖转运增加

降低高血糖对糖尿病患者至关重要，它可以减轻潜在的代谢功能障碍的进展[64]，并降低包括肾病和心血管疾病在内的糖尿病并发症的风险[65]。目前用于治疗 2 型糖尿病（T2DM）的药物包括靶向肝脏、小肠、脂肪组织、骨骼肌和胰腺的药物。包括胰岛素在内的许多这样的疗法，都难以在没有潜在的不良反应下达到理想的血糖控制，包括低血糖和体重增加，并且可能无法降低心血管并发症的发生[66]。以下各节概述了在糖尿病肾脏中葡萄糖转运方式的变化，以及对糖尿病肾功能的影响，如何通过靶向肾脏葡萄糖的转运作为一种新的抗高血糖疗法。

糖尿病与血糖升高有关。只要维持 GFR，就可以增加肾脏过滤葡萄糖的量。实际上，糖尿病的早期阶段通常与 GFR 或肾小球超滤增加有关（见后文），进一步增加肾小管葡萄糖负荷。同时，T2DM[67, 68] 和 T1DM[3] 患者的肾小管重吸收葡萄糖能力增加 20%～30%，500～600g/d。因此，糖尿病通常会增加肾小球滤过率和肾小管对葡萄糖的重吸收。此外，尽管血糖水平升高，糖尿病也会增强肾脏糖原异生[57]。后者可能是糖尿病相关的代谢性酸中毒的结果，诱导的糖异生由谷氨酰胺到葡萄糖的代谢并与氨和碳酸氢钠的产生相关[57]（图 8-4）。其他可能诱导糖尿病糖异生的因素包括交感神经系统的激活，以及在 T1DM 患者中观察到的胰岛素水平降低，循环脂肪酸增加或肾脏从胰岛素依赖性细胞中接收到另一个信号，该信号由于胰岛素水平低（T1DM）或胰岛素抵抗（T2DM）而无法吸收葡萄糖，称为葡萄糖"饥饿"。

随着过滤葡萄糖的增加，肾脏对葡萄糖的重吸收增加，这对于能量底物的保护是有意义的。此外，远端小管可能需要使用更多的葡萄糖作为能量底物以重吸收由于肾小球超滤而增加的盐和其他化合物的负荷。然而，当糖尿病患者肾脏维持高血糖状态时，其肾脏葡萄糖的潴留和糖异生增加产成的葡萄糖会变得不平衡（图 8-4）。在这方面，肾脏提供了可以防止极端高血糖的安全阀。当血糖水平升高至过滤负荷超过 T_m 或葡萄糖的肾小管最大转运能力时，多余的葡萄糖尿便会排泄到尿液中。但是，安全阀仅在血糖水平较高（＞ 15mmol/L）时才打开（图 8-2），并且只在维持肾小球滤过的情况下才起作用，其阈值取决于葡萄糖转运蛋白的表达水平和活性，其功能可能因患者而异。

2. 糖尿病肾脏中的葡萄糖转运

糖尿病肾脏中的葡萄糖转运蛋白 SGLT2、SGLT1、GLUT2 和潜在的 GLUT1 的蛋白表达水平和活性决定了肾脏葡萄糖重吸收的能力，它们的上调解释了在糖尿病中葡萄糖转运最大值的增加。目前临床前和人体研究报道，在糖尿病或高血糖情况下，肾葡萄糖转运蛋白的表达或活性增加，不变或降低[69]。观察到的不同反应可能反映了不同的糖尿病模型、代谢状态、肾损伤程度、其他调节这些转运蛋白表达的因素、非选择性抗体的使用或 mRNA

与蛋白质之间的表达分离。

3. SGLT2 和 GLUT2

以敲除小鼠作为阴性抗体对照的金标准，在 T2DM（db/db）和 T1DM（Akita）的基因小鼠模型的早期高血糖阶段，发现 SGLT2 的肾蛋白表达增加了 40%~80%[70, 71]。与许多肾单位一样，近端小管表达胰岛素受体并与胰岛素结合[72]。在 HEK-293T 细胞中应用胰岛素可使 SGLT2 在 Ser624 位点磷酸化，从而增加钠 - 葡萄糖的转运[73]。因此，餐后释放的胰岛素可能作用于近端小管，增强 SGLT2 活性，重吸收过滤后的葡萄糖（图 8-4）。此外，在肥胖和 T2DM 中与胰岛素抵抗相关的高胰岛素血症可能会增强肾脏 SGLT2 的活性[72]（图 8-4）。这可能与胰岛素对近端小管中其他与钠离子耦联的转运蛋白，包括钠 - 质子交换泵（NHE3）的刺激作用相协调[72, 74]。最近的研究表明，SGLT2 可能与 NHE3 在功能上相关[75-77]，因此抑制 SGLT2 在一定程度上抑制近端小管中的 NHE3（图 8-4）。类似的相互作用也被用于小肠中 SGLT1 和 NHE3 的协同调节。

糖尿病大鼠肾近端小管中 GLUT2 表达的上调可能与管腔和基底外侧膜葡萄糖转运的协同调节有关[78-81]。值得注意的是，链佐星（streptozotocin，STZ）诱导大鼠 T1DM 的研究表明，GLUT2（而非 GLUT1）也可靶向于近端小管刷状缘[82, 83]。后者可能与激活的蛋白激酶 C PKCβ1[83-85]，及 SGLT2、SGLT1 共同促进糖尿病肾脏近端小管顶端膜的葡萄糖重吸收（图 8-4）。

关于糖尿病患者葡萄糖转运蛋白的变化，现有的资料很少，且各不相同。从 T2DM 患者新鲜尿液中提取的人脱落近端小管上皮细胞原代培养显示，葡萄糖摄取增加与 SGLT2 和 GLUT2 蛋白表达增加相关[86]。在 T2DM 和晚期肾病患者的新鲜肾脏活检中也有报道 SGLT2 蛋白的表达增加[87]。另外，T2DM 患者（19 例）的 Sglt2 和 Glut2 mRNA 表达水平略低于年龄和估计肾小球滤过率（estimated glomerular filtration rate，eGFR）相匹配的非糖尿病患者（20 例），所有的患者均接受了肾切除手术[88]。另一组 T2DM 患者的 Sglt2 和 Glut2 mRNA 表达也有类似的结果，但未达到统计学意义[89]。

如果糖尿病肾脏中 SGLT2 的表达增加，那么它可能仅仅反映了糖尿病近端小管整体的生长和肥大，以及相关运输机制的增加[90, 91]，当肾单位丢失而剩下的肾单位想要补偿时，可能会加重晚期肾病的发展。此外，糖尿病大鼠中 SGLT2 表达的上调与 Ang Ⅱ 的 AT₁ 受体[92]，转录因子以及肝细胞核因子 HNF-1α[93] 的激活有关。HNF-1α 及 HNF-3β 也与肾脏 GLUT2 的上调有关[79]。（图 8-4）。值得注意的是，在正常血糖小鼠中对 SGLT2 的药理抑制作用也增加了肾膜 SGLT2 蛋白的表达[71]，这可能反映了细胞内葡萄糖水平对 SGLT2 表达的负反馈调节。沿着这条线，如果糖尿病肾中肾 SGLT2 表达降低，可能是由于糖尿病引起的近端小管糖原异生的增强（图 8-4）或反映了更严重的肾小管缺氧或炎症的发生[94-96]。

4. SGLT1 和 GLUT1

在不同基因糖尿病的小鼠模型中，SGLT1 蛋白在肾脏中的表达似乎有所不同：在瘦素缺陷型 ob/ob 小鼠中，肾脏 SGLT1 蛋白表达增加[97]，在 T2DM 模型中，肾脏 SGLT1 蛋白表达降低；在 Akita 小鼠中，一种 T1DM[70] 模型，肾 SGLT1 蛋白表达降低；后者的研究使用敲除小鼠作为阴性抗体对照。与 SGLT2（见上文）相比，胰岛素刺激使 HEK-293T 细胞中 SGLT1 介导的钠 - 葡萄糖转运略有下降[73]，说明了这两种转运蛋白的调节存在差异。与 SGLT2 的显著升高（见上文）相比，T2DM 和肾病患者的新鲜肾脏活检中，SGLT1 蛋白与非糖尿病对照组相比没有显著变化[87]。肾 Sglt1 mRNA 表达数据的解释可能会因为在小鼠肾脏中 mRNA 和蛋白表达可以解离而变得复杂[98]。

在 STZ 处理后的第 2、4 周，从大鼠皮质分离的近端小管中 GLUT1 蛋白表达下调[81]，而 STZ 处理后的第 30 周，大鼠肾脏中 GLUT1 蛋白表达上调[56]。对 T2DM 患者和保留肾功能患者的研究报道，在整个肾脏组织中，与非糖尿病患者相比，Glut1 mRNA 的表达略低[88]。

糖尿病为什么会降低肾组织中 SGLT1 的表达？尽管这会使肾脏的葡萄糖瓣膜提前打开（并使 SGLT2 抑制剂更有效，见下文），但这可能不是肾脏的本意。在非糖尿病小鼠中，基因或药物抑制 SGLT2 后，肾脏 SGLT1 蛋白表达也降低了[15, 71]。这些情况和糖尿病对晚期近端肾小管的葡萄糖负荷增加相同。近端小管细胞的体外研究表明，高葡萄糖可通过增强氧化应激降低 SGLT 的表达及活性[99]。在猪上皮肾小管细胞（LLC-PK1）模型中的研究表明，低氧可通过激活 HIF-1α 减少 SGLT1（和 SGLT2）蛋白的表达[95]。因此，外髓质 S$_3$ 段的葡萄糖负荷增加，增强了钠 - 葡萄糖的重吸收，从而导致缺氧，这可能下调 SGLT1，限制该节段的耗氧转运工作和糖毒性，该节段对急性损伤具有很高的敏感性[94]（图 8-4）。

相比之下，糖尿病肾脏中 SGLT1 表达的增加会进一步增加肾脏对葡萄糖的重吸收能力，但可能使 S$_3$ 段处于缺氧和糖毒性增强的风险中。Akita 糖尿病小鼠的研究表明，血清和 SGK1 可能刺激 PST 中的 SGLT1 活性及葡萄糖的重吸收[100]。SGK1 还可以通过增强管腔 K$^+$ 通道（KCNE1/KCNQ1）的活性来促进近端小管腔内葡萄糖的重吸收，该通道在电原性钠 - 葡萄糖共转运过程中维持电驱动作用[33, 34, 101]。糖尿病肾脏疾病患者近端小管中的 SGK1 表达上调[102]。

近端小管的转运功能需要高转换率的 ATP，正常情况下，主要通过线粒体氧化磷酸化来实现的[43, 103]。在线粒体功能受损的病理情况下，糖酵解可能增强以维持 ATP。例如，在急性肾损伤（AKI）再生的近端小管和萎缩的近端小管中，已提出糖酵解的转变[104]。糖酵解的代谢转变在近端小管再生的早期发生，并在小管恢复的过程中逆转，但在未能重新分化的小管细胞中持续并逐渐加重。小鼠管状 HIF-1α 的上调增加了肾脏 glut1 mRNA 的表达；这与较少的氧气消耗和糖酵解的增加有关[105]。因此，缺氧可能会增加基底外侧 GLUT1 介导的葡萄糖的摄取，然后将其用于糖酵解和恢复中。缺氧诱导的 GLUT1 变化可能适用于远端小管段，但也可能适用于髓质 S$_3$ 段[104]。在这方面，将近端小管细胞系 LLC-PK1 培养在多孔组织培养插入物上进行培养和极化，结果表明，基底外侧膜暴露于 25mmol/L D- 葡萄糖会增强通过 GLUT1 的葡萄糖摄取，并随后引起细胞内葡萄糖的代谢进而增强了转化生长因子 β$_1$（transforming growth factor 1 beta，TGF-β$_1$）的合成和分泌；没有观察到顶端膜暴露于葡萄糖的现象[106]。这些体外研究表明可能是高血糖诱导持续吸收的葡萄糖通过基底外侧 GLUT1（或

GLUT2）而不是过滤葡萄糖的影响促进 TGF-β$_1$ 的管状合成进而发展成管间质纤维化和肾小管生长（图 8-4）。

（六）抑制肾脏葡萄糖重吸收作为一种新的降糖治疗方法

当血糖水平升高到过滤后的负荷超过肾小管系统的运输能力时，多余的葡萄糖会随尿液排出。该肾脏安全阀可以预防极端的高血糖症。如前所述，大部分肾脏葡萄糖重吸收能力是由早期近端小管中的 SGLT2 提供的。当 SGLT2 被抑制时，葡萄糖的吸收能力下降到 SGLT1 的剩余能力，约为 80g/d。换句话说，SGLT2 的抑制会导致肾安全阀在较低的阈值处打开（图 8-2），与正常血糖和中度高血糖范围内的葡萄糖稳态有关。目前已有几种 SGLT2 抑制剂被批准作为 2 型糖尿病患者和维持肾功能的降糖药。以前，糖尿病患者出现葡萄糖尿表明血糖控制不当，因为血糖过高，过滤后的葡萄糖超过了葡萄糖重吸收能力。相比之下，使用 SGLT2 抑制剂，诱导葡萄糖尿以改善血糖控制。以下各节讨论了 SGLT2 在肾脏葡萄糖重吸收的病理生理中的作用，并概述了在糖尿病肾中抑制 SGLT2 的特殊方式[90]。这包括在糖尿病中通过 SGLT2 促进葡萄糖重吸收的反效应，对肾脏中钠 - 葡萄糖共转运的初级抑制与代谢，以及肾脏和心血管系统的次级有益后果之间的基本机制的简要讨论。

长期获得过多的外源性能源并不是人类进化的一部分。因此，当身体对过多的外源性能量的反应可能产生不适应时并不奇怪。相比之下，在生物体生存进化过程中对能源稀缺环境的反应得到了严格的测试和完善。因此，通过靶向"外周"代谢抑制肾脏对葡萄糖的重吸收使作为能量来源的葡萄糖排入尿中，然后利用中心代谢反馈调节机制来重新调节代谢作为一种降糖方法可能能够提供独特的益处[90]。这一结论得到了临床结果研究的支持，该研究使用了 SGLT2 抑制剂，并将其应用于心血管高危患者上，结果显示其对临床相关的肾脏和心血管具有保护作用[107-109]。

根皮苷是一种黄酮类化合物，存在于各种果树的树皮中，100 多年前被发现可引起糖尿[110]。根皮苷竞争性地抑制 SGLT2 和 SGLT1，对前者的亲和

力是后者的 10 倍[21, 28]。SGLT1 在许多其他器官中表达，是葡萄糖在肠道中重吸收的主要途径[111]。因此，口服根皮苷会出现肾外不良反应，最显著的是腹泻。相比之下，在健康受试者中，SGLT2 似乎仅在肾近端小管中表达[18, 98]，是否也在胰腺 α 细胞中的表达及其具有的功能尚待证实[112]。当开发出对 SGLT2 具有特异性，具有良好的口服生物利用度且适合于每日一次给药的果皮柑衍生物时，抑制肾脏葡萄糖转运就变得切实可行[113]。此类中的 3 种药物，达格列净、卡格列净和恩格列净已在美国和欧洲批准用于保护 T2DM 的肾脏功能。日本批准了其他药物，包括伊格列净、鲁格列净和托格列净。SGLT2 抑制剂正在作为 T1DM 中胰岛素的附加疗法进行临床研究。

SGLT2 抑制剂从细胞外膜表面作用于靶细胞[114]，或者通过肾小球滤过到达靶细胞，如恩格列净也可通过肾小管分泌作用于靶细胞[115]。SGLT2 抑制剂可导致持续尿糖排泄达每天 40～80g[113, 116, 117]。T2DM 患者在治疗 12 周时 Hb 糖化血红蛋白水平下降 0.5%～0.7%，这种效应持续了 52 周[118]。血糖水平和 GFR 越高，葡萄糖被过滤和重吸收得越多，因此，当 SGLT2 被阻断时，葡萄糖可以被排出体外。因此，当 SGLT2 受体拮抗剂更有效时，它们自然产生更大的功效[15, 119, 120]。通过降低血糖水平和体重，SGLT2 抑制剂改善 2 型糖尿病患者及啮齿动物模型中 B 细胞的功能和对胰岛素的敏感性[119, 121-124]。

因为肾 SGLT2 抑制剂的作用机制是独立于胰岛素，其功效并不随着 B 细胞功能障碍或胰岛素抵抗而变化，并与其他降血糖药物发挥协同作用[113]。

目前在 T2DM 患者的主要临床试验中对两种 SGLT2 抑制剂进行了评估：在 7020 名患者的 EMPA-REG 试验中使用了恩格列净[107, 109]，在 10 142 名患者的 CANVAS 试验中使用了卡格列净[108]。除心血管外，两项试验还包括白蛋白尿和 eGFR 的测定。EMPA-REG 和 CANVAS 的结果在大多数方面都是相似的。两者都超出了必要的安全参数，心脏衰竭的发生率降低了约 35%。两项试验都报道了对肾脏的有益影响，包括蛋白尿和 eGFR 下降的危险比降低了 40%～50%。在 EMPA-REG 试验中，SGLT2 抑制显著降低了心血管疾病死亡的相对风险，而在 CANVAS 试验中则没有。这种差

异可能是由于 EMPA-REG 试验在美国具有较高的流行心血管疾病基线。这种差异可能是由于在基线 EMPA-REG 结果队列中心血管疾病的患病率更高。SGLT2 抑制的主要心血管作用体现在心力衰竭，而不是缺血性事件，两项试验都显示了对心力衰竭的明显益处。当 SGLT2 抑制剂添加到标准护理中时，就会产生这些益处，包括约 80% 接受血管紧张素转化酶抑制剂或血管紧张素 AT$_1$ 受体拮抗剂治疗的患者。SGLT2 抑制剂的主要不良反应是泌尿生殖系统感染风险的增加[125]。

肾脏葡萄糖转运抑制如何保护肾脏和心血管系统？通过降低高血糖，SGLT2 抑制剂可降低肾脏以及肾外器官的糖毒性[126, 127]。与糖尿病啮齿动物的研究表明一致，抑制 SGLT2 可以降低糖尿病患者中由血糖升高引起的细胞增殖、脂质堆积、炎症和损伤[70, 71, 87, 97, 128-131]（图 8-5）。在 EMPA-REG 试验和 CANVAS 试验中观察到的 SGLT2 抑制剂对血糖的微小的控制作用，似乎不足以完全解释在几个月内可检测到的对心力衰竭快速而有益的作用。尽管可能有其他机制在起作用（见后文），但与 SGLT2 抑制剂相比，其他药物也可能同时具有抵消血糖控制的益处，包括增加肥胖症或降低低血糖的风险。

抑制 SGLT2 可以降低体重，具有轻微的低血糖风险在 T2DM 患者中，包括 EMPA-REG 试验和 CANVAS 试验的患者，SGLT2 抑制的糖尿作用与体重降低 2～3kg 有关。虽然利尿作用和体液流失可能是导致初期体重下降的原因，但 SGLT2 抑制剂治疗的体重下降主要是由于底物利用从糖类转移到脂质[119, 135, 136]而导致的脂肪流失，包括内脏和皮下脂肪[132-134]（图 8-5）。释放出来的游离脂肪酸被肝脏用来合成酮体，从而增加生酮作用[137]。在 T1DM 患者 SGLT2 抑制剂可部分通过增加血浆中酮体的水平如被用作能量底物的 β-羟基丁酸酯来改善糖尿病患者心肌细胞（或肾脏）的功能[138, 139]（图 8-5）。当不按规定使用这些药物时，SGLT2 抑制剂可增加糖尿病酮症酸中毒的风险[137]。

SGLT2 抑制剂不会增加低血糖的发生率[107-109, 118]。因为一旦过滤的葡萄糖负荷降至约 80g/d，肾脏 SGLT1 就会开始调节进而无法进一步降低血糖（图 8-1）。此外，SGLT2 抑制剂维持代的平衡，增加 T2DM 患者血浆胰高血糖素的浓度，进而增加内源

性肝脏葡萄糖的产生（糖异生）[119, 122]。这可能与心血管的结果有关，因为低血糖可能会损害抗高血糖治疗的心脏保护作用[140]。

抑制 SGLT2 可降低血压和改善高尿酸血症。对服用 SGLT2 抑制剂的 2 型糖尿病患者的 Meta 分析发现，收缩压持续下降 3～6mmHg[118]，与临床前数据、EMPA-REG 试验和 CANVAS 试验相似，这种对血压影响的幅度会产生心血管保护作用，尤其是在高危患者中[141]。抑制 SGLT2 的降血压作用与体重减轻、适度的葡萄糖渗透型利尿（100～470ml/d）和少量的利钠作用有关[126, 142-145]。较低的血压和相应的血浆容量的适度降低可迅速减轻心脏的前负荷和后负荷，从而对心力衰竭患者产生有益作用[107]（图 8-5）。

抑制 SGLT2 对肾脏和心血管的有益作用也可能是由于降低血浆尿酸的作用[147]。SGLT2 抑制剂的排尿酸作用呈阳性。在健康受试者和 T2DM 患者中观察到，SGLT2 抑制剂的尿酸效应与肾小管和尿葡萄糖输送的增加呈正相关（图 8-5）[148, 149]，并可能与腔内尿酸盐阴离子转运蛋白（urate anion transporter 1，URTA1）相互作用[149]。

抑制 SGLT2 可降低糖尿病肾小球滤过在一部分 T1DM 和 T2DM 患者中发现肾小球高滤过率会增加以后发展为糖尿病性肾病的风险[150]。在正常人中，只有不到 1% 的滤过的 Na^+ 通过尿液排出，以使尿液的排泄与饮食中的 Na^+ 的摄入量相匹配（即几乎所有过滤后的 Na^+ 都被重新吸收）。因此，GFR 作为过滤 Na^+ 的主要决定因素，也成为肾脏 Na^+ 重吸

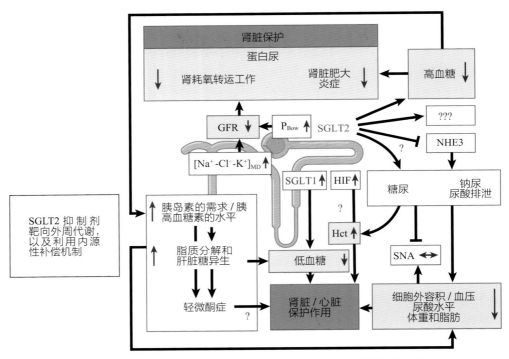

▲ 图 8-5　**抑制 SGLT2 对 1 型和 2 型糖尿病肾脏和心脏的保护机制**

SGLT2 的抑制减弱了糖尿病肾内近端小管的过度吸收，恢复了致密斑（$[Na^+-Cl^--K^+]_{MD}$）小管 - 肾小球反馈信号和肾小囊腔静水压（P_{Bow}）。降低了肾小球超滤，对肾小管运输、耗氧量和白蛋白的过滤都有好处。通过降低血糖，SGLT2 抑制剂可以减轻肾脏肥大、炎症和蛋白尿。SGLT2 抑制剂具有适度的渗透性利尿、利钠和促进尿酸排泄的作用，可降低细胞外容积、血压、血清尿酸水平 SGLT2 抑制使交感神经活动（SNA）的预期反应性增加变钝。SGLT2 在功能可能上与 Na^+-H^+ 交换体 3（NHE3）相关，因此抑制 SGLT2 也可能抑制近端小管的 NHE3。抑制 SGLT2 降低胰岛素水平（治疗需要或内源性），增加胰高血糖素水平，从而增加脂肪分解和肝脏糖异生。这些代谢适应减少了脂肪 / 身体重量，降低了低血糖的风险，并诱发了轻度的酮增加，这些对肾脏和心血管系统都是有益的。SGLT1 介导的葡萄糖重吸收进一步降低了低血糖的风险。SGLT2 增强了外髓的葡萄糖和 Na^+ 的重吸收活性；这可能会增加缺氧诱导因子（HIF）诱导基因，并通过增强促红细胞生成素、红细胞压积和氧转运对肾脏和心脏产生保护作用。黑箭表示 SGLT2 抑制的结果；红箭表示相关变量的变化方向；" ？"表示需要进一步确认的假设。GFR. 肾小球滤过率（引自 Vallon V, Thomson SC. Targeting renal glucose reabsorption to treat hyperglycaemia: the pleiotropic effects of SGLT2 inhibition. *Diabetologia* 2017; 60: 215–225.）

收的主要决定因素。然而，后者决定运输工作，从而决定肾脏耗氧量和需氧量。因此，肾小球超滤增加了糖尿病肾脏的转运功能和耗氧量，而降低肾小球滤过率则有相反的效果[142]。

根据"肾小管假说"，糖尿病中的肾小球超滤现象可通过原发性肾小管超吸收来解释（有关综述，请参见 Vallon 和 Thomson[69]）。中度高血糖增加近端小管重吸收，通过 SGLT2 和 SGLT1 为钠 – 葡萄糖共转运提供更多的底物，并使小管生长，从而增强转运机制和能力。重吸收的增加减少了 NaCl 和液体向下游致密斑的输送，致密斑感觉到了这种减

少，并通过管球反馈（TGF）的正常生理作用导致 GFR 增加（图 8-6）。TGF 通过调节肾小球入球小动脉，进而调节同一肾单位的 GFR，从而稳定致密斑下游的 NaCl 和体液平衡，因此 TGF 有助于通过神经体液来精细调节远端肾单位的 NaCl 和体液平衡。TGF 的次级效应是该机制有助于 GFR 和肾血流量的自我调节。此外，在糖尿病肾脏中，它使肾小球 GFR 对致密斑上游肾小管的转运变化做出反应。近端小管重吸收的增加也会降低远端小管的流速，从而通过降低肾小管背压，也就是 Bowman 间隙中的静水压（P_{Bow}），进而增加肾小球有效滤过压

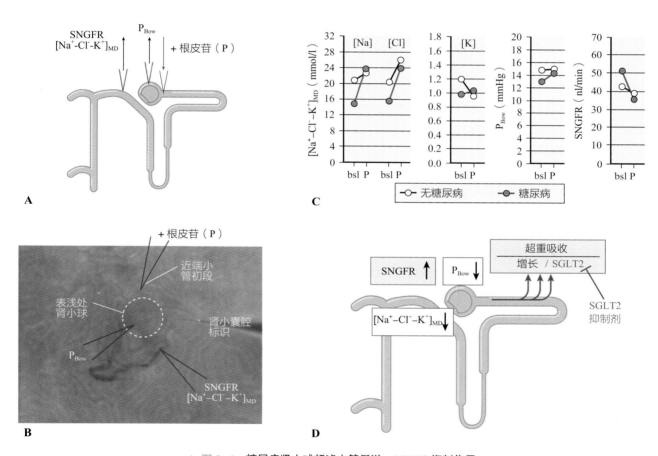

▲ 图 8-6　糖尿病肾小球超滤小管假说：SGLT2 抑制作用

A 和 B. 在非糖尿病大鼠和链脲佐菌素糖尿病大鼠进行的浅表肾小球微穿刺研究[152]。将小剂量的蓝色染料注入肾小囊腔以确定肾单位的结构，包括第一个近端小管环和靠近致密斑的远端小管。在致密斑附近收集管状液，通过菊粉清除测定球管反馈信号（$[Na^+-Cl^--K^+]_{MD}$）和单肾单位肾小球滤过率（SNGFR）。穿刺肾小囊腔以确定 P_{Bow}。在对照条件下将 SGLT2/SGLT1 抑制剂根皮苷应用于早期近端小管后（即不改变全身血糖水平）进行测量。C. 基础测量（bsl）显示，糖尿病患者肾小球超滤与 $[Na^+-Cl^--K^+]_{MD}$ 和 P_{Bow} 降低相关。添加根皮苷（P）对非糖尿病大鼠影响不大，但会使糖尿病大鼠 $[Na^+-Cl^--K^+]_{MD}$、P_{Bow} 和 SNGFR 恢复正常。D. 糖尿病通过引起肾小管生长和增强 Na^+– 葡萄糖共转运，诱导近端小管原发性超重吸收，通过管球反馈 $[Na^+-Cl^--K^+]_{MD}$ 和降低肾小管背压（P_{Bow}），导致肾小球超滤。SGLT2 有助于肾小管的超重吸收，因此，SGLT2 的抑制减轻了这些变化并降低了肾小球的高滤过率。SNGFR. 单肾单位肾小球滤过率；P_{Bow}. 肾小囊水压（引自 Vallon V, Thomson SC. Targeting renal glucose reabsorption to treat hyperglycaemia: the pleiotropic effects of SGLT2 inhibition. *Diabetologia*. 2017; 60: 215–225.）

（图 8-6）。数字模型证明 TGF 和肾小管背压对糖尿病中的高滤过率同等重要[151]。

反之亦然，SGLT2 抑制作用可减弱糖尿病肾脏近端小管的高重吸收，从而降低糖尿病肾小球的高滤过率（图 8-5 和图 8-6）。在大鼠的微穿刺研究中已经证明了这一点，直接将根皮苷应用于 Bowman 空间，或者通过急性或慢性全身给予 SGLT2 的选择性抑制剂[153]。因此，药理或遗传学抑制 SGLT2 可抑制糖尿病小鼠全肾水平的超滤作用[70, 71]。与提出的局部机制一致，抑制 SGLT2 对糖尿病超滤作用的抑制与致密斑氯化钠浓度的增加[152, 153]和 P_{Bow} 的增加[152]相关，并且独立于对血糖的影响[70, 152, 153]（图 8-5）。降低肾小球滤过率的作用在人类身上得到了证实。SGLT2 抑制剂恩格列净可使超滤作用正常的 T1DM 患者的 GFR 降低 19%，而不依赖于血糖水平[120]。SGLT2 抑制剂卡格列净可降低 T2DM 和基础 eGFR $\geq$ 55ml（min·1.73m^2）的患者的 eGFR。卡格列净处理后 eGFR 在最初开始下降，在接下来的几周和几个月里不断上升，与对照组相比，随访 2 年后 eGFR 保持得更好，并且尿白蛋白与肌酐的比例降低，接受格列美脲治疗也可以达到类似的血糖控制效果[154]。

在 CKD 晚期，残存的肾单位被认为可以出现超滤现象，以补偿肾单位数量的减少，从而维持单个肾单位水平的高糖负荷。即使 SGLT2 抑制对整体葡萄糖稳态的影响减弱，也能维持急性 GFR 降低的作用。因此，对于患有 T2DM 且基础 eGFR 值在 30 和 50ml/（min·1.73m^2）（CKD3）之间的患者[155]，SGLT2 抑制剂卡格列净在 3 周内轻度降低了 eGFR 和蛋白尿。恩格列净还可以导致 T2DM、CKD2 和 CKD3 患者的 eGFR 小幅下降；这种作用维持在 52 周，与尿蛋白肌酐比值降低有关，最重要的是，3 周洗脱期后完全可逆性降低，表明功能性 GFR 降低[156]。

在 CKD 中降低单肾单位肾小球超滤作用，从而减少耗氧的运输工作有助于维持剩余肾单位和整体肾脏功能的完整性（图 8-5）。这个模型可以解释管紧张素 II[157]的抑制剂的肾保护作用，也是适用于 SGLT2 抑制剂。由于约 80% 的患者也接受了血管紧张素 II 抑制剂的治疗，EMPA-REG 试验和 CANVAS 试验提供了证据，证明这两种策略是相加的，适用于初始 GFRs 至少为 30ml/min/1.73m^2 体表

面积的患者[108, 109]。与这个疗效相加观念一致的是，血管紧张素 II 抑制剂主要是扩张出球小动脉，而 SGLT2 抑制主要是收缩入球小动脉。

抑制 SGLT2 对肾皮质和髓质的需氧量有不同的影响。数学模型预测，在糖尿病肾中抑制 SGLT2 可以降低 PCT 和肾皮质的耗氧量，部分原因是降低了 GFR[142, 143]（图 8-5）。在使用 SGLT1/SGLT2 双重抑制剂根皮苷的糖尿病大鼠模型中观察到皮质氧压和可利用度的升高[158]。有趣的是，保留肾皮质氧合作用对保护 CKD 患者的肾功能很重要[159]。

SGLT2 抑制将葡萄糖摄取转移到下游 S$_3$ 区段（见上文），并增强了远端区段（包括 S$_3$ 区段和髓质 TAL）的细胞外 Na$^+$ 重吸收。这可能进一步降低肾外髓生理上低氧的利用度。已使用数学模型提出了后者的 SGLT2 抑制作用，并在非糖尿病和糖尿病大鼠体内验证了根皮苷急性 SGLT2/SGLT1 的双重抑制作用[158]。由于 SGLT2 的抑制作用，血糖和 GFR 的降低会减弱其对药物转运和氧合的影响[142, 143]。此外，所提出的 SGLT2 抑制剂诱导的深皮质层和外髓质氧压降低可能会刺激缺氧诱导因子 HIF-1 和 HIF-2（图 8-5）。基因敲除 SGLT2 增加了肾脏血氧合酶的 mRNA 表达[1, 7]，这是一种由 HIF-1α 诱导的组织保护基因。另外，HIF-2 的激活可以用来解释 SGLT2 抑制的情况下肾间质细胞分泌促红细胞生成素的增强[160]。同时伴随的利尿效应有助于解释在 SGLT2 抑制情况下所观察到的血细胞比容和血红蛋白的轻微增加。这可能会改善肾外髓质和皮质的氧合作用，同时也会促进氧气输送到心脏和其他器官（图 8-5）。值得注意的是，与安慰剂相比，SGLT2 抑制剂恩格列净的红细胞压积和血红蛋白基础值的变化分别解释了 51.8% 和 48.9% 的心血管死亡风险[161]。换句话说，除了容量效应外，SGLT2 抑制还可以模拟肾脏深皮质层和外髓质氧传感器的系统性缺氧，诱导的反应可以改善心力衰竭和肾衰竭。根据整体的肾脏保护作用，通过分析 3000 多名 T2DM 患者，SGLT2 抑制剂的使用降低了约 50% 的 AKI 风险[162]。然而，谨慎是有必要的，因为过度的体液丢失和向外髓质的转移可能增加个别敏感患者的 AKI 风险。

SGLT2 抑制剂在慢性肾病中具有降压和心脏保护作用，尽管减弱了抗高血糖作用过滤葡萄糖的

量决定了 SGLT2 抑制剂的尿糖和降血糖作用。因此，在 GFR 降低的患者中，SGLT2 抑制剂的抗高血糖作用减弱。相比之下，CKD 和 eGFR ≥ 30ml/（min·1.73m²）的患者保留了降血压和心力衰竭保护效应[163, 164]。CKD 和肾单位损失的模型研究预测了 SGLT2 抑制引起剩余肾单位中单肾单位 GFR 的增加，以及葡萄糖重吸收的减少增加了近端小管 Na^+ 的旁分泌[165]。因此，该模型预测 SGLT2 抑制在 CKD 中的慢性利钠和利尿作用。该建模还预测了在 CKD 中 SGLT2 抑制引起的肾传感器处氧气信号的变化被保留[165]。

正在进行的使用不同 SGLT2 抑制剂的试验，也包括对患有心力衰竭或 CKD 的非糖尿病患者的研究，将提供进一步的数据进行比较 SGLT2 抑制剂，并有望进一步加深我们对 SGLT2 抑制物的治疗潜力和安全性的认识。

二、有机阳离子与有机阴离子

（一）有机阴离子转运蛋白和有机阳离子转运蛋白

从历史上看，肾脏有机阴离子转运系统是生理学中研究最完善的转运系统之一[166-173]。本质上被认为是对丙磺舒敏感的对氨基马尿酸（p-Aminohippuric acid，PAH）转运系统。经典上被认为是小的有机阴离子（如多环芳烃）与血浆蛋白（主要是白蛋白）低亲和力结合的近端小管转运系统。在完整的肾小球滤过屏障下，蛋白结合分子不能被滤过，它们会进入到肾小管周围毛细血管中。像 PAH 这样的分子可以通过对有机阴离子具有选择性的高容量转运系统在首次过滤中被有效地提取出来。这解释了为什么 PAH 清除率可以用作肾脏血浆流量的测量指标。在实际应用中该系统可以被有机阴离子药物丙磺舒所阻断，并在高尿酸血症的治疗和增加其他有机阴离子药物（如青霉素和西多福韦）的血液水平方面得到了临床应用[174-176]。

造成丙磺舒抑制 PAH 转运的主要基因是 SLC 转运蛋白，称为 OAT1（SLC22A6），最初被称为新肾转运蛋白（NKT）[177, 178]。与哺乳动物 SLC 家族的大多数其他成员一样，它具有 12 个跨膜部分（图 8-7A）。在它被发现的时候，NKT 被提出可以作为有机阴离子或有机阳离子转运蛋白；大量研究已经

证实，尽管 OAT 亚家族的 OAT1 和其他成员主要是有机阴离子转运蛋白，但它们也可以转运有机阳离子和兼性离子[179, 180]。

当前有机阴离子 PAH 如何通过近端小管细胞的基底外侧膜（血液侧）吸收（在这种情况下为 PAH）涉及 3 种不同的转运蛋白：OAT1、钠-二羧酸共转运体（sodium dicarboxylate cotransporter，NaDC3，SLC13A3）和 Na^+-K^+-ATP 酶（图 8-7B）。这种"三级"转运系统被认为是通过以下机制作用：①通过 OAT1 将血浆中的 PAH 与 α- 酮戊二酸交换（反向运输）；② NaDC3 将钠和 α- 酮戊二酸共转运（同向转运）到细胞中；③通过 Na^+-K^+-ATP 酶的 ATP 依赖性作用，将钠泵出到血浆中，形成钠浓度梯度。因此，有机阴离子的转运仅以间接方式依赖于 ATP，并取决于其他两个浓度梯度：①由 Na^+-K^+-ATP 酶介导钠离子梯度的产生使钠和 α- 酮戊二酸通过 NaDC3 共转运到细胞内；②细胞内高的 α- 酮戊二酸水平，部分是由于上述 NaDC3 的共转运，部分是由于有氧线粒体代谢产生的三羧酸（tricarboxylic acid，TCA）循环中间产物 α- 酮戊二酸。阻止这些过程中的任何一个，例如，哇巴因抑制 Na^+-K^+-ATP 酶，锂抑制 NaDC3，或者丙磺舒抑制 OAT1，都能显著减少甚至完全消除通过 OAT1 进行的 PAH 转运。通常，OAT3 似乎是通过类似的三级运输系统发挥作用的，虽然并不完全清楚它与 α- 酮戊二酸交换的紧密联系。

当 OAT1 最初被发现的时候（作为 NKT），另外两个同源的转运蛋白，NLT（现在的 OAT2；SLC22A7）[181] 和有机阳离子转运蛋白 1（organic cation transporter 1，OCT1；SLC22A1）[182] 也在序列数据库中被发现，有人提出这是一个新的 SLC 转运蛋白家族，即现在所知的 SLC22[178]。此后，SLC22 家族在人类和老鼠体内大致发展到 30 个转运蛋白[183, 184]。

新的基于进化的 SLC22 分类已被提出，它将 SLC22 家族分为 OAT 和 OCT 的主要分支，并进一步分为 6 个亚支（图 8-8）。假设由系统发育关系定义的各种 SLC22 亚支可以进行更好的功能分类，并有助于去除功能不清楚的 SLC22 转运蛋白。于是在 OAT 分支中的子分支包括 OAT 子分支、类 OAT 子分支和与 OAT 相关的子分支。在 OCT 分支中包括

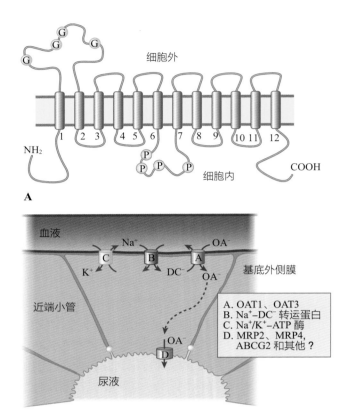

A

B

A. OAT1、OAT3
B. Na⁺–DC⁻ 转运蛋白
C. Na⁺/K⁺–ATP 酶
D. MRP2、MRP4、ABCG2 和其他？

◀ 图 8-7 **OAT1 的拓扑结构和 OAT1 介导的"三级"转运过程中有机阴离子内流示意图**

A. 细胞内环路连接两个跨膜结构域，产生 12 个跨膜区域，这些区域与许多其他 SLC 转运蛋白类似；B. 近端小管细胞，显示 OAT 介导的有机阴离子（OA⁻）从血浆流入管腔。OAT1（A），OA⁻ 通过基底外侧膜借助二羧酸盐（DC⁻）的反向转运沿梯度流入管腔。OAT 介导的内流与钠 / 二羧酸盐共转运蛋白和线粒体 TCA 循环（B）导致的二羧酸盐跨膜梯度有关。这个"三级"过程依赖于 Na⁺–K⁺–ATP 酶水解 ATP 产生的细胞内外的钠浓度梯度（C）。OA⁻ 进入尿腔（D）可能通过许多顶端膜转运蛋白发生，包括 MRP。G. 糖基化位点；P，PKC. 磷酸化位点 [引自 Nigam SK, Bush KT, Martovetsky G, et al. The organic anion transporter (OAT) family: a systems biology perspective. *Physiol Rev.* 2015; 95: 83–123 和 Eraly SA, Bush KT, Sampogna RV, et al. The molecular pharmacology of organic anion transporters: from DNA to FDA? *Mol. Pharmacol.* 2004;65:479–487.]

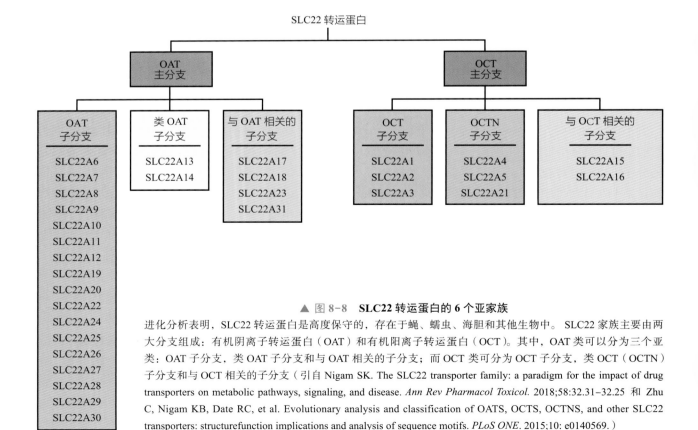

▲ 图 8-8 **SLC22 转运蛋白的 6 个亚家族**

进化分析表明，SLC22 转运蛋白是高度保守的，存在于蝇、蠕虫、海胆和其他生物中。 SLC22 家族主要由两大分支组成：有机阴离子转运蛋白（OAT）和有机阳离子转运蛋白（OCT）。其中，OAT 类可以分为三个亚类：OAT 子分支，类 OAT 子分支和与 OAT 相关的子分支；而 OCT 类可分为 OCT 子分支，类 OCT（OCTN）子分支和与 OCT 相关的子分支（引自 Nigam SK. The SLC22 transporter family: a paradigm for the impact of drug transporters on metabolic pathways, signaling, and disease. *Ann Rev Pharmacol Toxicol.* 2018;58:32.31–32.25 和 Zhu C, Nigam KB, Date RC, et al. Evolutionary analysis and classification of OATS, OCTS, OCTNS, and other SLC22 transporters: structurefunction implications and analysis of sequence motifs. *PLoS ONE.* 2015;10: e0140569. ）

OCT 子分支，类 OCT（OCTN）子分支和与 OCT 相关的子分支[183, 185]。其中许多转运蛋白的具体细节不在本章讨论范围之内。实际上，就内源性底物偏好而言，许多转运蛋白仍然是"孤立蛋白"。然而，需要指出的是，除了某些亚分支外，大多数 *SLC22* 基因主要表达在肾近端小管、脉络丛或肝脏。尽管如此，SLC22 转运蛋白在全身都有表达，甚至有一些成员高度选择性地表达于嗅上皮和大脑亚结构（OAT6，*SLC22A20*）[186]。因此，SLC22 是一个非常有趣的 SLC 家族，它参与了阴离子、阳离子和兼性离子药物，毒素，代谢产物，信号分子，抗氧化剂，膳食成分，维生素，肠道微生物产物及尿毒素的转运[183]。

这里我们重点关注 OAT1（*SLC22A6*）和 OAT3（*SLC22A8*），它们是肾脏主要的代谢物、药物、毒素（包括尿毒症毒素）和有机阴离子的转运蛋白（表 8-1）；OCT2（*SLC22A2*）是阳离子类药物和代谢物的主要转运蛋白；URAT1（*SLC22A12*）是 OAT 亚分支中研究最广泛的几种尿酸转运蛋白。除了一些其他的 SLC 和 ABC 转运蛋白外，SLC22 转运蛋白是位于肾近端小管与临床最相关，以及在数量上最重要的有机阴离子和有机阳离子转运蛋白[184, 187]。

1. OAT1（SLC22A6）和 OAT3（SLC22A8）

监管机构认为 OAT1 和 OAT3 都是可能用于分析新药物转运的重要的 7 个原始药物转运蛋白[188]。这种监管上的关注使这一概念长期存在，这些转

表 8-1　部分 SLC22 转运蛋白底物

底　物	SLC22 转运蛋白			
	SLC22A6 OAT1	SLC22A8 OAT3	SLC22A1 OCT1	SLC22A2 OCT2
非甾体抗炎药 　布洛芬 　萘普生	√	√		
抗病毒药 　替诺福韦 　阿德福韦 　西多福韦	√	√		
β- 内酰胺类抗生素 　氨苄西林 　青霉素	√	√		
利尿剂 　布美他尼 　呋塞米	√	√		
TCA 循环中间体	√	√		
短链脂肪酸	√	√		
胆汁酸				
类黄酮	√	√		
肠道微生物群	√	√	√	√
有机汞	√	√		
顺铂			√	√
二甲双胍			√	√
西咪替丁		√		√
硫胺素			√	√

TCA. 三羧酸

运蛋白的主要功能是转运药物。尽管 OAT 确实可以运输药物（如抗生素、抗病毒药、非甾体抗炎药、利尿剂）和毒素（如有机汞、马兜铃酸），但现在可以清楚地知道它们以及监管机构强调的其他 5 个 SLC 和 ABC 转运蛋白还可以转运许多内源性代谢物、信号分子、维生素、肠道微生物群和饮食产物[184]。

事实上，人们越来越多地认识到，这些多特异性转运蛋白的主要功能可能不是处理药物和毒素，而是调节局部和全身的代谢以及信号传导[189, 190]。对敲除小鼠进行"组学"分析，人类全基因组关联研究（GWAS），以及导致或调节众所周知的代谢疾病的可遗传突变共同引起了我们对"药物转运蛋白的真正作用"理解的改变。

按照这种新的系统生物学观点（详情见后文），这些转运蛋白的内源性底物的多特异性使一系列药物和毒素能够与在肠、肝脏、肾脏和许多其他组织中表达的转运蛋白相结合。但是，这些转运蛋白在医药和商业上的相关性会产生一种误解，即这些广泛表达且在进化上保守的基因存在的主要功能是处理合成药物。虽然从临床药理学和药代动力学的角度来看，这显然是它们的关键作用，但是很明显，这种理解极为有限，哪怕从临床的角度来看，因为

现在很明确，OAT1、OAT3 和其他"药物"转运蛋白不仅对于内源性生理功能至关重要，而且对于理解尿毒症、高尿酸血症和许多遗传疾病的病理生理学也非常重要。

2. OAT1 基因敲除小鼠和 OAT3 基因敲除小鼠

对 OAT 基因敲除小鼠的组学（如代谢组学、转录组学）分析的应用，改变了我们对 OAT 体内功能的理解。对 Oat1 和 Oat3 基因敲除小鼠的分析开始于十多年前，不断引发了对于这两种主要有机阴离子转运蛋白的体内功能的大量深入了解，尤其是它们的内源性功能[191-196]。

正如预期的那样，Oat1 基因敲除的小鼠组织对经典有机阴离子转运蛋白探针 PAH 的吸收不良，而 Oat3 基因敲除的小鼠组织对硫酸雌酮的吸收不良[191, 197]。Oat1 和（或）Oat3 基因敲除小鼠在体内或离体（如胚胎肾器官培养）对利尿剂（如襻利尿剂、噻嗪类）、抗生素（如青霉素、环丙沙星）、多种抗病毒药和甲氨蝶呤的处理发生改变，这与体外研究数据一致[198-204]。

敲除小鼠对襻利尿剂和噻嗪类利尿剂的反应提供了一个有用的例证（图 8-9）。这些在肾小管周毛细血管中的与白蛋白结合的药物必须通过近端小管中的基底外侧膜转运蛋白 OAT1 和 OAT3 转运，

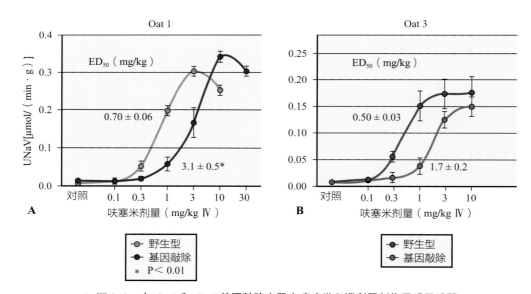

▲ 图 8-9　在 *Oat1* 和 *Oat3* 基因敲除小鼠中噻嗪类和襻利尿剂作用明显减弱
在转运利尿剂的 *Oat1* 或 *Oat3* 基因敲除鼠中（表 8-1），腔内钠的消除显著减弱。ED_{50}. 最大有效剂量的一半；IV. 静脉注射；UNaV. 尿钠排泄（引自 Eraly SA, Vallon V, Vaughn DA, et al. Decreased renal organic anion secretion and plasma accumulation of endogenous organic anions in OAT1 knock-out mice. *J Biol Chem* 2006;281:5072-5083 和 Vallon V, Rieg T, Ahn SY, et al. Overlapping in vitro and in vivo specificities of the organic anion transporters OAT1 and OAT3 for loop and thiazide diuretics. *Am J Physiol Renal Physiol*. 2008; 294: F867-F873.）

经过细胞，并由顶端膜转运蛋白（包括 ABCC 或 MRP 家族的成员）排出，而这些都发生在通过管腔（泌尿）空间向下流动排泄之前。有利于襻利尿剂和噻嗪类利尿剂，抑制盐在后续肾单位中的重吸收。在小鼠中缺失 *Oat1* 或 *Oat3* 后，要达到相同程度的利尿作用，需要多 3~5 倍的利尿剂[191, 198]。

OAT 与肾脏有机汞毒性有关，因为汞与谷胱甘肽和其他含硫醇的化合物结合，转运蛋白"有效地"将其中许多视为有机阴离子[205]。令人惊讶的是，当用高剂量汞处理 *Oat1* 基因敲除小鼠时，它的肾脏受到了很好的保护（在组织学和肾脏指标上），这与缺乏 Oat1 使有机汞不能被近端小管吸收的猜想相符[206]。

最引人注意的而且出乎意料的是，对 *Oat* 基因敲除动物的血浆进行代谢组学分析的结果[191, 193-195, 207]（图 8-10）。这些揭示了令人惊讶的内源性 OAT 底物的范围。

总的来说，OAT1 和 OAT3 似乎在调节有机阴离子通过所谓的肠 – 肝 – 肾轴的流动中起着关键作用[194]。这包括肾脏对于来自肠道菌群的许多化合物的处理，无论是肠道菌群还是由于肠道菌群对饮食成分（如植物化学物质）作用的产物。例如，在 *Oat3* 基因敲除鼠中，变化最大的是被 2 期肝酶（如葡萄糖醛酸化）作用的黄酮类化合物。这突出了 OAT（尤其是 OAT3）与内源性化合物，以及药物和毒素的肝脏代谢（通过所谓的药物代谢酶）之间的重要联系。

在 *Oat3* 基因敲除鼠中，升高的其他代谢产物还包括初级和次级胆汁酸[194]。此外，在 *Oat1* 和 *Oat3* 基因敲除鼠中，脂肪酸，TCA 循环中间体和维生素也升高。代谢产物的这些明显区别（虽然还是有很多重叠）的情况，不同于有些 FDA 批准的药物[194]（很难区分药物底物的分子特性是否易于 OAT1 或 OAT3 结合[208]）。

这些与 OAT1 和 OAT3 相互作用的药物和代谢物的化学性质值得进一步说明。关于药物，尽管 OAT1 和 OAT3 都强烈倾向于结合阴离子药物的底物，但两种转运蛋白（特别是 OAT3）也都可以结合有限数量的阳离子 / 兼性离子药物。西咪替丁是一个例子[179]。重要的是，与 OAT 相互作用的代谢物的化学性质似乎与药物数据大不相同。部分原因可能是市场选择，哪些药物在市场上成功。但是，仍然存在的问题是，与药物相比，代谢物的分子和化学性质似乎通常可以区分 OAT1 和 OAT3 底物（OAT3 底物更大，极性更小，化学复杂性更高，并且包含更多环状结构）[194]。然而，值得再提的是

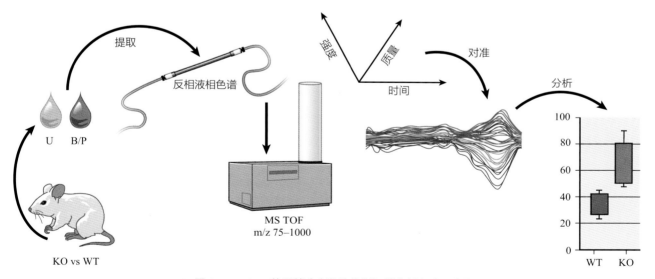

▲ 图 8-10 **Oat1 基因敲除小鼠的代谢组学分析方法示意图**

代谢物、肠道微生物群（肠道微生物群）产品、维生素和信号分子的非靶向代谢组学分析的策略示意图，其中许多已显示可通过体外测定直接与 Oat1 相互作用。使用液相层析串联质谱（LC/MS/MS）法对野生型和 Oat1⁻/⁻ 小鼠的血浆和尿液进行分析。重要的发现是，非靶向代谢组学可识别肠道微生物群和尿毒症毒素 1（Oat1）。随后，还分析鉴定了 Oat3 的敲除小鼠的肠道微生物群和尿毒症毒素，以及许多胆汁酸和类黄酮代谢物。KO. 敲除型；WT. 野生型 [引自 Wikoff WR, Nagle MA, Kouznetsova VL, et al. Untargeted metabolomics identifies enterobiome metabolites and putative uremic toxins as substrates of organic anion transporter 1 (Oat1). *J Proteome Res*. 2011;10:2842–2851.]

OAT1 和 OAT3 代谢物底物之间存在重叠。

此外，基于基因敲除后基因表达变化的代谢重建已经完成[207-209]。这些代谢重建的结果大致与代谢组学数据相符；重建的结果表明，OAT 调节着许多系统性及近端小管中的生化途径（表 8-2）。例如，在重建中揭示的最重要的生化途径，包括嘌呤代谢、TCA 循环、脂肪酸代谢、类花生酸代谢、氨基酸代谢（色氨酸、酪氨酸、精氨酸）和多种维生素依赖性途径。因此，重构和代谢组学数据共同支持以下观点：OAT 不仅是"药物"转运蛋白，而且还会影响全身和近端小管生理的许多方面。

总而言之，基于敲除组学数据的代谢重建和对内源性底物（如代谢物、信号分子）的化学性质分析，我们对近端肾小管中 OAT1 和 OAT3 经常讨论的"冗余"提出了质疑。从实用药代动力学角度来看，对于许多可以与 OAT1 和 OAT3 相互作用的药物来说，这种观点还是可以作为初步解释的。但是仅考虑内源性代谢物的偏好（不考虑药物），更合适的观点可能是这两种转运蛋白在许多代谢过程中起着不同的作用，尽管它们也一起作用以处理某些底物，如尿酸。根据目前的数据，OAT1 似乎与局部和全身有氧代谢联系更多，而 OAT3 似乎更多与源自肠道或肝脏的代谢产物（如初级和次级胆汁酸）流动相关。还有一些证据表明，OAT3 可以改变表型，例如在糖尿病中[210]、血压调节中[192]、和使用

表 8-2　*Oat1* 基因敲除小鼠中受影响的主要通路

三羧酸循环
酪氨酸代谢
丙氨酸、天冬氨酸和谷氨酸代谢
丁酸酯代谢
精氨酸和脯氨酸代谢
色氨酸代谢
烟酸酯和烟酰胺代谢
缬氨酸、亮氨酸和异亮氨酸的降解
氮代谢
乙醛酸和二羧酸酯代谢
丙酸酯代谢
甘氨酸、丝氨酸和苏氨酸代谢
嘌呤代谢
嘧啶代谢

引自 Liu HC, Jamshidi N, Chen Y, et al. An organic anion transporter 1 (OAT1)–centered metabolic network.*J Biol Chem*. 2016; 291: 19474–19486.

SGLT2 抑制剂治疗的过程中[115]。

3. OAT1 和 OAT3 单核苷酸多态性

与非编码区单核苷酸多态性（single-nucleotide polymorphisms，SNP）相比，OAT 中的非同义编码区 SNP 很少见[211]。尽管 OAT 中的 SNP 比 OCT 的 SNP 受到的关注更少（因为 OCT 在人类中的多态性更高），但近年来，很多文献报道了 OAT 中的 SNP 与利尿剂反应性、汞毒性、抗生素水平和高尿酸血症有关[212-216]。*OAT1* 基因中的一个非编码 SNP 似乎与肾脏疾病的进展有关，但尚不清楚这是否与改变肾脏对一种或多种尿毒症或其他毒素的处理方法有关[217]。根据动物和人类数据，我们发现 OAT3 SNP 与葡萄糖稳态或糖尿病性肾脏疾病有关，也就不足为奇了。由于通过 OAT1 和 OAT3 转运的药物存在大量重叠，因此毒素和代谢物表型的转运可能需要两个 OAT（或 OAT 和"相应"的顶端转运蛋白，如 MRP2 或 MRP4）中的 SNP 来完成[218]。这个问题需要更详细地研究。

4. OCT2（SLC22A2）

与较大的 OAT 亚类（从属于 SLC22 OAT 大类）不同，OCT 亚类（SLC22 OCT 类的 3 个亚类之一）由 3 个高度同源（蛋白序列和功能均相同）的转运蛋白组成：OCT1、OCT2 和 OCT3[183]。OCT 通常被认为是电单向转运蛋白[219]。有机阳离子转运蛋白 2（OCT2）是近端小管细胞基底外侧膜（血液侧）的主要肾脏摄取转运蛋白，参与消除有机阳离子药物（如二甲双胍和顺铂）[220, 221]。在细胞腔（顶侧、尿液侧），似乎是 MATE（SLC47）转运蛋白家族成员将有机阳离子流出到尿液中[222]。近来，监管机构强调，主要的肝 OCT：OCT1（一种药物转运蛋白）与 OAT1 和 OAT3，对于新药测试以确定转运蛋白的机制（已经被证实是一种硫胺素转运蛋白）很重要[223]。

因此，与 OAT 一样，OCT 可能主要起调节代谢物进入和排出组织的作用；与 OAT 一样，关于内源性功能的最佳体内功能信息来自于对基因敲除小鼠中代谢产物的分析。总而言之，OCT 的已知药物和代谢物底物似乎不如 OAT 多样，并且基于药物底物的分子特性分析，似乎 OCT1 和 OCT2 的特异性至少在药物方面有很大程度的重叠[180]。

5. OCT2 单核苷酸多态性

OCT 比 OAT 具有更多的多态性。OCT2 中的

SNP 已受到相当大的临床关注，它们可以影响抗糖尿病药二甲双胍和化学治疗药物顺铂的水平，这一项结果与体外研究一致[224-227]。这些关联性比上面提到的 OAT 的 SNP 关联性要好得多[228]。由于二甲双胍和顺铂已被广泛使用，并且具有潜在的毒性，因此临床医生必须意识到以下可能性：OCT2 中的 SNP 影响药物水平的可能性，这一点很重要。

临床意义

遥感和信号假说：了解高尿酸血症和尿毒症的框架

由于转运蛋白介导的药物相互作用引起的监管顾虑，OAT 和 OCT 最近引起了广泛的关注。随着更好的技术来分析组织和体液中的代谢物，关于药物代谢物相互作用（DMI）的方式可能会有更多的发展。随着考虑到针对尿毒症和高尿酸血症的新方法（特别是在 CKD 中），人们期望进行更多的临床研究和试验，以减轻尿毒症毒素和尿酸的负担，并延长严重 CKD 和透析的时间。在这方面，遥感和信号假说应有助于考虑改善干扰的器官间和有机体间交流的方法（通过代谢物和信号分子，包括从肠道微生物群获得的分子）。

（二）处理有机阴离子、有机阳离子和有机兼性离子的顶端膜近端小管转运蛋白

在近端小管中，OAT1、OAT3 和 OCT2 作用于基底外侧从血液中吸收有机阴离子和阳离子。尽管对这些带电的有机分子在细胞内发生的情况仍然不清楚，但近年来，人们对它们从细胞内到细胞外的过程（通常以不带电形式）有了更好的了解。例如，OAT1 和 OAT3 吸收的许多有机阴离子被 ABCC 家族成员 MRP2（ABCC2）和 MRP4（ABCC4）通过顶端膜转运流出[168]。这些并不是近端小管中唯一的有机阴离子的顶端膜转运蛋白；例如，OAT4 和著名的 ABC 转运蛋白，P- 糖蛋白和 ABCG2，似乎对某些底物起作用[168]。简而言之，基底外侧的 OAT1 和 OAT3 倾向于与顶端膜的 MRP2 和 MRP4

相匹配，而且很可能一个或多个顶端膜转运蛋白参与了 OAT1 和 OAT3 所吸收的阴离子底物从顶端膜外排到近端小管腔的过程。

关于有机阳离子的顶端流出，近年来，MATE，特别是 MATE-2K 受到关注[168, 222]。MATE 是 SLC47 家族的成员，并且已经确定它们可以转运许多被 OCT2 吸收的阳离子药物。其他顶端膜转运蛋白也可能转运某些 OCT2 底物，但其贡献尚不清楚。有机阳离子 / 兼性离子转运蛋白 OCTN1（SLC22A4）和 OCTN2（SLC22A5）也很重要。尽管有时将它们与药物转运蛋白一起列出，但它们的内源性底物（分别为麦角硫因和肉碱）已得到充分确认[229, 230]。实际上，OCTN2 中的突变会导致系统性肉碱缺乏，从而导致严重的心脏和骨骼肌病。另外，麦角硫因被认为是重要的抗氧化剂。但是，OCTN 具有与阳离子药物相互作用的能力。

（三）疾病中特定有机基质的肾脏运输

1. 尿毒症毒素的转运

OAT 在肠道微生物群代谢产物的肾脏处理中的重要性值得进一步讨论。*Oat* 敲除鼠中积累的许多代谢物，如硫酸吲哚酚、犬尿氨酸、对甲酚硫酸盐和马尿酸盐，都是肠道微生物群衍生出的小分子（有机阴离子）中的一部分。它们也经常被认为是"尿毒症毒素"[193, 195]（表 8-3）。

涉及尿毒症毒性的小分子的名单很长，且争论不休[231, 232]。研究认为，这些尿毒症毒素在与严重

表 8-3 *Oat1* 和（或）*Oat3* 基因敲除小鼠中累积的尿毒症毒素

硫酸吲哚酚	吲哚乳酸
对甲酚硫酸盐	犬尿氨酸
马尿酸盐	腐胺
CMPF	尿酸
硫酸苯酯	肌酐
黄尿酸	

CMPF. 3- 羧基 -4- 甲基 -5- 丙基 -2- 呋喃丙酸酯
引自 Wikoff WR, Nagle MA, Kouznetsova VL, et al. Untargeted metabolomics identifies enterobiome metabolites and putative uremic toxins as substrates of organic anion transporter 1 (Oat1). *J Proteome Res.* 2011; 10: 2842–2851 和 Wu W, Bush KT, Nigam SK. Key role for the organic anion transporters, OAT1 and OAT3, in the in vivo handling of uremic toxins and solutes. *Sci Rep.* 2017;7:4939.

CKD 相关的尿毒症综合征中发生的多组织和器官毒性和功能障碍中起作用。尽管越来越多的证据表明某些尿毒症毒素在特定的组织毒性中起作用，但清单上的任何一种尿毒症毒素都不是所有尿毒症综合征表现的关键。其中包括与心血管毒性有关的 TMAO（三甲胺 –N– 氧化物）[233, 234] 和与尿毒症综合征有关的硫酸吲哚酚[235]。

某些尿毒症毒素（如硫酸吲哚酚）中可能通过 OAT 介导的近端小管细胞摄取在肾脏疾病的发生发展中起作用[195, 236]。尿毒症的病理生理学超出了本章的范围，读者可以参考第 52 章。但重要的是，人们日益认识到 OAT1 和 OAT3 在调节许多被认为是尿毒症毒素的分子中的作用。因此，探讨 SNP 或其他影响 OAT1 和 OAT3 表达或功能的因素是否会改变尿毒症综合征或肾脏疾病的进展将是很有趣的。

OCT2 似乎也是某些阳离子尿毒症毒素的转运蛋白，尤其是 TMAO，它是一种在 CKD 中累积的与心血管疾病相关的分子[237]。有机阴离子的顶端转运蛋白 MATE 似乎与 TMAO 的流出有关。值得注意的是，尽管 OAT3 是有机阴离子转运蛋白，但 OAT3 敲除的小鼠仍可以转运一些有机阳离子，从而导致 TMAO 含量升高，但目前尚不清楚是否是由 OAT3 转运了 TMAO[195]。

2. 尿酸转运

尿酸是一种抗氧化剂，也具有有害作用[238]。它也属于"尿毒症毒素"。除痛风和肾结石外，高尿酸血症还与心血管病、代谢综合征、高血压和肾脏疾病的进展有关[239]。嘌呤被主要在肝脏中的酶（如黄嘌呤氧化酶）代谢从而导致尿酸的形成。另外，尿酸在体内的消除和保留在很大程度上由肾脏决定，在较小程度上（在没有肾脏疾病的情况下）由肠道决定。

从尿酸动态平衡的角度来看，在 GWAS 和基因敲除小鼠的研究中，出乎意料的结果之一是 SLC 和 ABC "药物"转运蛋白的数量，这些转运蛋白参与调节血清尿酸水平，然后转运尿酸[238, 240]。这些转运蛋白包括 ABCG2（也称为 BCRP）、URAT1（OAT1 和 OAT3 的近亲）、OAT1 和 OAT3 以及其他 OAT。在 OAT1、OAT3 和 URAT1（SLC22A12，最初在小鼠中以 Rst 的形式被发现[241]）的基因敲除鼠中，肾脏尿酸盐处理方面有改变，尽管这些

改变没有期望中的那么明显，因为在当时大部分人认为这些基因对肾脏尿酸盐的处理起着主要作用[196]。随后，发现了另一个与葡萄糖转运蛋白有关的 SLC 转运蛋白，称为 GLUT9（SLC2A9），对肾脏处理尿酸非常重要[242]。涉及尿酸转运的其他转运蛋白是 MRP2（ABCC2）、MRP4（ABCC4）、NPT1（SLC17A1）、NPT4（SLC17A3）、OAT4（SLC22A11）和 OAT10（SLC22A13）[243]。随着对不同种族的分析越来越多，相关基因的清单也在不断增加，其中也包括非转运蛋白。确实，基于 GWAS 和其他研究，上述基因的不同亚类在尿液的处理中也可能很重要，其重要程度取决于种族和性别。

这些转运蛋白共同负责肾脏对尿酸的复杂处理，但必须强调的是，ABCG2 越来越多地被视为主要的肠道尿酸外排转运蛋白[244]。在严重肾功能不全的情况下，尿酸盐的肠挤压变得尤为重要，就此而言，研究发现 ABCG2 中的 SNP 与 CKD 患者的尿酸水平高度相关[215]（图 8–11）。这似乎是器官远距离通信的一个例子（例如，在损伤的肾脏与肠之间；见后文），显然这种交流的"目的"是优化尿酸水平，因为另一器官中的转运（肠外排）代替了功能衰退的肾脏，从而降低血浆尿酸水平。从动物模型的研究中，我们认为 CKD 中的高尿酸水平本身会导致肠道 ABCG2 的表达和（或）功能增强，如果这样，这可能是转运蛋白的底物诱导的一个例子[245]。

3. 肌酐转运

尽管新的措施可能很快会在医院中成为常规措施，但血清肌酐仍被认为是初级保健和医院环境中肾功能的指标。SLC22 家族的许多成员（包含 OAT 和 OCT）参与转运肌酐。这些包成员括 OCT2、OAT2、OAT3，可能还有 OAT1[246-248]，它们被认为是有机阳离子药物、有机阴离子药物和兼性离子药物的关键转运蛋白。尽管它们在肾肌酐处理中的相对重要性尚有争议，但至少在最近的研究中，OCT2 和 OAT2 显得尤其重要，它们都可能在肾肌酐的处理中发挥某些作用。这个问题在临床上是相关的，因为当肌酸酐是主要检测指标时（因为药物与代谢物在转运蛋白水平上相互作用），许多药物（如甲氧苄啶）被认为"人为"地产生了肾功能不全的印象[168]。

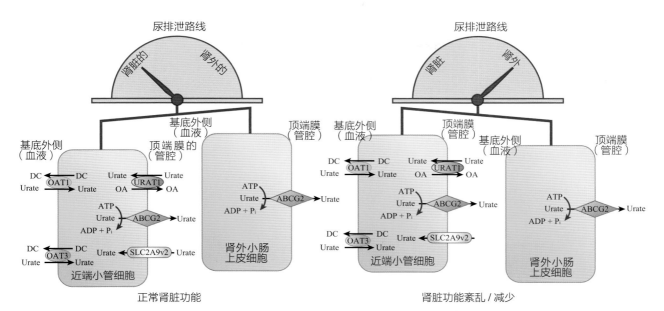

▲ 图 8-11　在慢性肾脏疾病中，尿酸转运蛋白（主要是 **ABCG2**）在肠道中的作用变得更为重要

正常肾功能与肾功能减弱的情况下尿酸盐排泄的示意图。在正常情况下，大多数尿酸盐排泄（约 70%）主要在肾脏的近端小管中进行，并由在近端小管细胞的顶端膜和基底外侧膜上的许多转运蛋白介导。该图仅描绘了所涉及的一些转运蛋白，包括 SLC 和 ABC 膜转运蛋白家族的成员。在基底外侧表面上，血液中尿酸的吸收主要由 OAT1（SLC22A6）和 OAT3（SLC22A8）介导。这些溶质载体转运体将二羧酸盐（DC）交换为尿酸盐，导致该有机阴离子向近端小管细胞的净流动。在顶端膜表面中，许多转运蛋白，包括 ABCG2（在此显示）、NPT1（SLC17A1）和 NPT4（SLC17A3），以及 ABCC 家族成员，都在将尿酸盐分泌到管状内腔中，以尿液的形式排泄。但尚不清楚上述顶端膜转运蛋白在尿酸盐分泌中的相对重要性。ABCG2 对尿酸的转运是通过 ATP 水解来驱动的。还有其他几种顶端膜转运蛋白也在尿酸盐的重吸收发挥作用，包括 URAT1 和 SLC2A9v2。URAT1 或 SLC22A12 将细胞间的有机阴离子交换为尿酸，导致尿酸被吸收回到近端小管细胞中。同时，在正常的生理条件下，多达 30% 的尿酸是通过肾外转运蛋白排泄的，据报道这很大程度上是由肠上皮细胞中表达的 ABCG2 驱动的。对人类数据及来自具有肾功能不全的啮齿动物模型的生理数据进行分析，其结果认为：ABCG2 的尿酸盐转运（很可能是在肠道中）可以在肾功能减弱的情况下弥补不良的肾脏尿酸盐处理。Urate. 尿酸盐；ATP. 三磷酸腺苷；ADP. 二磷酸腺苷；Pi. 游离磷酸基团（引自 Bhatnagar V, Richard EL, Wu W, et al.Analysis of ABCG2 and other urate transporters in uric acid homeostasis in chronic kidney disease: potential role of remote sensing and signaling. *Clin Kidney J*. 2016;9:444-453. ）

（四）遥感和信号假说：了解高尿酸血症和尿毒症的框架

从体外转运研究，基因敲除动物的代谢组学分析，GWAS 研究及由于转运蛋白突变引起的代谢性疾病中可以明显看出，SLC 和 ABC 转运蛋白家族的多特异性"药物"转运蛋白对大量代谢物的水平和局部调节至关重要[183, 184, 189, 190, 249]。

遥感和信号假说（始于 2004—2007 年[186]）认为，多特异性的"药物"转运蛋白及其近亲属（通常是单特异性或寡特异性的）的生理作用是：这些 SLC 和 ABC 转运蛋白通过代谢物和信号分子调节"远程"的器官间和有机体间的通信（图 8-12）。

假设该系统是通过转录机制（如核受体）和翻译后机制（如调节转运蛋白内在化或 PDZ 结构域关联的激酶）被主动调节。可以设想与神经内分泌，生长因子细胞因子和自主神经系统并行工作。这种由 SLC 和 ABC 转运蛋白介导的通过"信息含量高"的小分子（如限速代谢物、信号分子、抗氧化剂、维生素）实现的远程器官间和有机体间通信，被认为和其他体内稳态系统一样重要，因此，在了解健康和疾病状态时，值得考虑在内。

该假说似乎与肾脏疾病特别相关。例如，考虑一下前面讨论的明显的器官间远程通信的示例，以便重新建立尿酸稳态[243]。损伤的器官，如 CKD 中功能失调的肾脏，参与了与肠道的"器官交叉作用"，因此，随着肾小管功能的下降，肠道 ABCG2 转运蛋白，以及可能是其他的转运蛋白，"接管"了许多肾脏 SLC 尿酸转运蛋白。如前所述，高尿酸、某些尿毒症毒素或两者（由于肾脏疾病而积累）被认为可诱导肠转运蛋白的表达。

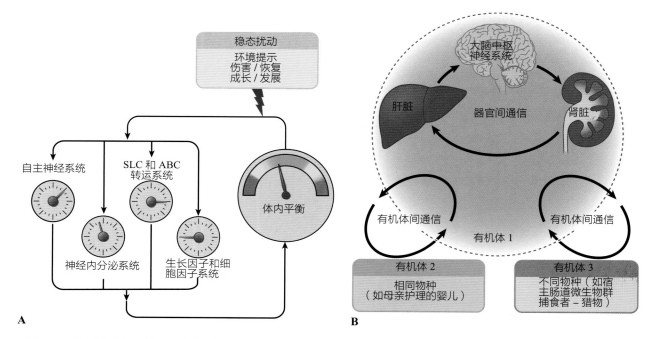

▲ 图 8-12　遥感和信号假说涉及多特异性和选择性更高的 **SLC 和 ABC** 转运蛋白，以及不同组织中"远程"（器官间和有机体间）通信的部分组织中的药物代谢酶（**DME**），部分原因是由于在健康和疾病中通过肠 - 肝 - 肾轴的转运蛋白表达差异

遥感和信号假说强调了多特异性（"药物"转运蛋白，如 OAT1、OAT3、ABCG2 和 MRP 等）和更具选择性的 SLC22 转运蛋白，以及其他 SLC 和 ABC 药物和 DME 在远程器官间和有机体间的通信网络中的作用，这些转运蛋白和 DME 在上皮和非上皮组织，以及各种体液空间，如脑脊液、乳汁和尿液中都有涉及。该遥感和信号系统与涉及稳态和在诸如高尿酸血症和尿毒症等疾病中重置体内平衡的多种经典系统协同工作。这些其他系统包括神经内分泌、生长因子细胞因子、自主神经系统，越来越多的证据表明它与这些经典的体内平衡系统相互交织（引自 Nigam SK. What do drug transporters really do? *Nat Rev Drug Discov.* 2015;14:29-44.）

人们普遍认为，尿毒症综合征部分归因于尿毒症毒素的"病理性"转运蛋白介导的远程器官间和有机体间通信，其中包括与 G 蛋白耦联受体（如犬尿氨酸）和核受体（如硫酸吲哚酚）结合的信号分子。为尿毒症综合征中发现的许多生化和细胞畸变提供了不同的视角，这些畸变会影响许多组织和身体各部分。此外，体内许多尿毒症毒素的来源是肠道微生物群，这是有机体间交流的结果，这些毒素会影响多个器官的信号传导和新陈代谢，在许多情况下，这些毒素会被肾脏近端小管多特异性"药物"转运蛋白消除，如 OAT1、OAT3、OCT2 和 MATE。

遥感和信号假说提供了系统病理生理学框架，用于在远程器官间和有机体间小分子交流的背景下思考尿毒症综合征的许多代谢和信号畸变。这种系统层面的观点可能会导致人们考虑采用新的治疗方法，以期随着人们对遥感和信号机制的进一步了解而改变它们，从而减轻尿毒症综合征的一些有害表现。

（五）药物 - 代谢产物相互作用

随着人们对 OAT、OCT 和其他药物转运蛋白的内源性底物的了解越来越多，通过代谢组学和代谢重建（如上述方法）研究这些转运蛋白对组织特异性代谢的调控，我们将了解更多信息以便考虑新的方法来调节尿毒症等复杂的代谢性疾病，并了解转运蛋白自身层面上简单竞争以外的药物 - 代谢物相互作用（DMI）的含义[168, 208]。例如，当前关于 DMI 的思想主要限于观察甲氧苄啶之间的转运蛋白水平竞争，后者与 OCT2 结合，从而提高了单个 OCT2 转运的代谢产物（如肌酐）的血浆浓度。但是对于 OAT1，现在从基因敲除研究中可以很好地确定 OAT1 功能的丧失会影响许多代谢途径[208, 209]。这意味着与 OAT1 通常转运的内生代谢物（如丙磺舒）竞争与 OAT1 结合的药物将对代谢产生广泛影响，从而影响代谢物和信号分子，而这些分子本身可能不是 OAT1 的直接底物。这种 DMI 可能有助于部分解释广泛的代谢综合征，例如在长期使用某些

OAT 转运的药物（如利尿剂和 HIV 抗病毒药）的情况下所看到的效果[250, 251]。在 DMI 的这一领域需要做很多工作，在该领域中药物运输的竞争可能会影响广泛的代谢途径；这在中度 CKD 的情况下显得尤为重要，因为受影响的代谢物可能包括某些尿毒症毒素[168]。

三、氨基酸

（一）肾脏氨基酸转运的生理学

肾脏氨基酸转运的罕见遗传缺陷对我们了解肾脏代谢物的重吸收起了重要作用[252, 253]。与顶端氨基酸转运蛋白有关的 4 种疾病定义了 4 个主要的肾脏转运途径，即中性氨基酸转运蛋白（在 Hartnup 病中突变）、阳离子氨基酸和胱氨酸转运蛋白（在胱氨酸尿症中突变）、阴离子氨基酸转运蛋白（在二羧基氨基酸尿症中突变），以及甘氨酸和脯氨酸的转运蛋白（在亚氨基甘氨酸尿症中突变）[254]（有关这些内容的详细讨论，请参见第 44 章遗传性疾病）。除亚氨基甘氨酸尿症外，氨基酸尿症也影响肠运输。在胱氨酸尿症和亚氨基甘氨酸尿症中观察到遗传复杂性，表明转运过程涉及多个基因。除肠运输外，影响顶端运输的氨基酸尿症对其他器官几乎没有影响，表明这些运输蛋白的表达在肾脏和肠的顶端膜上主要是特异性的，尽管在大脑中也发现了一些肾脏氨基酸运输蛋白。四种主要的氨基酸转运活性已通过体外研究使用多种方法进一步验证，例如微灌流研究、刷状缘膜囊泡、皮质切片和细胞系[254, 255]。此外，体外研究无障碍地确定了第五种转运活性，即针对 β- 氨基酸的转运活性。划定跨基底外侧膜的运输更具挑战性，目前尚不清楚这 5 个顶端路径是否与 5 个基底外侧出口路径相匹配。通过罕见的赖氨酸尿酸蛋白不耐受症（lysinuric protein intolerance，LPI）和功能研究，已从遗传学角度确定了释放阳离子氨基酸的明确途径[256, 257]。使用从基底外侧膜衍生的囊泡在功能上定义了中性氨基酸的释放途径[258]。由于上皮细胞谷氨酸的大量代谢，阴离子氨基酸的释放难以测量[259]（图 8-4）。甘氨酸可能会与其他中性氨基酸结合以进行外排，但脯氨酸和 β- 氨基酸的外排途径仍不清楚。超过 98% 的所有过滤氨基酸被近端小管重吸收；由于肾小管的其他部分不会显著促进氨基酸的重吸收，因此此处不作讨论[260]。在 PCT 和 PST 之间观察到转运蛋白表达的一些差异；这些如图 8-13 所示。肾脏中可能会出现物种差异，本文会在相关位置提及。

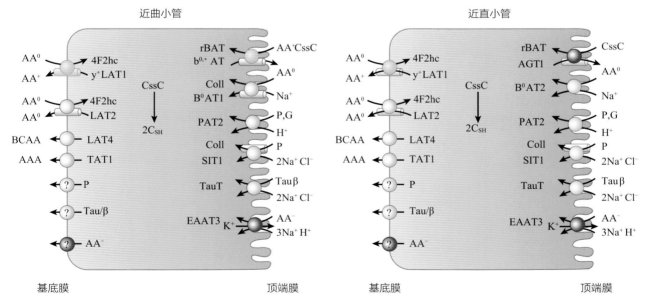

▲ 图 8-13　近端小管中的氨基酸转运蛋白

每个转运蛋白旁边均显示了近曲小管和近直小管中氨基酸转运蛋白的通用名称。辅助亚基的转运蛋白由管状结构表示。阴离子氨基酸的转运蛋白显示为红色；阳离子氨基酸的转运蛋白显示为黄色。AA^0. 中性氨基酸；AA^+. 阳离子氨基酸；AA^-. 阴离子氨基酸；AAA. 芳香族氨基酸；BCAA. 支链氨基酸；C_{SH}. 胱氨酸；CssC. 胱氨酸；G. 甘氨酸；P. 脯氨酸；Tau/β. 牛磺酸和 β- 氨基酸

（二）肾氨基酸转运蛋白的分子生物学

分子克隆、人类遗传学和小鼠模型已帮助鉴定了顶端和基底外侧膜中几乎所有的氨基酸转运蛋白[254, 261]。肾上皮氨基酸转运蛋白存在于多种 SLC 家族中（表 8-4）。SLC 命名法通常用于基因，而首字母缩写词通常用于描述转运蛋白某些特性的蛋白质。使用非洲爪蟾卵母细胞或哺乳动物细胞系进行表达克隆的方法已在鉴定肾脏氨基酸转运蛋白中发挥了作用[262]。其他转运蛋白是通过序列相似性来鉴定的。这些努力的结果是，现在已经能够很好地理解肾上皮细胞的氨基酸转运蛋白，其概述如图 8-13 所示。以下，将详细描述每组氨基酸的转运蛋白。

（三）中性氨基酸转运蛋白

1. 顶端膜转运蛋白

可以从 Hartnup 病中观察到的氨基酸尿症推断出在中性氨基酸中占主导地位的转运蛋白的存在，该病限于中性氨基酸，但会影响这一组的每个成员蛋白[263]。该转运蛋白被鉴定为氨基酸转运蛋白 B^0AT1[广泛中性（0）氨基酸转运蛋白 1，SLC6A19][264, 265]。尽管 Hartnup 病表现出简单的隐性遗传，因此是单基因遗传疾病，但转运蛋白需要与辅助蛋白缔合才能转运到顶端膜从而具有完整的功能[266]。在肾脏中，这是由 collectrin（*TMEM27*）基因促进的[267]，而在肠中，这一作用是由血管紧张素转化酶 II（ACE II）发挥的[268]。这两种蛋

表 8-4 人肾小管氨基酸转运蛋白的性质及分布

氨基酸转运蛋白	SLC	PCT/PST	底 物	亲和力	疾 病	结构类
顶端膜						
B^0AT1	SLC6A19	PCT	全部中性	800～15 000μmol/L	Hartnup 病（OMIM 234500）	LeuT
B^0AT2	SLC6A15	PCT	BCAA、Met、Pro	50～200μmol/L	n.r.	LeuT
Collectrin	TMEM27	PCT	N/A	辅助的	n.r.	1TM
rBAT	SLC3A1	PCT < PST	N/A	辅助的	胱氨酸尿症（OMIM 220100）	1TM
$b^{0,+}AT$	SLC7A9	PCT > PST	Arg、Lys、Orn、CssC、Met、Leu、Ala	100μmol/L	胱氨酸尿症（OMIM 220100）、孤立的胱氨酸尿症（OMIM 238200）	LeuT
EAAT3	SLC1A1	PCT < PST	Glu、Asp、CssC	20～80μmol/L	二羧基氨基酸尿症（OMIM222730）	Glt
AGT1	SLC7A13	PCT=PST	Glu、Asp、CssC	20～60μmol/L	n.r.	LeuT
PAT2	SLC36A2	PCT			亚氨基甘氨酸尿症（OMIM 242600）、高血糖（OMIM138500）	LeuT
SIT	SLC36A2	PCT < PST			亚氨基甘氨酸尿症（修饰剂）（OMIM242600）	LeuT
TauT	SLC6A6	PCT、PST			n.r.	LeuT
基底外侧膜						
LAT2	SLC7A8	PCT			n.r.	LeuT
4F2hc	SLC3A2	PCT=PST		辅助的	致死	1TM
y^+LAT1	SLC7A7	PCT=PST			赖氨酸尿蛋白不耐受（OMIM 222700）	LeuT
TAT1	SLC16A10	PCT			n.r.	MFS
LAT4	SLC43A2	PCT=PST	BCAA、Met、Phe	5000μmol/L	n.r.	MFS

注：BCAA. 支链氨基酸；CssC. 胱氨酸；1TM. 单跨膜螺旋蛋白；MFS. 多促进者超家族；n.r.. 没有报道；OMIM. 在线人类孟德尔遗传；PCT. 近端小管；PST. 近直小管
疾病链接请参阅 OMIM 数据库

白质都是具有单个 TM 结构域的 I 型跨膜（type I transmembrane，TM）蛋白质。尽管 ACE2 在肾脏中表达，但其在近端小管中的表达水平太低，对 B^0AT1 表面表达无明显影响。B^0AT1 和 TMEM27 均在 PCT 中表达[267]。与单基因遗传学一致，在 Hartnup 疾病中未观察到 TMEM27 突变，而该突变有望在肾脏而非肠道中显示出氨基酸转运蛋白缺陷。迄今为止，已在 *SLC6A19* 基因中鉴定出 20 多种不同的致病突变[269]。有趣的是，*SLC6A19* 中的罕见突变体与低水平的血清肌酐有关，可能具有肾脏保护作用或可以影响肌酐的合成[270]。B^0AT1 转运所有与 $1Na^+$ 同构的中性氨基酸。与 SLC6 家族的许多其他成员相比，氯离子不是共转运的[271]。其底物的亲和力范围为 $1\sim12mmol/L$，优先选择支链氨基酸（branched–chainamino acids，BCAA）和蛋氨酸，其次是较大的亲水和芳香族氨基酸[272]。在体外系统中，脯氨酸和色氨酸是 B^0AT1 的非常差的底物，但体内数据表明 B^0AT1 对两种氨基酸的

转运都起着重要作用[273]。B^0AT1 基因敲除的小鼠复制了 Hartnup 疾病的人氨基酸尿症，但未显示其他任何病理变化（表 8–5）。除了 PCT 中的低亲和力 B^0AT1 转运蛋白外，功能研究还表明 PST 中存在中性氨基酸的高亲和力转运蛋白，可能是 B^0AT2（SLC6A15），其在近端小管中低水平表达[274]。B^0AT2 具有比 B^0AT1 窄的底物特异性，显示出对底物亲和力 $< 100\mu mol/L$ 的 BCAA 和蛋氨酸的强烈偏好。像 B^0AT1 一样，转运蛋白也依赖于 Na^+ 而非 Cl^-[275]。

（1）脯氨酸和甘氨酸的特定顶端转运蛋白：脯氨酸和甘氨酸具有不同寻常的理化性质，这导致这些氨基酸无法通过更广泛的特定氨基酸转运蛋白进行有效地转运。甘氨酸缺乏侧链，从而降低了其对侧链结合口袋的亲和力，而脯氨酸则具有仲氨基并限制了柔韧性。因此，脯氨酸是 B^0AT1 的较差底物，且无法被基底外侧中性氨基酸转运蛋白 LAT2 识别（见后文）。有两个证据支持人类中甘氨酸、脯氨酸和羟脯氨酸的常见转运蛋白。首先，在罕见

表 8–5 肾氨基酸转运蛋白敲除小鼠的生理特性

转运蛋白	血浆 AA	尿 AA	肾病理学	其他特征
rBAT	正常	+++：Lys、Arg、Orn、CssC	肾炎、肾结石	无
$b^{0,+}AT$	+：His、Ser、Glu/n	+++：Lys、Arg、Orn、CssC + Glu/n	肾小球纤维化、肾炎、肾结石	无
B^0AT1	正常	+++ 中性 AA	无 血清肌酐降低	易患结肠炎、改善血糖控制
B^0AT3	正常	+++：Gly ++：Ala、Val、Leu、Ile、Met、Ser、Thr、Gln、Phe、Tyr	无	压力引起的血压升高
TAT1	+：Phe、Tyr、Trp –：Gly、Ala、Met、Ser、Thr、Asn、Gln HPD +：Phe、Tyr、Trp	+：Phe、Tyr、Trp HPD +：Val、Ile、Leu、Thr、Gln、His、Phe、Tyr、Trp	无	无
LAT4	–：Ala、Pro、His、Ser	无法检测	没有报道	肝炎，营养不良
LAT2	+：Gly、Ala、Ser、Thr、Gln、Val、Lys	+：Gly、Ser、Thr、Gln、Leu、Val	无	无
y^+LAT1	无法检测	+++：Lys、Arg、Orn	无	生育失败、宫内生长受限
TauT	–：Taurine –：Glu	+++：Taurine	肾脏肿大、肾小球硬化症、肾病	肌肉无力、心肌病、视网膜变性、听力下降、慢性肝病

注：Lys. 赖氨酸；Phe. 苯丙氨酸；Arg. 精氨酸；Orn. 鸟氨酸；CssC. 胱氨酸；Glu/n. 谷氨酸或谷氨酰胺；His. 组氨酸；Ser. 丝氨酸；Gly. 甘氨酸；Ala. 丙氨酸；Val. 缬氨酸；Leu. 亮氨酸；Ile. 异亮氨酸；Met. 甲硫氨酸；Thr. 苏氨酸；Gln. 谷氨酰胺；Tyr. 酪氨酸；Trp. 色氨酸；Asn. 天冬酰胺；Pro. 脯氨酸；Taurine. 牛磺酸；HPD. 高蛋白饮食；+. 升高；++. 明显升高；+++. 严重升高；–. 降低；–. 明显降低

的亚氨基甘氨酸尿症中，尿液中发现了这三种氨基酸[273]。其次，当通过肾脏阈值时，脯氨酸血症会导致脯氨酸尿，羟脯氨酸尿和甘氨酸尿[276]。尽管亚氨基甘氨酸尿症是一种常染色体隐性遗传疾病，但它显示出明显的遗传复杂性[277]。例如，亚氨基甘氨酸尿症的一些病例显示肠道的脯氨酸吸收不良。此外，在某些情况下，杂合子是正常的，而在其他谱系中，则观察到高糖尿症。这些情况均可以通过质子氨基酸转运蛋白 2（proton-amino acid transporter 2，PAT2，SLC36A2），IMINO 转运蛋白 SIT1 系统（SLC6A20）和一般中性氨基酸转运蛋白 B^0AT1（SLC6A19）的共同作用来解释[273]。PAT2 的纯合突变是亚氨基甘氨酸尿症，而杂合突变则导致选择性高糖尿症。SIT1 突变有助于亚氨基甘氨酸尿症表型，也解释了偶发性观察到的肠道脯氨酸吸收减少的现象。B^0AT1 提供了脯氨酸和甘氨酸重吸收的基本负荷，这解释了为什么氨基酸尿的程度远低于过滤量[273]。相关的甘氨酸和丙氨酸转运蛋白 B^0AT3（SLC6A18）仅在小鼠中起作用[278, 279]（表 8-5），而在其较高的哺乳动物物种中其功能已被 PAT2 取代。

PAT2（SLC36A2）已被确定为小型中性氨基酸（特别是丙氨酸、甘氨酸和脯氨酸）的特异性转运蛋白。氨基酸的单 N- 甲基化是可以接受的，例如肌氨酸或脯氨酸。在所有亚亚氨基甘氨酸尿症病例中，PAT2 均发生突变，并在肾脏近端小管中表达[273]。其底物的 K_m 值范围为 $0.1 \sim 0.6 mmol/L$[280]。

SIT1（SLC6A20）仅转运带有二级、三级或四级氨基酸，例如脯氨酸、肌氨酸、甜菜碱和甲基氨基异丁酸[281, 282]。SIT1 是依赖 Na^+ 和 Cl^- 的转运蛋白，可转运 1 种底物、$2Na^+$ 和 $1Cl^-$。当异源表达时会产生可以检测到的净的正输运电流。转运蛋白在细胞表面的表达需要 collectrin（TMEM27）[283]。

B^0AT3（SLC6A18）优先运输丙氨酸和甘氨酸[279]。*SLC6A18* 基因敲除的小鼠患有高血糖症，尿液中其他中性氨基酸的水平略有升高[278]，但是 SLC6A18 发生纯合突变的人类是正常的，因为即使正常的等位基因也没有功能[273, 284]。小鼠转运蛋白需要 collectrin 共表达才能发挥运输和催化功能[284]。

(2) β- 氨基酸的特定顶端膜转运蛋白：这组氨基酸由牛磺酸，β- 丙氨酸及其同系物 γ- 氨基丁酸（gamma-aminobutyric acid，GABA）组成。GABA 的血浆浓度非常低（约 $0.1\mu mol/L$），而牛磺酸水平则明显更高（约 $50\mu mol/L$）。两种氨基酸通常被相同的转运蛋白所转运，但在肾脏中，也观察到了特定的 GABA 转运蛋白。这些氨基酸的重吸收主要是由牛磺酸转运蛋白 TauT（SLC6A6）介导的[285]。PAT2 对这些底物的亲和力较弱，但在生理上可能无关。TauT 在 $2Na^+$ 和 $1Cl^-$ 共同转运的过程中，以 $20\mu mol/L$ 的 K_m 转运牛磺酸。*TauT* 基因缺陷型小鼠的尿牛磺酸排泄量和滤过量相同[286]。

2. 基底外侧膜转运蛋白

功能研究表明在基底外侧膜中，Na^+ 依赖的转运蛋白对中性氨基酸具有广泛的特异性。异聚氨基酸转运蛋白 4F2hc-LAT2（SLC3A2-SLC7A8）在底物特异性方面一致，但从机制上讲是反转运蛋白[287-289]。已经确定了芳香族氨基酸（TAT1，SLC16A10）的单向转运蛋白[290]，但这种转运蛋白不能解释 *Tat1* 基因敲除小鼠显示的氨基酸跨肾上皮的净通量[291]。这些小鼠尿液中的芳香族氨基酸水平升高，但其他氨基酸水平正常。仅在高蛋白饮食中，观察到更普遍的氨基酸尿，提示 LAT2 和 TAT1 之间存在协同作用。LAT4（SLC43A2）允许 BCAA、蛋氨酸和苯丙氨酸的外排，从而覆盖了大的中性氨基酸的外排[292]。小中性氨基酸的特定外排途径尚未确定，因此很可能通过 LAT2、TAT1 和 LAT4 之间的协同作用发生：小动物中性氨基酸（AA）的外排可交换大中性 AA 或芳香族 AA，*Lat2* 基因敲除小鼠的尿液中出现了小中性 AA 证实了这一结论[293]。

就膜的两个面上的亲和力而言，LAT2（SLC3A2-SLC7A8）显示出明显的不对称性。外部的 K_m 值为 $40 \sim 200\mu mol/L$，内部的 K_m 值为 $3 \sim 30 mmol/L$[294]。转运蛋白接受脯氨酸以外的所有中性氨基酸。TAT1（SLC16A10）对底物的亲和力很低，范围为 $3 \sim 7 mmol/L$[295]。尽管该转运蛋白与单羧酸盐转运蛋白有关，但它不与质子共转运[290]。除芳香族氨基酸外，TAT1 还转运这些氨基酸和左旋多巴的 N- 甲基化衍生物。

LAT4（SLC43A2）与 4F2hc-LAT2 相比属于一个单独的转运蛋白家族。它不需要额外的亚基，并且可以在膜的两面以低亲和力（苯丙氨酸的 K_m 为 $5mmol/L$）运输其底物[296]。

肾脏有助于糖异生和 pH 调节。谷氨酰胺、天冬酰胺和组氨酸转运蛋白 SNAT3（SLC38A3）位于基底外侧膜中，但通常以低水平表达。在慢性酸中毒时，SNAT3 会被上调，而转运的谷氨酰胺会被磷酸盐激活的谷氨酰胺酶脱氨[297]。所得的谷氨酸进一步脱氨为 2- 氧代戊二酸酯，其用作糖异生的底物[298]（图 8-4）。氨释放到尿液中，从而中和质子。慢性代谢性酸中毒期间 SNAT3 mRNA 的上调涉及启动子的调节和 mRNA 的稳定性[299]。相关转运蛋白 SNAT（SLC38A5）在肾脏中也有表达，并且可能促进谷氨酰胺的吸收[300]。但其亚细胞定位尚不清楚。

脯氨酸的基底外侧出口没有明确的途径。尽管甘氨酸不能通过许多中性氨基酸转运蛋白有效地转运，包括 4F2hc–LAT2，但后者不接受脯氨酸。牛磺酸的释放也仍然不清楚。GABA/ 甜菜碱转运蛋白 BGT1（SLC6A12）已在肾上皮细胞的基底外侧膜中鉴定出来，但会在细胞质中积聚底物，因此不是可行的外排途径。

（四）阳离子氨基酸和胱氨酸转运蛋白

1. 顶端膜转运蛋白

在胱氨酸尿症中观察到的氨基酸尿（包括两组氨基酸）可以推断出阳离子氨基酸转运蛋白（也可以转运胱氨酸）的存在[301]。胱氨酸尿中肾胱氨酸的清除率接近 GFR，而阳离子氨基酸仍被部分重吸收。阳离子氨基酸和胱氨酸通过异源转运蛋白 rBAT/b$^{0,+}$AT（广泛的中性和阳离子氨基酸转运蛋白）在近端小管中转运[302]。胱氨酸尿症是一种常染色体隐性遗传疾病。rBAT 编码基因 SLC3A1 中的纯合（或复合杂合）突变被分类为 A 型胱氨酸尿症，而 b$^{0,+}$AT 编码基因 SLC7A9 中的纯合（或复合杂合）突变被分类为 B 型胱氨酸尿症[303]。这种遗传异质性可以在杂合状态下检测到，其中 rBAT 杂合子不显示残留的氨基酸尿，而 b$^{0,+}$AT 杂合子显示胱氨酸和赖氨酸向尿中的释放。胱氨酸尿症由于胱氨酸的溶解度低而引起肾结石的形成[301]。rBAT 沿近端小管的分布显示向 PST 的表达增加，而 b$^{0,+}$AT 显示相反的趋势。这表明 rBAT 在 PST 中可能具有不同的伴侣，该伴侣被证明是天冬氨酸 / 谷氨酸转运蛋白 AGT1[304]。最初，AGT1 被认为定位于基

底外侧。然而，使用更特异性抗体的后续研究显示了其定位于顶端。在功能上，AGT1 充当胱氨酸转运蛋白，将胱氨酸替换为谷氨酸。有趣的是，这表明胱氨酸在 PCT 中作为中性氨基酸转运蛋白而在 PST 中作为阴离子氨基酸转运蛋白。在 b$^{0,+}$AT 基因敲除小鼠中精氨酸的部分排泄量达到 80%，而仅排出 11% 的小管胱氨酸[305]。这与其他胱氨酸转运蛋白（如 AGT1 和 EAAT3）的存在是一致的（请参阅"阴离子氨基酸转运蛋白"一节）。rBAT 蛋白是高度糖基化的 II 型膜蛋白，通过二硫键连接到膜外部的转运蛋白亚基 b$^{0,+}$AT[306]。异二聚体的形成对于复合物从内质网中排出至关重要[307]。当在系统中表达其 cRNA 时，与 rbat 结合的卵母细胞内源性转运蛋白已很大程度上阐明了 rbat/b$^{0,+}$AT 的转运特性[308]。这些实验表明，rbat/b$^{0,+}$AT 是强制性的反向转运蛋白，它优先从内腔吸收阳离子氨基酸，以交换中性氨基酸。这种方向性是由细胞内的负细胞膜电位决定的，胱氨酸尿症中缺乏中性氨基酸也能证实这一点[309]。阳离子氨基酸和胱氨酸的亲和力约为 100μmol/L；中性氨基酸的 K$_m$ 值明显更高[310]。酸性氨基酸 – 胱氨酸交换剂 AGT1 输送胱氨酸的 K$_m$ 值为 68μmol/L[304]。在小鼠中，该基因仅在雄性中表达，因此不太可能是肾胱氨酸重吸收所必需的。在人类中，孤立的胱氨酸尿症（一种罕见的尿中仅胱氨酸水平升高的疾病），是由于 b$^{0,+}$AT 中的某些突变影响转运亚基的底物选择性所导致的[311]。迄今为止，尚未发现 AGT1 中的突变。

2. 基底外侧膜的转运蛋白

LPI 疾病定义了阳离子氨基酸的基底外侧膜

> **临床意义**
>
> **阳离子氨基酸转运蛋白和胱氨酸顶端膜转运蛋白**
>
> 尿石症发生在大多数胱氨酸尿症中。肾结石是通过几种治疗方法的结合来治疗的。硫普罗宁（α- 巯基丙酰甘氨酸）可与半胱氨酸形成加合物，其溶解度高于胱氨酸。柠檬酸钾用于增加尿液的 pH，使其 > 7.5。建议减少动物蛋白的摄入量和夜间摄入的液体。所有治疗均旨在减少胱氨酸的形成和沉淀。

外排途径[256, 312]。LPI 是由异源转运蛋白 4F2hc-SLC7A7 中的 SLC7A7 轻链的突变引起的[313, 314]。该病非常罕见，据报道不到 200 例，主要来自存在创始人变异的芬兰人群。与通常为良性的顶端膜转运障碍相反，LPI 可以是一种非常严重的疾病，尽管临床症状差异很大[256]。它还具有许多肾脏外的病理改变，例如肺泡蛋白沉着症和免疫缺陷，对此病理改变尚未完全了解。LPI 疾病中，血浆氨基酸的阳离子水平降低，这影响尿素循环功能，导致对蛋白质摄入的不良反应。此外，LPI 患者的阳离子氨基酸的尿液水平非常高，尤其是赖氨酸，但是肠吸收会受到影响。尽管存在功能上冗余的传输蛋白（4F2hc-SLC7A6），但其表达很低，无法替代 SLC7A7 的作用[315]。在功能上，SLC7A6 和 SLC7A7 的特征为系统 y+L，表明该转运蛋白交换中性和阳离子氨基酸，其最初是在胎盘和红细胞中发现的[316]。y+LAT1（SLC7A7）转运蛋白可以转运具有高亲和力（K_m 值约为 20μmol/L）的中性和阳离子氨基酸，但在不存在 Na^+ 的情况下，对中性氨基酸的亲和力要低两个数量级[317]。因此，优选模式是阳离子氨基酸的外排，以交换细胞外中性氨基酸。y+LAT1 转运蛋白在近端小管的基底外侧膜中广泛表达。

阳离子和中性氨基酸转运的普遍性使这些机制不同于葡萄糖重吸收所设定的范例。一个可能的原因是细胞质氨基酸池的维持水平明显高于血浆中观察到的水平，而这是蛋白质生物合成和氨基酸稳态所必需的[318]。在基底外侧促进因子的存在下，胞质氨基酸池将接近于血液中观察到的氨基酸浓度。

（五）阴离子氨基酸转运蛋白

近端小管中阴离子氨基酸的主要顶端膜转运蛋白是 EAAT3（在啮齿动物中称为 EAAC1、SLC1A3）[319]。EAAT3 转运谷氨酸（KM=14μmol/L）和天冬氨酸，并且对于 D- 天冬氨酸的转运能力优于 L- 天冬氨酸[320]。如前所述，EAAT3 也会促进胱氨酸的运输[321]，但是在患有二羧基氨基酸尿症的个体中，胱氨酸仅略微升高[322]。二羧基氨基酸尿症是由 EAAT3 突变引起的罕见病[322]。患者尿液中天门冬氨酸和谷氨酸的高度升高，易被检测到；其排泄物可以达到甚至超过滤过量。除肾脏外，EAAT3 在神经元和肠中表达并在胞质内大量蓄积，这是 $3Na^+$ 和 $1H^+$ 的共转运和 $1K^+$ 的反转运的结果[323]。尽管 EAAT3 在神经元中表达，但是二羧基氨基酸尿症被认为是一种良性疾病[324]。然而，据报道 EAAT3 突变与强迫症有关联[325]。EAAT3 的表达在 PCT 中相对较低，向 PST 升高，并且在肾小管的远端也可以被观察到[319]。但是，已过滤的阴离子氨基酸负载量的 90% 在 PCT 中被重新吸收。转运蛋白受渗透压和氨基酸缺乏的调控[326]。尚未确定肾上皮细胞中谷氨酸的专用外排途径。实际上，有证据表明在基底外侧膜中积累的谷氨酸转运蛋白会阻止谷氨酸外排[259]。因此，谷氨酸在上皮细胞中被大量代谢，并且外排可能受到限制。此外，SLC22 家族的成员是非特异性阴离子转运蛋白，位于基底外侧膜中的那些转运蛋白可能作为谷氨酸的外排途径[327]。

（六）氨基酸转运蛋白的结构信息

迄今为止，质膜氨基酸转运蛋白分为 3 种不同的蛋白质折叠，即 LeuT- 折叠，Glt- 折叠和多促进子超家族（multifacilitator superfamily，MFS）- 折叠（表 8-4）[328]。从功能上讲，很早以前就已经确定转运蛋白必须拥有向内和向外的构象[329, 330]。迄今为止，所有分析的转运蛋白都以交替进入的模式运作，基质和共基质（如果适用）结合在膜的一侧（如外侧）。随后，底物和转运蛋白之间的弱相互作用导致转运蛋白围封底物，导致封闭的构象。转运蛋白进一步转变为内部开放的构象以释放底物[328]。对于反向转运蛋白，无底物易位的能垒太高；因此，仅在结合有底物的状态下才可能返回到初始构象。在同向转运蛋白和单向转运蛋白的情况下，空转运蛋白可以通过无底物的封闭状态转换回外部开放构象，从而关闭催化循环。但是，至少在 LeuT 蛋白折叠的情况下，亮氨酸侧链形式的伪底物靠近底物结合位点占据着空的结合位点，从而促进了向外部构象的过渡[331]。

对于 LeuT 折叠，已经确定了运输周期中除一个阶段以外的所有阶段的高分辨率结构（图 8-14）。LeuT 的第一个结构显示出内部对称性，因此螺旋 1～5 可以 2 倍旋转的方式叠加在螺旋 1～6 上[332]。这种内部对称性为采用向内和向外构象提供了结构基础[333]。对该蛋白质折叠的进一步研究表明，该蛋白质的一部分仍然保持不动：螺旋 3、5 和 7、8 的排列被称为哈希（#），而其他螺旋则明显移动 – 由螺旋 1、2 和 6、7 组成的束[333]。氢键网络在螺旋 1 和 6 的中心处中断，使螺旋弯曲并使用这些氢键与底物和共转运离子相互作用。在大多数具有 LeuT 折叠的转运蛋白中，一个关键特征是捆束相对于哈

希运动，反之亦然，从而交替地关闭和打开转运蛋白的交替位置[328]。另一个共同的特征是在底物结合位点附近存在一个或多个芳族氨基酸，其在过渡到闭塞状态期间使底物绝缘。这些残基被称为"薄"门，这与随后被蛋白质的更多实质部分包围的底物（厚门）形成对比。

Na+ 驱动的谷氨酸转运蛋白的转运过程非常不

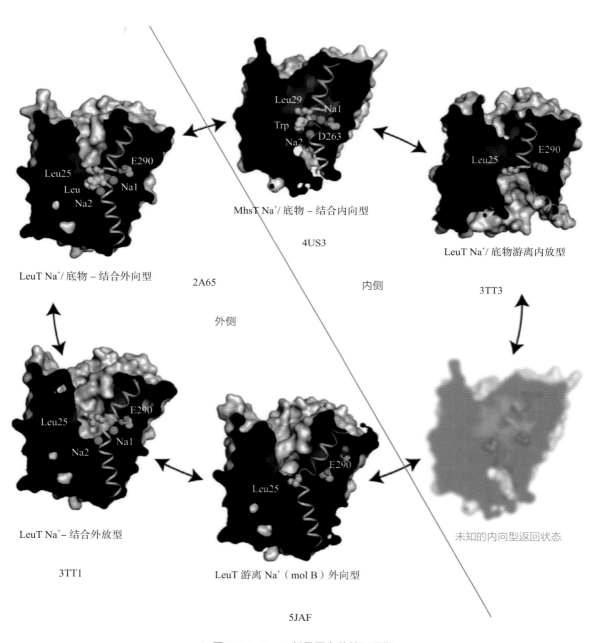

▲ 图 8-14　**LeuT 折叠蛋白的转运周期**
TM1 螺旋和假底物 Leu25（Leu29[MhsT]）显示为粉红色，Na+ 显示为绿色球，Glu290（或 Asp263[MhsT]）显示为青色球，结合位点的底物显示为黄色球 [引自 Malinauskaite L, Said S, Sahin C, et al. A conserved leucine occupies the empty substrate site of LeuT in the Na (+)–free return state. *Nat Commun*. 2016; 7: 11673, under creative common license.]

同，因为它涉及转运区域相对于刚性支架区域的升降运动[334]。GltPh 由 8 个 TM 段和两个螺旋发夹（HP1 和 HP2）组成[335]。6 个 N 端螺旋形成一个大支架，可容纳 TM7、TM8、HP1 和 HP2。两个较大的环（一个连接 TM2 和 TM3，另一个连接 TM5 和 TM6）用作铰链，以使底物结合结构域像电梯一样运动[336]。让人联想到 LeuT 中的类似特征，其结构和离子由 TM7、TM8、HP1 和 HP2 的未缠绕区域束缚。交替进入是通过在膜的相应侧面上打开螺旋形 HP 介导的。谷氨酸转运蛋白形成三聚体，这对于稳定支架抵抗电梯区域的移动可能是重要的。

在 MFS 折叠中，蛋白质的对称轴垂直于螺旋 1~6 和 7~12 之间的膜[337, 338]。在转运周期中，两半蛋白质彼此相对移动。需要对该翘板开关模式进行修改，以通过弯曲外侧的螺旋线 1 和 7 或内侧的螺旋线 4 和 10 的外端来适应基板的初始咬合。由于缺乏氨基酸易位成员的高分辨率结构，氨基酸的结合仍不清楚。

如前所述，几种肾脏氨基酸转运蛋白与辅助蛋白形成异二聚体，例如，具有 4F2hc 和 rBAT 的 SLC7 转运蛋白和具有 collectrin 的 SLC6 转运蛋白 B⁰AT1。辅助亚基的主要作用是促进复合物从内质网中排出[307]。此外，collectrin 对于转运蛋白的催化活性也是必不可少的[284]。转运蛋白辅助蛋白胞外域的结构对于 4F2hc 是已知的[339]，但确切的异聚体排列仅被部分理解[340]。与细菌 α- 淀粉酶有关的 4F2hc 胞外域的结构由两个亚域组成，即域 A，三磷酸异构酶桶形域（αβ）₈和域 C，由 8 个反平行的 β 链组成[339]。但是，4F2hc 和 rBAT 都不具有糖苷酶活性，并且它们都缺乏关键催化残基的保守性。辅助蛋白的糖基化对于内质网质量控制可能非常重要。除其在氨基酸转运中的作用外，collectrin 还被认为与肾脏发育和囊泡胞吐有关，但对这些功能的机制了解较少[341]。4F2 重链在整联蛋白信号传导中具有其他功能，这在癌细胞而非上皮细胞中是众所周知的[266, 306, 342]。

肾脏酸化机制
Renal Acidification Mechanisms

I. David Weiner   Jill W. Verlander   著

熊雅冰   冯启健   刘   曦   译

刘友华   校

要　点

- 近端小管重吸收碳酸氢盐的机制包括细胞顶端膜上的 NHE3 和 H^+–ATP 酶分泌 H^+，在新生儿肾脏中，一般由 NHE8 代替 NHE3。
- 近端小管重吸收碳酸氢盐主要受到管周 HCO_3^- 和 CO_2 的调节，而不是直接受到管周 pH 影响。
- 近端小管重吸收碳酸氢盐依赖基底侧的 NBCe1，该蛋白还可调节氨代谢和柠檬酸盐重吸收。
- 水通道蛋白除转运 H_2O 外，还可以转运 CO_2 和 NH_3。
- 肾脏的氨转运包括特异性膜蛋白对 NH_3 和 NH_4^+ 的选择性转运，这些膜蛋白在肾单位和集合管中表现出轴向膜、顶端膜及基底侧膜的异质性。
- 氨代谢包括氨生成（氨合成）和氨循环，后者通过谷氨酰胺合酶实现。
- 肾间质中的硫酸盐，可能通过与间质中 NH_4^+ 可逆性结合参与肾脏正常的氨代谢。
- 修复代谢性碱中毒所依赖的分泌碳酸氢盐的阴离子交换体 pendrin，还可作为 Cl^- 重吸收蛋白，以及通过与 Na^+ 重吸收蛋白 ENaC 的间接相互作用，在机体容量稳态和血压调节中发挥关键作用。

保持体内正常的酸碱平衡对人体健康至关重要。体内酸碱紊乱可导致多种临床问题，比如生长迟缓、恶心呕吐；心律失常易感性增加；心血管儿茶酚胺敏感性降低；骨骼疾病，包括骨质疏松和软骨病；复发性肾结石、骨骼肌萎缩；感觉异常和昏迷[266]。在慢性肾脏病（CKD）患者中，代谢性酸中毒加速肾功能恶化，增加肾脏替代治疗的风险[97, 216]。代谢性酸中毒或代谢性碱中毒与 CKD 患者、非 CKD 患者的死亡率增加相关[214, 289, 327]。

体内酸碱平衡包括两个独立但又相关的过程，即碳酸氢盐重吸收和新的碳酸氢盐生成。前者指重吸收由肾小球滤过的碳酸氢盐；后者指体内的一种需求，即生成"新碳酸氢盐"来补充体内碳酸氢盐，从而中和内源性和外源性固定酸。总的来说，在许多病理生理条件下，机体会产生酸负荷或碱负荷，肾脏要对此做出必要的反应来维持体内酸碱稳态。

一、碳酸氢盐重吸收

碳酸氢盐重吸收包括肾单位不同部位的共转运事件（图 9-1）。近端小管负责重吸收绝大部分滤过的碳酸氢盐，髓襻降支细段则几乎不进行碳酸氢盐重吸收，髓襻升支粗段（TAL）重吸收一部分碳酸氢盐，远曲小管（DCT）、连接小管（CNT）、集合管始部（ICT）和集合管负责重吸收剩余部分的碳酸氢盐。

（一）近端小管

1. 一般转运机制

近端小管重吸收碳酸氢盐包括几个不同但又相

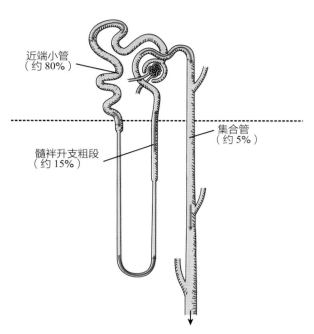

▲ 图 9-1　碳酸氢盐重吸收的部位

近端小管是重吸收滤过碳酸氢盐的主要部位，髓袢降支细段仅吸收很小一部分，髓袢升支粗段重吸收未被近端小管重吸收的大部分碳酸氢盐，集合管是重吸收剩余碳酸氢盐的主要部位

互关联的过程（图 9-2）。首先，细胞分泌 H^+ 至小管液中。该过程依赖多种蛋白，在成人的肾脏中，顶端 Na^+-H^+ 交换体（NHE3）、顶端 H^+-ATP 酶是 H^+ 分泌的主要机制，其中 NHE3 负责 60%～70% 的 H^+ 分泌，H^+-ATP 酶则负责其余大部分的 H^+ 分泌。在新生儿肾脏中，顶端 Na^+/H^+ 交换体（NHE8）代替 NHE3 成为主要的 Na^+/H^+ 转运蛋白（NHE）亚型[30]。

　　进入小管液的 H^+ 与 HCO_3^- 结合形成碳酸（H_2CO_3），后者又会解离成水（H_2O）和二氧化碳（CO_2）。虽然这一过程可以自发进行，但是自发性脱水的速率不足以支持近端小管重吸收碳酸氢盐的正常速率，主要通过位于近端小管刷状缘上的膜结合型碳酸酐酶亚型Ⅳ（CA Ⅳ）进行催化。

　　然后，管腔中的 CO_2 跨过顶端质膜进入细胞。通常认为这一过程主要通过被动扩散完成，然而约 50% CO_2 可能是通过水通道蛋白 1（AQP1）这一膜蛋白介导从而穿过顶端质膜[46]。在细胞内，CO_2 和水在胞质碳酸酐酶Ⅱ（CA Ⅱ）催化下完成水合过程，形成碳酸，后者自发解离成 H^+ 和 HCO_3^-。这一过程"补充"的 H^+ 进一步通过顶端膜 NHE3 和 H^+-ATP 酶经由顶端质膜向外分泌。

细胞内的 HCO_3^- 通过基底侧膜转运进入细胞外间隙。在近端小管 S_1 和 S_2 节段，HCO_3^- 主要依赖生电性的钠离子耦联碳酸氢盐共转运体 NBCe1-A 进行转运[1, 256]。NBCe1-A 具有生电性，能够在细胞质和细胞间质之间产生跨膜电位，而该过程与基底侧膜上依赖细胞外 pH 的 TASK2（TWIK 相关酸敏感性 K^+ 通道）活性相关[445]。在 S_3 节段，HCO_3^- 在基底侧膜上转运主要通过依赖 Na^+ 的 Cl^--HCO_3^- 交换体[217]，此外 NBCe1 也可能发挥部分作用[284]。

　　除了主动分泌的 H^+ 介导碳酸氢盐重吸收外，近端小管还能进行被动的 H^+ 和碳酸氢盐转运。由于碳酸氢盐重吸收降低了管腔内碳酸氢盐的浓度，同时相对于管周间隙，管腔内 H^+ 浓度升高，因此碳酸氢盐的被动转运将导致碳酸氢盐分泌，从而限制了碳酸氢盐重吸收的净得率。目前尚不明确碳酸氢盐回漏的分子机制，但已知其相关功能。碳酸氢盐回漏率在新生儿肾脏中低于成年人肾脏[323]，主要由血管紧张素Ⅱ（AngⅡ）引起[242]，这一过程依赖细胞旁路成分和跨细胞成分，以及除 NHE3 外的膜蛋白[158, 315]。在近端小管起始部位，碳酸氢盐回漏率低于碳酸氢盐重吸收率。然而在近端小管的末梢部位，尤其当重吸收增加，管腔内碳酸氢盐浓度降低时，碳酸氢盐跨上皮浓度梯度增加，其回漏率也随之增加。同时，管腔内 pH 降低也会阻碍 NHE3 介导的 H^+ 分泌和碳酸氢盐重吸收。这些过程导致碳酸氢盐回漏率与碳酸氢盐重吸收率相当，不会增加小管中碳酸氢盐重吸收的净得率。一般情况下，只有在管腔碳酸氢盐浓度降至约 6mmol/L，管腔 pH 约为 6.8 时，这些过程才会发生。

　　参与近端小管碳酸氢盐重吸收的蛋白质

　　① Na^+-H^+ 交换体：Na^+-H^+ 交换体在肾脏内广泛表达，主要用于细胞内 pH 调节、跨上皮细胞碳酸氢钠重吸收及囊泡酸化。这些功能均依赖细胞内外形成的 Na^+ 浓度梯度，从而推动继发性主动转运，介导电中性 H^+ 的分泌。Na^+-H^+ 转运体除了转运 Na^+、H^+ 外，还可转运 Li^+（Li^+ 替代 Na^+）和 NH_4^+（NH_4^+ 替代 H^+）[204]。这一方式能够实现 Na^+-NH_4^+ 交换，从而在近端小管分泌 NH_4^+ 中发挥重要作用[274]。

　　NHE3（SLC9A3）是近端小管顶端膜上主要的

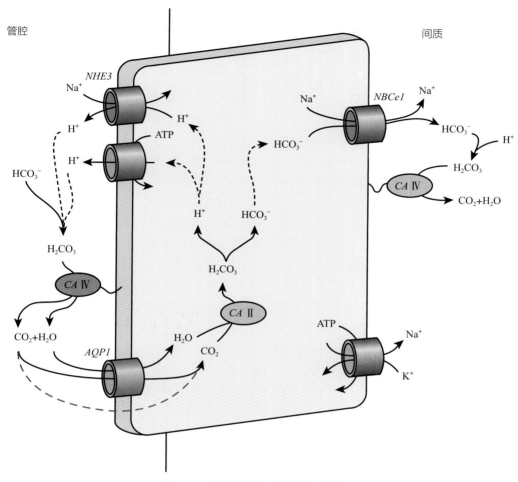

▲ 图 9-2　近端小管重吸收碳酸氢盐的机制

近端小管重吸收 HCO_3^- 依赖多种蛋白的整合作用。Na^+–H^+ 交换体（NHE3）和 H^+–ATP 酶介导 H^+ 分泌至小管液中，随后与管腔中的 HCO_3^- 反应生成 H_2CO_3，又很快在 CAⅣ 催化下脱水生成 H_2O 和 CO_2。大部分 CO_2 通过被动扩散进入细胞内，少部分通过水通道蛋白 1（AQP1）进入细胞。在细胞内，CO_2 在胞质碳酸酐酶Ⅱ（CAⅡ）催化下水合生成 H_2CO_3，又很快解离成 H^+ 和 HCO_3^-，从而"补充"胞质内的 H^+ 分泌。胞质内的 HCO_3^- 依赖生电性钠离子 – 碳酸氢盐转运体（NBCe1-A）从基底侧膜排出细胞。PST 中，基底侧膜上的 Cl^-–HCO_3^- 交换体（图中未显示）是 HCO_3^- 从基底侧膜排出细胞的主要机制。ATP. 三磷酸腺苷；CAⅣ. 碳酸酐酶 4；PST. 近端小管直部

Na^+–H^+ 交换体，介导管腔内大部分碳酸氢盐的重吸收。NHE3 受多种机制调节，研究最多的是甲状旁腺激素（PTH）、多巴胺和 AngⅡ。PTH 和多巴胺均可抑制 NHE3 活性；AngⅡ 具有双重效应，低浓度时具有刺激作用，高浓度时具有抑制作用。此外，PTH 和多巴胺均可提高细胞内环磷酸腺苷（cAMP）水平，导致 NHE3 活性降低[87]，同时多巴胺还具有蛋白激酶 C（PKC）依赖性效应[137]。AngⅡ 可降低胞内 cAMP 水平，激活 PKC、酪氨酸激酶和磷脂酰肌醇 –3– 激酶[178]。

NHE3 磷酸化是另一种重要的调节机制。丝氨酸 –552（在大鼠序列中）是一个蛋白激酶 A（PKA）的磷酸化位点，该位点发生磷酸化会使 NHE3 定位至刷状缘上的被膜小窝，导致 NHE3 无法介导碳酸氢盐重吸收[211]。同样，丝氨酸 –719 磷酸化通过调节蛋白嵌入质膜的状态影响 NHE3 介导的碳酸氢盐重吸收[345]。NHE3 的磷酸化能够影响多个信号蛋白与 NHE3 之间的相互作用，改变 NHE3 蛋白结合复合物的大小和 NHE3 上脂阀的分布，从而从特定角度调控基础及急性状态下 NHE 的转运活性[346]。此外，在丝氨酸 552 和 605 位点及其他新的磷酸化位点上，由丝氨酸 / 苏氨酸磷酸酶 PP1 介导的去磷酸化作用能够增强 NHE3 的活性[105]。AngⅡ 能够引起 NHE3 中丝氨酸 552 位点去磷酸化，从而拮抗 cAMP/PKA 的作用，而这一方式可能也是调节近端小管钠代谢的关键[89]。

NHE3 在微绒毛、微绒毛间裂隙、内体及细胞质等不同亚细胞部位之间的移动也是一个重要的调节机制。只有当 NHE3 位于微绒毛时，才能发挥碳酸氢盐重吸收的作用。NHE3 的再分布受多种因素调节，包括肾交感神经活性、糖皮质激素、胰岛素、Ang II、多巴胺和 PTH [22, 39, 87, 260, 334]。再分布过程还涉及多种细胞蛋白，包括动力蛋白、NHERF-1、网格蛋白有被小泡、钙调磷酸酶同源蛋白 -1、ezrin 磷酸化、G- 蛋白 α 亚基和 G- 蛋白 β-γ 二聚体 [8, 100, 179]。

NHE8（SLC9A8）是近端小管上发现的第二种 Na^+-H^+ 交换体 [149]。正常情况下，成人肾脏中的 NHE8 多位于细胞内 [38]，但当小鼠缺乏 NHE3 以及酸负荷增加时，刷状缘膜上的 NHE8 蛋白表达量会增加，从而帮助小管进行碳酸氢盐重吸收 [30]。在新生肾脏中，刷状缘膜上 NHE8 蛋白表达量较成年人多，NHE3 表达较少，表明 NHE8 是新生儿肾脏中发挥顶端膜 NHE 活性的主要机制 [30, 31, 309, 406]。

NHE1（SLC9A1）是近端小管上存在的第三个 NHE 家族成员。NHE1 是一种普遍存在于哺乳动物体内绝大多数细胞中的 Na^+-H^+ 交换体，在肾脏近端小管中主要定位于细胞基底侧膜上 [34]，负责细胞内 pH 的急性调节 [60]。

② H^+-ATP 酶：近端小管顶端 H^+ 分泌依赖的第二个机制为囊泡型 H^+-ATP 酶 [443]。H^+-ATP 酶主要在刷状缘微绒毛、刷状缘底部和网格蛋白有被区域间的顶端小凹上表达 [52]。该酶帮助近端小管中内体和溶酶体酸化，感知内体 pH，参与招募运输蛋白至酸化囊泡中，从而确保早期内体到溶酶体的过渡变化 [54]。Ang II、轴向血流量增加，以及机体慢性代谢性酸中毒均可提高近端小管 H^+-ATP 酶的活性 [74, 103, 427]。H^+-ATP 酶能与醛缩酶直接结合，这可能是遗传性果糖不耐受个体发生近端 RTA 的原因 [247]。此外，PKA 能够促进 H^+-ATP 酶插入顶端质膜，提高 H^+-ATP 酶的活性，而腺苷酸活化蛋白激酶（AMPK）则起抑制作用 [7]。

③ NBCe1（SLC4A4）：基底侧膜排出碳酸氢盐依赖电中性 Na^+-HCO_3^- 共转运体 NBCe1 介导。人体内存在 3 种 NBCe1 剪接异构体，其中 NBCe1-A，也称为 kNBC1，是肾脏中最主要的剪接异构体，特异性表达于近曲小管的基底侧膜 [61, 256]。而在小鼠体内，共有 5 种已知的 NBCe1 剪接异构体 [219]。分析 NBCe1-A 的蛋白结构发现，它有一个大的胞内氨基尾端和羧基尾端、14 个跨膜结构域和 2 个糖基化位点 [45, 244, 335, 490]。

近端小管上的 NBCe1-A 介导 Na^+ 耦联 HCO_3^- 转运，多数证据表明 Na^+ 和 HCO_3^- 按照 1∶3 的比例进行转运 [151, 336]。由于细胞内部相对于管周带负电荷，这一电荷梯度为 Na^+ 和 HCO_3^- 提供了排出细胞的驱动力，以实现它们的逆浓度梯度转运。Na^+ 和 HCO_3^- 的耦联率非常重要，1∶3 的耦联率促进 HCO_3^- 净排出；而当耦联率为 1∶2 时，由于细胞内 Na^+ 和 HCO_3^- 的浓度及基底侧膜电压的存在，此时形成的净电化学梯度则会促使 HCO_3^- 进入细胞。事实上，一些近端肾小管性酸中毒（RTA）病例可能就是由 NBCe1 突变导致耦联率改变所引起 [491]。然而，关于 1∶3 耦联率的分子作用机制尚未完全解析。在非肾细胞中，NBCe1-A 的耦联率为 1∶2 [151, 173, 232]。当 NBCe1-A 表达于近端小管细胞系中，其 Ser-982 位点磷酸化可导致耦联率从 1∶3 变为 1∶2 [152]，这一过程需要 Ser-982 位点附近的两个天冬氨酸残基参与 [153]。因此，1∶3 的耦联率对 NBCe1-A 促进碳酸氢盐排出具有重要作用，而这种 1∶3 耦联率的产生部分归因于特定氨基酸残基磷酸化 - 去磷酸化。

近端小管 NBCe1-A 介导的碳酸氢盐转运受多种生理条件调节。机体代谢性酸中毒和各种促进碳酸氢盐重吸收的刺激因素，均可促进其转运活性增加 [130, 314, 373]。稳态蛋白表达的变化似乎并不是重要的调控机制，因为代谢性酸中毒并不改变 NBCe1-A 蛋白的表达情况 [220]。其他调节 NBCe1-A 活性的因素还有细胞内的 ATP（可能通过一种尚不清楚的激酶 [173]），以及包括 PKC [305] 和 Ca^{2+} 钙调蛋白依赖性蛋白激酶 II [306] 在内的再循环途径。虽然 SPAK（Ste20/SPS1 相关的富含脯氨酸 - 丙氨酸激酶）依赖性 Ser65 磷酸化、IRBIT- 依赖性和 SPAK- 依赖性 Thr49 磷酸化能够调节 NBCe1-B 的活性 [176]，但由于是不同的剪接异构体，NBCe1-A 中并不存在这些位点。同时，剪接差异还造成 NBCe1-A 中不含有 NBCe1-B 和 NBCe1-C 中存在的自抑制结构域，从而导致 NBCe1-A 的基础活性比 NBCe1-B 和 NBCe1-C 异构体高 4 倍 [259]。

NBCe1 缺陷是常染色体隐性近端 RTA（PRTA）的最常见原因[186, 219, 491]。NBCe1 缺陷除了引起严重的 PRTA 外，还会引起生长和智力障碍、基底节钙化、白内障、角膜混浊（带状角膜病变）、青光眼、血清淀粉酶和脂肪酶升高，以及显示出造釉不全的釉质缺陷[186, 219]。在小鼠体内，NBCe1 纯合缺失会导致非常严重的不良表型，伴有严重代谢性酸中毒，明显的血容量不足，并在出生后几周内死亡。NBCe1 杂合缺失虽然引起的不良表型较轻，但仍会出现 PRTA[129, 167]。

NBCe1 除了在近端小管发挥碳酸氢盐重吸收作用外，还发挥其他酸碱调节作用。NBCe1 基因缺失会造成肾氨和有机阴离子代谢异常，这一过程似乎与参与酸碱代谢和（或）转运的近端小管蛋白改变有关[167, 293]。NBCe1 的这一关键作用部分归因于 NBCe1-A。新近研究表明，NBCe1-A 特异性缺失的小鼠成年后会出现不伴氨排泄增加的自发性代谢性酸中毒、异常的生理反应，同时酸负荷还会导致氨代谢和分泌的严重受损[228]。氨排泄异常与参与氨生成的关键蛋白（PDG、PEPCK 和 GS）异常表达相关[228]。

④ 碳酸酐酶：碳酸酐酶属于锌金属酶家族，可以催化 CO_2 进行可逆性水合反应生成碳酸（H_2CO_3），即以下反应式中的反应 A。

$$CO_2 + H_2O \overset{A}{\rightleftharpoons} H_2CO_3 \overset{B}{\rightleftharpoons} H^+ + HCO_3^-$$

当没有碳酸酐酶存在，水合/脱水反应（反应 A）具有速率限制性；反应 B 为瞬间发生。

CA Ⅱ：CA Ⅱ 是近端小管上主要的碳酸酐酶。位于近端小管细胞的胞质中，也存在于肾脏其他多个部位，包括髓袢降支细段、升支粗段（TAL）及闰细胞内。在小鼠肾脏中，CA Ⅱ 也在集合管主细胞上表达。

CA Ⅳ：CA Ⅳ 位于近端小管和集合管的闰细胞内[352]。CA Ⅳ 通过糖基磷脂酰肌醇（GPI）锚定在质膜上，并延伸至细胞外间隙，因此其活性位点暴露于细胞外，而非细胞内[492]。近端小管中，CA Ⅳ 在顶端膜和基底侧膜上均有表达，通过促进 HCO_3^- 与 CO_2 相互转化从而实现跨上皮细胞碳酸氢盐的重吸收[53]。

2. 近端小管碳酸氢盐重吸收的调节

全身性酸碱平衡：细胞外酸碱状态改变会显著影响近端小管碳酸氢盐的重吸收。代谢性酸中毒和呼吸性酸中毒均会增加碳酸氢盐的重吸收，碱中毒则会减少重吸收。机体急性或慢性 pH 变化也可影响此过程，但慢性 pH 变化对其影响更为显著。值得注意的是，这些效应是通过间质中（如肾小管周围）HCO_3^- 和 pCO_2 的变化来实现的，管腔内 HCO_3^- 的变化对近端小管碳酸氢盐转运起相反的影响，具体表现为球 – 管平衡。

近年来，已有研究报道细胞外 HCO_3^- 和 CO_2 浓度如何调节近端小管碳酸氢盐重吸收过程。无论是管周 CO_2 浓度还是 HCO_3^- 浓度发生变化（不包括 HCO_3^- 和 CO_2 浓度不变时 pH 的变化），都会影响碳酸氢盐重吸收[489]。由于总液体重吸收率并不发生改变，因此这些效应仅针对碳酸氢盐重吸收。在此过程中，分子信号传递依赖于 PTPRG（蛋白酪氨酸磷酸酶，受体类型 γ）这一基底侧膜蛋白质[488]。PTPRG 可作为蛋白抑制剂，通过与 ErbB 酪氨酸激酶 ErbB1、ErbB2 耦联阻碍这些蛋白的应答，同时 ErbB1 和 ErbB2 的磷酸化又受到 HCO_3^- 和 CO_2 浓度的影响[370]。此外，还有一种机制可能涉及血管紧张素系统，如肾小管周围的 CO_2 刺激细胞内 Ang Ⅱ 生成和管腔分泌，后者通过与顶端膜上的 AT_1 受体结合，促进碳酸氢盐的重吸收[485, 487]。

与急性代谢性酸中毒相比，慢性代谢性酸中毒更能促进近端小管碳酸氢盐的重吸收。该适应性反应包括 NHE3 表达增加，活性增强，以及 H^+-ATP 酶活性增强[16, 74, 314]，但 NBCe1 或 NBCe1-A 的表达不发生变化[220, 228]。此外，体内糖皮质激素水平也会随着慢性代谢性酸中毒过程而升高[464]，与糖皮质激素受体相互作用后，进一步放大酸中毒诱导的 NHE3 表达增加和顶端转运增加等反应[14]。

① 管腔流速：肾脏碳酸氢盐重吸收与肾小球滤过率和管腔流量相关[310]。管腔血流量增加可增强顶端质膜上 NHE3 的活性[312]。此外，血流量增加能够缓解管腔内碳酸氢盐浓度变化，从而尽可能维持管腔内碳酸氢盐较高的平均浓度，有助于促进碳酸氢盐重吸收[13]。此外，近端小管刷状缘微绒毛是一种流量传感器，通过肌动蛋白丝传递牵引力，改变细胞 – 骨骼成分，从而调节转运[103]。

② Ang Ⅱ：Ang Ⅱ 是近端小管离子转运（包括碳酸氢盐重吸收）的重要调控因子。低浓度 Ang Ⅱ 促进碳酸氢盐重吸收，高浓度抑制重吸收[78, 442]。低

浓度时，管腔和管周 Ang Ⅱ 与顶端膜和基底侧膜上的 AT_1 受体结合发挥促进作用。此外，机体酸中毒导致的 AT_1 受体表达增加也参与这一适应性变化[279]。

③ 钾离子：慢性低钾血症促进近端小管重吸收碳酸氢盐，高钾血症抑制重吸收[328]，这与顶端质膜上 Na^+-H^+ 交换体的变化、基底侧膜上 Na^+-HCO_3^- 共转运体活性的改变及顶端膜上和基底侧膜上 AT_1 受体的表达增加有关[126]。然而，细胞外钾离子浓度的急性变化并不影响近端小管碳酸氢盐的转运[77]。

④ 内皮素：内皮素对包括近端小管细胞在内的多种肾脏上皮细胞中的离子转运过程具有重要且直接的调节作用。近端小管产生的内皮素能够通过自分泌效应促进 NHE3 活性[240]。值得一提的是，代谢性酸中毒诱导的 NHE3 表达增加可能需要内皮素 B（ET–B）受体活化[222]。

⑤ PTH：PTH 能够激活腺苷酸环化酶，增加细胞内 cAMP 生成，从而快速抑制近端小管重吸收碳酸氢盐[263]。PTH 全身性给药可快速引起代谢性酸中毒，长期给药将导致代谢性碱中毒[183]。急性效应主要由于尿液中碳酸氢盐排泄增加，近端小管重吸收改变；慢性效应主要由于磷酸二氢盐和磷酸氢盐等可滴定酸排泄增加[183]。

⑥ 钙敏感受体：近端小管顶端膜上存在钙敏感受体（CaSR）。管腔内钙离子浓度增加，或者使用拟钙剂能够激活 CaSR，通过活化顶端膜上的 NHE3，从而促进碳酸氢盐的重吸收[66]。CaSR 活化还能够调节 PTH 效应对近端小管碳酸氢盐重吸收的影响，过量 PTH 所致的高钙血症对碳酸氢盐转运的影响与单纯 PTH 的作用完全相反。

（二）髓袢

TAL 重吸收滤过的碳酸氢盐的比例约为 15%，整体模式与近端小管类似，依赖于顶端膜 Na^+-H^+ 交换体和囊泡型 H^+-ATP 酶分泌 H^+，且前者是分泌 H^+ 的主要机制。虽然囊泡型 H^+-ATP 酶也具有活性，但其在碳酸氢盐重吸收中的作用不大[67, 148]。TAL 上的 Na^+-H^+ 交换体存在两种亚型，即 NHE2 和 NHE3，其中 NHE3 是主要亚型[409, 444]。分泌至小管液中的 H^+ 与管腔中 HCO_3^- 结合生成 H_2CO_3，又很

快解离成 CO_2 和 H_2O。目前尚未明确管腔中是否存在 CAⅣ，不少文献报道之间存在矛盾[53, 402]。管腔内 CO_2 顺浓度梯度穿过顶端质膜，进入细胞内。随后胞质 CAⅡ 催化 CO_2 水合形成 H_2CO_3，又很快解离成 H^+ 和 HCO_3^-，该过程也参与细胞跨顶端质膜的 H^+ 分泌。基底侧膜上存在多种碳酸氢盐排出机制，包括 Cl^--HCO_3^- 交换体、AE2[11] 和由 KCC4 介导的 K^+-HCO_3^- 共转运体[270]。虽然基底侧膜上存在电中性 Na^+-HCO_3^- 共转运体（NBCn1）[424]，但碳酸氢盐的电化学梯度更利于促进细胞摄取碳酸氢盐，而非排出碳酸氢盐，表明这一蛋白在细胞从基底侧膜排出碳酸氢盐的过程中作用不大。

多种血浆蛋白可直接或间接影响碳酸氢盐的重吸收。抑制顶端 Na^+-K^+-$2Cl^-$ 共转运体（NKCC2），可增加碳酸氢盐的重吸收[67]，主要是由于 NKCC2 受到抑制后，进入细胞内的 Na^+ 减少，导致细胞内 Na^+ 浓度降低，Na^+ 浓度梯度增加，顶端 Na^+-H^+ 交换体活性增强，从而促进了碳酸氢盐的重吸收。抑制基底侧膜 Na^+-H^+ 交换体活性可减少碳酸氢盐的重吸收，主要因为细胞骨架发生改变，导致顶端膜 NHE3 表达减少[145, 447]。

1. TAL 碳酸氢盐重吸收的调节

多种机制可调节 TAL 碳酸氢盐的重吸收。代谢性酸中毒能够促进 TAL 重吸收碳酸氢盐[69, 138]，但目前尚不清楚这一效应单纯由代谢性酸中毒引起，还是存在其他机制。有研究报道 NH_4Cl 引起的代谢性酸中毒及 NaCl 引起的氯负荷增加对碳酸氢盐转运具有相似的作用，增加了 TAL 碳酸氢盐转运受到氯化物负荷调控而非酸负荷的可能性[138]。另外也有文献认为 NH_4C 引起的代谢性酸中毒会引起 TAL 上 NHE3 表达增加，并不等价于 NaCl 引起的氯负荷，因此酸负荷才是发挥调节作用的主要机制[198]。此外，在多种代谢性碱中毒实验模型中均发现碳酸氢盐重吸收减少的现象，也印证了 TAL 对酸碱平衡具有调节作用[141]。

激素也能够调节碳酸氢盐的重吸收。Ang Ⅱ 通过激活 AT_1 受体促进 TAL 碳酸氢盐的重吸收[68, 272]。TAL 上存在糖皮质激素受体，这是维持正常碳酸氢盐重吸收的必要条件[408]。高浓度盐皮质激素也可促进碳酸氢盐重吸收[141]，但缺乏盐皮质激素并不改变基础转运[408]。精氨酸升压素（AVP）能够通过

前列腺素 E_2 介导降低顶端膜 Na^+–H^+ 交换体活性，从而抑制碳酸氢盐的重吸收[44, 139]。PTH 同样可以抑制碳酸氢盐重吸收，但其作用小于 AVP[139]。

多种细胞因子也参与调节碳酸氢盐的重吸收。脂多糖（LPS）通过细胞因子受体 TLR4，以及管腔和管周 LPS 激活的不同通路抑制碳酸氢盐的转运。管腔内 LPS 参与激活 mTOR 通路，管周外 LPS 则与促分裂原活化蛋白质（MAP）细胞外信号调节激酶（ERK）通路激活相关[146, 448]。高迁泳动族蛋白 b1（HMGB1）是一种核蛋白，当机体感染或损伤时释放至细胞外，与 TLR4（toll 样受体 4）和其他受体相互作用介导机体炎症。该蛋白通过激活晚期糖基化终末产物受体（RAGE）依赖的 Rho 和 Rho 相关激酶（ROCK）信号通路，从而抑制 TAL 碳酸氢盐的重吸收[147, 446]。

另一个重要的调节机制是髓质渗透压。张力增加抑制碳酸氢盐的重吸收，张力降低则促进碳酸氢盐的重吸收，这一过程与磷脂酰肌醇 –3 激酶介导的顶端膜 Na^+–H^+ 交换体活性改变有关[140, 144]。此外，本书其他部分会讨论 AVP 如何促进髓质渗透压梯度的形成，从而抑制碳酸氢盐重吸收[139]。

2. TAL 中的酸 – 碱转运蛋白

主要的 H^+ 转运体和 HCO_3^- 转运体已在上文近端小管部分讨论，此处不再赘述。

NBCn1（SLC4A7）：NBCn1 促进 Na^+ 和 HCO_3^- 以 1∶1 的耦联率进行转运。在肾脏中，NBCn1 存在于 TAL、外髓集合管（OMCD）、闰细胞及终末内髓集合管（IMCD）的基底侧膜上[220, 311]。细胞内的 Na^+ 和 HCO_3^- 浓度通常低于间质中的浓度，因此基底侧膜 NBCn1 可能促进细胞摄取管周 HCO_3^-。此外，代谢性酸中毒和低钾血症均可增加 TAL 上 NBCn1 的表达[189, 220]。因此，NBCn1 可能并不影响碳酸氢盐重吸收，相反，它可能促进氨的重吸收，这将在随后讨论。

（三）远端小管

远端小管（DCT）包括两种细胞类型，DCT 细胞和闰细胞。两种细胞涉及的碳酸氢盐重吸收机制不尽相同。DCT 细胞顶端膜上表达 NHE2[75]，而 NHE2 的抑制剂能够减少碳酸氢盐重吸收[444]。HCO_3^- 从基底侧膜排出 DCT 细胞可能依赖 AE2[11]。

基底侧膜 Cl^- 通道由于影响 HCO_3^- 的渗透性，可能也会限制 HCO_3^- 的排出[463]。此外，DCT 细胞质内存在 CA II，而不是顶端膜的 CA IV[53]。远端 DCT 上还存在少量的闰细胞，其在小鼠和大鼠中的比例分别约为 4% 和 7%[201]，而这些闰细胞大部分为 A 型和非 A 非 B 型[201]。

（四）集合管

肾脏集合管是碳酸氢盐重吸收的最后场所，能够重吸收和分泌碳酸氢盐[261]。特定类型上皮细胞中的特定蛋白（在集合管不同节段中的类型和数量不尽相同）参与这些过程。

1. 集合管分段

集合管起始于 ICT（紧邻 CNT 远端），延伸连接至 IMCD。虽然 CNT 的胚胎起源不同于 ICT 和集合管其他部分，但是由于 CNT 具有与集合管相似的细胞类型和酸碱转运机制，因此在讨论集合管如何调节酸碱平衡时往往包括该部分。根据所处位置的不同将集合管分为不同节段：ICT、皮质集合管（CCD）、外带外髓集合管（OMCDo）、内带外髓集合管（OMCDi）和 IMCD。

2. 细胞组成

集合管包含几种不同类型的上皮细胞，且不同集合管节段的细胞组成不尽相同，主要的两种类型是闰细胞和主细胞。在 ICT、CCD 和 OMCD 上，主细胞占 60%～65%，其余细胞为闰细胞。在 IMCD 上，闰细胞的比例较少，约占大鼠 IMCD 起始部分的 10%，且从外髓 – 内髓交界处逐渐减少，至肾乳头中间完全消失。在终末段 IMCD 上，上皮细胞类型为 IMCD 细胞，该细胞与闰细胞和主细胞均不同。CNT 由闰细胞和 CNT 特异性细胞类型（称为 CNT 细胞）组成，此外在有些种属中也存在主细胞。

目前至少发现了 3 种亚型的闰细胞：A 型（或 α）、B 型（或 β）和非 A 非 B 型（图 9-3）。CNT 中存在 A 型和非 A 非 B 型闰细胞，一般不存在 B 型闰细胞；CCD 中存在 A 型和 B 型闰细胞，非 A 非 B 型较少见；而正常情况下，OMCD 和 IMCD 中仅存在 A 型闰细胞。

（1）A 型闰细胞：A 型闰细胞参与 H^+ 分泌、HCO_3^- 重吸收和氨分泌代谢。参与这些过程的蛋白

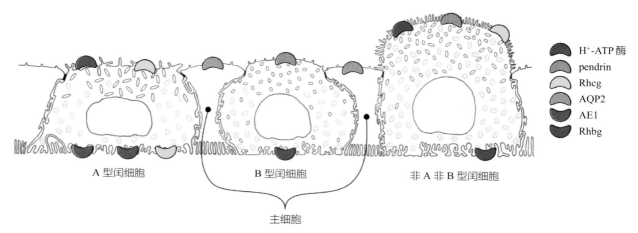

▲ 图 9-3　远端肾单位和集合管中的闰细胞亚型

终末段 DCT、连接小管、初始集合管、CCD、OMCD 和 IMCD 中存在多种不同类型的细胞。根据细胞超微结构和参与肾脏酸碱转运的蛋白质（H⁺-ATP 酶、AE1、pendrin、Rhbg、Rhcg）在膜结构域的差异表达，可以分为 3 种闰细胞亚型。超微结构分析显示 B 型闰细胞顶端胞质囊泡内存在 H⁺-ATP 酶，顶端膜上不存在该酶。不同的小管节段上，特定闰细胞亚型表达量不同。CCD. 集合管系统；DCT. 远曲小管；IMCD. 内髓集合管；OMCD. 外髓集合管

质不同于近端小管和 TAL（图 9-4）。

囊泡 H⁺-ATP 酶和 P 型 H⁺-K⁺-ATP 酶参与顶端 H⁺ 的分泌。A 型闰细胞的顶端质膜和顶端胞质管型囊泡中 H⁺-ATP 酶含量丰富。H⁺-ATP 酶在细胞内部和顶侧质膜之间发生转位（非总蛋白表达变化）似乎是机体应对酸碱紊乱的主要适应性反应[27]。除了在 H⁺ 分泌过程中起主要作用外，A 型闰细胞中的 H⁺-ATP 酶还具有调节细胞体积和维持细胞内电负性的关键作用，能够代替其他多数细胞中 Na⁺-K⁺-ATP 酶的功能[73]。

由 P 型 H⁺-K⁺-ATP 酶蛋白介导的电中性 K⁺ 依赖性 H⁺-K⁺-ATP 酶也参与 H⁺ 分泌[155]。目前至少发现了 2 种 H⁺-K⁺-ATP 酶 α 亚型，一种是 HKα₁，与参与胃酸分泌的 α- 亚型类似；另一种是 HKα₂，与结肠中的 α- 亚型类似。由于 K⁺ 膳食摄入量的调控作用，顶端膜 H⁺-K⁺-ATP 酶重吸收的 K⁺ 或穿过顶端质膜参与再循环或从基底侧膜排出细胞[484]。

基底侧膜上存在红细胞阴离子交换蛋白的截短亚型，kAE1，可介导碳酸氢盐排出细胞[9]。Cl⁻ 依赖基底侧膜上的 Cl⁻-HCO₃⁻ 交换体进入细胞内，凭借 KCl 共转运体（KCC4）排出细胞[41, 264]。基底侧膜上的 Cl⁻ 通道（人体中可能是 ClC-Kb，啮齿动物中可能是 ClC-K2）同样参与 Cl⁻ 循环[210]。

A 型闰细胞中存在大量胞质 CA Ⅱ，催化生成 H⁺ 和 HCO₃⁻，分别用于顶端 H⁺ 分泌及基底侧膜

HCO₃⁻ 转运。此外，顶端质膜上存在膜结合性碳酸酐酶 CA Ⅳ，而在小鼠和家兔的闰细胞基底侧膜上还发现了碳酸酐酶 CA Ⅻ[316]。

(2) B 型闰细胞：B 型闰细胞依赖于基底侧膜上的 H⁺-ATP 酶和顶端膜上的 Cl⁻-HCO₃⁻ 交换体 pendrin，对 HCO₃⁻ 分泌和管腔 Cl⁻ 重吸收具有重要调控作用[10]。胞质囊泡中同样含有 H⁺-ATP 酶，而细胞顶端质膜上则不存在该酶。与 A 型闰细胞类似，B 型闰细胞中的 H⁺-ATP 酶也能够代替 Na⁺-K⁺-ATP 酶，起到维持细胞内的电负性并防止细胞肿胀的作用[73]。B 型闰细胞还表达 H⁺-K⁺-ATP 酶[421, 473]。在家兔和小鼠中，顶端膜上的 H⁺-K⁺-ATP 酶具有活性[250, 456]，而在大鼠中，可能是基底侧膜上的 H⁺-K⁺-ATP 酶具有活性[133]。B 型闰细胞内也存在 CA Ⅱ，协助细胞内 H⁺ 和 HCO₃⁻ 产生。图 9-4 总结了 B 型闰细胞参与酸碱转运的蛋白。

有功能性证据表明 pendrin 介导的顶端 Cl⁻-HCO₃⁻ 交换体与顶端 Na⁺ 依赖性 Cl⁻-HCO₃⁻ 交换体（NDCBE/Slc4a8）协同作用参与 NaCl 的净重吸收[237]，此前有研究也发现肾皮质匀浆中存在 NDCBE 蛋白和 mRNA[237, 468]。然而，近期利用单细胞 RNA 测序技术发现，B 型闰细胞内几乎检测不到 NDCBE 转录本[80]。此外，基底侧膜 NaHCO₃ 共转运体 AE4[73]、Cl⁻ 通道 ClC-K2/barttin 或 ClC-Kb[170] 也参与调控基底侧膜上 Na⁺ 和 Cl⁻ 排出。

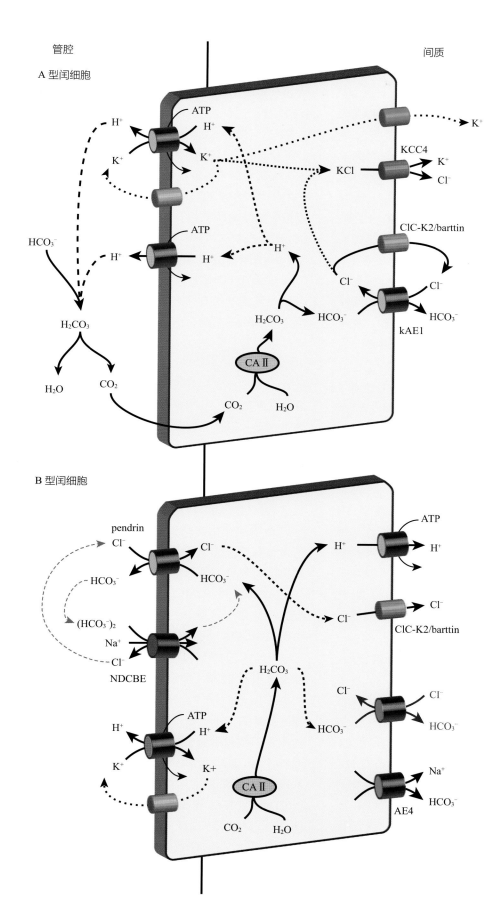

◀ 图 9-4　A 型和 B 型闰细
胞上的碳酸氢盐转运

上图显示 A 型闰细胞酸碱转运
机制。细胞顶端膜上存在两种
质子泵，H^+-ATP 酶和 H^+-K^+-
ATP 酶。分泌至小管液中的
H^+ 与管腔内 HCO_3^- 反应生成
H_2CO_3，又脱水生成水（H_2O）
和二氧化碳（CO_2）。集合管
腔内存在活性程度不同的碳酸
酐酶，主要是 CAⅣ（详见正
文）。在胞质 CAⅡ 催化下 CO_2
生成 H_2CO_3，又很快解离成 H^+
和 HCO_3^-。细胞内 HCO_3^- 依
赖基底侧膜上的阴离子交换体
（kAE1）排出细胞。Cl^- 通过
kAE1 进入细胞，随后通过基底
侧膜上的 Cl^- 通道排出细胞从
而参与循环。K^+ 通过顶端 H^+-
K^+-ATP 酶进入细胞，随后通
过顶端 Ba^+ 敏感性 K^+ 通道参与
循环，或者依赖基底外侧 Ba^+
敏感性 K^+ 通道参与重吸收。细
胞基底侧膜上存在 Na^+-H^+ 交
换体（图中未显示），不参与碳
酸氢盐的重吸收。下图显示 B
型闰细胞酸碱转运机制。细胞
顶端膜上的 pendrin 是碳酸氢
盐分泌的主要机制。Cl^- 通过
pendrin 进入细胞，通过基底侧
膜 Cl^- 通道（ClC-K2/barttin）
排出细胞。基底侧膜上的 H^+-
ATP 酶将质子泵入管周间隙。
胞内 CAⅡ 催化 CO_2 和 H_2O 生
成 H_2CO_3，随后解离成 H^+ 和
HCO_3^-。此外，B 型闰细胞顶
端膜上 H^+-K^+-ATP 酶和基底侧
膜 Cl^--HCO_3^- 交换体协同作用，
促进细胞重吸收碳酸氢盐。顶
端 NDCBE 介导 Na^+-(HCO_3^-)$_2$
交换 Cl^-，当耦联 pendrin 时，
该蛋白能够促进 Na^+ 耦联的 Cl^-
重吸收。CAⅡ. 碳酸酐酶Ⅱ

B 型闰细胞同样具有分泌 H^+ 和重吸收管腔内 HCO_3^- 的功能。如前所述，多数研究表明 B 型闰细胞的顶端膜 H^+–K^+–ATP 酶可能介导 H^+ 分泌，功能性研究也显示 CCD 闰细胞具有顶端 Cl^-–HCO_3^- 交换体活性（如所有的 B 型闰细胞），以及与 A 型闰细胞中 kAE1 不同的基底侧膜 Cl^-–HCO_3^- 交换体活性[459]。

B 型闰细胞在调节机体酸碱平衡和离子转运稳态中具有多重作用。由于与主细胞重吸收管腔 Na^+ 具有协同作用，基因敲除 B 型闰细胞顶端 Cl^-–HCO_3^- 交换体 pendrin 会抑制 HCO_3^- 分泌和管腔 Cl^- 重吸收[203, 339, 413]。B 型闰细胞也能调节 H^+ 分泌和管腔 HCO_3^- 重吸收。当机体发生代谢性酸中毒和低钾血症时，体内氨水平升高，B 型闰细胞顶端 H^+–K^+–ATP 酶和基底侧膜 Cl^-–HCO_3^- 交换体活性增强，从而导致 HCO_3^- 净重吸收增加[121]。

(3) 非 A 非 B 型或 C 型闰细胞：CNT 和 ICT 中存在第 3 种闰细胞，通常称为非 A 非 B 型闰细胞[201, 391]。该类型细胞与 A 型和 B 型闰细胞的特征不同，其顶端质膜和顶端胞质囊泡中存在 pendrin 和 H^+–ATP 酶，基底侧膜缺乏 H^+–ATP 酶和 AE1，同时其顶端膜上存在 Rhcg，而基底侧膜则缺乏 Rhcg 和 Rhbg（图 9–3）。因此，该细胞与 A 型、B 型细胞显著不同。发育肾脏学研究表明非 A 非 B 型闰细胞和 B 型闰细胞同时生发，但胚胎来源不同[164, 374]。这类细胞在早期研究中被称为"非 A 非 B 型闰细胞"，其转运蛋白表达和分布方式，以及发育起源的独特性均表明这是第 3 种不同的闰细胞亚型。

(4) 主细胞：主细胞对酸分泌既有直接作用，又有间接作用。间接作用指主细胞介导的 Na^+ 重吸收会导致管腔内呈电负性，有助于生电性和电压敏感性 H^+–ATP 酶介导的 H^+ 分泌。直接作用指主细胞顶端膜能够直接分泌 H^+，而基底侧膜上存在 Cl^-–HCO_3^- 交换活动[452, 460]，同时主细胞还表达 H^+–ATP 酶[103, 425]，以及包括 $HK\alpha_1$ 和 $HK\alpha_2$ 两种亚型的 H^+–K^+–ATP 酶[155]。在小鼠和大鼠肾脏中，OMCDi 和起始段 IMCD 的主细胞内存在碳酸酐酶活性和 CA II 蛋白[101, 205]。此外，大鼠和小鼠肾脏 CCD 和 OMCD 的主细胞内还表达氨转运蛋白 Rhcg 和 Rhbg[199]。

(5) IMCD 细胞：IMCD 细胞是另一种不同类型的细胞，是终末段 IMCD 存在的主要细胞。该细胞具有碳酸酐酶活性[205]、H^+–ATP 酶活性[155, 435] 和 H^+–K^+–ATP 酶活性，以及基底侧膜 Cl^-–HCO_3^- 交换活性[449]。体外微灌注研究直接证明 IMCD 具有 H^+ 分泌和管腔内 HCO_3^- 重吸收的功能[437]。

3. 集合管不同节段的功能

(1) CNT–ICT：关于 CNT 和 ICT 在机体酸碱稳态中功能的研究相对较少。通过形态学和免疫定位分析发现，CNT 和 ICT 中存在 A 型、B 型及非 A 非 B 型闰细胞[201, 391, 419]。在家兔中，正常情况下 CNT 依赖于 Cl^- 途径、碳酸酐酶途径及 H^+–ATP 酶途径介导碳酸氢盐分泌[404]，这一过程可能需要顶端膜 pendrin、胞质 CA II 和基底侧膜上的 H^+–ATP 酶参与。

(2) CCD：与 OMCD 和 IMCD 仅能分泌酸（如重吸收碳酸氢盐）不同，CCD 既可以重吸收也可以分泌碳酸氢盐。虽然碳酸氢盐转运的基本方向存在种属差异，但全身性酸碱负荷增加既可诱导碳酸氢盐吸收，也可诱导其分泌[18, 245, 261]。CCD 分泌碳酸氢盐的能力与 B 型闰细胞有关，而这些是 OMCD 或 IMCD 没有的。盐皮质激素可刺激 CCD 分泌碳酸氢盐，这可能与代谢性碱中毒的发生，以及受到 pendrin 表达变化的刺激相关[128, 413]；由于 B 型闰细胞内含有盐皮质激素受体[288, 363]，也存在盐皮质激素直接刺激 B 型闰细胞发生离子转运的可能。

(3) OMCD：OMCD 负责集合管上 40%～50% 酸的净分泌。普遍认为闰细胞是负责 OMCD 酸分泌的主要细胞，同时主细胞也参与该过程[452, 460]。

(4) IMCD：IMCD 负责 H^+ 分泌及管腔内 HCO_3^- 重吸收[433]。相对于集合管其他节段，IMCD 上的 A 型闰细胞数量较少。在大鼠中，它们仅占 IMCD1 细胞数量的 10%[86]；在所有已检测的种属中，A 型闰细胞的数量随着节段的延伸逐渐减少，在 IMCD 远端（IMCD3）已几乎不存在。但是，IMCD 终末段仍具有碳酸氢盐重吸收功能，在体外培养的 IMCD 细胞基底侧膜上也存在 Cl^-–HCO_3^- 交换活性[449]。IMCD 上的 H^+ 分泌一部分依赖于 H^+–K^+–ATP 酶[439]。在低钾饲料喂养的大鼠中，虽然 H^+–K^+–ATP 酶活性上调[435]，但由于 H^+–K^+–ATP 酶仅负责 IMCD 约 50% 的碳酸氢盐重吸收，因此说明还有其他管腔酸化机制参与 H^+ 分泌，如 H^+–ATP 酶等。已有研究发现 IMCD 表达 CAIV，管腔、胞质内和侧膜上也具有相应的碳酸酐酶活性[205, 432]。

4. 集合管 H^+–HCO_3^- 转运的相关蛋白

集合管 H^+ 和 HCO_3^- 转运依赖于多种转运体和特异性碳酸酐酶亚型的协同作用。相关蛋白将在本章节讨论。

(1) H^+–ATP 酶：酸分泌型闰细胞顶端分泌 H^+，以及碳酸氢盐分泌型闰细胞基底侧膜分泌 H^+ 均依赖囊泡型 H^+–ATP 酶。OMCD 和起始段 IMCD 闰细胞、CCDA 型闰细胞、CNT 和 CCD 非 A 非 B 型闰细胞上的顶端膜，以及顶端胞质囊泡内均含有 H^+–ATP 酶，且 H^+–ATP 酶在这两个部位之间的再分布是调节 H^+ 分泌的主要机制。主细胞和 CNT 细胞顶端膜上同样存在 H^+–ATP 酶，但是其表达量远低于闰细胞。B 型闰细胞的基底侧膜和顶侧囊泡中（不包括顶端膜）也含有 H^+–ATP 酶。目前尚不明确非闰细胞顶端膜上 H^+–ATP 酶的作用，可能与核内体转运和融合相关[184]；在 OMCDi 中，H^+–ATP 酶还可介导细胞顶端的 H^+ 分泌[452]。

囊泡型 H^+–ATP 酶由多个亚基组成两个主要结构域：胞外结构域 V_1，可水解 ATP；跨膜结构域 V_0，可转运 H^+。V_0 由 6 个亚基组成，V_1 由 8 个亚基组成，两者通过各自亚基组成的茎环连接。目前已鉴定出多个不同的 H^+–ATP 酶亚型和剪接异构体，它们的细胞特异性分布可能影响 H^+ 和碳酸氢盐的细胞特异性转运调控。

H^+–ATP 酶亚基的基因缺陷可造成人体的远端 RTA（dRTA），也称为 I 型 RTA。具有水解功能的 V_1 结构域上 *ATP6V1B1* 基因突变引起的 B1 亚基缺陷可造成早发性听力损伤并伴有常染色体隐性重度 dRTA[194, 195, 382]。B1 亚基缺失的小鼠患有不完全 dRTA[116]，在这些小鼠中，B2 亚基可部分代替 B1 亚基的功能，实现部分补偿作用[301]。负责转运 H^+ 的 V_0 结构域上 *ATP6V0A4* 基因突变引起的 a4 亚基突变同样会造成隐性重度早发性 dRTA，并伴随不同程度的听力损伤[371, 382, 411]。

维持 H^+–ATP 酶的正常功能依赖 Atp6ap2/（原）肾素受体 [Atp6ap2/（pro）renin receptor] 的共表达。Atp6ap2/（原）肾素受体是一种 I 型跨膜蛋白，属于 H^+–ATP 酶辅助亚基，也在肾素 – 血管紧张素系

统中发挥作用。该受体缺失会导致 H^+–ATP 酶活性下降，肾脏内酸碱平衡失调[399]。虽然 Atp6ap2 是一种细胞表面蛋白，能够结合并通过非酶解作用激活肾素前体，但是肾素前体无法急性调节 H^+–ATP 酶活性[96]。此外，Atp6ap2 还可能通过自噬底物 p62 调节 NKCC2 和 AQP2 的表达[399]。

(2) H^+–K^+–ATP 酶：调节集合管 H^+ 分泌的第二种机制为电中性 H^+–K^+ 交换体[155]，其活性蛋白是由 α- 亚基和 β- 亚基组成的异二聚体。α- 亚基是一个跨膜蛋白，包含多个跨膜结构域和酶催化位点。目前已发现两种 α 亚基的异构体。$HK\alpha_1$，也称胃亚型，最初在胃中发现。$HK\alpha_1$ 与特异性 β 亚基 HKβ 形成异二聚体。β 亚基仅有一个单一跨膜结构域，其对 α 亚基靶向质膜、转运功能的发挥是必需的[155]。$HK\alpha_2$ 最初在结肠中发现，所以有时也称为结肠亚型。目前在肾脏中发现了 3 种 $HK\alpha_2$ 剪接异构体。$HK\alpha_2$ 一般与 Na^+–K^+–ATP 酶的 β_1 亚基形成异二聚体。

集合管不同节段均表达 $HK\alpha_1$、$HK\alpha_2$ 和 HKβ，且闰细胞中的表达量高于主细胞[4, 6, 64]。功能性研究发现 A 型和 B 型闰细胞均表达 $HK\alpha_1$ 和 $HK\alpha_2$[250, 265, 456]。免疫组化染色分析发现，$HK\alpha_1$ 和 $HK\alpha_2$ 亚型的细胞分布不尽相同。在大鼠和家兔的集合管中[473]，AE1 阳性（A 型）和 AE1 阴性闰细胞上均具有 $HK\alpha_1$ 免疫活性；但在人的肾脏中，闰细胞和主细胞表现为弥漫性 $HK\alpha_1$ 免疫活性[215]。此外，不同研究发现在不同类型的细胞中，顶端膜上均出现 $HK\alpha_2$ 免疫活性。有研究发现家兔中仅有 CNT 细胞存在 $HK\alpha_2$ 的免疫活性[114]，还有研究发现大鼠中只有 OMCD 主细胞出现 $HK\alpha_2$ 的免疫活性[343]。而另一项研究则发现家兔肾脏起始 IMCD 上的闰细胞、主细胞、CNT 细胞内存在一种 $HK\alpha_2$ 剪接异构体，$HK\alpha_{2c}$[421]。原位杂交实验显示，大鼠肾脏中的闰细胞和主细胞均表达 $HK\alpha_1$、$HK\alpha_2$ 和 HKβ 的 mRNA，且闰细胞中的表达多于主细胞[5, 64]。

多种生理条件影响 H^+–K^+–ATP 酶的表达和活性。代谢性酸中毒增加 CCD 上 H^+–K^+–ATP 酶活性，提高 OMCD 上 $HK\alpha_1$ 和 $HK\alpha_2$ 的 mRNA 水平，表明 H^+–K^+–ATP 酶参与 H^+ 的分泌过程[155]。已有研究证实在小鼠和家兔肾脏中，A 型、B 型闰细胞的顶端膜具有 H^+–K^+–ATP 酶的活性，而非基底侧

膜 [265, 456, 483]。随着机体代谢性酸中毒和低钾血症的发生，细胞外氨水平随之增加，进而促进 CCD 上 A 型和 B 型闰细胞中由顶端膜 H^+–K^+–ATP 酶介导的 H^+ 分泌 [121, 123]。

(3) pendrin（SLC264A）：pendrin 是一种仅在 B 型和非 A 非 B 型闰细胞上表达的电中性 Cl^-–HCO_3^- 交换体，位于 CNT、ICT、CCD 的 B 型和非 A 非 B 型闰细胞的顶端质膜和顶侧膜质囊泡中。在正常情况下，pendrin 主要在非 A 非 B 闰细胞的顶端质膜和 B 型闰细胞顶侧下的胞质囊泡中表达，其在这两个亚细胞位点间的再分布是一个重要的调节机制 [441]。pendrin 主要受到 AngⅡ、一氧化氮和 cAMP 的调控 [393, 414]。除了参与碳酸氢盐分泌外，pendrin 还发挥调节细胞外液容量和机体血压的重要作用。此过程依赖于跨细胞 Cl^- 重吸收和 HCO_3^- 分泌所致的小管液碱化，主细胞中 ENaC（上皮 Na^+ 转运体）活化 [108, 436]，以及 Na^+ 依赖性 Cl^-–HCO_3^- 交换体（NDCBE，SLC4AB）[237]。

(4) 碳酸酐酶：集合管上存在 3 种碳酸酐酶亚型：CAⅡ、CAⅣ和 CAⅫ。CAⅡ位于小鼠近端小管细胞（上文已讨论），集合管闰细胞和主细胞的胞质内 [420]。CAⅡ在所有类型的闰细胞中均有表达，但在 A 型闰细胞中的表达高于 B 型闰细胞。

CAⅣ是一种胞外膜结合性碳酸酐酶，通过糖基磷脂酰肌醇（GPI）锚定蛋白与膜连接。在家兔中，CAⅣ主要在细胞顶端膜上表达，包括 OMCD 和 IMCD 的大多数细胞和 CCD 的 A 型闰细胞 [356]。在 OMCDi 中抑制管腔内碳酸酐酶会减少碳酸氢盐的重吸收，这表明 CAⅣ在调节酸碱稳态中发挥重要作用 [403]。

CAⅫ是在集合管上发现的另一种胞外膜结合性碳酸酐酶 [316]。与 CAⅣ相比，CAⅫ是一种具有单跨膜结构域的跨膜蛋白 [316]。研究发现，人肾脏的主细胞基底侧膜上存在 CAⅫ的免疫活性，而在小鼠 CCD 和 OMCD 的 A 型闰细胞基底侧膜上也存在该酶的免疫活性 [316, 319]。

(5) kAE1：kAE1 是 A 型闰细胞基底侧膜上主要的阴离子交换体，是红细胞阴离子交换体 AE1 的截短形式。在人、大鼠和小鼠肾脏中，kAE1 几乎均表达于基底侧膜上。在家兔肾脏中，正常情况下的 kAE1 位于胞质多囊体内和基底侧膜上。代谢

性酸中毒会引起细胞内 kAE1 含量减少，基底侧膜 kAE1 含量增加，表明 kAE1 转运和分布变化影响碳酸氢盐重吸收 [416]。

AE1 的多种突变可造成人常染色体显性和常染色体隐性 dRTA。常染色体显性 dRTA 常常由转运缺陷导致的错误靶向顶端质膜或插入质膜失败引起 [324, 362]。常染色体隐性 dRTA 常常由突变导致的细胞内蛋白滞留引起 [388]。

(6) KCC4：KCC4 是溶质转运蛋白 SLC12 家族的成员，介导 K^+ 和 Cl^- 的电中性耦联转运，主要表达于近曲小管（PCT）、TAL、DCT、CNT 和 A 型闰细胞的基底侧膜上 [41, 412]。在 A 型闰细胞中，KCC4 可能参与基底侧膜 Cl^- 的再循环。代谢性酸中毒会引起 OMCD 上 A 型闰细胞中的 KCC4 表达增加，表明该蛋白能够通过促进基底侧膜 Cl^-–HCO_3^- 交换从而响应机体代谢性酸中毒 [264]；KCC4 缺失会造成远端 RTA 发生发展 [41]，表明无论是在正常状态抑或是酸中毒状态下，KCC4 是维持机体酸碱平衡所必需的蛋白。

(7) Cl^- 通道：Cl^- 通过基底侧膜 kAE1 循环进入细胞内。除 KCC4 外，A 型闰细胞基底侧膜上还存在 Cl^- 通道（ClC–K2），该通道也可能参与 Cl^- 的循环 [296]。

(8) 其他阴离子交换蛋白：集合管上还存在包括阴离子交换体和钠碳酸氢盐共转运体（NBC）在内的一些阴离子转运蛋白，但是这些蛋白在机体酸碱稳态中的作用尚不清晰。集合管上存在 AE2，其主要表达于 IMCD 细胞的基底侧膜 [125]。另一个 Cl^-–HCO_3^- 交换体 Slc26a7 则表达于 OMCD 闰细胞的基底侧膜上 [307]。Slc26a7 的 mRNA 水平和蛋白表达量随着机体酸负荷的增加而增加，表明其可能参与调节碳酸氢盐重吸收 [384]。集合管上还存在 AE4（Slc4a9），但其位置和功能尚不明确。虽然最初认为 AE4 是一种阴离子交换体，但也有证据表明 B 型闰细胞上的 AE4 主要发挥 Na^+–HCO_3^- 共转运体的作用 [73]。在家兔肾脏中，AE4 免疫活性特异性表现于 B 型闰细胞顶端 [401]、A 型闰细胞的顶端和侧面 [209]，以及 B 型闰细胞的侧面 [318]。在大鼠和小鼠肾脏中，仅在 A 型 [80, 209] 和 B 型 [73, 80, 209] 闰细胞的基底侧膜上检测到 AE4 蛋白。另外，小鼠肾脏 B 型闰细胞中 AE4 的 mRNA 水平和基底侧膜上的蛋白

表达量均高于 A 型闰细胞[80]。

(9) Na[+]-HCO[3][-] 共转运体：集合管表达多种 NBC。NBC3（Slc4a7）主要表达在 OMCD 上闰细胞和 CCD 上 A 型闰细胞的顶端膜，以及 B 型闰细胞的基底侧膜[221, 320]。该转运体似乎参与细胞内 pH 调节，但不参与跨上皮碳酸氢盐转运[482]。另一种 SLC4A7 基因产物 NBCn1 是一种电中性 NBC，主要位于终末段 IMCD 和 OMCD 上闰细胞的基底侧膜[311]。此外，最近有证据表明 AE4（SLC4A9）具有 Na[+]-HCO[3][-] 共转运体的功能[73]。

(10) NBCe2（SLC4A5）：生电性 Na[+]-HCO[3][-] 共转运体亚型 2（NBCe2，SLC4A5）似乎参与调节机体酸碱平衡，但尚不清楚该转运体位于哪些特定细胞。初步研究显示，NBCe2 仅在 CCD 和 OMCD 上闰细胞的顶端膜表达[95]，同时也有研究发现小鼠 CNT 节段中存在 NBCe2[466]。有研究表明 NBCe2 基因敲除可诱导机体发生代谢性酸中毒[150]，而另一项研究则认为 NBCe2 基因敲除会损害机体对外源性酸负荷的应答能力，但并不改变体内基础的酸碱状态[466]。鉴于 NBCe2 顶端膜定位，目前尚不了解 NBCe2 调节机体酸碱平衡的机制。有证据表明，NBCe2 缺失会引起 pendrin 表达增加，从而促进 HCO[3][-] 分泌，维持体内酸碱平衡状态[95]。NBCe2 缺失也会引起 H[+]-ATP 酶的 β[1] 亚基表达增加，作为一种适应机制，β[1] 亚基表达增加能够降低酸碱紊乱对机体的影响[466]。目前为止，尚不能确定 NBCe2 参与机体酸碱稳态调节的其他可能机制。

同样有研究表明 NBCe2 存在于近端小管，而非远端肾单位。原位杂交实验发现，在正常状态下，人肾脏的近端小管存在 NBCe2 的 mRNA，同时在富含顶端刷状缘蛋白的亚细胞组分中也检测到该蛋白的表达[135]。

5. 集合管酸碱转运的调节

集合管是肾脏调节机体酸碱状态的最终部位，其对不同生理状态反应迅速，可根据机体需求增加酸或碳酸氢盐的排泄，以维持全身的酸碱平衡。

(1) 酸中毒：集合管对代谢性酸中毒的反应包括集合管的所有节段和 CNT 的适应性改变。机体酸中毒期间，集合管酸分泌增加主要依赖 H[+]-ATP 酶。代谢性和呼吸性酸中毒均会增加集合管闰细胞顶端膜上 H[+]-ATP 酶的表达和活性。H[+]-ATP 酶从

顶端下囊泡到顶端膜上的再分布是激活 H[+] 分泌的主要方式，该过程依赖可溶性 NSF- 附着蛋白受体（SNARE）和 Rab GTP 酶介导的囊泡运输[102, 425]。在大多数代谢性酸中毒模型中，肾脏 H[+]-ATP 酶的总 mRNA 和总蛋白水平并没有变化[379, 425]，但有研究发现在酸负荷增加小鼠的 OMCD 节段上，包括 B1 和 a4 亚基在内的多种 H[+]-ATP 酶亚基的 mRNA 水平有所增加[82]。

在机体慢性代谢性酸中毒期间，OMCD 和 CCD 的 A 型闰细胞基底侧膜上 AE1 的 mRNA 和蛋白水平有所增加[181, 341]。在大鼠和小鼠中，正常状态下 AE1 位于基底侧膜，且其亚细胞分布不随代谢性酸中毒而改变[181, 341]。在正常喂养的家兔中，AE1 同时位于 A 型闰细胞的胞质多囊体内和基底侧膜上。代谢性酸中毒能够增加基底侧膜边界长度，提高基底侧膜上 AE1 的免疫活性，以及降低细胞内 AE1 表达水平[416]。

代谢性酸中毒期间，HCO[3][-] 净分泌和 B 型闰细胞介导的单向 HCO[3][-] 分泌均减少，这与 B 型和非 A 非 B 型闰细胞中 pendrin 表达下降，以及 CCD 上的 B 型闰细胞顶端膜 Cl[-]-HCO[3][-] 共转运体活性下降相关[124, 426, 475]。此外，机体酸负荷增加，B 细胞分泌碳酸氢盐减少，最终导致净碳酸氢盐重吸收增加。

代谢性酸中毒还会引起 CNT、CCD 和 OMCD 中 CA II 和 OMCD 中 CA IV 的表达增加及活性升高[316]。

集合管对呼吸性酸中毒的应答反应与代谢性酸中毒类似。呼吸性酸中毒会引起 OMCD 和 CCD 中 A 型闰细胞的结构变化，伴 H[+]-ATP 酶从顶端囊泡到顶端质膜的转移[418]。呼吸性酸中毒也可激活 N- 乙基马来酰亚胺敏感性 ATP 酶的活性（一种测定 H[+]-ATP 酶活性的方法[106, 425]），引起体外分离 CCD 中碳酸氢盐重吸收的增加[262]，并伴有 H[+]-ATP 酶介导的 H[+] 分泌增加。此外，慢性呼吸性酸中毒会增加 kAE1 的 mRNA 水平[94]，减少 pendrin 的蛋白表达[98]，从而导致碳酸氢盐分泌减少。

(2) 碱中毒：集合管所有节段均参与代谢性碱中毒引起的酸碱转运协同变化。与对照组相比，碳酸氢盐负荷的动物的 OMCD 中碳酸氢盐重吸收减少[245]；在 IMCD 中，碳酸氢盐负荷抵消了机体酸分泌产生的影响[32]；在 CCD 中，碳酸氢盐负荷引

起碳酸氢盐净分泌[261]。然而，目前尚未有研究表明代谢性碱中毒导致 OMCD 或 IMCD 的 HCO_3^- 分泌变化，这与这些集合管节段上 B 型和非 A 非 B 型闰细胞缺乏 pendrin 表达有关。

OMCD 和 CCD 上的 A 型闰细胞对碱中毒的应答反应表现为诱导酸分泌。该过程包括 H^+–ATP 酶从顶端质膜到顶端囊泡内的再分布，基底侧膜 AE1 免疫活性降低[26, 341, 417]。在动物模型中发现，碱中毒引起 pendrin 表达增加，促进其在 B 型和非 A 非 B 型闰细胞顶端的再分布，增加 CCD 中 pendrin 介导的碳酸氢盐分泌[124, 426]。但是，pendrin 表达、亚细胞分布及功能活性也受到不依赖于体内酸碱状态的其他因素调控，除了氯平衡和管腔内氯传输之外[321, 415]，还包括妊娠、醛固酮、Ang Ⅱ、AT_{1a} 和 AT_{1b} 受体激活、一氧化氮和 cAMP[302, 303, 393, 413, 414, 468]。

(3) 集合管酸碱转运的激素调节：除细胞外 pH，还有其他多种因素调节集合管的酸碱转运。重要的是，与体外改变相比，体内酸碱变化能够引起更好的机体适应性，表明体内调节机制在机体应对酸碱紊乱的过程中具有关键作用[134]。多种激素和受体可调节集合管中的碳酸氢盐转运，尤其是醛固酮及其类似物，以及 Ang Ⅱ。

醛固酮是调节集合管碳酸氢盐转运的重要因子[381]。体内和体外盐皮质激素均可促进 OMCD 的碳酸氢盐重吸收[381]，体外研究发现，这需要 OMCD 闰细胞中 H^+–ATP 酶活性的增加，及其顶端定位的迁移，而这些变化依赖于非基因途径，且不受盐皮质激素受体拮抗剂抑制[474]。盐皮质激素同样能促进 CCD 分泌碳酸氢盐，这取决于受 pendrin 调节的管腔内氯化物水平，同时也受到 B 型闰细胞内 pendrin 的 mRNA 水平和蛋白水平增加，及其从胞内囊泡到顶端质膜的再分布等因素影响[339, 413]。由于盐皮质激素对酸分泌和碳酸氢盐分泌具有相同的刺激作用，因此该激素治疗对全身酸碱平衡的影响并不大。

Ang Ⅱ 作用于近端小管、TAL、DCT 和集合管。集合管主细胞和闰细胞顶端膜存在 AT_1（AT_{1a}）受体[338]。在体外，Ang Ⅱ 能够调控 H^+–ATP 酶移位至顶端质膜上，从而提高小鼠 OMCD 和 CCD 中酸分泌型闰细胞的 H^+–ATP 酶活性[304, 338]。在小鼠 OMCD 中，Ang Ⅱ 通过 G 蛋白耦联磷酸激酶 C 途径诱导 H^+–ATP 酶活性增加[338]。然而，也有研究发现，无论是体内还是体外，Ang Ⅱ 均会减少大鼠 OMCD 中的碳酸氢盐重吸收。同时体外实验还表明 Ang Ⅱ 通过 AT_1 受体抑制 H^+–ATP 酶活性[394, 440]。有关这些差异产生的原因目前尚不明确。Ang Ⅱ 同样可促进依赖 pendrin 的 Cl^- 吸收[302]，提高 B 型闰细胞顶端膜上 Cl^-–HCO_3^- 交换体活性[457]，增加 CNT 中非 A 非 B 闰细胞顶端膜上的 pendrin 蛋白表达量，而这一效应还受到血管紧张素 1a 型受体（$Agtr_{1a}$）活性的影响[414]。

通过一氧化氮调控，内皮素在集合管酸碱转运过程中发挥重要作用。由于内皮素和一氧化氮的调控作用，膳食蛋白摄入能够通过激活 H^+–ATP 酶促进尿液酸化[467]。内皮素 1（ET-1）在集合管合成[364, 383]，同时集合管还存在内皮素受体 A 和 B（ET-A 和 ET-B）[212]。ET-B 激活可调节 A 型闰细胞和 B 型闰细胞对代谢性酸中毒的响应[405]。

CaSR 位于 IMCD 细胞和 A 型闰细胞顶端[331]，介导管腔 Ca^{2+} 诱导的 H^+–ATP 酶激活[330]。该途径引起的管腔酸化可抑制钙沉积，并最大程度减少肾结石的发生发展[330]。

升压素 1A 型（V_{1a}）受体激活是另一种调节机制。V_{1a} 受体位于髓质 TAL（mTAL）和整个集合管[70, 481]，包括 CCD 上的闰细胞和主细胞以及 OMCD 上的闰细胞[70]。代谢性酸中毒可增加 mTAL 和内带 OMCD 上的 V_{1a} 受体表达[70, 389]。V_{1a} 受体遗传缺陷会导致 Ⅳ 型 RTA 发生发展，减弱 H^+–K^+–ATP 酶和 Rhcg 的盐皮质激素诱导效应[187]。

其他的激素和药物也能改变集合管的酸碱转运。激肽释放酶抑制碳酸氢盐分泌[253]；降钙素促进家兔 CCD 中依赖 H^+–ATP 酶的碳酸氢盐重吸收[365]；异丙肾上腺素诱导 B 型闰细胞分泌碳酸氢盐[351]。

(4) 旁分泌调节机制：近端小管和 TAL 可以产生和（或）转运多种化合物，而这些化合物又可以调节其下游的集合管酸碱转运过程。据此推测，某些血流量大且因此对全身酸碱平衡和钾浓度变化敏感的节段能够调节外髓质和内髓质集合管，这些血流量较低且因此对全身酸碱平衡和钾浓度变化不敏感的节段。研究最多的旁分泌因子是氨和 α- 酮戊二酸。

氨除了在酸净排泄过程中发挥作用之外（将在后续章节中详细讨论），还可以作为肾内旁分泌信号分子调节集合管转运[451]。氨主要在近端小管中生成，在近端小管和 TAL 中调节转运，以应对机体酸负荷增加和低钾血症。除了促进碳酸氢盐生成外，氨还可诱导 CCD 中浓度依赖性的碳酸氢盐重吸收[123]。氨促进 A 型闰细胞酸分泌，抑制 B 型闰细胞碳酸氢盐分泌[121, 123]，其对 H^+ 分泌的诱导作用依赖于 H^+–K^+–ATP 酶活性，而非 H^+–ATP 酶活性[122, 123]。

Krebs 循环中间体 2- 酮戊二酸（α- 酮戊二酸）对维持机体酸碱平衡具有重要作用。酸碱负荷变化会改变近端小管和髓袢内的净转运方向，从酸负荷时的重吸收转变为碱负荷时的净分泌[79, 115, 395]。CNT 和 CCD 中，管腔 2- 酮戊二酸通过 B 型和非 A 非 B 型闰细胞上的受体 Oxgr1 促进碳酸氢盐和氯化钠的净重吸收[395]。因此，2- 酮戊二酸可作为旁分泌调节因子，协调近端小管、TAL 和集合管的功能。

(5) 酸碱紊乱下的细胞适应：除了膜转运体含量和亚细胞分布的变化之外，闰细胞数量的变化也属于应对生理紊乱状态的适应性反应。多项研究表明，慢性代谢性酸中毒和慢性低钾血症会引起髓质集合管中闰细胞数量增加[23, 85, 297, 398, 410, 465]；但也有其他研究认为，这些情况下的闰细胞数量没有发生变化[168, 181, 419]。此外，长期给予锂和乙酰唑胺也会增加 OMCD 中的闰细胞数量[23, 85, 398]。

闰细胞数量增加主要是因为闰细胞增殖或主细胞增殖后转化为闰细胞。检测增殖标志物发现，代谢性酸中毒、低钾血症和锂治疗均与集合管细胞增殖活性提高相关[84, 297, 465]，其中一些是由于 A 型闰细胞增殖增加[410, 465]，另一些则是因为主细胞增殖增加[84, 202, 297, 398]。之后的研究发现了一群同时具有主细胞和 OMCD 闰细胞免疫组织化学特点和超微结构特征的罕见细胞存在，因此推测这两种类型的细胞可以相互转化[84, 297, 398]。此外，遗传学研究发现主细胞的基因表达由 AQP2 启动子控制[202]。组蛋白 H3 K79 甲基转移酶和 Dot1L 可能阻碍主细胞向闰细胞的转化；Dot1L 缺失会导致主细胞数量减少，集合管闰细胞数量增加[479]。另有研究显示，面对酸负荷增加，主细胞会产生细胞因子 SDF1（也称为 CXCL12），之后通过其受体 CXCR4 作用于相邻

的闰细胞[355]。在主细胞中，SDF1 受到转录调控，是缺氧敏感转录因子 HIF1α 的靶点[355]。

有证据显示 CCD 可能存在 A 型和 B 型闰细胞的相互转化。在早期研究中，家兔离体灌注的 CCD 被视为观察 α（A 型）闰细胞发生顶端胞吞作用的模型，而花生凝集素的顶端结合则被视作 β（B 型）闰细胞的标志。体内慢性 NH_4Cl 负荷增加会导致微灌注 CCD 中发生顶端胞吞作用的闰细胞数目增加，顶端结合花生凝集素的细胞数量减少，对此现象的解释是 CCD 中的闰细胞亚型可以相互转化，B 型闰细胞通过改变极性以满足机体提高酸分泌水平的生理需求[353]。之后的一些研究虽然没有在正常状态的 A 型或 B 型闰细胞中发现顶端膜 AE1 和基底侧膜 pendrin 表达，或者是这两种转运蛋白的共表达，但酸中毒、锂治疗和碳酸酐酶抑制剂均会改变 A 型或 B 型闰细胞的相对数量[23, 85, 124, 317, 465]。另一些有关酸碱紊乱的研究还发现，A 型和 B 型闰细胞的特异性转运蛋白的丰度和分布，以及细胞形态均会发生改变，但特异性闰细胞亚型的相对或绝对数量并不会改变[27, 341, 418, 419]，这可能与实验模型不同，动物种属不同，闰细胞鉴别方法的灵敏度和特异性不同，以及细胞定量方法的不同等有关。

体外研究显示，细胞外基质蛋白 hensin 和亲环素脯氨酰异构酶参与闰细胞的重构过程[354, 387]。闰细胞特异性缺失 hensin 的小鼠会发生远端 RTA，表现出 A 型闰细胞缺乏，B 型闰细胞数目增加[127]。另外，hensin 调控 A 型闰细胞发育需要 β–1 整合素活性[127]。

二、碳酸氢盐生成

酸碱平衡不仅需要滤过碳酸氢盐的重吸收，还需要新碳酸氢盐的产生，用以代替缓冲内源性和外源性固定酸的碳酸氢盐。碳酸氢盐生成主要通过可滴定酸排泄和氨排泄两个途径。另外，有机物阴离子排泄也是一个重要的生理途径。有机物阴离子通过代谢可以形成 HCO_3^-，因此，从生理学角度而言，有机物阴离子排泄相当于碳酸氢盐分泌。

（一）可滴定酸排泄

可滴定酸是尿液中缓冲分泌质子的溶质，能够

使 H^+ 离子排出而不会实质性改变尿液 pH。在正常状况下，可滴定酸排泄大约占净酸排泄的 40%；而代谢性酸中毒会导致可滴定酸排泄量增加超过基线水平的 50%[159, 347]（图 9-5）。

多种缓冲物可以影响可滴定酸排泄。一种理想的尿液缓冲物 pK_a 值应低于体内系统性 pH 而高于尿液 pH，使绝大部分的滤过成分处于正常形态，而尿液中的绝大多数成分呈现为酸的形式。磷酸盐是最主要的可滴定酸，占可滴定酸总量 50% 以上[159, 478]。柠檬酸盐和肌酐在一定程度上也可影响可滴定酸排泄。虽然氨一直被视为尿液中的缓冲物质，但是由于氨的 pK_a 值较高，其对可滴定酸排泄并无实质性作用。氨在生成新的碳酸氢盐中的作用将在本章后面部分单独讨论。图 9-6 对比了几种主要的尿液缓冲物对可滴定酸排泄量的影响，同时显示了正常条件下可滴定酸排泄量和各缓冲物 pK_a 值对尿液 pH 变化的影响。

1. 磷酸盐式可滴定酸

可滴定酸排泄的磷酸盐主要是滤过的 HPO_4^{2-} 而不是重吸收的 HPO_4^{2-}，其可缓冲分泌 H^+ 并形成 $H_2PO_4^-$。正常生理状态下，磷酸盐以 $H_2PO_4^-$ 和 HPO_4^{2-} 两种形式存在，两者处于平衡状态。这两种形式的磷酸盐相对量通过以下的公式计算。

$$10^{pH-6.8} = \frac{[HPO_4^{2-}]}{[H_2PO_4^-]}$$

在任意给定的尿液 pH 下，尿液中 $H_2PO_4^-$

（$H_2PO_4^-{}_{Urine}$）含量通过以下公式计算：

$$H_2PO_4^-{}_{Urine} = \frac{U_{phos}V}{10^{(pH_U-6.8)}+1}$$

其中，U_{phos} 是尿液中总磷酸盐的浓度。滤过的磷酸盐在 pH7.4 的血清中大约有 80% 以 HPO_4^{2-} 形式存在，约 20% 以 $H_2PO_4^-$ 形式存在。因此，不管尿液 pH（pH_U）为多少，以磷酸盐形式（TA_{Phos}）排出的可滴定酸可用以下公式表示。

$$TA_{Phos} = U_{phos}V \times [\frac{1}{10^{(pH_U-6.8)}+1} - 0.2]$$

以上表明，磷酸盐形式的可滴定酸排泄是由磷酸盐的排泄和尿液 pH 的降低程度决定的。磷酸盐的排泄取决于磷酸盐的过滤负荷与肾小管重吸收磷酸盐之间的差异。肾小管磷酸盐转运调节是一个复杂的过程，将在本章的其他部分进行详细的讨论。这里，我们仅总结调控肾小管磷酸盐转运以应对酸碱紊乱的因素。

近端肾小管是重吸收磷酸盐的主要部位，也是代谢性酸中毒和其他酸碱紊乱时调节磷酸盐转运的部位。酸负荷会减少近端肾小管对磷酸盐的重吸收，从而增加磷酸盐的排泄。然而，尿液中磷酸盐排泄量增加的绝对值通常来说不会超过 2 倍。磷酸盐重吸收的减少涉及 NaPi-Ⅱa 蛋白水平和其 mRNA 水平的降低，以及其亚细胞分布的改

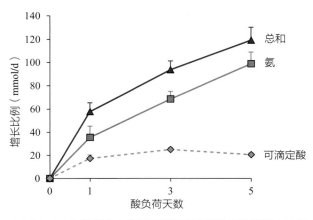

▲ 图 9-5　代谢性酸中毒时可滴定酸排泄和氨排泄所占的相对比例

健康志愿者服用 2mmol/kg 的氯化铵进行酸负荷实验，定量尿液中氨和可滴定酸的排泄量。数据根据 Elkinton 等重新计算得出[109]

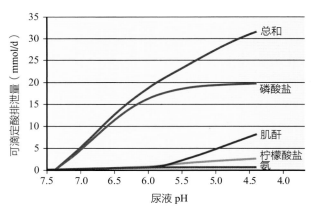

▲ 图 9-6　不同尿液缓冲物影响可滴定酸排泄的相对比例

各种尿液缓冲物质影响可滴定酸排泄的能力取决于尿液中可滴定酸排泄量、可滴定酸 pK_a 值和终尿 pH。图中显示了在不同尿液 pH 下四种主要的尿液缓冲物磷酸盐、肌酐、柠檬酸盐和氨所占可滴定酸排泄量。用每日排泄率和 pK_a 值分别计算出各个排泄率：磷酸盐为 25mmol/d，其 pK_a 为 6.8，肌酐为 11mmol/d，其 pK_a 为 4.9，柠檬酸为 3mmol/d，其 pK_a 值为 5.6，氨为 40mmol/d，其 pK_a 为 9.15

变[15, 15, 156]。即使酸负荷得到完全代偿，系统 pH 也不发生变化，酸负荷仍然会改变 NaPi-Ⅱa 蛋白的表达，说明在系统 pH 参与调控之前已有其他因素调控了这个反应[423]。代谢性酸中毒也能够降低近端肾小管管腔 pH，直接导致磷酸盐摄取受到抑制[174, 407]。另外，代谢性酸中毒增加了甲状旁腺素的释放，同样也会抑制磷酸盐重吸收。

除 NaPi-Ⅱa 外，NaPi-Ⅱc 和 Pit-2 等磷酸盐转运蛋白也存在于近端肾小管的顶端膜中。关于 NaPi-Ⅱc 是否会随着代谢性酸中毒而改变目前尚不清楚，有研究认为代谢性酸中毒时 NaPi-Ⅱc 表达降低[423]，也有研究认为没有变化[292]。虽然 Pit-2 表达受到饮食中磷酸盐摄入的调节，但在磷酸盐充足时，代谢性酸中毒并不能引起 Pit-2 表达变化，只有在磷酸盐缺乏时，代谢性酸中毒才会增加 Pit-2 表达[423]。

酸中毒诱导的磷酸盐排泄改变取决于系统的磷酸盐含量。在限制饮食中磷酸盐摄入量的情况下，磷酸盐基础排泄减少，代谢性酸中毒引起的尿磷排泄增加会减缓[423]。同样，NaPi-Ⅱa 丰度的变化也会减缓[15]。而与 NaPi-Ⅱa 的变化趋势相反，为了应对代谢性酸中毒，在限制磷酸盐摄入的动物体内 NaPi-Ⅱc 和 Pit-2 的表达会明显增加[423]。

代谢性酸中毒时肾脏磷酸盐排泄的增加与肾脏外磷酸盐转运的增加之间是平衡的。代谢性酸中毒会增加小肠 Na+ 依赖的磷酸盐转运，这与 NaPi-Ⅱb 表达增加有关[378]。在急性或者慢性代谢性酸中毒时，骨骼中磷酸盐的释放也相应增加[234]。这些肾外的作用可以减少由磷酸盐排泄量增加而引起的系统磷酸盐水平变化。

2. 其他的尿液缓冲物质

肌酐通常用于评估肾小球滤过功能，其 pKa 值约为 4.9，并以大约 11mmol/d 的量排泄，其可以影响可滴定酸排泄，特别是在尿液 pH < 5.5 的情况下更为明显[159]。尿酸虽然可以作为尿液中的缓冲物，但其排泄量一般较少（约 4mmol/d），限制了其作为可滴定酸的作用。酮酸中毒时，β 羟丁酸和乙酰乙酸的排泄增加，从而增加了可滴定酸的排泄。但是，由于酮酸可以代谢为碳酸氢盐，因此 β- 羟丁酸和乙酰乙酸随着尿液的排泄并不影响酸碱平衡。

（二）有机阴离子排泄

尿液中的多种有机阴离子可以影响酸碱平衡。至少有 95 种不同的有机阴离子存在于尿液中，其中有许多通过尿液大量排泄，包括马尿酸、赤糖酸、苏糖酸、酒石酸和尿酸等[72]。一般来说，这些物质并不是作为可滴定酸在酸碱平衡中发挥作用，相反，由于它们能够代谢产生碳酸氢盐，因此可以在不改变尿液 pH 的情况下将碱性物质排出。

1. 柠檬酸盐排泄

柠檬酸对酸碱平衡和预防肾结石具有重要的作用。预防肾结石的功能主要与柠檬酸能够和尿钙及管腔中的钙形成可逆非共价复合物有关，通过降低钙离子的含量来减缓钙在肾脏中的沉积速率。柠檬酸可能还通过影响早期草酸钙复合体的胶体稳定性来抑制草酸钙核的形成[340]。关于柠檬酸盐在肾结石症中的作用将在本书的其他章节论述，本章主要讨论其在酸碱平衡中的作用。

柠檬酸在酸碱平衡稳态中有两个作用：①作为尿液缓冲物影响可滴定酸排泄；②作为三羧酸循环底物。柠檬酸主要以 2 价柠檬酸根和 3 价柠檬酸根两种分子形式存在，并相互平衡。

$$\text{citrate}^{-3} + H^+ \longleftrightarrow \text{citrate}^{-2}$$

该反应的 pKa 值约为 6.4。由于缓冲反应 pKa 值的缘故，1 价柠檬酸根和 0 价柠檬酸的浓度非常低，因此，在 pH7.4 的正常生理状况下，3 价柠檬酸约占总柠檬酸的 91%，2 价柠檬酸约占 9%。由于肾小球滤过液 pH 与动脉血 pH 基本相同，几乎所有被滤过的柠檬酸都以 3 价柠檬酸的形式存在。相反，正常尿液 pH 约为 6.0，因此只有 29% 的尿柠檬酸盐以 3 价的形式存在，这也意味着约 71% 的柠檬酸被转化为 2 价柠檬酸，而原尿和终尿中 2 价柠檬酸的这种差异使柠檬酸可以作为可滴定酸（图 9-6）。

柠檬酸调节酸碱平衡稳态的第二种机制与其作为代谢底物参与三羧酸循环相关。在近端小管中进行的柠檬酸代谢能够产生碳酸氢根（HCO_3^-），因此，不同于柠檬酸滤过和重吸收，由于柠檬酸排泄会随之代谢产生 HCO_3^-，在功能上等同于 HCO_3^- 分泌，从而使柠檬酸排泄可以在不改变尿液 pH 的情况下将碱性物质排出，并可能抑制 pH 依赖的钙结核和含钙结石的生长。

多种因素能够调节肾脏柠檬酸排泄。代谢性酸中毒减少柠檬酸排泄，而碱中毒则增加柠檬酸排泄[25]。低钾血症同样减少柠檬酸排泄[2, 120]。这种影响可能与系统 pH 无关。碳酸酐酶抑制剂乙酰唑胺，以及大量膳食摄入氯化钠或蛋白质均会抑制柠檬酸排泄[157, 213]。在动物模型中，给予治疗剂量的氯化锂会增加柠檬酸盐排泄[42]，但在人体中尚未有研究证实这一发现[43]。

肾小管柠檬酸盐的转运是柠檬酸排泄的首要决定因素。在人体内，血浆柠檬酸盐的平均含量约为 0.1mmol/L，但血浆柠檬酸盐水平的改变并不是重要的调节机制。近端肾小管对柠檬酸盐的重吸收比例是可变的，通常占滤过量的 65%～90%，与滤过负荷相对应。无论是穿过顶端膜或是基底侧膜转运至近端肾小管细胞中的柠檬酸盐都会被充分代谢，成为肾脏氧化代谢的重要组成部分[157]。目前没有发现柠檬酸存在明显的跨上皮转运，也没有在肾脏其他部分发现明显的柠檬酸转运。

顶端柠檬酸转运主要由近端肾小管顶端膜高表达的内在膜蛋白 NaDC1（二羧酸钠协同转运蛋白）介导[223, 294, 357]。这一结论是基于代谢性酸中毒时，通过 NaDC1 转运活性与刷状缘囊泡的转运活性相似[294, 357]以及 NaDC1 基因缺失实验发现 NaDC1 表达与柠檬酸重吸收相对应[17]。具体而言，NaDC1 缺失能够增加柠檬酸，以及由 NaDC1 转运的其他几种 Krebs 循环中间体的排泄[171]。

然而，NaDC1 可能不是唯一参与滤过柠檬酸重吸收的蛋白质。初步研究发现，NaDC1 基因敲除小鼠体内仍存在部分柠檬酸重吸收过程[392]。这种额外的柠檬酸转运活性可能是在体外培养的近端肾小管细胞中发现的钙调转运活性[171, 172]。目前为止，尚未鉴定出参与这种柠檬酸转运途径的基因与基因产物。

多种机制可以调节近端肾小管的柠檬酸转运。首先，柠檬酸的运输形式是 2 价柠檬酸，而不是 3 价柠檬酸。由于柠檬酸缓冲反应的 pK_a 值为 6.4，顶端膜 H^+ 分泌增加引起管腔内酸化，能够直接提高腔内 2 价柠檬酸浓度，从而增加柠檬酸重吸收。由于管腔酸化受许多条件诱导，这为增加柠檬酸重吸收却不改变柠檬酸转运蛋白的数量和活性提供了

可能。同时，代谢性酸中毒可能通过增加 NaDC-1 表达，从而提高顶端柠檬酸转运能力[190, 17]。低钾血症和饥饿均可以通过诱导近端肾小管的柠檬酸转运来减少柠檬酸排泄[236, 472]。NaDC1 受到多种细胞信号蛋白调节，钙调磷酸酶抑制剂靶蛋白亲环蛋白[33]是其中一种。亲环蛋白可能通过介导钙调磷酸酶抑制剂的作用从而增加柠檬酸重吸收[375]。其他具有调节功能的蛋白还包括蛋白激酶 C、钠氢交换调节因子 2、血清和糖皮质激素诱导的蛋白激酶，以及蛋白激酶 B[40, 295]。近期研究还发现，近端小管基底侧膜碳酸氢盐转运蛋白 NBCe1 是 NaDC1 表达的关键决定因素[293]。

近端肾小管基底侧的柠檬酸转运特征与顶端膜侧不同。基底侧柠檬酸吸收与 pH 无关，呈现钠依赖性和电中性，需要 3 个钠离子和 1 个一价柠檬酸根及 NaDC3 的介导[59, 157, 191]。约 20% 的近端肾小管柠檬酸吸收由基底侧介导。但是由于近端肾小管不能分泌柠檬酸，因此基底侧柠檬酸吸收并不能调节肾脏柠檬酸排泄。

2. 其他的有机阴离子

除了柠檬酸盐以外，人类会排泄出 26～52mEq/d 的有机阴离子。因为有机阴离子可以代谢产生碳酸氢盐，因此在功能上有机阴离子排泄相当于碱排泄，具有调节酸碱平衡的作用。目前尚不明确酸碱平衡紊乱对有机阴离子变化程度的影响。有研究表明酸负荷或碱负荷不改变尿液中有机物阴离子排泄[235]，同时也有研究显示，碱负荷增加有机物阴离子排泄，而酸负荷则减少有机物阴离子排泄[177]。

通过定量分析，发现有机阴离子排泄量存在物种间差异。在人类中，有机阴离子基础排泄量平均为 0.3～0.7mEq/（kg·d）[235]；在大鼠中，有机阴离子基础排泄量为 2～8mEq/（kg·d）[56, 333]。犬的有机阴离子基础排泄量为 1～2mEq/（kg·d）[290]，而家兔的有机阴离子基础排泄量平均为 4mEq/（kg·d）[333]。这一物种间差异可能部分反映出肠道有机阴离子重吸收能力或肠道生物群落的差异[333]。

（三）氨代谢

肾脏中的氨代谢和转运是肾脏应对大多数酸碱平衡紊乱状况的主要机制（图 9-5）。氨代谢需要肾脏多个部分的整合作用。肾小球滤过仅能产生极少

量的尿氨，因此在尿液所含的主要化合物中，尿氨排泄过程是独特的。相反，肾脏中生成氨后，可选择性地将氨转运至尿液或肾静脉中，从而通过体循环进一步转运。值得一提的是，即使有大量的氨随尿液排出，肾静脉氨含量始终多于动脉氨含量，这表明肾脏是净生产氨的场所。选择性的氨转运需要近端肾小管、髓袢的 TAL 及集合管的整合作用（图 9-7）。

1. 氨的化学性质

氨在体内有两种分子形式，即 NH_3 和 NH_4^+，各自的相对含量由可逆反应 $NH_3+H^+ \longleftrightarrow NH_4^+$ 决定。该反应几乎是瞬时发生，其在生理条件下的 pK_a 值为 9.5。大部分氨都以 NH_4^+ 形式存在，在 pH7.4 的条件下，只有约 1.7% 的氨以 NH_3 形式存在。由于大多数体液 pH 都远低于该 pK_a 值，因此 pH 的任何微小改变均会引起 NH_3 浓度呈指数级变化，而 NH_4^+ 浓度则几乎不受影响（图 9-8）。

NH_3 虽然不带电荷，但其中心氮原子周围有一对不对称的带正电荷的氢核排列，这使得 NH_3 具有明显的极性（图 9-9），同时也使得 NH_3 具有一定的脂溶性。因此，虽然跨膜扩散受到限制，但 NH_3 转运体既可以加快 NH_3 转运，又具有重要的调控作用。

在缺乏特定转运蛋白的情况下，NH_4 在脂质双分子层中的渗透性也受到限制。然而在水溶液中，NH_4^+ 和 K^+ 有很相似的生理学特性，这使得 NH_4^+ 能够利用 K^+ 转运蛋白中的 K^+ 转运位点进行转运[453]。几种 Na^+–H^+ 交换体（NHE）家族成员似乎也能通过 H^+ 结合位点转运 NH_4^+，从而使得其具有 Na^+–NH_4^+ 交换活性。

2. 氨的生成

几乎所有的肾脏上皮细胞都可以生成氨。在生理条件下，近端肾小管是生成氨的主要部位[143]。肾型谷氨酰胺酶（KGA），也被称为磷酸依赖性谷

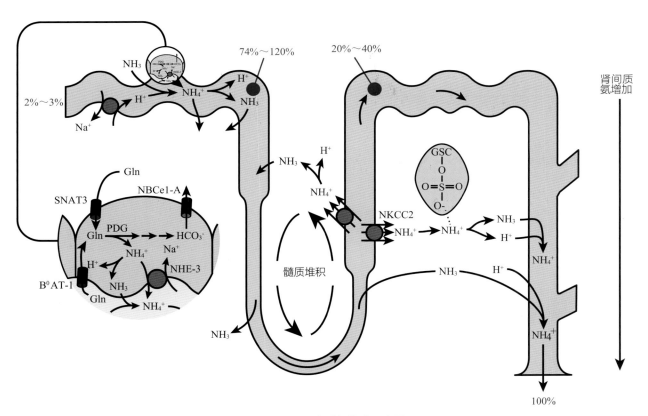

▲ 图 9-7　肾脏氨代谢示意图

肾氨的生成主要发生在近端小管，涉及通过 SNAT3（SN1）和 B^0AT-1 的谷氨酰胺摄取，谷氨酰胺代谢形成铵盐和碳酸氢盐，以及需要 NHE3、H^+ 和 NH_3 协同转运的顶端 NH_4^+ 分泌。髓袢升支粗段中的氨重吸收导致了髓质中氨的积聚，这一过程涉及顶端 NKCC-2 介导的氨摄取。髓质的硫酸脂（绿色标记）可逆性地结合 NH_4^+，促进其在髓质积聚。集合管中的氨分泌经由 H^+ 和 NH_3 协同分泌。蓝色的数字表示每个部位氨总排泄量的比例。GSC. 半乳糖神经酰胺骨架

氨酰胺酶（PDG）参与这一过程[91]。在正常情况下，近端肾小管的氨生成量占肾脏总氨生成量的 60%～70%，而在代谢性酸中毒时，其氨生成量至少占到 70%～80%[143]（图 9-10）。

虽然近端肾小管中存在多条氨生成途径（图 9-11），但主要途径与 PDG 相关[92, 461]。PDG 是一种线粒体内膜结合酶，可以将谷氨酰胺代谢为谷氨酸从而产生 NH_4^+。之后谷氨酸可以通过多种途径进一步代谢，其中的主要途径涉及谷氨酸脱氢酶（GDH）与 α-酮戊二酸（α-KG，即 2-氧代戊二酸）生成及 NH_4^+ 释放。GDH 介导的代谢与肾脏氨生成总量的变化受到同步调节。由于谷氨酸可以负向调节 PDG 活性，因此通过改变线粒体中谷氨酸水平影响 GDH 活性，可以间接调节 PDG 的功能活性。

谷氨酸可以通过谷氨酰胺合酶转化为谷氨酰胺。这个反应以 NH_4^+ 为辅底物，减少 NH_4^+ 净生成。谷氨酰胺合酶在近端肾小管和闰细胞中表达，会因代谢性酸中毒而减少[88, 226]。在低钾血症时，近端肾小管中谷氨酰胺合酶表达也下降[422]。饮食中限制蛋白质摄入会减少氨排泄，增加谷氨酰胺合酶表达，从而促进氨的再循环，并因此减少净氨生成。近端肾小管特异性谷氨酰胺合酶缺失会削弱因蛋白质摄入受限而引起的氨排泄减少效应[227]。因此，谷氨酰胺合酶介导的氨循环是肾氨代谢的重要方面，其对氨排泄的调节作用与 PDG 相反。

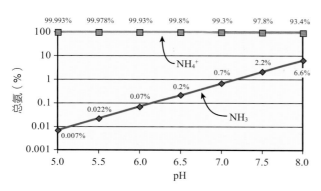

▲ 图 9-8　**NH_3 和 NH_4^+ 浓度随 pH 的相对变化**
NH_3 和 NH_4^+ 在总氨量中所占比由缓冲反应 $NH_3 + H^+ \longleftrightarrow NH_4^+$ 确定。在 pK_a 为 9.15 状态下计算。如图所示的数量是总氨中分别以 NH_3 和 NH_4^+ 形式存在的比例。y 轴已进行对数转换（引自 Weiner ID, JW Verlander. Renal ammonia metabolism and transport. *Compr. Physiol.* 2013; 3: 201–220.）

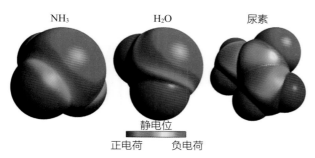

▲ 图 9-9　**氨、水和尿素分子中的静电荷分布**
NH_3、H_2O 和尿素的分子模型展示其各自的空间填充，表面伪彩显示其各自的表面电荷。尽管每一个分子都不带电荷，但都具有极性。这种极性导致其跨质膜的渗透性受到限制。模型由软件 Avogadro 生成（Avogadro Chemistry, Inc.）v1.0.3.

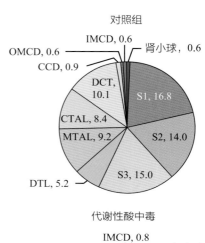

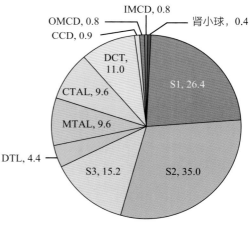

▲ 图 9-10　**肾脏各段中的氨生成**
在控制饮食和诱发代谢性酸中毒大鼠的显微解剖组分中测得肾脏不同部分中的氨含量。所有被测肾段均能产生氨。代谢性酸中毒可以增加肾脏氨生成总量，但其仅增加近端小管段（S_1、S_2、S_3）的氨生成。根据 Good 和 Burg 描述，速率（pmol/mm）由测得的氨生成速率平均每段长度计算得出[143]。饼状图各部分大小与全肾氨生成速率成比例。CCD. 皮质集合管；CTAL. 髓袢升支粗段皮质部；DCT. 远曲小管；DTL. 髓袢降支细段；IMCD. 内髓集合管；MTAL. 髓袢升支粗段髓质部；OMCD. 外髓集合管

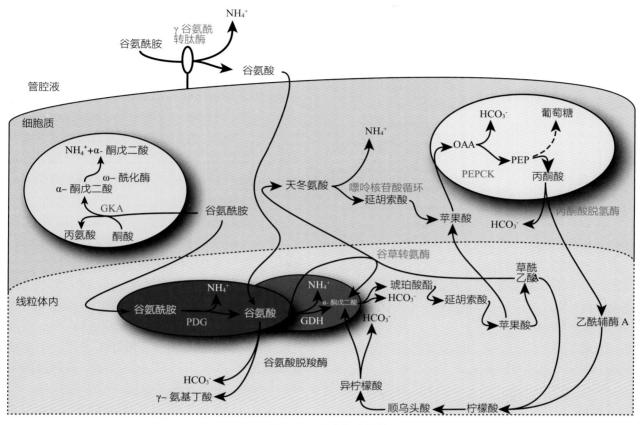

▲ 图 9-11 氨的生成机制

近端肾小管中存在多条源自谷氨酰胺代谢的酶促氨生成途径。通过 PDG 和 GDH，并涉及 PEPCK 的谷氨酰胺代谢是肾脏氨生成的最重要部分，并且是应对代谢性酸中毒刺激的主要途径。GDH. 谷氨酸脱氢酶；PDG. 磷酸盐依赖性谷氨酰酶；PEPCK. 磷酸烯醇丙酮酸羧化基酶（引自 Weiner ID, JW Verlander. Renal ammonia metabolism and transport. *Compr. Physiol.* 2013:201–2013.）

α-KG 可以通过 α-KG 脱氢酶和琥珀酸脱氢酶代谢形成草酰乙酸（OAA），而 OAA 又可以作为磷酸烯醇丙酮酸羧化激酶（PEPCK）底物代谢形成糖异生底物磷酸烯醇丙酮酸（PEP）。升氨环境能够增加这一路径的通量并刺激肾脏糖异生作用。另外，PEP 也可以在 ATP 依赖的反应中被丙酮酸激酶转化为丙酮酸，丙酮酸随后可以进入三羧酸循环中代谢产生 ATP。最终谷氨酰胺彻底代谢，每个谷氨酰胺分子产生 2 个 NH_4^+ 和 2 个 HCO_3^-，这与葡萄糖生成水平相关。PEP 转化为丙酮酸并随后进入三羧酸循环所产生的 ATP 高于 PEP 进行糖异生后产生的 ATP[458]。

3. 产氨过程的谷氨酸转运

谷氨酰胺是肾脏产氨的主要底物。正常的酸碱平衡条件下，从肾脏中提取的谷氨酰胺含量不到流向肾脏的动脉血中谷氨酰胺含量的 3%。急性代谢性酸中毒时，骨骼肌和肝脏会释放谷氨酰胺，从而使血浆谷氨酰胺水平迅速增加约 2 倍[390]。同时，肾脏谷氨酰胺摄取量增加至运输总量的 20%[182, 390]。慢性代谢性酸中毒时，从肾脏中提取的谷氨酰胺可以达到其运输总量的 50%[182]。由于谷氨酰胺摄取量可能超过谷氨酰胺滤过量，因此基底侧膜的谷氨酰胺摄取及其摄取能力的提升是调控氨生成的重要方面。

滤过后的谷氨酰胺几乎完全被近曲小管吸收[366]。近端小管顶端膜上有多种谷氨酰胺转运蛋白表达，其中包括 Na^+ 依赖性的中性氨基酸转运蛋白 B^0AT1（SLC6A19）和 B^0AT3（SLC6A18）。正常情况下，近端肾小管重吸收的没有用于氨生成的谷氨酰胺可以跨基底侧膜转运。这一过程可能需要 LAT2-4F2hc（SLC7A8-SLC3A2）和 Y^+LAT1-4F2hc（SLC7A7-SLC3A2）[29, 308, 337]。LAT2-4F2hc

和 Y⁺LAT1–4F2hc 是必需的氨基酸转运体，转运至细胞内的氨基酸可能通过基底侧的促芳香族氨基酸转运蛋白 TAT1（Slc16a10）运出细胞[29, 325, 326]。

近端小管细胞通过基底侧摄取谷氨酰胺可能通过钠离子耦联的中性氨基酸转运蛋白 SN1（SLC38A3，也称为 SNAT3）[196]。在正常情况下，仅能在近端小管 S_3 节段检测到基底侧 SN1。在代谢性酸中毒和低钾血症等氨生成增加的情况下，SN1 在 S_3 节段的表达升高，同时还会诱导其在 S_2 节段表达[62, 269]。

因为氨生成由线粒体酶 PDG 起始，所以谷氨酰胺必须穿过线粒体膜。这个过程需要特定转运蛋白介导，受到丙氨酸的反式刺激和顺式抑制，同时也受代谢性酸中毒诱导[348]，然而目前尚不清楚哪些基因和基因产物参与调控该过程。

4. 氨的转运

近端小管产生的氨优先被分泌到小管管腔中。顶端分泌优先由多种因素决定，包括 NHE3 介导的 Na^+–NH_4^+ 交换和有利于将分泌的 NH_3 转化为 NH_4^+ 的管腔酸化[275, 368]。然而，最近一项关于近端肾小管中 NHE3 缺失是否影响酸碱平衡的研究发现，NHE3 缺失并不改变肾氨排泄[238]。

近端小管也可以在其末端重吸收管腔中的氨[160]。近端小管末端这些部位表达谷氨酰胺合酶用以催化 NH_4^+ 与谷氨酸反应形成谷氨酰胺[57]。代谢性酸中毒可以将末端肾小管的氨转运从净重吸收转化为净分泌[160]，导致这种转化的分子机制涉及谷氨酰胺合酶介导的 NH_4^+ 代谢减少[88, 329]。

髓袢升支粗段重吸收管腔内的氨。顶端 Na^+–K^+–$2Cl^-$ 共转运体 NKCC2 介导大部分的氨重吸收[19]。代谢性酸中毒会同时增加髓袢升支粗段的氨重吸收和 NKCC2 表达[20]。细胞内的 NH_4^+ 可以分解为 NH_3 和 H^+，从而导致细胞酸化。氨跨基底侧膜排出细胞的主要机制涉及基底侧 NH_4^+ 转运，而该转运活性则与 NHE4 介导的 Na^+–NH_4^+ 交换活性有关[50, 461]。另外，由 NKCC2 转运到细胞内的 NH_4^+ 可以分解为 NH_3 和 H^+。NH_3 可能通过某种未知机制的调控跨基底侧膜排出细胞。基底侧 HCO_3^- 通过电中性的 Na^+–HCO_3^- 共转运体亚型 1（NBCn1，SLC4A7）进入细胞，可以缓冲释放出来的 H^+，防止进行性胞内酸中毒的发展，并促进氨的持续转运[189, 233]。

髓袢升支粗段吸收的一部分氨循环进入髓袢降支细段，导致肾髓质间质氨浓度的逆流放大。氨再循环主要涉及 NH_3 转运和少量 NH_4^+ 转运[118]。

髓袢升支粗段吸收氨和被动泌氨至髓袢降支细段的净效应是氨轴向浓度梯度与高渗梯度协同作用的展现。此外，髓质髓袢升支粗段吸收氨导致氨向远端小管输送，而这部分氨含量仅占终尿氨含量 20%~40%[104, 159]。因此，大部分经肾脏排泄的氨由更下游的小管节段分泌。

集合管前的远端肾小管区域（如 DCT、CNT 和 ICT）可能会有少量的氨分泌。有关大鼠的研究表明，远端小管氨分泌占总氨分泌的 10%~15%[367, 471]。

集合管氨分泌涉及多种蛋白质的整合作用（图 9-12）。在 CCD、OMCD 和 IMCD 中的多项研究表明，集合管氨分泌涉及 NH_4^+ 和 H^+ 协同转运，而这一过程几乎没有 NH_4^+ 跨上皮通透性[104, 206]。H^+ 分泌可能涉及 H^+-ATP 酶和 H^+-K^+ATP 酶。碳酸酐酶是泌氨必需的，其可能通过提供胞质 H^+ 来分泌氨[430]。跨上皮氨分泌涉及需要特定蛋白质的基底侧摄取和顶端分泌。

与氨分泌相关的主要的基底侧氨转运体似乎因集合管位置不同而有所差别。在 CCD 和 OMCD 中，恒河猴糖蛋白 Rhbg（SLC42A2）和 Rhcg（SLC42A3）似乎是主要的转运机制。超极化激活的环状核苷酸门控 HCN2 通道也可能促进基底侧 NH_4^+ 吸收[71]。在 IMCD 中，基底侧 Na^+-K^+-ATP 酶参与基底侧 NH_4^+ 吸收[428, 429, 438]。相较之下，CCD 中抑制 Na^+-K^+-ATP 酶并不改变氨分泌，表明这一区域不参与氨分泌，或者在其被抑制时存在其他代偿机制[207]。另一种可能的 NH_4^+ 转运机制与 NKCC1 有关。OMCD 闰细胞和 IMCD 细胞中存在的基底侧 NKCC1 可以通过 K^+ 结合位点转运 NH_4^+[136, 193]。然而，抑制 NKCC1 并不改变 OMCD 中的氨分泌，这说明 NKCC1 不参与氨的跨上皮分泌，或者在其被抑制时存在另外的转运代偿机制[430]。此外，可能还存在一部分 NH_3 浓度梯度驱动的扩散性 NH_3 吸收，而这一过程已被证实存在于体外培养的 IMCD 细胞中[165]。

顶端氨分泌仅在 NH_3 转运时发生。这个过程涉及的主要蛋白质为 Rhcg。通过体外微灌注检测酸负

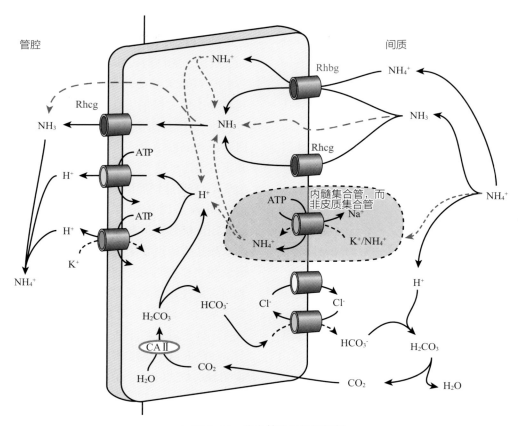

▲ 图 9-12　集合管分泌氨的机制

Rhbg 和 Rhcg 可能调节基底侧氨摄取。如文中所述，Rhbg 转运何种分子形式的氨仍然存在争议，但电化学梯度可能引起 NH_4^+ 和 NH_3 跨基底侧膜吸收。Rhcg 介导电中性 NH_3 跨基底侧膜吸收。之后，通过一个独立的、尚未确定的可能为脂质扩散机制的调控和顶端 Rhcg 转运，NH_3 沿电化学梯度方向跨顶端膜分泌。H^+ 通过 H^+-ATP 酶和 H^+-K^+ATP 酶跨顶端膜分泌。胞质 H^+ 或由 NH_4^+ 解离提供，或者通过碳酸酐酶Ⅱ（CAⅡ）依赖的碳酸氢盐穿梭机制提供，该机制涉及基底侧 Cl^--HCO_3^- 交换和基底侧 Cl^- 通道介导的碳酸氢盐穿梭。图中还展示了基底侧 Na^+-K^+ATP 酶如何介导 NH_4^+ 吸收，该过程参与不表达 Rh 糖蛋白的 IMCD 中的氨分泌。IMCD. 内髓集合管

荷小鼠的 CCD 和 OMCD，发现 Rhcg 缺失导致顶端 NH_3 转运减少约 65%[37]。剩余大部分 NH_3 转运可能依靠 NH_3 扩散性转运[166]。此外，一些研究结果也提升了存在其他机制的可能性，至少在饮食限制 K^+ 摄入的情况下，H^+-K^+-ATP 酶结肠亚型 HKα₂ 可以分泌 $NH_4^{+[282]}$。

CAⅡ 介导的胞质 HCO_3^- 生成似乎是集合管泌氨过程的一个重要部分。利用微灌注技术收集小管节段，发现抑制 CAⅡ 导致氨分泌基本阻断[430]。由此推测，CA-Ⅱ 介导的加速反应提供了顶端泌 H^+ 所需 H^+：反应如下。

$$CO_2 + H_2O \xrightarrow{\text{CA II}} H_2CO_3 \longleftrightarrow H^+ + HCO_3^-$$

大多数情况下，HCO_3^- 通过基底侧 Cl^--HCO_3^- 交换体进行跨基底膜转运，从而促使新的 HCO_3^- 产

生，或者为了应对由于细胞通过基底侧摄取 NH_3 而引起的管周 NH_3 浓度降低，利用缓冲反应从 NH_4^+ 中释放 H^+。

顶端膜碳酸酐酶活性缺失与否也会影响集合管的氨分泌。当管腔缺乏碳酸酐酶时，因为 H_2CO_3 能够相对缓慢地自发水解为 CO_2 和 H_2O，H^+ 分泌导致管腔内 H^+ 浓度超过平衡状态。这被定义为管腔"pH 失衡"。管腔酸化加剧使得 $H^+ + NH_3 \longleftrightarrow NH_4^+$ 反应朝 NH_4^+ 生成方向偏移，从而降低管腔 NH_3 含量。而管腔 NH_3 减少能够提高 NH_3 分泌梯度和净氨分泌。在大鼠 OMCD 和 IMCD 末端[119, 432]，以及家兔 CCD 和 OMCDo[207, 376, 377] 均发现管腔 pH 失衡和氨分泌增加的现象，而家兔 OMCDi 中则没有这些现象[376]。

5. 参与肾脏氨代谢的特异性蛋白

(1) 磷酸依赖性谷氨酰胺酶：PDG 是介导肾脏氨生成的初始酶，它位于线粒体，催化 $L-$ 谷氨酰胺 $+H_2O \rightarrow L-$ 谷氨酸 $+NH_4^+$ 反应。在肾脏中，PDG 活性主要存在于近端小管中，尽管几乎所有上皮细胞均具有一定程度的 PDG 活性[91, 197, 477]，然而其在近端小管外的生理作用尚不清楚。有研究发现代谢性酸中毒能够增加髓袢降支细段、外带髓袢粗支升段和远曲小管的 PDG 活性[197]。然而，也有研究认为除近端小管外，其他部位 PDG 活性并不发生变化[477]。定量分析表明近端小管是氨生成的主要部位，代谢性酸中毒时，大部分氨生成增加发生在近端小管[92, 461]。

PDG 存在多种同工酶。在人类中，肾脏亚型基因至少有两个转录本，即人肾型谷氨酰胺酶（KGA）和谷氨酰胺酶 C 剪接变体（GAC）[255]。另一个基因编码产生肝型谷氨酰胺酶亚型（LGA）。KGA 蛋白在肾脏（包括近端小管）中普遍表达，是大多数肾脏 PDG 的来源。

通过多种机制调控，代谢性酸中毒能够增加近端小管 PDG 活性。蛋白表达增加，可能是受到转录调控[396, 397]。PDG 的 mRNA 增加不是由于转录速率提高，而是因为 mRNA 稳定性提高[185]。第二种调节机制可能涉及线粒体内的谷氨酸变化。谷氨酸是 PDG 的竞争性抑制剂[360]，由于代谢性酸中毒时谷氨酸脱氢酶活性增加，导致线粒体内谷氨酸浓度降低，从而使 PDG 活性增加[3]。

(2) 谷氨酸脱氢酶（GDH）：GDH 是线粒体酶，催化 L- 谷氨酸 $+H_2O+$ NAD$^+$（或 NADP$^+$）$\rightarrow$ $\alpha-KG^{-2}+NH_4^++NADH$（或 NADPH）$+H^+$ 反应。两种不同基因编码产生两种 GDH 同工酶，GLUD1 广泛表达于包括肾脏在内的各个组织，而 GLUD2 似乎特异存在于神经系统和睾丸当中[257, 361]。

代谢性酸中毒通过改变 GDH 对谷氨酸的亲和力[476]，以及增加 GLUD1 蛋白和 mRNA 表达从而诱导肾脏 GDH 活性[3, 90, 93]。酸中毒还会降低线粒体内 α- 酮戊二酸（α-KG）浓度以促进 GDH 活性的增加[360]，这是通过降低 α-KG 介导的对酶促反应的竞争性抑制，以及抑制可逆反应的进行来实现的[349, 350]。mRNA 表达变化由 mRNA 稳定性改变引起，而非转录速率[192]。

(3) 磷酸烯醇丙酮酸羧化激酶（PEPCK）：肾脏中的 PEPCK 是一种胞质酶，是 PCK1 基因产物。如在肝脏、脂肪组织和小肠等肾外组织中一样，肾脏中的 PEPCK 负责将草酰乙酸转化为 PEP 和 CO_2，是糖异生的关键酶。在肾脏应对代谢性酸中毒时，PEPCK 通过提高糖异生发挥重要调控作用[58]。蛋白合成和 mRNA 表达增加能够提高 PEPCK 活性及其蛋白表达水平[90]。与 PDG 和 GDH 相比，PEPCK 的 mRNA 表达增加似乎是由基因转录增加引起[169]。

(4) γ- 谷氨酰转肽酶：γ- 谷氨酰转肽酶（γ-GT）的作用能够解释早期肾脏氨生成酶学研究中发现的非磷酸盐依赖性谷氨酰胺酶活性。然而，γ- 谷氨酰转肽酶主要在近直小管（PST）表达[91]，同时微穿刺研究还发现谷氨酰胺在近曲小管（PCT）中被充分重吸收，因此 γ- 谷氨酰转肽酶介导的 PST 氨生成并不会促进肾脏产氨。

(5) Na$^+$-H$^+$ 交换体（NHE3）：多项证据表明，顶端 Na$^+$-H$^+$ 交换体 NHE3 通过 H$^+$ 结合位点与 NH$_4^+$ 结合从而分泌 NH$_4^+$。这些证据包括：近端小管刷状缘膜囊泡具有 NH$_4^+$-Na$^+$ 交换活性[204]；管腔低浓度 Na$^+$ 结合 Na$^+$-H$^+$ 交换抑制剂阿米洛利能够减少氨分泌[274]；当替代分泌途径被阻断时，Na$^+$-H$^+$ 交换抑制剂 EIPA 也可以减少氨分泌[368]。然而，与 NHE3 在泌氨中的作用相反，近端小管特异性 NHE3 缺失并不会改变正常状态下或酸中毒刺激时的氨排泄[238]。

代谢性酸中毒时，NHE3 表达和活性变化可能是氨调节的重要组成部分，并可能受到 Ang II 和 ET-1 调控。具体研究表明，NHE3 表达和活性改变与慢性代谢性酸中毒、细胞外钾含量变化，以及 Ang II 刺激时引起的氨分泌变化相对应[16, 110, 276, 280]。在 S$_2$ 和 S$_3$ 段，慢性代谢性酸中毒增加 AT$_1$ 受体介导的 NHE3 诱导作用[277, 278, 281]。在代谢性酸中毒时，ET-1 表达增加，随后 ET-B 受体激活能够促进 NHE3 表达和肾氨排泄[222]。

TAL 顶端膜上也存在 NHE3。然而，由于 NHE3 分泌 NH$_4^+$，而 TAL 重吸收 NH$_4^+$，因此 NHE3 可能并不影响髓袢的氨转运。

6. 钾通道

在分子水平上，K$^+$ 和 NH$_4^+$ 具有十分相近的生理学特征，因此基本所有 K$^+$ 转运体都能够转运 NH$_4^+$，尽管 NH$_4^+$ 转运效率通常为 K$^+$ 转运效率

的 $10\%\sim20\%$ [453]。顶端 K^+ 通道参与近端小管氨转运的主要证据来源于体外微灌流研究，发现钡作为一种非特异性 K^+ 通道抑制剂能够抑制近端小管中的氨转运[368]。近端小管顶端膜上存在多个 K^+ 通道，包括 KCNA10、TWIK-1 和 KCNQ1，目前尚不清楚其中哪一种介导氨转运。在 TAL 中，当顶端 Na^+-K^+-$2Cl^-$ 共转运体受到抑制时，K^+ 通道可以促进管腔 NH_4^+ 吸收[19]。然而，NKCC2 抑制剂能够完全抑制 TAL 氨转运，表明顶端 K^+ 通道可能不是调控 TAL 氨转运的重要因素[142]。

(1) Na^+-K^+-$2Cl^-$ 共转运体：NKCC1（SLC12A2）也被称为 Na^+-K^+-$2Cl^-$ 共转运体亚型 1，存在于 OMCD 和 IMCD 的闰细胞，以及 IMCD 细胞的基底侧膜[83, 136, 193]。由于药物抑制既不影响 OMCD 氨分泌[429, 430]，也不改变 IMCD 基底侧氨摄取[429, 430]，因此 NKCC1 可能并不影响氨分泌。

NKCC2（SLC12A1）又被称为 Na^+-K^+-$2Cl^-$ 共转运体亚型 2，是肾脏特异性亚型，表达于 TAL 细胞顶端膜，是 Henle 环中 TAL 对氨重吸收的主要机制[142]。管腔 NH_4^+ 通过与 K^+ 竞争性结合 K^+ 转运位点，能够在低钾血症和高钾血症状态下引起管腔 K^+ 变化，从而改变 NH_4^+ 净转运，同时还可以在钾稳态改变状态下影响肾髓质间质氨浓度。代谢性酸中毒增加 NKCC2 表达，并可能因此促进氨重吸收[20, 138]。酸中毒引起的糖皮质激素水平增加也可能诱导 NKCC2 的表达和活性[21]。

(2) Na^+-K^+-ATP 酶：Na^+-K^+-ATP 酶几乎存在于所有肾脏上皮细胞的基底侧膜。NH_4^+ 与 K^+ 结合位点结合并通过此位点转运，从而使 Na^+ 参与 NH_4^+ 交换[218, 434]。在 IMCD 中，Na^+-K^+-ATP 酶介导的基底侧 NH_4^+ 摄取对于 IMCD 氨和酸分泌至关重要[218, 434]。低钾血症时，间质 K^+ 水平降低促进 Na^+-K^+-ATP 酶介导的基底侧 NH_4^+ 摄取，增加 NH_4^+ 分泌速率[431]。相较之下，CCD 基底侧 Na^+-K^+-ATP 酶似乎不参与 CCD 氨分泌[207]。

(3) H^+-K^+-ATP 酶：H^+-K^+-ATP 酶是 P 型 ATP 酶家族成员，负责 NH_4^+ 转运。大量证据表明，由于 NH_4^+ 通过 K^+ 结合位点转运，使得这些蛋白参与调控 H^+/NH_4^+ 交换，因此 H^+-K^+-ATP 酶可能并不参与集合管分泌氨。然而，缺钾能够增加结肠 H^+-K^+-ATP 酶表达，推测其可能通过 H^+ 结合位点转运

NH_4^+ 从而促进 NH_4^+ 分泌[282]。

(4) 水通道蛋白：H_2O 和 NH_3 具有相似的分子大小和电荷分布，因此有研究检测水通道是否可以转运 NH_3。通过这些研究，发现部分水通道蛋白家族成员可以转运 NH_3，表 9-1 是对其的总结。目前，除了将后文讨论的 AQP8 之外，关于其他水通道蛋白在肾氨代谢中的作用尚缺乏实验证据阐释。

虽然仍存在争议，但大量证据表明 AQP8 参与肾氨代谢。AQP8 存在于近端肾小管、CCD 和 OMCD 细胞内而不是质膜上[111]。大部分氨生成发生在近端小管细胞线粒体内。因此，氨必须从线粒体转运到细胞质。多个外源表达研究发现 AQP8 可以转运氨[133, 175, 243, 344]，并且可以在酵母中弥补因缺乏内源性氨转运体导致的氨转运缺陷[188]。在培养的近端小管细胞中，AQP8 位于线粒体内膜，敲低 *AQP8* 基因会抑制氨分泌[268]。在体内，代谢性酸中毒能够增加 AQP8 表达[268]。所有这些结果均表明 AQP8 在近端小管线粒体氨转运过程中具有重要作用。然而，检测 *AQP8* 基因缺失小鼠也发现，在正

表 9-1　水通道转运氨（中文对照）

水通道蛋白	发　现	参考文献
AQP1	转运 NH_3	[132, 285]
	不转运	[175]
AQP2	不转运	[132]
AQP3	转运 NH_3	[132]
	转运 NH_3 和 NH_4^+	[175]
AQP4	不转运	[132, 273]
AQP5	不转运	[132, 273]
AQP6	转运 NH_3	[132]
AQP7	转运 NH_3	[132]
AQP8	转运 NH_3	[132, 344]
	转运 NH_3 和 NH_4^+	[175]
	转运不区分 NH_3 和 NH_4^+	[243]
AQP9	转运 NH_3	[132]
	转运 NH_3 和 NH_4^+	[175]
AQP0	不转运	[132]

常情况和慢性或急性酸负荷下，氨排泄均处于正常水平[480]。

7. 碳酸酐酶

碳酸酐酶除了参与碳酸氢盐重吸收外，还参与氨分泌。研究表明，碳酸酐酶的抑制作用可能是通过影响 CA Ⅱ，从而阻碍 OMCD 泌氨[430]。图 9–12 展示了胞质 CA Ⅱ 促进跨上皮氨分泌的可能机制。

CA Ⅳ 虽然促进碳酸氢盐重吸收，但由于其能够防止管腔 pH 失衡，因此可能可以抑制集合管泌氨。在家兔 CCD 的 A 型闰细胞、OMCD 和 IMCD[356]，以及人 CCD 和 OMCD[246] 均发现顶端 CA Ⅳ 表达，而大鼠集合管中则没有[53]。这一发现与大鼠 CCD 和 OMCD 管腔 pH 失衡现象相矛盾[119, 208]，而与家兔 CCD 和 OMCD 外带管腔 pH 失衡现象相吻合。

8. Rh 糖蛋白

Rh 糖蛋白与哺乳动物 Mep/AMT 蛋白和氨转运体家族蛋白同源，存在于酵母、植物、细菌和许多其他生物体中。目前已知的哺乳动物 Rh 蛋白有 3 种：Rh A 糖蛋白（RhAG/Rhag）、Rh B 糖蛋白（RhBG/Rhbg）和 Rh C 糖蛋白（RhCG/Rhcg）。

(1) Rhag/RhAG（SLC42A1）：Rhag 是红细胞"恒河猴复合体"的重要组成部分，由 Rhag 与 RhD 和 RhCE 亚基组成，化学计量比为 1∶1∶1[154]。Rhag 以 NH_3 形式转运氨，而 RhD 和 RhCE 则不同[254, 470]。在人类中，RhAG 缺乏导致 Rh_{null} 病，其特征是溶血性贫血、球形红细胞增多，以及红细胞缺乏 RhAG、RhD 和 RhCE 表达[180, 469]。RhAG 蛋白主要存在于红细胞、骨髓和啮齿动物脾脏红细胞前体细胞中，而在非淀粉样组织中则似乎不表达。尤其需要指出，Rhag 仅在肾脏的红细胞表达，其他肾脏组织中并不存在 Rhag[450, 455]。

(2) Rhbg/RhBG（SLC42A2）：Rhbg 在肾脏远端上皮细胞中特异性表达，其表达水平在 DCT 基底侧较低，而在 CNT、CCD、OMCD 和 IMCD 基底侧较高[162, 322, 420]。CNT 和集合管由多种不同的上皮细胞组成，A 型闰细胞、非 A 非 B 型闰细胞、主细胞和 CNT 细胞均表达 Rhbg 蛋白，但其在闰细胞表达更高。B 型闰细胞没有检测到 Rhbg 表达。尽管最初的研究仅在人类肾脏中检测到 Rhbg 的 mRNA，而非 Rhbg 蛋白[51]，但随后的研究发现人类肾脏中 Rhbg 蛋白的表达模式与大鼠和小鼠肾脏中 Rhbg 蛋白的表达模式几乎相同[162]。

大量证据表明，Rhbg 在基础状态和氨排泄增加状态下均对肾脏氨排泄有重要影响。闰细胞特异性 Rhbg 缺失不会改变氨排泄，其通过促进其他参与氨代谢的酶表达以弥补 Rhbg 缺乏的影响，这表明 Rhbg 能够在基础条件下发挥作用[36]。代谢性酸中毒和低钾血症是常见的与氨分泌增加相关的症状，它们都会增加 Rhbg 蛋白表达，而遗传缺失闰细胞 Rhbg 能够改善氨排泄状况，从而缓解这些症状的不良影响[35, 36]。然而，也有研究利用一种对氨排泄影响较小的酸负荷方式，发现 Rhbg 缺失并不引起任何改变[76]，这表明还有其他机制可以代偿 Rhbg 缺失的影响，正如 Bishop 等发现[36]，如果只需要适度增加氨排泄，则 Rhbg 缺失可以由其他机制代偿，而更大程度的氨排泄变化则需要通过 Rhbg 表达调控。

大量研究试图揭示 Rhbg 是否转运 NH_3、NH_4^+ 或同时转运两者，然而结论相互矛盾。表 9–2 是对这些研究结果的总结。最新的研究表明 Rhbg 可以转运 NH_3 和 NH_4^+。以何种 NH_4^+ 形式转运的分子机制目前尚未确定，但可能是以 NH_3–H^+ 形式共转运，而不是直接以 NH_4^+ 分子形式转运。更重要的是，无论是以电中性 NH_3 或以生电性 NH_4^+ 的转运模式，跨基底侧膜的电化学梯度均会导致氨从间质向细胞内转运[462]。

(3) Rhcg/RhCGRhcg：仅在肾脏远端小管上皮细胞中表达[107, 161, 358, 359, 420]。Rhcg 在 CNT、ICT、CCD、OMCD 和 IMCD 显著表达，在末端 DTC 细胞中表达较少，并且其同时存在于顶端和基底侧[161, 199, 358, 359]。Rhcg 在不同类型的肾脏上皮细胞中表达不同。一般来说，A 型闰细胞 Rhcg 表达水平高于主细胞。通过免疫组化技术不能在 B 型闰细胞中检测到 Rhcg 表达。在 CNT 中，非 A 非 B 型闰细胞主要表达顶端 Rhcg，几乎检测不到基底侧 Rhcg。IMCD 细胞中同样检测不到 Rhcg 表达。

Rhcg 对各种情况下的肾脏氨排泄均具有重要作用，包括基础酸碱平衡、代谢性酸中毒、低钾血症和其他多种情况。基因敲除研究发现，Rgcg 缺失影响氨的基础排泄[37, 224]。代谢性酸中毒、低钾血症和高蛋白摄入增加 Rhcg 表达，而 Rhcg 表达是氨排泄正常增加的必要条件[37, 47, 224, 230, 358, 359]。与高膳食

表 9-2　Rhbg 和 Rhcg 对 NH_3 和 NH_4^+ 的转运特性（中文对照）

	电中性		带电性		
	NH_3 转运	CH_3NH_2 转运	NH_4^+ 转运	$CH_3NH_3^+$ 的转运	参考文献
Rhbg	无		有		[287]
		有		无	[248]
	有		无		[493]
		有		无	[252]
		有	有	有	[283]
	无	有	有	有	[286]
	有				[131]
	有		有		[65]
Rhcg	有		有		[24]
		有		无	[493]
		有		无	[252]
		有		无	[258]
		有		无	[37]
		有		无	[271]
	有		无		[154]
	有		无		[48]
	有				[131]
	无		有		[65]

蛋白摄入时相反，限制膳食蛋白摄入期间的氨排泄减少不需要 Rhcg 表达[225]。随着肾脏体积减小，单肾氨排泄提高，而这种排氨量增高与 Rhcg 向顶端和基底侧的极性增加有关[200]。环孢素 A 可以诱发肾小管酸中毒，这涉及 Rhcg 表达变化[241]。醛固酮和慢性锂盐中毒增加肾脏氨排泄，同时也增加 Rhcg 表达[187, 454]。另外，体外微灌注研究发现，Rhcg 对集合管氨分泌具有重要作用，至少在慢性代谢性酸中毒的小鼠 CCD 和 OMCD 中，Rhcg 缺失使跨上皮氨分泌减少，同时还抑制顶端膜和基底侧膜 NH_3 转运[37, 48]。

Rhcg 表达受多种机制调节。如前所述，其总蛋白表达在各种条件下均会发生变化。代谢性酸中毒时，Rhcg 蛋白含量增加与其 mRNA 表达稳态变化无关，表明其至少受部分转录后调控[358]。高蛋白饮食会导致 Rhcg 的 mRNA 表达短暂升高，表明其也受部分转录调控[47]。此外，Rhcg 存在于顶端膜、基底侧膜和近顶端质膜小泡当中，其亚细胞分布和表达的变化是应对代谢性酸中毒、低钾血症和肾脏体积减小的重要方式[35, 162, 200, 359]。

Rhcg 可能通过影响 H^+-ATP 酶表达从而调控集合管分泌氨。最近的研究表明，Rhcg 和 H^+-ATP 酶位于同一个细胞蛋白复合物中，同时 Rhcg 可能调节 H^+-ATP 酶的活性和表达[49]。然而，H^+-ATP 酶似乎并不影响 Rhcg 功能。这一机制可能有助于调控不利用除物理化学驱动力的氨和质子分泌。

已有多项研究阐释 Rhcg 转运何种分子形式的氨，表 9-2 是对这些研究结果的总结。几乎所有研究都发现 Rhcg 转运 NH_3 形式的氨，这样的 NH_3 选择性转运对于 Rhcg 促进集合管跨顶端膜泌氨至关重要。在正常条件下，集合管腔内高浓度 NH_4^+ 和相对于管腔液呈现的细胞内电负性共同形成一个巨大的电化学梯度，促使带电荷的 NH_4^+ 从管腔转运到细胞质。因此，如果 Rhcg 是一种生电性 NH_4^+ 转运蛋白，它将促进集合管 NH_4^+ 重吸收而不会影响集合管泌氨。

(4) Rh 糖蛋白转运 CO_2：Rh 糖蛋白除了转运氨之外，还可以转运其他分子，尤其是 CO_2。用缺乏 RhAG 的人红细胞进行定量分析发现，RhAG 缺失会抑制 CO_2 转运[112, 113]。通过非洲爪蟾卵母细胞的异源表达研究，发现所有 Rh 糖蛋白均具有转运 CO_2 的能力[131, 273]。然而在肾脏中，Rhbg 或 Rhcg 介导 CO_2 转运的生理作用目前尚不清晰。闰细胞利用胞质 CO_2，通过 CA II 催化产生用于尿液酸化的胞内 H^+。利用 Rhbg 和（或）Rhcg 缺失实验发现，Rhbg 和 Rhcg 表达对于尿液酸化是非必要的[36, 37, 76, 224, 229, 231]。然而，这些研究并不能排除肾脏内 CO_2 浓度改变的可能性，并因此在缺乏 Rhbg 和 Rhcg 的情况下促使 CO_2 扩散，或者其他 CO_2 转运机制是否存在适应性改变。

硫酸脂

硫酸脂是一种带高电荷的阴离子鞘糖脂，在肾氨代谢中具有重要作用，能够可逆性结合 NH_4^+。硫酸脂存在于整个肾脏组织，尤其在外髓和内髓中表达最高；在代谢性酸中毒时，肾脏髓质间质中的硫酸脂含量会升高[380]。代谢性酸中毒时，硫酸脂具有维持内髓高氨浓度和提高尿酸消除能力的重要作用。利用基因技术扰乱整个肾小管的硫酸脂合成导致尿液 pH 降低及铵盐排泄降低[380]。在酸负荷状态下，缺少肾脏硫酸脂合成的小鼠表现出氨排泄受损、肾乳头氨积累减少，以及慢性高氯性代谢性酸中毒[380]。因此，硫酸脂可能通过其可逆性结合肾间质 NH_4^+ 的能力从而对肾氨代谢、处理、尿液酸化和酸碱平衡稳态具有重要作用。

三、酸碱传感器

已有研究开始阐述肾脏识别系统性 pH 改变的分子机制。研究范围内的分子传感器包括酸碱敏感受体、酪氨酸激酶和碳酸氢盐诱导的腺苷酸环化酶。

（一）酸碱敏感受体

1. GPR4

有多种 G 蛋白耦联受体对细胞外 pH 敏感，并导致 pH 依赖性胞内 cAMP 或 IP_3 生成[249]。其中，关于 GPR4 的研究最为透彻。GPR4 在肾脏中表达，它的缺失会导致轻度代谢性酸中毒、尿液酸度降低、排泄酸负荷能力下降[386]。在酸负荷小鼠中，GPR4 缺失限制闰细胞基底侧 AE1 蛋白表达增加的能力；同时，GPR4 缺失还抑制 CCD 中由酸中毒诱导的 A 型细胞增加和 B 型细胞减少[385]。何种肾脏细胞表达 GPR4 目前尚未确定，但有一项研究初步表明 GPR4 在肾间质细胞表达，而不是在肾小管上皮细胞[267]。

2. 胰岛素受体相关受体（InsR-RR）

InsR-RR 是胰岛素受体家族成员，可能具有调节集合管酸碱转运的功能。它在肾脏 B 型细胞和非 A 非 B 型闰细胞的基底侧膜表达[28]，被碱性环境活化[99]。InsR-RR 缺陷型小鼠 pendrin 表达较低，排碱能力也降低[99]。

（二）激酶

1. Pyk2/ETB 受体通路

在肾小管上皮细胞中，非受体酪氨酸激酶 Pyk2 可能具有 pH 传感器的作用[239]。在体外培养的近端小管细胞中，胞外酸中毒诱导 Pyk2 活性，通过 c-Src 活化从而进一步激活 NHE3[239, 400]。近端小管还存在另一条利用 ERK1/2 和 c-fos 活性激活 NHE3 的通路，与 Pyk2 无关[55]。这两条通路均增加内皮素基因 ET-1 表达，进而激活 ETB 受体并增加顶端质膜 NHE3 表达[313]。在体外培养的 OMCD 细胞中，Pyk2 是酸中毒诱导 H^+-ATP 酶活化所必需的，该信号机制还涉及 MAPK 信号通路 ERK1/2[117]。

2. 受体酪氨酸激酶

近端小管通过改变管腔 HCO_3^- 重吸收速率以应对管周 HCO_3^- 和 CO_2 变化。该过程需要一种可能是 ErbB 家族成员的受体酪氨酸酶[486]，并可能涉及 ErbB1/2 异二聚体化和受体酪氨酸磷酸酶 -γ 活化[55]。急性酸中毒能够增加 ErbB1 和 ErbB2 酪氨酸磷酸化，这与其在调节 HCO_3^- 重吸收的信号级联反应中的作用一致[370]。

（三）碳酸氢盐刺激的腺苷酸环化酶

调节肾脏酸碱平衡的另一个机制涉及可溶性腺苷酸环化酶（sAC）。胞质 HCO_3^- 增加直接诱导 sAC 生产 cAMP[81]，而 cAMP 则促进集合管分泌 H^+[300]。sAC 广泛存在于包括 TAL、DCT 和集合管在内的肾脏组织中[298, 299]。在集合管 A 型和 B 型闰细胞中，sAC 与 H^+-ATP 酶存在共定位，同时还可以免疫共沉淀，表明其参与调控泌 H^+[299]。在作为集合管闰细胞模型的附睾透明细胞中，sAC 通过影响 cAMP 产生从而调节顶端 H^+-ATP 酶表达[298]。在体外培养的 CCD 和 CNT 中，cAMP 水平变化也会改变 B 型、非 A 非 B 型闰细胞 pendrin 蛋白表达[393]。cAMP 增加能够促进 pendrin 在这些细胞中表达，而一氧化氮则通过水解细胞中的 cAMP 降低 pendrin 表达。

四、酸排泄量的日变化

肾脏酸排泄存在昼夜变化，与氨和可滴定酸排泄及尿液 pH 等因素相关[369]。目前已发现 NHE3 表达存在昼夜变化，特别是在外髓部升支粗段中 [291]，可能受 Clock 和 BMAL1 基因调节 [342]。ENaC 表达也存在昼夜节律变化，其受到腔内电负性改变可能引起的电压敏感性 H^+ 分泌和尿液酸化变化等因素的调节 [332]。在尿酸结石形成时，酸的净排泄的昼夜变化也会波动，这可能与该状况下肾结石发病机制相关 [63]。

声明

笔者感谢许多有才华的研究人员，并有幸与他们共事，并感谢支持、鼓励和激励我们的杰出导师，以及在各方面全力支持我们的家庭。本章的编写得到了 NIHR01-DK-045788 和 R01-DK107798 的资金支持。

第 10 章

尿液浓缩与稀释
Urine Concentration and Dilution

Jeff M. Sands　Harold E. Layton　Robert Andrew Fenton　**著**

陈素芳　孙晓菁　**译**

陈　旻　高碧霞　**校**

要 点

◆ 肾髓质中的肾单位节段和脉管系统以复杂但特定的解剖关系排列。无论是哪个节段通向下一节段，还是哪些节段彼此相邻，这些解剖关系都在尿液的浓缩和稀释过程中发挥重要作用。新近发现的内髓质间隙节点空间可能参与了这种三维结构。

◆ 尿液浓缩机制依赖于两个独立的过程：①通过逆流倍增机制促使氯化钠（NaCl）和尿素浓缩，以促进髓质渗透梯度的产生；②在血管升压素的调控下，肾髓质集合管与高渗性髓质间质之间进行渗透平衡。

◆ 升压素和升压素 2 型受体（V_2R）在尿液浓缩机制中起关键作用。V_2R 的活化可以促进髓袢升支粗段、内髓集合管（IMCD）末端对 NaCl 的重吸收、内髓集合管末端尿素的转运，以及集合管主细胞顶部质膜水通道 AQP2 的积聚。

◆ 升压素与 V_2R 的结合刺激腺苷酸环化酶（主要是亚型 6），从而提高胞质环磷酸腺苷（cAMP）和细胞内钙的水平。该过程通过诱导肌动蛋白细胞骨架的解聚和蛋白质磷酸化来刺激 AQP2 在质膜顶端的积累，其中 S256 是蛋白质磷酸化的必需位点。

◆ 升压素通过两种 cAMP 依赖的途径刺激尿素转运：蛋白激酶 A（PKA）和 Epac（cAMP 激活的交换蛋白）刺激尿素转运体（UT）、UT-A1（关键位点：486 位和 499 位的丝氨酸）和 UT-A3 的磷酸化，及其在内髓集合管（IMCD）顶端质膜的积聚。这导致 IMCD 中尿素的通透性增加，有利于尿素的重吸收、增加髓质间质渗透压和渗透压梯度形成，从而促进通过 AQP2 的水重吸收。

◆ 尿素主要通过直行血管从内髓间质排出，但尿素循环途径在减轻其排出方面起着重要作用。

◆ 二甲双胍，一种 AMP 激活激酶（AMPK）激动剂，可以促进啮齿动物中 UT-A1 和 AQP2 磷酸化和尿液浓缩。因此，激活 AMPK 的药物有望成为肾性尿崩症的新型疗法。

◆ 关于内髓渗透压的形成机制，尤其是 NaCl 浓度梯度仍然存在争议。因为在髓袢升支细段并没有活跃的 NaCl 转运。最近一些创新性的假说提出，肾盂的蠕动性以及构成髓质间质基质的透明质酸的可压缩性可能参与了浓缩机制的形成。

一、水盐排泄的独立调节

肾脏负责许多机体自稳态功能。例如，体液张力受排水量的严密调控，细胞外液量受 NaCl 排泄量的调控，系统酸碱平衡受肾脏酸排泄净值的调控，系统钾离子平衡受钾离子排泄的调控，体内氮平衡是通过调节尿素的排泄来维持的[1]。

水和溶质排泄的独立调节对肾脏同时进行稳态功能至关重要。这意味着在溶质摄入量或废物溶质代谢产物不发生改变的情况下，肾脏能够根据摄入量的变化排出不同体积的水。在不明显干扰溶质排泄（不影响肾脏的其他稳态功能）的情况下，这种排泄适量水的能力取决于肾脏的浓缩和稀释机制，并构成本章的基础。

肾脏对水的排泄受多肽类激素精氨酸升压素（AVP；也称为抗利尿激素，ADH）的精密调控。在正常情况下，循环中的抗利尿激素水平是由下丘脑中的渗透压感受器决定的，当血液渗透压超过一个阈值（约 292mOsm/kgH$_2$O）时，该感受器会触发（垂体后叶）抗利尿激素分泌增加（见 Sands 等[2]）。当其他刺激信号（如动脉充盈不足、严重疲劳或生理应激）对下丘脑的影响超过渗透机制时，该机制也可以被调节。当血浆渗透压升高时，升压素从垂体后叶分泌到周围血浆中。肾脏可根据抗利尿激素水平的高低来调节尿流量（即水的排泄）。例如，在极度抗利尿作用（高升压素水平）下，水的排泄量不到多尿期（低升压素水平）排泄量的 1%。而水排泄量的变化对稳态溶质的排泄量并没有显著影响（图 10-1）。这一现象取决于肾脏浓缩和稀释尿液的能力：在低循环升压素水平下，尿渗透压低于血浆渗透压（290mOsm/kgH$_2$O），这取决于肾脏的稀释功能；相反，当循环升压素水平较高时，尿渗透压比血浆高得多，这取决于肾脏的浓缩功能。

二、与尿液浓缩和稀释过程有关的肾脏结构

肾脏可以在很大的生理范围内改变水排泄量而不影响稳态溶质排泄的能力，不能简单地用沿肾单位的顺序转运过程来解释[3]。水和钠排泄的独立调节发生在肾髓质，肾髓质中肾单位节段和脉管系统（直管）以复杂但特殊的解剖关系排列，包括哪些节段相连接，以及它们的三维结构如何排列。鉴于肾单位节段存在环状或发夹状结构，因此有必要考虑到肾单位节段之间的平行相互作用。图 10-2 展示了肾髓质和髓放线的局部结构[4]。

图 10-3 是哺乳动物肾单位的示意图，并在图中标明了尿液浓缩过程中关键的水通道（水通道蛋

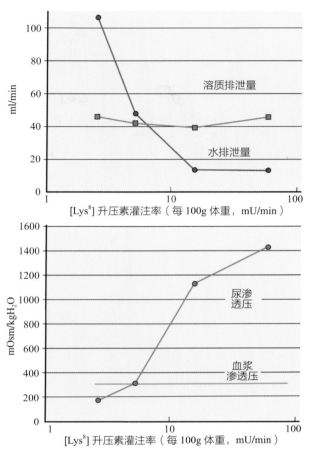

▲ 图 10-1　清醒大鼠肾脏对升压素灌注率变化保持稳态应答
在整个实验过程中保持水负荷（体重的 4%），以抑制内源性升压素的分泌。当升压素灌注率较高时，尿流率显著降低，但渗透压清除率（溶质排泄）变化不大。同样地，升压素灌注率较高时，尿渗透压显著增加，而血浆渗透压保持不变。BW. 体重（相关数据来源于 Atherton JC, Hai MA, Thomas S. The time course of changes in renal tissue composition during water diuresis in the rat. *J Physiol*. 1068; 197: 429–443.）

白；AQP）、尿素转运体（UT）和离子转运体。图 10-4 显示了这些转运体和通道中哪些是血管升压素作用的分子靶点（无论是从数量上还是从活性上），因此可能在尿液浓缩过程中发挥作用。图 10-3 所示的几种转运体和通道的功能已经通过基因缺失技术在小鼠模型中进行了评估（见 Fenton 等[5]）。这些小鼠的表型阐释了有关这些蛋白及其肾单位节段在尿液浓缩和稀释机制中的作用。

（一）肾小管

1. 髓袢

肾脏通常包含两组肾单位，长袢和短袢，它们合并形成一个共同的集合管系统（图 10-2）。这

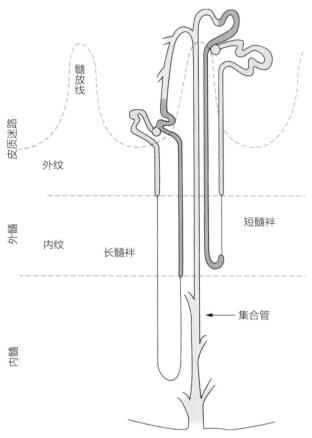

▲ 图 10-2　哺乳动物的肾脏结构

肾脏的主要区域标注在图左侧。图中描述了长髓袢和短的结构。肾单位的主要结构有近端小管（蓝色）、髓袢（单线）、髓袢升支粗段（绿色）、远曲小管（淡紫色）和集合管系统（黄色）（改编自 Knepper MA, Stephenson JL. Urinary concentrating and diluting processes. In: Andreoli TE, Fanestil DD, Hoffman JF, Schultz SG, eds. *Physiology of Membrane Disorders*. New York: Plenum; 1986:713–726.)

两种类型的肾单位都有以折叠或发夹状排列成的髓袢。短髓袢其肾小球通常位于浅皮质层，其弯曲的环状结构通常位于外髓。长髓袢其肾小球通常位于深皮质层，其弯曲的环状结构分布在内髓的不同深度。长髓袢含有升支细段，该结构不存在于短髓袢中，且仅位于内髓。内髓 – 外髓的分界线定义为升支由细段向粗段的过渡带。因此，无论何种类型的髓袢，外髓只包含其升支粗段。长髓袢在内髓的不同深度弯曲转折，从内、外髓边界到肾乳头尖端。因此逐渐减少的髓袢延伸到髓质的深层。一些哺乳动物的肾脏（如人的肾脏）也含有皮质肾单位，这些肾单位的髓袢不能延伸至髓质。

髓袢接受从近曲小管流出的液体。小管液离开

长髓袢及短髓袢升支粗段，并继续流入远曲小管。因此，髓袢的降支和升支形成了一个由几个不同的肾节段构成的逆向流动的结构（图 10-2）。髓袢的下降部分由髓放线内的 S_2 近端直小管、外髓外层的 S_3 近端直小管（或直部），以及外髓内层和内髓的降支细段组成。短髓袢降支细段与长髓袢降支细段在结构和功能上均有不同之处[6-7]。

短髓袢降支细段在外髓内的位置如图 10-5 所示（标记为绿色）[8]。短髓袢降支细段围绕外髓内的血管束呈环状排列（图 10-5）。长髓袢降支细段其外髓与内髓部分在形态和功能上均有不同[9-12]。长髓袢降支细段从外髓到内髓的组织学过渡是渐进的，往往发生在距内髓一定距离的某些部位，而不像升支粗段与细段间的过渡那样恰恰位于内 – 外髓边界。

Pannabecker 等利用免疫组化标记和计算机辅助重建技术发现了大鼠内髓功能结构的新细节[13-15]。图 10-6 显示了计算机重建的大鼠的若干长髓袢内髓质，其中分别用水通道蛋白 –1（AQP1，红色）的抗体标记了水通道及 ClC–K1（绿色）抗体标记了氯通道（见 Pannabecker 等[13-16]）。AQP1 是长髓袢外髓部分的降支细段的标志物，并在长髓袢一部分内髓降支细段中也可以检测到。然而，AQP1 在内髓上部毫米范围内转弯的髓袢的降支细段中未被检测到。同时，Zhai 等发现在大鼠短环状肾单位的整个降支细段均不能检测到 AQP1[17]。相反，在 1mm 下转弯的降支细段的上 40% 表达 AQP1，而下 60% 不表达 AQP1。ClC–K1 是升支细段上皮细胞的标志物。它最初在髓袢发生转弯之前即可被检测到，与一些形态学研究结果相一致，表明降支到升支的转变发生在髓袢转弯之前。如图 10-6 中的灰色部分所示，长髓袢中相当一部分内髓的降支细段既不表达 AQP1 也不表达 ClC–K1。

降支细段最深部分的水渗透性较低，且 AQP1 表达水平也降低[18]。有研究提出，但尚无试验证明，在降支细段不表达 AQP1 的部分可能存在尿素 – 钠离子或尿素 – 氯离子共转运体，从而提高尿液浓度[19]。这些不表达 AQP1 的深部临近弯曲的节段和升支细段同样位于集合管附近[18]。然而，最长的髓袢的升支细段远端 30% 距离集合管较远[18]。与降支细段下部或升支细段相比，Munich–Wistar 大鼠降支细段上部对尿素的通透性较低[20]。由于

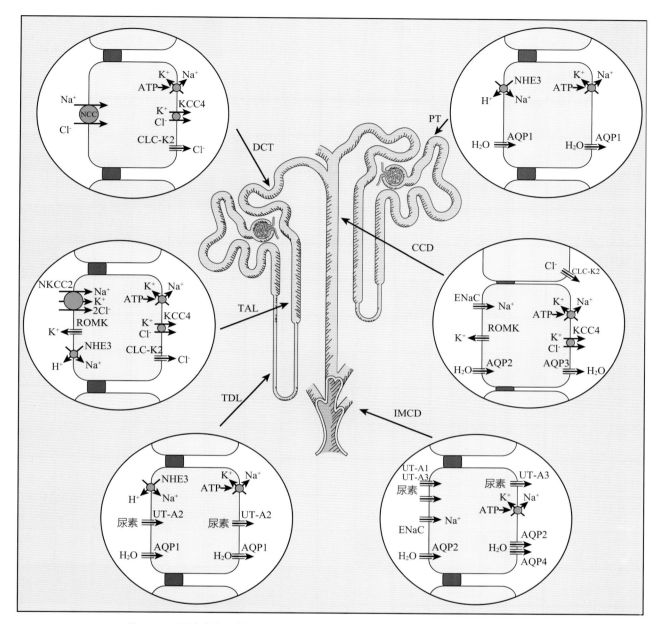

▲ 图 10–3　尿液浓缩及稀释过程中重要的水通道蛋白、尿素转运体和离子转运体 / 通道

图为哺乳动物肾小管的示意图，显示了近曲小管（PT）、髓袢的降支细段（TDL）、升支粗段（TAL）、远曲小管（DCT）、皮质集合管（CCD）和内髓集合管（IMCD）中的溶质和水的转运途径。肾小管管腔位于细胞的左侧，而间质则位于细胞的右侧。箭头表示运动方向（改编自 Fenton RA, Knepper MA. Mouse models and the urinary concentrating mechanism in the new millennium. *Physiol Rev.* 2007;87:1083–1112.）

根皮素不抑制尿素的通透性，这些节段中的尿素转运不受 UT–A2 尿素转运蛋白的介导[20]。UT–A2 的两种新型变构体 UT–A2c 和 UT–A2d，以及钠葡萄糖共转运蛋白 1 的一种变构体 SGLT1a 在降支细段和升支细段的下部均有表达，并且可能介导尿素的转运[21]。

Pannabecker 和 Dantzler[22] 在 Munich–Wistar 大鼠模型中发现 3 组髓袢，各组髓袢之间可以通过内髓底部升支细段的位置，以及袢长度的不同来区分（图 10–7）。第 1 组髓袢的升支细段位于集合管之间，第 2 组髓袢的升支细段仅与一个集合管相邻，第 3 组髓袢的升支细段距集合管的距离大于 0.5 倍小管直径。随着集合管的合并及较短的髓袢消失，较长的升支细段的起始部分沿着集合管延伸相当长的一段距离[22]。

Kriz[23–26] 和 Pannabecker[16, 19, 22, 27–30] 等 最 近 关

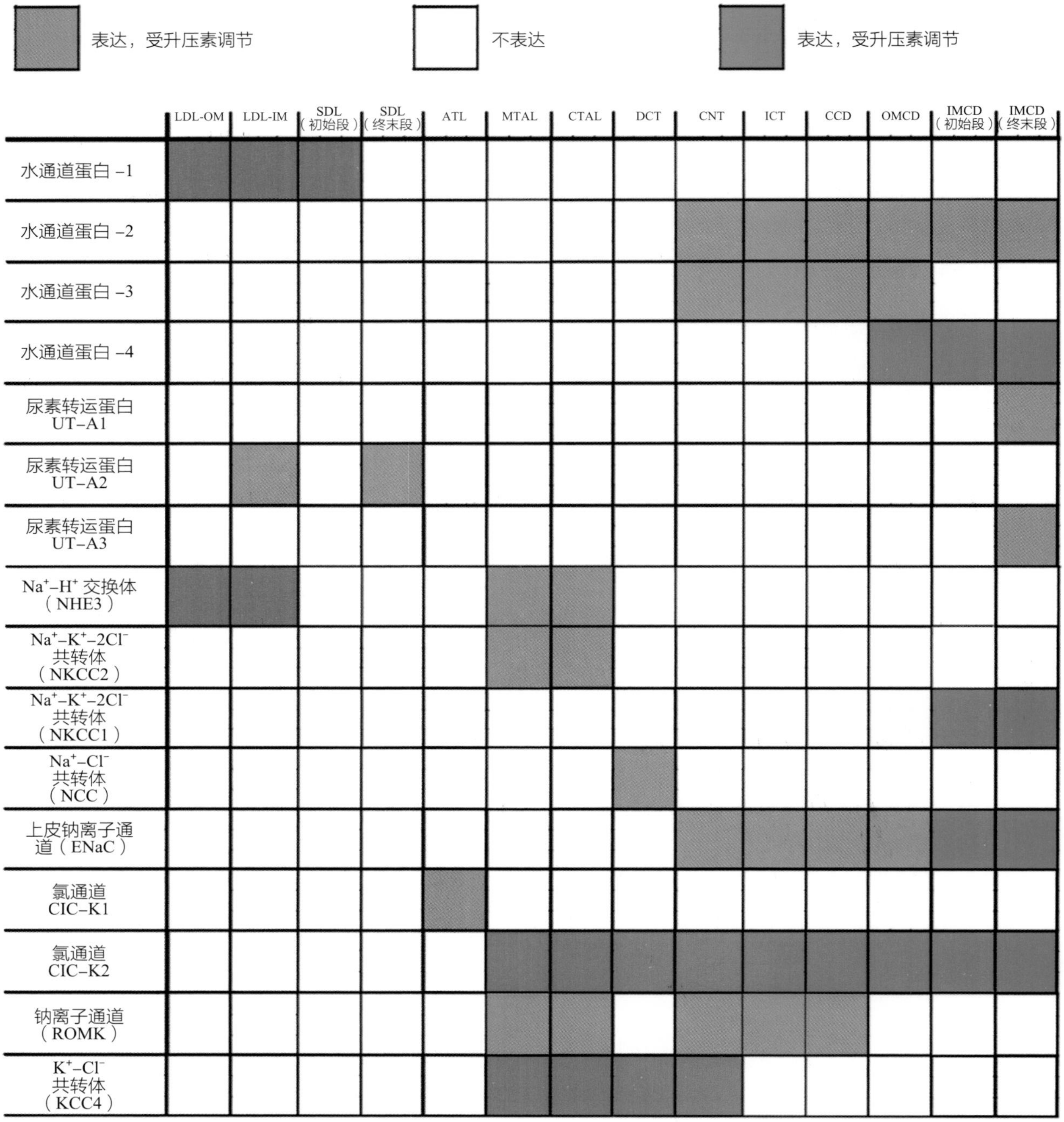

图例：■ 表达，受升压素调节　　□ 不表达　　■ 表达，升压素调节

	LDL-OM	LDL-IM	SDL（初始段）	SDL（终末段）	ATL	MTAL	CTAL	DCT	CNT	ICT	CCD	OMCD	IMCD（初始段）	IMCD（终末段）
水通道蛋白 –1	■	■	■											
水通道蛋白 –2									■	■	■	■	■	■
水通道蛋白 –3									■	■	■	■		
水通道蛋白 –4												■	■	■
尿素转运蛋白 UT–A1														■
尿素转运蛋白 UT–A2		■												
尿素转运蛋白 UT–A3														■
Na⁺–H⁺ 交换体（NHE3）	■	■				■	■	■						
Na⁺–K⁺–2Cl⁻ 共转体（NKCC2）						■	■							
Na⁺–K⁺–2Cl⁻ 共转体（NKCC1）													■	■
Na⁺–Cl⁻ 共转体（NCC）								■						
上皮钠离子通道（ENaC）									■	■	■	■	■	■
氯通道 CIC–K1					■									
氯通道 CIC–K2						■	■	■	■	■	■	■	■	■
钠离子通道（ROMK）						■	■	■	■	■	■			
K⁺–Cl⁻ 共转体（KCC4）						■	■	■	■					

▲ 图 10–4　网格图显示对尿液浓缩过程重要的水通道、尿素转运体和离子转运体的表达位点（详见正文）

于内髓结构的研究发现，内髓基底部的内髓集合管（初始内髓集合管）形成沿皮质 – 髓质轴分布的聚集簇。降支细段主要出现在这些聚集簇的周围，从而在集合管周围形成一个不对称的环，而升支细段则相对均匀地分布在集合管和降支细段之间[27, 31]。

在大鼠中每个集合管被大约 4 条上升的直小血管包围[32]。与集合管相反，在每个直小血管之间有 1 条或 2 条升支细段[32]。Pannabecker 等提出假设，升支或降支细段以一种对产生和维持内髓渗透压梯度很重要的方式进出集合管丛[18]。这些结构可以在内髓形成轴向的间质结点空间，从而运输水、尿素及氯化钠[32]。这些解剖关系可能有助于溶质和液体在间质结点空间内充分混合[33]。与大鼠相比，人类的间质结点空间相对较不普遍[30]。

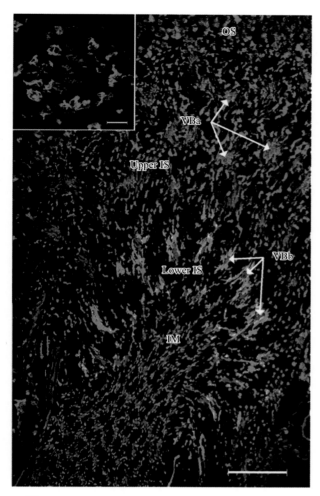

▲ 图 10-5　**Triple immunolabeling of rat renal medulla showing localization of UT-A2 (*green*), marking late thin descending limbs from short-looped nephrons, von Willebrand factor (*blue*) marking endothelial cells of vasa recta, and aquaporin-1 (*red*) marking thin descending limbs from outer medullary long-looped nephrons and early short-looped nephrons. Inset shows a cross-section of a vascular bundle demonstrating that UT-A2-positive thin descending limbs from short-looped nephrons surround the vascular bundles in the deep part of the outer medulla. *IM*, Inner medulla; *IS*, inner stripe of outer medulla; *OS*, outer stripe of outer medulla: *VBa*, vascular bundles in outer part of inner stripe; *VBb*, vascular bundles in inner part of inner stripe.** Reproduced with permission from Wade JB, Lee AJ, Liu J, et al. UT-A2. A 55 kDa urea transporter protein in thin descending limb of Henle loop whose abundance is regulated by vasopressin. *Am J Physiol Renal Physiol*. 2002;278:F52-F62.

（1）肾脏特异性氯通道 1（ClC-K1）：ClC-K1 位于升支细段质膜的顶部和基底侧[34]。此外，在升支粗段和远曲小管中均可检测到 ClC-K1 的

mRNA[35]。在离体灌注的肾小管中，血管升压素可以通过增加单位电导或改变 ClC-K1 氯离子通道的细胞定位，从而增加升支细段氯离子电导[36]。有关 ClC-K1 缺失（*Clcnk1⁻/⁻*）小鼠的微量灌注研究结果表明，ClC-K1 敲除小鼠的升支细段的跨上皮细胞氯离子的转运显著减少[37]。与对照组相比，*Clcnk1⁻/⁻* 小鼠的尿量和尿渗透压显著增加；即使在禁水或注射升压素后，基因敲除小鼠依旧无法浓缩尿液。观察到的这种多尿现象是由于水的排泄而非渗透性利尿引起的。*Clcnk1⁻/⁻* 小鼠髓质内 Na^+ 和 Cl^- 浓度约为对照组的一半，导致肾乳头内渗透压显著降低。这些研究表明，ClC-K1 是维持内髓组织最大渗透压的必要条件。*Clcnk1⁻/⁻* 小鼠的研究结果强调了在内髓浓缩过程中升支细段快速排氯（可能是排钠）的重要性，并为"被动机制"的提出提供了证据（见后文）。

（2）2 型 Na^+-K^+-$2Cl^-$ 共转运体（NKCC2）和 3 型 Na^+-H^+ 交换异形体（NHE3）：NKCC2 和 NHE3 是介导 Na^+ 进入升支粗段的主要顶端转运蛋白[38-41]。然而，敲除 NKCC2 或 NHE3 对尿液浓缩机制有截然不同的影响[42-43]。NHE3 完全基因敲除小鼠的近端肾小管对液体的吸收显著下降，且由于肾小管 - 肾小球反馈机制，肾小球滤过率也代偿性降低[44]。在不限制饮水的情况下，NHE3 完全基因敲除的小鼠表现出一定程度的饮水量增加，该现象与尿渗透压较低有关[45]。此外，肾小管选择性 NHE3 基因敲除小鼠在基础条件下只有液体摄入和尿流量的少量增加，以及轻微的尿液浓缩功能缺陷[46]。与之不同的是，NKCC2 基因敲除小鼠在断奶前即死于肾脏液体消耗和脱水[43]，这表明 NKCC2 在尿液浓缩机制中起至关重要的作用。

为什么 NKCC2 的缺失会导致如此严重的表型，而 NHE3 作为一种钠离子重吸收的转运体，它的缺失依旧可以让小鼠存活且能够维持细胞外液容量？答案似乎是 NKCC2 在致密斑调节管 - 球反馈系统中起到了特殊作用。管 - 球反馈系统使 NHE3 基因敲除小鼠可以通过降低肾小球滤过率来维持相对正常的末梢供应，而 NKCC2 基因敲除小鼠不能以该方式进行代偿，因为转运体是管 - 球反馈发生的必要条件[47, 48]。

（3）肾脏外髓钾离子通道（ROMK，Kir 1.1）：

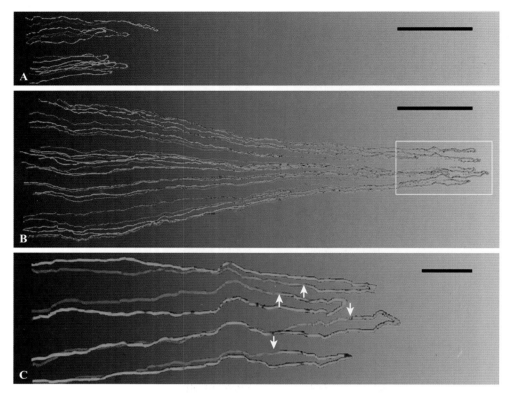

▲ 图 10-6　计算机辅助重建技术重建大鼠内髓髓袢中的髓袢，显示水通道蛋白 -1（AQP1；红色）和 ClC-K1（绿色）的表达；灰色区域（B- 晶体蛋白）不表达 AQP1 和 ClC-K1

髓袢的方向是沿皮质乳头轴排列的，每幅图像的左侧靠近内髓的底部。A. 细段在内外髓边界 1mm 范围内弯曲转折。降支不表达 AQP1。ClC-K1 在转折前部分及升支细段均有表达；B. 在内髓 1mm 外弯曲转折的髓袢。AQP1 在降支细段的前 40% 部分有表达，其余部分不表达。ClC-K1 在弯曲转折前段和升支细段均有表达。框内区域在 C 中放大；C. 放大了 B 中框内的 4 条细段的近转折区。ClC-K1 表达的部位对应于降支细段的转折前部分，平均开始于转折前 165μm（箭头所示）。比例尺，A 和 B. 500μm；C. 100μm（经许可转载自：Pannabecker TL, Dantzler WH, Layton HE, et al. Role of three-dimensional architecture in the urine concentrating mechanism of the rat renal inner medulla. *Am J Physiol Renal Physiol*. 2008;295:F1271-F1285.）

ROMK 是一种 ATP 敏感的内向整流钾通道，位于升支粗段、远曲小管、连接小管和集合管系统，主要与顶部膜有关[49-53]。长期升压素治疗增加了升支粗段 ROMK 的表达丰度，因此有助于血管升压素促进该节段 NaCl 转运的长期效应[54, 55]。大多数 ROMK 基因敲除小鼠因肾积水和严重脱水而在断奶前即死亡[56]。尽管这些小鼠中有 5% 可以在围产期存活，但成年小鼠表现出多饮、多尿、尿液浓缩能力受损、高钠血症和血压降低等症状，这与已知的 ROMK 可以在升支粗段主动吸收 NaCl 中的作用相一致。从这些动物中，我们筛选出了一种在成年后存活率更高且无肾积水的小鼠品系，但尿液浓缩缺陷依旧存在。

2. 肾皮质迷路的远端小管段

肾小管内液体经由皮质升支粗段离开髓袢，进入到位于皮质迷路的远曲小管。在大多数哺乳动物中，若干个远端小管汇合形成连接小管桥[57]。连接小管细胞表达升压素调节的水通道、水通道蛋白 -2（AQP2）及升压素 2 型受体（V_2R）[58]，这表明与集合管类似（见后文），连接小管桥是升压素调节水重吸收的部位。小管液从连接小管桥中流出，进入位于浅层皮质的初始集合管，然后进入皮质集合管。在大多数啮齿动物中，若干个肾单位合并形成一个皮质集合管[6, 59]。

3. 集合管系统

集合管系统的分布横跨肾脏的所有区域，从皮质一直延伸到内髓的顶端（图 10-2）。集合管是升压素调节水和尿素转运的主要部位。水和尿素的转运对尿液浓缩机制是至关重要的，本章后文将进行详细阐述。集合管在髓袢的髓放线、外髓及内髓

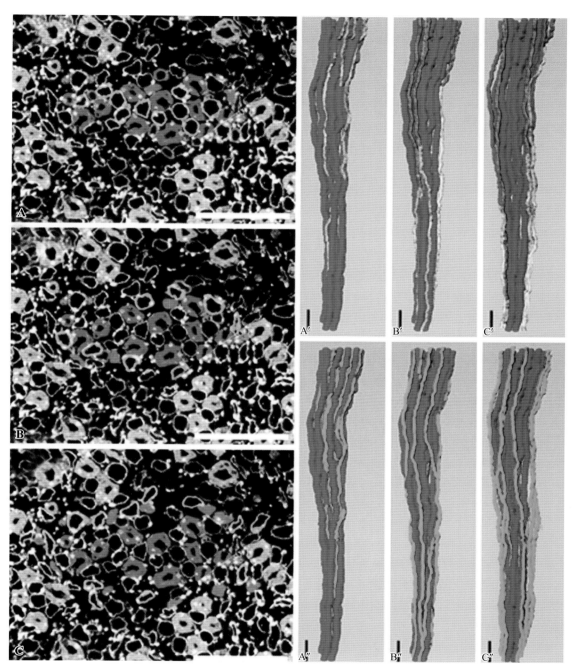

▲ 图 10-7　Spatial relationships between thin descending limbs (*red tubules*), thin ascending limbs (green tubules), and collecting ducts (*dark blue tubules*). Thin ascending limbs were categorized into three groups related to their lateral proximity to collecting ducts. Members of each group are shown in a transverse section located at the base of the inner medulla: (A) group 1; (B) group 2; and (C) group 3. In (A), (B), and (C), *open red figures* represent aquaporin-1 (AQP1)-null thin descending limbs, *solid red figures* represent AQP1-expressing thin descending limbs, *white outlined figures* represent thin ascending limbs not associated with the collecting duct cluster, and *light blue figures* represent collecting ducts not associated with the collecting duct cluster. Two prebend segments from group 1 are included in (A). One thin ascending limb from each of groups 2 and 3 (B) and (C) extends below the region of reconstruction, and their thin descending limbs were therefore not reconstructed. (A′), (B′), and (C′) show thin descending limbs and collecting ducts; (A″), (B″), and (C″) show thin ascending limbs and collecting ducts. Gray tubules in (A′), (B′), and (C′) represent AQP1-null thin descending limbs. Scale bars, 100 μm.

Reproduced with permission from Pannabecker TL, Dantzler WH. Three-dimensional lateral and vertical relationships of inner medullary loops of Henle and collecting ducts. *Am J Physiol Renal Physiol.* 2004;287:F767–F774.

中平行排列。与髓袢一样，集合管系统可以分为若干个形态和功能不同的节段。一般情况下，集合管通过髓放线和外髓直接向下延伸，不与其他集合管连接。但是一些集合管在内髓中向下延伸时可以合并，导致在内髓中从内外髓边界到乳头尖的集合管数量逐渐减少[59]。集合管数量的减少导致肾乳头锥形结构的形成，并且伴随着内髓深处髓袢数量的逐渐减少。

上皮钠离子通道（ENaC）位于终末远曲小管、连接小管、初始集合管和全部集合管[60, 61]。升压素可以上调 ENaC 的 β 和 γ 亚单位的蛋白质表达丰度[62-64]。由于腺苷酸环化酶（AC）–6 依赖性刺激可以增加 ENaC 的开放概率和顶端膜通道数目[68]，急性升压素的暴露也通过促进 Na+ 由 ENaC 进入细胞内，从而增加皮质集合管中 Na+ 的重吸收[65-67]。任何 ENaC 亚单位的缺失都会导致新生小鼠死亡的严重表型[69-72]。集合管中 ENaC α 亚单位缺失、而在连接小管和非肾组织中保留完整 ENaC 的表达，不仅可以维持小鼠的存活，而且在维持水盐代谢稳态方面几乎没有任何异常[73]。相反，连接小管和集合管中 ENaC α 亚单位的缺失导致小鼠模型尿量增加，尿渗透压降低[74]，表明连接管和集合管中 ENaC α 亚单位的表达对于维持水钠的稳态是至关重要的。

（二）血管系统

有关肾血管系统的详细阐述，请参阅第 2 章（肾脏解剖）。运送血液进出肾髓质的主要血管称为直血管。血液从髓旁肾单位的出球小动脉进入到降直血管，供应髓质各层的毛细血管丛。与内髓的毛细血管丛相比，外髓的毛细血管丛密度更高、灌注更好[75]。内髓毛细血管丛的血液进入升直血管（升支直血管不直接与降直血管形成环状结构）。内髓的升直血管穿过外髓内缘，与血管束中的降直血管有紧密的物理联系[23]。如图 10-5 所示，在许多物种中短髓袢降支细段环绕在血管束周围。如图所示，我们采用一种抗 UT-A2 尿素转运体的抗体标记降支细段[8]，结果显示尿素可以从直血管循环至短环状肾单位的降支细段。不同于降直血管，穿过外髓外缘的升直血管可以引流外髓的毛细血管丛。最近的小鼠肾脏计算机辅助数字追踪研究及 AQP1 免疫组化结果显示，血管束中肾小管及血管的排列有利

于形成尿液浓缩的横向渗透压差异[76]。

髓质中直血管的逆流排列有利于促进溶质和水的逆流交换，后者是由降直血管内皮细胞中 AQP1[77-78] 和 UT-B UT[79-81] 介导的。在大鼠模型中，UT-B 在外髓和内髓的降直血管中均有表达[81-82]。而人的 UT-B 在降直血管中也有表达，但随着内髓深度的增加，其表达水平是下降的[30]。

逆流交换提供了一种在保持高绝对灌注率的同时减少髓质有效血流量的方法[83]。逆流交换引起的低有效血流量对于维持髓质的溶质浓度梯度十分重要（见后文）。

与髓质相反，皮质迷路的有效血流灌注较为高效。该区域的快速血管灌注促进了从肾单位重吸收的溶质和水迅速返回到全身血液循环。快速灌注可以使间质中大多数溶质的浓度维持与外周血浆中的溶质浓度水平相近。皮质髓放线的毛细血管丛比皮质迷路的毛细血管丛要稀疏得多。因而推断，髓放线的有效血流量低于皮质迷路[3]。

（三）肾髓质间质

肾髓质间质连接肾小管和血管系统[84]。它是一个包含髓质间质细胞、微纤维、细胞外基质和液体的复杂空间结构[31, 84-86]。外髓和内髓外半部分的间质体积相对较小，这可能是限制溶质沿髓质轴向上扩散的重要因素[3, 27, 84]。相反，髓质内半部分的间质体积要大得多[3, 27, 84]。该区域含有大量高度聚合的透明质酸的凝胶基质，后者由 N- 乙酰 –D- 葡萄糖胺和 D- 葡萄糖醛酸交替构成[87]。有研究提出，透明质酸间质基质可以通过其储存和传递肾盂平滑肌收缩产生能量的能力，从而在内髓渗透压梯度的形成中发挥直接作用（见后文）[87]。

（四）肾盂

尿液通过 Bellini 管的乳头端离开集合管，并进入肾盂（图 10-8）。肾盂（或多乳头肾的肾盏）是一个环绕肾乳头的复杂的肾内含有尿液的腔隙。部分肾盂延伸入外髓，称为穹隆部和次级贮袋。虽然大部分肾盂腔内覆盖了过渡性上皮细胞，但肾实质通过单层立方上皮细胞与肾盂分隔[88]。人类肾乳头表面的上皮细胞可以表达 UT-B 尿素转运体[30]。有人认为水和溶质可以跨上皮进行转运，从而改变肾髓质间质液的成分[89]。肾盂（肾盏）壁内有两层平

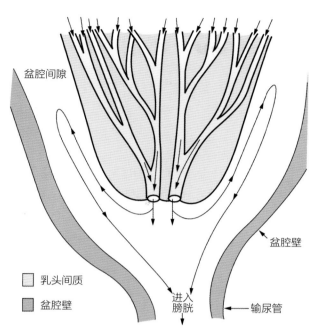

▲ 图 10-8　乳头集合管和肾盂中的尿液流动模式

尿液从肾乳头顶端的乳头集合管（Bellini 管）流出，经输尿管进入膀胱。在某些情况下，部分尿液可能会在盆腔内回流，并接触到肾乳头的外表面。溶质和水可能在乳头表面上皮之间进行交换（见正文）

滑肌[90]。这些平滑肌层的收缩产生强劲的蠕动波，可能通过"挤奶"作用使肾乳头向下移位[91]。这些蠕动波可以推进促使尿液间歇性地顺着集合管向前流动。平滑肌的收缩可以压缩肾脏内髓的所有结构，包括间质、髓袢、直血管和集合管[92]。有学者认为，平滑肌的收缩还可以为溶质的浓缩提供一部分能量，从而在内髓中浓缩尿液（见后文）[87]。

三、升压素与升压素 2 型受体

作为多肽类激素的血管升压素和 V_2R 在尿液浓缩机制中起着核心作用。V_2R 的活化可以促进髓袢升支粗段对 NaCl 的重吸收、内髓集合管末端对尿素的转运，以及集合管主细胞质膜上的水通道 AQP2 的表达，进而可以使集合管内腔液与周围肾间质的渗透压相平衡，从而促进水的重吸收和尿液浓缩。集合管重吸收机制功能的障碍可以导致产生大量稀释尿液，尿液可以多达 18L/d，这种疾病被称为尿崩症。在下文中，我们将讨论 V_2R 和 AQP2 是如何通过细胞内信号通路进行相互作用，来调节集合管水的重吸收及尿液的浓缩。

临床意义

肾性尿崩症

肾性尿崩症（NDI）是由于肾脏无法在升压素的作用下产生浓缩尿而导致的。先天性 NDI 在 90% 的家族（已知突变）中源自 V_2R 基因突变，在其余 10% 的家族中源自 AQP2 基因突变（见 Sands 和 Bichet[469] 等）。获得性 NDI 的发生率更高，病因主要为药物、电解质紊乱和尿路梗阻。在获得性 NDI 患者的大多数临床表现中，AQP2 的失调（AQP2 蛋白质丰度或细胞膜定位）在多尿的发生中起着核心作用[470, 471]。在获得性 NDI 中所观察到的 AQP2 表达下调很可能是 NDI 的主要致病原因，而非继发事件（如 AQP2 下调是由于尿量增加或间质渗透压降低所导致的结果）。例如，在低钾和锂诱导的 NDI 模型中，肾皮质 AQP2 表达水平的变化与内髓相一致[472-474]，这表明间质张力并不是主要因素。此外，用襻利尿剂呋塞米冲洗髓质渗透压梯度 1 天或 5 天对 AQP2 表达没有影响[474, 475]，这表明高尿流量本身并不是 NDI 模型 AQP2 表达降低的原因。近年来的研究通过探讨参与调节水和尿素转运的分子生理学和信号传导途径，发现了几种 NDI 的新疗法（见 Sands 和 Klein[403] 等）。

（一）血管升压素

大多数哺乳动物中，ADH 是一种 9 个氨基酸的肽段，又名升压素。血浆渗透压升高或者血浆体积减少均可以刺激垂体后叶分泌垂体升压素（Sands 等[2]）。升压素激活是维持水分和渗透压正常所必需的调节系统[93]。升压素通过刺激位于不同类型细胞上的受体来发挥作用[94, 95]。在本文中，我们重点阐述 V_2R 通过活化肾脏上皮细胞中的环磷酸腺苷（cAMP）通路来调节集合管中水的转运。

（二）升压素 2 型受体

V_2R 是一种具有 7 次跨膜结构域的受体，与异三聚体 G 蛋白（GPCR）相结合[96, 97]。在肾脏中，从髓袢的升支粗段到集合管主细胞均能表达 V₂R[98-102]。升压素与 V₂R 结合后可以进一步活化腺苷酸环化酶（AC），从而提高胞质内 cAMP 水平[103]。这最终导致 AQP2 在集合管主细胞的顶部质膜中积聚，从而增加跨上皮的水的通透性，促进渗透压驱动的水的重吸收（图 10-9）。升压素还可以通过一种涉及钙调素的机制上调细胞内钙的水平[104]；后者也参与了 AQP2 转运的调节[105, 106]。在两种 X 连锁的肾性尿崩症（XNDI）的小鼠模型中已经证实了 V₂R 对

尿液浓度起到关键作用。V₂R 组成性缺失的 107 只雄性突变小鼠（V₂R⁻/ʸ）在出生后 7 天内死亡，3 天大的小鼠出现严重高钠血症，血清 Na⁺ 和 Cl⁻ 水平急剧升高，尿渗透压显著降低[107]。在 V₂R 条件性缺失的小鼠中[108, 109]，成年小鼠表现出 XNDI 的所有特征性症状[110, 111]，包括多尿、多饮和对升压素抗利尿作用的抵抗。

V₂R 的功能依赖于与 GPCR 和 β- 制动蛋白（β-arrestin）的相互作用。在血管升压素与 V₂R 结

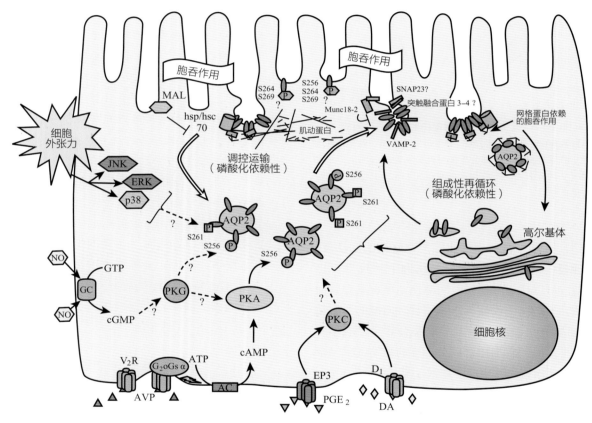

▲ 图 10-9　参与调节水通道蛋白 2（AQP2）转运的关键环节

经典途径涉及升压素与主细胞基底外侧表面的 2 型受体（V₂R）间的相互作用。其相互作用促进了腺苷酸环化酶（AC）Gαs 亚单位及下游的环磷酸腺苷（cAMP）的活化。蛋白激酶 A（PKA）可以磷酸化 AQP2 的 S256 位氨基酸残基，从而使其活化。升压素刺激后，AQP2 上的 S261 残基去磷酸化，而 S264 和 S269 残基磷酸化则是增强的。在胞吐过程中，AQP2 与可溶性 N- 乙基马来酰亚胺敏感因子附着蛋白受体（SNARE）蛋白及其调控蛋白（如 Munc18-2）相互作用，其作用可能受磷酸化调控。在细胞表面，磷酸化的 AQP2 存在于抗胞吞结构域中，其与热休克蛋白 / 热休克同源蛋白 70（hsp/hsc70）的相互作用被抑制，而 hsp/hsc70 在网格蛋白介导的胞吞过程中必不可少。髓系和淋巴细胞蛋白（MAL）也参与 AQP2 的胞吞作用，其机制尚不清楚。蛋白激酶 C（PKC）的激活（但可能不是通过 AQP2 的直接磷酸化）、多巴胺（DA, D₁）、前列腺素 E₂（PGE₂）和 PGE₂ 的 3 型受体（EP₃）的激活也可以促进 AQP2 的胞吞作用。然而，在没有升压素刺激的情况下，AQP2 可以发生组成性胞吐，并且无须 AQP2 S256 位点的磷酸化。通过抑制网格蛋白介导的胞吞作用，AQP2 在质膜表面逐渐积累。也可以通过一氧化氮（NO）等活化环磷酸鸟苷 / 蛋白激酶 G（cGMP/PKG）途径可以促进 AQP2 的磷酸化。细胞外高渗可以激活有丝分裂原激活蛋白（MAP）激酶途径来增强 AQP2 磷酸化，急性高渗性休克后 AQP2 在细胞表面聚集需要 c-Jun N 末端激酶（JNK）、细胞外信号调节激酶（ERK）和 p38 MAP 激酶参与。最终，AQP2 转运涉及肌动蛋白细胞骨架，肌动蛋白解聚导致细胞表面 AQP2 积聚，这一过程无须升压素刺激。ATP. 三磷酸腺苷；GC. 鸟苷酸环化酶；GTP. 三磷酸鸟苷；SNAP23. 突触体相关蛋白 23；VAMP-2. 囊泡相关膜蛋白 2

合后，V_2R 呈活性结构，其结合的异三聚体 G 蛋白 Gs 进一步分解成 Gsα 和 Gsβγ 亚单位[103]。该 G 蛋白位于髓袢升支粗段的基底外侧质膜、远曲小管和集合管主细胞[112, 113]，活化的 Gsα 刺激 AC，从而进一步提高 cAMP 水平。肾脏中主要的 AC 亚型是 AC-6[114]，缺乏 AC-6 亚型的基因敲除小鼠表现出典型的肾性尿崩症（NDI)[115-116]。在与升压素结合后[117]，V_2R 被内化并传递到溶酶体中进行降解，从而终止反应。许多辅助蛋白参与了 V_2R 的下调，包括抑制性 Gi 蛋白[103, 118, 119]、参与网格蛋白介导的胞吞作用的蛋白[120, 121]，以及所谓的反转录复合物[122, 123]。胞质磷酸二酯酶对 cAMP 的破坏也参与了限制 V_2R 的反应[124]，但刺激后相当长一段时间内升压素靶细胞中的 cAMP 仍然保持升高水平，V_2R 在内化后继续从内涵体发出信号[122]。

V_2R 内化的一个关键步骤是 β- 制动蛋白与 V_2R 的结合[125]，这是由包括 G- 蛋白耦联受体激酶（GRK）在内的激酶磷酸化 V_2R 诱发的[126]。在 β- 制动蛋白依赖的 V_2R 泛素化后[127]，制动蛋白受体复合物招募网格蛋白衔接蛋白 AP-2[119]，然后网格蛋白介导的胞吞作用可以将该复合物内化[120, 128, 129]。制动蛋白也可以促使 GPCR 相互分离，从而产生一种脱敏的受体[130]。恢复细胞表面 V_2R 的预刺激水平需要几个小时[131-133]。大多数被升压素内化的 V_2R 进入溶酶体降区[127, 134, 135]。向溶酶体输送配体和受体对于终止升压素的生理应答可能是必不可少的[136]。恢复细胞表面的 V_2R 预刺激水平在一定程度上需要新的蛋白质合成[134]。

四、升压素调节的水转运

（一）集合管对水的吸收及渗透平衡

尿液浓缩机制依赖于两个独立的过程：①通过对流过程浓缩 NaCl 和尿素，从而产生高渗性髓质间质；②髓质集合管内小管液与高渗性髓质间质之间的渗透平衡。如前所述，血管升压素对于决定水的排泄量是至关重要的，因为它通过升支粗段促进对 NaCl 的重吸收，从而导致髓质间质的渗透压升高，并调节了集合管对水的通透性。当循环中血管升压素水平较低时，集合管对水的通透性也极低；从肾小管液中被重新吸收的水较少，从而产生大量低渗尿。与之相反，循环中高水平的血管升压素增

加了升支粗段顶端质膜对 NaCl 的通透性，导致了管周间质渗透压的增加（由于逆流倍增作用），以及极大地提高集合管对水的通透性。综上作用，导致水可以通过 AQP 水通道从皮质和外髓部分的集合管系统迅速被重新吸收，产生少量高渗尿，其渗透压接近内髓间质[137-139]。

终末远端小管（远曲小管末端、连接小管和初始集合管）是肾小管在抗利尿时增加水重吸收的最早发生部位（图 10-10）[140]。远曲小管不表达水通道，但可以表达 V_2R，升压素可以通过上调 Na^+-Cl^- 共转运蛋白 NCC 的活性来调节该节段对 NaCl 的转运[141, 142]。相反地，连接小管和皮质集合管表

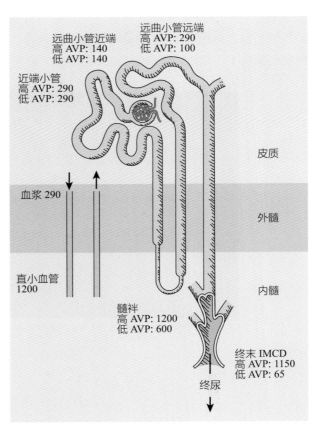

▲ 图 10-10　在大鼠肾脏的血管（左）和肾小管（右）各部位的典型渗透压（以 mOsm/kgH₂O 为单位）
近曲小管内的液体与血浆等渗（290mOsm/kgH₂O）。从髓袢流出的液体（进入远曲小管近端）总是低渗的。远曲小管内液体的渗透压仅在抗利尿期间才能升高到与血浆渗透压一致的水平。当循环中的升压素处于高水平，终尿为高渗；当升压素水平较低时，尿液为低渗。髓袢和直小血管始终保持高渗。在抗利尿过程中，所有内髓结构的渗透压几乎相等。在利尿过程中，髓袢和直小血管中的渗透压有所下降（未显示）。以上结论是基于显微穿刺研究的结果；见正文。AVP. 升压素；IMCD. 内髓集合管

达 V$_2$R 和升压素调节的水通道 AQP2 [143]。因此，连接小管和皮质集合管可能是远端小管渗透压平衡的最早部位。

连接小管和初始集合管中的吸水量（使小管液达到等渗状态所需的水量）远远大于在集合管髓质部位将尿液浓缩到高于血浆渗透压所需的额外水量 [3]。因此，在抗利尿过程中，大多数从集合管中重吸收的水进入皮质迷路，在皮质迷路中有效血流量高到足以将重吸收的水返回到血循环，而不会稀释间质。相反，如果大量的水沿着髓质集合管被重吸收，它会对髓质间质产生明显的稀释作用，从而减弱了浓缩效力 [144, 145]。

在利尿过程中，皮髓质渗透压梯度保持在适当的水平 [146, 147]，而集合管对水的通透性较低但不为 0 [148, 149]。因此利尿过程中，在微弱的跨上皮渗透压梯度的驱动下，集合管可以重吸收一部分水。这种水的重吸收主要发生在终末内髓集合管，在该处跨上皮渗透压梯度是最高的。实际上，由于在利尿过程中跨上皮渗透压梯度远远高于抗利尿过程，因此在利尿过程中从终末内髓集合管吸收的水多于抗利尿过程 [144, 145, 150]。

（二）水通道蛋白 –2：血管升压素敏感的集合管水通道

第一个水通道 AQP1 是由 Peter Agre 等于 1991 年发现的 [151-154]。AQP1 在具有长髓袢而非短髓袢 [17] 近端小管和降支细段中表达 [10, 155, 156]。AQP2 于 1993 年克隆，是肾集合管主细胞中的血管升压素调节的水通道 [157]。血管升压素刺激集合管可以导致 AQP2 在主细胞质膜上积聚（图 10–11）。这涉及细胞内囊泡和细胞表面之间的 AQP2 循环 [137, 158-164]。然而，水通道蛋白 –3（AQP3）和水通道蛋白 –4（AQP4）

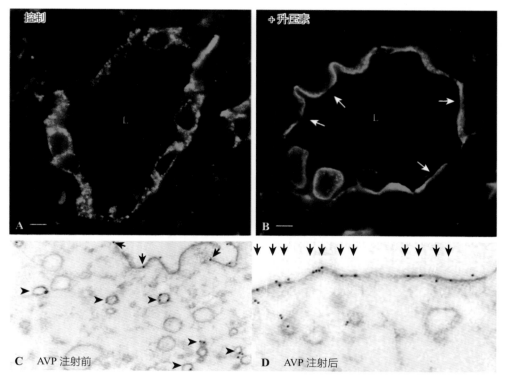

▲ 图 10–11 注射升压素 15min，AVP 缺陷型 Brattleboro 大鼠模型的肾脏内髓集合管主细胞质膜中 AQP2 的表达增加

然后使用抗 AQP2 抗体对肾脏进行固定、切片和免疫染色。在控制条件（A）下，AQP2 分布于主细胞的胞质中。在灌注 AVP（B）后，AQP2 在主细胞顶端的表达水平增加（箭）。本节中，AQP2 在主细胞基底外侧膜也有弱表达。C 和 D. 胶体金免疫电镜图，显示了 AVP 对 AQP2 分布的影响。通过 4nM DDAVP 灌注肾小管 60min。左侧的图（AVP 灌注前）显示主细胞的顶端区域，胶体金颗粒（检测 AQP2）分布于胞质囊泡上，少数分布于顶端质膜（箭）。AVP 灌注后，质膜顶端的胶体金颗粒数量显著增加（箭），标记的细胞质囊（箭头）的数量显著减少。L. 管腔。比例尺，5μm（C 和 D 改编自 Nielsen S，Chou CL，Marples D 等著 Vasopressin increases water permeability of kidney collecting duct by inducing translocation of aquaporin–CD water channels to plasma membrane. *Proc Natl Acad Sci U S A.* 1995;92:1013–1017.）

都存在于主细胞的基底外侧膜[165, 166]，血管升压素和（或）脱水可以调节其表达水平，也可能调节其活性[166-169]。

（三）血管升压素调节的集合管主细胞 AQP2 转运的概述

血管升压素诱导集合管主细胞从低渗到高渗状态的改变（反之亦然），涉及 AQP2 从胞质囊泡向顶端质膜的可逆性再分布。早期利用两栖动物膀胱和皮肤进行的冷冻断裂电镜研究结果表明，水通道表达于细胞内囊泡中，后者在血管升压素刺激下可以与顶端的质膜融合在一起。在血管升压素清除后，水通道又重新被胞吞作用回到细胞内[170-174]。利用抗 AQP2 抗体证明，AQP2 位于集合管主细胞的顶端质膜和细胞内囊泡[157, 175, 176]。体内外研究均发现，升压素刺激的集合管对水的通透性和尿液浓缩的增加与 AQP2 从细胞内囊泡到主细胞质膜的再分布密切相关（图 10-11）[176-179]。无论给动物注射 V_2R 拮抗剂或者用水负荷降低循环中升压素水平，在升压素冲洗后这种再分布现象是可逆的[180-182]。最初的研究中意外观察到，在一些肾脏区域的主细胞基底外侧膜上存在大量的 AQP2，而且在使用升压素后这种 AQP2 表达有增加的趋势。最近的研究表明，基底外侧 AQP2 不仅是水通过基底外侧膜转运的潜在途径，而且可能通过与 β_1 整合素的相互作用，在细胞迁移和小管形成中发挥效应[183, 184]。

在停用血管升压素后，一些内化的 AQP2 积聚在内涵体（endosome）中，经历复杂的细胞内途径后再重新植入到质膜[164, 185-187]。不同于 V_2R[134]，血管升压素刺激 AQP2 的后续效应无须从头合成蛋白质[188]。大量 AQP2 也积聚在多泡体（MVB）中[180, 189]。这个 AQP2 池可以被引导至溶酶体中进行降解，然后进入再循环池，或者通过来自 MVB 的运输囊泡直接转运到细胞表面。内化的 AQP2 的命运似乎至少在一定程度上受到泛素化的调节[190, 193]。在一定条件下，AQP2 也可以在自噬体中被降解[194, 195]。

一些 MVB 可以与主细胞的顶端膜融合，并释放出称为外泌体的纳米囊泡进入小管腔内。除了 AQP2 mRNA 和许多其他腔内的 mRNA 及 microRNA 外[199, 200]，这些外泌体还含有包括其限制

膜上的 AQP2 在内的[197, 198]多种不同蛋白质[196]。在尿液中可以检测到 AQP2 蛋白，并且在抗利尿条件下主细胞的顶端质膜表达更多的 AQP2 时，该蛋白的量也增加。这种尿液排泄 AQP2 的生理相关性尚不清楚，但是血管升压素和碱化尿液[201]可以上调外泌体 AQP2 的数量，并且已有学者提出 AQP2 在细胞间的作用[200]。

（四）主细胞基底侧水通道蛋白

AQP3 和（或）AQP4 的存在使集合管主细胞的基底外侧质膜具有结构性的透水性[202, 203]。AQP3 主要表达于皮质，越向内髓其表达水平越低；而 AQP4 则相反（图 10-12），它在内髓质中表达最为丰富[166, 203]。长期升压素的作用可以上调 AQP3 和 AQP4 的表达丰度[202-204]。AQP2 在集合管部分区域的基底侧质膜也有表达[175, 177, 205-208]。血管升压素[209, 210]或长期（6 天）使用醛固酮[207, 211, 212]可以显著上调 AQP2 在基底侧的表达水平。一部分基底外侧的 AQP2 可能代表了 AQP2 蛋白间接顶端靶向通路的一个短暂步骤[213, 214]。

（五）水通道蛋白敲除小鼠

转基因修饰小鼠模型揭示了各种 AQP 在尿浓缩机制中的生理作用。

1. 水通道蛋白 -1 基因敲除小鼠

AQP1 基因敲除小鼠的尿量增加、尿渗透压降低，且在缺水条件下尿渗透压无法上调[215]。AQP1 基因敲除小鼠的近端小管液吸收明显受损，但是由于管 - 球反馈机制导致肾小球滤过率下降，水和 NaCl 的远端输送并没有受损[216]。与对照组相比，AQP1 基因敲除小鼠离体灌注的降支细段的渗透水通透性显著降低[217]。由于长环状的降支细段对水的快速吸收对外髓逆流倍增过程至关重要，因此水重吸收的减少是 AQP1 基因敲除小鼠尿液浓缩缺陷的一个因素。AQP1 基因敲除小鼠的降直血管（肾髓质 AQP1 的次要表达部位）的渗透水通透性也显著降低[77, 78]，因此 AQP1 基因敲除小鼠的逆流交换过程也可能受损。这些小鼠的研究结果表明，肾髓质中的 AQP1 对尿液浓缩机制至关重要。

2. 水通道蛋白 -2 基因敲除小鼠

目前已经构建了许多探索 AQP2 在尿液浓缩机制中作用的遗传模型，包括 AQP2 诱导性缺失和肾

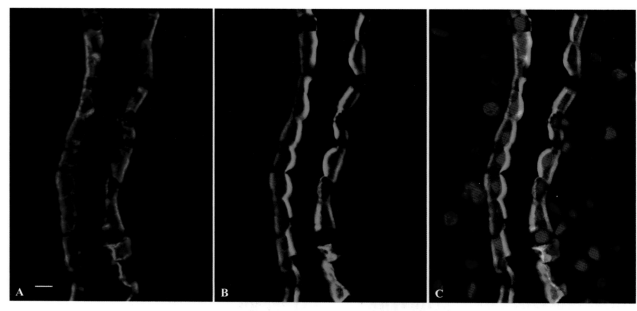

▲ 图 10-12　大鼠肾脏外髓（外层）集合管水通道蛋白的定位

A. 免疫染色的水通道蛋白 4（AQP4）（红色）；B. 免疫染色的水通道蛋白 2（AQP2）（绿色）；C. 中的合并图像显示 AQP2 大部分位于该区域的顶端，但 AQP2 和 AQP4 均可表达于基底外侧膜上。插入的细胞未被任何一种抗体染色，表现为在其他细胞之间存在较暗的间隙。在（C）中，核被 4'，6- 二氨基 -2- 苯基吲哚（DAPI）染色。比例尺，10μm

单位特异性 AQP2 缺失的模型、AQP2 中关键磷酸化位点被修饰的模型，以及 NDI 常染色体显性遗传模型[192, 218-226]。这些模型中的主要表型是严重多尿症。然而，与对照组相比，在不限制饮水的情况下，敲除小鼠的电解质、尿素和血肌酐浓度无显著差异。相比之下，连接小管特异性 AQP2 缺失的小鼠模型[227]表明，连接小管在基础条件下起调节体内水平衡的作用，但在抗利尿期间并不能最大限度地浓缩尿液。总之，这些小鼠模型证实在连接小管和集合管系统中 AQP2 主要负责水的跨细胞重吸收。

3. 水通道蛋白 -3 和水通道蛋白 -4 基因敲除小鼠

AQP3 基因敲除小鼠皮质集合管细胞基底外侧膜的水通透性比野生型对照小鼠降低了 3 倍以上[228]。因此，AQP3 基因敲除小鼠多尿明显（日尿量是对照组的 10 倍），但在禁水或升压素试验后，尿渗透压略有增加[3]。AQP4 基因敲除小鼠的内髓集合管水通透性降低了 4 倍，表明 AQP4 是该段基底外侧膜水分转运的主要部分[229, 230]。尽管降低了内髓集合管的通透性，AQP4 基因敲除小鼠的尿渗透压没有差异。然而在禁水 36h 后，AQP4 敲除小鼠的最大尿渗透压显著降低，给予升压素不能进一步增加其尿渗透压。与 AQP3 基因敲除小鼠的严重浓缩缺陷相比，AQP4 基因敲除小鼠的尿浓缩能力仅稍有下降，这可能与水的转运能力沿集合管呈一定分布有关[3]，在集合管系统的皮质部分（AQP3 占主导地位）比髓质集合管（AQP4 占主导地位的基底外侧水通道）有更大的渗透性重吸收。

（六）水通道蛋白 -2 的穿梭机制

各种体外或离体实验揭示了大量关于 AQP2 的穿梭调节、功能、结构和水分转运能力的信息[54, 178, 188, 231-250]。在接下来的章节中，我们将讨论 AQP2 穿梭的各种机制，这些机制随着与膜蛋白靶向和转运相关的新发现而不断发展。

1. 水通道蛋白 -2 的转运

网格蛋白包被小窝对水通道蛋白 -2 和血管升压素 2 型受体（V₂R）的内化都至关重要[119, 120, 128, 251-252]。抑制网格蛋白介导的胞吞作用，则导致 AQP2 在质膜积聚（图 10-13）[159, 185, 186, 251, 253-256]。尽管小窝已被认为是 AQP2 在体外培养的细胞中的一种替代性胞吞途径[257]，但小窝和小窝蛋白在体内主细胞的顶端并不存在[258, 259]。内化后，AQP2 进入亚顶端循环室，与高尔基体、跨高尔基体网络（TGN）和溶酶体等细胞器不同[188, 260, 261]，它可能通过经典的内质体循环室循环[186, 262, 263]，其中空泡分选蛋白 35

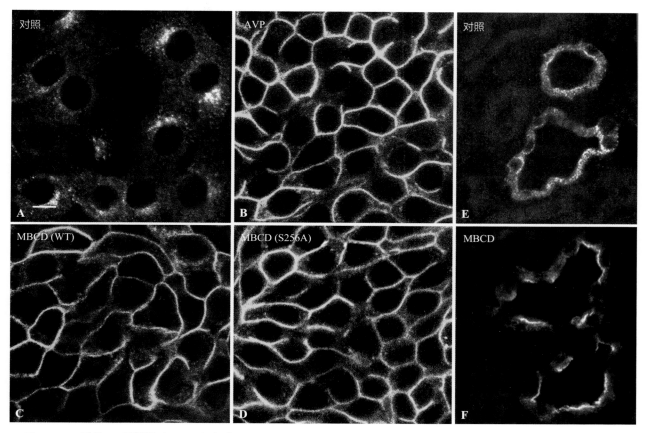

▲ 图 10–13 甲基 β– 环糊精（MBCD）刺激 LLC–PK1 细胞（A 至 D）及原位集合管主细胞（E）和（F）中的水通道蛋白 –2（AQP2）膜积聚

表达野生型 AQP2（A 至 C）或 S256 残基被丙氨酸取代（S256A）的突变型 AQP2（D）的 LLC–PK1 细胞中 AQP2 的免疫荧光染色。在基线条件下，野生型 AQP2 主要位于细胞内小泡，通常集中在细胞的核周区域（A）。血管升压素（AVP）刺激后，野生型 AQP2 重新定位到质膜（B）。当应用去胆固醇药物 MBCD 抑制胞吞作用时，野生型和 S256A 型 AQP2 都在没有 AVP 的情况下积聚在细胞表面（C 和 D）。这一结果表明野生型 AQP2 和 S256A AQP2 在胞内小泡和质膜之间都是组成性循环，即使在没有 AQP2 S256 磷酸化的情况下，用 MBCD 抑制胞吞作用也足以引起膜积累。在体外灌注完整肾脏后，原位集合管主细胞（外髓内带）内 AQP2 位于散布在细胞质中的小泡上（E）。然而，在 5mmol/L MBCD 灌注肾脏 60min 后，AQP2 的顶端质膜表达增加（F）。这一发现表明，AQP2 在主细胞内通过顶端质膜进行组成性循环，即使在没有升压素的情况下，膜聚集也可以通过阻断胞吞作用（用 MBCD）来诱导。AVP. 血管升压素；MBCD. 甲基 β– 环糊精；WT. 野生型

（Vps35）发挥重要作用[264]。

2. 细胞骨架在水通道蛋白 –2 转运中的作用

细胞骨架和可溶性 N– 乙基马来酰亚胺敏感的融合蛋白附着蛋白受体（SNARE）复合物在囊泡转运的多个方面发挥重要作用，包括胞吐、胞吞、囊泡锚定与融合[265-273]。因此它们对于 AQP2 转运也非常重要。

肌动蛋白直接与 AQP[274-276] 或含 AQP2 的囊泡[277] 相结合，升压素介导其解聚时，导致 AQP2 向顶端膜转运聚集[278-281]。顶部流体剪切应力也参与顶部肌动蛋白细胞骨架解聚，并导致 AQP2 在顶端膜积聚[282-283]。已有研究提出 A 型激酶锚定蛋白 220（AKAP220）和 Rho–GTP 酶通过调节肌动蛋白影响 AQP2 的转运[280, 284-288]。AQP2 还与多种肌动蛋白相关蛋白（包括肌球蛋白[277, 281, 289-291]、Rab 蛋白[262, 292]、ERM 家族成员（埃兹蛋白 – 根蛋白 – 膜突蛋白)[293-294] 和信号诱导的增殖相关基因 1（SPA–1）结合[288]。尽管肌动蛋白解聚和 AQP2 转运的机制尚不清楚（图 10–14），但只有升压素能诱导 AQP2– 表达细胞中肌动蛋白的解聚[283]，提出了一种新的蛋白质转运机制，在这种机制中，通道蛋白自身严格调控局部肌动蛋白重组，以启动其

运动[275]。整合素连接激酶（ILK）在 AQP2 循环和进入胞外途径的过程中对细胞骨架组织的调控也很重要[295-296]。

连接微管和囊泡的蛋白质复合物，动力蛋白和动力激活蛋白，能与含 AQP2 的囊泡结合[297]。当微管解聚时，能部分抑制升压素诱导的靶上皮水通透性[298-300] 和 AQP2 在顶端膜聚集[176, 249, 301, 302]。微管在 AQP2 由基底外侧到顶端转运中也有作用[214]。总之，微管相关的研究数据表明，它们主要负责 AQP2 囊泡向顶端膜的长距离转运和胞吞后 AQP2 在细胞内的定位，但囊泡锚定和融合的最终步骤与微管无关[303]。

一系列 SNARE 家族成员与 AQP2 囊泡相关，或者与 AQP2 共定位于集合管细胞中，包括 VAMP-2（囊泡相关膜蛋白 2、突触蛋白 -2）、VAMP-3（囊泡相关膜蛋白 3，cellubrevin）、VAMP8、SNAP23（突触体相关蛋白 23）、ATPase Hrs-2、syntaxin 3、syntaxin 4、syntaxin 7、syntaxin 12 和 syntaxin 13[277, 304-310]。其中 VAMP-2、VAMP-3、syntaxin 3 和 SNAP23 在功能上对 AQP2 穿梭很重要[306, 309, 311]。AQP2 和 SNARE 复合物的相互作用可能由 snapin 蛋白[312] 和（或）血管紧张素转化酶 2 同源物 collectrin 介导，后者与盐敏感性高血压有关[313]。

3. 水通道蛋白 -2 磷酸化的重要作用

刺激 V_2 受体后细胞内 cAMP 的升高对于通过调节 AQP2 基因转录来调节 AQP2 的含量非常重要[242, 314]。cAMP 也通过影响 AQP2 的磷酸化状态在 AQP2 转运中发挥作用[262, 315-317]，磷酸酶抑制剂增加了 AQP2 在细胞表面的聚积[318-319]。然而，V_2 受体介导的 cAMP 增加对于受体介导的 AQP2 膜定位和通过替代途径增加的 AQP2 膜表达并不是绝对必要的[320-323]。

AQP2 包含蛋白质激酶的几个磷酸化位点[138, 324-326]，其中一些位点与 AQP2 泛素化一同对 AQP2 转运很重要[190-193]。这些磷酸化位点是否对 AQP2 单位水通透性的调节很重要是有争议的[327-329]。早期的研究集中在 S256 磷酸化参与 AQP2 转运，目前的共识是 S256 磷酸化对于升压素诱导的 AQP2 细胞表面积聚是必要的[222, 330-334]（图 10-15）。AQP2 S254L 突变强调了该位点的重要性，该突变破坏了 S256 处的 PKA 磷酸化位点，导致人类出现肾性尿崩症（NDI）[334-335]。S261、S264 和 S269（人苏氨酸位点）的作用正在逐渐被揭示[328]。所有三种磷酸化形式在体内的质膜中都有一定程度的定

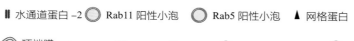

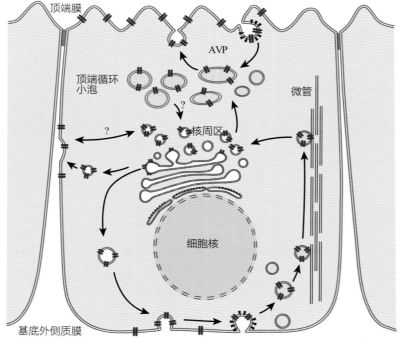

▲ 图 10-14　水通道蛋白 -2（AQP2）在转运至顶端膜前遵循一条经细胞途径

水通道蛋白 -2（AQP2）可能起源于高尔基体的核周区（PNR）小泡，在到达上皮细胞的顶端膜之前可以被传递到基底外侧质膜。在此基础上，通过网格蛋白介导的胞吞作用回到 Rab5 阳性内体（绿色），以微管（MT）依赖的方式移动到核周区，最终到达 Rab11 阳性的顶端循环小泡（紫色）。这些 Rab11 阳性小泡参与了 AQP2 在顶质膜之间的循环。如图 10-13 所示，甲基 -β- 环糊精处理（MBCD）抑制了这种循环途径的胞吞分支，导致细胞表面 AQP2 的积聚。血管升压素（AVP）生理刺激，通过两种方式增加顶端膜 AQP2 的表达。它增加 Rab11 室的胞吐，并抑制网格蛋白介导的顶端质膜 AQP2 的胞吞作用。AQP2 向集合管主细胞基底外侧膜的转运可能对集合管的小管形成很重要[183]，而顶端膜 AQP2 是尿液浓缩所必需的（引自 Yui N, Lu HA, Chen Y, et al. Basolateral targeting and microtubule-dependent transcytosis of the aquaporin-2 water channel. *Am J Physiol Cell Physiol*. 2013;304:C38-C48.）

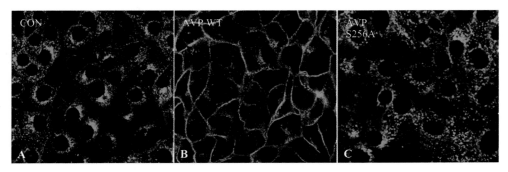

▲ 图 10-15　免疫荧光染色显示 LLC-PK1 细胞中水通道蛋白 -2（AQP2）的表达

在对照（CON）条件下（A），AQP2 位于核周，胞内小泡分布较广，质膜染色很少。在升压素（AVP）处理 10min 后，AQP2 积聚在表达野生型 AQP2 的细胞的质膜上（B），但在升压素处理表达 AQP2-S256A，一种阻止蛋白激酶 A 介导的关键氨基酸磷酸化的突变细胞后，AQP2 主要保留在细胞内小泡上（C）。CON. 对照；AVP. 血管升压素；WT. 野生型

位[169, 189, 336-337]。升压素降低 pS261 的含量，而 AMP 激活激酶（AMPK）的激活增加其水平[338]。然而，AQP2 转运不需要这个位点[339-340]。用二甲双胍激活 AMPK 通常会增加 AQP2 磷酸化[341]，而磷酸化水平在酸性条件下显著减弱[342]。AQP2 的 pS269 形式仅在顶端质膜中检测到，并且在质膜中该磷酸化位点在抑制 AQP2 胞吞方面的调节作用已被证实[169, 189, 191, 336-337, 343]。

4. 磷酸化在 AQUAPORIN-2 胞吞及胞吐中的作用

虽然 AQP2 蛋白 256 位丝氨酸磷酸化对于血管升压素介导的 AQP2 在胞膜的聚集是必要的，但是磷酸化在 AQP2 胞吐过程中起的作用是复杂的。当抑制其胞吞时，AQP2 突变蛋白（S256A）可以在质膜上聚集（图 10-13）[253]，提示突变后（无磷酸化）胞吐作用是不受影响的。无论 AQP2 蛋白 256 位氨基酸是否磷酸化，血管升压素同样可以促进表达 AQP2 细胞的胞吐作用[344]。因此，虽然血管升压素介导的 AQP2 在胞膜的聚集依赖其 256 位丝氨酸磷酸化，且血管升压素能刺激 AQP2 在抑制胞吞作用的胞膜表面表达[253, 345-346]，AQP2 胞吐至胞膜的过程可能不依赖其磷酸化作用。而且 AQP2 的胞吞调节可能不依赖于其磷酸化作用[347]。比如，前列腺素 E_2（PGE_2）[348] 可以不依赖 AQP2 256 位丝氨酸磷酸化介导其胞吞作用。但是其他研究提示前列腺素 E_2 对 AQP2 和尿液浓缩的影响取决于它作用于哪个 PGE_2 受体[109, 250, 344, 349-351]。

越来越多的证据表明，磷酸化介导的 AQP2 与其他调控蛋白的相互作用对于调控 AQP2 的细胞表面积累具有重要意义。例如，AQP2 磷酸化调节其与囊泡锚定 / 融合装置或胞吞机制的关键蛋白的相互作用，包括热休克同源蛋白 / 热休克蛋白 70（hsc/hsp70）[345, 352]、动力蛋白和网格蛋白[340, 352]、膜联蛋白 2[169]、MAL 蛋白[353] 或 14-3-3 ζ[354]。

五、升压素调节的髓质内尿素转运

（一）尿素通道蛋白

尿素在尿液的浓缩机制中发挥了关键作用。自 1934 年以来尿素的重要性一直受到关注，Gamble 等最初描述了"肾脏水代谢功能与尿素相关"[355]，该发现最近在 UT-A1/A3 敲除小鼠的研究中被证实并取得了进展[356]（见后文讨论）。许多研究表明蛋白质缺乏或营养不良的人（和其他哺乳动物）的最大尿液浓缩能力下降，而在 Sands 和 Layton 的综述中提到尿素输注能恢复尿液浓缩能力[357]。在 UT-A1/A3[358]、UT-A2[359]、UT-B[360-362] 和 UT-A2/UT-B 敲除小鼠[363] 中尿液浓缩缺陷已得到证实。因而尿素或尿素通道蛋白的作用必然是髓质内尿液浓缩机制之一。

在哺乳动物中已经克隆了两个尿素通道蛋白基因：*UT-A*（*Slc14A2*）基因编码 6 种蛋白质和 9 种 cDNA 亚型（Sands 和 Layton 进行了综述[357]），*UT-B*（*Slc14A1*）基因编码 2 种蛋白质亚型[364]。从啮齿动物和人类中克隆的 *UT-A* 基因有两个启动子元件：一个位于外显子 1 上游，另一个位于内含子 12 内，驱动 *UT-A2* 和 *UT-A2b* 的转录（参考文献[365-368]；同样由 Sands 和 Layton 进行了综述[357]）。UT-B 也是人类的 Kidd 血型抗原，已经在人类和啮

齿动物中被克隆[369]（同样由 Sands 和 Layton 进行了综述[357]）。

UT-A 启动子 I 含有一个张力增强因子（TonE），高渗摩尔浓度增加其活性[366, 370]。UT-A1 在内髓集合管末端表达，并可以在顶端膜中检测到[367, 371-372]。UT-A3 在内髓集合管末端也有表达，主要见于基底膜外侧，但在顶端膜中也有表达[373-375]。UT-A2 表达于髓袢降支细段[8, 371, 372, 376]。UT-B 在直小血管降支和红细胞中表达（Sands 和 Layton 综述[357]）（图 10-16）。

升压素增加了大鼠内髓集合管中 UT-A1 和 UT-A3 的磷酸化和顶端膜聚集[375, 377]。UT-A1 在其 486 和 499 位丝氨酸被升压素磷酸化[325, 378]。磷酸化 -S486-UT-A1 和磷酸化 -S499-UT-A1 主要表达于升压素处理的大鼠内髓集合管的顶端质膜[379-380]。

UT-A3 中被升压素磷酸化的位点尚未确定，并不包括以上两个通用蛋白激酶位点[381]。升压素通过 PKA 和 Epac（由 cAMP 激活的交换蛋白）两种 cAMP 依赖的途径刺激尿素转运、UT-A1 磷酸化和顶端质膜积累[382]。其中 Epac 增加 UT-A1 磷酸化，但不在丝氨酸 486 或 499 位点[380]。

UT-A1 可被多种磷酸酶去磷酸化，包括 calyculin 和钙调磷酸酶[383]。14-3-3 蛋白与磷酸化的丝氨酸或苏氨酸残基结合并调节蛋白功能。UT-A1 和 14-3-3γ 结合，PKA 激活增强这种结合[384]。14-3-3γ 通过与 E3 泛素连接酶 MDM2 相互作用增加 UT-A1 的泛素化和降解，并减少尿素的转运[384]。因此，PKA 增加 UT-A1 的磷酸化，随后与 14-3-3γ 结合增强 UT-A1 的降解，可能提供负反馈机制使 UT-A1 功能在升压素刺激后恢复到其基础状态[384]。

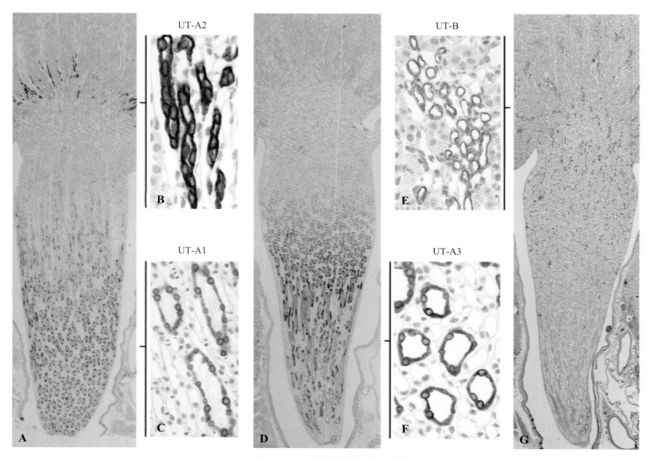

▲ 图 10-16　尿素通道蛋白的定位

UT-A1 定位于内髓集合管的末端，而 UT-A2 定位于髓袢降支细段（A）。高倍镜下可见，UT-A2（B）和 UT-A1（C）均以细胞内为主。UT-A3 定位于内髓集合管的末端（D），同时位于细胞内和基底外侧膜区（F）。UT-B 表达于肾脏直小血管降支（G），位于基底外侧和顶端（E）（引自 Fenton RA, Knepper MA. Urea and renal function in the 21st century: insights from knockout mice. *J Am Soc Nephrol*. 2007; 18: 679-688.）

尽管已经有数据显示升压素 /PKA 的这些相反作用，但其生理意义仍有待确定。

即使在没有升压素的情况下[385-387]，高渗透压可增加大鼠终末内髓集合管的尿素通透性，这表明它是尿素转运的独立激活剂。高渗透压通过激活 PKCα 和细胞内钙刺激尿素的通透性[388-391]，而升压素通过增加 cAMP 刺激尿素的通透性[392]。高渗透压增加了 UT–A1 和 UT–A3 的磷酸化和质膜积累[375, 377, 393-394]，类似于升压素的作用。其中 UT–A1 在 494 位丝氨酸处被 PKCα 磷酸化[390, 395-397]。

PKCα 基因敲除可导致小鼠尿浓缩缺陷[395, 398-399]。PKCα 敲除可降低 UT–A1 蛋白含量[395] 和 UT–A1 唾液酸化水平[400]，PKCα 激活可增加 UT–A1 唾液酸化和 UT–A1 在顶质膜的积累，这种作用由 Src 激酶介导[400]。PKCα 也能增强 UT–A3 唾液酸化，这是 ST6GalI 介导的一种作用[401]。

二甲双胍（AMPK 激活药）可增加两种先天性肾性尿崩症啮齿动物模型（tolvaptan 处理大鼠和 V₂R 基因敲除小鼠）的内髓集合管中 UT–A1 和 AQP2 磷酸化、终末内髓集合管中尿素和水的转运及尿浓缩能力[341, 402]。因此，激活 AMPK 的药物可能成为肾性尿崩症（NDI）的未来治疗方法[341, 402-403]。

（二）尿素通道蛋白基因敲除小鼠

1. UT-A1/A3 基因敲除小鼠

利用内髓集合管尿素通道蛋白 UT-A1 和 UT-A3 敲除小鼠模型发现，UT-A1/A3⁻/⁻ 小鼠内髓集合管完全失去对 phloretin 敏感和通过升压素调节的尿素转运能力[358, 404-406]。与野生型小鼠相比，这些 UT-A1/A3⁻/⁻ 小鼠在正常蛋白或高蛋白饮食时摄入的液体量及尿流量显著增加，尿液渗透压明显降低[358, 407]。在这些饮食条件下，限水 18h 后，UT-A1/A3-/- 小鼠无法将尿流量降低到低于基础条件下观察到的水平，从而导致容量消耗和体重下降。相反，在低蛋白饮食（4%）中，UT-A1/A3⁻/⁻ 小鼠不会表现出严重的多尿，并且在限水后可以将其尿量减少到与对照小鼠相似的水平。在低蛋白饮食中，肝脏尿素生成量较低，预计到髓质内集合管的尿素输送量较低，从而使集合管的尿素输送在很大程度上与水平衡无关。因此，UT-A1/A3⁻/⁻ 小鼠的浓缩缺陷是尿素依赖的渗透性利尿所导致的，这一结果与 Berliner 等在

20 世纪 50 年代提出的尿素处理模型相一致[83]。

Kokko 和 Rector 应用 UT-A1/A3⁻/⁻ 小鼠模型于 1972 年提出的"尿液浓缩的被动机制"，Stephenson 利用相同动物模型提出的在缺乏主动转运的情况下内髓中 Na⁺ 和 Cl⁻ 浓缩的"被动机制"（见下文）[408-409]。在这些模型中，被动的电化学梯度驱动 Na⁺ 和 Cl⁻ 间接依赖于内髓集合管内尿素的快速重吸收，而流出降支细段。然而，尽管 UT-A1/A3⁻/⁻ 小鼠的髓质内尿素积累量显著减少，但三项独立研究均未能证明髓质内 Na⁺ 和 Cl⁻ 浓度如预测的那样下降[355, 358, 405-406]。仅从这些结果来看，最初提出的被动浓缩模型似乎并不是氯化钠在髓质内浓缩的唯一机制。然而，对这些相同数据的数学建模分析得出结论，在 UT-A1/A3⁻/⁻ 小鼠身上发现的结果与我们对被动机制的预测一致[410]。因此，这个问题目前仍未解决。

另一个关于尿素和尿浓缩机制的假说在 80 多年前被描述为"与尿素相关的肾功能节水"，并被称为 Gamble 现象[355]。Gamble 做了如下描述：①尿素排泄所需的水小于渗透当量 NaCl 的排泄所需的水；②尿素和 NaCl 共同排泄所需的水小于尿素或 NaCl 单独排泄渗透当量所需的水。在 UT-A1/A3⁻/⁻ 小鼠中，Gamble 现象的两个元素均不存在，表明内髓集合管 UT 起着重要作用[356]。当野生型小鼠在饮食中逐渐增加尿素或氯化钠的量时，两种物质都会引起渗透性利尿，但排泄水平不同（尿素为 6000μOsmol/d，氯化钠为 3500μOsmol/d）。小鼠尿 NaCl 浓度不能超过 420mmol/L。因此，Gamble 现象的第二部分来自这样一个事实，即尿素和 NaCl 的排泄都是饱和的，可能是由于尿素和 NaCl 的再吸收能力超过了各自的再吸收能力，而不是在上皮水平上尿素转运和 NaCl 转运的特殊相互作用。

通过将 UT-A1 转基因至 UT-A1/A3⁻/⁻ 基因敲除小鼠体内，建立了一只表达 UT-A1 但缺乏 UT-A3 的小鼠模型，以确定 UT-A1 单独作用的效果[411]。仅表达 UT-A1 的小鼠髓质集合管内的基础尿素通透性正常，但与野生型小鼠不同，升压素刺激并不增加其尿素通透性[411]。令人惊讶的是，仅表达 UT-A1 的小鼠的尿液浓缩能力与到野生型水平相当[411]。

2. UT-B 和 UT-A2 基因敲除小鼠

UT-B 基因敲除小鼠的尿浓缩能力降低，这与缺乏 UT-B 基因的人类相似（Fenton、Knepper[406]

和 Klein[412] 等对此进行了综述）。在人类中，UT-B 是 Kidd 血型抗原，缺乏 Kidd 抗原的人即使在隔夜禁水和外源性升压素给药后，也无法将尿液浓缩到 800mOsm/kg H_2O 以上[413]。

缺乏 UT-A2 的小鼠尿液浓缩能力也有降低（Fenton、Knepper[406] 及 Klein[412] 等综述）。尿浓缩缺陷被认为是由于尿素循环障碍引起的（见 Fenton、Knepper[406] 及 Klein 等[412] 综述）。由于 *UT-B* 基因敲除也可能干扰尿素的循环利用，因此研究建立了同时缺乏 UT-B 和 UT-A2 的小鼠[363]。出乎意料的是，UT-A2 缺失似乎部分地纠正了缺乏 UT-B 的小鼠的浓缩缺陷[363]。这些结果表明，UT-A2 可能在从利尿到抗利尿的急性转变过程中起到转运尿素的作用，而不是在正常稳定状态下维持尿素浓度[363]。

3. 缺乏所有尿素通道蛋白的小鼠

缺乏所有尿素通道蛋白的小鼠尿量增加 3.5 倍，产生低比重尿，并且血压降低[414]。全 *UT* 基因敲除小鼠在饮水限制、急性尿素负荷或高蛋白摄入后，尿渗透压或尿素没有增加[414]。全 *UT* 基因敲除小鼠在肾外组织中没有表现出生理异常[414]。

临床意义

近年来，尿素通道蛋白抑制剂作为一种潜在的新型利尿剂被开发出来（参考文献 476-478 对此进行了综述）。二甲基硫脲（DMTU）是一种尿素类似物，可抑制 UT-A1 和 UT-B，导致大鼠持续可逆的尿渗透压降低、尿量增加和轻度低钾血症[479,480]。正在研究其他硫脲类似物对 UT-A1 或 UT-B 的选择性抑制作用[479]。另一类抑制剂，吲哚噻唑或舒坦苯磺酰胺，对 UT-A 具有选择性，即使给大鼠升压素 dDAVP，也会导致大鼠排尿时尿素排出量大于盐排出量[481]。另一类潜在的抑制剂是 2，7- 分布芴酮，其中对 UT-A1 和 UT-B 抑制作用最强，IC50 为 1μmol/L[482]。第四类是噻吩喹啉，PU-14，它抑制 UT-A 和 UT-B，导致大鼠利尿[483,484]。噻吩喹啉 PU-48 对野生型和 UT-B 基因敲除小鼠均有利尿作用，提示其具有抑

制 UT-A 和抑制大鼠内髓集合管尿素通透性的作用[485]。因为 PU-48 诱导的利尿作用没有改变血清钠、氯化物或钾水平，因此支持一种假设，即针对表达于集合管末端的 UT-A1 的靶向药物，与能作用于肾单位近端小管部分的常规利尿剂相比，不良反应如低钾血症的风险较小[485]。

---

4. 尿素在肾脏内髓的积聚

尿素在内髓的积聚部分取决于沿集合管系统的可变的尿素通透性（图 10-17）。在集合管系统中，只有内髓集合管终末段具有较高的尿素通透性[415]，升压素可进一步增加尿素的通透性[148,416-417]。UT-A1 和 UT-A3 位于内髓集合管细胞的顶端和基底外侧质膜上，是导致内髓集合管末端尿素通透性增高的原因。肾髓质中尿素积聚的机制如图 10-18 所示。尿素的积累主要是由于内髓集合管被动吸收尿素所致。进入肾皮质集合管系统的小管液尿素浓度相对较低。然而，在抗利尿激素的作用下，水在皮质和外髓部集合管这些尿素不易通透的部分被渗透性重吸收，导致沿着连接小管、皮质集合管和外髓质集合管的管腔尿素浓度逐渐增加。因此，当小管液到达尿素高通透性的内髓集合管末端时（由于 UT 的存在），尿素迅速从管腔流出到髓内间质，通过逆流尿素交换在髓袢和直小血管的降支和升支之间再循环。在稳态条件下，在持续存在升压素的情况下，尿素几乎平衡穿过内髓集合管上皮，从而渗透性平衡集合管管腔中的尿素，防止可能的渗透性利尿（图 10-19）。

直小血管降支和升支在内髓相互紧密联系，有利于两种结构间尿素的逆流交换[83]。在直小血管升支，得益于极高（$> 40 \times 10^{-5}$cm/s）的尿素渗透性，从内髓流出的尿素浓度与直小血管降支尿素浓度相似[79,416]。这样可以最大限度地减少尿素从内髓的流失。然而，逆流交换不能完全消除髓内间质中尿素的损失，因为直小血管升支的血流量超过直小血管降支[418]。在抗利尿激素作用时，水从内髓集合管和降支加入到直小血管中，导致尿素的体积流率和质量流率增加。这确保了内髓质血管系统不断地从

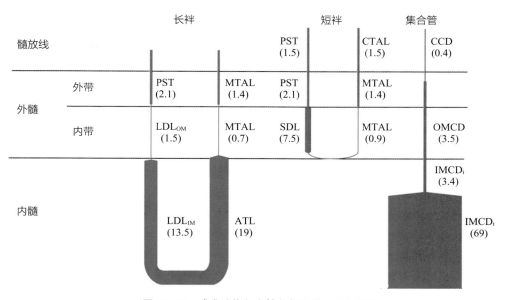

▲ 图 10-17　哺乳动物肾小管各部分的尿素通透性

图中每段的宽度被调整为与该段的尿素渗透性成比例。括号中的数字是渗透系数（×10⁻⁵cm/s）的测量值，该值来自于离体小管灌注研究。ATL. 升支细段；CCD. 皮质集合管；CTAL. 皮质升支粗段；IMCD. 起始内髓集合管；IMCD. 终末内髓集合管；LDL. 长髓袢肾单位（髓旁肾单位）的降支细段；MTAL. 髓内升支粗段；OMCD. 外髓集合管；PST. 近端直小血管；SDL. 短髓袢肾单位（表浅肾单位）降支细段

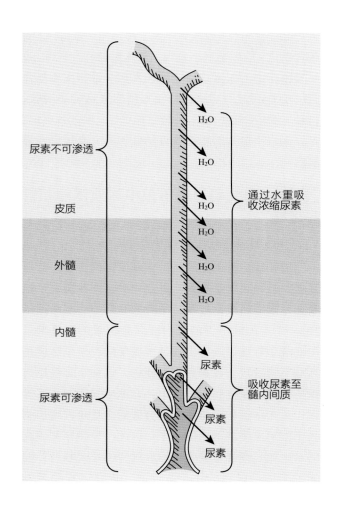

内髓质中清除尿素。从数量上讲，尿素在髓内间质的流失主要是通过直小血管[419]，但尿素循环途径在限制内髓尿素损失方面发挥了重要作用。本节后面将介绍三种主要的尿素回收途径，图 10-20 显示了这些途径的概述。

(1) 尿素通过升支、远端小管和集合管循环：通过肾小管液体的流动，从肾小管内髓逸出至髓袢升支细段中的尿素，再通过升支粗段、远曲小管和集合管外髓部传回[420]。当到达内髓集合管的尿素可渗透部分时，它再被动地进入髓内间质并再次开始循环。

(2) 尿素通过直小血管、短髓袢（表浅肾单位髓袢）和集合管再循环：尿素向远曲小管的流入超过了向近曲小管的流出[420-422]。这意味着尿素的净

◀ 图 10-18　哺乳动物集合管系统示意图，显示了水吸收和尿素吸收的主要部位

在渗透梯度的驱动下，水在集合管系统的早期被吸收。由于皮质集合管、外髓集合管和起始内髓集合管的尿素通透性很低，因此水的重吸收使这些部分管腔内尿素浓缩。当肾小管液到达对尿素有高度渗透性的终末内髓集合管时，尿素迅速从肾小管流出，并且因逆流交换被滞留在髓质内部

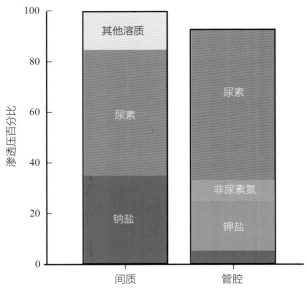

▲ 图 10-19　大鼠抗利尿时维持髓质间质和髓质集合管内小管液渗透压的溶质构成

由于尿素快速转运，尿素在髓质集合管上皮内几乎达到平衡。尽管两个空间中流体的渗透压几乎相等，但两个腔室中的非尿素溶质可能差别很大。图片显示了未处理的大鼠（不同溶质的渗透压）的典型值。在其他物种和具有不同饮食的同一物种中，这些值可能有很大差异

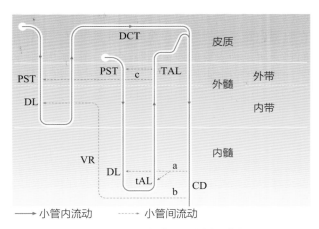

▲ 图 10-20　肾髓质尿素循环途径

蓝色实线表示短髓袢肾单位（表浅肾单位）（左）和长髓袢肾单位（右）。尿素在肾单位段之间的转移由标记为 a、b 和 c 的红色虚线箭头表示，对应于文中所述的再循环途径。CD. 集合管；DCT. 远曲小管；DL. 降支；PST. 近端直小管；tAL. 升支细段；TAL. 升支粗段；VR. 直小血管（经许可引自 Knepper MA, Roch-Ramel F. Pathways of urea transport in the mammalian kidney. *Kidney Int.* 1987;31:629-633.）

增加量发生在短髓袢。一种可能的机制是，直小血管中离开内髓的尿素被转移到短髓袢降支细端[421]，随后通过远曲小管返回到内髓集合管的尿素可渗透

部分，在那里被动地流出，完成循环途径。外髓内带血管束中的短髓袢降支细段和直小血管之间的紧密联系有助于尿素从直小血管转移到短髓袢[26, 423]。此外，短髓袢降支细段的尿素通道蛋白 UT-A2 的存在为该机制提供了进一步支持[8, 371]。然而，如前所述，最近对 *UT-A2* 基因敲除小鼠和 *UT-A2/UT-B* 基因敲除小鼠的研究对该途径的重要性提出了质疑[5, 359]。

(3) 髓袢升、降支间尿素的循环：外髓内带升支粗段的尿素通透性较低[424-425]。然而，外髓外带和髓放线的升支粗段尿素通透性相对较高[424, 426]。在此基础上，提出了一种尿素循环途径，即尿素从升支粗段重吸收，并分泌到邻近的近端直小血管内，在髓袢的升支和降支之间形成循环途径[3, 419]。这两种结构在外髓外带和髓放线中的平行关系有助于尿素从升支粗段和近端直小血管中重吸收。因此，尿素的转移可能依赖于这些区域相对减弱的有效血流量。尿素可通过被动扩散[426]、主动转运[427]或两者的结合分泌进入近端直小血管。尿素可能进入短髓袢肾单位（表浅肾单位）和长髓袢肾单位（髓旁肾单位）的近端直小血管。进入短髓袢肾单位（表浅肾单位）的尿素，通过流经末梢小管和皮质集合管的小管液回到髓质内，经末梢内集合管再吸收，再进入髓内间质。进入长髓袢肾单位（髓旁肾单位）肾近端直小血管的尿素通过髓袢的降支直接返回髓质内[419]。

六、哺乳动物肾单位中尿液浓缩和稀释过程

（一）尿稀释和浓缩的发生位置

哺乳动物肾单位的显微穿刺研究确定了小管液浓缩和稀释的主要位点（图 10-10）。无论肾脏是稀释还是浓缩尿液，近端肾小管液始终与血浆渗透压相等[428]。远端小管前段内液总是低渗的，最早可以发现小管液渗透压出现显著差异的肾单位区段是远端小管后段。在水利尿过程中，远端小管液始终保持低渗。在抗利尿过程中，远端小管液与血浆等渗，远端小管后段与内髓集合管的渗透压差增加到高于其与血浆渗透压的水平。因此，显微穿刺研究的结论就是髓袢是发生小管液稀释的主要场所，而无论终尿是稀释的还是浓缩的，稀释过程总是发

生。在水利尿过程中，小管液可以在集合管内进一步被稀释[429]。相反地，主要的尿液浓缩位点在远端小管下游（如在集合管系统内）。尿液稀释和尿液浓缩的机制将在随后的章节中讨论。

（二）小管液稀释的机制

大鼠的显微穿刺研究显示远端小管前段的液体是低渗，主要是因为 NaCl 浓度相对于近端小管内的浓度有所降低[430]。腔内 NaCl 的低浓度可能是由于髓袢 NaCl 的重吸收或水的分泌。用菊粉作为体积标志物对大鼠进行的显微穿刺测量表明，抗利尿过程中从髓袢的浅表环净吸收了水分，从而排除了分泌水作为肾小管液稀释的潜在机制[420]。因此，可以得出结论，腔内稀释是由于从髓袢中吸收的 NaCl 超过水的吸收量。对离体灌注兔的升支粗段进行的经典研究阐释了肾小管液稀释的机制[431-432]。NaCl 通过主动转运迅速被重吸收，从而将腔内渗透压和 NaCl 浓度降低到低于肾小管周液中的水平。升支粗段的水渗透率非常低，阻止了水跨上皮流动导致的渗透压耗散。

在利尿过程中，当升压素的循环水平低时，集合管的水渗透率低，这有助于使小管液在整个远端小管和集合管系统中保持低渗状态。即使肾小管液在集合管系统中保持低渗性，肾小管液的溶质组成仍会在集合管内发生变化，这主要是通过 Na+ 吸收和 K+ 分泌实现的。主动从集合管中重新吸收 NaCl 会导致集合管流体的进一步稀释，超过在升支粗段中达到的稀释程度[429]。

（三）小管液浓缩的机制

当循环升压素水平高时，远端小管和集合管之间会发生水的净吸收[420]。水分被过量的溶质吸收，导致沿集合管朝向乳头发生渗透压逐渐升高[433]，因此集合管液主要通过水的重吸收而非溶质的分泌来实现浓缩。

在乳头端具有最高渗的肾髓质组织中的轴向渗透压梯度为沿集合管吸收水提供了渗透压驱动力。这种渗透压梯度最初是由 Wirz 及其团队报道的[434]。在一项经典研究中，他们证明了在抗利尿大鼠中，沿外髓和内髓存在着一个不断增加的渗透压梯度，渗透压在内髓最深处即乳头端达到最高。此外，在髓质内，集合管的渗透压与在髓袢中的渗透压一样

高，从乳头尖端附近采样的肾直小血管血液的渗透压实际上等于最终尿液的渗透压[434]。结果表明，高渗透压不是在单一结构即集合管中高渗透压的简单表现。Gottschalk 和 Mylle[428] 基于浅表和可触及的小管和血管进行的显微穿刺研究证实，在髓袢，肾直小血管和集合管的回路中，渗透压几乎相同（图 10-10）。因此，这些研究支持这样的假设：集合管液通过与高渗髓质间质的渗透平衡而浓缩。此外，体外研究表明，集合管在升压素存在下具有渗透平衡所需的高透水性[99, 416]。稍后讨论产生皮质髓质渗透压浓度梯度的机制。

尽管肾髓质内的最终轴向渗透压梯度是由于几种单独溶质的组合梯度，正如最初使用 Ullrich 和 Jarausch 的组织切片分析所证明的那样[435]，负责渗透压梯度的主要溶质是 NaCl 和尿素（图 10-21）。沿皮质髓质轴的 NaCl 浓度梯度的增加主要发生在外髓中，内髓仅有少量增加。相反，尿素浓度的增加主要发生在髓质内部，初始外髓几乎或没有增加。稍后讨论在外髓中产生 NaCl 梯度和在内髓中尿素积累的机制。

1. 外髓中轴向 NaCl 梯度的产生

在利尿和抗利尿中，沿着外髓质的皮质髓质轴保持渗透压浓度梯度（图 10-21）[436]。该梯度主要来自 NaCl 的积累，并且由外髓质的浓缩机制产生。因为轴向渗透压浓度梯度存在于利尿和抗利尿中（其中外髓质集合管在不同程度上是可渗透的），所以外髓质中 NaCl 的积累不能依赖于集合管跨上皮的持续渗透压浓度差异。因此，浓缩机制必须取决于髓袢、血管系统及它们在外髓质内的相互作用。此外，必须保持水和 NaCl 的质量平衡。例如，流入髓质内部的浓缩液体必须通过稀释的液体平衡，稀释的液体在升压素存在下从皮质集合管吸收，稀释皮质间质液，进入皮质血管系统，因此参与全身血浆渗透压水平的维持。

长期以来人们一直认为，外髓质的渗透压浓度梯度是通过逆流倍增的单一效应产生的 ["Vervielf": a: ltigung des Einzeleffektes"（德语：单一效应）]。在这种范例中，Kuhn 和 Ryffle 在 1942 年提出[437]，渗透压沿着临近、平行但相反流向的管升高，这些管通过发夹转弯连续（图 10-22）；溶质从一个小管转移到另一个小管（即单一效应）将增加（倍增）

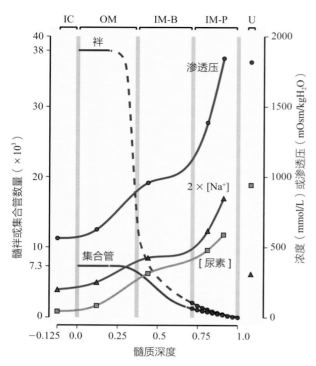

▲ 图 10-21　抗利尿大鼠肾脏的数据

图中显示了渗透压、尿素浓度、Na⁺ 浓度及其阴离子（右边的刻度），以及髓袢和集合管数量（左边的刻度）。由于集合管汇合和回流，内髓内髓袢和集合管数目减少。外髓和乳头的渗透压梯度大于内髓的外部。乳头的梯度最大，其渗透压和浓度呈指数增长。Na⁺ 分布的形状已通过电子探针测量得到证实[486]。IC. 内皮质；IM. 内髓质外侧部（基部）；OM. 外髓；P. 内髓乳头或内侧部分（尖部）；U. 尿。图表基于已发布数据的。连接数据点的曲线是由标准算法计算的自然立方函数曲线[487]。虚线曲线段是不支持测量的插值。乳头中的小管数量引自 Hans 等[488]。外髓的小管数量来自 Knepper 等的估计[59]。浓度和渗透压是从组织切片和尿样中采集的，采集是在以每 100 克体重 15μU/min 的速度输注升压素 4.5h 后进行的。数据来自 Atherton 等[489] 的图 5 和 Hai 及 Thomas 等[436] 的图 1、3、9；切片位置 Wade 等[8] 有表述。内皮质的渗透压与 314mOsm/kgH₂O 下的血浆浓度呈高度正相关。渗透压和浓度曲线在 Hai 和 Thomas[436] 的研究表述，渗透压和浓度显然没有考虑到组织样本点之间的相对距离（引自 Sands JM, Layton HE. The urine-concentrating mechanism and urea transporters. In: Alpern RJ, Caplan MJ, Moe OW, eds. *The Kidney: Physiology and Pathophysiology*, ed 5. San Diego: Academic Press; 2013:1463-1510.）

或增强平行流动中的渗透压。因此，通过逆流装置，小的横向渗透压差将沿着流动轴倍增成相对大的差异。为了支持这种范例，Kuhn 和 Ryffle 提供了一个数学模型和一个举例说明逆流倍增的装置。

随着对肾髓质的解剖学和生理学理解的增加，逆流倍增的模型被重新解释和修改。1951 年，

Hargitay 和 Kuhn[438] 将范例置于特定肾小管的背景下。如 Kuhn 和 Ryffle 所提出的，用发夹转角连接的平行管定义髓袢的特征。因此，提出髓袢作为外髓质梯度的来源，并且假设该梯度从可透水的集合管中抽出水。1959 年，Kuhn 和 Ramel[439] 使用数学模型表明，来自升支粗段的 NaCl 的主动转运可以作为单一效应。随后的生理实验证实了活跃的 NaCl 转运和集合管中水的渗透吸收[420, 431-433]。实验表明仓鼠短袢降支[440] 和长袢降支[9-10, 12] 的高透水性，说明粗段的 NaCl 积聚通过水渗透重吸收而非通过分泌 NaCl 来浓缩降支小管液（图 10-22）。

近年来，随着髓质解剖细节的逐渐清晰，有必要改进逆流倍增的范式，以提供哺乳动物外髓质梯度产生方式的精确阐释。特别是在解剖学上，短袢的降支与升支是分开的，短袢的内带部分靠近血管束（或在其内），而粗段靠近集合管[23, 441]。这种结构与反流之间的直接相互作用不一致。此外，在大鼠短袢的肾单位中，Wade 等[8] 发现降支在远端内带中的部分不表达 AQP1。Zhai 等[17] 发现，AQP1 在小鼠、大鼠和人类的内带短袢降肢中没有表达。AQP1 的缺失表明，短袢降支高透水性的假设值得进一步的实验研究。

根据这些考虑，似乎有理由假设，外髓渗透压梯度主要来自短袢和长袢肾单位升支粗段中 NaCl（不含水）的剧烈主动转运。粗段中进入皮质的管液稀释到血浆渗透压以下，满足了质量平衡的要求。在大鼠和小鼠中，粗段位于集合管[442] 附近；数学模型表明，在一定的外髓质水平上，集合管附近的间质渗透压将高于血管束附近的间质渗透压[443-444]。这种较高的渗透压将有助于从长袢降支和集合管中吸收水。肾直小血管降支被认为只存在于血管束中。因此，肾直小血管升支将充当从髓袢中吸收的 NaCl 和从长袢的降支和集合管中吸收的水的收集器。

相对于降支和集合管，直小血管升支的逆流结构可能参与维持轴向梯度：随着直小血管升支液体向皮层上升，其渗透压将超过长袢降支和集合管的渗透压。因此，肾直小血管升支液体将逐渐稀释，因为这种液体通过向间质释放 NaCl 并从间质吸收水分，有助于将液体集中在长袢的降支和集合管中（图 10-23）。

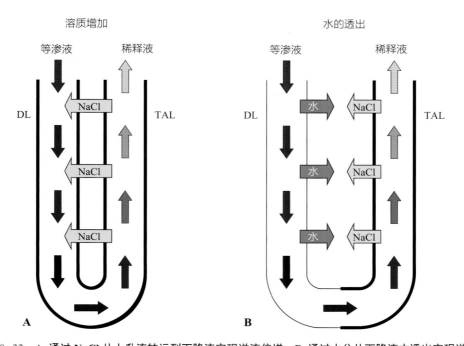

▲ 图 10-22　**A. 通过 NaCl 从上升流转运到下降流实现逆流倍增；B. 通过水分从下降流中透出实现逆流倍增**

从上升流到间隙的 NaCl 迁移提高了间隙的渗透压，这导致了从下降流到间隙的被动水迁移，下降流的渗透压比间隙低。在两个图中，管状流体的流动方向由蓝色箭头表示；渗透压的增加由蓝色阴影表示。上升流可能被认为是在髓袢的升支粗段（TAL）；下降流是在髓袢的降支（DL）。粗黑线表示管不透水；细黑线表示管对水的渗透性高。NaCl. 氯化钠；DL. 降支；TAL. 升支粗段（引自 Layton AT, Layton HE. Counttercurrent multiplication may not explain the axial osmolality gradient in the outer medulla of the rat kidney. *Am J Physiol Renal Physiol*. 2011; 301:F1047–F1056.）

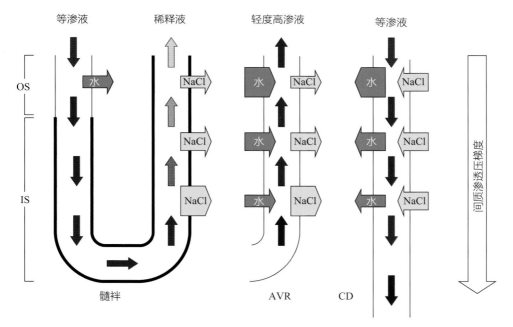

▲ 图 10-23　**基于 NaCl 进入间质而短袢降支无水吸收的外髓浓缩机制**

箭头表示水（青色）和 NaCl（黄色）经上皮转运；箭宽度表示相对转运量。等渗流体被认为具有与血浆相同的渗透压。假设进入 AVR 的血流是由位于或靠近血管束的肾直小血管降支引起的。从集合管流出进入髓内集合管。管状流体的流动方向用蓝色箭表示；渗透压增加用蓝色阴影表示。粗黑线表示管不透水；细黑线表示管对水的渗透性高。NaCl. 氯化钠；AVR. 肾直小血管升支；CD. 集合管；IS. 内带；OS. 外带（引自 Layton AT, Layton HE. Counttercurrent multiplication may not explain the axial osmolality gradient in the outer medulla of the rat kidney. *Am J Physiol Renal Physiol*. 2011; 301:F1047–F1056）

先前的总结似乎解释了外髓质渗透压升高的原因，而没有提到逆流倍增的作用。然而，一个问题仍然存在：为什么随着髓质深度的增加，渗透压梯度沿外髓质增加？答案可能在于粗段对 NaCl 的吸收与长袢降支和集合管对水的吸收的局部平衡。在较深的髓质水平上，粗段对 NaCl 的吸收率可能高于浅水平的粗段，这是因为在较深的水平上 Na⁺–K⁺-ATP 酶活性较高[445]，并且在稀释前粗段管液中较高的 NaCl 浓度使转运蛋白饱和。此外，由于水已经在上面的外髓吸收，通过长袢降支和集合管向外髓深处的粗段输送的水负荷大大减少。

需要注意的是，我们对外髓的理解主要基于从大量实验动物，特别是大鼠和小鼠模型数据获得的信息。在其他物种中，外髓的功能和结构可能存在很大的差别。例如，人类的肾脏只具有相对有限的浓缩能力（相对于许多其他哺乳动物而言），只有大约 1/7 的髓袢是长袢[446]；山海狸（Aplodontia rufa）大多有皮质髓袢，基本上没有内髓[447]。这些物种的外髓结构似乎与大鼠和小鼠的大不相同。最后，应该承认，上述模式与 Berliner 等在 1958 年提出的模式相似[83]。

2. 浓缩能力的决定因素

肾脏的整体浓缩能力来自于几个不同成分之间的相互作用。除了 NaCl 在升支粗段的主动转运和集合管的水通透性外，还有两个因素在决定终尿的渗透压方面起着重要作用。其中一个重要的决定因素是 NaCl 和水在髓袢的吸收和分泌速率，它设定了一个上限，即升支粗段主动重吸收 NaCl 的量，用以驱动外髓的浓缩机制。另一个重要的决定因素是输送到髓质集合管的肾小管液体的体积，它对浓缩过程的影响不被充分认识。过多的液体输送使沿髓质集合管的水再吸收过程饱和，快速的水渗透转运导致间质稀释。相反，即使在没有升压素的情况下，向髓质集合管输送的液体过少，也不会影响集合管上皮的持续渗透平衡，这是由于髓质集合管内的水渗透性不是 0[144, 148-149]。

3. 悬而未决的问题

肾内髓质中 NaCl 的浓缩组织切片研究表明，皮质髓质渗透压梯度主要由外髓的 NaCl 梯度和内髓质的尿素梯度组成（图 10-21）。因此，在前面的章节中，我们强调了在外髓质中浓缩 NaCl 的过程

和在内髓质中积累尿素的过程（从内髓质集合管被动吸收尿素加上通过扩散的尿素逆流交换）。先前描述的浓缩机制仅在肾外髓和皮质的髓放线中起作用。髓袢伸入内髓的上升肢是薄壁的，不能主动转运 NaCl[416, 448-449]；然而，在抗利尿作用中，许多哺乳动物的内髓产生了大量的轴向渗透压梯度。近 50 年来，关于产生髓质内渗透压梯度机制的性质一直存在争议。此外，非尿素溶质在髓内间质中聚集的能量来源尚不清楚。对内髓浓缩过程的一般分析表明，为了满足质量平衡的要求，要么上升流（升支细段或肾直小血管升支）必须相对于内髓间质稀释，要么下降流（降支细段、肾直小血管降支或集合管）必须在内髓内局部浓缩[87, 450]。

已经提出三种内髓浓缩的机制假设。

(1)"被动机制"：Kokko、Rector[408] 及 Stephenson[409] 独立提出了一个模型，通过该模型，可以完全通过髓质内的被动运输过程将升支细段的渗透压降低到间质的渗透压以下。这种机制通常被称为"被动模式"或"被动逆流倍增机制"。被动机制依赖于尿素和 NaCl 的分离，后者是通过氯化钠从升支粗段吸收而实现的；事实上，这种吸收是被动机制的假设能源。在这个模型中，内髓集合管产生快速的尿素重吸收，并维持在髓内间质中的尿素高浓度，导致水从降支细段渗透性地排出。这将氯化钠集中在降支管腔中，并产生有利于从髓袢的升支细段被动重吸收 NaCl 的跨上皮梯度。此外，如果升支具有极低的尿素渗透性，那么任何从升支细段重吸收的 NaCl 都不会被尿素替代。因此，相对于其他肾单位节段的液体，升支液体将被稀释，产生类似于从厚的升肢主动吸收 NaCl 的"单一效应"。这个单一的效应可以由髓袢升支和降支间的逆流倍增实现。这个模型要求降支细段对水而非 NaCl 或尿素的渗透性很高，而升支细段必须对 NaCl 而非水或尿素具有渗透性。然而，此后对被动机制提出了几项反对意见。与被动模型的渗透性要求相反，在细段升支和降支（在 Gamba 和 Kneper[451] 的报道中得到总结）中测量到了高尿素渗透性，而水渗透性很小或无[20]。此外，在 UT-A1/A3 尿素转运体基因敲除小鼠内发现，内髓内尿素的积累基本被消除，但内髓 NaCl 的积累并未受到影响[143, 358, 407]（见前文"UT-A1/A3 基因敲除小鼠"一节）。

Layton 及其团队通过将测量的祥 NaCl、尿素和水渗透性纳入数学模型，重新评估了被动机制[19, 452-453]。这些研究表明，被动机制产生渗透压梯度不需要从降支吸水，髓祥的尿素渗透可以作为一种高效的逆流尿素交换器。然而，该模型能够完全解释某些动物的高尿渗透压。

(2) 外部溶质驱动的浓缩机制：Jen 和 Stevenson[454] 提出，髓质内的浓缩机制依赖于 NaCl 和尿素以外的溶质。通过一个数学模型，他们在理论上证明，在髓内间质中连续添加少量非特异但具有渗透活性的溶质，可以产生一个实质性的轴向渗透压梯度。这种溶质必须通过化学反应在内髓中达到产生大于消耗。浓缩机制与 Kokko、Rector 及 Stephenson[408, 409] 提出的"被动模型"中尿素驱动的机制相似：假定髓质内的降支细段对溶质不渗透（因此它是"外部"溶质），结果，水从降支排出，降支管液中 NaCl 浓度升高。从祥的转弯开始，祥内 NaCl 浓度升高将导致大量 NaCl 流出，稀释上升流，并足以产生轴向梯度。

随后，Thomas 和 Wexler[455] 在更详细的数学模型的背景下证实了该机制的可行性。在进一步的模型研究中，Thomas[456]、Hervy 和 Thomas[457] 提出，由厌氧糖酵解（髓质内 ATP 生成的主要方式）产生的乳酸可以作为溶质。每消耗葡萄糖产生两个乳酸离子：葡萄糖→ 2 乳酸 +2H+

然而，正如 Knepper 等所指出的[87]，渗透活性粒子的净生成取决于质子滴定的缓冲阴离子。如果质子滴定碳酸氢盐，则可能存在渗透活性颗粒的净去除；如果质子滴定其他缓冲液（如磷酸盐或 NH3），则将产生渗透活性颗粒的净生成。Zhang、Edwards[458] 及 Chen 等[459] 建立的数学模型预测，血管逆流交换将倾向于限制向外髓和内髓上部的主要葡萄糖供应，从而限制在渗透压最高的内髓深部的乳酸生成速率。

(3) 透明质酸作为机械渗透交换物：在机械渗透诱导假说中[87, 460]，来自肾盂壁蠕动收缩的能量被用来通过脱水来将溶质集中在降支和集合管中，或者蠕动收缩降低了间质透明质酸基质中的钠活性，从而导致低渗液体从基质中重吸收到肾直小血管升支中。透明质酸是一种糖胺聚糖[461-462]，在肾内髓[463-464] 的间质中含量丰富。内髓中的透明质酸是由一种特殊的间质细胞Ⅱ型间质细胞）产生的，这形成了髓祥和肾直小血管之间的特征性"桥"[465]。这些桥可以在上面和下面划出 Pannabecker 和 Dantzler 所定义的节段间隔[28]，如之前已经讨论过的。因此，髓内间质可被认为是由可压缩的黏弹性透明质酸基质组成。

已经提出了一些假设，这些假设依赖于将乳头的蠕动作为内髓浓缩机制的一个组成部分[87, 357, 466]。由 Schmidt–Nielsen 提出的假说中[467]，一部分储存了一些来自平滑肌收缩的机械能的压缩透明质酸基质产生蠕动波。在蠕动波之后的减压中，基质施加弹性力，促进降支细段和集合管的吸水，从而增加管内液体渗透压。从降支吸水会提高管液中 NaCl 的浓度，从而促进环弯和升支前段对 NaCl 的强烈吸收。然而，如果像大鼠的情况一样，60% 的内髓降支的下部是不透水的[20]，那么水就不可能从降支吸收到渗透压最高的髓质深部。

另一个假说涉及透明质酸的特殊性质[468]。透明质酸是一个大的聚阴离子（1000～10 000kDa），其电荷是由葡萄糖醛酸亚基的羧酸（COO）基团引起的。透明质酸是亲水性的，具有高度膨胀的、随机的线圈结构，因相对于其质量而言，占据了很大的空间。这种伸展状态部分是由于羧酸基团之间的静电排斥（使相邻负电荷之间的距离最大），部分是由于糖苷键的伸展构象。

Knepper 等提出乳头的周期性压迫，以及压迫对透明质酸基质的影响可以解释沿髓质内的渗透压梯度[87]。当透明质酸被压迫时，部分克服了相邻羧酸基团的排斥力，通过阳离子（主要是钠离子）的缩合形成局部晶体结构。因此，压缩透明质酸凝胶会导致凝胶中局部钠离子活性降低[87]。在水溶液与凝胶平衡时，由于压缩导致凝胶中 Na+ 活性降低，NaCl 浓度将降低。因此，在收缩阶段从透明质酸基质中表达出来的自由液的总溶质浓度将低于凝胶的总溶质浓度。从基质中表达的轻度低渗液体很可能通过肾直小血管升支逃出内髓，这是在收缩周期的压缩阶段唯一保持开放的结构[467]。因此，肾直小血管升支内的上升液体的渗透压比局部间质低，因此，在集合管和肾直小血管降支中的液体会被浓缩。

这种机制与 Pannabecker 和 Dantzler 提出的节

段间隔相符合[28]：这些在透明质酸间质中富含的间隔，接触集合管、降支细段和肾直小血管升支。因此，它们可以成为换能的绝佳场所（如将蠕动产生的机械能转化而催生相对环境低渗的上升液流）。但是，依赖于蠕动收缩的这个假设的质量平衡一致性或热力学充分性还没得到定量分析或数学模型的验证。

声明

这项工作得到了美国国家卫生研究院 R01–dk41707 对 JMS 的支持。RAF 由丹麦医学研究委员会、新诺德斯克基金会、嘉士伯基金会（Carlsberg fondet）和伦贝克基金会支持

Dennis Brown 和 Robert A. 医生是第十版关于血管升压素作用的细胞生物学的一章的合著者，该章中的一些材料被纳入本章。

第 11 章

血管活性分子和肾脏
Vasoactive Molecules and the Kidney

Richard E. Gilbert　Andrew Advani　著

刘金瑞　郭亚男　韩秋霞　译

蔡广研　校

要 点

◆ 除了以系统循环的血管紧张素 II 作用为中心的经典内分泌性肾素 – 血管紧张系统（RAS）之外，肾脏还存在一个相对独立的局部肾素 – 血管紧张素系统，可通过旁分泌和（或）自分泌，甚至胞内分泌的形式发挥作用。

◆ 尽管我们对 RAS 的理解大部分与血管紧张素 II 的作用有关，但许多其他血管紧张素相关蛋白、酶和受体在肾脏生理和疾病中也具有重要的生物学作用。

◆ 数十年来，已经采用了阻断 RAS 的疗法来延缓慢性肾脏疾病的进展。而能够降低（如内皮素受体拮抗剂）或增强（如血管紧张素受体 – 脑啡肽酶双重抑制剂）其他血管活性分子作用的药物正在研究中。

◆ 内皮素 A 型受体拮抗剂目前正在进行糖尿病肾脏疾病疗效评估的 III 期临床实验，尽管早期的临床试验因出现剂量依赖性液体潴留而被迫中止。

◆ 抑制脑啡肽酶可防止心房钠肽及脑钠肽的水解，但活化的 RAS 可能会使其作用受限。血管紧张素受体 – 脑啡肽酶双重抑制剂可改善心力衰竭患者的预后，但目前对肾脏不良结局的影响尚不清楚。

◆ 血管紧张素转化酶 – 脑啡肽酶双重抑制剂与血管水肿的风险增加有关。

◆ 目前通过影响其他血管活性分子（例如激肽释放酶 – 激肽系统、尾升压素 II、鸟苷蛋白、尿鸟苷蛋白和肾上腺髓质素）的治疗方法发展有限。

来自全身循环和局部组织生成的血管活性肽不仅调节肾血流量（RBF），而且在电解质交换、酸碱平衡和利尿等肾脏生理中发挥重要作用，最近的研究集中在这些肽类在肾脏发育和器官损伤发病机制中的作用。

一、肾素 – 血管紧张素 – 醛固酮系统

工作于瑞典卡罗莱纳州研究所的 Niere und Kreislauf、Robert Tigerstedt 和 Per Bergman 等在其1898 年的开创性报道中描述了肾脏粗提取物具有长效的血管升压作用 [1]。尽管认识到提取物不纯，Tigerstedt 还是根据其来源将这种未知的活性物质命名为 "肾素"。110 多年后，随着对肾素 – 血管紧张素系统（RAS）的不断理解，我们对其在病理生理学和生理过程中的关键作用也有了新的见解。全面了解 RAS 的基础机制不仅是对知识的渴望，而且是对血管紧张素转化酶抑制剂在保护肾脏作用中（首先由 Anderson、Meyer、Rennke 与 Brenner 于 1985

年在啮齿动物进行性肾脏疾病模型中发现）重要性的深刻理解[2]。

临床意义

肾素 – 血管紧张素系统（RAS）在血压、血容量、电解质和酸碱平衡中发挥着重要作用。然而，RAS 除了维护肾脏基本生理功能外，其主要效应分子血管紧张素 Ⅱ 可升高肾小球内压力，诱发蛋白尿，并刺激细胞外基质产生，进而导致肾小球硬化和间质纤维化。因此，大多数慢性肾脏疾病治疗的基本策略为通过血管紧张素转化酶抑制剂减少血管紧张素 Ⅱ 的合成，或者通过血管紧张素受体拮抗剂减弱血管紧张素 1 型受体的作用延缓肾功能减退。

（一）经典肾素 – 血管紧张素 – 醛固酮系统

经典的 RAS 观点主要围绕肽类系统的内分泌方面展开。肾素是肾小球旁器（也称球旁复合体，juxtaglomerular apparatus，JGA）的球旁细胞释放的一种蛋白水解酶，其在血液中能催化肝脏分泌的血管紧张素原生成血管紧张素 Ⅰ。然后，血管紧张素 Ⅰ 穿过血管循环，被血管紧张素转化酶（angiotensin-converting enzyme，ACE）（其在肺血管的内皮细胞上有显著表达）去除末端两个氨基酸，形成血管紧张素 Ⅱ。作为 RAS 的主要效应分子，血管紧张素 Ⅱ 与其 1 型受体（AT$_1$R）结合，导致血管收缩、钠潴留、口渴和醛固酮分泌。虽然 RAS 的这种传统观点仍然有效，但近年来，由于发现了新的酶、肽类和受体，以及认识到通过旁分泌、自分泌甚至胞内分泌机制独立起作用的局部组织 RAS 的存在，使得既往 RAS 观点得到很大的补充（图 11–1）。

1. 血管紧张素原

血管紧张素原主要（尽管不是唯一的）在肝脏中，特别是在肝小叶中央区周围合成[3]。编码血管紧张素原的基因包含 5 个外显子和 4 个内含子，跨越 1 号染色体上（1q42–q43）约 13kb 的基因组序列。根据其糖基化程度，被翻译成含有 453 个氨基酸，分子量为 45～65kDa 的球状糖蛋白，然后经 24 或 33 个氨基酸信号肽翻译后裂解[4]，生成血管紧张素原的成熟循环形式[5]。

在结构上，血管紧张素原与丝氨酸蛋白酶抑制物（serpin）超家族具有很大的同源性，并且像其家族的许多成员一样，在炎性环境中可发挥急性期反应物的作用[6]，表现为存在急性期反应元件能与转录因子 NF-κB（活化的 B 细胞核因子 κ 轻链增强子）结合[7]。

2. 肾素

像血管紧张素原一样，编码肾素的基因也位于

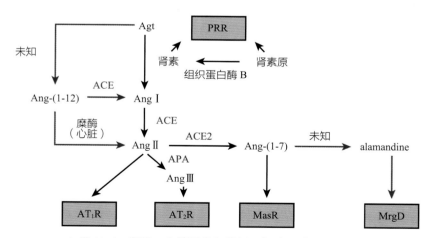

▲ 图 11–1　肾素 – 血管紧张素系统组成和相关作用示意图

相关酶类以红色显示。新的酶促途径用红色箭头表示。框中的为受体。ACE. 血管紧张素转化酶；Agt. 血管紧张素原；Ang. 血管紧张素；APA. 氨肽酶 A；AT$_1$R. 血管紧张素 1 型受体；AT$_2$R. 血管紧张素 2 型受体；MasR. Mas 受体；MrgD. 与 Mas 相关的 G 蛋白耦联受体；PRR . 肾素（原）受体（改编自 Carey RM. Newly discovered components and actions of the renin–angiotensin system. *Hypertension*. 2013;62: 818–822.）

1 号染色体（1q32）的长臂上，包含 10 个外显子和 9 个内含子，与其他天冬氨酰蛋白酶相似[8]。与仅具有单个肾素基因的人和大鼠不同，小鼠具有两个基因，*Ren1* 和 *Ren2*，分别在下颌下腺和肾脏中表达。

在合成 406 个氨基酸的前激素原后，前肾素原的 23 个氨基酸前导序列在粗面内质网中裂解，产生了肾素原（也称为无活性肾素和"大"肾素），然后从高尔基体或原颗粒中直接迅速分泌出来[4]。实际上仅在 JGA 中，肾素原被包装为成熟的致密颗粒，需要进一步加工成活性酶肾素（活性肾素），而不是立即分泌。与肾素原的经典型分泌相反，含肾素颗粒的释放受到严格控制[8]。

成熟的活性肾素是一种包含 340 个氨基酸，分子量为 37～40kDa 的不同程度糖基化的天冬氨酰蛋白酶，在中性 pH 下具有活性，与该类别中其他蛋白酶混杂的活性相反，它只有一个已知的底物，可裂解来自血管紧张素原氨基末端的十肽血管紧张素 I。尽管肾脏可以产生肾素和肾素原，但包括肾上腺、性腺和胎盘在内的一系列肾外组织也可产生肾素，构成血浆中的肾素。然而从无肾患者体内几乎完全没有活性的肾素来看，肾脏尤其是 JGA，可能是人类循环中肾素的唯一来源。

低钠饮食和 ACEI 等长期刺激肾素分泌的因素会导致分泌肾素的细胞数量增加，而对细胞大小或每个 JGA 细胞所含颗粒的数量增加无影响。肾素绝大部分由球旁细胞产生，此种细胞为入球小动脉壁上的平滑肌细胞衍化而来。尽管有时会提到，但肾素在肾小球外系膜区异位的表达似乎是罕见的情况[9]。

3. 肾素原激活

肾素原因其前肽段占据酶促裂口而保持为无活性的酶原。通过蛋白水解或非蛋白水解的方式去除此部分可产生活性肾素，该定义表示其酶活性而不是其氨基酸序列（图 11-2）。

在 JGA 的致密核心分泌颗粒中，液泡腺苷三磷酸酶（ATPase）的酸化作用为前肽段降解酶（前转化酶 1 和组织蛋白酶 B）提供了最佳的 pH，且有助于依赖 pH 的肾素原非酶促活化[9-11]。尽管各种肽酶（如胰蛋白酶、纤溶酶和激肽释放酶）也可以在体外切割肾素原的片段，但似乎在体内并不有助于肾素的生成。尽管传统观点认为肾素活化仅在 JGA 中发生，但最近基于细胞培养的研究表明，在心脏

和血管平滑肌细胞中肾素的蛋白水解激活可通过未知的丝氨酸蛋白酶实现[12-14]。这些发现在完整生物体中的意义尚待确定。

除了通过蛋白水解切割其前肽段以外，肾素原亦可通过构象变化使得其前肽段不再占据酶促裂口等非酶促方式可逆地激活。在通常情况下，少于 2% 的肾素原处于这种开放的活性构象中。此过程大部分由酸性环境（pH=4.0）[15-16]诱导，少部分可由低温诱导[17]。最近发现肾素（原）受体 [（pro）renin receptor，PRR；稍后讨论] 也可通过非蛋白水解方式来激活肾素原[18]。

4. 肾素分泌的调节

机械性、神经性和化学因素可通过调节肾素分泌影响 RAS 活性。

（1）肾压力感受器：Skinner 及其同事首先提出了肾压力感受器的概念，以解释入球小动脉压力下降时肾素为何会分泌增加[19]。以清醒状态的犬为模型的研究中发现肾灌注压 > 90mmHg 阈值时，其变化对肾素分泌影响较小，但下降到此阈值以下时，肾素分泌突然增加，每下降 2～3mmHg，肾素分泌增加 1 倍[20]。因此，肾灌注压降低到此阈值以下，会强烈刺激肾素分泌，进而迅速激活 RAS，同时导致一系列依赖血管紧张素 II 的现象发生，共同作用使系统压力恢复。虽然压力感受器功能很重要，但

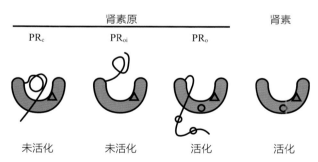

▲ **图 11-2　有关肾素原活化相关的构象改变和免疫活性表位表达的描述**

分子的主体为蓝色，与底物结合的裂隙和前肽段为黑线，实心三角形代表 PRc（非活性闭合构象的肾素原）、PRoi（非活性中间构象的肾素原）、PRo（处于活性开放构象的肾素原）和肾素等表达的主体表位。实心圆（黄色）代表 PRo 和肾素表达，而非 PRc 和 PRoi 表达的主体表位。空心圆圈代表 PRo 而非 PRc 和 PRoi 表达的前肽段表位（引自 Schalekamp MA, Derkx FH, Deinum J, et al. Newly developed renin and prorenin assays and the clinical evaluation of renin inhibitors. *J Hypertension*. 2008; 26: 928-937.）

数十年的研究仍未明确压力信号究竟是如何导致肾素释放的，尽管目前已有牵张激活的钙离子通道、内皮素（ETs）和前列腺素等假定介体的存在。

(2) 神经调控因素：JGA 拥有丰富的去甲肾上腺素能神经末梢及其 β_1 受体。刺激肾交感神经活动引起的肾素分泌是独立于 RBF、肾小球滤过率（GFR）或 Na^+ 重吸收等变化的。此外，通过外科手术（去神经支配）和药理学（使用 β 肾上腺素受体拮抗剂）等方法可阻断此作用[20]。虽然胆碱能、多巴胺能和肾上腺素能等的激活在某些情况下可调节肾素释放，但其作用仍有争议。

(3) 肾小管调控：腔内 NaCl 到达致密斑的含量逐步递减是刺激肾素分泌的有效因素，同时也反映出腺苷、一氧化氮（nitric oxide，NO）和前列腺素等一系列介质的协同作用不仅影响肾素的释放，而且还影响其转录[21]。这种机制被认为是低盐饮食受试者体内长期存在高血浆肾素活性（plasma renin activity，PRA）的原因[22]。

(4) 代谢性调控：三羧酸（tricarboxylic acid，TCA）循环是糖类、脂肪酸和氨基酸等最终通过有氧电子转移产生三磷酸腺苷（ATP）的共同途径。尽管三羧酸循环发生在线粒体内，但在细胞外也可检测到其中间产物，且当局部能量供需不匹配或细胞暴露于缺氧、毒素或损伤时，其中间产物会增加[23]。例如琥珀酸盐被发现可刺激肾素释放，且静脉给药可导致高血压，尽管这种潜在作用机制直到最近才被阐明。He 及其同事 2004 年研究发现，α-酮戊二酸和琥珀酸盐分别是孤立 G 蛋白偶联受体（G protein-coupled receptor，GPCR）GPR99 和 GPR91 的配体，而且琥珀酸在 GPR91 缺陷型小鼠中并未引起高血压[24]。事实上，在该组的后续研究中发现，GPR91 定位于致密斑细胞顶端质膜，在该处琥珀酸盐激活了 p38 和 Erk 1/2 丝裂原活化蛋白激酶（MAPK），从而诱导环氧合酶 -2（COX-2）依赖的前列腺素 E_2（已知的引起肾素释放的旁分泌介质）的合成[25]。此外，肾小管内琥珀酸盐诱导的 JG 肾素分泌可能是决定 JGA 在肾脏生理和病理生理环境中功能的重要因素。例如，在糖尿病大鼠中，血浆和尿液中都检测到琥珀酸盐含量升高[25]。

(5) 维生素 D 受体：维生素 D 受体（vitamin D receptor，VDR）是 RAS 的负调节剂，因此无 VDR 的小鼠肾素和血管紧张素 Ⅱ 表达明显增加，与高血压和心脏肥大有关[26]。重要的是，VDR 是独立于钙和甲状旁腺激素发挥作用的，据报道两者也可调节肾素表达。Yuan 等[27] 进行的一系列研究也阐明了维生素 D 与肾素表达之间相互作用的分子基础。通常情况下，被交感神经系统或致密斑激活的环磷腺苷（cAMP）蛋白激酶，可诱导 cAMP 反应元件（CRE）结合蛋白（CREB）的磷酸化，同时可将 CREB 结合蛋白 /p300 募集到肾素基因启动子区域的 CRE 中。但是，与 VDR 结合的 1, 25(OH)$_2$D$_3$ 会阻止 CREB 与 CRE DNA 顺式元件的结合，从而导致肾素基因转录的减少（图 11-3）。

从临床角度来看，维生素 D 和肾素之间的这种相互作用可能很好地诠释了血浆维生素 D_3、血压与 PRA 之间的负相关关系。尽管补充了几项对维生素 D 肾脏保护及降压作用的研究，但结果不一，因此仍需要开展具有重要临床意义的长期、随机对照试验。

(6) 其他局部调控因素：除了前面讨论的因素外，还显示出大量局部产生的生物活性分子会影响肾素的分泌。包括肽 [ANP、激肽、血管活性肠多肽、ET、降钙素基因相关肽（CGRP）]、胺类（多巴胺和组胺）和花生四烯酸衍生物[20]。

5. 血浆肾素原和肾素

在通常情况下，血浆中肾素原浓度约为肾素的 10 倍。但是，在某些糖尿病患者中，血浆中的肾素原会不成比例地增加，预示着糖尿病性肾病（包括微量白蛋白尿）和视网膜疾病的发展[28-29]。

除了观察肾素在相关研究背景中的作用外，测量其血浆中的水平也具有重要意义，比如可为评估有无醛固酮增多症、容量状态、预测对 ACEI 或血管紧张素受体拮抗剂（angiotensin receptor blocker，ARB）药物反应、监测用药依从性等提供重要的参考。从广义上讲，血浆肾素是通过活性或免疫学方法测定的[30]。最常用的方法是测量 PRA。用这种方法测定血浆中血管紧张素原转化为血管紧张素 Ⅰ 的速率。为防止血管紧张素 Ⅰ 降解或转化为血管紧张素 Ⅱ，测量时加入了血管紧张素酶和 ACEI。因此 PRA 测量不仅依赖肾素和内源性血管紧张素原的浓度，而且由于肽酶抑制剂替换了蛋白结合的药物，还会高估肾素抑制剂的抑制程度。通过使用抗体捕

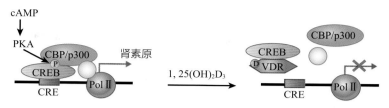

▲ 图 11-3　**1, 25(OH)₂D₃ 诱导的抑制肾素基因表达模型**

cAMP-PKA 途径通过磷酸化激活 CREB，导致 CBP/p300 募集。在 1, 25(OH)₂D₃ 作用下，配体 VDR 与 CREB 相互作用并阻断其与 CRE 的结合，从而导致肾素基因转录的减少。cAMP. 环腺苷酸；CBP. CREB 结合蛋白；CRE. cAMP 反应元件；CREB. CRE 结合蛋白；D. 1, 25(OH)₂D₃；P. 磷酸化；PKA. 蛋白激酶 A；Pol Ⅱ. RNA 聚合酶Ⅱ；VDR. 维生素 D 受体（引自 Yuan W, Pan W, Kong J, et al.1, 25–Dihydroxyvitamin D₃ suppresses renin gene transcription by blocking the activity of the cyclic AMP response element in the renin gene promoter. *J Biol Chem*. 2007; 282: 29821–29830）

获方法可以减少后一种情况发生，在该方法中使用抗血管紧张素 I 抗体代替肽酶抑制剂来预防血管紧张素 I 的降解[31]。

有关肾素测定方法的命名令人困惑，因为血浆肾素浓度（plasma renin concentration，PRC）是通过活性和免疫学方法共同测量的。使用活性方法（PRCa），加入外源血管紧张素原，从而避免了内源性底物水平产生的影响。尽管对 PRA 测量可能会利用抗体捕获方法，但 PRCa 依然会受到肾素拮抗剂的影响[30]。在肾素免疫学（PRCi）测定中，主要评估肾素和肾素原的活性、开放型构象，因此，像 PRA 和 PRCa 一样，由于较低的温度会增加具有活性构象的肾素原比例，所以 PRCi 测定也是时间和温度依赖性的。此外，肾素抑制剂通过结合开放型肾素原的活化位点，阻止了前肽段的重新折叠，这可能会高估 PRCi 的测定结果[30-31]。

6. 血管紧张素转化酶

ACE 是一种含锌的二肽基羧肽酶，可将血管紧张素 I 末端的两个氨基酸（组氨酸、亮氨酸）切断，形成八肽的血管紧张素 Ⅱ。与肾素的单一底物特异性相反，ACE 不是特异性的，它裂解具有 C′ 端序列 R₁-R₂-R₃-OH 的肽上的两端酸，其中 R₁ 是受保护的（未裂解的）氨基酸，R₂ 是任何非脯氨酸 L- 氨基酸，R3 是任何带有游离羧基末端的非二羧酸(半胱氨酸、鸟氨酸、赖氨酸、精氨酸) L- 氨基酸[4]。因此，需要注意的是 ACE 也可以催化缓激肽的失活。尽管 ACE 由单个 ACE 基因编码，但可转录两种不同组织特异性的信使 RNA（mRNA），每个都有不同的起始和替代剪接位点[32]。几乎在所有组织体细胞中存在形式都是 1306 个氨基酸，分子量为 140～160kDa，具有两个活性位点的糖蛋白，而在睾丸或生发的形式为分子量 90～100kDa，仅在减数分裂后的雄性生殖细胞中被发现，并且只有一个活性位点，似乎与精子生存有关[4, 33–34]。活性的 ACE 不仅在组织体细胞中广泛分布，而且还存在于大多数生物流体中。在人的肾脏中，ACE 在近端和远端小管中的含量最高，但其表达量和位点特异性分布均可因不同疾病而发生改变[35]。

7. 血管紧张素 1 型受体

血管紧张素 1 型受体（angiotensin–type 1 receptor，AT₁R）介导了大多数已知的血管紧张素 Ⅱ 的生理功能，它是一种由 359 个氨基酸组成，分子量为 40kD 的 7 次跨膜 G 蛋白耦联受体（GPCR），其基因位于人类 3 号染色体上[36]。

AT₁R 在肾脏内广泛表达。在肾小球中，它们既存在于传入和传出小动脉，也存在于系膜、内皮和足细胞中[37]。与血管紧张素 Ⅱ 对 Na⁺ 重吸收作用一致，AT₁R 在近端肾小管上皮细胞的刷状缘表达最为丰富[38]。在位于肾小管和直小血管之间肾髓质间质细胞中也发现了 AT₁R 高表达，在此处血管紧张素 Ⅱ 在调节肾髓质血流中具有潜在作用[39]。

多数研究（主要在血管平滑肌细胞中进行）证实了血管紧张素 Ⅱ 与 AT₁R 结合可通过多种不同的途径来启动细胞信号传导[40]。这些途径包括 G 蛋白介导的途径及酪氨酸激酶、NADH/NADPH 氧化酶和丝氨酸 / 苏氨酸激酶的活化[36]。

(1) G 蛋白介导的信号传导：在经典 G 蛋白介导的信号途径中，AT₁R 配体结合导致磷脂酶 C、D 和 A₂ 活化。磷脂酶 C 将磷脂酰肌醇双磷酸迅速水解为三磷酸肌醇和二酰甘油（DAG），分别引发细胞内储存钙的释放和蛋白激酶 C（PKC）的活化。同样磷脂酶 D 生成 DAG 并激活 PKC，而磷脂酶 A2（PLA$_2$）可促进各种血管活性因子和促炎性花生四烯酸衍生物的形成。

(2) 活性氧：尽管以前被认为是有毒的废物，但新发现的证据表明活性氧也可能充当第二信使，不仅激活其他细胞内信号级联反应（如 p38 MAPK），而且还激活了许多与炎症和退行性疾病发病机制有关的信号转录途径[36]。尽管还不清楚 AT$_1$R 刺激 NADH/NADPH 的机制，但血管紧张素 Ⅱ 与该受体结合会导致超氧化物和过氧化氢的产生。

(3) 酪氨酸激酶：血管紧张素 Ⅱ 与 AT$_1$R 的结合会"反式激活"许多非受体酪氨酸激酶 [Src、Pyk2、黏着斑激酶（FAK）和 Janus 激酶（JAK）]、表皮生长因子（EGF）[41-42] 和血小板衍生的生长因子（PDGF）[43-44] 的生长因子受体酪氨酸激酶。血管紧张素 Ⅱ 通过与 AT$_1$R 结合，将启动肿瘤坏死因子 -α（TNF-α）转化酶（TACE、ADAM17）转运至细胞表面。然后 TACE 从其膜相关前体（pro-TNF-α）裂解成 TNF-α，使其与细胞表面的 EGF 受体（EGFR）结合。然后，这种配体 - 受体相互作用诱导 EGFR 自磷酸化并激活其下游信号传导途径，包括 Akt、Erk-1/2 和哺乳动物西罗莫司靶蛋白（mTOR）（图 11-4）。最近已经证实了这种反式激活途径的体内相关性。Lautrette 及其同事在 EGFR 显性失活突变体小鼠中发现，尽管血压相似，但注入血管紧张素 Ⅱ 的突变小鼠的蛋白尿和肾纤维化程度低于野生型[45]。与这些发现一致，在糖尿病肾脏疾病大鼠模型中探索 RAS 在糖尿病肾脏疾病进展中作用的研究亦发现，使用特定的 EGFR 酪氨酸激酶抑制剂（即 PKI166）可减轻早期结构性肾损伤[46]。

与 EGFR 类似，AT$_1$R 对 PDGF 受体（PDGFR）的反式激活也很复杂，涉及衔接蛋白 Shc[43-44]。除了研究血管紧张素 -PDGFR 在细胞培养或器官中的相互作用外[47]，最近的研究发现，尽管存在持续高血压，体内对 PDGFR 激酶的抑制依然可以显著减弱血管紧张素 Ⅱ 诱导的血管重塑[48]。

(4) 血管紧张素 1 型受体内化：除了常规的配体 - 受体介导的途径外，涉及 AT$_1$R 的一系列其他信号传导机制也陆续被提出。这些包括受体相互作用蛋白、受体的异源二聚化和配体非依赖性激活（图 11-5）[49]。这些新见解虽然使我们对 RAS 的理

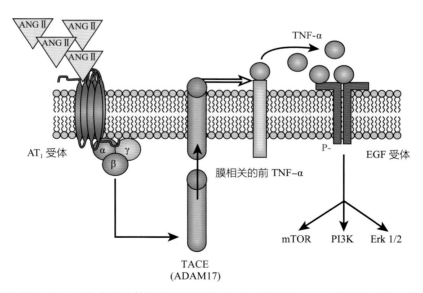

▲ 图 11-4　血管紧张素 Ⅱ（Ang Ⅱ）与其血管紧张素 Ⅱ 1 型（AT$_1$）受体结合，AT$_1$ 受体是一种 G 蛋白耦联的受体，缺乏固有的酪氨酸激酶活性

通过尚未描述的机制，这种相互作用导致金属蛋白酶肿瘤坏死因子 -α（TNF-α）转换酶（TACE）从细胞质转移到细胞表面，从膜相关前分子上裂解出 TNF-α，使其结合并激活表皮生长因子（EGF）受体。Erk 1/2. 细胞外信号调节激酶 1 和 2；mTOR. 哺乳动物西罗莫司靶蛋白；P13K. 磷脂酰肌醇 -3- 激酶（改编自 Wolf G."As time goes by": angiotensin Ⅱ -mediated transactivation of the EGF receptor comes of age. *Nephrol Dial Transplant*. 2005; 20: 2050–2053）

解更加困难，但也为疾病预防和管理提供了新的治疗靶点。

随着配体结合和信号转导启动后，AT_1R 迅速内化，然后被溶酶体降解或再循环回到质膜。引起 AT_1R 内化的几种机制包括与胞膜小窝的相互作用，G 蛋白受体激酶使其羧基末端磷酸化[36]，以及与新发现的 AT_1R 受体相互作用蛋白的缔合[49]。迄今为止，这样的相互作用蛋白有两种，AT_1 受体相关蛋白（ATRAP）[50] 和 AT_1 受体相关蛋白 1（ARAP1）[51]。ATRAP 与 AT_1R 的 C 末端相互作用，下调细胞表面 AT_1R 的表达并减弱血管紧张素 II 介导的相关作用[49]。ARAP1 虽然与 ATRAP 类似，但它促进了 AT_1R 向质膜的再循环，从而使其在肾脏中表达增加，引起高血压和肾脏肥大[51]。

（5）血管紧张素 1 型受体二聚化：GPCR 除了在单体状态下诱导细胞信号转导外，还如 AT_1R 一样，可形成同源二聚体和异源二聚体[52]。除自身构成同源二聚体以外[53]，AT_1R 还可与血管紧张素 2 型受体（AT_2R）形成二聚体，同时与缓激肽（B2）、肾上腺素（β_2）、多巴胺（D_1、D_3、D_5）、ET（B）、Mas 和 EGF 的受体形成异聚物，调节它们的功能[54-57]。

（6）配体非依赖性血管紧张素 1 型受体激活：在无血管紧张素 II 的情况下，细胞伸展诱导了构象转换，该构象转换启动了 AT_1R 的细胞内信号传导通路[58-59]。从对这种机制的理解中可预测，如在心脏[59] 和系膜细胞[60] 中，作为反向激动剂的 AT_1R 拮抗剂将消除这些作用。相似地，在先兆子痫女性患者[61] 和肾移植物排斥的患者[62] 中，激动性抗体与 AT_1R 的结合也导致了配体非依赖性激活。

8. 血管紧张素 II 在肾脏中的生理作用

既往血管紧张素 II 主要是通过 AT_1R 对血管、心脏、肾脏、大脑和肾上腺的作用来调节血管紧张度和维持体液平衡。在血管平滑肌中，血管紧张素 II 刺激 AT_1R 可诱导细胞收缩，进而导致血管收缩。在肾上腺皮质中，这种配体 - 受体相互作用刺激了醛固酮的释放，从而促进了远端肾单位中钠的重吸收。此外，血管紧张素 II 将直接增加近端小管的钠潴留，并在大脑中刺激饮水和钠盐摄入欲望。血管紧张素 II 的其他作用还包括刺激交感肾上腺和增强心肌收缩力。总之，这些作用有助于维持细胞外液量和全身血压。鉴于肾脏在维持哺乳动物内环境稳态方面起着关键作用，而血管紧张素 II 将对肾脏生理机制产生深远影响也就不足为奇了。

9. 血流动力学作用

外源性血管紧张素 II 的作用是剂量依赖性的。输入低剂量的血管紧张素 II 可增加肾血管阻力（renal vascular resistance，RVR）、降低 RBF，但不影响 GFR，因而增加了肾小球滤过分数。而在较高剂量的血管紧张素 II 下，RVR 进一步增加，RBF 继续降低，GFR 开始下降[63]。但因 GFR 的降低程度小于肾血浆流量，因此滤过分数仍然是增加的。此类研究与以下观点相一致：轻度激活 RAS 可增加

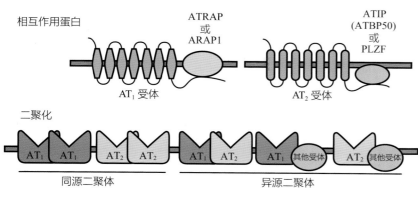

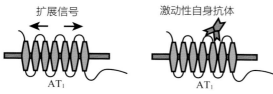

◀ 图 11-5 **血管紧张素受体的调节**

ARAP1. AT_1 受体相关蛋白 1；ATBP50. 分子量为 50kDa 的 AT_2 受体结合蛋白；ATIP. 血管紧张素 2 型受体相互作用蛋白；ATRAP. AT_1 受体相关蛋白；PLZF. 早幼粒细胞白血病锌指结构；AT_1 受体 . 血管紧张素 I 受体；AT_2 受体 . 血管紧张素 II 受体。（来自 Mogi M,Iwai M, Horiuchi M. New insights into the regulation of angiotensin receptors. *Curr Opin Nephrol Hypertens*. 2009;18:138-143. ）

肾小管对钠的重吸收，例如在反常的现代饮食习惯中就可以看到这种现象[22]。反之，在严重血容量不足的情况下过度激活 RAS 系统，可导致血管紧张素 II 依赖性 RBF 降低，这有助于维持系统血压，同时进一步刺激钠的重吸收。

肾脏显微穿刺术已广泛用于探索肾脏内血管紧张素 II 对血管阻力的影响。这些研究表明，血管紧张素 II 虽然增加了入球和出球小动脉阻力，但造成了肾小球内毛细血管压力（P_{GC}）持续升高[64]和超滤系数（K_f）降低[63]。此外，如数学模型预测的那样，血管紧张素 II 诱导的肾小球高血压不会导致急性蛋白尿，因为大分子物质的转运通道仍然完好无损[63]。若血管紧张素 II 慢性持续输注，会使肾小球内长期保持高压状态，将导致肾小球毛细血管损害和大量蛋白尿。

10. 肾小管转运

(1) 钠：血管紧张素 II 对肾脏 Na^+ 调节的重要性不亚于调节机体容量状态。近端小管可重吸收肾小球滤过液中 2/3 的钠，而其血管紧张素 II 的结合位点非常丰富。免疫组织化学结果显示 AT_1R 定位于顶端和基底侧[65]。在皮摩尔浓度下，血管紧张素 II 刺激管腔 Na^+–H^+ 交换体、基底侧的 Na^+–HCO_3^- 协同转运体及 Na^+–K^+ATP 酶。但当浓度大于 10^{-9}mol/L 时，血管紧张素 II 对相同的转运蛋白却具有抑制作用。血管紧张素 II 这种对 Na^+ 剂量依赖性的转运作用似乎也发生在髓袢[65]，但相关机制目前尚未完全阐明。在远端小管中，血管紧张素 II 对 Na^+ 转运作用是位点依赖性的。例如，在远端小管起始段血管紧张素 II 刺激顶端 Na^+–H^+ 交换，而在远端小管末端刺激阿米洛利敏感 Na^+ 通道[65]。

(2) 酸碱调节：肾脏通过调节酸和碱的分泌 / 重吸收，在维持 pH 方面具有关键作用。与 Na^+ 一样，血管紧张素 II 对近端小管、远端小管和集合管中的酸碱离子转运也有重要影响。最近的研究主要集中在集合管上。集合管中的血管紧张素 II 不仅刺激 Na^+–H^+ 交换体和 Na^+–HCO_3^- 协同转运体，而且还通过其 AT_1R 受体刺激 A 型闰细胞上的液泡膜 H^+–ATP 酶（H^+–ATP 酶）[66]。此外，利用精密的电子显微镜观察血管紧张素 II 在该部位的作用，阐明了 H^+–ATP 酶在配体刺激下从细胞质向顶端表面移位的相关机制[67]。

（二）扩展的肾素 – 血管紧张素 – 醛固酮系统：酶、血管紧张素肽和受体

1. 血管紧张素 2 型受体

在人类中，AT_2R 基因定位于 X 染色体，由 363 个氨基酸组成，与大鼠和小鼠的对应物高度同源[68]。尽管只有 34% 的序列同源，但与 AT_1R 一样，AT_2R 也含有 7 个跨膜 GPCR。

尽管进行了大量研究，但 AT_2R 的作用仍然存在争议[69]。但总的来说，AT_2R 的刺激作用与 AT_1R 的作用相反。例如，AT_1R 促进血管收缩和 Na^+ 的潴留，而 AT_2R 刺激导致血管舒张[70]和尿 Na^+ 排泄[71]，与其在近端小管上皮细胞上的表达丰度一致[72]。AT_2R 诱导的血管舒张作用是通过缓激肽依赖性和非依赖性机制增加 NO 合成及环磷酸鸟苷（cGMP）介导的[73]。然而，它的利钠作用似乎依赖由氨基肽酶 N 诱导的血管紧张素 II 向血管紧张素 III 的转化过程[74]。

像 AT_1R 一样，AT_2R 的活化也是被寡聚化调节，与各种相互作用蛋白和配体非依赖效应有关[73]。

2. 肾素（原）受体

在 2002 年发现了一种新型的、具有 350 个氨基酸的单跨膜蛋白，该蛋白与肾素和肾素原均有高度亲和力[18]。该蛋白与配体结合可诱导血管紧张素原的催化裂解增加 4 倍，以及通过激活 MAPK 细胞外信号调节蛋白激酶（ERK1/2）刺激细胞内信号转导[18]，使其被称为肾素（原）受体 [（P）RR]。肾素（原）指其有与肾素和肾素原相互作用的能力。

鉴于早期研究中将肾素（原）定位于系膜，以及其在增加局部血管紧张素 II 和肾小球系膜转化生长因子 –β（TGF–β）产生中的作用[75]，（P）RR 与肾脏疾病的发病机制有关是可以理解的[76]。但尽管如此，对（P）RR 的理解仍然难以与其他研究结果相统一，这些研究不仅涉及其潜在的致病作用，还涉及其在肾脏中的分布方式，以及与其他蛋白质的同源性。例如，考虑到（P）RR 的致病作用，使用 ACEI 和 ARB 引起的肾素增加被认为是不利的，但是这些药物已被反复证明具有肾脏保护作用。其次，尽管（P）RR 最初位于肾小球系膜，但最近的研究表明（P）RR 主要在集合管中表达[77]。第三，

尽管最初报道显示（P）RR 与任何已知的膜蛋白均无同源性[18]，但经数据库查询发现（P）RR 与另外两种蛋白相同：CAPER（位于内质网的 1 型跨膜衔接子前体）和 ATP6ap2（氢离子转运 ATP 酶溶酶体辅助蛋白 2）[78-82]，一个与液泡 H+-ATP 酶相关的蛋白[83]。实际上，（P）RR 主要在集合管中分泌酸性物质的细胞顶端表达，加上其与液泡 H+-ATP 酶辅助亚基的共定位和同源性，提示（P）RR 的主要作用可能是酸化尿液[77]。然而，液泡 H+-ATP 酶不仅表达于肾脏，还广泛分布在多个组织的质膜和细胞器膜中，在这些组织中，它不仅有酸化尿液及胞吞作用，还可促进胰岛素原转化为胰岛素和破骨细胞骨吸收等[84]。尽管主要数据表明（P）RR 是液泡 H+-ATP 酶的一个辅助亚基，但它也与肾素和肾素原结合，目前关于肾素原和肾素结合亚基在肾脏和其他地方的确切功能仍待进一步阐明。

3. 血管紧张素转化酶 2

ACE2 是于 2000 年发现的第一个人类血管紧张素转化酶（ACE）同源物，是一种锌金属蛋白酶，与 ACE 具有高度同源性（40% 的等同性及 61% 的相似性）[85, 86]。编码 ACE2 基因位于 X 染色体（Xp22），包含 18 个外显子，其中几个与人类 ACE 的前 17 个外显子具有高度的相似性。它的分子量为 3.4 kb，由 805 个氨基酸组成，在肾脏、心脏和睾丸中表达最高，但也存在于血浆和尿液中[87, 88]。与 ACE 不同，ACE2 起羧肽酶的作用，去除了血管紧张素 Ⅱ 末端的苯丙氨酸生成七肽血管紧张素 1-7 [Ang（1-7）]。ACE2 也可以间接生成 Ang（1-7），这主要是通过水解 Ang Ⅰ 羧基末端的亮氨酸残基将其转化为血管紧张素 1-9 [Ang（1-9）]，然后在 ACE 或中性内肽酶（NEP）的作用下生成 Ang（1-7）[88]。因此 ACE2 有助于血管紧张素 Ⅱ 降解和 Ang（1-7）合成。最初认为 ACE 和 ACE2 在血管紧张度和组织损伤方面的作用是相反的。但是，最新的研究结果发现远非如此。例如，慢病毒诱导的心脏 ACE2 过表达对实验性心肌梗死起保护作用[89]；ACE2 的过表达虽然降低了血压，但也导致了心脏功能障碍和纤维化[90]。

在肾脏中，ACE2 与 ACE 和血管紧张素受体在近端小管中共表达。在肾小球中，它主要在足细胞内表达，系膜细胞中表达较低，这与 ACE 在该部位的血管内皮源性相反[91]。目前关于 ACE2 在人类肾脏疾病及一系列动物模型中表达水平升高和降低的研究均有报道[92]。因此，尚不确定 ACE2 的升高是有益还是有害。考虑到这一点，干预研究的结果尤为重要。

例如，在实验性糖尿病肾脏疾病中，用 MLN-4760 抑制 ACE2 可导致蛋白尿和肾小球损伤加重[91]；在与 1 型糖尿病 Akita 小鼠模型杂交的 ACE2 基因敲除小鼠中也有类似的发现[93]。基于这些发现，通过输注人重组蛋白（hrACE2）来增强 ACE2 活性可能会减轻 Akita 小鼠的糖尿病肾损伤。在这项研究中，hrACE2 不仅改善了肾脏的结构和功能，而且还表明了其可能是通过减少血管紧张素 Ⅱ 水平和增加 Ang（1-7）信号传导来保护肾脏的[94]。除了在 RAS 中的作用外，ACE2 被证明是成人严重急性呼吸道综合征（SARS）冠状病毒的受体[95]。当最近启动的关于人重组 ACE2 蛋白注射液（GSK2586881）临床实验有结果时，这些发现与人类的相关性有望得到阐明。

4. 血管紧张素肽

（1）血管紧张素 Ⅲ，或血管紧张素 2-8：七肽血管紧张素 Ⅲ（血管紧张素 2-8）是在氨基肽酶 A 的作用下形成的，与血管紧张素 Ⅱ（血管紧张素 1-8）一样，通过与 AT1R 和 AT2R 结合发挥作用[96]。起初，血管紧张素 Ⅲ 被认为主要是调节血管升压素的释放[97]。然而，最近的研究表明，尽管血管紧张素 Ⅲ 在血压、醛固酮分泌和肾功能方面具有与血管紧张素 Ⅱ 相同的功能，但其代谢清除率是血管紧张素 Ⅱ 的 5 倍[98]。

（2）血管紧张素 Ⅳ 或血管紧张素 3-8：血管紧张素 Ⅳ 是在氨基肽酶 M 的作用下由血管紧张素 Ⅲ 转化而来的。尽管其某些作用是由 AT1R 介导的，但大多数血管紧张素 Ⅳ 的生物学作用被认为是由于其与胰岛素调节的氨基肽酶的结合引起的[99]。血管紧张素 Ⅳ 以前被视为无活性，但最近其在中枢神经系统（CNS）中的作用引起了人们极大的兴趣，它不仅可以增强学习和记忆能力，而且还具有抗惊厥特性及保护大脑免受缺血性损伤的作用[99]。

除了具有中枢神经系统作用外，血管紧张素 Ⅳ 还参与了动脉粥样硬化的形成，这主要与其激活 NF-κB 和上调多种促炎因子（如单核细胞趋化蛋白 1（MCP-1）、细胞间黏附分子 1、白细胞介素 6（IL-6）和 TNF-α，以及增强促血栓形成因子纤溶酶原激活物抑制剂 1）的合成有关[100, 101]。据报道，血管紧张素Ⅳ对肾脏血流量和尿钠排泄的作用不同[99]。

（3）血管紧张素 1-7：具有血管舒张和收缩两种作用的血管紧张素 1-7 可能是在几种内肽酶的作用下形成的，包括通过 NEP 去除血管紧张素 I 的末端三肽，通过 ACE2 裂解血管紧张素Ⅱ的 C 端苯丙氨酸和通过 ACE 切除血管紧张素 1-9 的 C- 末端的二肽基等。越来越多的证据表明，这种七肽的作用是通过其与 GPCR mas 孤儿受体结合而介导的[102]。血管紧张素 1-7 通过多种机制诱导血管舒张，这些机制包括增加缓激肽的作用，诱导 cGMP 的合成，以及抑制去甲肾上腺素的释放[103]。此外，血管紧张素 1-7 抑制血管平滑肌增生及颈动脉球囊损伤后新生内膜的形成[104]。然而，与这些发现相反的是，最近的报道显示外源性血管紧张素 1-7 并未改善糖尿病肾脏疾病，反而加速其进展[93]。

（4）血管紧张素 2-10：除了前面讨论的血管紧张素Ⅱ和其他 C- 末端裂解产物外，通过去除其 N- 末端的氨基酸，血管紧张素 I（1-10）还可产生许多其他潜在的生物活性肽。其中，发现由氨基肽酶 A 产生的血管紧张素 2-10 可调节啮齿动物中血管紧张素Ⅱ的加压活性[105]。

（5）血管紧张素 1-12：血管紧张素 1-12 是由未知的非肾素酶从血管紧张素原上裂解而来的十二肽，首次在大鼠肠中分离出来，但也存在于肾脏和心脏中[106]。值得注意的是，在肾脏中血管紧张素 1-12 与 RAS 的其他成分相似，主要位于近端肾小管上皮[107]。尽管目前对其生物学活性尚未完全了解，但普遍认为其主要充当血管紧张素Ⅱ的前体，通过 ACE 和糜酶的特定位点及物种特异性作用实现[108]。然而，其他途径也可能有助于血管紧张素 1-12 发挥作用，在大鼠肾脏由脑啡肽酶生成血管紧张素 1-7 和血管紧张素 1-4[107]。

（6）血管紧张素 A 和 alamandine：通过质谱鉴定，血管紧张素 A 和 alamandine 的特征是源于血管紧张素Ⅱ和血管紧张素 1-7 分别将 N- 末端天冬氨酸脱羧为丙氨酸[109]。尽管浓度极低的血管紧张

素 A 不太可能发挥生理作用，但对于血浆高表达的 alamandine 的终末期肾病（ESRD）患者而言，情况可能并非如此[109]。alamandine 与血管紧张素 1-7 功能类似，具有降低血压和减少纤维化的作用。但是，alamandine 不是通过 Mas 受体发挥作用，而是通过 Mas 相关的受体 GPCR（MrgD）发挥作用的[110]。

5. 肾内肾素 – 血管紧张素 – 醛固酮系统

在 RAS 的传统观点里，血管紧张素Ⅱ作为一种肽类激素，产生以后以经典的内分泌方式在体循环中到达远端发挥作用。但是，自从我们可以对其成分进行克隆后，越来越可以肯定的是，存在一种额外的局部的、组织中的 RAS 系统，独立于循环型 RAS，以旁分泌、自分泌甚至是胞内分泌的形式发挥作用[1]。这一点在肾脏中可能更明显，Navar 等[111-113] 开创性的研究显示肾脏拥有合成血管紧张素Ⅱ和其他生物活性血管紧张素肽所必需的所有分子机制条件。此外，它们在肾小球滤过液、肾小管液和间质中的浓度比血浆中的浓度高 10～1000 倍[38, 114]。

既往认为在肾脏内，表达肾素的细胞局限于 JGA，并且是终末分化的细胞。但是，Sequeira López 及其同事通过 Cre-Loxp 命运图谱系统进行的一系列研究发现，在肾脏内，表达肾素的细胞是一些其他细胞类型的前体，包括小动脉中膜、系膜、肾小囊和近端小管[115]。虽然通常处于静止状态，但当体内内环境紊乱时，这些细胞可能会发生转化，从而合成肾素[115]。这些诱因不仅包括血容量不足，还包括组织损伤。例如，Gilbert 及其同事指出在单个肾单位肾小球滤过增加，以及随之而来肾功能减退的情况下，肾小管上皮细胞中肾素 mRNA 和血管紧张素Ⅱ肽会重新表达[116]。

除了固有的肾脏细胞外，浸润的肥大细胞也可能有助于疾病中局部 RAS 的活化。肥大细胞除了与传统意义上的变态反应及宿主对寄生虫感染的反应有关，还与炎症反应、免疫调节和慢性疾病有关。大部分 CKD 患者肾间质都伴有肥大细胞浸润，其丰度与肾小管间质纤维化程度及 GFR 下降有关，而与蛋白尿无关[117]。值得注意的是，肥大细胞被发现可以合成肾素[118]，由此它们的脱颗粒将释放大量的肾素和糜酶，从而加速局部环境中血管紧张素Ⅱ的合成。

胞内分泌肾素 – 血管紧张素 – 醛固酮系统：传统意义上，肽类激素会与细胞质膜上的同源受体结合，并通过产生次要中间体发挥作用。然而，最新数据表明某些肽类激素也可能通过内化或细胞内合成到达细胞内部，直接在细胞内部起作用。例如，血管紧张素Ⅱ不仅位于细胞质和细胞核内，而且在十多年前已被发现进入细胞质内可影响细胞内钙通道电流[119]。从细胞外摄取的血管紧张素Ⅱ很可能有助于其在细胞内的活性；然而，最近的研究主要集中在其内源性合成方面。与细胞内血管紧张素Ⅱ的作用一致，表达增强型青色荧光蛋白 – 血管紧张素Ⅱ融合蛋白的转基因小鼠，因缺乏分泌信号，因此其合成的血管紧张素Ⅱ仍滞留在细胞内，导致肾小球毛细血管和小血管中形成微血栓，进而引发高血压[120]。迄今为止，在细胞内的 RAS 已经涉及细胞质、细胞核和线粒体中的许多经典和非经典途径[121, 122]，为研究 RAS 在生理学、病理生理学和治疗学中的作用提供了新的参考。

（三）肾素 – 血管紧张素 – 醛固酮系统在肾脏病理生理中的作用

在 20 世纪 80 年代的一系列重要实验中，Brenner、Hostetter 及其同事通过一个公认的进展型肾脏疾病模型，即 5/6 肾切除大鼠模型，研究了肾切除后对血流动力学的影响[123]。在肾单位丢失的情况下，剩余的肾小球发生代偿性增大伴随单个肾单位的 GFR（SNGFR）及肾小球内压（P_{GC}）增加，引起肾小球硬化和功能丧失。既往研究表明，这种现象可能与血管紧张素Ⅱ有关，因为血管紧张素Ⅱ的输注也导致 P_{GC} 的升高[124]。同时这些研究认为血管紧张素Ⅱ引起肾小球内高压是促进肾脏疾病发展的关键危险因素，而通过降低 P_{GC} 可改善疾病进展。确实，在验证概念的研究中，已证明用 ACEI 依那普利阻断血管紧张素Ⅱ的形成可使 5/6 肾切除大鼠的肾小球出球小动脉扩张，降低 P_{GC} 和延缓疾病进展[125]。相反地，肼屈嗪、利血平和氢氯噻嗪的联合疗法虽然在降低全身血压方面同样有效，但却未能改善肾小球内高压和疾病进展[125]。很快后续与 5/6 肾切除大鼠模型类似且具有 SNGFR 和 P_{GC} 增加特征的其他疾病模型（如糖尿病）也开始进行研究[126]。

1. 纤维化

在过去的 20 年中，大量研究集中在血管紧张素Ⅱ的非血流动力学作用上。例如，除了对 P_{GC} 的作用外，ACEI 和 ARB 在改善与进行性肾功能不全密切相关的肾间质纤维化和肾小管萎缩方面也非常有效。这些作用的基础是血管紧张素Ⅱ在肾脏多种细胞类型中有诱导促纤维化和促凋亡生长因子及 TGF-β 表达的能力[127, 128]。与这些体外研究一致的是，在 5/6 肾切除大鼠和糖尿病大鼠的肾小球和肾小管间质中均可观察到 TGF-β 的过表达，该研究还表明 ACEI 和 ARB 均可有效降低 TGF-β 表达和延缓疾病进展[129, 130]。类似地，在人类糖尿病肾脏疾病中，通过一系列肾活检研究发现 ACEI 培哚普利可降低 TGF-β mRNA 的表达[131]，氯沙坦可降低尿液中 TGF-β 的排泄[132]。

2. 蛋白尿

蛋白尿增加既是肾小球损伤的主要表现，也是肾功能不全进展的危险因素。尽管 P_{GC} 仍然是白蛋白通过肾小球的重要决定因素，但最近的研究主要集中在足细胞的潜在作用上。的确，足细胞损伤是蛋白尿性肾病的主要表现，目前已证明可通过 ACEI 和血管紧张素受体拮抗剂来预防足突融合[133]。考虑到足细胞在肾小球滤过屏障形成和功能中的关键作用，因此其他研究主要集中在足细胞裂孔膜蛋白 nephrin 上。值得注意的是，由于足细胞可表达 AT_1R，当在细胞培养基中加入血管紧张素Ⅱ时，nephrin 的表达显著降低[134]。与这些发现一致的是，经 ACEI 治疗 2 年后，糖尿病肾脏疾病患者的 nephrin 低表达情况得到改善[135]。

3. 炎症、免疫力和肾素 – 血管紧张素 – 醛固酮系统

作为 CKD 经典特征之一的炎性细胞浸润，在啮齿类动物模型中，可被 RAS 抑制剂所改善[136]。在体外，血管紧张素Ⅱ通过 AT_1R 和 AT_2R 依赖性途径激活 NF-κB，从而刺激多种有效趋化因子的表达如 MCP-1，调节激活正常 T 细胞表达，分泌因子（RANTES）及细胞因子（如 IL-6）[137]。除血管紧张素Ⅱ外，血管紧张素 1-7 可通过 Mas 受体发挥作用，在基础和疾病环境下通过激活 NF-κB 导致肾脏组织产生促炎效应[138]。

除了巨噬细胞、肥大细胞和先天免疫系统的其

他组成部分之外，适应性免疫系统似乎也与血管紧张素 II 介导的器官损伤的发病机制有关。值得注意的是，在实验模型中，抑制适应性免疫系统可阻止血管紧张素 II 依赖性高血压的发展[139]，而过继转移 $CD_4^+CD_{25}^+$ 调节性 T 细胞可减轻血管紧张素 II 导致的损伤[140]。

4. 糖尿病悖论

尽管长期糖尿病患者体内血浆肾素含量较低，提示该类患者体内 RAS 不是被糖尿病激活，但阻断 RAS 的药物仍是糖尿病肾脏疾病的主要治疗手段[141-143]。虽然糖尿病患者中 PRA 水平正常或降低，但血浆中肾素原水平升高，这使悖论更加复杂化。这种不同提示对糖尿病存在细胞特异性反应差异，因为 JGA 是肾素分泌的主要来源，而肾素原可由更广泛的其他类型细胞分泌。在最近的评论中，Peti-Peterdi 等尝试去解释糖尿病的肾素（原）悖论[144]。尽管早期糖尿病会导致琥珀酸盐和 JGA 分泌的肾素增加，但升高的血管紧张素 II 水平随后又抑制 JGA 的肾素分泌。与 JGA 的这种负反馈相比，血管紧张素 II 在肾小管中具有相反的作用，糖尿病会导致集合管的肾素增加 3.5 倍，但 AT_1R 拮抗剂可减弱此作用[145]。

二、内皮素

ET 是有效的血管收缩剂，尽管其主要在血管内皮中表达，但在肾髓质中也明显存在。ET 的生物学效应由两种受体介导：ET 的 A 型受体（ET-A）和 B 型受体（ET-B）。在肾脏中，这些受体有助于调节 RBF、水盐及酸碱平衡，并可能介导组织炎症和纤维化。ET 受体拮抗剂在肺动脉高压的治疗中已显示出疗效[146-149]；ET 受体拮抗剂已被美国和欧洲相关的监管机构批准用于该适应证[150]。在一系列肾脏疾病中已经观察了 ET 受体拮抗剂的治疗效果。最近的临床试验表明，ET 受体拮抗剂具有降低蛋白尿和血压的作用，但对 CKD 有较窄的治疗窗。

（一）内皮素的结构、合成和分泌

ET 由 21 个氨基酸组成，含有 3 种在结构和药理学上均不同的同源异构肽：ET-1、ET-2 和 ET-3。心血管系统中主要异构肽是 ET-1。异构肽

> **临床意义**
>
> 内皮素（ET）的作用由两种受体介导：ET 的 A 型受体（ET-A）和 B 型受体（ET-B）。目前正在研究 ET 受体拮抗剂（特别是 ET-A 受体拮抗剂）在延缓慢性肾脏疾病，特别是糖尿病肾脏疾病肾功能下降中的疗效。但是，尽管 ET 受体拮抗剂可降低蛋白尿，但其研发因引发液体潴留和治疗窗过窄而受阻。

之间的氨基酸序列差异很小。三种异构肽具有共同的结构，即典型的发夹环构型，该构型是由氨基末端和在 Trp_{21} 处含有芳香族吲哚侧链的疏水性羧基末端形成的两个二硫键产生的（图 11-6）。羧基末端和两个二硫键均负责该肽的生物活性。ET 是由前激素原通过弗林蛋白酶和其他酶介导的翻译后蛋白质切割合成的。识别 Arg-Arg 或 Lys-Arg 配对氨基酸的二元特异内肽酶加工位点可裂解预处理的 ET，从而将其大小从大约 203 个减少到 39 个氨基酸。大部分无生物活性大 ET 蛋白质水解切割是由 ET 生物合成途径中的关键内皮肽转化酶（ECE）所介导的。ECE1 和 ECE2 是膜结合 II 型金属蛋白酶，其氨基酸序列与脑啡肽酶（NEP 24.11）的氨基酸序列具有明显的同源性。

ET-1 的分泌依赖于蛋白质的从头合成，这是稳定型的。但是，一系列刺激也可能通过转录和转录后调控来增加 ET 的合成（表 11-1）。ET-1 合成后，内皮细胞便将 ET-1 分泌至基底侧室，并朝向邻近的平滑肌细胞。由于此种管腔分泌，血浆中 ET-1 含量并不能反映其产生的水平[151]。

在肾脏，ET-1 在髓质内的表达最丰富。实际上，在所有组织中，该区域拥有浓度最高的 ET-1[152]。除了存在于内髓集合管（IMCD）外，在肾小球内皮细胞[153]、肾小球上皮细胞[154]、系膜细胞[155]、直小血管[156] 和肾小管上皮细胞[157] 中也发现了 ET 的存在。肾脏还合成 ET-2 和 ET-3，但其水平要比 ET-1 低得多[158]。与 ET-1 一样，正常情况下肾髓质中 ECE1 mRNA 的含量也高于皮质。然而，在慢性心力衰竭等疾病状态下，主要是皮质

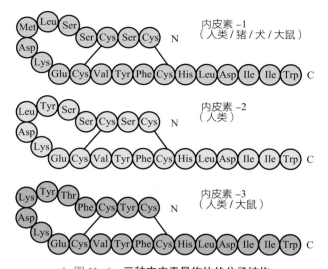

▲ 图 11-6　三种内皮素异构体的分子结构

（改编自 Schiffrin EL. Vascular endothelin in hypertension. *Vascul Pharmacol*. 2005; 43: 19-29.）

表 11-1　内皮素基因和蛋白质表达

刺激其表达的物质	
血管活性肽	**生长因子**
血管紧张素 Ⅱ	表皮生长因子
缓激肽	胰岛素样生长因子
升压素	转化生长因子 -β
内皮素 -1	**凝血**
肾上腺素	血栓素 A₂
胰岛素	组织纤溶酶原激活剂
糖皮质激素	**其他**
催乳素	钙
炎症介质	氧
内毒素	剪应力
白介素 1	佛波酯
肿瘤坏死因子 -α	氧化修饰低密度脂蛋白
干扰素 -β	
抑制其表达的物质	
心房钠尿肽	前列环素
脑钠肽	蛋白激酶 A 激活剂
缓激肽	一氧化氮
肝素	血管紧张素转化酶抑制剂

内 ECE1 mRNA 表达上调[159]。在人类的肾脏中，ECE1 定位表达于肾皮质和髓质中的内皮细胞和肾小管上皮细胞[160]。

（二）内皮素受体

ET 与 2 个具有 7 个跨膜结构域的 GPCR 结合，即 ET-A 和 ET-B。在血管系统的平滑肌细胞上发现了 ET-A 受体，它们诱导血管收缩。尽管位于血管平滑肌细胞上的 ET-B 受体也可诱导血管收缩，但它们也在内皮细胞上表达，活化后通过产生 NO 和前列环素导致血管舒张[161]。除了与血管张度有关外，ET-B 受体还可作为 ET-1 的清除受体[162]，尤其是在肺中，ET-B 受体结合可占清除的 80%[163]。由于其利钠和血管舒张作用，ET-B 受体通常被认为对肾脏具有保护作用。

在肾脏中，ET-A 和 ET-B 受体在 IMCD 中的表达最高，尽管 ET-1 也可在平滑肌细胞、内皮细胞、肾髓质间质细胞、髓袢降支细段和髓袢升支粗段处结合[156]。ET-A 受体位于多个肾血管结构中，包括血管平滑肌细胞、弓状动脉、直小血管降支的周细胞及肾小球。ET-B 受体虽然主要存在于髓质集合管系统，但在近曲小管、皮质内集合管、髓袢升支粗段和足细胞中也表达[164]。

（三）内皮素在肾脏中的生理作用

ET 对正常的肾功能有多种影响，包括调节 RBF、水钠及酸碱平衡。尽管 ET-1 在几乎所有血管中都具有血流动力学作用，但在不同血管中敏感性不同。肾血管和肠系膜血管是最敏感的：皮摩尔浓度下的 ET-1 即可引起血管收缩[165, 166]、RVR 增加和 RBF 降低。但是，在 ET-A 受体诱导的持续血管收缩发生之前可能有 ET-B 受体介导的短暂血管舒张[167]。由于 ET 受体分布有部位的特异性，在肾脏不同区域 ET-1 可能发挥不同的血管收缩和血管舒张作用。例如，ET-1 可能通过诱导邻近小管上皮细胞释放 NO，增加肾髓质血流量，该处以 ET-B 受体表达为主[168]。

ET 系统除了对 RBF 有影响外，也可直接影响肾脏水、钠平衡[169]。在肾髓质中，ET 受钠摄入量的调节，通过 ET-B 受体发挥利钠和利尿作用[170-172]。除利钠和利尿作用外，ET-B 受体还可能通过刺激近端肾小管 Na^+-H^+ 交换体 3（NHE3）来维持酸碱平衡[173]。尽管已知 ET-B 受体活化发挥利尿钠排泄的作用，但最近的研究发现肾髓质中 ET-A 受体也可能具有尿钠的排泄作用[174]。这可能部分解释了为什么 ET-A 或双重 ET 受体拮抗剂会引起水肿。

内皮素在原发性高血压中的作用

鉴于其强大的血管收缩特性，ET-1 与高血压的发病机制有关也就不足为奇了。在高血压的临床前研究模型中，ET 拮抗剂可能会改善心力衰竭、血管损伤和肾衰竭，并降低脑卒中的发生率[175, 176]。ET-A 受体拮抗剂还可以使暴露于间歇性缺氧环境中（类似于人类的睡眠呼吸暂停）大鼠的血压正常化[177]。

中重度高血压患者皮下小阻力动脉的内皮中前内皮素原（PreproET-1）mRNA 表达增加[178]，另外近期的 Meta 分析显示高血压患者血浆中 ET-1 浓度也是升高的[179]。然而并不是所有患者血浆 ET-1 水平都升高[175]，合并终末器官损害或 Na^+ 缺乏、Na^+ 敏感的肾素反应迟钝患者中 ET-1 水平更容易升高[180]。这些疾病中 ET-1 增加的主要原因可能与肾脏清除率降低有关。这些研究表明，相比于其他患者，某些亚组患者可能对 ET 受体拮抗剂更敏感。由于女性患者 ET-B 表达增加，对 ET-A 受体活化不敏感，因此，ET-1 对其的加压作用较弱[181]。

因选择 ET-A 受体、研究设计、给药方案困难重重，且存在不良事件，使 ET 受体拮抗剂降压作用的临床试验开展受阻[182]。由于 ET-B 受体具有利钠和利尿、诱导血管舒张并清除 ET-1 的作用，选择性 ET-A 受体拮抗剂可能有更好的降压作用[182]。混合性 ET-A/B 受体拮抗剂和特定 ET-A 受体拮抗剂，其体外结合亲和力不同：混合性 ET-A/B 受体拮抗剂对 ET-A 的选择性小于 100 倍，选择性 ET-A 受体拮抗剂对 ET-A 受体的亲和力为 100 倍或更高。然而在体内可能需要 1000 倍或更高的亲和力才能诱导 ET-A 受体特异性作用[183-184]。在早期研究中，与依那普利一样，使用非选择性 ET 受体拮抗剂波生坦（bosentan）治疗原发性高血压患者，在 4 周内有效降压，并且没有引起反射性的神经体液激活[185]。类似地，对 115 例服用了 3 种或 3 种以上药物的难治性高血压患者，选择性 ET-A 受体拮抗剂达卢生坦（darusentan）治疗 10 周降压效果显著[186]。在随后的一项针对 379 例难治性高血压患者的研究中，达卢生坦（darusentan）治疗 14 周后血压降低了约 18/10mmHg，口服剂量 50～100mg/d，不存在剂量依赖性[187]。然而，在第二个类似设计的研究中，发现安慰剂效应较大，这意味着达卢生坦治疗未能达到其降低诊室高血压的主要研究终点，因此停止了针对该适应证的药物研发[188]。有趣的是，在这两项研究中，通过动态血压监测发现经积极治疗后收缩压均显著下降[183, 189]。然而，与接受安慰剂的患者相比，接受达卢生坦治疗的患者更易出现外周水肿或液体潴留[187, 188]。

（四）内皮素在肾损伤中的作用

ET 系统除了影响血管张度外，还可能与 CKD 相关纤维化的发病机制有关[190]。在 CKD 患者中，ET-1 生成增加及清除率下降，进而导致其在血浆中水平增加[191]。另外有研究发现尿液 ET-1 水平亦升高，这表明肾脏中 ET-1 表达也是增加的[192]。在 CKD 患者中引起肾脏 ET-1 表达增加的原因可能与尿蛋白直接影响肾小管上皮细胞 ET-1 的表达有关[193, 194]。除了尿蛋白的影响外，很多促炎因子也诱导肾脏 ET-1 表达，包括缺氧、血管紧张素Ⅱ、凝血酶、血栓素 A2、TGF-β 和剪切力（表 11-1）。

ET-1 可通过几种不同的机制损伤肾脏。局部衍生的 ET-1 直接影响血流动力学，高剂量的 ET-1 可增加 P_{GC} 并引起直小血管和肾小管周围毛细血管收缩，从而降低组织氧张力。ET-1 作为炎症细胞的趋化因子，可表达肽本身，刺激肾间质成纤维细胞和系膜细胞增殖，并诱导胶原基质沉积相关细胞因子的产生，比如 TGF-β、基质金属蛋白酶 -1、组织金属蛋白酶抑制物 -1 和组织金属蛋白酶抑制物 -2。在系膜细胞中，ET-1 可以诱导细胞骨架重构和收缩[195]，且 ET-A 受体在这些细胞中的活化似乎可影响 Alport 肾小球疾病的发展[196]。

ET-1 在肾小球足细胞损伤中的重要作用也逐渐被发现。例如，通过滤过屏障的蛋白质增加会导致足细胞的骨架重构，同时上调 ET-1 表达，而 ET-1 可以自分泌方式引起足细胞超微结构损伤[197, 199]。ET-1 通过活化 ET-A 和增加 β-arrestin-1 的表达促进足细胞去分化和迁移，最终导致 EGFR 反式激活、β-catenin 磷酸化及转录因子 Snail（上皮 - 间充质转化的诱导剂）表达增加[200]。ET-1 通过 ET-A 和 ET-B 受体诱导足细胞中钙信号通路传导，ET-A 受体和 ET-B 受体基因敲除的小鼠可阻止链脲佐菌素诱发糖尿病相关的肾小球损伤[201]。随后利用这类基因敲除小鼠，研究人员进一步证明了 ET-1 可导致足细胞释放乙酰肝素酶，进而破坏内皮细胞的糖萼，促进白蛋白通过滤过屏障[202]。

（五）内皮素系统在慢性肾脏疾病和糖尿病肾脏疾病中的作用

1.ET 受体拮抗剂在糖尿病肾脏疾病中的临床前研究

在一系列动物实验模型（包括大鼠残肾、狼疮性肾炎和糖尿病）中，利用 ET 受体拮抗剂来研究 ET 在肾脏生理病理中的作用。尽管已经报道了在残肾模型中，非选择性 ET 受体拮抗剂对进行性肾脏疾病具有保护作用[203]，但选择性 ET-A 受体拮抗剂因同时抑制 ET-B 受体似乎具有更优的肾脏保护作用[204]。

目前高糖对 ET 合成和分泌的影响结论不一。高糖可增强 ET-1、血管紧张素 II 和 PDGF 对系膜细胞 p38 MAPK 的活化作用[205]。相反，高糖却减弱了 ET-1 对系膜细胞的收缩功能[206, 207]。在 1 型和 2 型糖尿病动物模型中，血液中的 ET-1 水平升高。在肾小球和肾小管上皮细胞中，ET-1 及其受体表达增加[194, 208]，尽管 ET 受体表达的增加不是普遍结果[209]。糖尿病也引起肾脏 ECE1 表达的增加，它与对比剂具有协同作用[210]。

许多研究人员阐述了非选择性和选择性 ET-A 受体拮抗剂在糖尿病肾脏疾病模型中的作用。非选择性 ET 受体拮抗剂波生坦（bosentan）在链脲佐菌素－糖尿病大鼠中的作用有争议[211, 212]，而另一种非选择性 ET 受体拮抗剂 PD142893，可改善已经出现蛋白尿的链脲佐菌素－糖尿病大鼠的肾功能[194]。目前发现，急性 ET-A 受体拮抗可改善链脲佐菌素－糖尿病大鼠肾脏的氧供状态[213]。选择性 ET-A 受体拮抗剂减少了 2 型糖尿病 OLETF 大鼠的蛋白尿，对血压无影响，而 ET-B 受体拮抗剂无作用[214]。在链脲佐菌素－糖尿病载脂蛋白 E 基因敲除小鼠模型中，发现与 ACEI 喹那普利相比，ET-A 受体拮抗剂阿伏生坦（avosentan）的肾脏保护作用相同或者更优[215]。从 ET-B 受体缺陷的糖尿病大鼠

出现严重的高血压和进展性肾衰竭，可证实 ET-B 受体对机体有保护作用[216]。

活性氧的聚集在糖尿病并发症特别是糖尿病肾脏疾病的发病机制中起着重要作用[217, 218]，一些研究结果发现 ET 系统可能参与了氧化应激反应。在低肾素性高血压中，ET-1 会增加颈动脉超氧化物的水平[219]，而 ET-A 受体拮抗剂会降低血管超氧化物的生成[220, 221]。同样，输注 ET-1 会增加大鼠尿中 8- 异前列腺素 $F_2\alpha$ 的排泄，这预示着活性氧生成增加[222]。然而，其他临床研究表明，ET-1 在糖尿病肾脏疾病中主要发挥促炎作用。例如，选择性 ET-A 受体拮抗剂 ABT-627 阻止了链脲佐菌素 – 糖尿病大鼠蛋白尿的进展，虽然氧化应激指标没有下降，但减少了巨噬细胞浸润，以及尿液中 TGF-β 和前列腺素 E_2 代谢产物的排泄[223]。

2. ET 受体拮抗剂在 CKD 和糖尿病肾脏疾病中的临床研究

CKD 患者的血浆和尿液中 ET-1 水平均升高[191, 224, 225]，且血浆 ET-1 水平与 eGFR 呈负相关。在一项针对高血压合并 CKD 患者的研究中，选择性 ET-A 受体拮抗剂和非选择性 ET 受体拮抗剂均可降低血压[226]。但是，ET-A 受体拮抗剂不但增加了 RBF 和有效滤过率，而且降低了 RVR，然而双重拮抗剂却没有此效果[226]。

在对 22 例患有 CKD 的非糖尿病患者的研究中发现，与钙通道拮抗剂硝苯地平相比，静脉输注 ET-A 受体拮抗剂 BQ-123 可以最大限度地降低脉搏波传导速度（PWV）和蛋白尿[227]。这些研究表明 ET-A 受体拮抗剂降蛋白尿作用可能独立于降低血压作用。在该团队的后续研究中，通过三向交叉研究，使用 ET-A 受体拮抗剂西他生坦（sitaxsentan）治疗 27 例合并蛋白尿的 CKD 受试者，持续 6 周。西他生坦可降低受试者的血压、蛋白尿和 PWV；硝苯地平虽然也可降低 PWV 和血压，但对尿蛋白排泄没有影响[228]。随后发现西他生坦可改善 CKD 患者夜间的血压下降[229]。西他生坦引起的 GFR 下降与 RAS 阻滞剂的作用类似[228]。尽管未见明显的临床不良反应，但后来西他生坦的开发因其肝毒性而被停止。

在一项安慰剂对照实验中，评估了 286 例糖尿病肾脏疾病和大量蛋白尿患者在接受 ACEI 或

ARB 标准治疗基础上，ET-A 受体拮抗剂阿伏生坦（avosentan）的作用[230]。用药 12 周后发现阿伏生坦在不影响血压的情况下降低了尿白蛋白排泄率。这些结果直接促进了 ASCEND 试验（一项随机、双盲、安慰剂对照、平行研究，主要评估内皮素受体拮抗剂阿伏生坦对 2 型糖尿病和糖尿病肾脏疾病患者血清肌酐水平升高加倍、终末期肾病或患者死亡的影响）的开展[231]。评估阿伏生坦（在足量 RAS 阻滞剂基础上）对 1392 例 2 型糖尿病和肾病患者作用的 ASCEND 实验，由于不良事件的发生，在中位随访时间 4 个月时试验被终止[231]。在那项研究中，尽管接受阿伏生坦治疗的患者尿白蛋白 / 肌酐比值降低了 40% 以上，但相比安慰剂组，其体液超负荷和充血性心力衰竭的发生率比较高[231]。

自 ASCEND 发布以来，越来越明显的是，该研究被终止与使用较高剂量的阿伏生坦有关，且 ET 受体拮抗剂可能具有较窄的治疗窗。如果确定了该药物治疗窗并仔细筛选合适患者，ET-A 受体拮抗剂在治疗糖尿病肾脏疾病领域仍然具有很大价值。通过使用阿曲生坦（atrasentan）降低糖尿病和肾病患者残余蛋白尿的研究（RRASDNA）及日本的一项相同研究（RADAR/JAPAN）探索了 ET-A 受体拮抗剂阿曲生坦不同剂量（分别为 0.75 和 1.25mg/d）在 211 例 2 型糖尿病和蛋白尿患者 [估计 GFR（eGFR）30～75ml/（min·1.73m²）] 中的作用[232]。与安慰剂相比，在应用最大耐受剂量的 ACEI 或 ARB 基础上，每天使用 0.75 和 1.25mg 的阿曲生坦可使尿白蛋白 / 肌酐比值分别降低 35% 和 38%，且没有严重的不良反应[232]。同时阿曲生坦可降低患者 24h 内血压、低密度脂蛋白胆固醇、三酰甘油[232]。重要的是，虽然与每天口服 0.75mg 的阿曲生坦蛋白尿降低幅度相当，但每天口服 1.25mg 阿曲生坦常伴有更多的液体潴留[232]。随后分析发现，在 eGFR 较低和阿曲生坦使用剂量较高的受试者更容易出现液体潴留，但尿白蛋白降低的程度与液体潴留程度没有关系[233]。因此，ET 受体拮抗剂降低蛋白尿与引起液体潴留可能是由不同的机制介导的；前者可能是由于血管或肾小球的作用，后者可能是由于 ET 受体拮抗剂对肾小管中钠转运的直接作用[233]。无论如何，基于 RADAR/JAPAN 的研究结果，每天服用 0.75mg 阿曲生坦治疗糖尿病肾

脏疾病（SONAR）的 3 期试验目前正在进行中，该试验的主要研究结局为肾脏不良事件终点（血清肌酐升高加倍或发展至 ESRD 的时间，包括肾衰竭；NCT01858532）。这项研究旨在招募 4000 多名参与者，预计于 2018 年底完成。

3. ECE 和脑啡肽酶的联合抑制

与 ET 受体拮抗作用不同，ET-1 诱导信号传导在临床中的阻断作用是通过使用内皮素转换酶（ECE）/ 脑啡肽酶双重抑制剂（daglutril）来验证的[234]。在一项为期 8 周的交叉设计研究中，发现使用 daglutril（300mg/d）与安慰剂相比，仅降低了 2 型糖尿病受试者（血压 < 140/90mmHg 和尿白蛋白排泄量为 20～999μg/min）的血压，蛋白尿并未明显降低[234]。未能降低蛋白尿的主要原因可能与脑啡肽酶被抑制，进而 ET-1 降解减少有关[235]。或者，它可能反映了 ET-1 的总体减少，从而导致 ET-A 及 ET-B 的活化降低[236]。

（六）内皮素系统和其他肾脏疾病

除糖尿病和非糖尿病性 CKD 外，ET 系统在其他肾脏疾病中的作用也被研究。总体而言，这些研究表明使用选择性 ET-A 或非选择性 ET 受体拮抗剂具有一定的肾脏保护作用。

1. 镰状细胞病相关肾病

在人源化的镰状细胞病（SCD）小鼠模型中使用选择性 ET-A 受体拮抗剂安贝生坦（ambrisentan）可维持 GFR 稳定并延缓蛋白尿的进展[237]。然而，联合使用 ET-A /ET-B 受体拮抗剂 A-182086 仅能部分代表安贝生坦（ambrisentan）的肾脏保护作用，说明了在 SCD 中选择靶向 ET-A 受体的重要性[237]。

2. 肾血管疾病

最近以猪为模型的一系列研究证实了 ET-A 受体拮抗剂在肾脏中的血管保护作用。在一项早期研究中，合并单侧肾动脉狭窄的猪模型在刚发生肾血管疾病时，即开始连续 6 周使用 ET-A 受体拮抗剂[238]，结果发现 ET-A 受体拮抗剂维持了肾脏的血流动力学稳定，保护了肾功能和微血管结构[238]。同样，在诱导的肾动脉狭窄模型中，使用 ET-A 受体拮抗剂（而不是 ET-B 受体拮抗剂）6 周后，微血管稀疏、肾脏炎症和纤维化状态开始得到改

善[239]。最后，与安慰剂相比，经肾动脉血管成形术 / 支架置入术后，给予 ET-A 受体拮抗剂也有助于改善微血管密度和促进肾功能恢复[240]。

3. 急性肾损伤

ET-1 可能在败血症诱导的急性肾损伤中起作用[241]，尽管实验结论不一致，这可能与 ET 受体拮抗剂使用类型有关。例如，在早期内毒素血症（血压正常）的大鼠模型中，ET-A 受体拮抗剂或联合的 ET-A/ET-B 受体拮抗剂均不能改善 GFR[242]，而单独的 ET-B 受体拮抗剂却能显著降低 RBF[242]。相比之下，双重 ET 受体拮抗剂替唑生坦（tezosentan）三种不同剂量改善了内毒素性休克猪模型肾脏 RBF 的降低和血清肌酐水平的升高[243]。在短暂性单侧肾缺血小鼠模型中发现 ET-1 和 ET-A 受体水平增加，这预示着 ET-1/ET-A 信号因子可能在急性肾损伤进展到 CKD 的过程中发挥重要作用，且是 ET-A 受体拮抗剂（而非 ET-B 受体拮抗剂）阻止了肾脏进行性损伤[244]。

4. 系统性红斑狼疮

系统性红斑狼疮（systemic lupus erythematosus，SLE）患者的尿 ET-1 排泄与疾病活动相关[245]，并且已证明此类患者的血清可刺激内皮细胞释放 ET-1[246]。鉴于 ET 系统在 SLE 发病机制中的作用，研究发现 ET-A 受体拮抗剂 FR139317 减轻了狼疮性肾炎小鼠模型肾脏损伤[247]。

5. 原发性局灶节段性肾小球硬化

司帕生坦（sparsentan）是 ET-A 受体 /ARB 双重拮抗剂，由 Retrophin Inc. 研发，用于治疗原发性局灶节段性肾小球硬化（focal and segmental glomerulosclerosis，FSGS）。2016 年底，该公司公布了 DUET 2 期研究的结果，该研究纳入 96 名参与者，经过 8 周的双盲实验，与 ARB 厄贝沙坦（300mg/d）相比，研究司帕生坦三种不同剂量（200mg/d、400mg/d 和 800mg/d）降低尿蛋白的作用。与厄贝沙坦组（降低 19.0%）相比，司帕生坦组患者蛋白尿平均降低幅度为 45%[248]。

6. 硬皮病

齐泊腾坦（zibotentan）改善硬皮病肾病预后研究（ZEBRA）是一项分为三部分的 2 期研究（ZEBRA 1、ZEBRA 2A 和 ZEBRA 2B），探讨 ET-A 受体拮抗剂齐泊腾坦在治疗硬皮病并发急性和慢性肾脏病

中的安全性和治疗潜力（NCT02047708）。主要结果指标是血浆中可溶性血管细胞黏附分子 -1 的水平，它是硬皮病肾病受累的主要生物标志物。

7. 肝肾综合征

在肝硬化合并腹水患者及 2 型肝肾综合征（利尿剂抵抗或难治性腹水合并肾功能进展性缓慢下降）患者中发现血浆中 ET-1 浓度升高，这些患者全身性血管舒张，但伴随着反常的肾血管收缩[249]。鉴于 ET 受体拮抗的治疗潜力，在早期临床试验中对 6 例患者给予 ET-A/ET-B 受体双重受体拮抗剂替唑生坦（tezosentan）治疗[250]。在这项研究中，5 例患者的治疗提前终止，其中 1 例是发生系统性低血压，另外 4 例是担心肾功能持续恶化[250]。这些不良反应与急性心力衰竭患者在使用替唑生坦时出现肾功能剂量依赖性下降一样，因此在某些特殊人群中使用 ET 受体拮抗剂需谨慎。

8. 先兆子痫

研究发现向妊娠大鼠注射 fms 样酪氨酸激酶 -1（fms-like tyrosine kinase-1）和 TNF-α 可诱导 ET-A 依赖性高血压[251-253]，而注射 ET-A 受体拮抗剂可减轻大鼠胎盘缺血诱导的高血压[254]，提示 ET-1 在先兆子痫发生发展中起作用。尽管 ET-1 可以在先兆子痫发病机制中发挥作用，但鉴于 ET 受体拮抗剂已知的致畸作用，其不可能用于先兆子痫的治疗[251]。

（七）内皮素受体拮抗剂的安全性

ET 受体拮抗剂的不良反应，特别是某些剂量依赖性的不良反应，影响了 ET 受体拮抗剂治疗的进展。更重要的是，尽管使用了主要的 ET-A 受体拮抗剂，但仍出现了液体潴留、周围性水肿和充血性心力衰竭等情况。与 ET-A 受体拮抗作用相关的液体潴留机制尚不清楚。有研究认为，使用相对高剂量的 ET-A 受体拮抗剂可能同时阻断了 ET-B 受体。然而，肾单位中 ET-A 受体的抑制也可能与此有关[167, 255]。例如，肾单位或集合管 ET-A 受体缺失的小鼠可以免受与 ET-A 受体拮抗剂相关的液体潴留[256]。肝毒性是常见的不良反应之一，可能与 ET 受体拮抗剂不同的亚型相关。磺胺类药物波生坦和西他生坦可引起肝转氨酶升高，但丙酸类药物安贝生坦和达鲁生坦并不会引起肝转氨酶升

高 [183, 186, 187, 257, 258]。如前所述，致畸性限制了这类药物在妊娠期间的使用，同时潜在的睾丸毒性也会影响这类药物的应用，尽管目前在服用 ET 受体拮抗剂治疗肺动脉高压的患者中还没有睾丸损伤的报道 [236]。

三、利尿钠肽

利尿钠肽（natriuretic peptides，NP）是一个血管活性激素家族，在水盐平衡中发挥作用。这个家族至少由 5 个结构相关的肽组成：ANP、BNP、CNP、D 型利尿钠肽（Dendroaspis natriuretic peptide，DNP）和尿舒张肽。ANP 最初于 1984 年从人和大鼠心房组织中分离出来 [259]。自那以后，NP 家族其他几个成员被陆续发现，所有成员都有一个共同的 17- 氨基酸环结构，该结构由半胱氨酸桥稳定，该半胱氨酸桥包含一些不变的氨基酸 [260]。BNP [261] 和 CNP [262] 最初在猪脑组织中被鉴定，DNP 首先从绿曼巴蛇的毒液中分离出来 [263]。尿舒张肽是一种 NH2- 末端延伸的 ANP，最初在人类尿液中被发现 [264]。NP 失活至少通过两个不同的途径发生：与清除受体结合 [利尿钠肽受体（NPR）–C] 和酶促降解。其他可能参与盐和水平衡的肽包括鸟苷肽、尿鸟苷素和肾上腺髓质素。

ANP 和 BNP 作为 RAS 的内源性拮抗剂，调节尿钠排泄、利尿、舒张血管和抑制交感神经活动，同时可以抑制细胞生长和减少醛固酮及肾素的分泌 [265]。临床实践中 NP（尤其是 BNP）可作为心血管和肾脏疾病状态的标志物，同时被作为治疗药物

临床意义

脑啡肽酶抑制剂可防止利尿钠肽的酶促降解。单独使用时，它们不会产生持续的降压作用，可能是肾素 – 血管紧张素系统代偿性上调的结果。脑啡肽酶抑制剂和血管紧张素转化酶抑制剂的联合应用会增加血管性水肿的风险。而血管紧张素受体拮抗剂和脑啡肽酶抑制剂的联合治疗不良反应不明显，在心力衰竭的治疗中有效。联合应用血管紧张素受体拮抗剂 / 脑啡肽酶抑制剂对肾脏不良预后的影响目前尚不清楚。

应用到临床实践中。

（一）利尿钠肽的结构与合成

1. 心房钠尿肽

ANP 是由 28 个氨基酸组成的多肽，包含一个 17 个氨基酸的环，该环通过两个半胱氨酸残基之间的二硫键和赋予其生物活性的 COOH 末端延伸键连接（图 11-7）。ANP 基因 *NPPA* 位于染色体 1p36 上，编码其 preproANP 前体，根据来源物种的不同，其长度为 149～153 个氨基酸。人类 preproANP 由 151 个氨基酸组成，并迅速被加工成 126 个氨基酸的 proANP。ANP 在哺乳动物种中是相同的，除了在残基 110 处有一个氨基酸的差别，在大鼠、兔和小鼠中是异亮氨酸，在人、猪、犬、羊和牛中是蛋氨酸。

ANP 的合成主要发生在心房心肌细胞内，并以 proANP 的形式存储在心房心肌细胞中，proANP 是心房分泌颗粒的主要成分。ANP 释放的主要刺激因素是心房壁张力增加导致心房的机械拉伸。除心房舒张外，神经体液因素（如糖皮质激素、ET、血管升压素和血管紧张素 II）也可能刺激 ANP 的合成和释放，部分是通过心房压力的改变，部分是通过直接的细胞作用。尽管心脏心房中的 ANP mRNA 水平比心室中高 30～50 倍，但在发育中的心脏以及血流动力学超负荷（如心力衰竭和高血压）中，心室 ANP mRNA 表达显著增加。除心脏外，已经在肾脏、脑、肺、肾上腺和肝脏中证实了 ANP 的存在。在肾脏中，proANP 的替代加工是在 ANP 肽的 NH2 末端添加 4 个氨基酸，生成 32 个氨基酸的肽：proANP 95–126 或尿舒张肽。

ANP 主要以 proANP 的形式存储在心房心肌细胞的分泌颗粒中，并通过颗粒与细胞表面融合而释放。在此过程中，proANP 被裂解为 NH2 末端的 98 个氨基酸肽（ANP 1–98）和 COOH 末端的 28 个氨基酸的生物活性片段（ANP 99–126）。两个片段都在血浆中循环；进一步处理 NH2 末端片段会产生肽 ANP 1–30（长效 NP）、ANP 31–67（血管扩张药）和 ANP 79–98（利钾尿肽），它们的生物学作用都可能与 ANP 相似 [266]。

2. 脑钠肽

BNP 基因 *NPPB* 位于人类 1 号染色体短臂 ANP

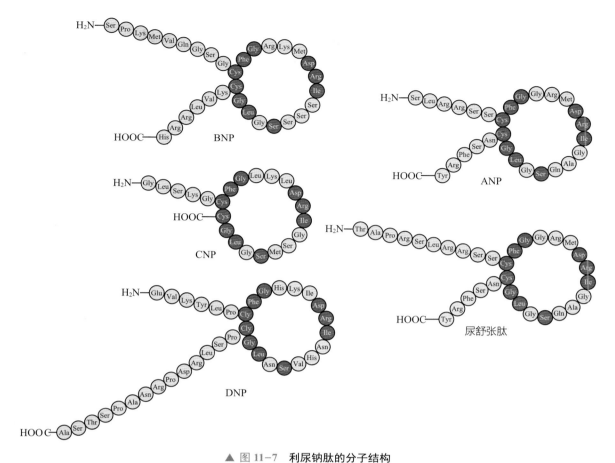

▲ 图 11-7 利尿钠肽的分子结构

ANP. 心房钠尿肽；BNP. 脑钠肽；CNP. C 型利尿钠肽；DNP. D 型利尿钠肽（来自 Cea LB. Natriuretic peptide family: new aspects. *Curr Med Chem Cardiovasc Hematol Agents*. 2005; 3: 87–98.）

基因上游约 8kb 处，提示这两个基因可能具有共同的进化起源和转录调控。然而，编码 CNP 的基因 *NPPC* 独立位于在 2 号染色体上。CNP 在物种间高度保守，因此它可能代表 ANP 和 BNP 的进化祖先。BNP 和 ANP 一样，是作为前激素合成的，根据物种的不同，长度为 121～134 个氨基酸。人类 preproBNP（134 个氨基酸）被切割成为由 108 个氨基酸组成的 proBNP 的前体，再经过进一步处理可产生由 32 个氨基酸组成的有生物活性的 BNP（对应于 BNP 前体的 C 末端）和 76 个氨基酸的 N 末端片段（NT–proBNP）[267]。具有活性的 BNP、NT–proBNP 和 pro–BNP 均在血浆中循环。循环中 BNP 包含特征性的 17 个氨基酸环结构，由两个半胱氨酸残基之间的二硫键，以及一个氨基酸 N 末端和 6 个氨基酸 C 末端封闭（图 11–7）[268]。

脑钠肽这个术语容易使人产生误解，因为 BNP 的主要合成部位是心室，在心房肌细胞中也有少量的表达。与 ANP 一样，BNP 的表达也受到心内压和牵张力的调节。ANP 是在分泌颗粒中储存并释放的，与 ANP 不同的是，BNP 的合成和分泌是在基因表达水平上被调节，其合成和分泌非常迅速。BNP 在心力衰竭、高血压和肾衰竭时的表达增加。其在血浆中半衰期约为 22min；相比之下，循环中的 ANP 的半衰期为 3～5min，而非生物活性 NT–proBNP 的半衰期为 120min。这种半衰期的差异与能否将 NP 作为心肾疾病生物学标志物有关。通过监测每 2 小时血浆中 BNP 的浓度和每 12 小时 NT–proBNP 的水平可以反映肺毛细血管楔压的变化[269, 270]。BNP 的生理作用与 ANP 相似，包括对肾脏（利钠和利尿）、血管（降压）、内分泌系统（抑制血浆肾素和醛固酮分泌）和大脑（中枢血管抑制活性）的影响。

3. C 型利尿钠肽

与 ANP 和 BNP 的情况一样，CNP 来源于经过翻译后蛋白水解的前肽原。最初的翻译产物 preproCNP 全长为 126 个氨基酸，然后被切割产生由 103 个氨基酸组成的激素前体。proCNP 的裂解产生两个由 22 和 53 个氨基酸组成的成熟肽：CNP 和 NH_2 末端延伸形式的 CNP。在 CNP 环形结构中的 17 种氨基酸中，有 11 种与其他 NP 相同，但 CNP 在羧基末端缺少一个氨基尾（图 11-7）。ANP 和 BNP 是鸟苷酸环化酶耦联受体（NPR-A 受体）的配体，而 CNP 是 NPR-B 受体的特异性配体。CNP 主要以自分泌 / 旁分泌的方式发挥作用，影响血管张力和肌肉细胞生长[271]。内皮细胞表达 CNP 基因，血管平滑肌细胞上 CNP 受体存在及 CNP 对血管平滑肌细胞的抗增殖作用表明 CNP 是由内皮细胞产生并作用于邻近细胞，是通过内皮细胞的自分泌 / 旁分泌作用于局部血管的调节系统。因此，尽管在心力衰竭和肾衰竭的情况下 CNP 会升高，但血浆中 CNP 浓度非常低。CNP 存在于心脏、肾脏和内皮细胞中，其受体也在下丘脑和垂体中大量表达，提示 CNP 也可能作为神经调节剂或神经递质发挥作用。CNP 的表达调控不同于 ANP 和 BNP，受多种血管活性介质控制，包括胰岛素、血管内皮生长因子、TGF-β、TNF-α 和 IL-1β[271]。

丝氨酸蛋白酶 corin 和 furin 是将 proANP、proBNP 和 proCNP 转化为活性形式的主要酶[272]。corin 将 proANP 转化为 ANP[273]，furin 将 proCNP 转化为 CNP[274]，corin 和 furin 可同时裂解 proBNP[275]。corin 在心脏中高表达，在肾脏中表达较少[272]，是 ANP 激活的限速酶[276]。在压力超负荷条件下，corin 缺乏的小鼠出现高血压并伴有心肌肥大和功能障碍[277, 278]。在肾脏中，corin 与 ANP 共定位[279]，而 CKD 患者尿 corin 排泄减少[280]。有趣的是，在对器官特异性 corin 缺乏小鼠和人类相关实验的研究中均发现子宫 corin/ANP 功能障碍参与了先兆子痫的发病机制[281]。

4. D 型利尿钠肽（树眼镜蛇属利尿钠肽）

自 1992 年在青曼巴蛇（D.angusticeps）的毒液中首次被提取以来，DNP 的生理作用一直存在争议[263, 282]。DNP 是一种由 38 个氨基酸组成的多肽，与所有 NP 相似中心为 17 个氨基酸环结构，但具有独特的 N- 末端和 C- 末端区域（图 11-7）[270]。在人血浆和心房心肌中发现了 DNP 的免疫反应性，在大鼠[283] 和兔[284] 的肾脏、大鼠结肠[285]、大鼠主动脉血管平滑肌细胞[286] 和猪卵巢颗粒细胞[287] 中也发现了 DNP。DNP 与 NPR-A[288] 及清除性受体 NPR-C 结合[289]，这与其对酶促降解的抵抗有关[290]。不管在正常条件下或在起搏诱发心力衰竭的犬模型中，通过给予合成 DNP 可以降低心脏充盈压；增加 GFR、利钠和利尿；降低血压，抑制肾素释放，增加血浆和尿液 cGMP 水平[291, 292]。

尽管有了这些有利的发现，DNP 的一些生物学作用仍然存在争议。尤其是，DNP 的基因尚未在哺乳动物中得到鉴定，也没有从人类样本中分离出 DNP 的报道[282]。这些不确定性导致一些学者质疑 DNP 是否真的在人类中表达[282]。

5. 尿舒张肽

尿舒张肽是 ANP 的一个结构同源物，具有相同的 17 个氨基酸环结构和 COOH 末端尾。它在肾远端小管细胞中合成，并被分化加工成由 32 个氨基酸组成 NH_2- 终末延伸形式的 ANP[293]。血浆中未发现尿舒张肽；然而，它在肾脏内以旁分泌方式作用于肾小球和内髓集合管细胞（IMCD）的受体上，发挥促进利钠和利尿的作用。尿舒张肽的表达在糖尿病动物模型[294] 和残肾模型[295] 中上调，这与其对酶降解抵抗有关，这可能解释了其更明显的肾性作用。

（二）利尿钠肽受体

NP 通过与三种不同的鸟苷环化酶 NPR 结合介导其生物学效应。以下术语容易混淆：NPR-A 结合 ANP 和 BNP，NPR-B 结合 CNP，而 NPR-C 是三种肽的清除受体。

NPR-A 和 NPR-B 在结构上相似，但在胞外配体结合区只有 44% 的同源性；这种差异可能是配体特异性的原因。NPR-A 和 NPR-B 的分子量约为 120kDa，由配体结合的胞外结构域、单个跨膜段、胞内激酶结构域和酶活性鸟苷环化酶结构域组成[260]。NPR-A 和 NPR-B 的激酶同源结构域与蛋白激酶的同源性为 30%，但没有激酶活性。NPR-A 和 NPR-B 与配体结合阻止了鸟苷酸环化酶结构域上激酶同源结构域的正常抑制作用，从而允许 cGMP 的产生，cGMP 作为第二信使负责 NP 的大部分生物学效应。与 NPR-A 和 NPR-B 相比，NPR-C 缺乏激酶同源结构域和催化鸟苷酸环化酶结构域，因此不通过第二信使系统发出信号。相反，NPR-C 受体包含胞外配体结合片段、跨膜结构域和由 37 个氨基酸组成的 G 蛋白激活序列的胞内结构域[296]。在 NPR-C 基因敲除小鼠模型中，小鼠的血压降低，血浆 ANP 半衰期增加；这一研究证明了 NPR-C 作为清除受体的作用[297]。

　　NPR-C 与 NP 家族的所有成员都有高亲和力。NPR 在肾脏、血管内皮、平滑肌细胞和心脏中都有丰富的表达，约占总受体数的 95%。与 BNP 相比，NPR-C 优先与 ANP 结合可能解释了 BNP 血浆半衰期相对延长的原因[270]。在内化受体快速循环到细胞表面之前，NPR-C 通过受体介导的胞吞和溶酶体降解清除循环中的 NP。虽然 NPR-C 的主要功能是清除受体，但配体结合可能通过 G 蛋白介导的抑制 cAMP 作用对细胞产生生物学效应[298]。NP 的生物学效应在很大程度上取决于其受体的分布。NPR-A mRNA 主要存在于肾脏，尤其是 IMCD 细胞中，尽管受体也明显存在于肾小球、肾血管系统和近曲小管中。NPR-B 的分布与 NPR-A 的分布重叠，该受体在肾脏、血管和脑中均有分布。然而，与 CNP 通过旁分泌效应影响血管张力、有丝分裂和细胞迁移相一致，NPR-B 在血管内皮和平滑肌中的表达量大于 NPR-A，而在肾脏中的表达量相对较低。

（三）脑啡肽酶

　　受体介导的胞吞作用可清除循环中 50% 左右的 NP；由脑啡肽酶（NEP 24.11）催化降解的 NP 是其余 NP 清除的主要途径，而肾脏直接排泄只占一小部分[270]。由于受体占用增加和 NPR-C 表达下调，在 NP 水平缓慢升高的情况下，受体清除能发挥的作用更小。

　　脑啡肽酶是一种膜结合的锌金属蛋白酶，它能降解大脑中的阿片受体。该酶与其他金属肽酶具有相似的结构和催化作用，包括氨基肽酶、ACE、ECE、羧肽酶 A、羧肽酶 B 和羧肽酶 E，并且除了 NP 之外，脑啡肽酶还可以作用于其他很多底物（表 11-2）。脑啡肽酶主要通过水解疏水氨基酸残基 NH₂ 侧的肽键发挥作用。脑啡肽酶通过裂解 Cys-Phe[105,106] 破坏 ANP 的环形氨基酸结构从而使其失活。而 BNP 的 Cys-Phe 键对酶解相对不敏感。脑啡肽酶几乎存在于所有组织中；在肾脏、肝脏、心脏、大脑、肺、肠道和肾上腺中均有表达。这种金属肽酶不仅存在于内皮细胞表面，也存在于平滑肌细胞、成纤维细胞和心肌细胞上[299]；在肾脏近端小管的刷状缘分布有大量的脑啡肽酶，在那里它迅速降解肾小管过滤的 ANP，阻止 ANP 到达更远管腔的受体。

（四）利尿钠肽的作用

1. 利尿钠肽对肾脏的作用

　　NP 通过对血管舒缩作用的影响和对肾小管直接作用发挥利钠和利尿作用。ANP 和 BNP 均通过诱导入球小动脉血管舒张和出球小动脉血管收缩而引起肾小球毛细血管静水压升高和 GFR 升高。这些 NP 对入球和出球小动脉相反的作用与经典的血管扩张药如缓激肽有显著的差别。除了对血管张力有直接影响外，ANP 还可以通过 cGMP 介导舒张系膜细胞和调节超滤系数增加 GFR。血浆中 ANP 水平不增加 GFR，但能利钠，说明利尿钠肽对肾小管存在直接作用，这一作用可能是局部产生的 NP 以旁分泌的形式起作用，如尿舒张肽或循环中的 NP。许多机制可能与促进尿钠排泄有关，包括直接作用于肾小管上皮细胞的钠转运体，以及通过增加向致密斑转运更多钠而抑制肾素分泌间接发挥作用。

　　NP 也拮抗皮质集合管中的升压素。对 ANP、BNP 和尿舒张肽的反应具有类似的机制。相比之下，CNP 几乎没有利钠或利尿作用，这可能表明具有 C 末端延伸的多肽才能作用于肾脏。有研究发现 NPR-A 基因敲除小鼠单侧输尿管梗阻后，肾脏的纤维化增加，说明了 NP 可能在肾脏内具有抗纤维化作用[300]。在培养的近端小管细胞中，ANP 可减弱高糖诱导的 TGF-α、Smad 和胶原合成的激活，说明了 ANP 在糖尿病肾脏疾病中潜在的抗纤维化特性[301]。

2. 利尿钠肽对心血管系统的作用

　　所有的 NP 都具有舒张血管和降压的作用。*proANP* 基因缺失的杂合子突变小鼠表现为钠依赖性高血压[302]，而通过转基因过度表达 ANP 的小鼠

表 11-2 已发现的脑啡肽酶的肽类底物 [393, 547]

心房钠尿肽	缩胆囊素	白介素 1β
脑钠肽	促肾上腺皮质素释放激素	β- 促脂解素
C 型利尿钠肽	强啡肽类	促黄体素释放素
内皮素 –1	内啡肽	黄体生成素释放激素
缓激肽和胰激肽	内皮素 2	α- 促黑素细胞激素
P 物质	内皮素 3	神经激肽 A
血管紧张素 I	脑啡肽	神经肽 Y
血管紧张素 II	N- 甲酰基蛋氨酸 – 亮氨酰 – 苯丙氨酸	神经降压素
血管紧张素 1–7	成纤维细胞生长因子 2	催产素
促肾上腺皮质激素	抑胃肽	肽 YY
肾上腺髓质素	促胃液素释放肽	促胰液素
淀粉样 β 肽	胰高血糖素	生长激素抑制素
大内皮素 –1	促性腺激素释放激素	胸腺五肽
铃蟾肽	肠促胰岛素	血管活性肠肽
降钙基因相关肽	胰岛素 B 链	血管升压素

则表现为低血压 [303]。在人类患者群体中，ANP 启动子变异引起血浆 ANP 水平降低，并增加早发高血压的易感性 [304]。然而，高浓度 ANP 的干预也会导致血压升高，这表明浓度过高可能激活了负调节的压力感受器 [305]。

ANP 的降压机制主要有两种。首先，它可提高毛细血管的通透性，并通过增加毛细血管静水压使血管内的液体向血管外间隙流动。其次，ANP 通过增加静脉容量，降低前负荷达到降压的作用 [306]。此外，ANP 和 BNP 通过降低交感性外周血管张力来拮抗 RAS、ET 和交感神经系统对血管收缩作用 [265]，从而抑制儿茶酚胺的释放并减少中枢交感神经输出 [267]。通过降低迷走神经传入的激活阈值，ANP 可以抑制由前负荷降低导致的血管收缩和心动过速，从而导致血压的持续下降。CNP 是一种比 ANP 或 BNP 更有效的血管舒张药。事实上，CNP 可以舒张人皮下的阻力动脉，而 ANP 和 BNP 则没有此作用 [307]。

NP 除具有对血管舒缩张力的调节作用外，对心血管系统还有许多其他作用。例如，NP 在心脏重塑中起主要作用。具有 ANP 遗传缺陷的小鼠表现出心脏质量增加 [302]，而通过转基因过表达 ANP 的小鼠的心脏减小 [303]。NP 的抗有丝分裂和抗增生作用是由 cGMP 介导，在体外培养的血管细胞、成纤维细胞和心肌细胞中均得以证实，在体内通过对球囊血管成形术的反应得以证实。在对人群的研究中进一步证明了 ANP 在心脏肥厚中的调控作用，其中 NPPA 启动子（与循环中 ANP 减少有关）或 NPR–A 基因 NPR1 的变异与左心室肥厚有关 [308, 309]。BNP 在心脏内具有抗纤维化特性。在体外，BNP 可以拮抗 TGF-β 诱导的心脏成纤维细胞中的纤维化 [310]。在体内，无高血压或心室肥厚情况下，靶向破坏小鼠的 ANP 基因也可增加心脏纤维化 [311]。

在心力衰竭时心脏中 CNP 的表达增加，表明其可能在心室重构中发挥作用 [312]。诊断性心导管插管时，从主动脉和肾静脉采集的血浆 CNP 水平的比较表明，CNP 确实是由肾脏合成和分泌的 [313]。此外，在心力衰竭患者中肾脏合成及分泌 CNP 的作用减弱，可能导致肾钠潴留 [313]。在单侧输尿管梗阻大鼠中，重组 CNP 可以降低血尿素氮和肌酐水平并可减轻肾脏纤维化[314]。

3. 利尿钠肽的其他作用

尽管利尿钠肽不能通过血脑屏障，但它发挥着重要的中枢神经系统的调节作用，可能会增强其外周效应。ANP、BNP，尤其是 CNP 都在脑组织中表达。循环中的 NP 也可能通过在血脑屏障之外的部位发挥中枢效应。NPR-B 受体在中枢神经系统中均有表达，反映了 CNP 的广泛分布，而 NPR-A 受体则在第三脑室附近区域表达，这表明了外周循环中 ANP 和 BNP 可以与中枢系统表达的多肽一样在中枢系统发挥作用。除了利钠和利尿作用，NP 还可以抑制对盐的食欲和饮水。ANP 还可以抑制垂体释放升压素和促肾上腺皮质激素，同时 NP 通过对脑干的作用而增加交感神经张力。

临床和实验研究证据均表明，NP 在调节代谢中可发挥作用。在肥胖个体[315] 和代谢综合征患者中[316, 317]，NP 的循环水平降低，与血糖和空腹胰岛素水平呈负相关[318]。根据流行病学观察，ANP 可激活脂肪细胞中的激素敏感性脂肪酶，发挥脂解作用[319]。在体外，ANP 可抑制前脂肪细胞增殖[320]，而其分解脂肪的特性是由 cGMP 磷酸化介导的[321, 322]。

对基因敲除小鼠的研究表明，CNP 在骨骼生长，特别是软骨内稳态和软骨内骨化中发挥重要的作用[323]。在对遗传缺陷小鼠的研究中发现 CNP 或其受体 NPR-B 缺陷的小鼠缺乏长骨和椎骨的生长，并且由于颅骨和椎骨异常骨化引起呼吸功能不全进而导致寿命缩短[324, 325]。过表达 CNP 的转基因小鼠可以免于糖皮质激素诱导的生长迟缓[326]。在常染色体隐性遗传中骨骼发育不良和肢端肢中发育不全的 Maroteaux 型患者中，也有 NPR-B 基因突变的报道，并且基因突变的专性携带者的身高低于预期水平[325]。因此，正在研究 CNP 类似物用于治疗软骨发育不全[327]。

（五）利尿钠肽作为疾病的生物标志物

ANP 和 BNP 都被认为可作为心力衰竭和肾衰竭的临床生物标志物。由于 ANP 的半衰期非常短（2～5min）而限制了其应用[328]。然而，生物活性低的 NH_2 末端的 98 个氨基酸多肽 ANP1-98

不与 NPR-A 或 NPR-C 结合，因此在循环中存在的时间比 ANP 长。心力衰竭时，ANP1-98 水平能够很好地反映肾功能水平[329]。血浆中 ANP 和肾上腺髓质素稳定的前激素中区表位的浓度可用于预测非糖尿病性 CKD 患者肾功能下降的进展程度[330]。血液透析患者中，中间段 proANP 对肾功能的预测性能并不优于 NT-proBNP 或 BNP[331]，目前 ANP 或其原激素衍生物的检测不属于临床常规测量指标。ANP 和 BNP 的信号肽均存在于静脉血中，并在心肌梗死后迅速升高，提示其检测有助于心肌缺血的诊断[332, 333]。试剂盒检测广泛用于 BNP 或生物活性肽片段 NT-proBNP 的测定。相应地，自 2000 年以来，血液中 BNP 和 NT-proBNP 水平的测定已被纳入心力衰竭治疗的临床实践指南。BNP 和 NT-proBNP 作为临床生物标志物有重要区别。NT-proBNP 不能通过与清除受体 NPR-C 结合而从循环中清除，因此其循环半衰期约为 2h 明显长于 BNP（约 20min）。此外，肾脏损害对 BNP 和 NT-proBNP 都有影响[334]，但对 NT-proBNP 的影响更大[335]。

1. 脑钠肽（BNP）和 NT-proBNP 作为心力衰竭的生物标志物

测定循环中 BNP 或 NT-proBNP 的水平在心力衰竭的诊断、筛选、预后等方面对指导临床实践具有重要意义[260]。BNP 测定在评估呼吸困难时的主要作用是作为"排除"试验：患者血浆 BNP 水平低于 100pg/ml 时，对心力衰竭的阴性预测值为 90%[336]。在对急诊科呼吸困难患者的 ProBNP 调查（PRIDE）研究中，发现 NT-proBNP 水平低于 300 pg/ml 是排除心力衰竭的最佳指标，其阴性预测值为 99%[337]。筛查 BNP[338] 和 NT-BNP[339] 水平有助于识别有心力衰竭风险的个体，并应针对这些个体进行积极的药物治疗。2016 年一项 Cochrane 综述的主题是使用 BNP 或 NT-BNP 连续测量指导心力衰竭患者的治疗[340]。该循证医学综述的结论是，低质量的证据表明，通过 NP 指导心力衰竭治疗可减少因心力衰竭住院的人数，同时低质量的证据表明关于 NP 指导治疗对死亡率或全因住院的影响存在不确定性[340]。在分析血浆 BNP 和 NT-proBNP 水平时，应考虑其他一些生物学影响因素。NP 水平随年龄增长而升高，尤其在女性中升高更明显，这可能与雌激素调节有关，因为研究发现激素替代疗法可增加 BNP 水平[341]。相反，NP 水平随肥胖增加而降低。尽管亚裔或非裔美国人的心力衰竭患者的 BNP 水平高于白种人或西班牙裔患者，但无论什么种族或民族，BNP 水平都可提供判断预后价值[342]。

2. 脑钠肽 (BNP) 和 NT-proBNP 作为肾脏疾病的生物标志物

对肾脏疾病患者 NP 浓度的研究是非常有意义的。肾功能受损患者的 NP 水平升高，这种升高可能是多因素引起的，而不仅仅是血管内容量增加的结果。导致 NP 水平升高的其他因素包括 NP 反应性降低、亚临床心室功能不全、高血压、左心室肥厚、亚临床缺血、心肌纤维化和 RAS 系统激活[343]，以及 NPR-C、NEP 导致的滤过率降低和清除率降低[344]。基于观察性研究普遍发现肾脏对循环中 NT-proBNP 的清除作用大于 BNP，有研究对这一观点提出了挑战。该研究测定了行肾动脉造影术的 165 例受试者的肾动脉和肾静脉中的 NT-proBNP 和 BNP 水平，发现 NT-proBNP 和 BNP 对肾脏清除率的依赖性相同[345]。然而，NT-proBNP 与 BNP 的比值随 GFR 降低而增加，这表明在 GFR 低于 30ml/（min·1.73m^2）时，这两种肽在肾脏的清除率可能是不同的[345]。

尽管 BNP 和 NT-proBNP 都受到肾功能损害的影响，但在适当调整参考范围的情况下，它们对预测 CKD 患者心力衰竭仍有一定的临床价值。例如，在对呼吸异常患者的研究中，对 GFR < 60ml/min 的患者，相对于常规的 100pg/ml 的临界点值，BNP 诊断心力衰竭临界值是常规临界值的 3 倍[346]。在对 831 例 GFR < 60ml/min 且呼吸困难患者的队列研究中发现，BNP 和 NT-proBNP 都是心力衰竭的有效预测因子，但 NT-proBNP 较 NP 能更好地预测死亡率[347]。在无症状的 CKD 患者中，BNP 和 NT-proBNP 均能够有效地提示左心室肥厚或冠状动脉疾病[348]。在 CKD 患者中，BNP 和 NT-proBNP 可预测肾脏功能减退的进展情况、心血管疾病的发生率和死亡率[349, 350]。在非透析的 CKD 人群中，NT-proBNP（而非 BNP）是死亡的独立预测因子[351]。在对 994 例患有高血压性肾病的黑人患者 [GFR 20～65ml/（min·1.73m^2）] 的研究中，证明 NT-

proBNP 是心血管疾病和死亡率的预测因子，尤其是在有蛋白尿的患者中[352]。在儿童 CKD 患者中，BNP 和 pro-BNP（而不是肌钙蛋白 I 和 T）均是左心室肥厚或功能异常的预测因子[353]。

BNP 和 NT-proBNP 作为透析患者的预后和容量状态的指标已经被广泛研究。BNP（3.5kDa）和 NT-proBNP（8.35kDa）的分子量较低，高通量透析可以清除这两种分子[354, 355]。然而，与血液透析或腹膜透析后 ANP 水平显著下降情况不同，BNP 和 NT-proBNP 的水平受影响较小[354, 356]。NP 水平作为血液透析或腹膜透析患者评估容量状态的指标，常常因患者同时存在左心室异常而被混淆[334, 346, 357-360]。在接受透析的人群中，BNP 和 NT-proBNP 水平均是死亡率、心力衰竭及冠状动脉疾病的预测指标[361-366]。但是对诊断透析患者心力衰竭的临界值还没有确定[346]。

3. 循环中 C 型利尿钠肽（CNP）水平作为心肌梗死的生物标志物

尽管 CNP 通常以旁分泌的方式发挥作用，但它在血浆中的存在能作为心血管事件风险的有效生物标志物。在一项对 1841 例普通人群的研究中，血浆 CNP 水平处于最高四分位的人群心肌梗死的风险增加，且与 BNP 水平不同的是，血浆 CNP 水平不受性别的影响，仅与年龄有微弱的相关性[367]。

（六）利尿钠肽的治疗作用

尽管心力衰竭时 NP 水平升高，但其生物学效应是减弱的。静脉注射重组 NP 可使其循环水平增加几倍，从而抵消这种耐药性。因此，目前有两种重组 NP 可用作治疗心力衰竭的药物：重组 ANP（卡培立肽）在日本可用于治疗肺水肿，重组 BNP（奈西利肽）在包括美国在内的多个国家被批准用于急性失代偿性心力衰竭的治疗。

1. 重组心房钠尿肽

ANP 半衰期短，且具有较高的全身清除率。静脉注射会导致健康人的血压降低，具有利尿和利钠的作用；这种作用在急性心力衰竭时会减弱。在一项为期 6 年的开放性研究中，3777 例急性心力衰竭患者用卡培立肽治疗后，其中 82% 的患者临床症状得到改善[368]。早期的实验研究提示外源性 ANP 对急性肾衰竭有潜在的益处，但在临床研究中的结果令人失望。然而，重组肽在特定患者群体中是有一定作用的。例如，低剂量的卡培立肽对接受腹主动脉瘤修补术患者的肾功能有保护作用[369]，同时可以降低冠状动脉造影术后患者对比剂肾病的发生率[370]。尽管重组 ANP 可以减少急性肾损伤的肾脏替代治疗率，但 Meta 分析表明重组 ANP 对急性肾损伤患者的死亡率没有影响[371]。在一项针对心血管手术患者研究的 Meta 分析中，输注 ANP 降低了血清肌酐峰值、心律失常的发生率和肾替代治疗的需求，ANP 和 BNP 均可缩短重症监护室时间和住院时间[372]。在 367 例接受冠状动脉旁路移植术（coronary artery bypass grafting，CABG）的高危人群中，重组 ANP 尽管没有改善患者的存活率，但降低了术后 2 年内主要心脑血管不良事件的发生率和透析需求[373]。同样，接受 CABG 治疗的 CKD 患者中，尽管死亡率与未接受 ANP 治疗的患者没有差异，但接受重组 ANP 治疗的患者血清肌酐水平轻度升高，心脏事件发生率低，透析需求降低[374]。然而，当用于治疗而不是预防心脏手术后的急性肾损伤时，重组 ANP 对肾功能、肾脏替代治疗需求、住院时间或医疗费用没有显著影响[375]。

2. 重组脑钠肽

奈西立肽是重组人 BNP，从大肠杆菌中提取，结构与天然人 BNP 相同，在心力衰竭患者中的平均终末半衰期为 18min[376]。静脉注射奈西立肽可以浓度依赖性方式降低肺和全身血管阻力，降低右心房压力，增加心排血量（可能通过对心室后负荷的影响）[377]。在肾脏中，奈西立肽通过直接的血管舒张作用及间接影响心排血量和去甲肾上腺素的抑制来增加 RBF 和 GFR[378]。奈西立肽也可能具有利尿和利钠作用，尽管在推荐剂量下这一作用不明显。奈西立肽还具有抑制肾脏的肾素分泌及心脏和肾上腺的醛固酮生成等作用。

为了验证 Meta 分析关于奈西立肽治疗可能与肾功能恶化和早期死亡率增加有关的结论[379, 380]，开展了 ASCEND-HF 研究，这是一项大规模多中心判断奈西利肽在失代偿性急性心力衰竭患者中疗效的研究[381]。本研究对 7141 例急性心力衰竭住院患者进行了观察，奈西立肽既不增加也不降低死亡率或再住院率，对肾功能恶化率也无明显影响，而在自觉呼吸困难发生率方面有较小的改善，但没有统计学意义[381]。根据这些结果，研究人员得出结论，奈西立肽不被推荐广泛应用于急性心力衰竭患者的常规治疗[381]。

3. 其他利尿钠肽的治疗作用

对尿舒张肽在心力衰竭和急性肾衰竭的疗效进行了评价。在心力衰竭患者中，尿舒张肽的利尿作用减弱，呈现出一种迟发性反应，这与在对 ANP 和 BNP 所观察到结果一致[382, 383]。同样，与 ANP 和 BNP 一样，低血压是尿舒张肽治疗的剂量限制性不良反应[383, 384]。在一项对有症状的失代偿性慢性心力衰竭（SIRIUS Ⅱ）患者进行的前瞻性双盲研究中，221 例因失代偿心力衰竭住院患者被纳入 Ⅱ 期临床试验，通过对静脉注射安慰剂、随机注射尿舒张肽，对尿舒张肽的安全性和有效性进行研究，结果显示单次输注尿舒张肽 24h 对肾功能具有短期保护作用[385]。与目前的基于 NP 的治疗方法相比，NP 血管扩张药在治疗急性失代偿性心力衰竭方面理论上具有优势[386, 387]。特别是，血管扩张药比 ANP 或 BNP 可产生更大和更持久的利尿作用，而且在心力衰竭患者中其利尿作用不减弱，能够改善急性肾损伤模型的肾功能[388]。另一种治疗方法是研究新的嵌合肽。例如，研究人员在体外合成了一种肽（cenderitide），将 22 个氨基酸肽的 CNP 与 DNP 的 15 个氨基酸线性 C 末端融合[389]。在体外研究中，这种肽激活 cGMP 并减弱心肌成纤维细胞的增殖。在体内，cenderitide 是利钠药和利尿剂，并可以增加 GFR，而其低血压的发生率低于 BNP[389, 390]。Cenderitide 比自然产生的 NP 更能抵抗脑啡肽酶的降解，在诱导肾小球 cGMP 生成方面是 CNP 的 8 倍[391]。

4. 血管紧张素受体拮抗剂和脑啡肽酶抑制剂的联合应用

除了重组 NP 治疗的疗效和成本效益外，限制重组 NP 推广的主要原因是需要全身给药，这使其不适合疾病的慢性治疗。提高 NP 生物活性可能为慢性治疗提供更可行的方法。特别是抑制脑啡肽酶对 NP 的酶促降解已成为多年来药物研究的热点。脑啡肽酶是一种锌金属肽酶，与 ACE 具有相似的催化活性，在组织中分布广泛，在近端小管刷状缘也有丰富的表达。已研究了几种药理性的脑啡肽酶抑制剂（如坎沙曲、塞奥芬和磷氨米酮）。尽管这些药物通常会导致血浆 NP 水平的升高，在某些实验条件下有利钠和利尿作用，并可引起外周血管舒张，但其对高血压和心力衰竭的临床试验结果却令人失望。具体来说，未证实这些药物有持续降压作用，一些研究人员还发现其可引起血压的反常升高。这可能是通过抑制脑啡肽酶[392]诱导脑啡肽酶和 ACE 的表达，从而增加血管紧张素 II 水平的结果[393]。然而，在 RAS 被抑制的情况下 NP 的生物学作用得以恢复，这导致了两类经典药物的产生：①血管肽酶抑制剂，有抑制脑啡肽酶和 ACE 的作用；②血管紧张素受体拮抗剂、脑啡肽酶抑制剂的联合应用。后者在治疗心力衰竭方面已获得美国药监局的批准。

由于脑啡肽酶和 ACE 的催化位点具有相似的结构特征，由此使血管肽酶抑制剂例如 mixanpril（S21402）、CGS30440、aladotril、MDL 100173、sampatrilat 和 omapatrilat 的合理设计成为可能[299]。尽管血管肽酶抑制剂理论上较 ACEI 有优势，但 III 期临床研究未能证明血管肽酶抑制作用优于 ACEI 抑制作用，并且其引起的血管性水肿发生率升高也增加了安全隐患。例如，在奥帕曲拉应用于心血管疾病治疗与依那普利临床疗效对比试验（OCTAVE）中纳入了 25 302 例高血压患者，其中奥帕曲拉治疗组中 2.17% 患者发生血管性水肿，而接受 ACEI 依那普利治疗的患者血管性水肿的发生率为 0.68%[394]。对奥帕曲拉与依那普利效用研究的随机试验（OVERTURE）显示，与接受依那普利治疗的患者相比，接受奥帕曲拉治疗的患者血管性水肿的发生率再次增加（0.8% vs. 0.5%）[395]。血管肽酶抑制剂引起血管性水肿的发生率增加，可能与两种金属肽酶联合抑制及缓激肽和 P 物质降解减少有关[396]。

同时阻断 RAS 可能会增强脑啡肽酶抑制剂的治疗效果，但同时抑制 ACE 会增加血管水肿的风险，这项研究结果促使了 ARB 和脑啡肽酶抑制剂结合的新型药物开发。这一类药物被称为血管紧张素受体 - 脑啡肽酶抑制（angiotensin receptor-neprilysin inhibitor，ARNi），尽管 ARB 不抑制酶活性。2015 年 7 月，缬沙坦 / 沙库巴曲（valsartan/sacubitril）获得美国食品药品管理局（FDA）批准，用于治疗射血分数降低的心力衰竭。缬沙坦 /

沙库巴曲是由 ARB（缬沙坦）和脑啡肽酶抑制剂前药（沙库巴曲）（原 AHU-377）以 1∶1 的比例组成的单分子[397]。在研发过程中，缬沙坦 / 沙库巴曲的联合药物被称为 LCZ696。摄入后，缬沙坦 / 沙库巴曲分解为缬沙坦和沙库巴曲，随后通过酯酶将沙库巴曲转化为其活性形式 sacubitrilat（LBQ657）[396]。在一项对 1328 例患者的研究中，缬沙坦 / 沙库巴曲比单纯使用缬沙坦的降压效果更好，且无血管水肿的报道[398]。在对比 ARNi 与 ARB 在射血分数保留性心力衰竭的前瞻性研究（PARAMOUNT）中，301 例射血分数保留性心力衰竭患者被纳入，接受 12 周缬沙坦 / 沙库巴曲治疗患者的 NT-proBNP 下降水平较缬沙坦治疗患者更明显，且耐受性良好[399]。虽然在治疗 36 周时受试者 NT-proBNP 水平仍持续降低，但是在随机分组的缬沙坦 / 沙库巴曲治疗组和缬沙坦治疗组患者中 NT-proBNP 水平无明显差异，然而缬沙坦 / 沙库巴曲治疗组患者左心房重构和心力衰竭症状得到改善[399]。

美国监管机构对缬沙坦 / 沙库巴曲的批准是基于 ARNi 与 ACEI 前瞻性比较的 III 期临床试验的结果 [全球心力衰竭死亡率和发病率影响因素的研究（PARADIGM-HF）][400]。PARADIGM-HF 比较了缬沙坦 / 沙库巴曲（200mg，每日 2 次）和依那普利（10mg，每日 2 次）的效果，8442 例心力衰竭（纽约心脏功能分级：II-IV 级）并射血分数降低（≤ 40%）的患者被纳入研究[400]。该研究的主要结局事件是心力衰竭患者的心血管死亡和因心力衰竭住院。在缬沙坦 / 沙库巴曲治疗组发生率为 21.8%，在依那普利治疗组发生率为 26.5%（危险比为 0.80，置信区间为 0.73～0.87，$P < 0.001$）。缬沙坦 / 沙库巴曲组的患者发生低血压更为常见，而依那普利组的患者咳嗽、高钾血症和肾功能损害更为常见[400]。重要的是，尽管缬沙坦 / 沙库巴曲组血管性水肿的病例数比依那普利组略高（19 vs. 10，$P=0.13$），但两组患者血管水肿的发生率无显著差异。在心脏射血分数保留性心力衰竭患者中比较 ARNi 与 ARB 总体结局的前瞻性临床研究（PARAGON-HF，NCT01920711）中，对缬沙坦 / 沙库巴曲的效果进行了评估，同时其他联合 ARB 和 NEP 抑制剂的分子也正在研究中[401, 402]。

虽然 PARADIGM-HF 研究有令人鼓舞的发现，但其研究的设计仍存在一些困难，在人群中广泛使用脑啡肽酶抑制剂在理论上也有注意事项。根据 PARADIGM-HF 研究中的比较，值得注意的是缬沙坦 / 沙库巴曲并未与单独使用缬沙坦相比，并且依那普利（10mg，每日 2 次）的剂量可能是不够的。例如，在 Cooperative North Scandinavian Enalapril Survival Study（CONSENSUS）中，对心力衰竭患者依那普利目标剂量达到 20mg 每日 2 次[403]。此外，在 PARADIGM-HF 研究中缬沙坦 / 沙库巴曲是否有引起血管性水肿的低风险优势在现实中尚未被得到证实。在 PARADIGM-HF 研究中，只有 5% 的参与者是黑种人，而这组人群中与 ACEI 或脑啡肽酶抑制剂相关的血管性水肿风险明显增加[396]。此外，在 PARADIGM-HF 研究中，78% 的受试者曾接受过 ACEI 的治疗，并经过一个预处理期，在该期间所有受试者给予依那普利，这可能导致研究中血管性水肿的数量不具有代表性[400]。

其他关于慢性脑啡肽酶抑制剂理论上的风险与被脑啡肽酶降解的常见底物密切相关（表 11-2）。基于这些底物活性广泛影响，长期应用脑啡肽酶抑制剂对支气管反应性、疼痛、炎症、肿瘤发生及神经元功能产生有害影响可能性增高[393]。尤其值得注意的是，人们已经认识到，脑啡肽酶在淀粉样 β 肽的代谢中起着重要作用，它的抑制可能会导致阿尔兹海默病、老年性黄斑变性、脑淀粉样血管病，这些病变的形成需要多年的时间[393]。目前正在进行一项比较缬沙坦 / 沙库巴曲与缬沙坦对射血分数保留性心力衰竭患者认知功能的疗效和安全性的试验（NCT 02884206）。

5. 缬沙坦 / 沙库巴曲对保留射血分数性心力衰竭患者的肾脏影响

在 PARAMOUNT 试验中通过对参与者的事后分析评估了缬沙坦 / 沙库巴曲对保留射血分数性心力衰竭患者的肾脏的影响[404]。受试者给予缬沙坦 / 沙库巴曲 200mg，每日 2 次；或者给予缬沙坦逐步增加至 160mg，每日 2 次，使受试者全身暴露缬沙坦浓度水平相似[397, 398]。在 PARAMOUNT 试验中，经过 36 周的试验时间，缬沙坦 / 沙库巴曲组患者 eGFR 下降的水平低于缬沙坦组 [−1.5 vs. −5.2ml/（min·1.73m²），P=0.002]，而缬沙坦 / 沙库巴曲组

尿白蛋白与肌酐比值的几何平均值较基线水平升高（2.4～2.9mg/mmol），缬沙坦组无变化（2.1～2.0mg/mmol；组间差异 P 值 =0.016）[404]。缬沙坦 / 沙库巴曲对 eGFR 的相对保护作用与 PARADIGM-HF 试验中发现的一致，被迫中止缬沙坦 / 沙库巴曲治疗患者较依那普利治疗的患者肾功能损伤较小[400]。其对 eGFR 和蛋白尿的影响使人联想到 ANP 全身给药的效果，因此缬沙坦 / 沙库巴曲可能是通过抑制脑啡肽酶来增加具有生物活性的 ANP 水平发挥作用的[404]。PARAMOUNT 试验入选标准中 eGFR 至少为 30ml/（min·1.73m²）[399]，因此 ARB 和脑啡肽酶联合抑制剂在更严重的肾脏疾病中的作用及对高危人群不良肾脏事件终点的影响尚不清楚。

（七）其他利尿钠肽

1. 鸟苷肽和尿鸟苷素

初步观察表明，口服盐负荷后的钠排泄量大于静脉注射盐负荷后的钠排泄量，这表明肠道存在 NP[405, 406]。这些肠肽包括鸟苷肽和尿鸟苷素。然而，一项对 15 名健康志愿者的研究发现，在低钠或高钠饮食中，口服或静脉注射钠负荷对钠排泄量的影响相似[407]。此外，口服或静脉注射钠负荷后，前尿鸟苷或前鸟苷的血清浓度均无变化，且与钠排泄量无相关性[407]。总体而言，这些研究结果挑战了由鸟苷肽家族介导的胃肠 - 肾尿钠轴的概念[407, 408]。因此在 GFR 或 RBF 没有改变的情况下，鸟苷肽和尿鸟苷素的利钠、利钾和利尿作用是受肾内局部产生的肽类调节的[408]。

2. 肾上腺髓质素

肾上腺髓质素是一种由 52 个氨基酸组成的多肽，最初从人嗜铬细胞瘤细胞中分离出来[409]，尽管它主要由血管平滑肌细胞、内皮细胞和巨噬细胞合成[410]，但存在于血浆、血管系统、肺、心脏和脂肪组织中。该肽在心血管疾病患者中上调，具有正性肌力和血管舒张特性。在正常情况下和充血性心力衰竭患者中，肾上腺髓质素的全身给药可诱导 NO 依赖性利钠和 GFR 升高；它还可降低血浆醛固酮水平，而不影响肾素活性。患有 2 型糖尿病且血浆中区域肾上腺髓质素原（midregional proadrenomedullin，MR-proADM）肽水平在最高三分位范围的个体患严重肾病的风险增加 [血浆肌酐

和（或）ESRD 翻倍]，这可能与 MR–proADM 的活性升高有关[411]。

四、激肽释放酶 – 激肽系统

激肽释放酶 – 激肽系统（kallikrein–kinin system，KKS）是一个由肽类激素、受体和肽酶组成的复杂网络，在进化上与非哺乳动物物种的同源物是保守的[412]。KKS 的发现归因于 Abelous 和 Bardier 在 1909 年的报道，实验性的尿液注射导致全身血压的急性下降[412a]。从那时起，研究者已经认识到 KKS 的生理作用还包括调节组织血流量、跨上皮水和电解质转运、细胞生长、毛细血管通透性和炎症反应。KKS 的主要成分是激肽释放酶、其底物激肽原、称为激肽的效应激素 [特别是缓激肽和胰激肽（也称为赖氨酸缓激肽）] 及其灭活酶 [包括激肽酶 I 和 II（ACE）和脑啡肽酶]。

激肽通过与缓激肽 B_1 受体（bradykinin B1 receptor，B_1R）和缓激肽 B_2 受体（bradykinin B2 receptor，B_2R）结合发挥生物学效应。B_2R 广泛表达，介导了正常条件下激肽的所有生理作用。B_1R 主要由 des-Arg- 缓激肽激活，des-Arg- 缓激肽是缓激肽的自然降解产物，由激肽酶 I 裂解肽而产生。KKS 可细分为循环（血浆）KKS 和组织（包括肾脏）KKS，主要通过其效应分子缓激肽和激肽加以区分。在肾脏中，激肽在调节肾脏血流动力学和水盐平衡中起着重要作用。

（一）激肽释放酶 – 激肽系统的构成

激肽原

人类拥有一个单一的激肽原基因 KNG1，该基因位于染色体 3q26 上，通过分布在 27kb 的基因组区域中 11 个外显子的选择性剪接，编码高分子量（high-molecular weight，HMW）激肽原（626 个氨基酸，88～120kDa）和低分子量（low-molecular weight，LMW）激肽原（409 个氨基酸，50～68kDa）。在小鼠中已经鉴定出第二个激肽原基因[413]。在人类中，激肽原缺乏一般无症状[414]。然而，缺乏激肽原的 Brown Norway Katholiek 大鼠对盐、血管紧张素 II 和盐皮质激素的升压作用的敏感性增加[415, 416]。

（二）激肽释放酶

HMW 激肽原和 LMW 激肽原被丝氨酸蛋白酶激肽释放酶切割。"激肽释放酶"的名字来源于希腊语 kallikeras，意思是"胰腺"，在 20 世纪 30 年代，Frey 等从犬的胰腺中提取了一种产生激肽的酶[416a]。迄今为止，已经鉴定出 15 种组织激肽释放酶，尽管在人类中，只有一种（KLK1）参与了局部人组织激肽的产生。人激肽释放酶基因在第 19 号染色体 q13.3–13.4 位点聚集。血浆激肽释放酶存在于循环中，主要与凝血级联反应和中性粒细胞的活化有关。组织激肽释放酶是一种酸性糖蛋白，可发生广泛的糖基化。人肾激肽释放酶是一种酶原（前激肽释放酶），具有 17 个氨基酸组成的信号肽和 7 个氨基酸构成的激活序列，必须将其裂解才能激活该酶。在包括人类的大多数哺乳动物中，组织激肽释放酶从激肽原中分离出胰激肽（赖氨酸缓激肽），而从血浆激肽释放酶分离出缓激肽。

尽管激肽释放酶的生理作用归因于激肽生成增加，但这种酶也可能直接影响 B_2R，以及不依赖于激肽受体发挥作用[417, 418]。例如，在激肽原缺乏的 Brown Norway Katholiek 大鼠中，于冠状动脉结扎后给予心肌局部注射激肽释放酶具有心脏保护作用，这一作用可被一氧化氮合酶抑制剂 Nω– 硝基 –l– 精氨酸甲酯和选择性 B_2R 抑制剂艾替班特（Hoe 140）所阻断[417]。作为丝氨酸蛋白酶，激肽释放酶对内皮细胞迁移和存活可发挥非依赖于激肽受体的作用，这一作用是通过裂解生长因子和基质金属蛋白酶实现的[419]。过度表达人激肽释放酶的转基因小鼠在其整个生命周期内，全身血压持续降低，这表明缺乏足够的代偿机制来逆转激肽释放酶的降压作用[420]。在人类中，激肽释放酶基因 KLK1 或其启动子的多态性会损害酶活性，从而影响激肽依赖性和激肽非依赖性的效应。在功能丧失 KLK1 基因多态性（R53H）的血压正常的男性中，发现尽管血流介导和不依赖内皮的血管舒张功能未受影响，但其血管壁剪切应力增加，而动脉直径和管腔反而减小[421]。

1. 激肽

在人类中激肽是缓激肽和胰激肽，在啮齿动物中是缓激肽和胰激肽样肽[422]。血浆氨基肽酶可通过切割第一个 N 末端赖氨酸残基，将胰激肽（10 个氨基酸：Lys-Arg-Pro-Pro-Gly-Phe-Ser-Pro-Phe-Arg）

转化为缓激肽（9 个氨基酸：Arg-Pro-Pro-Gly-Phe-Ser-Pro-Phe-Arg）。激肽酶 I（羧肽酶 –N）和羧肽酶 –M 对羧基末端精氨酸残基的切割产生其 des-Arg 衍生物，它们是 B_1R 的激动剂[422]。ACE（激肽酶Ⅱ）、脑啡肽酶或 ECE 通过去除活性肽的两个 C 末端氨基酸（Phe 和 Arg）使其失活[422]。

2. 缓激肽受体

B_1R 和 B_2R 具有 36% 的同源性，两者都是具有 7 个跨膜结构域的 GPCR。这两个受体的基因串联在一个紧凑基因座（14q23）上，相隔仅 12kb[423]。B_2R 是介导两种激肽作用的主要受体，在血管内皮细胞中大量表达，并且存在于大多数组织，包括肾脏、心脏、骨骼肌、中枢神经系统、输精管、气管、肠、子宫和膀胱。通常，B_1R 的分布和作用与 B_2R 相似。相比之下，B_1R 在正常情况下以低水平表达，但在炎性刺激（如脂多糖、内毒素和 IL-1β、TNF-α 等细胞因子）[424]、糖尿病[425] 和缺血再灌注损伤[426] 的情况下上调。B_2R 结合缓激肽和胰激肽，而缓激肽对 B_1R 几乎没有作用。产生 des-Arg B_1R 活性激肽片段所需的羧肽酶与细胞表面的 B_1R 密切相关[427]。这种结合将使 B_2R 激动剂能够快速激活 B_1R，特别是对炎症的反应[427]。

两种受体亚型与配体结合均可诱导磷脂酶 C 活化，通过激活 G 蛋白（包括 Gaq 和 Gai）产生肌醇 1，4，5- 三磷酸酯和 DAG，从而导致细胞内钙动员。缓激肽受体激活的生理作用是通过产生内皮 NO 合酶衍生的 NO 和前列腺素介导的。B_2R 激活导致血管内皮细胞内钙浓度升高[422]。但是，NO 合酶和 COX 抑制剂联合应用不会消除缓激肽诱导的血管舒张，这表明也可能涉及其他效应物，可能是内皮衍生的超极化因子。此外，通过与 B_1R[428] 和 B_2R[429] 两者结合，至少在啮齿动物中缓激肽增加了诱导型一氧化氮合酶（inducible NO synthase，iNOS）的表达。在人体组织，尤其是血管内皮中诱导 iNOS 基因表达非常困难。已经产生了 B_2R[430]、B_1R[431] 或两个受体[432] 缺陷的遗传缺陷小鼠；已报道的不同基因敲除小鼠的表型有很大不同，这可能源于不同的遗传背景，或者在单基因敲除下，其余受体的代偿作用不同。例如，一些对 B_2R 缺陷小鼠的研究表明其静息系统性血压升高，对血管紧张素Ⅱ[433] 和盐敏感性[434] 有过度升压反应，但其他研究

则表明 B_2R 或 B_1R 缺陷小鼠和野生型动物之间的静息血压没有差异[431, 435]。据报道，B_2R/B_1R 基因双重敲除小鼠的静息血压与野生型小鼠相同，并且对脂多糖诱导的低血压具有抵抗力[432, 436]。但是，表达人 B_2R 的转基因小鼠与野生型对照组相比，其静息血压较低[437]。表达大鼠 B_1R 基因的转基因小鼠（以及它们的天然鼠 B_2R）血压正常，但表现出对脂多糖呈现为血压降低，意料之外的，对 des-Arg 缓激肽呈现血压升高[438]。

3. 人组织激肽释放酶结合蛋白

人组织激肽释放酶结合蛋白是激肽释放酶的内源性丝氨酸蛋白酶抑制剂，通过与丝氨酸蛋白酶形成热稳定的复合物起作用。奇怪的是，向啮齿类动物施用人组织激肽释放酶结合蛋白可引起血管舒张和全身血压下降，而 NO 合酶抑制剂或 B_2R 拮抗剂艾替班特不会引起这种改变。这提示人组织激肽释放酶结合蛋白的血管舒张特性可能是通过平滑肌的机制介导的，不依赖于缓激肽受体活化[439]。

4. 激肽酶

除了代谢物 des-Arg- 缓激肽和 des-Arg- 胰激肽外，激肽裂解产物在生物学上是没有活性的。激肽被许多酶切割，包括羧肽酶、ACE 和脑啡肽酶。ACE 还可切断自己的反应产物缓激肽 –（1-7），进一步形成了缓激肽 –（1-5）。脑啡肽酶与 ACE 一样，可在 7～8 位裂解缓激肽并具有广泛的底物特异性（表 11-2）。缓激肽的氨基末端具有两个脯氨酸残基，易于被脯氨酸特异性肽链端解酶氨基肽酶 P 裂解。所得的缓激肽 –（2-9）可能会被包括内皮酶二肽基肽酶 4 在内的蛋白酶进一步裂解，将缓激肽 –（2-9）裂解为缓激肽 –（4-9）。

（三）血浆和组织激肽释放酶 – 激肽系统

人体（血浆和组织）中两个独立的 KKS 可以通过激肽释放酶、激肽原和激肽的特定亚型来区分。循环血浆 KKS 包括高分子量激肽原和血浆前激肽释放酶，两者均在肝脏中合成并释放入血浆，其中激肽释放酶是由细胞基质相关的前激肽释放酶激活剂脯氨酰羧肽酶产生的[440]。重要的是，缓激肽是血浆 KKS 的主要效应分子。组织特异性 KKS 由局部合成的或肝脏衍生的激肽原（HMW 和 LMW）、组织激肽释放酶和人效应分子胰激肽、啮齿类动物

的胰激肽样肽组成。激肽的半衰期为 10～30s，但在激肽释放酶含量高的组织（包括肾脏）中，局部和血浆来源的低分子量激肽原可以被连续裂解产生激肽。图 11-8 演示了血浆和组织 KKS 的酶促级联反应。

（四）肾激肽释放酶 - 激肽系统

组织 KKS 通过对肾脏的 RVR、利钠、利尿和其他血管活性介质（如肾素和血管紧张素、类花生酸、儿茶酚胺、NO、血管升压素和 ET）的调节，影响肾脏的生理功能。在肾脏中，肾小管上皮细胞合成了大量激肽原和激肽释放酶，并从尿中排出。局部形成的激肽可以在尿液、肾间质液和肾静脉血中被检测到。在人肾脏中，激肽释放酶定位于集合管，在表达激肽释放酶的小管和 JGA 的入球小动脉之间具有紧密的解剖联系。一些研究结果表明，通过原位杂交也可在肾小球血管极检测到肾脏激肽释放酶 mRNA。这种解剖学关联突出了 KKS 和 RAS 之间的生理关系，并且与 KKS 调节 RBF、GFR 和肾素释放方面的旁分泌功能保持一致。在这方面，

有人认为，通过影响前列腺素的产生，激肽可能降低管 - 球反馈的敏感性。

肾脏中激肽释放酶的表达在发育过程中有所改变，并受雌激素、孕激素、盐摄入量、甲状腺激素和糖皮质激素的调节[441-444]。在没有肾小球损伤的情况下，肾小球通常不过滤该酶。激肽原主要定位在连接小管主细胞，与激肽释放酶临近，在同一肾单位的连接小管中可以发现。激活后，肾脏激肽释放酶会裂解 HMW 和 LMW 激肽原释放出胰激肽。激肽的主要生理作用是通过激活组成型表达的 B_2R 而介导的。正常肾脏中几乎没有或仅微量 B_1R mRNA 的表达。然而，脂多糖会诱导 B_1R 在大鼠整个肾单位（髓外集合管除外）中表达，并在出球小动脉、髓袢和远端小管中有明显表达[445]。

KKS 参与肾脏血流动力学和肾小管功能的调节。肾脏 KKS 的利尿和利钠作用在维持体液和电解质平衡中起关键作用。据报道，激肽可增加 RBF 和肾乳头血流量并介导高蛋白饮食引起的高滤过。激肽可抑制 IMCD 中传导性钠进入[446]，血管升压素可引起 B_2R 缺陷小鼠的尿液浓度增加，这

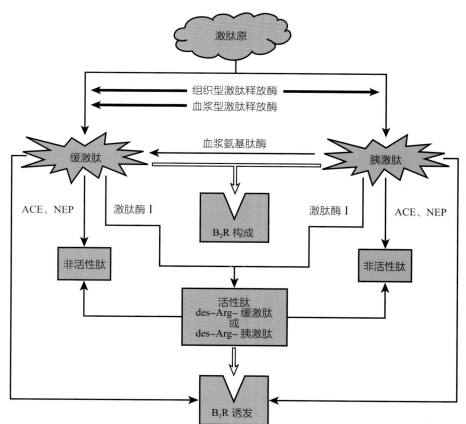

◀ 图 11-8 激肽释放酶 - 激肽系统的酶促级联反应

ACE. 血管紧张素转化酶；B_1R. 缓激肽 B_1 受体；B_2R. 缓激肽 B_2 受体；NEP. 中性内肽酶

表明内源激肽可通过 B_2R 对抗血管升压素的抗利尿作用[447]。激肽可能通过直接影响肾单位的钠转运、血管舒张作用和肾髓质渗透梯度的变化，来影响钠的重吸收。除了对肾血管张力、盐稳态和水稳态的影响外，使用 B_2R 拮抗剂艾替班特进行的实验还表明，激肽还可能在系膜细胞、成纤维细胞和肾髓质间质细胞中具有抗肥大和抗增殖的特性。缓激肽在系膜细胞中的抗增殖作用可能是通过 B_2R 与含酪氨酸磷酸酶 SH2 结构域的磷酸酶 2 相互作用而介导的[448]。

组织激肽释放酶调节小管运输

除激肽的作用外，组织激肽释放酶还通过调节上皮 Na^+ 通道（epithelial Na^+ channel，ENaC）、结肠 H^+-K^+-ATP 酶和上皮钙通道瞬时受体电位通道香草酸亚型 5（transient receptor potential channel vanilloid subtype 5，TRPV5）的活性，对肾小管电解质转运产生影响[449]。连接小管分泌大量组织激肽释放酶，其激酶活性可改变其分泌部位下游细胞腔表面表达的离子转运蛋白的功能[449]。例如，组织激肽释放酶可能参与 ENaC 的蛋白水解过程，从而增加其活性，而组织激肽释放酶缺陷型小鼠的 ENaC 活性降低[450]。尽管 ENaC 活性降低，但不依赖 ENaC 的电中性 NaCl 吸收增多，证明了组织激肽释放酶不是钠稳态的必要条件[449, 451]。组织激肽释放酶缺乏小鼠的皮质集合管也显示，结肠闰细胞中 H^+-K^+-ATP 酶活性增强，影响 K^+ 的吸收[449, 452]。最后，组织激肽释放酶的功能是稳定质膜上的 TRPV5 通道，促进 Ca^{2+} 重吸收，而组织激肽释放酶基因敲除小鼠表现出明显的高钙尿[453]。在组织激肽释放酶 R53H 基因多态性功能缺失的个体中，也报道了远端小管对钾[454]和钙[455]处理存在缺陷。

（五）激肽释放酶 - 激肽系统在肾脏疾病中的作用

1. 高血压

尽管多年以来已知，输注激肽可通过降低外周抵抗力导致全身血压急剧下降，但 KKS 在原发性或继发性高血压中的作用尚未完全明确。据报道，在高血压患者和高血压大鼠的尿液中激肽释放酶的活性降低。尿中激肽释放酶排泄水平与血压之间呈负相关可能暗示了肾脏 KKS 在预防高血压中的作

用[456]。然而，另一种解释可能是既往存在或由高血压引起的肾脏疾病本身可能导致肾脏激肽释放酶排泄减少。在 Dahl 盐敏感性高血压大鼠模型中，ACEI 比 ARB 更好地减轻蛋白尿和高血压性肾硬化的进展[457]。这种差异可能是由于 ACEI 引起的激肽活性增强所介导的，这一点得到了以下观察结果的支持：对模型输注激肽释放酶[458]或缓激肽[459]均可减轻肾小球硬化，而不会影响血压。关于"两肾一夹"高血压的研究得出了相互矛盾的结果。与野生型动物相比，B_2R 缺陷型小鼠的"两肾一夹"高血压发病率增加[460]。比较组织激肽释放酶缺陷型小鼠和野生型小鼠对其反应发现：两组小鼠在肾脏大小、肾素释放、全身血压升高和心脏重塑方面没有差异[461]。

尽管 KKS 在高血压发病机制中的作用尚不确定，但在动物模型和人类中，KKS 的多基因突变与高血压相关[462]。自发性高血压大鼠存在激肽释放酶基因的失活突变[463]，在非洲裔美国人[464]和中国汉族人[465]中发现激肽释放酶基因 KLK1 调节区突变与高血压之间的相关性。5%~7% 的高加索人 KLK1 R53H 基因存在功能丧失性突变[466]，但未发现这种单核苷酸多态性（single-nucleotide polymorphism，SNP）本身会显著影响血压[467]。ACE 多态性导致血浆中酶的水平不同，从而改变了激肽水平，是包括糖尿病肾病在内的各种疾病进展的独立危险因素，但它们不会影响血压。最后，B_2R 和 B_1R 基因中的大量 SNP 与高血压及高血压患者[468, 469]冠心病的发生风险有关[470]。

2. 糖尿病肾病

尽管实验研究的结果存在相互矛盾，但在实验动物模型和人类中的观察结果均表明，KKS 的活性变化在糖尿病肾病发病机制中发挥作用。链脲佐菌素诱导的糖尿病大鼠的 KKS 明显改变，并且其变化与肾血流量和 GFR 相关[471]。中度高血糖大鼠的肾脏和尿液中活性激肽释放酶水平升高，伴随 RVR 降低，GFR 升高，肾血流量增加；采用激肽释放酶抑制剂抑肽酶或 B_2R 拮抗剂治疗的糖尿病大鼠，其 RBF 和 GFR 均降低[471]。相比之下，在未经胰岛素治疗的链脲佐菌素干预的大鼠中，高血糖和低滤过率会导致激肽释放酶排泄和表达下降[471, 472]。除了对血流动力学的影响作用外，KKS 还具有抗炎和抗

增殖的特性，在糖尿病肾病中也可能具有肾脏保护作用[424]。

受体拮抗剂的研究结果初步表明，KKS 在糖尿病肾病中保护肾脏结构和功能的作用有限：用艾替班特治疗糖尿病大鼠对肾小球结构或白蛋白尿无影响，也没有改变 ACEI 对这些指标的抑制作用[473]。与这一发现相反，更多目前的研究结果表明，通过联合使用 B_2R 拮抗剂，ACEI 对实验性糖尿病肾病的有益作用可能会减弱[474-476]。缺乏 B_2R 的 Akita 糖尿病小鼠，系膜硬化及蛋白尿明显增加[477]，同时氧化应激和线粒体损伤增加[478]。但是，另一项研究报道了相反的结果，即 B_2R 基因敲除小鼠可以免于链脲佐菌素诱导的糖尿病所致的肾脏损害[479]。由于 B_2R 基因敲除引起 B_1R 上调，可能会导致肾脏病理改变或带来肾脏保护作用。支持后一种观点的是，与单纯缺乏 B_2R 的小鼠相比，同时缺乏 B_2R 和 B_1R 的 Akita 糖尿病小鼠表现出更重的肾脏损伤[480]。

为了进一步证实 KKS 在糖尿病肾病中的肾脏保护作用，一项研究表明，与野生型动物相比，在链脲佐菌素诱导的糖尿病小鼠中激肽原、组织激肽释放酶、激肽和激肽受体的 mRNA 增长了 2 倍，激肽释放酶基因敲除小鼠白蛋白排泄量增加 1 倍[481]。在另一项研究中，用腺相关病毒载体转导人组织激肽释放酶基因可减轻糖尿病患者的肾脏损伤并减少尿白蛋白排泄[482]。当采用外源性胰激肽释放酶对糖尿病小鼠进行干预时，可以减少小鼠蛋白尿，改善肾脏的纤维化、炎症和氧化应激[483]。然而，与此相反，降低激肽释放酶活性的人组织激肽释放酶结合蛋白，通过超声微泡介导基因过表达时，也可以减轻糖尿病小鼠的肾损伤[484]。

1 型糖尿病患者尿激肽释放酶排泄水平与 GFR 相关，这与在链脲佐菌素诱导的糖尿病大鼠中观察到的一致[485]。与 GFR 正常的 1 型糖尿病患者和正常对照组相比，高滤过患者的激肽释放酶活性增加，并且与 GFR 和远端小管钠重吸收有关[485]。糖尿病患者的遗传关联研究结果并不一致：一项研究显示，49 例 1 型糖尿病患者和 112 例 2 型糖尿病患者的 B_2R 多态性与蛋白尿之间存在关联[486]，而另一项研究表明 285 例 2 型糖尿病患者的 B_1R 或 B_2R 多态性与初期或显性肾脏病之间没有关联[487]。血

浆 HMW 激肽原片段的水平在 1 型糖尿病和进行性肾功能减退患者中升高[488]。

3. 缺血性肾损伤

在缺血再灌注损伤模型中，ACEI 在防止肾小管坏死、内皮功能丧失和分泌功能障碍方面优于 ARB[489]。这种优势可能归因于 ACEI 可导致激肽活性增强，而 B_2R 拮抗剂和 NO 合酶抑制剂可抵消这种作用[490, 491]。缓激肽抑制线粒体孔的开放[492]，NO 抑制氧化代谢；这两个发现都表明 KKS 可能通过减轻氧化损伤在缺血再灌注损伤中发挥保护作用。与野生型小鼠相比，只有 B_2R 缺陷或 B_1R 和 B_2R 均缺陷的转基因小鼠缺血性损伤更严重；两种受体均缺乏的小鼠肾损伤最严重[436]。相比之下，组织激肽释放酶输注加重了大鼠的肾脏缺血再灌注损伤[493]，而用腺病毒载体表达人激肽释放酶基因可保护小鼠免受肾脏缺血再灌注损伤[494]。因此，尽管这种情况下生理水平的激肽可能是保护性的，但较高水平的激肽可能通过病理性再灌注而有害[422]。

4. 慢性肾脏疾病

在进展性肾脏疾病的残肾模型中，腺病毒介导的或腺相关病毒介导的激肽释放酶基因导入可以改善肾功能损伤[495]。在单侧输尿管梗阻模型中，B_2R 的基因敲除和药物阻断都会加重肾小管间质纤维化[496]。相比之下，单侧输尿管梗阻模型中 B_1R 的表达增加[497]，非肽 B_1R 拮抗剂治疗后巨噬细胞浸润和纤维化减少[497]。在同一模型中，与野生型小鼠相比，缺乏 B_1R 的小鼠表现出炎性细胞因子轻微上调，白蛋白排泄和纤维化减少[498]。在多柔比星诱导的 FSGS 小鼠模型中，B_1R 拮抗剂治疗可以改善肾功能不全，而 B_1R 激动剂治疗可加剧肾功能不全[499]。总之，这些观察结果表明，尽管 B_2R 具有肾脏保护作用，但在某些情况下（与 B_1R/B_2R 基因敲除的 Akita 糖尿病小鼠中的发现相反），代偿性 B_1R 上调可能与肾纤维化的发病机制有关。在人类中，B_1R 基因[500, 501]和 B_2R 基因[500, 502]的多态性与 ESRD 的发生有关。

5. 狼疮性肾炎 / 抗肾小球基底膜病

有证据表明，KKS 与免疫介导的肾病，如 SLE、Goodpasture 综合征 [抗肾小球基底膜（anti-glomerular basement membrane，GBM）疾病] 和自

发性狼疮肾炎的发病机制有关。小鼠不同品系对抗 GBM 抗体诱发的肾炎的敏感性不同。通过对肾皮质组织的芯片分析比较疾病敏感组和对照组，发现了 360 个差异表达基因[503]。表达不足的基因中，有 1/5 属于激肽释放酶基因家族[503]。疾病敏感的小鼠经抗 GBM 处理后，B_2R 拮抗作用加重了蛋白尿；而给予缓激肽干预可减轻疾病[503]。在同一研究中，SLE 和狼疮性肾炎患者的 *KLK1* 和 *KLK3* 启动子中存在 SNP[503]。同一团队随后的研究发现，在 7 号染色体上具有狼疮易感性区间的同源小鼠中，通过腺病毒导入 *KLK1* 基因可减轻其肾脏损伤[504]。

6. 抗中性粒细胞胞质抗体相关性血管炎

肉芽肿性多血管炎（granulomatosis with poly-angiitis，GPA）可能与坏死性肾小球肾炎有关。GPA 中的主要抗原靶标是中性粒细胞衍生的蛋白酶 3（proteinase 3，PR3）。PR3 与 HMW 激肽原培养后，产生了一种新的十三肽激肽，称为"PR3- 激肽"[505]。PR3- 激肽直接与 B_1R 结合，进一步形成缓激肽后还可以激活 B_2R[505]。这些研究表明，在 GPA 中，PR3 可能以激肽释放酶非依赖性方式激活激肽途径。在过敏性紫癜（Henoch–Schönlein purpura）性肾病或抗中性粒细胞胞质抗体相关性血管炎患者的活检中发现 B_1R 上调[506]。同样，在鼠血清诱导的肾小球肾炎模型中也观察到 B_1R 上调，而用 B_1R 拮抗剂

治疗可减轻肾衰竭[506]。

五、尾升压素 Ⅱ

尾升压素Ⅱ（urotensin Ⅱ，U-Ⅱ）是环状十一肽具有较强的血管活性，最初从硬骨鱼的尾部神经分泌器官中分离出来。现在已知尾升压素存在于人类中。源自该器官的两个主要调节肽是尾升压素Ⅰ（urotensin Ⅰ，U-Ⅰ）和尾升压素Ⅱ（U-Ⅱ），U-Ⅰ与哺乳动物促肾上腺皮质激素释放因子同源；U-Ⅱ与生长抑素具有序列相似性[507]，在鱼类中对血流动力学、胃肠道、生殖、渗透调节性和代谢的功能均有显著的作用。在包括人类在内的许多物种中鉴定出 U-Ⅱ 的同源物。

（一）尾升压素Ⅱ的合成、结构和分泌

人 U-Ⅱ 来源于 124 和 139 个氨基酸组成的前多肽原交替剪接变体，仅在 N 端序列上有所不同[508, 509]。C 末端被激素原转化酶切割，产生成熟的 11 个氨基酸组成的 U-Ⅱ 肽。U-Ⅱ 包含一个环状六肽序列（Cys-Phe-Trp-Lys-Tyr-Cys），该序列在整个物种中都是保守的，并且对其生物学活性至关重要[510]（图 11-9）。前体的 N 端区域在物种间高度可变。Prepro-U-Ⅱ mRNA 已在多种细胞类型中发现，包括血管平滑肌细胞、内皮细胞、神经元细胞和心脏成纤维细胞。多个一元和多元氨基酸序列

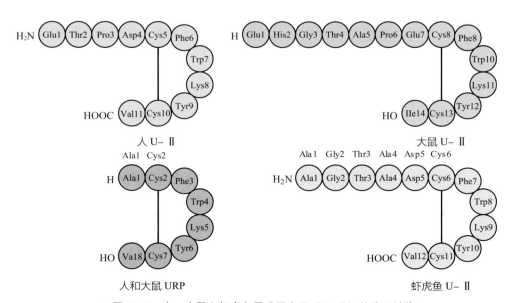

▲ 图 11-9　人、大鼠和虾虎鱼尾升压素Ⅱ（U-Ⅱ）的分子结构
URP. 尾升压素相关的肽（引自 Ashton N. Renal and vascular actions of urotensin II. *Kidney Int*. 2006; 70:624–629）

已被确定为激素原的翻译后切割位点。但是特异的 U–Ⅱ 转化酶尚未发现。就其组织分布而言，免疫组化染色已在各种器官的血管及在肾小管上皮中鉴定出 U–Ⅱ 蛋白[507, 511, 512]。U–Ⅱ 在心脏、肝脏和肾脏之间存在明显的动静脉梯度，表明这些器官是 U–Ⅱ 产生的重要部位[513]。

1999 年，Ames 及其同事[509] 鉴定出 U–Ⅱ 是一种孤儿大鼠受体 GPR14/SENR 的配体。U–Ⅱ 受体（通常称为 UT 受体）是在人染色体 17q25.3 上编码的七次跨膜的 GPCR[514]，与生长抑素受体亚型 4 和阿片受体均具有结构相似性。受体与配体的结合导致 G 蛋白介导的 PKC、钙调蛋白和磷脂酶 C 的激活；同时有证据还表明，在细胞内信号级联中，其与 MAPK–ERK1/2、Rho 激酶途径和过氧化物酶体增殖物激活受体 α 也有关联[515-518]。

U–Ⅱ 和 UT 受体之间的关系不是唯一的；该受体还与其他 U–Ⅱ 片段结合，例如 U–Ⅱ（4–11）和 U–Ⅱ（5–11），以及尾升压素相关肽（urotensin-related peptide，URP）[519, 520]。URP 最初是从大鼠脑中分离出来的，与 UT 受体结合紧密[520]。虽然这个由 8 个氨基酸组成的多肽保留了环状六肽序列，但它衍生自 U–Ⅱ 的不同前体，并且可能具有不同的生理特性[521]。

（二）尾升压素Ⅱ的生理作用

U–Ⅱ 是已知最有效的血管收缩药，在离体大鼠胸主动脉中，其血管收缩效力是 ET–1 的 16 倍[509]。然而，其血管收缩的效能并不统一，在不同物种和血管床之间有所不同。例如，U–Ⅱ 对静脉张力几乎没有影响，也不会引起大鼠腹主动脉、股动脉或肾动脉的收缩[522]。当对被麻醉的大鼠静脉给药时，它也缺乏全身性的升压活性[509, 523]。在食蟹猴中，静脉推注 U–Ⅱ 可导致心肌抑制、循环衰竭和死亡[509]。与血管平滑肌 UT 受体的血管收缩特性相反，内皮 UT 受体可能介导肺和肠系膜血管的舒张[524]。对 U–Ⅱ 的反应可能取决于动脉的口径；小血管反应更多地由内皮调节，大血管反应更多地依赖于血管平滑肌调节[507]。影响 U–Ⅱ 作用的因素较多，包括动物模型、血管床、外源性 U–Ⅱ 给药方法及是否存在并发症等，在不同的研究中有所不同。

（三）肾脏中的尾升压素Ⅱ

肾脏是 U–Ⅱ 产生的主要场所。肾脏的血浆 U–Ⅱ 的动静脉梯度和尿 U–Ⅱ 清除率超过尿肌酐清除率都表明了这一点[507, 513]。实际上，在人类中，尿中 U–Ⅱ 的浓度比血浆浓度高出约 3 个数量级[525]。U–Ⅱ 存在于许多肾脏细胞类型中，包括平滑肌细胞、动脉内皮细胞、近曲小管细胞，特别是远端小管和集合管[512]。UT 受体 mRNA 也存在于肾脏中，特别是在肾髓质中[525-527]，这表明该肽可能在该部位具有自分泌或旁分泌功能。此外，在大鼠和人的肾脏中均发现了 URPmRNA[520, 526, 527] 关于 U–Ⅱ 在正常肾脏生理中作用的研究得出了相互矛盾的结论。在一项报道中，将 U–Ⅱ 连续注入麻醉大鼠的肾动脉中会导致 NO 依赖性 GFR 增加，尿排水和排钠增加[528]。与此相反，另一项研究表明，推注皮摩尔浓度的 U–Ⅱ，导致 GFR 呈剂量依赖性下降，尿流量和尿钠排泄减少[527]。此外，第三组研究人员报道，纳摩尔剂量的 U–Ⅱ 静脉推注仅导致 GFR 轻微降低，对钠排泄无影响[529]。这些研究者调查了在实验性充血性心力衰竭的情况下给予 U–Ⅱ 的效果，发现 U–Ⅱ 诱导 GFR 升高了近 30%[529]。

（四）尾升压素Ⅱ在肾脏疾病中的观察性研究

在许多疾病中，血浆和尿液中 U–Ⅱ 的浓度变化有时会相互矛盾。与正常血压对照组相比，高血压患者血浆 U–Ⅱ 水平可能升高，并且与收缩压相关[530]。在一项研究中，未进行血液透析的肾病患者血浆 U–Ⅱ 浓度增加了两倍，在血液透析患者中增加了 3 倍[531]。在另一项研究中，研究者观察到 2 型糖尿病和肾病患者血浆和尿液中的 U–Ⅱ 水平高于肾功能正常的患者[532]。原发性高血压、肾小球疾病和高血压及肾小管疾病患者的尿中 U–Ⅱ 水平升高，但正常血压的肾小球疾病患者尿中 U–Ⅱ 水平不增高[525]。糖尿病肾脏疾病患者的活检证实了 U–Ⅱ 和 UT 受体表达增高[533]；在肾小球肾炎和微小病变性肾病中 U–Ⅱ 水平升高[534, 535]。相反，最近的一项研究描述了 CKD 患者的 U–Ⅱ 水平降低。由此，该团队得出结论：血浆 U–Ⅱ 浓度在健康个体中最高，在 ESRD 患者中降低，在非 ESRD CKD 个体中最低。这一结论与早期研究结果的不一致，可能是由于研究人群和测定法不同所致[536]。

（五）尾升压素 Ⅱ 在肾脏中的干预研究

目前已经研究了肽和非肽两种 UT 受体拮抗剂。Urantide 是人 U–Ⅱ 的衍生物[537]。连续向大鼠输注 urantide 会导致 GFR 和尿钠排泄增加[527]，尽管尚不清楚其利钠作用是肾血管张力改变的结果，还是 U–Ⅱ 直接作用于肾小管上皮细胞的结果。urantide 是大鼠 UT 受体的有效拮抗剂[537]，已发现它在表达人 UT 受体的细胞中具有激动剂作用[538]。另一种 U–Ⅱ 肽拮抗剂 UFP–803 在人 UT 受体表达的细胞中也具有部分激动剂特性[539]，使基于肽的 U–Ⅱ 抑制作用的解释复杂化。对非肽类 U–Ⅱ 拮抗剂中的两种化合物 palosuran（ACT–058362）和 SB–611812 均已开展研究。在大鼠模型中静脉输注 palosuran 可预防肾脏缺血[540]。对 palosuran 在链脲佐菌素诱发的糖尿病大鼠中的作用也进行了研究，发现其可显著降低白蛋白尿的严重程度[541]。在 19 例大量蛋白尿的 2 型糖尿病患者中，给予 palosuran2 周后减少了尿白蛋白的排泄[542]。然而，在随后的对 54 例 2 型糖尿病、高血压和肾病患者为期 4 周的研究中，发现 palosuran 对白蛋白尿、血压、GFR 或肾血流量没有影响[543]，这一研究结果导致对此药物的研究终止。SB–611812 在大鼠球囊血管成形术引起的狭窄模型中降低了颈动脉内膜与中膜的比例[544]。同时在缺血性心肌病大鼠模型中，SB–611812 可减轻心肌重塑并降低死亡率[545, 546]。目前，尚无关于 SB–611812 在肾脏疾病中作用的报道。

醛固酮和盐皮质激素受体：肾脏和肾脏外的作用

Aldosterone and Mineralocorticoid Receptors: Renal and Extrarenal Roles

David Pearce　Vivek Bhalla　John W. Funder　著

蒲　敏　苏嘉慧　译

杨天新　校

要　点

◆ 与正常人比较而言，与钠相关的醛固酮不恰当的过度分泌在高血压患者（5%～15%）中更为常见，甚至于相当大比例的常压人群中也存在醛固酮分泌过多。

◆ 大多数单侧醛固酮腺瘤会发生致病基因的突变，最为常见的一种就是 K^+ 通道基因突变，KCNJ5。KCNJ5 生殖细胞系突变会造成家族性的双侧肾上腺增生。最近发现氯通道基因 CLCN2 与早发性原发性醛固酮增多症相关，临床研究结果也与双侧肾上腺增生最为符合。

◆ 最新的科研数据证明醛固酮通过 K^+ 的变化间接调节对肾脏远曲小管的作用。醛固酮刺激连接管和皮质集合管 ENaC，随后的低钾血直接作用于远曲小管细胞刺激 Na^+-Cl^- 共转运体（NCC）。

◆ 醛固酮调节 SGK1 基因的转录，随后 SGK1 刺激 ENaC，从而增强 Na^+ 的重吸收和 K^+ 的分泌。SGK1 也和许多其他的激素信号及非激素信号，包括胰岛素和 IL-17 发生反应和整合，这些信号能够刺激 SGK1 的活性，促进盐敏感性高血压。

◆ 小鼠体内实验证明，T 细胞通过 IL-17A 和 SGK1 相关的机制在高血压的发病机制中发挥作用。敲除小鼠 T 细胞的 SGK1 能够有效保护小鼠免于血管紧张素 Ⅱ 引起的高血压和肾脏炎症。

◆ 经典观点认为，Na^+ 是可溶的且能完全交换的。已经证明细胞外和细胞内的渗透活性不充分。最近的研究已经鉴定出一个胞外不可交换的 Na^+ 池，在皮下组织以非渗透压活跃形式显著存在，可能隐蔽在带负电的糖胺聚糖内。

哺乳动物细胞外液量和血压的控制与上皮细胞离子的转运密不可分。维持生存不可或缺的醛固酮是调节相关上皮转运过程的中枢性激素，尤其是对于 Na^+、K^+、Cl^- 的调节。循环中的所有醛固酮均是由肾上腺球状带在血管紧张素 Ⅱ 和钾的调控下合成和分泌，主要的上皮作用发生在远端肾单位和结肠。从远曲小管（DCT）的末端往前延伸，到连接管及整个皮质髓质的集合管。这些部位表达丰富的盐皮质激素受体（MR），通常被归类为醛固酮敏感的远端肾单位（ASDN）[1]。MR，一种与糖皮质激素受体密切相关，与核受体超家族其他成员不同的激素调节转录因子，调节绝大多数的醛固酮的功能。醛固酮对上皮细胞的生理功能需要 MR 直接的基因调控作用。通过熟悉 MR 依赖性的多种基因转

录调控作用，随后能够改变上皮细胞的离子转运，就能够理解醛固酮对细胞外液、血压、电解质浓度的生理作用。在某些疾病中，醛固酮在上皮和非上皮组织中发挥基因组调节和非基因组调节的功能。MR，高亲和力结合皮质醇，也能部分调节皮质醇生理和病理性的作用。本章阐述醛固酮作用和部分皮质醇作用的细胞和分子机制，主要关注上皮细胞的离子转运，同时重点介绍非上皮细胞作用的重要方面，对揭示其在病理生理中的功能非常重要。

一、醛固酮和盐皮质激素受体概述

类固醇激素是在少数组织（如肾上腺、性腺、胎盘、皮肤）中随着全身循环系统中相关总量的变化由胆固醇合成的一类甾体激素。哺乳动物生理学认为常见的 6 类类固醇激素分别是：盐皮质激素，糖皮质激素、雄激素、雌激素、孕激素、开环甾类化合物维生素 D_3。虽然目前的科学进展发现类固醇激素具有更为多样的生理功能，依然使用这些激素经典的生理作用作为分类根据。此外能够更进一步支持初始分类的是 6 种细胞内受体的分类：盐皮质激素（MR）；糖皮质激素（GR）；雄激素（AR）；雌激素（ER）；孕激素（PR）；维生素 D_3（VDR）。如后文所述，目前认为受体和激素之间并不是绝对的一对一关系，尤其是 MR。

醛固酮在 1953 年被分离发现。醛固酮发现的关键点是生物学家 Sylvia Simpson 和物学家 Jim Tait [2, 3] 在实验室中使用放射性同位素技术检测跨上皮细胞 [Na⁺] 和 [K⁺] 通量。因此，这个具有活性

的原始物质被称为"醛甾酮"；随后因为 London 和 Basel [4] 学者的合作研究中发现 ^{18}C 具有独特的乙醛基团（而不是甲基）而改名为醛固酮以此强调结构中的乙醛基，醛固酮结构通常表示如下以突出这个乙醛基（图 12-1，右侧）。体内具有反应性的乙醛基和 C11 位的 β- 羟基环化形成 11，18- 半缩醛，也可能以半缩酮形式存在。11 位 β- 羟基的环化保护醛固酮免被上皮组织、神经细胞、平滑肌细胞的 11β- 羟基类固醇脱氢酶脱氢，因此能够以非常低的循环浓度（亚纳摩尔）激活上皮细胞 MR，调节离子转运 [5, 6]。

尽管醛固酮通过 MR 发挥其调节上皮细胞离子转运重要的功能，然而大量的证据表明醛固酮不是 MR 唯一的配体。MR 高表达于海马体和心肌细胞，在这些非上皮组织中，缺乏 11β- 羟基类固醇脱氢酶 2 型（11β-HSD2；详情见 11β- 羟基类固醇脱氢酶 2 型）和糖皮质激素结合（人类是皮质醇，啮齿类是皮质酮）。内源性的糖皮质激素具有和醛固酮同等的 MR 亲和力，但是血浆中的游离浓度却远高于醛固酮（≥ 100 倍）。进化过程中，MR 先于醛固酮合酶出现（如鱼类）[7]。通常认为 MR 和 GR 拥有共同的最近进化前体 [8]，但是基因序列证据 [9] 对此有疑问，提示 MR 是 MR-GR-AR-PR 亚家族中第一个从原始受体分化出来。最后一个无法等同 MR 和醛固酮作用的理由来自 MR 敲除和醛固酮合酶敲除小鼠（AS⁻/⁻）表型的比较。MR 敲除小鼠（缺乏所有功能性的 MR）无法在限钠条件下存活；AS⁻/⁻ 小鼠（无可检测醛固酮）甚至能够在严格的限

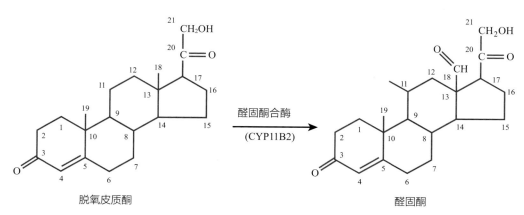

脱氧皮质酮　　　　醛固酮合酶 (CYP11B2) →　　　　醛固酮

▲ 图 12-1　醛固酮合成的最后一步示意图

注意所示的醛固酮的乙醛基形式。大多数醛固酮（＞ 99%）以被环化的半缩醛形式存在，不允许 Ⅱ 型 11β- 羟基类固醇脱氢酶（11β-HSD2）靠近 11 位的羟基。详情见正文

钠条件下存活，但是当饮水被限制时即死亡[10]。低钠摄入存活的 AS⁻/⁻ 小鼠可能某种程度上反映环境中高血管紧张素浓度能够使得肾小管闰细胞的 MR（非 11β–HSD2 保护）被糖皮质激素激活，从而发挥钠保留的作用[11, 12]。饮水限制的小鼠无法存活提示抗利尿激素作用对醛固酮的依赖性仍然无法被理解清楚[13]。AS⁻/⁻ 小鼠虽然不能承受极度 K⁺ 超载，但在一般状态下其钾稳态惊人地保持完好[13a]。

二、醛固酮的合成

醛固酮由具有 3 个功能区域的肾上腺皮质合成。最外层为球状带，在正常生理状态下（见后文；糖皮质激素可治性醛固酮增多症患者会分泌过量醛固酮）是醛固酮生物合成独特部位。皮质醇由中间束状带合成，最内层网状带分泌多个物种（不包括大小鼠）和人类的雄激素。正常情况下，球状带以 50～200μg/d 的速度分泌醛固酮以维持 4～21μg/dl 的血浆浓度。皮质醇的分泌速度高于醛固酮 200～500 倍。皮质醇和醛固酮的分泌分别由束状带 17α- 羟化酶和球状带醛固酮合酶特异性表达而决定。

大多数物种醛固酮合酶，即细胞色素 P₄₅₀（CYP）酶 11B2，负责在连续的 11β- 羟基化，18- 羟基化，18- 甲基氧化以产生醛固酮特异性的乙醛基 3 步过程中将去氧皮质酮转化为醛固酮（图 12-1，左侧）。虽然 CYP11B2 和 CYP11B1（11β-

羟化酶）在大多数物种中不同[14, 15]，但是在有些物种中（如牛）只表达单一种的 CYP11B。目前还不清楚该酶是如何在球状带而不是束状带中负责醛固酮的 3 步合成。

图 12-2 举例阐明皮质醇生物合成的关键步骤以说明和醛固酮合成的相似之处。编码 CYP11B2 和 CYP11B1 的基因在人类染色体 8q24.3 上的位置彼此接近，所以减数分裂的不等交换引起糖皮质激素可治性醛固酮增多症（家族性醛固酮增多症 1 型），CYP11B1 5′ 端和 CYP11B2 3′ 端发生融合。该嵌合的基因产物[16] 在束状带表达，能响应促肾上腺皮质激素（ACTH），从而促进醛固酮合成，造成青少年醛固酮增多症和高血压。

在循环体液快速减少，血浆 K⁺ 浓度增加，尤其是 Na⁺ 不足[17]，ACTH 和昼夜节律变化等情况下，正常的球状带醛固酮合成主要由血管紧张素 II 调节。高水平的心房钠尿肽、肝素、生长抑素、多巴胺的运用能够减少醛固酮的分泌。脂肪细胞来源的尚未被完全确认的某些分子能够刺激体外醛固酮的分泌，在此基础上认为醛固酮在代谢综合征中具有某些作用[18]。

血管紧张素和血浆 K⁺ 主要通过促进重要的类固醇合酶类，类固醇合成快速调节蛋白（StAR）[19]的表达和活性来促进醛固酮的分泌。胆固醇转运进入线粒体从而被利用合成类固醇需要 StAR[20]。被

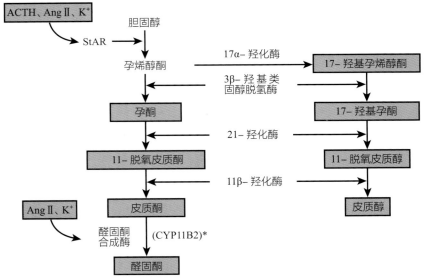

◀ 图 12-2 醛固酮合成通路概述，显示重要调节点

注意促肾上腺皮质激素（ACTH），血管紧张素 II（Ang II）和 K⁺ 调节类固醇合成快速调节蛋白（StAR），刺激线粒体摄取胆固醇，作为所有类固醇合成的底物。醛固酮合酶（基因名，*CYP11B2*）选择性地表达在肾上腺皮质球状带，调节醛固酮合成的最后一步。Ang II 和 K⁺ 也能调节合成过程。左侧图所示为醛固酮合成；右侧图为皮质醇合成，以强调两者之间的相互联系和相似之处。ACTH. 促肾上腺皮质激素；Ang II. 血管紧张素 II；StAR. 类固醇合成快速调节蛋白；CYP11B2. 醛固酮合酶

*. 醛固酮合成酶 =CYP11B2

调控的类固醇合酶包括侧链裂解酶 3β– 羟基类固醇脱氢酶，最重要的是醛固酮合酶。血管紧张素 Ⅱ 和 K$^+$ 刺激机制共同的是细胞内 Ca^{2+} 浓度的升高。血管紧张素 Ⅱ 激活球状带细胞膜上的 G 蛋白耦联受体（AT$_1$R），随后激活磷脂酶 C 催化磷脂酰肌醇 4，5– 二磷酸（PIP2）水解为三磷酸肌醇（IP3）和二酰甘油（DAG）。DAG 激活蛋白酶 C，IP3 刺激 Ca^{2+} 从胞内储存池释放，这两条通路都影响醛固酮生物合成通路。AT$_1$R 还能够单独刺激 Ca^{2+} 流入，对醛固酮持续性分泌非常重要[21]。升高的 K$^+$ 通过去极化细胞膜，激活电压敏感性 Ca^{2+} 通道增加胞内 Ca^{2+} 浓度[22, 23]。服用血管紧张素转化酶抑制剂或药血管紧张素受体拮抗剂的患者通常表现出一定程度的醛固酮分泌抑制，具体表现为血浆 K$^+$ 浓度的轻微升高（0.2～0.3mEq/L）。这足以建立一种新的稳态，随着血浆醛固酮升高至正常水平，考虑到该过程随时间进行，定义为"醛固酮逃逸"现象而非"逃避"更加适用于盐皮质激素中长期过度的水盐作用的进展[24]。

科学研究已经发现更多的关于健康和疾病状态的患者肾上腺球状带醛固酮的调节的机制。Choi 及其同事发现，超过 1/3 自发性醛固酮腺瘤患者发生周期性的 K$^+$ 通道 Kir3.4（由 *KCNJ5* 编码）体细胞基因突变[25]。这些突变通过 Kir3.4 促进 Na$^+$ 电导，促进 Ca^{2+} 流入，促进醛固酮的产生和球状带细胞的增殖。有趣的是先天性的 *KCNJ5* 突变与明显的双侧肾上腺增生 ["家族性醛固酮增多症 3 型"，（FH–Ⅲ）][26] 相关的高血压相关。这些结果提示 *KCNJ5* 可能具有抑制醛固酮产生和球状带细胞增殖的作用。具有突变通道的球状带细胞增殖速度和醛固酮合成都增加。这些初步研究被 Boulkroun 及其同事进一步深入研究，并扩展为多种研究；[27] 随后发现少见却类似的肾上腺皮质（*ATP1A1*、*ATP2A3*、*CACNA1D* 和 *CTNNB1*）体细胞突变与肾上腺肿瘤引起的醛固酮增多症相关[28, 29]。

三、盐皮质激素受体功能和基因调节的机制

没有 MR 的哺乳动物无法存活，除非有大量的 NaCl 补充。这个核受体超级家族的成员同时具有基因组和非基因组的作用，然而非基因组作用在控制

上皮细胞离子转运中似乎没有太大作用。因此本部分仅关注 MR 作为激素调节转录因子的作用。

（一）盐皮质激素受体作为激素调节转录因子的功能：一般特点和亚细胞定位

有激动剂时，MR 结合于特异性基因组位点，从而改变所调控基因的转录速度。图 12–3 展示 MR 功能的基本模式。所有的核受体在细胞核与细胞质来回往返，当没有激素存在时，雌激素和维生素 D 受体主要位于细胞核内，然而其他受体如 GR 几乎全部都位于细胞质内。没有激素存在时，MR 几乎均匀地分布在细胞质和胞核中；但是当激素存在时，MR 高度集中在细胞核内（图 12–4）[30, 31]。此外值得注意的是，除了 MR 显著的细胞分布改变以外，其亚核结构和蛋白 – 蛋白之间的相互作用也发生了改变[31]。与 GR 类似，未与配体结合的 MR（无激素状态）和一些分子伴侣蛋白结合，包括热休克蛋白 hsp90、hsp70、hsp56 和免疫嗜素[32, 33]。这些分子蛋白复合物对 MR 功能的几个方面至关重要，尤其是 MR 和激素结合的高亲和力及转位到细胞核[33]。数十年来学界认为，与激素结合后，

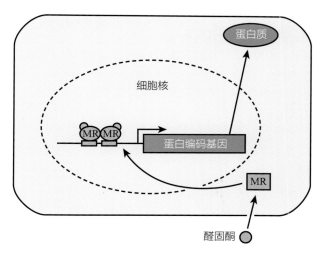

▲ 图 12–3　醛固酮通过盐皮质激素受体（MR）发挥作用的一般机制示意图

这个简单示意图展示出 MR 调节一个简单激素应答元件（HRE）的一般特征，为大部分（不是所有）醛固酮所调节的基因共有。注意在没有激素存在时，MR 存在于细胞质和细胞核内（图 12–4）。醛固酮（Aldo）促进细胞质的 MR 转位到胞核作为一个二聚物结合到 HRE，促进转录起始复合物的形成（箭，蛋白编码基因的上游，定义为转录起始位点），更多细节见正文。MR. 盐皮质激素受体

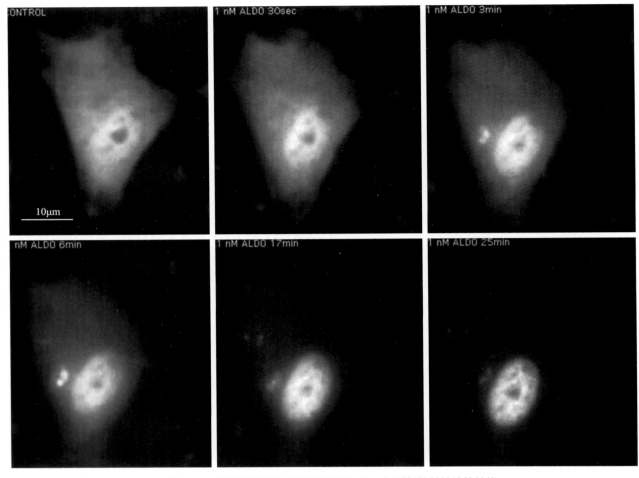

▲ 图 12-4　醛固酮刺激盐皮质激素受体（MR）时间依赖性地核转位

使用去除类固醇的培养液培养表达绿色荧光蛋白 -MR 融合蛋白细胞（GFP-MR），1nmol/L 醛固酮处理细胞。实时监测 GFP-MR 的转位，在如图所示时间拍照记录。注意 30s 内 GFP-MR 开始在胞核内的积聚，在 7.5min 达到半数最大值，10min 结束 [引自 Fejes-Toth G, Pearce D, Naray-Fejes-Toth A.Subcellular localization of mineralocorticoid receptors in living cells: effects of receptor agonists and antagonists. *Proc Natl Acad Sci U. S. A.* 1998; 95(6):2973-2978.]

含 hsp90 的分子伴侣复合物解离，目前的证据认为该复合物和受体结合后，在核转运中发挥重要作用 [32]。免疫嗜素家族的几个成员，包括 FKBP52、FKBP51 和 CyP40，参与形成分子伴侣复合物，为 hsp90 和细胞质动力蛋白提供桥梁，以便动力蛋白移动受体 -hsp90 复合物沿着微管逆行到核被膜 [33]。核受体在核被膜被移交于核孔蛋白，核转运蛋白 -α，随后转位到胞核内，在胞核内发挥转录因子的功能，促进某些基因的转录，或者抑制某些基因的转录活性。调节离子转运时，MR 对重要靶基因的促进转录至关重要。基因转录抑制对非上皮细胞包括神经细胞、心肌细胞、平滑肌细胞和巨噬细胞的功能不可缺少的 [34]。

（二）盐皮质激素受体的结构域

MR 在所有脊椎动物中都高度保守。在啮齿类动物和人类的 MR 仅存在细微的差异 [34]。该类固醇和核受体分为 3 个主要的结构域（图 12-5）：1 个 N 端转录调节域，1 个中间 DNA 结合域（DBD），1 个 C 端配体 / 激素结合域（LBD）。每个具有广泛定义的结构域都有一个以上的功能，并不是所有的功能都能被简单地认定为属于某个结构域；然而，MR 的许多作用都能从结构域的角度得到理解。接下来的内容里，将按照发现的时间顺序分别概括地介绍 3 个结构域，同时阐述其功能和结构。

1. DNA 结合域

MR 具有一个转录因子功能的基本必备条件即

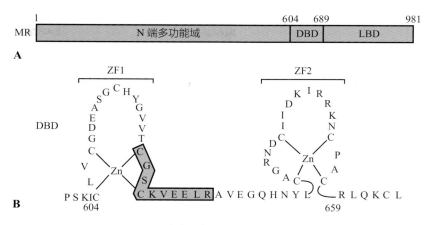

▲ 图 12-5　盐皮质激素（MR）功能域的结构

目前确定 3 个结构域，为所有类固醇和核受体共有。为了进一步改进细节，促使一些人使用如图所示"6 字"系统，然而这对理解受体的结构和功能并没有太多帮助，我们更倾向于三球域系统。如文中所述，这些受体巨大的结构域不应该和被认可的众多小结构域相混淆。此处所使用的氨基酸命名和大小的依据是大鼠 MR（总共 981 个氨基酸）与人类 MR（总共 984 个氨基酸）存在细微的差别。A. MR 的条形图，N 端在左侧，C 端在右侧；B. MR DNA 结合域（DBD）的示意图，展示 2 个锌指结构和共价 Zn 离子的位置。框区域内是 α 螺旋，嵌入到 DNA 的大沟内，提供主要的蛋白 –DNA 作用位点。二聚化作用面包含第二个锌指结构中形成范德瓦耳斯和盐桥作用的氨基酸。LBD. 配体 / 激素结合域；MR. 盐皮质激素受体；DBD. DNA 结合域

是特异性地结合 DNA。蛋白 –DNA 的相互作用由受体的 DBD（人 MR 氨基酸 603–688；图 12-5 所示条形图和二维结构）调节，与一个特异性的 15 核苷酸 DNA 序列即"激素反应元件"（HRE）形成许多作用。受体与受调节靶基因附近的 HRE 结合，促进转录共激活因子和常见转录因子如 TATA 结合蛋白的招募，TATA 结合蛋白结合到许多基因上游富含胸腺嘧啶和腺嘌呤的 DNA 序列，该结合对于正确的转录起始必不可少。这些类型的 HRE 已经在 MR 调节的重要基因附近或内部被确认，如血清和糖皮质激素诱导激酶 1（*SGK1*），糖皮质激素诱导的亮氨酸拉链蛋白（*GILZ*），阿米洛利敏感性钠通道亚基 α（*α-ENaC*）。虽然在许多情况下，HRE 的特异性结合是许多转录因子特异性的重要决定因素，我们应该注意到一些类固醇受体（尤其是 MR 和 GR）在该结构域仅有较小（＜10%）的差异，具有一样的 DNA 结合特性[35]，这类情况中通过其他的机制实现特异性结合[34, 36]。

经典的 MR HRE 是一段 15 个核苷酸的序列，形成一个局部的回文序列（反向重复序列），与受体同型二聚体结合。位于 DBD 内部的二聚体结合位点对于 MR 形成必需的同型二聚体，GR 形成异二聚体必不可少[37, 38]。破坏该结合位点的突变对动物[39]和培养细胞[40]的受体活性具有复杂的影响，

其他受体（尤其是 AR）的类似突变也会引起疾病[41]。此外，至少在一个家族性常染色体显性 I 型假性醛固酮减少症中，虽然具体的机制尚不清楚，可能是由 MR DBD 突变造成[42]。

除了促进 DNA 结合和二聚化，DBD 同时含有一个核定位信号[43, 44]，在 GR 和 MR 的一些情况中，DBD 中具有一个能调节与其他蛋白的相互作用和受体远端结合的位点[45-47]。

2. 配体 / 激素结合域

MR LBD 包括氨基酸 689～981（图 12-5A）。与 DBD 类似，LBD 具有多种功能；除了与不同 MR 激动剂和抑制剂高亲和力结合，还有与转录共激活因子、二聚化、N–C 相互作用的结合位点[48-50]。MR 与 GR 不同，与皮质醇、皮质酮（大小鼠生理糖皮质激素）和醛固酮具有相同的高亲和力。事实上，在一些组织中如大脑和心脏，MR 可能作为高亲和力糖皮质激素受体发挥功能。

野生型和突变型 MR 高分辨率晶体结构揭示出 LBD 结构特征，和盐皮质激素去氧皮质酮结合的特定氨基酸结合位点（图 12-6）[51, 52]。主要特征如下。

(1) 类似于其他核受体的 LBD、MR 的 LBD 位于 11α 螺旋和 4 个小的 β 折叠内。

(2) C 端 α 螺旋 H12，包含激活功能区 AF2。

(3) 配体深嵌入由 α 螺旋 H3、H4、H5、H7、

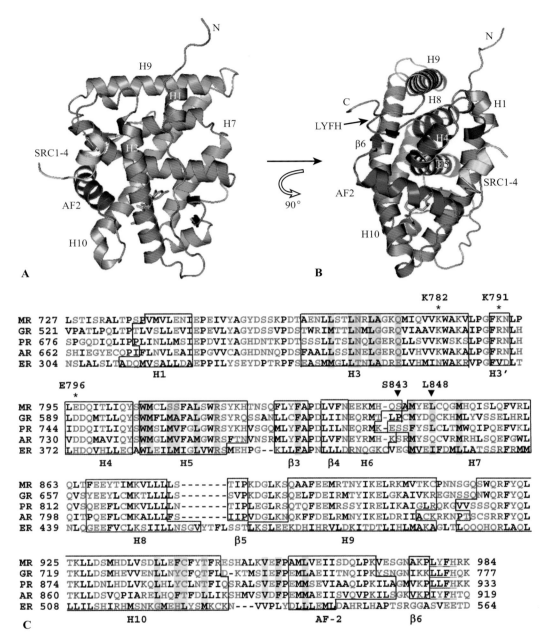

▲ 图 12-6　盐皮质激素受体（MR）配体 / 激素结合域（LBD）晶体结构

结合皮质酮和共刺激因子多肽（SRC1-4）MR LBD 的结构。A 和 B. 带状图分别表示该复合物的两个视图（沿着纵轴旋转 90°），以金色标记 MR，黄色标记 SRC1-4。球 - 棍示意图表示皮质酮和醛固酮以相近的亲和力和 MR 结合。注意激素位于由螺旋 3、5、7（H3、H5、H7）形成的深口袋结构内，得以解释激素和受体结合的慢解离率和高亲和力；C. 人类 MR LBD 与其他类固醇激素受体序列对比（SRC1-4. 共刺激因子多肽；MR. 盐皮质激素受体；GR. 糖皮质激素；AR. 雄激素；PR. 孕激素；ER. 雌激素）。用灰色标出形成类固醇结合口袋结构的氨基酸残基，用星号标记与 SRC 肽结合的主要特点，用箭头标记决定 MR-GR 激素特异性的残基，更多细节详见 Li 等 [394] 的文章（引自 Li Y, Suino K, Daugherty J, et al. Structural and biochemical mechanisms for the specificity of hormone binding and coactivator assembly by mineralocorticoid receptor. *Mol Cell*. 2005;19:367-380.）

H10 和 2 个 β 折叠组成的口袋结构内，口袋结构和激素的氨基酸之间能发生多种结合。

有利于 MR 和醛固酮，皮质酮和皮质醇的慢速解离和高亲和力 [51]。MR 突变子（S810L）晶体结

构中，孕激素是激动剂而不是抑制剂 [53]，揭示 H12 与活性构象的 AF2 稳定结合。[52] 野生型 MR LBD 晶体结构也揭示出某些 I 型假性醛固酮减少症的潜在机制。值得注意的是 MR/S810L 在螺旋 5 有一个

LBD 突变，认为会破坏与类固醇环的相互作用[54]，已经证明 Q776R 和 L979P 能明显地减少醛固酮的结合[42]。结构分析揭示 Q776 位于疏水性的配体结合口袋末端的螺旋 H3，锚定在类固醇 C3 酮基。

MR 以和醛固酮的相同亲和力结合皮质醇和皮质酮。11β–HSD2 通过在集合管主细胞中把糖皮质激素分解为受体 – 无活性酮类同系物，是醛固酮特异性必不可少的决定因子。在没有共表达 11β–HSD2 的组织中，MR 的生理配体是皮质醇（大小鼠为皮质酮）[55-57]。下文将讨论"无保护的"MR 在醛固酮分泌过多的情况下会被病理性地激活（见"疾病状态：原发性醛固酮增多症"和"醛固酮对非上皮组织作用"）。

3. N 端结构域

正如其不明确的名字所示 MR 的 N 端有多种功能，主要随着蛋白 – 蛋白的相互作用，共激活因子，共抑制因子的招募而旋转。MR 具有 2 个有效的转录调节序列，通常命名为 *AF1a* 和 *AF1b*[48, 58]。与 GR 的同源区具有功能和序列相似性，当与未结合的 DBD[48] 融合后，能刺激基因转录。总之，MR 和 GR 在 N 端明显地不同，受体的该区域是特异性的主要决定因素[59]。已有的其他研究证明除了转录激活功能外，N 端结构域有功能序列，通过招募转录共抑制因子限制受体的活性[47, 60]。接下来的部分阐述其在转录共激活因子和共抑制因子中的作用。

（三）盐皮质激素受体调节转录起始：共激活因子和辅阻遏物

MR 作用的主要机制是对转录起始的调节，也可能影响转录延伸[61, 62]。目前对起始复合物的产生及类固醇受体在该过程中发挥具体的作用已经有了许多的认识。数篇综述和书籍的章节已经阐述过常见的转录机制的生物化学、转录起始、启动子解脱、进行性延伸[63-65]。大多数目前确认的共刺激因子与 C 端 AF2 相互作用，包括经典的 GRIP1/TIF2 和 SRC[66, 67]，从而招募转录机制中一系列不同的组分，促进前起始复合物（PIC）的形成。PIC 包含转录机制的所有重要成分，包括 RNA 聚合酶 II。MR 依赖性的 PIC 形成具体的机制尚不清楚。主要特征很可能与 ER[68] 相似，通过受体的连续性招募：①染色体 – 重构 SWI/SNF 和 CARM1/PRTM1 蛋白，能促进染色质重构和复合物形成的起始；②组蛋白乙酰化酶 CBP/P300 [环腺苷酸（cAMP）– 反应元件结合蛋白] 能促进形成有活性的染色体构象[64]；③直接或间接招募 TATA 结合蛋白和其他常见转录成分[68]。

许多转录因子包括所有的类固醇受体通过与 C 端 AF2 结构域相互作用，采用上面提及的常见机制。MR 的 N 端，含 AF1 结构域，与其他类固醇受体不同，其他研究发现与受体的该结构域选择性相互作用的共调节因子。ELL（11–19 赖氨酸富集的白血病因子）是 MR 的共刺激因子，与 AF1b 特异性地互相作用，促进 PIC 的形成。[61]ELL 最初被认为是一种延伸因子，也可能影响转录延伸。其他特殊的共调节因子包括协同抑制性蛋白 PIAS1[60]、Ubc9[69]、p68 RNA 解旋酶[70]。在许多情况中，这些调节因子和 MR 的相互作用需要受体翻译后修饰，如磷酸化、乙酰化、泛素化[71]。

四、钠的重吸收和钾的分泌的调节

（一）醛固酮作用的一般模式

醛固酮被动地进入细胞，与 MR 结合，改变基因转录（前文已详细阐述；见"盐皮质激素受体功能和基因调节的机制"），也可能具有非基因组功能。ASDN 中醛固酮的作用被分为 3 个主要阶段：潜伏期、早期、晚期[1]。该分类源自于 Ganong 和 Mulrow 早期观察到的实验现象，醛固酮灌注实验动物，至少 15～20min 内无任何作用[72]。在分离的上皮细胞中也观察到类似的延迟现象[73]。早期阶段主要涉及对信号介质如 SGK1 MR 依赖性的调节，最后促进细胞膜顶端定位，可能增加 ENaC 开放的可能性。在晚期阶段，醛固酮刺激许多效应基因的转录，包括编码离子转运组分的基因，尤其是上皮钠通道（ENaC）和 Na^+-K^+ 腺苷三磷酸酶（Na^+-K^+-ATP 酶）亚基。最主要的直接作用是促进 Na^+ 的重吸收，同时伴随 Cl^- 的重吸收和（或）K^+ 的分泌，最后促进水的重吸收。醛固酮对连接小管和集合管主细胞的作用是最主要的功能（图 12-7）；然而目前发现在其他小管部分和其他器官也影响水和电解质的转运。这些醛固酮的作用可以从醛固酮分泌 – 肿瘤的患者临床特征总结而来；这些患者体液扩张，伴随高血压，通常（超过 50% 的患者）低血钾[74, 75]。总之，

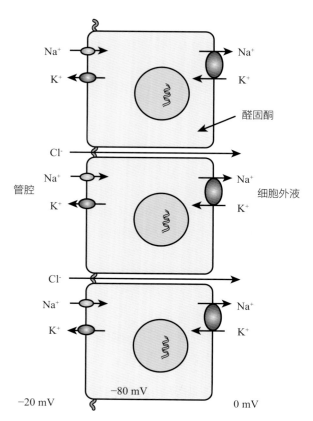

▲ 图 12-7　醛固酮敏感的远端肾单位（ASDN）主细胞的示意图

ASDN 包括远曲小管（DCT）的远端 1/3、连接管和集合管。Na^+-K^+ 三磷酸腺苷酶（Na^+-K^+-ATP 酶）提供电位差以供钠通过上皮钠通道（ENaC）被动进入胞膜顶端。通过 ENaC 的钠转运形成管腔负电势，促使钾分泌到管腔。钾在基底膜侧被回收，帮助钾通过 Na^+-K^+-ATP 酶钾交换。氯（Cl^-）通过细胞旁路和跨细胞通路移动。同时有证据支持醛固酮（Aldo）能作用于其他部位，尤其是 DCT（DCT1 和 DCT2）钠 - 氯共转运体表达的部位

醛固酮对 Na^+ 的重吸收和 K^+ 的分泌作用协调进行。然而下面所讨论的情况中，这两种作用分开进行。

图 12-7 描绘醛固酮调节 Na^+ 的重吸收和 K^+ 的分泌两个基本细胞过程。该机制的绝大部分与各种醛固酮靶组织相关。

Na^+-K^+-ATP 酶位于基底膜侧（血流侧），为驱动离子转运（见第 5、6 章）提供必需的电化学梯度差，更为重要的是能够在最大转运速度下运行良好，很少成为 Na^+ 跨上皮转运的限速因素[76]。顶端 Na^+ 通过上皮钠通道 ENaC 进入细胞是 ASDN 对 Na^+ 重吸收的限速步骤和调节的关键节点。

1993 年发现 ENaC 的分子组成[77, 78]，打开了理解醛固酮如何调节这个重要的离子通道之门。大多数 Na^+ 转运蛋白由一个基因产物编码。与之形成对比的是，ENaC 由三个相似却不同的亚基组成，分别编码不同的基因。三个亚基聚集在一起（可能作为异源三聚体）形成一个具有独特生物物理特征的离子通道，最为独特的是该通道能够保持相当长时间的开放或者关闭的状态[79]。三个亚基任何一个完全缺失的小鼠都无法存活[80-82]，离子通道亚基的突变也会造成人类明显的临床疾病[83]。胞膜顶端通过 ENaC 进入细胞的 Na^+，是 Na^+ 重吸收和 K^+ 分泌的限速步骤[84]。Na^+ 顺电化学梯度进入细胞内，胞内 Na^+ 浓度接近 10mmol/L，细胞膜电压非常高（胞内为负）。如第 6 章详述，胞内 Na^+ 被 Na^+-K^+-ATP 酶泵出基底膜。大多数的上皮细胞在基底膜侧有更高密度的 K^+ 通道，因此能够回收 K^+ 进入血液。相对于其他的上皮顶端膜，远端肾单位的独特之处在于顶端膜有非常高密度的 K 通道，主要是 Kir1.1[肾脏外髓钾（ROMK）] 和 BK 通道[85, 86]。这种 K^+ 通道的分布允许大量 K^+ 通过 Na^+-K^+-ATP 酶进入细胞，随后排出到管腔，分泌到尿液。尿液中主要的 K^+ 都是远端肾单位所分泌。

由于大多数 Na^+ 流的变化发生在该阶段，易于研究，研究者重点关注了醛固酮的早期作用。这种分选用来定义早期和晚期的现象，有相当大部分的重叠。已有研究探究长期地改变（通过过表达和敲除实验）早期阶段的调节因子的实验现象，对分别地考虑醛固酮早期和晚期的作用具有探索性的价值。

培养的集合管细胞剥夺皮质类固醇，随后给予高浓度的醛固酮处理，在远小于 1h 就能观察到 ENaC 调节的 Na^+ 转运增加，该结果和动物实验结果相一致[72, 87]。Na^+ 转运的增加持续到 2～3h，然后是数小时的平台期，在接下来的几个小时中逐渐增加。在饱和浓度的醛固酮处理 12h 以后，ENaC 活性的增加达到最大值。大量的研究探究 ENaC 活性增加的分子基础，已发现数个重要的机制。

醛固酮增加 ENaC 的活性，必须有基因转录改变的参与。最早发生应答的基因是 SGK1[88-90]。在本章节的后面将与其主要靶标 Nedd4-2 一起详细讨论调节大部分醛固酮的早期作用[91, 92]的丝氨酸 - 苏氨酸激酶。在 44 章进一步讨论遗传病 Liddle 综合征提供 ENaC 第一个关键线索[93, 94]。

（二）醛固酮和上皮钠通道的转位

醛固酮的主要功能是增加顶端膜上的功能性 ENaC。这个过程包括增加顶端膜上离子通道的数量，激活已有离子通道，或者两者兼有。虽然有大量证据认为 ENaC 数量的增加为主[95-97]，同时也有证据认为两者皆有。醛固酮处理后不到 2h 即可观察到 ENaC 重新分配到顶端膜[87]。

对于是否通过插入增加，移除减少，或者两者兼有引起离子通道数量的增加研究甚少，醛固酮可能同时促进这两个过程。从 cAMP 的作用能更好地理解 ENaC 的快速插入[98]。哪些分子既参与 cAMP 调节的插入，又参与醛固酮的作用尚无法确定，但是两者可能采取一些共同的机制。ENaC 转位到顶端膜的过程，可能涉及 hsp70[99]、SNARE（可溶性 NEM- 敏感因子附着蛋白受体蛋白）蛋白[100] 和醛固酮诱导的蛋白 – 黑素亲和素[101]。使用 GILZ[102] 干扰 ERK 的磷酸化促进 ENaC 的顶端膜表达，说明有丝分裂原激活蛋白激酶信号通路可能参与其中。

更为大众所知的是 ENaC 复合体是如何从顶端膜被回收，该结论是仔细分析 Liddle 综合征分子变化得出来的直接结果，即 ENaC C 端的突变导致其在顶端膜过长的停留[93, 94]。在这个综合征中，ENaCβ 或 γ 亚基中缺失或突变的结构域通常与 Nedd4-2 结合（一个泛素连接酶），最后促进胞吞和降解的启动[103, 104]。随后会讨论 Sgk1 和 Nedd4-2 在醛固酮作用中的相互作用。ENaC 通过网格蛋白小泡被内化，被加工成初级内体，进一步加工为再循环体，和次级内体[105, 106]。通过溶酶体和蛋白酶体进行降解[107, 108]。Butterworth 等就囊泡转运 ENaC 的处理，醛固酮对 ENaC 的调节进行了综述[109]。

磷脂酰肌醇 –3- 激酶（PI3K）依赖性的信号对上皮细胞 Na+ 的转运必不可少，调控 SGK1 的活性（详见后文），也可能通过 3- 磷酸化 – 磷酰肌醇尤其是磷脂酰肌醇（3，4，5）– 三磷酸肌醇的直接作用独立地影响 ENaC 开放[110, 111]。Ras 依赖性信号通路也可能通过 Raf、MEK、ERK 和 PI3K 依赖下游通路的复杂方式调节 ENaC[112-117]。

与早期作用阶段相比较对，醛固酮激活 ENaC 的作用后期阶段知之甚少。因为醛固酮在几个小时[119] 后促进肾脏 ENaC α 亚基 mRNA 的转录和蛋白的表达[96, 118]，推定醛固酮在作用后期阶段促进 ENaC α 亚基的转录和蛋白表达。较少的证据表明醛固酮能促进 β、γ 亚基在结肠的表达[119, 120]。促进醛固酮分泌的生理实验方法：限制饮食 Na+ 摄入，显著促进远端肾单位 ENaC 在顶端膜的表达[97]，然而在长期的醛固酮处理的 Na+ 充足动物和 Na+ 限制摄入动物之间存在一些重要的差异[118, 121]。此外，我们应该注意到在集合管和肺脏上皮中，虽然抑制 α-ENaC 的表达会限制醛固酮的刺激作用[122]，但是增加的 α-ENaC 的表达本身并不会增加 ENaC 的活性，增加的 α-ENaC 的表达对活性的增加进一步加强非常的重要，却不足以重现类固醇调节的 ENaC 活性的增强作用。

（三）醛固酮对基底膜的作用

近年来，对醛固酮功能的研究主要聚集在顶端膜作用[123, 124]、基底膜作用[125-127]、代谢的作用[73] 的强弱变化。目前形成的共识是醛固酮的早期功能是对顶端膜的作用，主要是对 ENaC 的作用，随后产生基底膜作用和代谢作用。关于基底膜侧的作用是直接的还是通过促进 Na+ 进入细胞的间接结果，大量证据支持后者。值得注意的是，在大鼠[128, 129] 和兔[129] 的皮质集合管中，增加的 Na+ 流入调控超过 80% 的 Na+-K+-ATP 酶活性和基底膜侧的蛋白密度的增加。在醛固酮处理的动物中[130] 发现基侧膜折叠和表面积显著增加，该作用在低 Na+ 饮食动物中明显减弱，明确提示基底膜侧的变化需要顶端膜 Na+ 进入。有证据表明醛固酮能直接刺激 Na+-K+-ATP 酶亚基表达的转录[131, 132]，也有报道认为醛固酮具有直接增加基底膜侧泵活性[125, 133] 或至少构成潜在泵池的一些作用，随后能响应胞内 Na+ 增加被招募到基底膜侧[134]。

（四）通过蛋白酶切对上皮钠通道的激活

目前的证据表明当 ENaC 被转运到顶端膜时，能够通过蛋白酶切被激活。支持该作用的第一个证据来自于低 Na+ 饮食或者醛固酮长期处理的大鼠出现 γ-ENaC 亚基的酶切片段[96]。随后研究者们发现 α 和 γ-ENaC 亚基能够被酶切。每个位点的切割明显促进 ENaC 一定的激活。庞大胞外域（α-ENaC 的 26 个残基，γ-ENaC 的 46 个残基）的特定区域被切除，从而激活 ENaC 复合体。这些区域包含胞外抑制 ENaC 功能的抑制性序列，通过酶切作用解除抑制性[135]。

多种蛋白酶能切割 α-ENaC 或 γ-ENaC 的亚基，如弗林蛋白酶、前列腺蛋白、CAP2、激肽释放酶、弹性蛋白酶、蛋白裂解酶、血纤维蛋白溶解酶和胰蛋白酶。目前尚不清楚醛固酮是否能够调节酶切作用对 ENaC 的激活，但是这是一个值得研究的问题。如果醛固酮能够调节一或者两个限速蛋白酶的表达，那么醛固酮能够同时调节顶端膜 ENaC 的数量和活性。目前认为醛固酮可能调节前列腺蛋白的表达[136]，也可能调节蛋白酶 nexin-1（前列腺蛋白的抑制因子）和其他蛋白酶的表达[137]。

酶切激活 ENaC 的发现进一步解释醛固酮是如何可能通过同时促进顶端表达和升高单个 ENaC 亚基活性从而增加 ENaC 的活性。通过 SGK1 磷酸化 Nedd4-2，进而降低与 ENaC 亚基 PY 结构域结合的活性，醛固酮延长 ENaC 在顶端膜上的停留时间，便于 ENaC 被一种或多种内源性蛋白酶酶切激活[138]。

（五）钾分泌与醛固酮

醛固酮的主要作用之一是增加 K^+ 分泌（随后外排）。该作用已经被无数醛固酮分泌性肿瘤患者和成百上千的醛固酮处理的动物实验验证。醛固酮增加 K^+ 分泌的作用机制详见图 12-7，这一过程的关键特征：关于醛固酮本身的直接作用，通过 ENaC 刺激 Na^+ 重吸收。依赖于 Na^+ 重吸收的 K^+ 分泌是所谓的保钾利尿剂（如阿米洛利、氨苯蝶啶）的作用基础，均抑制 ENaC。这些药对于顶端膜上的钾通道没有直接作用。

ENaC 活性增加产生两个增强 K^+ 分泌的次级作用。第一个作用是增强的顶端膜 Na^+ 电导产生去极化从而为 K^+ 外流至管腔提供更有利的电驱动力。第二个作用则是与基底侧 Na^+-K^+ 泵活性相关。越多的 Na^+ 通过顶端膜进入胞内，Na^+-K^+ 泵泵出的 Na^+ 就会越多。因为在基线条件下泵的工作电压远低于其 V_{max}，所以细胞内 Na^+ 浓度的轻微增加会明显刺激钠钾泵的活性，使更多钾离子进入细胞。在分离的灌注的皮质集合管中，当钠离子重吸收的刺激源是盐皮质激素时，钾离子分泌量与钠离子重吸收量高度相关[139]。

在醛固酮敏感的远侧肾单位（ASDN）的顶端膜上有两类钾通道：小电导通道（SK，30~40pS）和大电导通道（BK，100~200pS）。小电导通道由 ROMK 基因编码。大电导通道在许多其他类型细胞中也有表达，包括结肠的顶端膜。目前膜片钳检测中发现，顶端侧主细胞上大部分钾通道是小电导通道（SK）。这两种钾通道的活性均不受醛固酮直接调控[140, 141]。

钾分泌的一个特征是，尽管 ASDN 近端部分（连接小管和皮质集合管）顶端侧钾通道表达丰富，但是在髓质集合管钾通道的表达明显减少[142-144]。由于顶端侧钾通道不受醛固酮调控，因此钾通道在髓质集合管中的缺乏可能使该节段的醛固酮调节的钠重吸收与钾分泌独立开来。

（六）醛固酮敏感远侧肾单位中钠重吸收与钾分泌的分离

前述部分构建了一个图片，简要说明了醛固酮以相同速率刺激钠重吸收和钾分泌的作用。简单地刺激电导的钠重吸收（通过 ENaC）足以刺激钾分泌，这非常适合面临低钠高钾饮食的生物，这种饮食在脊椎动物进化过程中已维持了数百年。但是，生物体不会摄取固定量的 Na^+ 和 K^+，因此在醛固酮敏感的远侧肾单位（ASDN）钠吸收和钾分泌之间的必然联系不可能一直存在。研究人员已经提出了几种可能性用于解释钠吸收和钾分泌这两个过程是如何分离的。

1. 远侧小管液流输送的角色

关于钠钾处理差异的传统观点源自于醛固酮在钾分泌中扮演不同的角色，该过程依赖于肾小管液流速率（也可以认为是钠流速率）。对肾上腺切除的犬研究表明，钾排泄的主要调节因素是血清中钾浓度和小管流速。较高的血清钾浓度产生较高的钾过滤负荷。高血钾还会在肾单位上游节段刺激尿钠排泄[145, 146]。后者可增加肾小管流速，进而降低管腔内钾浓度并刺激液流激活由 BK 钾通道介导的集合管钾分泌。在向远侧肾单位充分输送钠的情况下，钾负荷不会催生更高的醛固酮稳态浓度，因为前述的两种机制足以使血清钾离子水平正常化[147]。但是，在钠剥夺的条件下，近端的钠重吸收会增加，这进一步减少钠的远端输送，从而减少了小管液流[148]。这减少了液流介导的钾分泌，因此醛固酮分泌对于钾平衡正常化是必不可少的。

2. 钠和钾转运体的独立调节

其他可能的机制已被提出，包括依赖于 Na^+ 和 K^+ 摄入的状态，通过特殊刺激分别调节钠和钾的运输（如 ENaC 和 ROMK）。在恒定的 Na^+ 摄入量下，可以预见高钾饮食可以增强 ROMK 的活性，而低钾饮食可以降低 ROMK 的活性。这种作用将导致通过钠钾泵进入细胞的 K^+ 或多或少地循环穿过基底外侧膜。该机制虽然执行起来可能非常复杂，但其吸引力在于其简单性。

3. WNK 的作用

在高血压遗传方面的进展揭示了一系列激酶在调节远侧肾单位钠钾转运相关通路中具有关键作用。这些激酶被称为"WNK"（不含赖氨酸；K 是赖氨酸的一个字母代码），它们最初被认为是在催化结构域处缺乏保守的赖氨酸残基，该残基与三磷酸腺苷（ATP）结合，是催化所必需的。有趣的是，确实存在执行相同功能的赖氨酸，但是当它被从子结构域 II 的经典位置转移到子结构域 I 的时候，允许氯化物进入催化领域[149]。这种转移修饰有助于 WNK 活性的氯调节。

WNK 的调节范围复杂且目前仍在争议中。不过可以明确的是 Na^+-Cl^- 共转运体受 WNK4 调控，而且 ROMK 和 ENaC 似乎也受 WNK1 调控[150, 151]。最近有实验数据支持 WNK 的氯结合特性为胞外钾离子浓度调节提供基础这一观点[152]。特别是在远侧连接小管（DCT），血清（胞外）中钾浓度低会通过 Kir4.1 使基底侧膜去极化，这会导致胞内氯离子减少，从而激活 WNK4 和 SPAK（STE20/SPS1相关的脯氨酸丙氨酸丰富的激酶），继而 NCC 磷酸化[152, 153]。血清中钾浓度高则有相反的作用，可以抑制 NCC 磷酸化。但是，这一机制似乎与氯离子无关。因此，尽管高盐饮食使血浆钾离子浓度升高，但同时在肾脏局部和通过醛固酮刺激钾离子排泄的作用。醛固酮直接作用于 ASDN 刺激 ENaC，从而增加通过 ROMK 和 BK 通道分泌钾的驱动力[154]。综合来看，升高的钾浓度直接作用于 DCT 细胞抑制 NCC 磷酸化，并增加钠离子向 ENaC 表达节段的运输。根据这一观点，醛固酮在 NCC 介导的电中性的钠转运中并无直接作用。钾运输更详细的机制和 WNK 在远侧肾单位的作用请见本书第 6 章。

4. 氯转运调节的作用

亦有证据支持在集合管中存在氯离子的独立调节。氯离子可以通过跨上皮的管腔负压驱动的细胞旁（即细胞间）途径吸收。该途径受醛固酮影响[155]。氯离子也可以通过细胞上特定的转运体被吸收。pendrin 蛋白就是皮质集合管上氯转运体的一个例子，它是表达在闰细胞顶端膜上的一个阴离子交换体。缺失这种转运蛋白的小鼠不能和正常小鼠一样耐受 NaCl 限制[156]。其活性取决于 Cl^- 向远端肾单位的输送，并且受血管紧张素 II 和醛固酮的共同调节[157, 158, 159]。

正如下一节所述，MR 在闰细胞（而非主细胞）上对醛固酮的反应能力受其配体结合域磷酸化的调节。还应该注意的是，髓质集合管中的钠吸收可能在钠重吸收和钾分泌的平衡中起一定作用，这一节段几乎没有分泌钾离子，并且在高盐饮食条件下会增加对 Na^+ 转运具有有效抑制作用的内源性旁分泌因子，如前列腺素 E_2 和转化生长因子 -β[160, 161]。

5. 闰细胞上盐皮质激素受体的差异调节

越来越明确的是，闰细胞上的氯离子转运有助于集合管 NaCl 重吸收，这在血容量减少和高血钾状态下对醛固酮做出不同反应中起重要作用[162, 163]。这个观点中的调节的主要特征是闰细胞上的盐皮质激素受体的配体激素结合域（MR LBD）的差异磷酸化，如图 12-8 所示。当在 LBD 中的 S843 处磷酸化时，MR 不能与醛固酮（或皮质醇）结合，因此无法被激活。高血钾症刺激的这种磷酸化选择性地发生在闰细胞而非主细胞上。另一方面，Ang II 可诱导闰细胞上的 MR LBD S843 位点去磷酸化，显著增加配体结合从而使 MR 被激活。众所周知，闰细胞主要介导 H^+ 转运。然而，其他研究表明，它们通过钠离子依赖的 Cl^--HCO_3^- 交换体（NDCBE）[164] 和顶端侧 Cl^--HCO_3^- 交换体 pendrin 联合作用参与电中性的 NaCl 转运[165, 166]。因此，当 MR 在这些细胞上处于活跃状态时（S843 去磷酸化），电中性的 NaCl 转运发生，并且该转运不会增加钾分泌的驱动力。由于在这些条件下闰细胞缺乏 11-β-HSD2，因此皮质醇结合并激活 MR。当闰细胞上 MR 出于失活状态时（S842 磷酸化），醛固酮在主细胞上起作用，刺激 ENaC 依赖的产生电化学梯度的钠转运，从而增加钾分泌。

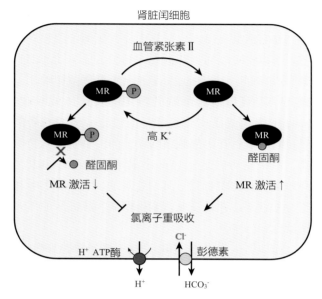

肾脏闰细胞

血管紧张素 II

MR — P   MR

MR — P   MR

高 K⁺   醛固酮

MR 激活↓   MR 激活↑

氯离子重吸收

H⁺ ATP酶   Cl⁻ 彭德素

H⁺   HCO₃⁻

▲ 图 12-8　盐皮质激素受体（MR）配体激素结合域（LBD）磷酸化在调控闰细胞对氯重吸收中的作用

当在 LBD 中的 Ser-843 位点磷酸化时，MR 不能结合配体，因此不能被激活。这种 MR 的磷酸化状态只存在于闰细胞中，而不存在于相邻的主细胞中。在血容量减少状态下，升高的血管紧张素 II 水平减少了 MR 在 Ser-843 位点的磷酸化，从而 MR 激活。在闰细胞中，MR 介导质子泵和 Cl⁻-HCO₃⁻ 交换体的刺激，从而增加 Cl⁻ 重吸收，促进血容量增加，同时抑制 K⁺ 的分泌。相反，在高血钾症时，Ser-843 的磷酸化增加，因此闰细胞对 Cl⁻ 的重吸收减少，主细胞依赖性 K⁺ 分泌增加。MR. 皮质激素受体（引自 Shibata S, Rinehart J, Zhang J, et al. Regulated mineralocorticoid receptor phosphorylation controls ligand binding and renal response to volume depletion and hyperkalemia. Cell Metab. 2013;18:660-671.）

（七）远侧肾单位中独立于醛固酮的 ENaC 介导的钠重吸收

"醛固酮敏感的远侧肾单位"这一术语强调了这一关键的类固醇在此段肾单位区域内离子转运调控中的重要地位。但是，ENaC 活性与醛固酮敏感性从远曲小管末端（DCT2）到连接小管再至皮质集合管，最后到髓质集合管，表现出轴向异质性。在标准钠饮食的小鼠中，DCT2 到连接小管的 ENaC 总表达量增加[167]，尽管 DCT2 上 ENaC 顶端膜定位和活性更高。只有在低钠饮食或醛固酮给药的条件下，连接小管才是首要的，而皮质集合管表现出较小程度作用。DCT2 和连接小管的管腔总表面积比皮质集合管的高几倍[168]，并且即使沿着集合管都没有可检测的 ENaC，这两个节段合起来足以维持钠平衡。即使在低钠饮食的情况下，集合管选择性

缺失 ENaC 的小鼠可以达到平衡[169]。与这些发现吻合的是，在 DCT2、连接小管和集合管敲除 α-ENaC 会导致严重的钠浪费[170]。值得注意的是，连接小管似乎对醛固酮的反应最重要，而 DCT2 具有在没有 MR 激活的情况下，基线转运最高[171]。皮质集合管在基线或醛固酮刺激钠重吸收中的作用并不如最初设想那样，可能是因为其管腔表面积比 DCT2 和连接小管的表面积小。

沿着肾单位继续往下走，在正常的钠饮食下，髓质集合管的钠重吸收极其有限，并且不被醛固酮明显刺激[139]。

（八）盐皮质激素受体表达部位与肾单位上的作用位点

1. 醛固酮敏感的远侧肾单位

在肾脏中，MR 在远侧肾单位细胞上表达水平最高，从 DCT 的后 1/3 到髓质集合管[172]，常被称为 ASDN（图 12-9）。这种表达模式在 MR 的克隆之前[173]通过标记激素结合实验发现，该发现随后被数种方法验证包括聚合酶链反应[174]，原位杂交[175]，以及免疫组化[176]。醛固酮在主细胞上对产生电的钠离子和钾离子转运的作用在这些肾单位节段上一致[172]，且这些节段同样表达 ENaC 和 11β-HSD2，详见前文。

集合管闰细胞也表达 MR，对醛固酮有特异反应，可以改变氢离子分泌。醛固酮直接增加集合管上的 H⁺-ATP 酶活性，其缺乏会导致氢离子分泌减少[177-179]。有趣的是，在分离的小鼠集合管中发现 A 型闰细胞上的 H⁺-ATP 酶存在非基因刺激[180]。与这些效应一致，醛固酮缺失会导致 4 型远侧肾小管酸中毒，而超量的醛固酮则会导致代谢性碱中毒[181]。值得注意的是，由于醛固酮在主细胞上对于钠转运的作用改变了电化学梯度，因此醛固酮还可以刺激 H⁺ 分泌。这些年代较为久远的研究也必须在较新的数据背景下加以解释[162]，如前所述，这些数据表明，醛固酮对闰细胞的影响取决于信号的发生。

2. 其他表达部位

经检测发现，MR 在肾单位所有部位具有一定水平表达，包括肾小球[174, 182-187]。在 MR 表达的一些部位上，其作用与血容量减少和酸碱紊乱的生理

方面相关；但是，目前的实验数据并不如在 ASDN 上的数据有力和一致。

（1）肾小球：MR（但不是 11β-HSD2）在肾小球系膜细胞上有表达，可影响活性氧的增殖和产生[188, 189]，并通过 SGK1 产生促纤维化作用[190]。这些效应被认为在肾脏损伤的疾病进程中可能起重要作用，特别是在糖尿病肾脏疾病的时候[191]，糖皮

质激素模拟醛固酮增多症在组织损伤中的作用。但是，系膜细胞上 MR 的生理作用依旧未明。

（2）近曲小管：Hierholzer 和 Stolte 通过微灌注研究表明，在切除肾上腺的动物中，近曲小管的重钠吸收能力下降，而醛固酮可使之恢复[192]。慢性血容量减少会部分通过 MR 增加近曲小管钠离子重吸收。此处肾单位节段的这一作用机制具有争议

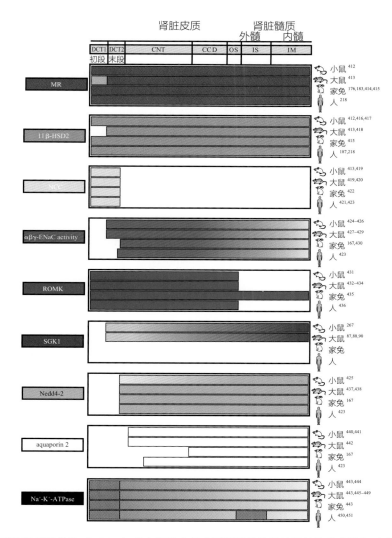

▲ 图 12-9　醛固酮敏感的远端肾单位（ASDN）的主细胞中盐皮质激素依赖性转运结构的表达和（或）活性

盐皮质激素的特异性是由盐皮质激素受体（MR）和 2 型 11β- 羟类固醇脱氢酶（11β-HSD2）的表达赋予的，主要从远曲小管（DCT）末段开始。噻嗪敏感的 Na^+-Cl^- 共转运体（NCC）仅在 DCT 中表达，但从 DCT 过渡到连接小管（CNT）后，钠重吸收主要是是由阿米洛利敏感性钠通道（ENaC）活性决定的。ENaC 活性在 CNT 中最强，并下降到内髓集合管出现减弱。阴影强度表示沿肾单位的基因表达或活性的变化。请注意，小鼠和人的基因表达存在一些差异。但是，ASDN 中钠重吸收的结构装置在不同物种之间中保守的。每个肾单位节段均按比例绘制，但省略了闰细胞中通道和转运蛋白的表达。表达和（或）活性是基于 mRNA，蛋白质和生化研究。CCD. 皮质集合管；OS. 外带；IS. 内带；IM. 内髓；ROMK. 肾外髓质钾通道；SGK1. 血清和糖皮质激素调节激酶 1；ENaC activity. 上皮钠离子通道活性；Nedd4-2. 神经前体细胞表达发育抑制蛋白 4-2；NCC. 噻嗪敏感的 Na^+-Cl^- 共转运体；Aquaporin 2. 水通道蛋白 2；Na^+-K^+-ATPase. 钠钾 ATP 酶 [改编自 Loffing J, Korbmacher C: Regulated sodium transport in the renal connecting tubule (CNT) via the epithelial sodium channel (ENaC). *Pflugers Archiv*. 2009; 458 (1):111-135.]

性。有研究表明 Na^+-H^+ 交换体亚型 3 的活性呈 MR 依赖性增加，该过程可能是通过增加转运体运输至管腔膜处[193-196]。该转运体有助于 Na^+ 和 HCO_3^- 重吸收。MR 的激活反过来可能激活近曲小管基底膜测 Na^+-K^+-ATP 酶以维持钠重吸收的电化学梯度[197-200]。

(3) 髓袢升支粗段：在髓袢升支粗段，盐皮质激素而非糖皮质激素增加 Na^+ 和 Cl^- 重吸收。在啮齿类动物中，肾上腺切除术会削弱髓袢升支粗段的 NaCl 重吸收，而醛固酮可使之恢复[201, 202]。这一重吸收缺陷可能导致 Addison 病患者和缺乏醛固酮合酶的小鼠的尿液浓缩和稀释异常[178, 192, 203]。髓袢升支粗段通过重吸收大部分滤过后未被近端小管吸收的 HCO_3 调节酸碱平衡。在这种情况下，醛固酮已被证明可以刺激两栖动物的髓袢升支粗段中的 Na^+-H^+ 交换体，这可能是通过快速的非基因组效应实现的[204]。其他研究也发现，髓袢升支粗段的 2 型 Na^+-K^+-2Cl 共转运体，与 DCT 上的 NCC 一样（见后文），受氧化应激反应激酶 1（OSR1）和 STE20/SPS1 相关的富含脯氨酸 - 丙氨酸的激酶（SPAK）（OSR1/SPAK）调控[205, 206]。

(4) 远曲小管：前文已提及有钾调节相关研究表明醛固酮有直接或间接诱导 NCC 转运体的作用。醛固酮增加 NCC 磷酸化和总蛋白表达量[207]，但至今该上调的机制未明。许多实验室优秀的研究工作表明醛固酮通过激活 ENaC 介导的钠转运和随后的钾分泌[208, 209]及低血钾来间接刺激 NCC。相反，较低的血浆钾浓度可激活 NCC[152, 153]。另一个潜在机制是受醛固酮直接调节。在啮齿类动物实验中，醛固酮刺激血清和糖皮质激素激酶 1（SGK1），该激酶可抑制泛素连接酶 Nedd4-2，而 Nedd4-2 可以调节 WNK1 和 NCC 磷酸化[210]。如随后要讨论的，该信号通路反映了一个众所周知的机制，即醛固酮介导的 Nedd4-2 去抑制作用，以及随后在主细胞中 ENaC 的降解。这些直接和间接模式的依赖醛固酮的 NCC 的具体生理调节仍然是未知的。

五、肾脏外醛固酮应答致密上皮细胞

关于醛固酮的盐皮质激素效应的研究主要聚焦于远侧肾单位，但是醛固酮还影响了其他部位，几乎全都有 ENaC 表达的致密上皮。ENaC 表达在远端结肠、肺远端、唾液腺、汗腺和味蕾的脏层上皮细胞。

（一）结肠

在生理条件下，每天大约有 1.3～1.8L 富含电解质的体液被结肠上皮重吸收，约占从回肠末端进入近端结肠的盐和水的 90%。在非哺乳类脊椎动物中，结肠保存钠的作用更为重要[211]。这一转运受数种转运体和离子通道调节，包括 ENaC。和肾单位一样，近端结肠通过电中性、独立于 ENaC 的过程重吸收 Na^+。在远端结肠，通过 ENaC 进行产生电的钠离子重吸收是钠转运的主要方式[212-215]。在疾病状态下，如炎性肠病，ENaC 介导钠重吸收减少，尽管在腹泻状态，升高的醛固酮水平可能会减弱结肠处的水钠丢失[217]。值得注意的是，在结肠，如远处肾单位一样，MR 信号通路是醛固酮选择性的，反映了 $11\beta-HSD2$ 的活性[218]。这与糖皮质激素相反，糖皮质激素在较高浓度是激活 GR 以刺激近端和远端结肠处电中性的吸收[84, 220]。正如远侧肾单位一般，醛固酮的反应可以分为早期和晚期反应。醛固酮通过 MR 上调早期反应基因 SGK1[221]。但是与肾脏相反，在大鼠模型中醛固酮和低盐饮食表现为刺激结肠 β-ENaC 而非 α-ENaC 的转录[222, 223]。

醛固酮刺激结肠上皮产生电的钾分泌。这一分泌的重要性在无尿症患者中尤其明显。长期血液透析患者的结肠钾分泌量比非透析患者高得多[224-226]。事实上，在小型临床试验中，给透析患者使用氟氢化可的松（一种盐皮质激素激动剂）已被证明可以降低高钾血症[228-230]。

（二）肺

肺的液体清除主要取决于穿越远侧气道上皮（纤毛克拉拉细胞、非纤毛立方细胞）和肺泡（Ⅰ型和Ⅱ型肺泡）的水钠矢量运输。ENaC 是肺脏钠转运的限速步骤，在肺液体清除的生理和病理方面起主要作用[231]。出生时，肺呈现重吸收表型，在小鼠敲除模型中，功能缺失的 ENaC 通道导致新生儿呼吸窘迫综合征[232]。在儿童中，缺乏功能性 ENaC（例如，常染色体隐性遗传的假醛固酮增多症Ⅰ型）[232-235]导致由于气道液体增加的再发感染率增加[234]。在成熟的肺中，ENaC 通道缺陷可导致肺水肿和病变，如急性呼吸窘迫综合征[236]、高原肺水肿[237]）。相反，通过 ENaC 的高吸收是囊性纤维化黏液清除减少的重要机制[238]。

盐皮质激素受体刺激的通过 ENaC 的液体重吸收的分子设置在人或大鼠[241]的妊娠晚期和成年肺中可见[218, 239, 240]，有证据表明醛固酮在肺脏 ENaC 介导的钠转运中有重要的生理作用[241]，尽管在肺中糖皮质激素通过 GR 起主要作用[118, 221, 242-245]。重要的是，糖皮质激素而非盐皮质激素在人类肺成熟中起决定性作用，GR 敲除老鼠，如 α-ENaC 敲除鼠，在出生后数小时内死于呼吸功能不全。相比之下，MR 敲除小鼠表现出严重的盐消耗表型，但没有显著的肺表型[177, 246]。

（三）外分泌腺体与感受器

在唾液腺和汗腺中也可测量到 ENaC 介导的钠重吸收[247]。罕见的基因突变导致血浆醛固酮水平升高和假醛固酮增多症，具有正常的肾小管功能但是唾液或汗腺的钠流失严重，这强调了这些组织中水钠稳态的重要性[248, 249]。ENaC 通道在舌前乳头钠盐味觉的转导中也起着重要的作用[250, 251]。这些器官表达盐皮质激素反应性钠重吸收的适当分子结构[218, 252, 253]，其上皮是研究 ENaC 调节的理想模型[247, 254]。在动物模型的结肠上皮，醛固酮在腺体和味蕾刺激的 β-ENaC 和 γ-ENaC 表达及钠运输[251, 252]。此外，在人类中，饮食中钠的变化与通过唾液上皮的钠转运成反比[256]。与醛固酮反应性远端肾单位和远端结肠相似，唾液上皮的钠摄取与钾分泌是耦合的。这种效应在醛固酮增多症患者身上很明显。这类患者唾液的 $[Na^+]/[K^+]$ 比值明显低于正常人[257, 258]，尽管目前该指标作为筛选醛固酮增多症有效的手段还未被接受。

六、血清和糖皮质激素诱导的蛋白激酶对醛固酮功能的作用

（一）醛固酮诱导的 SGK1

在 20 世纪 60 年代早期到中期，从 Edelman 及其同事的研究成果中，我们可以清楚地看到，就像皮质醇一样，醛固酮通过改变一个特定 mRNA 编码基因子集的转录速率来发挥其主要生理作用[259]。特别是激素诱导的基因转录变化被证明对上皮细胞

Na^+ 转运有重要影响[73]。参与钠离子重吸收的转运蛋白（Na^+-K^+-ATP 酶和 ENaC）在转录水平上受醛固酮调节。然而，这些效应在 Na^+ 运输的大部分变化已经发生的几个小时后才表现出来，因此不能将早期和大部分的效应解释为醛固酮的作用[1]。许多课题组在无偏倚筛选醛固酮调节蛋白[260]和随后的醛固酮调节 mRNA 方面做出了相当大的努力（详见 Verrey 综述[1]）。1999 年，SGK1 被确定为第一个早发型的、醛固酮诱导的基因产物，它明显刺激了远侧肾单位的 ENaC 介导的钠离子重吸收[221, 261]，且对其他细胞过程无多效性影响。SGK1 的相关生理作用现已被有力地证实，许多实验室对其作用机制进行了深入研究，揭示了它在激素调节的离子运输中重要的一般特征。因此，下文将详细讨论。

在用醛固酮刺激的细胞上[262, 263]，以及经醛固酮或低盐饮食（醛固酮分泌的生理刺激）处理的集合管中，SGK1 mRNA 水平在 15min 内升高，蛋白质水平在 30min 内升高[87, 211, 264]。值得注意的是，SGK1 在肾皮质（连接小管和皮质集合管）中的增加比在肾髓质中的增加多得多，这与前述的醛固酮诱导 ENaC 活化的肾单位节段的一致[265, 266]。SGK1 在其他肾单位节段也有表达，包括肾小球、近端小管和肾乳头[87, 211, 267]；但是，它在 ASDN 中的快速诱导似乎为其在醛固酮调节的钠钾转运中的作用提供了大部分基础。在高盐诱导的 T 细胞浸润中，SGK1 对肾脏炎症和高血压也有重要作用，但具体的肾单位尚不清楚[268, 269]。

（二）在醛固酮敏感远侧肾单位 SGK1 激活的分子机制

SGK1 是 AGC 蛋白激酶超家族中的一种丝氨酸-苏氨酸激酶[270]，其激酶活性对 Na^+ 转运调控至关重要。虽然 SGK1 对肾脏细胞的增殖和凋亡有影响，但这些影响似乎是轻微的，SGK1 的主要作用还是参与 ENaC 和其他转运蛋白的控制[271]。SGK1 是一个有趣的信号激酶，因为它的表达水平和活性都受到高度调控。除醛固酮外，SGK1 的转录还受到多种刺激诱导。顾名思义，这些刺激因子包括血清和糖皮质激素，促卵泡激素、转化生长因子-β，渗透压[272-275]。

SGK1 的激活主要通过磷酸化调节，而磷酸化

是其刺激 ENaC 所必需的[276-278, 279, 280]。和它的近亲 Akt 一样，SGK1 磷酸化也受到多种生长因子的刺激，包括胰岛素和胰岛素样生长因子 –1[279-282]；这些作用通过 PI3K 在两个关键残基上触发磷酸化，一个激活环（残基 T256）和一个疏水基序（S422）。具体来说，PI3K 的 p110 亚基 α- 异构体刺激 PI3K-依赖激酶 1（PDK1）磷酸化 T256，并刺激在哺乳动物西罗莫司靶蛋白 [mTOR] 的复合物 2 变体（mTORC2，原名 PDK2）磷酸化 S422[276, 280, 282-286]。mTORC2 通过共辅助因子 SIN1 来特异激活 SGK1 而非如 Akt 等的相关家族成员[287]。反过来，上游激酶 PDK1 和 mTORC2 磷酸化从而激活 SGK1 激酶，因此 SGK1 作为不同类型刺激的交汇点，它的作用一方面受表达量调控（醛固酮）另一方面受其活性调控（胰岛素和其他激活因子），从而共同调节 ENaC。

在研究 SGK1 在 ASDN 中的病理生理作用时，不同生理刺激下 SGK1 敲除鼠相关实验加深了人们对其了解。与 MR 敲除小鼠不同[177]，尽管循环醛固酮显著升高，缺乏 SGK1 的小鼠在新生儿期存活，并在正常钠饮食时表现正常。当转换成低钠饮食条件，这些小鼠有明显的钠消耗表型，类似于 I 型假醛固酮增多症[288, 289]。其他 SGK1 缺失小鼠模型表现为 ENaC 亚基 I 的处理减少[290, 291]。值得注意的是，和 MR 或 α-ENaC 敲除后的表型相比，这是一个明显温和得多的表型。这些比较表明，SGK1 信号通路的阻断可能不足以消除醛固酮介导的钠转运，因为其他的醛固酮诱导和醛固酮抑制的蛋白可以弥补 SGK1 的缺失。

SGK1 也可能在醛固酮过量或 SGK1 激素激活物（如胰岛素）上调的状态下发挥重要作用。SGK1 敲除小鼠可避免盐敏性高血压的发生及其伴随代谢综合征的高胰岛素血症[293, 294]。综上所述，SGK1 是 ENaC 调节维持钠钾稳态中的重要组成部分。

尽管 SGK1 被认为是醛固酮调节钠重吸收的中介，但其刺激 ENaC 的机制尚不完全清楚。多项机制研究表明，SGK1 可被快速诱导，但也可快速降解[221, 295, 296]。SGK1 的 N 端是它与其他激酶家族成员（如 Akt）的区别，它对于钠转运的刺激很重要，同时也是泛素 - 蛋白酶体系统快速降解激酶的靶点[297-303]。N 端对钠转运的病理生理意义尚不清楚，

但它可能涉及负反馈调节以限制高血压状态下钠的重吸收。SGK1 刺激 ENaC 的分子机制可分为三类（图 12-10）：①翻译后对 E3 泛素连接酶 Nedd4-2 的影响；②翻译后 Nedd4-2 的独立效应；③基因转录产物如 α-ENaC。

1. SGK1 抑制泛素化连接酶 NEDD4-2

早在发现 SGK1 作为醛固酮诱导的早期基因产物前，E3 泛素连接酶被称为"神经发育表达下调亚型 4-2"（Nedd4-2），可与 β-ENaC、γ-ENaC 的 C 端相互作用[304]，通过泛素化通道使得通道表面表达下调，从而抑制钠流[108, 305]。Liddle 综合征（ENaC 介导的高血压、低钾血和代谢性碱中毒）的遗传缺陷由这些亚基 C 末端的功能获得性突变构成，这导致 Nedd4-2 抑制作用减弱，从而 ENaC 活性增加[306]。体内缺乏 Nedd4-2 可导致 ENaC 活性升高和盐敏性高血压[307, 308]，从而表现出类似 Liddle 综合征的表型。SGK1 与 ENaC 信号复合物中的 Nedd4-2[263, 277] 相互作用并使其磷酸化，从而增强 ENaC 在细胞表面的表达[262, 309]，这是 ENaC 活性的决定因素（图 12-10A）。这种相互作用协调了 14-3-3 蛋白磷酸化依赖性结合来抑制 Nedd4-2 并阻止 ENaC 的泛素化[310-313]。这种对 ENaC 的去抑制作用与 WNK 激酶、NCC、其他醛固酮调节基因产物（如 GILZ）、ENaC、NHERF2 和 ROMK 对肾脏离子转运的调控相似[270, 314]。同样，SGK1 也通过抑制 Nedd4-2 和增加含有 PY 基序的 WNK1 丰度，参与了 NCC 的刺激[210, 315, 316]。

2. SGK1 能独立于 NEDD4-2 增强上皮钠通道活性

在细胞培养系统中，Nedd4-2 上 SGK1 磷酸化位点的突变并不能完全消除 SGK1 刺激 ENaC 的能力[277]。此外，已有研究表明，在伴随 Liddle 综合征突变的条件下，尽管不能结合 Nedd4-2，但是 SGK1 仍能刺激 ENaC 通道[221, 262]。因此，独立于 Nedd4 –2 的 SGK1 刺激机制已被提出。SGK1 直接磷酸化细胞内 α-ENaC 的 C 端的丝氨酸残基，直接激活细胞表面的通道（图 12-10B）[317, 318]。有研究发现，SGK1 通过 WNK4 的磷酸化激活 ENaC，这种激酶在 II 型假醛固酮增多症中发生突变（图 12-10C）[319]。表面表达 SGK1 的细胞还有可能增加通道的开放概率[318, 320]。除了对 ENaC 有影响外，SGK1

还可以刺激基底外侧 Na$^+$-K$^+$-ATP 酶的活性，增加 ENaC 介导的钠转运（图 12-10D）[321, 322]。这些作用的时间进程及其相对重要性和 Nedd4-2 依赖性抑制的区别尚未被探索[317]。接下来对 SGK1 的分子研究将阐明这些途径的相对重要性。

3. SGK1 刺激钠转运结构组分

SGK1 还调节晚期醛固酮反应性基因的表达，主要是 α-ENaC[323, 324]。活化的 SGK1 是体内醛固酮敏感的 α-ENaC 转录本的重要的调节因子，通过抑制转录抑制因子 Dolt1a-Af9 复合物起作用[324]。SGK1 磷酸化 Af9，减少 Dot1a 与 Af9 之间的相互作用。这可以缓解 Dolt1a-Af9 复合物对 ENaC 转录的抑制（图 12-10E）。因此，SGK1 不仅通过增加顶端膜表面的活化通道和基底外侧 Na$^+$-K$^+$-ATP 酶来作用于 ENaC 以达到迅速增强钠通道活性的目的，还刺激钠转运蛋白装置的转录元件来促进对醛固酮的持续反应。该转录元件为钠转运机制，SGK1 是

一种早发型基因，但其作用同时影响即刻和长期的醛固酮刺激钠的重吸收。

4. 醛固酮敏感的远侧肾单位上的 SGK1 刺激钾分泌

通过对钾分泌的研究，进一步证实了 SGK1 在调节 ASDN 上钠转运中的作用。如果 SGK1 增强了 ENaC 介导的钠运输，那么顶端膜侧至基底外侧主细胞表面的电位差应更高（更负），从而应该会间接刺激钾的分泌。在高钾饮食条件下，SGK1 敲除小鼠在短期和长期内都不能充分地分泌排钾，而且 SGK1 的构成性或诱导性敲除的小鼠更容易发生高钾血症[325-327]。此外，这些敲除小鼠集合管上皮的电位差表明 SGK1 对钾分泌的影响是通过 ENaC 发生的，而不是通过对 ROMK 的直接调控发生的[328]。SGK1 还直接抑制 Nedd4-2，而 Nedd4-2 的缺失会通过对 ENaC 介导的钠转运的持续刺激使得低钾饮食的小鼠更容易发生低钾血症[329]。因此，SGK1 及

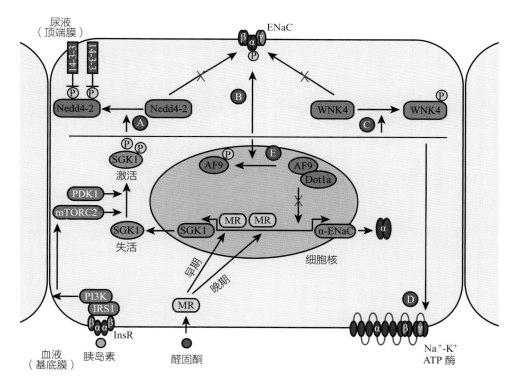

▲ 图 12-10　**血清和糖皮质激素调节的激酶 1（SGK1）介导的阿米洛利敏感的钠通道（ENaC）的激活机制**
在哺乳动物肾脏的主细胞中，SGK1 作为早期醛固酮诱导的基因产物被转录上调。然后通过磷脂酰肌醇 3 激酶（PI3K）依赖性的上游激酶级联反应使 SGK1 磷酸化两次，从而激活 SGK1。活化后的 SGK1 具有多种作用：它通过抑制 Nedd4-2 和 Raf-1 增加顶端膜 ENaC，并诱导 α-ENaC 转录（从而影响醛固酮的晚期作用）。（A～E，顺时针方向）本图展示了主细胞上已被阐明的机制。更详细的信息请见文本。InsR. 胰岛素受体；IRS1. 胰岛素受体底物 1；MR. 盐皮质激素受体；mTORC2. 哺乳动物西罗莫司靶蛋白复合物 2；PDK1. 3- 磷酸肌醇依赖性蛋白激酶 1 型

其效应因子在 ASDN 的钠钾转运中具有生理学相关作用。

（三）醛固酮对 ENaC 介导的钠转运的交替调节模式

尽管 SGK1 是最具特征性的醛固酮调节基因，但还有其他早期醛固酮诱导的 mRNA，包括 K-ras、GILZ、肾特异性 WNK1、Usp45、黑素亲和素及早幼粒细胞白血病锌指[330-335]，也参与了 ENaC 的刺激。它们独特的作用机制超出了本章的范围，但近期越来越多的数据表明，醛固酮刺激的 miRNA 可能在醛固酮调节 SGK1 和 ENaC 中发挥重要作用。

在细胞培养或体内，醛固酮可以上调或下调数种 miRNA。然后，这些 miRNA 可以间接增加或减少 ENaC 介导的转运的中间调节子的蛋白质水平。Butterworth 发现的第一个 miRNA 簇（mmu-miR-335-3p，mmu-miR-290-5p 和 mmu-miR-1983）在24h 内被醛固酮下调，从而释放了 3' 非翻译区，锚蛋白 3 可以增加 α-ENaC 的顶端运输量[336, 337]。醛固酮还增加抑制 ENaC 负调节的 miRNA intersectin 2[338]。醛固酮还可以通过减少细胞中的 miRNA 466g 来促进 SGK1 mRNA 的快速诱导[339]。综上所述，SGK1 在转导醛固酮刺激 ENaC 调节血压和钾稳态方面起着重要作用。此外，醛固酮存在替代效应物，但是目前对这些替代的其他途径的生理学方面还没有较深入的研究。

七、2 型 11β- 羟基类固醇脱氢酶

（一）盐皮质激素特异性的基本决定因素

生理条件下的糖皮质激素皮质醇（大鼠和小鼠的皮质酮）对 MR 有很高的亲和力，与醛固酮相当，如前所述，其血浆游离浓度是醛固酮的 100 倍甚至更高。MR 在 ASDN 中选择性响应醛固酮的能力的关键在于 11β-HSD2 酶的共表达[5, 6]。

11β-HSD2 使用烟酰胺腺嘌呤二核苷酸（NAD）作为共底物，并产生足够量的 NAD 还原形式（NADH）来改变细胞的氧化还原电位，从而将皮质醇（皮质酮）转化为对受体无活性的 11- 酮类固醇（人类中的可的松，大鼠和小鼠中的 11- 脱氢皮质酮）。这种依赖性使其与 11β-HSD1 形成对比，后者使用烟酰胺腺嘌呤二核苷酸磷酸（NADPH）

的还原形式，优先催化氧化形式转化为还原形式，并作为治疗代谢综合征的靶标受到了广泛关注[340]。

醛固酮在 ^{18}C 上具有非常活泼的醛基（图 12-1），形成 11, 18- 半缩醛，并通过 11β-HSD2 防止脱氢[5, 6]。

（二）表达位点

在肾脏中，11β-HSD2 在 ASDN 中高表达[175, 186, 341]，与 MR 和 ENaC 共表达（图 12-9）[342]，还在 DCT 中与 NCC 共表达[343, 344]。有趣的是，11β-HSD2 还在髓袢升支粗段表达[186]，尽管此处表达水平比较低，而在 DCT 中表达逐渐增加。11β-HSD2 在连接小管和皮层集合管中表达最高[341, 344]。与 MR 一样，尽管存在物种差异性，11β-HSD2 还表达在结肠的醛固酮敏感节段，特别是远端结肠[345]。也有研究报道，11β-HSD2 还表达在几种非上皮组织中，包括胎盘[346]、大脑中的孤束核[347]、血管壁[56]，这些组织都是醛固酮的作用靶点。

（三）对盐皮质激素受体活性的影响

对 11β-HSD2 作用最初的[5, 6] 解释是排除活性糖皮质激素对上皮 MR 的作用，至今仍被广泛认同，从而使醛固酮不受限制地和 MR 作用。但是，这只是问题中的一部分；要将信噪比从 100 倍降低到 10%，则要求进入细胞的每 1000 个皮质醇分子中有 999 个被代谢为可的松，这在如肾脏这样的器官中是一个很高的要求，占心排出量的 20%～25%。上皮细胞（以及其他表达 11β-HSD2 的组织）中的 11β-HSD2 显著地降低了糖皮质激素水平一个数量级[348]，但它们在细胞内水平还是远高于醛固酮。同时，尽管很明显，当 11β-HSD2 起作用时，糖皮质激素占据的 MR 没有转录活性，但是也很清楚，当酶活性不足（如明显的盐皮质激素过量）或不足（如甘草滥用或通过基因突变），皮质醇可以激活 MR 和离子转运。

尽管所涉及的亚细胞机制尚未清楚，但似乎糖皮质激素 -MR 复合物在构象上与醛固酮 -MR 复合物不同。一种有趣的可能性是，与醛固酮 -MR 复合物相比，这些激素受体复合物需要通过 11β-HSD2 作用把共底物 NAD 专一生成 NADH，从而保持失活状态[349]。有直接的证据支持氧化还原电位通过对硫氧还蛋白的影响糖皮质激素受体的

活性这一观点[350]。

（四）明显的糖皮质激素过量：2 型缺陷型 11β- 羟类固醇脱氢酶的疾病

New 首次报道了明显的盐皮质激素过量，在对新型盐皮质激素进行了激烈但无果的探索后，建立了相关的分子机制[351]。11β–HSD2 活性的部分或完全缺乏在血缘关系中更为常见，表现为严重的青少年高血压（见第 17 章和第 44 章）[352]。甘草甜食（或添加到咀嚼烟草中）含有甘草酸和甘草次酸，这是 11β–HSD2 的自杀底物，可作为 11β–HSD2 有效的酶抑制剂。缺乏功能性 11β–HSD2 会导致皮质醇激活 MR，并导致 ENaC 介导的 Na^+ 重吸收受到不恰当的盐皮质激素样刺激。这会导致严重的高血压，通常伴有低钾血症及血浆肾素、血管紧张素 Ⅱ 和醛固酮被抑制。治疗盐皮质激素过量的方法就是使用 MR 拮抗剂和其他降压药。甘草滥用的治疗是适度的。

（五）在血管中的作用

对人血管壁中 11β–HSD2 的研究[353]定义了该生理性醛固酮靶组织中醛固酮和皮质醇的活性。纳摩尔浓度的醛固酮会导致细胞内 pH 迅速升高，反映出 Na^+-H^+ 交换体的非基因组激活。单独的皮质醇在一定剂量范围内不会产生作用，但是当加入甘珀酸以抑制 11β–HSD2 时，皮质醇有类似于醛固酮的作用。抑制剂实验表明，醛固酮和皮质醇的作用均由经典 MR 介导。在其他涉及组织损伤的研究中，盐皮质激素拮抗剂具有保护作用，而醛固酮或皮质醇会使损伤加重。从这些结果可以推断出，皮质醇在组织损伤的情况下（或在药理上抑制 11β–HSD2 时）成为 MR 激动剂，同时改变了活性氧的产生和氧化还原电位[354]。进一步值得注意的是，醛固酮在动物和人类中表现出血管舒张和血管收缩双重作用[355]。这些矛盾的结果尚未得到充分证实[356]，但可能很好地反映了对血管平滑肌的直接作用组合，一方面通过 ERK 活化刺激肌球蛋白轻链磷酸化[357, 358]，另一方面，对内皮细胞一氧化氮合酶有刺激作用[355]。最后，值得注意的是，除了 MR 外，血管平滑肌细胞还表达 ENaC，并且该通道可能在调节血管张力中起作用[359]。

（六）2 型 11β- 羟类固醇脱氢酶作用总结

总之，11β–HSD2 酶对于醛固酮选择性激活上皮 MR 以及其他组织（包括血管、孤束核和胎盘）中的 MR 至关重要。它通过使细胞内糖皮质激素减少一个数量级部分地实现此目的，这不足以解释其对皮质醇激动剂活性的阻断。目前的证据支持 11β–HSD2 介导的 NADH 生成使糖皮质激素占据的 MR 失活的可能性。部分或完全缺乏 11β–HSD2 会导致明显的盐皮质激素过多综合征，其表现与甘草滥用症状相似。

八、醛固酮的非基因组功能

醛固酮对离子转运的经典作用是基因组效应，MR 在核水平上起着调节 DNA 定向、RNA 介导的蛋白质合成及钠转运的作用。此类基因组效应的特征是，在可以测量离子转运变化之前的 45～60min 的滞后时间，与醛固酮在调节响应饮食摄入的钠钾状态的体内稳态作用相称。在其他情况下（如直立性低血压、急性血容量减少），醛固酮分泌迅速增加，其急性非基因组效应是可以理解的反应。该急性效应 30 多年前在实验室中最先被证明的[360]，随后在人体血管组织的体外[353]和体内[361]也被充分证明。尽管这些快速的非基因组效应大多数似乎是通过经典 MR 激活介导的[353, 360]，但原子力显微镜研究表明，在培养的内皮细胞上非 MR 膜部位对醛固酮的结合具有很高的亲和力[362]。此类非基因组效应并非醛固酮所独有，在其他已知类别的类固醇激素的研究也被发现[363]，而且脱氢表雄酮（DHEA）已被报道[355]。基因组效应通常具有 20min 或更长时间的滞后时间，并且会被转录抑制剂（如放线菌素 D）阻断。类固醇的大多数非基因组作用时间曲线从开始到平台期需要 5～10min，并且受多种信号通路介导。

MR 没有肉豆蔻酰化位点（不同于雌激素受体[364]），并且几乎没有膜相关经典 MR 的证据。大多数的醛固酮急性非基因组作用似乎是由经典 MR 介导的，因为它们被 MR 拮抗剂 RU 28318 抑制。在某些情况下[353]，螺内酯作为抑制剂是无效的。出于对螺内酯的完全排他性的信任，人们推测存在一种不同于经典 MR 的醛固酮受体广泛分布，并对这种膜结合物质进行了长期且未成功的探索[365]。醛固酮非基因组的生理学作用一直不怎么被重视，这在一定程度上反映了肾脏中主要强调醛固酮明确的基因组作用。最明显的例子是醛固酮对直立性低血压的快速分泌响应并表现出快速的血管作用[356, 366]。随着对 MR 激活的病理生理作用的兴趣日益增加，特别是在非经典醛固酮靶组织中，人们对醛固酮（和生理性糖皮质激素）通过经典 MR 的快速非基因组效应重燃兴趣。关于醛固酮非基因组作用的更多细节请见 Funder[366] 和其他文献[367, 368]。

九、疾病状态

（一）原发性醛固酮增多症

临床上直接涉及醛固酮的最常见的疾病是 Conn 综合征，即原发性醛固酮增多症[369]。在这种综合征中，醛固酮分泌升高（相对而言）是由于肾上腺腺瘤或更常见的双侧肾上腺增生，以及非常罕见的肾上腺癌或遗传性糖皮质激素可治疗性醛固酮增多症（FH-1）所致。原发性醛固酮增多症曾被认为是罕见的（在所有高血压病例中占不到 1%），其特征是低钾血症和相对良性，现在认为它在所有的高血压病例中占 8%～13%，这反映了改病例检测和诊断的进步。与从前所知相比，低钾血症仅见于 25%～30% 的病例，心血管病理改变（如纤维化、纤颤、梗死、脑卒中）的发生率明显高于年龄、性别和血压匹配的原发性高血压患者[370, 371]。

人们日渐认为原发性醛固酮增多症是一个重大的公共卫生问题，作为解决问题的第一步，针对该疾病的病例检测，诊断和管理指南面世[372]。长期以来，人们一直认为醛固酮在血压调节中的作用反映了它在上皮的作用：介导水钠潴留，从而增加了循环量。相反，这种增加反映在心排血量的增加上，通过血管收缩从而使血压升高（与 Cuyton 假设[373] 相符）。尽管醛固酮对血管容积有着无可争辩的重要作用，已有令人信服的实验和临床研究表明非上皮作用在盐皮质激素诱导的高血压中起作用[374, 375]。除了 MR 介导的中枢神经系统和高血压中的血管作用，两个课题组已经通过不同和互补的实验方法证明了巨噬细胞的作用[376, 377]。

其他研究表明，突变的 K^+ 通道（KCNJ5）在产生醛固酮的肾上腺腺瘤的发病机制和Ⅲ型 FH 罕见病中起作用[25, 26]。更多详细信息请见前文的"醛固酮的合成"。

（二）充血性心力衰竭

醛固酮在 20 世纪 50 年代中期被发现后不久，就被发现与充血性心力衰竭的病理生理学有关[378, 379]。直到最近，大多数的研究重点都集中在醛固酮对上皮细胞的反作用上。最近，MR 拮抗剂对充血性心力衰竭的有益作用提示其对心肌本身的附加作用[380]。在螺内酯的随机化评价研究（RALES）中[380]，进展性心力衰竭患者的标准护理治疗中，低剂量（平均 26mg/d）螺内酯的服用降低了 30% 死亡率，减少 35% 的住院率。这常被认为是螺内酯拮抗醛固酮对心肌细胞 MR 作用的结果，但实际上反映了皮质醇在缺血条件下作为 MR 激动剂起拮抗作用。

随后，依普利酮治疗急性心肌梗死后心力衰竭的疗效及生存率研究（EPHESUS）检测了依普利酮的疗效，这是一种相对于螺内酯在对收缩功能障碍合并急性心肌梗死引起的心力衰竭治疗方面具有更好的特异性的 MR 拮抗剂。

研究表明，在常规治疗中添加依普利酮（25mg/d）可显著降低所有原因（31%）和心血管死亡率（13%）[381]。依普利酮处理组的钾离子浓度仅略高于安慰剂处理组（分别为 4.47mmol/L 和 4.54mmol/L）。结合先前发表的关于醛固酮对血管直接影响的研究，这些数据表明，MR 拮抗剂的益处，不能仅仅用其对肾脏的利尿作用来解释[382]。

同样值得注意的是，一项 [依普利酮对轻度心力衰竭患者住院治疗作用和生存研究（EMPHASIS-HF）] 试验检测了依普利酮对纽约心脏协会（NYHA）二类心力衰竭（比之前的检查温和）的影响，该实验已终止，因为在实验早期发现治疗组中获益明显[383]。

综上所述，在原发性醛固酮增多症中，醛固酮过量对心血管系统的病理生理影响已被证实，而 MR 在原发性高血压和心力衰竭中也起重要作用。重要的是，在心脏和血管细胞中表达的 MR 通常是由皮质醇而不是醛固酮激活的，其血清水平比醛固酮高出 100 倍或更多，在组织损伤的情况下与醛固酮作用相似。

（三）慢性肾脏病

最近的研究和评论[384, 385]及本书第 59 章中已经考虑了抑制 MR 在减缓慢性肾脏疾病进展中的作用。该研究是一项双盲、随机、安慰剂对照试验，研究了 MR 拮抗剂依普利酮在非糖尿病性高血压伴随蛋白尿患者中的抗白蛋白尿作用。

十、醛固酮对非上皮组织的作用

如前所述，除了涉及离子转运的经典上皮组织（肾脏、结肠、汗腺、唾液腺），在大脑、血管壁甚至胎盘中醛固酮也被证实有作用。许多其他组织和器官被假定为生理性醛固酮靶向组织，很大程度上是基于它们表达 MR 及在体外实验对醛固酮有响应的证据不足。这些假设源于对醛固酮是 MR 的同源配体的误解，这一观点对上皮细胞是正确的，但对于不表达 11β-HSD2 的细胞却不是这样的，此外还忽略了皮质醇的作用。醛固酮合酶出现的几百万年前，皮质醇不仅是软骨和骨鱼类中 MR 的配体，还是压倒性占据全身中不受 11β-HSD2 保护的 MR（主要是非上皮性 MR）。值得注意的是，某些非上皮 MR 同样也受到 11β-HSD2 的保护，如在孤束核中的 MR。

Gómez-Sánchez 及其同事 20 多年前的研究成果显示，醛固酮可以在没有 11β-HSD2 的实验条件下激活 MR[386]。当极低剂量的醛固酮注射进意识清醒自由活动的大鼠侧脑室时，大鼠血压升高，这一剂量在全身灌输时不影响血压。然而，这并不能反映醛固酮的生理作用，这一点可以通过联合灌注 1 倍、2 倍和 5 倍的皮质酮来证明，皮质酮逐渐阻断了灌注进体内醛固酮的血压效应，这表明下丘脑核团中缺乏 11β-HSD2，生理性糖皮质激素以绝对优势占据 MR。

两个研究比较清楚的非上皮性醛固酮靶组织是血管壁和孤束核。如前所述，这两个组织都表达 11β-HSD2，从而可以进行醛固酮选择性 MR 激活；可以合理地设想这两者对醛固酮调节体液和电解质稳态主要的上皮效应都具有重要的辅助作用。醛固酮可在短期内对血管收缩，长期内对血容量减少作

出反应；同样地，醛固酮作用于孤束核以刺激盐食欲。因此，这些作用都是醛固酮维持体液和电解质平衡的生理作用。

通常认为，在醛固酮水平较高的病理状态下，如原发性醛固酮增多症，其有害作用是由醛固酮占据和心肌细胞中未保护的 MR 不适当的激活产生的。心肌细胞 MR 的醛固酮占有率可能上升到 3%～5%，而不是大约 1% 的生理占有率（考虑到血浆游离皮质醇水平比醛固酮高 100 倍）。研究表明，对螺内酯对占据较小程度的 MR 有效，可作为保护性反向激动剂[387]。类似地，因此醛固酮对心肌细胞 MR 的少量占用可能会产生可见的有害作用。

但是，这种解释几乎可以肯定是不正确的。在慢性钠缺乏症（或继发性醛固酮过多症的有效容量减少状态）下，血浆醛固酮水平较高或更高，却没有有害的心血管作用。在原发性和继发性醛固酮增多症及慢性钠缺乏症中，生理上的靶组织包括肾小管和冠状血管都暴露于（并响应）持续高水平的醛固酮。因此，原发性醛固酮增多症中的心血管损害不太可能是因为出血管、冠状动脉和外周血管的 MR 激活增加。这些情况之间的主要区别在于，原发性醛固酮增多症是醛固酮和钠过多的状态，而其他状态则是钠和血容量减少。

关于醛固酮诱导的损伤的一个可能但未经检验的机制是继发于肾钠重吸收增加和血管内源性哇巴因的作用。目前对内源性哇巴因的了解还不完全，但它在原发性醛固酮增多症中水平升高[388]。与醛固酮一样，ACTH 和血管紧张素（后者通过 AT_2R）可增加其分泌。与醛固酮形成鲜明对比的是，它在钠过量的状态下会升高（而不降低）[389-391]。它通过血管壁中的 Na^+-K^+-ATP 酶起血管收缩剂作用，推测可能会通过生理性地产生压力性利尿以维持稳态。因此，原发性醛固酮增多症中的心血管损害反映了醛固酮和内源性哇巴因对血管系统的共同影响。如果是这样的话，醛固酮的非上皮作用的来源和起源仍在肾小管和此处的夸大的水钠潴留。

十一、关于肾脏外盐皮质激素受体介导的疾病病理研究进展

MR 拮抗剂在非肾脏疾病中应用的最新进展在

此不作详细描述。对此有兴趣者请参阅 Jaisser 和 Farman 的综述[392]。特别值得注意的是，最近螺内酯在治疗视网膜疾病方面有令人惊讶的用途。MR 在几种类型的视网膜细胞中均有表达，包括神经胶质细胞（对视网膜体液和离子稳态非常重要）、上皮细胞和脉络膜内皮细胞。MR 的激活与多种视网膜病变有关，而 MR 拮抗剂，尤其是螺内酯已被发现具有治疗作用[392, 393]。

声明

笔者的合著者、同事和朋友 John Stokes 于 2012 年去世，就在这本教科书第 10 版开始工作之前。John 是"醛固酮调节离子传输"一章的高级作者，作为 Brenner 和 Rector 的第 9 版的新篇章，并启发了笔者的写作和后续版本的重点，包括第 11 版的本章。John 对肾小管中醛固酮的作用有很深的了解，有敏锐的机智和无与伦比的职业道德。由于所有这些原因，他是模型合著者和同事。John 还为醛固酮和肾小管的研究做出了巨大的主要贡献，他的幽默和对生活的热情也是如此。

对于有兴趣阅读更多关于 John 鼓舞人心的生活和对肾病和肾脏研究的贡献的读者，请参阅 http://www.ncbi.nlm.nih.gov/pmc/articles/pmc3715930/。

花生四烯酸代谢产物与肾脏

Arachidonic Acid Metabolites and the Kidney

Raymond C. Harris　　Ming-Zhi Zhang　　Richard M. Breyer　著

付玉琪　闻毅　沈安然　译

刘必成　校

第13章

要点

◆ 肾脏是类花生酸类物质（前列腺素、脂氧合酶代谢物、细胞色素 P_{450} 代谢产物）的来源；

◆ 花生四烯酸来源的类花生酸类物质在肾脏生理学和病理生理学中发挥重要作用；

◆ 前列腺素可调节肾血流动力学、肾素 – 血管紧张素系统及水盐排泄；

◆ 类花生酸类物质是调节体循环血压的重要介质。

一、类花生酸类物质的细胞起源

类花生酸物质包括具有生物活性的含氧花生四烯酸（arachidonic acid，AA）代谢产物家族。AA 是一类具有 20 个碳原子和 4 个双键（C20：4）的多不饱和脂肪酸，通常是在亚油酸（C18：2）碳链上添加两个碳原子并进一步去饱和而形成。哺乳动物中的亚油酸严格来源于膳食摄入。当缺少膳食脂肪酸前体（包括亚油酸）摄入时就会引起必需脂肪酸缺乏，从而导致 AA 的激素反应池被耗竭。因此，在激素刺激下，必需脂肪酸的缺乏将会降低胞内可利用的 AA，并导致激素诱导的类花生酸类物质释放所产生的诸多生物学作用被消除[1]。

人每天摄入的亚油酸大约为 10g，其中只有约 1mg 最终被清除，转变为 AA 的代谢终产物。AA 形成之后，主要通过酯化其磷脂酰肌醇部分的 2 号位点（即 sn-2- 酯化 AA）而成为细胞膜磷脂。细胞膜是 AA 的主要激素敏感池，在磷脂酶的作用下，AA 可从细胞膜中被释放出来。

多种刺激可以通过激活细胞磷脂酶而将膜结合型 AA 从细胞膜中释放出来，磷脂酶 A2 家族（PLA2）在其中发挥重要作用[2]。这一切割步骤限制了生物相关花生四烯酸代谢产物的生成速率。在 PLA2 激活的情况下，膜受体激活鸟嘌呤核苷酸（G）结合蛋白，从而导致 AA 直接从细胞膜磷脂释放。另一方面，活化的 PLC 或 PLD 也参与了 AA 的释放，这两种磷脂酶介导二酰甘油（diacylglycerol，DAG）的合成，随后在 DAG 脂肪酶的作用下，AA 从 DAG 中被释放出来[3]。通过这一途径还可能形成酯化后的 AA 代谢产物花生四烯乙醇酰胺（arachidonoylethanolamide，AEA）和 2- 花生四烯酰甘油（2-arachidonoylglycerol，2-AG），即内源性大麻素。随后，在单酰基甘油脂肪酶的作用下，这些内源性大麻素也可以被转化为游离的 AA[4]。然而，目前对于类花生酸类物质形成过程中其他磷脂酶释放 AA 的生理意义仍不十分明确，至少在炎症情况下，PLA2 对于产生具有生物活性的 AA 代谢产物至关重要[5]。

目前已经发现的具有 PLA2 活性的蛋白质多达 15 个以上，包括分泌型 PLA2（sPLA2）和胞质型 PLA2（cPLA2）两种亚型[6, 7]。研究已发现有丝分裂原活化的胞质型 PLA2 以钙 – 钙调素依赖性的方式介导 AA 释放。其他激素和生长因子，包括表皮生长因子（epidermal growth factor，EGF）和血小板源性生长因子，可以通过酪氨酸残基激酶活性直接激活 PLA2。该过程可以在不需要钙 – 钙调素或其他细胞激酶发挥中间作用的情况下直接募集辅助激活物到酶上还发挥作用。

在去酯化后，AA 将被迅速重新酯化成膜脂质或与细胞内的蛋白质紧密结合，从而无法进一步代谢。如果成功避免了再酯化及与蛋白质结合，游离的 AA 就可成为三种主要的酶转化过程的底物，导致氧原子结合在其脂肪酸主链的不同位置，并伴随着其分子结构的变化（如成环作用）[8, 9]。该过程最终导致类花生酸物质这种生物活性分子的形成。AA 代谢产物的特殊生化性质由 AA 释放的起始刺激作用及部分由于细胞类型不同而胞内可利用的代谢酶的差异性所决定[9, 10]。

这些产物反过来又可以介导或调节所述激动剂的生物作用。AA 的释放也可能由非特异性刺激引起，如包括缺血和缺氧在内的细胞损伤、氧自由基和渗透性应激反应等[11-13]。特定细胞系统中产生的特定的 AA 代谢产物的特性取决于该细胞中下游 AA 代谢酶的直接刺激和有效性。

肾脏中主要存在三种游离 AA 的代谢途径：环氧化酶、脂氧合酶和细胞色素 P_{450}（图 13-1）。环氧化酶途径介导了前列腺素类（prostaglandin，PG）和血栓素的形成。脂氧合酶途径介导了单羟基二十碳四烯酸、双羟基二十碳四烯酸和三羟基二十碳四烯酸（hydroxyeicosatetraenoic，HETE）、白三烯

（leukotriene，LT）和脂氧素（lipoxins，LX）的形成。而细胞色素 P_{450} 依赖的 AA 氧化介导了环氧二十碳三烯酸（epoxyeicosa-trienoic acids，EET）、相应的二醇、HETE 和单氧化后的 AA 衍生物的形成。富含 ω–3 多不饱和脂肪酸[14]的鱼油饮食可以通过与 AA 竞争性氧化来干扰三种代谢途径，从而形成无生物活性的终产物[15]。据推测，鱼油对 IgA 肾病和其他心血管疾病的益处可能是通过干扰促炎症脂质的产生而实现的[16]。下文将针对肾脏 AA 代谢的三条主要途径所产生的每种代谢产物的化学性质、生物合成、肾脏代谢、释放机制、受体生物学、信号转导途径、生物活性和功能意义等的最新认识进行介绍。

二、环氧合酶通路

见图 13-2。

（一）分子生物学

环氧合酶（cyclooxygenase，COX）系统是肾脏 AA 代谢的主要途径。COX（前列腺素合酶 G_2/H_2）是在 AA 转化为前列腺素 G_2 及随后转化为前列腺素 H_2 过程中发挥主要作用的酶。COX 蛋白最初由公羊精囊提纯而来，编码其的 cDNA 则于 1988 年被成功克隆。该蛋白表达广泛，且其活性不受动态调节。随后的研究证实了 COX 异构体的存在，该亚型可被动态调控，在炎症过程中能够增加前列腺素类激素的生成。第二种诱导型 COX 亚型则是在初始的酶被克隆后不久即被鉴定出来，并被命名

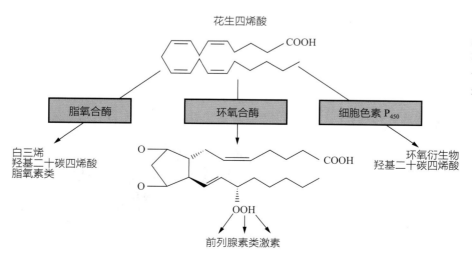

花生四烯酸

◀ 图 13-1 多种酶介导的花生四烯酸代谢途径
花生四烯酸可通过环氧合酶、脂氧合酶或细胞色素 P_{450} 等介导的代谢途径转化为具有生物活性的化合物

脂氧合酶 | 环氧合酶 | 细胞色素 P_{450}

白三烯
羟基二十碳四烯酸
脂氧素类

环氧衍生物
羟基二十碳四烯酸

前列腺素类激素

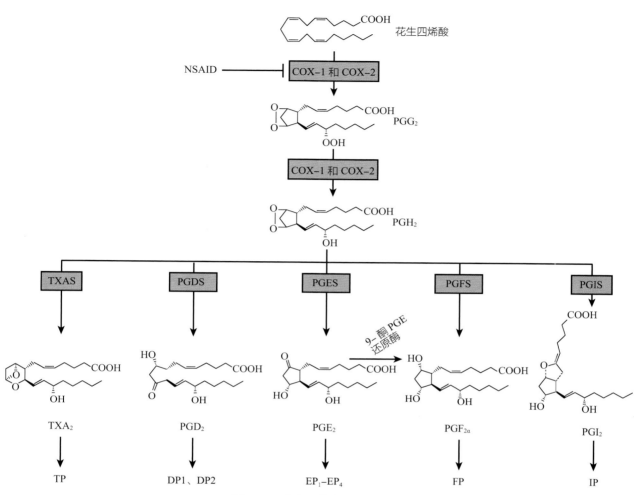

▲ 图 13-2　花生四烯酸的环氧合酶代谢

COX-1 和 COX-2 都能将 AA 转化为前列腺素 H₂（PGH₂），然后由特定的合酶作用生成前列腺素类化合物，这些化合物随后作用于 G 蛋白 - 耦联受体、增加或减少环磷酸腺苷（cAMP）或增加细胞内钙（以发生信号传递）。NSAID. 非甾体抗炎药；TXAS. 血栓素合酶；PGDS. 前列腺素 D 合酶；PGES. 前列腺素 E 合酶；PGFS. 前列腺素 F 合酶；PGIS. 前列环素 I 合酶

为 COX-2，而最初分离出的亚型则被命名为 COX-1[8, 17, 18]。COX-1 和 COX-2 是由位于不同染色体上的不同基因所编码的。人类 COX-1 基因 [前列腺素合酶 1（prostaglandin synthase 1，PTGS1）] 位于 9 号染色体的 11 个外显子上，其长度达 40kB 以上，而 COX-2 则位于 1 号染色体，跨度约为 9kB。这些基因还受不同的调节信号所影响。

1. COX 基因表达的调节

在细胞水平上，COX-2 的表达主要由一些能改变其转录速率的过程调节，包括核内信息的传出、信使 RNA（mRNA）的稳定性及 mRNA 的翻译效率等[19, 20]。这些过程严格控制 COX-2 的表达，以响应多种能够激活花生四烯酸释放的细胞应激（如细胞体积变化、剪切力、缺氧等）[11, 21]，以及多种细胞因子及生长因子，包括肿瘤坏死因子（TNF）、白介素 -1β、表皮生长因子和血小板源性生长因子（platelet-derived growth factor，PDGF）。COX-2 基因转录的激活是通过几种转录因子的协同激活作用介导的，这些转录因子结合并激活 COX-2 基因的 5' 侧翼区的一段保守序列，从而作用于核因子 -κB（nuclear factor-kappa B，NF-κB）、NF-IL-6/C- 增强子结合蛋白（C-enhancer-binding protein，CEBP）和环磷酸腺苷（cAMP）应答元件（cAMP response element，CRE）[22]。内毒素（脂多糖）诱导 COX-2 mRNA 转录也可能与 CRE[23] 和 NF-κB 位点[24] 有关。

2. 抗炎的类固醇激素对 COX 表达的调节作用

长期以来，科学家们一直在探寻将 COX 抑制性非甾体抗炎药（NSAID）和糖皮质激素抗炎作用联系起来的分子基础。在 COX-2 的分子识别之前就有人提出了糖皮质激素通过在翻译水平抑制 COX 的合成而抑制花生四烯酸代谢的新机制。随着 COX-2 的克隆技术逐渐成熟，目前认为糖皮质激素对 COX-2 表达和前列腺素合成的抑制是其抗炎作用的核心。此外，肾上腺类固醇还可以通过对 COX-2 的转录后调控调节 COX-2 表达[25]。越来越多的证据表明，除了转录速率外，COX-2 还受到包括 mRNA 的稳定性和翻译过程的增强等多个步骤的调节[19, 26]。糖皮质激素，包括地塞米松，其对 COX-2 mRNA 的表达下调部分是通过破坏 mRNA 的稳定性而实现的[26]。COX-2 mRNA 的 3′端非翻译区包含 22 个 AUUUA 基序，作为已知的 cis-RNA 序列，在地塞米松影响 COX-2 mRNA 的稳定性过程中起重要作用。其他 3′端序列似乎也对于 IL-1β 作用下 COX-2 mRNA 的稳定性至关重要[26]。除了 3′端非翻译区（3′-untranslated region，3′-UTR）的作用外，学者们还提出了其他一些制约 COX-2 翻译效率的因素[19]。而决定 COX-1 表达的因素则有待进一步明确。

（二）酶化学

尽管存在上述差异，但是这两种前列腺素（prostaglandin, PG）合酶皆可催化一种类似的反应，将 AA 骨架的 ^8C 到 ^{12}C 环化形成环状内过氧化物，同时在其 ^{15}C 处插入两个氧原子从而形成 PGG_2（一种 15- 氢过氧化物）。还原型谷胱甘肽依赖性过氧化物酶能将 PGG_2 转化为 15- 羟基衍生物 PGH_2。内过氧化物（PGG_2 和 PGH_2）半衰期很短，只有大约 5min，其具有诱导主动脉收缩和血小板聚集的生物活性[27]。然而，在某些情况下，这些内过氧化物的形成可能通过酶的自失活特性而受到严格限制。

重组酶的表达和 COX-2 晶体结构的测定使人们更好地观察 COX-1 与 COX-2 在生理学和药理学上的相似性和区别。现在可以明确的是，NSAID 通过在空间上阻断 AA 与含血红素的活性酶位点结合来抑制环加氧酶的作用[28]。阿司匹林又称乙酰水杨酸（acetylsalicylic acid，ASA），主要作用于 COX-

1。位于 COX-1 第 529 个位点上的阿司匹林敏感性丝氨酸残基周围的序列具有高度保守性，被阿司匹林乙酰化后其活性受到抑制，且该作用是不可逆的[29]。最近的证据表明，COX-1 和 COX-2 能够形成异源二聚体，并在空间上调节彼此的功能[30]。COX-2 的底物结合口袋更大，因此可以接受体积较大的抑制剂和底物。这种差异使得制药企业开发高选择性的 COX-2 抑制剂作为止痛药[31]、退热药[32]和抗炎药[31]等以供临床使用成为可能。除了在炎症中的重要作用外，COX-2 的异常上调也与一些上皮细胞癌[33]、阿尔茨海默病和其他退行性神经疾病[34]的发生有关。

三、肾内 COX-1 和 COX-2 的表达

见图 13-3。

（一）COX-2 的表达

1. 肾脏中 COX-2 的表达

目前有明确的证据表明，哺乳动物肾脏中有大量的 COX-2 表达。这与通常的观点形成相反，通常认为，COX-2 是由血管等其他组织在细胞损伤的诱导下而生成的。在正常成年哺乳动物肾组织中，虽然 COX-2 mRNA 和免疫阳性 COX-2 的表达水平较低，但仍可检测到。原位 mRNA 杂交和蛋白免疫定位实验已经证实，在致密斑细胞及紧邻致密斑的皮质升支粗段（TAL）的少数细胞中存在 COX-2 mRNA 的局部表达，且免疫反应呈阳性[35, 36]。COX-2 在肾乳头顶端装载脂质的髓质间质细胞中也有大量表达[35, 37]。一些研究者报道，COX-2 可能在内髓质集合管细胞或肾皮质集合管的闰细胞中表达[38]。而 COX-1 在集合管中也呈组成性表达，且拥有丰富的亚型。因此，在该区域 COX-2 共表达的存在可能性及其生理意义尚不十分明确。

2. 肾皮质中 COX-2 的表达

现在有充分的文献证明，COX-2 在致密斑 - 皮质髓袢升支粗段（cortical thick ascending limb of Henle，CTALH）和哺乳动物的肾脏[1, 36]（包括人的肾脏）中表达，尤其是在老年人[39, 40]、糖尿病、充血性心力衰竭[41]和 Bartter 综合征[42]等患者的肾脏中。

COX-2 存在于包括致密斑在内的独特细胞群

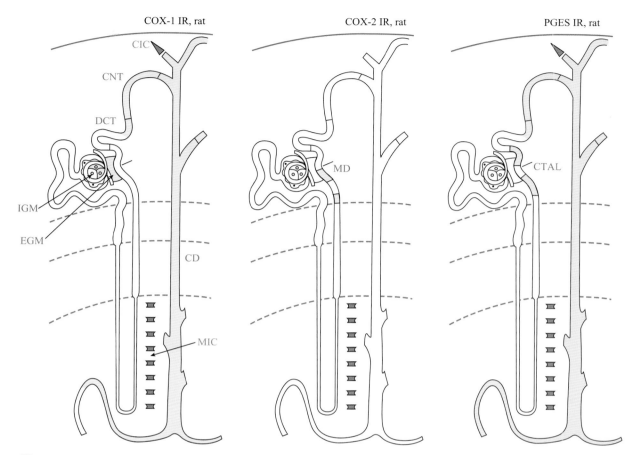

▲ 图 13-3　Localization (*indicated in blue shaded areas*) of immunoreactive (IR) cyclooxygenase 1 and 2 (COX−1, COX−2) and microsomal prostaglandin E synthase (*PGES*) along the rat nephron. Eicosanoid expression in cortical (CIC) and medullary (MIC) interstitial cells is shaded in *red*. CD, Collecting duct; CNT, connecting tubule; *CTAL*, cortical thick ascending limb; *DCT*, distal convoluted tubule; *EGM*, extraglomerular mesangium; *IGM*, intraglomerular mesangium; *MD*, macula densa.
(Modified from Campean V, Theilig F, Paliege A, et al. Key enzymes for renal prostaglandin synthesis: site−specific expression in rodent kidney [rat, mouse]. *Am J Physiol Renal Physiol.* 2003;285:F19–F32.)

中，说明 COX−2 来源的前列腺素类激素在调节肾小球功能中具备潜在作用[43]。关于致密斑处前列腺素类激素依赖性肾小球率过滤（GFR）的调节研究指出，前列腺素类激素的扩张和收缩作用在管球反馈（tubuloglomerular feedback，TGF）中发挥作用[44, 45]。一些研究表明，COX−2 衍生的前列腺素主要是血管扩张药[46, 47]。通过抑制使邻近入球小动脉通畅的扩张型前列腺素类激素的产生，COX−2 抑制可能导致服用非甾体抗炎药或选择性 COX−2 抑制剂的患者 GFR 下降[48]（见下文）。

循环容量耗竭的典型表现为致密斑处的低 NaCl 浓度，而在类似状态下，COX−2 在致密斑中的表达则增加（图 13−4）[35]。值得注意的是，在体外培养的致密斑细胞和 cTAL 细胞也可通过降低细胞外 Cl⁻ 浓度来增加 COX−2 的表达。一项研究用低盐饮食预处理兔，使其致密斑处 COX−2 上调，并将皮质厚肢及相关肾小球取出进行灌注。该研究证明，灌注液氯化物减少可导致致密斑处 COX−2 依赖性 PGE_2 的释放[49]。此外，低 Cl⁻ 对 COX−2 的诱导作用可被一种特定的 p38 MAP 激酶抑制剂所阻断[50, 51]。最后，体内研究显示肾皮质免疫反应性 pp38 的表达（p38 的活性形式）主要位于致密斑和 cTALH 中，并在低盐饮食时增加[50]。这些发现指出了一种分子途径，在与细胞内的容量缺失相关的情况下，COX−2 的表达增强可能是由于肾小管腔内氯传递减少所致。碳酸氢酶抑制剂乙酰唑胺和多巴胺都可以通过抑制近端小管重吸收来增加致密斑处的腔内氯离子运输间接调节致密斑的 COX−2 表

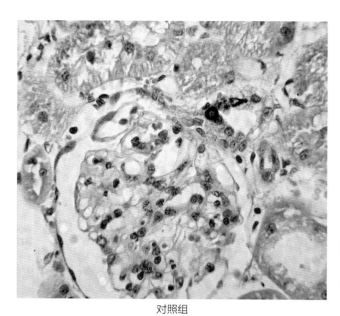
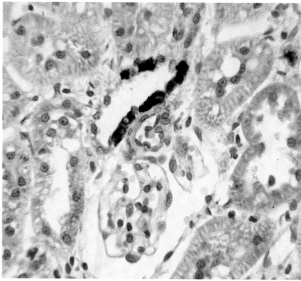

对照组　　　　　　　　　　　　　　　　　　　　低盐组

▲ 图 13-4　大鼠肾皮质环氧合酶 -2 的表达受到调节（原放大倍数：400×）

在基础条件下，致密斑和周围皮质升支粗段免疫反应性 COX-2 稀疏。给予长期低钠饮食后，致密斑 - 皮质升支粗段的 COX-2 表达明显增加

达[52, 53]。在 2 型 Na^+-H^+ 交换体（NHE2）缺失的小鼠中，致密斑萎缩，同时伴有 COX-2 和肾小球肾素的表达。这提示 NHE2 似乎是与致密斑细胞容量调节相关的主要亚型[54]。

在哺乳动物肾脏中，致密斑通过 $Na^+-K^+-2Cl^-$ 共转运速率的变化来感知腔内氯离子的改变，从而参与肾素释放的调节（图 13-5）[55]。离体肾灌流和离体球旁灌流模型的测量结果都表明，非特异性 COX 抑制剂的使用可以阻止致密斑感受腔内 NaCl 降低介导肾素的释放增加[44]。用缺盐饮食、血管紧张素转化酶（ACE）抑制剂、利尿剂或实验性肾血管性高血压等诱导的高肾素状态皆能显著增加致密斑 /cTALH COX-2 mRNA 和免疫反应蛋白的水平[43]。COX-2 选择性抑制剂阻断了襻利尿剂、血管紧张素转化酶抑制剂或低盐饮食引起的血浆肾素活性、肾内肾素活性和肾皮质肾素 mRNA 的升高[43, 56-58]。并且，在一个离体灌注的肾小球模型中，降低灌流液中的 NaCl 浓度可以增加肾素的释放，该过程也可被 COX-2 抑制剂所阻断[59]。在 COX-2 敲除小鼠中，低盐或 ACEI 引起的肾素分泌增加也被显著抑制[60, 61]，但在 COX-1 敲除小鼠中则没有变化[62, 63]。COX-2 来源的 PGE_2 激活了邻近肾小球中的 4 型（EP_4）受体，对致密斑肾素释放的调节

起着重要的作用[49, 64]。致密斑的 COX-2 来源的前列腺素类激素类物质似乎主要参与调节球旁肾素的表达，而不一定介导急性肾素的释放[65, 66]。但是致密斑中的 PGE_2 确实能刺激 CD_{44}^+ 间充质基质样细胞迁移到球旁器（juxtaglomerular apparatus，JGA），并增加肾素生成。该效应由 EP_4 受体介导[67]。有证据表明，ACEI 和血管紧张素受体拮抗剂（angiotensin receptor blockers，ARB）对致密斑 COX-2 表达增加的效应是由血管紧张素 Ⅱ 对致密斑的反馈作用所介导的，而 AT_1 和 AT_2 受体抑制 COX-2 的表达[56]。此外，肾素原和（或）肾素也可能通过激活肾素原受体来激活致密斑处 COX-2 的表达[68]。

致密斑和（或）入球小动脉释放的前列腺素可以舒张入球小动脉并调节球旁细胞肾素的释放。

COX-2 抑制剂也在肾血管性高血压模型中展示出减少肾素生成的作用[69, 70]。同时，对前列腺环素受体靶向缺失的小鼠进行的研究表明，这些模型中，前列环素在介导肾素生成和释放的过程中起到主要作用[70]。在脓毒症模型中，COX-2 在致密斑及皮质和髓质 TAL 中的表达增加。这种 COX-2 的表达上调是由 Toll 样受体 4（Toll-like receptor 4，TLR4）介导的，$TLR4^{-/-}$ 小鼠中 JGA 肾素的表达缺失[71]。

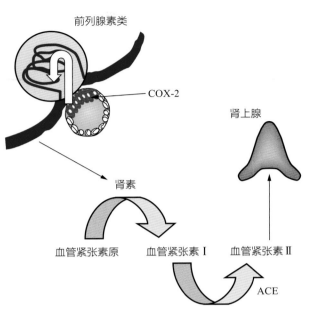

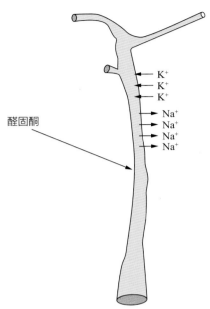

◀ 图 13-5　已提出的血管舒张性前列腺素在肾内调节肾功能和血压控制中的作用　从致密斑和（或）入球小动脉释放的前列腺素可以扩张出球小动脉，调节球房细胞的肾素释放。ACE. 血管紧张素转化酶；COX-2. 环氧合酶 2

除介导肾小球旁肾素表达外，COX-2 代谢产物也可调节 TGF。尽管研究者们运用了不同的研究方法，但最终都报道了 COX-2 代谢产物主要通过产生血管舒张性前列腺素 [47, 72] 来调节 TGF，或者通过生成血栓素 A2 和（或）PGH₂ 从而激活血栓素受体来介导入球小动脉收缩 [73]。尚需进一步的研究来统一这些不同的结果。

有证据表明，致密斑 COX-2 的表达不仅对血管内容量改变敏感，还能感知肾脏代谢的改变。具体来说，研究已证实 G 蛋白耦联受体 GPR91 是琥珀酸的受体，即柠檬酸循环（Krebs 循环）的中间产物 [74]。GPR91 也在致密斑中表达，而糖尿病肾脏中 GPR91 和琥珀酸酯的产生均增加。研究提示，GPR91 对琥珀酸的激活可能会导致致密斑中 COX-2 的表达 [75, 76]。

3. 肾髓质中 COX-2 的表达

肾髓质是前列腺素合成的主要部位，伴有大量 COX-1 和 COX-2 表达（图 13-6）[77]。COX-1 和 COX-2 在髓质内的分布具有差异性，其中 COX-1 主要在髓质集合管中，COX-2 主要在髓质间质细胞中 [43]。集合管的 COX-2 也可见于闰细胞中，但不存在于主细胞中 [78]。在血管紧张素 Ⅱ（Ang Ⅱ）的作用下，闰细胞 COX-2 表达增加，而 COX-2 的缺失则加重 Ang Ⅱ 介导的高血压 [79]。COX-2 也可在负责内髓质的直小管内皮细胞中表达。

在髓质间质细胞中，COX-2 表达的动态调节似乎是对于生理应激的一种重要的适应性反应，这些应激包括缺水、膳食钠的增加和内毒素的暴露 [38, 77, 80, 81]。相反，COX-1 的表达不受缺水的影响。虽然激素因素也能促进 COX-2 的诱导，但将培养的肾髓质间质细胞转移至高渗介质（NaCl 或甘露醇）中也足以直接诱导 COX-2 的表达。前列腺素在血容量消耗或缺水状态下对维持肾功能具有重要作用，因此高渗性诱导 COX-2 表达成为了重要的适应性反应。

与致密斑的情况一样，髓质间质细胞 COX-2 的表达也受肾细胞外盐和张力的影响，在转录水平进行调节。缺水和高钠饮食均通过激活核因子 -κB（NF-κB）途径诱导髓质间质细胞中 COX-2 的表达 [77, 81]。也有证据表明，一氧化氮可以通过丝裂原活化蛋白（mitogen-activated protein，MAP）激酶依赖的通路调节髓质 COX-2 的表达 [82]。

容量扩增导致髓质 COX-2 表达上调的机制可能是多因素的。有明确的证据表明，髓质张力的增加上调了髓质 COX-2 的表达。不同的研究还表明了 NF-kB [77]、EGF 受体（EGFR）反式激活 [83] 和线粒体生成的活性氧类（reactive oxygen species，ROS）[84] 等在其中发挥作用。目前尚不清楚这些通路是相互平行还是相互关联。然而，应该指出的是，所描述的 EGFR 反式激活是由 EGFR 配体

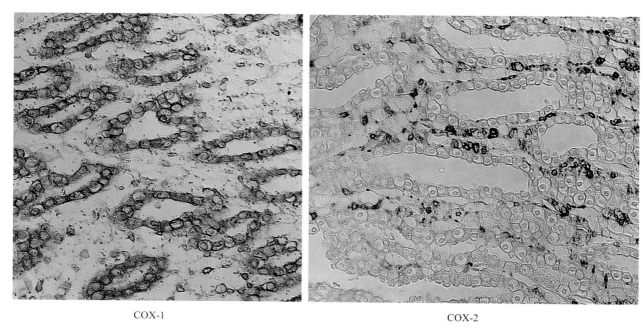

COX-1   COX-2

▲ 图 13-6　啮齿类动物肾髓质中环氧合酶 1（COX-1）和环氧合酶 -2（COX-2）的免疫定位差异（原放大率：250×）
COX-1 主要位于集合管，也见于髓质间质细胞的一个亚群中；COX-2 主要位于间质细胞的一个亚群中

TGF-α 被 ADAM17 切割后介导的。该过程可由 ROS 激活的 src 激活。除髓质 COX-2 外，盐敏感性高血压时皮质 COX-2 的表达增加（尤其是在肾小球中），并受到超氧化物歧化酶模拟物 Tempol 或一种 ARB 的抑制[85]。最近也有证据表明，高盐饮食后肾巨噬细胞中 COX-2 的表达增加，而且选择性抑制巨噬细胞 COX-2 的表达会加重盐敏感性高血压[86]。

（二）COX-1 的表达

COX-1 在肾脏中的表达

尽管 COX-2 的表达在肾脏中的作用及 COX-2 表达的调节因素已日渐清晰，但肾脏中 COX-1 的作用仍然不明确。COX-1 在血小板[87]、肾微血管和肾小球壁层上皮细胞中均有表达（图 13-7）。此外，COX-1 在集合管中大量表达，而在近端小管或 TAL 中的表达较少[46,88]。尽管 COX-1 的表达水平似乎并非动态调节，并且与该观察一致的是，COX-1 的启动子不具有 TATA 盒，但是血管升压素确实增加了内髓质集合管上皮细胞和间质细胞的 COX-1 表达[88]。COX-1 的组织特异性表达的相关因素并不明确，但组蛋白乙酰化及该基因上游启动

子区域中的两个串联 SP1 位点可能参与其中[89]。

四、非甾体抗炎药的肾脏并发症

（一）钠潴留、水肿和高血压

非选择性 NSAID 的应用可能因严重的 Na^+ 潴留、水肿、充血性心力衰竭和高血压的发展而复杂化[90]。在使用 COX-2 选择性 NSAID 的患者中，这些并发症也非常常见。对塞来昔布和罗非昔布进行的研究表明，与非选择性 NSAID 一样，这些 COX-2 选择性 NSAID 减少了健康受试者体内尿钠（Na^+）的排泄，并与轻微的钠潴留相关联[91,92]。越来越多的证据表明，NSAID 的使用将导致高血压恶化，特别是 COX-2 抑制剂。COX-2 抑制剂很可能通过多种机制促进盐潴留（图 13-8）。GFR 的降低可能会限制滤过后的 Na^+ 负荷和盐排泄[93,94]。此外，PGE_2 直接抑制 TAL 和集合管中 Na^+ 的吸收[95]。髓质间质细胞中 COX-2 的相对丰度使该酶在这两个相毗邻的肾单位段中都表达，从而使 COX-2 来源的 PGE_2 参与调节盐的吸收。COX-2 抑制剂可降低肾 PGE_2 产生[91,96]，从而增加肾钠潴留。最后，通过抑制血管扩张性前列腺素可以减少肾髓质血流量，从而显著减少肾盐排泄，促进水肿和高血压的

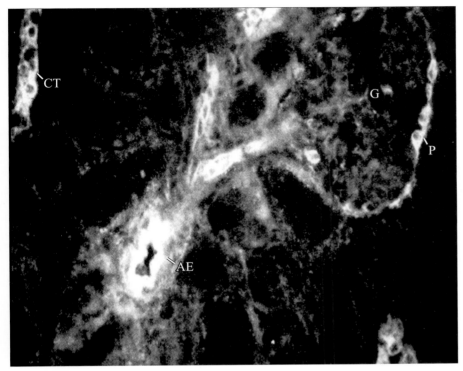

◀ 图 13-7 肾皮质环氧合酶 1
（COX-1）的表达

免疫反应阳性的 COX-1 主要位于入球小动脉（AE）、肾小球系膜细胞（G）、壁层肾小球上皮细胞（P）和皮质集合管（CT）[引自 Yokoyama C, Yabuki T, Shimonishi M, et al. Prostacyclin-deficient mice develop ischemic renal disorders, including nephrosclerosis and renal infarction. *Circulation*. 2002; 106 (18):2397–403.]

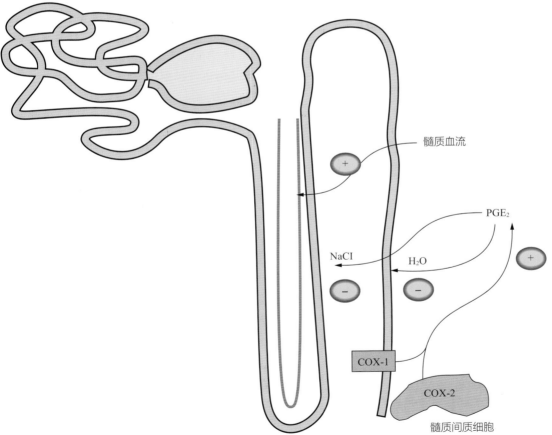

▲ 图 13-8 前列腺素 E₂（PGE₂）在盐和水排泄调节中的综合作用

PGE₂既能增加髓质血流量，又能直接抑制髓袢升支粗段内 NaCl 的重吸收和集合管中的水重吸收。COX-1. 环氧合酶 1；COX-2. 环氧合酶 2

发展。COX-2 选择性 NSAID 已被证明能加重盐依赖型高血压[97, 98]。类似地，经过治疗的高血压患者在应用 COX-2 选择性 NSAID 的过程中通常会出现药物引起的高血压恶化[92]。综上所述，COX-2 选择性 NSAID 在盐排泄方面与非选择性 NSAID 有相似的作用。

（二）高钾血症

非选择性 NSAID 能抑制肾素 - 醛固酮轴而引起高钾血症。GFR 的降低和肾内肾素释放的抑制都可能影响肾脏 K^+ 的排泄。即使对膳食盐摄入进行限制性，患者在服用 COX-2 选择性抑制剂时，尿钾排出量也减少[93, 94]，并且，COX-2 选择性抑制剂的应用引起高钾血症的风险可能与应用非选择性 NSAID 的风险相等或更大[99]。

（三）肾乳头坏死

使用 NSAID 可同时观察到急性和亚急性肾乳头坏死[100-102]。急性 NSAID 相关的肾乳头损伤更可能发生在脱水的条件下，这提示该条件下的肾功能主要依赖于 COX 的代谢[77]。长期使用 NSAID 会导致肾乳头坏死和进行性肾结构和功能恶化，这与使用对乙酰氨基酚、阿司匹林和咖啡因复合物等药物后所发生的镇痛剂肾病的症状一致[101]。实验研究表明，肾髓质间质细胞是镇痛剂肾病损伤的早期靶点[103]。COX-2 已被证明是暴露于高渗介质细胞的重要生存因子[37, 77, 104, 105]。这些间质细胞中 COX-2 的定位表达进一步说明，与非选择性 NSAID 一样，长期使用 COX-2 选择性 NSAID 可能会导致乳头坏死的发展[106]。

（四）急性肾功能不全

急性肾损伤（AKI）是 NSAID 使用的一种常见并发症[90]。这通常被认为是肾内微循环和肾小球滤过发生改变的结果，但首要原因是肾功能正常时无法产生有益的内源性前列腺素。与传统的非选择性 NSAID 一样，COX-2 选择性 NSAID 也能降低易感患者的肾小球滤过率[90]。尽管总体上很少见，但是 NSAID 相关的肾功能不全会发生在有潜在容量衰竭、肾功能不全、充血性心力衰竭、糖尿病和老年患者等[90]。这些危险因素的效应具有叠加性，并且很少出现在对这些药物进行安全性评估的

研究队列的患者中。因此，COX-2 选择性抑制剂塞来昔布和罗非昔布在用于除缺盐以外皆健康的受试者后，会出现 GFR 率轻微但显著的下降[93, 94]。类似于非选择性 NSAID，AKI 也可发生于 COX-2 选择性 NSAID[48, 107]。临床前研究表明，对致密斑处 COX-2 来源的前列腺素进行抑制可以使入球小动脉的直径缩小而导致 GFR 下降。体内影像显微镜研究表明，在服用 COX-2 抑制剂后，入球小动脉直径减小[47]。这些动物实验数据不仅证明了 COX-2 在调节 GFR 中的重要作用，还佐证了临床观察，即与非选择性 NSAID 相比，COX-2 选择性抑制剂也具有引起类似的肾功能不全的不良作用。

（五）间质性肾炎

持续服用 NSAID 药物数月后，患者可能会逐渐进展为以亚急性炎性间质浸润为特征的肾功能不全。暴发性的间质性肾炎和肾衰竭则相对少见。浸润通常以嗜酸性粒细胞为主，然而，临床表现通常不如典型的药物诱发的过敏性间质性肾炎剧烈，NSAID 药物诱导的间质性肾炎通常不伴有发热或皮疹[108]。此外，COX-2 选择性药物塞来昔布诱发该综合征的病例也曾被报道[109, 110]。目前认为，免疫系统失调在该综合征发生中起重要作用。该综合征的典型特征则表现为停用 NSAID 或 COX-2 抑制剂之后患者的临床症状迅速减轻。

（六）肾病综合征

与间质性肾炎一样，几个月内长期大量服用任何一种 NSAID 会引起肾病综合征的发生[108, 111]。其肾脏病理通常与微小病变性肾病相一致，电镜下可观察到肾小球足细胞的足突融合，但也可表现为膜性肾病[112]。在接受 NSAID 治疗的患者中，典型的肾病综合征通常与间质性肾炎同时发生[108]。但也有一小部分患者表现为无间质性肾炎的肾病综合征，以及免疫复合物性肾小球疾病。目前仍不清楚该综合征是否源于这些药物的机制性 COX 抑制还是特异性免疫药物反应或是两者的组合。

（七）肾发育障碍

有研究报道了在妊娠晚期给予非选择性 NSAID 的女性子代中出现肾发育不全和羊水过少等情况，这提示了前列腺素在正常肾发育过程中的作

用[113, 114]。在小鼠中也有类似的肾发育不良综合征的报道，该研究使用了 COX-2 基因靶向敲除的小鼠，以及用特定的 COX-2 抑制剂 SC58236 处理的小鼠[115]。由于 COX-1$^{-/-}$ 小鼠和用 COX-1 选择性抑制剂 SC58560 处理的小鼠均未表现出肾脏发育的改变，这提示了 COX-2 在肾脏发育中具备特异性作用[116-118]。此外，在一份关于婴儿肾发育不全的报道中，产妇曾暴露在 COX-2 选择性抑制剂尼美舒利中。这提示 COX-2 在人的肾脏发育中也起着重要作用[113]。

小鼠肾脏内 COX-2 的表达水平于出生后第 4 天达到峰值，大鼠则在出生后第 2 周达到峰值[115, 119]。目前还未明确人类肾脏中是否存在类似的 COX-2 表达模式。虽然在新生致密斑和皮质 TAL 中的一小部分细胞中呈现出最为明显的染色，但 COX-2 在肾乳头中也有表达[115, 119]。体外研究表明，外源性 PGE_2 可以促进胚胎后肾的发育[120]，同时也是肾上皮细胞的重要生长因子。而且，斑马鱼的研究表明，通过 EP_2 和 EP_4 发挥作用的 PGE_2 是斑马鱼胚胎肾脏中肾单位形成的调节因子[121]。还有研究表明，血管紧张素 II–AT_1 受体信号通路介导了小鼠出生后的 COX-2 依赖性发育[122]。

五、COX-2 抑制剂的心血管效应

（一）COX-2 抑制对血管张力的影响

除了具有减少肾的盐排泄和髓质血流的倾向外，NSAID 和选择性 COX-2 抑制剂还展示出对全身阻力血管的直接影响。用非选择性 NSAID 吲哚美辛进行预处理可显著增强各剂量下血管紧张素 II 在人体内的急性升压作用。在小鼠中，选择性 COX-2 抑制剂或 COX-2 基因敲除也明显强化了 Ang II 的升压作用[46]。这些研究还表明，血管紧张素 II 介导的血压升高效应可以被选择性 COX-1 抑制剂或 COX-1 基因敲除显著降低[46]。这些发现支持了以下结论：COX-1 来源的前列腺素参与了 Ang II 的升压活性，并且是其不可或缺的一部分，而 COX-2 来源的前列腺素则是血管扩张药，并能对抗和减轻 Ang II 的升压活性。其他动物研究则更直接地表明了 NSAID 和 COX-2 抑制剂抑制小动脉扩张的作用，并通过作用于阻力血管减少血流量[123]。

（二）增加心血管血栓事件的发生

众所周知，在血管内皮细胞中剪应力可诱导 COX-2 的产生[124]，并且选择性的 COX-2 抑制可以降低正常人的循环前列环素水平[125]。因此，越来越多的证据表明，COX-2 选择性抑制剂可能通过选择性抑制内皮来源的具有抗血栓活性的前列环素，而不抑制血小板中 COX-1 来源的具有促血栓形成作用的血栓素，从而增加血栓形成的风险[126]。虽然不同的动物研究对 COX-2 抑制动脉粥样硬化发展的作用提供了相互矛盾的结果[127-131]，但最近有研究表明抑制 COX-2 可破坏动脉粥样硬化斑块的稳定性[132]。另一项研究显示在颈内膜切除术前，有症状的患者颈动脉斑块中 COX-2 表达增加，并与微粒体 PGE 合酶 1 和金属蛋白酶 2、金属蛋白酶 9 共定位[133]。出于对心血管风险增加的担忧，市场上撤回了两种选择性 COX-2 抑制剂（罗非昔布和伐地考昔），并对其他的考昔布类制剂和 NSAID 药物可能引发心血管事件风险的增加进行了说明及强调。

六、前列腺素类激素

（一）前列腺素合酶

PGH_2 在细胞中一经形成，随后便会发生一系列转化，产生具有生物活性的前列腺素和血栓素 A_2。如图 13-9 所示，异构酶和还原酶可使 PGH_2 分别转化为 PGE_2 和 $PGF_{2\alpha}$。血栓烷合酶将 PGH_2 转化为一种双环氧杂环丁烷 – 氧烷环代谢物：血栓素 A_2（thromboxane A_2，TXA_2）。TXA_2 是血小板中的主要反应产物，该合成途径已在肾小球中建立。前列环素合酶是一种位于细胞膜和核膜上的 50kDa 蛋白，主要存在于血管内皮细胞中，它能催化前列环素（PGI_2）的合成。PGD_2 是肥大细胞中主要的前列腺素产物，也可由 PGH_2 直接衍生。但是其在肾脏中的作用尚不明确。后文将详细讨论这类酶的组成、反应机制及其在肾脏中的定位。

COX 产物的来源和肾内分布

COX 活性主要在动脉和小动脉内皮细胞中表现，包括入球小动脉和出球小动脉[43]。这些血管内皮细胞的主要代谢物是 PGI_2[134, 135]。而整个肾小球都可产生 PGE_2、PGI_2、$PGF_{2\alpha}$ 和 TXA_2 等[1]。大鼠

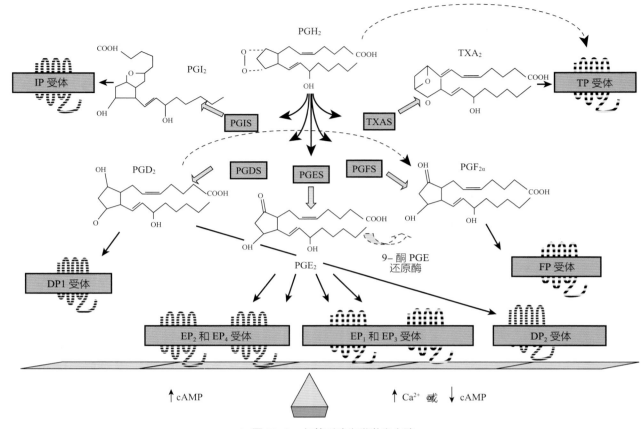

▲ 图 13-9 各前列腺素类激素合酶

cAMP. 环磷酸腺苷；PGDS. 前列腺素 D 合酶；PGES. 前列腺素 E 合酶；PGFS. 前列腺素 F 合酶；PGIS. 前列环素 I 合酶；TXAS. 血栓素合酶；PGI₂. 前列腺素 I₂；TXA₂. 血栓素 A₂；PGH₂. 前列腺素 H₂；PGD₂. 前列腺素 D₂；PGF₂ₐ. 前列腺素 F₂ₐ

和兔的肾小球的主要产物是 PGE_2，其次是 PGI_2 和 $PGF_{2\alpha}$，再次是 TXA_2。

对单个培养的肾小球细胞亚群的分析也有助于了解前列腺素合成的位置。体外培养的肾小球系膜细胞能够产生 PGE_2，某些情况下也可检测到 $PGF_{2\alpha}$ 和 PGI_2 的生成[136]。其他研究表明，系膜细胞可以产生内源性过氧化物 PGH_2，作为 COX 的主要产物[137]。肾小球上皮细胞似乎也参与前列腺素合成，但人们对这些细胞产生的 COX 产物谱仍然存在争议。兔肾的免疫细胞化学研究证实了 COX-1 的强染色主要位于壁上皮细胞中。肾小球毛细血管内皮细胞 PG 的生成谱仍未明确，但很可能包括前列环素。

肾单位合成 PG 的主要部位是集合管（CD），特别是其髓质部分（MCT）[138]。外源性花生四烯酸含量正常时，PGE_2 是集合管中主要的 PG 亚型，其他产物的变化并无显著差异[1]。PGE_2 也是髓间质

细胞中主要的 COX 代谢物[139]。下文概述了特定前列腺素合酶在这些产物的生成过程中可能发挥的作用。

（1）血栓素合酶：TXA_2 是由 PGH_2 通过血栓素合酶（thromboxane synthase，TXAS）生成的。TXAS 是一种由 533 个氨基酸组成的微粒体蛋白，其分子量约为 60 kDa。该酶的氨基酸序列与细胞色素 P_{450} 具有同源性，目前被归类为 CYP5A1[140]。人体中该基因长 180kB，位于 7 号染色体长臂上。TXAS mRNA 高表达于造血细胞中，包括血小板、巨噬细胞和白细胞等。胸腺、肾、肺、脾、前列腺和胎盘等也皆有 TXAS mRNA 表达。免疫定位显示，TXAS 在间质树突状细胞中高表达，在人肾小球足细胞中表达较低[141]。膳食盐的摄入可以调节 TXA_2 合酶的表达[142]。此外，利多格雷（一种特异性 TXAS 抑制剂）的实验性用法可以降低自发性高血压大鼠的血压[143]。TXA_2 合酶抑制剂的临床应用

是复杂的，因其过氧化物前体（PGG_2 和 PGH_2）也能够激活其下游 TP 受体靶点[27]。

（2）前列环素合酶：前列环素的生物学效应是多方面的，包括伤害性感受、抗血栓形成和扩血管作用，后者已经成为肺动脉高压的治疗靶点。

PGI_2 由 PGH_2 经前列环素合酶（prostacyclin synthase，PGIS）转化而来。克隆的 cDNA 含有 1500 个碱基对开放阅读框，编码了 500 个氨基酸组成的约 56kDa 的蛋白。人前列环素合酶基因是一种单拷贝单倍体基因组，位于 20 号染色体长臂上。Northern 印迹法显示 PGIS 的 mRNA 在人体组织中广泛表达，尤其是在卵巢、心脏、骨骼肌、肺和前列腺等组织。PGIS 在肾脏内的表达表现为节段性，特别是在肾髓质小管和间质细胞中。

PGI_2 合酶缺失小鼠[144]的血浆、肾脏和肺等组织中 PGI_2 水平降低，说明该酶是 PGI_2 的体内来源之一。PGIS 敲除小鼠的血压、血尿素氮和肌酐水平显著增加，并且肾脏病理具有表面不规则、纤维化、囊肿、动脉硬化和血管壁肥大等特点。而老年 PGI 缺失小鼠中可观察到胸主动脉的中膜、外膜增厚[144]。有趣的是，该表型与 IP 受体敲除小鼠的表型不同[145]。这些差异表明，存在额外的不依赖于 IP 且由 PGI_2 激活的信号通路。无论如何，这些发现证明了 PGI_2 在维持血管稳定性和肾脏疾病中的重要性。

（3）前列腺素 D 合酶：前列腺素 D_2 是由 PGH_2 在一种特殊酶类的作用下转变而来的，该酶即为 PGD 合酶。主要有两种酶可以将 PGH_2 转化为 PGD_2，一种脂质运载蛋白型 PGD 合酶和一种造血型 PGD 合酶[146, 147]。缺乏脂质运载蛋白 D 合酶基因的小鼠表现出睡眠改变和疼痛感知能力的改变[148]。PGD_2 是肥大细胞经免疫球蛋白 E（immunoglobulin E，IgE）攻击后释放出来的主要前列腺素类分子。肾脏也具备合成 PGD_2 的能力。据报道，脂质运载蛋白型 PGD 合酶的 RNA 广泛表达于大鼠肾单位，而造血型 PGD 合酶则仅限于集合管[149]。已有研究提出尿液中的脂质运载蛋白 D 合酶可作为预测肾脏损伤的生物标志物[150]，并且脂质运载蛋白 D 基因敲除的小鼠似乎更易患糖尿病肾脏疾病[151]。然而，这些酶在肾脏中的生理作用仍不明确。PGD_2 一经合成便可与 DP_1 或 DP_2 受体相互作用（见后文），

抑或是进一步代谢成 $PGF_{2\alpha}$ 样化合物。

（4）前列腺素 F 的合成：$PGF_{2\alpha}$ 是尿液中一种主要的 COX 代谢产物。它可以通过 PGF 合酶[152]直接从 PGH_2 合成，也可以通过 PGE_2 的 9- 酮还原酶代谢而间接合成[152]。另有一待明确的 PGF 合成途径，即通过 PGD_2 酮还原酶的作用生成 $PGF_{2\alpha}9a$ 的立体异构体：11β-PGF_2（11epi-$PGF_{2\alpha}$）[152]。体内实验已经证实了该反应以及 PGD_2 向生物活性代谢产物（9a，11b-$PGF_{2\alpha}$）的转变[153]。有趣的是，这个异构体也可以连接并激活 FP 受体[154]。另外，与肾脏 $PGF_{2\alpha}$ 形成有关的生理相关酶仍未完全鉴定。

（5）前列腺素 9- 酮还原酶：烟酰胺腺嘌呤二核苷酸磷酸（nicotinamide adenine dinucleotidephosphate，NADPH）依赖的 9- 酮还原酶参与 COX 产物的生理相关转化过程，该酶能将 PGE_2 转化为 $PGF_{2\alpha}$。活化的该酶通常存在于胞质中[152]，也可在肾皮质、髓质或肾乳头的匀浆中检测到，而其在 TALH 悬浮液中的活性似乎特别强。肾脏 PGE_2 9- 酮还原酶也表现出 20α- 羟类固醇还原酶活性，因此可能影响类固醇的代谢[152]。该酶属于醛酮还原酶 1C 亚家族[155]。

有趣的是，一些研究表明，9- 酮还原酶的活性可能受盐摄入和 AT_2 受体激活的调节，并可能在高血压中发挥重要作用[156]。缺乏 AT_2 受体的小鼠表现出盐敏感性高血压、PGE_2 生成增加和 $PGF_{2\alpha}$ 的产生减少等[157]，这与 9- 酮还原酶活性的降低一致。其他研究表明，膳食钾的摄入也可能增强 PGE_2 向 $PGF_{2\alpha}$ 转变的活性[158]。肾内表达这种活性酶的部位尚待确定。

（6）前列腺素 E 合酶：PGE_2 是肾脏 COX 途径的 AA 代谢中的另一个主要产物，在肾单位（尤其是集合管）中快速合成。目前已鉴定出两种膜相关 PGE_2 合酶，分别为 33-kDa 和 16-kDa 膜相关酶[159, 160]。最初的报道描述了一种谷胱甘肽依赖性微粒体酶（16-kDa 形式）的克隆型，专门负责 PGH_2 向 PGE_2 的转变[160]。该报道指出，该酶的 mRNA 在生殖组织及肾脏中具有很高的表达能力。基因干扰实验证实，mPGES1$^{-/-}$ 小鼠的炎症反应比 mPGES1$^{+/+}$[161]明显减少，并表明 mPGES1 也是诱导炎性发热的关键[162]。

已有研究证实 mPGES1 在肾内集合管中表达，

其在髓质间质细胞和致密斑中的表达则较低[138, 163]（图 13-3）。因此，肾脏中这种异构体与 COX-1 和 COX-2 共定位。与此相反，炎症细胞中，该 PGE 合酶与 COX-2 一同被诱导产生，并且两者似乎在功能上相耦联[164]。值得注意的是，mPGES1-/- 小鼠的肾脏正常，并没有出现类似 COX-2-/- 小鼠的肾脏发育不良[117, 165]，也没有表现出动脉导管未闭导致的围产期死亡，这在前列腺素 EP4 受体敲除小鼠中可被观察到[166]。

最近，有研究从心脏中纯化了另一种相对质量约为 33kDa 的膜相关 PGE 合酶。一些硫醇（SH）还原剂可以对重组酶进行活化，包括二硫苏糖醇、谷胱甘肽（GSH）和 β 巯基乙醇等。此外，该酶的 mRNA 在心脏和大脑中的分布水平较高，肾脏中也有表达，而精囊中并没有。目前尚不明确这种酶的肾内分布情况[159]。

其他胞质蛋白则展示出较低的 PGE 合酶活性，包括一个 23kDa 谷胱甘肽硫转移酶（glutathione S-transferase，GST）[167]，在肾脏和泌尿生殖道中表达的胞质 PGES[168]。一些证据表明，这种同工酶可能与炎症细胞中的 COX-1 相耦联。另外，几种胞质谷胱甘肽硫转移酶具有将 PGH2 转化为 PGE2 的能力，然而，它们在这一过程中的生理作用仍不明确[169]。

（二）前列腺素受体

见图 13-10 和图 13-11

1. TP 受体

TP 受体最初是通过用一种高亲和配体捕获该受体后运用层析法纯化得到的[170]。TP 受体是首个克隆成功的类花生酸受体，属于能够激活钙耦联信号机制的 G 蛋白耦联跨膜受体。其他前列腺素类受体是通过研究与该 TP 受体同源的 cDNA 被发现。据描述，有两种不同的人血栓素受体剪接变体[171]，其精氨酸（arginine，Arg）远端的羧基末端有所不同。EP3 和 FP 受体存在类似的选择性剪接位点[172]。异源性 cAMP 介导的血栓素受体信号的传递可以通过其与前列环素（IP）受体的异源二聚作用实现[173]。

TP 受体可被内过氧化物 PGH2 或其代谢产物 TXA2 激活[27]。竞争性结合放射性配体的研究表明，

人血小板 TP 受体的结合效力顺序为配体 I-BOP--S145 > SQ29548 > STA2 > U-46619[174, 175]。而 I-BOP、STA2 和 U-4619 是激动剂，SQ29548 和 S145 是高亲和性 TP 受体拮抗剂[176]。有研究表明，TP 受体可能介导了非酶源性异脯氨酸的一些生物学效应[177]，包括调节肾小球的反馈[178]。后者在氧化应激增加的相关病理生理条件下可能具有重要意义[179]。信号转导研究显示，TP 受体可以激活磷脂酰肌醇水解（PIP2）依赖的 Ca2+ 内流[170, 180]。小鼠组织的定量聚合酶链式反应（polymerase chain reaction，PCR）分析表明，胸腺中 TP mRNA 表达水平最高，其次是主动脉、肾上腺、腔静脉和脾等，而垂体、肾脏、子宫和大脑等组织中的表达水平则较低[181]。

TX 是血小板变形、聚集，以及平滑肌收缩和增殖的有效调节因子。此外，研究在人类显性遗传性出血障碍者中鉴定了一个 TXA2 受体胞质区的第一个环形结构中的点突变 [Arg60 到亮氨酸（Leu）] 位点，该疾病以血小板对 TXA2 的反应缺陷为特征[182]。靶向破坏小鼠 TP 受体的基因还会导致出血时间延长和胶原刺激下的血小板聚集减少（表 13-1）。反之，血管组织中 TP 受体的过表达会加重损伤后病变[1]。从而进一步认为，血栓素合成增加与心血管疾病的发生有关，包括急性心肌缺血、心力衰竭和炎症性肾脏疾病等[1]。

肾脏中，报道显示，肾小球和血管中含有 TP 受体 mRNA。有研究使用 I-BOP 放射配体进行放射自显影，结果显示，小鼠肾皮质具有类似的结合位点分布，但也在肾髓质中观察到额外的结合位点[183]。这些髓质 TXA2 的结合位点随着 TP 受体基因的敲除而消失，说明该结合位点还反映了 TP 受体的实际存在情况[184]。在 GFR 减少的情况下，肾小球 TP 受体可能参与了 TXA2 类似物对肾小球微循环的强效缩血管作用[1]。与磷脂酰肌醇水解、蛋白激酶 C 活化和肾小球系膜细胞收缩相耦联的系膜 TP 受体也可能介导这些效应[185]。

一些研究还提示了 TP 受体在调节肾血流动力学和全身血压中的重要作用。首先，给予 TP 受体拮抗剂可降低自发性高血压大鼠（spontaneously hypertensive rat，SHR）[143]和血管紧张素依赖性高血压患者的血压[186]。而且，TP 受体似乎也在 Ang II

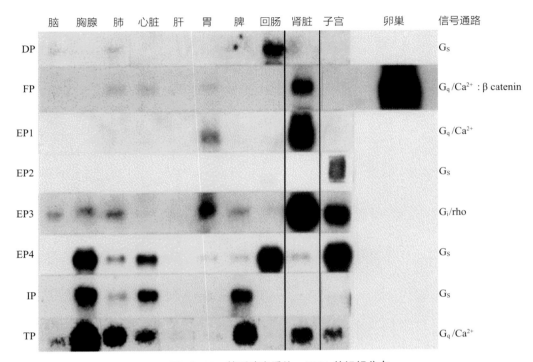

▲ 图 13-10　前列腺素受体 mRNA 的组织分布

[改编自 Chaudhari A, Gupta S, Kirschenbaum M. Biochemical evidence for PGI₂ and PGE₂ receptors in the rabbit renal preglomerular microvasculature. *Biochim Biophys Acta*. 1990; 1053(2-3):156-161.]

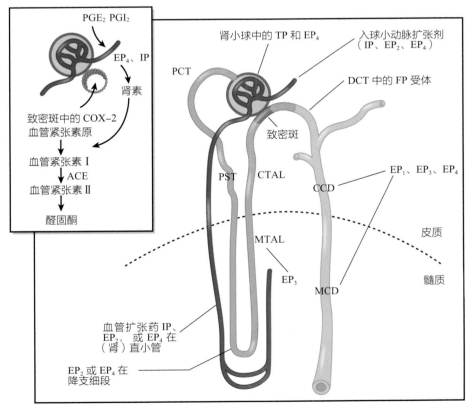

▲ 图 13-11　前列腺素受体的肾内定位；插图：球旁器中的前列腺样信号传递

PGE₂. 前列腺素受体 E₂；PGI₂. 前列腺素受体 I₂；EP. 前列腺素 EP 受体；IP. 前列环素；ACE. 血管紧张素转换酶；PCT. 近曲小管；PST. 近直小管；CTAL. 皮质髓袢升支粗段；CCD. 皮质集合器；MTAL. 髓质髓袢升支粗段；MCD. 髓质集合管

表 13-1 已发表的前列腺素受体敲除小鼠表型

受 体	肾内表达	肾脏表型	其他敲除表型
DP$_1$	最小值？	无	减少过敏性哮喘，减少烟酸性面部潮红
DP$_2$	最小值？	++ 减少 UUO 中纤维化	减少皮肤炎症反应
IP	++ 入球小动脉	±	减少炎症，增加血栓形成
TP	+ 肾小球，肾小管？	无	延长出血时间，血小板缺陷
FP	+++ 远端小管	无	分娩失败
EP$_1$	++++ MCD	无	降低 Ang II 高血压
EP$_2$	++ 间质基质	++ 盐敏感性高血压	女性生育能力受损
EP$_3$	++++ TAL，MCD	+	发热反应受损
EP$_4$	+++ 肾小球，+ 远端小管	++ 减少 UUO 中纤维化	持续性动脉导管未闭导致的围产期死亡

Ang II. 血管紧张素 II；MCD. 髓质集合管；TAL. 升支粗段；UUO. 单侧输尿管梗阻

依赖性高血压[187] 和内毒素血症诱导的肾衰竭[188] 中表现出调节肾血流的作用。另外，饮食中盐摄入的改变可以对肾脏 TP 受体 mRNA 的表达和功能进行调节[189]。这些研究还提示，远端小管腔内 TP 受体通过作用于致密斑和 TGF 来间接增强肾小球血管收缩[190]。然而，其他研究表明，野生型和 TP 受体敲除的小鼠肾小球反馈无显著性差异[45]。

在小鼠和人类中，TP 受体的缺失主要表现为血小板聚集减少和出血时间延长[184]。TX 还可能通过促进系膜细胞中纤溶酶原激活物抑制物 -1（plasminogen activator inhibitor-1，PAI-1）生成来调节肾小球纤溶系统，从而促进纤维蛋白的堆积[191]。虽然尚未报道 TP 受体敲除小鼠的特异性肾表型，但是 TXA$_2$ 和肾小球 TP 受体似乎在介导肾小球肾炎、糖尿病和脓毒症等疾病的肾功能障碍中具有重要致病作用。

在 Ang II 依赖性高血压小鼠模型中，TP 受体基因的缺失改善了高血压，减轻了心肌肥厚，但对蛋白尿没有影响[192]。而在 NG- 硝基 - 左旋精氨酸甲酯（L-NAME）型高血压中，TP 受体却又导致了血压升高和心肌肥厚。然而，TP 受体也为同一模型中的肾脏损伤提供了意料之外的保护，即 TP 缺失会导致组织病理学恶化和严重的肾肥大症状。这表明 TP 受体在某些情况下具有肾脏保护作用[193]。

2. 前列环素受体

IP 受体的 cDNA 编码了大约 41 kDa 的跨膜蛋白，并由类似物西卡前列素选择性激活[194]。伊洛前列素和碳环前列环素（carbaprostacyclin）能有效地激活 IP 受体，却也能激活 EP$_1$ 受体。色利西帕在具有良好选择性的长效 IP 激动剂中排第一位。大多数证据表明，cAMP 的生成刺激 PGI$_2$ 受体信号，但是在浓度高达 1000 倍时，克隆小鼠的 PGI$_2$ 受体也可以直接通过 PIP$_2$ 传递信号[195]。目前尚不清楚 PIP$_2$ 水解过程是否在 PGI$_2$ 的生理活动中起重要作用。

IP 受体的 mRNA 在小鼠骨髓、血管、脾和心脏等组织中广泛表达[181]，且在人的肾脏、肝脏和肺等脏器中尤为丰富[196]。原位杂交显示，IP 受体的 mRNA 主要存在于背根神经节的神经元和血管组织中，包括主动脉、肺动脉、肾小叶间动脉和入球小动脉等[197]。IP 受体 mRNA 在背根神经节的表达与前列环素在疼痛感觉中所起的作用一致。IP 受体基因缺失的小鼠表现出动脉血栓形成、疼痛感知减弱和炎症反应的倾向[145]。

研究证实，PGI$_2$ 在包括肾小球微血管在内的肾脏组织中，起着扩张血管及调节肾素释放的作用[198-201]。PGI$_2$ 和 PGE$_2$ 在肾小球微脉管系统中可显著并且能够叠加性刺激 cAMP 生成[202]，说明这两种前列腺素通过不同的受体发挥作用。IP 受体敲除的小鼠也表现出盐敏感性高血压[203]。前列环素是肾脏中肾素释放的一种强烈刺激物，使用 IP$^{-/-}$ 小鼠的研究证实了 IP 受体在肾动脉狭窄引起的肾素依赖性高血压的发展中起到重要作用[70]。色利西帕已被证明能以一种肾脏依赖性的方式减轻小鼠糖尿病模型中的蛋白尿[203a]。

还有研究提示了 PGI$_2$ 在 TAL 中对肾脏上皮细胞起到的作用[204]，此外，也有研究报道了在集合管中发现 IP 受体[205]。然而，在这些组织中环前列腺素的潜在表达特点和所起作用仍待进一步证实。有趣的是，原位杂交技术还证实了前列环素合酶在髓质集合管中的显著表达[206]，这与该代谢产物在该区域中的作用一致。总之，IP 受体似乎在调节肾素释放方面起着重要作用，并且作为肾脏中一种血管扩张剂，可能具有调节肾脏上皮细胞功能的作用。

3. DP 受体

DP$_1$ 受体已经可以被克隆，与 IP 和 EP$_2$ 或 EP$_4$ 受体一样，DP 受体主要通过增加 cAMP 的产生来传递信号。人 DP 受体与 PGD$_2$ 具有 300pM 的高亲和力结合位点和一个仅为 13.4nM 的低亲和力结合位点[207]。DP 选择性的 PGD$_2$ 类似物包括激动剂 BW245C[208]。DP 受体 mRNA 在软脑膜、视网膜和回肠中高表达，但肾脏中未检测到[209]。人 DP 受体的 Northern 印迹分析表明，mRNA 在小肠和视网膜中表达[210]。而在小鼠中，DP 受体 mRNA 在嗅上皮、睾丸和气管中表达最高[181]。PGD$_2$ 也被证明能影响睡眠觉醒周期[211]、痛觉[148] 和体温[212] 等。在外周，PGD$_2$ 已被证明可能介导血管扩张及抑制血小板聚集。PGD$_2$ 在肥大细胞中的生成尤其活跃，与之不同的是，DP 受体敲除小鼠在卵清蛋白诱导的过敏性哮喘的模型中出现了炎症减轻的现象[213]。PGD$_2$ 是烟酸诱导致面部潮红的主要介质。其拮抗剂拉罗皮兰的开发即是为了抑制这种烟酸诱导的血管扩张性潮红反应[214]。虽然肾脏能合成 PGD$_2$，但其作用仍待明确。肾内灌注 PGD$_2$ 会导致肾动脉流量、尿量、肌酐清除率及钠钾排泄的增加[215]。

另一种 DP 受体是克隆自嗜酸性粒细胞和 T 细胞（TH$_2$ 亚集）的孤儿趋化受体，并被命名为 CRTH$_2$ 受体[216]。该受体目前被定义为 DP$_2$ 受体，与前面讨论的前列腺素受体家族无显著的序列同

源性，并且其与细胞钙的增加耦联，而与 cAMP 增加无耦联关系。它与激动剂的结合强度顺序如下：PGD$_2$=PGJ$_2$=15d PGJ$_2$ ＞ PGF$_{2\alpha}$、PGE$_2$ ＞ PGI$_2$、TAX2。DP$_2$ 受体作用被拮抗剂雷马曲班所阻断，雷马曲班是一种用于治疗过敏性鼻炎的药物，最初认为其为 TP 受体拮抗剂[217]。DP$_2$ 在包括肾脏在内的许多小鼠组织中广泛表达，在子宫和睾丸中表达最高[181]。在小鼠单侧输尿管梗阻（UUO）纤维化模型中，DP$_2$ 受体基因的缺失具有保护作用[218]。这种对分子不相关性受体的识别，说明可能存在一个独特的、新的前列腺素类激素激活性膜受体家族。

4. FP 受体

编码 PGF$_{2\alpha}$ 受体（FP 受体）的 cDNA 是从人肾 cDNA 文库中克隆的，编码具有 359 个氨基酸残基的 PGF$_{2\alpha}$ 蛋白。从黄体中克隆的牛和鼠 FP 受体蛋白分别由 362 和 366 个氨基酸残基构成。用 ^{3}H-PGF$_{2\alpha}$ 标记的 FP 受体 cDNA 转染 HEK293 细胞后，测定该细胞结合 PGF$_{2\alpha}$ 的 K$_D$ 值为 4.3 ± 1.0 nmol/L[176, 219]。氟前列醇或拉坦前列素可实现 FP 受体的选择性激活[176]。^{3}H-PGF$_{2\alpha}$ 与配体的结合可被一组具有如下等级效力的配体顺序置换：PGF$_{2\alpha}$=氟前列醇 ＞ PGD$_2$ ＞ PGE$_2$ ＞ U46619 ＞ 伊洛前列素[194]。在卵母细胞中，PGF$_{2\alpha}$ 或氟前列醇会诱导 Ca^{2+} 依赖性 Cl$^-$ 电流，并且在表达内源性 FP 受体的成纤维细胞中也观察到细胞内钙的增加[220]。FP 受体也可能激活蛋白激酶 C（protein kinase C，PKC）依赖性和 Rho 介导的 PKC 非依赖性信号通路[221]。研究已经鉴定出存在一种具有较短羧基末端的替代同工型受体，其似乎与最初所描述的 FP 受体通过相似的方式发出信号[222]。研究还表明，这两种同工型可能表现出不同的脱敏作用，也可能激活糖原合酶激酶/β- 连蛋白耦联的信号通路[223]。

FP 受体 mRNA 在卵巢中分布最多，其次是心脏、气管和肾脏[181]。黄体中 FP 受体的表达对于正常分娩至关重要，鼠 FP 受体纯合基因的破坏会导致雌鼠由于产前孕激素水平不能正常下降而发生分娩失败[224]。PGF$_{2\alpha}$ 是子宫、支气管和血管等组织中平滑肌的有效收缩剂。然而，内皮 FP 受体也可能起血管扩张作用[225]。FP 受体也在皮肤中高表达，并可能在皮肤癌变中起重要作用[226]。FP 受体

在眼内表达也具有临床重要性，已证明其可增加葡萄膜巩膜途径的房水流出以降低眼压。FP 选择性激动剂拉坦前列素（一种在角膜中活化的酯类前体药物）已在临床上用作青光眼的治疗[227]。比马前列素是前列腺素 F2α（$PGF_{2\alpha}$）的结构类似物。像其他 $PGF_{2\alpha}$ 类似物（如拉坦前列素）一样，其可增加房水的排出量，从而降低眼内压。比马前列素还具有促进眼生长的神奇不良反应。但是，与拉坦前列素不同，它的作用不由 FP 受体或任何其他已知的前列腺素受体介导。

FP 受体在调节肾功能中的作用尚未完全明确。已证明在小鼠和兔肾脏中，FP 受体定位于皮质集合管[228]。集合管中的 FP 受体激活可通过百日咳毒素敏感（大概为 Gi）的依赖性机制来抑制抗利尿激素刺激导致的水吸收作用。尽管 $PGF_{2\alpha}$ 增加了皮质集合管细胞 Ca^{2+} 的水平，但 FP 选择性激动剂拉坦前列素和氟前列醇却并未使钙水平增加[229]。因为 $PGF_{2\alpha}$ 还可以与 EP_1 和 EP_3 受体结合[194, 230, 231]，所以上述证据表明集合管中 $PGF_{2\alpha}$ 激活的钙增加效应可能是通过 EP 受体介导的。$PGF_{2\alpha}$ 还可增加培养的肾小球系膜细胞和足细胞中的 Ca^{2+} 含量[232, 233]，提示 FP 受体或许可以调节肾小球收缩。然而，与这些发现相反的是，尚未在分子水平上证明肾小球 FP 受体的存在。$PGF_{2\alpha}$ 也有其他血管作用，包括通过钠、钾负荷和 AT_2 受体活化等对肾内 $PGF_{2\alpha}$ 的产生进行自身选择性调节。

一些报道揭示了 FP 受体在调节肾素表达中的作用。有趣的是，FP 激动剂以剂量依赖的方式增加了 JGA 中肾素 mRNA 的表达，但与 IP 受体激动剂不同，它并未增加细胞内 cAMP 表达。敲除 FP 受体导致肾素水平和血压降低。这些发现提示阻滞 FP 受体可能是治疗高血压的新靶标[234]。

5. 多种 EP 受体

目前已鉴定出 4 种 EP 受体亚型[235]。尽管与其他内源性的 PG 相比，这 4 个受体对 PGE_2 的亲和力均更高，但它们的氨基酸同源性与通过类似机制发出信号的其他类前列腺素受体的关系更密切[175]。因此，舒张型 cAMP 耦联的 EP_2 受体与其他舒张型前列腺素受体（如 IP 和 DP 受体）更紧密相关，而收缩型 /Ca^{2+} 耦联的 EP_1 受体与其他 Ca^{2+} 耦联的前列腺素受体关系更紧密（如 TP 和 FP 受体）[236]。这些受体也可以被不同的同源性物质选择性激活或拮抗。EP 受体亚型在肾单位的同部位的表达也存在差异，提示肾脏中每个 EP 受体亚型的激活可产生不同的结果[237]。

(1) EP_1 受体：人类 EP_1 受体 cDNA 编码一个由 402 个氨基酸组成的多肽，该多肽通过 IP_3 的产生传递信号并使细胞内 Ca^{2+} 增加。对 EP_1 受体进行研究通常使用几种相对选择性拮抗剂，如 ONO-871、SC19220 和 SC53122 等。EP_1 受体 mRNA 于体内广泛表达，可认为在血管床表达最多[181]，其余部位表达顺序为：肾＞胃肌黏膜＞肾上腺[238]。通过原位杂交证实肾内 EP_1 mRNA 的表达主要在集合管，并从皮质到乳头表达逐渐增加[238]。EP_1 受体的激活可增加细胞内钙的水平，并抑制集合管中 Na^+ 和水的重吸收[238]，提示肾内 EP_1 受体的激活可能有助于 PGE_2 的利钠和利尿作用。

EP_1 受体对微血管的血流动力学调节也发挥作用。EP_1 受体最初被认为介导平滑肌收缩[239]。之后发现 EP_1 受体也可能存在于培养的肾小球系膜细胞中[240]，并可能起收缩血管和刺激系膜细胞增殖的作用。尽管已有研究报道在大鼠的入球小动脉中 PGE_2 的收缩性作用[241]，且该效应显然是由 EP_1 受体的激活产生的[242]，但在小鼠或兔的肾小球前循环或其他动脉阻力血管中，EP_1 受体 mRNA 的表达似乎并不高[243]。其他的报道显示，EP_1 受体敲除的小鼠表现出低血压和高肾素血症，则支持该受体在维持血压中的作用[244]。

(2) EP_2 受体：EP_2 和 EP_4 是两种通过激活 cAMP 产生作用的 EP 受体。两者的区别在于 EP_2 受体对丁环前列腺素具有敏感性，而 EP_4 不敏感[245]。1995 年前，人们将克隆的 EP_4 受体命名为 EP_2 受体，但随后又克隆出对丁环前列腺素敏感的 EP 受体[246]，因此将原来的受体重新命名为 EP_4 受体并将更新的丁环前列腺素敏感蛋白作为 EP_2 受体[247]。现在小鼠、大鼠、兔、犬和牛等也有药理学定义的克隆性 EP_2 受体[248]。人类 EP_2 受体 cDNA 编码了一个 358 个氨基酸组成的多肽，并通过增加 cAMP 表达产生信号的转导。EP_2 受体与 EP_4 受体（另一种主要的松弛性 EP 受体）的区别还在于，它对 EP_4 激动剂 PGE_1-OH、弱 EP_4 拮抗剂 AH23848[245] 和高亲和力 EP_4 拮抗剂 ONO-AE3-208 与 L-161982

等相对不敏感[249]。EP2 拮抗剂 PF-04418948[250] 和 EP2/DP1 拮抗剂 TG4-155[251] 的效应已得到证实，这将大大有助于研究 EP2 与 EP4 的体内作用。

EP2 受体 mRNA 的精确分布已部分得到阐述。实验显示 EP2 受体的主要 mRNA 种类大约为 3.1kb，其在子宫、肺和脾中含量最高，在肾脏中仅表现出低水平的表达[248]。与这些早期发现一致，使用 PCR 进行的一系列组织研究表明，EP2 受体 mRNA 含量表达顺序为：骨髓＞卵巢＞肺[181]。在大多数组织中，EP2 mRNA 的表达水平远低于 EP4 mRNA[252]。极少的证据表明 EP2 受体沿肾单位呈节段性分布[248]。有趣的是，它在培养的肾间质细胞中表达，提示 EP2 受体的表达部位可能主要在肾间质细胞[248]。对 EP2 敲除的小鼠进行的研究表明，EP2 受体在排卵和受精中发挥至关重要的作用[253]。此外，这些研究表明，EP2 受体在盐敏感性高血压中也具有潜在作用[253]。随后发现支持 EP2 受体可能是通过其血管舒张或对肾盐排泄的作用在维持系统性血压中起重要作用。研究表明，高盐饮食可增加 PGE2 的产生，并且输注 EP 选择性激动剂可明确 EP2 受体参与介导 PGE2 诱发的结果。并且，EP2 受体的缺失消除了 PGE2 的作用[254]。

(3) EP3 受体：EP3 受体通常起到收缩平滑肌的作用[255]。核糖核酸酶保护实验和 Northern 印迹分析表明，在一些组织（包括肾、子宫、肾上腺和胃等）中，EP3 受体的表达水平相对较高，并且核酸探针杂交显示，在大约 2.4kb 和大约 7.0kb 处有主要 mRNA 的表达条带[256]。通过 PCR 发现的一种新的代谢表达模式显示，EP3 除了在肾脏中表达外，在胰腺及棕色脂肪组织中都有高水平的表达[181]。该受体的独特之处在于存在多个（超过 8 个）选择性剪接的变异体，并且仅在 C 末端胞质尾部存在差异[257-259]。EP3 剪接变异体以相似的亲和力结合 PGE2 和 EP3 的激动剂 MB28767 和硫前列酮，并且它们通过百日咳毒素敏感的 Gi 耦联机制均表现出对 cAMP 生成的抑制作用，但不同的剪接变异体胞质尾端可以募集不同的信号传导途径，包括 Ca2+ 依赖性[175, 245] 及小 G 蛋白 rho[260] 介导的信号传导。此外，研究还证明通过 Gz 抑制 cAMP 生成的一个 Ptx 不敏感性途径的存在[261]。科学家们在一些剪接变异体中观察到独立于激动剂的活性存在差异，这表明它

们可能在细胞事件中通过组成性调节发挥作用[262]。这些不同 C 端剪接变异体的功能以及在肾脏内的表达部位尚不明确。

原位杂交表明，EP3 受体 mRNA 在 TAL 和集合管中含量很高[263]。这种分布通过反转录聚合酶链式反应（RT-PCR）在显微切割的大鼠和小鼠集合管上得到证实，同时也与肾脏中放射性 PGE2 显示的主要结合位点一致[264]。众所周知，Gi 耦联的 PGE 受体在肾单位调节水盐运输中具有重要作用。PGE2 直接抑制微灌流的 TAL 和集合管（collecting ducts，CDs）中的水盐吸收。研究还表明，PGE2 直接抑制小鼠或兔髓质中 TAL 管腔侧或基底侧表面的 Cl- 吸收[265]。PGE2 还可抑制 TAL 中激素刺激的 cAMP 生成。研究已证明 PGE2 通过百日咳毒素敏感机制调节大鼠 TAL 中的离子转运[265]。有趣的是，这些作用似乎也涉及蛋白激酶 C 的激活[266]，可能反映了 EP3 受体新型信号传导途径的激活，可能也与前述的 EP3 受体具有多种选择性激活途径的论断相一致[260]。以上所述共同表明了 EP3 受体在调节集合管和 TAL 中物质转运的作用。

NSAID 阻断内源性 PGE2 的合成可提高尿液浓度，这可能与 PGE2 介导的在 TAL 中拮抗血管紧张素刺激的盐类吸收，以及促进集合管中水的吸收从而发挥利尿效应有关。在体外微灌流集合管中，PGE2 同时抑制了抗利尿激素刺激的水渗透性吸收和 cAMP 生成。PGE2 的这两种作用皆可被百日咳毒素阻断，表明上述结果可能是 PGE2 通过抑制性 G 蛋白 Gi 介导[229]。当在没有抗利尿激素的情况下给予干预时，PGE2 可刺激集合管管腔侧或基底侧对水的吸收，这种刺激作用似乎与 EP4 受体的激活有关[267]。尽管体内存在这种增强吸收的 EP 受体，但体内研究表明，在抗利尿激素存在的情况下，内源性 PGE2 对水转运以利尿作用为主。基于前文对 EP3 的功能进行考虑，EP3-/- 小鼠的尿液浓度可能会不适当地增加。令人惊讶的是，去氨升压素（DDAVP）干预下，EP3-/- 小鼠表现出与对照组类似的尿液浓度，且 24h 饮水量与最大和最小尿渗透压均无明显差异。唯一明显的区别是，在允许自由饮水的条件下，吲哚美辛使正常小鼠的尿渗透压增加，而基因敲除小鼠的尿渗透压则无变化。这些发现说明 EP3 基因敲除小鼠中，正常情况下由 EP3 受体介导

的 PGE$_2$ 的一些肾脏作用被其他受体（如 EP$_1$ 或 FP 受体）协同调节。然而仍有待进一步研究证实。

对 EP$_3$ 受体激活在动物生理的重要性的研究进展在出现该基因靶向破坏的小鼠模型后得到了大幅提升。靶向敲除 EP$_3$ 受体基因的小鼠表现出发热反应的减弱，表明 EP$_3$ 受体拮抗剂可能是有效的退热药[268]。其他研究表明，EP$_3$ 受体在小鼠外周循环中起着重要的血管升压作用[243]。靶向基因敲除的小鼠模型研究也支持 EP$_3$ 受体具有潜在的系统性升压作用[243, 269]。在肾内循环中，PGE$_2$ 对血管具有不同的作用，在小叶内较大的近端动脉部分起血管收缩作用，而在小叶内较小的远端动脉和入球小动脉部分则发挥血管舒张作用[270]。

（4）EP$_4$ 受体：尽管像 EP$_2$ 受体一样，EP$_4$ 受体通过增加的 cAMP 发出信号[271]，但也发现它也通过许多其他途径传递信息[272]，包括 arrestin 蛋白介导的信号传导、PI3 激酶、β-联蛋白信号传导和 G$_i$ 耦联等相关的途径。人类 EP$_4$ 受体 cDNA 编码一个由 488 个氨基酸组成的多肽，预测的分子量至多约为 53kDa[273]。需要注意的是，在 1995 年之前，该受体通常被称为 EP$_2$ 受体，因此参考文献时需谨慎[247]。除人类受体外，研究者们还克隆了小鼠、大鼠、兔和犬等的 EP$_4$ 受体。EP$_4$ 受体在药理上与 EP$_1$ 和 EP$_3$ 受体的区别在于对硫前列酮不敏感，与 EP$_2$ 受体的区别在于对丁环前列素的不敏感性，以及其能被 PGE$_1$-OH 相对选择性激活[176]。已经开发生成了 EP$_4$ 选择性激动剂（ONO-AE1-329、ONO-4819）和拮抗剂（ONOAC-3208、L-161982）[245]，并已被用于研究 EP$_4$ 的体内作用。EP$_4$ 受体的激活能够改善肾源性尿崩症小鼠的表型[274]。

与 EP$_2$ 受体不同，EP$_4$ 受体的 mRNA 高表达且分布广泛，使用 RNA 印迹法在胸腺、回肠、肺、脾、肾上腺和肾脏等中均可检测到约 3.8kb 的分子（EP$_4$ 受体 mRNA 的分子量）[252, 275, 275a]。已经证实在静脉和动脉床中，EP$_4$ 受体的激活主要产生血管舒张作用[208, 255]。对 EP$_4$ 受体基因靶向破坏小鼠的研究也表明，EP$_4$ 受体在调节围产期肺动脉导管闭合中起着至关重要的作用[166, 276]。在样本量为 129 例的实验中，纯种繁殖的 EP$_4^{-/-}$ 的小鼠有将近 100% 因持续性肺动脉导管未闭而导致围产期死亡[276]。有趣的是，在混合的遗传背景下繁殖时，只有 80%

的 EP$_4^{-/-}$ 小鼠死亡，而约 20% 的小鼠则因导管闭合而得以存活[166]。对这些存活的小鼠的初步研究支持 EP 受体介导全身性血管舒张[277]；但是，这些实验结果的解释需要考虑到遗传背景的异质性，因为存活可能会使基因发生选择性修饰，这些修饰后的基因不仅使导管闭合，还可能使其他的血流动力学反应发生改变。

EP$_4$ 受体在血压的控制中也有其他作用，比如其可刺激肾上腺球状带细胞中醛固酮的释放[278]。EP$_4$ 受体 mRNA 在肾内的表达主要位于肾小球中，然而其确切功能尚不明确[275, 279]，可能有助于调节肾脏微循环及肾素的释放[280]。对选择性前列腺素受体基因缺失的小鼠进行的研究表明，EP$_4^{-/-}$ 小鼠及一小部分的 IP$^{-/-}$ 小鼠无法在襻利尿剂作用下增加肾素的产生。这表明致密斑来源的 PGE$_2$ 主要通过 EP$_4$ 的激活来增加肾素产生[281]。这与其他表明 EP$_4$ 受体在培养的足细胞和肾小球旁器细胞中表达的研究相符合[232, 280]。PGE$_2$ 可能通过 EP$_4$ 介导的 cAMP 增加使足细胞中 COX-2 表达增加，随后通过独立的过程激活 P$_{38}$[282]。最后，肾盂中的 EP$_4$ 受体可通过改变肾传入神经的输出来参与盐排泄的调节[283]。

6. EP 受体对肾功能的调节

PGE$_2$ 在肾脏中大多通过 EP 受体发挥一系列作用。PGE$_2$ 不仅扩张了肾小球和直小血管的微循环和为髓质提供血供[284]，而且还调节远端小管中的盐和水的转运（图 13-5）[285]。在生理压力情况下，维持正常肾功能尤其取决于内源性前列腺素的合成。前列腺素在肾内比在其他血管床更有效地抑制了 Ang Ⅱ、儿茶酚胺和升压素等的血管收缩作用，从而保持了正常的肾血流量、GFR 和盐分等的排泄。在循环容量不足的情况下使用抑制 COX 的 NSAID 会干扰这些扩张药的作用，并可能导致 GFR 的急剧下降，从而造成明显的肾衰竭[286]。

其他也有证据指出内源性 PGE$_2$ 具有血管收缩作用和升压作用。PGE$_2$ 刺激肾素从肾小球球旁器中释放[287]，随后使血管收缩剂 Ang Ⅱ 增加。活体犬中，肾内 PGE$_2$ 的慢性输注会增加肾素的分泌，从而导致高血压[288]。用吲哚美辛治疗缺盐大鼠不仅会降低血浆肾素活性，而且会降低血压，这表明缺盐状态下 PG 通过增加肾素含量来升高并维持血压[289]。此外还观察到 PGE_2 对血管有直接的收缩作用[243]。可以推断，在肾脏处于过高的灌注压力情况下，后者可能占主导。因此，PGE_2 根据体内生理情况不同而发挥增加或减低血管张力的作用，这些作用都通过 EP 受体介导。

7. 肾皮质血流动力学

EP_4 受体在肾小球中的表达表明它可能在调节肾血流动力学中起重要作用。PG 调节肾皮质的微循环，并且如前所述，PG 表现出对肾小球动脉进行收缩和扩张的双重作用[243, 290]。在循环容量不足的情况下，内源性 PGE_2 通过扩张入球小动脉来维持 GFR[290]。一些研究表明，EP 和 IP 受体与 cAMP 产生增加相耦联，并在介导肾小球前循环的血管舒张中发挥作用[44, 280, 291]。PGE_2 对入球小动脉有扩张作用，但不扩张出球小动脉，这也与 EP_2 或 EP_4 受体存在于肾小球前微循环中的结果一致。

8. 肾素释放

其他研究表明，EP_4 受体也可能介导刺激肾素释放。NSAID 引入后不久，人们逐渐认识到内源性 PG 在刺激肾素释放中的重要作用[44]。用吲哚美辛治疗缺盐大鼠不仅会降低血浆肾素活性，而且还会导致血压下降。这表明 PG 在缺盐时通过增加肾素的能力来维持血压。前列腺素类物质在肾血管性高血压的发病机制中也起着重要作用，给予 NSAID 可以降低患有肾动脉狭窄的动物和人类的血压[292]。PGE_2 可诱导孤立的肾小球球旁器的肾前部分细胞释放肾素[287]。类似于 β 肾上腺素药物，这种肾素诱导作用似乎是通过 cAMP 的耦联反应实现的，也进一步支持了 EP_4 或 EP_2 受体的作用[287]。在显微解剖的肾小球球旁器中已检测到 EP_4 受体的 mRNA[293]，提示肾内 EP_4 受体的激活或许可以增强肾素释放。最后，在野生型和 EP_2 敲除小鼠中，血浆肾素活性和肾内肾素 mRNA 的调节水平似乎没有差异[294]，这与 EP_2 受体参与调节肾素释放的主要作用相悖。反之，有报道指出，EP_3 受体的 mRNA 位于致密斑，提示这种 cAMP 抑制性受体也可能参与控制肾素的释放[279]。

9. 肾内微循环

EP_2 受体似乎在调节入球小动脉张力中也起重要作用[290]。在系统性高血压的情况下，肾脏的正常反应是增加盐排泄，从而减轻血压的升高。这种所谓的"压力性尿钠增多"机制在肾脏预防高血压中起着关键作用[295]。血压升高的同时伴有肾脏灌注压的升高和尿液 PGE_2 的排泄增加[296]。PG 合成的抑制能明显钝化（尽管不能消除）压力性尿钠作用[297]。PGE_2 可促进压力性尿钠机制的发生，这可能涉及肾髓质微循环阻力的变化[298]。PGE_2 直接扩张肾直小血管降支，并且随着肾脏灌注压力的增加，髓质血流的增加可能导致间质压力增加，从而导致盐排泄增加[284]。

控制肾直小血管降支收缩特性的扩张性 PGE_2 受体类型仍不确定，但 EP_2 或 EP_4 受体似乎参与其中[208]。研究表明，在靶向破坏 EP_2 受体的盐敏感性高血压小鼠模型中，EP_2 受体能促进肾脏钠排泄能力的增加，从而在高盐饮食情况下维持系统性血压。鉴于其在血管平滑肌中的作用已明确，EP_2 受体的破坏似乎更可能与其对肾血管紧张度的影响有关。特别是，肾髓质中血管舒张作用的丧失可能会改变压力性尿钠机制，并可能导致 EP_2 基因敲除小鼠发生高血压。尽管如此，EP_2 或 EP_4 受体在调节肾髓质血流中的作用仍有待确立。总之，EP_4 受体的直接血管舒缩作用，以及对肾素释放的作用可能在调节全身血压和肾脏血流动力学中起关键作用。

（三）对于水和盐类转运的影响

AA 的 COX-1 和 COX-2 代谢产物对整个肾单位上皮细胞的盐和水的转运产生直接作用[299]。因此，这些化合物引起的功能可以独立于任何血流动力学变化。由于具有生物活性的 AA 代谢产物在体内被快速代谢，所以它们多以自分泌或旁分泌的方式发挥主要作用，也就是说它们的作用主要就发生在其周围。那么可以预期的是，当这些化合物是由肾小管细胞本身或邻近的间质细胞产生时，会对上皮细胞产生直接的作用，并且这些肾小管细胞上存在合适的受体。

1. 近端小管

近曲小管或近直小管均不能产生大量具有生物活性的 AA 的 COX 代谢产物。近曲和近直小管主要通过细胞色素 P_{450} 途径代谢 AA，这将在后文中详细讨论[300]。

早期的动物整体研究表明，PGE_2 可能因其介导尿中磷酸盐的排泄而在近端小管中起作用。在甲状旁腺切除的大鼠中，PGE_2 阻断降钙素对磷酸盐转运的作用。然而，体外灌注的近端小管研究结果却未显示 PGE_2 对近曲小管中氯化钠或磷酸盐的转运有影响。最近的研究表明，在患有 X 连锁高磷酸尿症的 hyp 小鼠中，磷酸尿的出现与尿液中 PGE_2 排泄量的显著增加有关，而吲哚美辛可使血尿正常化[302]，提示 PGE_2 可能在 FGF-23 的磷脂调节功能中起关键作用[301]。然而，关于近端小管中其他 COX 代谢物作用的数据很少，而且也缺乏近端小管中经典 G 蛋白耦联的前列腺素受体表达的分子证据。

2. 髓袢

尽管 COX-2 在该节段中表达，但值得注意的是，构成髓袢的肾单位节段还通过 COX 途径限制外源 AA 的代谢，同时皮质中 TAL 的 PGE_2 表达较髓质中的 TAL 的多。研究已显示 TAL 中 PGE_2 受体呈高密度分布[303]。此外，兔子和大鼠的髓质 TAL 中 EP_3 受体的 mRNA 高水平表达[231]（请参阅前文有关 EP_3 受体的部分）。对体外灌注兔的 TAL 模型进行研究发现，PGE_2 可以抑制髓质 TAL 的氯化钠吸收，随后对小鼠的研究进一步证实 PGE_2 可阻断抗利尿激素（ADH）引起的髓质 TAL 部位对氯化钠的吸收，但不阻断 cAMP 刺激介导的 TAL 氯化钠吸收。该机制很可能涉及 G_i 的激活，此外，PGE_2 可能通过 EP_3 受体的表达抑制腺苷酸环化酶从而参与到该过程中。

3. 集合管系统

兔皮质集合管的体外灌注研究表明，将 PGE_2 应用于该肾单位段的基底侧表面能直接抑制钠在集合管中的转运。目前已经明确的是，PGE_2 在皮质集合管中参与多种信号转导途径，包括调节细胞内 cAMP 水平和 Ca^{2+} 的途径。PGE_2 可以刺激或抑制 cAMP 的累积，后者可能对磷酸二酯酶产生刺激作用。尽管 cAMP 水平的调节对 PGE_2 在皮质集合管发挥水运输作用至关重要（请参阅以下部分），但是尚不清楚 PGE_2 如何通过调节 cAMP 水平来影响钠的转运[229]。在体外灌注的皮质集合管中，PGE_2 可能与 PKC 活化耦联，从而引起细胞内钙的增加[304]。这种作用可能由 EP_1 受体亚型所介导，该亚型与磷脂酰肌醇水解过程耦联[238]。

4. 水的转运

升压素调节的集合管中水的转运受到 COX 代谢产物（尤其是 PG）的显著影响。当将 COX 抑制剂用于人、大鼠或犬时，精氨酸药压素的抗利尿作用显著增强。由于 ADH 还刺激集合管产生内源性 PGE_2，因此这些结果表明 PGE_2 与抗利尿激素构成了一种负反馈回路，即 ADH 促进 PGE_2 产生，随之内源性 PGE_2 的产生会反过来抑制精氨酸升压素（AVP/ADH）[305]。与该模型一致的是，Grantham 和 Orloff 的早期经典研究直接表明，PGE_1 使皮质集合管 ADH 的水的渗透性反应减弱[305a]。在这些早期研究中，PGE_1 的作用似乎在 cAMP 之前产生。有趣的是，当仅以 PGE_1 单独干预时，水的渗透性发生适度增加。这些早期研究已被证实与 PGE_2 有关。并且研究还表明 PGE_2 可刺激兔皮质集合管中的基础渗透系数并抑制 AVP 的水传导反应[306, 307]。AVP 刺激的 cAMP 的产生和水渗透性的抑制作用似乎是由 EP_1 和 EP_3 受体介导的，而基础渗透性的增加可能是由 EP_4 受体介导的[267]。相反，因为集合管 EP_4 的选择性缺失会降低水通道蛋白 -2 的表达并导致尿液浓缩作用缺损，所以 EP_4 受体可能参与介导不依赖于 ADH 的水重吸收[308]。

七、前列腺素

（一）PG 的代谢

1. 15- 酮脱氢酶

PG 的半衰期为 3~5min，而 TXA_2 的半衰期约为 30s。PGE_2、$PGF_{2\alpha}$ 和 PGI_2 等的消除可通过酶催化或非酶途径进行，而 TXA2 仅由非酶途径消除。所有这些降解反应的最终产物通常都具有极小的生物活性，但并非总是如此（见下文）。参与 PGE_2、PGI_2 和 $PGF_{2\alpha}$ 等转化的主要酶类是 15- 羟基前列腺素脱氢酶（15-hydroxyprostaglandin Dehydrogenase，15-PGDH），它可将 15 个乙醇基团转化为酮[309]。

15-PGDH 是烟酰胺腺嘌呤二核苷酸（NAD^+）/烟酰胺腺嘌呤二核苷酸磷酸（$NADP^+$）依赖性酶，在幼年大鼠（3 周龄）的肾脏中，其活性比成年大鼠高 30~49 倍。PGE_2 的 K_m 为 8.4μmol/L，$PGF_{2\alpha}$ 的 K_m 为 22.6μmol/L[309]，主要位于皮层和近髓区域[310]，而在乳头的切片中几乎没有检测到活性。

在基线状态，PGE$_2$ 主要位于近端小管、TAL 和集合管中。但是，在 COX-2 基因敲除小鼠中，PGE$_2$ 则位于致密斑中，并且在高盐饮食条件下和体外培养的致密斑细胞中，抑制 COX 抑制会增加其表达[311]。小鼠中 15-PGDH 基因的破坏导致持续性动脉导管未闭（patent ductus arteriosus，PDA），这被认为是围产期循环 PGE$_2$ 水平未能下降的结果[312]。因此，使用抑制 COX 的 NSAID 可以通过降低 PG 来挽救敲除小鼠并使之存活。

随后，δ-13 还原酶催化 15- 羟基产物，使之形成 13，14- 二氢化合物。PGI$_2$ 和 TXA2 分别被迅速降解为 6- 酮 -PGF1a 和 TXB$_2$[309]。通常会对这些稳定的代谢产物进行测量，它们的形成速率则代表了原始分子的代谢速率。

2. 前列腺素的 ω/ω-1- 羟基化

PGA$_2$ 和 PGE$_2$ 都可通过细胞色素 P$_{450}$ 依赖性途径进行末端碳或亚末端碳的羟基化[313]。该过程可能是由 CYP4A 家族成员或 CYP4F 酶所介导。已经发现 CYP4A[314] 和 CYP4F 家族均可沿肾单位分布[315]，并且其中一些衍生物具有生物活性。

（二）环戊烯酮前列腺素

环戊烯酮前列腺素（cyclopentenone prostaglandin，cyPG）包括 PGA$_2$（一种 PGE$_2$ 的衍生物）和 PGJ2（一种 PGD$_2$ 的衍生物）。因为已有研究证明某些 cyPG 是核转录因子的激活配体，比如增殖物激活受体 [proliferator-activated receptor（PPAR）] δ 和 PPARγ[316-318]，而治疗糖尿病的药物噻唑烷二酮正是通过 PPARγ 发挥其降血糖和增加胰岛素敏感性的作用[319]。所以尽管仍不确定 cyPG 是否实际上在体内产生，但这种可能性引起了人们对 cyPG 可能充当这些受体的内源性配体的研究兴趣。有趣的是，与 DP1 或 PGG 蛋白耦联受体（GPCR）家族的其他成员不同，DP$_2$ 与 PGD$_2$ 的代谢产物（如 15- 脱氧 -Δ-12,14-PGJ2）结合并被其激活，15- 脱氧 -Δ-12,14-PGJ2 可在纳摩尔浓度级别发挥作用[320]。此外，这些化合物还具有共价修饰巯基的能力，它们与几种细胞内蛋白（包括硫氧还蛋白 1、波形蛋白、肌动蛋白和微管蛋白等）的半胱氨酸形成加合物[321]。关于 cyPG 生物活性的研究不胜枚举，读者可以参考另外一些优秀的文献[322-324]。尽管有

证据支持这些化合物在体内存在[325]，但仍不确定其是否可以酶促形成或是 PG 的 D 环或 E 环自发脱水的不稳定产物[326]。

（三）花生四烯酸的非酶代谢途径

长期以来，人们已经认识到氧化损伤会导致脂质过氧化。1990 年，Morrow 等发现花生四烯酸的自由基催化过氧化可产生一系列 PG 样化合物，而这些化合物与 COX 活性无关[327]。它们被称为异前列腺素（isoprostane），并且已逐渐用作体外和体内氧化损伤的敏感标志物[328]。另外，当外部给药时，这些化合物中至少有两种，即 8- 异 -PGF$_{2\alpha}$（15-F2- 异前列腺素）和 8- 异 -PGE$_2$（15-E2- 异前列腺素）被证明是有效的血管收缩药。其中 8-Iso-PGF$_{2\alpha}$ 可收缩肾脏微血管并降低 GFR，这种作用受到血栓烷受体的拮抗[329]。然而，内源性异前列腺素作为生物反应介质的作用仍不清楚。

（四）前列腺素转运与尿液排泄

值得注意的是，尽管大多数 PG 合酶定位于细胞内，但细胞外前列腺素却是强有力的自分泌和旁分泌因子。因此，为了实现有效的代谢和信号传导的终止，前列腺素必须经细胞外运输。类似地，将 PGE$_2$ 代谢为非活性化合物的酶也在细胞内，也需要细胞摄入 PG 才能进行代谢性灭活。PG 出芽分泌和摄取过程的分子基础正逐渐被人们所认识和定义。

在生理 pH 下，PG 作为脂肪酸可被归类为有机阴离子。早期的微灌注研究已证明，基底侧的 PGE$_2$ 可被吸收到近端小管细胞中并主动分泌到管腔内。并且该过程可受到多种有机阴离子转运抑制剂的抑制，例如对氨基马尿酸盐（Para-aminohippurate，PAH）、丙磺舒和吲哚美辛等。有关基底侧囊泡的研究也支持这种转运过程是通过电中性阴离子交换泵发生的。因为肾脏 PG 在髓袢处进入尿液，而这些研究提示 PG 的近端小管的晚期分泌也可能是其尿液分泌的重要机制[1]。

可一种可以介导 PGE$_2$ 吸收以交换乳酸的分子已被克隆并被命名为前列腺素转运蛋白（prostaglandin transporter，PGT）[330]。PGT 是 SLC21/SLCO：有机阴离子转运家族的成员，其 cDNA 编码一含有 100 个氨基酸的跨膜蛋白，该蛋白具有广泛的组织分布（心脏、胎盘、脑、肺、肝、骨骼肌、胰腺、肾脏、

脾、前列腺、卵巢、小肠和结肠等）[331-333]。对大鼠肾脏中 PGT 表达的免疫细胞化学研究表明，其表达部位主要在肾小球内皮和系膜细胞、小动脉内皮和肌细胞、集合管的主细胞、髓质间质细胞、髓质直小血管内皮和肾乳头表面上皮细胞等[334]。PGT 似乎介导 PGE_2 摄取而非释放[335]，使靶细胞摄入和代谢 PGE_2 并终止其信号的传导[336]。集合管中低盐状态时 PGT 的表达降低，而高盐状态时其表达增加。因此可通过吸收更多从管腔面（PGT 所在部位）排出的 PG 来调节 PG 的排泄，从而增加其在基底侧的积累[337]。

研究证明，PG 也可通过有机阳离子 - 阴离子 - 兼性离子转运蛋白家族 SLC22 的其他成员进行转运[330]，并提示该蛋白介导了 PG 的排泄。例如定位在基底外侧近端小管膜上的 OAT1 和 OAT3 可能参与 PGE_2 的尿液排泄过程[338, 339]。相反，多药耐药蛋白（multidrug resistance protein，MRP）的成员以三磷酸腺苷（ATP）依赖性方式转运 PG[340, 341]。MRP_2（也称为 $ABBC_2$）在肾脏近端小管刷状缘中表达，可能与谷胱甘肽耦联的 PG 转运（和尿液排泄）相关[342, 343]。该转运蛋白的组织表达仅限于肾脏、肝脏和小肠，在肾脏中可促进 PAH 和 PG 的排泄[344]。

八、环氧合酶代谢产物在肾脏病理生理中的作用

（一）实验性与人类肾小球损伤

1. 肾小球炎症性损伤

COX 代谢物与肾小球和肾小管间质性炎症疾病的功能改变和结构变化相关[345]。在一种抗肾小球基底膜肾小球肾炎的实验模型中，必需脂肪酸的缺乏完全阻止了大鼠肾毒性血清（nephrotoxic serum，NTS）干预引起的结构和功能变化的发生[329]。这种炎性病变过程中的小动脉张力变化主要是由局部释放的 COX 和 AA 的脂氧合酶途径的代谢产物所介导[329]。

TXA_2 的释放似乎在炎性损伤早期肾血管阻力增加中起着重要作用[1]。随后，PGE_2 生成速率的加快可能介导了肾脏小动脉的逐步扩张和后期肾血流量（RBF）的增加。与此假设一致，在使用 NTS 2h 后（而非 24h 后），TXA_2 拮抗作用减轻了 RBF 和

GFR 的下降。COX 代谢物介导的这一阶段以肾血管舒张和肾小球超滤系数（K_f）降低为特征[329]。因此，在实验性肾小球肾炎中，COX 抑制的有效结果将取决于肾脏灌注与维持 K_f 对维持 GFR 稳定的相对重要性。此外，在该模型中，COX 代谢物还被证明介导病理损伤及随之而来的蛋白尿[1]。之后的研究表明，在实验性抗肾小球基底膜（GBM）性肾小球肾炎中[346, 347]及脂多糖系统性干预后[348]，肾脏中 COX-2 的表达增加。

已在遗传性狼疮鼠（MRL-lpr 小鼠）模型中证实了鱼油饮食（富含二十碳五烯酸）的益处，并伴随 COX 产物生成减少。随后的研究也证实在该模型及狼疮的另一种遗传模型 NZB 小鼠中肾脏 TXA_2 和 PGE_2 生成增多[1]。此外，人体研究表明，狼疮性肾炎患者接受血栓烷受体拮抗剂短期治疗后，TXA_2 生物合成与 GFR 和肾功能改善之间存在负相关关系[1]。最近的研究表明，同 NZB 小鼠模型相似，人类活动性狼疮性肾炎患者的 COX-2 表达上调，并与浸润性单核细胞共定位，这表明浸润肾小球的单核细胞可能参与 TXA_2 的过度局部合成[349, 350]。抑制 COX-2 能选择性地使血栓烷的产生降低，并且使用 COX-2 抑制剂和麦考酚酸酯对 NZB 小鼠进行长期治疗能显著延长小鼠的生存期[350]。总之，以上证据以及其他来自动物和人类研究的数据都支持在炎症和狼疮相关性肾小球损伤过程中，肾内生成的 TXA2 在介导肾血管收缩中起主要作用。与上述相反，也有研究表明在抗 GBM 的小鼠模型中，使用 EP4 选择性激动剂可减少肾小球损伤[351]。

已证明 COX 代谢物在实验性模型和人类炎症性肾小球损伤中都有重要的功能性作用。这使得人们思考肾小球中这些类花生酸的细胞来源。除了浸润性炎症细胞外，肾小球固有巨噬细胞、肾小球系膜细胞和肾小球上皮细胞等也可能是类花生酸生成的来源。在系膜增生性肾小球肾炎的抗 Thy1.1 模型中，患病肾小球主要位于增生的肾小球系膜细胞中，其 COX-1 染色在第 6 天短暂升高，此时致密斑区域中的 COX-2 表达也瞬时增加[352, 353]。然而该模型中肾小球 COX-2 表达一直存在争议，一个团队报道足细胞的 COX-2 表达增加[347]，而另外两个团队却报道肾小球的 COX-2 表达极少（如果有的话）[352, 353]。令人感兴趣的是，据报道选择性 COX-2

抑制剂在抗 Thy1.1 模型中可抑制肾小球的修复[353]。在肾小球肾炎的抗 Thy1.1 和抗 GBM 模型中，非选择性 COX 抑制剂吲哚美辛均会增加单核细胞趋化蛋白 1（monocyte chemoattractant protein-1，MCP-1）的表达，这表明 PG 或许可以抑制实验性肾小球肾炎中单核细胞和巨噬细胞的募集[354]。

研究表明，存在多种细胞因子可以刺激培养的系膜细胞中 PGE_2 的合成和 COX-2 的表达。此外，先前描述的炎性模型中有关的补体成分，特别是 C5b-9，与刺激肾小球上皮细胞（glomerular epithelial cell，GEC）中 PGE_2 的合成有关。培养的 GEC 主要表达 COX-1，而 C5b-9 干预下 COX-2 的表达显著增加[1]。

2. 肾小球非炎性损伤

研究提示，PG 也可能介导肾脏次全切除后肾功能的改变和肾小球损害，在这种情况下肾小球的 PG 产生可能也会改变。残余肾脏肾小球，以及高蛋白饮食的动物 PG 生成增加[1]。当添加过量的外源 AA 时，PG 的产量随之增加。这些研究表明，该现象是由于 COX 酶活性本身增加，而不是底物的利用率增加的缘故。

肾大部切除后，肾皮质和肾小球的 COX-2 mRNA 和免疫反应蛋白的表达选择性增加，而 COX-1 表达没有明显改变[355]。COX-2 表达的增加在致密斑及周围的皮质髓袢升支粗段（CTALH）中最为明显。此外，残余肾小球的足细胞中也可通过免疫反应检测到 COX-2 的存在，并且从残余肾脏分离出的肾小球 PG 的生成受到 COX-2 选择性抑制剂的抑制，而不受 COX-1 选择性抑制剂的影响[355]。有趣的是，在患了自发性肾小球硬化的黄毛鼠模型中，硬化性病变发生之前，CTALH 或致密斑处的 COX-2 和神经元型一氧化氮合酶（nNOS）以及球旁细胞处肾素的表达增加[356]。研究表明小鼠足细胞中 COX-2 的选择性过表达增加了由血栓烷受体激活介导肾小球向硬化发展的敏感性[357-359]。

在肾大部切除后 24h，给予非选择性 NSAID 吲哚美辛使得肾血流量和单肾单位 GFR 的增加恢复正常；大鼠肾次全切除术后第 14 天快速给予吲哚美辛时，也可观察到类似超滤的减少的正常化，然而后者增加的肾小球毛细血管压（glomerular capillary pressure，P_{GC}）并未改变，可能与入球和出球小动脉阻力均增加有关[1]。先前的研究还表明，非选择性 COX 抑制剂可能会显著降低糖尿病时的肾小球超滤并且抑制蛋白尿和（或）结构性损伤[1]。最近的研究表明，不论在实验性糖尿病或饮食蛋白增加的模型中，选择性 COX-2 抑制剂均可减少超滤作用[360, 361]。值得注意的是，NSAID 也可有效降低难治性肾病综合征患者的蛋白尿[1]。同样，不论是在糖尿病或非糖尿病肾脏疾病的患者中，选择性抑制 COX-2 均可降低蛋白尿发生，且不会改变血压[362]。

尽管据推测，血管舒张性前列腺素可能介导了肾血流动力学的改变，但该过程所涉及的前列腺素尚未得到完全表征。肾脏次全切除或饮食蛋白摄入过多后，由于入球小动脉的肌张力降低而导致肾血流的自动调节缺陷，这种缺陷可通过抑制 COX 活性予以纠正。在以上这些过度超滤状态下，TGF 以较高的远端肾小管流速发生重调[1]。这样的重调意味着在远端小管溶质传递增加的状态下，将保持入球小动脉的舒张。先前研究已证明，使用非选择性 COX 抑制剂吲哚美辛可以防止肾脏体积降低后 TGF 敏感性的改变[1]。另外位于致密斑的 nNOS 也已被证明在 TGF 的调节血管舒张中有重要作用[363-365]。Ichihara 及其同事已证实，这种 nNOS 介导的血管舒张作用可被选择性 COX-2 抑制剂 NS398 抑制，表明 COX-2 相关的前列腺素可能对介导小动脉血管舒张至关重要[47, 72]。

在功能性肾脏体积减少的大鼠中，COX-2 选择性抑制剂的给药可降低蛋白尿并抑制肾小球硬化的发展[366, 367]。此外，COX-2 抑制降低了残余肾脏中 $TGF-\beta_1$ 及Ⅲ型和Ⅳ型胶原的 mRNA 表达[366]。使用无胃肠道毒性的硝氟洛芬（nitroflurbiprofen，NOF）这种可释放一氧化氮的 NSAID，可观察到类似的保护作用[368]。先前的研究还表明，血栓素合酶（TXAS）抑制剂可抑制残余肾脏大鼠和糖尿病肾脏疾病大鼠肾小球硬化的进展，并可降低蛋白尿和肾小球硬化、增加前列环素的产生及降低收缩压[369]。对 1 型和 2 型糖尿病模型的研究表明，COX-2 选择性抑制剂可延缓糖尿病性肾病的进展[370, 371]。Schmitz 及其同事证实了残余肾脏中 TXB2 排泄的增加，并且因为 TXAS 抑制剂 U63557A 可以恢复脂肪酸水平并阻止肾小球进行性损坏，从而论证了花生四烯酸和亚油酸水平的降低与血栓烷的产生存在相关性[372]。

已证明在被动性 Heymann 肾炎（passive Heymann nephritis，PHN）和多柔比星引起的肾小球病变中，PGE2 和 TXA2 的合成增强和（或）排泄增强[373]。PHN 模型中肾小球的 COX-1 和 COX-2 表达都有所增加。TXAS 抑制剂和选择性 COX-2 抑制剂均可降低 PHN 的蛋白尿[1]。

与假定的血栓素（TX）的有害作用相反，在高钠和高蛋白饮食的单肾切除犬模型中，给予前列环素类似物西卡前列素（cicaprost）可延迟肾脏损害，这种作用并不受系统性高血压改善的影响[374]。类似地，在肾脏次全切除模型中，EP2 和 EP4 激动剂均可减少肾小球和肾小管间质纤维化[362]。其他研究也表明，在多囊肾疾病模型中，COX-2 的表达增加，且囊液中 PGE2 和 TX 也增加。不论抑制 COX-2 或 EP2 受体，均可降低包囊的生长和间质的纤维化[375, 376]。

PG 也可改变培养中的系膜细胞的细胞外基质产生。TXA2 通过 TGF-β 依赖性和 TGF-β 非依赖性两种途径刺激基质产生[377]。研究证明 PGE2 可降低 α1（Ⅰ）和 α1（Ⅲ）前胶原稳定状态下的 mRNA 表达水平，但不降低 α1（Ⅳ）前胶原和纤连蛋白的 mRNA 水平，并可减少所有类型的胶原向培养细胞的上清液中的分泌。有趣的是，这种作用似乎不是由 cAMP 介导的[378]。此外，也有报道称 PGE2 能够增加基质金属蛋白酶 2（matrix metalloproteinase-2，MMP-2）的产生并介导 Ang Ⅱ 诱导的 MMP-2 的增加[379]。血管舒张性前列腺素是否会减少肾小球中纤维状胶原蛋白的产生和增加基质降解的活性尚未有体内研究；但是，有令人信服的证据表明，非肾细胞中的前列腺素类物质可能介导或调节基质的产生[380]：从特发性肺纤维化患者中分离出的肺成纤维细胞表达 COX-2 和合成 PGE2 的能力下降[381]。

（二）急性肾损伤

当细胞外液量减少或充血性心力衰竭使心排血量受损时，循环中高水平的血管收缩药（如去甲肾上腺素、Ang Ⅱ、AVP）就会发挥作用以维持血压。该过程伴随着肾血流量的显著降低，而减弱它们在肾血管内的作用可以遏制其进一步发展。肾内生成的包括 PGE2 和 PGI2 在内的 AA 产物作为血管扩张

药是这种保护适应效应的重要组成部分。在前列腺素合成被抑制的同时，外源给予的 Ang Ⅱ 或肾神经刺激（肾上腺素升高）会引起肾血管阻力的进一步增加。在动物体内进行的实验表明，肾内 AVP 与前列腺素之间存在相互作用，类似于先前有关 Ang Ⅱ 的描述[1]。对充血性心力衰竭患者的研究已经证实，增强前列腺素的合成对于这种情况下保护肾脏免受各种血管收缩药的影响至关重要。

快速给予内毒素干预肾功能不全大鼠的特征是在无低血压的情况下，肾血流量（RBF）和 GFR 逐渐降低。这些动物的肾脏组织学正常，但皮质的 COX 代谢产物明显升高。许多研究证明了 TXA2 诱导的肾血管收缩在肾功能不全模型中的作用[382]。PG 和 TXA2 在缺血再灌注[383] 及毒素介导的急性肾小管损伤模型（包括由硝酸铀酰[384]、两性霉素 B[385]、氨基糖苷[386] 和甘油[387] 等引起的模型）中发挥调节或介导肾损伤的作用。在实验性急性肾衰竭模型中，使用血管舒张性 PG 可减轻肾损伤[388]。同样，给予非选择性或 COX-2 选择性 NSAID 可加剧实验性模型的缺血再灌注损伤[389]。

急性缺血性肾损伤中，COX-2 在肾脏中的表达减少[390]。COX 在缺血再灌注损伤中的作用是有争议的。PG 和 TXA2 在调节或介导肾损伤方面的作用已经得到阐述，包括缺血再灌注性肾损伤[383] 以及毒素介导的急性肾小管损伤，这些毒素包括硝酸铀酰[384]、两性霉素 B[385]、氨基糖苷[386] 和甘油[387]。此外，非特异性 COX 抑制可改善延长缺血时间所致的肾纤维化[391]。相反，选择性 COX-2 抑制剂可以使缺血再灌注或 COX-2−/− 小鼠肾损伤加重[389]，给予血管扩张药 PG[388] 已被证明可能通过 PPARα 依赖机制改善肾功能[392]。

（三）尿路梗阻

在诱发慢性（＞ 24h）输尿管梗阻后，肾内 PG 和 TXA2 的合成显著增强，尤其是在诸如内毒素或缓激肽的刺激下。前列腺素类物质尤其是 TX 合成的增加，可能来源于浸润的单核细胞、增殖的成纤维细胞样细胞、间质巨噬细胞和间质髓样细胞[345]。选择性 COX-2 抑制剂可抑制单侧输尿管梗阻（UUO）引起的肾脏损害[393, 394]。然而，通过 EP4 受体起作用的 PGE2 也可限制 UUO 引起的肾小管间

质纤维化[395]。因为抑制 COX-2 可以阻止梗阻后急性（24h）阶段的利尿作用，所以源自髓质 COX-2 的 PG 是缓解尿道梗阻后早期利尿的介质。然而，慢性阻塞后的更持久的利尿并不依赖于 PG，而是由 NKCC2 的下调、水通道蛋白 -2 的磷酸化和向集合管膜转位的减少所引起的[396]。

（四）同种异体移植排斥和环孢素肾毒性

1. 同种异体移植排斥

快速给予 TXA$_2$ 合成抑制剂可显著改善大鼠同种移植肾脏的功能[397]。许多实验和临床研究也证明了在同种异体移植排斥过程中 TXA$_2$ 合成增加[398, 399]，因此一些学者提出尿液 TXA$_2$ 的排泄增加或许可以作为肾脏和心脏同种异体移植发生排斥的早期指标。

2. 钙调磷酸酶抑制剂的肾毒性

许多研究人员已经证明环孢素 A（cyclosporine A，CY-A）对肾内 PG 和 TXA$_2$ 合成所起的作用，并且也证明了肾内白细胞 TXA$_2$ 的合成在介导大鼠急性和慢性 CY-A 肾毒性中起主要作用[400]。富含鱼油的饮食、TXA$_2$ 拮抗剂或鱼油中 CY-A 的使用等已被证明可减少肾内 TXA$_2$ 的合成，从而提供抗肾毒性的保护作用。此外，据报道 CY-A 可降低肾脏 COX-2 表达[401]。

（五）肝硬化及肝肾综合征

肝硬化患者尿液中 PG 和（或）其代谢产物排泄增加，提示此时肾脏产生的血管舒张性 PG 增加。肝硬化和高动力循环患者 2,3-dinor-6- 酮 PGF1α（全身 PGI$_2$ 合成的指标）的尿液排泄增加，因此 PGI$_2$ 的系统性合成可能介导了这些患者的动脉血管舒张。这些患者中 COX 活性的抑制可能导致肾血流量、GFR、钠排泄，以及自由水清除率的降低[402]。NSAID 的潴钠特性在肝硬化患者中尤为显著，证明了肾脏盐的排泄过程依赖于血管舒张性 PG。在肝硬化大鼠的肾脏中，COX-2 表达增加，而 COX-1 表达未改变；但是对 COX-1 的选择性抑制却导致肾血流动力学和利尿功能受损，而对 COX-2 的抑制则无作用[403, 404]。

肝肾综合征中严重钠潴留的发病机制，以及对利尿剂治疗的耐药性皆与肾内 PG 合成减少有关[405, 406]。在内源性血管收缩药存在且被激活的情况下，血管扩张性 PGE$_2$ 的肾内合成减少，而肾内 TXA$_2$ 的产生保持稳定或增加[402, 407]。因此，血管收缩的激活和肾血管扩张药 PGE$_2$ 之间的失衡促成了这种情况下肾衰竭的发生。然而，对肝硬化患者使用外源性 PG 并不能有效改善肾功能或预防 NSAID 的有害作用[402]。

（六）糖尿病

在链脲佐菌素（STZ）诱导的大鼠糖尿病模型中，COX-2 的表达在皮质髓祥升支粗段 - 致密斑和足细胞中增加[360, 370, 408]，这可能是由表观遗传过程介导的[409]。之后在人糖尿病肾脏疾病的致密斑区域也检测到 COX-2 免疫反应性[41]。研究提示，COX-2 依赖的血管舒张性前列腺素在糖尿病早期的超滤[360, 410, 411-413] 及对高蛋白饮食的系列反应中[414] 起着重要作用。糖尿病时，使用超氧化物歧化酶类似物 Tempol 可阻止 COX-2 表达的增加，因此似乎 COX-2 的表达至少部分由 ROS 介导[415]。

研究已经发现，长期使用选择性 COX-2 抑制剂可减少免疫反应性纤连蛋白的表达和肾小球系膜基质的扩张，提示选择性 COX-2 抑制剂可显著降低蛋白尿并减少细胞外基质沉积[370, 416]。此外，COX-2 的抑制作用可降低糖尿病性高血压动物肾脏中 TGF-β、PAI-1 和血管内皮生长因子（vascular endothelial growth factor，VEGF）的表达。肾内多巴胺产生增加对糖尿病肾脏疾病进展的改善作用至少部分通过抑制肾皮质 COX-2 表达实现[417]。血管收缩剂 TXA$_2$ 可能在糖尿病肾脏疾病（DN）蛋白尿发展和基底膜改变中发挥作用。此外，选择性 PGE$_2$ 的 EP$_1$ 受体拮抗剂可阻止实验性 DN 进展[418]，而 EP$_4$ 受体激活却可能加剧 DN[419]。与全面抑制 COX-2 得到的有益作用相反，选择性抑制肾脏巨噬细胞 COX-2 实际上会加剧糖尿病性肾损伤[420]。

（七）妊娠

大多数（但非全部）研究者尚未在正常妊娠中报道血管扩张药 PG 合成的增加，也没有提出前列腺素类物质在介导正常妊娠过程中 GFR 和肾血浆流量（RPF）增加的重要作用[421]；然而，人类和动物的妊娠高血压综合征模型的研究证明了这种情况下 PGI$_2$ 的合成减少[422]，且与胎盘绒毛中 COX-2 和 PGI$_2$ 合酶的表达降低有关[423]。在动物模型中，

TXA_2 合酶抑制与高血压缓解有关，提示 TXA_2 可能存在一定的致病性作用[424]。另外，已证明在患有妊娠高血压和先兆子痫的高风险患者中，低剂量阿司匹林疗法（60～100mg/d）干预具有降低 TXA_2 生成作用的同时，也发挥着维持 PGI_2 合成的有益作用[425, 426]。

（八）锂的肾毒性

氯化锂是双相情感障碍的精神疾病的主要治疗手段。然而，它通常导致多尿甚至肾性尿崩症等不良反应发生。体外和体内研究都表明，锂可通过抑制糖原合成酶激酶 3β（glycogen synthase kinase-3β，GSK-3β）诱导肾髓质间质细胞 COX-2 蛋白表达。COX-2 抑制不仅可预防锂诱导的多尿，还可上调水通道蛋白 2（aquaporin 2，AQP2）和 Na^+-K^+-$2Cl^-$ 协同转运蛋白（NKCC2）的表达[427, 428]。

（九）活性氧簇介导 COX-2 功能的作用

除 NADPH 氧化酶、一氧化氮合酶和黄嘌呤氧化酶外，COX-2 也是氧自由基的来源[429]。COX-2 的酶促活性通常伴随着相关的氧化过程（共氧化）和自由基的产生[430]。COX 的催化活性由一系列使用分子氧的自由基反应组成，并且能生成中间代谢物 ROS[431]。在培养的肾皮质细胞和人肾小球系膜细胞中[432, 433]，COX-2 蛋白水平升高与增加的 ROS 和细胞凋亡有关。有人提出，COX-2 而非 PG 介导的脂质过氧化，可以通过加合物的形成而诱导 DNA 损伤[434]。COX-2 特异性抑制剂 NS-398 能够防止氧化应激从而降低氧化活性[435]。

除了 COX 本身可以产生 ROS 外，前列腺素类物质还可以激活细胞内产生 ROS 的途径。局部产生的 ROS 可能会破坏细胞膜，导致脂质过氧化和 AA 的释放。在炎症反应过程中释放的前列腺素类物质会导致某些培养细胞迅速发生退行性变化，并可能通过加速细胞内氧化应激而具有潜在的细胞毒性作用。据报道，通过 EP_1 受体[437]起作用的 TX[436] 和 PGE_2 可以诱导 NADPH 氧化酶和 ROS 的产生。有趣的是，通过 EP_4 受体起作用的 PGE_2 抑制了巨噬细胞中氧化酶的活性[438, 439]。如前所述，COX-2 和 ROS 之间存在相互作用，比如 ROS 可以诱导 COX-2 的表达[434]。有趣的是，在衰老过程中，ROS 介导 NF-κB 表达从而增加了肾脏中 COX-2 的生成[440]，这似乎是一种恶性循环，因为 COX-2 随后又成为了 ROS 的来源。COX 来源的 PG 与 ROS 产生之间的相互作用被认为参与高血压的发展[441]。由 COX 途径产生的肾内 ROS 随年龄的增长而增加，因此 NSAID 可抑制老年大鼠肾脏中多达 25% 的 ROS 生成。

九、脂氧合酶通路

脂氧合酶（lipoxygenase，LOX）催化花生四烯酸形成白三烯（leukotriene，LT）、羟基二十碳四烯酸（HETE）及脂氧素（LX）（图 13-12）。这些脂氧合酶的代谢产物主要由炎症及损伤状态下的白细胞、肥大细胞和巨噬细胞等产生。根据催化时在花生四烯酸碳链中氧原子插入位置的不同，三种主要的脂氧合酶分别被命名为 5- 脂氧合酶、12- 脂氧合酶和 15- 脂氧合酶。脂氧合酶是不同基因的产物，并具有不同的分布和调控模式。肾小球、系膜细胞、皮质内小管和血管等产生 12-LOX 的催化产物：12- 顺 - 羟基二十碳四烯酸（12-S-HETE），以及 15-LOX 的催化产物：15- 羟基二十碳四烯酸（15-HETE）。研究显示，15-LOX 的 mRNA 主要在远端肾单位表达，而 12-LOX 的 mRNA 主要在肾小球表达。5- 脂氧合酶（5-LOX）的 mRNA 及 5-LOX 激活蛋白（FLAP）的 mRNA 主要在肾小球和直小血管中表达[442]。在多形核白细胞（polymorphonuclear leukocyte，PMN）、巨噬细胞和肥大细胞中，受 FLAP 调控的 5-LOX 使花生四烯酸先转化为 5- 羟基过氧二十碳四烯酸（5-hydroperoxyeicosatetraenoic acid，5-HpETE），最终形成白三烯 A4（LTA4）[443, 444]。随后 LTA4 经过谷胱甘肽 S- 转移酶催化形成肽酰白三烯（LTC4 和 LTD4），或经过 LTA4 水解酶催化形成 LTB4。尽管谷胱甘肽 S- 转移酶仅在炎症细胞中表达，LTA4 水解酶在肾小球细胞及内皮细胞中表达[445]，但 PCR 分析证明 LTA4 水解酶的 mRNA 在大鼠肾单位中广泛存在[442]。肾单位的任何部位均未发现 LTC4 合酶的 mRNA 存在[442]。

已有两个半胱氨酰白三烯受体（cysteinyl leukotriene receptors，CysLTR）被克隆并鉴定为 G 蛋白耦联受体超家族的成员。它们定位于肺血管床的血管平滑肌和内皮细胞中[446-448]。肾脏内 CysLTR 1 型在肾小球中表达，且迄今为止在任何肾单位中均未

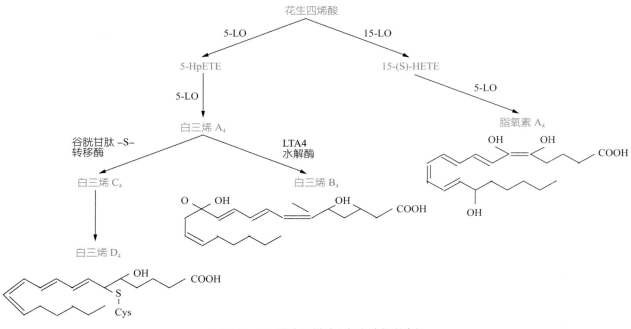

▲ 图 13−12　花生四烯酸脂氧合酶代谢途径

5-LO. 5− 脂氧合酶；15−（S）−HETE. 15（S）− 羟基二十碳四烯酸；5−HpETE. 5− 羟基过氧二十碳四烯酸

检测到 CysLTR 2 型的 mRNA[442]。

肽酰白三烯能有效介导炎症反应及血管、肺和胃肠道平滑肌的收缩，且还有增加血管通透性及促进黏液分泌的作用[449]。由于肽酰白三烯在炎性触发哮喘急性发作中起核心作用，现已开发出有效的受体拮抗剂作为哮喘治疗的重要组成[450]。

LTD4 可降低肾血流量及肾小球滤过率，肽酰白三烯的这种作用被认为与急性肾小球肾炎相关。微穿刺研究已经证明 GFR 的下降是滤过系数（K_f）下降，以及入球小动脉和出球小动脉收缩导致，且以出球小动脉的收缩为主[1]。另外，LTC4 和 LTD4 都可促进培养的系膜细胞的增殖。

LTB4 的受体也是一类 7 次跨膜的 G 蛋白耦联受体。PMN 上受体的激活促进了其趋化、聚集以及对上皮的附着。在肾脏中，LTB4 的 mRNA 主要定位在肾小球[442]，其次也有低亲和力的 LTB4 受体表达[451] 以调节 PMN 的钙内流而使其激活。LTB4 受体拮抗剂能减轻大鼠的急性肾脏缺血再灌注损伤[452] 及肾毒性反应所致的肾炎[453]，并且在过表达 LTB4 受体的转基因小鼠中，PMN 浸润、器官损伤导致的结构和功能性改变等都说明此时缺血再灌注的损伤加重[454]。LTB4 除了能激活细胞表面受体，

也被证明是核受体 PPARα 的配体[455]。

15− 顺 − 羟基二十碳四烯酸（15−S−HETE）由 15−LOX 催化形成。脂氧素由激活的 PMN 和巨噬细胞中 5−LOX 与 15−LOX 的双重氧化形成，另外脂氧素也可通过血小板或邻接细胞（包括肾小球上皮细胞）中的 12−LOX 对白细胞来源的中间产物 LTA4 的跨细胞代谢而产生[456, 457]。

15−S−HETE 是肾脏微循环中强效的血管收缩剂[458]，然而 15−LOX 催化形成的代谢产物却可以通过抑制 PMN 的趋化、聚集和黏附，以及对抗肽酰白三烯的血管收缩效应来拮抗白三烯的促炎作用[459, 460]。用 15−S−HETE 干预可以减少急性肾毒血清诱导的肾小球肾炎大鼠肾小球 LTB4 产生。因在肾小球肾炎的实验模型中，脂氧素 A4（lipoxin A4, LXA4）主要通过诱导有血管舒张作用的 PG 释放，使入球小动脉舒张来增加肾血流量和 GFR，所以 5−LOX 或许可以调节慢性肾小球炎症 5−LOX 活性[1]。LXA4 也有拮抗 LTD4 降低 GFR 的作用，但即使直接将 LXA4 和 LXB4 注射进肾动脉诱导血管收缩，也不能改变肾血流量。肾小球微穿刺研究表明，LXA4 可导致 K_f 轻微降低[459]。脂氧素通过特定的 G 蛋白耦联受体 ALXR 传递信号，该受体在

核苷酸序列水平上与趋化因子和趋化肽受体（如 N-甲酰基肽受体）有关[461]。值得注意的是，在离体灌注的犬肾动脉和静脉中，LTC4 和 LTD4 在血管内皮完整时，可通过一氧化氮的产生来介导血管扩张作用[462]。

COX 和 LOX 介导的途径之间存在潜在的相互作用。尽管阿司匹林通过 COX-1 和 COX-2 抑制了 PG 的形成，但阿司匹林诱导的乙酰化作用可将 COX-2 转化为 15（S）-HETE 的选择性生成前体，该前体随后被释放，通过跨细胞路径被 PMN 摄取之后转变为和脂氧素具有相似生物作用的 15- 表脂氧素[463]。

与 15-HETE 类似，12-（S）-HETE 也可有效地收缩肾小球和肾血管[456]。12-（S）-HETE 增加了蛋白激酶 C 表达并使培养的血管平滑肌细胞发生去极化，而电压门控 L 型钙通道抑制剂可部分抑制 12-（S）-HETE 引起的平滑肌细胞钙增加及入球小动脉的收缩[464]。12-（S）-HETE 也被认为是一种血管生成因子，因为在培养的内皮细胞中，12-LOX 的抑制作用会降低细胞增殖，而 12-LOX 的过表达会刺激细胞的迁移和内皮管的形成[465]。12-LOX 和 15-LOX 抑制剂及白细胞中 12-LOX 酶的选择性清除也可改善小鼠糖尿病的发展[466]。糖尿病肾脏疾病模型中，12-LOX、15-LOX 途径与 TGF-β 介导的途径之间也存在相互作用[467]。抑制 12-LOX 通路可减弱 Ang Ⅱ 介导的传入小动脉血管收缩并降低肾血流量，因此 12-（S）-HETE 也被认为参与 Ang Ⅱ 介导的肾血管收缩过程[468]。LOX 的抑制作用还通过去甲肾上腺素和氯化钾减弱了肾弓形动脉的血管收缩[469]，但 12-LOX 的一些催化产物也被认为是肾素释放的抑制剂[470, 471]。

尽管大量证据表明肾脏中 LOX 的催化产物主要来源于浸润的白细胞或原位单核或巨噬细胞系统，但也有证据显示，肾脏固有细胞也可通过直接或跨细胞代谢产生中间产物的形式生成白三烯和脂氧素[472]。人和大鼠的肾小球都可产生 12-HETE 和 15-HETE，尽管产生的细胞来源尚不清楚。正常大鼠肾小球上清液中可检测到 LTB4，并且可以通过消耗肾小球中原位巨噬细胞（如辐射或脂肪酸的缺乏）而使 LTB4 明显减少。另外，从猪肾小球中可以检测到 5-HETE、12-HETE 和 15-HETE 等，并

通过质谱法确认了它们的结构统一性[1]。高血糖条件下和糖尿病肾脏疾病时的肾小球系膜细胞中，12-LOX 的催化产物增加[473]，并且 12-LOX 和 15-LOX 与 COX-2 之间似乎存在交互关系。它们在糖尿病状态或高糖水平下的表达皆增加，并且在培养的细胞中，12-（S）-HETE 使 COX-2 增加，而 PGE2 使 12-LOX 和 15-LOX 增加；用短发夹 RNA（short hairpin RNA，shRNA）敲除 12-LOX 和 15-LOX 的表达可使 COX-2 降低，而 12- 和 15-LOX 过表达可使 COX-2 增加[430]。

免疫损伤状态下的肾小球释放 LTB4[474]，而原位巨噬细胞的耗竭则抑制了 LTB4 的产生。也有研究证明了炎症状态下的肾小球可以合成肽酰白三烯[475]，但也不能排除是白细胞来源的，因为肽酰白三烯的主要来源 LXA4 是由免疫损伤的肾小球生成的[476]。大鼠系膜细胞以 LTA4 为底物时会产生 LXA4，提示了炎症反应期间脂氧素潜在的肾小球来源。非肾小球组织的研究显示，大鼠皮质小管和上皮细胞可产生 12-HETE，兔的肾髓质可产生 12-HETE 和 15-HETE[1]。

（一）肾脏内脂氧合酶产物的生物活性

早期实验中，给大鼠全身使用 LTC4 及在离体的灌注肾脏中给予 LTC4 和 LTD4 均显示这些类花生酸具有较强的肾脏血管收缩作用。随后，微穿刺研究显示，LTD4 对肾小球后小动脉有优先收缩作用，并可降低 K_f 和 GFR。K_f 和 GFR 的降低可能是由于受体介导的肾小球系膜细胞收缩所致，这已在体外有关 LTC4 和 LTD4 的研究中得到证实（见上文）。LTD4 在肾脏中的这些作用与其已知的收缩平滑肌的特性一致。LTB4 是一种有效的趋化剂和白细胞激活剂，其在正常的大鼠肾脏中没有收缩作用。LXA4 输注到肾动脉后会扩张入球小动脉，而不会影响出球小动脉的血管张力，从而导致肾小球内压力和血液流速的升高，使 GFR 增加[1]。

（二）脂氧合酶产物在肾脏病理生理过程中的角色

在患有免疫复合物肾炎的大鼠和具有自发性狼疮性肾炎的小鼠肾小球中，LTC4 和 LTD4 生成速率增快[443, 476]。此外，使用特定的 LTD4 受体拮抗剂进

行的研究为肾小球炎症期间这些类花生酸的释放提供了有力的证据。在肾小球免疫损伤的四种动物模型中 [抗 GBM 肾炎、抗 Thy1.1 抗体介导的系膜细胞变性（mesangiolysis）、被动型海曼肾炎（passive Heymann nephritis，PHN）和鼠类狼疮肾炎等]，通过受体竞争性结合或 LTD4 合成抑制引起的 LTD4 急性拮抗作用导致实验动物的 GFR 显著增加[477]。Kf 降低是免疫损伤性肾小球的特征，因此改善 GFR 的潜在主要机制在于逆转降低的 Kf 值。其他 PHN 研究中，Katoh 及其同事提供的证据表明，内源性 LTD4 不仅介导 Kf 和 GFR 的降低，且 LTD4 引起的肾小球内压升高在很大程度上会导致蛋白尿[477]。半胱氨酰白三烯与环孢素的肾毒性有关[478]。有趣的是，5-LOX 缺乏会加速同种异体肾排斥[479]。

分离出的肾小球上清液中检测到的 LTB4 的合成，在几种免疫损伤早期的肾小球中显著增强[480]。损伤肾小球中 LTB4 的细胞来源包括 PMN 和巨噬细胞。所有研究都认为 LTB4 释放具有瞬时性质，即在炎症发生后 24h 生成量便下降，这与巨噬细胞浸润（15-LOX 活性的主要来源）相吻合[481]。实验中加入 15-HPETE 共培养降低了人单核细胞系中脂多糖诱导的 TNF 表达[482]，而 HVJ- 脂质体介导的 15-LOX 转染降低了大鼠肾小球中肾损伤标志物 [如血尿素氮（BUN），蛋白尿]，同时加速了肾小球肾炎（GN）中功能性指标肾血流量（GFR）的恢复[483]。此外，FLAP 拮抗剂 MK501 可恢复急性肾小球肾炎的尺寸选择性并降低了肾小球通透性[484]。

令人惊讶的是，在损伤的最初 24h 后，LTB4 的合成会受到抑制，因为 PMN 和巨噬细胞均能够影响 LTB4 的全部合成过程，它们包含将花生四烯酸转换为 LTB4 的两种必需酶，即 5-LOX 和 LTA4 水解酶。因此，体外实验证据提示，炎症时肾小球中 LTB4 合成的主要途径是通过存在于肾小球系膜、内皮和上皮细胞中的 LTA4 水解酶将白细胞产生的 LTA4 经细胞代谢为 LTB4。因为 LTA4 到 LTB4 的转化是限速步骤，所以 LTB4 合成速率的调节可能与这些实质细胞中 LTA4 水解酶基因表达或催化活性的调节相关，而与浸润白细胞的数目无关。因为内源性肾小球细胞不表达 5-LOX 基因，所以任何情况下，白细胞都是 LTA4（初始的 5-LOX 产物和 LTB4 前体）必不可少的来源[485]。因此研究表明，

使用 PMN 特异性激活药 N- 甲酰 - 甲硫氨酸 - 亮氨酸 - 苯丙氨酸（N-Formyl-Met-Leu-Phe，fMLP）刺激 NTS 处理大鼠分离出的肾脏，其 LTB4 产量明显高于用非免疫兔血清处理的对照动物[486]。肾脏中 LTB4 的产生与肾脏髓过氧化物酶活性直接相关，这表明 LTB4 的生成和 PMN 浸润相互关联。

在外源给予 LTB4 或抑制其内源合成的研究中，LTB4 在急性和长期导致肾小球结构和功能恶化方面的作用得到了重视。轻度 NTS 所致损伤的大鼠模型中，肾脏内给予 LTB4 可见 PMN 浸润增加、肾血浆流速降低，以及 GFR 下降明显加重等，且 GFR 的下降与浸润的 PMN 和肾小球数量密切相关，而 5-LOX 的抑制则能使 GFR 保持平稳和蛋白尿消失[486]。类似地，用 5-LOX 抑制剂齐留通（zileuton）治疗的 5-LOX 基因敲除小鼠和野生型小鼠均减轻了缺血再灌注导致的肾脏损伤[487]。因此，尽管 LTB4 在正常肾脏中没有收缩血管的作用，但在早期肾小球损伤时肾脏内 LTB4 产生的增加可能会因为 PMN 的募集及其活性增强而加重白细胞依赖性肾小球灌注、GFR 的降低以及炎性损伤。

12-（S）-HETE 通过稳定 AT1 受体（AT1R）的 mRNA 和增强 Ang II 的促纤维化作用来增加培养的大鼠系膜细胞中 AT1R mRNA 和蛋白的表达[488]。研究已经证明，阻断血管紧张素 II（Ang II）的 AT1R，可以通过抑制大鼠 12-LOX 和 15-LOX 的激活而上调肾小球肾素和胎盘钙黏素（P-cadherin）的表达，从而抑制糖尿病肾脏疾病的发展[489]。I 型糖尿病中，12-LOX 和 15-LOX 的基因阻断或药理抑制作用可导致 12-（S）-HETE 产生减少、蛋白尿形成、氧化应激以及胶原沉积等[490]。最近发现在肾小球系膜细胞中，12-（S）-HETE 可通过上调 SET7（组蛋白 H3 赖氨酸 4 甲基转移酶）蛋白水平、核易位，以及增强促纤维化基因启动子的作用，增加促纤维化基因表达，并增强其启动子上允许的组蛋白赖氨酸修饰[491]。

脂氧合酶和白三烯信号通路均参与 Wistar 白化病（Wistar albino）大鼠中顺铂介导的急性肾损伤的发展[492]。肾脏移植后尿液中 12-（S）-HETE 和 15-（S）-HETE 水平与血肌酐升高水平呈正相关[493]。在代谢综合征的模型 JCR:LA- 肥胖的大鼠中，鱼油（ω-3 多不饱和脂肪酸）的补充明显减少了蛋白尿和

肾小球硬化，同时伴 5-（S）-HETE、12-（S）-HETE 和 15-（S）-HETE 等的降低[494]。含有吡喃结构域 3 炎性小体的核苷酸结合寡聚域样受体（nucleotide-binding oligo-merization domain-like receptor containing pyrin domain 3，NLRP3）促进肾脏炎症发生，并通过促炎性细胞因子 IL-β 和 IL-18 的产生导致慢性肾脏疾病[495]。二十二碳六烯酸（鱼油形式的 DHA，一种 ω-3 多不饱和脂肪酸），有抗炎作用并在多种人类炎性疾病中发挥有益作用。最近的研究表明，脂氧合酶介导的 DHA 代谢物可分解 D1，并通过抑制 NLRP3 炎性小体活化减轻高同型半胱氨酸血症时足细胞损伤[496]。

十、细胞色素 P$_{450}$ 通路

在将细胞色素 P$_{450}$（CYP$_{450}$）确定为花生四烯酸的内源性代谢产物后，许多研究调查了其在肾脏中发挥生理和（或）病理生理作用的可能性。在全动物生理学中，CYP$_{450}$ 类化合物与肽激素的释放、血管张力和体内稳态的调节等有关；在细胞水平上，其氨基酸代谢产物可调节离子通道和转运蛋白并具有丝裂原的作用（图 13-13）。

CYP$_{450}$ 单加氧酶是一种混合功能的氧化酶，以氧分子和 NADPH 作为辅因子[497,498]，将氧分子以具有区域和空间特异性的形式插入花生四烯酸分子中。经 CYP$_{450}$ 单加氧酶途径代谢的花生四烯酸，产物为 HETE 和环氧二十碳三烯酸（epoxyeicosatrienoic acid，EET）；EET 随后可以水解为二羟基二十碳三烯酸（dihydroxyeicosatrienoic acids，DHET）[497,499,500]。肾脏是各器官中 CYP$_{450}$ 活性最高的器官之一，并产生大量 CYP$_{450}$ 途径代谢产物[497,500,501]。HETE 主要通过 CYP$_{450}$ 羟化酶和 EET 形成，而 DHETs 主要通过 CYP$_{450}$ 表氧化酶（CYP$_{450}$ epoxygenase）形成[501]。羟化酶代谢产物（特别是 20-HETE 和 19-HETE）的合成主要经 CYP$_{450}$ 4A 基因家族调控[300,501]，而环表氧化酶的代谢产物产生主要是通过 2C 基因家族[497,502]。肾脏中也表达了一种 2J 家族（一种活性表氧化酶）的成员[503]。

CYP$_{450}$ 酶类主要定位于血管系统和肾小管[300]。4A 家族羟化酶在肾小球、入球小动脉、近端小管、髓袢升支粗段及致密斑等中表达[504]。

2C 和 2J 表氧化酶家族在近端小管和收集管中表达最高[503,505]。将表达 CYP$_{450}$ 蛋白的离体肾单

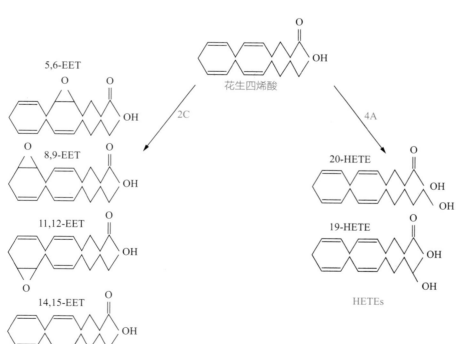

◀ 图 13-13　花生四烯酸的 CYP$_{450}$ 代谢途径
EET. 环氧二十碳三烯酸；HETE. 羟基二十碳四烯酸

5,6-EET

8,9-EET

11,12-EET

14,15-EET

EETs

花生四烯酸

2C

4A

20-HETE

19-HETE

HETEs

位与花生四烯酸共同培养时，可检测到 CYP_{450} 途径的代谢产物产生。20-HETE 和 EET 均在入球小动脉[506]、肾小球[507] 和近端小管[508] 处产生。20-HETE 是髓袢升支粗段和髓袢旁的直小血管周围的周细胞（pericyte）产生的 CYP_{450} 系代谢产物[507]，而 EET 主要是集合管产生的 CYP_{450} 系代谢产物[509]。

肾脏中表氧化酶和羟化酶代谢产物的产生受激素和生长因子（包括 Ang II、内皮素、缓激肽、甲状旁腺激素和表皮生长因子等）的调节[300, 498, 502]。饮食中盐摄入量的变化也可调节 CYP_{450} 的表达和活性[510]。单侧肾切除术、糖尿病和高血压等也可导致 CYP_{450} 代谢产物产生的改变[300, 499]。含甘油的表氧化酶代谢物是内源性产生的，并可作为大麻素受体的高亲和力配体，提示这些化合物可能是一种内源性大麻素[511]。

（一）血管系统

1. 20-羟基二十碳四烯酸（20-HETE）

20-HETE 可收缩大鼠和犬的肾动脉和入球小动脉[506]，也可以舒张兔的肾小动脉。其血管收缩作用与膜去极化和细胞内钙的持续升高有关。20-HETE 在平滑肌细胞中产生，其收缩入球小动脉的作用通过酪氨酸激酶和 ERK 依赖性机制使 K_{Ca} 通道关闭所实现（图 13-14）。最近的研究表明，由 20-HETE 引

起的高血压可介导糖尿病肾脏疾病的发生[512]。

CYP_{450} 途径的花生四烯酸代谢产物与一氧化氮（NO）之间也存在着相互作用。NO 可以抑制肾血管平滑肌（vascular smooth muscle，VSM）细胞中 20-HETE 的形成。NO 在前肾小球血管系统中的血管舒张作用很大一部分似乎是由其抑制 20-HETE 血管收缩作用介导的。并且 20-HETE 的形成受到抑制时升压反应减弱，而 NO 合酶受到抑制时肾血流量降低[513, 514]。

2. 环氧化物

与 CYP_{450} 羟化酶途径的代谢产物不同，CYP_{450} 表氧化酶的催化产物具有增加肾血流量和 GFR 的作用[300, 498, 502]。11,12-EET 和 14,15-EET 可不依赖 COX 活性舒张前肾小球小动脉，而 5,6-EET 和 8,9-EET 则有依赖 COX 的血管舒张或血管收缩作用[515]。这些 COX 依赖性效应可能是由 COX 将 5,6-EET 和 8,9-EET 转化为 PG 或血栓素样化合物介导的[516]。EET 主要在内皮细胞中产生，并对相邻的平滑肌细胞发挥血管活性作用。现已经提出 EET，特别是 11,12-EET，可在肾微循环中作为一种内皮源性超极化因子（endothelium-derived hyperpolarizing factor，EDHF）[502, 517]。EET 通过诱导 cAMP 依赖性蛋白激酶 C 刺激 K_{Ca} 通道激活而发挥血管舒张作用。

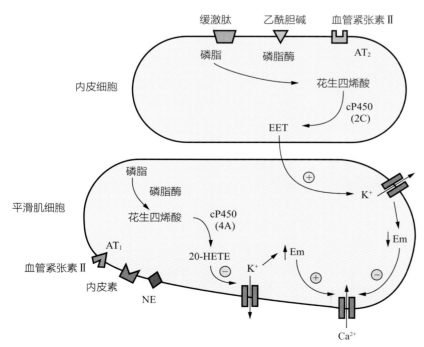

◀ 图 13-14 已提出的血管内皮细胞与平滑肌细胞来源的 CYP_{450} 花生四烯酸代谢产物之间调节血管紧张度的相互作用

EET. 环氧二十碳三烯酸；HETE. 羟基二十碳四烯酸；NE. 去甲肾上腺素

CYP$_{450}$ 代谢产物可作为第二信使或作为调节因子介导激素和旁分泌因子发挥作用。ADH 不仅可以增加肾脏 CYP$_{450}$ 代谢产物的生成[518]，还可以增加胞内钙离子含量。而使用 EET 则可以对体外培养的肾系膜细胞进行扩增[518]。由于 20-HETE 具有介导血管收缩效应的可能，而 EET 能抵消血管收缩，所以 CYP$_{450}$ 也可能调节内皮素 1 引起的肾脏血流动力学改变[502, 519]。20-HETE 的形成并不影响 ET-1 促进肾血管平滑肌细胞内钙瞬变的能力，但是似乎增强了钙离子通过电压敏感通道时电流的持续性升高。

CYP$_{450}$ 代谢产物也介导了 Ang Ⅱ 对肾血管的作用。AT$_1$ 受体拮抗剂存在的情况下，Ang Ⅱ 对兔入球小动脉产生内皮依赖性的血管舒张作用，这种作用依赖于 AT$_2$ 受体激活的 CYP$_{450}$ 表氧化酶代谢物的产生[520]。在完整的 AT$_1$ 受体的作用下，Ang Ⅱ 会通过内皮依赖性机制增加离体的前肾小球小动脉 20-HETE 的释放[521]。Ang Ⅱ 的血管收缩作用部分是 20-HETE 介导的使钙离子通道（K$_{Ca}$）抑制的结果，即钙离子通过电压敏感通道的流入而使细胞内钙浓度持续增加。在已去除内皮的大鼠肾小叶小动脉中，抑制 20-HETE 的产生可使对 Ang Ⅱ 的血管收缩反应降低 50% 以上[521]。

3. 自身调节

经 CYP$_{450}$ 途径的花生四烯酸代谢产物已被证明参与肾血流量的自身调节。当犬的弓状动脉中的 PG 生成受阻时，加入花生四烯酸可增强肌源性反应，而加入 CYP$_{450}$ 抑制剂时肾血流量的自动调节也受到抑制[300, 500]。类似地，在大鼠近髓组织中，选择性阻滞 20-HETE 的形成显著降低了入球小动脉对灌注压升高时发生的血管收缩反应性，而表氧化酶活性的抑制则使血管收缩反应增强[522]。这表明 20-HETE 参与了入球小动脉的自身调节，而在肾灌注压增高时，具有血管舒张作用的表氧化酶代谢物的增加则削弱了血管收缩作用。体内研究还显示 20-HETE 参与这种肾血流量自身调节的机制是对灌注压升高的反应[523]。缓激肽诱导的出球小动脉的血管舒张作用部分是由该血管段直接释放 EET 所介导。另外，缓激肽诱导肾小球释放 20-HETE 可以调节 EET 介导的血管舒张[524]。20-HETE 的产生不足会通过减弱髓质血流而加剧缺血性肾损伤[525]。

4. 管球反馈

CYP$_{450}$ 代谢物可能也参与管球反馈[300]。如前所述，入球小动脉和致密斑均产生 20-HETE，研究提示，HETE 可能作为致密斑释放的调节管球反馈的介质或作为第二信使在致密斑释放调节因子（如腺苷或 ATP）调控入球小动脉中发挥作用[526]。20-HETE 也可能调节肾内血流分布[527, 528]。另外，还有证据表明，存在"连接小管 – 肾小球反馈（connecting tubule–glomerular feedback）"机制，即与入球小动脉毗邻的连接管节段中钠的重吸收增加，导致花生四烯酸的释放增加，从而导致 EET 和血管舒张性 PG 的产量增加，随后这些活性物质扩散到邻近的入球小动脉并使其扩张[529]。

5. 肾小管

20-HETE 和 EET 都能抑制小管对钠的重吸收[300, 498]。肾皮质间质灌注非选择性 CYP$_{450}$ 抑制剂 17-ODYA 可增加肾乳头血流量、肾间质静水压和钠排泄等，而不会影响总肾血流量或 GFR。高盐饮食的大鼠肾环氧合酶 2C23 的表达及 EET 的产生和尿中排泄量增加，同时肾皮质中 20-HETE 的产生减少[497, 510]。14,15-EET 也被证明可抑制肾素的分泌[530]。克霉唑是一种相对选择性的表氧化酶抑制剂，可诱导高盐饮食大鼠出现高血压，提示其在调节血压中起一定作用[510]。

（1）近端小管：哺乳动物肾脏中，近端小管的 CYP$_{450}$ 浓度最高，而 COX 和 LOX 的活性最低[497]。产生 19-HETE 和 20-HETE 的 CYP$_{450}$ 4A 羟化酶家族在哺乳动物近端小管中高度表达[314]，同时催化 EET 形成的 2C 和 2J 家族也在近端小管中表达[497]。研究证明 EET 和 20-HETE 均在近端小管中产生，并调节钠在近端小管的重吸收。

对离体灌注近端小管的研究表明，20-HETE 能抑制钠的转运，而 19-HETE 刺激钠的转运，提示 19-HETE 可能是 20-HETE 的竞争性拮抗剂[508, 531]。给予 EET 可抑制近端小管细胞原代培养物[532] 和 LLC-PK1 细胞（一种具有近端小管特征的来自猪肾脏的未转化的永生化细胞系）中阿米洛利（amiloride）敏感的钠转运[533, 534]。

20-HETE 可以通过甲状旁腺激素（parathyroid hormone，PTH）、多巴胺、Ang Ⅱ 和表皮生长因子（epidermal growth factor，EGF）等实现激素样抑制

近端小管处的重吸收。尽管尚未完全阐明 20-HETE 的抑制机制，但有证据表明它可以通过蛋白激酶 C 依赖性途径使 Na^+-K^+-ATP 酶的 α 亚基磷酸化来抑制 Na^+-K^+-ATP 酶活性[535, 536]。

EET 还可以作为 EGF 在近端小管的第二信使[537]。虽然 CYP_{450} 途径的 AA 代谢产物调节近端小管重吸收的机制尚未完全阐明，但这些代谢产物可能涉及对腔内转运蛋白（NHE3）和基底外侧转运蛋白（Na^+-K^+-ATP 酶）的调节[532, 535]。CYP_{450} 代谢产物也可能参与调节压力 - 利尿反应中的近端小管部分[538]。值得注意的是，源自近端小管的肾内多巴胺可诱导 EET 的产生，如果在基因水平上抑制 EET 的产生，那么多巴胺介导的利尿和利钠作用则被抑制[539]。

(2) 髓袢升支粗段（TALH）：另外，20-HETE 可作为第二信使调节 TALH 处的转运。其在原位产生[504]，并通过直接抑制转运蛋白和阻断 70-pS 的顶端 K^+ 通道来抑制 Na^+-K^+-Cl^- 的共转运[540]。另外，20-HETE 也被认为参与介导 Ang II[541] 和缓激肽[542] 对 TALH 处转运的抑制作用。

(3) 集合管：集合管中的 EET 和（或）其二醇代谢物可抑制血管升压素的渗透压调节效应及该段钠的转运[509, 543]。运用膜片钳技术的研究表明，皮质集合管中的上皮钠通道（eNaC）活性被 11,12-EET 抑制[544, 545]。使用选择性敲除 CYP2C44（肾脏中主要的表氧化酶）的小鼠研究证实，EET 可调节 eNaC 的活性，且 EET 的产生部分受集合管 EGF 受体的激活和 ERK1/2 激活介导[546-549]。此外还发现集合管中 20-HETE 与钠的昼夜节律调节之间存在有趣的关联[550]。

（二）在急慢性肾脏疾病中的作用

EET 促进大鼠系膜细胞增殖首次直接证明了花生四烯酸经 CYP_{450} 途径的代谢产物是细胞有丝分裂原[551]。在培养的兔近端小管细胞中，CYP_{450} 抑制剂减弱了 EGF 刺激的近端小管细胞增殖[537]。在 LLCPKcl4 中，EET 被认为是一种有效的有丝分裂原、细胞螯合剂和 EGF 信号转导的第二信使等。14,15-EET 介导的信号传导和有丝分裂依赖于 EGF 受体的反式激活，这种作用由金属蛋白酶依赖性肝素结合（heparin-binding，HB）-EGF 的释放所介

导[552]。除 EET 外，20-HETE 会增加胸苷在大鼠近端小管及 LLC-PK1 细胞[553] 和血管平滑肌细胞[554] 的原代培养物中的利用。EET 也是一种促血管生成因子[555]。

越来越多的证据表明，EET 的激活或使用 EET 类似物可以预防急性肾损伤[556-558]。相反，抑制 20-HETE 对急性肾损伤（AKI）有益[559]。

在糖尿病肾脏疾病等慢性肾脏损伤模型和 5/6 肾切除的模型中，EET 也可能具有保护作用[560, 561]。在单侧输尿管梗阻模型中，通过抑制可溶性环氧化物水解酶使 EET 水平增加后炎症和纤维化减少[562]。类似的，研究发现了一种 EET 类似物可抑制放射诱导的肾纤维化的发展[563]。

（三）在高血压中的作用

越来越多的证据表明，在各种高血压模型中，CYP_{450} 途径的花生四烯酸代谢产物在肾脏中的产量是可变的，且阻断这些代谢产物的形成可以改变数个模型中的血压。CYP_{450} 途径的代谢产物可能同时具有促高血压和抗高血压的作用。在肾小管水平，20-HETE 和 EET 均抑制钠转运。然而，在血管系统中，20-HETE 会促进血管收缩和高血压，而 EET 是具有抗高血压特性的内皮源性血管扩张药。如果用相对选择性的表氧化酶抑制剂干预，高盐饮食的大鼠的 CYP_{450} 表氧化酶 2C23 的表达增加[564] 并进一步发展为高血压。由于 EET 具有降压特性，因此现正着力开发可溶性环氧化物水解酶（soluble epoxide hydrolase，SEH）的选择性抑制剂，即通过抑制 SEH 将活性 EET 转化为非活性代谢产物 DHET，从而增加 EET 的水平而发挥其降压作用。在 Ang II 介导的大鼠高血压模型中，已发现一种此类 SEH 抑制剂：1- 环己基 -3- 十二烷基脲可降低血压并降低肾小球和肾小管间质损伤[565]。此外，CYP2C44（肾脏中主要的表氧化酶）的基因缺失会导致盐敏感性高血压的发展[547]。

在醋酸脱氧皮质酮（deoxycorticosterone acetate，DOCA）- 盐型高血压模型中给予 CYP_{450} 抑制剂干预可预防高血压的发展[519, 566]。Ang II 刺激肾脏循环中 20-HETE 的形成[567]，并且 20-HETE 合成的抑制减弱了 Ang II 介导的肾脏血管收缩[521, 568] 并降低了 Ang II 引起的高血压[566]。

CYP_{450} 4A2 基因受盐调节，在自发性高血压大鼠（spontaneously hypertensive rat，SHR）中过表达[569]；且 20-HETE 和 diHETE 的产生均增加，而 EETs 的产生减少[314, 570]。针对 CYP4A1 和 CYP4A2 的 CYP_{450} 抑制剂或反义寡核苷酸可降低 SHR 中的血压[514, 571]。相反，在人体的研究发现，一种 20-HETE 合酶活性减低的 CYP4A11 变体与高血压有关[572]。

在 Dahl 盐敏感性大鼠（Dahl salt-sensitive rat，Dahl S）中，盐负荷引起的压力性利钠发生了变化，因此肾脏需要更高的灌注压才能排泄与血压正常的耐盐性（Dahl R）大鼠相同数量的钠[300, 497, 498]，其部分原因是由于灌注压升高导致 TALH 处的钠的重吸收增加。相对于 Dahl R 大鼠，Dahl S 大鼠的外髓和 TALH 中 20-HETE 的产生和 CYP4A 蛋白的表达减少，这与 20-HETE 抑制 TALH 处的转运作用相一致。此外，Dahl S 大鼠不会因盐负荷而增加 EET 的产生。

研究表明，Ang Ⅱ 作用于肾血管内皮细胞上的 AT_2 受体以释放 EET，从而可能抵消 AT_1 诱导的肾血管收缩作用并影响压力性利钠作用[515, 573, 574]。AT_2 受体敲除的小鼠会发生高血压[575]，这与压力性利钠作用的减弱、肾血流量及 GFR 的降低和肾脏中 20-HETE 的产生缺陷等相关[575]。也有证据表明，多巴胺的利钠作用是由 EET 和 20-HETE 介导的[539, 576]。

近来研究发现，sEH 是通过介导 EET 代谢为非活性 dHETE 以调节血压的主要酶类。这引起了研究者的广泛兴趣。Ang Ⅱ 能诱导血管系统中的 sEH 产生，进而有可能通过增加 EET 途径的代谢而促高血压发生[577]。现正在逐步开发更具选择性的 sEH 抑制剂，并已在许多高血压实验模型中验证了其具有有效降低血压的效用[578]。

第二篇

体液平衡失调

Disorders of Body Fluid Volume and Composition

第14章

钠平衡紊乱
Disorders of Sodium Balance

Itzchak N. Slotki　Karl Skorecki　**著**

黄燕如　于双艳　**译**

郑　丰　**校**

钠（Na⁺）和水的平衡及其在人体不同体腔的分布是维持体液稳态，特别是维持血管内容量的关键。钠和水其中之一或两者同时存在的紊乱会引起严重的后果，而且这些紊乱发生较频繁，在医院临床实践中也较常见。事实上，钠和水的失衡导致多种内外科疾病或相关并发症。钠平衡紊乱的主要临床表现为低血容量或高血容量，而水平衡紊乱表现为低钠血症或高钠血症。尽管钠和水平衡紊乱是相互关联的，但是后者将在第 15 章进行单独讨论。这一章节中，我们主要讨论钠平衡的生理和病理生理特点。由于钠主要位于细胞外，这一章也将讨论细胞外液（ECF）容量稳态的变化。

一、生理特点

人体 60% 由包含溶质的液体组成，而这些液体可以分成 ECF 和细胞内液（ICF）。因为水通过膜两侧的渗透压力可以自由通过细胞膜，所以溶质与水的比值在 ICF 和 ECF 是基本相等的。然而，ICF 和 ECF 中溶质的组成差别很大，如图 14-1 所示。ECF 中主要的阳离子是 Na⁺，其他阳离子为钾（K⁺）、钙和镁。相比之下，ICF 中主要的阳离子是 K⁺。ECF 中的阴离子是氯离子（Cl⁻）、碳酸氢根和血浆蛋白（主要为白蛋白），而 ICF 的电中性是由磷酸盐和有机分子的负电荷维持的。ICF 和 ECF 的阳离子成分差异是由钠钾三磷酸腺苷酶（Na⁺-K⁺-ATP 酶）维持的，该酶与细胞膜的钠和钾电导途径协同调节离子流动。

水在膜上的自由运动保证了 ECF 和 ICF 的渗透压是相同的。但是，由于细胞内钾盐的含量大于细胞外钠盐的含量，所以细胞内容积更大。水在体腔的进出取决于"有效渗透压"或张力，因此，如果

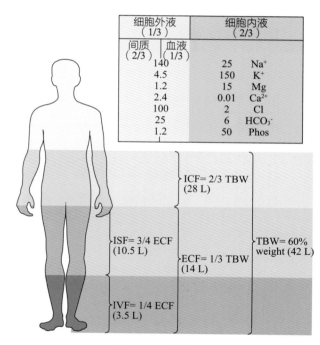

▲ 图 14-1　人体体液组成

这是人体电解质组成分布示意图（上图）和体液容量分布示意图（下图）。在上图中，电解质浓度单位为 mmol/L；细胞内的浓度是从肌肉中获得的数值。在下图中，阴影区域表示了每一部分占体重的比例。在正常体型个体中，身体总含水量约占体重的 60%。因为脂肪组织含水量较低，所以肥胖个体中水 / 总体重比值较低。每一部分的相对体积以分数形式表示；括号内显示了 70kg 成人各部分的绝对体积（单位为升）。ECF. 细胞外液；ICF. 细胞内液；ISF. 间质液体；IVF. 血管内液；TBW. 全身水（引自　Verbalis JG: Body water osmolality.In Wilkinson B, Jamison R, editors: *Textbook of nephrology,* London: Chapman & Hall; 1997: pp 89–94. Reproduced with permission of Hodder Arnold.）

ECF 的张力上升（如由于 Na^+ 过量），水将从 ICF 转移到 ECF，以恢复其张力。另外，加入无溶质的水会导致所有体液的渗透压和张力按比例下降（详细讨论见第 10 章和第 15 章）。泵机制制约 Na^+ 转移到 ECF，加上 ECF 和 ICF 之间的渗透平衡，确保了 ECF 体积主要是由体内 Na^+ 的总量决定。然而，由于近些年对于皮下 Na^+ 池的识别，当渗透平衡时这部分 Na^+ 不参与水的移动，所以对于如下所述 ECF 容量的调节不会产生相等的反应。近期研究表明，与通过增加水的消耗来平衡盐负荷从而维持渗透平衡以应对盐过量这一传统模式相反的是，在人体实验中随着糖皮质激素和盐皮质激素波动的影响，长期增加钠的摄入量增加了水潴留。在小鼠模型的平行试验中，水潴留是因为髓质尿素和尿素转运的增加[1, 2]。

为了保持 ECF 和 ICF 的稳定性，从而保证血流动力学稳定，细胞体积和溶质组成这些参数即使发生微小变化也会被许多传感机制检测到。这些感应信号会激活神经和体液因子，进而调节尿钠和水的排泄，以恢复体液平衡（图 14-2）。ECF 容量的稳定可确保高度的循环稳定性，而 ICF 容量的稳定可防止脑细胞出现显著的肿胀或萎缩。

（一）钠平衡

Na^+ 平衡是指摄入（饮食或补充液体）和排出（肾脏、胃肠道、出汗和呼吸）之间的差异。在稳定状态下的健康人中，饮食摄入与尿液中 Na^+ 的排出量密切相关。因此，长期低钠饮食（20mmol/d 或 $\approx$ 1.2g/d）的人在稳定状态下，尿液中排出 Na^+ 的量也同样低（减去肾外损失）。相反，高钠饮食（200mmol/d 或 12g/d）的情况下，尿液中排泄的 Na^+ 约 200mmol。这种平衡的任何变化都会导致感觉和效应机制的激活，这将在下文中进行讨论。实际上，在神经和体液因子的控制下，细胞外液容量在允许范围内的任何变化都会被感知，并转化为 Na^+ 排泄的相应变化。Na^+ 的排泄主要通过肾脏，但也有少部分通过粪便和汗液排出。

根据传统的双室模型，机体钠平衡和 ECF 容量分配是基于可交换和具有渗透活性的 Na^+。对于调节 ECF 容量的传入感知和传出效应机制的正常功能，血管内和血管外 ECF 组分的完整性至关重要[3]（图 14-2）。虽然这两个室中小的非胶体电解质溶质的组成大致相等（略有差异是由于 Gibbs-Donnan 效应），胶体渗透颗粒（主要是白蛋白和球蛋白）的浓度在血管内较高。跨毛细血管静水压和胶体渗透压梯度（Starling 力）之间的平衡有利于液体从血管内渗出到组织间质。然而，淋巴液通过胸导管从间质又转移到血管内。净效应是将血管中的液体量恢复并维持在总 ECF 体积的 25%（相当于 3.5L 血浆）；其余 75% 存在于组织间质内（相当于一名 70kg 重的人的 10.5L，图 14-1）。ECF 容量的恒定

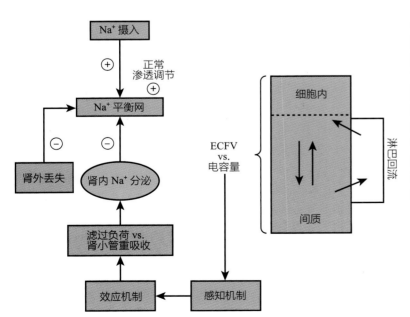

◀ 图 14-2　传统人体钠平衡的双室模式和细胞外液容量（ECFV）是基于可交换性和具有渗透活性的 Na^+ 分配的。在正常渗透调节情况下，细胞外 Na^+ 含量是 ECFV 的主要决定因素。整体 Na^+ 稳态取决于排出量（肾外的和肾的）和摄入量之间的平衡。肾脏 Na^+ 分泌是由滤过负荷和小管重吸收之间的平衡决定的。后者的平衡受到效应机制的调节，反之，效应机制也对监测 ECFV 和电容之间关系的传感机制做出反应。在大鼠中，高盐饮食导致皮肤间质内高渗钠积累，引起毛细淋巴管网密度增加

性和血管内、间质之间液体的适当分配对于维持血流动力学的稳定性至关重要。特别是，血管内容量与总血管容积的关系是左心室充盈量的主要决定因素，因此，也是心排血量和平均动脉压的主要决定因素。

最近，传统的双室容积调节模型（即血管内和间质的空间处于平衡状态）受到了质疑。现在看来，Na^+ 可以结合并储存在间质部位的蛋白多糖上，在那里 Na^+ 的渗透活性降低，在此基础上，阐明了一种新的容积调节机制[4-11]。在高盐饮食的大鼠中，发现了这种独特结合的 Na^+ 可导致皮下间质高渗和系统性高血压[8]。这种高渗是由巨噬细胞感知的[5]，然后产生一种血管生成蛋白，即血管内皮生长因子 C（VEGF-C）。进而 VEGF-C 引起毛细淋巴管的数量和密度增加。同时，高渗透压下的巨噬细胞表现出转录因子张力反应增强结合蛋白（TonEBP）的激活。已知该因子在肾髓质[12]等其他高渗环境中能够激活渗透保护基因。此外，VEGF-C 启动子含有 2 个 TonEBP 结合位点，并且同时上调 VEGF-C。研究证实，TonEBP 对 VEGF-C 的作用是特异性的，因为 TonEBP 的小干扰 RNA 和小鼠 TonEBP 基因的缺失，而不是非特异性的小干扰 RNA，抑制了 VEGF-C 的上调和血压的升高。此外，去除巨噬细胞或抑制 VEGF-C 信号加重了高盐饮食诱导的高血压[5]。并且，VEGFR3，一种阻断淋巴内皮 VEGF-C 受体 3 的抗体，可选择性地抑制巨噬细胞所致皮肤淋巴毛细血管密度增加，导致皮肤氯积聚，并引发盐敏感性高血压。表皮角质形成细胞过表达可溶性 VEGFR3 的小鼠出现皮肤淋巴毛细血管发育不良，皮肤中 Na^+、Cl^-、水潴留和盐敏感性高血压增加[13]。高盐饮食也导致皮肤渗透压升高并高于血浆水平。此外，在相对顽固性高血压的人群中，发现 VEGF-C 水平升高[5]，同时皮肤 Na^+ 浓度与慢性肾脏病时出现的左心室肥厚相关[14]。这些数据与 VEGF-C 在容量超负荷时向血管内重分布、引起高血压恶化的作用一致[15]。

有趣的是，与正常盐饲料喂养的动物相比，从高盐饲料喂养的动物中分离出来的小鼠皮肤的小动脉而不是肌肉的小动脉，对 10^{-10}mol/L 以上浓度的血管紧张素 Ⅱ（Ang Ⅱ）和高剂量（$10^{-5}\sim10^{-4}$mol/L）的去甲肾上腺素的收缩敏感性增加。最近报道了一项特别的人类研究，是关于火星探险队的宇航员。他们每天摄入的盐量固定在 6g 或 12g，各持续 35 天（见 Titze 等发表的文献[16]）。不论是 6g 还是 12g 盐，24h 的尿液采集数据显示，宇航员在预期的 6 天内都达到了摄入和排出之间的平衡。同时，体重、ECF 水也发生了预期中的早期变化，并与尿醛固酮水平呈相反的关系。但全身 Na^+ 变化却延迟至 7 天后出现，3 周后血压才达到新的稳定状态。此外，12g 盐饮食后血压在接下来的 4 周内持续升高，而体重和 ECF 起初时升高而后下降。在此期间，尽管保持高盐摄入，尿醛固酮水平并没有变化，体内总 Na^+ 已下降至原来的水平。从这些数据看，醛固酮和 Na^+ 潴留的内在节律似乎以 30 天或更长的周期存在，而与盐摄入量无关。综上所述，所有这些结果清楚地表明，皮肤存在一个高渗的间质液室。其中巨噬细胞通过 TonEBP 和 VEGF-C/VEGFR-3 介导调节皮肤淋巴毛细血管功能，清除间质局部电解质，维持局部平衡，最终影响血压[13]。皮肤间质伴有产生重要阻力的反应性毛细血管前小动脉，其反应性增强可增加外周阻力，在盐敏感性高血压中产生不依赖于肾脏的促进血压升高的作用[17, 18]。

图 14-3 总结了 Na^+ 平衡的新型三室模型。读者还可参阅近期的一篇综述[16]。

（二）有效动脉血容量

要了解调节 ECF 容量的机制，首要的是理解有效动脉血容量（EABV）为动脉血液系统 ECF 中有效灌注组织的那部分容量，从生理学角度而言是影响动脉压的 EABV。EABV[19] 决定颈动脉窦和肾小球入球小动脉压力感受器的灌注量。灌注压（或拉伸）的任何变化都会引起适当的代偿反应。EABV 常常与实际 ECF 容量相关，且与体内 Na^+ 总量成正比。这说明 Na^+ 平衡的调节与 EABV 的维持密切相关。Na^+ 过量通常导致 EABV 增加，反之亦然。但是，在某些情况下，EABV 与实际血容量没有很好的相关性（见表 14-5）。如心力衰竭（HF），心排血量的减少导致压力感受器的灌注压降低，下降的 EABV 就被感知，导致肾 Na^+ 潴留和 ECF 容量增大。最终结果是 EABV 下降的情况下血浆和 ECF 总量增加。在心室内充盈压升高时，血浆容量在一定程度上适当增加，通过增加心肌拉伸改善心室收缩

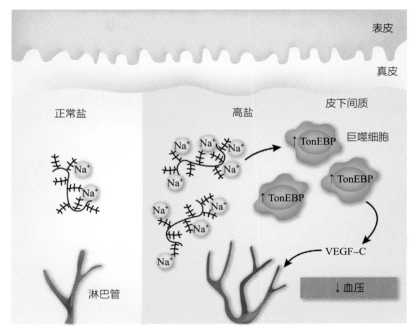

◀ 图 14-3　机体电解质平衡与血压稳态新模型

皮下增加的 Na^+ 能够调节淋巴管生成和血压。在摄入高盐后，渗透调节失活的 Na^+ 在皮肤间质积累，并结合蛋白多糖。巨噬细胞积聚于皮下部分，并且增加了间质的张力反应增强结合蛋白（TonEBP）的表达。TonEBP 通过巨噬细胞使 VEGFC 基因活化，增加血管内皮生长因子 C 的分泌。进而增加毛细淋巴管的密度，降低血压对高盐的反应。TonEBP. 张力反应增强结合蛋白；VEGF-C. 血管内皮生长因子 C（修改自 Marvar PJ, Gordon FJ, Harrison DG. Blood pressure control: salt gets under your skin. *Nature Medicine*. 2009;15:487-488.）

力，从而提高心排血量、恢复系统血压和压力感受器灌注。然而，这种反应同时也是一种不良调节，因为升高的动脉内压促进液体从血管进入组织，从而导致外周和肺水肿。

在心力衰竭时，EABV 取决于于心排血量，然而这两个参数并不一致。如动静脉瘘，当心排血量与通过动静脉瘘的血流量成比例上升时，上述 2 个参数就出现了不一致。动静脉瘘短路分流了灌注组织的毛细血管的血液。因此，EABV 不会随着心排血量的上升而上升。同样，系统性血管阻力（SVR）的降低（与心排血量一样，都是血压的决定因素）会导致血压和 EABV 的降低。

心排血量和 EABV 呈相反方向变化的另一种情况是晚期肝硬化伴腹水。ECF 容量因腹水而升高，而血浆容量因内脏静脉循环中的液体积聚而升高，内脏静脉循环中血管扩张但血流缓慢。尽管动静脉分流术可能会引起心排血量略有增加，但明显的外周血管扩张会导致全身血管阻力下降，EABV 和血压降低。当 EABV 降低时，肾灌注受损；在激素的影响下，如肾素、去甲肾上腺素和抗利尿激素 [或精氨酸升压素（AVP）]（在感觉到低血容量时释放），Na^+ 和水潴留会随之发生（见"传出支：维持有效动脉血容量的效应机制"部分）。

总而言之，EABV 是一个无法测量的组织灌注指数，通常（但不总是）反映实际的动脉血容量。因此，EABV 可作为器官灌注的一个功能性参数。

通常 EABV 降低的诊断标志是肾钠潴留，尿钠（U_{Na}）水平低于 $15\sim20mmol/L$。但有以下例外情况，如利尿剂治疗或内源性肾小管疾病或损伤引起肾 Na^+ 排出增加，尽管 EABV 较低，但 U_{Na} 相对较高。相反，选择性肾或肾小球缺血（如双侧肾动脉狭窄或急性肾小球损伤）可被误解为肾前性灌注不足，往往伴有肾 Na^+ 潴留（低 U_{Na}）。

（三）有效动脉血容量的调节

EABV 的调节可分为传入感知和传出效应两个阶段。感知低 EABV 存在的机制很多，他们都旨在刺激肾 Na^+ 潴留。

1. 传入支：有效动脉血容量的感知

容量感受器位于循环的关键点（表 14-1）。每个感受器都反映了整体循环功能的一个特定特征，因此心房和心室感受器可以感知心脏充盈，动脉感受器感知心排血量，而肾脏、中枢神经系统（CNS）和胃肠道（GI）感受器则分别监测肾脏、大脑和肠道的灌注。通过血管壁的物理变化（如拉伸或张力）来监测容量是其常见的机制。具体机制尚未完全阐明，但机械传感的过程可能依赖于血管壁的传入感觉神经末梢和内皮细胞的激活。内皮细胞的信号转导机制包括牵张激活离子通道、细胞骨架相关蛋白

表 14-1　感知有效动脉血容量区域变化的机制

心脏充盈感受器
• 心房感受器
－神经通路
－体液通路
• 心室感受器
• 肺感受器
心排血量感受器
• 颈动脉和主动脉压力感受器
器官灌注感受器
• 肾感受器
• CNS 感受器
• GI 感受器
－肝门受体
－鸟苷肽

CNS. 中枢神经系统；GI. 胃肠道

激酶、整合素与细胞骨架的相互作用、细胞骨架与核的相互作用和活性氧的生成[20, 21]。此外，血管壁的机械拉伸和张力及循环的摩擦力或剪切应力，可导致基因表达的改变，这些改变是由反应基因上游启动子元件的特异性识别位点介导的[22, 23]。这些信号引出传出效应机制，即导致肾 Na^+ 排泄改变，以适应容量改变。

(1) 心脏充盈感受器

① 心房感受器：心房在人体容量调节中的作用已在一些实验中阐明，如浸水试验（HWI）和暴露于头向下倾斜位或非低血压性下体负压（LBNP）的实验。在 HWI 过程中，增加下肢静水压导致血管内液从外周重新分配到中央循环。结果引起中央血容量升高，导致心排血量增加，为了试图恢复正常血容量，引起 Na^+ 和水排泄迅速增加[24]。相反，LBNP 导致血液重新分配到下肢，从而在不影响动脉压力、心率或心房直径的情况下降低中心静脉和心脏的充盈压力。Na^+ 和水潴留的发生不伴肾血浆流量（RPF）的改变[25]。

HWI 诱导 Na^+ 和水利尿的另一个（可能更主要的）机制是水的外部静水压降低流经腿部毛细血管壁的静水压梯度导致液体从间质向血管内转移。由此产生血液稀释，引起胶体渗透压（COP）下降[26, 27]。血液稀释和中心性高血容量的综合作用，

通过心房牵张，引起神经和体液变化，导致随后利尿和利钠的发生。

第一，神经通路。心房有 2 种神经受体，A 型和 B 型。它们被认为是运行在迷走神经中的小髓纤维的分支末端。心房充盈和牵张只能增加 B 型受体活性[28]。推测激活信号沿着脑神经IX和X传递到下丘脑和髓质中心，在此启动一系列反应，抑制 AVP 释放（左心房信号）[29]，选择性减少肾而非腰交感神经放电[30, 31]，并降低外周毛细血管前后阻力及血管张力。相反，中心静脉压和心房容积降低时刺激肾交感神经激活（RSNA）[32, 33]。

上述反应发生于急性心房牵张，而慢性心房牵张导致神经反应适应并下调[33]。心脏神经只对恢复 Na^+ 平衡状态至关重要，而对急性容量衰竭时的肾反应无影响[34]。例如，在人心脏移植后，一个心脏去神经的自然模型，没有观察到慢性容量扩张对肾素 – 血管紧张素 – 醛固酮（RAAS）系统的抑制[35]。

第二，体液通路。即使心脏去神经后，由于心脏来源的利尿钠肽（NP）的存在，心房扩张引起的利钠和利尿也会得以维持[36, 37]。NP 家族由心房 NP（ANP）、脑 NP（BNP）、C 型 NP（CNP）、树眼镜蛇（dendroaspis）NP（DNP）和肾利钠肽组成。尽管它们的结构非常相似，但每一个都由不同的基因编码，并且具有不同的功能[38-41]，这些功能有所重叠。我们将在后面详细讨论 NP 的功能及其与其他激素的相互作用。（见"传出支：维持有效动脉血容量的效应机制"部分和第 11 章）。本节仅讨论 NP 刺激的传入机制。

动物和人体的实验提示，心房牵张或压力急性增加会导致 ANP 的快速释放。这一过程包括通过跨膜丝氨酸蛋白酶 corin，以序列特异性方式将预先形成并储于心房颗粒中的激素原裂解为成熟的 28- 氨基酸 C- 末端肽[42]。激素的释放分两步进行，第一步是心肌细胞依赖钙敏感钾通道蛋白从肌细胞到细胞间隙释放 ANP。第二步是激素以不依赖于钙的方式从细胞间转移至心房腔[43]。ANP 释放的传入机制受以下因素激活，包括血管内容量扩张、仰卧位、HWI、生理盐水输注、运动、Ang II、心动过速和心室功能障碍[44, 45]。相反，限钠、应用呋塞米或 LNBP 介导的中心静脉压降低引起的容量减少会导致血浆 ANP 下降。

与心房压力的急性变化对 ANP 释放的影响相反，该肽在血浆容量的长期调节中的作用很小。例如，尽管增加口服盐负荷与相应更高的基线血浆 ANP 水平有关，但只有增加静脉（非口服）盐负荷才会引起 ANP 水平升高[46]。此外，在给予静脉或口服盐负荷的人群中，ANP 水平的变化与尿钠排泄程度之间没有相关性[47, 48]。急性和慢性 Na^+ 负荷、血浆 ANP 水平和尿钠排泄之间的相反关系在 ANP 基因敲除小鼠中得到了很好的证实。与野生型小鼠相比，敲除小鼠对急性 ECFV 扩张的利钠反应减弱。然而，在高钠或低钠饮食喂养 1 周后，敲除型小鼠和野生型小鼠之间的 Na^+ 和水的累积排泄量没有差异。两种小鼠之间的唯一差别在于升高的平均动脉压的程度。通过破坏 ANP 或其受体鸟苷酸环化酶 A（GC-A）的基因进行的进一步实验表明，该系统在维持正常血压和调节心肌肥大方面具有重要作用[49]。

与 ANP 相比，NP 家族的其他成员似乎不参与 Na^+ 排泄的生理调节过程[38, 50]。

② 心室和肺感受器：目前发现在心室、冠状动脉、主肺动脉及其分支[51] 和肺间质的肺旁毛细血管[52] 中存在容量感受器，但在肺内循环中没有[53]。这些感受器显然是通过调节交感神经系统（SNS）和 ANP 介导心率和 SVR 的反射变化。麻醉犬的冠状动脉压力感受器反射似乎也是如此，通过这种反射，冠状动脉压力变化导致腰肾交感神经放电的改变，冠状动脉反应比颈动脉和主动脉压力感受器慢得多[54]。然而，犬的心室和肺感受器可以感受血容量变化引起的左心室压力升高，反射性地抑制血浆肾素活性（PRA）[55, 56]。

(2) 心排血量感受器：目前所描述的感受器位于能感受到血循环充足与否的低压位置，这可能对于防止过度容量扩张和随之而来的心力衰竭更为重要。另外，动脉高压感受器更倾向于监测低心排血量或全身血管阻力，表现为血管树充盈不足（如 EVBA 不足）影响动脉压[19] 和肾脏 Na^+ 潴留。这些高压感受器位于主动脉弓、颈动脉窦和肾血管中。

颈动脉和主动脉压力感受器：在血管中膜颈动脉压力感受器含有大量的弹性组织，使血管壁高度扩张以适应腔内压力的变化，从而促进刺激强度传入到感觉神经末梢。平均动脉压升高引起这些感

觉末梢去极化，继而产生动作电位。瞬时受体电位香草样受体（TRPV）可能介导这一过程[57]。压力感受器的传入信号在延髓孤束核（NTS）进行整合[58]，导致全身和肾交感神经活性（RSNA）的反射改变，并在较小程度上释放 AVP。在 NTS 中，压力感受器的反射调节由内源性大麻素 CB（1）受体的激活介导，通过 5- 羟色胺 1A 型（5-HT1A）受体引起内源性大麻素的释放[59-61]。相反，低血容量诱导 NTS（A_1）腺苷受体激活，可能是整合于 NTS 中的交感神经抑制反射的负反馈调节器[62]。颈动脉压力感受器的一个重要附加功能是维持足够的脑灌注。主动脉压力感受器的调节效应与颈动脉压力感受器相似。最后，研究表明犬的肺动脉和颈动脉压力感受器反射之间存在相互作用[63]。

(3) 器官灌注感受器

① 肾感受器：肾脏不仅是需要调整 Na^+ 排泄信号的主要效应靶点，而且在通过局部交感神经支配容量稳态的传入感知中起着中心作用。然而，尽管对 EABV 的肾传感机制有相当多的了解，肾感受器的分子特性和确切细胞定位仍不清楚[61]。Kopp 及其同事强调了肾交感传入和传出活动与中央动脉压力感受器之间的整体关系[64]。他们的研究显示，高钠饮食会增加传入 RSNA，进而减少传出 RSNA 并导致尿钠增加。大鼠高 Na^+ 饮食后，采用背根切断术去除肾脏传入神经，导致动脉压力反射对传出 RSNA 活性抑制的丧失，平均动脉压升高。而正常 Na^+ 饮食的动物，动脉压力感受器功能正常。因此他们得出结论，动脉压力反射功能在缺乏传入 RSNA 的情况下，增加传出 RSNA，导致 Na^+ 潴留和高血压。RSNA 在 Na^+ 调节中的作用将在本章后面进一步讨论（见"神经机制：肾神经和交感神经系统"部分）。

肾传感水平取决于感受器和效应器之间的解剖距离，容量变化可通过肾小球血流动力学和肾间质压力的改变被感知。这些改变同时参与物理介导的肾小管 Na^+ 转运调节（参见"传出支：维持有效动脉血容量的效应机制"部分）。

肾脏能在动脉压波动下维持恒定的血流和肾小球滤过率（GFR）。这种现象被称为自身调节，能在肾灌注压（RPP）变化很大时发挥作用。肾血流量（RBF）通过三种机制进行自身调节，即肌源性

反应、管 – 球反馈（TGF）和第三种机制。在肌源性反应中，平滑肌细胞作为肾小球入球小动脉压力感受器感知 RPP 的变化，并通过调节经动脉壁的跨壁压力和张力做出动态反应[65]。例如，给高盐摄入大鼠注射 AngⅡ导致 RBF 自身动态调节能力减弱，这一作用至少部分是由超氧化物介导的[66]，并被内皮型一氧化氮合酶（eNOS）依赖的 NO 减弱[67]。

第二种机制为 TGF，由球旁器（JGA）控制，球旁器由入球小动脉及一小部分远端小管初段致密斑细胞组成[65,68]。JGA 在肾素的合成和释放中也很重要[68]，它受 3 种途径调控，而且这些途径均受 EABV 状态驱动。首先，肾素释放与 RPP 呈负相关，与肾内压力直接相关。当 RPP 低于自身调节范围时，肾素释放进一步增强。其次，肾素的分泌受传递到致密斑的溶质影响。通过致密斑的氯化钠（NaCl）增加会抑制肾素的释放，反之亦然。致密斑的感知是由 NaCl 通过 Na^+–K^+–$2Cl^-$ 协同转运蛋白（NKCC2）转运入细胞来介导的[69, 70]，这导致细胞内 Ca^{2+} 的增加，同时产生前列腺素 E_2（PGE_2）[71]，腺苷[72]，随后导致肾素释放。最后，肾神经活性的改变影响肾素的释放。肾神经刺激通过直接激活球旁细胞的 β 肾上腺素受体而增加肾素释放。这种作用与肾脏血流动力学的显著变化无关[73]。交感神经刺激也会影响肾内压力感受器的输入、传递到致密斑的液体成分及 AngⅡ 的肾脏作用，因此，肾神经可能主要起到增强其他调节信号的作用[73]。

RBF 自身调节的第三种机制的本质仍不清楚，Seeliger 及其同事[74]给麻醉大鼠使用正常血压 AngⅡ 夹，能够消除 RPP 逐渐增大过程中自身调节的重置。在控制 AngⅡ 夹情况下，完全闭塞后 TGF 的初始反应为舒张，部分闭塞后为收缩。第三机制的最初反应与 TGF 相反，完全闭塞为收缩，部分闭塞为舒张。血管紧张素夹抑制了 TGF，将完全闭塞后的第三机制反应转变为舒张性。Seeliger 及其同事得出以下结论：①压力依赖性肾素 – 血管紧张素系统（RAS）刺激是低血压后自身调节重置的主要因素；② TGF 敏感性主要依赖于 RAS 活性的压力依赖性变化；③第三种机制是由 RAS 调节，而不由其介导；④第三种机制用以平衡 TGF[74]。这些发现可能与连接小管和肾小球之间的反馈有关[75]。TGF 将在稍后部分中讨论（见"肾小球滤过率和肾小管重吸收变化的整合"部分）并详见于第 3 章。

② CNS 感受器：CNS 中的特定区域似乎可以作为感受器来感知体内盐平衡的变化，至少在大鼠中是这样的。因此，脑内注射高渗盐水导致肾神经活性减少和尿钠排泄[76, 77]，同时，脑室注射 AngⅡ 和改变饮食中 Na^+ 能够调节 RSNA 的压力反射。刺激室旁核和延伸至前腹侧第三脑室区域的神经元引起 ANP 释放，阻断 AngⅡ 及抑制盐和水的摄入。相反，破坏这些神经元及正中隆起或神经叶，会减少 ANP 释放，减弱对容量扩张的反应[78]。然而，这方面传感的确切性质、操作方式和相对重要性尚不清楚。

③ 胃肠道感受器：在正常生理条件下，Na^+ 和水通过胃肠道吸收进入 ECF。因此，在胃肠道中发现 ECF 容量的感知和调节机制也就不足为奇了。已有实验证实这一现象，发现口服盐负荷比静脉注射盐负荷更快引起尿钠排泄增加。此外，门静脉注射高渗盐水比股静脉注射高渗盐水导致的尿钠排泄更多。这些发现与内脏和（或）门静脉循环中存在 Na^+ 感应机制一致[79]，并且可能在肝肾综合征（HRS；见后面）的发病机制中发挥重要作用。

第一，肝门静脉受体。两种主要的神经反射称为"肝肾反射"和"肝肠反射"，源于肝门区的受体。它们将门静脉血浆 Na^+ 浓度转化为肝传入神经活性，在全身性 Na^+ 浓度出现可测量的升高之前，肝肠反射即通过迷走神经减弱肠 Na^+ 吸收，而肝肾反射增加 Na^+ 排泄，这些反射在人和实验动物中都可以观察到[80-82]。在肝硬化和门静脉高压的慢性胆管结扎模型中出现 Na^+ 潴留[83]，可能通过 A_1 腺苷受体（A1AR）[84, 85]或 NKCC2 共同转运体调节[86]。此外，肝动脉显示出显著的自身调节能力，其在灌注压力下降时扩张，上升时收缩，因此肝动脉血流可以在灌注压力波动较大时维持稳定。这表明肝动脉中存在感受器，对门静脉在肝血流量中的比例变化做出反应[87]。

除了肝门 Na^+ 感知的化学感受器外，肝脏还含有机械感受器。肝内压升高可见于 Budd–Chiari 综合征[88]，在各种实验模型中表明，肝内压升高与 RSNA 增强和肾钠潴留有关[89, 90]，因此，肝容积感知机制可能在肾 Na^+ 潴留中发挥作用（见"基于肝硬化钠潴留病理生理学的特殊治疗"部分）。

第二，肠利钠肽。如前所述，在实验动物中，经口盐负荷诱发排 Na^+ 反应比经静脉盐负荷快[73]。这种不同反应发生于血浆醛固酮水平相同的情况[91]，因此提示一种可能性，即肠道产生的一种或多种物质向肾脏发出信号，促使其排出多余的 Na^+。2 种主要的候选物质是鸟苷家族（鸟苷和尿鸟苷肽）[92, 93]和胃泌素[94]。

鸟苷家族是小的（15～16 个氨基酸）热稳定肽，具有分子内二硫键，见于哺乳动物、鸟类和鱼类[93]。鸟苷和尿鸟苷肽主要都是在肠道以前肽形式合成，前者主要由回肠到近端结肠产生，以鸟苷素前体的形式循环；后者主要在空肠中表达，以其活性形式循环[92]。这 2 种肽对蛋白酶的敏感性不同。由于鸟苷肽第 9 个氨基酸有酪氨酸残基，它对蛋白酶消化引起的肾失活敏感，而尿苷可被相同蛋白酶局部激活[93]。口服盐负荷后，鸟苷和尿鸟苷肽在肠道释放，导致肠道中 Cl^-、HCO_3^- 和水分泌增加，Na^+ 的吸收抑制。肾脏 Na^+、K^+ 和水排泄增加，而 RBF 或 GFR 没有变化，与 RAAS、AVP 或 ANP 无关[93]。肠中鸟苷肽的信号通路通过与其受体鸟苷酸环化酶 C（GC-C）的结合并激活，GC-C 存在于肠道刷状缘，可引起 cGMP 增加，从而抑制 Na^+/H^+ 交换，激活蛋白激酶 G Ⅱ 和蛋白激酶 A。进而激活囊性纤维化跨膜调节因子（CFTR），导致 Cl^- 分泌，随后激活 Cl^-/HCO_3^- 交换，引起 HCO_3^- 分泌[95]。

在缺乏尿鸟苷肽基因的小鼠中，口服盐负荷导致尿钠排泄反应受损，而静脉注射 NaCl 则无影响，这很好地体现了肠道和肾脏之间的联系[96]。然而，在高盐饮食后血浆尿鸟苷原水平不升高，但尿中尿鸟苷肽水平升高，所以通过肾脏局部激活的肽可以在尿鸟苷肽相关的尿钠排泄中发挥作用[95, 97]。在肾脏中，鸟苷肽的 GC 依赖和非 GC 依赖信号通路均存在，因为敲除小鼠 GC-C 基因不影响高盐饮食诱导的尿鸟苷肽增加[93]。

从细胞系和离体小管的实验来看，尿鸟苷肽似乎作用于近端小管和皮质集合管的主细胞以减少 Na^+ 重吸收[93]。鸟苷肽和 ANP 之间的交互作用也可能发生在近端小管[98]。在主细胞中，尿鸟苷肽激活 G 蛋白耦联受体，抑制依赖磷脂酶 A_2 的肾外髓质钾通道（ROMK 通道），从而导致去极化和 Na^+ 重吸收的驱动力降低[93]。鸟苷肽可引起内髓集合管

（IMCD）细胞皱缩，提示在该段分泌水分[93]。综上所述，实验数据高度提示尿鸟苷肽作为一种利钠肽，对胃肠道吸收的 NaCl 进行调节[92, 93]。

最近发现，由胃和十二指肠分泌的胃泌素，被认为是在口服盐负荷后调节尿钠的第 2 个候选物质。胃泌素通过肠促胰酶肽 B 受体与多巴胺 D_1 样受体相连以传递尿钠信号[94]。然而，尽管有来自动物研究的所有证据，但最近的工作对 GI 肾信号轴在人类 Na^+ 调节中的相关性产生了质疑[99]。

最后一点是，尽管多个受体参与调节 EABV，但它们的功能似乎是多余的。在这点上，给非人类灵长类动物的心脏或肾脏去神经支配和长期醛固酮给药对维持 Na^+ 平衡没有显著影响[100, 101]。

2. 传出支：维持有效动脉血容量的效应机制

Na^+ 稳态的维持是根据人体需求而调节肾 Na^+ 排泄来实现的。这种调节是根据 GFR 和肾小管重吸收的综合变化来实现，使一种成分的变化引起另一种成分的适当变化，以维持 Na^+ 的稳态。此外，肾小管重吸收受到局部管周和管腔内因素及神经和体液机制的调节（表 14-2）。

3. 肾小球滤过率变化与肾小管重吸收的整合

正常人 GFR 每天约将 24 000mmol 的 Na^+ 输送

表 14-2　调节有效动脉血容量的主要肾脏效应机制

肾小球滤过率和肾小管重吸收

- 管 - 球反馈
- 球 - 管平衡
- 管周毛细血管 Starling 力
- 管腔组成
- 近端小管以外的物理因素
- 髓质血流动力学（压力性利钠）

神经机制

- 交感神经系统
- 肾神经

体液机制

- 肾素 - 血管紧张素 - 醛固酮系统
- 血管升压素
- 前列腺素
- 利钠肽
- 内皮衍生因子
  - 内皮素
  - 一氧化氮
- 其他（见正文）

至肾小管，99% 以上的滤液在此被重吸收。因此，即使滤过负荷与 Na^+ 吸收率之间的关系发生微小变化，也会对净 Na^+ 平衡产生很深的影响。然而，即使 GFR 有显著波动，也不一定与 U_{Na} 排泄剧烈变化有关，因此，总体 Na^+ 平衡通常得以维持。这种平衡的维持源于两个重要保护性机制的适当调整：TGF，肾小管液 Na^+ 的变化反向影响 GFR；球－管平衡，GFR 改变引起的肾小管流速变化直接影响肾小管的重吸收[68, 102, 103]。

（1）管－球反馈：肾单位结构的一个显著特征是，肾小管从 Bowman 囊出来并深入髓质后，再回到其母体肾小球中。这种解剖关系的功能部分是 TGF[104, 105]（参见第 3 章）。TGF 被构造成一个负反馈回路，在致密斑（肾小球外系膜旁皮质髓祥升支粗段 cTALH 的特殊小管细胞之间的接触点）增加 NaCl 浓度，导致入球小动脉阻力增加并 GFR 下降。反过来又导致近端重吸收增加和远端溶质转运减少。因此，转运到远端肾单位的 NaCl 被维持在狭窄的范围内[105]。

TGF 的复杂性最初是通过对离体灌注的肾小管/肾小球进行微穿刺、影像学和电生理技术研究而得以揭示。随后，通过基因工程小鼠实验，使肾小管液成分的改变与肾小球小动脉张力改变之间的信号机制[105]。TGF 的初步检测机制是通过致密斑细胞顶侧膜的 NKCC2 摄取盐。证据来源于对 TGF 的抑制作用通过应用协同转运体抑制剂呋塞米和布美他尼[106]，以及 NKCC2 的 A 亚型或 B 亚型缺失的小鼠，这 2 种亚型均在致密斑细胞表达[69, 105]。实际上，NKCC2 基因完全失活导致产前 Bartter 综合征重度失盐表型[107]。同样，小鼠 ROMK 通道的抑制或缺失也可消除 TGF[105]。

肾小球旁器级联反应的后续尚不清楚。一种可能是将 NKCC2 依赖的 NaCl 摄取直接耦合到调节步骤。对离体灌注兔 JGA 的研究结果表明，在 NaCl 摄取增加后，会发生去极化、碱化和各种离子组成变化；因此，这些变化中的一个或多个能够触发该信号[108]。第二种可能是信号传递是跨细胞 NaCl 转运和 Na^+-K^+-ATP 酶依赖的基底膜侧挤出的结果。哇巴因敏感的 Na^+-K^+-ATP 酶 α_1 亚基和哇巴因抵抗的 Na^+-K^+-ATP 酶 α_2 亚基基因双敲除小鼠清楚地展现了 Na^+-K^+-ATP 酶在 TGF 调节中的重要作用。

TGF 反应需要消耗三磷酸腺苷（ATP）[108]。

相反，其他研究的强有力的证据证实，ATP 的释放和降解而不是消耗，可能是连接致密斑 NaCl 变化与肾小球小动脉张力改变的联系。根据这一工作模式，在 NaCl 摄取和跨细胞转运后，ATP 从致密斑细胞中释放出来，经过体外 ATP 酶和核苷酸酶的逐步水解和去磷酸化，生成二磷酸腺苷、单磷酸腺苷，然后是腺苷。腺苷以旁分泌的方式引起 A_1 腺苷受体依赖性入球小动脉收缩。尽管 ATP 分解的证据尚不完整，但腺苷作为 TGF 介质的证据非常充分。例如，离体灌注小鼠的入球小动脉暴露于腺苷时引起显著收缩，而在 A1AR 缺陷小鼠中无此作用[109, 110]。受体过表达[111]和条件性敲除显示，A1AR 效应主要发生于入球小动脉平滑肌细胞，尽管 A_1 腺苷受体在血管外细胞（可能是系膜细胞）的作用可能参与 TGF 调节[112]。TGF 反应是由依赖抑制性 G 蛋白（G_i）的磷脂酶 C 激活、细胞内储存的 Ca^{2+} 释放及通过 L 型 Ca^{2+} 通道进入细胞的钙信号介导的[109, 113]。由于平衡型核苷转运蛋白 1（ENT1）的靶向性缺失导致应答显著减弱[114]，细胞腺苷摄取可能参与了 TGF 应答。在肾血管中血管舒张性腺苷 A_2 受体比 A_1 受体更丰富，持续输注腺苷确实对小鼠的肾脏具有血管舒张作用[115]。然而，腺苷在球旁间质产生，且仅传递至入球小动脉（以 AIAR 表达为主），确保对 TGF 的适当反应。

其他因素，如限制器和调节器，也都参与了 TGF。Ang Ⅱ 在腺苷的血管收缩作用中起着重要的辅助作用，因为小鼠 Ang Ⅱ 受体或血管紧张素转化酶（ACE）的缺失可以抑制 TGF。这个结果可能是由于缺乏完整 RAS[111]使腺苷反应丧失。相比之下，醛固酮通过超氧化物介导激活致密斑细胞上的盐皮质激素受体抑制 TGF[116, 117]。而 Ang Ⅱ 也可以通过还原型烟酰胺腺嘌呤二核苷酸磷酸（NADPH）氧化酶 NOX_2 和 NOX_4 增加超氧化物[118]。致密斑细胞中神经元型一氧化氮合酶（nNOS）的高表达被认为可以平衡 Ang Ⅱ 诱导的出球小动脉的收缩和调节球旁器 JGA 分泌的肾素[119-121]。相比之下，致密斑细胞中功能性 nNOS 的慢性缺失与低于正常血流情况时的血管收缩增强有关，这可能是肾小球前后动脉张力成比例增加的结果。此外，向致密斑输送的液体增多会导致这些细胞释放 NO[120]。

NOS 非选择性阻断剂对 NO 系统的抑制会导致过度的 TGF 反应，引起进一步的肾血管收缩、Na$^+$及水潴留和动脉性高血压[121]。但在 nNOS 和 A1AR 同时缺失的小鼠中并无 TGF 反应，提示 nNOS 缺失并不能克服 A1AR 信号缺失。另外，NO 调节 TGF 可以通过负责腺嘌呤形成的酶即胞外 5′- 核苷酸酶介导[122]。NO 通过 eNOS 调节入球小动脉的肌源性反应[67]。最后，醛固酮诱导的 TGF 调节涉及 NO 和超氧化物之间的相互作用[123]。总之，这些数据表明 A1AR 信号是主要的，而 nNOS、eNOS 及超氧化物在 TGF 中起调节作用。

除了 RAAS 外，其他激素系统和第二信使似乎也与 TGF 有关。例如，刺激胰高血糖素样肽 1 受体会导致 GFR 增加和近端小管重吸收减少[124]。并且，高盐摄入诱导 AMP 活化蛋白激酶的激活，导致 TGF 反应增强，向近端小管末端输送 Na$^+$ 增加[66]。此外，急性钠水潴留会导致单个肾单位肾小球滤过率（SNGFR）和远端肾单位流速增加，与 Ang Ⅱ 受体无关[125]。

入球小动脉 A1AR 可能不是 TGF 的唯一介质。腺苷通过增加 eNOS 水平[126]激活低亲和力 A$_{2b}$ 受体[115]，可以扩大小鼠皮质传出受体。尽管出球小动脉中存在 A1AR，但这一高度特异性的作用仍然存在。显然，入球和出球小动脉中相对丰富的各种腺苷受体亚型通过肾小球血管张力的协同变化调整 TGF[127]。另外，嘌呤受体似乎不参与 TGF[128]。

Connexin-40 在血管缝隙连接的形成中起主要作用，也参与入球小动脉对 RBF 的自身调节，因此参与 TGF[129]。当肾灌注压突然升高时，Connexin-40 基因敲除小鼠表现出稳态自调节受损，其原因可能与 TGF 明显下降有关。Connexin-40 介导的 RBF 自调节通过肾小管细胞和入球小动脉血管细胞之间的旁分泌信号产生[130]，与 NO 无关[131]。TGF 的其他内源性调节因子包括二十碳烯酸（20-HETE），可以改变肌源性入球小动脉和 TGF 的反应[132]，并且通过一氧化碳和 cGMP 生成的血红素加氧酶途径抑制致密斑细胞的去极化和 Ca^{2+} 进入来阻断 TGF[133, 134]。

性激素似乎也能调节 TGF。大鼠睾酮通过产生超氧化物歧化酶促进 TGF 上调[135]，而雌性大鼠中，Ang Ⅱ 受体活性增强会减弱 Ang Ⅱ 依赖的 TGF 活

性重置[136]。有证据表明，TGF 复杂性的最后一点是，除了致密斑外还有 3 个部位与出球小动脉接触，即末端皮质髓袢升支粗段、远端小管初始段和连接小管。尤其是远端小管初段的致密斑周细胞和振荡细胞可能参与细胞内 Ca^{2+} 信号，这是腺苷诱导的入球血管收缩所必需的。另外，连接管对传入动脉张力的影响似乎是调节性的，因为在腔内 NaCl 和细胞 Na$^+$ 通过上皮钠通道（ENaC）进入，引起前列腺素（PG）和环氧二十碳三烯酸释放[138, 139]，导致传入动脉扩张[137]。此外，研究表明连接小管 - 肾小球反馈可以拮抗 TGF[140]，至少在急性期是这样的[140]。

(2) 球 - 管平衡：球 - 管平衡（GTB）涉及一些因素，它体现了近端小管重吸收对滤过负荷成比例变化的适应能力。

① 管周毛细血管 Starling 力：随着 ECFV 的急性而不是慢性变化，管周毛细血管静水压和有效渗透压（Starling 力）的改变似乎在调节 Na$^+$ 和水转运中起着重要作用，尤其是在近端肾单位。管周毛细血管网通过出球小动脉与皮质肾小球毛细血管床相连；因此，GFR 的物理决定因素的变化严重影响管周毛细血管 Starling 力。

重要的是，主要是位于皮髓质交界处大约 10% 的肾小球与髓质的直小血管相连。近端小管管周毛细血管接收来自肾小球的 90% 的血流，静水压和渗透压驱动力与跨毛细血管液体流动的关系由 Starling 方程给出，如下所示。

$$Rate_{abs}=K_r [(\pi_c-\pi_i) - (P_c-P_i)]$$

式中 $Rate_{abs}$ 是近端小管通过管周毛细血管再吸收的绝对速率，K_r 是毛细血管超滤系数（毛细血管通透性和滤过面积的乘积），π_c 和 P_c 分别是局部毛细血管胶渗压和静水压，π_i 和 P_i 是相应的间质压力。然而 π_i 和 P_c 拮抗液体吸收，π_c 和 P_i 有利于再吸收。由于肾小球后出球小动脉与管周毛细血管的解剖关系，管周毛细血管的 P_c 明显低于肾小球毛细血管的 P_c。此外，由于管周毛细血管接收肾小球的血液，无蛋白液体被滤出后导致血浆渗透压 P_c 一开始就很高。GFR 与血浆流速的关系越大，出球小动脉血浆中的蛋白质浓度就越高，近端管周毛细血管的 P_c 越低。因此，近端液体重吸收增加（图 14-4）。此外，与肾小球和外周毛细血管不同，管周毛细血管的特征是 $\pi_c-\pi_i$ 的值大大超过 P_c-P_i，从而导致液体的净

重吸收。由于 RBF 减少，管周毛细血管 Starling 力发生变化，可能会促进钠潴留和水肿形成，如心力衰竭（图 14-4）。

从微穿刺、微灌注和分离灌注小管模型的研究中[141-145]，可以总结出管周力在增加 ECF 容量中的作用，如下所示。

第一，急性盐水扩张导致血浆蛋白稀释和出球小动脉 π_c 降低。SNGFR 和管周 P_c 也可能增加，但管周 π_c 本身的降低会导致管周毛细血管净重吸收力降低以及 $Rate_{abs}$ 下降。尽管 SNGFR 有上升的趋势，$Rate_{abs}$ 的下降导致球 - 管平衡破坏，进而促使多余的 Na^+ 被排出，血容量得以恢复。

第二，等渗血浆注射往往会提高 SNGFR 和管周 P_C，但导致出球小动脉 π_c 的相对稳定。因此，$Rate_{abs}$ 可能略有下降。但是与盐水扩容相比，球 - 管平衡的破坏程度和尿钠排泄都更轻微。

第三，高渗扩张通常会增加 SNGFR（由于容量扩张）和出球小动脉 π_c。结果，$Rate_{abs}$ 增加，因此，与等渗血浆或盐水扩张相比，球管平衡维持得更好。

第四，π_i 的改变可直接改变近端肾小管的重吸收，与小管周围毛细血管床无关。

近端管周 Starling 力的改变，调节液体和电解质穿过管周基底膜进入外周毛细血管床，通常伴有相应的管周间质结构的改变。大鼠超微结构显示，约 60% 的小管基底外侧表面，管周毛细血管壁与小管基底膜是紧密贴合的。然而，另外 40% 的小管和管周毛细血管之间也存在着不规则形状的管周间质。间质物理性状改变可以通过 P_i 的变化来调节近端小管净液体转运。此外，管周毛细血管 Starling

沿毛细管段的相对单位表示的距离

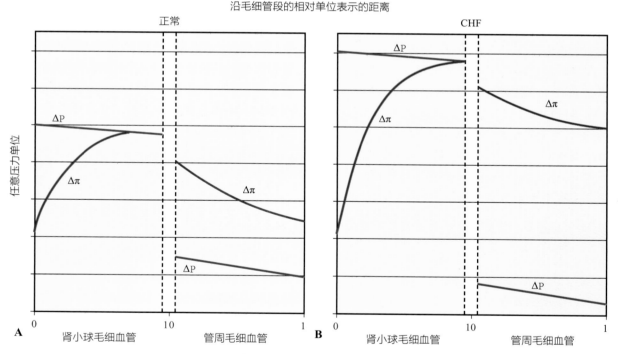

▲ 图 14-4　**肾小球和管周微循环**

A. 正常人肾小球毛细血管和管周毛细血管的近似跨毛细血管压以量变曲线表示。血管长度以标准化的相对单位形式给出，其中 0 是毛细血管床的起始部分，1 是最远端部分。因此，对于肾小球而言，0 对应于毛细血管床的入球小动脉端，1 对应于出球小动脉端。沿着肾小球毛细血管的距离，跨毛细血管静水压差（ΔP）相对恒定，超滤的净驱动力（ΔP-Δπ）减少主要是相反的胶体渗透压差（Δπ）增加的结果，后者本质上由无蛋白质超滤液形成。由于沿出球小动脉的压力下降，管周毛细血管中的净驱动压力（ΔP-Δπ，其中 Δπ 是指跨毛细血管胶渗压的变化）变为负值，有利于重吸收。B. 充血性心力衰竭（CHF）发生时肾微循环的血流动力学发生改变。HF 时，肾血浆流量（RPF）速率下降与肾小球毛细血管 ΔP 代偿性增加有关，有助于血浆蛋白浓度升高，以及因此产生的肾小球毛细血管 Δπ 的升高。在 HF 时，肾小球毛细血管远端 Δπ 增加转化为管周毛细血管中 Δπ 增加，从而升高了促进近端小管液体吸收的净驱动压力。HF 时管周毛细血管吸收力增加可能是由于 ΔP 下降引起，这是肾血管阻力增加的推测结果（引自 Humes HD, Gottlieb M, Brenner BM: *The kidney in congestive heart failure: contemporary issues in nephrology*, vol 1, New York: Churchill Livingstone 1978: pp 51-72.）

力被认为能够调节液体从管周间质进入毛细血管的速率。这种流速的任何变化都可能导致间质压力的变化，进而改变近端小管溶质的转运。这个模式可以解释为什么升高 P_i（如输注肾血管舒张药、肾静脉收缩、肾淋巴结扎）与利钠反应相关，而肾被膜剥脱时则出现相反的效果，因为这降低了 P_i（详见"髓质血流动力学和间质压对钠排泄的控制：压力性尿钠排泄"部分）。

由于近端小管有相对较高的通透性，因此间质 Starling 力的变化可能主要通过影响紧密连接细胞旁途径的双向流动起作用[146]。这些改变可由紧密连接处存在的黏附分子 claudin 家族介导[147-149]。在 24 个已知的哺乳动物 claudin 家族成员中，至少 claudin-2 和 claudin-10 位于小鼠的近端肾单位[148, 150]。特别的是，Claudin-2 选择性表达于近端肾单位[151, 152]。然而，在 Starling 力影响下的 claudin 家族成员对液体重吸收的确切作用尚待阐明[152]。

② 管腔成分：即使在管周固有环境不变的情况下，具有原始管液的近端小管节段灌注速率发生改变，GTB 仍可以充分表达[153]。跨小管阴离子梯度，通常在近端肾单位的远端，是流速发挥作用的必要

条件[154]。这种阴离子梯度的建立，依赖于 Na^+ 转运与葡萄糖、氨基酸及其他有机溶质协同转运的紧密耦合。随着 GFR 增加，有机溶质的转运增加。近端小管起始段优先重吸收碳酸氢盐和钠，导致输送到近端小管末端的 Cl^- 和有机溶质增加。由此产生的跨管阴离子梯度将促进有机溶质和 NaCl 在该段的"被动"重吸收，但总的净重吸收将减少。

总之，不管具体的机制是什么，ECFV 的扩张损坏了球管平衡的完整性，从而增加了盐和液体向远端肾单位输送。图 14-5 中总结了 ECF 和有效动脉循环容量减少时作用于近端肾单位的主要因素。

③ 近端小管以外的物理因素：最终的尿 Na^+ 排泄（通过容量增加或减少调节）与输送到浅表近端肾单位的钠含量无关。这是通过髓袢、远端小管、皮质和肾乳头集合管对 Na^+ 和水排泄的适当调节实现的。然而，没有直接的证据表明这些转运过程是由 Starling 力本身的变化所介导的（见 Jamison 等[155]对这些实验进行了详细总结）。

总之，如果 ECFV 保持相对恒定，由于 GFR 和作用于管周毛细血管控制 $Rate_{abs}$ 的肾内物理力之间的紧密耦合，GFR 的增加会导致盐排泄的少量增

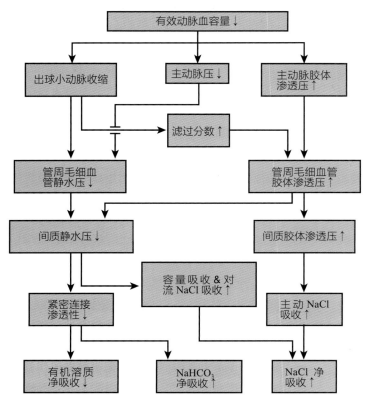

◀ 图 14-5 血流动力学变化对近端小管溶质转运中的作用

(From Seldin DW, Preisig PA, Alpern RJ. Regulation of proximal reabsorption by effective arterial blood volume. Semin Nephrol. 1991;11:212–219.)

加或不增加。此外，小分子有机溶质的滤过负荷的变化，也许还有其他尚未明确的来源于肾小球的成分的变化，可能会影响 Rate$_{abs}$。输送到更远节段的 Na$^+$ 负荷发生任何变化，都会伴随远端重吸收率的一致改变，以确保整个肾脏有较高水平的球 – 管平衡。相反，即使在 GFR 降低的情况下，ECFV 扩张也会导致 Na$^+$ 排泄量的大幅增加。近端小管中 Na$^+$ 重吸收的变化部分是由于尿钠排泄，但可能更多是由于抑制肾脏远端部位 Na$^+$ 的重吸收。

④ 髓质血流动力学和间质压力控制钠排泄——压力性利钠：在 20 世纪 60 年代首次提出，并于 70 年代和 80 年代进一步阐明[156, 157]，ECFV 扩张（或全身血压升高）可引起 RPP 增加，并作为增强的髓质血流进行传递；导致髓质高渗性丧失，髓质渗透梯度消除（"髓质冲刷"），从而减少了髓袢降支细段对水的重吸收。降支细段水的重吸收减少，降低了进入髓袢升支液体的 Na$^+$ 浓度，从而降低了该部分肾单位盐转运的跨上皮驱动力，特别是在近髓肾单位。结果引起 Na$^+$ 和水的排泄增加，循环血压下降，恢复动脉压力[158, 159]。这一现象被称为"压力性利钠"[158-162]，发生在 RBF、GFR 或 Na$^+$ 滤过负荷没有变化的情况，似乎是由髓质和肾乳头循环的改变而引发[156, 161, 163-165]。

髓质血浆流量的增加不仅导致髓质冲刷，以及随后的髓袢升支 Na$^+$ 重吸收减少，而且引起 P$_i$ 的升高。事实上，通过输注肾血管扩张药、长期盐皮质激素逃逸或肾门淋巴结结扎引起 ECFV 扩张，P$_i$ 增加，最终导致 Na$^+$ 排泄显著增加[166, 167]。此外，通过剥除肾包膜来预防 P$_i$ 的升高，可以显著减弱但不能完全阻断 RPP 升高时的利钠反应。因此，如图 14-6 所示，RPP 升高与髓质血浆流量和直小血管毛细血管压力的增加有关，从而导致髓质 P$_i$ 增加。P$_i$ 的增加被认为传递到包裹肾脏的肾皮质，并发出一个沿肾单位抑制 Na$^+$ 重吸收的信号。在这方面，肾髓质可以被视为一个检测 RPP 变化和启动压力性利钠的感受器。

为了解释全身 BP 的变化是如何在有效的 RBF 和 GFR 自调节存在的情况下传递到髓质的，有人建议分流途径将髓旁肾单位的肾小球前血管直接连接到直小动脉的球后毛细血管[156]。另外，RBF 的自身调节可能导致大鼠肾小球前血管剪切应力增加，

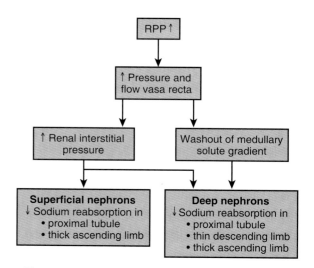

▲ 图 14-6　Role of the renal medulla in modulating tubular reabsorption of sodium in response to changes in renal perfusion pressure (RPP).

(Modified from Cowley AW, Jr. Role of the renal medulla in volume and arterial pressure regulation. Am J Physiol. 1997;273:R1–R15.)

触发 NO 及花生四烯酸代谢细胞色素 P$_{450}$ 产物的释放（见下文），从而驱动抑制 Na$^+$ 重吸收的级联反应[168, 169]。P$_i$ 改变减少肾小管 Na$^+$ 重吸收和增加 U$_{Na}$ 排泄的机制，以及肾单位对 P$_i$ 改变的位点尚未完全阐明[167]。如前所述，P$_i$ 升高可能增加被动回漏或细胞旁途径的通透性，随之 Na$^+$ 回流增加[166]。然而，当 RPP 增加 50～90mmHg 时，P$_i$ 的绝对变化范围为 3～8mmHg，即使在具有最高跨上皮通透性的近端肾小管中可能也不足以解释 Na$^+$ 重吸收减少[160]。近端小管 Na$^+$ 重吸收减少的原因可以解释为，近端小管顶端的 Na$^+$/H$^+$ 交换子可能会从刷状缘重新分布到细胞内腔室，同时，基底侧 Na$^+$-K$^+$-ATP 酶活性显著降低，以应对 RPP 的增加[170]。近端液体重吸收显著减少在深部肾单位中特别明显，导致髓袢输送增加，降支细段 Na$^+$ 的重吸收抑制，直小血管血流量减少[166]。压力引起的肾小管重吸收的变化也可以发生在髓袢升支、远端小管和集合管[171]。

压力性利钠在容量扩张和肾血管舒张时明显增强，而在容量不足时显著减弱[166]，提示 P$_i$ 的变化通过血流动力学、激素和旁分泌因子而放大[156, 161, 163, 166]。例如，RAAS 抑制剂增强而环氧化酶抑制剂减弱压力性利钠反应[166, 172]。此外，阻断 Ang Ⅱ 2 型受体可以在较低的动脉压下产生利钠作用[173]。然而，RAAS 阻断并不能完全消除压力性利

钠反应，提示 RAAS 主要是起到调节而不是直接介导的作用。

压力性利钠也受内皮源性 NO 和 P_{450} 二十碳烯酸的调节[174-176]。NO 在肾髓质中大量生成，是调节髓质血流和利钠反应的重要因素[174-176]。抑制肾内 NO 的产生可以减少 Na^+ 排泄，显著抑制压力性利钠反应[177]，而给予 NO 激动剂可以纠正 Dahl 盐敏感大鼠压力性利钠反应的缺陷[178]。同样，在犬[174, 179, 180] 和大鼠[174] 中，尿亚硝酸盐和硝酸盐（NO 的代谢物）含量与肾动脉压的变化或 U_{Na} 排泄呈正相关。过氧化氢（H_2O_2）也参与了 RPP 引起的外髓血流量和尿钠排泄的调节。与作用于直小血管的 NO 相反，过氧化氢的作用似乎局限于髓袢升支粗段（mTALH）[174]。参与调节髓质血流和压力性利钠的其他因素包括超氧化物、血红素加氧酶[175, 180]，以及细胞色素 P_{450} 二十碳烯酸 20-HETE[168, 169, 181, 182]。

在自身调节范围内 RPP 的急性升高导致内皮细胞 NO 和活性氧释放增加的机制之一是血流速度和剪切应力增加。这些分子在肾脏产生增多可能通过直接作用于肾小管 Na^+ 重吸收或通过其对肾脏血管的舒张作用而增加 U_{Na} 排泄。ATP 是另一个旁分泌因子，通过抑制盐和水的重吸收参与压力性利钠反应。ATP 的释放似乎是由机械敏感性连接蛋白 30 半通道介导的[183]。这些细胞事件的机制尚未完全阐明，但它们可能直接与 P_i 的改变或先前描述的肾内旁分泌因子的变化有关。

压力性利钠理论的一个主要假设是全身血压和 RPP 调节肾脏的利钠反应。如前面综述所指出，肾盐排泄的急性调节性变化可能在动脉血压无明显升高时发生[48, 184-186]。在许多这样的研究中，利钠伴随着 RAAS 活性降低，而血浆 ANP 水平无变化[48, 74, 185, 186]。因此，虽然动脉血压的升高可以促进肾 Na^+ 排泄，但也必须有其他与压力无关的控制机制参与介导利钠[48]。

(3) 神经机制：肾神经和交感神经系统。广泛的交感神经支配，主要是肾上腺素能神经，发生于肾血管和肾小管的所有节段[187]。只有基底外侧膜将神经末梢与小管细胞分开。神经支配最大的是在入球小动脉水平，其次是出球小动脉和外髓降支的直小血管[188]。然而，高密度的小管神经支配见于髓袢升支，而密度最低的是在集合管、内髓血管部分和肾乳头中[189, 190]。因此，肾小管对肾神经激活的反应程度可能与神经分布的密度成正比。

根据这些解剖观察，刺激肾神经可导致入球和出球小动脉的血管收缩[190, 191]，这主要是通过激活连接 α_1 肾上腺素受体介导的[192]。关于肾小管功能方面，α_1 肾上腺素受体和大部分 α_2 肾上腺素受体定位于近端小管的基底膜[193]。在大鼠中，皮质髓袢的升支中存在 β_1 肾上腺素受体[194]。肾交感神经的主要神经递质是去甲肾上腺素，其次是多巴胺和乙酰胆碱[190]。与他们定位一致的是，RSNA 的变化在控制体液平衡和血压方面起着重要作用[73, 187, 191]。肾交感神经活动可通过以下几个机制影响肾功能和 Na^+ 排泄：① 肾脏和肾小球血流动力学的变化；② Ang Ⅱ 对球旁细胞肾素释放的影响；③ 对肾小管液体和电解质重吸收的直接影响[73]。分级直接电刺激肾神经引起 RBF 和 GFR、肾小管 Na^+ 和水的重吸收及肾素分泌呈频率依赖性变化[73, 187]。最低频率（0.5～1.0Hz）刺激肾素分泌，频率在 1.0～2.5Hz 增加肾小管 Na^+ 和水的重吸收。将刺激频率增加到 2.5Hz 或更高则导致 RBF 和 GFR 降低[73, 191]。

肾神经活性增强引起的 SNGFR 降低归因于入球和出球阻力增加，以及肾小球毛细血管静水压（ΔP）和肾小球超滤系数（Kf）的降低[187, 191]。在 Munich-Wistar 大鼠中，以不同频率刺激肾神经显示，肾神经控制血管舒缩的效应位点在入球和出球小动脉。此外，尽管尿流量和 Na^+ 排泄量随着肾神经刺激而下降，但近端液体的绝对重吸收率没有变化，这表明在肾单位的更远端重吸收增加。

SNS 还在调节肾脏对 Na^+ 负荷变化的反应方面发挥作用。在等渗盐水容量扩张和呋塞米引起的容量收缩的反应中，低 Na^+ 饮食导致右心房压力降低，肾神经活性增加。相反，高 Na^+ 饮食导致右心房压力增加，肾神经活性降低[191]。其他研究如 HWI 和左心房球囊扩张，同样证明了 RSNA 反射调节的重要性[73]。

这些研究共同证明了 ECFV 与 RSNA 之间的相互关系，以及中央心肺机械感受器对 RSNA 的控制。此外，当需要肾钠保护时，传出 RSNA 在饮食 Na^+ 限制条件下具有特殊意义。事实上，当肾脏 SNS 与排泄肾功能之间的联系有缺陷时，ECF 容量和血压的调节可能会出现异常[187, 195]。因此，在正常血容量动物中，肾脏急性去神经支配与尿流量和 Na⁺ 排泄增加有关，但并不改变 SNGFR 的任何决定因素。然而，在管周毛细血管渗透压、静水压和肾间质压不变的情况下，近端绝对重吸收显著减少。在髓袢和更远端部分的肾小管 Na⁺ 和水的重吸收也减少了[191]。相比之下，在 HF 大鼠中，去神经支配可改善肾血管收缩和利钠，前者是通过降低入球和出球小动脉的阻力，后者是通过减少 Na⁺ 重吸收[191]。

利用肾 NE 溢出技术进行的人类研究证实，传出 RSNA 的真正增加和 U_Na 排泄的下降是继发于 Na⁺ 限制，而心脏 NE 摄取没有变化[196]。同样，对正常盐摄入充足的志愿者输注低剂量的去甲肾上腺素后，导致抗利钠及锂（Li⁺）清除率的显著下降，提示近端小管重吸收增强。Na⁺ 排泄减少发生在 GFR 不变的情况下[197]。

调节去甲肾上腺素肾小管作用的细胞机制包括刺激近端小管上皮细胞中 Na⁺–K⁺–ATP 酶活性和 Na⁺/H⁺ 交换[191]。这是通过 α₁ 肾上腺素受体刺激发生的（由磷脂酶 C 介导），导致细胞内 Ca²⁺ 增加，从而激活钙调素依赖性钙调神经磷酸酶。钙调神经磷酸酶将 Na⁺–K⁺–ATP 酶从非活性磷酸化形式转化为活性去磷酸化形式[198]。肾神经对 Na⁺/H⁺ 交换的刺激作用是通过 α₂ 肾上腺素受体介导的[191]。

除了 Na⁺ 对上皮细胞转运和肾血流动力学的直接作用外，肾神经传入与其他效应机制的相互作用可能有助于调节肾脏对 Na⁺ 处理。传出交感神经活动直接通过致密斑及血管压力感受器影响肾脏肾素的分泌速率[191]。肾素分泌的增加主要通过刺激球旁颗粒细胞上的 β₁ 肾上腺素受体来介导，并在 RPP 降低过程中增强[194]。肾内生成的 Ang Ⅱ 有利于肾神经刺激过程中 NE 的释放[191]，但其生理意义尚不清楚[199]。

交感神经活动也是肾前列腺素产生和释放的一种刺激因素，与肾上腺素能介导的肾血管收缩相结合[191]。肾血管舒张性前列腺素可减弱肾脏肾上腺素能激活对肾脏血流动力学血管收缩的反应[191]。刺激肾神经时引起肾小球 Kf 减少的主要因素可能是 Ang Ⅱ，而不是去甲肾上腺素，内源性产生的前列腺素在肾小球内而不是小动脉内，中和刺激肾神经导致的血管收缩。

肾 SNS 还与 AVP 之间相互作用，AVP 对动脉压力反射有剂量相关作用。低剂量 AVP 使中枢压力反射神经元对传入输入敏感，而较高的剂量则直接引起这些神经元的兴奋，导致肾交感神经传出减少[191]。这种反应取决于来自压力感受器的传入信息量[207]。相反，肾神经刺激导致清醒的、压力感受器完整的大鼠血浆 AVP 水平升高和动脉压升高[200]。许多研究表明，在正常和病理情况下，RSNA 的增加可拮抗利钠药 / 利尿剂对 ANP 的反应，并且去除交感神经活动的影响可增强该肽的利尿作用[191]。然而，Wistar 大鼠肾去神经支配后增加肾小球 ANP 受体和 cGMP 生成，导致 ANP 输注后 Kf 增加[201]。

总之，肾交感神经可以通过改变肾血管阻力、影响球旁颗粒细胞释放肾素及直接影响肾小管上皮细胞来调节 U_Na 和水的排泄（图 14-7）。这些效应可通过与其他激素系统（包括 ANP、前列腺素和 AVP）的相互作用进行调节。

(4) 体液机制

① 肾素 – 血管紧张素 – 醛固酮系统：RAAS 在调节 ECF 容量、Na⁺ 稳态和心功能方面起着核心作用[202]。该系统在血流动力学不稳定时被激活，如失血、EABV 降低、低 Na⁺ 摄入、低血压和交感神经活动增加。RAAS 由一个协调的激素级联组成，

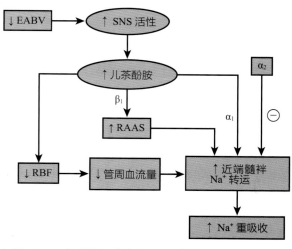

▲ 图 14-7　交感神经系统（SNS）介导的有效动脉血容量（EABV）减少对肾脏的影响

α₁. α₁ 肾上腺素受体；α₂. α₂ 肾上腺素受体；β₁. β₁ 肾上腺素受体；RAAS. 肾素血管紧张素醛固酮系统；RBF. 肾血流量；–. 抑制作用

其合成是由 JGA 释放肾素引起的，以响应肾灌注减少或动脉压降低[203]。肾素作用于其循环底物血管紧张素原，后者主要由肝脏产生和分泌，但也可由肾脏产生和分泌[202]。ACE 1 将 Ang I 切割为 Ang II，大量存在于肺的微血管系统中，也存在于其他血管床的内皮细胞和近端肾单位刷状缘、心脏和大脑的细胞膜上[202]。尽管 Ang II 其他较小的代谢产物也具有生物活性，但 Ang II 是 RAAS 的主要效应物[204, 205]。非肾素（组织蛋白酶 G、纤溶酶原激活因子、张力素）和非 ACE 通路（糜蛋白酶、组织蛋白酶 G）也存在于这些组织中，可能有利于组织 Ang II 的合成[202]。

除了作为循环激素的重要功能外，局部产生的 Ang II 在心血管系统和肾脏中还作为旁分泌促生长剂[202]。例如，近端小管上皮细胞大量表达血管紧张素原的 mRNA，合成和分泌 Ang II 进入管腔[206]，这导致近端小管液中 Ang II 的浓度大约是血浆中的 1000 倍，且间质液和肾髓质中的浓度更高[207]。此外，调节肾内 Ang II 水平的机制似乎与控制这种肽的全身浓度的机制无关[206]。

Ang II 的生物学作用是通过激活 AT_1 和 AT_2 受体介导的，它们由不同染色体上的不同基因编码[208, 209]。这 2 种受体都是 G 蛋白耦联的 7 次跨膜多肽，含有大约 360 个氨基酸[202, 210]。AT_1 受体介导了 Ang II 的大部分生物学活性，而 AT_2 受体似乎具有血管舒张和抗增殖作用[204, 211]。AT_1 在肾小球的血管极、球旁器和系膜细胞中表达，而 AT_2 的定量低表达仅限于肾动脉和肾小管结构[209]。除了功能上的区别外，这 2 种受体的下游通路也不同。刺激 AT_1 受体可激活磷脂酶 A_2、磷脂酶 C 和磷脂酶 D，从而增加细胞内 Ca^{2+} 和肌醇三磷酸，抑制腺苷酸环化酶。相反，AT_2 受体的激活导致 NO 和缓激肽水平的增加，进而导致 cGMP 浓度升高和血管舒张[208]。

除了作为 RAAS 的几个成分的重要来源外，肾脏还是 Ang II 和醛固酮的主要靶器官。Ang II 的直接作用是通过 AT_1 受体介导的，引起肾血管收缩、刺激肾小管上皮 Na^+ 重吸收、增加 TGF 敏感性、调节压力性利钠和刺激有丝分裂通路[202]。此外，皮摩尔范围的循环 Ang II 水平在调节肾血流动力学和肾小管功能方面非常有效，相比之下，其在肾外效应所需的浓度为 10～100 倍。因此，肾脏似乎对

Ang II 的作用特别敏感。Ang II 对肾血管和肾小管之间的相互协同作用显著增强了 Ang II 对 Na^+ 排泄的影响[206]。Ang II 引起 RBF 呈剂量依赖性下降，但由于其对传出小动脉有较好的血管收缩作用，GFR 略有增加，从而增加滤过分数。反过来，增加的滤过分数可通过降低静水压和增加间质胶渗压而进一步调节管周的 Starling 力。这些管周的改变最终导致近端 Na^+ 和水重吸收增加。然而，重要的是，在 Ang II 的输注或阻断过程中，肾小球前阻力也有变化[212]。这些变化可能继发于全身动脉压变化（肌源性反射）或 TGF 敏感性增加，因为当 RPP 被钳夹或 TGF 的调节被阻止时，Ang II 就不会改变球前阻力[212]。

此外，Ang II 可通过降低 Kf 而影响 GFR，从而改变 Na^+ 的滤过负荷[213]。这种作用可能是由系膜细胞收缩性和增加对大分子通透性来介导的[212]。最后，Ang II 导致皮质和髓质血流量减少，并减少 Na^+ 和水排泄[212, 214]。如前所述，髓质血流量的变化可能影响髓质的张力性，这决定了髓袢被动重吸收盐的程度，也可能通过肾间质压力的改变调节压力性利尿[214]。

Ang II 的另一个显著的肾脏效应是对近端肾小管上皮细胞转运的直接作用，这与肾脏或全身血流动力学的变化无关[202, 215]。Ang II 对近端 Na^+ 重吸收产生剂量依赖性的双相效应。低浓度 Ang II（10^{-12}～10^{-10} mol）的液体进行肾小管周围毛细血管灌注促进近端 Na^+ 重吸收，而高浓度 Ang II（$> 10^{-7}$ mol）的灌注则抑制近端 Na^+ 重吸收。将 ACEI 或血管紧张素 II 受体拮抗剂（ARB）直接加入管腔液中，导致近端 Na^+ 重吸收明显减少，表明内源性 Ang II 对近端肾小管转运有明显的调节作用[216]。

Ang II 影响近端小管转运的具体机制包括通过刺激顶端 Na^+-H^+ 逆向转运体、Na^+/H^- 交换器异构体 3（NHE3）、基底外侧 Na^+-$3HCO_3^-$ 同向转运体和 Na^+-K^+-ATP 酶，增加 Na^+ 和 HCO_3^- 的重吸收[217, 218]。因此，Ang II 可以通过两种机制影响 NaCl 的吸收：第一，NHE3 的活化能直接增加 NaCl 吸收；第二，增加 $NaHCO_3$ 吸收速率可以通过增加被动 Cl^- 扩散的浓度梯度来刺激被动 NaCl 吸收[219]。

Ang II 对髓质髓袢升支粗段中 NHE3 和 Na^+-K^+-

ATP 酶的作用进一步促进了 Na^+ 的重吸收[202]。

在远端小管的初始段和末段及集合管中，Ang II 通过刺激 NHE3 和阿米洛利敏感的 Na^+ 通道调节 Na^+ 和 HCO_3^- 重吸收[220-222]。另外两种机制可能会增强 Ang II 的抗利钠作用。第一个机制是 Ang II 使得 TGF 机制的敏感性增加，第二个机制是 Ang II 对压力性利钠的影响。Ang II 对肾血流动力学和近端管液重吸收的作用引起远端转运减少，可通过 TGF 机制引起入球小动脉血管扩张，进而又可拮抗 Ang II 介导的近端重吸收的增加。然而，由于 Ang II 增加了 TGF 机制的反应性，从而使 GFR 以较低的速率传递至致密斑，因此这种效应被最小化[75]。Ang II 的抗利钠作用被放大的第二个机制是压力性利尿机制的减弱，所以需要较高的压力来诱导一定量的 Na^+ 排泄[168, 202]。在动脉压升高的情况下，压力性利尿曲线向右移动可被视为一个重要的保 Na^+ 机制。

如前所述，大多数已知的 Ang II 的肾内作用，对肾血流动力学及近端小管 Na^+ 和 HCO_3^- 的重吸收的调节，是由 AT_1 受体介导的[209]。然而，激活 AT_2 受体可能对 AT_1 受体介导的抗利尿和 Ang II 的升压作用起反调节保护作用[209]。

Ang I 不仅可以转化成 Ang II，也可以直接通过 ACE 的同源物，即 ACE2，或间接通过血管紧张素（1~9），然后由 ACE 介导转换为血管紧张素（1~7）（Ang1~7）[223]。血管紧张素（1~7）通过其 G 蛋白耦联受体 Mas 在心血管和肾脏功能方面发挥重要调节作用，对 Ang II 的拮抗作用是通过血管舒张、利尿和抗肥大作用来实现的[223]。因此，目前可以将 RAAS 看作一个双功能系统，其血管收缩 / 增殖或血管舒张 / 抗增殖作用主要取决于 ACE/ACE2 的平衡。根据这个模型，ACE/ACE2 活性比值的增加导致 Ang II 的生成增加，血管紧张素（1~7）的分解代谢增加，促进血管收缩；反之，ACE/ACE2 比值的下降会导致 Ang II 的生成降低，血管紧张素（1~7）水平增加，促进血管舒张。血管紧张素（1~7）/Mas 拮抗 Ang II 的作用直接增加一步的反调节水平[223]。

RAAS 的最终成分醛固酮是通过 Ang II 刺激电产生的，在维持 ECFV 和 Na^+ 稳态方面的生理作用[224]。醛固酮作用的主要部位是皮质集合管和远曲小管的主细胞，促进 Na^+ 重吸收及 K^+ 和 H^+ 分泌[224, 225]。醛固酮也可能促进 IMCD[226] 和近端小管[227] 内产电 Na^+ 转运，但不促进 K^+ 的分泌。醛固酮通过增加管腔膜开放的 Na^+、K^+ 通道数目和基底外侧膜 Na^+–K^+–ATP 酶活性来影响离子转运。醛固酮对 Na^+ 通透性的影响似乎是主要事件，因为使用阿米洛利阻断 ENaC 可阻止 Na^+ 通透性和 Na^+–K^+–ATP 酶活性的增加[228]。这种对 Na^+ 通透性的影响是通过细胞内 Ca^{2+} 和细胞内 pH 的改变[229]、通过蛋白激酶 D_1 磷脂酰肌醇 4- 激酶 III β- 反高尔基信号转导[230] 和通道蛋白甲基化来调节的，从而增加 ENaC 的平均开放概率[229]。然而，醛固酮对 Na^+–K^+–ATP 酶活性的长期影响涉及蛋白质的从头合成，在转录水平上受血清和糖皮质激素诱导的激酶 –1 调控[229]。

醛固酮对 ENaC 的 α 亚基有特异性的调节作用，多种基因的表达变化是这一过程中的重要中间产物。在小鼠 IMCD 细胞株中使用微阵列分析发现了由醛固酮诱导的急性转录效应，最显著的转录物是周期同系物 1（Per1），它是生物钟的重要组成部分，Per1 基因的破坏导致编码 α 亚单位的 mRNA 表达减弱，U_{Na} 排泄增加。α 亚单位编码的 mRNA 以一种明显的昼夜节律模式表达，这种模式在缺乏功能性 Per1 基因的小鼠中发生了显著变化[231]。这些结果表明，生物钟在控制 Na^+ 平衡方面有一定的作用，并且从分子角度揭示了昼夜节律周期是如何直接影响 Na^+ 稳态的。

醛固酮在集合管中的保 Na^+ 作用会引起经皮电位差增加，有利于 K^+ 的排出。就整体体液稳态而言，醛固酮在 ECF 防御中的作用是源于主要存在于细胞内（K^+）的渗透活性颗粒的净损失，以及主要存在于 ECF（Na^+）的相应颗粒的替代。一定循环水平的醛固酮对总 Na^+ 排泄量的影响取决于到达集合管的滤液体积及腔内和细胞内液体的组成。如前所述，这种滤液的转运又由作用于肾单位更近部位的其他效应器机制（Ang II、交感神经活动和管周物理力）决定。

即使在没有肾上腺的受试者中，尽管有固定的低剂量或高剂量的盐皮质激素补充，Na^+ 平衡也可在广泛摄入范围内调节。在这种情况下，其他效应机制在控制尿钠排泄方面占主导地位，然而通常在是 ECF 体积或 K^+ 浓度变换的情况下发生。在这方面，肾脏 Na^+ 再吸收和 K^+ 排泄是如何由醛固酮协调调节的一直是一个难题。在 EABV 耗竭状态下，Ang Ⅱ 刺激醛固酮释放可导致 Na^+ 重吸收显著增加，而几乎不影响血 K^+ 水平。相反，高钾血症引起的醛固酮分泌刺激最大量 K^+ 排泄，而不会对肾 Na^+ 处理产生重大影响。

对参与肾 Na^+ 和 K^+ 转运的细胞内信号通路的研究为这一难题提供了线索。该转运调控的关键因素是 Ste20/SPS1 相关的富含脯氨酸 / 丙氨酸激酶（SPAK）、氧化应激相关激酶（OSR1）、无赖氨酸激酶（WNK）及其效应物、噻唑类敏感的 NaCl 共转运蛋白和 K^+ 分泌通道 ROMK。根据该模型，当 EABV 降低或食盐摄入量较低时，由 AT_1 受体介导的 Ang Ⅱ 导致 WNK4 磷酸化，从而促进 SPAK 和 OSR1 磷酸化。反之，SPAK 和 OSR1 使 NaCl 共转运蛋白磷酸化，诱导 Na^+ 转运和保存。尽管醛固酮水平很高，但是同时磷酸化 WNK1 与 WNK1-L 的全长异构体，导致 ROMK 通道的内吞作用，从而保 K^+。相反，在高钾血症或低盐饮食的情况下，Ang Ⅱ 水平低而 WNK4 不能被激活，SPAK、OSR1 和 NaCl 共转运蛋白未被磷酸化，并且 NaCl 共转运蛋白向顶端膜的转运受到抑制。同时，K^+ 诱导的肾脏特异性 WNK1 抑制 WNK1-L，允许 ROMK 转运到顶端膜及最大量 K^+ 分泌[232]。想要了解更多细节，读者可以参考第 6 章。

在维持血压方面，全身性血管收缩是 Ang Ⅱ 的另一个主要肾外作用，是对 ECF 容量收缩变化的适当反应。如前所述，引出该反应所需的 Ang Ⅱ 的浓度要高于控制肾脏抗利尿作用所需要的浓度。这种情况类似于血管升压素的抗利尿和加压作用之间的差异。在高输注率下，Ang Ⅱ 从抗利尿作用转变为利尿作用，几乎可以完全归因于伴随的血压升高[233]。

与 Ang Ⅱ 相似，醛固酮除了在肾上腺球状带产生外，在心脏和血管系统也可以产生，并且对血管有显著的有丝分裂和纤维化作用，独立于盐和水平衡的调节[234]。醛固酮直接增加转化生长因子 -β（TGF-β）的表达和生成，从而参与肾小球硬化、高血压和心肌损伤 / 肥大的进展[202, 224, 235]。

总之，Ang Ⅱ 是 RAAS 的主要效应因子，通过

肾内和肾外机制调节细胞外容量和肾 Na^+ 排泄。在与 ECF 容量改变相关的各种情况下，它的肾内血流动力学和肾小管作用及其主要的肾外作用（全身血管收缩和醛固酮释放）协同调节 U_{Na} 的排泄。这些机制中有许多是协同作用的，并倾向于放大 RAAS 的整体影响。然而，由 Ang Ⅱ 直接或间接诱导的其他反调节机制为 RAAS 主要成分的非对抗性作用提供了缓冲。

② 升压素：AVP 是一种非肽类激素，在下丘脑室旁核和视上核中合成，并在血浆渗透压增加（通过渗透压感受器刺激）或 EABV 和血压降低（通过压力感受器刺激）时，从脑垂体后叶分泌到循环中[236]。AVP 通过至少 3 种不同的 G 蛋白耦联受体发挥作用。其中 2 个受体 V_{1A} 和 V_2 在心血管系统和肾脏中大量表达；V_{1B} 受体在垂体前叶促肾上腺皮质细胞表面、胰腺和肾上腺髓质中表达。V_{1A} 和 V_2 受体分别介导激素的 2 种主要生物学功能，即血管收缩和增加肾脏对水的重吸收。V_{1A} 和 V_{1B} 受体通过磷酸肌醇信号通路促进细胞内 Ca^{2+} 释放。V_{1A} 受体存在于血管平滑肌细胞（VSMC）、肝细胞和血小板中，分别介导血管收缩、糖原分解和血小板聚集。V_2 受体主要存在于肾集合管上皮细胞，与腺苷酸环化酶 /cAMP 通路有关。V_3 受体不参与 ECFV 的调节，所以没有进一步的讨论[237]。

在生理条件下，AVP 的主要功能是根据血浆张力调节集合管中水的重吸收，从而调节体内的水含量。血浆张力仅变化 1% 就会引起 AVP 的释放。AVP 激活主细胞基底侧膜上的 V_2 受体，导致胞质中 cAMP 增加，刺激蛋白激酶 A 的活化。后者引发一系列磷酸化事件，如促使细胞内储存的 AQP2 转移到顶端膜[238]，同时促进 AQP2 的 mRNA 和蛋白合成[239]，这使得水从管腔重吸收回细胞内。然后，水通过基底外侧膜上的水通道蛋白 -3 和水通道蛋白 -4 从细胞流出到高渗间质[240]（详见第 10 章）。

集合管的 AVP 的另一主要作用是通过激活尿素转运体 UT-A1 来增加 IMCD 对尿素的渗透性，促使尿素在间质内积聚，在那里，它与 Na^+ 一起组成髓质间质的高张力，这是促进尿浓缩和水重吸收的先决条件[241]。AVP 通过激活节段特异的 Na^+ 转运蛋白，介导来自 mTAL、远端小管、连接小管和集合管中的 Na^+ 重吸收的增加，该作用对于维持皮髓

质渗透梯度非常重要，而后者是保证最大重吸收水量的必要因素（详见 Kortenoeven 等[236] 和 Knepper 等[242] 的文献）。

此外，AVP 通过 V_{1A} 受体减少 RBF，特别是内髓的，这是一种受 NO 和 PG 局部释放调节的效应[243]。AVP 在较高浓度下也能减少总 RBF 和 GFR，这是作为广义血管收缩效应的一部分[239, 244]。在实验中，V_{1A} 受体缺乏（$V_{1A}R^{-/-}$）小鼠与野生型小鼠相比，血浆容量、BP、GFR、U_{Na} 排泄、AVP 依赖性 cAMP 生成、V_2 受体水平和肾脏 AQP2 表达均下降，同时尿量增加，这表明 $V_{1A}R^{-/-}$ 小鼠尿液浓缩功能受损。而且，血浆肾素和 Ang Ⅱ 水平降低，肾素在颗粒细胞中的表达也降低。在 $V_{1A}R^{-/-}$ 小鼠中，肾素刺激因子如 nNOS 和环氧化酶 -2（COX-2）在致密斑细胞中的表达也下降，而 $V_{1A}R$ 的表达是特异性的。因此，AVP 通过致密斑细胞上的 $V_{1A}R$ 激活 RAAS 和随后的 V_2 受体 -AQP2 系统，调节体液稳态和 GFR[244, 245]。

除了对肾脏的影响外，AVP 还通过 V_{1A} 受体调节肾外血管张力。AVP 刺激该受体可导致各种血管床中的小动脉血管收缩，并且全身血管阻力显著增加[242]。然而，AVP 生理性增加通常不会引起血压显著升高，因为 AVP 还增强了随后的主动脉窦压力反射，降低了心率和心排血量[246]。然而，超生理浓度的 AVP，如 EABV 严重受损（休克或 HF），在维持动脉压和重要器官（如大脑和心肌）的充分灌注方面发挥重要作用。AVP 在离体心脏中也有直接的、V_1 受体介导的正性肌力作用，但是，在体内实验时，AVP 却能降低心功能，这种作用归因于 AVP 诱导的心脏抑制反射或冠状动脉收缩[247]。更重要的是，与 Ang Ⅱ 和儿茶酚胺的作用相似，AVP 通过 V_1 受体依赖性机制促进新生大鼠心肌细胞和完整心肌中的心肌细胞肥大和蛋白质合成[247]。HF 时，这些作用导致心肌肥厚和心室重构[247]。

总之，无论 AVP 对 Na^+ 排泄的影响如何，该激素的主要影响都是间接通过水积累或血管收缩实现的。事实上，在 ECF 容量不足 20% 或更严重的情况下，AVP 通过 V_1 受体的血管收缩效应会超过渗透驱动效应（见第 10 章和第 15 章）。尽管如此，AVP 的血管收缩作用通过压力反射介导的交感神经抑制调节，而 AVP 的保水作用通过 PGE_2 介导的抑制 V_2 受体活化来实现[248]。

③ 前列腺素：前列腺素（另见第 16 章）或环氧化酶衍生的类前列腺素，在肾脏中具有多样的调节功能，包括血流动力学、肾素分泌、生长反应、肾小管转运和免疫反应[249, 250]。环氧化酶的 2 种主要亚型为 COX-1 和 COX-2，催化膜磷脂中释放的花生四烯酸合成前列腺素 H_2（PGH_2）。PGH_2 通过特异性合成酶代谢为 5 种主要的前列腺素，即 PGE_2、PGD_2、$PGF_2α$ 及血栓素 A_2（TXA_2）（另见第 16 章）。

前列腺素被迅速降解，因此其作用严格局限于其合成部位，这就解释了其自分泌和旁分泌作用方式的特点。每种前列腺素都有一个特定的细胞表面 G 蛋白耦联受体，这决定了它在特定细胞类型中的功能[250]。PG 产生的主要部位（因此也是局部作用的部位）是肾动脉、肾小动脉、皮质肾小球和髓质间质细胞，也可以在皮质和髓质集合管的上皮细胞生成[251, 252]。COX-1 在肾脏广泛表达，特别是在集合管，也在髓质间质、系膜和小动脉内皮细胞中表达[250]。COX-2 的表达是可诱导的，具有细胞类型特异性，主要在髓质间质、皮质髓袢升支粗段和致密斑的细胞中表达，而且受盐摄入量的调节[250]。PGI_2 和 PGE_2 是正常肾皮质的主要产物，而 PGE_2 主要是在髓质中起作用[250]。PGF_2 和 TXA_2 也能少量生成[250]。此外花生四烯酸代谢通过其他通路（如脂氧合酶，环氧合酶）生成与环氧化酶相关的产物[249]。

前列腺素在容量稳态中的 2 个主要作用是对 RBF 和 GFR 的调节，以及对肾小管盐和水处理的调节。PGI_2 和 PGE_2 主要具有舒张血管和利钠作用，也有调节 AVP 的作用，促进肾素分泌。尽管 TXA_2 对肾脏生理作用的重要性仍有争议，但已有证明 TXA_2 可引起血管收缩。刺激肾脏前列腺素分泌的最终结果是血管舒张、肾脏灌注增加、尿钠排泄和水排泄增加。

血管扩张性 PG 的靶细胞是入球和出球小动脉的血管平滑肌细胞、肾小球系膜细胞、管周毛细血管及直小血管，从而调节肾血管阻力和肾小球功能。肾内输注 PGE_2 和 PGI_2 可引起血管舒张和 RBF 的增加[251]。用离体肾脏微血管进行的体外实验表明，PGE_2 和 PGE_1 可以抑制 Ang Ⅱ 诱导的入球小动脉血管收缩，而 PGI_2 可以拮抗 Ang II 诱导的出球小动脉血管收缩[253]。类似地，PGE_2 可以阻碍肾神经刺激[254]，以及 Ang II 诱导的离体肾小球和培养的系膜细胞的收缩[255]。此外，在容量不足状态下，在致密斑和皮质髓袢升支粗段，管腔 Cl^- 转运减少时 COX-2 的表达和 PGE_2 的释放显著增加。除了对入球小动脉的直接血管舒张作用外，PGE_2 还能促进致密斑中肾素的释放[250]。由此引起的 Ang II 的升高和随后的出球小动脉收缩确保 GFR 的维持。

容量充盈状态时，Ang II 和去甲肾上腺素的肾血管收缩作用可被同时在肾脏刺激产生的血管舒张性前列腺素减弱，从而维持 RBF 和 GFR[256]。然而，在 EABV 不足时，来自 RAAS、SNS 和 AVP 的血管收缩剂输入增加，PGE_2 和 PGI_2 的血管舒张作用就会减弱，伴随有发展为急性肾损伤的风险[250]。同样，当前列腺素介导的反向调节机制被非选择性或选择性 COX-2 抑制剂阻断时，Ang II 和去甲肾上腺素的非对抗性作用也会导致肾功能迅速恶化[257]。此外，COX-2 衍生的前列腺素还可促进尿钠排泄和刺激肾素分泌[250]。因此，在容量不足状态下，低 Na^+ 摄入，或使用襻利尿剂、COX-2 抑制剂及非选择性 COX 抑制剂可引起 Na^+ 和 K^+ 潴留、水肿、HF 和高血压[252]。

除了调节肾小球血管反应性，PGE_2 还诱导肾血管扩张，通过引起髓质间质溶质冲刷而影响 U_{Na} 排泄[251]。即使在 RBF 持续升高的情况下，也可以通过阻止肾间质静水压的升高来减弱 PGE_2 引起的尿钠排泄反应[258]。另外，通过抑制前列腺素合成可显著减弱伴随肾间质容量直接扩张而出现的利钠作用[258]。PGE_2 还可以直接影响上皮细胞转运过程而调节 U_{Na} 排泄[251]。在髓质髓袢升支粗段和集合管中，PGE_2 导致水、Na^+ 和 Cl^- 的重吸收减少，这与 Na^+-K^+-ATP 酶活性降低有关。相反，在远曲小管中，PGE_2 引起 Na^+-K^+ATP 酶活性升高[259]。局部产生的前列腺素对肾小管 Na^+ 处理的净效应可能是抑制性的，因为在接受正常或盐负荷饮食的大鼠中，吲哚美辛可完全阻断前列腺素合成，增加部分 Na^+ 的重吸收，并增强肾髓质 Na^+-K^+-ATP 酶的活性[260]。此外，PGE_2 还抑制了 AVP 促进的髓质髓袢升支粗段 NaCl 的重吸收和 AVP 促进的集合管水重吸收[261, 262]。这 2 种作用都有拮抗 AVP 引起的整

体渗透反应的趋势。然而，皮质髓袢升支粗段能够增强转运负荷而使 NaCl 重吸收增加，因而不受 PG 的影响，同样的，PG 对集合管溶质转运的作用仍未解决。因此，PG 对整体 Na^+ 排泄的直接上皮作用尚不清楚[261]。

肾脏 COX 表达影响盐的转运，同时 Na^+ 摄入变化也影响这些酶在肾脏的表达。低盐饮食、RAAS 抑制剂和肾脏低灌注可增加致密斑和髓袢升支粗段中 COX-2 的表达。相反，高盐饮食会减少肾皮质 COX-2 的表达，而 COX-1 的表达不变[249, 250]。在髓质中，低盐饮食使 COX-1 和 COX-2 的表达均下调，而高盐饮食则增强它们的表达[249, 250]。IMCD 细胞中高渗透压的培养液诱导 COX-2 表达，而给正常 Na^+ 饮食的麻醉犬输注选择性 COX-2 抑制剂可降低 U_{Na} 排泄和尿流率，而不影响肾血流动力学或全身血压[252]。

总之，COX-2 在肾皮质和髓质中的差异调节可以被整合到一个生理相关的模型中，在这个模型中，皮质髓袢升支粗段和致密斑中 COX-2 的上调是在容量收缩或血管收缩状态下诱导的。在皮质髓袢升支粗段，其作用是通过对 Na^+ 排泄的直接抑制来实现的，而在致密斑中，COX-2 刺激肾素释放，从而导致 Ang II 介导的 Na^+ 潴留。相反，髓质 COX-2 是由高盐饮食诱导的，进而导致 Na^+ 净排泄[250]。

最后，除了前列腺素的血流动力学和直接上皮作用外，PG 还可以调节其他激素的生理反应。前列腺素在肾素释放反应中的中介作用已经被提及。另一个例子，一些（但不是全部）缓激肽的生理作用是通过前列腺素的产物介导的（例如，抑制皮质集合管中 AVP 刺激的渗透水通透性）[261]。另外，Ang II 的肾脏作用和全身作用似乎通过 COX-1 和 COX-2 进行不同的调节。例如，应用 COX-2 抑制剂或基因敲除诱导小鼠 COX-2 的缺乏，显著增强了 Ang II 的系统升压效应，而 COX-1 缺乏则消除了这种升压效应。同样，输注 Ang II 降低了 COX-2 缺乏动物的髓质血流量，但 COX-1 缺乏动物的髓质血流量没有降低，这表明依赖 COX-2 的血管舒张剂是在肾髓质合成的。此外，Ang II 在 COX-2 缺乏的动物中没有利尿和利钠作用，但在 COX-1 缺乏的动物中仍然存在。因此，COX-1 和 COX-2

对全身血压和肾功能的影响似乎是相反的[263]。

④ 利尿钠肽：目前有 4 种 NP，即 ANP、BNP、CNP 和 DNP[264]。尽管这些肽由不同的基因编码，但它们在化学结构、基因调控和降解途径上高度相似，而且对肾脏、心脏和血管组织发挥多种作用[265]。ANP 是一种 28- 氨基酸肽，通过利钠 / 利尿和血管舒张反应，在血压和容量稳态中发挥重要作用[264, 265]。BNP 的氨基酸序列与 ANP 相似，NH_2 末端延长。人类 BNP 是由前脑钠肽（proBNP）产生，它含有 108 个氨基酸，通过蛋白质水解，向循环中释放一个成熟的 32- 氨基酸分子和 N 末端片段。虽然 BNP 最初是从大脑中克隆出来的，但现在被认为是一种主要在心室产生的循环激素[266, 267]。CNP 主要由内皮细胞产生，具有所有 NP 成员共有的环状结构；然而，它缺乏 C 末端的尾部。DNP 由肾脏释放，是一种比 ANP 更有效的肾功能激活剂[268]。

利尿钠肽（NP）的生物学效应是通过与多种组织的特异性膜受体结合而介导的，这些组织包括血管系统、肾动脉、肾小球系膜和上皮细胞、集合管、肾上腺球状带和 CNS[264]。至少有 3 种不同的 NP 受体亚型被确定，即 NP-A、NP-B 和 NP-C。NP-A 和 NP-B 是一种分子量为 120～140kDa 的单次跨膜蛋白，介导了大多数 NP 的生物学效应。两者在细胞内与鸟苷酸环化酶（GC）耦联[269]。3 种 NP 亚型与它们的受体结合后，显著增加了靶组织和血浆中的 cGMP。因此，cGMP 类似物或降解抑制剂可模拟 NP 的血管舒张和肾脏作用。NP-C（分子量，60～70kDa）广泛分布于许多关键的靶器官，被认为是一种清除受体，因为它不与任何已知的第二信使系统耦联[270]。

另外 2 条去除 NP 的通路，因此值得注意。第一个是中性内肽酶（NEP）24.11 的酶促降解，这是一种主要位于肺和肾脏的金属蛋白酶[270]。该通路经过了广泛的研究，而特异性 NEP 抑制剂的发展达到了高潮，可以增强 NP 的活性，改善心力衰竭的预后（见 "基于 CHF 病理生理学的特定治疗" 部分）。第二种通路通过微小 RNA-425（miRNA-425）参与对 ANP 的负性调节。在这种情况下，携带编码 ANP 基因的 rs5068 小 G 等位基因 NPPA 的人比携带 2 个主要 A 等位基因拷贝的人，ANP 水平高出 50%，患高血压的风险降低了 15%。miRNA-425

在人的心房和心室中表达，预计在 A 等位基因（但不是 G）的 3′ 非翻译区与跨越 rs5068 的序列结合。只有 A 等位基因能被 miRNA-425 沉默，而 G 等位基因则对 miR-425 产生抵抗性。这一结果增加了 miR-425 拮抗剂可用于治疗高血压、HF 等盐负荷紊乱的可能性[271]。

第一，心钠肽（ANP）。在人体和实验动物研究中，ANP 通过作用于所有参与 Na^+ 和血压稳态的器官和组织，确定了 ANP 在 ECFV 和血压调节中的作用（表 14-3）[267]。因此，在某些情况下，ANP 和 NH_2- 末端 ANP 水平升高并不奇怪：① 与心房压力升高相关的情况；② 收缩性或舒张性心功能不全；③ 心肌肥厚 / 重塑；④ 严重心肌梗死[38]。在肾脏中，ANP 发挥血流动力学 / 肾小球效应，增加 Na^+ 和水向肾小管的输送，同时抑制肾小管的 Na^+ 和水的重吸收，从而导致显著的尿钠排泄和利尿[267]。

此外，ANP 可以松弛血管平滑肌，通过拮抗 Ang Ⅱ、内皮素（ET）、AVP 和 α_1 肾上腺素能输入伴随的血管收缩作用而引起血管舒张[267]。这种血管舒张可降低前负荷，进而导致心排血量下降[267]。ANP 通过将液体从血管内转移到血管外来降低心排血量，这种作用是通过增加毛细血管导水率来介导的[272]。内皮限制的研究表明，在 GC-A 基因敲除小鼠中，ANP 通过 GC-A 增强皮肤和骨骼肌微循环中的白蛋白通透性。这种作用是由细胞膜穴样凹陷（caveolae）[273] 介导的，并主要参与体内 ANP 的低血容量和低血压作用[274]。

ANP 还能抑制培养的系膜细胞、血管平滑肌细胞和内皮细胞的增殖[275]。ANP 引起传入血管舒张、传出血管收缩和系膜松弛，从而导致肾小球毛细血管压力、GFR 和滤过分数的升高[267]。伴随着髓质血流量的增加，这些血流动力学效应能够增强利尿和利钠，尽管 ANP 输注引起的整体利钠效应并不需要肾小球功能的这些改变。在肾小管，ANP 抑制 Ang Ⅱ 对近端小管腔侧 Na^+/H^+ 交换子、远端小管噻嗪敏感性 NaCl 协同转运蛋白的刺激作用，并抑制 ENaC 和 AVP 诱导的 AQP_2 并入到集合管顶端膜。（见表 14-3）[267]。

第二，脑钠肽（BNP）。BNP 是由活化的缺血骨骼肌卫星细胞或心肌细胞（主要为心室的也有一小部分为心房的心肌细胞），在容量或压力负荷作用下产生，见于心力衰竭和高血压。BNP 与 ANP 类似，可引起尿钠排泄、内分泌和血流动力学反应[267]。血浆 BNP 水平随年龄增长而升高，75 岁及以上人群体内含量是 55—64 岁的 2 倍。然而，在心力衰竭和其他慢性容量扩张的情况下 BNP 水平会增加更多[276]。

动物和人类的研究证明 BNP 药理剂量的利钠作用。BNP 联合 ANP 不会产生协同效应[267]。此外，与 ANP 一样，BNP 在动物和人身上也发挥降压作用。例如，过表达 BNP 或 ANP 基因的转基因小鼠表现出终生性低血压[267]。因此，很明显 BNP 通过类似于 ANP 的机制发挥其生物学作用[267]。

这一观点得到了一些研究结果的支持：① ANP 和 BNP 通过相同的受体起作用，引起相似的肾、心血管和内分泌作用，而这些作用与 cGMP 产生增加有关（见表 14-3）；②细胞培养和随后体内输注 BNP 均能抑制 ACTH 诱导的醛固酮生成。后一种作用可能归因于 BNP 抑制肾素分泌，在犬身上是

表 14-3　利尿钠肽的生理作用

靶器官	生物效应
肾脏	• GFR 增加 　– 入球小动脉舒张 　– 出球小动脉收缩 • 尿钠排泄 　– 抑制 Na⁺/H⁺ 交换（近端小管） 　– 抑制 Na⁺–Cl⁻ 共转运（远端小管） 　– 抑制 Na⁺ 通道（集合管） • 利尿 　– 抑制 AVP 诱导的 AQP2 并入 CD-AM
心脏	• 降低前负荷，减少心排血量 • 抑制心脏重塑
血流动力学	• 舒张血管 • 提高毛细血管导水率 • 降低心脏前负荷和后负荷
内分泌	• 抑制 RAAS • 抑制交感神经传出 • 抑制 AVP • 抑制内皮素
有丝分裂	• 抑制血管平滑肌细胞有丝分裂 • 抑制生长因子介导的心肌成纤维细胞肥大

AQP2. 水通道蛋白 -2；AVP. 精氨酸升压素；CD-AM. 集合管顶端膜；GFR. 肾小球滤过率；RAAS. 肾素 – 血管紧张素 – 醛固酮系统

这样，但在人身上显然不是[267]。大剂量而非低剂量的 BNP 会导致人体收缩压的大幅下降[267]。在临床环境中，BNP 用于 HF 时容量超负荷的常规监测（见"基于 CHF 病理生理学的特定治疗"部分）。

第三，C 型利尿钠肽（CNP）。虽然 CNP 被认为是 CNS 中的一种神经递质，但大量的 CNP 是由内皮细胞产生的，在血管张力的局部调节中发挥作用[270]。肾脏、心室和肠道中可产生较少的 CNP[270]，同时在人血浆中也能检测到[277]。CNP 的产生与缺氧、细胞因子、剪切力和纤维生长因子有关[278]，并且有报道提示在容量超负荷后 CNP 的 mRNA 表达增强[270]。静脉输注 CNP 可降低血压、心排血量、尿量和 Na⁺ 排泄，与 ANP 和 BNP 相比，这些作用不太明显，但是对 cGMP 能产生强刺激，同时抑制血管平滑肌细胞增殖。

尽管 CNP 对绵羊的心排血量、血压或血浆容量无显著影响，但 3 种 NP 均能抑制 RAAS[270]。这一发现支持了一个广为接受的观念，即 ANP 和 BNP 是主要的循环 NP，而 CNP 是血管结构和张力的局部调节器。

第四，D 型利尿钠肽。兔静脉注射 DNP 可增加尿量和电解质的排泄。这些作用比 ANP 更为明显，可能是由于 DNP 对内源性肽酶的降解抵抗所致。与皮质小管、外髓小管和内髓小管相比较，DNP 通过 NP-A 受体优先在肾小球中诱导 cGMP 的生成。因此，DNP 通过具有鸟苷酸环化酶结构域的特异性 NP 受体在肾脏发挥调节作用[268]。

总之，NP 的各种生物学作用导致 EABV 降低，以对感知到的中央胸内循环过度充盈做出反应。此外，所有的 NP 都抵消了 RAAS 的不利影响，表明这 2 个系统在调节体液和心血管稳态方面的作用是相反的。

⑤ 内皮衍生因子：在健康和疾病状态下，内皮是调节血管张力因子的主要来源[300]。这些因子调节多个参与水和 Na⁺ 平衡的器官系统的灌注压力，如肾脏、心脏和血管系统。本节总结了一些与容量稳态相关的 ET 和 NO 作用的概念。

第一，内皮素。内皮素系统由 3 种血管活性肽组成，即内皮素 1（ET-1）、内皮素 2（ET-2）和内皮素 3（ET-3），以旁分泌和自分泌的方式发挥作用[279]。内皮素都是由特定的前内皮素通过蛋白

水解裂解合成的，这些前内皮素被进一步裂解形成 37- 氨基酸前体至 39- 氨基酸前体，称为大内皮素。然后，大内皮素被一种高度特异的内皮转换酶（ECE）转化为具有生物活性的 21- 氨基酸肽，ECE 是一种对磷酰胺敏感的膜结合金属蛋白酶。ECE 有 2 种亚型，即 ECE-1 和 ECE-2。ECE-1 本身有 4 种亚型[279]。ECE-2 主要位于血管平滑肌细胞，可能是一种胞内酶。糜蛋白酶[280] 和羧肽酶 A[281] 都参与了成熟内皮素的产生。

内皮素与 2 种不同的受体结合，即 A 型和 B 型（ET-A 和 ET-B）[279]。ET-A 受体对 ET-1 的亲和力高于 ET-2 或 ET-3。ET-B 受体对 3 种内皮素的亲和力相同。ET-A 受体主要存在于血管平滑肌细胞上，其活化后通过胞质 Ca^{2+} 的增加导致血管收缩。ET-B 受体也存在于血管平滑肌细胞上，可介导血管收缩，但它们主要存在于血管内皮细胞上，其激活后通过前列环素和 NO 导致血管舒张[279]。内皮素可在人和许多实验动物的血浆中检测到，也可作为循环血管活性激素起作用[279]。

选择性 ET-A 受体拮抗作用与血管舒张和血压降低有关，而选择性 ET-B 拮抗作用则伴随着血管收缩和血压升高[279]。这些数据表明内皮素受体亚型在维持血管张力中起着互补作用。除了血管收缩作用外，内皮素对肾脏也有多种作用[282-284]。肾脏（主要是内髓）既是内皮素的来源，又是内皮素的靶器官。ET-1 是参与肾功能调节的主要亚型，由血管内皮细胞合成，而 ET-1 和 ET-3 由多种肾脏细胞类型产生，且生成速率比 ET-1 低 1~2 个数量级[279]。

在容量稳态方面，ET-1 以旁分泌或自分泌的方式发挥调节作用：①肾脏和肾内血流；②肾小球血流动力学；③肾小管盐和水的转运。ET-A 和 ET-B 受体均存在于肾小球、肾血管和肾小管上皮细胞中，但大多数 ET-B 受体存在于髓质中[285]。肾血管系统似乎对 ET-1 的血管收缩作用特别敏感。给麻醉兔肾动脉内注入 ET-1 可降低 RBF、GFR、尿钠排泄和尿量[286]。ET-1 可增加入球和出球小动脉阻力（入球大于出球），降低肾小球血流量。此外，由于系膜细胞收缩引起 Kf 降低，进而导致 SNGFR 下降。

RBF 的大幅度降低及伴随着的 GFR 小幅度下降应该会导致滤过分数的增加，但是所有模型都不

明显。给清醒犬输注 ET-1 共 8 天，血浆内皮素水平提高了 2~3 倍，导致肾血管阻力增加，GFR 和 RBF 降低[287]。有趣的是，内皮素对肾内局部血流的影响是不均一的。利用激光多普勒血流测定法，ET-1 在对照组大鼠中产生持续的皮质血管收缩和短暂的髓质血管舒张反应[288]。这些结果与 ET-B 受体主要存在于髓质中和高密度的 ET-A 结合位点存在于皮质内的事实一致[279]。

内皮素对 Na^+ 和水排泄的影响取决于内皮素的剂量和来源并随之而变化。大剂量全身输注内皮素可导致严重的抗利钠和抗利尿作用，这明显是继发于 GFR 和 RBF 的降低。然而，在低剂量或局部在肾小管上皮细胞中产生时，内皮素会降低盐和水的重吸收，这与 ET-1 靶点在肾小管上的概念一致[289]。此外，注射大内皮素可引起尿钠排泄，这支持了内皮素对肾小管盐重吸收的直接自分泌抑制的观点[290]。

大 ET-1 的利钠和利尿作用在 ET-B 特异性阻断剂作用下显著减少[291]。此外，ET-B 基因敲除大鼠有盐敏感性高血压，可通过阿米洛利阻断管腔 ENaC 而逆转（这是 Ca^{2+} 依赖性的效果），提示集合管 ET-B 能张力性地抑制 ENaC 的活性[292]。类似地，敲除小鼠集合管特异性 ET-1 基因后，在 Na^+ 负荷影响下 Na^+ 排泄受损，并在高盐摄入下发展为高血压[279]。这些小鼠对 AVP 的敏感性也提高了，并且排泄急性水负荷的能力也降低了。这些发现与 ET-B 介导的 ET-1 抑制集合管和 TALH 中 Na^+ 和水转运的观察结果一致[283]。因此，如果血管和系膜 ET 比小管源性 ET 发挥更大的生理效应，则 RBF 减少并出现净液体潴留，然而，如果小管源性 ET 占主导作用，则盐和水的排泄增加。

肾脏中内皮素的产生与血管系统内产生的调节机制不同。血管（和系膜）ET 的生成受凝血酶、Ang II 和转化生长因子 β 的调控，而肾小管 ET 的生成似乎主要取决于髓质张力。例如，高盐饮食通过提高髓质张力，刺激 ET-1 的释放，进而导致 eNOS（NOS_3）表达增加和尿钠排泄[293]（见下文 "NO" 部分）。这些现象的信号机制，以及 ET-1 的其他肾脏作用，仍然是一个可深入研究的主题，感兴趣的读者可以参考最近一篇综述，总结了目前的知识现状[279]。

第二，一氧化氮。一氧化氮（NO）是一种可扩散的气体分子，由一氧化氮合酶（NOS）催化其前体 L- 精氨酸产生，NOS 存在 3 种不同的亚型，即 nNOS（NOS1）、诱导型 NOS（iNOS 或 NOS2）和 eNOS（NOS3）[291]。NOS 表达于肾血管内皮细胞（主要是 eNOS）、肾小管上皮细胞和系膜细胞及致密斑（主要是 nNOS）。关于 iNOS 在正常肾脏中的表达存在争议，但在缺血再灌注损伤等病理条件下，iNOS 的上调是十分明显的[294]。

用选择性 NOS 抑制剂和 NOS 敲除小鼠来阐明不同亚型 NOS 在肾功能调节中的作用[294]。NO 的作用是通过可溶性鸟苷酸环化酶（sGC）的激活介导的，从而增加细胞内 cGMP 的水平[295]。在肾脏中，NO 的生理作用包括调节肾小球血流动力学、TGF 衰减、调节压力性尿钠排泄、维持髓质灌注及抑制肾小管 Na^+ 重吸收和调节 RSNA[291, 296]。肾 NOS 活性受多种因素调节，如 Ang Ⅱ（见前文“管 - 球反馈”）和盐摄入[120]。

抑制肾内 NO 的产生会导致血压升高和肾功能受损，这很好地体现了 NO 在调节肾血流动力学和排泄功能中的作用[294]。在麻醉犬的一个肾脏中注入 NOS 抑制剂 Ng- 单甲基精氨酸（L-NMMA），导致尿 cGMP 水平呈剂量依赖性下降，该侧肾脏与对侧肾相比 RBF 和 GFR 下降、Na^+ 和水潴留[297]。此外，急性 NO 的阻断增强了 Ang Ⅱ 在离体微灌兔入球小动脉和清醒大鼠中的肾血管收缩作用[120, 294]。同时，L-NMMA 诱导的血管收缩导致 RBF 和 Kf 降低，并被 RAAS 阻断所逆转。因此，NO 的一个主要作用是平衡 Ang Ⅱ 对出球血管的收缩作用，也能调节 JGA 对肾素的分泌（见“管 - 球反馈”部分）。

在正常和盐摄入增加 / 容量扩张状态下，NO 参与的促利尿和利钠作用已被深入研究[291]。清醒犬正常 Na^+ 饮食，NO 抑制可导致尿钠排泄和尿量的显著减少，而动脉压无变化。高 Na^+ 饮食，应用 NO 抑制剂 NG- 硝基 -L- 精氨酸甲酯（L-NAME）治疗，增加动脉压和累积 Na^+ 平衡[298]。相似的，大鼠高盐摄入 2 周，增加 Na^+ 排泄，尿中 NO 代谢产物 NO_2 和 NO_3 的浓度成比例升高。尿中 NO 代谢产物增加是由于肾髓质中 3 种 NOS 同工酶的表达增强引起的[121]。

NO 对肾髓质循环有血管舒张作用并促进 Na^+

排泄[164]。与这些数据一致的是，在肾髓质中高水平的 eNOS，而 NO 对集合管中 Na^+–K^+–ATP 酶有抑制作用[298]。相反，盐敏感性高血压时，维持高盐饮食的盐敏感鼠的 NOS 活性（主要是 nNOS）明显低于盐抵抗大鼠[299, 300]。同样的，在 Dahl 盐敏感大鼠中，L- 精氨酸诱导的 NO 生成预防了盐诱发高血压的发展[301]。这些结果提示了 nNOS 在 Na^+ 处理中的重要作用，而 nNOS 活性的降低可能参与了盐敏感性高血压的发病机制。

NO 参与的盐潴留和随后发生的高血压，可能是由于近端和远端小管对 Na^+ 重吸收的直接影响不充分所致。然而，NO 对肾素分泌和 TGF 的抑制作用减弱也参与其中。在本文中，致密斑来源的 NO 减缓了 TGF 介导的血管收缩，这种表现见于高盐摄入的盐抵抗大鼠而不是盐敏感大鼠[302]。如前所述，NO 在髓质和其他方面的作用是由局部 ET 产生引起的[291]。例如，通过 L-NAME 或高选择性 ET-B 拮抗剂 A-192621 抑制 NOS，可消除大 ET-1 对麻醉大鼠肾脏的利尿和利钠作用[303]。此外，ET-1 通过激活 ET-B，快速活化分离的髓质髓袢升支粗段的 eNOS 和离体的 IMCD 细胞的 nNOS，该作用依赖于 NOS 蛋白表达的增加，而不是 mRNA[291]。这些数据表明 nNOS 和 eNOS 的激活是通过转录后通路发生的。NO 还能通过 ENaC 依赖性机制减少皮质集合管（CCD）中的 Cl^- 吸收[304]。

在 IMCD 中（目前肾脏 NOS 活性最高[305] 以旁分泌方式活化 eNOS，参与抑制 mMALH 对 Na^+ 的重吸收），通过磷脂酰肌醇 -3- 激酶（PI3K）刺激 Akt 活性，导致 eNOS 在 Ser1177 位点磷酸化[305]。然而，在 IMCD 中 nNOS 激活的功能推论有待确定。NO 也可以减少 mTALH 细胞旁 Na^+ 的重吸收，这一作用的重要性等同于 NO 对跨细胞转运的抑制[306]。NO 的进一步作用是抑制 AVP 增强的 Na^+ 重吸收和 CCD 的水渗透性[307]。特异性集合管 NOS1 基因缺失小鼠模型有望成为研究 NO 对 AVP 增强的 Na^+ 重吸收信号机制及盐依赖性血压机制的重要工具[296]。NO 在压力性利钠和 RSNA 中的作用已在相关章节中进行了讨论。

⑥ 激肽：激肽释放酶 - 激肽系统（KKS）是一个复杂的级联反应系统，负责血管活性激肽的产生

和释放。活性肽缓激肽和激肽由组织和循环激肽形成酶裂解前体（激肽原）而形成[229]。激肽由多种细胞类型产生，可在尿液、唾液、汗液和间质液中检测到，少数情况下还可在静脉血中检测到。由于激肽酶，特别是在激肽酶 II/ACE1 作用下快速代谢，循环中的 BK 几乎检测不到。肾脏 KKS 产生的缓激肽的局部浓度远远高于血液中的浓度。在肾脏中，缓激肽由 NEP 代谢[308]。

激肽通过其 G 蛋白耦联受体 BK-B₁ 和 BK-B₂ 在血流动力学和排泄过程中发挥重要作用。BK-B₂ 受体介导激肽的大部分作用，主要位于肾脏，也可在心脏、肺、大脑、子宫和睾丸中检测到[308]。BK-B₂ 受体的激活可能通过 NO 或花生四烯酸代谢物依赖性的机制导致血管舒张[309]。缓激肽通过 NO 活化和 Ca^{2+} 激活的 K^+ 通道选择性地增加髓质的灌注，特别是其内层的灌注[310]。缓激肽还对心血管系统有多种作用，特别是血管舒张和血浆外渗[309]。

在肾脏，激肽通过激活 BK-B₂ 受体诱导利尿和尿钠排泄，引起 RBF 的增加，继而抑制远端肾单位的 ENaC 对 Na^+ 和水的重吸收[229]。与许多血管扩张药不同，缓激肽增加 RBF 但对 GFR 或近端小管 Na^+ 重吸收无明显影响。

对转基因动物的研究详细阐述了激肽的生理作用及 KKS 与 RAAS 之间的相互作用[309]。例如，在肾脏，Na^+ 耗竭诱导的 Ang II，通过 AT₂ 受体起作用，刺激血管扩张剂 BK、NO 和 cGMP 的级联生成[297]。缺乏 AT₂ 受体时，Ang II 的升压和抗利钠高敏感性与 BK 和 NO 缺乏有关[297]。此外，肾激肽参与压力性利钠[311]。BK 还可介导血管紧张素（1～7）调节利尿和尿钠排泄，正如激肽释放酶转基因大鼠中所示[312]。由于 ACE 参与激肽的降解，ACEI 不仅减少 Ang II 形成，还引起激肽的积聚。后面的作用部分解释了 ACEI 在 HF 患者中的有益作用，也是其不良反应咳嗽的原因[313]。总之，KKS 作为血管收缩和 Na^+ 潴留机制的反调节器，似乎起着关键的作用。

⑦ 肾上腺髓质素：人肾上腺髓质素（AM）是一种 52- 氨基酸肽，1993 年在人嗜铬细胞瘤细胞中提取，与降钙素基因相关肽和胰淀素在结构上有约为 30% 的同源性[314]。AM 是由 1 个 185- 氨基酸的前激素原产生的，前激素原含有独特的 NH₂ 末端

20- 氨基酸序列，即"前肾上腺髓质素 NH₂ 末端 20 肽"，有与 AM 类似的生物活性。AM mRNA 在内皮细胞、肾小球、远端和髓质集合管中表达。AM 的合成和分泌受 Ang II、NE、ET、缓激肽和剪切应力的刺激[314]。肾上腺髓质素通过 395- 氨基酸 G 蛋白样耦联受体发挥作用，后者属于降钙素受体样受体和受体活性修饰蛋白家族[314]。在 VSMC 中受体活化后增加细胞内 cAMP 和钙激活钾通道的活性[314]，导致长期的剂量依赖性的全身血管扩张和低血压，伴随正性肌力作用引起的心率和心排血量增加[314]。AM 的血管舒张作用也可通过内皮细胞中钙依赖的 NO 合成刺激[314]。

除了降压作用外，AM 还通过扩张肾小球前小动脉和肾小球后小动脉而增加 RBF[315, 316]，伴随剂量依赖性利尿和利钠[316, 317]。这些作用是由于肾小管 Na^+ 重吸收减少所致，尽管 AM 诱导了高滤过[315]，且可能部分是由局部释放的 NO[318, 319] 和前列腺素介导的[320]。此外，抑制 NEP 可增强外源性 AM 诱导的尿钠排泄而不影响 GFR[321]。像 NP 一样，AM 可抑制 Ang II 和高钾水平引起的醛固酮分泌[317]。此外，在培养的 VSMC 中，AM 抑制各种刺激因素诱导的 ET 的生成[317]。在下丘脑中，AM 抑制 AVP 的分泌，也是因为它的利尿和利钠的作用[317]。

AM 家族的另外 2 个成员 AM-2（促黑激素）和 AM-5，具有与 AM-1 相似的心血管作用。AM-2 而非 AM-5 具有与 AM-1 相似的肾脏作用[322, 323]。

总之，这些发现表明 AM 参与血管张力和心功能的生理控制；而在肾脏，AM 可能以旁分泌的方式调节钠和水的排泄[324]。

⑧ 尾升压素：尾升压素 II（UT II）是一种高度保守的肽，与人 G 蛋白耦联受体 GPR14 或 UT II 受体结合。母肽尾升压素 II 原广泛表达于人体组织，包括肾脏，可在肾小管上皮细胞，特别是远端小管和肾毛细血管内皮细胞可被检测到[325]。激素原的 C- 末端被裂解后产生 UT II，是一种 11- 氨基酸残基肽。人体内的 UT II 含有 1 个环六肽序列，是该肽功能的基础结构。现已证明在心脏、脏脏和肾脏有大量局部的 UT II[326]。

输注 UT II 可以引起前臂局部血管收缩、无反应或皮肤血管舒张，根据物种变化、注射部位和方

式、剂量、血管床和实验模型的不同而产生不同的结果[327]。血管收缩作用可能是直接的，而血管舒张反应可能是由其他因素如环氧化酶产物和 NO 介导的。

UT Ⅱ 系统在哺乳动物肾功能调节中的作用尚不清楚，并且实验获得的数据与血管张力方面的一样存在争议。在正常大鼠中，以纳摩尔范围静脉快速注射 UT Ⅱ 仅引起 GFR 轻微降低，而对 Na^+ 排泄没有影响[325]。然而，以皮摩尔范围静脉快速注射 UT Ⅱ 会引起剂量依赖性的 GFR 下降，这与尿流量和 Na^+ 排泄减少有关[328]。相比之下，以皮摩尔范围持续输入 UT Ⅱ 可引起 GFR 增加及 NO 依赖性的利尿和利钠[325]。

肾脏和血管对 UT Ⅱ 反应的差异性可能取决于受体水平的调节。大鼠 UT Ⅱ 的结合密度与血管收缩反应有关，而受体密度的微小变化可能导致病理生理效应。在正常情况下，大多数 UT Ⅱ 受体已经被 UT Ⅱ 占据。未被占用受体储备的变化或许反映了实验模型或疾病状态下 UT Ⅱ 的变化，至少部分解释了肾和血管功能研究中观察到的差异性作用[325]。

选择性 UT Ⅱ 受体拮抗剂已被开发出来，能增加正常大鼠的 GFR、尿流量和 Na^+ 排泄[329]。然而，鉴于 UT Ⅱ 复杂的肾脏效应，它的拮抗剂不太可能在治疗钠疾病中发挥作用[325]。

⑨ 洋地黄样因子：20 世纪 60 年代内源性洋地黄样因子存在的假设被提出，在 70 年代末首次被报道[330]。这些因子也被称为内源性强心类固醇，人体中的 2 个已被广泛描述，即强心苷（或称哇巴因）和蟾蜍二烯羟酸内酯（海蟾蜍毒素）。这些化合物的主要合成部位是肾上腺皮质[331]。强心类固醇是通过抑制 Na^+-K^+-ATP 酶发挥作用，引起肾小管 Na^+ 转运减少，VSMC 胞质 Ca^{2+} 增加导致血管阻力增加[330]。后一种机制与高血压的发病机制有关[330]。

⑩ 神经肽 Y：神经肽 Y（NPY）是 36- 残基肽，作为交感神经递质与 NE 一起由 SNS 肾上腺素能神经末梢储存和释放[332, 333]。尽管神经肽 Y 最初是从大脑中分离且在 CNS 中高表达，但该肽通过多种 $G_{i/o}$ 蛋白耦联受体在心血管系统、胃肠道和肾脏中表现出广泛的生物活性[333, 334]。通过实验证明，

NPY 在各种物种（包括人类），能够降低 RBF，增加肾血管阻力，而对 GFR 无明显影响[333]。同样，NPY 也可有利钠或抗利钠的作用，这取决于实验条件和研究物种[333]。不过，总体而言，NPY 在钠的生理调节中没有显著的作用。

⑪ Apelin：Apelin 是 APJ 受体的内源性配体，是一种 G 蛋白耦联受体，参与水稳态、心血管张力和心肌收缩力的调节[335]。Apelin 及其受体广泛表达于 CNS、内皮细胞（全身的和肾脏的）和肾小球小动脉血管平滑肌细胞，在肾单位的其他部分也有较少程度的表达[336]。

APJ 的激活可抑制 cAMP 生成和活化 Na^+/H^+ 交换子 1（NHE1）。通过前一个途径，Apelin 通过诱导 eNOS 促进血管扩张，而心肌细胞中 NHE1 的激活引起心肌收缩力剂量依赖性增加[336]。关于 apelin 的肾脏效应，给哺乳期大鼠的下丘脑直接注射 apelin 可抑制 AVP 的释放，降低循环 AVP 水平。脱水会导致全身 AVP 升高, apelin 水平降低[335]。此外，大鼠集合管中 APJ 的表达发生在血管升压素 V_2 受体附近，apelin 直接抵消 V_2 受体介导的 AVP 的抗利尿作用[337]。因此，AVP 和 apelin 在控制水利尿方面具有互补关系。

关于血管张力方面，Apelin/APJ 系统为 RAS 的反调节器。例如，静脉注射 apelin 引起动脉压呈 NO 依赖性下降，而 apelin 受体敲除小鼠表现出血管升压素对全身 Ang Ⅱ 的反应增强[336]。同时，静脉注射 apelin 能引起先前因 Ang Ⅱ 收缩的出球和入球小动脉产生血管舒张，也可引起明显的利尿[338]。内皮细胞 apelin 受体的激活导致 NO 的释放，从而抑制 Ang Ⅱ 诱导的细胞内 Ca^{2+} 水平的升高[336]。此外，apelin 对血管平滑肌有直接受体介导的血管收缩作用[336]。这些结果表明，apelin 通过对肾小球前后微血管的复杂的作用，来调节肾血流动力学。

(5) 胰高血糖素样肽 -1：内分泌激素胰高血糖素样肽 -1（GLP-1）是由脂肪或糖类引起肠道反应而释放出来的，通过刺激胰岛素分泌、抑制胰高血糖素和减慢胃排空对血糖进行负反馈控制。GLP-1 受体（GLP-1R）在肾近端小管中也有表达，GLP-1 激动剂艾塞那肽通过抑制 NHE3，减少近端小管钠重吸收发挥利钠作用，这一作用可能是由 Ang Ⅱ 抑制介导的[339]。艾塞那肽还可使 SNGFR

增加 33%～50%，使早期远端流量增加 1 倍，尿流率增加 6 倍，而不改变 GTB、TGF 反应性或 TGF 对张力的影响。这说明艾塞那肽是一种近端利尿剂和肾血管扩张药[339]。因为 GLP-1 受体的天然激动剂是由脂肪和糖类的摄入来调节的，而不是盐或液体，所以 GLP-1R 系统对盐排泄的控制不同于通常调节盐平衡的负反馈模式[340]。

（6）新因子：近期描述了一种新的小鼠肾内钠调节的旁分泌机制。早期研究表明，饮食中酸碱负荷的变化可逆转三羧酸中间产物在顶端的转运方向，α- 酮戊二酸（α-KG）在近端小管和髓袢，酸负荷时重吸收而碱负荷时分泌[341]。对 Oxgr1$^{-/-}$ 小鼠分离的 CCD 的微灌流研究表明，连接小管和 CCD 的 B 型和非 A 非 B 型闰细胞中表达的 α-KG 受体 Oxgr1，能感知 α-KG 的浓度。向管腔中加入 1mmol/L 的 α-KG 能显著促进野生型小鼠管内 Cl$^-$ 依赖性 HCO$_3^-$ 分泌和电中性的 NaCl 重吸收，而 Oxgr1$^{-/-}$ 小鼠确没有。Oxgr1$^{-/-}$ 小鼠的 ENaC 功能活性也显著增强，但血浆醛固酮水平无明显变化[341]。相比之下，主细胞中 α-KG 抑制了阿米洛利敏感的钠重吸收，不依赖 OXGR1 的激活。这种作用可能与 ATP 产生增加导致 P2Y2 受体自分泌活化，从而抑制 ENaC 有关[342]。α-KG 的受体依赖性和非受体依赖性效应共同补偿碱中毒所致近端小管对 NaCl 重吸收的减少，这似乎与沿着集合管和 CCD 促进 NaCl 重吸收而不是 Na$^+$/K$^+$ 交换有关[341]。综上所述，这些数据表明，在酸碱紊乱的情况下，α-KG 作为旁分泌介质参与近端和部分远端小管对 HCO$_3^-$ 分泌和 NaCl 重吸收的适当调节的功能协调[341]。

表皮生长因子（EGF）家族成员对维持跨上皮 Na$^+$ 转运非常重要。例如，高盐饮食可以降低皮质 EGF 水平，促进集合管内 ENaC 介导的 Na$^+$ 重吸收和高血压发展。相反，给 Dahl 盐敏感大鼠静脉输注 EGF 降低 ENaC 活性，阻止高血压发展，并减轻肾小球和肾小管的损伤[343]。EGF 对 ENaC 依赖性 Na$^+$ 重吸收的抑制作用似乎是通过 H-Ras/c-Raf、MEK/ERK 信号通路介导的，Cav-1 是 EGF 激活信号机制的重要组成部分[344]。这些观察结果的生理意义值得期待。

肥胖在高血压和肾功能不全发病机制中的作用引起了对钠水潴留相关食欲激素的研究。在这方面，胃分泌的促食欲激素 ghrelin 在 CCD 通过 cAMP 依赖性 ENaC 的运输来刺激 Na$^+$ 吸收[345]。这种作用似乎是通过 Sirt-1 上调 ghrelin 受体介导的，在低盐饮食喂养的大鼠中也可见到[346]。这些数据提示 ghrelin-Sirt1 系统可能参与远端肾单位钠重吸收，但在钠稳态中的生理和病理作用仍需进一步阐明[347]。

另一个新的发展是人们对许多基本生理功能的昼夜节律越来越感兴趣。这些功能节律在某种程度上是由生物钟所驱动的，生物钟是一种普遍存在的分子机制，它允许细胞和组织预测规律性的环境事件并为它们做准备。这一机制在调节和维持 RPF，GFR，肾小管重吸收及 Na$^+$、Cl$^-$ 和 K$^+$ 分泌方面发挥作用[348]。在缺乏生物钟的小鼠身上进行的研究表明，20-HETE 合成通路是生物钟调节 Na$^+$ 排泄的主要肾脏靶点之一[349]。生物钟通过对肾脏钠的处理进行动态控制，至少在一定程度上影响血压。

盐调节的节律性似乎不仅出现在昼夜节律水平上，也出现在较长的周期基础上（所谓的亚节律）。在一项对参与太空飞行模拟的男性进行的有趣研究中，Rakova 及其同事[350] 提出，即使在固定盐饮食（每天 6g、9g 或 12g）中，每天的 Na$^+$ 排泄也表现出醛固酮依赖性周（近周的）节律，导致 Na$^+$ 周期性的储存。体内总 Na$^+$（±200～400mmol）的变化以月或更长周期为单位，而体重和细胞外液无平行变化。这些变化与尿醛固酮排泄相关，与尿皮质醇呈负相关，提示有节律性激素控制。这些发现表明存在节律性 Na$^+$ 排泄和潴留模式，与血压或体内水及盐摄入量无关[350]。

二、钠平衡疾病

（一）低血容量

1. 定义

低血容量是指 ECF 容量减少，且与电容量有关。如前所述，减少可以是绝对的，也可以是相对的。在绝对低血容量状态下，Na$^+$ 平衡确实是负的，反映了过去或正在发生的损失。当没有 Na$^+$ 缺乏但 ECF 的电容增加时定义为相对低血容量。在 EABV 减少时，血管内和血管外（间质）ECF 可在相同或相反的方向上变化。通过测量血浆 Na$^+$ 或渗透压所反应的 ICF 容量，可能会也可能不会同时受到干扰；因此，低血容量可分为血钠正常、低钠血症或高钠血症。

2. 病因学

低血容量的原因总结见表14-4。相应的，绝对和相对低血容量的原因可分为肾外性或肾性原因。绝对低血容量是由于大量失血或者皮肤、胃肠道、呼吸系统或肾脏的液体流失引起的。相对低血容量是由于血管扩张状态、全身水肿或第三间隙丢失引起。在绝对和相对低血容量的情况下，可感知的血管内容量减少会促使代偿性血流动力学改变和先前描述的肾脏反应（见"生理学"部分）。

3. 病理生理学

(1) 绝对低血容量

① 肾外因素：绝对低血容量最常见的原因包

表14-4　绝对和相对低血容量的原因

绝对低血容量
肾外
• 胃肠失水
• 出血
• 皮肤失水
• 呼吸失水
• 体外超滤
肾脏
• 利尿剂
• 梗阻性尿路病变 / 去梗阻后利尿
• 激素缺乏
– 低醛固酮血症
– 肾上腺功能不全
• Na^+ 消耗性肾小管病
– 遗传性
– 获得性肾小管间质疾病
相对低血容量
肾外
• 水肿状态
– 心力衰竭
– 肝硬化
• 全身血管舒张
– 败血症
– 药物
– 妊娠
• 第三间隙丢失
肾脏
• 严重肾病综合征

括持续性腹泻、呕吐和大量出血（胃肠道出血或外伤）。细胞外液的减少是等渗的，因为水和血浆的损失是成比例的。继而全身血压下降导致代偿性心动过速和血管收缩，以及经毛细血管的 Starling 液压力增加使液体从组织间转移到血管内。此外，神经和激素对低血容量的反应（见"生理学"）导致肾脏 Na^+ 和水潴留，目的是恢复血管内容量和血流动力学的稳定。

皮肤、胃肠道系统和呼吸系统的液体流失后，类似的补偿机制也会被激活。由于皮肤的表面积大，灼伤或过度出汗，大量水分会从皮肤组织中流失。严重烧伤可导致大量血浆和组织间液的流失，并可迅速导致严重的低血容量。在没有医疗干预的情况下，血液浓度和低蛋白血症会随之发生。大量失血后，体液的丢失是等渗的，所以血浆 Na^+ 浓度和渗透压保持不变。相反，在炎热的环境中劳累会导致过度出汗，由于汗液中的 Na^+ 浓度相对较低，（20～50mmol/L），从而导致低渗性液体丢失。因此所导致的低血容量可能伴随高钠血症和高血浆渗透压，液体补充的类型必须进行相应的调整（见第15 章）。

除口服摄入外，胃肠道的特点是进入约 7L 等渗液体，其中绝大多数是在大肠重新吸收。因此，在正常情况下，粪液损失是最小的。然而，在病理条件下，如呕吐、腹泻、结肠造口和回肠造口的分泌物，特别是由感染引起的分泌物，可能会出现相当多甚至大量的体液丢失。根据胃肠道的部位不同其分泌物的离子组成、渗透压和 pH 也有所不同，因此，胃肠道造成的低血容量与大量电解质和酸碱异常有关（见第16 章和第17 章）。

与皮肤和胃肠道系统造成的大量体液丢失相比，呼吸道的液体流失（如高热状态和在加湿不充分的情况下接受机械通气的患者中发生的体液丢失）通常是中等程度的，仅在伴有其他合并因素存在时才会发生低血容量。最后，透析患者超滤过度后也可能出现低血容量（见第63 章）。

② 肾脏：如前面所述，当 GFR 和血浆 Na^+ 浓度正常时，每天约 24000mmol 的 Na^+ 被滤过。即使在 GFR 明显受损的情况下，滤过后的 Na^+ 含量也远远超过膳食摄入量，为了保持 Na^+ 的平衡，除了 1% 的滤过负荷外，其余的负荷都被重新吸收。然

而，如果一个或多个肾小管重吸收机制的完整性受损，则可能出现严重的 Na$^+$ 缺乏和绝对容量耗竭。绝对性肾钠离子丢失的原因包括药物和肾结构、内分泌和系统疾病（见表 14-4）。如果过量或不当使用，所有用于治疗高血容量状态的利尿剂均可能引起血容量不足。特别是强效襻利尿剂呋塞米、布美他尼、托拉塞米和依他尼酸通常与作用于其他肾小管的利尿剂（如噻嗪类、醛固酮拮抗剂、远端 ENaC 阻滞剂和碳酸酐酶抑制剂）联合使用。接受这些联合治疗的患者需要仔细监测，并严格调整液体平衡，以防止低血容量。通常有危险的患者是那些患有心力衰竭或潜在高血压的患者，且他们会并发感染。

在高血压患者中，频繁使用利尿剂治疗明显增加了容量不足的风险。内源性或外源性渗透性利尿剂也可减少肾小管对 Na$^+$ 的重吸收。内源性的物质包括尿素、高血糖时的葡萄糖分子，都是参与急性肾损伤和梗阻性利尿后多尿恢复期的主要利尿物质。在颅内压升高的患者中，外源性药物，如甘露醇或甘油，可用于诱导液体从 ICF 转移到 ECF，并减少脑肿胀。由此引起的多尿可能与电解质和酸碱紊乱有关，其性质取决于液体摄入和间隙液体转移的复杂相互作用。

在遗传性和获得性肾小管疾病中，Na$^+$ 重吸收也可能被破坏。近端小管（如 Fanconi 综合征）和远端小管（如 Bartter 综合征和 Gitelman 综合征）的遗传性疾病可能导致与其他电解质或酸碱紊乱相关的盐消耗状态。获得性钠重吸收障碍可能是急性的，如非少尿性急性肾损伤、肾移植后即刻、急性肾损伤的多尿恢复期和梗阻后利尿（详见相关章节），或者他们可能是慢性肾小管间质疾病的结果，有盐消耗的倾向。任何原因引起的慢性肾脏疾病（CDK3 期～5 期）都与钠离子流失的易感性有关，因为匹配肾小管重吸收与滤过负荷的总和减去饮食摄入 Na$^+$ 的能力受到损害。

除了固有的肾小管疾病外，内分泌和其他系统紊乱也可能导致 Na$^+$ 重吸收受损。主要的内分泌原因是盐皮质激素缺乏和抵抗状态。一个有争议的原因是系统性紊乱，被称为脑性耗盐（CSW）。在这种情况下，盐消耗被认为是由于急性脑损伤或颅内出血时释放的一个尚未确定的因素引起的[351, 352]。

CSW 通常是因为并发低钠血症和血容量不足的临床表现而被诊断出来的，与抗利尿不当综合征的正常血容量异常相反[353]。然而，CSW 仍然是一个神秘且未被人们普遍接受的临床情况[354]。

肾 Na$^+$ 丢失的一种不被重视但并不少见的临床情况是在手术后或创伤后几天内给患者大量静脉注射生理盐水。在这种情况下，肾小管对 Na$^+$ 的重吸收被下调。如果在完全重吸收能力恢复之前停止静脉输液，可能会导致容量耗尽。这种现象可以通过逐渐降低输注速率来减少，从而使 Na$^+$ 重吸收途径逐渐恢复。

在容量耗竭的情况下，尿崩症应该被提及。然而，因为这是由于 AVP 缺乏或肾小管对 AVP 抵抗所致，液体丢失是主要后果，所以对 ECF 容量的影响很小。AVP 相关的疾病在第 15 章中进一步讨论。

(2) 相对低血容量

① 肾外因素：如前所述，相对低血容量的主要原因是水肿状态、血管扩张和非功能细胞外液（第三间隙）的丧失（见表 14-4）。血管扩张可能是生理上的，如在正常妊娠中，或由药物（降压药，如肼屈嗪或米诺地尔，引起动脉血管扩张），或可能发生在脓毒症期间的周围血管扩张阶段，从而导致全身性低血管阻力[355]。

在水肿状态下，EABV 和组织灌注减少，包括心力衰竭、伴有腹水的失代偿肝硬化和肾病综合征。严重心力衰竭时，低心排血量和全身低血压导致 RPP 下降。与绝对低血容量一样，肾脏通过保留 Na$^+$ 来做出反应。由于静脉回流的增加不能提高心排血量，因此形成了一个恶性循环，水肿进一步加剧，心排血量的持续减少导致 Na$^+$ 的进一步保留。在失代偿性肝硬化中，内脏静脉池导致静脉回流减少，心排血量随之下降，代偿性肾 Na$^+$ 潴留。水肿状态的病理生理特征将在后面更详细地讨论（见 "高血容量" 部分）。当液体被隔离到通常不灌流液体的间隙时，非功能细胞外液（第三间隙）的丧失发生，如胃肠道梗阻、创伤后、烧伤、胰腺炎、腹膜炎或恶性腹水。最终的结果是，尽管全身 Na$^+$ 显著增加，但 EABV 却严重降低。

② 肾脏：大约 10% 的肾病综合征患者，尤其是微小病变的儿童，也包括任何血清白蛋白水平低于 2g/dl 的患者都表现出低血容量的临床症状。低

血浆渗透压有利于液体从 ECF 室向间质运动，从而导致 EABV 降低[356]。

4. 临床表现

低血容量的临床表现取决于容量丢失的多少和速度、净液体损失的溶质组成（即输入和输出之间的差异）及血管和肾脏反应。临床特征可被认为与潜在的病理生理过程、血流动力学后果及伴随低血容量肾反应的电解质和酸碱紊乱有关。详细记录的病史往往揭示了容量不足的原因，如出血、呕吐、腹泻、多尿、发汗、药物治疗。

低血容量的症状和体征只有当血管内容量减少 5%～15% 时才会出现，并且通常与组织低灌注有关。症状包括全身无力、肌肉痉挛和体位性头昏目眩。如果同时出现高渗血症（高渗性低血容量），口渴症状突出。体征与低血容量的血流动力学后果有关，包括心动过速、低血压（可能是体位性的、绝对的或相对于正常血压），以及低中心静脉压或颈静脉压。然而，颈静脉压升高并不排除低血容量，因为潜在的心力衰竭或肺部疾病可能会造成混淆。当容量损失超过 10%～20% 时，容易发生循环衰竭，出现严重的仰卧位低血压、周围发绀、四肢冰冷、意识障碍，甚至昏迷。如果体液流失很快或是在并发症的背景下，这种情况尤其可能发生。当体液流失的来源是肾外时，也会发生少尿。传统的症状是皮肤肿胀减少、眼睛凹陷、黏膜干燥，这些是易变的表现，他们的缺乏不能排除低血容量。即使总的 Na^+ 和水过量，在普遍的水肿状态下，也可以观察到 EABV 降低，表现为相对低血压。但是，这种过量在细胞外和组织间隙之间的分布是不均匀的。

5. 诊断

低血容量的诊断基本上基于临床表现。然而，当临床表现模棱两可时，各种实验室参数可能有助于明确诊断或阐明可能与容量不足相关的其他变化。

实验室发现。

① 血红蛋白和血浆白蛋白：如果已经发生或正在发生明显出血，血红蛋白可能会降低，但这种变化可能需要 24h，是由于液体从细胞间隙转移到血管内造成血液稀释引起的。因此，稳定的血红蛋白不排除大出血的可能。此外，血液稀释的适应性

反应可以缓和血流动力学损害的严重程度和由此产生的体征。在非出血引起的低血容量的情况下，由于潜在的慢性疾病性贫血可能掩盖了血浆的差异性损失，因此人们经常（但不是普遍地）看到血液浓缩。

如果无白蛋白的体液从皮肤、胃肠道或肾脏丢失，血液浓缩也可能表现为血浆白蛋白浓度升高。另外，当白蛋白丢失时，或者伴有其他细胞外液（如蛋白尿、肝病、蛋白丢失性肠病或分解代谢状态）丢失，或者在富含蛋白的体液（第三间隙潴留、烧伤）中，都会观察到明显的低白蛋白血症。

② 血浆 Na^+ 浓度：它可能降低、正常或升高，这取决于丢失体液的溶质组成和患者或治疗医生使用的替代溶液。例如，AVP 释放的低血容量刺激可能导致优先保水和低钠血症，特别是在使用低渗替代液的情况下。相反，腹泻的液体含量可能是低渗或高渗，分别导致高钠血症或低钠血症。血浆 Na^+ 浓度反映了血浆的张力，不能直接反映血容量状态，是一种临床诊断方法。

③ 血浆 K^+ 和酸碱参数：在低血容量状态下，这些也会改变。呕吐后和某些形式的腹泻后，K^+ 和 Cl^- 的丢失可能导致碱中毒。腹泻中丢失的主要阴离子通常是碳酸氢盐，这会导致高氯血症（非阴离子间隙）酸中毒。当利尿剂或 Bartter 综合征和 Gitelman 综合征（遗传性肾小管病；见第 44 章）是血容量不足的原因时，通常会再次出现典型的低钾性碱中毒表现。另外，在肾上腺功能不全或醛固酮低反应性引起 U_{Na} 丢失时，会伴随出现高钾血症和代谢性酸中毒的倾向。最后，当低血容量足够严重到损害组织灌注时，可观察到乳酸积聚引起的高阴离子间隙酸中毒。

④ 血尿素和肌酐水平：血尿素氮和肌酐水平经常在低血容量时升高，这种升高反映了肾脏灌注受损。如果肾小管的完整性良好，那么尿素水平的升高通常与肌酐的升高不成比例（见第 28 章）。这主要是因为 AVP 增强了髓质集合管中尿素的重吸收，也由于滤过分数的增加而增加了近端肾小管的重吸收[357]。在重症患者中，由于肌肉消瘦导致尿素生成率增加或肌酐生成率降低可能会导致对肾前性氮质血症的误诊[358]。在严重低血容量的情况下，可能发生急性肾损伤，导致尿素水平的差异性上升消

失。当低血容量合并肾功能损伤时，如慢性肾脏病 3～5 期，尿素和肌酐的比例也会上升。

⑤ 尿生化指标：由于肾外液体流失引起的血容量不足时，完整的肾脏将通过增强的肾小管对 Na^+ 和水的重吸收而对灌注不足做出反应。尿少的特点是尿比重大于 1.020，Na^+ 浓度低于 10mmol/L，渗透压 > 400mOsm/kg。当尿 Na^+ 浓度为 20～40mmol/L，伴有少尿时发现 Na^+ 的排泄分数 [（$U_{Na^+} \times P_{Cr}$）/（$P_{Na^+} \times U_{Cr} \times 100$）] < 1% 可能有帮助。然而对于接受过利尿剂治疗的患者，尤其是使用襻利尿剂的患者，这些指标可能仅仅反映了 U_{Na} 的损失。在这种情况下，尿素排泄率低于 30%～35% 可能有助于诊断血容量不足，尽管该检测的特异性很低[359, 360]。

⑥ 其他实验室指标：当低血容量发生在动脉血管扩张时，如脓毒症，可观察到一些但不是全部的低血容量临床表现。因此，通常会出现心动过速和低血压，但四肢是温暖的，这表明灌注是能够维持的。这一发现是存在误导性的，因为重要器官，特别是大脑和肾脏，由于低血压而灌注不足。乳酸酸中毒有助于建立正确的诊断。

6. 治疗

绝对低血容量

① 一般原则：治疗低血容量的目标是恢复正常的血流动力学和组织灌注，这些目标是通过逆转前文描述的临床症状和体征来实现的，如前所述。治疗可分为 3 个阶段：第一，目前液体不足的初步补充；第二，在持续损失的情况下维持恢复 ECF 容量；第三，尽可能治疗潜在原因。临床医生需要解决的主要策略是更换和维护补液的通路、用量、给药率和成分。这些可能会根据患者的反应进行调整。

通常当低血容量与严重的血流动力学障碍有关时，需要静脉补液（第 73 章讨论了口服电解质溶液在婴儿和儿童治疗中的应用）。应根据对循环完整性威胁的紧迫性、临床反应的充分性和潜在的心脏功能来确定补液量和给药速率。老年患者尤其容易受到外源性液体的挑战，需要仔细监测，特别是要防止过度矫治导致的急性左心衰竭和肺水肿。

即使病史强烈提示，有时临床体征也不能明确指向血容量不足的诊断。在这种情况下中心静脉压

和肺静脉压的有创性监测并不能改善预后[361, 362]。至少在腹部大手术后，通过每搏输出量变化监测前负荷可能会改善预后[363]。所以需要进行诊断性液体治疗。如果患者临床症状改善，血压和尿量增加，并且在接下来的 6～12h 内没有明显的心力衰竭症状，那么诊断得到证实，可以谨慎地继续进行液体治疗。相反，如果出现明显的液体过多症状，可停止补液治疗，重新使用利尿疗法。

补液的初始计算要基于血流动力学状态。众所周知，计算容量不足是困难的；因此，良好的临床判断是成功治疗的必要条件。危及生命的循环衰竭和低血容量性休克的患者需要通过最大口径的套管进行快速静脉输液。这种输液应该持续到血压得到纠正和组织灌注恢复。在补液的第二阶段，应降低补液速率，以保持血压和组织灌注。在老年患者和有潜在心功能不全的患者中，过度快速纠正会使肺水肿的风险增加；因此，较缓慢的治疗是可取的，可以允许 ECF 容量逐渐恢复，而不是造成患者肺水肿和与不良结果相关的机械通气的威胁[364]。

② 补液的成分：补液的成分可能影响患者的预后。补液液体主要有晶体溶液和胶体溶液两大类，晶体溶液主要以不同张力的氯化钠或葡萄糖为基础。等张（0.9%）生理盐水每升含有 154mmol 的 Na^+，由于在 Na^+ 浓度没有偏差的情况下局限于 ECF 间隙，是容量补充治疗的主要方法。1L 等渗盐水使血浆容量增加约 300ml，其余部分分布于组织间隙。相反，1L 的 5% 葡萄糖溶液（D5W）同样是等渗的（277mOsm/L），其最终分布在所有体液室中，使得 ECF 中只有 10%～15%（100～150ml）残留。因此，D5W 不应用于补液。

在 D5W 中注入 1L 0.45% 生理盐水（77mmol Na^+/L）相当于注入 500ml 等渗盐水和相同体积的无溶质水。无溶质溶液在所有液体间隙中的分布将导致血浆中 Na^+ 的稀释和减少。因此，该溶液应保留用于高钠低血容量的治疗，即使在这种情况下，也必须记住该液体补充的效率低于等渗盐水，并且在治疗过程的早期，可能会导致血浆张力下降过快。

当低血容量伴有严重代谢性酸中毒（pH < 7.10；血浆 HCO_3^- < 10mmol/L）时，可能需要补充碳酸氢盐（关于碳酸氢盐平衡的讨论，见第 16 章）。由于这种阴离子被制成 8.4% 的碳酸氢钠（1000mmol/L）

用于心脏复苏，因此需要适当稀释以治疗与低血容量有关的酸中毒。在这些情况下，肾病医生经常被要求会诊，他们应该准备好为等张 NaHCO₃ 的制备提供详细的方案。建议两种简便的方法，即 1L 0.45% 生理盐水中加入 75ml（75mmol）的 8.4% NaHCO₃，或 1L D5W 中加入 150ml 浓碳酸氢钠。后者虽然能够造成短期内高渗，但不太可能有害。

在伴有低钾血症的情况下，特别是在代谢性碱中毒也存在的情况下，必须用含有 K⁺ 的补充溶液。通常使用商业化含有 10mmol 或 20mmol KCl 的 1L 等渗生理盐水进行补液，这是安全且方便的（有关详细信息见第 17 章）。另外，新上市的商业化的含乳酸（由肝脏转化为碳酸氢盐）和低浓度 KCl 的晶体溶液可能比等渗盐水更具优势。最近在重症监护病房进行的一项大型前瞻性观察研究中，比较了 2 个时期。在对照期间，所有患者均接受等渗盐水作为补液溶液，而在干预期间，则施用 Hartmann 溶液（含乳酸）、Plasma-Lyte148（平衡盐溶液）或含有低氯的 20% 白蛋白溶液。低氯化物溶液继发急性肾损伤的风险明显降低，甚至在调整协变量之后也是如此[365]。显然，这些令人鼓舞的研究结果仍需要进行随机对照试验，以比较富含氯化物和更平衡的盐溶液进行液体复苏[366, 367]。

胶体溶液包括血浆、白蛋白和高分子量糖类分子（如羟乙基淀粉和右旋糖酐），其浓度产生的胶体渗透压等于或大于血浆渗透压。由于毛细血管屏障对这些大分子是不可渗透的，理论上它们比晶体溶液更快速有效地扩张血管腔。当血浆蛋白大量丢失时，胶体溶液可用于烧伤和严重创伤的治疗，而应用相对较小的容量进行快速血浆扩张是有效的。然而，当毛细血管通透性增加时，如在多器官衰竭或全身炎症反应综合征状态下，胶体溶液给药无效。此外，将晶体溶液与胶体溶液进行比较的随机对照研究表明，某些胶体溶液，特别是羟乙基淀粉，对生存没有益处，甚至有害[367]。因此，更便宜、更容易获得的晶体溶液应该仍然是治疗的主要手段。

(2) 相对低血容量：相对低血容量比绝对低血容量更难治疗，因为没有真正的液体不足。如果相对低血容量是由外周血管扩张引起的，如在败血症患者中，可能需要谨慎地给予晶体溶液（如等渗盐

水），以保持 ECF 的体积，直到全身血管阻力和静脉容量恢复正常。过量的给药可以通过肾脏排出。当血管舒张更为严重时，可能需要血管收缩药来维持全身血压。在严重心力衰竭、晚期肝硬化伴门静脉高压和严重肾病综合征的水肿状态下，当 EABV 较低但总的来说 Na⁺ 和水过量时，治疗可能极为困难。使用晶体溶液可能会导致间质水肿恶化，但不会显著影响 EABV。在这些情况下，预后取决于潜在情况是否可以逆转。

（二）高血容量

1. 定义

高血容量是指 ECF 容量相对于其容量扩大的情况。通常，Na⁺ 摄入量的增加与前面叙述的 Na⁺ 的排泄相应变化相匹配（见"生理学"部分）。在这些病例中，没有观察到临床可检测的变化。然而，在约 20% 的盐敏感人群中，高盐摄入引起的 ECF 容量上升导致全身动脉压持续升高，尽管没有其他明显的液体潴留迹象（详细讨论见第 46 章）。在接下来的章节中，讨论仅限于对高血容量的严格定义，其中 Na⁺ 潴留是持续的，不适合当前的 ECF 容量，出现容量超负荷的临床症状。

2. 病因

高血容量的原因可分为两大类，即原发性肾 Na⁺ 潴留和继发于其他器官疾病的 Na⁺ 潴留（表 14-5）。

(1) 原发性肾 Na⁺ 潴留：这可以进一步细分为由固有肾脏疾病或原发性盐皮质激素过量引起的。在导致 Na⁺ 潴留的原发性肾脏疾病中，少尿性肾衰竭

表 14-5 肾钠潴留的原因

原发性
• 少尿性急性肾损伤
• 慢性肾脏病
• 肾小球疾病
• 严重双侧肾 动脉狭窄
• Na⁺ 保留的肾小管病变（遗传性）
• 盐皮质激素过量

继发性
• 心力衰竭
• 肝硬化
• 特发性水肿

限制了 Na^+ 和水的排泄能力，受影响的患者有可能出现 ECF 容量超负荷（见第 28 章）。相反，在慢性肾脏疾病中，肾小管对盐摄入的适应通常有效至 CKD4 期和 CKD5 期。然而，在一些原发性肾小球疾病中，尤其是在肾病性蛋白尿存在的情况下，即使 GFR 接近正常，也可能发生显著的 Na^+ 潴留（见"病理生理学"和第 30 章）。原发性盐皮质激素在早期过量或活性增强，导致短暂的 Na^+ 滞留。然而，由于存在"盐皮质激素逃逸"现象，这些疾病的主要临床表现是高血压。第 12 章和第 46 章讨论了盐皮质激素过量作为继发性高血压的原因。

(2) 继发性肾 Na^+ 潴留：继发性肾脏 Na^+ 潴留可发生在伴有收缩和（或）舒张功能障碍的低输出血量和高输出血量的心力衰竭。肾病综合征和伴门静脉高压症的肝硬化也可伴有肾脏 Na^+ 潴留。在本章中，仅考虑心力衰竭和肝硬化。肾病综合征将在第 28 章中详细讨论。

3. 病理生理

原发性肾 Na^+ 潴留的原因是正常肾功能的破坏。相反，继发性肾脏 Na^+ 潴留的发生是由于在总 ECF 体积扩大的情况下，EABV 降低，或者是由于心脏或肝脏分泌的信号提示肾脏保留 Na^+ 而导致的（图 14-8）。在继发性肾 Na^+ 潴留时，尽管 ECF 容量微弱或显著扩大，但肾脏效应机制通常会保留和保护 Na^+ 并防止 Na^+ 缺乏。高血容量的病理生理过程包括水肿形成的局部机制和刺激肾 Na^+ 潴留的全身因素，全身因素可进一步细分为传入感觉支或传出效应支的异常。

(1) 水肿形成的局部机制：周围组织间液体积聚是导致 ECF 容量扩张的常见原因，它是由于毛细血管 Starling 力的正常平衡被破坏所致。毛细流体和溶质的转运可以看作是由对流和扩散两种流动形式组成的，水动力梯度和渗透压梯度引起的对流转运是水运动的主要形式。毛细血管静水压（P_c）受多种因素的影响，包括全身动静脉血压、局部血流量、毛细血管前括约肌和毛细血管后括约肌的阻力、系统性血管阻力；全身性静脉压由右心房压、血管内容量和静脉容量决定，Na^+ 平衡是这些血流动力学参数的关键决定因素。此外，在外周间质（anasarca）中大量的液体积聚本身可以减少静脉顺应性，从而改变整体心血管功能[368]。

毛细血管小动脉端的 Starling 力（$\Delta P > \Delta \pi$，其中 $\Delta \pi$ 是毛细血管内渗透压的变化）的平衡有利于液体净滤入组织间隙。流体沿毛细血管长度的净向外运动与 P_c 的轴向减少和 π_c 的增加有关。然而，在一些组织中，局部的 ΔP 在毛细血管床的整个长度上继续超过相反的 $\Delta \pi$；因此，在这种毛细血管床中，沿其整个长度发生过滤[369]。在这种毛细血管床中，大量的过滤液必须通过淋巴管返回到循环系统。为了减少水肿的形成，淋巴管必须能够扩张和增殖，淋巴流量必须能够随着间质液体形成的增加而增加。

其他一些减少水肿形成的机制已经被证实。首先，在给定的毛细血管床中，毛细血管前血管收缩倾向于降低 P_c 和减小滤过面积。事实上，在微循环肌源性反射缺乏适当调节的情况下，过度的毛细血管前血管舒张似乎是导致下肢间质水肿的原因，这种水肿与一些钙离子通道阻断剂导致血管舒张有关[370]。其次，净滤过率的增加本身与 P_c 的消散、间质液蛋白浓度的稀释及相应的毛细血管内血浆蛋白浓度的升高有关。由此导致的 Starling 力分布的变化与过滤的增加有关，因此倾向于减轻间质流体的进一步积聚[371]。最后，间质静水压（P_i）通常是低的；然而，即使是间质液体体积的微小增加也会增加 P_i，再次对抗液体进一步渗入间隙[372]。因此，与 ECF 体积扩大相关的全身性水肿的出现意味着微循环血流动力学中存在一种或多种紊乱，即传递至毛细血管的静脉压增加，毛细血管前和毛细血管后阻力的调节不利，和（或）用以排出间质并补充血管腔的淋巴流量不足。

对于全身性水肿，其所积聚的间质液的体积（> 2~3L）扩大了 ECF 体积，从而增加身体可交换 Na^+ 的含量。由于持续的间质液净积累而没有肾脏 Na^+ 潴留可能导致严重的血管内体积收缩和间质液形成停止，因此全身性水肿肯定指示了存在肾脏 Na^+ 大量潴留。

(2) 刺激肾脏 Na^+ 潴留的系统因素：有效动脉血容量减少。尽管肾脏的功能正常，总血容量和 ECF 容量增加，但由于 EABV 降低及水肿性疾病存在，仍发生肾 Na^+ 和水潴留[19]。如果去除了高血容量的潜在刺激，如心力衰竭患者心脏移植后[373]、肝硬化患者肝移植后[374]，Na^+ 排泄恢复正常。相反，当终末期肝病患者的肾脏移植到肝功能正常的患者体内时，Na^+ 潴留不再发生[374]。

由于 85% 的血液在静脉内循环，静脉内的扩张导致 ECF 总量过多，这可能与动脉充盈不足同时发生。动脉充盈不足可能是由于低心排血量、外周动脉血管舒张或两者的结合。反过来，低心排血量可能是由于真正的 ECF 容量不足（见前面的讨论）、心力衰竭或心力衰竭所致的 π_c 降低（有或无毛细血管通透性增加）。所有这些刺激都会激活心室和动脉感受器。同样，高输出量心力衰竭、败血症、肝硬化和正常妊娠等情况也会导致外周动脉血管舒张和动脉压力感受器的激活。这些传入机制的激活将诱导神经体液机制，导致肾 Na^+ 和水潴留（图 14-8）[375]。

虽然导致 HF 和肝硬化中 Na^+ 潴留的机制相似，但观察到这两种情况之间的具体差异，这些发现将在下面的章节中分别讨论。

(3) 心力衰竭时肾钠潴留

① 心力衰竭的感觉机制异常：心力衰竭时心肺反射和压力感受器反射均减弱，因此它们不能对交感神经传出产生足够强的抑制作用[376]。结果产生 SNS 的活化，触发肾 Na^+ 潴留。在心肺感受器反射方面，一些研究人员使用各种心力衰竭模型，显示心力衰竭时心房感受器的放电在容量扩张时明显减弱及神经末梢树状结构的消失[377]。同样，有选择地改变心脏中心充盈压（如头向上倾斜、LBNP）的操作表明，与正常人相比，心力衰竭患者通常不会表现出对姿势刺激的肢体血流、循环儿茶酚胺、AVP 或肾素活性的显著改变[378, 379]。这种反射反应的减弱与心室功能障碍的严重程度成正比。

在心力衰竭的患者中观察到了动脉压力感受器反射受损。心力衰竭患者的肌肉交感神经活动基线值较高，对分别通过输注去氧肾上腺素和硝普钠激活和失活动脉压力感受器均无反应[377]。在心力衰竭的实验模型中，颈动脉和主动脉压力感受器功能也被抑制[377]。这些变化与受体阈值的升高和受体功能所依赖的压力范围的减小有关。

心肺和动脉压力感受器在心力衰竭时 RSNA 的控制中有多种异常。因此，结扎了冠状动脉的大鼠的传出 RSNA 基础水平升高，但在扩容过程中未能降低到正常[73, 254]。同样，在起搏诱发心力衰竭的去主动脉窦神经的犬实验模型中，在容量扩张的心肺

感受器刺激下，传出 RSNA 的心肺压力反射控制明显减弱[380]。

传出 RSNA 的异常调节是由主动脉和心肺压力反射功能受损引起的，心肺压力感受器的缺陷在功能上更为重要[254]。这些异常的病理发病机制包括扩张心脏的顺应性丧失，受体结构的显著变化及压力感受器膜 Na^+-K^+-ATP 酶活性的增加[377]。通过 AT_1 受体增加 Ang II 的活性也被认为是心力衰竭压力感受器敏感性降低的原因。因此，在心力衰竭的大鼠或兔子模型中，抑制 RARS 分别显著改善了 RSNA 或心率的动脉压力反射控制[377, 380]。此外，Ang II 的这种作用也被中枢 α_1 肾上腺素受体所阻断[381]。

最近的研究表明，室旁核的 Ang II 增强，AT_1 受体反义 mRNA 使慢性心力衰竭大鼠增强的心交感传入反射正常化[377]。孤束核 AT_1 受体介导压力反射和心交感传入反射的相互作用[382]。与这一观点一致，Ang II 在中枢交感神经调节神经元中的生成增强，降解减少，如 ACE1 的上调和 ACE2 的下调所示[383]。延髓头端腹外侧区的 AT_2 受体对交感神经的传出有抑制作用，至少部分是由花生四烯酸代谢途径介导的[384]。这些研究表明 AT_2 受体的下调是心力衰竭交感神经兴奋的一个促成因素[377]。

总之，这些数据提供了内源性高水平 Ang II 作用的证据，通过 AT_1 受体与下调 AT_2 受体协同作用，在心力衰竭的压力反射敏感性受损中起作用，包括反射弓的传入支和更多的中枢部位。中枢效应可能通过中枢 α_1 肾上腺素受体介导。心力衰竭时心肺和动脉压力感受器敏感性减弱也可能导致 AVP 释放和肾素分泌增加[377]。

图 14-8A 总结了 HF 中启动和维持肾 Na^+ 潴留的传感机制的紊乱。如图所示，心排血量的减少或全身血流的分流会减少流向具有压力和流量传感能力的动脉回路关键部位的血流。在效应机制的介导下，对血流减少的反应最终导致肾 Na^+ 潴留。系统性静脉压的增加通过增加外周经毛细血管的 ΔP 促进液体从血管内渗出到组织间隙。这些过程增加了动脉回路中感知的容量和流量损失。此外，由于心脏心房的慢性扩张而导致的压力 - 容积关系的扭曲会减弱对中心静脉充血的正常钠尿反应。这种衰减主要表现为对心房扩张的神经抑制反应减弱，导致交感神经活动增强、肾素和 AVP 释放增加。

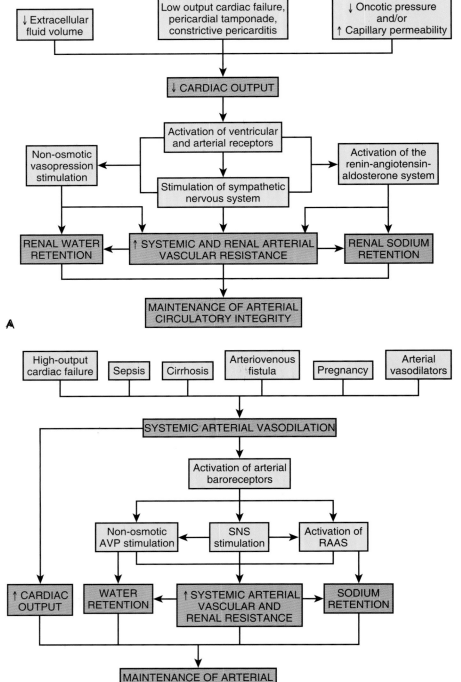

◀ 图 14-8 **Sensing mechanisms that initiate and maintain renal sodium and water retention in various clinical conditions in which arterial underfilling, with resultant neurohumoral activation and renal sodium and water retention, is caused by a decrease in cardiac output (A) and by systemic arterial vasodilation (B). In addition to activating the neurohumoral axis, adrenergic stimulation causes renal vasoconstriction and enhances sodium and fluid transport by the proximal tubule epithelium.**
(From Schrier RW. Decreased effective blood volume in edematous disorders: what does this mean? *J Am Soc Nephrol.* 2007;18:2028-2031.)

　　② 心力衰竭效应机制的异常：HF 的特征还表现为容量控制系统的传出支发生了一系列适应性变化，其中许多变化与真正 Na⁺ 耗尽状态下控制肾功能的变化相似。包括肾小球血流动力学和肾小管转运的调节，而这些调节又是由神经、体液和旁分泌系统的改变引起的。然而，与真正的 Na⁺ 耗竭相比，

心力衰竭还与血管舒张剂 / 利钠剂的激活有关，它倾向于对抗血管收缩剂 / 抗利钠剂系统的作用。对尿钠排泄的最终影响取决于这些拮抗性效应器系统之间的平衡。

　　(4) 肾小球血流动力学改变：心力衰竭的特点不仅是肾血管阻力增加和肾小球滤过率降低，还在

于 RPF 的降低更为明显，因此滤过率增加[385]。如心力衰竭大鼠模型所示，这些变化似乎是由于 Kf 降低，入球和出球小动脉阻力升高所致。滤过分数的升高可能是由于出球小动脉阻力的过度增加所致[385]。

在图 14-9 中，正常状态下肾小球毛细血管血流动力学曲线与心力衰竭状态下肾小球毛细血管血流动力学曲线的比较如各图所示。首先，在正常状态和心力衰竭状态下，ΔP 沿肾小球毛细血管长度下降，但在心力衰竭状态下，由于出球小动脉阻力的增加，ΔP 的下降幅度更大。其次，当液体被过滤到 Bowman 囊腔时，在两种状态下，随着肾小球毛细血管长度的增加，Δπ 增加，但由于过滤分数的增加，在 HF 中再次增加到更大程度。如下所述（见"肾素 - 血管紧张素 - 醛固酮系统"），出球小动脉阻力的优先增加主要由血管紧张素 Ⅱ 介导，对于在 RPF 降低的情况下保持 GFR 至关重要。由于出球小动脉血管的强烈收缩，如果 RPP 由于全身性低血压而下降，导致 GFR 急剧下降，则不可能有进一步的代偿。心力衰竭患者的血管紧张素 Ⅱ（Ang Ⅱ）驱动被 RAAS 抑制剂清除，尤其是那些

已经存在肾衰竭、大量利尿剂治疗和心脏储备有限的患者，就可以明显说明这一现象[385]。在这些患者中，血压可能会降到维持肾灌注所必需的水平以下。

① 增强肾小管对钠的重吸收：肾小球血流动力学改变和单个肾单位滤过分数增加的直接结果是滤过的 Na^+ 在近端小管水平上的重吸收增加。在图 14-9 中，将正常状态下的管周毛细血管血流动力学曲线与 B 图上的高频血流动力学曲线进行比较。在 HF 中，与正常状态相比，沿管周毛细血管的 Δπ 平均值增大，而 ΔP 平均值减小。这些数值有利于流体进入毛细血管，也有助于减少通过细胞旁途径进入小管的液体回流，促进整体净重吸收。

正常状态和心力衰竭状态下近端液体重吸收的管周控制如图 14-9 所示。血管紧张素 Ⅱ（Ang Ⅱ）是增强肾小管对 Na^+ 重吸收的关键介质，它通过增加出球小动脉阻力，增加滤过分数，直接增强近端小管上皮转运体的活性，从而引起近端 Na^+ 重吸收的整体增加。RAAS 阻滞剂在心力衰竭中对调节单个肾单位滤过分数、使近端小管周围毛细血管 Starling 力和 Na^+ 重吸收正常化的良好作用清楚地说明了这

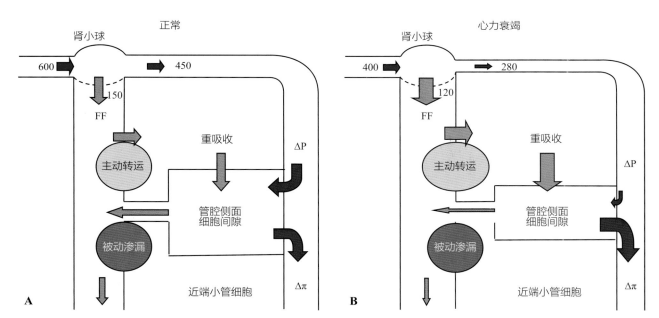

▲ 图 14-9　近端小管液体重吸收的管周控制

图示正常状态（A）和心力衰竭患者（B）的液体重吸收。心力衰竭时肾小球后小动脉阻力增加被描述为变窄。实心箭的粗细和字体大小表示效果的相对大小。心力衰竭患者滤过分数（FF）的增加导致 Δπ 升高。心力衰竭时肾血管阻力的增加被认为降低了 ΔP。Δπ 的增加和 ΔP 的降低都增强了近端重吸收物的管周毛细血管摄取，从而增加了近端小管对 Na^+ 的绝对重吸收。数字和红色实心箭表示肾小球前和肾小球后毛细血管的血流量；ΔP 和 Δπ 分别表示通过管周毛细血管的毛细血管液压差和渗透压差；黄色实心箭表示经肾小管转运；紫色实心箭表示管周毛细血管 Starling 力对近端重吸收的影响（修改自 Humes HD, Gottlieb M, Brenner BM. *The kidney in congestive heart failure: contemporary issues in nephrology.* Vol 1. New York; Churchill Livingstone; 1978, pp 51–72.）

一点[385]。

HF 时髓袢对 Na^+ 重吸收也是增强的。这可能是由于近端小管中肾脏血流动力学改变所致，这与近端小管一致[156]。在远端小管和集合管中，升高的 Ang II 和醛固酮水平分别增强了 NaCl 共转运体和 ENaC 的活性[386]。

② 神经体液介质：HF 中 Na^+ 和水潴留的主要血管收缩/利尿（和抗利尿）系统包括 RAAS、SNS、AVP 和内皮素。拮抗血管扩张/利钠系统的物质包括 NO、PG、AM、UT II 和 NPY。在 HF 中，正钠平衡和水肿的发生在血管收缩/抗利尿占主导地位时（图 14-10）。心力衰竭时 Na^+ 潴留系统的主要活性在临床上很重要，因为肾功能受损是死亡率的一个强有力的预测因子[385]。而神经体液损伤的逆转与预后的改善有关[385]。

4. 血管收缩/抗利钠（抗利尿）系统

(1) 肾素-血管紧张素-醛固酮系统：大多数心力衰竭患者的 RAAS 活性增强与心功能障碍的严重程度相关[234]；因此，该系统的活性为心力衰竭患者提供了一个预后指标。RAAS 的激活使得全身血管收缩并激活其他神经激素系统，如 AVP，有助于维持足够的血容量[234]。然而，在心力衰竭患者和实验模型中的大量研究已经证实，持续的 RAAS 激活会引起失代偿性心肌重构[234]，加重心血管疾病及肾功能障碍的进展[364]。

肾脏对 Ang II 非常敏感，临床和心力衰竭实验模型可观察到 RPF 和 SNGFR 降低、出球小动脉阻力和滤过率升高。而血管紧张素转化酶抑制剂及低盐饮食可以逆转这种现象[387]。

衰竭的心肌泵血能力下降，Ang II 被激活，导致全身的血管收缩及系膜细胞收缩。此外，Ang II 减少心力衰竭大鼠的肾皮质血流并通过增加醛固酮释放来增强肾小管钠的重吸收。

心脏和肾脏局部的 RAAS 在心力衰竭患者的钠潴留中也起到重要作用。这一现象解释了在慢性心力衰竭中，全身激素水平没有升高的情况下，正钠平衡及 RAAS 抑制效力的存在[388]。综上，在急性和失代偿性心力衰竭中，全身 RAAS 的激活最为明显，而在慢性稳定心力衰竭中，局部肾 RAAS 激活可能占主导地位。

在心脏，局部 RAAS 激活有很多作用。除了全身 Ang II 介导的后负荷增加对心肌的机械应力

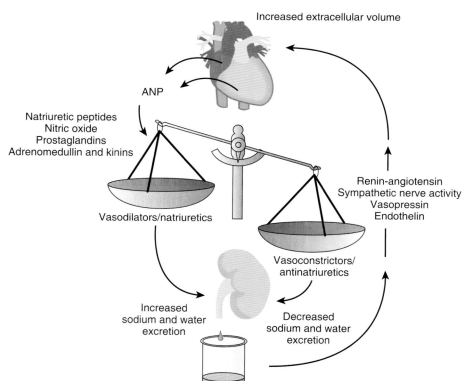

◀ 图 14-10 Efferent limb of extracellular fluid volume control in heart failure. Volume homeostasis in heart failure is determined by the balance between natriuretic and antinatriuretic forces. In decompensated heart failure, enhanced activities of the Na^+-retaining systems overwhelm the effects of the vasodilatory/natriuretic systems, which leads to a net reduction in Na^+ excretion and an increase in ECF volume. ANP, Atrial natriuretic peptide.

(Modified from Winaver J, Hoffman A, Abassi Z, et al. Does the heart's hormone, ANP, help in congestive heart failure? *News Physiol Sci.* 1995;10:247–253.)

外，血管紧张素原和组织血管紧张素转化酶（ACE）上调，压力负荷激活局部 Ang Ⅱ 的产生[389]。局部 Ang Ⅱ 以旁分泌 / 自分泌的方式通过 AT₁ 发挥作用，导致细胞肿胀和心肌肥大、重塑和纤维化（由 TGF-β 介导）及冠状动脉流量减少，这些都是严重心力衰竭的特征[388]。这些结果解释了可以使用 RAAS 抑制剂改善心力衰竭患者的心功能、延长生存期、预防终末器官的损伤及预防或逆转心肌肥大[203, 389]。此外，此类药物可改善内皮细胞功能障碍、血管重塑和增强激肽的血管舒张作用[309]。

与 Ang Ⅱ 一样，心力衰竭时醛固酮在局部产生且直接作用于心肌，诱导间质胶原基质的重构[390]。应用特异性醛固酮拮抗剂依普利酮可以抑制醛固酮的有害作用，依普利酮通过减少心力衰竭犬的间质纤维化、心肌细胞肥大和左心室球形来阻断进行性的左心室收缩和舒张功能障碍。同样，依普利酮可以减轻大鼠心肌梗死后心室重塑和正在发生的纤维化（但不能修复）[391, 392]。心力衰竭时应用醛固酮拮抗剂现已应用于临床常规诊疗中（见"基于心力衰竭病理生理学的特殊治疗"部分）[393]。

如前所述，除了肾脏和心血管的血流动力学效应外，心力衰竭时 RAAS 还直接参与肾小管对钠的过度重吸收。全身和局部产生的 Ang Ⅱ 直接刺激近端肾小管钠的重吸收[394]。之前我们提过，在皮质和髓质集合管钠离子的过度重吸收很大程度上由醛固酮介导。尽管有其他抗利尿体系的激活，但心力衰竭时血浆醛固酮浓度的升高及醛固酮拮抗剂的利尿效应充分说明了醛固酮在心力衰竭中所起的作用[395]。

RAAS 在心力衰竭钠潴留中的重要作用随着疾病的分期和严重性而改变，在严重心力衰竭时，正钠平衡与肾脏和血流动力学对 AVP 反应迟钝有关，RAAS 抑制剂可以恢复这种迟钝的反应（有关更多细节，见下文"利钠肽"）[396]。虽然 HF 患者血浆渗透压较低，但他们表现出口渴感增强，可能是因为高浓度的 Ang Ⅱ 刺激了下丘脑口渴中枢的细胞[397]。这种现象可以解释晚期心力衰竭时的正水平衡和低钠血症（见下文"精氨酸升压素"）。

（2）交感神经系统：如前所述，心力衰竭患者随着心功能下降，交感神经系统激活[234, 376]，交感神经过度激活对心力衰竭进展及预后的影响已经很明确[398, 399]。随着神经系统激活，心力衰竭患者血浆去甲肾上腺素水平升高，交感神经活动与心内压、心肌肥厚和左心室射血分数（LVEF）显著相关[398, 399]。交感神经的激活不仅先于充血性症状出现，而且很容易影响心脏和肾脏，轻度心力衰竭患者的冠状窦血浆去甲肾上腺素水平高于肾静脉[399]。在心力衰竭早期，交感神经系统的激活通过血管收缩和钠重吸收作用改善了血流动力学异常，包括低灌注、血浆容量减少和心功能受损[376]，但是，持续的激活会导致一些长期的不良心肌作用，包括诱导细胞凋亡和心肌肥大，心脏功能全面降低，从而降低收缩力。其中一些效应可能是通过激活 RAAS 介导的，而 RAAS 反过来又可以增强交感神经活动，并形成恶性循环[234]。

心力衰竭患者肾脏的基础交感神经水平显著增加[376]。肾脏交感神经的过度反应使得肾脏的缩血管效应增加、水钠潴留、肾素分泌、肾脏对 AVP 的反应减弱[264]。实验研究表明，在冠状动脉结扎引起的实验性心力衰竭的大鼠中，肾脏去神经导致肾血流量和单个肾小球滤过率增加、出球和入球小动脉阻力降低[398]。在这个模型中，急性生理盐水负荷时肾脏交感神经反应的降低低于对照组[254]。双侧肾脏去神经恢复了容量扩张时的利钠反应。在腔静脉缩窄造成的犬低心排血量模型中，使用神经节阻滞剂可显著增加钠排泄量[398]。同样，主动脉下腔静脉瘘引起的高输出量心力衰竭犬的研究表明，与神经完整的对照犬相比，肾脏去神经犬餐后尿钠排泄总量约高出 2 倍[398]。根据这些观察，心力衰竭患者服用 α 肾上腺素受体拮抗剂二苯胺可导致钠离子排泄分数增加，而 RPF 或 GFR 没有改变。口服多巴胺类似物异丁巴胺可使 HF 患者血管舒张，产生正性肌力和利尿作用[400]。此外，在一定程度的心功能不全情况下，伴有肾功能异常的患者去甲肾上腺素的浓度明显高于肾功能正常的患者[401]。这些发现提示心力衰竭患者的肾功能和预后之间的关系与全身和中枢神经系统神经激素的激活有关。

肾脏交感神经另一个机制是通过与 ANP 的拮抗作用影响肾血流动力学和钠排泄。一方面，ANP 具有交感抑制作用[402, 403]；另一方面，心力衰竭时的钠和水潴留可能降低肾脏对 ANP 的反应性。例如，心力衰竭大鼠对 ANP 的利尿 / 利钠反应迟钝，可通过肾脏去神经预处理[404]或给予可乐定[405]（一种中枢作用的 α_2 肾上腺素受体激动剂，可降低心力衰竭的肾脏交感神经活动）来恢复。这些例子说明了参与心力衰竭钠潴留发病机制的交感神经与其他体液因子之间相互作用的复杂性。

总之，SNS 通过直接的肾脏作用或交感神经及其他神经体液的复杂机制，作用于肾小球和肾小管，在调节心力衰竭时钠排泄和肾小球血流动力学方面发挥重要作用。最近肾脏去神经作为一种潜在的治疗心力衰竭的方法的应用将有助于进一步阐明这些神经体液的相互作用。

(3) 血管升压素：大量研究表明，心力衰竭时（主要是合并低钠血症的晚期心力衰竭和左心功能障碍的无症状患者）血浆 AVP 水平升高[406]。心力衰竭患者血浆 AVP 水平升高与非渗透性因素有关，如左心房顺应性减弱、低血压和 RAAS 激活，并可被 RAAS 抑制剂或 α 受体拮抗剂（哌唑嗪）逆转[407]。

心力衰竭患者高循环 AVP 水平对肾脏和心血管系统有不良影响。事实上，在诊断急性失代偿性心力衰竭时，AVP 激素原（肽素）C 端部分的水平升高可高度预测 1 年死亡率[408]。心力衰竭肽素水平升高的预测能力与 BNP 相似（见"脑钠肽"一节）。在心力衰竭中，最公认的 AVP 肾效应是低钠血症的发生，特别是在疾病的晚期，由于纯粹水分的排泄受损，而与血浆渗透压无关。根据这一观点，心力衰竭动物模型中的研究表明集合管 AQP2 的表达增加[409]。此外，在低钠血症的动物和患者中，使用特异性 V_2 受体拮抗剂（VRA）与血浆 Na^+ 水平的改善相关[410, 411]。这种改善与纠正急性水负荷引起的尿稀释受损[412]、血浆渗透压增加及肾 AQP2 表达下调有关，但对 RBF、GFR 或 Na^+ 排泄无影响[413]。

AVP 对心脏功能[414]有不良影响。通过 V_{1A} 受体影响全身血管阻力（心脏后负荷增加），通过 V_2 受体介导水潴留导致全身和肺充血（前负荷增加）。此外，AVP 通过其 V_{1A} 受体直接作用于心肌细胞，引起细胞内 Ca^{2+} 的升高和有丝分裂激活激酶和蛋白激酶 C 的激活，这些信号机制可能介导了心肌重塑、扩张和肥大。这些前负荷和后负荷的异常可能进一步加剧重塑。

总之，研究结果表明：①心力衰竭时 AVP 参与了水潴留和低钠血症的发病机制；② AVP 受体拮抗剂在心力衰竭的实验和临床模型中有显著的利尿作用。使用 VRA 治疗心力衰竭将进一步讨论（见"基于充血性心力衰竭病理生理学的具体治疗"部分）。

(4) 内皮素：研究表明 ET-1 参与了心力衰竭的发生和发展，并通过介导肾脏重构、间质纤维化、肾小球硬化、低灌注和低滤过及水盐正平衡参与了肾功能的降低[279]。ET-1 在心力衰竭中的病理生理作用有两大证据支持：①心力衰竭时内皮素系统被激活；② ET-1 受体拮抗剂改变了这一病理生理过程[279]。血浆 ET-1 在临床心力衰竭及实验模型中水平升高和浓度增加，并与血流动力学严重程度和症状相关[415]。此外，肺动脉高压的程度是心力衰竭患者血浆 ET-1 水平的最强预测因子[416]。血浆大内皮素和 ET-1 水平在中重度心力衰竭患者中特别高，是死亡率和发病率的独立标志[415]。血浆 ET-1 水平的升高可能是 Ang II 和凝血酶刺激导致肺、心脏和循环合成增强或肺清除率降低的结果[416]。平行于 ET-1 的水平变化，心脏衰竭时 ET-A 受体上调，而 ET-B 受体下调[417]。

应用选择性和高度特异性内皮素受体拮抗剂，心力衰竭时血流动力学异常与 ET-1 之间的因果关系得到证实[416]。快速给予 ET-A/ET-B 受体拮抗剂波生坦和替佐森坦可显著改善肾皮质灌注，逆转严重失代偿期心力衰竭大鼠肾血管阻力的显著增加，增加肾血流量和 Na^+ 的排泄[418]，选择性或双重 ET-A/ET-B 受体拮抗剂慢性阻断 ET-A 减轻了 Na^+ 潴留的程度，并抑制了实验性心力衰竭 GFR 的下降[419]。这些结果与既往观察的结果一致，即与正常大鼠相比，失代偿性心力衰竭大鼠注射 ET-1 后，皮质血管收缩反应迟钝，髓质血管持续舒张。这可能是由于血管舒张系统（如前列腺素和一氧化氮）的激活，与假手术对照组相比，失代偿性心力衰竭大鼠的髓质组织有更高的 eNOS 免疫反应水平[420]。综合来看，这些结果表明了内皮素在心力衰竭时肾皮质血管收缩和钠潴留发病机制中的作用。

5. 血管舒张 / 利钠系统

(1) 利尿钠肽：在失代偿性心力衰竭中，尽管细胞外液增多，甚至是利尿钠系统被激活，但仍会发生水钠潴留。许多临床和实验研究的结果表明了 ANP 和 BNP 在心力衰竭心肾轴紊乱的病理生理过程的作用。

① 心房利钠肽：心力衰竭患者血浆 ANP 和 NH₂ 末端 ANP 水平升高，并与心力衰竭严重程度、心房压升高和左心室功能不全呈正相关[264]。因此，循环 ANP 浓度可以作为心功能不全的诊断标志物，预测心力衰竭患者的生存率[44]。但现在 ANP 已被 BNP 替代。最近有证据表明，中间区（MR）proANP 与 BNP 一样也可作为急性失代偿性心力衰竭的生物标记物（见"脑钠尿肽"部分）[473]。

血浆 ANP 水平的升高是由于血浆 ANP 的产生量增加而不是清除率降低。尽管容量诱导的心房牵拉是心力衰竭循环中 ANP 水平升高的主要原因，但心室组织对 Ang Ⅱ 和内皮素的反应对激素的合成和释放也起作用[264]。尽管 ANP 等含量很高，由于肾脏对利尿钠肽系统的反应性减弱，心力衰竭的患者和实验动物仍有水钠潴留[421]。心力衰竭患者给予 ANP 能够改善血流动力学，抑制活化的神经体液系统。这些数据与在患者和动物实验中的发现一致，即 ANP 由 SNS、RAAS 和 AVP 介导的血管收缩的弱反馈调节[422]。然而，尽管心力衰竭时肾脏对 ANP 的反应减弱，犬心力衰竭时心耳切除术后 ANP 的生成减少，使得血管收缩激素激活，导致明显的水钠潴留[423]。这些数据表明 ANP 抑制钠潴留，以及作为一种重要的适应或代偿机制，在降低肺血管阻力和高血容量方面起着重要作用。

② 脑利尿钠肽：如前所述，BNP 在结构上与 ANP 相似，但主要由心室产生，以应对扩张和压力负荷[264, 424]。心力衰竭患者血浆 BNP 和 N- 末端（NT）-proBNP 的水平升高与心肌收缩和舒张功能障碍的严重程度及纽约心脏协会（NYHA）分级成正比[264, 424]。严重心力衰竭患者血浆 BNP 的明显升高主要是由肥厚的心室组织合成的 BNP 增加引起的，此外心房对 BNP 的升高也起了一定作用[264, 424]。

尽管超声心动图仍然是评价左心室功能不全的金标准，但大量研究表明，血浆 BNP 和 NT-proBNP 水平是心力衰竭诊断及预后的可靠指标，优于 ANP 和 NT-proANP[276]。NT-proBNP 对射血分数低于 35% 的患者具有更高的敏感性、特异性和阴性预测值[276]，同样对无心肌梗死或心肌梗死后伴有左心室肥厚的患者也有较高的预测值[276]。肾功能不全的存在增加了这些预测值[425, 426]，在几个

临床试验中均显示了 BNP 水平每升高 1/4 级，死亡率分级增加[276]。此外，血浆 BNP（或 NT-proBNP）水平升高和 LVEF 低于 40% 是心肌梗死后 3 年死亡、心力衰竭和新发心肌梗死的补充独立预测因子。而且，合并 LVEF 低于 40% 和高水平 NT-proBNP 的风险分层明显优于单独使用两者[427]。然而，尽管 LVEF 正常收缩心力衰竭患者的 BNP 水平往往低于 LVEF 降低的心力衰竭患者，但在一定的 BNP 水平下，这两类患者的预后一样差[427]。

在无症状的 LVEF 正常收缩心力衰竭患者中，BNP 水平升高与多普勒研究中的舒张异常相关。相反，治疗后 BNP 水平的降低与左心室充盈压的降低、再入院率的降低和预后的改善有关；因此，监测 BNP 水平可反映治疗疗效和患者预后[428]。

BNP 的另一个诊断作用是区分心力衰竭引起的呼吸困难和非心脏疾病引起的呼吸困难。NT-proBNP 水平对急性心力衰竭的诊断具有高度敏感性和特异性。低于 300pg/ml 可以排除急性心力衰竭，阴性预测值为 99%。NT-proBNP 水平升高是急性心力衰竭最终诊断的最强独立预测因子。单用 NT-proBNP 诊断急性心力衰竭优于临床判定、国家健康和营养检查评分及 Framingham 临床参数。NT-proBNP 联合临床判定优于单用 NT-proBNP 或临床判定[276]。

有研究（虽然质量不高）表明循环 BNP 和 NT-proBNP 水平可作为心力衰竭药物（包括 ACEI、ARB，利尿剂、洋地黄和 β 受体拮抗剂）疗效的指导[429, 430]。急性失代偿性心力衰竭（ADHF）入院后 24h 和 48h 的 BNP（而非 NT-proBNP）水平预测了 30 天和 1 年的死亡率[431]。相反，BNP 水平对缩短住院时间和降低住院成本没有帮助[429]。

总之，这些发现表明，简单而快速地测定心力衰竭患者血浆 BNP 或 NT-proBNP 水平，联合临床判定及超声心动图，可以评估心功能不全，作为诊断和预后指标，并有助于评价相关治疗[276]，但应强调的是，血浆利尿钠肽水平受年龄、盐摄入量、性别、肥胖、血流动力学和肾功能等多个因素的影响，使得不同诊断组之间存在一定重叠[276, 432]。标志物的组合应用有助于提高心源性及非心源性呼吸困难的鉴别能力[433]。

③ C 型利尿钠肽：与 ANP 和 BNP 一样，心力

衰竭患者血浆 CNP 水平升高，且与 NYHA 分级、BNP、ET-1 和 AM 水平，肺毛细血管楔压，射血分数和左心室舒张末内径直接相关[434]。CNP 主要在肾脏合成[278]，但心肌组织也有产生。心力衰竭时心肌中 CNP 的过表达可能参与了心脏重构的抑制[434]。另外，心力衰竭时肾脏 CNP 的分泌受抑[435]。与心力衰竭动物模型中对 ANP 和 BNP 的生理反应不同的是，CNP 引发的 sGC 活动是 ANP 的 2 倍，这是由于 NP 受体 A（NPR-A）而非 NP 受体 B（NPR-B）活性的降低[434]。这些新发现提示 NPR-B 介导的 NP 活性在心力衰竭中起着重要作用，并可以解释 NPR-A 选择性的奈西立肽（BNP）治疗心力衰竭的作用[436]。

总之，现有证据表明 CNP 在心力衰竭时外周血管代偿反应或减轻心力衰竭心脏重构中的重要作用。详细阐述 CNP 在 HF 中的明确作用，并开发设计比目前治疗方法更有效的利尿钠肽类似物更重要。

(2) 心力衰竭时利尿钠肽水平与抗利钠因素的总体关系：心力衰竭初始代偿期 Na⁺ 平衡的维持部分归因于 ANP 和 BNP 水平的升高[264]。实验性心力衰竭中通过特异性抗体抑制 NP 受体可以增加肾血管阻力，降低 GFR、肾血流量、尿量、Na⁺ 排泄和 RAAS 的激活[437]。此外，利尿钠肽可抑制 Ang Ⅱ 诱导的全身血管收缩、近端小管 Na⁺ 重吸收、醛固酮和内皮素的分泌[438]。

既然利尿钠肽系统激活且具有对抗血管收缩 / 抗利钠神经激素系统作用的能力，为什么心力衰竭患者还会出现水盐潴留？有几种机制可以解释，如下所示。

① 与心力衰竭的程度相比，循环肽类异常、分泌储备不足：使用一种非常敏感的质谱方法，在心力衰竭患者中发现了尽管免疫反应性（如总的）BNP 水平显著升高，但由于 proBNP1-108 和（或）BNP1-32 的加工改变导致 BNP1-32 水平非常低[439]。此外，proBNP1-108 对 GC-A 受体的亲和力较低，会降低 BNP 的功效[440]。

② 通过下调丝氨酸蛋白酶[441] 或上调 NEP[437] 和清除受体而降低 NP 的有效性：心力衰竭患者血浆 proANP 水平升高、丝氨酸蛋白酶水平较低。另外，心力衰竭患者循环 cGMP 水平升高，提示 NP 活性增强。这些明显矛盾的发现可以在扩张型心肌病引

起的心力衰竭实验模型中得到解释：心脏丝氨酸蛋白酶水平降低。此外，将编码丝氨酸蛋白酶的基因转染到动物体内，可减少心肌纤维化，改善收缩性，降低死亡率[441]。关于清除受体，迄今没有令人信服的证据表明在心力衰竭动物或患者的肾组织中存在上调，虽然晚期心力衰竭患者血小板中 NP 清除受体的量增加[442]。相反，一些研究表明 NEP 在实验性心力衰竭中的表达和活性增强[264]，NEP 抑制剂可以改善心力衰竭患者血管和肾脏对 NP 的反应（见"基于充血性心力衰竭病理生理学的特殊治疗"部分）。

③ 血管收缩剂 / 抗利尿因子的激活和肾对 ANP 的低反应性：在疾病症状前的早期及随着心力衰竭的恶化，肾脏存在对 ANP 的抵抗[437]。在晚期 HF 中，当 RPF 明显受损时，NP 对抗 Ang Ⅱ 的肾效应的能力是有限的[264]。心力衰竭时肾脏对 ANP 的反应减弱机制包括血管紧张素 Ⅱ 介导的出球和入球血管收缩、系膜细胞收缩、cGMP 磷酸二酯酶的激活，这些酶可减弱 NP 第二信使在靶器官的积聚，刺激近端小管和集合管中的 Na⁺/H⁺ 交换子和 Na⁺ 通道[443]。

④ SNS 的激活也可对抗 ANP 的肾脏效应：如前所述，SNS 的过度活动导致外周循环及出球小动脉和入球小动脉的血管收缩，从而导致 RPF 和 GFR 降低。这些作用，加上 SNS 对髓袢和近端小管 Na⁺ 重吸收的直接刺激作用，有助于减轻心力衰竭时肾脏对 ANP 的反应性。此外，SNS 引起的肾低灌注 / 低滤过刺激肾素分泌，从而加重正性钠水平衡。在心力衰竭大鼠模型中，低剂量可乐定[405] 或双侧肾去神经[444] 抑制交感神经，增强了利尿剂对 ANP 的反应性。肾去神经的有益作用归因于 NP 受体的上调和 cGMP 的产生[201]。

总之，肾对 NP 的低反应性与 RAAS 和 SNS 的过度反应密切相关，是晚期心力衰竭正盐平衡和水肿形成的关键。

(3) 一氧化氮：一氧化氮与心力衰竭的血管阻力的增加及内皮依赖性血管反应受损有关[445, 446]。这主要表现在心排血量减少相关的剪切应力降低、eNOS 下调或解耦联，精氨酸酶活性升高导致一氧化氮前体 L- 精氨酸的效能降低、内源性 NOS 抑制剂非对称性二甲基精氨酸（ADMA）水平升高。此外，NO 被超氧离子灭活，氧化应激改变 sGC 的氧化还原状态，导致 NO 敏感性 sGC 及第二信

cGMP 的水平降低[445, 446]。这种氧化应激可能因负调节性神经体液系统（如 RAAS）的过度活动和促炎信使的释放而加重[445, 446]。

NO-sGC-cGMP 系统活性的改变也是 HF 肾循环局部血管舒缩失调的基础，Ang Ⅱ 可能参与介导 NO 依赖性肾血管舒张功能受损[447]。NO 与 RAAS、内皮素系统激活之间的不平衡可以解释 RAAS 抑制剂的效果[448]。支持这种不平衡概念的是一种实验性心衰大鼠模型，该模型在肾髓质和皮质中过度表达 eNOS[420]。eNOS 可能在保持完整的髓质灌注、改善严重的皮质血管收缩中发挥重要作用。血压正常的心力衰竭患者血浆 ADMA 浓度的积聚引起心力衰竭肾脏血流动力学受损。多元回归分析发现，ADMA 的水平可以独立预测肾脏血流量的降低[449]。

心肌局部产生的 NO 调节心脏功能，导致心力衰竭时肾功能的损害[445, 446]。心力衰竭时心脏 NOS 亚型的改变是复杂的，改变的功能后果取决于各种因素之间的平衡，包括每种亚型独特的亚细胞定位的破坏和亚硝基 - 氧化还原失衡[445, 446]。

总之，心力衰竭患者不同血管床的内皮依赖性血管舒张功能减弱。这种减弱可能是由于 NO 水平降低和 NO 信号转导通路下游的下调或抑制所致。这些作用可能直接或通过反调节导致血管收缩神经体液机制发生。

(4) 前列腺素：在心力衰竭时肾血流量受损的情况下，前列腺素在维持肾功能方面起着重要作用。肾脏低灌注，直接或通过激活 RAAS，刺激前列腺素的释放，主要扩张入球小动脉，并通过抑制 Na⁺ 在髓袢升支粗段和髓质集合管的转运促进 Na⁺ 的排泄[450, 451]。前列腺素在实验性和临床性心力衰竭中代偿作用主要有：①心力衰竭患者血浆 PGE_2、PGE_2 代谢产物和 6- 酮 -PGF_1 水平高于正常人[452]；②实验动物和临床心力衰竭的研究表明，PRA 和 Ang Ⅱ 浓度与循环及尿 PGE_2 和 PGI_2 代谢物水平之间存在直接的线性关系[453]。这种相关性可能反映了 Ang Ⅱ 刺激前列腺素合成和前列腺素介导的肾素释放增加。前列腺素对其他血管收缩剂（如儿茶酚胺、AVP）也有类似的反调节作用。

通过使用非甾体抗炎药（NSAID）来抑制血管紧张素Ⅱ的合成，可确定肾和血管前列腺素在心衰中的保护作用。在各种实验性心衰模型中，NSAID

与尿 PGE_2 排泄增加、体重增加和肾血管阻力增加相关，并导致 RBF 减少，主要是由于传入小动脉收缩所致[452, 454]。血清肌酐和尿素水平升高，尿流率明显下降[454]。相似的是心力衰竭和低钠血症患者中 SNS 和 RAAS 激活，NSAID 治疗后会出现 RBF 和 GFR 降低、尿 Na⁺ 排泄减少[452, 455]。静脉注射 PGE_2 可预防这些影响。此外，卡托普利给药前给予吲哚美辛可减轻卡托普利引起的 RBF 升高[455]。因此，ACEI 改善肾血流动力学的部分作用是通过增加前列腺素合成来实现的。

选择性 COX-2 抑制剂同样加重慢性心力衰竭和肾功能障碍，特别是在老年服用利尿剂患者中[456-458]。鉴于肾组织中 COX-2 表达较高而心力衰竭患者心肌中 COX-2 表达较低，这些有害作用是可以预测的[450, 459]。

总之，先前存在心力衰竭的患者依赖于足够的局部前列腺素水平来维持 RPF、GFR 和 Na⁺ 排泄。因此，在使用 COX-2 或非选择性 COX 抑制剂后，他们有很高的容量负荷、水肿和心功能恶化的风险。心力衰竭可被视为一种 PG 依赖性状态，Ang Ⅱ 水平升高和 RSNA 增强可刺激 PGE_2 和 PGI_2 的肾脏合成，从而抵消血管收缩性神经体液刺激并维持 GFR 和 RBF。心力衰竭时应避免使用 COX-2 和非选择性 COX 抑制剂，因为它们会使血管收缩，从而导致低灌注、低滤过、水钠潴留[450]。

(5) 肾上腺髓质素：有证据表明 AM 在心力衰竭的病理生理过程中起一定作用。与健康受试者相比，根据心脏和血流动力学损伤的严重程度，心力衰竭患者血浆 AM 的水平升高达 5 倍，与心力衰竭严重程度、血流动力学和神经体液紊乱相关（包括肺动脉毛细血管楔压、去甲肾上腺素、ANP 水平、BNP 及 PRA 水平）[317, 460]。有效的抗心力衰竭治疗（如卡维地洛）可降低 AM 的血浆水平[461]。高水平的 proAM 也是心力衰竭死亡率的有力预测指标[462-464]。循环中 AM 增加主要是由于心室衰竭，心房肌也起到一小部分作用[461, 465]。

在某些（尽管不是全部）心力衰竭实验模型中，不仅心脏而且肾脏 AM 水平也显著增加[466, 467]。肾脏 AM 上调后 AM 对肌酐清除率、水钠排泄，以及对实验性心力衰竭的血流动力学异常的影响主要为急性作用及更长时间（4 天）的作用[461]。相反，心力衰竭患者进行 AM 急性治疗可增加前臂血流量，但不如正常人明显。脑卒中指数和阻力动脉扩张增加，血浆醛固酮减少，但水钠排泄不受影响[461]。总体而言，数据表明 AM 可平衡 SVR 的升高和心力衰竭的容量增加[317]。

由于单用 AM 的有利作用不大，因此尝试与其他血管舒张药 / 利钠药联合治疗。AM 与其他疗法（如 BNP、ACEI、NEP 抑制剂和肾上腺素）联合使用，其对血流动力学和肾脏的益处大于单独使用每种药物所获得的益处[461, 468]。一项长期小型试验表明，在急性失代偿性心力衰竭患者中联合应用 AM 和 ANP，在不改变心率的情况下，心排血量显著增加，平均动脉压降低，肺动脉、全身及肺血管阻力降低。此外，醛固酮、BNP 和自由基代谢物的含量下降，水钠排泄量增加[469]。

NEP 抑制剂增强了包括 AM 在内的血管扩张药 / 利尿钠肽的活性，心力衰竭预后得到了显著改善（参见"基于病理生理的心力衰竭特异性治疗"）。

(6) 尾升压素：尾升压素 Ⅱ 及其受体 GPR14 在心力衰竭发病中的作用被提出。首先，一些但不是全部的研究表明，心力衰竭患者血浆尾升压素 Ⅱ 水平升高，且与 NT-proBNP 和 ET-1 等其他指标的水平相关[470]。其次，尾升压素 Ⅱ 在终末期心力衰竭患者心肌中的强表达与心功能损害相关[470]。心力衰竭时尾升压素 Ⅱ 的上调在肾功能的调节中也起到一定作用。在心力衰竭大鼠模型中，尾升压素 Ⅱ 可能通过一氧化氮依赖机制作为肾血管舒张剂发挥作用[325]。此外肾血浆流量和肾小球滤过率增加，但尿钠排泄没有增加。另外，对照组大鼠应用尾升压素 Ⅱ 出现肾血管收缩、GFR 下降和钠潴留[325]。鉴于尾升压素 Ⅱ 在不同条件下的矛盾作用，其临床应用仍有待阐明。

(7) 神经肽：由于 NPY 与肾上腺素能神经递质共定位并释放，心力衰竭时循环 NE 的高水平伴随着 NPY 的过度共释放，血浆 NPY 水平与心力衰竭患者的疾病严重程度相关[334]。相反，局部心肌水平（如 NE）低于正常水平，这与 Y1 受体减少和 Y2 受体表达增加有关[334]。因为 Y1 受体激活与心肌肥大有关而 Y2 受体激活与血管生成有关，该模型实验数据表明 NPY 可以改善心力衰竭时心脏适应不良性重构并刺激缺血性心脏的血管生成[334]。

在肾脏中观察到了相似的受体表达变化模式，且与肾衰竭的程度及水钠潴留成正比[334]。在心力衰竭实验模型中应用 NPY 可以利尿和利钠，这可能是通过增加 ANP 释放并抑制 RAAS 引起的[471]。因此，在心力衰竭中，NPY 较高的循环水平及降低的组织水平反调节 RAAS 和 SNS 的血管收缩、钠潴留及心脏重构。此外，通过减少血管收缩使 Y1 受体下调有助于降低冠状动脉和肾脏的血管阻力。但是，一旦出现心力衰竭失代偿，RAAS 和 SNS 效应可能会占主导地位，从而消除了 NPY 的有利效应。

心力衰竭时其他神经肽（如 catestatin）的水平也会升高，并已成为潜在的生物标志物，但相比 BNP，并未提高诊断的准确性[471]。总之，有关心力衰竭神经肽的实验室数据尚未转化为临床应用。

(8) Apelin：Apelin 及其受体在肾脏和心脏中的表达及该系统在维持水平衡中的作用提示 Apelin 可能在 HF 中起作用。Apelin 循环水平在心力衰竭早期升高，但在疾病的后期下降[472, 473]。然而，这种下降与 HF 的严重程度分级关系不大，因此 Apelin 不太可能作为心力衰竭进展的生物标志物[474]。

Apelin 受体的激活会引起利水排泄、血管舒张和正性肌力作用，提示该受体是心力衰竭的潜在治疗靶点。在诱导心肌功能后，急性静脉注射 Apelin 可改善心力衰竭大鼠的收缩和舒张功能。此外，持续注射 3 周可以减少血管紧张素 Ⅱ 诱导的心肌纤维化和重塑[472]。在心力衰竭患者中，急性静脉注射 Apelin 可以增加心排血量、降低血压和血管阻力[472]。目前还没有心力衰竭时 Apelin 对肾脏直接作用的数据，尽管 Apelin 可以降低 AVP 水平和改善肾微循环，但可能是由于其利尿作用。此外，可能由于其对心功能的益处从而增加肾脏灌注、促进利尿[475]。目前正在开发稳定的 Apelin 类似物[476]。

(9) 过氧化物酶体增殖物激活受体：过氧化物酶体增殖物激活受体（peroxisome proliferator-activated receptors，PPAR）是一类营养敏感的核转录因子，由于其配体噻唑烷二酮（TZD）的水钠潴留作用，PPARγ 特别受关注。噻唑烷二酮类药物因其能增加胰岛素敏感性而被临床用于治疗 2 型糖尿病。此外，噻唑烷二酮可减少循环游离脂肪酸和三酰甘油的含量，降低血压，降低炎症标志物的水平，并减少动脉粥样硬化。而且，噻唑烷二酮有利于心肌梗死后的心脏重构[477]。但噻唑烷二酮类药物的最明显的不良反应是液体潴留，主要是由于集合管上皮 ENaC 表达增加，从而引起 PPARγ 诱导的钠重吸收[478]。然而，TZD 还可以通过上调顶端 NEH_3，基底膜外侧 $Na^+-HCO_3^-$ 协同转运蛋白和 Na^+-K^+-ATP 酶来增强近端肾小管对 Na^+ 的重吸收。这些作用是由 PPARγ 诱导的表皮生长因子受体和下游细胞外信号调节激酶的非基因组反式激活引起的[479]。此外，通过降低 SVR，TZD 可能导致毛细血管灌注压升高和液体外渗[478]。TZD 同时是 VEGF 诱导药，导致血管通透性增加。从临床上讲，TZD 的钠潴留作用可能会使心力衰竭的发生率增加[478]，因此在晚期心力衰竭中禁忌使用 TZD。

TZD 具有水钠潴留作用，有可能增加心血管事件，同时 TZD 对心脏也有益处，使得 TZD 在心力衰竭中的应用仍然是一个热门话题[480]。

综上所述，心力衰竭时容量调节的改变包括血管收缩/抗利钠系统活性增强和反调节性血管扩张/利钠系统的激活。肾脏排泄的 Na^+ 量及心力衰竭体内稳态的紊乱在很大程度上取决于这些拮抗系统之间的平衡。在心力衰竭的早期，血管扩张/利钠系统在维持循环和肾功能方面是重要的。但是，随着心力衰竭的发展，其平衡向着血管扩张/利钠系统功能障碍和增强的血管收缩/抗利钠系统转移。最终引起肾脏循环和肾小管改变，导致水钠潴留及水肿形成。

① 肝硬化合并门静脉高压患者肾脏钠潴留：肝硬化合并门静脉高压患者通常会发生水钠潴留，最终导致腹水（发病率和死亡率的主要原因）并会伴发自发性细菌性腹膜炎、静脉曲张破裂出血和 HRS 的发展[481, 482]。与心力衰竭一样，肝硬化水钠潴留的发病机制与肾脏水钠潴留的肾外调节有关。

肝硬化水钠潴留的必要条件是门静脉高压的发展，通常门静脉压力高于 12mmHg。在门静脉血栓形成中观察到，仅窦前高压与液体潴留无关。肝硬化液体潴留的标志是外周动脉血管舒张，并伴有肾血管收缩。在肝硬化的早期阶段，内脏血管床会发生血管扩张，并通过增加血浆容量来维持动脉压和心排血量，导致"高动力循环"（过度充盈）。在这个阶段，肾脏的水钠潴留明显，有助于维持血管容量[483]。但是，随着肝硬化的进展，全身和肺循环

中的血管显著舒张，心排血量不能再弥补 SVR 的逐步下降[484]，动脉灌注不足[483]和 EABV 降低导致动脉高压压力感受器和其他体积感受器罢工，进而刺激了经典的代偿性神经体液反应。表现为肾脏、四肢和脑血管的收缩及水钠潴留[485]。

② 周围动脉血管扩张：内脏动脉血管舒张的最初诱因是肝组织损伤本身，导致静脉血流阻塞，门静脉血流减少和肝动脉血流量增加。此外，门静脉血流越少，肝动脉血流就越多（图 14-11A）。这些变化导致肝内血管阻力和血窦压力增加[483]。肝对门静脉血流的抵抗力增强，导致门静脉高压的逐步进展，侧支循环形成，分流的血液回流到全身循环。随着门静脉高压的发展，局部血管扩张剂的生成（主要是 NO，但也包括一氧化碳、胰高血糖素、前列环素、AM 和内源性阿片类药物）增加，导致内脏血管扩张[485]。其他导致内脏血管扩张的因素包括肠道细菌移位、促炎细胞因子和肠系膜血管的生成[486, 487]。

与低动脉血压和高心排血量相关的 SVR 下降是肝硬化患者常见的高动力循环临床表现的原因。包括与肝肺综合征相关的四肢温暖、皮肤血管蜘蛛、宽脉压、甲床的毛细血管搏动[488]和肺血管扩张[489]。

③ 肝硬化感知机制异常

一氧化氮：NO 系统与肝硬化、肝性脑病、肝肺综合征和肝硬化心肌病的高动力循环、Na^+ 和水潴留的发病机制密切相关[490]。NO 在不同的门静脉高压动物模型和肝硬化患者的血管系统中产生过量[490]。在动物模型中，在 Na^+ 潴留开始时和腹水出现之前可检测到 NO 的增加，而且 NO 与血管对血管收缩剂的反应受损有关[491]。此外，研究表明去除血管内皮层可以消除肝硬化血管和对照血管之间的血管反应性差异[488]。

在肝硬化实验模型和肝硬化患者中，抑制 NOS 是有益的。通过降低高水平的 NO 来控制腹水，可纠正肝硬化大鼠高动力循环，Na^+ 和水排泄明显增加，腹水消退。同时也观察到 PRA、醛固酮和血管升压素浓度的降低[492, 493]。在肝硬化患者中，NOS 抑制可逆转前臂循环对 NE 的血管低反应性[494]。在这些患者中，抑制 NO 的产生也纠正了低血压和高动力循环，改善了肾功能和 Na^+ 排泄，降低了血浆

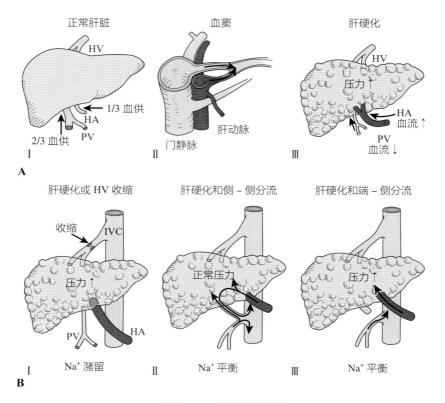

▲ 图 14-11　肝血流的特征

A. 肝循环。Ⅰ. 正常肝脏 2/3 的血流是来自于门静脉（PV），其余 1/3 来自肝动脉（HA）。Ⅱ. 门静脉和肝动脉均流入肝血窦，但静脉和动脉混合血向前流的确切位置尚不清楚。Ⅲ. 肝硬化增加肝内血管阻力和肝血窦压力。另外，PV 血流量显著降低，HA 血流量不变或升高。B. 肝血管血流动力学和钠平衡。Ⅰ. 肝硬化或 HV 血流量的限制增加肝内血管阻力和血窦压力，显著降低 PV 血流量，增加 HA 血流量。物理作用力或肝血液成分的变化会引起 Na⁺ 潴留和水肿形成。Ⅱ. 侧 – 侧门腔静脉分流术可以降低血窦压力，并维持 PV 和 HA 血液的混合，灌入肝脏。在这些情况下，尽管存在肝硬化，也没有 Na⁺ 潴留。Ⅲ. 由于 PV 血液被分流至下腔静脉（IVC），端 – 侧门腔静脉分流术只能降低部分升高的肝血窦压力，并阻止 PV 和 HA 血流供应的混合。在这些条件下，尽管 PV 压力已经恢复正常，Na⁺ 潴留仍不减少（引自 Oliver JA, Verna EC: Afferent mechanisms of sodium retention in cirrhosis and HRS. *Kidney Int*, 2010; 77: 669–680.）

NE 水平。然而，对于有腹水的患者，抑制 NOS 并不能改善肾功能[495]。

　　肝硬化中导致全身血管 NO 生成增加的主要酶亚型似乎是体循环和内脏循环中的 eNOS[490]。eNOS 的升高，至少部分是由于门静脉高压引起的剪切应力增加，内脏血流量增加所致[490]。研究发现，肠系膜上动脉中 NO 释放增加和 eNOS 上调早于高动力内脏循环的发展[490]。与这一概念相一致的是，在实验性肝硬化大鼠中，肝脏 eNOS（或 nNOS）表达的上调与门静脉高压的降低有关[496]。然而，单独靶向去除或同时去除 eNOS 和 iNOS 的小鼠仍可发展为与门静脉高压相关的高动力循环[493]。这表明，PGI₂、内皮源性超级化因子、一氧化碳和 AM 等其他血管扩张剂的激活，可能参与了实验性肝硬化高动力循环的发病机制[491]。

　　在实验性肝硬化中，除了 eNOS 外，其他亚型可能参与了高动力循环和液体潴留的产生。肠系膜神经中 nNOS 的表达增加可部分弥补 eNOS 敲除小鼠中的 eNOS 不足，并降低肝内静脉阻力和门静脉高压[496]。此外，可能通过调节神经源性 NE 释放，内脏血管舒张适度增强[496]。相反，iNOS 的作用仍有争议，一些研究者发现，实验性胆汁性肝硬化动物的肠系膜上动脉中 iNOS 增加，但其他类型的实验性肝硬化中则没有这种情况[496]。特异性 iNOS 抑制导致周围血管收缩，但对门静脉高压无影响[496]。iNOS 主要是在转录水平通过许多促炎因子调节，主要是核因子 κB（NF-κB），NF-κB 受来自转移肠道细菌的内毒素诱导活化。有趣的是，在肝硬化的血管系统中，eNOS 和 iNOS 之间也存在相互作用。大动脉中过表达 eNOS 可导致全身低血压和血流量增加。这些效应可被内脏小血管中活化的 iNOS 所抑制[496]。因此，总的来说，现有的数据表明了 eNOS 缺乏的主要作用，其可能由 nNOS 和 iNOS 共同调节。

在肝硬化大鼠中，内脏循环和体循环中 NO 生成增加，然而，肝内微循环中 NO 的生成和内皮功能受损[496]。肝内血管阻力反常的增加可能是由于肌成纤维细胞和星状细胞的收缩及纤维化引起的血管系统的机械变形[496]。增加肝内血管阻力的另一个机制可能是局部减少的 NO 生成使平衡转向局部血管收缩剂（ET、白细胞三烯、TXA_2 和 Ang II）[497]。在肝硬化中，血管阻力的增加也可能在肝内血栓形成和胶原蛋白合成的发病机制中发挥作用[497]。

有几种细胞机制涉及内脏 eNOS 活性的上调和肝内 eNOS 活性的下调。据报道，高动力循环和门静脉高压导致的剪切应力升高与上调 eNOS 基因转录的机制基本一致。然而，eNOS 活性不仅受到转录的调控，也受转录后四氢生物蝶呤（THB_4）和 eNOS 蛋白直接磷酸化的调控[496]。此外，循环内毒素可增加 THB_4 酶促产生，从而增强肠系膜血管 eNOS 的活性[496]。

肝内 eNOS 下调的潜在因素包括与小窝蛋白、钙调蛋白、热休克蛋白 90、eNOS 转运诱导剂[496]、GC 活性失调[498] 和 NO 抑制剂 ADMA 水平上升之间的相互作用[498]。事实上，ADMA 水平与肝脏炎症中门静脉高压的严重程度相关，且失代偿性肝硬化患者比代偿性肝硬化患者的 ADMA 水平更高[499]。ADMA 水平的上升与二甲精氨酸二甲胺水解酶（DDAH）活性的降低相关，DDAH 可将 ADMA 代谢为瓜氨酸[500]。同样，在酒精性肝硬化和合并酒精性肝炎患者中，血浆和组织 ADMA 水平升高，门静脉压力升高，DDAH 表达降低[499]。然而，在实验性肝硬化模型中，通过药物或基因上调 DDAH 来降低 ADMA 水平和增加 NO 的尝试尚未转向作为改善失代偿性门静脉高压的治疗[501]。

最终，肝硬化的肝内 NOS 活性降低、内脏和全身 NOS 活性升高的多种机制的相对重要性仍有待确定。

内源性大麻素：内源性大麻素是脂类信号分子，模仿大麻中主要治疗精神病的成分 Δ9- 四氢大麻醇的活性。N- 花生四烯酰乙醇酰胺（大麻素）和 2- 花生四烯酰甘油是研究最广泛的内源性大麻素，它们结合 CB_1 和 CB_2 这 2 个特定受体。大麻素也与香草素受体发生相互作用[502]。

在肝硬化动物模型中，CB_1 受体和 CB_2 受体及内源性大麻素的产生均显著上调，大麻素引起肝内血管阻力呈剂量依赖性增加，尤其是在离体灌注的肝硬化肝脏中。这一作用似乎是通过 CB_1 受体促进 COX 衍生血管收缩类二十烷醇的产生而介导的。此外，在肝硬化大鼠中，CB_1 受体拮抗剂利莫那班可逆转动脉低血压，增加肝血管阻力，降低肠系膜动脉血流和门静脉压力，并防止腹水的形成。香草素受体拮抗剂卡西平可加剧内脏血流量的减少。这些结果表明，瞬时受体电位香草素亚型 1 蛋白和 CB_1 受体在肝硬化特征性内脏血管舒张中发挥双重作用[502]。

内毒素是肝硬化动物单核细胞和血小板产生内源性大麻素的主要刺激因素。这一途径在经常出现循环内毒素水平升高的晚期肝硬化患者中起作用。通过激活血管壁和血管周神经中的 CB_1 受体，内源性大麻素的产生可引发内脏和周围血管舒张、动脉低血压和肝内血管收缩[502]。CB_1 受体阻断对 Na^+ 排泄的潜在有利作用为人 HRS 的药理学修饰开辟了可能性。

总之，肝硬化的容量传入感知特征是肝内血管阻力和肝血窦压力增加，门静脉血流减少，肝动脉血流增加。肝内物理作用力或混合肝内血流成分的改变都可能导致异常的 Na^+ 潴留，并出现水肿（见图 14-11B）。侧 – 侧门静脉分流术（目前采用经颈静脉肝内门静脉分流器）可防止（如果在诱发肝硬化前插入）或纠正（如果在诱发肝硬化后插入）肾 Na^+ 潴留。这一结果可能是由于肝血窦压力的降低或灌注于肝门静脉和肝动脉的混合血的维持所致。相反，它将血流分流至下腔静脉（IVC），但仅部分降低了肝血窦压力，并防止门静脉和肝动脉混合供血。虽然门静脉压力已恢复正常，但 Na^+ 潴留仍未减少（见图 14-11B）。因此，端 – 侧分流不再用于临床。

肝内高压的传入感知：与肝循环中假定的 EABV 传感器观点最一致的现有数据是肝硬化时的病理性活化，对扩大的 ECF 容量无反应[87]。这些感知机制可能对肝静脉压升高伴有肝传入神经活性的增加产生特异性应答。这些神经冲动的传递由 2 条自主神经丛组成，分别围绕肝动脉和门静脉[503]。肝静脉充血通过这些神经网络增强肾脏和心肺交感神经活性。

IVC 阻塞与肝静脉、门静脉和肾静脉压力增加有关，并导致肝传入神经活性和肾及心肺交感传出神经活性显著增加。肝前神经的切断消除了肾传出神经活性的反射性增强[503]，并且 IVC 狭窄犬的肝去神经支配增加了尿 Na+ 排泄[89]。在肝硬化大鼠中，这种肝去神经支配的作用是由腺苷 A1 受体介导的[504]。

除了腺苷介导的肝肾反射外，其他目前尚不明确的体液途径可为肝内血流动力学改变对肾功能的主要影响提供解剖学或生理学基础。尽管在肝脏容量传感方面有丰富的信息，但分子特性、传感器的细胞位置及感知内容仍然是未知的。

动脉充盈不足：目前有几种机制可解释相对低血容量的发展。一个机制是影响肝血窦内液体流动的正常 Starling 关系的失调。与其他毛细血管不同，这些毛细血管对血浆蛋白具有很高的渗透性。因此，肝脏的血管内（窦内）、间质（Disse 隙）和淋巴间隙之间 ECF 的分配，主要取决于沿肝血窦的长度的 ΔP。肝静脉流出梗阻可促进富含蛋白质的滤液向 Disse 隙的流出增多，并导致肝淋巴形成增多[486, 505]。与此同时，大量增加的肝淋巴形成伴随着通过胸导管的流量增加[506]。当增加的肝淋巴液形成的速度超过了通过胸导管返回血管内腔的能力时，肝淋巴液聚集成为腹水，血管内腔进一步受损。随着肝病的进展，围绕着排列在肝血窦的 Kupffer 细胞的纤维化导致肝血窦对血清蛋白的通透性降低。在这种情况下，称为"肝血窦毛细血管化"，胶体渗透压的降低也会促进肝淋巴间隙内 ECF 的渗出，就像在其他血管床一样[507]。

肝内高血压的另一个后果是升高的窦内压力传导到门静脉。这导致内脏静脉系统扩张、侧支静脉形成和门体静脉分流，导致血管容量增加和动脉回路的血流分流[508]。不仅内脏发生血管舒张，而且全身发生血管舒张，这是由于 Ang Ⅱ 和儿茶酚胺等激素的血管收缩作用减弱所致，尽管其机制尚不清楚[509]。随着肝脏网状内皮细胞功能的减退，门

体分流使肠道代谢和吸收的各种产物绕过肝脏而避开肝脏的清除。在这些产物中，内毒素是造成肝硬化肾功能紊乱的原因，或是由于肠道细菌易位，刺激促炎细胞因子 [如肿瘤坏死因子 –α（TNF-α）和白细胞介素 –6] 的释放所致，其继发于内毒素的血流动力学后果，或者是通过直接的肾脏效应所致[486]。

由于肝内胆汁淤积或肝外胆道梗阻导致结合胆红素和胆汁酸水平升高。胆汁酸直接减少近端肾小管对 Na+ 的重吸收，有促进尿钠排泄的倾向。在晚期肝硬化中，这种利尿作用可能导致充盈不足状态[510, 511]。

晚期肝硬化的低蛋白血症，无论是由于肝脏合成减少或是 ECF 容量扩张引起的稀释，也可能通过减少全身毛细血管和肝血窦中的 COP 而导致低血容量的发展[507]。此外，张力性腹水可能会减少静脉回流（前负荷）到心脏，导致心排血量减少和动脉 BP 降低[484]。

其他可能也会对心脏功能产生不利影响的因素包括 β 肾上腺受体信号转导减弱、心肌细胞质膜功能障碍，以及心脏抑制物质（如细胞因子、内源性大麻素和 NO）的活性或水平增加。虽然心功能障碍（称为肝硬化心肌病）在临床上通常较轻或无症状，但通过肝移植或经颈静脉肝内门体分流术（TIPS）等应激可引起明显的 HF[484]。最后，在肝硬化患者中，呕吐、隐匿性静脉曲张出血和过度使用利尿剂可加重血管容量耗竭，从而导致心血管衰竭。

表 14-6 总结了导致晚期肝病患者循环充盈不足的各种诱发因素。综上所述，代偿性肝硬化早期阶段的特征是血浆容量增加，其发生往往先于腹水

表 14-6　肝硬化中引起循环充盈不足的因素

- 周围血管扩张和血管收缩剂对反射、化学、激素作用的反应迟钝
- 动静脉分流，尤其是在门静脉循环
- 门静脉和体循环的血管容量增加
- 低白蛋白血症
- 左心室功能受损，所谓的肝硬化心肌病
- 晚期张力性腹水继发性静脉回流减少
- 溃疡、胃炎或静脉曲张引起的隐匿性胃肠道出血
- 呕吐和过度使用利尿剂引起的容量减少

的形成[512]。然而，随着肝硬化进展，EABV 降低，导致神经体液活性（RAAS、SNS 和 AVP）增加，以及严重的 Na^+ 和水潴留。

肝硬化效应机制的异常：肝硬化与 HF 中的容量调节的传出部分相似，包括血管收缩 / 抗利钠因素（RAAS、SNS、AVP 和 ET）介导的肾小球血流动力学和小管转运的调节，并由血管扩张 / 利钠系统（NP 和 PG）维系平衡。平衡向 Na^+ 潴留方面倾斜，导致肾内 Na^+ 和水潴留，如 HF 中一样[485]。

6. 血管收缩和抗利钠（抗利尿）系统

(1) 肾素 – 血管紧张素 – 醛固酮系统：正如在 HF 中的一样，肝硬化中 RAAS 在介导肾 Na^+ 潴留中也发挥核心作用。虽然正钠平衡可能在疾病的腹水前期已经很明显，但此阶段 PRA 和醛固酮水平仍在正常范围内，甚至可能下降[513]。在腹水前期的肝硬化患者中，随着疾病的进展，RAAS 的活化也相应增加，醛固酮水平与肾 Na^+ 排泄负相关，尤其是在直立位置时[513]。此外，在不影响全身和肾脏血流动力学或 GFR 的剂量下，使用 ARB 氯沙坦治疗导致了明显的利钠反应[514]，这可能是由于局部肾内 RAAS 的抑制所致[513, 514]。确实，肾内 RAAS 的激活可能先于全身的 RAAS 的激活[515]。此外，在肝硬化合并门静脉高压患者中，氯沙坦可降低门静脉压力[516]。在腹水前期的肝硬化中，姿势诱导的 RAAS 激活及低剂量氯沙坦治疗的有利作用，可能是由于站立时内脏静脉血容量扩张和卧位时向中央和动脉循环床移位[513]。

相反，在伴有腹水的 Na^+ 潴留的肝硬化患者中，Ang Ⅱ 的抑制，即使是小剂量也会导致 GFR 下降和 Na^+ 排泄减少[517]。在该病的这一阶段，RAAS 的激活有助于维持动脉压和充分的循环。因此，阻断 RAAS 可能会导致 RPP 的大幅下降。这种情况在 HRS 的发病机制中可能很重要，HRS 之前通常伴有 Na^+ 潴留，可能是由低血容量的损害引起。HRS 肾循环的异常特征包括伴有肾皮质缺血的 RPF 明显减少和肾血管阻力增加，这些异常与 Ang Ⅱ 对肾微循环的已知作用相一致[518]。在这一方面，在肝硬化患者中，RAAS 的激活与肝脏血流动力学恶化和生存率下降有关[519]。因此，肝硬化腹水患者应避免使用 ACEIs 和 ARB。

关于 ACE2、Ang 1–7、Mas 受体通路的认识已经阐明了 RAAS 在肝硬化 Na^+ 潴留发病机制中的作用。在离体灌注的肝硬化大鼠肝脏门静脉中，外源性 Ang 1–7 对 Ang–Ⅱ 诱发的血管收缩反应产生了显著的 NO 依赖性血管舒张作用[520, 521]。该数据提高了通过靶向上调肝脏交替 RAAS 通路来降低肝内阻力和门静脉压力的可能性[522]。

(2) 交感神经系统：SNS 的激活是肝硬化和腹水的特征[523]。循环 NE 水平和尿儿茶酚胺及其代谢物的排泄在肝硬化患者中升高，通常与疾病的严重程度有关。此外，失代偿性肝硬化患者的血浆 NE 水平升高预示着死亡率的增加[523]。NE 水平升高的原因是 SNS 活性增强，而不是由于神经消耗减少，伴有由肝、心、肾、肌和皮支配的神经末梢外溢[524]。肝硬化患者中，血浆 NE 水平升高与 Na^+ 和水潴留密切相关[525]。此外，在实验性肝硬化中，可能由于动脉和心肺压力感受器反射控制缺陷而导致肾交感神经传出张力增加[526, 527]。这一发现可以作为肝硬化中容量扩张不能抑制 RSNA 增强的解释。

随着 NE 释放的增加，肝硬化患者的心血管对反射性自主刺激的反应性可能受损[525]。这种损害可以部分解释为内源性儿茶酚胺受体的占用增加，肾上腺素能受体的下调，或受体后信号转导的缺陷[524]。事实上，过度的 NO 依赖性血管舒张可能是肝硬化血管低反应性的原因[528, 529]。此外，NPY 的释放增加可能是一种补偿性机制，通过恢复内源性儿茶酚胺的血管收缩作用来抵消内脏血管扩张[524]。

在肝硬化中，RSNA 和血浆 NE 水平的升高可通过减少 RBF 总量或其肾内分布，或通过直接作用于肾小管上皮水平来增加 Na^+ 重吸收，从而促进尿钠排泄。代偿性肝硬化患者的 RBF 可能下降，随着疾病进展，RBF 进一步下降，同时伴有交感神经活性增强[523]。确实，肝硬化患者的 SNS 激活与 RBF–RPP 自调节曲线的右移和下移有关，以致 RBF 主要取决于 RPP。这一现象促进了 HRS 的发展。此外，在 HRS 患者中植入 TIPS 以降低门静脉压力可导致血浆 NE 水平下降，且 RBF–RPP 曲线上移[530]。

脾传入神经和肾交感神经的反射激活也控制肾微血管张力。在门静脉高压症中，脾肾反射介导的肾血管传导的降低加剧 Na^+ 和水潴留，最终可能导致肾功能不全。而且，脾静脉流出压力升高由门静脉高压引起（但不依赖于门静脉高压），反射性激

活肾上腺素 – 血管紧张素能和血管扩张肠系膜神经及 RAAS。最后，脾脏本身可能是血管活性因子的来源[531, 532]。

在肝硬化伴有 SNS 活性增加的患者中，在利尿剂治疗中添加可乐定或胍法辛可导致利尿剂反应更早、更强，且并发症更少，这一发现说明了 SNS 过度活跃在肝硬化中的中心地位[533, 534]。在晚期肝硬化中，SNS 活性增加的同时，RAAS 和 AVP 活性也增加[534]。这种明显的神经体液激活可能反映了向失代偿的转变，其特征是 EABV 严重下降[535]。总的来说，这 3 个升压系统可能由相同的机制激活，并协同作用来拮抗低动脉血压和 EABV 的下降[483]。

(3) 精氨酸升压素：晚期肝硬化患者常因继发于 EABV 减少的 AVP 非渗透性释放而表现出肾脏水排泄障碍，从而发展为低钠血症的水潴留[536]。受影响的患者也具有较高的 PRA 和醛固酮水平及较低的尿钠排泄[483]。在实验性肝硬化大鼠中，血浆 AVP 水平升高与下丘脑 AVP mRNA 的过表达有关，并且垂体 AVP 含量降低[537]。与此同时，集合管中 AVP 调节的水通道 AQP2 的表达增加，而 AVP 受体拮抗剂特利升压素可明显减弱了 AQP2 的过表达，这表明 AQP2 在肝硬化相关的水潴留中起重要作用[538]。

如本章前面所述，AVP 通过对 VSMC 上的 V_1 受体的作用来维持动脉血压，而 V_2 受体则负责集合管中的水运输[539]。这些受体的选择性阻滞剂的应用为 AVP 在肝硬化发病中的双重作用提供了明确的证据[412, 539]。因此，给予肝硬化患者和实验性肝硬化大鼠 V_2 受体拮抗剂，可以增加尿量，降低尿渗透压，纠正低钠血症[412, 539]（见"基于充血性心力衰竭病理生理学的特异性治疗"部分）。

在肾脏和其他血管床及集合管中，AVP 还能促进血管扩张性 PGE_2 和 PGI_2 的合成。这种合成的增加可能抵消血管收缩作用及肝硬化患者 AVP 的水渗透作用[540]。

(4) 内皮素：肝硬化腹水和 HRS 患者的血浆、内脏和肾的静脉床中的 ET-1 和大 ET-1 的水平明显升高[541, 542]。其水平与门静脉压和心排血量呈正相关，与中心血容量呈负相关[542]。ET-1 水平的升高伴随着 ET-3 水平的降低，因此 ET-1/ET-3 比值的升高与门静脉高压的预后不良有关[543]。研究表明，在肝硬化伴门静脉高压的动物模型中，ET-A

受体激活与门静脉 ET-B 受体抑制减弱有关[544]。ET-B 受体拮抗剂可导致肝血窦收缩和肝毒性[545]，而双重 ET-A 和 ET-B 受体拮抗剂替唑生坦对肝血流量无影响[546]。

HRS 患者经历 TIPS 手术后 1～2 个月，门静脉和肾静脉中 ET-1 和大 ET-1 水平显著降低，肌酐清除率和尿钠排泄平行增加[541]。在原位肝移植成功后 1 周内观察到类似的改善作用[547]。相反，通过血管成形术球囊膨胀暂时阻塞 TIPS，导致门静脉压力短暂性升高，血浆 ET-1 升高，RPF 明显降低，ET-1 在肾内生成增加[548]。

肾内 ET 系统的重要性在 HRS 大鼠模型中得到证实[549]。肝、肾衰竭后血浆 ET-1 浓度增加了 2 倍，ET-A 受体在肾皮质中明显上调。在肝损伤发生前或发生 24h 后给予非选择性的 ET 受体拮抗剂波生坦，可阻止肾衰竭的发展[549]。

通过星形细胞收缩及伴随的肝血窦血流降低，肝内 ET 产生的增加可能促进了肝硬化中门静脉（和肺动脉）高压的发生[550]。综上所述，肝硬化伴难治性腹水患者的血流动力学变化可能与内脏和肾血管床局部的 ET-1 产生有关。在 TIPS 和原位肝移植术后，除 ET 外，其他血管收缩因子（如 RAAS 和血管升压素）也得到了提高[551]。因此，与其他相关血管收缩激素相比，肾内 ET 系统在 HRS 的发病机制中的作用仍不清楚。

(5) Apelin：血浆 Apelin 水平升高[552]及与肝血窦直接相连的增生动脉毛细血管中 Apelin 受体的表达增强[553, 554]，证明 Apelin 可能参与肝硬化的发病。此外，在实验性肝硬化大鼠中，Apelin 受体拮抗剂可降低升高的心脏指数，逆转增高的外周阻力，并改善钠水排泄[552]。然而，鉴于 Apelin 对肾小球血流动力学的复杂作用，在重症 HRS 治疗中 Apelin 拮抗剂至今无治疗性应用[338]。

7. 血管扩张剂 / 促尿钠排泄剂

除了在晚期肝硬化的高动力循环特征中起作用外，血管扩张剂在肾 Na^+ 潴留的发病机制中起重要作用。主要涉及的血管扩张剂是利尿钠肽（NP）和前列腺素（PG）。

(1) 利尿钠肽

① 心房利钠肽（ANP）：近年来，BNP 和 NT-proBNP 的测定在很大程度上取代了 ANP 作为肝硬

化和门静脉高压的生物标志物。然而，通过对 ANP 的研究，NP 在 HRS 发病机制中的作用已阐明，本文将对此进行总结。不考虑 EABV 的变化，血浆 ANP 水平在肝硬化所有阶段均升高[555, 556]。在肝硬化腹水前期，血浆 ANP 的升高可能对维持 Na^+ 稳态至关重要，但随着病情的进展，患者对该肽的利尿钠作用产生了抵抗[555, 556]。高水平的 ANP 主要反映了心脏释放量增加，而非清除功能受损[557]。在早期的肝硬化中，引起心源性 ANP 合成和释放的刺激因素可能是循环过充盈引起的左心房增大，其继发于肝内高压相关肾 Na^+ 潴留[558]。

尽管 BP、PRA、醛固酮和 NE 水平正常，腹水前期患者的 ANP 水平升高，左肺和右肺容量也明显增加[559]。这些患者高 Na^+ 摄入 3 周导致体重增加和正 Na^+ 平衡，随后恢复正常 Na^+ 平衡，从而防止了液体潴留和腹水的进展[560]。在伴有动脉充盈不足的肝硬化后期，这些因素将 ANP 维持在较高水平可能与血管收缩 /Na^+ 潴留和血管扩张 / 利尿钠相互作用的无效循环有关。与这一解释一致的是 ANP 水平不会随着患者从肝硬化早期到晚期失代偿期的进展而进一步增加。此外，通过将肝硬化患者从对 ANP 有反应转变为无反应，Ang Ⅱ 的输注模拟了无反应阶段[561]。这种 Ang Ⅱ 效应发生在近端（Na^+ 的远端输送减少）和远端肾单位部位，消除了 ANP 诱导的尿钠排泄，且是可逆的。使用甘露醇证实了远端溶质输送的重要性，这也导致了有反应者而非无反应者对 ANP 的利尿钠反应改善[562, 563]。ANP 抵抗通过肽链内切酶抑制剂、肾交感神经去神经化、腹腔静脉分流和原位肝移植而得到改善[564-567]。

总而言之，ANP 抵抗性最好的解释是，Na^+ 向 ANP 反应性远端肾单位部位的递送减少（全身血流动力学的异常和 RAAS 的激活导致的球 – 管失衡），以及更强的抗利尿因子的重要作用，以克服 ANP 在髓质集合管部位的利钠作用[568]。后一种作用可能是因为运输减少及旁分泌 / 自分泌辅助因子（如 PG 和激肽）所致。

② 脑利尿钠肽和 C 型利尿钠肽：在肝硬化腹水患者中，BNP 水平升高，与 ANP 一样，其利尿钠作用在这些患者中也被减弱[569-572]。血浆 BNP 水平可能与心脏功能障碍[570]和疾病严重程度相关，并可能在肝硬化进展中具有预后价值[572, 573]。肝硬化

腹水前期患者血浆 CNP 水平虽正常，但其与尿钠排泄和尿量直接相关[574]，与动脉顺应性呈负相关，但与 SVR 无相关性[575]。这些数据表明，当血管扩张持续存在时，肝硬化中 CNP 发生代偿性下调，且对大动脉和小动脉的调节可能不同。

与腹水前期相比，病情越严重、肾功能受损越严重的患者血浆 CNP 水平越低，尿 CNP 水平越高。此外，尿 CNP 与尿 Na^+ 排泄呈负相关。使用特利升压素输注或 TIPS 治疗难治性腹水或 HRS 的患者（见下文 “基于肝硬化钠潴留病理生理学的特异性治疗” 部分）1 周后尿 CNP 下降，尿钠排泄增加[574, 665]。因此，CNP 可能在肝硬化肾 Na^+ 处理中发挥重要作用。

最后，研究发现，在肝硬化腹水患者中树眼镜蛇 NP 水平升高，但在无腹水患者中则不升高，且其升高的水平与疾病严重程度相关[576]。这些发现的意义尚不清楚。

(2) 前列腺素：正如所述，当内源性血管收缩系统的活性增强时，PG 调节 AVP 的水渗透效应，并保护 RPF 和 GFR。PG 的这些特性似乎对有腹水但无肾衰竭的失代偿期的肝硬化至关重要。这类患者比健康受试者分泌的血管扩张性 PG 更多，提示肾脏 PG 的分泌增加[577]。同样，在肝硬化的实验模型中，不仅肾脏和血管的 PG 合成和活性增加，且 COX-2 上调[577, 578]。在肝硬化腹水前期大鼠中，粗支升段中 PGE_2 的上调是通过钙敏感受体（CaSR）的下调介导的。此机制导致了 NKCC2 的表达增加，此节段中 Na^+ 重吸收增加，集合管中自由水重吸收增加。CaSR 激动剂聚 L- 精氨酸可逆转上述效应[579]。

在肝硬化患者（无论有无腹水）中，非选择性 COX 阻滞剂导致 GFR 和 RPF 的显著下降并不奇怪。肾血流动力学的降低与 Na^+ 潴留和神经体液激活的程度直接相关，因此 PRA 和 NE 水平高的患者对这些不良反应特别敏感[577, 578]。在人类和实验性肝硬化（甚至伴有腹水）中，COX 抑制的这些负面作用似乎仅仅依赖于 COX-1，因为选择性 COX-2 拮抗剂都可以保留肾功能[577, 578]。由于塞来昔布可以通过肝脏抗血管生成和抗纤维化作用改善门静脉高压，选择性 COX-2 拮抗剂对肾脏的有利作用可能是间接的，且与肝脏 COX-2 上调有关[580]。

与非氮质血症肝硬化腹水患者相比，HRS 患者血管扩张性 PG 在肾脏中的合成减少[581]。然而，静脉输注 PGE$_2$ 或口服其类似物米索前列醇的治疗并不能改善 HRS 患者的肾功能[582]。这种 PGE$_2$ 抵抗性与大量神经体液所致血管收缩 / 抗钠尿作用有关，可能是 HRS 发病的重要因素[577]。

（3）肝硬化钠潴留的发病机制综述：门静脉高压导致肠渗透性增加、细菌移位、内毒素血症及暴露于细菌 DNA。反之，肝脏中 NO 和 PG 增加，导致内脏直至全身血管扩张，心排血量增加，SVR 降低及动脉压升高（"高动力循环状态"）。血管容量与血浆容量的失衡导致压力感受器和神经体液激活（RAAS、SNS），引起全身血管及肾血管收缩、Na$^+$ 潴留并留存于循环血中（代偿性肝硬化）。此外，肝脏中产生尚未明确的因子可直接导致肾 Na$^+$ 潴留（泛滥学说）。如果系统性利钠因子和 PG、NO 的肾脏合成有足够的代偿性增加，肾脏功能就能得以维持。然而，随着肝硬化的进展及门静脉高压的加重，HRS 的特征出现，即 EABV 下降（充盈不足），血管收缩 / 抗利尿因子的作用大于血管舒张 / 利尿因子的作用、GFR 下降及 Na$^+$ 潴留进一步恶化，最终导致水肿和腹水。此外，在此阶段，AVP 的非渗透性释放占主导作用，加重水排泄障碍及低钠血症。

8. 高血容量的临床表现

除了潜在疾病的临床表现外，高血容量的症状和体征本身也取决于血管内和组织间隙之间的液体量及相对分布。动脉容量超负荷表现为高血压，而静脉容量超负荷表现为颈静脉压（JVP）升高。间质积液表现为外周性水肿、胸腔或腹腔内积液（腹水）或肺泡腔内积液（肺水肿），或以上三者的结合。如果心脏和肝脏功能正常，且经毛细血管 Starling 力未受损，则多余的容量按比例分布于 ECF 间隙内。在这种情况下，高血容量的最早体征是高血压和 JVP 升高。只有当间质容量超载超过 3L 时才会出现外周水肿，其原因常常是进行性肾 Na$^+$ 潴留。

当心肌、瓣膜或心包疾病导致心脏收缩功能受损时，肺和全身静脉高压为主要表现，而由于静脉而非动脉循环中不成比例的液体积聚导致全身性血压较低。在进展期心脏和肝脏疾病中发现的跨毛细血管 Starling 力紊乱，可能导致液体渗出到胸腔和腹腔，分别表现为胸腔积液和腹水。

如前所述，在未使用利尿剂和肾毒素、无休克和明显肾内病理改变的情况下，晚期肝硬化或暴发性肝衰竭会导致腹水和少尿性肾衰竭。这种情况即为肝肾综合征（HRS）。已经定义了 2 种 HRS 的子类型。1 型的特征是在 2 周内肾功能急速下降（血清肌酐水平翻倍至＞ 2.5mg/dl，或肌酐清除率降低 50% 至＜ 20ml/min）。通常，可以识别出急性加重因素。2 型在几个月内自发的逐渐进展（血清肌酐水平＞ 1.5mg/dl，或肌酐清除率＜ 40ml/min）。最近国际腹水协会对 AKI 采纳了 AKIN 的标准，肌酐增长 0.3mg/dl 和（或）超过基线的 50% 及以上，则诊断为 HRS。这个标准更敏感，使 HRS 得到更早期的治疗，但在预后意义方面还有待实验证实[483, 535]。HRS 将在第 28 章中详细讨论。

9. 诊断

高血容量的诊断通常从临床病史和体格检查可见。外周性水肿、JVP 升高、肺捻发音和胸腔积液中任何组合的出现都可能被诊断为高血容量。在这些情况下，高血压提示肾功能损害是引起高血容量的原因，而低血压则提示严重的心力衰竭或晚期肝硬化为高血容量的诱发因素。在更疑难的病例中，呼吸困难是唯一的主诉，临床表现也很少，测量血浆 BNP、NTproBNP 或 MR–proANP 可能有助于区分心脏和肺部原因引起的呼吸困难[583, 584]。

简单的实验室检查有助于临床诊断。心肌肌钙蛋白升高水平与心肌损伤一致，在急性失代偿性心力衰竭时可观察到心肌肌钙蛋白水平升高[585, 586]。转氨酶水平在肝脏疾病时可能升高，而低蛋白血症则与肝硬化或肾小球疾病引起的肾病范围的蛋白尿相一致。当然，后者可以通过适当的尿检来证实。

当血压较低时，在晚期心脏功能或肝衰竭（分别为心肾综合征和 HRS）时，可发现肾前性的氮质血症 [血尿素氮（BUN）与肌酐比值增加]；接着可能会发生内源性肾衰竭，BUN 和肌酐成比例性增加（详细讨论见第 28 章）。高血容量时的低 EABV 通过尿 Na$^+$ 浓度低或 Na$^+$ 排泄分数低证实，提示继发性肾 Na$^+$ 潴留。

10. 治疗

容量超负荷的治疗大致可分为管理容量超负荷本身，预防或使其复发及相关疾病发病率和死亡率最小化。显然，识别和治疗高血容量的根本原因是关键的第一步。因此，如在心力衰竭和肝衰竭（或严重肾病综合征）中，当 EABV 明显降低时，应优化血流动力学参数。否则，诱导负钠平衡的治疗会增加血流动力学恶化的风险。

一旦 EABV 得以恢复，饮食 Na^+ 限制、利尿剂和体外超滤可引起负钠平衡。高血容量的程度和 Na^+ 清除的临床紧迫性决定了应采用何种方式。因此，对于危及生命的肺水肿患者，应立即使用静脉循环利尿剂，如果大剂量使用这些药物而不能引起明显的利尿，那么体外超滤可能挽救生命。在另一种极端情况下，轻度容量超负荷且保留肾功能的高血压患者可能只需要限制饮食中的盐并使用噻嗪类利尿剂。

一旦急性高血容量得到控制，治疗方向必须是预防或最小化进一步的急性发作和改善预后。除了维持利尿剂治疗外，基于 Na^+ 潴留的病理生理过程的几种策略也可用于临床或处于实验开发阶段。

(1) 限制钠摄入：直到最近，人们普遍认为，任何原因引起的高血容量的有效治疗都必须包括 Na^+ 限制。如果没有这种干预，利尿剂治疗的成功被认为是有限的，因为利尿剂引起的相对血容量减少会导致代偿性 Na^+ 潴留，利尿剂剂量的增加，EABV 的进一步降低，肾 Na^+ 潴留增多。然而，这一观点最近受到一项急性失代偿性心力衰竭住院患者的随机对照试验的质疑。这项研究显示，在 3 天内，在钠被限制在 800mg/d 的组和钠摄入量更自由的组之间，体重下降或临床稳定性无差异。此外，严格限制钠饮食组的人明显比限制钠较少组的人更容易口渴[587]。根据这些新数据，合理的目标是将 Na^+ 的摄入量限制在 50～80mmol（3～5g/d）[588]。由于限盐饮食的口味一般较差，可以使用盐的替代品；然而，由于这些制剂通常含有高浓度的钾，因此肾功能受损患者或服用保钾型 RAAS 拮抗剂的患者必须谨慎使用。

在住院患者中，必须特别注意静脉输液的量和类型。在内科就诊的肾科医生经常遇到的一种常见现象是患者同时接受静脉盐水和高剂量的利尿剂的治疗。这种联合治疗的理由一般是使用盐水扩大血管内容量，而利尿剂将调动多余的间质容量。这种逻辑没有健全的生理或治疗基础，因为这两种方式

都主要作用于血管内腔。此外，在 HF 中联合应用盐水及强效利尿剂可能会产生不良预后[589]。并且，除非伴有低钠血症（血浆 Na^+ < 135mmol/L），否则水限制也不合适。换句话说，在 HF 患者中，在利尿剂给药期间静脉滴注少量高渗盐水，并继续限制水消耗的同时不限制食盐摄入量，这样改善了液体清除。此外，结果还显示出现肾功能恶化更少，住院时间更短，再入院率更低，甚至死亡率也降低[590, 591]。

(2) 利尿剂：利尿剂根据其沿肾单位的作用部位进行分类，并在第 50 章进行详细讨论。具体可参考最近发表的一篇全面的综述[592]。下文就高血容量的治疗简要介绍一下利尿剂。

① 近端小管利尿剂：近端小管利尿剂的原型是乙酰唑胺，一种碳酸酐酶抑制剂，可抑制碳酸氢钠的重吸收。长期使用可能导致高氯性代谢性酸中毒，且此药物通常是用于慢性青光眼的治疗，而非用于减少容量超负荷。另一种作用于近端小管的利尿剂是噻嗪类美托拉宗，也能抑制远端小管中的 NaCl 协同共转运蛋白。与传统噻嗪类药物相比，美托拉宗的近端作用可能与磷酸盐的丢失更多有关[593]。一般情况下，美托拉宗在难治性 HF 中是作为襻利尿剂的辅助药使用的[594]。甘露醇也可抑制近端肾小管重吸收[595]，可与呋塞米联合使用治疗急性失代偿性心力衰竭[596]。

② 襻利尿剂：这一组包括最强效的利尿剂，如呋塞米、布美他尼、托拉塞米和依他尼酸。它们的作用方式是通过抑制髓襻的升支粗段的顶端膜中的 NKCC2 介导的转运（见第 6 章）[592]。它们用于治疗严重的高血容量和高血压，特别是在慢性肾病的第 4 期和第 5 期。襻利尿剂可能导低钾血症、血管内容量耗竭和肾前性氮质血症恶化，尤其是在老年患者和 EABV 降低的患者中。襻利尿剂也能引起高钙尿[597]。

③ 远端小管利尿剂：此节段的利尿剂阻断顶端 NaCl 共转运蛋白，该组药物包括氢氯噻嗪、氯噻酮和美托拉宗（见前面的章节"近端小管利尿剂"）。它们通常作为襻利尿剂的辅助药治疗难治性 HF，尤其是美托拉宗。在近端小管（除了碳酸酐酶抑制剂）、Henle 襻和远端小管中，利尿剂对 Na^+ 重吸收的抑制引起溶质向集合管输送增加。因此，钾

和质子的分泌增加，这可导致低钾血症和代谢性碱中毒[598]。噻嗪类药物也可引起低钙尿[597]。

④ 集合管利尿剂：集合管（保 K⁺）利尿剂通过与醛固酮竞争盐皮质激素受体（螺内酯和依普利酮）或通过直接抑制 ENaC（阿米洛利和氨苯蝶啶）来发挥作用[592]。顾名思义，这组药重要的不良反应是由抑制 K⁺ 和 H⁺ 分泌引起的高钾血症和代谢性酸中毒。因此，它们常常与噻嗪类药物和襻利尿剂联合使用，以减少低钾血症。醛固酮拮抗剂在治疗以继发性高醛固酮增多症为特征的疾病（如肝硬化合并腹水）中特别有效。此外，醛固酮拮抗剂通过非上皮性盐皮质激素受体阻滞而具有保护心脏和肾脏的作用（见本章"病理生理学"和"基于心力衰竭病理生理学的特异性治疗"及第 12 章）。

⑤ 利尿剂耐受：如前所述，当 Na⁺ 潴留严重并对常规剂量的襻利尿剂产生耐药性时，联合使用作用于不同肾单位部位的利尿剂可能产生有效的促尿钠排泄作用。另一种克服利尿剂耐药性的方法是给予大剂量的襻利尿剂以产生高血浆水平，随后大剂量持续输注。另外，间歇性大剂量使用可成功逆转利尿剂耐受。在急性失代偿性心力衰竭患者入院后 72h 内，持续输注和反复使用大剂量或小剂量的呋塞米在改善气短或利尿量的效果上似乎无差别[599]。

无论采用何种方法治疗耐利尿剂的受性高血容量，需要仔细监测血浆 Na⁺、K⁺、Mg²⁺、Ca²⁺、磷酸盐、BUN 和肌酐水平，并适当纠正所有偏差。利尿剂的其他罕见的不良反应包括皮肤过敏反应、急性间质性肾炎（见第 28 章）、胰腺炎，以及罕见的液恶质[600]。

(3) 体外超滤：有时会出现对利尿剂极端耐药的情况，常伴有肾功能损害。在这种情况下，通过使用血液滤过、血液透析、腹膜透析（见第 65 章）或专为分离超滤（UF）而设计的小装置，可有效清除过多的容量[599]。慢性非卧床腹膜透析也可能降低耐药性心力衰竭患者（不适合手术干预）的住院率[601]。然而，一项对比强化利尿剂和 UF 在治疗伴有肾功能恶化的急性失代偿 HF（CARRESS-HF）的随机对照试验被提前终止，原因是 UF 缺乏益处，且早期和晚期（60 天）的不良事件过多[602]。此外，在体重和治疗开始后 96h 时血清肌酐水平升高的双变量主要终点方面，UF 的治疗效果低于利尿剂。

因此，UF 目前应该留给那些明确有利尿剂耐药性的患者，并作为 HF 规范阶梯式治疗的一部分[599]。

三、基于心力衰竭病理生理学的特异性治疗

由于 HF 患者在任一时间的临床表现都取决于血管收缩 / 抗尿钠因素和血管扩张 / 利尿钠因素之间微妙的平衡，任何能使平衡向后者倾斜的治疗方法都应该是有效的。因此，治疗的目的要么增加尿钠排泄，要么抑制抗利尿机制。主要方法包括抑制 RAAS 或 SNS 活性，或者增强 NP 活性。

（一）肾素 - 血管紧张素 - 醛固酮系统的抑制剂

大量研究已经验证了局部产生或循环中的 Ang II 的作用，结果明确表明 ACEI 和 ARB 可以改善 HF 患者的肾功能、心脏功能和预期寿命[234, 603]。偶尔观察到，Ang II 抑制剂扩张出球小动脉导致肾小球毛细血管内压力急剧下降，引起 GFR 小幅度下降，但这通常没有临床意义。由于 HF 患者不能耐受醛固酮的保 Na⁺ 作用，通过螺内酯或依普利酮拮抗醛固酮的作用可使患者尿钠排泄明显增多[603]。

总的来说，RAAS 抑制对 HF 患者肾功能的影响取决于多种因素的相互作用。一方面，由于出球小动脉阻力降低，RBF 可能改善。全身血管扩张可能与心排血量增加有关。在这种情况下，改变 Ang II 对 Na⁺ 重吸收的血流动力学效应可促进尿钠排泄。此外，RAAS 抑制剂有增强 NP 改善 GFR 和促进 Na⁺ 排泄的作用。另一方面，Ang II 诱导的单个肾单位滤过分数升高有助于在 RPF 降低的情况下保持 GFR。对于肾血流动力学不稳定的患者，全身动脉压下降至自调节范围以下，再加上 Ang II 对肾小球血流动力学的影响消失，可能导致肾功能严重恶化。最终结果取决于这些生理效应的总和，而这些生理效应又取决于心脏病的严重程度（见表 14-7）。

除了促进 Na⁺ 潴留，心力衰竭时 RAAS 还能诱导血管周围和间质纤维化，从而促进血管和心脏重构[234, 604]。根据这一机制，在标准治疗中加入小剂量醛固酮抑制剂，同时包括 ACEI 或 ARB，可显著降低心力衰竭患者的死亡率和发病率[234, 603]。由于发生低血压、AKI 和高钾血症的风险增加，并不需

表 14-7　心力衰竭时 RAAS 抑制剂对肾脏的作用

改善肾功能的因素

- 维持 Na^+ 平衡
  - 减少利尿剂剂量
  - 增加 Na^+ 摄入量
  - 平均动脉压 > 80mmHg
- 最少的神经体液激活
- 完整的负调节机制

促进肾功能恶化的因素

- Na^+ 耗竭或肾脏灌注不良
  - 大剂量的利尿剂
  - 尿素 / 肌酐比值增加
  - 平均动脉压 < 80mmHg
- 最大的神经体液激活
  - AVP 诱导的低钠血症
- 负调节机制中断
  - 前列腺素抑制剂的联合用药
  - 肾上腺素能功能障碍（如糖尿病）

AVP. 精氨酸血管升压素

要联合应用 ACEI 和 ARB[604]。但联合应用 RAAS 抑制剂、醛固酮抑制剂、β 受体拮抗剂和低剂量利尿剂与长期单独使用利尿剂相比，预后更好[605]。

最后，对所有接受一种或多种 RAAS 抑制剂治疗的患者都需要密切监测高钾血症，尤其是有肾功能不全的患者[604]。

（二）β 受体拮抗剂

到目前为止，β 受体拮抗剂是 HF 的标准治疗方法，如果不提及 β 受体拮抗剂，本综述是不完整的。然而，由于它们对心力衰竭的影响与 Na^+ 和水没有直接关系，因此这一重要的治疗方法本章中不作进一步阐述。读者可以参考最近的 Meta 分析以获得最新的信息[606]。

（三）一氧化氮供体和活性氧 / 过氧亚硝酸盐清除剂

由于心力衰竭时 NO 信号被破坏，通过 NO 供体和选择性 NOS 抑制剂实现 NO 的平衡对于纠正心力衰竭的病理生理过程是很重要的[607]。基于此，联合使用硝酸异山梨酯（NO 供体）和肼屈嗪（活性氧和过氧亚硝酸盐清除剂）治疗的效益仍然值得关注，特别是在非洲裔美国患者中[608]。较新的增

强 NO 活性的方法包括 NOS 和 GC 刺激因子、GC 分解抑制剂[607]。尤其是松弛素介导的和红外线介导的对 NOS 的刺激作用，目前正在进行 III 期临床试验。松弛素可以立即刺激 eNOS 增多并缓慢增加 iNOS 的表达来促进 NO 的产生。急性心力衰竭时重组人松弛素 -2（serelaxin）可以缓解呼吸困难，减少 180 天住院时间，但对再住院率没有影响。重组人松弛素 -2 治疗的患者耐受度高且安全性好[609]。进一步的试验正在进行中。

Waon 或"舒缓温热"疗法是日本开发的一种热疗法，通过刺激 eNOS 分泌引起血管扩张。最近的一项临床试验表明，该疗法可提高慢性心力衰竭患者的 NYHA 分级和活动耐量[610]。Waon 还能增强对 RAAS 的抑制作用和降低 SNS 活性[611]。

另一种策略是通过室旁核 nNOS 表达上调抑制交感神经兴奋。这一结果进一步说明了 ACE2 治疗可使心力衰竭患者 nNOS 上调的可能[612, 613]。

（四）内皮素拮抗剂

心力衰竭时，内皮素非选择性拮抗剂能降低血管阻力，增加心脏指数和心排血量。然而，ET-A 受体拮抗剂的短期和长期临床试验均显示对心力衰竭患者无益处，且可能导致液体潴留、住院需求增加、肝功能不全、死亡率升高等严重不良事件[614]。在心力衰竭实验中，ET-A 受体拮抗作用与持续的 Na^+ 潴留共同激活了 RAAS，这一现象可能解释了上述令人失望的临床试验结果[279]。此外，心力衰竭时心脏、肺和肾的 ET-1 生成增加，该分子有显著促进血管收缩和有丝分裂的特性，这表明 ET-1 通过加强肾脏和心脏功能直接和间接地加剧了 Na^+ 潴留[279]。ET-B 受体的非特异性阻断可能加剧心脏重构。鉴于 ET-B1 受体激活存在抗增殖作用，而 ET-B2 激活导致有害的血管收缩作用，最近有人提出了联合使用 ET-B1 激活药和 ET-B2 拮抗剂来控制缺血性心力衰竭后心肌重构的观点[417]。同时使用 ET-A 拮抗剂有助于预防 ET-1 活性不受抑制产生的不良影响，充分发挥 ET-A 拮抗剂的治疗效果[417]。最近的一项研究结果令人欢欣鼓舞，结果表明双重 ET-A/ET-B 受体拮抗剂改善了射血分数保留的心力衰竭（HfpEF）小鼠模型的超声心动图参数[615]，包括拮抗心脏重构和减少硬化。关于双

重 ET-1 受体拮抗剂对 HfpEF 患者的作用急需更多研究来证实。

（五）利尿钠肽

如前所述，心力衰竭时循环中的 NP 水平与疾病的严重程度成正相关，但严重心力衰竭时，肾脏对 NP 的反应减弱。然而，在心力衰竭实验模型中，用 NPR-A 阻断剂消除 NP 作用或手术切除心房导致肾脏和心脏功能恶化[616]。而通过静脉注射增加循环中 NP 水平（BNP ＞ ANP）能改善临床症状，如降低肺动脉压、毛细血管楔压、右心房压和 SVR，改善心排血量和血压，起到利尿的作用[617]，同时，抑制了血浆 NE 和醛固酮水平[618]。然而，这些有益的效果并没有转化为临床疗效，一些对照研究显示，与安慰剂相比，BNP（奈西立肽）的利钠作用最小[264]。此外，奈西立肽治疗还出现了严重的不良反应，包括剂量相关性低血压、肾功能恶化和可能增加死亡风险[264]。最后，在一项随机对照试验中，通过比较奈西立肽或小剂量多巴胺联合呋塞米静脉注射治疗心力衰竭合并肾功能不全患者的疗效发现，与单纯应用呋塞米相比，任何一种联合疗法都没有改善舒张功能或肾功能的作用[619]。类似的还有 TRUE-AHF 试验，结果表明，尽管 NT-proBNP 水平显著降低，联合利拉肽（一种 NP 药理等效物）治疗并不能影响临床重点事件或降低长期心血管死亡率。因此，NP 在心力衰竭中的治疗作用尚不明确，新的治疗方法正在探索之中。将 NP 转化为其活性形式（如 CNP 类似物、由 CNP 和部分 DNP 组成的 CD-NP 嵌合体肽）的方法可能有效[620]。

（六）中性内肽酶抑制剂和血管肽酶抑制剂

通过 NEP 抑制 NP 酶降解，也可以纠正 RAAS 和 NP 系统之间的不平衡。在实验模型和临床试验中，NEP 抑制剂提高了血浆 ANP 和 BNP 水平，与血管舒张、利钠、利尿、心脏前后负荷降低相关[439]。然而，上述 NEP 抑制剂对心力衰竭患者良好的血流动力学、神经激素和肾脏作用并未在后来的研究中得到证实[621, 622]。后来的研究结果显示，RAAS 激活增强，ET-1 水平升高，肾脏和血流动力学方面的作用减弱[439]。基于以上这些发现，设计了能同时抑制 RAAS 和 NEP（血管肽酶）的药物，且事实上初步显示，与单独用药相比，有较好的维持血流动力学和肾脏保护作用，如维持 GFR[439]。

然而，随机临床试验表明，RAAS 抑制剂无论是联合血管肽酶抑制剂还是联合 NEP 抑制剂治疗，均没有比单独使用 RAAS 抑制剂治疗心力衰竭更有效。再者，联合用药导致严重血管性水肿的发生率显著增加[439]。NEP 抑制剂失效的可能原因包括 RAAS 和 ET 活性随时间不成比例的增长、长期用药导致的耐药，以及 NEP 抑制剂降解导致 NP 受体表达下调。血管肽酶抑制导致血管性水肿的发生率增加可能是由于缓激肽的过度积累或氨基肽酶 P 被抑制所致[439]。

ARB 不会破坏缓激肽的代谢，因此为了解决血管性水肿的问题发展出了 ARB-NEP 联合抑制剂。有三项针对 EF 减少心力衰竭患者的研究（IMPRESS、OVERTURE 和 Paradge-HF），比较了 NEP/RAS 联合抑制剂和单纯 RAS 抑制剂的疗效，并报道了试验结果。在所有 3 个试验中，应用 NEP/RAS 联合抑制剂治疗的患者的全因死亡或心力衰竭住院的合并危险比及全因死亡率均显著降低。与 ACEI 相比，NEP/RAS 联合抑制剂更容易导致低血压，但较少出现肾功能不全和高钾血症[623]。这些试验结果为重症心力衰竭的治疗模式转变铺平了道路[624]。

（七）血管升压素受体拮抗剂

AVP 受体拮抗剂（vaptans）是一种小的、口服的、活性非肽类分子，没有激动剂的作用，对其相应的受体表现出高度的亲和力和特异性[412, 625]。目前已有对 V_{1A}、V_2 和 V_{1B} 受体亚型具有高度选择性的有效的拮抗剂，以及混合型 V_{1A}/V_2 受体拮抗剂[412]。在代偿性和失代偿性心力衰竭伴低钠血症的临床试验和实验模型中，V_2 受体特异性拮抗剂 vaptans 可改善血流动力学，短暂降低 SVR，增加心排血量。水利尿可减轻体重和水肿，纠正低钠血症，稳定 RBF 和肾功能[412, 625]。部分患者呼吸困难减轻，但并非所有患者。2 种美国食品药品管理局（FDA）批准用于心力衰竭治疗的药物，托伐普坦（选择性 V_2 受体拮抗剂）和考尼伐坦（非选择性 V_{1A}/V_2 受体拮抗剂）在治疗 60 天后均能产生上述良好的效果。应用托伐普坦治疗稳定的 Ⅱ 级或 Ⅲ 级心力衰竭也有类似的结果[626, 627]。无论 LVEF 是小于

40% 还是大于 40%，均有良好的治疗效果[412, 625]。对 LVEF 小于 40% 的患者，与安慰剂相比，单用考尼伐坦可降低肺毛细血管楔压和右心房压，而心脏指数、肺动脉压、全身和肺血管阻力、动脉压及心率则不受影响。此外，尿量增加，而尿渗透压显著下降[628, 629]。然而，患者的活动能力、活动耐量和总体生活质量并没有改善[627]。

vaptans 对生存的影响尚不清楚。有一项研究表明，与那些血清 Na^+ 浓度没有增加的患者相比，接受托伐普坦治疗的患者血清 Na^+ 浓度升高 ≥ 2mmol/L，出院后 2 个月的死亡率降低了 50%[630]。而在另一项试验中，接受托伐普坦治疗 60 天，随访 9 个月后的生存率没有变化[627]。另一种选择性 V_2 拮抗剂利伐普坦虽然临床和实验室效果与托伐普坦相似，但可能增加死亡率[631]。因此，FDA 没有批准利伐普坦用于 HF 治疗[632]。

对已接受 HF 最佳治疗（包括使用 RAAS 和 β 受体拮抗剂）的患者，应用托伐普坦治疗 1 年后，并没有对心脏重构或左心室射血分数产生影响[633]。而在心力衰竭小鼠模型中，托伐普坦增加心脏重塑和死亡率，而同时应用呋塞米可防止上述作用[634]。因此，长期使用托伐普坦需提高警惕。

鉴于 vaptans 令人印象深刻的利尿作用，正如前面提到的，其潜在的襻利尿 - 保留效应引起了广泛的兴趣。总结迄今为止的结果，尽管托伐普坦在利尿和体重减轻方面作用明显，但与单独或联合使用呋塞米相比，无论患者左心室射血分数是否正常，托伐普坦并不能改善急性心力衰竭入院 24h 的呼吸困难[635-638]。托伐普坦能保护肾功能和改善血清电解质水平[635-637]。日本正在进行一项多中心的托伐普坦治疗急性失代偿性心力衰竭合并肾衰竭的临床研究（AQUAMARINE），该研究将比较托伐普坦与标准呋塞米治疗的效果 [大学医学信息网（UMIN）临床试验注册号：UMIN000007109][639]。

vaptans 的不良反应似乎相对较少，且总体上比较轻微。口渴和口干是比较常见的不良反应。与襻利尿剂相似的是，不到 10% 的用药者发生低钾血症。在迄今为止最大的一项涉及 4000 多例患者的研究中，脑卒中的发病率显著增加，而心肌梗死的发病率却显著降低[406]。

综上所述，AVP 受体拮抗剂在治疗晚期心力衰

竭方面具有重要的短期效益。然而，考虑到已经接受 RAAS 抑制剂（±NEP 抑制）和 β 受体拮抗剂治疗的心力衰竭患者的高死亡率，AVP 受体拮抗剂能否改善长期预后仍然是个未知数[640]。

四、钠 - 葡萄糖共转运体 -2 抑制剂

钠 - 葡萄糖共转运体 -2（SGLT-2）抑制剂使近端肾小管对 Na^+ 和 Cl^- 的重吸收减少，导致 TGF 重置。其可以在不激活 SNS 的情况下使血浆容量减少，可以减少肾小球高滤过从而更好地保护肾功能，并改善对利尿剂和利钠药的反应。此外，SGLT-2 抑制剂可能通过提供 β- 羟基丁酸盐作为氧化反应的燃料和增加红细胞压积来改善氧传递，从而提高心肌供能效率。最后，糖尿病患者使用 SGLT-2 抑制剂后可以观察到血管硬化和内皮功能的改善。以上这些降糖以外的作用使 SGLT-2 抑制剂成为更适用于糖尿病合并心力衰竭时的降糖药，也使得在无糖尿病的心力衰竭患者中使用该药成为可能[641]。

五、基于肝硬化钠潴留病理生理学的特异性治疗

1 型 HRS 的预后不佳，前 2 周死亡率高达 80%，只有 10% 的患者存活超过 3 个月。因此，在准备肝移植时，通常需要对这些患者进行针对性的积极治疗[483, 535]。2 型 HRS 患者预后相对较好，中位生存期约为 6 个月[483, 535]。对于这些患者，无论是否适合移植，都可以考虑积极治疗。目前主要有 4 种 HRS 的治疗方法，即药物治疗、TIPS 治疗、肾脏替代治疗（RRT）和肝移植。针对诱发因素的管理会在别处阐述。

（一）药物治疗

药物治疗的目标是逆转肾衰竭，作为肝移植前的过渡治疗。早期尝试用小剂量多巴胺、PGE_1 类似物米索前列醇、RAAS 和 ET 抑制剂扩张肾血管，但都不成功，甚至是有害的[483, 485, 519]。因此，目前的治疗主要针对内脏和全身动脉血管扩张、AVP 引起的水潴留和低钠血症。

1. 全身性血管收缩药

已被研究证明的 3 组血管收缩药包括血管升压素 V_1 受体类似物、生长抑素类似物和 α 肾上腺受

体激动剂[483, 535]。

(1) 血管升压素 V_1 受体类似物：这些药物通过作用于动脉壁的平滑肌中 V_1 受体，引起明显的血管收缩。它们被广泛用于肝硬化和门静脉高压患者的急性静脉曲张出血的治疗。鸟氨升压素输注联合容量扩张使近 50% 接受治疗的患者的 RPF、GFR 和 Na^+ 排泄显著增加。然而，由于近 30% 的治疗患者出现明显的缺血性不良反应，鸟氨升压素不得不被放弃[642]。

特利升压素因为没有明显的缺血性不良反应，是目前首选的血管收缩药。在 1 型 HRS 患者中，应用特利升压素和白蛋白治疗可使 GFR 显著改善，动脉压升高，神经体液水平接近正常，40%～50% 的病例血清肌酐水平降低[483, 535, 643]。2 型 HRS 患者对特利升压素的反应优于 1 型 HRS 患者，3 个月的生存率超过 80%[481, 538]。尽管 50% 的病例复发，但重新治疗仍能起作用[481, 538]。

多个随机对照试验、2 个 Meta 分析和多个综述的研究结果表明，特利升压素和白蛋白联合应用在改善 1 型和 2 型 HRS 肾功能和生存率方面明显优于单纯应用白蛋白或特利升压素[644-647]。口服用药和输液治疗的效果没有明显差异，但输液治疗的不良反应较少[648]。特利升压素的最佳治疗时间尚不清楚，但通常使用至血清肌酐水平下降至低于 1.5mg/dl 或最多治疗 15 天。延长治疗时间超过 15 天是否会增加获益尚不清楚。特利升压素 - 白蛋白联合治疗后的一个提示预后良好的关键指标是 MAP 升高 10mmHg 或更高，与 MAP 变化不明显的患者相比，这类患者需要更少的透析，也更有可能获得肝移植。MAP 升高与较好的短期、长期和无移植生存率相关[649]。此外，移植前用特利升压素使肾功能正常，与肾功能正常患者的移植后结局相似[650]。

对于接受活体肝移植的 HRS 患者，术中和术后使用特利升压素可显著改善 MAP、SVR 和肾功能。再灌注期间可以看到心率、心排血量、肝肾动脉阻力指数、门静脉血流量降低，血管收缩药物的使用减少[651, 652]。综上所述，特利升压素和白蛋白输注可能只适用于等待或已经接受肝移植的患者，良好的血流动力学反应与肝移植前后的整体预后良好相关。

然而，目前特利升压素在美国和加拿大仍不可用，在这些国家正在进行关于特利升压素和安慰剂甘露醇的 3 期临床试验（CONFIRM study，ClincialTrials.gov NCT 02770716），热切期待试验结果。

(2) 生长抑素类似物和 α 肾上腺受体激动剂：奥曲肽是一种可以抑制胰高血糖素和其他血管扩张肽释放的 α 肾上腺受体激动剂。奥曲肽联合使用白蛋白或米多君对 HRS 患者的肾功能没有影响[653-655]。而且这种联合用药对肝移植结果没有影响[656]。在特利升压素诱导改善后用米多君预防 2 型 HRS 复发的尝试也失败了[657]。此外，特利升压素加白蛋白在改善肾功能、完全逆转 HRS 和 90 天生存率方面明显优于奥曲肽、米多君和白蛋白[658]。最后，在 3 个随机对照试验中比较了 NE 和特利升压素治疗 1 型 HRS 的疗效。使用 2 种药物后的 MAP 和肾功能水平相似。2 种药物的累积生存率和不良事件发生率无显著差异。NE 比特利升压素便宜，与特利升压素不同的是，NE 给药需要心脏监测，因此 2 种药物的费用相当[483, 535]。

2. 血管升压素 V_2 受体拮抗剂

如前所述，在 HRS 中经常出现持续非渗透性 AVP 诱导的水潴留，可导致低钠血症，这是预后不良的标志[659]。因此，利用 V_2 受体拮抗剂实现水利尿和逆转低钠血症是潜在的重要治疗目标。在几项随机对照研究中，利伐普坦、托伐普坦和沙伐普坦均能使血清 Na^+ 水平有一定程度的改善，但不能改善死亡率及减少不良事件的发生[659-661]。与单独使用 2 种药物相比，沙伐普坦联合利尿剂治疗的死亡率更高，导致一项研究提前终止[662]。由于大多数患者死亡是由肝硬化并发症引起的，沙伐普坦在死亡率增加中的具体作用尚不明确。总之，普坦类药物在 HRS 中的作用似乎不大，这可能是由于近端小管溶质重吸收增多导致远端分泌减少，或非 V_2 受体依赖通路的保水作用[410]。

（二）经颈静脉肝内门体分流术

在伴有 1 型或 2 型 HRS 的肝硬化和顽固性腹水患者中，TIPS 减少门静脉压力的作用已经在几个小的队列研究中得到证实[481, 663]。大多数患者肾血流动力学、GFR 和血管收缩性神经体液因子水平得到了显著改善[519]。无肝移植生存率也明显提高[663]，可能比特利升压素和输注白蛋白效果更好[664]。一些透析依赖患者在 TIPS 术后能够停止透析治疗。甚至有 2 例患者在行 TIPS 术解决了妨碍行肝移植的问题后进行了肝移植[665]。然而，TIPS 似乎增加了肝移植的等待时间和移植后住院天数，但对 30 天死亡率没有影响[666]。

TIPS 可通过抑制假定的肝肾反射（见前面部分）、通过分流门静脉血流进入体循环来改善 EABV 或改善心功能障碍来减少肝血窦高压，从而发挥其作用[551]。

目前，推荐 TIPS 用于治疗难治性腹水，尤其是有 2 型 HRS 时，但严重肝衰竭、严重肾衰竭（血清肌酐＞3mg/dl）、心力衰竭、严重门静脉肺动脉高压、药物治疗效果不佳的反复或持续的严重肝性脑病，以及难以控制的脓毒症都是 TIPS 的禁忌证[667]。

（三）肾脏及肝脏替代治疗

就长期生存率而言，常规血液透析和持续 RRT 治疗的优势是不明确的[668]，且这些治疗相关的发病率很高[669]。对于等待肝移植的少尿患者，如果患者使用血管收缩药或 TIPS 治疗效果不佳，且进展为利尿剂耐药的容量超负荷、高钾血症或难治性代谢性酸中毒，应该考虑行 RRT。考虑到 HRS 的预后不佳，尤其是 1 型 HRS，RRT 只能作为移植前的过渡治疗。

与常规的 RRT 相比，白蛋白透析在清除与白蛋白结合的水溶性血管活性药、毒素和促炎性细胞因子方面有潜在优势。相关的分子包括胆汁酸、TNF-α、白细胞介素 -6 和 NO，已知它们与晚期肝硬化的发病机制有关[485]。3 种用于肝衰竭支持治疗的白蛋白透析系统已在随机试验中进行了检验，包括分子吸附再循环系统（MARS），分次血浆分离、吸附和血液透析系统（Prometheus 系统），单次白蛋白透析系统。这些治疗方式能使肝功能部分恢复并同时提供 RRT，还可以降低肾血管阻力，改善与门静脉阻力相关的脾阻力指数。治疗后的血流动力学效应被认为是由血管活性物质的清除所导致的[670]。胆红素水平、脑病分级、血肌酐水平及血清 Na⁺ 水平均能得到改善[671]。最近的一项 Meta 分析表明，与标准药物治疗相比，白蛋白透析使血清总胆红素

水平显著下降，但血氨和胆汁酸水平没有下降。白蛋白透析能改善肝性脑病，但并不能提高生存率。考虑到不良事件的报道有限，目前暂未发现白蛋白透析相关的重大安全问题。体外非生物性肝支持治疗系统目前只能作为移植前的过渡治疗[672]。

（四）肝移植

肝移植是治疗 HRS 的选择，因为它提供了治疗肝脏疾病和肾功能障碍的方法。大量的病例研究表明，有 HRS（1 型和 2 型）的移植受者的术后即刻生存率及长期生存率均明显低于没有 HRS 的移植受者，3 年生存率分别为 60% 和 70%～80%。但通过前面描述的过渡治疗可以提高生存率[673, 674]。

关于 HRS 患者移植后肾功能方面，由于手术应激、感染、免疫抑制治疗等因素的影响，GFR 在移植后第 1 个月下降。尽管及时纠正了血流动力学和神经体液参数，GFR 在 1～2 个月后仍不能完全恢复到 30～40ml/min，且肾功能损害往往长期存在。35% 的 HRS 患者需要在移植后第 1 个月进行透析，而非 HRS 的患者只有 5% 需要透析。移植前透析时间的长短并不影响移植后肾功能恢复的时间。肾脏恢复的有利因素包括较年轻的受者和供者、非酒精性肝病和移植后较低的胆红素水平[675]。总的来说，移植后 HRS 的治愈率据估计不超过 58%。

HRS 患者移植后 5 年发生 ESRD 的风险显著高于非 HRS 患者。并且，就移植后早期肾功能而言，肝肾联合移植并没有表现出比单纯肝移植更有优势。然而，对于移植前血肌酐＞2.2mg/dl 的患者，无论是否需要透析，肝肾联合移植的 5 年生存率高于单独肝移植[674]。需要进行更多的研究来合理地决定患者是否应该接受肝肾联合移植，而不只是单纯接受肝移植。目前。肝肾联合移植可能更适于移植前已依赖透析 8 周及以上的患者[485, 674, 676]。

用于分配肝脏的终末期肝病模型（MELD）评分的引入增加了肾功能异常患者的移植数量，也有更多的肝肾联合移植正在进行中[677]。另外，对血管活性药物治疗的反应良好会降低 MELD 评分，这可能反而导致肝移植推迟[678]。因此，只有治疗前的 MELD 评分才能用于预测 HRS 患者肝移植后的预后[481]。另一个矛盾之处在于，2 型 HRS 患者 MELD 评分低于 1 型 HRS 患者，导致前者的移植

优先级较低，而等待移植的时间更长。肝移植延迟与较高的死亡率相关，尤其是存在低钠血症和持续性腹水的情况下[677]。因此，供者分配的标准需要修改，将这些因素纳入最终得分，以确定优先次序[481]。

关于肝移植更全面的总结，读者可以参考最近几篇优秀的综述[679, 680]。

体液平衡紊乱
Disorders of Water Balance

Joseph G. Verbalis　著

盛丽莉　黄健妮　译

庄守纲　校

第 15 章

体液紊乱是临床医学中最常见的问题。这在很大程度上是因为控制水和溶质的摄入和排泄的精细平衡机制在许多不同的疾病状态下遭到破坏。因为机体水分是细胞外液渗透压的主要决定因素，水代谢紊乱大致可分为高渗性紊乱（相对于溶质而言，机体水分缺乏）和低渗性紊乱（相对于溶质而言，机体水分过剩）。由于钠是形成渗透压的主要溶质，体液紊乱主要分为低钠血症和高钠血症。在具体讨论这些疾病之前，本章将首先回顾水代谢的调节机制，这些机制与钠代谢一起维持体液稳态。

一、体液：分布、组成及转换

水约占体重的 55%～65%，随年龄、性别和体脂含量而变化，因此是人体组成中占比最大的单一成分。体液总量（total body water，TBW）可分为细胞内液（intracellular fluid，ICF）和细胞外液（extracellular fluid，ECF）。通过示踪剂测量 ECF 体积，对这两个部分的相对大小的估计值有很大差异，但大多数动物和人类研究表明，55%～65% 的 TBW 存在于 ICF 中，35%～45% 存在于 ECF 中。大约 75% 的 ECF 是组织间液，只有 25% 是血管内液（血容量）[1, 2]。图 15-1 总结了平均体重成人的体液分布估计值。

细胞内液与细胞外液的溶质组成差异很大。这是因为大部分细胞膜含有多种转运系统，主动积聚或排出特定的溶质。例如，细胞膜表面的 Na^+-K^+-ATP 酶起到保 K^+ 排 Na^+ 的作用[3]。类似的转运子使大部分 Cl^- 处于细胞外液，而 Mg^{2+}、有机酸、磷酸盐积聚于细胞内液。由于细胞外的葡萄糖需要通过胰岛素活化的转运系统才能进入细胞，并迅速转化

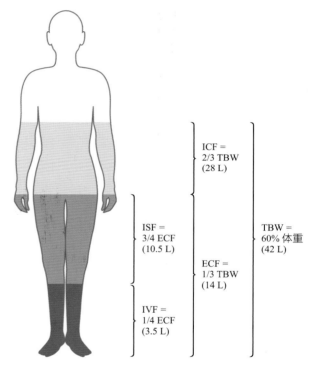

▲ 图 15-1　人体体液分布示意图

阴影区域分别表示按体重标注的每个部分的大致占比。数字表明了 70kg 成人不同体液部分的相对占比和近似绝对体积（以升为单位）。ECF. 细胞外液；ICF. 细胞内液；ISF. 组织间液；IVF. 血管内液；TBW. 体液总量（引自 Verbalis JG: Body water and osmolality. In Wilkinson B, Jamison R, eds. *Textbook of Nephrology*. London: Chapman & Hall; 1997:89–94. ）

为糖原或进入糖代谢，因此葡萄糖主要存在于细胞外液。HCO_3^- 同时存在于细胞内液及细胞外液，但细胞外液的浓度为细胞内液的 3 倍。有别于其他自然生成的溶质，尿素能自由通过大部分细胞膜而在细胞内外扩散，因此在几乎所有体液中浓度基本相同，但在肾脏髓质，尿素通过尿素转运子进行转运

（见第 10 章）[4]。

尽管溶质成分差异很大，但细胞内液及细胞外液的渗透压相等，即所有溶质总浓度相同[5]。因为大多数生物膜为半透膜，水能自由通过，但不是所有溶质都能自由通过。因此，水能通过膜进入溶质浓度较高的体液中，直至形成稳态且膜两侧渗透压相等[6]。由于这种动力效应，Na+ 及 K+ 的分布总量应考虑人体总的水量而非单独细胞外液或细胞内液[7]。例如，细胞外液 Na+ 浓度的上升会引起水从细胞内液转移至细胞外液直至两侧渗透压相同，从而使 Na+ 有效分布于细胞内液及细胞外液。

渗透压的定义为特定液体中所有溶质的浓度。液体的浓度可以用几种不同的方式来确定。最常用的方法是通过测量冰点或蒸汽压力，因为这 2 种方法可显示流体中游离溶质粒子数的综合性质[8]。用已知浓度的标准溶液作为参照，结果使用渗透压单位（每千克水中溶质的毫渗量，mOsm/kg H$_2$O）或渗透性单位（每升水中溶质的毫渗量，mOsm/L H$_2$O）来表示。血浆渗透压能通过上述方法直接测量，或通过主要溶质的浓度之和计算得到，如下所示。

$$P_{osm}（mOsm/kg\ H_2O）=2× 血浆\ [Na^+]（mEq/L）+ 血糖浓度（mg/dl）/18+BUN（mg/dl）/2.8$$

BUN 为血尿素氮。两种方法在多数情况下能得出相似的结果，通过公式计算得出的值与直接测量得到的渗透压相差 1%～2%。如果直接用 Na+ 浓度的 2 倍来代表，差别亦不大，因为 Na+ 及其相应的阴离子是血浆中的主要溶质。然而，血浆总渗透压与有效渗透压并不总是一致的，通常称之为"血浆张力"，因为有效渗透压反映膜对溶质的相对渗透特性。不能通过细胞膜的溶质，如 Na+、甘露醇，只分布于细胞外液。这些溶质为有效溶质，在细胞膜两侧形成渗透压梯度，引起水在细胞内液及细胞外液间的渗透。能透过细胞膜的溶质，如尿素、乙醇、甲醇等，不参与细胞内外渗透压形成，为无效溶质，与水分的转运无关[9]。葡萄糖是一种独特的溶质。在正常生理性血浆浓度下，葡萄糖通过主动转运机制进入细胞，为无效溶质。而在细胞转运受损状态下，如胰岛素缺乏，葡萄糖成为有效的细胞外溶质[10]。

区分总渗透压及有效渗透压的重要性在于血浆中的有效溶质决定了临床上是否存在高渗或低渗。例如，在尿毒症状态下，患者的 BUN 浓度升高至 56mg/dl，能引起渗透压上升 20mOsm/kg H$_2$O，而有效渗透压维持正常，因为尿素能均衡地分布于细胞内液及细胞外液。相比之下，血 Na+ 上升 10mEq/L 的患者，其血浆渗透压上升 20mOsm/kg H$_2$O，因升高的阳离子浓度需要血浆阴离子等量增加来平衡。然而，在这种情况下，有效渗透压也上升 20mOsm/kg H$_2$O，因为 Na+ 及阴离子不能自由透过细胞膜，增加的 Na+ 及相应的阴离子大部分存在于细胞外液。因此，不同于钠浓度的升高，类似于尿素这类溶质浓度的升高不会引起细胞脱水，也不会引起水潴留来维持体液平衡。

体内水分及溶质都处于与环境不断交换的状态。根据生理、社会、环境因素的不同，交换量差异很大。在健康成人，平均每天的交换量占人体总含量的 5%～10%。大多数情况下，电解质及水分的每天摄入量不完全是由生理需求决定的，而更受饮食喜好及文化影响。健康成人每天摄入水量为 2～3L，但个体差异很大。摄入水量接近 1/3 来自食物及脂肪代谢，其余 2/3 来自任意的液体摄入。同样，每天摄入或营养代谢所产生的 1000mOsm 溶质中，近 40% 为食物固有的，另外 35% 是作为防腐剂和调味品添加到食物中的，其余大部分为尿素。水与溶质的摄入并不受调控，而尿液中排泄的水与溶质受到高度调控，以维持体液平衡。在通常情况下，所有摄入的 Na+、Cl–、K+，以及摄入或代谢产生的尿素，通过特定的调节机制从尿液中排出。其他摄入的溶质，如二价盐，主要由胃肠道排出。尿液中排出的水分受精氨酸血管升压素（arginine vasopressin，AVP，血管升压素、抗利尿激素）的分泌及其对肾脏的影响的调节，将在第 10 章及下文"水的代谢"中详细讨论。

二、水的代谢

水代谢主要负责平衡水的摄入与排泄，在水的摄入与排泄中都有受调控及不受调控的部分，在不同的生理或病理状态下差异很大。在水的摄入中，不受调控的部分包括摄入的食物中固有的含水量，由于各种原因如口味或喜好（如咖啡因）、社交或习惯（如含酒精饮料）摄入的饮料。受调控的部分包括口渴引起的液体摄入。对中年受试者的研究显示，每 24h 平均液体摄入为 2.1L，对摄入液体的分析表明大部分液体摄入由进食相关的液体摄入、口味或心理社会因素等决定，而非单纯的口渴[11]。

不受调控的水分排液主要通过各种来源的非显性失水，如通过汗液从皮肤丢失、呼吸蒸发丢失、胃肠道丢失等，以及肾脏为了排泄人体代谢产生的溶质所必须排出的水，而受调控的部分包括肾脏在排泄溶质必需的水分之外所排泄的自由水。与溶质不同，体内的水大多是由皮肤或呼吸蒸发排出的。这部分变化很大，取决于多种因素，包括服装、湿度、温度及运动[12]。在现代城市生活典型的久坐和温度控制的室内条件下，健康成人每天的非显性失水量很少，每千克体重失水 8～10ml，在一个 70kg 的成年男性或女性为 0.5～0.7L。然而，在活动增加及温度升高的情况下，非显性失水可能翻倍（20ml/kg）。当环境温度更高或活动更多，如在干旱环境中，非显性失水率可能接近肾脏的最大自由水排泄率[12]。因此，从定量的角度来说，对于保持机体体液平衡，非显性失水及其影响因素与调节尿液同样重要。

不受调控的水分排出的另一个主要决定因素为尿液的溶质排泄率，其不能低于排出溶质负荷所需的最低水平。所需的尿量不仅由溶质负荷决定，还受抗利尿程度调节。在典型的基础尿液浓度水平（尿渗透压 =600mOsm/kg H_2O）及溶质负荷（900～1200mOsm/d）下，一名 70kg 的成人需要 1.5～2.0L 的尿量（21～29ml/kg BW）来排泄溶质。然而在最大的抗利尿情况下（尿渗透压 =1200mOsm/kg H_2O），相同的溶质仅需 0.75～1.0L/d 的尿量即可清除，相反的，尿液浓度达到最低时（尿渗透压 =60mOsm/kg H_2O），需要更多的尿量（15～20L/d）来清除相同的溶质负荷。

上述讨论强调了水摄入及排泄有许多不受调控的部分，并且在某些与维持体液平衡无关的因素的影响下可能产生较大的差异。实际上，受调控的水代谢可通过代偿不受调控的水分排泄或摄入来维持人体体液平衡。在此框架内，水代谢的主要调节机制为垂体激素的释放及肾脏对血管升压素及口渴的反应。这些将在后面的章节中详细描述。

（一）血管升压素的合成及分泌

动物和人类自由水排泄的主要决定因素是血浆中 AVP 的循环水平对尿液排泄的调节。肾脏对 AVP 的反应已在第 10 章中详细描述。本章重点描述 AVP 合成及分泌的调节因素。

1. 血管升压素的结构及其合成

在能够描述 AVP 的生物化学特点之前，早期的研究将这一物质称为抗利尿激素（antidiuretic hormone，ADH）。既然 AVP 是目前已知唯一自然产生的抗利尿物质，使用正确的激素名称更合适。AVP 是下丘脑合成的一种含有 9 个氨基酸的多肽，包括由 6 个氨基酸组成的通过二硫键形成的环状结构，以及由 3 个氨基酸形成的尾部，其末端羧基被酰胺化。由赖氨酸替代第 8 位的精氨酸可形成赖氨酸血管升压素，这是一种存在于猪及其他猪亚目体内的抗利尿激素。异亮氨酸替代第 3 位的苯丙氨酸、亮氨酸替代第 8 位的精氨酸则形成催产素（oxytocin，OT），这一激素存在于所有哺乳动物及低等哺育动物中[13]。催产素具有较弱的抗利尿活性[14]，但对哺乳动物乳腺及子宫的平滑肌是一种强大的收缩剂。从命名可以看出，精氨酸及赖氨酸血管升压素能引起血管的收缩，这一特点使其在 19 世纪末被首次发现[15]，然而其产生这一收缩作用所需的浓度是其产生抗利尿效应的数倍。除了严重的低血压或低血容量的情况下起到加强血管紧张素 Ⅱ（angiotensin Ⅱ，Ang Ⅱ）及交感神经的血管收缩作用之外，精氨酸及赖氨酸血管升压素可能在人体仅有很微弱的生理或病理效应[16]。AVP 的多种作用是由不同的 G 蛋白耦联受体介导的，包括 V_{1a}、V_{1b}、V_2 等（见第 10 章）[17]。

AVP 及 OT 由神经垂体分泌产生，因为神经叶位于蝶鞍中腺垂体即垂体前叶的中后方，神经垂体通常被称为垂体后叶。然而，需要知道的是垂体后叶只由构成神经垂体的大细胞神经元的远端轴突组成。这些轴突的（大细胞）神经元细胞体位于下丘脑 2 个不同的区域，即成对的视上核（supraoptic nuclei，SON）及室旁核（paraventricular，PVN；图 15-2）。在成人中，脑垂体后叶通过短柄穿过鞍隔与大脑相连。神经垂体的血供来自上、下垂体动脉的分支，这 2 支动脉起自后交通动脉及颈内动脉

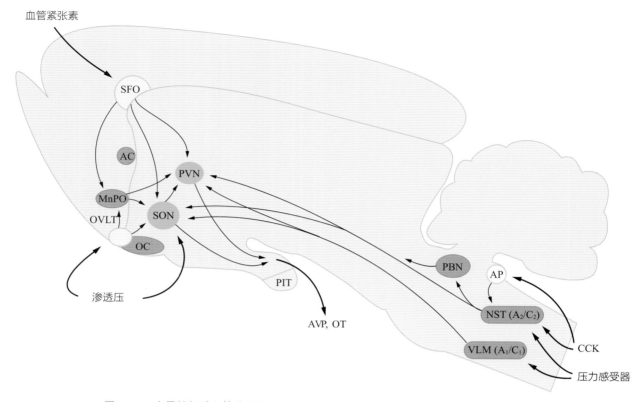

▲ 图 15-2　介导精氨酸血管升压素（AVP）和催产素（OT）分泌的下丘脑前部通路的主要内容

终板血管器（OVLT）对高渗性特别敏感，高渗还能激活下丘脑前部的其他神经元，如穹隆下器（SFO）和视前正中核（MnPO）的神经元，以及对渗透压敏感的大细胞神经元。循环血管紧张素Ⅱ（AngⅡ）激活 SFO 神经元，SFO 神经元是 AngⅡ作用的重要部位，也是遍布于终板和 MnPO 的细胞。作为对高渗或 AngⅡ产生的应答，从 SFO 和 OVLT 到 MnPO 的投射激活了兴奋性和抑制性中间神经元，其投射到视上核（SON）和室旁核（PVN），以调节从脑室周围器官直接输入到这些区域的冲动。胆囊收缩素（CCK）主要作用于终止于孤束核（NST）的胃迷走神经传入纤维，但在较高剂量时，其也可以作用于最后区（AP）。虽然神经元在延髓腹外侧区（VLM）和 NST 中能够被激活，但引起大多数神经垂体分泌的刺激，似乎是来自 NST 的 A_2-C_2 细胞或者非儿茶酚胺能生长抑素–抑制素 B 细胞的单突触。压力感受器所介导的刺激（如低血容量和低血压）则更复杂。大细胞 AVP 神经元的主要投射似乎来自 VLM 的 A_1 细胞，这些细胞被 NST 的兴奋性中间神经元激活。其他区域，如臂旁核（PBN），可能为多突触投射。终止于 NST 的第Ⅸ对和第Ⅹ对脑神经，也能将冲动传递至大细胞 AVP 神经元。AC. 前联合；OC. 视交叉；PIT. 垂体前叶（引自 Stricker EM, Verbalis JG: Water intake and body fluids. In Squire LR, Bloom FE, McConnell SK, et al, eds. *Fundamental Neuroscience*, San Diego: Academic Press; 2003:1011–1029. ）

海绵窦支。在脑垂体后叶，小动脉及微动脉形成局部的毛细血管网，通过蝶鞍、海绵窦及侧静脉窦回流至颈静脉。许多终止于漏斗上部及正中隆起的神经分泌神经元起源于室旁核的小细胞神经元，在功能上，这些小细胞神经元不同于终止于垂体后叶的大细胞神经元，其主要促进垂体前叶促肾上腺皮质激素（adrenocorticotropic hormone，ACTH）的分泌。分泌 AVP 的神经元起源于 PVN 的小细胞神经元，到达大脑其他部位，包括边缘系统、孤束核、脊髓的外侧灰质。这些垂体外投射功能的完整范围还需进一步研究。

编码 AVP 及 OT 前体的基因均位于 20 号染色体上，但在神经垂体的不同神经元亚群中表达[18]。编码 AVP 的基因由大约 2000 个碱基对组成，包含 3 个外显子，被 2 个插入序列或内含子分隔（图 15-3）。每个外显子编码前激素原的 3 个功能域中的 1 个，但小部分后叶激素运载蛋白（neurophysin）的非保守序列分别位于编码 AVP 及 C 末端糖蛋白（copeptin，肽素）的第 1 个、第 3 个外显子上。5′ 端非编码区域用于调节基因的表达，在许多物种中具有同源性，而与其他编码 OT 的相关基因完全不同。大鼠 AVP 基因的这一调控区或者说是启动子的区域包含数个可变的调控元素，包括 1 个糖皮质激素反应元件、环腺苷酸（cAMP）反

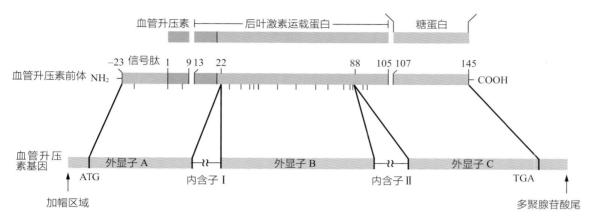

▲ 图 15-3　精氨酸血管升压素（AVP）基因及其蛋白产物

由这 3 个外显子编码的激素原包含 145 个氨基酸与 1 个 NH₂– 末端信号肽。激素原被包装成大细胞神经元的神经分泌颗粒。在颗粒从下丘脑到垂体后叶的轴突转运过程中，激素原经过酶裂解产生最终产物 AVP、后叶激素运载蛋白和一种叫作肽素的 COOH 末端的糖蛋白。当传入刺激使含有 AVP 的神经元去极化时，这 3 种产物等摩尔量地释放到垂体后叶的毛细血管中（引自 Richter D, Schmale H: The structure of the precursor to arginine vasopressin, a model preprohormone. *Prog Brain Res.* 1983;60:227–233. ）

应元件及 4 个活化蛋白 –2（AP–2）的结合位点[19]。实验研究表明，AVP 及 OT 基因之间的 DNA 序列（即基因间区）可能存在调节这 2 个激素在特异的细胞中表达的重要位点[20]。

编码 AVP 的基因在其他神经元中也有表达，包括但不局限于 PVN 及 SON 中的小细胞神经元。AVP 及 OT 的基因也表达于部分周围组织，包括肾上腺髓质、卵巢、睾丸、胸腺及某些感觉神经节[21]。然而，这些组织中 AVP mRNA 长度（620 个碱基）较下丘脑中短（720 个碱基），主要是因为 polyA 尾长度的组织特异性差异。更重要的是，这些周围组织中的 AVP 浓度通常比神经垂体低 2~3 个数量级，表明这些组织中 AVP 主要表现为旁分泌而非内分泌功能。这与我们所观察到的，尽管存在很多能分泌 AVP 的周围组织，破坏神经垂体仍然能基本上消除循环中的 AVP 这一现象一致。

AVP 及其相关后叶激素运载蛋白和肽素片段的分泌是一种钙离子依赖的胞吐过程，与其他神经分泌系统相似。激素的分泌由神经轴突中电脉冲的传播触发，引起细胞膜的去极化、钙离子内流、分泌颗粒与细胞膜融合并排出内容物。人们观察到 AVP、后叶激素运载蛋白、糖蛋白肽素在受到外界刺激后同时释放，证实了这一观点[22]。然而，在血浆的生理 pH 状态下，AVP 或 OT 不与其相应的后叶激素运载蛋白结合，因此在分泌后，每种多肽在血液中独立循环[23]。

刺激 AVP 及 OT 分泌的因素同样能促进大细胞神经元中该激素原 mRNA 的转录并提高其浓度。关于大鼠的研究已明确，脱水状态能够促进 AVP 的分泌，加速其转录并提高 AVP 或 OT mRNA 的水平，而低渗状态则抑制 AVP 的分泌，并引起 AVP mRNA 水平的下降[24-26]。该研究及其他研究表明调控 AVP 合成的主要因素很可能发生在转录水平[27]。

循环 AVP 与肾脏中 AVP V₂ 受体结合时发挥抗利尿作用，使 AQP2 水通道蛋白插入集合管上皮主细胞顶端细胞膜，从而增加集合管对水的渗透性（见第 10 章）。AVP 在维持体液平衡中的重要性主要基于正常情况下垂体 AVP 储存量很大，在持续性脱水的状态下，能供应 1 周的维持最大抗利尿效应所需的激素量[27]。因此，了解能促进垂体 AVP 分泌的不同条件对理解水代谢很重要。

2. 渗透调节

AVP 的分泌受许多因素的影响，自从 Ernest Basil Verney 首先对 ADH 的分泌进行研究以来，现已经明确生理状态下最重要的刺激因素为血浆渗透压。随着 AVP 放射免疫测定技术的发展，已经明确了 AVP 对渗透压轻度改变的敏感性及肾脏对 AVP 水平微小变化的敏感性。尽管大细胞神经元本身具有渗透压感受器的特性，但过去数十年的研究已经明确对渗透压最敏感的、能够感受血浆渗透压的微小变化并将这种变化转化为 AVP 的分泌的细胞主要存在于下丘脑前部，可能存在于脑室周围器官，被称为"终板血管器"（OVLT，见图 15-2）[28, 29]。表明主要的渗透压感受器位于大脑这个区域的重要证据为，大量研究证明破坏大脑这个区域将中断渗透压改变引起的 AVP 分泌及渴觉，而不会影响神经垂体及其对非渗透刺激的反应 [30, 31]。

尽管关于渗透刺激促进 AVP 分泌的确切模式仍然存在争议，但迄今为止大部分研究认为存在 AVP 分泌的不连续的渗透阈值，如果超过这个阈值，血浆渗透压与 AVP 水平呈线性相关（图 15-4）[32]。在血浆渗透压低于该阈值时，AVP 的分泌被抑制至低水平或难以测量的水平；超过这一阈值时，AVP 分泌随渗透压变化线性升高。AVP 分泌与血浆渗透压之间回归线的斜率在不同个体间有显著的差异，部分是由于遗传因素，也与其他因素相关 [33]。总体来说，血浆渗透压升高 1mOsm/kg H_2O 会导致 AVP 水平升高 0.4~1.0pg/ml。肾脏对循环 AVP 浓度的反应呈现相似的线性关系，AVP 浓度在 0.5~4.5pg/ml 时，尿液浓缩程度与 AVP 水平成正比；超过这个范围后，尿渗透压已达到最高，不随 AVP 水平上升而增加（图 15-5）。因此，血浆渗透压低至 1% 的变化就足以引起 AVP 水平的显著上升，尿液浓缩程度随之升高，且在血浆渗透压高于 AVP 分泌阈值 5~10mOsm/kg H_2O（2%~4%）时，即可达到最大

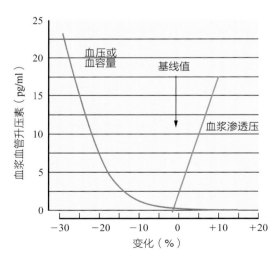

▲ 图 15-4　人体实验中精氨酸血管升压素（AVP）的分泌对血浆渗透压升高及血容量或血压下降反应的敏感性比较
箭表示在基础血浆渗透压状态下血浆 AVP 浓度较低。需注意，AVP 分泌对血液渗透压的微小变化比对血容量或压力的微小变化更敏感（改编自 Robertson GL: Posterior pituitary. In Felig P, Baxter J, Frohman LA, eds. *Endocrinology and Metabolism,* New York: McGraw-Hill; 1986:338–386.）

的抗利尿效应。

然而，这一分析仍然低估了该系统调节游离水排泄的敏感性。AVP 能直接导致尿量减少，尿渗透压与血浆 AVP 浓度呈正相关，但尿量与尿渗透压成反比（图 15-5）。与血浆 AVP 从 2pg/ml 上升至 5pg/ml 相比，AVP 浓度从 0.5pg/ml 上升至 2pg/ml 对减少尿量有更明显的影响，因此当 AVP 处于低水平时，微小变化产生的生理效应更为显著。另外，AVP 的分泌对于血浆渗透压变化的快速反应，加上 AVP 在血浆中的半衰期较短（10~20min），使得肾脏对于血浆渗透压变化的反应性能以分钟来计算。最后的结果就是形成一个微调的渗透压调节系统，通过脑垂体 AVP 分泌的调节，使自由水的排泄与外周血浆渗透压精确适应。

渗透压调节系统的调定点因人而异。在健康成人中，调节 AVP 分泌的渗透压阈值为 275~290mOsm/kg H_2O（平均 ≈ 280~285mOsm/kg H_2O）。与其敏感性相似，渗透压调节系统的调定点的个体差异性相对恒定，似乎是由基因决定的 [33]。然而，除了遗传因素，还有许多因素能改变刺激 AVP 分泌的渗透压调节系统的敏感性或调定点 [33]。其中最重要的是血压、有效血容量的急性变化，或两者兼有（将在下面的章节中讨论）。多项研究发现，衰老会增加渗透压调节系统的敏感性 [34, 35]。代谢因素，如血浆 Ca^{2+} 浓度及许多药物能改变血浆 AVP– 渗透压关系的斜率 [36]。性激素的改变可导致 AVP 分泌的敏感性及调定点出现较小的变化。一些研究认为女性（特别是在月经周期的黄体期），以及接受雌激素治疗的男性，其渗透压敏感性较高，但是这些影响相对较小，其他研究未发现有意义的性别差异 [33, 37, 38]。渗透压调节系统的调定点在妊娠期时降低更多 [39]。有证据表明妊娠期相关的渗透压调定点改变可能与胎盘分泌的松弛素相关，而不是性腺类固醇类激素或人绒毛膜促性腺激素 [40]。通过将松弛素注入未妊娠的雌性正常大鼠体内可以复制容量及渗透压的变化，并且通过免疫中和松弛素能够逆转妊娠大鼠体内的这一变化 [41]。据报道，松弛素引起一氧化氮（NO）产生的增加能够促进血管松弛，雌激素也能促进 NO 的合成 [42]。AVP 的分泌反映了多种神经垂体的传入信息中双向信息（抑制性及刺激性）的平衡 [43, 44]，故而有多种因素可影响渗透压调节 AVP 分

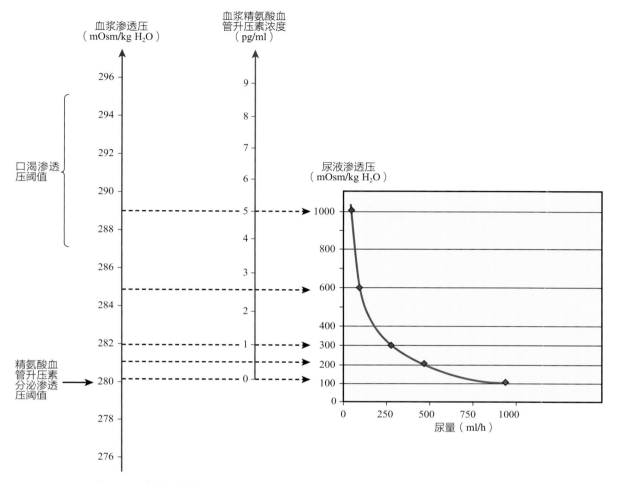

▲ 图 15-5 人体血浆渗透压、血浆精氨酸血管升压素（AVP）浓度、尿渗透压和尿量的关系

AVP 分泌的渗透压阈值决定了尿液浓度开始增加的点，但口渴的渗透压阈值明显更高，近似已超过实现最大尿液浓度的渗透压。还要注意的是，由于尿渗透压与尿量成反比，血浆 AVP 浓度变化对尿量的影响在低血浆 AVP 浓度下比高浓度下要大得多（引自 Robinson AG: Disorders of antidiuretic hormone secretion. *J Clin Endocrinol Metab.* 1985;14:55-88.）

泌的调定点和敏感性（图 15-6）。

要了解渗透调节机制必须同时了解 AVP 分泌对所有血浆溶质的敏感性不同。钠及其对应的阴离子构成 95% 以上的血浆渗透压，是最有效的刺激 AVP 分泌及产生渴觉的溶质，尽管某些糖类，如甘露醇、蔗糖，通过静脉输注也能产生相同的效果[9]。相反，在非糖尿病人类及动物中，由无效溶质如尿素、葡萄糖引起的血浆渗透压的升高，不能或只能轻微引起血浆 AVP 浓度的上升[9, 45]。这种对各种血浆溶质的反应的差异性独立于任何公认的非渗透影响，表明这是渗透调节机制本身的特性。根据目前的概念，渗透感受器神经元是通过渗透诱导其含水量的变化而活化的，因此任何给定的溶质的刺激效力都与其从血浆移动到渗透感受器神经元内部的速

率呈反比关系。渗透较慢或不能透过细胞膜的溶质形成渗透压梯度，激活渗透压感受器，导致细胞内水外流，渗透压感受神经元收缩，从而激活一种牵张失活性的非阳离子通道，引起神经元去极化而激活[46]。相反的，能随意透过细胞膜的溶质不能形成梯度差，因此对渗透压感受神经元细胞的含水量及体积无影响。这一机制与所观察到的某些溶质如 Na^+、甘露醇、葡萄糖等对 AVP 分泌的影响，以及其透过血-脑屏障的速度的关系相一致[29]。

许多神经递质被认为能介导神经垂体渗透压感受器的活化。视上核受多种神经通路支配，包括乙酰胆碱、儿茶酚胺、谷氨酸、γ-氨基丁酸（GABA）、组氨、阿片类物质、Ang Ⅱ、多巴胺等[47]。许多研究认为这些及其他物质对 AVP 分泌具有潜在的调

节作用，对 AVP 分泌神经元通过树突将 AVP 分泌至下丘脑局部可能也存在作用[48]。尽管目前尚不清楚何种神经递质参与了正常生理情况下 AVP 分泌的调节，但考虑到渗透压调节系统可能是双向的并且与多种传入通路有关（图 15-6），因此分泌 AVP 的大细胞神经元似乎受多种神经递质网络的调节。

细胞如何感受容量变化是所有激活机制实现渗透调节的关键步骤。大脑渗透压感受器的研究得到了一些激动人心的新数据[29]。OVLT 细胞采用的渗透机制是一种内在的去极化感受电位。这一电位是通过一种分子转导复合物形成的，研究表明可能包括阳离子通道蛋白中的瞬时感受电位香草酸受体家族（TRPV）。这些通道通过细胞膜张力活化形成一种非选择性的阳离子流，主要是 Ca^{2+}。许多研究表明 TRPV 家族各成员在不同组织中是细胞机械性刺激感受器[49]。在体内及体外研究证明了 TRPV 家族阳离子通道蛋白中 TRPV1、TRPV2、TRPV4 蛋白在哺乳动物渗透压刺激传导中发挥的作用，其对于感受细胞容量变化十分重要[50]。另外，基于人口学的研究表明，TRPV4 基因的遗传变异会影响

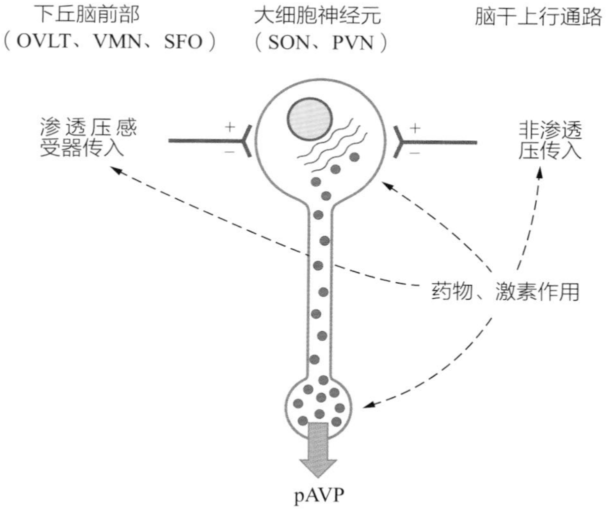

TRPV4 的功能并影响水平衡[51]。而在不同物种中 TRPV 阳离子通道蛋白家族各成员具体如何参与渗透压调节仍需进一步研究。然而，已经有充足的理由可以证明其参与了渗透刺激在 OVLT 和下丘脑周围的神经细胞中的转导，从而调节渗透平衡，这在进化过程中是似乎是高度保守的[50]。

3. 非渗透调节

（1）血流动力学刺激：低血容量也是一个强有力的刺激人体 AVP 分泌的因素，因为对容量丢失的正常反应应包括肾脏保水作用[32, 52]。在人类及其他许多动物中，任何原因引起的血压突然降低均可提高血浆 AVP 水平，并且与血压降低的程度正相关[32, 53]。这种刺激-反应关系遵循一种指数的模式，血压轻微的下降（5%～10%）对 AVP 水平仅有轻度的影响，但是当血压下降 20%～30% 时，能使 AVP 浓度升高至引起最大抗利尿效应的浓度的数倍（图 15-4）。AVP 对急性血容量减少的反应在范围和程度上似乎与对血压的反应相似。在大鼠中，血浆 AVP 升高与低血容量程度的关系呈指数关系。因此，在血容量降低 5%～8% 之前，血浆 AVP 浓度仅轻微升高，超过这个范围时，随着低容量程度增加，血浆 AVP 浓度呈指数增长，并且当血容量减少 20%～40% 时血浆 AVP 浓度通常可以达到正常浓度的 20～30 倍[54, 55]。在其他物种中，容量与 AVP 的关系尚未被完全研究清楚，但是可能与人类的模式相近[56]。相对的，血容量急性增加或血压急剧升高能抑制 AVP 的分泌。这个反应并没有研究得如同低血容量或低血压的一样透彻，但似乎具有类似的数量级的关系 [如需要相对较大的变化（10%～15%）方可明显地观察到激素分泌的变化][57]。

AVP 分泌受到血容量及血压的微小变化的影响极小甚至没有影响，而对渗透压调节系统异常敏感，两者形成鲜明对比（图 15-4）。认识到这些不同对理解在生理或病理条件下各系统调节 AVP 分泌的作用是非常重要的。因为每天人体总水量的变化很少超过 2%～3%，这种情况下对 AVP 的分泌的调节作用必须依靠渗透压调节系统。虽然如此，事实上血容量及血压的轻微变化仍能间接影响 AVP 的分泌，尽管其刺激作用很微弱。这是通过调节 AVP 分泌对渗透压刺激的敏感性来实现的，因此低血容量情况下一定的渗透压升高，所引起的 AVP 分泌量

下丘脑前部　　　大细胞神经元　　　脑干上行通路
（OVLT、VMN、SFO）　（SON、PVN）

渗透压感受器传入　　　　　　　　　　　非渗透压传入

药物、激素作用

pAVP

▲ 图 15-6　神经垂体调控的示意模型

大细胞神经元的分泌活动是由兴奋性和抑制性的渗透和非渗透传入冲动所综合决定的。除此之外还有激素和药物的作用，故其可在多个层次上调节该系统的最终输出信号。pAVP. 精氨酸血管升压素前体；OVLT. 终板血管器；VMN. 室中核；SFO. 穹隆上器；SON. 视上核；PVN. 室旁核（引自 Verbalis JG: Osmotic inhibition of neurohypophyseal secretion. *Ann N Y Acad Sci.* 1983; 689: 227–233. ）

大于正常血容量状态（图 15-7）[58, 59]。如果存在不良血流动力刺激，血浆 AVP 持续对血浆渗透压的微小变化形成适当的反应，而且在渗透压低于新的（更低的）调定点时仍然能充分抑制 AVP 的分泌。这一阈值功能的保留是上述相互作用的重要方面，因为这能保证即使是在明显的低血容量或低血压状态下，机体调整体液渗透压的能力也不会丧失。因此，可得出结论，中度低血容量对 AVP 分泌及产生渴感的作用是通过调节渗透压调节反应实现的，通常只在严重低血容量的情况下（血压或血容量降低大于 10%～20%）才对渴感及 AVP 的分泌产生直接作用。

这些血流动力学因素对 AVP 分泌的影响，至少部分是由起源于心房、主动脉及颈动脉窦的牵张敏感受体（通常称为压力感受器）的神经通路所介导的（见图 15-2，详见第 14 章）。这些受体的传入神经纤维在迷走神经及舌咽神经中上行到达脑干的孤束核（nuclei of the tractus solitarius，NTS）[60]。脑干孤束核的突触后通路间接或直接通过延髓腹外侧区及外侧旁臂核，投射至下丘脑的视上核（SON）及室旁核（PVN）[61]。早期的研究表明在

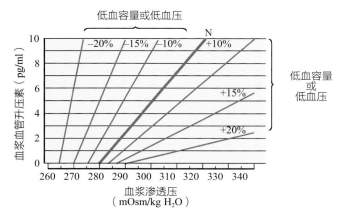

▲ 图 15-7　血浆渗透压与血浆精氨酸血管升压素（AVP）浓度的关系受血容量和血压的调节

标记为 N 的线显示成人血管内容量正常（即正常血容量）和血压正常（即正常血压）时，血浆渗透压一定范围内变化时的血浆 AVP 浓度。N 线左边的线条显示在血管内容量低（即低血容量）或血压低（即低血压）的成人中，血容量或血压分别比正常低 10%、15% 和 20% 时，血浆 AVP 浓度与血浆渗透压之间的关系。N 线右边的线条分别表示血容量或血压比正常值高 10%、15% 和 20% 时两者的关系。需注意，血流动力学的影响不会破坏 AVP 的渗透调节，而是提高或降低 AVP 分泌的调定点，可能还有敏感性，并且与血容量或血压变化程度有关（引自 Robertson GL, Athar S, Shelton RL: Osmotic control of vasopressin function. In Andreoli TE, Grantham JJ, Rector FC, Jr, eds. *Disturbances in Body Fluid Osmolality*, Bethesda, MD: *Am Physiol Soc* 1977: 125. ）

基础状态下这些通路的传入主要是抑制性的，因为阻断这些通路能导致血浆 AVP 水平及动脉血压的急剧升高[62]。然而，神经系统的大部分，包括神经垂体，其神经支配是相当复杂的，包括兴奋性及抑制性的传入信息。因此，不同实验条件下可以观察到不同的效应。

压力感受机制似乎也介导了许多 AVP 分泌的药理及病理效应（表 15-1）。其中包括利尿剂、异丙肾上腺素、尼古丁、前列腺素、硝普钠、咪噻吩、组胺、吗啡、缓激肽，这些药物，至少其中部分是通过降低血容量或血压来促进 AVP 分泌的[52]。而去甲肾上腺素能通过升压抑制 AVP 的分泌[63]。另外，直立位、低钠、充血性心力衰竭、肝硬化和肾病能通过减少有效循环血容量来刺激 AVP 的分泌[64, 65]。症状性直立性低血压、血管迷走神经反应及其他形式的晕厥能通过急剧的血压下降来刺激 AVP 分泌，与传入压力感受器的功能丧失有关的直立性低血压除外[66]。几乎所有影响血容量和血压的激素、药物及状态都能影响 AVP 分泌，但是在多数情况下，血压或血容量变化的程度不大，能导致调定点或渗透压感受器敏感性的变化，而不会明显刺激 AVP 分泌（图 15-7）。

（2）饮水：除了压力感受器，周围神经感受器也能影响 AVP 的分泌。在人类与犬身上，在引起明显的血浆渗透压及血钠降低之前，饮水能降低血浆 AVP 水平。这显然是对于饮水本身的一种反应，因为这与摄取的液体的成分无关，但可能与摄入液体的温度相关，因为在摄入较冷的液体时 AVP 浓度下降的程度更大[67-69]。与这一效应有关的通路尚不明确，但可能起源于咽部的感觉传入神经，并将冲动通过舌咽神经传导至中枢。

（3）恶心：恶心是 AVP 分泌的非渗透性刺激中最重要的因素。恶心的感觉，无论有无呕吐，是人类已知的刺激 AVP 分泌的最有效的因素。渗透压升高 20% 能使血浆 AVP 浓度升高达 5～20pg/ml，血压降低 20% 能使其升高达 10～100pg/ml，而恶心最高能使 AVP 浓度升高达 200～400pg/ml[70]。动物研究发现介导这一反应的通路位于脑干底部的化学感受器区

表 15-1　影响血管升压素分泌的药物及激素

刺激性	抑制性
• 乙酰胆碱	• 去甲肾上腺素
• 尼古丁	• 氟奋乃静
• 脱水吗啡	• 氟哌啶醇
• 吗啡（高剂量）	• 异丙嗪
• 肾上腺素	• 奥昔啡烷
• 异丙肾上腺素	• 布托啡诺
• 组胺	• 阿片类激动剂
• 缓激肽	• 吗啡（低剂量）
• 前列腺素	• 乙醇
• β- 内啡肽	• 卡马西平
• 环磷酰胺IV	• 糖皮质激素
• 长春新碱	• 可乐定
• 胰岛素	• 蝇蕈醇
• 2- 脱氧葡萄糖	• 苯环己哌啶
• 血管紧张素 II	• 苯妥英
• 锂	
• 促肾上腺皮质激素释放因子	
• 纳洛酮	
• 胆囊收缩素	

域（图 15-2）。许多药物及客观条件都能激活这一反应，包括阿扑吗啡、吗啡、尼古丁、酒精及晕动症。即使在恶心持续时间非常短暂并且不伴随呕吐或血压变化的情况下，其对 AVP 分泌的影响也是快速而有效的（图 15-8）。提前使用抑制呕吐的药物如氟奋乃静、氟哌啶醇、异丙嗪等，足剂量的情况下能完全消除 AVP 的反应。这些多巴胺拮抗剂对呕吐刺激具有特异的抑制作用，其并不影响 AVP 对渗透压及血流动力学变化的反应。水负荷可以缓解但不能消除恶心对 AVP 释放的影响，表明渗透及呕吐因素通过类似渗透压及血流动力学通路的模式相互作用。物种差异也能影响呕吐反应的刺激性。犬和猫的 AVP 分泌似乎对恶心的敏感性比人类更强，而恶心对啮齿动物的 AVP 分泌则没有影响或影响很小，但能使啮齿动物释放大量的催产素（OT）[71]。

这种呕吐的反应可能介导了许多影响 AVP 分泌的药理及病理作用。除了药物及其他已经注意到的情况外，恶心可能至少与血管迷走反应、糖尿病酮症酸中毒、急性缺氧、晕动症引起的 AVP 分泌增加部分相关。因为恶心呕吐是许多药物及疾病的常见不良反应，也可能出现许多其他情况。这种重要刺激的原因尚未明确（尽管有人推测 AVP 的反应能够

通过收缩消化道平滑肌来协助胃内容物的排空，但 AVP 并非出现呕吐的必要条件），但恶心时其会引起血管强烈收缩，从而导致皮肤苍白。

（4）低血糖：急性低血糖是 AVP 分泌的一个不高效但持续的刺激因素[72, 73]。介导这一作用的受体及通路尚不明确，但似乎与其他已知的刺激不同，因为即使是在选择性丧失对高钠血症、低血压、恶心反应能力的患者中，低血糖仍能刺激 AVP 分泌[73]。触发 AVP 释放的因素可能是细胞内葡萄糖或 ATP 的缺乏，因为 2- 脱氧葡萄糖也是一种有效刺激 AVP 分泌的因素[74]。一般来说，血糖降低超过 20% 才能诱发血浆 AVP 浓度的明显升高。血糖降低的速度可能是关键刺激因素，因为持续低血糖并不能刺激 AVP 的持续分泌[72]。然而，血葡萄糖降低的刺激可能对生理或病理状态下 AVP 的分泌不太重要，因为很少有药物或条件能够快速降低血糖从而刺激激素的释放，且这一作用是短暂的。

（5）肾素 - 血管紧张素 - 醛固酮系统：肾素 - 血管紧张素 - 醛固酮系统（renin-angiotensin-aldosterone system，RAAS）也与 AVP 分泌的调控密切相关[75]。动物实验研究发现双重作用点。循环中的 Ang II 通过作用于大脑的室周穹隆下器官（subfornical organ，SFO）刺激 AVP 的分泌，SFO 是位于第三脑室背侧的一个小结构（图 15-2）[76]。由于室周器缺乏血 - 脑屏障，SFO 中密集表达的 Ang II 受体 1（AT1R）能够感受到血 Ang II 浓度的轻微变化[77]。SFO 发出神经通路到达下丘脑的 SON 和 PVN，介导 AVP 的分泌，似乎将 Ang II 作为一种神经递质[78]。这也解释了血管紧张素介导 AVP 分泌及渴觉的最敏感的部位为脑室内注入脑脊液中。进一步证明 Ang II 是一种神经递质的证据包括向脑室内注射血管紧张素受体拮抗剂能抑制 AVP 对渗透压及血流动力学刺激的反应[79]。刺激 AVP 释放所需的血浆 Ang II 浓度很高，导致部分研究人员认为这一刺激仅在药理情况下才能达到。这与所观察到的即使在能够升高血压的 Ang II 浓度下，血浆 AVP 浓度也只能上升 2～4 倍相一致，并且可能解释了为什么部分研究无法证明外源性血管紧张素能产生渴觉[75]。但是这可能低估了血管紧张素的生理作用，因为外源性的 Ang II 引起的血压升高似乎能通过激活抑制性压力感受器通路减轻口渴[80]。

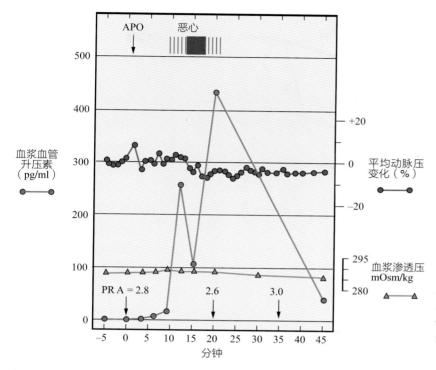

◀ 图 15-8　恶心对精氨酸血管升压素
（AVP）分泌的影响
垂直箭表示注射阿扑吗啡（APO）的时间
点。需注意，血浆 AVP 的升高与恶心的
发生一致，与血浆渗透压或血压的变化无
关。PRA. 血浆肾素活性（引自 Robertson
GL: The regulation of vasopressin function
in health and disease. *Recent Prog Horm Res.*
1977; 33:333–385.）

（6）应激：长期以来，人们一直认为由疼痛、情绪或体育锻炼等因素引起的非特异性应激会引起 AVP 的分泌，但是这一作用是否是通过特定的通路介导的，或者继发于紧张引起的低血压或恶心等血管迷走反应尚未可知。在大鼠及人类中，许多能激活垂体 – 下丘脑轴及交感神经系统的有害刺激不能促进 AVP 的分泌，除非该刺激能够引起血压的下降或影响血容量[81, 82]。在麻醉的犬中，对腹部内脏器官的操作引起的血浆 AVP 浓度的升高被认为是由伤害引起的，但是并不能排除通过呕吐途径的调节[83]。内毒素诱导的发热能刺激大鼠 AVP 的分泌，研究认为该作用可能是通过循环细胞因子，如白介素 –1（IL–1）、白介素 –6（IL–6）介导的[84]。明确疼痛及温度对 AVP 分泌的影响十分重要，因为引起疼痛或发热的疾病与抗利尿激素分泌异常相关。

（7）缺氧及高碳酸血症：急性的缺氧及高碳酸血症也能刺激 AVP 分泌[85, 86]。在清醒的人中，中度缺氧（动脉血氧分压 $PaO_2 > 35mmHg$）的刺激作用是不一致的，似乎主要出现在恶心或低血压的个体中。在清醒的犬中，更严重的缺氧（$PaO_2 < 35mmHg$）能增加 AVP 分泌，而不伴有动脉压的降低[87]。对于麻醉的犬的研究支持这一观点，并且认为 AVP 对于急性缺氧的反应依赖于缺氧的程度。

在 PaO_2 为 35mmHg 或更低时，即使动脉压没有变化甚至有所上升，血浆 AVP 水平明显上升，而较轻的缺氧（$PaO_2 > 40mmHg$）对 AVP 水平没有影响[88]。这些结果表明，对于人类，AVP 分泌可能存在一个缺氧的阈值，并且严重的低氧血症是 AVP 分泌的独立刺激因素。如果这种观点正确，则在有急性呼吸衰竭的患者中，缺氧可能是或至少部分是引起与渗透压不符合的 AVP 浓度上升的原因[89]。在清醒或麻醉的犬中，与缺氧或低血压无关，急性高碳酸血症也能升高 AVP 水平[87, 88]。这一效应是否也显示出阈值特性或依赖于高碳酸血症的程度尚不明确，高碳酸血症在人类及其他动物是否具有相似的促进 AVP 分泌的作用也不清楚。缺氧及高碳酸血症促进 AVP 释放的机制尚不明确，但可能与外周化学感受器或压力感受器有关，因为颈迷走神经切断术能消除犬对低氧血症的反应[90]。

（8）药物：许多药物包括尼古丁都能促进 AVP 的释放，这将会在临床疾病这一部分详细讨论（见表 15-1）。药物及激素在许多方面都能影响 AVP 的分泌。如前所述，许多兴奋性刺激药物如异丙肾上腺素、尼古丁、高剂量的吗啡、胆囊收缩素，其中至少一部分是通过降低血压或引起恶心来起作用的。其他的药物，如 P 物质、前列腺素、内啡肽及其他阿片类物质，还没有足够的研究能够明确其机制，但可能也是通过上述相同的机制来发挥作用的。抑制性刺激同样有多种作用模式。血管收缩药物如去甲肾上腺素能通过升高动脉压间接抑制 AVP 的分泌。在低剂量时，各种类型的阿片类物质，包括吗啡、甲硫氨酸脑啡肽、κ- 激动剂，能抑制大鼠及人类 AVP 的分泌[91]。内源性阿片肽能与大细胞神经内分泌系统相互作用，抑制 AVP 及催产素的基础性及刺激性分泌。阿片类物质对 AVP 分泌的抑制作用主要发生于脑垂体后叶组织，吗啡及一些阿片受体激动剂如布托啡诺和奥昔啡烷可能是通过激活位于垂体后叶神经末梢的 κ- 阿片受体而发挥作用的[92]。公认的酒精对 AVP 分泌的抑制作用至少部分是通过内源性的阿片类物质介导的，原因在于其由 AVP 释放的渗透压阈值的升高所引起，并且可以被纳洛酮部分抑制[93, 94]。卡马西平能通过降低渗透调节系统的敏感性来抑制 AVP 的释放，这一效应与血容量、血压、血糖水平的变化无关[95]。其他抑制 AVP 分泌的药物包括可乐定（可能是通过中枢或外周的肾上腺素能受体发挥作用）、蝇蕈醇（一种 GABA 拮抗剂）、苯环己哌啶（可能是通过升高血压发挥作用）[96-98]。尽管这些刺激物在病理条件下具有重要作用，但都不是人体 AVP 分泌生理性调节的决定性因素。

（二）分布及清除

血浆 AVP 浓度是由垂体后叶分泌的速率与通过代谢及尿液从血管内清除的速率之差决定的。在健康成人中，静脉输注 AVP 后快速分布于细胞外液。这一初始阶段或混合阶段的半衰期为 4～8min，实际上在 10～15min 完成。这一快速的混合阶段之后是缓慢降低阶段，与 AVP 的代谢清除率相适应。许多对这一阶段的研究通过稳态和非稳态技术计算出其平均时间为 10～20min，与在水负荷或输注 AVP 后尿渗透压的变化率相一致，同时也证明其半衰期较短[32, 99]。孕妇的 AVP 代谢清除率增加了接近 4 倍，这在妊娠期尿崩症的病理生理学中有重要意义（见后文描述）[100]。小型动物如大鼠相比于人能更快地清除 AVP，因为它们相对于其体重及体表面积的心排血量更高[99]。

尽管很多组织都能灭活 AVP，但体内的代谢主要发生在肝脏及肾脏[99]。肝脏及肾脏灭活 AVP 的酶促过程可能起始于二硫键的还原，接着是氨基肽酶切割氨基酸残基 1 和残基 2 之间的键，以及 C 端甘氨酰胺残基的切割。部分 AVP 是以原型的形式从尿中排泄，但是对于排泄的量和影响因素仍存在争议。例如，在健康的正常水化的成人中，基础条件下 AVP 的尿清除率为 0.1～0.6ml/（kg·min），即使是存在溶质利尿的情况下也不会超过 2ml/（kg·min）[32]。AVP 排泄相关的机制尚未明确，可能是通过肾小球滤过，并且在肾小管中被不同程度的重吸收。后者可能与钠离子或其他溶质在近端肾小管的重吸收有关，因为 AVP 的尿清除率变化幅度高达 20 倍，与溶质的清除率直接相关[32]。因此，检测尿 AVP 的排泄不能给血 AVP 的变化提供可靠依据，而当肾小球滤过率或溶质清除不稳定或异常时，则更应谨慎。

（三）渴觉

口渴是人体的一种防御机制，通过增加水的摄入来应对体液不足，可被定义为有意识地感知对水的需求。如前所述，真正的口渴必须与其他决定液体摄入的原因相区别，如口味、饮食偏好、社会风俗。在动物和人类中，细胞外液有效渗透压上升或细胞外液丢失引起的低血容量可导致细胞内脱水，从而诱发口渴[101, 102]。正如预期的那样，这些都是与诱发 AVP 分泌相同的变量，其中高渗显然是最有效的。与 AVP 分泌相似，迄今为止的研究证明渗透性渴觉由位于下丘脑前部的渗透压感受器调控[30, 31]，而低血容量性渴觉似乎是通过激活低压性或高压性压力性感受器及血循环中的 Ang Ⅱ 调控[103, 104]。不管是什么刺激导致了口渴的产生，实际口渴的感觉是在大脑高级中枢形成的，特别是前扣带回（anterior cingulate cortex，ACC）及岛叶皮层（insular cortex，IC），通过丘脑的中继核接收室周器如终板血管器（OVLT）及 SFO（图 15-2）发出的信息[105]。

1. 渗透性渴觉

在健康成人中，有效血浆渗透压超过基线值仅 2%～3% 即可产生强烈的饮水欲望[106]。这一反应不依赖于细胞外液或血容量的变化，因为无论血浆渗透压升高是由输注了高渗溶液还是水的剥夺而引起的，其结果是相似的。能引起有意识的饮水冲动的血浆渗透压的绝对值称为渗透性渴感阈值，具有明显的个体差异，可能是由遗传因素决定的，但在健康成人中其平均值为 295mOsm/kg H_2O [33]。其生理性意义在于这一阈值高于 AVP 释放的渗透压阈值，并且接近于正常情况下尿液达到最高浓度时的血浆渗透压值（图 15-5）。

介导渗透性口渴的大脑通路尚未明确，但是已经明确饮水需求的诱发需要位于下丘脑前腹侧的渗透压感受器及与控制渗透性 AVP 分泌的渗透压感受器位于同一部位的 OVLT 参与 [30, 31]。介导 AVP 分泌及渴觉的渗透压感受器是否是同一种细胞或仅仅是分布于相同的区域仍然不明确 [29]。然而，渗透压感受器的特点都非常相似。无效的血浆溶质，如尿素和葡萄糖，对于 AVP 的分泌影响轻微或无影响，对渴觉同样无刺激作用，而有效溶质如 NaCl 及甘露醇能刺激渴觉产生 [9, 107]。渴觉及 AVP 的渗透压感受器的敏感性无法精确比较，但可能是相似的。因此，在健康成人中，口渴强度的快速增加与血浆 Na^+ 或血浆渗透压直接成正比，且通常在大于阈值 3%～5% 时即无法忍受 [108]。在人类及动物中，水的摄入与口渴的强度也成正比，在最大渗透刺激的情况下，每天可摄入高达 20～25L 的水。摄入的水引起体液的稀释与 AVP 诱导抗利尿效应引起的水分保留互为补充，这 2 种反应在允许饮水的情况下同时发生。

与 AVP 分泌一样，渴感的渗透调节似乎是双峰的，因为血浆渗透压的适度下降会引起饱腹感，降低自发性液体摄入的基本速率 [108, 109]。即使抗利尿作用长期维持在最大水平，这种作用都足以防止低渗性水过多，表明 AVP 的渗透性不适当分泌 [抗利尿激素分泌失调综合征（syndrome of inappropriate antidiuretic hormone secretion，SIADH）] 不会导致低钠血症的发生，除非饱腹感机制受损或其他原因，如前面讨论过的液体摄入中的不受调节的成分引起液体摄入不当 [109]。与 AVP 分泌类似的是，渴觉也会受到口咽或上消化道受体对饮水行为本身的反应的影响 [68]。然而，在人类中，这种机制所引起的渴觉的迅速缓解只能持续几分钟，口渴很快会再次出现，直到有足够的水被吸收使血浆渗透压降低到正常水平。因此，虽然口咽局部的感觉可能对口

渴有显著的短期影响，但最终决定脱水状态时的摄水量的是下丘脑渗透压感受器。

2. 低血容量性渴觉

相对来说，动物和人类产生低血容量性或细胞外液性渴觉的阈值要高得多。对几个物种的研究表明，持续降低血浆容量或血压至少 4%～8%，在某些物种中需要下降 10%～15%，是刺激饮水所必需的 [110, 111]。在人类中，产生渴觉所需的低血容量或低血压的程度还未明确，但很难证明轻度至中度低血容量对渴觉的刺激作用不依赖于脱水导致的渗透压变化。这种人类对细胞外液容积或血压变化敏感性的减弱，可能是一种灵长类动物的直立姿势导致的适应性反应，直立姿势引起血液积聚于下肢，会导致血流和心房充盈压力发生更大的波动。这种短暂的姿势变化引起的血压变化会刺激渴觉（和 AVP 分泌），在这种细胞外液容量正常而只是短暂的分布不均匀的情况下，可能会引起过量饮水和不适当的抗利尿效应。研究还表明，与对压力感受器激活反应迟钝一致，对于人类而言将 Ang Ⅱ 全身性输注至药理学水平后，对渴觉的刺激作用比动物小很多，而在动物中这是已知的一种很有效的致渴因素 [112]。然而这种反应在人类并不是完全缺失的，病理性的高肾素血症患者很少出现多饮可以证明这一点 [113]。低血容量或低血压导致渴觉产生的通路尚不明确，但可能涉及与介导血流动力学对 AVP 分泌的影响相同的脑干压力感受器通路，某些物种中循环 Ang Ⅱ 水平可能也起到作用 [103, 114]。

3. 期前渴觉

最近一些对饮水行为神经通路的研究发现了一种新的渴觉类型，其发生先于渗透和容量平衡变化，被称为"期前渴觉"。最好的案例是，在动物清醒期结束前的最后几小时内，它们的饮水量增加，这有助于在没有液体摄入的睡眠期间维持水量。这种饮水行为似乎是由控制昼夜节律的视交叉上核（suprachiasmatic nucleus，SCN）中含有血管升压素的神经元介导的。SCN 中血管升压素神经元投射到 OVLT，激活渴觉活化神经元，从而能够在睡眠期间维持渗透压稳态 [115]。

4. 血管升压素分泌与渴觉

综合目前已知的人类调节 AVP 分泌和渴觉的方式，可以形成一个简明的系统来维持水的平衡。在

正常生理条件下，渗透调节系统精细调控 AVP 分泌，从而通过调节肾脏水排泄来应对渗透压的微小变化，使血浆渗透压保持在狭窄的范围内。在这种情况下，促发渴觉并不是主要的调节机制，不受调节的液体摄入大于真正的"需求量"，并随后通过渗透压变化调节垂体 AVP 分泌被排出体外。然而，当不受调节的水摄入量不能在血浆 AVP 产生最大抗利尿作用的情况下充分供应身体所需时，血浆渗透压上升到刺激渴觉产生的水平（图 15-5），水的摄入量与高于口渴阈值的渗透压升高程度成正比。

在这个系统中，口渴基本上是一种备用机制，当垂体和肾脏机制不足以将血浆渗透压维持在基线值上下几个百分点之内时才被激活。这种安排的好处是可避免人类频繁地感到口渴。这就要求将行为活动转向寻求饮水，当缺水程度轻微时，可以通过肾脏保水进行代偿，但一旦缺水达到潜在的有害水平，就会刺激水的摄入。血浆渗透压水平低于主观口渴阈值时，将刺激 AVP 分泌以保持足够的身体水分，因此在血浆渗透压轻微升高时无须饮水。过去的研究发现在人类和动物中存在过量的不受调节的（或不需要的）饮水，产生渴觉及 AVP 分泌的有效阈值存在差异，该差异对上述研究发现进行了很好的补充。只有当这种机制不足以维持体液平衡时，口渴引起的可调节的液体摄入才成为预防严重脱水的主要防御机制。

三、血管升压素分泌不足或效应异常

AVP 分泌不足或效应异常与尿液浓度降低和尿量增加有关，称为"多尿症"。如果口渴机制是完好的，这将刺激渴觉产生并伴随代偿性的液体摄入增加（"多饮"），以保持体液平衡。最终引起多尿和多饮，以保持正常血浆渗透压和血清电解质浓度。然而，如果口渴机制受损，或者由于任何原因导致液体摄入不足以弥补尿液排泄量的增加，则可能导致高渗和高钠血症及其相关的并发症。AVP 分泌不足导致的典型疾病是尿崩症（diabetes insipidus，DI），这种临床综合征的特征是异常排泄大量的尿液（多尿症），这种尿液是稀释的（低渗性）且没有溶质的味道（无气味的），不同于糖尿病（糖尿病的英文名称 diabetes mellitus 源自希腊语，意为蜂蜜）的特征性高渗、甜味尿液。

许多不同的病理生理机制可引起低渗性多尿（框 15-1）。中枢性尿崩症（也称为下丘脑性、神经源性或神经垂体性尿崩症）是由下丘脑神经垂体 AVP 分泌不足或合成障碍引起的。缺乏 AVP 刺激的肾脏集合管中 AVP 受体 V_2 亚型被激活（见第 10 章），导致大量稀释尿的排泄。在大多数情况下，渴觉机制是完整的，导致代偿性多饮。然而，在中枢性尿崩症的一种类型中，渗透压感受器存在功能障碍，渴觉机制也会受损，从而导致渴觉减退。妊娠性尿崩症是由于孕妇血清中催产素酶或血管升压素酶活性的增加，使 AVP 的代谢加速所导致的短暂性多尿和多饮。妊娠期间 AVP 代谢加速可能使其他原因引起的亚临床 DI 患者从一个相对无症状的状态转变为有症状的状态。肾源性尿崩症是由于肾脏对 AVP 的反应异常所导致的，与中枢性尿崩症相似，尽管垂体 AVP 能正常分泌，也能引起继发性多饮，但仍能引起稀释尿的排泄。引起低渗性多尿的原发性多饮症与其他病因有很大的不同，因其不是由 AVP 分泌不足或肾脏对 AVP 的反应受损引起的，而是由于过度摄入液体所致。由口渴机制的异常所致的被称为"多饮性尿崩症"，由精神疾病引起的通常被称为"精神性多饮"。

（一）中枢性尿崩症

1. 病因

中枢性尿崩症（central diabetes insipidus，CDI）是由于在渗透性刺激下垂体后叶 AVP 分泌不足而引起的。在大多数情况下，这是由于各种获得性或先天性解剖学损伤通过压迫或浸润破坏损害神经垂体引起的（见框 15-1）。神经垂体的破坏程度不同可引起 AVP 分泌的完全或部分缺乏，从而决定了低渗性多尿的严重程度。

尽管有多种病变可能导致中枢性尿崩症，但在各种病变存在的情况下不发生 CDI 的概率比出现 CDI 的概率高。这一明显的不一致性可以通过与这些原因相关的神经垂体生理学和病理生理学原理来解释。

首先，AVP 是在下丘脑合成的（图 15-2），脑垂体后叶仅是含有 AVP 的神经内分泌颗粒的储存和分泌部位。因此，局限于蝶鞍内只影响脑垂体后叶的损伤一般不会引起中枢性尿崩，因为合成 AVP 的

框 15-1 低渗性多尿病因

中枢性（神经源性）多尿
- 先天性（先天性畸形、常染色体显性遗传、精氨酸血管升压素激素运载蛋白基因突变）
- 药物或毒素引起（乙醇、苯妥英、蛇毒）
- 肉芽肿性疾病（组织细胞增生症、结节病）
- 肿瘤（颅咽管瘤、生殖细胞瘤、淋巴瘤、白血病、脑膜瘤、垂体瘤、转移瘤）
- 感染（脑膜炎、肺结核、脑炎）
- 炎症和自身免疫（淋巴细胞性漏斗神经垂体炎）
- 创伤性（神经外科手术、减速性损伤）
- 血管性（脑出血或梗死、脑死亡）
- 特发性

渗透压感受器功能障碍
- 肉芽肿性（组织细胞增生症、结节病）
- 肿瘤（颅咽管瘤、松果体瘤、脑膜瘤、转移瘤）
- 血管性（前交通动脉瘤或结扎、下丘脑出血）
- 其他（脑积水、脑室或鞍上囊肿、创伤、退行性疾病）
- 特发性

AVP 代谢增强
- 妊娠

肾源性尿崩症
- 先天性（X 连锁隐性遗传、AVP V_2 受体基因突变、常染色体隐性或显性遗传、水通道蛋白 –2 基因突变）
- 药物因素（地美环素、锂、顺铂、甲氧氟烷）
- 高钙血症
- 低钾血症
- 浸润性病变（结节病、淀粉样变）
- 血管性（镰状细胞性贫血）
- 机械性（多囊肾、双侧输尿管梗阻）
- 溶质性利尿（葡萄糖、甘露醇、钠、放射性对比剂）
- 特发性

原发性多尿
- 精神源性（精神分裂症、强迫行为）
- 口渴因素（口渴阈值下调、特发性或与中枢性尿崩症类似的病变）

大细胞神经元的胞体仍保持完好，而且 AVP 的释放部位能自发调整和改变，通常 AVP 被释放入大脑底部正中隆起的血管。例如对于完全破坏垂体前叶和垂体后叶的垂体大腺瘤来说，尿崩症是一种不常见的表现，因为这种缓慢扩大的鞍内病变破坏了垂体后叶，只破坏神经末梢，而不是 AVP 神经元胞体。当这种情况发生时，AVP 的释放部位更倾向于转移到垂体柄和正中隆起。有时，这种情况可以在非对比磁共振成像（magnetic resonance imaging，MRI）扫描中检测到，表现为垂体亮点转移到漏斗或正中隆起的层面，但这一过程往往过于弥散而无法以这种方式检测[116]。垂体腺瘤引起的尿崩症的很罕见，即使是完全压迫鞍内容物并引起垂体功能减退的大腺瘤，如果出现尿崩症状也应考虑其他诊断，如颅咽管瘤。因为包膜附着在下丘脑基底部，蝶鞍内或鞍上肿块迅速扩大而没有足够的时间使 AVP 释放部位发生变化（如转移性病变、急性出血），或者伴有弥漫性下丘脑受累的肉芽肿性疾病（如结节病、组织细胞增多症），这往往会造成正中隆起的损伤。对于导致 ACTH 缺乏的垂体巨大腺瘤，实际上更可能是由肾上腺皮质功能减退导致的自由水排泄受损所引起的，表现为类似抗利尿激素分泌失调综合征（SIADH）的低渗状态，这将在下文进行讨论。

其次，神经垂体合成 AVP 的能力大大超过了身体维持水稳态的日常需要。对犬的脑垂体柄的外科切片进行的对照研究清楚表明，需要摧毁下丘脑中 80%～90% 的大细胞神经元才能引起多尿和多饮[117]。因此，即使是导致 AVP 大细胞神经元细胞体破坏的病变也必须引起较大程度的破坏才能引起尿崩症。例如对通过外科切除脑垂体柄的患者的尸检研究可以发现其脑垂体后叶萎缩，以及下丘脑的大细胞神经元的丢失[118]。这种大细胞的丢失可能是由于神经元轴突在手术中被切断所导致的逆行性变性。对于所有神经元来说，一般情况下，发生逆行性神经元变性的可能性取决于切开处（在本例中是垂体柄部位）与神经元细胞体的接近程度。在对人体的研究中清楚地显示了，垂体柄在隔膜鞍的水平（垂体柄低位）切断，产生的尿崩症是短暂的而非永久的；而在大多数情况下，在漏斗的水平（垂体柄高位）切断则导致永久性尿崩症[119]。

导致 AVP 缺乏的几个遗传因素也已被描述。在基因组 DNA 扩增技术应用之前，唯一一个用来研究遗传性下丘脑性尿崩症机制的实验模型是 Brattleboro 大鼠，一种意外发现存在中枢性尿崩症的种系[120]。在这种动物中，疾病表现出一种典型的常染色体隐性遗传模式，其尿崩症仅发生在纯合子中。这种疾病的遗传基础是由于 1 个单一碱基的缺失，从而引起垂体后叶激素运载蛋白编码序列第 3 部分开始的翻译移码。由于该基因缺乏终止密码子，故生成一种经修饰的垂体后叶激素运载蛋白（没有糖肽）和一个长的多聚赖氨酸尾[121]。虽然突变的激素前体在内质网中积聚，但正常等位基因能产生足够的 AVP，因此杂合子是无症状的。相反的，到目前为止，几乎所有人类遗传性中枢性尿崩症的家系都显示出一种常染色体显性遗传模式[122-124]。在这种情况下，尽管有 1 个正常等位基因的表达，在 Brattleboro 大鼠中足以防止杂合子产生疾病，但在人类中仍表现为尿崩症。为了了解这一明显的异常现象，研究人员就此进行了许多研究。导致家族遗传性中枢性尿崩症患者发生尿崩症的原因有如下 2 个潜在的重要线索：①这些患者直到出生几个月至几年后才出现不同程度的 AVP 不足和明显的尿崩征象，然后在随后的几十年中逐渐发展[122, 125]。提示正常等位基因在初始时具有足够的功能，后期才出现失代偿。②有限数量的尸检研究表明，其中一些病例与神经胶质增生和下丘脑大细胞 AVP 神经

元明显丢失有关，但其他病例显示神经元正常，伴随 AVP 表达下降但未见下丘脑异常[126]。T_1 加权 MRI 扫描中通常由神经垂体发出的高信号（见后文）在大多数病例中也不存在，尽管也有一些例外情况[127]。

另一个有趣但无法解释的现象是，这些家庭中的一些成人在儿童时期存在明显的临床尿崩症，但成年后病情有所缓解，可能是因为肾或肾上腺功能不全或 AVP 合成增加所导致的，但没有证据能够证明[128]。

家族性中枢性尿崩症的常染色体显性遗传模式是由 AVP 运载蛋白前体基因的突变引起的（图 15-9）。到目前为止所明确的所有突变都在基因的编码区，只影响 1 个等位基因。突变位点可以位于所有 3 个外显子中，并可导致信号肽、AVP 及神经垂体运载蛋白部分的前体的氨基酸残基出现改变或缺失。只有 C 末端糖肽（或肽素部分）未发现受累。大多数是错义突变，但无义突变（过早出现

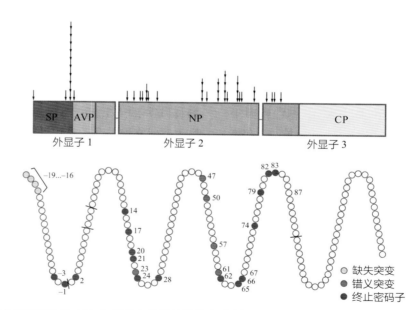

▲ 图 15-9　家族性中枢性尿崩症（CDI）常染色体显性遗传家系中精氨酸血管升压素（AVP）－垂体后叶激素运载蛋白前体基因突变的位置和类型

箭表示不同个体中突变的位置。前体蛋白包含血管升压素（AVP）、肽素（CP）、后叶激素运载蛋白（NP）和信号肽（SP）。缺失和错义突变是指那些去除或取代前体中 1 个或多个氨基酸残基的突变。突变后出现终止密码子会导致前体转录提前终止。需注意，所有的突变都不会导致移码或影响基因中编码肽素的部分，所有的终止密码子都在后叶激素运载蛋白的远端，只有 1 个突变会影响 AVP 的结构。因为 AVP 与后叶激素运载蛋白的结合受到干扰，链内二硫键的形成或在关键的位置需要特别的灵活性而刚性而导致突变前体产生却无法正确折叠，所有上述发现均与该观点一致（引自 Rittig S, Robertson GL, Siggaard C, et al: Identification of 13 new mutations in the vasopressin–neurophysin gene in 17 kindreds with familial autosomal dominant neurohypophyseal DI. *Am J Hum Genet*. 1996;58:107–117; and Hansen LK, Rittig S, Robertson GL: Genetic basis of familial neurohypophyseal diabetes insipidus. *Trends Endocrinol Metab*. 1997;8:363–372.)

终止密码子）和缺失也会发生[129]。所有突变共有的一个特征是，其会导致 1 个或多个已知或经推测对内质网中前体蛋白的加工、折叠和形成寡聚体至关重要的氨基酸出现改变或缺失[122, 124]。根据突变的相关功能效应、疾病的共同临床特征、显性负性致病模式及产后神经垂体变性的尸检和激素证据，有人推测所有的突变都是通过产生一种异常的前体蛋白而产生的，由于不能正确地加工、折叠并转运出内质网，这种蛋白质会积累并最终杀死神经元。在培养的神经母细胞瘤细胞中，几种人类突变 DNA 的表达研究支持了这种错误折叠 – 神经毒性假说，研究发现突变的激素前体在内质网内出现异常转运和积聚，而这些前体在高尔基体内不表达或只有少量表达，提示细胞不能将这些前体包装入神经分泌颗粒[130]。然而，细胞死亡可能不是可利用的 AVP 减少的必要条件。通常情况下，保留在内质网中的蛋白质会被选择性降解，但如果产生了过量的突变体，正常的选择性降解过程被抑制，另一个替代的、非选择性的降解系统（自噬）就会被激活。随着越来越多的突变体前体聚集在内质网中，正常的野生型蛋白被突变蛋白捕获并被激活的非特异性降解系统降解。在这种情况下，成熟且正确包装的 AVP 的数量将明显减少[131, 132]。这解释了在大细胞神经元几乎没有病理改变但是存在尿崩症的情况下，仍然可以检测到少量 AVP 的现象。

Wolfram 综合征是一种罕见的常染色体隐性疾病，伴有尿崩症、糖尿病、视神经萎缩和耳聋（DI，diabetes mellitus，optic atrophy，and deafness，DIDMOAD）。该综合征是由于内质网中在蛋白折叠过程中具有重要作用的 Wolfram 蛋白发生了遗传缺陷[133]。Wolframin 蛋白参与 β 细胞增殖、细胞内蛋白质加工和钙离子平衡，其缺陷会导致广泛的内分泌和中枢神经系统（central nervous system，CNS）疾病。尿崩症通常是室旁核和视上核大细胞神经元减少的一种晚期表现[134]。

在成人和儿童中，特发性 AVP 缺乏症是一个很大的疾病分类。一项针对儿童的研究表明，半数以上（54%）的中枢性尿崩症病例被归类为特发性[135]。这些患者没有任何病史或临床证据表明有与尿崩症有关的损伤或疾病，垂体下丘脑区的 MRI

除了显示垂体后叶亮点缺失、有时垂体柄有不同程度增厚以外，通常没有异常。有证据表明，许多患者可能存在自身免疫性神经垂体破坏，这可以解释他们的 DI。首先，有文献证明淋巴细胞性漏斗神经垂体炎存在于特发性尿崩症患者亚群中[136]。垂体前叶淋巴细胞浸润，即淋巴细胞性垂体炎，已被认为是垂体前叶缺陷的原因之一，但是直到尸检发现 1 例尿崩症患者脑垂体后叶也有类似的表现，才认识到神经垂体也能发生这种病变[137]。自最早的初次报道以来，已经描述了一些类似的病例（包括产后的病例），具有淋巴细胞性垂体炎症的特征[138]。随着 MRI 技术的出现，可以基于垂体柄增粗和（或）垂体后叶增大来诊断淋巴细胞性漏斗神经垂体炎，其与垂体肿瘤的表现相似。在这些病例中，MRI T_1 加权图像上的特征性亮点丢失。垂体柄的增大过程类似肿瘤，导致其中一些患者由于被怀疑是垂体肿瘤而接受手术。

此后，对一些怀疑患有漏斗神经垂体炎并且没有其他引起尿崩症的明显原因的患者进行随访，显示垂体柄增厚可以逐渐消退[135, 136, 139]。有几个病例同时存在中枢性尿崩症和神经垂体炎，他们可能同时存在淋巴细胞性漏斗神经垂体炎和垂体炎[140-143]。在许多特发性尿崩症病例中，支持自身免疫性病因的第二个证据是在 1/3 的特发性尿崩症患者及 2/3 伴有朗格汉斯细胞组织细胞增生症的患者血清中发现了 AVP 抗体，但这一抗体不存在于肿瘤引起的尿崩症患者中[144]。最近发现的一种发生于中老年人的漏斗神经垂体炎，与免疫球蛋白 G4（IgG4）相关的全身性疾病相关[145, 146]。各种器官，特别是胰腺，被 IgG4 浆细胞浸润，神经垂体炎只是多器官疾病的一种表现，可能也侵犯其他内分泌腺体。基于就诊时的年龄和性别及其他系统性疾病的证据，应考虑 IgG4 为 DI 的一个病因。可以通过血清 IgG4 水平的升高及活组织病理检查的特征来确诊，其特征是对类固醇或其他免疫抑制剂物有反应。

2. 病理生理学

尿量与尿渗透压之间正常的非线性反比关系（图 15-5）意味着最大 AVP 分泌量开始减少时不会导致尿量的增加，足以在临床通过多尿来检测。一般情况下，基础 AVP 分泌必须下降到正常值的 10%～20% 以下，才能导致基础尿渗透压下降到

< 300mOsm/kg H_2O，尿流量增加到产生症状的水平（即 > 50ml/（kg BW · d））。由此导致的身体水分流失会引起血浆渗透压的轻微上升，从而导致口渴，并引起代偿性多饮。故导致水摄入量增加，从而恢复与尿量的平衡，并将体液的渗透压稳定在一个新的、略高但仍然正常的水平。随着 AVP 缺乏的加剧，这种血浆渗透压的稳态水平将接近口渴的渗透阈值（图 15-5）。重要的是要认识到，AVP 的缺乏不一定足以引起多尿和多饮的发生，只有在达到或低于口渴的渗透阈值的情况下，可达到的最大血浆 AVP 浓度不足以浓缩尿液时才会导致多饮多尿[147]。能够导致这种现象发生的神经垂体破坏程度因人而异，这在很大程度上是由于渗透调节系统的调定点和敏感性的个体差异[33]。对不同严重程度、持续时间和原因的 DI 患者的 AVP 水平的功能测试表明，一般来说，AVP 分泌能力必须至少降低 75%～80% 才能导致明显的多尿。这也与实验性脑垂体柄切断的犬及接受过垂体手术的患者的神经解剖学研究中视上核细胞丢失这一发现相一致[117, 118]。

由于 AVP 分泌受损或缺乏的患者的肾脏保钠机制正常，因此不伴钠缺乏。尽管未经处理的 DI 会导致高渗透压及容量不足，但在水分严重丢失之前，通过将水从细胞内液转运到渗透浓度更高的细胞外液，可以将容量的丢失最小化。这种现象在细胞外液 Na^+ 浓度增加后并不明显，因为这种渗透性水转运导致血清 Na^+ 浓度的增加比其他情况下要慢。但是，当不含钠的溶质如甘露醇注入体内时，由于细胞内水转移到细胞外液导致血清 Na^+ 浓度稀释性降低，这种作用更为明显。由于 DI 患者的尿液保钠机制没有受损，ECF 体积一般不会明显减少，维持渗透平衡主要的调节机制是刺激口渴和 AVP 的分泌（无论何种程度，神经垂体仍能分泌 AVP）。在完全缺乏 AVP 分泌（完全性 DI）的情况下，患者完全依赖于水的摄入来维持水的平衡。但是，在 AVP 分泌功能部分残留（部分性 DI）的情况下，血浆渗透压可逐渐达到允许中等程度尿浓缩的水平（图 15-10）。

神经垂体手术或外伤后出现 DI 是一种特殊的情况，可以遵循几种不同的、明确定义的模式中的任何一种。在一些患者中，多尿在损伤后 1～4 天发生，并能自发缓解。较少的情况下，DI 是永久

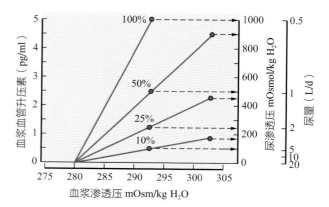

▲ 图 15-10　垂体后叶功能正常（100%）患者及 AVP 分泌的神经元功能减退的患者（正常水平的 50%、25% 和 10%）血浆精氨酸血管升压素（AVP）水平、尿渗透压与血浆渗透压的关系比较

需注意，在血浆渗透压为 293mOsm/kg H_2O 的情况下，分泌能力为 50% 的患者血浆 AVP 水平和尿渗透压只能达到正常人的 50%。然而，随着血浆渗透压的增加，该类患者最终可以分泌足够的 AVP，以接近最大的尿渗透压。相比之下，AVP 分泌神经元缺陷更严重的患者在任何血浆渗透压水平下均无法达到最大的尿渗透压（引自 Robertson GL: Posterior pituitary. In Felig P, Baxter J, Frohman LA, eds. *Endocrinology and Metabolism*. New York: McGraw-Hill; 1986:338-386.）

性的，并且无限期地持续（见前文中关于垂体柄水平切断与永久性 DI 的发展之间的关系的讨论）。有趣的是，脑垂体柄横断可引起三相反应（图 15-11）[119]。DI 的最初阶段（第一阶段）是由于轴突休克和受损神经元功能缺失所导致的，这一阶段持续数小时至数天。然后是抗利尿阶段（第二阶段），这是由于 AVP 从断开和退化的垂体后叶或切断后残余的神经元不受控制地释放[148]。在第二阶段大量摄入液体不能抑制 AVP 的分泌，并可能导致低钠血症。抗利尿作用可持续 2～14 天，然后退化的脑垂体后叶中 AVP 耗尽后，尿崩症复发（第三阶段）[149]。

据报道，手术前后均无尿崩症的患者，经蝶窦手术治疗垂体微腺瘤后出现短暂性低钠血症，一般发生在术后 5～10 天[150]。如果仔细随访这类患者，发病率可能高达 30%，尽管大多数病例都是轻度和自限的[151, 152]。这是由于通过与三相反应相同的机制出现了不适当的 AVP 分泌，因为最初的神经叶或垂体柄损伤不足以损害 AVP 分泌而产生尿崩症的临床表现，这些病例通常只发生第二阶段（孤立的第二阶段）（图 15-11）[153]。

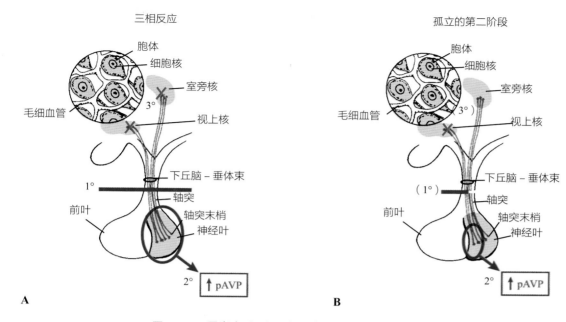

三相反应

孤立的第二阶段

▲ 图 15-11　尿崩症（DI）三相反应和孤立的第二阶段的病理生理学的机制

A. 在三相反应中，DI 的第一阶段是在垂体柄部分或完全切断后开始的，下丘脑 AVP 神经元胞体与垂体后叶的神经末梢之间的连接被切断，从而阻断了 AVP 的分泌（1 度）。随后几天内出现第二阶段的抗利尿激素分泌失调综合征（SIADH），这是由垂体后叶退化的神经末梢不受控制地释放 AVP 入血所引起的（2 度）。在脑垂体后叶中储存的 AVP 全部释放后，如果下丘脑中 80%～90% 以上的 AVP 神经元胞体发生了退行性变，将导致第三阶段即尿崩症复发（3 度）。B. 在孤立的第二阶段，垂体柄受损但没有完全离断。虽然最大 AVP 分泌反应会因垂体柄损伤而减弱，但如果仍有至少 10%～20% 的神经纤维能够连接下丘脑的 AV P 神经元胞体与垂体后叶神经元终端末梢，则不会导致尿崩症（1 度）。然而，接下来的几天，第二阶段的 SIADH 仍然会出现，这是由受损或切断的垂体后叶退化的神经末梢不受控制地释放 AVP 所致（2 度）。由于垂体后叶有一小部分被破坏而失神经，垂体退化时释放的 AVP 将比完整的三相反应更少且持续时间更短。在垂体后叶受损部位储存的 AVP 全部释放后，第二阶段停止，但如果低于 80%～90% 的下丘脑 AVP 神经元胞体发生退行性变，则不会出现临床 DI（3 度）。pAVP. 血浆精氨酸血管升压素浓度（引自 Loh JA, Verbalis JG: Disorders of water and salt metabolism associated with pituitary disease. *Endocrinol Metab Clin North Am.* 2008;37:213–234.）

一旦 AVP 分泌缺乏持续超过几周，即使破坏神经垂体的根本原因被消除，也很少能得到改善。但例外的是术后出现尿崩症的患者能自发缓解。虽然术后 DI 持续数周以上再恢复的患者较为少见，但据报道仍有长期 DI 后恢复的病例[149]。通过垂体柄切断后的神经垂体病理组织学检查可以找到改善和缓解的原因[154, 155]。神经垂体神经细胞中具有完整的核周体的轴突能够再生并形成新的神经末梢，并能将 AVP 释放到附近的毛细血管中。在动物中，这可能伴随着在垂体柄断端长出球状物，成为一个新的很小的神经叶。在人类中，再生过程似乎进行得更慢，新的神经叶的形成还没有被发现。尽管如此，对 1 例垂体切除 18 个月后的患者被切断的垂体柄进行组织学检查，结果表明其发生了神经垂体纤维重组，并伴有末端神经内分泌颗粒分泌至附近的血管，与正常垂体后叶的组织学特征非常

类似[155]。

几乎所有的 CDI 患者分泌 AVP 的能力都是有限的，认识这一点有助于我们理解这一疾病其他令人困惑的特征。在许多患者中，长时间严格限制水的摄入使血浆渗透压上升 1%～2%，就会产生足够的 AVP 来浓缩尿液（图 15-12）。随着血浆渗透压的进一步升高，部分性 DI 的患者甚至能分泌足够的 AVP 从而接近最大尿渗透压（图 15-10）。然而，这不应该引起对尿崩症的诊断的疑问，因为这些患者的尿渗透压在血浆渗透压处在正常范围时仍然会不适当地偏低，并且能对外源性 AVP 给药做出反应，使尿渗透压进一步升高。这些对脱水的反应说明了在大多数情况下 AVP 缺乏的相对性质，并强调在能够随意摄入水分的基础条件下，渴觉机制对限制残余的分泌能力的重要性。

中枢性尿崩症也与肾脏对 AVP 反应的变化有

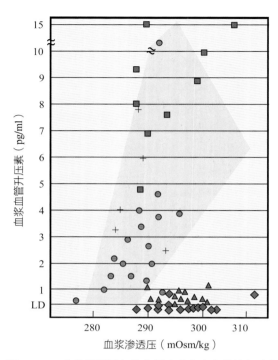

▲ 图 15-12 多种原因引起的多尿症患者中血浆精氨酸血管升压素（AVP）与血浆渗透压的关系

所有的测量均在标准脱水试验结束时进行。阴影区域表示正常范围。在重度（蓝色菱形◆）或部分性（蓝色三角▲）中枢性尿崩症（DI）患者中，与血浆渗透压相比，血浆 AVP 几乎总是低于正常水平。相比之下，原发性多尿（红色圆形●）或肾源性 DI（蓝色方形■）患者的数据始终在正常范围内或高于正常值（引自 Robertson GL: Diagnosis of diabetes insipidus. In Czernichow AP, Robinson A, eds. *Diabetes Insipidus in Man: Frontiers of Hormone Research.* Basel, Switzerland: S. Karger; 1985:176.）

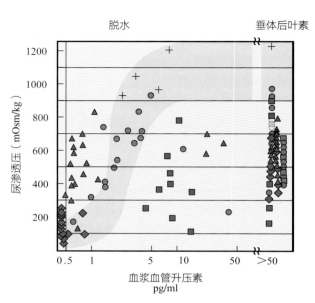

▲ 图 15-13 多种原因引起的多尿症患者中尿渗透压与血浆精氨酸血管升压素（AVP）的关系

所有的测量均在标准脱水试验结束时进行。阴影区域表示正常范围。在重度（蓝色菱形◆）或部分性（蓝色三角▲）中枢性尿崩症（DI）患者中，当血浆 AVP 浓度接近最大时，尿渗透压正常或超过正常。在肾源性 DI（蓝色方形■）患者中，相对于血浆 AVP 浓度，尿渗透压总是低于正常水平。在原发性多尿症（红色圆形●）患者中，当血浆 AVP 接近最大水平时，尿渗透压通常处于正常范围，但当血浆 AVP 较高时尿渗透压通常低于正常值（引自 Robertson GL: Diagnosis of diabetes insipidus. In Czernichow AP, Robinson A, eds. *Diabetes Insipidus in Man: Frontiers of Hormone Research.* Basel, Switzerland: S. Karger; 1985:176.）

关。最明显的变化是最大浓缩能力的降低，这可能是由于慢性多尿导致肾脏髓质浓度梯度无法建立及肾集合管主细胞 AQP2 合成减少。这种缺陷的严重程度与多尿的程度成正比，并且与病因无关[147]。因此，在所有类型的尿崩症中，在 AVP 达到最高有效血浆浓度时尿液浓度都有所降低。在中枢性尿崩症患者中，这种浓缩异常在一定程度上被肾脏对低水平 AQP 敏感性的明显增加所抵消（图 15-13）。这种增敏反应的原因尚不清楚，但其可能反映了继发于激素慢性缺乏的 AVP V_2 受体表达或功能的上调[156]。

（二）渗透压感受器功能异常

1. 病因

大量的动物实验文献表明，控制 AVP 分泌及口渴的主要渗透压感受器位于下丘脑前部，称为

"AV3V 区"，动物体内这一区域的病变，可引起渴觉受损和渗透刺激的 AVP 分泌受损，两者共同导致高渗[30, 31]。关于人类的初步研究将这种综合征描述为原发性高钠血症，随后的研究使用"渴感减退性高钠血症"来描述，因为大多数患者都有明显的渴觉减退[157, 158]。根据已知的病理生理学知识，所有这些综合征都可以归类为"渗透压感受器功能障碍综合征"[159]。尽管引起这种情况的病理病变差别很大，但迄今为止报道的所有病例都是由与框 15-1 所述不同脑损伤有关的不同程度的渗透感受器破坏引起的。其中许多是与引起中枢性尿崩症相同的病变类型，但与 CDI 不同的是，这些病变通常更多见于下丘脑吻侧，这与初级渗透压感受细胞位于下丘脑前部的位置相一致（图 15-2）。这种疾病特有的一种病变是前交通动脉瘤。因为供应第三脑室前壁的小动脉起源于大脑前交通动脉，该部位的动脉瘤

（尤其是通过外科手术修复这种动脉瘤时通常需要结扎前交通动脉）会导致下丘脑含有渗透压感受细胞的组织发生局部梗死[160, 161]。

2. 病理生理学

渗透压感受器功能异常患者的主要缺陷是缺乏调节渴觉的渗透压感受器。尽管激素对非渗透性刺激的反应是完好的，其 AVP 的渗透压调节也受损，鲜有例外（图 15-14）[162, 163]。已有文献描述了如下以渴感和（或）AVP 分泌反应缺陷为特征的渗透压感受器功能障碍的 4 种主要模式：①引起口渴和 AVP 分泌的渗透压感受器上调（在异常升高的血浆渗透压水平下引起正常的 AVP 分泌和口渴反应）；②部分渗透压感受器破坏（在任何渗透压水平下 AVP 分泌和口渴反应减弱）；③渗透压感受器完全破坏（在任何渗透压水平下均无 AVP 分泌和口渴反应）；④选择性渴觉渗透调节功能障碍，伴有正常的 AVP 分泌[159]。无论实际是何种模式，除了 AVP 分泌的各种缺陷外，渗透压感受器功能异常的特征是异常的口渴反应。因此，当血浆渗透压上升

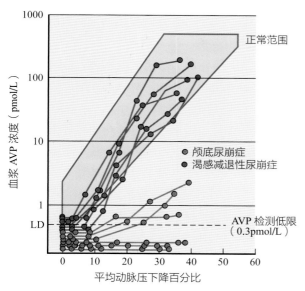

▲ 图 15-14　对中枢性 DI（颅底尿崩症）和渗透压感受器功能障碍（脂肪性尿崩症）患者注射咪噻吩后产生的血浆精氨酸血管升压素（AVP）引起动脉低血压的反应。阴影区域表示健康志愿者的正常反应

需注意，尽管渗透压感受器功能障碍患者的 AVP 分泌对高渗的反应缺失或明显减弱，但他们对低血压引起的压力感受器刺激的反应是正常的（引自 Baylis PH, Thompson CJ: Diabetes insipidus and hyperosmolar syndromes. In Becker KL, ed. *Principles and Practice of Endocrinology and Metabolism,* Philadelphia: JB Lippincott; 1995:257. ）

时，这些患者无法充分饮水，其血浆渗透压的新调定点远远高于正常的口渴阈值。与 CDI 患者由于存在口渴反应而能够使血浆渗透压维持在正常范围内不同，渗透压感受器功能障碍患者的渗透压一般在 300～340mOsm/kg H₂O。这再次强调了正常的渴觉机制在维持体液平衡方面的关键作用，仅是完整的肾功能不足以将这些患者的血浆渗透压维持在正常范围。

渗透压感受器功能障碍患者高渗和高渗性脱水的发生率和严重程度受多种因素的影响。首先是维持一定程度的渗透刺激口渴和 AVP 分泌的能力，这将决定血浆渗透压新的调定点。其次是影响水排泄率的环境因素。当体力活动极少、环境温度无升高时，肾脏和无感失水的总体失水率较低，患者的饮食可能足以长期维持相对正常的水平衡。任何增加出汗、呼吸频率或尿量的因素都会大大加快失水速度，从而暴露出患者无法适当地代偿性增加水的摄入[12]。在这种情况下，可以快速进展为严重甚至致命的高钠血症。当脱水仅为中度（血浆渗透压 =300～330mOsm/kg H₂O）时，患者通常无症状，容量缺乏的表现很轻微。但如果脱水严重，患者可表现出低血容量的症状和体征，包括虚弱、体位性眩晕、瘫痪、神志不清、昏迷、氮质血症、低钾血症、高血糖和继发性醛固酮增多症（见下文"尿崩症的临床表现"）。严重者可能出现横纹肌溶解症，血清肌酶水平明显升高，偶尔出现急性肾衰竭。

然而，还有第 3 个因素可以影响这些患者的高渗和脱水程度。对于所有渗透压感受器功能障碍的病例，脑干到下丘脑的传入通路是完整的。因此，这些患者通常对压力感受器介导的刺激或其他非渗透性刺激如低血容量和低血压（图 15-14）及恶心（图 15-8）有正常的 AVP 分泌和肾脏浓缩反应[158, 162, 163]。这有防止严重脱水的作用，因为随着低血容量的发展，将通过脑干压力感受通路刺激 AVP 分泌（图 15-2）。虽然是保护性的，但这种作用往往会引起混淆，因为有时这些患者表现出尿崩症，但在其他时候他们可以正常地浓缩尿液。尽管有时患者尿液浓度可能完全正常，但如果出现渴觉缺乏或异常所引起的难治性高渗，临床医生应该警惕渗透压感受器功能障碍的存在。

在一些渗透压感受器功能障碍患者中，被动补

水可能导致与尿液浓缩不当相关的低钠血症[157, 158]。这种相悖的缺陷类似于 SIADH 中的表现，这种低钠血症被认为是由 2 种不同的发病机制引起的。一种是由渗透性抑制和刺激激素分泌的能力缺失所导致的持续或固定的 AVP 分泌。这些观察结果及电生理学数据强烈提示渗透调节系统是双峰的（即由对神经垂体的抑制性和刺激性输入组成，见图 15–6）[43]。另一种似乎是由于对 AVP 的抗利尿作用过度敏感，因为即使激素水平无法检测到，一些患者的尿液渗透压仍可能继续升高[158]。

在没有明显下丘脑病变的老年人中，渴觉减退是一种常见的表现[164]。在这种情况下，尚不清楚缺陷是发生在下丘脑渗透压感受器、向皮层的投射还是在其他调节机制中。然而，该病变可能与渗透压感受器无关，因为在老年人中，除了少数研究显示血浆 AVP 水平相对于血浆渗透压降低外，在大多数情况下，AVP 基础水平和经过刺激后的血浆 AVP 水平相对于血浆渗透压基本正常，甚至高反应[165]。

（三）妊娠期尿崩症

1. 病因

血浆 AVP 的相对缺乏也可能是由于 AVP 代谢率的增加所致[100, 166]。这种情况只在妊娠期间观察到，因此通常被称为"妊娠期尿崩症"[167, 168]。这是由于半胱氨酸氨基肽酶（催产素酶或血管升压素酶）的作用，其通常由胎盘产生，可以降解循环中的催产素以防子宫过早收缩[169]。由于 AVP 和 OT 之间的结构相似，这种酶能降解这 2 种肽[170]。妊娠期尿崩症有 2 种类型[169]。在第一种类型中，半胱氨酸氨基肽酶活性异常升高。这种综合征被称为血管升压素抵抗性妊娠期尿崩症[171]。该疾病可能与子痫前期、急性脂肪肝和凝血病 [如 HELLP 综合征（溶血、肝酶升高和血小板减少）] 有关。这些患者的肝脏血管升压素代谢降低[172]。通常在之后的妊娠中，这些女性既没有尿崩症也没有急性脂肪肝。在第二种类型中，血管升压素的代谢清除加速，使患有特定疾病（轻度肾源性 DI 或部分性 CDI）且血管升压素功能处于临界状态的患者出现尿崩症。AVP 被迅速破坏，神经垂体的功能无法跟上增加的需求。患者分娩通常能够正常进行，哺乳无困难。如果未发现患者发生了尿崩症，可能会发生严重脱水，这可能对孕妇和胎儿产生威胁。这种疾病与妊娠期短暂性肾源性尿崩症（nephrogenic DI，NDI）的关系尚不清楚[171]。

2. 病理生理学

妊娠期尿崩症的病理生理学特征与中枢性尿崩症相似。唯一的区别是，通常不能通过给予 AVP 来纠正多尿，因为外源性 AVP 和内源性 AVP 一样会被快速降解，但可通过去氨升压素治疗来控制，去氨升压素是一种 AVP V_2 受体激动剂，对催产素酶或升压素酶降解的抵抗力更强[169]。需注意，部分性 CDI 患者只能维持低水平的 AVP，而代偿性 NDI 患者肾脏对 AVP 反应的缺乏可能不是绝对的，这两类患者可能没有多尿的症状。然而，随着妊娠期 AVP 的破坏加速，潜在的 DI 可能会变得明显。因此，不应简单地假定妊娠期出现尿崩症是单纯由催产素酶或血管升压素酶引起的，相反，应该评估这些患者是否存在其他潜在的病因（框 15–1）[173]。

（四）肾性尿崩症

1. 病因

对 AVP 的抗利尿作用的抵抗通常是由于肾脏内的某些缺陷引起的，通常被称为"肾源性尿崩症"（NDI）。1945 年，在几例患有家族性、性染色体连锁疾病的患者中首次认识到该疾病。随后，又发现了其他 X– 连锁的家族性 NDI 的家系。NDI 的临床研究表明，患者从出生开始就存在症状性多尿，血浆 AVP 水平正常或升高，对 AVP 抗利尿作用的抵抗可以是部分的或接近完全性的，这种疾病主要影响男性，在女性携带者中通常表现为轻度或无症状[174]。超过 90% 的先天性 NDI 是由 AVP V_2 受体突变引起的（见第 44 章）[175, 176]。大多数突变发生在物种之间高度保守和（或）相似受体之间保守的受体基因区域，例如与 AVP V_{1A} 或 OT 受体具有同源性的部分。通过体外表达研究了其中一些突变对受体合成、加工、转运和功能的影响[177, 178]。

研究表明，不同的突变导致了细胞加工和受体功能方面的多种不同缺陷，根据转运到细胞表面、与 AVP 结合和（或）刺激腺苷酸环化酶的不同可分为如下四大类：①突变受体不能插入细胞膜内；②突变受体可插入细胞膜内但不与 AVP 结合或对 AVP 无反应；③突变受体插入细胞膜内，能够与

AVP 结合，但不激活腺苷酸环化酶；④突变蛋白插入细胞膜并结合 AVP，但腺苷酸环化酶激活异常。两项研究表明临床表型与基因型和（或）细胞表型相关[177, 179]。导致先天性肾源性尿崩症的约 10% 的 V₂ 受体缺陷为新发突变。病例新发突变率高及大量经鉴定的突变，阻碍了基因鉴定的临床应用，因为必须对受体基因的整个开放阅读框架而不是短序列的 DNA 进行测序。尽管如此，在选定的家系中使用自动基因测序技术已经被证明可以识别临床疾病患者和无症状携带者的突变[180]。虽然大多数 X-连锁 V₂ 受体缺陷的女性携带者没有临床表现，但有症状的 NDI 患者也有被报道[174]。携带者对血浆 AVP 反应表现为最大尿渗透压降低，但因为没有明显的多尿，患者通常无症状。在一项研究中，1 名女性由于 V₂ 受体突变表现出严重的 NDI，这很可能是由于正常 X 染色体发生了畸变失活[181]。

先天性 NDI 也可能是由编码 AQP2 的常染色体基因突变引起的，AQP2 是肾脏髓质集合管中的水通道蛋白。当先证者是女性时，很可能是 12 号染色体 q12~q13 区 AQP2 基因发生了突变[182]。已有超过 25 种不同的 AQP2 基因突变被发现[183]（见第 44 章）。患者可能是 2 种不同的隐性突变的杂合子或来自于父母双方的相同异常的纯合子[184, 185]。由于这些突变大多是隐性的，除非存在近亲结婚，否则患者通常没有 DI 家族史。对这些突变的功能表达研究表明，所有这些突变都会导致不同程度的水转运减少，因为这些突变的水通道蛋白不以正常数量表达，而是存在于各种细胞器中，或者不能有效地发挥作用。无论突变类型如何，AQP2 突变引起的肾源性尿崩症的肾脏表现与 V₂ 受体突变产生的相同。有趣的是，在 AQP2 突变的患者中，AVP V₂ 受体激动剂仍然能促进血管性血友病因子（von Willebrand factor，vWF）从患者内皮细胞的 Weibel-Palade 小体中释放。细胞通路和水转运的一些缺陷可以通过使用类似伴侣作用的化学物质来逆转，表明可能是 AQP2 突变体的错误折叠导致了错误的转运[186]。已发现类似的伴侣蛋白在逆转细胞表面选择性突变的 AVP V₂ 受体的表达和功能缺陷中起到有益作用[187]。

肾源性尿崩症还可能由多种药物、疾病和代谢紊乱引起，包括锂、低钾血症和高钙血症（见框 15-1）。其中一些疾病（如多囊肾）会影响肾脏的正常结构，干扰正常的尿液浓缩过程。然而，动物模型的实验研究表明，许多动物在肾集合管中都出现了 AQP2 表达的下调（图 15-15；另见第 10 章）[188, 189]。低钾相关的多尿与肾脏 AQP2 的表达减少相平行，补钾能够重建正常的尿浓缩机制，并使 AQP2 在肾脏的表达恢复正常[190]。同样，高钙血症也与 AQP2 的下调有关[191]。低蛋白饮食降低了尿液浓缩的能力，主要是由于输送到髓质的尿素减少，降低了髓质浓度梯度，但是低蛋白饮食的大鼠中也观察到了 AQP2 的下调，这可能是使尿液浓缩能力下降的另一个原因[192]。双侧尿路梗阻导致无法产生最大浓度的尿液的大鼠模型中显示 AQP2 的下调，在解除梗阻后仍能持续数天[193]。然而，目前尚不清楚这些 AQP2 表达的影响因素中哪些是主

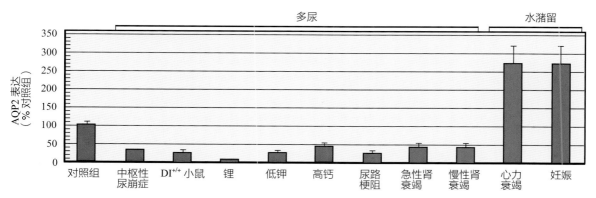

▲ 图 15-15　肾脏水通道蛋白 -2 在多尿和水潴留动物模型中的表达

需注意，肾脏水通道蛋白 -2 的表达在所有多尿动物模型中与对照组水平相比都是下调的，但在抗利尿不当的动物模型中表达上调。DI⁺/⁺. 遗传性尿崩症（引自 Nielsen S, Kwon TH, Christensen BM, et al: Physiology and pathophysiology of renal aquaporins. *J Am Soc Nephrol.* 1999; 10:647-663.）

要的，哪些是次要的，以及通过哪些细胞机制能够下调 AQP2 的表达。

使用锂来治疗精神疾病是导致药物性 NDI 最常见的原因，并参与导致这种疾病的多种可能机制。长期使用锂治疗的患者中多达 10%～20% 可能出现一定程度的 NDI[194]。众所周知，锂干扰了 cAMP 的产生，并可导致动物肾脏 AQP2 水平降低 95%[195, 196]。在实验动物和人类中水通道蛋白的缺陷是可以缓慢纠正的，但在某些情况下，如与肾小球或间质性肾炎有关时，可以是永久性的[197, 198]。其他几种已知可以诱导肾脏浓缩缺陷的药物也与 AQP2 合成的异常有关[199]。

2. 病理生理学

与 CDI 类似，肾脏对 AVP 的抗利尿作用敏感性降低也会导致稀释尿量增加、体液减少和血浆渗透压升高，然后通过刺激口渴引起水摄入的代偿性增加。因此，体液的渗透压稳定在一个接近于口渴的渗透压阈值的稍高的水平。与 CDI 患者一样，多尿和多饮的程度取决于多种因素，包括肾脏对 AVP 不敏感的程度、调定点、口渴和 AVP 分泌的敏感性的个体差异，以及总溶质负荷。值得注意的是，肾脏对 AVP 不敏感不一定足以导致多尿。只有缺陷足够严重，在正常水摄入不受限制能达到的血浆 AVP 水平（即接近口渴渗透阈值的血浆渗透压值）条件下，机体仍能抑制尿液的浓缩，才会导致多尿。与 AVP 缺乏状态类似的计算表明，肾脏 AVP 的敏感性降低 10 倍以上时才能满足这一要求。由于肾脏对激素的不敏感常常是不完全的，特别是在获得性而非先天性 NDI 的情况下，当缺水或使用大剂量去氨升压素时，许多 NDI 患者能够不同程度地浓缩尿液。

动物实验对 AQP2 表达的研究（见第 10 章）中有关肾脏浓缩机制的信息表明，NDI 的一种形式很可能与所有类型的尿崩症（包括原发性多饮症）相关。与 Long-Evans 对照组大鼠相比，Brattleboro 大鼠肾 AQP2 表达水平较低，AQP2 水平降低可以通过 AVP 或去氨升压素治疗来纠正，但这一过程需要 3～5 天，在此期间，尽管血 AVP 已达到药理学浓度，尿液浓度仍然低于正常水平[200]。同样，长期过量饮水对 AVP 的生理性抑制也会导致肾集合管 AQP2 水平的下调[200]。临床上，众所周知，在禁

水试验中给予去氨升压素以区分各种原因的 DI 时，CDI 和原发性多饮症的患者的尿液往往无法达到最大程度的浓缩。长期以来，这种效应一直被认为是由于多尿症患者的高尿流率而导致的髓质浓度梯度降低。然而，根据动物实验的结果，可以肯定的是，对 AVP 反应的降低至少部分是由于肾脏 AQP2 表达的下调。这也解释了为什么在对原发性多饮症和 CDI 患者进行限水或抗利尿治疗后，通常需要数天才能恢复正常的尿浓度[201]。

（五）原发性多饮症

1. 病因

过多的液体摄入也会导致低渗性多尿和多饮症。因此，这种疾病必须与各种原因的 DI 区分开来。此外，尽管垂体和肾功能正常，这种疾病的患者很明显与中枢性尿崩症（血浆渗透压降低抑制 AVP 分泌）和肾源性尿崩症（由于血浆 AVP 降低而导致肾脏 AQP2 表达降低）有很多共同特征。有许多不同的名称用于描述液体摄入过多的患者，但"原发性多饮症"一词仍然是最好的描述，因其不假定任何特定的增加液体摄入量的原因。原发性多饮症通常是由严重的精神疾病引起的，如精神分裂症、躁狂症或强迫症，在这种情况下，其被称为"精神性多饮"[202]。这些患者通常不是真正的口渴，其多饮是出于奇怪的动机，如需要清除体内的毒物。对一家精神病院的一系列多饮症患者的研究表明，多达 42% 的患者有多饮症的表现，而且在大多数报道的病例中没有发现多饮症的明确原因[203]。

然而，原发性多饮也可能是由渗透调节口渴的异常引起的，在这种情况下，其被称为"致渴性尿崩症"[204]。这些患者没有明显的精神疾病，其多饮是由于持续的口渴。致渴性尿崩症通常是特发性的，但也能继发于下丘脑的器质性结构性病变，通常与 CDI 的病因相同，如下丘脑的神经系统结节病、结核性脑膜炎、多发性硬化或创伤。因此，所有的多饮症患者都应该在进行脑部 MRI 扫描后，才能将其过量饮水症状诊断为特发性或精神性的。能引起口干的药物或引起肾素和（或）血管紧张素水平病理性升高的周围疾病也可导致原发性多饮症[113]。

最后，有时出于证明有效的（如复发性肾结石）

或未经证实的健康原因，医生、护士或非专业媒体建议患者大量饮水以维持健康，可能会导致原发性多饮症[205]。这些患者没有明显的精神疾病症状，但也否认口渴，通常将他们的多饮归因于多年来坚持的饮水习惯。

2. 病理生理学

原发性多饮在病理生理学本质上与 CDI 相反，过量饮水扩大了体液量并轻微地稀释了体液，抑制了 AVP 的分泌，并稀释尿液。由此产生的水排泄率的增加平衡了摄入量的增加，体液的渗透压稳定在一个接近 AVP 分泌渗透压阈值的新的、略低的水平上。多尿和多饮的程度差别很大，这取决于饮水刺激的性质或强度。在渴觉异常的患者中，多饮和多尿每天都是相对恒定的。然而，精神性多饮的患者水的摄入量和尿量往往波动很大。

偶尔，液体摄入量会上升到非常高的水平，超过肾脏的排泄能力，会导致稀释性低钠血症[206]。毋庸置疑，仅水摄入过多有时就足以超过肾脏的排泄能力，并产生严重的低钠血症。虽然正常成人肾脏的水排泄率一般可以超过 20L/d，但每小时最大排泄率很少超过 1000ml。由于许多精神病患者主要是在白天或狂饮阶段饮水，如果摄入足够快，每日总的水摄入量不超过 20L，则可出现一过性的症状水平的低钠血症[207]。在一些研究中，该现象可能在出现最大程度尿液稀释的患者中占比很大，可多达 50%，并能通过自由水利尿效应迅速纠正[208]。根据医院收治的急性症状性低钠血症患者的情况来看，这种疾病的发病率可能被低估了，因为对精神性多饮患者的研究表明血清 Na^+ 浓度的日变化非常明显，从早上 7 点的 141mEq/L 到下午 4 点的 130mEq/L，表明许多患者在白天过量饮水，但夜间会通过利尿进行自我纠正[209]。基于此观点和其他因素考虑，学界将这种疾病定义为"精神性、间歇性低钠血症和多饮"（psychosis intermittent hyponatremia and polydipsia，PIP）综合征[207]。

然而，许多其他伴有精神性多饮症的低钠血症病例已被认为符合 SIADH 的诊断标准，这表明患者存在非渗透性刺激的 AVP 分泌。正如人们所预料的那样，在水摄入量远高于正常值的情况下，几乎任何尿液稀释和水排泄功能的受损都会加剧正水平衡的发展，从而引起低渗。急性精神病本身也会引起 AVP 分泌，通常表现为渗透压稳态的重置[202, 210]。因此，很明显，没有一种单一的机制能完全解释精神性多饮患者低钠血症的发生，但这些病例中很大一部分似乎是由水摄入量增加和各种潜在原因导致的血浆 AVP 水平一定程度的升高引起的。

（六）尿崩症的临床表现、诊断及治疗

1. 尿崩症的临床表现

尿崩症的典型临床表现是由尿液浓缩机制受损引起的多尿和多饮，这已在前面关于各类型尿崩症的病理生理学中描述。有趣的是，DI 患者通常更渴望冷水，似乎冷水能更好地解渴[69]。CDI 患者的典型表现为突然发作的多尿和多饮，这反映了一个事实，即在下丘脑中产生 AVP 的神经元数量下降到正常的 10%～15% 之前，尿液浓度都能维持在合理范围内，之后血浆 AVP 水平下降到一定范围，使尿量急剧增加。

然而，DI 患者，特别是那些渗透压感受器功能障碍综合征的患者，也可能出现不同程度的高渗和脱水，这取决于他们的整体水化状态。因此，了解高渗的临床表现也很重要。这些表现可分为脱水引起的体征和症状，主要是心血管系统症状，以及由高渗本身所引起的体征和症状，由于水在渗透压的作用下从中枢神经系统转移而导致大脑脱水，因此主要表现为神经系统症状。高渗性脱水的心血管表现包括低血压、氮质血症、继发于肾低灌注或横纹肌溶解的急性肾小管坏死和休克[211, 212]。神经系统表现包括非特异性症状，如易怒和认知功能障碍，以及更严重的高渗性脑病表现，如定向障碍、意识障碍、反应迟钝、舞蹈症、癫痫、昏迷、局灶性神经功能缺损、蛛网膜下腔出血和脑梗死等[211, 213]。一项研究还表明，高渗患者深静脉血栓形成的发生率增加[214]。

症状的严重程度与高渗的程度大致相关，但个体差异显著，对于任何一个患者来说，无法准确预测出现症状的血清 Na^+ 水平。与低渗综合征类似，高渗状态持续时间长短可显著影响临床表现。快速发展的严重高渗常与明显的神经症状有关，而在几天或几周内逐渐发展的高渗通常只会引起较轻的症状[211, 215]。在这种情况下，大脑通过增加细胞内溶质含量来抵消高渗引起的细胞皱缩。这些溶质包括

电解质（如钾）和各种有机渗透性物质，以前被称为"自发性渗透溶质"，在大多数情况下，这些溶质与大脑适应低渗时丢失的有机渗透性物质相同 [216]。这一过程的目的是在持续高渗状态下保护大脑避免过度皱缩。然而，一旦大脑通过增加其溶质含量适应了高渗，快速纠正高渗状态可能会导致脑水肿，因为去除积累的溶质需要一定的时间（在动物研究中为 24～48h），在血浆渗透压恢复正常的过程中，溶质去除之前大脑将积累多余的水分 [217]。这种效应通常见于脱水的儿童患者，快速补液可能诱发癫痫发作 [218]，但在成人中，即使是在高渗状态最严重的非酮症高血糖高渗昏迷患者中也很少见。

2. 多尿的鉴别诊断

在开始进行区分各种类型的 DI 和原发性多尿症的诊断性试验之前，应测量 24h 尿量和尿渗透压来明确是否存在低渗性多尿。一般的标准是 24h 尿量应超过 50ml/kg BW，渗透压低于 300mOsm/kg H_2O [219]。同时，应该确定多尿是由渗透性介质如葡萄糖引起的，还是由固有的肾脏疾病引起的。通过常规的实验室检查和临床特征通常可以区分这些疾病。糖尿病和其他类型的溶质利尿通常可通过病史、常规的尿葡萄糖检测和（或）溶质排泄率的测定 [尿渗透压 × 24h 尿量（L）> 15mOsm/kg BW] 排除。一般认为，诊断 DI 需要通过渗透性刺激 AVP 分泌，然后通过直接测量血浆 AVP 水平或通过尿渗透压间接评估 AVP 分泌是否足量。

对于一个已经存在高渗状态、尿液达到很高浓缩程度（即尿渗透压 < 800mOsm/kg H_2O）的患者，诊断简单明了，即通过高渗状态排除原发性多尿症，可诊断为 DI [219]。通过评估对外源性 AVP（皮下注射 5U）的反应可以区分 CDI 与 NDI，使用 AVP V_2 受体激动剂去氨升压素更好 [1- 去氨基 -8-d- 精氨酸血管升压素（DDVAP），1～2μg 皮下或静脉注射]。若注射后 1～2h 内尿渗透压显著增加，说明内源性 AVP 分泌不足，因此可以诊断为 CDI，而无反应则说明肾脏对 AVP 存在抵抗，故诊断为 NDI。虽然概念简单但有时很难解释，因为在 CDI 中，AVP 功能异常产生的水利尿作用会导致肾髓质浓缩梯度的降低和肾脏 AQP2 水通道蛋白的下调（见上文），因此外源性 AVP 或去氨升压素引起的尿渗透压最初的增加不会如预期那样明显。一般

情况下，尿渗透压增加 50% 以上可靠地指示诊断为 CDI，小于 10% 可诊断为 NDI，但 10%～50% 则无法确诊 [147]。因此，应测量血浆 AVP 水平以协助鉴别，患有 NDI 的高渗患者血浆 AVP 水平明显升高，而 CDI 患者相对于血浆渗透压，其 AVP 无反应（完全性）或反应迟钝（部分性）（图 15-11）。由于事先不知道哪些患者对 AVP 或去氨升压素有诊断性或不确定的反应，因此对于高渗、尿液浓缩不充分且无溶质性利尿的患者，应在给予 AVP 或去氨升压素之前先测定血浆 AVP 水平。

DI 患者具有完整的口渴机制，因此他们通常不会出现高渗，而是表现为正常的血浆渗透压和血清 Na^+，以及多尿多饮的症状。对于这些患者，最合适的方法是进行禁水试验。已有文献对进行间接禁水试验（Miller-Mosstest 试验）与在禁水一段时间后直接测量血浆 AVP 水平相比的相对优点进行了讨论，且这 2 种方法都有实质性的利弊 [147, 220]。标准的间接试验在大多数病例中有长期记录，有助于做出适当的诊断，通常在测试结束时能够得出可解释的结果，并且不需要对难以准确测量的血浆 AVP 水平进行检测 [221, 222]。然而，众所周知，在所有类型的 DI 和原发性多饮症中，最大尿液浓缩能力都会有不同程度的降低。因此，在部分性 CDI、部分性 NDI 和原发性多饮症患者中，在禁水期间和 AVP 给药后尿渗透压的绝对水平降低，并且其尿渗透压水平范围可能互相重叠。

测量基础血浆渗透压或血清 Na^+ 没有什么用处，因其水平范围在这些疾病中互相重叠的可能性很大 [219]。虽然结合特定疾病史、外科手术史或家族史通常有助于鉴别这些疾病，但有时临床情况可能不会有帮助，因为某些疾病（如结节病、结核性脑膜炎、其他下丘脑疾病）可导致 1 种以上的 DI（见框 15-1）。因此，已经提出了一个更简单的方法，即在适当的渗透性刺激如禁水或输注高渗 NaCl 之前和期间测量血浆或尿液 AVP 浓度，并将同一时间的血浆渗透压或血浆 Na^+ 绘制为函数（图 15-12 和图 15-13）[223, 224]。

使用高度敏感和有效的研究方法测定血浆 AVP，这一方法已被证明在大多数病例中都能提供明确的诊断，前提是血浆渗透压或钠的最终水平均高于正常范围（分别 > 295mOsm/kg H_2O 或

145mmol/L）。这种方法的诊断有效性来源于这样一个事实，即 AVP 对渗透刺激的反应强度不会因慢性体液增加或缺水而明显降低[202]。因此，在 NDI 和原发性多饮症患者中，血浆 AVP 与血浆渗透压的关系通常在正常范围内或高于正常。在大多数病例中，可通过在脱水试验前后测量尿渗透压，并将其与同一时间的血浆 AVP 浓度相关联来鉴别这 2 种疾病（图 15-12）。然而，由于原发性多饮症患者的最大浓缩能力可能严重减弱，因此在血浆 AVP 水平未升高的基础非脱水条件下分析两者之间的关系往往更好。由于输注高渗 NaCl 之后常出现溶质性利尿，因此测量尿渗透压或 AVP 排泄量是分析激素分泌变化的不可靠指标，当渗透压升高到大于 295mOsm/kg H_2O 时，测量尿渗透压或 AVP 排泄量几乎没有诊断价值。鉴于间接和直接方法的实用性，联合禁水试验综合了这 2 种试验的关键因素且易于实施（框 15-2）。在许多情况下，可用此来解释血浆 AVP 水平和对 AVP 激发试验的反应。

由于血浆中血管升压素的测量比较困难，最近的研究表明，血管升压素的激素前体肽素的 C 端片段（图 15-3）可能是一种可靠的、更方便的测定血管升压素分泌的替代指标[225]。因为这 2 种肽都是同一激素前体的一部分，肽素与 AVP 以 1∶1 的化学计量比释放，并且一些研究已经证明血浆 AVP 和肽素水平之间存在高度相关性（图 15-16）[226]。因此一些研究表明，与间接测量尿渗透压对 AVP 或去氨升压素的反应相比，在禁水结束时测量血浆肽素水平能提高诊断多尿病因的准确性[227, 228]。因此，在将来，肽素的测量可能将取代 AVP 的测量作为 DI 的诊断指标，尽管这 2 种指标都需要在禁水或输注高渗盐水所激发的高渗状态下才能进行正确测量[229]。

通过禁水试验测定血浆 AVP 或肽素，可以准确诊断大多数多尿和多饮的病例。对于其余的不确定的病例，一个有用的方法是使用标准治疗剂量的去氨升压素并密切监测。如果这种诊断性治疗能在 48～72h 内消除患者的口渴、多饮及多尿，而不产生水中毒，那么患者很可能是单纯的 CDI。另外，如果该治疗能消除患者的多尿，但对口渴或多饮没有影响或影响较小，并导致低钠血症的发生，那么患者更有可能是患有某种类型的原发性多饮症。如果即使是注射去氨升压素，患者仍没有好转，几乎可以肯定患有某种类型的 NDI。然而，如果使用这种方法，必须在数日内监测血清钠水平，以免原发性多饮症患者出现严重的低钠血症。

MRI 在诊断 DI 方面也有一定的作用。在正常人中，脑垂体后叶在蝶鞍后部产生一个特征性的明亮信号，在 T_1 加权图像有相似的发现，通常在矢状面上较明显[230]。研究人员最初认为这是脂肪组织，但最近的证据表明，该亮点实际上显示的是神

框 15-2 尿崩症（DI）诊断的禁水试验

步骤

1. 禁水的开始取决于 DI 的严重程度，在常规情况下，患者应在晚饭后开始禁水，而对于多尿和多饮较严重的患者，这样做禁水时间可能太长，因此应该在试验当天清晨（如早上 6 点）开始禁水

2. 在试验开始时测定血浆和尿液渗透压、血清电解质和血浆 AVP 或肽素水平

3. 每小时或每次排尿后测量尿量和尿渗透压

4. 当体重下降 ≥ 3%、患者出现直立性血压变化、尿渗透压达到平台（即连续 2 次或 3 次测量变化 < 10%）或血清 Na^+ > 145mmol/L 时停止试验

5. 试验结束时，测定血浆和尿液渗透压、血清电解质和血浆 AVP 或肽素水平，血浆渗透压升高至 > 300mOsm/kgH_2O 为宜

6. 如果停止试验时血清 Na^+ < 146mmol/L 或血浆渗透压 < 300mOsm/kg H_2O，则可以考虑短时间输注高渗盐

水（3%NaCl，速率为 0.1ml/（kg·min），持续 1～2h）以达到终点水平

7. 如果不需要输注高渗盐水就能达到高渗状态，予皮下注射 AVP（5U）或去氨升压素（1μg），并继续跟踪尿液渗透压和尿量 2h

说明

1. 使用 AVP 或去氨升压素后尿液浓度明显增高（升高 > 50%）提示中枢性尿崩症（CDI）；尿液浓度升高不明显（< 10%）强烈提示肾源性尿崩症（NDI）或原发性多饮症（PP）。

2. 在给予 AVP 或去氨升压素后尿渗透压增加不明显的情况下（如增加 10%～50%）鉴别 NDI 和 PP，最好通过分析血浆 AVP 或肽素水平与禁水结束时和（或）高渗盐水输注后的血浆渗透压之间的关系，以及基础条件下血浆 AVP 水平与尿渗透压之间的关系（见图 15-12、图 15-13 和图 15-16）

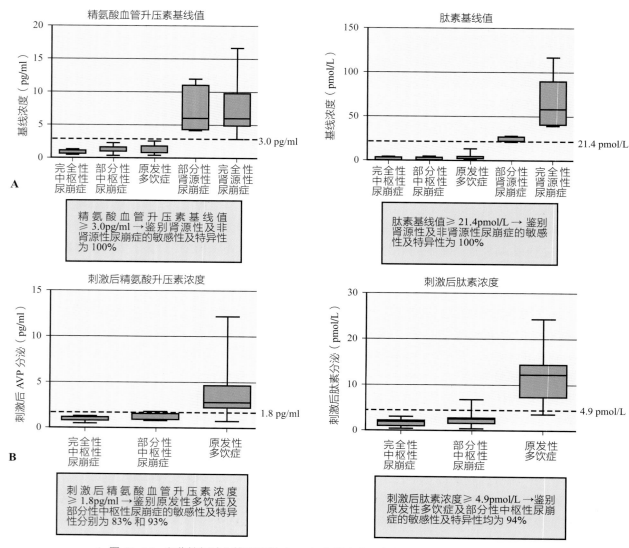

▲ 图 15-16　血浆精氨酸血管升压素（AVP）和肽素水平在多尿和多饮鉴别诊断中的应用

A. 箱形图描述完全性及部分性中枢性尿崩症、原发性多饮、完全性和部分性肾源性尿崩症患者在无口渴症状时的基线 AVP 和肽素水平的四分位数范围、中位数、最小值和最大值。显示了用于鉴别肾源性和非肾源性尿崩症的最佳 AVP 和肽素的分界点。B. 渗透压刺激下血浆 AVP 和肽素水平在多尿和多饮鉴别诊断中的应用。箱形图描述完全性和部分性中枢性尿崩症与原发性多饮患者在血浆钠水平 > 147mmol/L 的情况下，AVP 和肽素水平的中位数、最小值和最大值。通过禁水和盐水输注试验进行渗透刺激。显示了鉴别原发性多饮与中枢性尿崩症的最佳 AVP 和肽素的分界点。DI. 尿崩症；PP. 原发性多饮（引自 Christ-Crain M, Moganthaler NG, Fenske W: Copeptin as a biomarker and a diagnostic tool in the evaluation of patients with polyuria-polydipsia and hyponatremia. *Best Pract Res Clin Endocrinol Metab.* 2016; 30:235-247.）

经分泌颗粒中储存的激素[231]。关于经历不同时间脱水的家兔的一项实验研究表明，垂体 AVP 含量与 MRI 图像中垂体后叶信号强度呈线性相关[232]。如同预期，神经垂体破坏超过 85%～90% 才能引起明显的 DI 的临床表现，多项研究表明，CDI 患者大多没有这一信号[233]。

　　然而，与任何诊断试验一样，其临床意义取决

于试验的敏感性和特异性。尽管一些病例较少的早期研究表明所有正常受试者都存在脑垂体亮点，但随后的大型研究表明，高达 20% 的正常受试者存在与年龄相关的垂体亮点消失[234]。相反，一些研究表明在有临床证据的 DI 患者中仍存在这个亮点[235]。这可能是因为一些部分性 CDI 患者尚未进展到所有神经垂体 AVP 储备耗尽的程度，或者 DI 患者有持

续的亮点可能是由于垂体中的 OT 成分而非 AVP。已知在大鼠及人类中，催产素能神经元比血管升压素能神经元更能抵抗创伤的破坏，该结果也支持这一观点[22, 236]。垂体后叶亮点的存在在其他多尿症中有不同的报道。在原发性多饮症中，亮点通常是可见的，这与动物研究的结果一致，在动物研究中，即使是低钠血症引起的 AVP 分泌的长期缺乏也不会导致垂体后叶 AVP 含量的减少[26, 233]。据报道，在 NDI 中，部分患者没有出现这一亮点，但其他患者出现了这一亮点[127]。因此，常规使用 MRI 作为 DI 的诊断筛查测试缺乏特异性。尽管如此，由于敏感性较高，MRI 图像上出现亮点的患者很可能不存在 CDI。因此，相比于诊断 CDI，MRI 用于排除 CDI 更为有用。

通过 MRI 对垂体柄的评估可以获得更多有用的信息。垂体柄增大超过 2～3mm 通常被认为是病理性的，可以由多种疾病引起[237, 238]。因此，当 MRI 显示垂体柄增厚，特别是伴有垂体后叶亮点缺失时，应努力寻找全身性疾病，可通过检测脑脊液（cerebrospinal fluid，CSF）、血浆 β- 人绒毛膜促性腺激素（β-human chorionic gonadotropin，β-hCG）和甲胎蛋白来评估鞍上生殖细胞瘤，通过胸部影像学检测、脑脊液和血浆血管紧张素转化酶（angiotensin-converting enzyme，ACE）水平来评估结节病，通过骨和皮肤检查来评估组织细胞增生症。当诊断有疑问时，应每 3～6 个月复查 1 次 MRI。如果垂体柄持续增大，特别是随访前 3 年的儿童中，提示可能是生殖细胞瘤，应进行活检；然而随着时间的推移，垂体柄缩小则提示炎症，如淋巴细胞性漏斗神经垂体炎[239]。

3. 尿崩症的治疗

所有类型的 DI 的治疗目标是纠正先前存在的脱水和减少持续的过度尿失水。具体的治疗（框 15-3）将根据 DI 的类型和临床情况而有所不同。口渴反应正常的清醒、不卧床的患者体内水分不足相对较少，但缓解多尿和多饮可大大改善他们的日常活动。相比之下，头部外伤后发生急性 DI 的昏迷患者因无法饮水以应对口渴，可能会发生危及生命的进行性高渗。

高渗患者体内总水分缺乏量可用以下公式估算。

框 15-3　尿崩症的治疗方案

- 水
- 抗利尿剂物
- 精氨酸血管升压素（抗利尿激素）
- 1- 去氨 -8-D- 精氨酸血管升压素（去氨升压素；DDAVP）
- 抗利尿剂
- 氯磺丙脲
- 前列腺素合酶抑制剂（如吲哚美辛、布洛芬、托米汀）
- 利钠药
- 噻嗪类利尿剂
- 阿米洛利

体内总水分缺乏量 =（0.6× 病前体重）×{（1 — 140）/[Na+]}

其中 [Na+] 为血清钠浓度，单位为毫摩尔每升，体重以千克为单位。该公式基于 3 个假设：①体内总水分约为病前体重的 60%；②在高渗的发生过程中无溶质丢失；③病前血清 Na+ 浓度为 140mEq/L。

为了降低长时间暴露于严重高渗而导致中枢神经系统损伤的风险，在大多数情况下，血浆渗透压应在最初的 24h 内迅速降低至 320～330mOsm/kg H2O，或降低约 50%。如果没有高血糖症，可以简单将血浆渗透压估算为血清 Na+ 浓度的两倍，如果没有氮质血症，则可用测量到的渗透压来代替。如前所述，大脑通过增加各种有机渗透性物质的含量来增加细胞内渗透压，以防止在高渗时期过度皱缩[216]。因为这些渗透调节物质无法立即消耗，因此进一步将血浆渗透压纠正至正常水平的过程需要在接下来的 24～72h 内进行，以避免在治疗过程中产生脑水肿[217]。这对于儿童尤为重要[240]，一些研究表明，在儿童中限制高钠血症的最大纠正速率为不超过 0.5mmol/（L·h），可预防症状性脑水肿及癫痫的发生[218, 241]。此外，下丘脑肿块引起的 CDI 患者可能伴有相关的垂体前叶功能缺陷，所以还应注意伴发甲状腺或肾上腺功能不全的可能性。

早期的公式没有考虑到持续的水分丢失，因此最多只是一种粗略的估计。应经常测定血清和尿液中的电解质含量，并相应调整口服补液或静脉输注 5% 葡萄糖溶液的速率。例如，体重为 70kg、血清 Na+ 浓度为 160mEq/L 的患者，其缺水量估计为 5.25L。在这样的个体中，需以 > 200ml/h 的速率补液，从而在 24h 内纠正缺水。在出现明确的治疗效果前，需要额外补液来弥补持续的水分丢失。

4. 治疗药物

可用于治疗 DI 的药物见框 15-3。应将水视为一种治疗药物，因为如果摄入或输注足量的水，可纠正体液量或体液成分异常。

如前所述，大多数 DI 患者渴觉不受影响，可摄入足够的液体以维持相对正常的体液平衡。因此，对已确诊的 DI 患者应该进行治疗，将多尿和多饮降至可接受的水平，使其得以维持正常的生活方式。因为治疗的主要目标是改善症状，所以应根据每个患者的需求来制订治疗方案。由于多数情况下 DI 的进展相对呈良性，而低钠血症可能引发潜在的不良后果，因此应重点考虑所用药物的安全性，以及应避免过度治疗而引起的潜在有害影响。后文将总结可用的治疗方法，并分别讨论其在不同类型 DI 中的应用。

（1）精氨酸血管升压素：精氨酸血管升压素（arginine vasopressin/pitressin）是天然人 AVP 的人工合成形式。水溶液浓度为 20U/ml。由于该药物的半衰期相对较短（抗利尿作用持续时间为 2～4h），且静脉推注给药时容易引起血压急剧升高，因此通常应避免静脉推注给药。该药主要用于紧急情况下，如术后 DI。但是除非连续输液，否则需要重复给药，并且必须精确调整给药频率或输液速率，以达到尿量减少的目标值（见下文关于术后 DI 的讨论）。

（2）去氨升压素：DDAVP 是 AVP V_2 受体激动剂，由于其半衰期明显长于 AVP（抗利尿作用持续时间为 8～20h）因此 DDAVP 已被开发用于治疗[242]。且血管平滑肌缺乏 AVP V_2 受体，故 DDAVP 没有 AVP 的升压作用。基于这些优点，DDAVP 是 CDI 患者急性和慢性给药的首选药物[243]。DDAVP 有几种不同的制剂可供选择。鼻内给药的制剂是浓度为 100μg/ml 的水溶液，包装瓶含标有刻度的鼻管，需经专门培训才能正确使用，或为鼻喷雾剂形式，每喷的给药量为 0.1ml 溶液，其中药物含量为 10μg。口服制剂的剂量也是 0.1mg 或 0.2mg。最近引进了一种名为 Minirin Melt 的舌下制剂，剂量为 60～120μg[244]。

鼻内或口服制剂均不应用于紧急情况，紧急情况下，必须给予患者达到治疗剂量的药物，故应始终通过肠外形式给药。即以浓度为 4μg/ml 的溶液通过静脉注射、肌肉注射或皮下注射途径给药。肠外给药的效力约为鼻内给药的 5～10 倍，DDAVP 的推荐剂量为每 8～12 小时 1～2μg。对于鼻内制剂和肠外制剂，增加剂量通常可使抗利尿持续时间延长数小时，而不增大其利尿作用的程度，因此，可通过调整剂量来减少给药频率。

（3）氯磺丙脲：氯磺丙脲（chlorpropamide/diabinese）主要用作口服降糖药。这种磺脲类药物还可增强 AVP 在肾脏的水渗透作用。据报道，氯磺丙脲可使 CDI 患者的多尿减少 25%～75%。该作用似乎与疾病的严重程度无关，而与尿渗透压的增高成比例、与脱水纠正和多饮改善相关，其与小剂量 AVP 或去氨升压素引起的效应类似[219]。

氯磺丙脲主要作用于肾小管，增强循环 AVP 的水渗透作用，也有证据表明其作用于垂体，增加 AVP 的释放。后者可解释为何在严重的 CDI 和 AVP 几乎完全缺乏的患者中，氯磺丙脲也可产生明显的抗利尿作用[219]。该药常规剂量为 250～500mg/d，1～2 天内开始出现反应，4 天内达到最大抗利尿效应。应记住，这是氯磺丙脲说明书上未标明的给药方案，孕妇或儿童禁用，且禁用于需要快速抗利尿的紧急情况下，由于会增加低血糖的风险，伴垂体功能减退的患者应避免使用。其他磺脲类药物也具有氯磺丙脲的这一效应，但通常作用较弱。尤其是新一代的口服降血糖药，如格列吡嗪和格列本脲，几乎没有任何 AVP 增强作用。

（4）前列腺素合酶抑制剂：前列腺素在中枢神经系统和肾脏中具有复杂的作用，由于前列腺素种类繁多且细胞作用具有多样性，其中的许多作用仍未完全阐明。在脑部，侧脑室注射前列腺素 E 可刺激 AVP 分泌，而注射前列腺素合酶抑制剂可减弱渗透压改变刺激的 AVP 分泌[245, 246]。然而据报道，在肾脏中，前列腺素 E_2（prostaglandin E2，PGE_2）通过与抑制性 G 蛋白（inhibitory G protein，G_i）相互作用，抑制皮质集合管中 AVP 刺激的 cAMP 生成[247]。因此，前列腺素合酶抑制剂对肾脏中 AVP 起到增敏作用可能是通过增强 AVP 结合 V_2 受体后生成 cAMP。即使在不同病因的 NDI 患者中，该类药物在临床上也可成功减少尿量和自由水清除率，证实了该类药物的主要肾脏效应[248]。

（5）利钠药：噻嗪类利尿剂对 CDI 患者具有反常的抗利尿作用[249]。然而，鉴于有更好的抗利尿剂可用于治疗 CDI，其主要被用于治疗 NDI。氢氯噻嗪使用剂量为 50～100mg/d，通常可减少约 50% 的尿量，并且可通过限制钠的摄入来进一步增强其功效。与去氨升压素或其他加强抗利尿的药物不同，它对治疗大多数类型的 NDI 都同样有效（详见下文）。

5. 不同类型尿崩症的治疗

（1）中枢性尿崩症：通常 CDI 患者应接受去氨升压素鼻内给药或口服给药治疗。除非下丘脑渴觉中枢也受到原发病的影响，导致渗透压感受器功能障碍，否则血浆渗透压仅增加 2%～3%，患者就会感到口渴[219]。因此，对于对渴觉敏感的、能够饮水的非卧床患者，无须考虑严重高渗血症的危险。因此，尽管多尿和多饮给患者带来不便和困扰，但不会危及生命。低渗透压大多无症状，如果在持续抗利尿期间继续饮水，可能会出现进行性渗透压下降。因此，治疗方案的制订必须最大限度地减轻多尿和多饮，但又不能因过度治疗而引起不必要的低钠血症风险。

治疗应个体化，以确定最佳剂量和给药间隔。虽然片剂十分便利且通常是患者的首选，但由于鼻内给药吸收和生理作用的一致性更高，因此建议初始用药时使用经鼻喷剂，然后在患者充分适应鼻内给药产生的抗利尿效应后再改用口服片剂。试用了 2 种制剂后，患者可自行选择长期使用何种剂型。不同患者对药物的反应具有差异性，因此需要明确每位患者在各剂量下的作用持续时间[250]。一般而言，可以使用中等剂量来确定最佳给药时间表，所需去氨升压素的最大剂量很少超过 0.2μg（口服）或 10μg（一次经鼻喷剂给药），每天 2 次或偶尔每天 3 次给药[251]。上述剂量可使血浆去氨升压素水平升高至产生最大抗利尿作用所需水平的数倍，而无须更高的给药频率。极少数情况下，仅需每天给药 1 次。在少数患者中，去氨升压素鼻内或口服给药的作用不稳定，可能是由于胃肠道或鼻黏膜对药物的吸收受到不同程度的干扰所致。可通过空腹口服药物或彻底清洁鼻孔后使用鼻内制剂来减少不稳定并延长作用时间[252]。由于抗体产生而引起的耐药性尚未见报道。

低钠血症是去氨升压素治疗的主要并发症，慢性 CDI 患者的长期随访表明，轻度低钠血症（131～134mmol/L）的发生率为 27%，较严重的低钠血症（≤ 130mmol/L）的发生率为 15%[253]。通常来说，如果患者在持续抗利尿的同时维持足够的液体摄入，以到达体液容量增加和排钠利尿的效应，则可能出现低钠血症[254]。据报道，AVP 功能正常且渴觉正常的患者也有可能发生低钠血症，见于应用去氨升压素治疗血友病、血管性假性血友病和儿童原发性遗尿症患者时[255, 256]。在上述情况下，低钠血症可迅速发展，通常首发症状为抽搐和昏迷[257]。对于接受去氨升压素治疗的 DI 患者，可通过在治疗开始时密切监测血清电解质水平来避免严重低钠血症的发生。如果患者出现血 Na^+ 浓度降低倾向，且按建议减少液体摄入量后仍无改善，则应嘱其每周 1 次或每周 2 次延迟去氨升压素的预定给药时间，使其再次出现多尿，从而排出过多的液体[220]。

涉及下丘脑蝶鞍上区的手术，术后急性 DI 的发生率较高，但必须考虑一些混杂因素[258]。这些患者经常接受应激剂量的糖皮质激素，由此导致的高血糖症和糖尿可能会干扰 DI 的诊断。因此，必须先控制血糖水平，以避免出现渗透性利尿所引起的多尿。另外，患者在围术期可能维持过量静脉输液，然后在术后正常排泄。如果上述大量排泄与持续的静脉内输液相匹配，根据由此所致的多尿，可能将患者误诊为 DI。因此，如果血清 Na^+ 浓度未随多尿的出现而升高，则应减慢静脉输液的速度，并密切监测血清 Na^+ 浓度和尿量以明确诊断。

一旦确诊为 DI，则唯一可接受的药物疗法是抗利尿剂治疗。但是，由于许多神经外科医生担心该类手术术后会出现水过载和脑水肿，因此有时在采用抗利尿激素疗法之前，在相当长的时间内仅对患者进行静脉补液治疗（此方法的潜在好处见下文）。如果患者处于清醒状态并且有渴觉反应，可采用抗利尿激素治疗，并根据患者的口渴情况来指导水分补充。但是，如果患者由于意识水平下降或下丘脑渴觉中心受损而无法对口渴做出反应，则必须通过静脉输液来维持体液平衡。在治疗初期，必须每隔几小时检查 1 次尿渗透压和血清 Na^+ 浓度，随后至少每天检查 1 次，直到 DI 稳定或缓解。对于液体替代治疗的量也必须谨慎，因为在 AVP 或去氨升压素持续给药过程中，补充过量的水分会导致抗利尿激素分泌失调综合征及潜在的严重低钠血症。动物实验表明，垂体柄受压后，去氨升压素引起的低钠血症显著损害了 AVP 神经元的存活，表明过度补水后对神经垂体的刺激减少也可能增加永久性 DI 的可能性[236]。

术后可以通过皮下、肌肉或静脉注射剂量为 1～2μg 的去氨升压素进行肠外给药。应优先考虑静脉途径，因为其无须考虑吸收问题，无显著升压效应，并且有与其他肠外途径相同的总作用时间。去氨升压素给药后迅速出现尿量减少，抗利尿作用的持续时间通常为 6～12h。通常而言开始治疗时患者有高钠血症，尿液浓度相对较低。应监测尿渗透压和尿量以确保所用剂量有效，并定期检查血清 Na^+ 浓度以确保高钠血症有所改善。通常建议在随后给予去氨升压素之前可以允许一定程度的多尿复发，因为术后 DI 通常是一过性的，若无多尿症表现，则表明内源性 AVP 分泌明显恢复。此外，在某些情况下，术后一过性 DI 是垂体柄横断后三相反应的一部分（详见前文图 15-11）。出于这种可能，如果在继续使用去氨升压素前允许多尿的复发，则可早期发现潜在的第二阶段抗利尿激素的异常分泌效应，降低在无须利尿或输液的情况下因治疗不当引起症状性低钠血症的可能性。

部分临床医生建议术后持续静脉输注 AVP 稀释溶液以控制 DI。术后和创伤后 DI 的儿童患者持续输注 AVP 的方案为从 0.25～1.0mU/（kg·h）的输注速率开始，并通过尿比重（目标值 1.010～1.020）和尿量 [目标值 2～3ml/（kg·h）] 来调整具体速率，以指导抗利尿的充分性[259]。虽然在上述输注速率下尚未报道有升压作用，并且抗利尿作用可在 2～3h 内迅速逆转，但应记住与间隔给药相比，如果采用持续输注法，则无法评估患者何时从一过性 DI 恢复或进入三相反应的第二阶段。如果 DI 持续存在，患者最终应改为接受鼻内或口服去氨升压素制剂对慢性 DI 进行维持治疗。

头部受伤后可能会发生急性创伤性 DI，常见于交通意外事故。DI 在减速损伤中更常见，减速损伤可引起对垂体柄的剪切作用和（或）引起下丘脑和（或）垂体后叶的出血性缺血[260]。与术后 DI 的发病相似，创伤后 DI 通常因血浆渗透压升高引起的低渗性多尿而被发现。如前所述，创伤后 DI 的临床治疗与术后 DI 类似，不同的是，这类患者还须考虑垂体前叶功能不全的可能性，并且应给予患者应激剂量的糖皮质激素（如氢化可的松每 8 小时 50～100mg 静脉滴注）直至可以明确评估垂体前叶功能。

(2) 渗透压感受器功能障碍：如本章开头所述，渗透压感受器功能障碍导致的急性高钠血症患者与其他高渗患者的治疗一样，即治疗潜在的自由水缺乏症。渗透压感受器功能障碍综合征的长期治疗需要全面寻找潜在的可治疗的病因（见框 15-1），同时采取措施预防脱水复发。由于渴觉减退无法治愈，且极少自发改善，因此主要的治疗管理方法是对患者和家属进行教育，强调根据患者的体液平衡状态对液体摄入进行持续调节的重要性[261]。在该类患者中这是很难做到的，但不管患者是否口渴，都可以根据其体重变化制订每日饮水时间表，从而最有效地调节液体摄入[262]。实际上，因为该类患者不会自发饮水，需要以处方的形式规定其每日液体摄入量。另外，如果患者有多尿，也应同其他 DI 患者一样给予去氨升压素治疗。应通过测量血清 Na^+ 浓度来定期监测该方案的疗效（先每周 1 次，之后每月 1 次，具体取决于患者血清 Na^+ 浓度的稳定性）。此外，考虑到儿童的生长发育和成人的体脂变化，可能需要定期重新计算目标体重（非缺水状态且血清 Na^+ 浓度正常）。

(3) 妊娠期尿崩症：妊娠期 DI 的多尿通常不能通过 AVP 给药本身来纠正，因为其同内源性 AVP 一样，可被高水平的催产素酶或升压素酶快速降解。应选择去氨升压素治疗，这种合成的 AVP V_2 受体激动剂不会被孕妇血浆中的半胱氨酸氨基肽酶（催产素酶或升压素酶）破坏，并且迄今为止其对母亲和胎儿均具有良好的安全性[263-265]。去氨升压素的催产活性仅为 AVP 的 2%～5%，使用时可以最大限度减小对子宫内 OT 受体的刺激[243]。有时可能由于肽链降解增加，需要提高给药剂量及缩短给药间隔，因此剂量应视每位患者情况而定。但是医生应记住，妊娠期间可自然发生体液容量增大和渗透压重新调节，从而使得妊娠期血清 Na^+ 浓度维持在较低水平[39]。分娩期间，这些患者可以维持足够的饮水量并继续服用去氨升压素。但是，医生应注意分娩过程中需谨慎进行肠外补液，因为这些患者无法排泄液体，容易出现水中毒和低钠血症。分娩后，催产素酶和升压素酶水平会在数天内下降（取决于 DI 的病因），患者体液紊乱可能会消失，或在液体摄入量和尿量方面无异常[266]。

（4）肾源性尿崩症：根据定义可知，NDI 患者对 AVP 的作用具有抵抗性。部分患者可以通过停用引起尿崩症的药物（如锂）或治疗原发病（如高钙血症）来治疗 NDI。但是，对于许多其他患者（包括遗传型患者），目前唯一可行的治疗方法是限制钠的摄入并单独使用噻嗪类利尿剂或联用噻嗪类利尿剂和前列腺素合酶抑制剂或阿米洛利[249, 267-269]。噻嗪类利尿剂通过阻断肾皮质稀释部位的钠吸收来发挥利尿作用。如果服药的同时限制饮食中的钠盐摄入量，可引起中度血容量不足。这会刺激近端小管溶质等渗性重吸收，并减少向远端稀释部位的溶质输送量，实验研究表明，噻嗪类药物还能增强髓内集合管的水重吸收，且该效应不依赖 AVP[270]。总而言之，上述效应能减弱肾脏的稀释能力并降低自由水清除率，而不依赖于 AVP 的作用。因此，此类药物是 NDI 治疗的主要手段。建议监测是否发生低钾血症，偶尔需要补钾。各种噻嗪类药物的效益相同，临床医生应使用其最熟悉的在其他情况下使用过的药物。使用利尿剂治疗服用锂的患者时必须格外谨慎，因为利尿剂诱导的血浆容量收缩可能会引起锂浓度增大，并增大锂的潜在毒性作用。在紧急情况下，利尿剂对 NDI 无效，只能通过补充游离水来逆转高渗。

在这种情况下可使用吲哚美辛、托美丁和布洛芬，其中布洛芬的药效较弱[267, 271, 272]。噻嗪类药物和非甾抗炎药（nonsteroidal antiinflammatory drug，NSAID）联用不会使尿渗透压升高至高于血浆渗透压，但减轻多尿对患者是有益的。在许多情况下，噻嗪类利尿剂与保钾利尿剂阿米洛利联用，可以减轻长期使用 NSAID 相关的潜在不良反应[268, 269]。阿米洛利还可减少锂进入远端小管细胞，因此对于锂诱导的 NDI 可能有更好的疗效[273, 274]。

尽管去氨升压素通常对 NDI 无效，但少数患者可能会发生受体突变，从而对 AVP 或去氨升压素产生部分反应，其能够引起尿渗透压升高的剂量（如 6～10μg 静脉注射）远高于常用于治疗 CDI 时采用的剂量[275]，可通常尝试在上述剂量下进行去氨升压素试验，以确定这对特定患者而言是否是潜在的有效治疗方法，该治疗对这些患者的其他患病家庭成员是否有效尚不明确。应用分子伴侣通过旁路来代偿水通道蛋白和 AVP V$_2$ 受体蛋白折叠错误所致的细胞通路缺陷，这一潜在疗法的前景十分可观[175, 186, 187]。

（5）原发性多饮症：目前，对于原发性多饮症尚无完全令人满意的治疗方法。限制液体摄入是常见用治疗手段。但是，渴觉阈值重置的患者将难以采用液体限制疗法，因为较高的血浆渗透压刺激大脑渴觉中心将产生显著的口渴[276]。在某些情况下，可使用替代方法来减轻渴感（如用冰块润湿嘴唇，用酸味的糖果增加唾液量），从而帮助减少液体摄入量。精神性多饮患者的液体摄入量受精神因素的驱动，这些精神因素对行为改变和药物治疗的反应各不相同。一些报道表明，至少在一部分此类患者中，应用抗精神病药氯氮平来减少多饮和预防反复低钠血症的疗效有限[277]。因为容易导致水中毒，任何抗利尿激素或噻嗪类药物用于减少多尿都是十分危险的[219, 278]。因此，若 DI 诊断不明确，任何抗利尿剂治疗的尝试都应在密切监测下进行，最好在医院内进行，并应经常评估体液平衡状态和血清电解质水平。

四、升压素或去氨升压素作用过度所导致的疾病

上一节中所述的肾脏浓缩机制异常可能导致水耗竭，有时会引起高渗和高钠血症。相反，肾脏稀释机制异常通常表现为低钠血症和低渗状态。低钠血症是临床医学中最常见的电解质紊乱之一，当以血清 Na$^+$ 浓度 < 130mEq/L 作为诊断标准时，住院成人患者的发病率为 0.97%，患病率为 2.48%[279]。如果以血清 Na$^+$ 浓度 < 135mEq/L 作为诊断标准，则为 15%～30%[280]。儿科住院人群的患病率可能较低，但是老年人群中患病率较最初认为的要高[280-282]。

低渗透压和低钠血症之间的关系

由于测量血浆渗透压通常有助于评估低钠血

症，因此应记住血浆渗透压与血浆或血清 Na⁺ 浓度之间的基本关系。如本章导言所述，血浆渗透压活性几乎全部由 Na⁺ 及其相关阴离子构成。因此，血清 Na⁺ 浓度的变化通常与血浆渗透压的变化呈比例。通过 Na⁺、尿素和葡萄糖浓度计算出的渗透压通常接近于直接测量渗透压所得结果[283]。当测得的渗透压超过计算的渗透压 10mOsm/kg H₂O 以上时，即存在渗透压间隙[283]。在以下 2 种情形下会出现渗透压间隙：①血清含水量降低；②血清中含有除尿素或葡萄糖以外的溶质。

血清中水分含量降低通常是由于过量的蛋白质或脂质取代了水分，在严重的高脂血症或高球蛋白血症中可能出现。正常情况下，血浆中 92%～94% 是水，其余的 6%～8% 为脂质和蛋白质。由于 Na⁺ 的本质为离子，仅溶解在血浆的水相中。因此，当血浆中固体成分所占比例超出正常范围时，血浆水相中 Na⁺ 浓度保持正常，但其在通过火焰光度法检测的总容量中的浓度会假性偏低。如果用离子选择电极测量 Na⁺ 浓度，则可以避免这种偏差[284]。但是，为了准确测量血清 Na⁺ 浓度，样品需要保持未稀释状态（直接电位法）。火焰光度法测量血浆总体积中 Na⁺ 的浓度，而离子选择电极仅测量血浆水相中的 Na⁺ 浓度。正常情况下该偏差仅为 3mEq/L，但在当前所讨论的情况中，偏差可能更大。由于脂质和蛋白质大分子对总渗透压的影响很小，因此，在这些患者中通过凝固点降低法测量所得的渗透压仍然是正常的。

渗透压正常时出现的低钠血症称为"虚假低钠血症"或"假性低钠血症"。假性低钠血症最常见的病因是原发性或继发性高脂血症。血清不一定出现血脂过高，因为仅胆固醇升高就可引起相同的偏差[284]。在多发性骨髓瘤或巨球蛋白血症中，血浆蛋白水平升高＞10g/dl 也会引起假性低钠血症。据报道，静脉注射免疫球蛋白与一些患者发生不伴低渗血症的低钠血症有关[285]。

可能出现渗透压间隙的第二种情况是血浆中存在外源性低分子量物质，如乙醇、甲醇、乙二醇或甘露醇[286]。患有慢性肾衰竭的非透析患者及重症患者也可出现未知原因的渗透压间隙增加[287]。尽管所有这些外源物质及葡萄糖和尿素都会提高测得的渗透压，但其对血清 Na⁺ 浓度和细胞内水分的影响取决于这些外源溶质。如前所述，在胰岛素相对缺乏的情况下，葡萄糖不易渗透进细胞而是保留在 ECF 中。因此，水在渗透压的作用下从 ICF 渗出，引起细胞收缩，这种水转运相应降低了 ECF 中的 Na⁺ 浓度。因此，在这种情况下，血浆渗透压正常或较高时，血清 Na⁺ 浓度可能较低。据估计，血清葡萄糖每升高 100mg/dl，水的渗出就会使血清 Na⁺ 浓度下降 1.6mEq/L。然而，有人认为这可能低估了更严重的高血糖引起的 Na⁺ 浓度下降，在这种情况下，建议使用 2.4mEq/L 作为校正系数[288]。

在经尿道前列腺电切术及妇科和骨科手术中，在甘露醇或麦芽糖的作用下，或由于甘氨酸吸收入血，也会引起类似的"易位"性低钠血症。在这种情况下，还需要考虑甘氨酸的潜在毒性[289]。最近引入的双极式回波镜使用 NaCl 作为冲洗剂，可消除该临床现象。易于渗透的血浆溶质（如尿素、乙二醇、甲醇、乙醇）将进入细胞，因此不会建立渗透梯度引起水的移动。尽管处于高渗状态，但没有细胞脱水，因此血清 Na⁺ 浓度保持不变。表 15-2 总结了在各种溶质存在的下血浆渗透压、血浆张力和血清 Na⁺ 浓度之间的关系。

影响肾脏水排泄的因素

在考虑由 AVP 分泌过多或异常而引起的临床疾病时，应当记住许多其他因素也会影响肾脏的水排泄。这些因素分为四大类。

(1) 近端小管液体运输：尽管近端小管部位的液体重吸收是等渗的，不会直接导致尿液稀释，但输送至远端肾单位的肾小管液体量在很大程度上决定了可排泄的稀释尿液量。因此，如果肾小球滤过

表 15-2　存在其他物质时血清张力与钠浓度之间的关系

条件或物质	血清渗透压	血清张力	血清 Na⁺ 浓度
高血糖	↑	↑	↓
甘露醇、麦芽糖、甘氨酸	↑	↑	↓
氮质血症（血尿素高）	↑	←→	←→
摄入乙醇、甲醇、乙二醇	↑	←→	←→
血清脂质或蛋白质升高	←→	←→	↓

↑. 升高；↓. 降低；←→. 不变

减少或近端肾小管重吸收显著增强，即使稀释机制的其他组成部分完好无损，输送到远端小管液体量的减少本身也会限制肾脏的水排泄率。

（2）小管液稀释：排泄与血浆相比低渗的尿液需要肾单位的某些部分重吸收水中过量的溶质。整个髓袢升支均对水不通透，而升支粗段具有重吸收NaCl的能力，故肾单位的这一部分具有稀释过程所需的特性。因此，$Na^+-K^+-2Cl^-$ 共转运蛋白对NaCl进行转运，将髓袢降支输送的高渗小管液转化为明显的低渗液。同样，远曲小管对水不通透，且有对噻嗪类敏感的NaCl共转运蛋白可重吸收NaCl，进一步稀释管腔液（渗透压降低至约100mOsm/kg H_2O）。袢利尿剂和噻嗪类利尿剂会干扰这些节段中 Na^+ 和 Cl^- 的重吸收，从而抑制尿液稀释。

（3）集合管对水的不通透性：最终排泄的尿液比输送到远曲小管的尿液稀得多，因此在肾单位末端需要持续重吸收溶质并最小程度地重吸收水。由于集合管上皮细胞对水的通透性主要取决于AVP的存在与否，因此该激素决定输送至集合管的液体的结局，并在最终尿液的浓度或稀释方面起着关键作用（详见第10章）。在没有AVP的情况下，尽管仍有部分水被重吸收，但集合管对水基本上不通透。之后的溶质持续重吸收会导致排泄的尿液得到最大限度的稀释（约50mOsm/kg H_2O）。由于髓质间质始终是高渗的，因此循环AVP的缺失（使集合管对水不通透）对于正常的稀释过程至关重要。在这种稀释机制作用下，可将大量摄入的水排泄出去，而不会大幅改变体内水的总量[290]。在极少数情况下，摄水量超过此机制的作用极限，从而导致水中毒。然而，更常见的是，由于肾脏尿液稀释障碍或循环中AVP的持续分泌，水摄入较少时即出现低钠血症。由于低渗透压通常抑制AVP的分泌，低渗状态通常反映在血流动力学或其他非渗透性刺激下AVP的持续分泌[291]。

（4）溶质排泄率：在任何固定的尿渗透压下，每天需要排泄的总渗透负荷决定了每日尿量，从而决定了可排泄的游离水的量[292]。该渗透负荷主要由盐和尿素组成，因此取决于饮食中蛋白质的摄入量。这就解释了为什么蛋白质摄入量极低的患者会发生低钠血症，以及为什么增加蛋白质的摄入量或给予尿素能够纠正慢性低钠血症[293]。

五、低钠血症的病因和发病机制

血浆或血清 Na^+ 浓度由人体钠、钾和水的总含量决定，公式如下所示。

血清 $[Na^+]$=（体内可交换 Na^+ 总量 + 体内可交换 K^+ 浓度总量）/ 总 BW

此公式根据20世纪50年代Edelman的观察进行了简化，它在血清 Na^+ 浓度变化的预测中存在一些误差，并已由Nguyen和Kurtz重新诠释[294]。尽管此公式的修订版更为准确，但钠、钾及水的流失量和摄入量的测量结果仍存在许多不准确性，因此，在临床应用中不能用公式计算替代对血清 Na^+ 浓度的反复检测[295]。如前所述，低钠血症可由TBW增加、体内溶质（Na^+ 或 K^+）减少或以上情况同时出现而引起。在大多数情况下，多个机制同时发挥作用。因此，对血清低钠血症各类病因进行分类的系统应基于血清 Na^+ 浓度水平以外的因素。如前所述，诊治低钠血症患者时，医生的首要任务是明确低钠血症确实反映了患者处于低渗状态，而不是假性低钠血症或易位性低钠血症的结果。此后，通过评估ECF容量（图15-17）对低钠血症病因进行分类最为实用，因为低血清 Na^+ 浓度状态下，体内总钠含量可能为降低、正常或增多[296, 297]。

（一）低钠血症伴细胞外液减少

ECF容量减少的低钠血症患者，其全身 Na^+ 缺乏持续超过TBW缺乏。ECF容量减少表现为颈静脉塌陷、皮肤弹性降低、黏膜干燥、体位性低血压和心动过速。足够严重的体液容量减少是AVP分泌的有效刺激。当渗透压感受器和容量感受器受到相反的刺激时，前者保持激活状态，但系统的调定点降低（图15-7）。因此，在血容量不足的情况下，尽管渗透压低，机体仍会分泌AVP并保留水分。在这种情况下，低钠血症明显与体内溶质的消耗相关，但伴随的AVP介导水潴留对于产生低钠血症的病理过程至关重要。

如图15-17流程图所示，测量尿 Na^+ 浓度有助于评估体液丢失是肾性还是肾外性的。尿 Na^+ 浓度 < 30mEq/L反映了肾脏对容量减少的反应正常，表明体液丢失是肾外性的，常见于伴有呕吐或腹泻症状的胃肠道疾病患者。其他原因包括体液流失到体

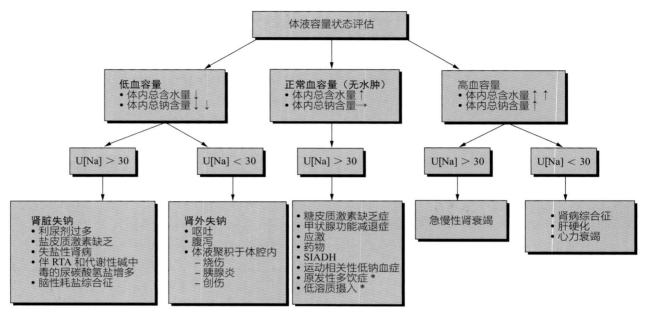

▲ 图 15-17 低钠血症患者的诊断方法

RTA. 肾小管酸中毒；SIADH. 抗利尿激素分泌失调综合征；*. 尿渗透压＜ 100mOsm/kg；U[Na]. 尿液 Na$^+$ 浓度（改编自 Halterman R, Berl T: Therapy of dysnatremic disorders.In Brady H, Wilcox C, eds. *Therapy in Nephrology and Hypertension*, Philadelphia: WB Saunders; 1999:256.）

腔中，如胰腺炎患者体液聚积于腹腔、肠梗阻患者体液进入肠腔。烧伤和肌肉创伤也可引起体液和电解质大量流失。这些病理状态中的许多都会出现口渴加剧，而饮水或胃肠外输注游离水增多会导致低钠血症。

低血容量性低钠血症患者的尿 Na$^+$ 浓度高于 30mEq/L 表明体液通过肾脏流失。利尿剂诱导的低钠血症临床常见，在住院的症状性低钠血症患者中占很大的比例。其几乎只发生于使用噻嗪类药物的患者，而非使用襻利尿剂的患者。这很可能是因为，尽管 2 种利尿剂都可损害尿液稀释功能，但襻利尿剂同时破坏了髓质间质浓度梯度的形成，从而使得尿液浓缩功能受损，无法实现最大限度的尿液浓缩。在大多数患者中，低钠血症通常在 14 天之内显现出来，但偶尔可能会在开始治疗后的 2 年内发生[298]。体重过轻的女性似乎特别容易出现这种并发症，部分研究（并非所有研究）发现高龄是该并发症的危险因素[298-300]。一项针对老年人尿液稀释能力的详细研究表明，老年人从水摄入引起的低钠血症中恢复的速度较慢，而噻嗪类利尿剂可进一步延缓其恢复[301]。

利尿剂可通过以下几种机制引起低钠血症：

①血容量减少导致 AVP 释放增多，肾小管向稀释节段输送的液体减少，从而引起水排泄受限；②直接影响髓袢升支粗段或远曲小管的稀释功能；③利尿剂使用常伴有 K$^+$ 耗损，使得体内的可交换溶质（Na$^+$+K$^+$）减少[302]。同时使用保钾利尿剂并不能预防低钠血症的发展。利尿剂引起的低钠血症通常易于诊断，对于其他电解质紊乱和高尿 Cl$^-$ 排泄的患者来说，应注意考虑潜在的利尿剂滥用。最近的遗传学和表型研究表明，集合管摄取 PGE$_2$ 的遗传缺陷可能会增加噻嗪类药物引起低钠血症的风险，这意味着可以在用药前事先筛查出可能对噻嗪类药物出现该不良反应的高风险患者[303, 304]。

某些晚期肾功能不全的患者会发生失盐性肾病。在大多数这些患者中，钠摄入量正常的情况下，钠丢失的趋势并不明显。然而，一些患有间质性肾病、髓样囊性疾病、多囊性肾病或尿路不完全梗阻的患者 Na$^+$ 消耗量足够大，则表现出低血容量性低钠血症[305]。近端小管酸中毒的患者中，尽管仅为中度肾功能不全，由于尿碳酸氢盐增多导致阳离子耗损，仍可出现肾脏 Na$^+$ 和 K$^+$ 消耗。

长期以来，人们已经认识到肾上腺功能不全与肾水排泄障碍和低钠血症有关。尿 Na$^+$ 浓度不低的低血容量性低钠血症患者应考虑肾上腺功能不全，尤其是当血清 K^+ 浓度、尿素和肌酐水平升高时。盐皮质激素和糖皮质激素缺乏的发生机制不同[306]。肾上腺切除术后糖皮质激素充足的动物试验研究表明，盐皮质激素缺乏在水排泄异常中发挥作用。给予清醒的肾上腺切除的犬生理剂量的糖皮质激素后会出现低钠血症。盐水或生理剂量的盐皮质激素可纠正 ECF 过度充盈引起的病变，并改善肾脏血流动力学。尽管处于低渗状态，接受上述相似治疗的盐皮质激素缺乏的犬类模型组别中，可免疫测定的 AVP 水平升高[307]。因此，ECF 容量下降刺激了 AVP 的非渗透性释放。使用 AVP 受体拮抗剂的研究已经提供了有关 AVP 作用的更直接的证据。与盐皮质激素充足的大鼠相比，给予肾上腺皮质功能不全、糖皮质激素充足的大鼠 AVP 拮抗剂后，尿渗透压的最低值显著下降，但尿液稀释度未得到充分纠正，因此支持了其作用机制不依赖于 AVP[308]。上述结果与对肾上腺切除的纯合子 Brattleboro 大鼠的研究一致，后者也存在水排泄缺陷，可以通过盐皮质激素或恢复体液容量来进行部分纠正。因此，总而言之，盐皮质激素缺乏引起水排泄缺陷的机制是由 AVP 和不依赖 AVP 的肾内因子介导的，两者均在 ECF 量减少后激活，而不是由激素缺乏本身所激活的。

尿液中如果存在具有渗透活性且不被重吸收或重吸收率很低的溶质，则会引起肾脏 Na^+ 排泄并最终导致体液容量减少。其常见病因包括常继发于病情控制差的糖尿病的尿糖增多、梗阻解除后甘露醇输注或尿素利尿。在糖尿病患者中，酮尿症可进一步加重由尿糖增多引起的 Na^+ 损耗，因为羟基丁酸和乙酰乙酯也会导致尿液电解质流失。实际上，在饥饿和酒精性酮症酸中毒时，酮尿症可导致肾脏 Na^+ 消耗和低钠血症。当尿液中出现不被重吸收的阴离子时，Na^+ 和水的排泄也会增加，主要见于严重的呕吐或鼻胃管抽吸伴代谢性碱中毒和尿碳酸氢盐增多的患者中。在这些患者中，HCO_3^- 的排泄需要伴随阳离子的排泄（包括 Na^+ 和 K^+），以保持电中性。尽管在这种临床情况下肾脏失液通常为低渗性的，但体液容量收缩引起的口渴和水摄入量增加可能导致低钠血症的发生。

脑性耗盐综合征是一种罕见的综合征，可导致肾性耗盐和体液容量收缩，主要见于蛛网膜下腔出血患者，但也可见于其他类型的 CNS 病变[309]。尽管这些患者经常发生低钠血症，但真正意义上的脑性耗盐可能比报道的少[310]。一篇重要的综述发现，没有任何确凿的证据表明这些患者出现了体液容量收缩或肾性耗盐，与最近一项针对蛛网膜下腔出血患者的研究一致[311, 312]。这种尿钠排泄的机制尚不清楚，但可能与脑利尿钠肽的释放增加有关[313]。

（二）低钠血症伴细胞外液过多

在晚期，图 15-17 中列出的水肿状态与血清 Na^+ 浓度的降低有关。患者体内总 Na^+ 含量通常会增加，但是 TBW 的增加超过 Na^+ 的增加。除了肾衰竭外，其特征还包括显著的 Na^+ 潴留（尿 Na^+ 浓度常 < 10mEq/L）。这些患者常接受利尿剂治疗，但同时使用利尿剂可能会掩盖这种严重的钠潴留。

1. 充血性心力衰竭

充血性心力衰竭与 Na^+ 和水潴留之间的普遍关联已得到充分论证。现已经提出了一种通过减少肾小管液向远端肾单位输送和（或）增加 AVP 释放的机制。低心排血量的实验模型研究中发现，在水排泄异常中，AVP 和向稀释节段输送量的减少都发挥着重要作用。由此看来，主动脉弓和颈动脉窦压力感受器可感受有效血容量减少和动脉充盈降低的变化，从而刺激 AVP 分泌[314]。

这种刺激必须取代左心房快速扩张时伴随的抑制 AVP 释放的作用。事实上，有证据表明，长期的心房扩张会减弱上述压力感受器的敏感性，因此高压压力感受器可以不受抑制的方式刺激 AVP 释放。AVP 拮抗剂可以纠正下腔静脉狭窄的大鼠模型的水排泄缺陷，证实了 AVP 在心力衰竭实验模型尿液异常稀释中的重要作用[315]。

不管是否使用利尿剂，充血性心力衰竭患者的血浆 AVP 水平较高[316]。同样，慢性心力衰竭大鼠下丘脑中 AVP 前激素原的 mRNA 表达升高[317]。尽管这些研究并未排除肾内因素在异常水潴留发病机制中的作用，但补充了能够证实 AVP 在其病理过程中起关键作用的实验性观察结果。充血性心力衰竭时交感神经活动增加，激活非渗透压通路[318]，该通路很可能介导水肿状态下 AVP 的分泌[318]。这些神经体液因素通过降低肾小球滤过率（glomerular filtration rate，GFR）和增强肾小管对 Na^+ 的重吸收，从而减少了向肾单位远端稀释节段的液体输送，进一步导致低钠血症。神经体液因素激活的程度与左心功能不全的临床严重程度相关[319]。低钠血症是影响这些患者预后的重要因素[320]。

此外还对心力衰竭中 AVP 调节水通道（AQP2）的作用进行了研究。有两项研究发现心力衰竭大鼠中该水通道蛋白的表达上调[321, 322]。在后一个研究中，非肽 V_2 受体拮抗剂 OPC31260 逆转了上述上调现象，提示可能是 V_2 受体介导了这一过程，很可能增强 cAMP 产生[321]。与这些观察结果一致，在心力衰竭患者中，选择性 V_2 受体拮抗剂可降低 AQP2 排泄并增加尿量[323]。

2. 肝衰竭

晚期肝硬化伴腹水的患者由于无法排泄水分而经常出现低钠血症[324]。经典观点认为，有效动脉血容量的减少会导致代偿性的严重水钠潴留，以试图使血容量恢复正常。在这方面，肝硬化的许多病理变化都可能导致有效动脉血容量减少，包括内脏静脉曲张、低白蛋白血症继发的血浆渗透压降低及外周阻力降低[325]。原发性肾脏 Na^+ 潴留理论即"溢出假说"与经典观点不一致[326]。有人提出了可以统一上述观点的建议，即 Na^+ 潴留发生在病理过程的早期，但其是严重的血管舒张介导出现动脉充盈不足所引起的结果[327]。

与心力衰竭一样，肾内因素和肾外因素在水排泄受损中的相对作用一直存在争议。通过盐水、甘露醇、腹水、水浸或腹膜静脉分流可增加血管容量，可改善肝硬化患者的水排泄，这可解释为水排泄受损与肾内机制有关。这是因为这些操作可增加 GFR 并改善远端液体输送，还可以抑制压力感受器介导的 AVP 释放并引起渗透性利尿，从而改善水排泄[323]。通过肝功能异常的实验模型，包括静脉收缩引起的急性门静脉高压、胆管结扎及四氯化碳给药诱导的慢性肝硬化模型，已证实 AVP 分泌在该病的发病机制中起主要作用。在后一种模型中，还证实了下丘脑 AVP mRNA 表达增加[328]。一项使用 AVP 拮抗剂的研究也表明了 AVP 在该过程中的重要作用[329]。与心力衰竭一样，在肝硬化大鼠中也有 AQP2 表达增加的报道，但四氯化碳（CCl_4）诱导的肝硬化模型中也存在 AQP1 和 AQP3 失调[330, 331]。

相反，在胆总管结扎的肝硬化模型中，未观察到 AQP2 升高[332]。

没有水肿或腹水的肝硬化患者通常能够正常排泄水分，但有腹水的患者则会出现水排泄异常。数项研究表明这些患者的 AVP 水平升高[324]。水排泄障碍患者的 AVP、血浆肾素活性、血浆醛固酮和去甲肾上腺素水平均较高，而 PGE_2 生成率较低[333]。同样，他们的血清白蛋白水平较低，尿钠排泄率也较低，均表明有效动脉血容量减少。与心力衰竭一样，肝硬化患者的交感活性也很高[334]。实际上，血浆去甲肾上腺素的浓度是人体压力感受器活动的一个很好的指标，其似乎与 AVP 水平和水排泄密切相关。因此，这些研究为失代偿性肝硬化中有效动脉血容量收缩而非扩大这一观点提供了有力的支持[327]。浸浴治疗期间对受试者的观察进一步强化了这一概念。这种将液体转移到中心血容量的过程导致 AVP 水平降低和水排泄改善，但在这项研究中，外周阻力进一步降低[335]。通过浸浴治疗与去甲肾上腺素给药相结合，以增加全身血压和外周阻力，可以使水的排泄完全正常化[336]。这些观察结果强调了周围血管扩张在病理过程中的关键作用。抑制一氧化氮可以纠正肝硬化大鼠动脉对血管扩张药的低反应性及异常的水排泄，这为一氧化氮在血管舒张中的作用提供了有力的证据[337-339]。

3. 肾病综合征

相比充血性心力衰竭或肝硬化，肾病综合征中低钠血症的发生率较低，这很可能是由于血压较高、GFR 较高及 Na^+ 和水排泄受损较前两类患者轻[340]。由于肾病综合征患者脂质水平常有升高，因此应直接测量血浆渗透压。首先在患有肾病综合征的儿童中发现游离水的排泄减少，此后，其他研究者注意到这些患者的血浆 AVP 水平升高[341]。鉴于低白蛋白血症伴有 Starling 力的变化，可以使盐和水通过毛细血管膜渗出到组织间隙，因此我们认为肾病综合征患者的血管内容量收缩。此外，提示有效动脉血容量减少的神经体液标记物水平的增高也支持上述充盈不足的理论[342]。研究表明浸浴治疗和血容量的增加可以导致肾病患者的水排泄增多，证明了这种非渗透途径可能刺激 AVP 释放[342]。但是，这些致病事件可能并不适用于所有的肾病综合征患者。部分肾病综合征患者的血浆容量增加，血浆肾素活性和醛固酮水平降低[343]。这些差异的原因尚不明确，但这种充盈过度的观点受到了一些批评[344]。GFR 正常且病理类型为微小病变的患者中，充盈不足的机制很有可能起主要作用，而有潜在肾小球病变且肾功能下降的患者中，血容量过多可能更为普遍。在此类患者中，如肾病综合征实验模型中所述的肾内机制可能会导致 Na^+ 潴留[345]。此外，与如前所述的保 Na^+ 和保水状态下 AQP2 增加相反，在嘌呤霉素氨基核苷或多柔比星诱导的 2 种肾病综合征模型中，AQP2 的表达降低[346, 347]。这些动物无低钠血症，出现这一差异最有可能的原因是 ECF 容量扩大。

4. 肾衰竭

急性或慢性肾衰竭患者可能出现低钠血症伴水肿。显然，在实验或人类肾脏疾病中，对游离水的排泄能力要比水重吸收的能力更好。尽管如此，患者的 GFR 仍决定了游离水形成的最大速率。因此，如果最小尿渗透压限制在 150～250mOsm/kg H_2O，且水排泄率接近过滤负荷的 20%～30%，则 GFR 为 2ml/（min·1.73m²）的尿毒症患者估计每天仅排泄约 300ml 的游离水。摄入的液体超过 300ml 将导致低钠血症。因此，在大多数情况下，GFR 下降和渴觉增加是肾功能不全患者低钠血症的基础[348]。

（三）低钠血症伴细胞外液量正常

图 15-17 列出了血容量正常（至少通过临床评估其血容量既无收缩也无扩大）的低钠血症患者中必须考虑的临床情况。下文分别对上述因素进行展开论述。

1. 抗利尿激素分泌失调综合征

SIADH 是住院患者中低钠血症最常见的病因[279]。首先，Schwartz 及同事报道了 2 例支气管癌患者的 SIADH，后来 Bartter 和 Schwartz 又进一步指出，如果 SIADH 患者尿渗透压低于最大稀释度（ > 100mOsm/kg H_2O），则会出现血清渗透压降低[349, 350]。因此，SIADH 的诊断标准之一是尿液浓度异常。出现伴有尿液过稀（ < 100mOsm/kg H_2O）的低钠血症应怀疑原发性多饮症。尽管需要摄取大量的液体才会超出正常水排泄能力限值，但是如果溶质的摄入量同时减少，则不应摄取过多的液体[293]。在 SIADH 中，由于 Na^+ 平衡机制的作用，

尿 Na^+ 浓度取决于摄入量。因此，尿 Na^+ 浓度通常较高，但对于那些接受低钠饮食的 SIADH 患者，尿 Na^+ 浓度可能较低。尿 Na^+ 的存在有助于排除肾外原因引起的低血容量性低钠血症，但尿 Na^+ 浓度低并不能排除 SIADH。在做出 SIADH 的诊断之前，必须排除导致稀释能力降低的其他原因，如肾脏、垂体、肾上腺、甲状腺、心脏或肝脏疾病。另外，需要排除 AVP 释放的非渗透性刺激，特别是血流动力学异常（例如由低血压、恶心或药物引起的血流动力学异常）。

SIADH 存在的另一个线索是低尿酸血症。在一项研究中，17 例诊断为 SIADH 的患者中有 16 例尿酸水平低于 4mg/dl，而 13 例由其他原因引起的低钠血症患者的尿酸水平高于 5mg/dl。低尿酸血症可能是由于尿酸盐清除率增加而引起的[351]。测得 AVP 水平升高可辅助临床诊断，但非必需。应该注意的是，大多数 SIADH 患者的 AVP 水平在正常范围内（2～10pg/ml），然而在低渗状态下，存在任何可被测量到的 AVP 都是异常的。血浆 AVP 水平从来都不是诊断 SIADH 的必要条件，部分原因在于低血容量性低钠血症和 SIADH 状态下血浆 AVP 水平均升高，因此几乎没有鉴别诊断的价值。出于类似的原因，肽素水平的测定在低钠血症的鉴别诊断中也几乎没有价值[352]。由于低钠血症本身就是稀释异常的证据，因此在大多数情况下无须进行正式的尿稀释试验。水负荷试验有助于确定是否通过液体限制纠正了患者血清 Na^+ 浓度的异常。因为接受 AVP 的 Brattleboro 大鼠出现了 AQP2 表达的上调，所以经过研究将 AQP2 的排泄作为 AVP 持续分泌的标志[353]。在 SIADH 患者中，水通道的排泄仍然较高，但这并非这一疾病的特异表现，因为在垂体功能低下引起的低钠血症患者中也可观察到类似现象[354]。

（1）病理生理学：1953 年，Leaf 及同事描述了长期 AVP 给药对 Na^+ 和水平衡的影响[355]。他们指出，低钠血症的发生需要水的大量摄入。在水潴留同时还观察到尿 Na^+ 排泄增加。随后研究了水潴留和 Na^+ 流失对低钠血症发展的相对影响。急性水负荷会导致短暂的尿钠排泄，但是，当缓慢增加水摄入量时，则不会出现明显的 Na^+ 损失。这些研究清楚地表明，低钠血症主要是由水潴留所致，但是，

必须注意的是，水的净增加不能完全解释血清中 Na^+ 浓度的减少[355]。

对大鼠 SIADH 模型的详尽研究发现，潴留的水分布于细胞内，并且与 ECF 的张力保持平衡[356]。在该模型的发展早期出现的排钠排钾现象会导致体内溶质减少，在一定程度上解释了观察到的低钠血症[357]。涉及对全身水和电解质含量分析的研究表明，水潴留和溶质损失的相对作用随诱导性低钠血症的持续时间而变化，水潴留是这一过程的核心，但随着低钠血症时间的延长，Na^+ 耗竭成为主要问题[358]。在这方面，甚至有人提出尿钠排泄和容量收缩是维持 AVP 分泌的重要组成部分，而心房钠尿肽是导致 Na^+ 丢失的潜在介质[359, 360]。因此，尽管尿钠排泄经常伴随 SIADH，但是非渗透刺激的 AVP 分泌是必不可少的。最后，SIADH 的患者一定还有渴觉调节异常，因此对水摄入的渗透性抑制是无效的。这种渴觉无法抑制的机制尚不完全清楚，但可能仅反映了出于真正口渴以外的其他原因而持续摄入水的情况。

在最初的水潴留、Na^+ 丢失和低钠血症发生后，继续给予 AVP 会引起 Na^+ 平衡的重建和激素的渗透作用下降。肾脏调节 Na^+ 平衡的完整性体现在限 Na^+ 期间的保 Na^+ 能力及对 Na^+ 负荷的正常排泄。若如此，则调节 Na^+ 排泄的机制是完好无损的。尽管程度有所不同，但 AVP 的水渗透作用丧失在许多研究中都很明显，因为尽管继续服用激素，但仍有尿流量增加和尿渗透压降低[355, 357]。这种作用被称为"升压素逃逸"[361]。一些研究表明，因为只有在实现正水平衡的条件下才会发生逃逸现象，故出现逃逸现象的原因在于低渗 ECF 容量扩大，而不是长期使用 AVP 本身[361]。

引起升压素逃逸的细胞机制已经成为研究的重点。对蟾蜍膀胱的破裂上皮细胞制备物的研究表明，细胞中存在 AVP 受体表达的下调，且升压素在内髓质中与受体结合[362, 363]。激活 cAMP 后的机制也可能起作用。在这方面，据报道，在去氨升压素诱导的抗利尿作用的逃逸过程中 AQP2 表达下调，而不伴基底侧 AQP3 和 AQP4 变化[364, 365]。AQP2 的减少与 V_2 反应性降低相关[364]。远端小管的钠转运蛋白也有所增加，包括上皮钠通道的 α 亚基和 γ 亚基，以及对噻嗪类敏感的 Na^+-Cl^- 共转运蛋

白[366]。除肾脏机制外，慢性低钠血症似乎会导致下丘脑 mRNA 产生减少，这一过程可在临床上改善 SIADH[27]。

（2）临床情况：目前很明显，先前描述的病理生理过程发生在各种以持续性 AVP 分泌为特征的临床情况中。自从 Schwartz 及其同事首次报道以来，该综合征见于越来越多的临床情况中（表 15-3）[349]，大体可分为四类[367]：①恶性肿瘤；②肺部疾病；③ CNS 疾病；④药物作用。此外，据报道，越来越多的获得性免疫缺陷综合征患者出现低钠血症。艾滋病住院患者中 SIADH 的发病率可能高达 35%，而且在 2/3 的患者中 SIADH 可能是低钠血症的根本原因[368]。如前所述，中高强度运动后可能会发生因过度补水而引起的低钠血症[369-372]。最后，人们越来越认识到，特发性低钠血症在老年人中很常见[373-376]。在一项研究中，进入康复中心的老年患者血清 Na^+ 浓度低于 135mEq/L 的多达 25%[374]。在这些患者中，相当大一部分未发现根本原因。

从恶性肿瘤相关 SIADH 患者的肿瘤或转移瘤中提取出了一种具有抗利尿作用的物质。但是，并非所有 SIADH 患者肿瘤中都有 AVP。在引起 SIADH 的肿瘤中，支气管癌（尤其是小细胞肺癌）最为常见，据报道发病率为 11%[377]。即使未表现出完全的 SIADH，支气管肺癌患者的血浆 AVP 水平似乎也较高，与血浆渗透压相关，但是，表现为 SIADH 的患者中，该激素水平更高。已经有人提出该激素可作为支气管癌的标志物，并且有报道称在肿瘤诊断前数月即可出现 SIADH[378]。最近的流行病学分析强烈提示低钠血症是恶性肿瘤的预测指标。在 625 114 名丹麦受试者中，与正常血钠的人相比，轻度、中度和重度低钠血症患者的全因死亡率较高。特别值得注意的是，在各不同水平的低钠血症中，患者随后诊断为头颈部肿瘤或肺部肿瘤的概率较高，在所有 14 517 例低钠血症患者中有 1893 例（13%）随后被诊断为肿瘤，从而可得出结论，低钠血症与随后被诊断为任何肿瘤的风险增加均有关，尤其是肺部和头颈部肿瘤[379]。考虑到可能需要治疗这些患者的肿瘤，对不明原因的 SIADH 患者进行充分检查，并评估其是否存在恶性肿瘤是十分重要的。头颈部恶性肿瘤是与 SIADH 相关的第二常见肿瘤，约占这些患者的 3%。

表 15–3　与抗利尿激素分泌失调综合征相关的疾病

肿　瘤	肺部疾病	中枢神经系统障碍	其他疾病
支气管癌	病毒性肺炎	脑炎（病毒性或细菌性）	AIDS
十二指肠癌	细菌性肺炎	脑膜炎（病毒、细菌、结核、真菌）	长时间运动
输尿管癌	肺脓肿	头部外伤	特发性（老年人）
胰腺癌	结核	脑脓肿	肾源性
胸腺瘤	曲霉病	吉兰 – 巴雷综合征	急性间歇性卟啉病
胃癌	正压通气	蛛网膜下腔出血或硬脑膜下血肿	
淋巴瘤	哮喘	小脑萎缩和脑萎缩	
尤因肉瘤	气胸	海绵窦血栓形成	
膀胱癌	间皮瘤	新生儿缺氧	
前列腺癌	囊性纤维化	Shy–Drager 综合征	
口咽肿瘤		落基山斑疹热	
		震颤性谵妄	
		脑血管意外（脑血栓或出血）	
		急性精神病	
		周围神经病变	
		多发性硬化症	

改编自 Berl T, Schrier RW: Disorders of water metabolism.In Schrier RW, ed. *Renal and Electrolyte Disorders*. 6th ed. Philadelphia: Lippincott Williams & Wilkins; 2003.

其他肺部疾病产生 AVP 的机制尚不清楚，但是血气相关异常可能在该效应中发挥作用。此外，在肺结核患者的肺组织中检测也到了抗利尿活性。SIADH 也可能发生在粟粒型结核，而不仅限于肺部结核病[380]。在 CNS 疾病中，AVP 最有可能从神经垂体释放。关于猴子的研究表明，颅内压升高会引起 AVP 分泌，这可能至少在某些 CNS 中是介导 SIADH 发生的机制。下丘脑中能分泌 AVP 的大细胞会受到许多兴奋性输入的影响（图 15–6），因此可以设想，各种的神经系统疾病都会刺激 AVP 分泌。

尽管认为典型 SIADH 与 AVP 的异常分泌有关，但在 2 例满足 SIADH 的所有诊断标准但检测不到 AVP 的婴儿中也出现了低钠血症。遗传分析显示，X 连锁 AVP V$_2$ 受体发生了功能获得性突变，第 137 位密码子的错义突变导致精氨酸突变为半胱氨酸或亮氨酸。作者称这种"肾源性抗利尿异常综合征"（nephrogenic syndrome of inappropriate antidiuresis, NSIAD）[381]。

Zebra 及其同事研究了大量 SIADH 患者中 AVP 分泌的渗透调节[382]。在大多数情况下，相对于存在的低渗性，血浆 AVP 浓度没有得到充分抑制。大多数患者血浆 AVP 浓度为 1～10pg/ml，与正常补水的健康成人相同。因此，通常只能通过在低渗条件下测量 AVP 来证明分泌异常。但是，即使采用这种方法，在有 SIADH 临床证据的患者中，仍有近 10% 的患者血浆 AVP 异常并不明显。为了更好地定义这些患者中渗透调节缺陷的性质，可在输注高渗盐水期间测量血浆 AVP。当这种分析方法应用于 25 例 SIADH 患者时，发现了 4 种不同类型的渗透调节缺陷。

如图 15–18 所示，在 A 型渗透调节缺陷中输注高渗盐水与血浆 AVP 出现大幅度且不稳定的波动有关，与血浆渗透压的升高无关。在患有急性呼吸衰竭、支气管癌、肺结核、精神分裂症或类风湿关节炎的 25 例患者中，有 6 例为该类型。在该类患者中，AVP 的分泌已经完全脱离了渗透压感受器的控制，或对某些周期性的非渗透性刺激有反应。

B 型反应则是一种完全不同类型的渗透调节缺陷（图 15-18）。输注高渗盐水可导致血浆渗透压迅速升高。回归分析表明，该反应的精度和灵敏度与在健康受试者中基本相同，不同之处在于 253mOsm/kg 的截距或阈值远低于正常范围。在诊断为支气管癌、脑血管疾病、结核性脑膜炎、急性呼吸道疾病或咽喉癌的 25 例患者中，有 9 例为 B 型，反映了渗透压感受器的重置。据报道，另一例患者出现了低钠血症和急性特发性多发性神经炎，对注射高渗盐水的与前述患者反应相同，并经确定有渗透压感受器的重置。由于在接受水负荷时其阈值功能得以保留，因此该患者和其他渗透压重置的患者能够最大限度地稀释尿液，并维持一定的尿量以防体液进一步增多。因此，就算能够最大限度地稀释尿液，并在较低的血浆渗透压下排泄水负荷，但 AVP 调节仍可能存在异常。

在 C 型反应中（图 15-18），血浆 AVP 最初升高，但在输注高渗盐水期间保持不变，直到血浆渗透压达到正常范围。这时血浆 AVP 开始适当升高，

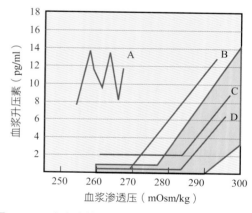

▲ 图 15-18　在高渗盐水输注过程中，四组有抗利尿激素分泌失调综合征（SIADH）临床症状的患者中血浆升压素与血浆渗透压的函数关系

阴影区域为正常值范围。各组说明请参阅文本（引自 Zerbe R, Stropes L, Robertson G: Vasopressin function in the syndrome of inappropriate antidiuresis. *Annu Rev Med*.1980;31:315–327. ）

表明渗透压感受器机制正常。在诊断为 CNS 疾病、支气管癌、咽癌、肺结核或精神分裂症的 25 例患者中有 8 例为该类型。其发病机制尚不清楚，但研究者推测，尽管渗透调节功能正常，但其可能是由于 AVP 持续、不可抑制地渗漏所致[382]。与 B 型缺陷的重置不同，C 型反应会导致在所有血浆渗透压水平下的尿液稀释和水排泄受损。

在 D 型反应中（图 15-18），尽管明显无法排泄水负荷，但 AVP 的渗透调节似乎是完全正常的。在低渗条件下，血浆 AVP 会被适当抑制，直到血浆渗透压达到正常阈值水平时，血浆 AVP 才会升高。如果此过程被水负荷逆转时，血浆渗透压和血浆 AVP 再次正常下降，但不会发生尿液稀释，并且不会排泄水负荷。在诊断为支气管癌的 25 例患者中，有 2 例出现 D 型缺陷，这表明在这些患者中，抗利尿缺陷是由 SIADH 以外的某些异常引起的。这可能是由于肾小管对 AVP 的敏感性增加或存在除 AVP 以外的抗利尿物质。或者可能是当前可用的测定方法还不够灵敏，无法检测到 AVP 的水平。如前所述，这些受试者中部分患有 NSIAD，但仅有少数成年家族成员诊断为 NSIAD[381, 383]。

有趣的是，通常认为支气管肺癌可引起 AVP 异位分泌，患者表现出各种类型的渗透调节缺陷，包括渗透压重置。研究表明，这些肿瘤中的许多可能不是通过异位产生激素来引起 SIADH 的，而是通过直接侵犯迷走神经、肿瘤转移至下丘脑或其他更广泛的神经病变来干扰神经垂体 AVP 分泌的正常渗透调节。

2. 糖皮质激素缺乏

存在大量证据表明糖皮质激素在肾上腺功能不全的异常水排泄中起重要作用[384]。垂体前叶功能不全所致的水排泄缺陷，尤其是 ACTH 缺乏，可引起 AVP 水平升高，并可通过生理剂量的糖皮质激素得到纠正[385, 386]。同样，在肾上腺切除术后的犬类模型中，接受盐皮质激素替代治疗后水排泄仍有异常。肾内因素和 AVP 在水排泄缺陷中的相对重要性一直存在争议。采用灵敏放射免疫测定血浆 AVP 和应用下丘脑性 DI 的 Brattleboro 大鼠的两项研究中，结果表明这 2 个因素都参与其中。在清醒状态下的肾上腺切除术后、使用盐皮质激素替代治疗的犬和大鼠模型中，使用 AVP 渗透效应的抑制剂进行研

究，结果支持 AVP 在其中的作用 [308, 387, 388]。因为尽管血浆渗透压下降，但血浆 AVP 水平升高，因此激素的释放可能是非渗透介导的。尽管在这两项研究中 ECF 量均正常，但全身血压和心脏功能下降，可能为 AVP 释放提供了血流动力学刺激 [387, 388]。此外，糖皮质激素可能直接抑制 AVP 分泌。在这方面，糖皮质激素缺乏症大鼠的 AVP 基因表达增加 [389]。糖皮质激素可能通过 AVP 基因启动子上糖皮质激素反应元件来抑制 AVP 基因转录 [390]。此外，糖皮质激素受体存在于大细胞神经元中，并在低渗的情况下增加 [391]。

在抗利尿剂不足、肾上腺切除的 Brattleboro 大鼠中，通过应用 AVP 受体拮抗剂确定了不依赖于 AVP 的肾内因素的作用 [308, 388]。长期糖皮质激素缺乏症（14～17 天）似乎伴有肾血流动力学下降，从而导致水排泄受损。有人提出糖皮质激素缺乏症可能直接作用于集合管并增强其水通透性，但在无尾类动物的膜组织上开展的研究结果表明糖皮质激素能增强而不是抑制水的运输，并不支持上述观点。此外，对肾上腺切除的兔子的集合管进行了体外灌注研究，结果显示 AVP 反应受损而不是增强，该缺陷可能与 cAMP 代谢增强有关 [392, 393]。AQP2 和 AQP3 的丰度似乎对糖皮质激素不敏感 [394]。

总之，糖皮质激素缺乏症的缺陷主要是 AVP 依赖性的，但是随着激素缺乏时间的延长，不依赖 AVP 的机制变得明显。全身血流动力学改变可能是引起 AVP 非渗透性释放的原因，但尚不能完全排除糖皮质激素对 AVP 释放的直接作用。不依赖于 AVP 的肾脏机制可能是由肾脏血流动力学变化引起的，而不是直接增加集合管通透性。应当记住，继发性肾上腺功能减退（如继发于垂体功能减退）也可能引起低钠血症 [395, 396]。

3. 甲状腺功能减退

甲状腺功能减退的患者和实验动物通常有水排泄障碍，有时会发展为低钠血症 [384, 397]。稀释缺陷可通过甲状腺激素治疗而逆转。有人提出该缺陷的机制为转送至稀释节段的滤液量减少和 AVP 的持续分泌，两者可单独或同时出现。

甲状腺功能减退症可引起 GFR 降低和肾血浆流量减少 [397]。在 AVP 缺乏的 Brattleboro 大鼠中，最大自由水排泄量的减少可以完全归因为 GFR 的降

低。在甲状腺功能减退症中，可使 AVP 释放的渗透压阈值似乎没有改变 [398]。水负荷对 AVP 释放的正常抑制及对高渗盐水的正常反应，以及甲状腺功能减退大鼠的下丘脑 AVP 基因表达未见上调，均支持不依赖 AVP 的机制 [399, 400]。但是，也有证据表明甲状腺功能减退患者中 AVP 会损害水排泄功能。在晚期甲状腺功能减退的实验动物和患者中，在基础状态下和给予水负荷后出现 AVP 水平升高 [397, 401]。尽管有人认为甲状腺功能减退症中，机体对 AVP 的敏感性增高，但实验证据与之相反，因为尿渗透压相对于激素的循环水平而言较低，而且甲状腺功能减退大鼠的肾髓质中 AVP 刺激的环化酶受损，可能导致其 AQP2 表达下调 [401-403]。然而主要缺陷是患者或实验动物表现为伴随 AQP2 表达增加的水排泄，并且可以通过 V_2 受体拮抗剂逆转这一现象 [404]。因此，在该疾病中介导水排泄障碍的机制包括远端液体输送减少和 AVP 持续释放，但是这两个因素的相对作用仍然不确定，可能取决于内分泌失调的严重程度。

4. 原发性多饮

长期以来，人们已经发现精神疾病患者的饮水量会增加。尽管这类多饮通常与低钠血症无关，但是据观察，患者急性精神病发作时，发生低钠血症的风险增加 [405]。这些患者大多患有精神分裂症，有的则患有精神病性抑郁症。该人群中低钠血症的发病率尚不清楚，但在一家大型精神病医院进行的一项调查中，报告了 20 例血清 Na^+ 浓度低于 124mEq/L 的多饮患者，另一项调查发现 239 例患者中有 8 例发生低钠血症 [406, 407]。抗精神病药物治疗可能影响水排泄，给阐明水排泄受损机制带来困难（见下文）。由于常涉及噻嗪类药物和卡马西平的使用，因此很难确定药物制剂和精神病的相对作用 [408]。尽管如此，有报道称即使不使用药物治疗，精神病患者也有可能发生水中毒 [409]。

精神病性低钠血症发生的机制似乎是多因素的。在对 8 例精神病性低钠血症患者和 7 例血钠正常的精神病患者进行水代谢综合研究中，未发现一致的缺陷。研究人员发现低钠血症组渗透压调节中存在一个小缺陷，导致 AVP 在略低于对照组的血浆渗透压下分泌，但他们并未观察到真正的渗透压重置。此外，即使在没有 AVP 的情况下，低钠血症患

者也有轻度的尿液稀释缺陷。当存在 AVP 时，肾脏反应有所增强，提示肾脏对激素的敏感性增加。低钠血症的精神分裂症患者中，精神疾病的加重似乎可能引起 AVP 水平升高[410]。最后，渴觉也有所增强，因为这些患者中大多数发生低钠血症的原因都是摄入过多的水分，超过排泄能力。但是，一些受试者同时出现恶心，也可导致 AVP 水平升高[411]。尽管这些紊乱本身在临床上并不重要，但在精神病加重期间相关缺陷可能会更加严重，并且综合起来可能导致低钠血症[412]。

喝啤酒的人可发生低钠血症（所谓的"啤酒过量"）。尽管这归因于溶质摄入量非常低的情况下液体摄入量的增加，但此类患者也可能存在持续而显著的溶质丢失[413, 414]。不过度摄入啤酒但溶质摄入量很低的患者也会出现类似的情况，这可能是由于患者的特定饮食习惯（如素食主义者）、食欲不振或限制饮食（如"茶和吐司"饮食）[293]。

5. 术后低钠血症

医院获得性低钠血症在成人和儿童中的发生率很高，且在术后阶段尤其普遍（发生率约 4%）[214, 415-417]。大多数患者在临床上表现为血容量正常，并且血液循环中有可测量水平的 AVP[416, 418]。尽管这主要是由给予低渗液体引起的，但即使给予等渗液体，在这种高 AVP 状态下也可出现血清 Na^+ 浓度降低[419, 420]。在输注低渗液体的心导管术后患者中，也有低钠血症的报道[421]。尽管存在低钠血症是预后不良的标志，但导致预后不良的很可能不是低钠血症本身，而是与之相关的严重基础疾病。有一类术后低钠血症的患者，大多数为经前期女性，可发展为严重的神经系统事件，并经常伴有癫痫发作和缺氧[422, 423]。

6. 耐力训练

越来越多的人意识到，剧烈的耐力训练如军事训练、马拉松和铁人三项运动可能导致低钠血症，且通常是有症状的（常称为"运动相关性低钠血症"）[369, 424]。针对波士顿马拉松比赛中 488 名跑步者的一项前瞻性研究显示，有 13% 的跑步者的血清 Na^+ 浓度低于 130mEq/L。一项多变量分析表明，可能与液体摄入过多有关的体重增加是低钠血症的最强独立预测因子。较长的跑步时间和极低的体重指数（body mass index，BMI）也是预测因子[425]。摄

入液体的成分和 NSAID 的使用不是预测指标。在超耐力事件中，症状性低钠血症更为常见[426]。除了过量摄入低渗液体外，运动相关性低钠血症患者通常还会出现 AVP 水平异常升高，这表明非渗透性 AVP 分泌参与了其发病机制[427]。

7. 药物制剂

许多药物具有保水作用。这里讨论一些较为重要的临床药物。

(1) 去氨升压素：由于去氨升压素是 AVP V_2 受体的选择性激动剂，因此可以预计接受去氨升压素治疗的患者发生低钠血症的风险增加。据报道，DI 患者使用去氨升压素治疗时其低钠血症的发生率相对较低，因为他们通常不会摄入过量液体。但是，最近一项对慢性 CDI 患者的长期随访研究表明，轻度低钠血症（131～134mmol/L）的发生率为 27%，较严重的低钠血症（≤ 130mmol/L）的发生率为 15%[226]。因血管性血友病等适应证而接受高剂量去氨升压素的患者，或因夜间遗尿而接受去氨升压素治疗的肾功能减退的老年患者，也有发生症状性低钠血症的风险[428-430]。

(2) 氯磺丙脲：服用氯磺丙脲的患者轻度低钠血症的发生率可能高达 7%，而 2% 的患者会出现严重低钠血症（< 130mEq/L）[431]。如前所述，该药物主要通过增强 AVP 的肾脏作用来发挥作用[432]。对蟾蜍膀胱的研究表明，尽管单独使用氯磺丙脲没有作用，但其可增强 AVP 和茶碱对水流量的刺激，但会减少 cAMP 介导的水流量。这一增强作用可能是由于 AVP V_2 受体的上调所致[433]。对经氯磺丙脲治疗的动物的研究表明，该药物增强了髓质中髓袢升支的溶质重吸收（从而增加了间质渗透压和水重吸收的渗透力），而不是由于 cAMP 介导的集合管水通透性改变[434]。

(3) 抗癫痫药：众所周知，抗癫痫药卡马西平具有抗利尿作用。接受卡马西平治疗的患者中低钠血症的发生率高达 21%，但是对智力低下患者的一项调查显示，低钠血症的发生率仅为 5%[435]。后续持续有相关病例报道[436]。据报道，与卡马西平同类型的抗癫痫药奥卡西平和艾司利卡西平引起低钠血症的发生率甚至比卡马西平还高（卡马西平为 16%，奥卡西平和艾司利卡西平分别为 43% 和 33%）[437]。有证据表明卡马西平的抗利尿作用是由

AVP 分泌介导的，且肾脏可增强激素的作用[438]。该药物似乎也降低了 AVP 对渗透刺激的敏感性[439]。

(4) 精神药物：越来越多的精神药物可引起低钠血症，常以此来解释精神病患者的水中毒。涉及的药物包括吩噻嗪类、丁酰苯氟哌啶醇和三环类抗抑郁药[440-442]。苯丙胺（摇头丸）相关性低钠血症的病例越来越多[443, 444]。同样，广泛使用的抗抑郁药氟西汀、舍曲林和帕罗西汀也会导致低钠血症[445-447]。帕罗西汀的研究共涉及 75 例患者，其中 12% 发生了低钠血症（血清 Na^+ 浓度＜ 135mmol/L）。老年人似乎特别易感，发病率高达 22%～28%[448-451]。这些药物引起低钠血症的趋势因其抗胆碱能作用而进一步加重，抗胆碱能作用可使黏膜干燥，从而刺激饮水。在大多数情况下，这些药物在水排泄障碍中的作用尚未与患者需要该药物治疗的潜在疾病的作用区分开。此外，评估药物对 AVP 分泌的作用发现其通常不会使激素水平升高，尤其是在平均动脉压保持不变的情况下。因此，尽管抗精神病药物和低钠血症之间常存在临床联系，但是药物本身可能不是造成水潴留的主要因素。

(5) 抗肿瘤药：几种用于治疗癌症的药物具有抗利尿作用。长春新碱的作用可能是通过对下丘脑微管系统的神经毒性作用介导的，从而改变了正常渗透压感受器对 AVP 释放的控制[452]。一项回顾性调查表明，这种情况在服用该药的亚洲人中可能更常见[453]。环磷酰胺给药也会引起低钠血症。环磷酰胺引起稀释缺陷的机制尚不完全清楚。因为该药物不会增加激素水平，它可能至少一定程度上能增强激素作用[454]。已知其抗利尿作用是在注射药物后 4～12h 内开始的，持续时间长达 12h，似乎与代谢产物的排泄有关。接受环磷酰胺治疗的患者若通过积极补水来预防泌尿系统并发症，可能出现严重低钠血症，其重要性不容忽视。环磷酰胺的合成类似物异环磷酰胺也与低钠血症和 AVP 分泌有关[455]。

(6) 麻醉药：自 20 世纪 40 年代以来，人们已经知道阿片类激动剂（如吗啡）通过促进抗利尿物质释放来减少尿量。研究发现从下丘脑到神经垂体的神经纤维中存在脑啡肽，提示内源性阿片类物质可能是潜在的神经递质。但是，报道的效应各不相同，可能刺激 AVP 分泌、无变化，甚至抑制分泌。

出现这些不同观察结果的原因可能是阿片类及其受体广泛分布在大脑中，这意味着阿片类的作用部位可能因给药途径不同而有明显差异。此外，有多种不同的阿片肽和受体类型。现在已经确定，μ 受体激动剂具有抗利尿作用，而 δ 受体激动剂则作用相反。

(7) 其他药物：一些病例报道表明使用 ACEI 与低钠血症之间存在关联[456-458]。有趣的是，报道的所有 3 例患者均为 60 多岁的女性。对服用氯磺丙脲的退伍军人的一项调查表明，使用 ACEI 也是发生低钠血症的伴随危险因素[431]。但是，考虑到这些药物的广泛使用，其低钠血症的真实发生率一定较低。同样，迄今尚未报道低钠血症与血管紧张素受体拮抗剂的相关性。据报道，很少有患者在胺碘酮给药过程中发生低钠血症[459]。他克莫司相关性低钠血症的报道则越来越多，主要发生在器官移植后的患者中[460, 461]。使用他克莫司的患者比使用环孢素的患者更常发生低钠血症，这表明其不是钙调磷酸酶抑制剂类药物的共同作用[462, 463]。

六、低钠血症：症状、发病率和死亡率

低钠血症的症状与血清中 Na^+ 浓度降低的程度及低钠血症的长期性有关。低钠血症的大多数临床表现通常在血清 Na^+ 浓度低于 130mEq/L 时开始发生，但轻度的神经认知症状可出现在任何低钠水平（表 15-4）。尽管早期常出现胃肠道不适，但低钠血症的大多数表现发生在神经系统，包括嗜睡、神志不清、定向障碍、反应迟钝和癫痫发作，称为"低钠血症性脑病"[464]。低钠血症性脑病的许多较严重的症状是由脑水肿引起的，可能至少部分由 AQP4 介导[465]。在最严重的情况下，脑水肿会导致小脑幕切迹疝，在这种情况下，可能会由于脑干受压导致呼吸暂停，从而导致死亡。脑水肿也可引起神经源性肺水肿和低氧血症，继而加重脑水肿的严重程度[466, 467]。低钠血症性脑病最严重的威胁生命的临床症状通常发生于急性低钠血症，目前定义为持续时间少于 48h 的低钠血症。据报道也有少数急性低钠血症患者发生横纹肌溶解[359]。

神经系统症状的发展取决于年龄、性别、病变的程度和严重性。患有低钠血症的老年人和幼儿最有可能出现症状。经期女性神经系统并发症的发生

表 15-4　根据出现症状的严重程度对低钠血症进行分类

严重程度	血清钠水平	神经系统症状	低钠血症的典型持续时间
重度	通常＜ 125mmol/L	呕吐、癫痫发作、昏睡、呼吸窘迫、昏迷	急性（＜ 24～48h）
中度	通常＜ 130mmol/L	恶心、意识模糊、定向障碍、精神状态改变、步态不稳、跌倒	中等或慢性（＞ 24～48h）
轻度	＜ 135mmol/L	头痛、烦躁、注意力不集中、情绪改变、抑郁	慢性（数日、数周或数月）

引自 Verbalis JG: Emergency management of acute and chronic hyponatremia.In Matfin G, ed. *Endocrine and metabolic emergencies*, Washington DC: Endocrine Press; 2014:352.

率更高。在一项病例对照研究中，Ayus 及其同事指出，尽管男性和女性术后低钠血症的发病率大致相等，但永久性脑损伤患者中 97% 是女性，且其中 75% 处于月经期[423]。然而，这种观点并未得到普遍认可，因为尚无其他研究发现该人群术后低钠血症发病率增加[468]。

临床损伤的程度与血清 Na$^+$ 浓度测量的绝对水平降低没有太大关系，而主要与 ECF 渗透压降低的速度和程度相关。在一项住院低钠血症（血清 Na$^+$ 浓度＜ 128mEq/L）患者的调查中，46% 的患者有 CNS 症状，而 54% 的患者无症状[469]。然而，值得注意的是，作者认为仅 31% 的患者出现的症状是因低钠血症所致。在有症状患者的亚组中，死亡率与无症状患者相比无差异（9%～10%）。相反，CNS 症状不是由低钠血症引起的患者的死亡率较高（64%），这表明这些患者发生死亡更多是由于相关的并发症，而不是电解质紊乱本身。这与 Anderson 早期的一项研究一致，该研究指出，低钠血症患者的死亡率比血钠正常对照组的死亡率高 60 倍[279]。然而，在低钠血症患者中，死亡通常发生在血浆 Na$^+$ 浓度恢复正常之后，一般认为死因是严重的基础疾病进展。这些研究表明，低钠血症是严重的基础疾病和不良预后的指标，而不是导致此类患者死亡率增加的原因。与此观点相反，最近的一项对一些低钠血症得到纠正的患者的 Meta 分析显示，与未纠正低钠血症组相比，低钠血症纠正组中血清 Na$^+$ 浓度改善后死亡率降低了 50%，表明低钠血症实际上可能与死亡率增加有因果关系[470]。

其他研究进一步表明，在多种疾病，包括急性 ST 段抬高型心肌梗死、心力衰竭和肝病患者中，即使是轻度低钠血症也是患者死亡率较高的独立预测因素[471, 472]。一项对波士顿一家医院的 55 000

多例电子健康记录的大规模研究表明，低钠血症与住院患者死亡率之间的相关性在各水平的低钠血症中均非常显著，甚至在正常范围内较低的血清 Na$^+$ 浓度水平时即开始显现[473]。上述发现在一项对 5 年内住院的 249 000 例丹麦患者的研究中得到了证实，该研究表明在所有水平的低钠血症（包括 130～134.9mmol/L 的范围）患者中，30 天和 1 年死亡率均增加[474]。对 Cerner Health Facts 数据库中登记的 230 万住院患者进行分析，结果也与上述发现一致[475]。相对而言，关于慢性低钠血症的死亡率的研究尚不充分，但鹿特丹纵向老龄化研究表明，在 12 年的观察期内，老年低钠血症患者的生存率显著下降[476]。

ECF 渗透压急剧降低使水进入细胞，导致细胞肿胀和脑水肿，这是观察到的严重 CNS 症状最有可能的原因。实际上，在人类和实验动物的尸检中发现，这种脑水肿有时会引起脑疝。但是，大脑作为被动渗透压计，脑含水量的增加远没有预期的那么显著。防止脑水肿的容量调节反应可能发生于全身，已经对此展开了大量研究和探索[477]。对大鼠的研究表明，低血钠症发作后，细胞中的溶质迅速丢失，包括电解质和有机渗透性物质[478]。一些溶质流失会在 24h 内迅速发生，而在实验动物中，大部分脑细胞溶质流失会在 48h 内完成（图 15-19）[479]。

纠正低钠血症后，大脑恢复丢失的电解质和有机渗透性物质的速度也具有重要的病理生理意义。Na$^+$、K$^+$ 和 Cl$^-$ 恢复得很快，甚至超过脑细胞内正常的含量[480]。但是，有机渗透性物质的重新积累则明显较慢（图 15-19）。该过程可能是大脑脱水的原因，先前适应低钠状态的动物在纠正低钠的过程中出现了更明显的脑脱水，由于血脑屏障破坏，易

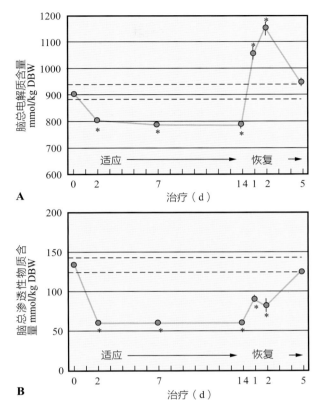

▲ 图 15-19　大鼠适应低钠血症状态后和快速纠正低钠血症后，脑电解质（A）和有机渗透性物质（B）含量变化的比较　在第 0 天诱导低钠血症发生后，电解质和有机渗透性物质迅速流失。在低钠血症的第 2～14 天，大脑中这 2 种溶质的含量仍然较低。在第 14 天快速纠正低钠血症后，电解质迅速重新蓄积，并在纠正后的前 2 天超出脑细胞的正常含量，然后在纠正后第 5 天恢复正常水平。相反，大脑有机渗透性物质的恢复要慢得多，直到低钠血症纠正后第 5 天才恢复至脑细胞的正常含量。虚线表示血钠正常大鼠第 0 天的平均值 ± SEM（平均值的标准误差）；与血钠正常大鼠的脑内成分相比 $P < 0.01$。DBW. 大脑干重（引自 Verbalis JG, Gullans SR: Hyponatremia causes large sustained reductions in brain content of multiple organic osmolytes in rats. *Brain Res*.1991;567:274-282; and Verbalis JG, Gullans SR: Rapid correction of hyponatremia produces differential effects on brain osmolyte and electrolyte re-accumulation in rats.*Brain Res*.1993; 606: 19-27.）

发展为髓鞘溶解[481-483]。据观察，尿素可以预防该病变相关的髓鞘溶解。这可能是由于有机渗透性物质快速重新积累所致，尤其是处于氮质血症状态下的肌醇[484]，与之一致的是，尽管透析过程中血清 Na^+ 浓度的波动很大，但慢性肾脏病患者中渗透性脱髓鞘综合征（osmotic demyelination syndrome, OSD）的报道较少。

与急性低钠血症相比，慢性低钠血症的症状

要少得多。急性和慢性低钠血症的症状之间存在的巨大差异是由如前所述的大脑容量调节过程所引起的[485]。尽管存在这种强大的适应过程，慢性低钠血症也常引起神经系统症状，虽然其症状较温和轻微（表 15-4）。一份对 223 例使用噻嗪类药物导致慢性低钠血症的患者的研究报道发现，患者的症状发生率较高，其中 49% 有倦怠乏力、47% 有头晕目眩、35% 有呕吐、17% 有神志不清和昏睡、17% 曾跌倒、6% 有头痛、0.9% 有癫痫发作[486]。尽管头晕可能归因于利尿剂引起的血容量不足，但如神志不清、昏睡和癫痫发作等症状更符合低钠血症的症状。因为噻嗪类药物引起的低钠血症可以通过停用噻嗪类和（或）给予钠来纠正，这代表了一种理想的情况，即通过血清 Na^+ 浓度的正常化来评估低钠血症症状的改善。在该研究中，所有这些症状都随着低钠血症的纠正而得到改善。这是通过纠正低钠血症来逆转慢性低钠血症相关症状的最好例证之一，因为该研究中的患者通常没有严重的潜在并发症，不会使症状的解读复杂化，而 SIADH 患者的情况则通常较为复杂。

即使在神经系统检查正常，诊断为"无症状"的患者中，越来越多的证据表明，慢性低钠血症可能有一些此前尚未发现的不良反应。在一项研究中，16 例继发于 SIADH 的低钠血症患者（血钠为 124～130mmol/L）表现出明显的步态不稳，在纠正低钠血症至正常范围后即恢复正常[487]。一项针对 122 例患有不同程度低钠血症的比利时患者的研究中，对步态不稳的功能意义进行了阐述，这些患者在去急诊室（emergency department，ED）时均被诊断为无症状。将这些患者与同一时间段内在急诊室就诊的 244 例年龄、性别和疾病相匹配的对照组进行了比较。研究人员发现，有 21% 的低钠血症患者因近期跌倒而前往急诊室，而对照组只有 5%，该差异非常显著，且在进行多变量校正后仍然如此[487]。在一项为期 3 年的针对美国某医院老年创伤科住院患者的研究中发现了类似的结果；对因跌倒而入院的患者（$n=1841$）进行跌倒相关的危险因素分析，发现血清 Na^+ 浓度 < 135mmol/L 的比值比为 1.81（$P < 0.001$），高于除年龄 > 85 岁之外的所有其他危险因素[488]。因此，这些研究清楚地表明了所谓的无症状性低钠血症患者其跌倒的发生率增加。最近对实验动物和人类的研究表明，与低钠血症相关的神经传导减少是导致步态障碍的潜在原因[489,490]。

多项独立的国际研究、步态不稳和跌倒数据的临床意义证明，低钠血症患者骨折的发生率增加[491-494]。其他研究表明低钠血症与实验动物的骨质流失增加相关，另外，在第三次全国健康和营养检查调查（The Third National Health and Nutrition Examination Survey，NHANES Ⅲ）数据库中，在50 岁以上的人群中，低钠血症患者发生的股骨颈骨质疏松的比值比显著增加[495]。与上述发现一致，多个流行病学研究结果表明人类受试者中骨矿物质密度降低[496,497]。在迄今为止最大的流行病学分析（290 万条独立的电子健康记录）中，低钠血症引起的骨质疏松和骨折的比值比（分别为 3.99 和 3.05）显著高于其他可能引起骨丢失和骨折风险增加的任何疾病或药物[498]。特别值得注意的是，慢性持续性低钠血症患者中骨质疏松症和骨折的比值比均最高，表明低钠血症的持续时间是骨疾病和骨折的一个重要危险因素[498]。这些发现在随后的阿根廷髋部骨折临床研究中得到进一步支持[499]。

最近一项对美国 5435 名 65 岁以上社区男性居民的队列研究发现，该人群中低钠血症与更显著的认知障碍和认知能力下降独立相关，对中国台湾4900 例低钠血症患者进行的回顾性研究发现，低钠血症患者发展为痴呆的风险比是相匹配的正常对照组的 2.36 倍，严重低钠血症患者的风险比提高到4.29[500]。因此，慢性低钠血症的主要临床意义可能在于与老年人群跌倒、骨折、神经认知障碍和痴呆相关的发病率和死亡率增加，以及其他尚未在人类中研究的潜在不良反应相关[501]。

七、低钠血症的治疗

低钠血症的纠正可显著改善严重症状性低钠血症患者的神经系统预后。一项对出现严重神经系统症状且血清 Na^+ 浓度低于 125mmol/L 的患者的回顾性研究表明，及时使用等渗或高渗盐水进行治疗可在几天内使血钠纠正约 20mEq/L，并且几乎所有病例神经系统症状均恢复。相比之下，在仅接受液体限制治疗的患者中，在研究期间血钠几乎没有得到纠正（72h 内＜ 5mEq/L），并且神经系统的预后

差得多，大多数患者死亡或成为植物人[502]。因此，基于该研究及许多类似的回顾性分析，患者出现威胁生命的严重低钠血症症状时，标准的治疗方法应为迅速提高血清 Na^+ 浓度的含量。

脑疝是低钠血症最严重的并发症，几乎仅见于急性低钠血症（通常＜ 24h）或颅内病变的患者[503-505]。在术后、马拉松赛跑、精神病或使用摇头丸 [3，4- 亚甲二氧基甲基苯丙胺（MDMA）] 而导致自发性水中毒的患者中，可出现非特异性症状，如头痛、恶心和呕吐或神志不清，且迅速发展为癫痫发作、呼吸骤停，最终由于严重的脑水肿可导致死亡或成为植物人[506]。非心源性肺水肿和（或）通气不足引起的缺氧可加重血清 Na^+ 浓度低下引起的脑肿胀[466,467]。癫痫发作可并发严重的慢性低钠血症和急性低钠血症。尽管低钠血症性癫痫发作通常是自限性的，但可能对抗惊厥药不敏感。

如前所述，由于脑部容量调节过程的作用，慢性低钠血症的症状要少得多。由于存在这种适应性过程，临床医生认为慢性低钠血症无须过于担心，从将这类患者称为"无症状性低血钠"也可以看出这一点。但是，如前所述，很明显许多此类患者的确经常出现神经系统症状，尽管性质较温和、轻微，症状包括头痛、恶心、情绪障碍、抑郁、注意力不集中、反应迟钝、步态不稳、跌倒增多、神志不清和定向障碍[487]。因此，所有低钠血症患者只要表现出任何可能与低钠血症相关的神经系统症状，无论其是否为慢性，以及血清 Na^+ 浓度水平如何，均应考虑治疗。需要对无症状性低血钠症进行有效治疗的另一个原因是，在治疗基础疾病期间（例如，通过肠外营养增加输液量、使用襻利尿剂治疗心力衰竭）需防止血清 Na^+ 浓度降低到出现症状及达到更危险的水平。

（一）当前治疗

低钠血症的常规管理策略包括输注盐水和液体限制，以及药物治疗调节体液平衡。尽管有许多治疗低钠血症的方法，但有些方法不适用于症状性低钠血症，因为其作用太慢或在住院患者中疗效不一致（如地美环素、盐皮质激素）。治疗方案的制订应始终考虑到任何疗法的益处和对潜在毒性的

评估，并且必须针对每位患者进行个体化治疗[507]。应始终记住，有时仅停止使用与低钠血症相关的药物就足以纠正血清低 Na+ 浓度，尤其是噻嗪类药物引起的低钠血症[508]。

1. 高渗盐水

急性低钠血症伴有严重的神经系统症状，可能危及生命，应立即使用高渗溶液进行治疗，因为这是快速提高血清 Na+ 浓度的最可靠方法，通常使用 3% NaCl（Na+ 浓度 =513mmol/L）。持续输注高渗 NaCl 常用于住院患者。高渗溶液的初始输注速率的计算公式有很多种，但是对于 3% NaCl 的最佳输注速率尚未达成共识[503]。以下公式为估算 3% NaCl 初始输注速率的最简单方法之一[507]。

患者体重（kg）× 预期纠正速率 [mEq/（L·h）]= 3% NaCl 输注速率（ml/h）

这可能无法达到理想的纠正率，但临床医生可通过频繁监测血清 Na+ 浓度来判断应提高还是降低输注速率，类似于通过测量血糖水平来指导胰岛素输注速度。根据个别医院的政策，使用高渗溶液可能需要特殊注意 [如将患者收住重症监护室（intensive care unit，ICU）、由会诊医生签字决定]，每位临床医生都需要注意这一点，以优化患者的医疗护理。使用高渗盐水的困难在于通常需要放置中心静脉导管进行长期输液，但这似乎是被夸大且没有根据的。最近的一项研究表明，外周输注 3% NaCl 的并发症发生率低（输液渗漏发生率为 6%、血栓性静脉炎为 3%），并得出结论，外周输注 3% NaCl 发生轻度、非肢体或危及生命的并发症的风险较低[509]。

如果情况更加紧急，另一种选择是推注 100ml 3% NaCl，如果 30min 内没有临床改善，则重复 1 次。一次会议 [该会议旨在制订预防和治疗运动性低钠血症（一种急性和潜在致死性疾病）的指南] 提出了该方案，并由专家小组作为总体建议予以采纳[510, 511]。静脉注射该剂量的高渗盐水可使血清 Na+ 浓度平均升高 2～4mmol/L，远低于建议的 10～12mmol/24h 或 18mmol/48h 的每日最大变化率[512]。因为大脑只能承受脑容量平均增加 8%～10%，否则可能发生脑疝，因此在急性低钠血症时，将血清 Na+ 浓度快速增加仅 2～4mmol/L 即可有效地减轻脑水肿和降低颅内压[513]。

2. 等渗盐水

消耗性低钠血症（低血容量性低钠血症）的治疗可以选择等渗盐水（Na+ 浓度 =154mmol/L），以恢复 ECF 量并确保足够的器官灌注。此初始疗法适用于有低血容量的临床体征或随机尿 Na+ 浓度低于 20～30mEq/L 的患者[511]。但是，这种疗法通常对稀释性低血钠症（如 SIADH）无效，并且对血容量正常的患者持续不当地使用等渗盐水可能会加重低钠血症和（或）引起体液超负荷[514, 515]。尽管等渗盐水可以改善某些高血容量性低钠血症患者的血清 Na+ 浓度，但这种疗法通常会使其容量状态恶化，因此，除非低钠血症严重，否则应避免使用等渗盐水。

3. 液体限制

对于慢性低钠血症的患者，液体限制是使用最广泛的治疗方法。当存在 SIADH 时，液体摄入通常应限制在 500～1000ml/24h 内。由于液体限制疗法会通过减少肾脏液体排泄而提高血清 Na+ 浓度，因此有人主张初始限制量应为比 24h 尿量少 500ml[516]。实施液体限制时，护理人员和患者需要理解这包括摄入的所有液体，而不仅仅是水（框 15-4）。通常，摄入食物中的水分不需要限制，因其与隐性失水（如出汗、呼吸、粪便）相平衡，但是摄入水分含量高的食物（如水果、汤）时需谨慎。在某些患者中，适当控制和管理液体摄入是有效的，但即使严格限制液体，血清中的 Na+ 浓度通常也只能缓慢增加 [1～2mmol/（L·d）][514]。此外，由于口渴的增加，这种疗法的耐受性通常较差，导致长期治疗的依从性差。但是，该疗法比较经济，并且某些患者确实能有较好的效果。

低血容量患者不应使用液体限制疗法，对于因 AVP 水平高（如＞ 500mOsm/kg H2O）而导致尿渗透压升高的住院患者来说液体限制尤其困难，因为尿中无溶质的水排泄量非常低。另外，如果尿液中 Na+ 和 K+ 的总浓度超过血清 Na+ 浓度，大多数患者将对液体限制无反应，因为将难以实现无电解质的水排泄[292, 517, 518]。这一点和其他液体限制失败的预测因素已在临床研究中得到证实，并总结于框 15-4[519-521]。如果症状性低钠血症住院患者中存在上述任何因素，则不适宜用液体限制疗法作为初始治疗。此外，对于某些患者而言，液体限制疗法不

框 15-4　使用液体限制的一般建议及其失效可能性增加的预测因子

一般建议
- 需限制所有液体的摄入量，而不仅仅是水
- 液体限制的目标是 24h 尿量低于 500ml/d
- 除非另有说明，否则不要限制钠或蛋白质的摄入

液体限制可能失效的预测因素
- 尿渗透压高（> 500mOsm/kg H_2O）
- 尿液中 Na^+ 和 K^+ 浓度的总和超过血清 Na^+ 浓度
- 24h 尿量 < 1500ml/d
- 液体限制 ≤ 1L/d 的情况下，24h 内血清 Na^+ 浓度增加 < 2mmol/（L·d）

引自 Verbalis JG, Goldsmith SR, Greenberg A, et al: Diagnosis, evaluation, and treatment of hyponatremia: expert panel recommendations. *Am J Med*. 2013;126(Suppl 1):S1–S42.

太实际，特别是 ICU 中经常需要大量补液治疗的患者。因此，这些患者应选用更有效的药物或盐水进行治疗。

4. 精氨酸血管升压素受体拮抗剂

低钠血症的常规疗法虽然在特定情况下有效，但也可能出于许多不同的原因而疗效欠佳，包括疗效差异、反应缓慢、无法耐受的不良反应及严重的毒性。但是，大多数常规疗法最大的缺陷在于并未直接针对大多数稀释性低钠血症的根本原因，即血浆 AVP 水平过高。血管升压素受体拮抗剂是一种新型药物，也称为伐普坦类，可以直接阻断 AVP 介导的受体激活，已被批准用于治疗正常血容量性低钠血症（在美国和欧盟）和高血容量性低钠血症（在美国）[522]。

考尼伐坦已经被美国食品药品管理局（Food and Drug Administration，FDA）批准用于住院患者正常血容量性和高血容量性低钠血症的治疗。其只能作为静脉内制剂使用，并在最初 30min 内以 20mg 的负载剂量给药，然后继续输注 20mg/d 或 40mg/d[523]。通常，在最初的 24h 内使用 20mg 持续输注来评估初始反应。如果认为血清 Na^+ 浓度的纠正不充分（如 < 5mmol/L），则输注率可以提高到 40mg/d。一些临床研究支持大剂量输注考尼伐坦的功效比持续输注更好[524]。由于该药与经 CYP3A4 肝同工酶代谢的其他药物可发生相互作用，因此治疗时间应限制在 4 天内。

重要的是，对于考尼伐坦和所有其他伐普坦类药物，在积极纠正低钠血症的阶段经常测量血清 Na^+ 浓度十分关键，对于考尼伐坦，至少每 6～8h 要测量 1 次，而在有 OSD 危险因素的患者中检测应更频繁[507]。如果在最初的 24h 内血钠的纠正超过 10～12mmol/L，应停止输液并密切监测患者。应注意足量补水，可口服或静脉注射 5% 葡萄糖溶液，以免纠正速率超过 12mmol/（L·d）。对于有 ODS 危险因素的患者，在开始的 24h 内最大纠正限值应降至 8mmol/L（图 15-20 和框 15-5）[511]。考尼伐坦最常见的不良反应包括头痛、口渴和低钾血症[525, 526]。

托伐普坦是一种口服血管升压素受体拮抗剂，也已被 FDA 批准用于治疗正常血容量和高血容量性低钠血症。与考尼伐坦不同，托伐普坦片剂可短期和长期使用[527]。与考尼伐坦相似，托伐普坦必须在医院开始治疗，以便仔细监测纠正速率。在美国，血清 Na^+ 浓度低于 125mmol/L 的患者可以把托伐普坦作为主要治疗药物；如果血清 Na^+ 浓度 ≥ 125mmol/L，则托伐普坦仅可用于出现归因于低钠血症的症状且对液体限制疗法无效的患者[528]。在欧盟，托伐普坦仅被批准用于治疗正常血容量性低钠血症，但是不论低血钠水平或对液体限制治疗

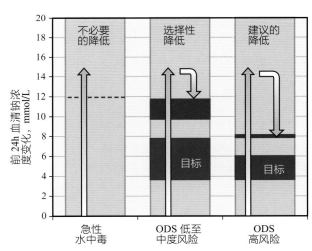

▲ 图 15-20　基于发生渗透性脱髓鞘综合征（ODS）的风险，推荐的低钠血症纠正的目标值（绿色）和限制值（红色）。还显示了针对血清 Na^+ 浓度 < 120mmol/L 且在最初 24h 内超过建议纠正范围的患者，建议将血清 Na^+ 浓度降至目标值（引自 Verbalis JG, Goldsmith SR, Greenberg A, et al: Diagnosis, evaluation, and treatment of hyponatremia: expert panelrecommendations. *Am J Med*.2013;126(Suppl 1):S1–S42.）

框 15-5　渗透性脱髓鞘综合征的危险因素 [a]

- 血清钠浓度 ≤ 105mmol/L
- 低钾血症 [b]
- 酒精中毒 [b]
- 营养不良 [b]
- 晚期肝病 [b]

a. 要求缓慢纠正慢性低钠血症。

b. 与血清 Na^+ 浓度的增加速率不同，血清钾浓度的精确水平、酒精中毒、营养不良或肝脏疾病的程度在改变大脑对急性渗透压应激的耐受性方面均无严格定义

引自 Verbalis JG, Goldsmith SR, Greenberg A, et al: Diagnosis, evaluation, and treatment of hyponatremia: expert panel recommendations. *Am J Med*. 2013; 126(Suppl 1):S1-S42.

的反应如何，任何有症状的正常血容量性患者都可以接受托伐普坦治疗。托伐普坦第 1 天的起始剂量为 15mg，但在临床实践中，一些临床医生建议从 7.5mg 的较低剂量开始使用，如果血清 Na^+ 浓度依旧低于 135mmol/L，或在过去 24h 内血清 Na^+ 浓度的增加低于 5mmol/L，则以 24h 间隔将剂量调整至 30mg 和 60mg [529]。与考尼伐坦一样，重要的是在积极纠正低钠血症的阶段至少每 6～8h 测量 1 次血清 Na^+ 浓度，尤其是在对于有 ODS 危险因素的患者。安全纠正低钠血症的目标值和限制值及血钠纠正过快时的处理方法与考尼伐坦相同（图 15-20）。另一个有助于避免托伐普坦过快纠正血钠的因素是建议在积极纠正的阶段不要使用液体限制疗法，从而通过患者的渴觉来代偿过度的水排泄。托伐普坦的常见不良反应包括口干、口渴、尿频、头晕、恶心和体位性低血压 [527, 528]。

低血容量性低钠血症的治疗不需要伐普坦类药物，因为简单的扩容便可消除 AVP 分泌的非渗透性刺激，并在保存溶质的前提下实现迅速的水排泄。此外，该类药物通过利尿或排水引起的肾液体排泄增加可引起或加重这些患者的低血压，由于这种可能性，低血容量性低钠血症是这类药物的禁忌证 [507]。重要的是，在正常血容量性和高血容量性低钠血症患者中开展的考尼伐坦或托伐普坦临床试验中，未观察到临床显著的低血压。尽管肾功能减退并非伐普坦类药物的禁忌证，但如果血清肌酐水平高于 3.0mg/dl，这类药物通常是无效的。

FDA 发布了一项关于肝损伤的警告 [530]，在一

项为期 3 年的临床试验中，接受托伐普坦治疗的患者中发现了该不良反应，该试验主要研究托伐普坦对常染色体显性遗传性多囊肾病的作用，该研究名为"托伐普坦在常染色体显性遗传多囊肾病管理中的疗效和安全性及其预后（Tolvaptan Efficacy and Safety in Management of Autosomal Dominant Polycystic Kidney Disease and Its Outcomes，TEMPO）研究" [530, 531]。外部肝脏专家小组发现，在该试验中有 3 例可逆性黄疸和转氨酶水平升高的病例很可能是由托伐普坦引起的。此外，接受托伐普坦治疗的常染色体显性遗传性多囊肾病（autosomal dominant polycystic kidney disease，ADPKD）患者中，4.4% 的患者（958 例中有 42 例）的丙氨酸氨基转移酶（alanine aminotransferase，ALT）水平上升至正常上限（upper limit of normal，ULN）的 3 倍以上，而安慰剂组为 1.0%（484 例中有 5 例）。

这些发现表明托伐普坦有可能引起不可逆的、潜在的致命性肝损伤。TEMPO 研究中使用的剂量高至低钠血症最大批准剂量的 2 倍（托伐普坦 120mg/d）。另外，在使用 FDA 批准剂量的托伐普坦治疗临床显著的正常血容量性或高血容量性低钠血症的临床试验中，未见肝损伤的报道，包括超过 30 天的长期试验 [如 SALT-WATER、EVEREST（升压素拮抗剂在心力衰竭中的疗效：托伐普坦的结果研究）] [532, 533]。值得注意的是，使用血管升压素拮抗剂治疗低钠血症的研究的 Meta 分析已证实与药物相关的不良事件增加，包括血钠水平过快纠正、便秘、口干、口渴和静脉炎，但在不良事件总数、因不良事件引起的停药、严重不良事件、死亡、头痛、低血压、恶心、贫血、高钠血症、尿路感染、肾衰竭、发热、上消化道出血、腹泻、呕吐、外周性水肿和头晕方面，血管升压素拮抗剂治疗组与对照组之间无差异 [534]。

主要基于 TEMPO 试验发现的肝损伤，FDA 于 2013 年 4 月 30 日提出建议，如果患者出现肝病迹象，应停止使用 Samsca（托伐普坦）治疗。治疗时间应限制在 30 天以内，并应避免用于有包括肝硬化在内的基础肝病的患者。 [530] 欧洲药品管理局（European Medicines Agency，EMA）已批准将托伐普坦用于治疗 SIADH，但不适用于因心力衰竭或肝硬化引起的低钠血症。根据 TEMPO 试验结果，

EMA 还发布了接受托伐普坦治疗的患者可能发生肝损伤的警告，但对于托伐普坦在 SIADH 患者中的治疗时间的限制没有提出建议[535]。

因此，对于长期接受托伐普坦治疗的低钠血症患者（如＞ 30 天），应适当谨慎，但该决定应基于经治医生的临床判断。对于发生抵抗、不能耐受或无法采用其他治疗的低钠血症患者，如果使用托伐普坦治疗的获益大于风险，仍可考虑长期使用托伐普坦进行治疗。对这些患者，应仔细并连续地监测肝功能（即每 3 个月检查 1 次），如果肝功能检查结果出现显著变化（即 ALT 增至其 ULN 的 2 倍）则应停药[510]。由于难以判断肝功能恶化的原因，因此托伐普坦不宜用于有基础肝病的患者，但有极少数例外。例外情况可能是等待肝移植的终末期肝病的低钠血症患者，他们几乎没有再发生肝损伤的风险，且术前纠正低钠血症有助于降低术后 ODS 的风险[536]。

使用血管升压素拮抗剂治疗低钠血症的另一个障碍是药物的高成本。在美国和欧盟如此，但在亚洲国家却不是。除了上述明显的地理差异外，许多经济分析已证实，低钠血症的经济负担增加主要是由于住院时间和 ICU 留观时间较长所致[537, 538]。对托伐普坦治疗与液体限制疗法进行的经济分析表明，治疗时间的缩短抵消了托伐普坦较高的费用，这表明在某些住院患者中选择性使用这些药物实际上性价比很高[539]。

5. 尿素

尿素可作为 SIADH 和其他低钠血症的替代口服治疗方法。其通过在保留溶质的前提下增加水排泄和减少尿钠排泄的方式来纠正低渗透压。15～60g/d 的剂量通常是有效的，为了使血清 Na^+ 浓度恢复正常，可以每隔 1 周按 15g/d 的增量调整剂量。建议将尿素溶解在橙汁或其他味道较强烈的液体中服用，以掩盖苦味。即使没有达到完全正常的水平衡，但在接受尿素治疗的同时，通常也可以让患者维持不太严格的液体限制方案。使用尿素治疗的缺点包括适口性差（尽管一些临床医生认为这被夸大了）、高剂量下可能发展为氮质血症及直到最近仍无方便的或经 FDA 批准的药物剂型。有证据表明，治疗期间血尿素浓度可能翻倍，但要记住这并不代表肾功能损害[540]。目前在美国有一种产品（Ure-Na）已经被 FDA 批准可作为治疗正常血容量性和高血容量性低钠血症的医疗食品。

回顾性非对照研报道表明，在蛛网膜下腔出血引起的低钠血症患者及重症监护病房的低钠血症患者中，使用尿素治疗 SIADH 的疗效显著，且病例报道证明，尿素在治疗慢性 SIADH 和 NSIAD 的婴儿中取得了成功[541-543]。在一项 SIADH 患者的小队列中进行的短期研究表明，尿素在逆转慢性 SIADH 引起的低钠血症方面可能具有与伐普坦类药物相当的功效[544]。尽管这些研究报道表明尿素可能是治疗慢性低钠血症的一种可接受的替代方法，但目前尚缺乏有关长期使用尿素治疗低钠血症的疗效和安全性的数据[545]。

在低蛋白摄入引起或加重低钠血症的患者中，增加膳食蛋白摄入量可能具有与尿素相似的作用，并提高血清钠浓度[293]。

6. 呋塞米和氯化钠

据报道，在部分病例中，使用呋塞米（20～40mg/d）加上摄入高盐（如 200mEq/d，通常以盐片剂的形式给药）治疗也取得了成功，这代表了将急性症状性低钠血症的治疗方法扩展应用于慢性正常血容量性低钠血症的治疗[546, 547]。但是，这种方法在可接受的目标范围内迅速纠正症状性低钠血症的疗效尚不明确（图 15-20）。

（二）不同治疗方法对抗利尿激素分泌失调综合征引起的低钠血症的疗效观察

尚无具有足够效力的随机对照试验来比较不同疗法治疗低钠血症的疗效和安全性。然而，一项对美国和欧盟大量住院患者的前瞻性观察性研究的结果提供了有用的数据，得出了在 SIADH 患者中采用不同疗法进行单一治疗时的成功率（表 15-5）[519, 548]。该研究中，"治疗成功"的定义有 3 个不同的标准：①最不严格的是血清 Na^+ 浓度增加至少 5mmol/L；②其次是血清 Na^+ 浓度纠正至 130mmol/L 或更高；③最严格的标准是纠正至正常血清 Na^+ 浓度，即≥ 135mmol/L。如表 15-5 所示，只有 3% NaCl 和托伐普坦疗法在最不严格的标准下的成功率显著高于 50%，只有托伐普坦达到了第二严格标准的水平，并且在最严格的血清 Na^+ 浓度正常化的标准下成功率显著升高。特别值得注意的是，在进行

表 15-5　使用不同单一疗法治疗抗利尿激素分泌失调综合征患者低钠血症的疗效观察（%）

治　疗	δ[Na⁺]≥5mmol/L	[Na⁺]≥130mmol/L	[Na⁺]≥135mmol/L
无治疗（$n=168$）	41	45	20
液体限制（$n=625$）	44	29	10
等渗盐水（$n=384$）	36	20	4
托伐普坦（$n=183$）	78	74	40
3% NaCl（$n=78$）	60	25	13

引自 Verbalis JG, et al: Diagnosing and treating the syndrome of inappropriate antidiuretic hormone secretion. *Am J Med.* 2016; 129: 537. e9–537.e23.

了登记的低钠血症患者中最经常开出的处方是仅液体限制治疗，其中只有 44% 的患者血清 Na⁺ 浓度得到了纠正，而接受等渗盐水治疗的患者中只有 36% 的患者得到纠正。这些数据强调了为各个患者选择合适的治疗方案以达到预定的血清 Na⁺ 浓度纠正目标的重要性。

（三）低钠血症治疗指南

尽管有许多作者发表了有关低钠血症治疗的建议，但尚无普遍接受的标准化治疗方案，并且各种指南和专家建议之间仍然存在一些重大差异[503, 505, 507, 511, 549-555]。对于几乎所有的治疗建议，初始评估都包括对患者 ECF 量状态的评估，因为针对低血容量性、正常血容量性和高血容量性低钠血症患者的治疗建议不同。低血容量和高血容量患者的治疗建议已于近期更新[511]。由于 SIADH 患者的病因和表现形式多样，因此正常血容量患者（主要包括 SIADH 患者）在治疗上存在独特的挑战。低钠血症治疗建议综合说明详见图 15-21。该方案主要基于低钠血症患者的神经系统症状，而不是血清 Na⁺ 浓度水平或低钠血症的慢性特征，因为后者通常很难准确判断。

症状等级

应始终对神经系统病史进行仔细的询问和评估，以找出除低钠血症外其他可能导致患者症状的原因。然而，有时很难排除低钠血症对潜在神经系统疾病的叠加作用。在此方案中，根据患者的症状将其分为 3 大类（见表 15-4）。

（1）重度症状：昏迷、反应迟钝、癫痫发作、呼吸窘迫或呼吸骤停，以及不明原因的呕吐，通常意味着低钠血症的急性发作或恶化，需要立即进行

积极治疗。迅速提高血清 Na⁺ 浓度的疗法对于减少脑水肿和降低潜在的致命性脑疝的风险是必要的。

（2）中度症状：精神状态改变、定向障碍、神志不清、不明原因的恶心、步态不稳和跌倒通常表明患者有一定程度的脑部容量调节，临床上没有明显的脑水肿表现。这些症状可以是慢性或急性的，但允许用更多时间来详细制订治疗方案。

（3）轻度或无症状：症状轻微，如注意力不集中、易怒、情绪改变、抑郁或不明原因的头痛，或几乎没有明显的症状，表明患者可能患有慢性或缓慢进展的低钠血症。这些症状需要谨慎处理，尤其是当患者有潜在的并发症时，以防止低钠血症恶化和过快纠正导致 ODS 发生。

有严重神经系统症状的患者应首先以高渗（3%）NaCl 作为一线治疗，然后在 24～48h 后进行液体限制和（或）伐普坦类药物治疗。因为使用高渗 NaCl 治疗的患者中有 10% 以上的患者会出现血清 Na⁺ 浓度纠正速度过快，因此需要仔细监测，否则此类患者有发生 ODS 的风险[556]。出于这个原因，一些作者建议同时用去氨升压素进行治疗，从而将纠正速率降低到仅由高渗 NaCl 输注本身产生的速率[557, 558]。是否有足够的临床数据最终证明这种方法在大量患者中的有效性和安全性尚待确定[559, 560]。接受伐普坦类药物单药治疗的患者中仅报道了 1 例 ODS[561]，有 2 篇摘要报道了高渗盐水给药后直接使用伐普坦类药物在 24h 内出现了 ODS 的情况[511]。因此，在使用高渗 NaCl 使得血清 Na⁺ 浓度成功上升后，至少 24h 内不应再进行任何额外的积极的低钠血症治疗。

中度症状患者的治疗选择取决于其 ECF 容量

状态（图 15-21）。低血容量患者应通过输注等渗 NaCl 或口服钠补充溶质治疗[511]。正常血容量患者，尤其是 SIADH 患者，可从伐普坦类药物治疗、高渗盐溶液限制性给药或尿素治疗（某些情况下，如果有的话）中获益。如果预计 SIADH 的病因是慢性的，则可以采取液体限制或长期伐普坦类药物治疗[511]。伴有心力衰竭的高血容量患者通常首选伐普坦类药物，因为在该组患者中液体限制疗法鲜有成功的案例，而输注盐水会导致体液潴留并加重水肿，并且如果肝功能受损，尿素会导致胃肠道中氨的积累[562]。尽管中度的神经系统症状可表明患者处于急性低钠血症的早期阶段，但更可能代表患者处于慢性低钠血症状态，具有足够的脑部容量适应能力，可防止明显的脑水肿症状出现。大多数有中度低钠血症症状的患者倾向于慢性，因此应严格遵循纠正目标值和限制值的指南（图 15-20），并应确保在医院中对这些患者进行严密监测，直至其症状改善或稳定。

尽管药物治疗（如伐普坦类药物或尿素）可以适用于各种特定的临床情况，但没有症状或症状极轻的患者应首先进行液体限制治疗（图 15-21）。其中最重要的临床情况是尽管合理尝试了液体限制疗法，但仍无法改善血清 Na⁺ 浓度，或者出现对液体限制反应不良相关的临床特征（见框 15-5）。

一种特殊情况是，由于水利尿的发生，低钠血症出现不利的快速自发性纠正。这种现象可能发生在低钠血症患者停用去氨升压素治疗后、肾上腺皮质功能不全的患者的糖皮质激素替代治疗后、血容量不足的患者使用溶质替代治疗后、利尿剂引起的低钠血症治疗中停用噻嗪类药物后，以及自发缓解的一过性 SIADH。如果之前的低钠血症的时间足够长（通常 ≥ 48h），足以进行脑部容量调节，则在这种情况下可以明确随后会出现 ODS 引起的脑损伤。如果超出了先前讨论的纠正参数，并且纠正的速度比计划的快（通常是由于低渗尿液的持续排泄），则可通过单独给予低渗溶液或低渗溶液联

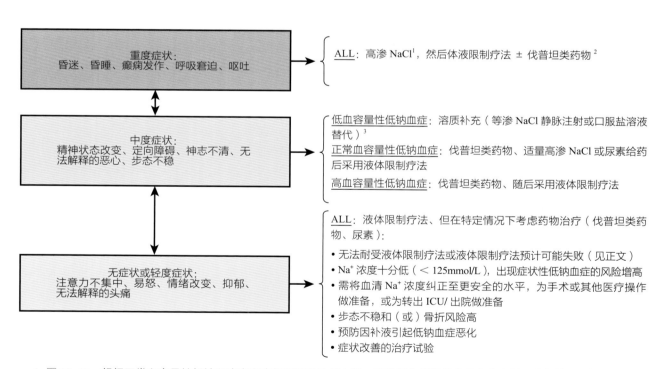

▲ 图 15-21　根据正常血容量性低钠血症患者症状制订的治疗方案。症状框之间的箭表示患者在不同症状等级之间的转变

1. 一些作者建议同时使用去氨升压素治疗以限制纠正速率
2. 使用高渗盐水治疗的 24h 内不应开始其他积极治疗，以降低发生 Na⁺ 浓度纠正过快和 ODS 的风险
3. 在输注等渗 NaCl 的过程中，需密切关注血清 Na⁺ 浓度以防出现继发性水利尿，引起血清 Na⁺ 浓度纠正速率过快及发生 ODS 的风险
ALL. 所有类型的低渗性低钠血症；ICU. 重症监护病房；ODS. 渗透性脱髓鞘综合征（改编自 Verbalis JG: Emergency management of acute and chronic hyponatremia. In Matfin G, ed. *Endocrine and Metabolic Emergencies*. Washington, DC: Endocrine Press; 2014: 359.）

用去氨升压素治疗，来逆转导致脱髓鞘的病理事件。即使患者明显有症状，但这种方法的有效性已通过动物研究和人类病例报道得到证实[505, 563-565]。但是，只有对于高 ODS 风险的患者才强烈建议在初始快速纠正后再继续降低血清 Na⁺ 浓度（见框15-5）。对于低至中度 ODS 风险的患者这种方法是可选的，而对于急性水中毒的患者则是不必要的（图 15-20）。

尽管此分类是基于初次评估时患者的症状，但应记住，在某些情况下，因为患者处于低钠血症的早期，最初仅表现为更轻微的症状。此外，一些症状轻微的患者在液体摄入增加期间容易出现更多症状，即症状性低钠血症。与上述观点一致，在就诊于大学医院的 31 例症状性低钠血症（平均血清 Na⁺浓度为 119mmol/L）患者中，约 70% 的患者先前为无症状性低钠血症，这是症状性低钠血症最常见的危险因素[566]。因此，也应考虑对慢性低钠血症进行治疗，以防止症状性低钠血症从较低水平发展到较高水平，特别是对于曾反复出现症状性低钠血症的患者。

（四）低钠血症患者的血清钠浓度监测

血清 Na⁺ 浓度监测的频率取决于低钠血症的严重程度和所选择的治疗方法。在所有低钠血症患者中，应在诊断评估早期就认真评估神经系统症状，以判断低钠血症的症状严重程度并确定患者是否需要更紧急的治疗。所有接受高渗盐水积极治疗的症状性低钠血症的患者均应经常监测血清 Na⁺ 浓度和 ECF 容量状态（每 1～4h），以确保在积极纠正期间血清 Na⁺ 浓度不会超过安全纠正的限值，因为过快纠正血清钠会增加 ODS 的风险[507, 567]。对于接受伐普坦类药物治疗的轻度至中度症状的患者，应在积极纠正阶段（通常是治疗的最初 24～48h）每6～8h 检测一次血清 Na⁺ 浓度。当患者症状消失、血清 Na⁺ 浓度已达到安全范围（通常 > 120mmol/L）或纠正速率已达到最大限值（24h 内 12mmol/L，48h 内 18mmol/L），或 ODS 高风险患者在任意 24h内纠正速率超过 8mmol/L 时，应停止使用高渗盐水或伐普坦类药物的积极治疗（见框 15-5）。对于使用液体限制治疗或除了高渗盐水以外的疗法，且血清 Na⁺ 浓度水平稳定的患者，通常每天测量血清

Na⁺ 浓度就足够了，因为在没有积极治疗、液体摄入变化不大及无大量补液的情况下，血清 Na⁺ 浓度的变化不会很快。

（五）慢性低钠血症的长期治疗

出院后，一些患者将从继续治疗低钠血症中受益。在许多情况下，这包括持续的液体限制。然而，如前所述，因为液体限制越严格则口渴越剧烈，因此这种疗法的长期依从性差。因此，对于在医院中对托伐普坦有反应的部分患者，应考虑出院后继续门诊治疗。在已确诊的慢性低钠血症患者中，每日使用托伐普坦长期治疗 3 年可以有效维持正常的 Na⁺ 浓度[568]。但是，许多住院的低钠血症的患者为一过性 SIADH，无须长期治疗。在考尼伐坦的非盲研究中，有约 70% 的患者在不进行低钠血症长期治疗的情况下，住院治疗 4 天，停用伐坦类药物后 7 天和 30 天后的血清 Na⁺ 浓度是正常的。应根据 SIADH 的病因来决定哪些住院低钠血症患者适合长期治疗。图 15-22 显示了不同病因导致的SIADH 患者发生持续低血钠，可能会从出院后接受托伐普坦长期治疗中获益的相对概率的估计值。但是，对于任何一个患者来说，这仅表示对需要长期治疗的可能性的估计。在所有情况下，都应考虑在出院后 2～4 周停药，以明确是否仍存在低钠血症。停用托伐普坦治疗以评估是否持续存在 SIADH 的合理时间为 7 天，因为在托伐普坦 SALT 试验中发现这段时间足以证明低钠血症是否复发[568, 569]。停药后应每隔 2～3 天监测一次血清 Na⁺ 浓度，以便复发性低钠血症患者能够尽快恢复用药，患者低钠血症的持续时间越长、低血清 Na⁺ 浓度的纠正越快，随后发生 ODS 的风险就越大。

在多囊肾病的临床试验中，发现少数患者接受高剂量托伐普坦治疗后出现肝毒性，因此 FDA 最近建议，托伐普坦的使用时间不得超过 30 天[530]。该决定应基于针对特定患者的风险 - 受益分析，如果托伐普坦的使用时间超过 30 天，则应定期（如每 3 个月）评估肝功能[511]。

（六）低钠血症治疗的展望

尽管在了解低钠血症的表现和后果方面已取得了许多进展，并且已有有效的药物疗法可用于治

SIADH 病因学	SIADH 的可能持续时间 *	慢性 SIADH 的相对风险
异位产生血管升压素的肿瘤（小细胞肺癌、头颈部肿瘤）	不确定	高
药物诱导的，持续使用有害药物（卡马西平、SSRI）	药物治疗持续时间	
脑部肿瘤	不确定	
特发性（老年）	不确定	
蛛网膜下腔出血	1～4 周	
脑卒中	1～2 周	
炎症性脑病	取决于对治疗的反应	中
呼吸衰竭（慢性阻塞性肺疾病）	取决于对治疗的反应	
HIV 感染	取决于对治疗的反应	
创伤性脑损伤	2～7 天或不确定	
药物诱导的，已停用有害药物	药物治疗持续时间	
肺炎	2～5 天	
恶心、疼痛、长时间运动	可变，取决于病因	低
术后低钠血症	术后 2～3 天	

▲ 图 15-22　根据潜在原因，估计需要对 SIADH 进行长期治疗的可能性

*. 持续时间基于临床经验
SIADH. 抗利尿激素分泌失调综合征；SSRI. 选择性 5- 羟色胺再吸收抑制剂

疗低钠血症，但很明显，关于如何及何时治疗这种疾病我们尚未达成一致共识。特别是世界各地监管机构对使用升压素受体拮抗剂的适应证认定大不相同，迄今为止已出版的各种诊疗指南在适当的低钠血症管理方面也存在很大差异[511, 570, 571]。未能达成共识的原因有很多，在通过进一步的临床研究达成共识之前，医生必须认识到临床判断在个体患者的低钠血症治疗方案制订中必须继续发挥主要作用。他们建议应考虑该领域权威专家对证据的适当评估、监管机构基于对已批准的低钠血症治疗方案的疗效和安全性数据进行严格审查而做出的决定，以及最重要的是，低钠血症患者个体的特殊需求[571]。

同时，通过血管升压素受体拮抗剂的临床试验，研究者能够回答一些长期存在的问题，这些问题包括血管升压素 V_2 受体激活在各种生理状况（如汗液产生的调节）和病理生理状态（如血管升压素水平不可测的低钠血症患者）下的作用，尤其是与低钠血症相关的长期不良反应（如跌倒、骨丢失和骨折）的潜在可逆性[572]。这可能在一定程度上解释了在患有多种不同并发症的低钠血症患者中，以及没有已知潜在疾病的老年社区居民中，死亡率和发病率增加的原因。

酸碱平衡失调
Disorders of Acid–Base Balance

L. Lee Hamm　　Thomas D. DuBose, Jr.　著

李　怡　冯韵霖　译

李贵森　校

酸碱稳态对健康至关重要。然而，各种急慢性疾病通常会改变酸碱稳态和血液 pH。本章将回顾正常的酸碱平衡和引起酸碱平衡紊乱的各种情况。本章研究酸碱平衡的方法包括测量动脉 pH、二氧化碳分压和 HCO_3^- 浓度，以及分析电解质和阴离子间隙。这是肾科医生在临床上使用最广泛、最普遍接受的方法[1]。某些方法如"碱过量"或"强离子差"，此处没有使用。

一、酸碱稳态

酸碱稳态通常使全身动脉的 pH 保持在一个狭窄的范围内，即在 7.35～7.45。这种严格的调节是通过以下 2 种方式实现的：①体液中进行化学缓冲；②肺和肾脏对 CO_2 和 HCO_3^- 的调节。这些过程有效地处理生理性酸负荷，表现为 CO_2（形成碳酸 H_2CO_3）形式和非挥发性酸（主要来源于代谢和摄入的饮食蛋白）的形式，并能抵抗偶尔的病理性酸碱失衡。

细胞内 H^+ 浓度用 $[H^+]_i$ 表示，即 pH_i，也被调节在一个相对稳定的值，通常比血浆的值要低。细胞离子交换机制和细胞内缓冲液（血红蛋白、组织蛋白、有机磷复合物和骨磷灰石）都参与了维持 $[H^+]_i$ 和 $[H^+]_e$ 稳定的过程。细胞外和细胞内的缓冲液提供了第一道防线，防止酸性或碱性物质进入机体。简单回顾一下，未解离酸（HA）与其共轭碱（A^-）之间的关系可表示为公式 16-1。

$$HA \longleftrightarrow H^+ + A^- \qquad （公式 16-1）$$

弱酸和它们的共轭碱，还有弱碱和它们的共轭酸，代表着缓冲对，当它们的浓度相同时，它们是最有效的，如 $HA = A^-$，这发生在一定的 H^+ 浓度或

pH，$pH = -\log_{10}[H^+]$。这个 H^+ 浓度也等于上述反应的平衡常数 Ka，如下所示。

$$K_a = \frac{[H^+][A^-]}{[HA]} \qquad （公式 16-2）$$

缓冲系统对酸碱平衡的生理和病理生理至关重要，因为它们通过与 H^+ 可逆结合或释放 H^+ 来减弱溶液或组织中的 pH 变化。因此，在加入酸或碱的等效物时，有缓冲体系的溶液的 pH 变化要比没有缓冲体系时的 pH 变化小。体内主要的缓冲系统是 CO_2/HCO_3^- 系统，由碳酸酐酶催化可逆反应，如下所示。

$$H_2O + CO_2 \xrightleftharpoons[酐酶]{碳酸} H_2CO_3 \longleftrightarrow H^+ + HCO_3^-$$

$$（公式 16-3）$$

这个系统是有效的，因为它含量丰富，特别是 CO_2 和 HCO_3^- 可以分别由肺和肾脏独立地调节。请注意，由于反应是可逆的，H^+ 或 pH 的变化可能是由于酸（如 H^+）的增加，或碱（如 HCO_3^-）的减少，这将反应向右"拉"。从生理学上讲，考虑到 pH，酸的增加等于碱的减少。

由于 H_2CO_3 的浓度较低，且与溶解的 CO_2 浓度成正比，可以将上面的方程压缩为以下公式

$$CO_2 + H_2O \longleftrightarrow H^+ + HCO_3^- \qquad （公式 16-4）$$

然后推导出公式 16-5。

$$K = \frac{[H^+][HCO_3]}{[CO_2][H_2O]} \qquad （公式 16-5）$$

考虑到 CO_2 的溶解度（溶解 CO_2 mmol/L = $0.03 \times PCO_2$ mmHg），利用 6.1 的 pK 值，可以得到我们熟悉的 Henderson–Hasselbach 方程如下所示。

$$pH = pK' + \log_{10} \frac{[HCO_3^-]}{\alpha_{CO_2} PCO_2} \qquad （公式 16-6）$$

注意，这个方程表明，pH 是 HCO_3^- 浓度与 PCO_2 之比的复函数，因此，pH 可以因 HCO_3^- 或 PCO_2 的变化而改变。如果 HCO_3^- 或 PCO_2 发生变化，两者之间的比值和 pH 可以通过相互之间类似的定向变化恢复到正常水平。例如，HCO_3^- 降低 50%，pH 降低；但如果二氧化碳分压降低 50%，pH 就会恢复正常。

如果包括 HCO_3^-/CO_2 系统在内的缓冲体系被概念化为 pH 的第一道直接防线，那么第二道防线可以被概念化为呼吸系统。肺参与酸碱平衡依赖于肺对 CO_2 的排泄。大量的 CO_2 作为组织代谢的最终产物积累（10～12mmol/d）。这些 CO_2 以 HCO_3^- 和与血红蛋白结合的氨基甲酸基团的形式在血液中运输到肺部[2]。在大多数情况下，CO_2 的排泄和产生是相匹配的，通常动脉的 CO_2 分压（$PaCO_2$）保持在 40mmHg。二氧化碳排泄不足会导致高碳酸血症，而过度排泄会导致低碳酸血症。$PaCO_2$ 主要受神经呼吸因子调节，不受 CO_2 代谢率的调节。二氧化碳分压的增加或减少代表了神经呼吸调节控制的障碍，也可能是对血浆 HCO_3^- 浓度的原发改变做出的代偿性改变。呼吸对酸血症或碱血症的反应减弱了血液 pH 的变化。这种使血液 pH 向正常方向调整的呼吸改变被称为继发性或代偿性改变，因为它们是对原发代谢变化（或 HCO_3^- 的变化）的反应。通气量可以在系统 pH 变化的几分钟内发生改变，并通过调整 $PaCO_2$ 来代偿酸碱负荷。完全的呼吸代偿需要几小时。$PaCO_2$ 的原发变化也可能导致酸中毒或碱中毒，这取决于 CO_2 浓度高于还是低于正常值 40mmHg。这两种状态分别称为呼吸性酸中毒和呼吸性碱中毒。

维持 pH 稳定的第三道防线可以理解为血浆 HCO_3^- 浓度，它可以通过代谢和肾脏调节机制来调节。作为一种保护机制，肾脏引起的 HCO_3^- 的变化可以代偿原发性呼吸性酸碱紊乱（原发性 $PaCO_2$ 变化）或对"代谢性"酸或碱负荷的反应。这里的"代谢性"指的是"非挥发性"酸或碱，即非 CO_2 酸。如下所述，肾脏可以调节血浆 HCO_3^-。

新陈代谢产生的每日酸负荷（乳酸、柠檬酸、乙酸和丙酮酸）必须通过其他代谢反应除去。例如，在三羧酸循环中，这些有机酸的氧化会产生 CO_2，后者必须由肺排出。然而，碳的完全氧化涉及较强有机酸的中间产物，如乳酸、三羧酸、酮酸或其他酸，这取决于所消耗原料的类型。这些有机酸在大多数情况下不会在体内积累，其浓度保持在低毫摩尔范围内。然而，如果产生和消耗速率不匹配，这些有机酸就会积累（如乳酸在剧烈运动时积累）。相应地，细胞外液（ECF）中的 HCO_3^- 会随着有机酸浓度的增加而减少。在恢复过程中，有机酸重新进入代谢途径，产生 CO_2，去除 H^+，生成 HCO_3^-。然而，如果有机阴离子被排出（如酮尿），这些物质就不能再用于 HCO_3^- 的再生。由此看来，可代谢的有机阴离子可视为"潜在的碳酸氢盐"。某些机体成分，如蛋白质、核酸、少量脂质和某些糖类的代谢会产生特定的有机酸，而这些有机酸不能生成 CO_2（如尿酸、草酸、葡萄糖醛酸、马尿酸）。此外，分别来自含硫膳食氨基酸和有机磷的无机酸 H_2SO_4 和 H_3PO_4 必须由肾脏或胃肠道排出。典型西方饮食的人每天都产生大量的酸性物质，一般是 0.5～1mEq/kg。饮食和代谢产生非挥发性酸的净产量被定义为内源性酸的产生量。因此，内源性酸的净产量在一定程度上取决于饮食，特别是动物源性饮食蛋白的相对量[3]。

就酸碱平衡的整体生理调节而言，HCO_3^- 的代谢调节是次要的。然而，一些可能对 pH 敏感的调节酶，可以催化产生或消耗有机酸的代谢反应。这一过程构成了一个负反馈调节系统。最好的例子是糖酵解途径中的关键酶磷酸果糖激酶。磷酸果糖激酶在糖酵解过程中使果糖 6- 磷酸激酶磷酸化。磷酸果糖激酶的活性在低 pH 时受到抑制，在高 pH 时得到增强。因此，pH_i 的增加会加速糖酵解，产生丙酮酸和乳酸。乳酸性酸中毒患者的乳酸生成和酮症酸中毒患者的酮酸生成都受到了酸血症的抑制。相反，乳酸性酸中毒患者产生的乳酸，以及酮症酸中毒患者产生的酮酸，都因酸血症的逆转而增加。

二、肾脏调控

虽然可以通过化学缓冲或呼吸代偿来暂时缓解体液 pH 的变化，但对非挥发性酸或碱的最终防御是肾脏的责任。在 ECF 中加入强酸（HA）滴定或消耗血浆 HCO_3^-，可见如下公式。

$$HA + NaHCO_3 \longleftrightarrow NA + H_2O + CO_2 \quad （公式 16-7）$$

肺部呼出二氧化碳，体内 HCO_3^- 缓冲储存减少。这一过程随着内源性代谢酸的产生而不断发生。为了维持血浆 HCO_3^- 的正常（主要是由于饮食蛋白代谢的结果），肾脏必须：①重新吸收肾小球滤液中几乎所有的 HCO_3^-；②通过与代谢酸的反应重新生成 HCO_3^-（公式 16-7）。第一个过程（HCO_3^- 重吸收）主要是在近端小管中完成的，此外还有 Henle 祥及更多远端肾单位节段均有参与（图 16-1）。

在大多数情况下，过滤后的 HCO_3^- 几乎完全被重吸收，特别是在酸性负荷下。生物系统中"酸的产生"由体液中质子(H^+)的毫当量（mEq）来表示。通常在西方饮食中，特别是动物性蛋白质摄入中，每日内源性酸的净负荷在消耗 HCO_3^-。相反，经胃肠道摄入到胞外液的碱主要来自于饮食中的水果和蔬菜。如果产生的酸更少，或当面对碱负荷时，血浆 HCO_3^- 浓度高于正常值 25mEq/L 时，HCO_3^- 将排泄到尿液中。因此，肾脏必须有效地排出任何添加到 ECF 中的过量碱，并在内源性酸净产量显著升高时重新生成以补偿丢失的碳酸氢盐。内源性产酸与胃肠道吸收碱量的差异，即产酸与产碱的差异，称为净产酸。由于西方饮食富含动物性蛋白质，净

产酸是增加的，并消耗碳酸氢盐，因此，肾脏必须重新从饮食中摄取并生成碳酸氢盐。

HCO_3^- 再生的过程表现为肾脏酸或净产酸的排出，见下所示。

$$净产酸排泄 =NH_4^+ + 可滴定酸 - HCO_3^-$$

（公式 16-8）

净产酸排泄的机制如下所述，包括 2 种成分，即可滴定酸和 NH_4^+（图 16-2）。可滴定酸（TA）是沿肾单位向小管液中分泌的酸，以降低尿液最终的 pH。尿液最终的 pH 取决于尿液中缓冲液的量，主要是磷酸盐和酸的增加量。TA 可以通过尿液滴定（去除氨以后）至血浆 pH 来测量，也可以通过尿液和血浆 pH 及其缓冲浓度（作为第一近似磷酸盐）、pKa 来计算。NH_4^+ 表示酸性排泄，正如另一章所述，每产生和分泌 1 个 NH_4^+，其来源的谷氨酰胺碳骨架就转换为 HCO_3^-（图 16-3）。

总而言之，排出的每毫当量的净产酸相当于 1mEq 的 HCO_3^- 返回 ECF（即 HCO_3^- 的再生）。这种 HCO_3^- 再生过程是必须的，以取代内源性酸进入 ECF，或更少见的，HCO_3^- 通过粪便或尿液排泄。由于典型的西方饮食富含动物性蛋白质，产生的固定酸为 35～70mEq/d，因此净产酸排泄必须接近 35～70mEq/d，以匹配净产酸的产生，并避免代谢性酸中毒。

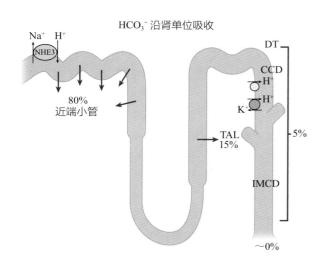

▲ 图 16-1　沿肾单位的 HCO_3^- 重吸收

近端小管重新吸收约 80% 的过滤的 HCO_3^-。大量的物质也被髓祥升支粗段重吸收。其余的量（约 5%）在集合管中重吸收，这对最终调节酸的排泄至关重要。机制将在另一章中描述，但主要的转运蛋白（Na^+-H^+ 交换体和 H^+-ATP 酶）将被阐明。少量的 HCO_3^-（约 0%）残留在终尿中

IMCD. 髓质内层集合管；TAL. 髓祥升支粗段；NHE3. 钠 / 氢交换因子 3

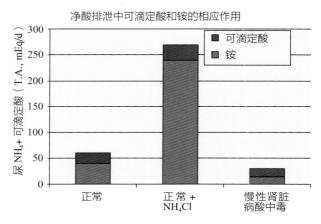

▲ 图 16-2　典型西方饮食、酸负荷和慢性肾病 (CKD) 酸中毒患者的净产酸排泄量

铵的排泄是引起酸中毒的主要原因，也是慢性肾病中危害最大的因素。T.A.. 尿液可滴定酸度（引自 Gauthier P, Simon EE, Lemann J, Jr. Acidosis of Chronic Renal Failure. In: DuBose TD, Hamm LL, editors. *Acid-Base And Electrolyte Disorders*. Philadelphia: Saunders; 2002. pp. 207–216.）

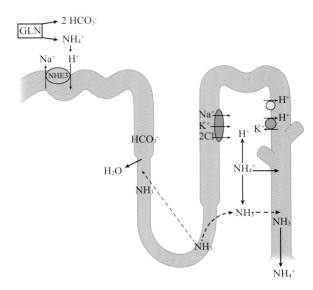

▲ 图 16-3　调节生产铵的同步性 [谷氨酰胺（GLN）前体和排泄]

这个过程允许肾脏产生"新的"HCO_3^-。NH_4^+的排泄受系统酸碱和钾平衡变化调节。参与节段包括近曲小管、近端小管直部、细降支、粗升支、髓质集合管。由酸中毒和低血钾上调。抑制血钾过高。GLN. 谷氨酰胺；NHE3. 钠 / 氢交换因子 3

三、呼吸性酸中毒或碱中毒的系统性反应

（一）急性反应：发生呼吸性酸中毒或碱中毒

一些与 pH 无关的情况会刺激通气的增加，从而降低全身 $PaCO_2$，引起呼吸性碱中毒。这些情况包括低氧血症、发热、焦虑、中枢神经系统疾病、急性心肺功能、败血症、肝衰竭、妊娠和药物（如水杨酸盐）[4]。相反，如果呼吸系统因呼吸中枢或呼吸器官本身（神经肌肉、肺实质和气道）的抑制而受到抑制，则 $PaCO_2$ 增加、pH 降低，引起呼吸性酸中毒[5]。在这 2 种急性呼吸系统疾病中，CO_2 分布到全身，直到 $PaCO_2$ 达到一个新的稳态，使肺部的 CO_2 排泄等于 CO_2 的产生。CO_2 的急性积累或损失会在几分钟内引起血液 pH 的变化。急性呼吸性碱中毒时，随着 $PaCO_2$ 的减少，血浆 HCO_3^- 略有降低，而急性呼吸性酸中毒时，则略有升高[2, 4-6]。HCO_3^- 浓度的微小变化是由于非碳酸氢盐缓冲造成的[2, 4-6]。血液中 HCO_3^- 浓度的变化估计为每增加 1mmHg 的 PCO_2，血液中 HCO_3^- 浓度约增加 0.1mEq/L，每减少 1mmHg（mmHg）的 PCO_2，血液中 HCO_3^- 浓度的变化约为 0.25mEq/L[5]。在生理范围内，无论向哪个方向发生急性的 PCO_2 变化，血液中 HCO_3^- 浓度的变化都不会比正常情况下改变 4～5mEq/L。

（二）慢性反应

虽然在 $PaCO_2$ 发生急性变化时，血液的 pH 稳定性相对较差，但在慢性变化时，肾脏排出或保留 HCO_3^- 使血液 pH 恢复正常。低碳酸血症的持续存在降低了肾脏对 HCO_3^- 的吸收，从而进一步降低了血浆 HCO_3^- 的浓度。低碳酸血症通过抑制肾近端肾单位和肾远端肾单位的酸化来降低肾 HCO_3^- 的吸收[4]。导致血浆 PCO_2 每减少 1mmHg，HCO_3^- 浓度下降 0.4～0.5mEq/L[6]。因此，动脉 pH 下降，但不完全恢复正常。

对于慢性低碳酸血症，肾脏充分的反应需要几小时到几天的时间，包括 H^+ 分泌速率的降低，尿液 pH 的增加，NH_4^+ 和可滴定酸排泄的减少，以及适度的碳酸氢盐尿[5, 6]。血 Cl^- 浓度的增加是通过多种机制同时发生的，即 Cl 自红细胞的转移、ECF 容量的收缩和 Cl^- 再吸收的增强。

在慢性高碳酸血症中，肾脏产生 HCO_3^- 的增加需要几天才能完成。HCO_3^- 潴留的机制包括肾近端小管和远端小管的 H^+ 分泌增加，无论碳酸氢钠或氯化钠的摄入、盐皮质激素水平或 K^+ 的消耗如何[2, 5-7]。慢性高碳酸血症导致肾皮质 PCO_2 持续升高，进而引起酸化[6]。升高的 PCO_2 增强了远端 H^+ 的分泌，因此，即使在低盐饮食或低氧血症时，NH_4^+ 的排泄也会增加。这些反应在 AKI 或慢性肾病（CKD）中减弱。例如，如果伴随高钾血症发生，肾脏对慢性高碳酸血症的适应能力明显减弱[7]。随着时间的推移，肾近端小管发生了适应性变化，即在几天的高碳酸血症后，受刺激后重吸收 HCO_3^- [8]。综上所述，虽然全身性 $PaCO_2$ 的原发改变会引起血液 pH 的显著变化，但肾脏的平衡机制使血液 pH 在足够长的时间内恢复正常。肾对慢性高碳酸血症的反应主要表现为净产酸排泄和 HCO_3^- 吸收的增加，这是通过肾近端小管和远端小管 H^+ 分泌的增加实现的[9]。在慢性高碳酸血症中，$PaCO_2$ 每升高 1mmHg，血 HCO_3^- 浓度增加 0.25～0.50mEq/L[5, 6]。

四、代谢性酸中毒的系统性反应

除了产生大量的 CO_2 外，人体的代谢过程还会产生少量的非挥发性酸或代谢性酸。肺很容易排出

CO_2，这个过程可以对代谢变化做出快速反应。相反，肾脏必须通过一个慢得多的适应性反应来排泄非挥发性酸，需要几天才能完全发挥作用。

（一）内源性酸的来源

病理上，酸负荷可能来自内源性酸的产生（如酮酸和乳酸的产生）、碱的损失（如腹泻）或外源性来源（如氯化铵或毒素的摄入）。在正常的生理环境下，每天从饮食和新陈代谢中获得的酸性物质会使身体面临酸性物质增多的挑战。这些过程的净结果相当于每天每千克增加 0.5～1.0mEq 的新 H^+ 进入 $ECF^{[2, 6]}$。

当蛋白质中蛋氨酸和半胱氨酸残基的有机硫被氧化成 SO_4^{2-} 时，硫酸就形成了。含硫氨基酸的代谢是西方饮食中酸性物质的主要来源，尤其是动物源性蛋白，约占 50%。所产生的硫酸的量等于尿中所排出的 SO_4^{2-}。

有机酸来源于食物中糖类、脂肪、蛋白质，以及核酸（尿酸）的部分氧化形成的中间代谢物。当有机酸的共轭碱以有机阴离子的形式在尿液中排泄时，内源性酸产生。然而，如果这些酸能被完全氧化，H^+ 就会以二氧化碳和水的形式被回收和消除。这一来源向人体添加的 H^+ 的净值可以通过尿液中排泄的有机阴离子的量来估计。

如不被阳离子（如 Na^+、K^+、Mg^{2+}）中和，磷酸可从蛋白质和核酸中的 PO_4^{3-} 酯水解而来。饮食中磷酸盐对酸性物质的贡献取决于摄入的蛋白质种类。一些蛋白质产生磷酸，而另一些只产生中性的磷酸盐$^{[2, 6]}$。

在饮食中也发现了潜在的碱基来源（如醋酸盐、乳酸盐、柠檬酸盐），主要来自水果和蔬菜，可被吸收部分中和上述 3 种来源的 H^+ 负荷。这些潜在的基础当量可通过从饮食中减去粪便中未测量的阴离子（$Na^+ + K^+ + Ca^{2+} + Mg^{2+} - Cl^- - 1.8P$）来估算。胃肠道吸收的净碱来自于饮食中的阴离子间隙（AG）减去粪便中的阴离子间隙（AG）。

总之，饮食中含有许多酸和碱。北美人通常的饮食富含动物来源的蛋白质，代表了人体必须不断补偿的每日产生酸的来源。

（二）肝脏和肾脏在酸碱平衡中的作用

蛋白质分解代谢产生的酸通过肾脏分泌 NH_4^+ 和可滴定的酸排泄（或总而言之，净产酸排泄）产生的新 HCO_3^- 来平衡。除了含硫和含 PO_4^{3-} 的氨基酸外，肝脏的蛋白质分解代谢可被认为是一个中性过程。这些中性反应的产物是 HCO_3^- 和 NH_4^+。氨基酸代谢产生的 NH_4^+ 大部分与 HCO_3^- 反应生成尿素，对酸碱平衡无影响。一部分 NH_4^+ 被转移到谷氨酰胺的合成，其数量由 pH 调节。

酸血症促进谷氨酰胺的合成，碱血症抑制谷氨酰胺的合成。谷氨酰胺进入血液循环，到达肾脏，在那里脱氨，最初形成谷氨酸，谷氨酸也可以脱氨基，释放另一个 NH_4^+，形成 α- 酮戊二酸盐。肾谷氨酰胺脱氨基作用导致 NH_4^+ 产生和启动一个代谢过程，通过 α- 酮戊二酸生成新的 HCO_3^-。肾脏中的谷氨酰胺脱氨也受到系统 pH 的高度调节，因此，酸血症会增加、碱血症会抑制 NH_4^+ 和 HCO_3^- 的产生。然而，最终的控制在于肾排泄 NH_4^+，因为 NH_4^+ 必须排泄才能避免进入肝尿素合成池。肝脏尿素合成将抵消肾脏中 α- 酮戊二酸生成的新 HCO_3^-。当 NH_4^+ 排泄受到酸血症刺激时，肝脏对 NH_4^+ 代谢途径的调节似乎促进了谷氨酰胺的产生，反之，当排泄受到碱血症抑制时，肝脏对 NH_4^+ 代谢途径的调节则阻碍了谷氨酰胺的产生$^{[10]}$。

（三）酸血症的呼吸反应

酸负荷改变引起的一个重要的反应是通气的改变。化学感受器可感受全身动脉 pH 的下降，进而刺激通气，降低 $PaCO_2$。因此未代偿的代谢性酸中毒血 pH 下降被减轻。pH 没有恢复正常，但肺功能正常的情况下，HCO_3^- 浓度每下降 1.0mEq/L，$PaCO_2$ 平均下降 1.25mmHg。临床表现为气喘（潮气量增加）和呼吸急促（呼吸频率增加），称为 kussmaul 呼吸。代谢性酸中毒稳定状态下 $PaCO_2$ 可参考以下公式，根据当前 HCO_3^- 浓度进行估算$^{[11]}$。

$$PaCO_2 = 1.5[HCO_3^-] + 8 \text{（±2mmHg）（公式 16-9）}$$

其他公式也可用于预测呼吸代偿。由于 $PaCO_2$ 不能降到 10～12mmHg 以下，血浆 HCO_3^- 浓度大幅度降低后，血液 pH 经呼吸的保护作用降低（表 16-1）。代谢性酸中毒达到完全呼吸代偿需要 12～24h（图 16-4）。

（四）肾排泄

如前所述，肾脏清除每天由新陈代谢和饮食产

表 16-1　常见疾病的酸碱异常与适当的代偿反应

原发性酸碱紊乱	原发性缺陷	对 pH 影响	代偿反应	代偿的预期范围		代偿的限度
呼吸性酸中毒	↑ PCO_2 肺泡通气不足	↓	HCO_3^- ↑ 慢性：肾重吸收和产生 HCO_3^- ↑	急性 每 ↑ ΔPCO_2 10mmHg 慢性 每 ↑ ΔPCO_2 10mmHg	$\Delta [HCO_3^-]$=+1mEq/L $\Delta [HCO_3^-]$=+4mEq/L	急性 $[HCO_3^-]$=38mEq/L 慢性 $[HCO_3^-]$=45mEq/L
呼吸性碱中毒	↓ PCO_2 肺泡过度通气	↑	HCO_3^- ↓ 慢性：肾重吸收 HCO_3^- ↓	急性 每 ↓ ΔPCO_2 10mmHg 慢性 每 ↓ ΔPCO_2 10mmHg	$\Delta [HCO_3^-]$=-2mEq/L $\Delta [HCO_3^-]$=-5mEq/L	急性 $[HCO_3^-]$=18mEq/L 慢性 $[HCO_3^-]$=15mEq/L
代谢性酸中毒	↓ HCO_3^- 丢失 HCO_3^- 或获得 H^+	↓	↓ PCO_2 肺泡过度通气	PCO_2=1.5$[HCO_3^-]$+8 ± 2 PCO_2=pH 小数点后二位 × 100 PCO_2=15+$[HCO_3^-]$		$[PCO_2]$=15mmHg
代谢性碱中毒	↑ HCO_3^- 获得 HCO_3^- 或丢失 H^+	↑	↑ PCO_2 肺泡通气不足	$\Delta [HCO_3^-]$ 每增加 1mEq/L PCO_2=+0.6mmHg PCO_2=15+$[HCO_3^-]$		$[PCO_2]$=55mmHg

PCO_2. 二氧化碳分压（引自 Bidani A, Tauzon DM, Heming TA. Regulation of whole body acid–base balance. In DuBose TD, Hamm LL, editors: *Acid-base and electrolyte disorders: a companion to Brenner and Rector's the kidney*, Philadelphia: Saunders; 2002, pp 1–2.）

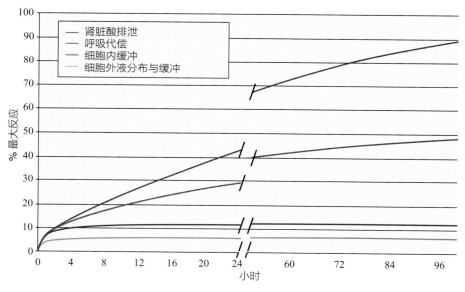

◀ 图 16-4　酸碱代偿机制对代谢性酸负荷响应的时间历程的概念图

组成过程包括快速分布和细胞外的缓冲机制及细胞缓冲事件。但这些最快速的机制能力有限。呼吸和肾脏调节过程较慢

生的酸，并有能力增加尿中净酸的排泄量（因此，对内源性或外源性酸负荷的反应产生 HCO_3^-）。酸中毒增强近端小管 HCO_3^- 吸收，减少 HCO_3^- 的分泌，并增强远端小管酸化。增强的远端小管酸化作用能重新吸收残留的 HCO_3^-，促进可滴定酸的排泄和 NH_4^+ 的排泄。因为正常情况下排泄到尿液中的 HCO_3^- 较少，故近端小管中 HCO_3^- 吸收的增加并不利于酸的排泄。净排酸量通过刺激 NH_4^+ 的产生和

排泄而增加。肾脏酸的排泄通常与代谢酸和膳食酸的净产量相匹配，通常为 35～70mEq/d，因此对系统 pH 或 HCO_3^- 的干扰很小。

当酸负荷增加时，肾脏恢复酸碱平衡主要是通过增加 NH_4^+ 的排泄，因为可滴定的酸排泄具有有限的上调能力（图 16-2）。随着持续酸负荷增加，肾脏净排酸量在 5 天内增加（图 16-4）。因此，肾脏对酸负荷的反应需要近端小管重吸收滤过的

HCO_3^-，远端肾单位增加 NH_4^+ 的产生和排泄。这样，肾脏能有效地保留所滤过的碱基，并试图产生足够的新碱基来恢复动脉 pH 至正常水平。

在 CKD 患者中，肾脏是否排出高于正常水平的酸负荷，目前尚存在一些争议。当然，血浆 HCO_3^- 降低的患者存在慢性代谢性酸中毒。但也有一些血浆 HCO_3^- 正常的 CKD 患者，体内可能存在正酸平衡（如酸潴留），其增高的酸负荷可能被骨碳酸盐缓冲，可反映在酸性肾间质中[3, 12]。有越来越多的证据（下文将进一步讨论）表明，酸中毒不仅会加速 CKD 的进展，并且更高的铵的产生和排泄可能是有害的[13]。而在另一些研究中，肾功能进展缓慢的患者较高的尿酸和氨排泄可能是有益的[14]。对其机制的认识和临床意义都在积极的研究中。当然。目前的建议是 CKD 患者补充碱或维持血浆 $HCO_3^- > 22mEq/L$（见下文），饮食中减少酸摄入，摄入更多水果和蔬菜（更多植物蛋白和动物蛋白）。CKD 患者是否使用正常血浆 HCO_3^- 目标，目前尚需考虑。

五、碱中毒的系统性反应

碱负荷增高并不常见，其稳态的维持依赖于与酸相同的 3 个系统，即化学缓冲、呼吸代偿和肾脏排泄。

（一）分布和细胞缓冲

95% 的碱负荷以 HCO_3^- 形式存在，在大约 25min 内分布到 ECF 中[2, 6, 10, 15]。在接下来的几小时内，在碱负荷下细胞缓冲比在酸负荷下的缓冲效果差一些。在碱性条件下细胞内 pH 的稳定性也比在酸性条件下差[2, 15]。

（二）呼吸代偿

HCO_3^- 浓度急剧升高引起的肺部反应是双相的。碳酸氢钠被缓冲液（H^+ 缓冲液）中和，导致 CO_2 的释放和 PCO_2 的增加。

$$Na^+HCO_3^- + H 缓冲液^- \longleftrightarrow Na^+ 缓冲液^- + H_2CO_3$$
$$\longleftrightarrow H_2O + CO_2 \qquad （公式 16-10）$$

临床推论是静脉注射 $NaHCO_3$ 后观察到的 PCO_2 急性增加，PCO_2 增加，刺激通气，使 PCO_2 迅速恢复正常。如果呼吸系统受损或人工控制通气率，则注入的碳酸氢钠会导致危险的高碳酸血症[2, 6, 15]。

HCO_3^- 浓度突然升高约 1h 后，随着 CO_2 生成量的增加，CO_2 对呼吸的刺激转化为 pH 升高对呼吸的抑制，PCO_2 进一步增加。该继发性高碳酸血症反应需要几小时，部分地代偿了 HCO_3^- 的升高，从而使动脉 pH 部分恢复正常（图 16-4）。

与其他酸碱紊乱相比，代谢性碱中毒的高碳酸反应更难预测。大多数研究发现，碱中毒引起的二氧化碳分压（PCO_2）增加是有规律的。在慢性肺病患者中，低通气反应会导致临界甚至明显的低氧血症[15]。一般来说，可预测每 1.0mEq/L 血浆 HCO_3^- 增加伴 0.75mmHg $PaCO_2$ 的增加。或者更简单地，将测量血浆 HCO_3^- 的值加上 15 以预测 $PaCO_2$（表 16-1）。

（三）肾排泄

1. 细胞外液容积增加

体内碳酸氢钠增多可引起细胞缓冲和呼吸代偿。然而，与酸负荷一样，肾脏对处理碱并使碱含量恢复正常具有重要作用。肾排出 HCO_3^- 的速度和效率是很高的，一个肾功能正常的患者，即使每天摄入 24mEq/kg 的碳酸氢钠持续数周，也很难出现轻度碱中毒[15]。这种高效率的原因是，肾脏每天主动地重新吸收约 4000mEq 的 HCO_3^-，为了排出过量的 HCO_3^-，肾脏只需减少重吸收。

当血液中 HCO_3^- 浓度增加时，近端小管主要负责 HCO_3^- 的排泄。近端小管对 HCO_3^- 的重吸收并不与 HCO_3^- 负荷成正比，因为碱血症抑制近端小管酸化，使 HCO_3^- 向远端肾单位的递送增加。而远端小管分泌 H^+ 的能力有限，易受抑制，碳酸氢尿逐渐增多。NH_4^+ 和可滴定酸排泄量随全身和尿液 pH 的增加而下降[7, 16]。

集合管中的 B 型闰细胞也可通过 HCO_3^-/Cl^- 交换体分泌 HCO_3^-。面对碱性系统 pH，这种交换体负责净碳酸氢盐的分泌。因此，B 型闰细胞分泌 HCO_3^- 可防止更严重的碱中毒，并参与 HCO_3^- 的排泄反应。

总之，当肾功能和 ECF 容积正常情况下，急性碱负荷可被完全排泄，血液 HCO_3^- 浓度因为 HCO_3^- 重吸收的部分抑制在 12～24h 内恢复正常。除了抑制滤过的 HCO_3^- 负荷的重吸收外，皮质集合管（CCT）中的 HCO_3^- 直接分泌被认为是代谢性碱中

毒期间介导 HCO_3^- 处理的另一种机制[16]。

在 ECF 增加时，升高的血液 HCO_3^- 浓度（随后导致过滤的 HCO_3^- 增加）引起近端小管 HCO_3^- 排泄增加，促进血 pH 恢复正常。然而，在某些情况下，有些其他因素可独立地增强远端小管 H^+ 分泌，以阻止 HCO_3^- 排泄，使碱中毒状态持续存在。例如，原发性醛固酮增多症的患者，尽管 ECF 扩增，但由于集合管 H^+ 分泌增加，轻度碱中毒状态持续存在[16]。在这种情况下，并发的低钾血症通过促进 NH_4^+ 的产生和排泄促进了代谢性碱中毒的发生和维持[7, 16]。此外，慢性低钾血症显著增加了髓质集合管中 H^+-K^+-ATP 酶的丰度和功能，从而增加而不是减少远端碳酸氢盐的吸收[16-19]。

2. 细胞外液容积降低和缺钾

在 ECF 容积降低和 K^+ 缺乏的情况下，肾对血浆 HCO_3^- 浓度升高的反应明显改变。Na^+ 缺乏、Cl^- 缺乏和 ECF 的容积降低几乎总是同时存在，在大多数临床情况几乎是同义的。有效的 ECF 和 K^+ 储存对于改变 HCO_3^- 的净重吸收至关重要。肾脏和（或）胃肠道丢失氯和钾常常与碱中毒同时发生，故氯和钾缺乏在代谢性碱中毒中很常见[18, 20]。单独氯缺乏可阻止血浆 HCO_3^- 增加引起的代谢反应，促进代谢性碱中毒的发展。钾离子缺乏，即使不使用盐皮质激素，也会引起代谢性碱中毒。当 Cl^- 和 K^+ 耗竭共存时，可发生严重的代谢性碱中毒。

在 Cl^- 和 K^+ 耗尽的情况下，一般有 2 种机制维持血浆 HCO_3^- 增加：①肾小球滤过率（GFR）降低，从而降低 HCO_3^- 滤过率；② HCO_3^- 重吸收增加，并通过排泄酸增加新的 HCO_3^- 生成[16-19, 21]。已有大量研究报道了 GFR 可随着细胞外液容积降低而降低。K^+ 耗竭也可以引起 GFR 降低，可能是由于增加了血管紧张素 II 和血栓素 B_2 的水平所致[17, 19]。通过减少滤过的 HCO_3^-（与代谢性碱中毒血浆 HCO_3^- 升高时相比），所有滤过的 HCO_3^- 可被重吸收，而不会增加近端小管或远端小管 HCO_3^- 的重吸收水平。但对于第二种机制，在正常 GFR 和高过滤 HCO_3^- 负荷的情况下，Cl^- 缺乏和（或）K^+ 缺乏确实增加了肾 HCO_3^- 的重吸收总量。总的 HCO_3^- 重吸收增加，进而肾尿液酸化程度增加。酸化的增加是由于近端小管和远端小管 H^+ 分泌增加所致[16-18]。近端小管中 HCO_3^- 吸收的增加至少部分是由于 HCO_3^- 递送负

荷的增加所致。远端小管的 HCO_3^- 吸收增加主要是由于不依赖 HCO^- 负荷的 H^+ 分泌增加所致。慢性低钾血症可显著提高髓质集合管 H^+-K^+-ATP 酶的丰度和功能。因此，低钾血症对 H^+-K^+-ATP 酶的上调可能是维持慢性代谢性碱中毒的重要因素[17, 22, 23]。

肾脏维持高血浆 HCO_3^- 浓度可通过补充 Cl^- 来修复[24]。Cl^- 修复代谢性碱中毒的机制可能包括恢复由 ECF 增加引起的低 GFR。此外，补充 Cl^- 可导致近端 HCO_3^- 重吸收减少和远端小管 HCO_3^- 分泌增加。

总之，肾脏对碱负荷伴细胞外液容积增加的相关的正常生理反应是分泌碱。在 K^+ 和（或）Cl^- 缺乏的背景下，由于 GFR 降低，近端小管、远端小管 HCO_3^- 重吸收增加，酸分泌增加，碱反而被保留。

六、酸碱平衡失调的分步诊断方法

酸碱紊乱对生理病理过程有着重要影响，有时可作为潜在病理过程的指标。因此，酸碱状态的分析在许多临床情况下都很重要，特别是在危重患者中。可从患者的临床情况、异常动脉血气（arterial blood gas，ABG）（如异常 pH、$PaCO_2$ 或 HCO_3^- 浓度）或异常电解质（即使在没有血气的情况下）评估患者的酸碱状态。需要强调的是，在评估患者的酸碱状态时，仅依赖连续血氧饱和度水平是不够的。

表 16-1 总结了 4 种简单的酸碱紊乱和预测的代偿反应。完整的诊断最好通过以下分步的方法来确定（表 16-2）[25]。在开始直接检查酸碱参数之前，应考虑某些参数的影响，如病史和其他电解质。

表 16-2　单纯酸碱失衡和混合酸碱失衡的系统诊断方法

1. 同时测量动脉血气和电解质浓度
2. 确定代偿是否适用于简单的酸碱紊乱，如果不适用，则存在混合酸碱失衡（表 16-1 和图 16-5）
3. 计算阴离子间隙（anion gap，AG）（校正为白蛋白）以确定是否存在高 AG 代谢性酸中毒
4 类 AG 增高性酸中毒：酮症酸中毒、乳酸酸中毒、肾衰竭酸中毒、毒素或毒物引起的酸中毒；2 类非 AG 增高性酸中毒：胃肠道 HCO_3^- 丧失、肾 HCO_3^- 丢失
4. 比较 HCO_3^- 和 AG（分别为 ΔHCO_3^- 和 ΔAG）的相对改变，寻找混合性失衡（见正文）

（一）酸碱平衡紊乱的临床和实验室参数

为了正确诊断单纯性或混合性酸碱紊乱，必须获得详细的病史。肺炎、败血症或心力衰竭患者常有呼吸性碱中毒，慢性阻塞性肺疾病或镇静药物过量患者常表现为呼吸性酸中毒。酸碱失衡的临床背景可能比复杂的实验室检查结果更能揭示问题。患者的药物史具有重要意义，因为服用环磷酰胺或噻嗪类利尿剂的患者可能有代谢性碱中毒，而服用乙酰唑胺的患者经常有代谢性酸中毒。体征通常也有助于诊断。抽搐可伴有碱血症，发绀可伴呼吸性酸中毒，体液容量收缩可伴代谢性碱中毒。

血浆 K^+ 浓度通常有助于临床判断，但应与 HCO_3^- 浓度和血 pH 一起考虑。原发性酸碱紊乱可致 K^+ 转移到细胞外或细胞内，引起血清 K^+ 改变[26]。代谢酸中毒常导致高钾血症。有人认为，血液 pH 每降低 0.10，K^+ 浓度增加 0.6mEq/L。因此，pH 为 7.20 的患者的血浆 K^+ 值预计为 5.2mEq/L。然而，由于内源性酸的产生，在某些情况下，这种关系出现了相当大的变化，尤其是糖尿病酮症酸中毒（DKA）和乳酸性酸中毒，常伴有 K^+ 缺乏。酸血症程度与血浆 K^+ 水平之间缺乏相关性是多种因素的结果，包括伴随的阴离子的性质和细胞通透性、渗透性利尿的量、肾功能的水平、K^+ 稳态中存在的或不存在的变化和分解代谢的程度。重要的是要认识到动脉血 pH 和血浆 K^+ 之间的关系是复杂的，因此常常是可变的。然而，严重酸中毒患者未能表现出高钾血症，或者相反，严重代谢性碱中毒患者未能表现出低钾血症，增加了机体 K^+ 稳态显著紊乱的可能性。低血 K^+ 和高 HCO_3^- 的组合表明代谢性碱中毒（或醛固酮等的作用，见下文），而高血 K^+ 和低 HCO_3^- 的组合表明代谢性酸中毒。

比较血清 Cl^- 浓度和 Na^+ 浓度是有帮助的。在没有外源性 Na^+（如高渗盐水或 $NaHCO_3^-$）的情况下，血清 Na^+ 浓度的变化仅是由于水合作用或全身水分的变化而改变。Cl^- 浓度的变化有 2 个原因：①水合作用的变化；②酸碱平衡的变化。因此，Cl^- 与 Na^+ 不呈比例地改变时，表明存在酸碱紊乱。例如，考虑 1 例有呕吐史、体液减少、Cl^- 浓度为 85mEq/L、Na^+ 浓度为 130mEq/L 的患者。在这种情况下，Na^+ 和 Cl^- 均降低，但 Cl^- 的降低比例更大（15% vs.

7%）。Cl^- 的过度减少表明代谢性碱中毒或呼吸性酸中毒，Cl^- 的过度增加表明代谢性酸中毒或呼吸性碱中毒。

表 16-1 总结了 4 种简单的酸碱平衡紊乱和预测的代偿反应。完整的诊断，包括复杂混合干扰的可能性，可以通过分步的方法来确定（表 16-2）。

（二）第 1 步：测量动脉血气和电解质值

要完全诊断酸碱平衡紊乱，既需要 ABG，也需要同时提供电解质。对于一个单纯的单一疾病，诊断较容易，如果 pH 低，则存在呼吸性酸中毒（高 PCO_2 和稍高 HCO_3^-）或代谢性酸中毒（低 HCO_3^-，继发性低 PCO_2）。pH 较高时出现相反的情况。分析电解质时，如果 HCO_3^- 浓度低而 Cl^- 浓度高，则可能存在慢性呼吸性碱中毒或高氯性代谢性酸中毒。ABG 测定有助于区分这两种情况。虽然两者的 $PaCO_2$ 都降低了，但 pH 高的是原发性呼吸性碱中毒，低的是代谢性酸中毒。慢性呼吸性酸中毒和代谢性碱中毒都与血浆中高 HCO_3^- 和低 Cl^- 浓度有关。同样，pH 测量区分了这两种情况。

但无论是 ABG 还是电解质本身都不一定能完整地判断病情。例如，仅分析 ABG 可能会漏掉混合失调，而混合失调只有通过对 AG 的分析才能揭示出来（见后面的讨论）。虽然电解质异常可能提示酸碱紊乱（如高 AG 性代谢性酸中毒），但实际的 pH 和具有代偿反应的完整诊断需要 ABG。值得注意的是，ABG 报告的 HCO_3^- 浓度或（总 CO_2）计算值应在电解液面板上测得的 HCO_3^- 浓度（总 CO_2）的 ±2mEq/L 范围内。较大的差异可能意味着实验室误差或非同时测量。

（三）第 2 步：确定代偿以区分单纯酸碱平衡紊乱和混合酸碱平衡紊乱

在许多临床情况下，可能存在混合酸碱平衡紊乱。诊断这些情况需要额外的信息和更复杂的数据分析。

一种方便但并不总是可靠的方法是酸碱图，如图 16-5 所示，它定义了单纯酸碱平衡紊乱的 95% 置信限[26, 27]。如果动脉酸碱值落在图 16-5 中的一个蓝色带内，则可以假设存在单纯酸碱平衡紊乱，并且可以暂定酸碱失衡的类别。可能有复杂的例外情况。落在蓝色区域之外的值暗示但不证明混合酸

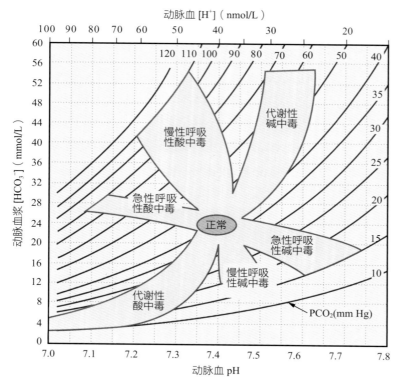

▲ 图 16-5　酸碱列线图（图）
阴影区代表原发性酸碱平衡紊乱的呼吸和代谢代偿的 95% 置信区间。如果不存在实验室误差（见正文），则阴影区域外的数据表示混合酸碱平衡紊乱

碱平衡紊乱存在。

酸碱平衡紊乱的两大类型是代谢性和呼吸性。代谢性酸中毒和碱中毒是一种以血浆中 HCO_3^- 浓度原发性紊乱为特征的疾病，而呼吸性酸碱紊乱主要涉及 $PaCO_2$ 的改变。最常见的临床紊乱是单纯性酸碱平衡紊乱，即 4 种主要酸碱紊乱，代谢性酸中毒、代谢性碱中毒、呼吸性酸中毒或呼吸性碱中毒。复杂的临床情况，特别是重症患者，可能会导致混合酸碱平衡紊乱[27]。

要了解和认识一种混合性酸碱平衡紊乱，了解单纯酸碱平衡紊乱中的生理代偿反应是很重要的。原发性呼吸障碍引起继发性代谢反应，原发性代谢障碍引起可预测的呼吸反应（见表 16-1 和图 16-3）。这些可预测的代偿被定义为原发性单纯酸碱平衡紊乱的一部分。举例来说，由于内源性酸（如乳酸或酮酸中毒）的增加而引起的代谢性酸中毒降低了 ECF 中 HCO_3^- 的浓度，从而降低了细胞外液的 pH。由于酸血症，化学感受器受到刺激并引起通气增加，$PaCO_2$ 降低，HCO_3^- 与 $PaCO_2$ 的比值和 pH 趋向返回正常值，但并不能完全恢复。因此，代谢性酸中毒患者的血浆 HCO_3^- 浓度为 12mEq/L 时，预计 $PaCO_2$ 为 24～28mmHg。低于 24mmHg

或高于 28mmHg 的 $PaCO_2$ 值定义为混合酸碱平衡紊乱（代谢性酸中毒合并呼吸性碱中毒或代谢性酸中毒合并呼吸性酸中毒）。因此，根据定义，代偿过度或不足，也是混合酸碱平衡紊乱的一种形式。

代偿是原发性疾病可预测的生理后果，并不代表继发性酸中毒或碱中毒（图 16-5 和表 16-1）。对混合酸碱平衡紊乱的认识可能会提醒人们注意另一种需要立即关注或额外治疗的临床紊乱（如代谢性酸中毒的呼吸反应不足定义为呼吸性酸中毒）。代偿的限度也应注意（表 16-1）。例如，在呼吸性碱中毒中，血浆 HCO_3^- 浓度很少代偿至低于 12～15mEq/L，在呼吸性酸中毒的代偿中，血浆 HCO_3^- 浓度很少超过 45mEq/L[27]。

（四）步骤 3：计算 AG 以确定是否存在高 AG 性代谢性酸中毒

对酸碱平衡紊乱的评估应对 AG 进行简单计算，因为 AG 升高通常意味着代谢性酸中毒。可根据血清电解质计算 AG，如下所示

$$AG = Na^+ - (Cl^- + HCO_3^-) = 10 \pm 2mEq/L$$

（公式 16-11）

AG 表示血浆中未测量的阴离子。AG 的正常

值随实验室和分析测量技术的不同而变化，但通常随着离子选择电极对血清电解质的更精确测量而下降。AG 的正常值范围为 8～12mEq/L，但临床医生应了解其临床实验室中 AG 的正常值。由于 AG 具有一个正常值范围，为了方便起见，以下计算将使用 10mEq/L 的值作为"正常"阴离子间隙。血浆中未测量的阴离子包括阴离子蛋白质（主要是白蛋白，其次是 α- 球蛋白和 β- 球蛋白）、PO_4^{3-}、SO_4^{2-} 和有机阴离子。如前所述，阴离子间隙的解释需要正常的血浆白蛋白，或者将 AG 校正为正常的血浆白蛋白。一般来说，血浆白蛋白水平从正常值（4.5g/dl）降低 1g/dl 可使 AG 减少 2.5mEq/L。当内源性乙酸乙酯和乳酸等酸性阴离子产生过量并积聚在 ECF 中时，AG 增加到正常值以上，被称为高阴离子间隙性酸中毒[27, 28]。此外，在单纯性高 AG 性代谢性酸中毒中，校正后的 AG 每升增加 1 毫当量，血浆 HCO_3^- 浓度每升降低相同毫当量。

代谢性酸中毒以外的许多情况会使 AG 升高或降低（表 16-3）。AG 的增加既可能是由于未测量阳离子的减少或未测量阴离子的增加。严重的低钙血症和低镁血症，未测量阳离子减少。此外，由于白蛋白浓度增加或碱血症，AG 可能会随阴离子白蛋白的增加而增加[27, 28]。严重碱血症中 AG 升高，部分原因为碱性 pH 对白蛋白电荷的影响。

AG 的减少可由未测量阳离子的增加或未测量阴离子的减少引起（表 16-3）。AG 的减少可能是由于未测量的阳离子（Ca^{2+}、Mg^{2+}、K^+）增加，或血液异常阳离子增加，如 Li^+（Li^+ 中毒）或阳离子免疫球蛋白（浆细胞病中的免疫球蛋白 G）。由于白蛋白是主要的未测阴离子，如果白蛋白的含量较低（如肾病综合征、蛋白质营养不良、毛细血管渗漏），AG 也会降低[29]。血浆白蛋白水平从正常值（4.5g/dl）每下降 1g/dl，AG 将下降 2.5mEq/L。当存在低白蛋白血症时，若不考虑校正低白蛋白血症及其对 AG 的影响，易低估 AG，忽视 AG 的增加。例如，在白蛋白水平为 1.5g/dl 伴未校正 AG 为 10mEq/L 的患者中，"校正" AG 为 17.5mEq/L。

实验室的错误会造成虚假的低 AG。高黏血症和高脂血症导致对真实 Na^+ 浓度的低估，溴化物（Br）中毒导致对真实 Cl^- 的高估[27]。

在血清白蛋白水平正常的情况下，未测量阴离子的升高通常是由于不含 Cl^- 的酸性阴离子（如乳酸）增高所致。因此，在大多数临床情况下，高 AG 表明存在代谢性酸中毒。伴随这些酸的阴离子包括无机阴离子（PO_4^{3-}、SO_4^{2-}）、有机阴离子（酮酸、乳酸、尿毒症有机阴离子）、外源性阴离子（水杨酸或摄取的有机酸产生的毒素），或未识别的阴离子[27]。当向血液中加入新的酸性阴离子时，原有的 Cl^- 浓度不变。因此，高 AG 性酸中毒表现为正常正常的氯血症。如果肾脏不排出阴离子，HCO_3^- 浓度的下降幅度将与 AG 的增加幅度相匹配。如果保留的阴离子可直接或间接地代谢为 HCO_3^-（例如成功治疗后的酮或乳酸的阴离子），当 AG 返回正常值时，可恢复正常的酸碱平衡。或者，如果阴离子被排出，随着阴离子的排出和 AG 恢复正常，可能出现高氯血症性酸中毒。

表 16-3　阴离子间隙 $=Na^+-(Cl^-+HCO_3^-)=9+3mEq/L$ 假定白蛋白正常 a

阴离子间隙增加	阴离子间隙降低
阴离子增加（非 Cl^- 或 HCO_3^-）	**阳离子增加（非 Na^+）**
↑白蛋白	↑ Ca^{2+}，Mg^{2+}
碱中毒	↑ Li^+
↑无机阴离子	↑ IgG
磷酸根	
硫酸根	**阴离子降低（非 Cl^- 或 HCO_3^-）**
↑有机阴离子	
L– 乳酸	**低白蛋白血症** a
D- 乳酸	酸中毒
酮酸	
尿毒症毒素	**实验室错误**
↑外源补充阴离子	
水杨酸盐	高黏滞度
多醛类	溴中毒
乙二醇	
丙二醇	
甲醇	
甲苯	
焦谷氨酸（5- 羟脯氨酸）	
其他毒素	
尿毒症性	
高渗、非酮症性	
肌红蛋白尿性急性肾衰竭	
阳离子降低（非 Na^+）	
↓ Ca^{2+}、Mg^{2+}	

a. 白蛋白从正常值（4.5g/dl）每下降 1g/dl，阴离子间隙降低 2.5mEq/L。加粗的条目是最常见或最显著的

AG 的显著升高（无法用实验室错误或所述异常情况解释）意味着无论是否存在酸中毒（低 pH），都存在代谢性酸中毒过程[30]。即使在存在代谢性酸中毒的情况下，共存的呼吸性碱中毒或代谢性碱毒也可影响 pH 的变化方向。

识别高 AG 性代谢性酸中毒的有效方法是了解高 AG 性代谢性酸中毒的 4 个原因：①酮症酸中毒；②乳酸酸中毒；③肾衰竭酸中毒；④毒素诱导的代谢性酸中毒（表 16-4）。相反，如果代谢性酸中毒时 AG 是正常的，则存在高氯血症或非高 AG 性酸中毒。高氯性酸中毒的具体原因在后面的章节中进行概述。在接下来的章节中，用这种分步的方法详细介绍了主要酸碱平衡紊乱类型的具体原因。

（五）第 4 步：比较 HCO₃⁻ 和 AG（Δ/Δ）的相对变化

根据定义，高 AG 性酸中毒有 2 个特征，即低 HCO_3^- 浓度和高 AG。即使另一种紊乱同时独立地改变 HCO_3^- 浓度，升高的 AG 仍将存在。高 AG 合并代谢性酸中毒加上代谢性碱中毒或慢性呼吸性酸中毒就是这种情况的一个例子。在这种情况下，HCO_3^- 浓度可能正常，甚至升高。然而，AG 过高，氯浓度相对降低。考虑 1 例慢性阻塞性肺疾病伴代偿性呼吸酸中毒的患者（$PaCO_2$ 为 65mmHg，HCO_3^-

最初浓度为 40mEq/L），其发生急性支气管肺炎和呼吸失代偿。如果该患者的 HCO_3^- 浓度为 24mEq/L，Na^+ 浓度为 145mEq/L，K^+ 浓度为 4.8mEq/L，Cl^- 浓度为 96mEq/L，则认为该"正常" HCO_3^- 浓度代表酸碱状态向正常状态改善是不正确的。事实上，由于高碳酸血症的严重程度比以前观察到的更严重（如肺炎导致 PCO_2 从 65mmHg 增加到 80mmHg），动脉 pH 可能较低[7, 19]。即使没有血气测量，迅速认识到 AG 升高至 25mEq/L，表明危及生命的乳酸酸中毒叠加预先存在的慢性呼吸性酸中毒，这需要立即治疗。在本例中，AG 的变化（通常称为 ΔAG）计算为 25-10，或患者的计算 AG 减去正常 AG，等于 15mEq/L。

同样，正常的动脉 HCO_3^- 浓度、$PaCO_2$ 和 pH 也不能确保没有酸碱平衡紊乱。例如，呕吐的酒精中毒患者可能会出现代谢性碱中毒，其 pH 为 7.55，HCO_3^- 浓度为 40mEq/L、PCO_2 为 48mmHg、Na^+ 浓度为 135mEq/L、Cl^- 浓度为 80mEq/L、K^+ 浓度为 2.8mEq/L。如果该患者随后出现叠加的酒精性酮症酸中毒（AKA），其 β- 羟基丁酸盐浓度为 15mmol/L，动脉 pH 降到 7.40，HCO_3^- 浓度降到 25mEq/L，PCO_2 降到 40mmHg。虽然血气值正常，但 AG（不改变 Na^+ 或 Cl^-）升高（25mEq/L），ΔAG 为 15mEq/L，表明存在混合代谢性酸碱平衡紊乱（混合代谢性碱

表 16-4　高阴离子间隙和正常阴离子间隙酸中毒的临床原因

高 AG 性酸中毒	非高 AG 性酸中毒
• 酮症酸中毒	• 胃肠道 HCO_3^- 丢失（负性尿阴离子间隙）
− 糖尿病	• **腹泻**
➤ **酮症酸中毒**	• 外瘘
− 酒精性	• **肾内 HCO_3^- 丢失或 NH_4^+ 排泄能力衰竭**
➤ **酮症酸中毒**	• 正尿阴离子间隙 = 净排酸量低
• 饥饿性酮症酸中毒	• 近端肾小管酸中毒（RTA）（低血清 K^+）
• 乳酸酸中毒	• 典型远端肾小管中毒（低血钾）
− L− 乳酸酸中毒（A 型和 B 型）	• **广泛性远端肾小管缺损（高血清 K^+）**
− D− 乳酸酸中毒	• **引起 RTA 的药物**
• **肾衰竭性酸中毒**	• 碳酸酐酶抑制剂（混合近端和远端 RTA）
• 毒素诱导性酸中毒	• 两性霉素 B（"梯度"经典远端 RTA）
− 乙二醇	• **其他**
− 甲醇	• NH_4Cl 摄入
− 水杨酸盐	• 硫摄入
− 丙二醇	• 稀释性酸中毒
− 焦谷氨酸（5− 羟脯氨酸）	

RTA. 肾小管酸中毒。加粗的条目是最常见或最显著的

中毒和代谢性酸中毒）。代谢性酸中毒和代谢性碱中毒的结合并不少见，而且很容易被识别，如本例中，当 ΔAG 升高，但 HCO_3^- 浓度和 pH 接近正常（$\Delta AG > \Delta HCO_3^-$ 或 15mEq/L vs. 0mEq/L）。

尽管已经提出了各种公式方法来比较 ΔAG 和 ΔHCO_3^-，但上述的概念和方法结合对临床的关注是最有用的。在升高的 AG 下，如果 HCO_3^- 高于基于 ΔAG 的预期，则怀疑共存代谢性碱中毒或慢性呼吸性酸中毒（也升高 HCO_3^-）。AG 升高时，如果基于 ΔAG，HCO_3^- 低于预期（或 Cl^- 更高），考虑共存高氯性代谢性酸中毒或慢性呼吸性碱中毒。

（六）混合性酸碱平衡紊乱

混合性酸碱平衡紊乱被定义为独立的共存疾病，而不仅仅是代偿性反应，在危重症患者中经常可见，并可能导致危险的 pH 极端值。潜在的肺部疾病患者由于呼吸储备不足可能无法对代谢性酸中毒做出适当的通气反应。这种代谢性酸中毒合并呼吸性酸中毒可导致严重酸中毒和不良结局。DKA（代谢性酸中毒）患者可能出现独立的呼吸问题，导致呼吸性酸中毒或碱中毒。当代谢性酸中毒和代谢性碱中毒在同一患者共存时，pH 可能是正常的或接近正常的。当 pH 正常时，AG 升高表示存在代谢性酸中毒。ΔAG（减去 AG 的正常值 10mEq/L）和 ΔHCO_3^-（减去 HCO_3^- 正常值 25mEq/L）的差异表明存在混合性高 AG 性酸中毒 – 代谢性碱中毒（见后文示例）。

更复杂的是三重酸碱平衡紊乱。例如，酒精性酮症酸中毒引起的代谢性酸中毒患者，可能因呕吐而发生代谢性碱中毒，也可能因肝功能不全或酒精戒断过度通气而发生叠加性呼吸性碱中毒。相反，当高氯性酸中毒和代谢性碱中毒同时发生时，Cl^- 的增加与 HCO_3^- 浓度的变化（$\Delta Cl^- > \Delta HCO_3^-$）不成比例[27]。

总之，AG 超过具有特定白蛋白浓度的患者的预期值，如 > 10mEq/L，表示存在单纯的高 AG 性代谢性酸中毒或复杂的酸碱平衡紊乱，其中有机酸中毒叠加在另一种酸碱平衡紊乱上。

七、呼吸功能紊乱

（一）呼吸性酸中毒

呼吸性酸中毒是由严重的肺部疾病、呼吸肌功

能紊乱或呼吸控制障碍引起的。肺泡通气减少导致的 $PaCO_2$ 升高是导致酸中毒的主要异常。在急性呼吸性酸中毒中 $PaCO_2$ 每增加 10mmHg，HCO_3^- 代偿性升高（由于细胞缓冲机制）1mEq/L。在慢性呼吸性酸中毒（> 24h）中，肾代偿得以实现，$PaCO_2$ 每增加 10mmHg，HCO_3^- 增加 4mEq/L。然而，血清碳酸氢盐浓度通常不会超过 38mEq/L。

呼吸性酸中毒的临床特征因基础疾病、严重程度、持续时间及是否伴有低氧血症而不同。$PaCO_2$ 的快速增加可能导致焦虑、呼吸困难、神志不清、精神错乱和幻觉，并可能进展为昏迷。慢性高碳酸血症的功能障碍可能包括睡眠障碍、记忆力丧失、白天嗜睡和个性改变。可能出现协调受损，运动障碍，如震颤、肌阵挛抽搐、扑翼样震颤等。二氧化碳对脑血管的扩张作用可引起头痛和其他类似颅内压升高的表现，如视盘水肿、异常反射和局灶性肌肉无力。

呼吸性酸中毒的原因见表 16-5。由各种药物、损伤或疾病引起的呼吸中枢抑制引起的通气驱动力降低可导致呼吸性酸中毒。例如使用全身麻醉药、镇静药、酒精，发生头部外伤等情况。呼吸中枢抑制的慢性病因包括镇静药、酒精、颅内肿瘤和睡眠呼吸障碍综合征（包括原发性肺泡和肥胖性低通气综合征）。涉及运动神经元、神经肌肉接头和骨骼肌异常或疾病的神经肌肉疾病可导致换气不足。虽然在鉴别诊断时应考虑多种疾病，但应始终排除药物和电解质紊乱的情况。

机械通气如果调整和监督不当，或合并气压伤或气管导管移位，可能导致呼吸性酸中毒。如果二氧化碳产生增多（如发热、激动、脓毒症、过度进食）或肺泡通气量下降，导致肺功能恶化，易发生呼吸性酸中毒。在心排血量减少的情况下，高水平的呼气末正压可能导致肺泡无效腔的大幅度增加，从而导致高碳酸血症。

由于较低的潮气量可降低机械通气呼吸窘迫综合征患者中与气道高压力和气道峰值压力相关的气压伤的发生率，因此可以在重症监护环境下允许适当的高碳酸血症[31]。任何原因引起的急性高碳酸血症均可导致严重的酸血症，神经功能障碍和死亡。然而，当二氧化碳水平升高缓慢时，动脉 PCO_2 的升高更容易被耐受，导致酸中毒危险性下降。虽然

表 16-5　呼吸性酸碱障碍

碱中毒	酸中毒
• 中枢神经系统刺激 　– 疼痛 　– 焦虑 　– 精神病 　– 发热 　– 脑血管意外 　– 脑膜炎 　– 脑炎 　– 肿瘤 　– 创伤 • 低氧血症或组织缺氧 　– 高原适应 　– 肺炎、肺水肿 　– 误吸 　– 严重贫血 • 药物或激素 　– 妊娠（黄体酮） 　– 水杨酸盐类 　– 尼可他胺 • 胸部感受器的刺激 　– 血胸 　– 连枷胸 　– 心力衰竭 　– 肺栓塞 • 其他 　– 败血症 　– 肝衰竭 　– 机械通气过度 　– 热暴露 　– 代谢性酸中毒的康复	• 中枢神经系统抑制 　– 药物（麻醉药、吗啡、镇静药） 　– 脑卒中 　– 感染 • 气道阻塞 　– 哮喘 • 实质性疾病 　– 肺气肿 / 慢性阻塞性肺病 　– 尘肺病 　– 支气管炎 　– 成人呼吸窘迫综合征 　– 气压伤 • 机械通气 　– 换气不足 　– 允许性高碳酸血症 • 神经肌肉 　– 脊髓灰质炎 　– 脊柱后凸 　– 重症肌无力 　– 肌肉萎缩症 　– 多发性硬化 • 其他 　– 肥胖 　– 肺换气不足

限制气道压力产生的高碳酸血症并不是这种方法的目的，但动脉 pH 会下降。如果与代谢性酸中毒（如乳酸酸中毒）叠加，酸血症的程度可能会增加。这种结合在重症监护病房并不少见。代谢性酸中毒合并呼吸性酸中毒是碳酸氢盐输注的指征，但用碱治疗的目标并不是使碳酸氢盐和 pH 恢复到正常水平。对于低潮气量通气，动脉 pH 的合理治疗目标约为 7.25 [31]。高碳酸血症在 60mmHg 的范围内需要使用大量的碳酸氢盐来实现这一目标。碳酸氢盐的使用将进一步增加 PCO_2，特别是在固定通气率的患者中，并且会增加高碳酸血症的程度。在这种情况下，可能需要持续输注碳酸氢盐，但需要经常监测动脉血气、电解质和患者的容积状态。

呼吸道疾病和梗阻长期存在或较为严重时，可引起呼吸性酸中毒。急性高碳酸血症可发生于上呼吸道急性梗阻或广泛性支气管痉挛、严重哮喘、过敏反应、吸入性烧伤或毒素损伤等。慢性高碳酸血症和呼吸性酸中毒可发生于终末期阻塞性肺疾病 [5]。累及胸壁或肺的限制性呼吸障碍可引起急慢性高碳酸血症。快速进展的限制性呼吸障碍会导致呼吸性酸中毒，因为呼吸运动耗能过高会导致呼吸性肌疲劳。肺内和肺外限制性呼吸障碍在其晚期表现为慢性呼吸性酸中毒。

根据定义，呼吸性酸中毒的诊断需要测量动脉血氧饱和度和 pH。详细的病史和体格检查通常为酸中毒的性质和持续时间提供了重要的诊断线索。在诊断呼吸性酸中毒时，应调查其原因。第一步是胸部 X 线片检查。肺功能检查包括测定肺活量、扩散能力、肺容积、动脉 $PaCO_2$ 和血氧饱和度，通常能充分评估呼吸性酸中毒是否继发于肺部疾病。非肺病原因的检查应包括详细的药物史，红细胞压积的测量，上呼吸道、胸壁、胸膜和神经肌肉功能的评估等 [4, 5]。

呼吸性酸中毒的治疗取决于基础疾病、严重程度和疾病发生的速率。急性呼吸性酸中毒可能危及生命，应在恢复足够的肺泡通气的同时采取措施控制病因，以缓解严重低氧血症和酸血症。控制病因的同时可能需要气管插管和辅助机械通气。严重的慢性阻塞性肺疾病和慢性二氧化碳潴留患者在自然呼吸时，应仔细测定血氧含量。当氧气使用不当时，这些患者可能会在 PaO_2 驱动下通气而不是正常的 $PaCO_2$ 和 pH，这将导致呼吸性酸中毒进展。应避免对高碳酸血症进行积极和快速的纠正，因为下降的 $PaCO_2$ 可能会引发与急性呼吸性碱中毒相同的并发症（即心律失常、脑灌注减少和癫痫发作）。慢性呼吸性酸中毒患者宜逐渐降低 $PaCO_2$，使 $PaCO_2$ 恢复到基线水平，同时提供足够的氯和钾，以促进肾脏碳酸氢盐的排泄 [5]。

慢性呼吸性酸中毒常常难以纠正，但最大限度地改善肺功能常可以帮助一些患者，防止病情进一步恶化，一般措施包括戒烟、使用氧疗、支气管扩张药、皮质类固醇等和（或）利尿剂、物理治疗。过去使用的各种呼吸兴奋剂现在很少使用。

（二）呼吸性碱中毒

肺泡过度通气降低了 $PaCO_2$，并增加了 HCO_3^-/$PaCO_2$ 比值，从而增加了 pH（碱血症）。非碳酸氢盐细胞缓冲液通过下调 HCO_3^- 来反应。当足够强的通气刺激导致肺中的二氧化碳输出超过组织的二氧化碳的代谢产生时，就会发生低碳酸血症。$PaCO_2$ 在 $40\sim15mmHg$ 变化时，血浆 pH 和 HCO_3^- 浓度与 $PaCO_2$ 近似成比例地变化。PCO_2 每下降 10mmHg，动脉 HCO_3^- 将急剧降低约 2mEq/L。pH 与 $PaCO_2$ 的关系约为 0.01/mmHg[4]。

低碳酸血症持续 $2\sim6h$，可通过肾脏酸排泄减少及 HCO_3^- 重吸收减少得到进一步代偿。肾脏适应的充分适应与调整可能需要几天时间，并且取决于正常的血容量和肾功能。肾脏似乎对降低的 $PaCO_2$ 有直接反应，而不是对碱血症本身，尽管 pH 和 $PaCO_2$ 都可能是影响因素。对于慢性呼吸性碱中毒，$PaCO_2$ 下降 1mmHg 会导致 HCO_3^- 下降 $0.4\sim0.5mEq/L$，pH 上升 0.003，或 $PaCO_2$ 每下降 10mmHg，HCO_3^- 就会下降 4mEq/L[4]。一般而言，生理代偿从来不是 100% 有效，而慢性呼吸性碱中毒是一个例外，因为一些患者可表现出正常的动脉 pH，可以得到完全代偿。

呼吸性碱中毒的影响因其持续时间、严重程度和潜在疾病的不同而异。急性呼吸性碱中毒引起钠、钾和磷酸盐向细胞内移动，并且在急性 pH 变化的基础上增加钙与蛋白结合，降低游离钙水平。即使在没有低氧血症的情况下，$PaCO_2$ 的快速下降也会引起脑血流量减少，可能导致头晕、精神错乱和癫痫发作。在清醒的人中，急性低碳酸血症对心血管的影响一般很小，但在麻醉或机械通气患者中，由于麻醉和正压通气对心率、血管外周阻力和静脉回流的抑制作用，心排血量和血压可能下降。冠状动脉疾病患者由于氧离解曲线左移（Bohr 效应）引起的血液携氧能力变化，可能会出现心律失常。低碳酸血症引起的低钾血症通常较轻微[4]。

呼吸性碱中毒是危重患者最常见的酸碱平衡紊乱之一（通常是混合性紊乱的一个组成部分），严重时预示预后不良。许多心肺疾病在早期至中期表现为呼吸性碱中毒。过度通气通常导致低碳酸血症。呼吸性碱中毒是机械通气过程中常见的一种情况。在那些有呼吸障碍或呼吸窘迫的患者中，发现正常的碳酸血症（特别是在先前低碳酸血症后）和低氧血症可能预示着快速呼吸衰竭的开始，应迅速评估以确定患者是否呼吸疲劳。

表 16-5 总结了呼吸性碱中毒的原因。过度换气综合征可具有多种表现，并可能致残。临床表现包括感觉异常、口周麻木、胸壁紧绷或疼痛、头晕、无法充分呼吸，以及很少出现的手足抽搐，这些表现本身可使病情恶化，产生恶性循环。ABG 分析显示急性或慢性呼吸性碱中毒，常伴有 $15\sim30mmHg$ 的低碳酸血症、无低氧血症。中枢神经系统疾病或损伤可导致多种类型的过度通气，使动脉 $PaCO_2$ 水平维持在 $20\sim30mmHg$。水杨酸盐是药物性呼吸性碱中毒最常见的病因，直接刺激髓质化学感受器。甲基黄嘌呤类药物茶碱和氨茶碱可刺激通气，增加对二氧化碳的反应。高孕酮水平可增加通气量，使动脉血氧分压降低 $5\sim10mmHg$。因此，慢性呼吸性碱中毒是妊娠的一个预期特征。呼吸性碱中毒是肝衰竭的一个显著特征，其严重程度与肝功能不全程度和死亡率密切相关。呼吸性碱中毒在革兰阴性败血症患者中很常见，通常在发热、低氧血症和低血压发生之前即可出现。推测某些细菌产物或毒素可作为呼吸中枢兴奋剂，但确切的机制尚不清楚。

诊断呼吸性碱中毒需要测量动脉 pH 和 $PaCO_2$（分别高于和低于正常值）。血浆 K^+ 浓度降低，血清 Cl^- 浓度升高。在急性期，呼吸性碱中毒与肾脏 HCO_3^- 排泄增加无关，但在数小时内，净排酸减少。一般来说，$PaCO_2$ 每急性下降 10mmHg，HCO_3^- 浓度就会下降 2.0mEq/L。慢性低碳酸血症中 $PaCO_2$ 每下降 10mmHg，血清 HCO_3^- 浓度下降 $4\sim5mEq/L$。单纯的呼吸性碱中毒血浆碳酸氢盐浓度很少低于 12mEq/L。当诊断为过度通气或呼吸性碱中毒时，应调查其原因。过度通气综合征的诊断是排除性的。在某些情况下，排除其他疾病如肺栓塞、冠状动脉疾病、气胸和甲亢是很重要的。

呼吸性碱中毒的治疗主要是缓解潜在的疾病。呼吸性碱中毒很少危及生命。如果潜在的病因没有得到控制，直接纠正呼吸性碱中毒的措施是不会成功的。如果呼吸性碱中毒使通气管理复杂化，改变无效腔、潮气量和呼吸频率可以使低碳酸血症最小化。过度通气综合征患者在症状发作时可以从安抚、纸袋内呼吸（同时进行氧监测）和关注潜在的心理压力中获益。不推荐使用抗抑郁药和镇静药，尽管在少数患者中，β 肾上腺素拮抗剂可能有助于改善高肾上腺素状态的外周表现。可探讨反复过度通气综合征与心理障碍和惊恐发作的关系。

八、代谢紊乱

（一）代谢性酸中毒

代谢性酸中毒的发生机制是：①内源性酸（如 L- 乳酸和酮酸）产生显著增加，从而超过肾脏的调节能力；② HCO_3^- 或潜在碳酸氢盐的丢失（腹泻或肾小管酸中毒）；③肾脏排酸障碍而导致内源酸的逐渐积累。然而，根据诊断经验，代谢性酸中毒通常根据阴离子间隙（AG）分类为高 AG 性代谢性酸中毒和非高 AG 性代谢性酸中毒（或更恰当地，高氯性代谢性酸中毒）。AG 可根据白蛋白浓度进行校正，在诊断代谢性酸中毒中起到重要的作用，应始终加以考虑[27]。正常 AG 性代谢性酸中毒表明 HCO_3^- 已有效地被氯取代，因此，AG 不变。

相反，高 AG 通常表示除盐酸外的阴离子在 ECF 中积聚。高 AG 性代谢性酸中毒（见表 16-3）反映了阴离子取代 HCO_3^- 而不影响 Cl^- 浓度。因此，酸中毒 AG 增加，氯是正常的。在某些情况下，疾病过程可能导致高 AG 性代谢性酸中毒，早期 CKD 和糖尿病酮症酸中毒患者是最好的例子。伴随的阴离子（如酮症酸中毒中的乙酰乙酸）的排泄率是酸中毒类型的决定因素[24, 28]。

（二）高氯（非 AG 增高性）性代谢性酸中毒

表 16-6 列出了可能导致高氯性代谢性酸中毒的各种临床疾病。因为慢性呼吸性碱中毒患者血浆 HCO_3^- 浓度降低和 Cl^- 浓度升高也可能发生，测量动脉 pH 来确认酸血症通常是很重要的。正常 AG 性代谢性酸中毒通常是由于胃肠道（腹泻）中 HCO_3^- 的丢失或肾脏酸化缺陷引起的。这类疾病中的大多数可归因于以下 2 个主要原因：①从胃肠道（腹泻）或肾（近端小管 RTA）丢失碳酸氢盐；②肾脏酸排泄降低 [经典远端小管 RTA（cDRTA）、4 型 RTA，或肾衰竭]。胃肠道 HCO_3^- 丢失和近端 RTA 和 cDRTA HCO_3^- 的丢失可伴随低钾血症的发

生。在某些情况下，一个主要的挑战是区分这些原因，以确定肾小管功能对酸中毒的反应是适当的

表 16-6 非 AG 增高性（高氯性）代谢性酸中毒的鉴别诊断

胃肠道碳酸氢盐丢失
腹泻
胰腺或小肠外引流
子宫乙状结肠造口，空肠盲襻
药物
氯化钙（酸化剂）
硫酸镁（腹泻）
胆甾胺（胆汁酸腹泻）
肾脏酸中毒
低钾血症
近端 RTA（2 型）
远端（经典）RTA（1 型）
药物性酸中毒
乙酰唑胺和托吡酯（近端 RTA）
两性霉素 B（远端 RTA）
异环磷酰胺
高钾血症
广泛性远端肾单位功能障碍（4 型 RTA）
盐皮质激素缺乏(如糖尿病肾脏病中肾素/醛固酮含量低)
盐皮质激素抵抗（PHA-1 常染色体显性遗传）
电压缺陷（PHA-1，常染色体隐性遗传）
PHA-2
↓向远端肾单位输送的钠离子
肾小管间质疾病
药物性酸中毒
保钾利尿剂（阿米洛利、氨苯三胺、螺内酯）
甲氧苄啶
戊脒
血管紧张素转化酶抑制剂
血管紧张素 Ⅱ 受体拮抗剂
非甾体抗炎药
环孢素、他克莫司
正常性贫血
慢性肾脏病（3～4 期）
其他
酸负荷（氯化铵，高浓度）
潜在碳酸氢盐损失：酮症伴酮类排泄
稀释性酸中毒（快速生理盐水注射）
马尿酸盐
阳离子交换树脂

PHA. 假性低醛固酮血症；RTA. 肾小管酸中毒；Bold. 成人常见

（胃肠源性）还是不适当的（肾源性）。

腹泻导致大量的 HCO_3^- 或潜在的 HCO_3^-（可被代谢成 HCO_3^- 的有机酸阴离子，如丙酸和丁酸）丢失，因此，代谢性酸中毒经常发生。由于 Na^+ 和 K^+ 的丢失，体液减少和低钾血症常与之共存。低钾血症是由于容量衰竭引起了继发性醛固酮增多症，促进了肾集合管 K^+ 分泌。

腹泻时尿 pH 降低，与代谢性酸中毒肾脏的反应一致，但在某些情况下，尿 pH 可能为 6.0 或更高。这是由于慢性代谢性酸中毒和低钾血症会增加肾脏 NH_4^+ 的合成和排泄，从而增加尿液 pH。因此，当尿液 pH 为 6.0 或更高时，可能会错误地提示是肾脏引起酸中毒。然而，通过测量或估计尿 NH_4^+ 可将胃肠道丢失碱引起的伴尿液 pH 增高的代谢性酸中毒与肾性酸中毒区分开来，肾性酸中毒患者尿 NH_4^+ 排泄量低，腹泻患者尿 NH_4^+ 排泄量高[32, 33]。体液容量耗竭时，远端小管钠的输送受损，进而远端小管的酸化受限，可能引起尿液 pH 增高。

代谢性酸中毒患者的尿 NH_4^+ 排泄水平（临床实验室通常不测量）可通过计算尿阴离子间隙（UAG）或尿渗透压间隙间接评估[34]。UAG 的计算公式如下所示。

$$UAG=[Na^++K^+]_u-[Cl^-]_u \qquad （公式 16-12）$$

其中 u 表示这些电解质在尿液中的浓度。使用 UAG 作为铵排泄替代物的理由是，在慢性代谢性酸中毒中，如果肾小管功能正常，铵排泄量应该升高。因为铵是一种阳离子，假设尿液中不像碱性尿液中那样含有大量 HCO_3^-，它应该平衡上述表达式中氯化物的部分负电荷。因此，随着酸中毒或酸负荷增加引起的铵排泄率增加，UAG 应逐渐变为负值。如果主要阳离子（Na^++K^+）的总和小于尿液中 Cl^- 的浓度，则可以假设存在 NH_4^+[24, 32]。UAG 负值（大于 $-20mEq/L$）意味着酸中毒患者的尿液中存在适当的 NH_4^+，这可能与肾外高氯酸中毒（如腹泻）有关。相反，含有少量或不含 NH_4^+ 的尿液中 Na^++K^+ 含量高于 Cl^-（UAG 为阳性），表明肾脏是引起高氯血症性酸中毒的原因，如 cDRTA（低钾血症）或低醛固酮血症伴高钾血症[32]。注意，这种定性测试只在非高 AG 性代谢性酸中毒的鉴别诊断中有用。如果患者有酮尿症，尿液中有药物阴离子（青霉素或阿司匹林）或甲苯代谢物，则测试不可靠，不应使

用。从可靠性和实用性仍然受到质疑的角度来看，这项测试是有争议的。

尿铵（U_{NH4^+}）也可以由尿渗透压间隙更可靠地估计，尿渗透压间隙由测量的尿渗透压（Uosm）与由 $[Na^++K^+]$、尿素和葡萄糖（均以 mmol/L 表示）计算的尿渗透压的差来估计，如下所示。

$$U_{NH4^+}=0.5（U_{osm}-[2 Na^++K^+]_u+ 尿素_u+ 葡萄糖_u）$$
$$（公式 16-13）$$

如果肾小管功能完整，肾脏通过增加铵的产生和排泄对代谢性酸中毒做出反应，则预计尿铵浓度为 75mEq/L 或更高。而在酸中毒的情况下，尿铵浓度低于 25mEq/L 表示尿铵浓度过低。除了 UAG 和渗透压间隙外，Na^+ 的排泄比例也有助于区分胃肠道源性和肾源性酸中毒。胃肠道丢失大量 HCO_3^- 的患者，Na^+ 的排泄预计较低（$< 1\%\sim2\%$），但在 RTA 患者中 Na^+ 的排泄通常会超过 $2\%\sim3\%$[33, 35]。

胃肠道 HCO_3^- 丢失，以及近端 RTA（2 型）和 CDRTA（1 型），导致 ECF 收缩，刺激肾素 - 醛固酮系统，导致低钾血症。因此，血清 K^+ 浓度测定有助于区分先前疾病，如广泛的远端小管功能障碍（如 4 型 RTA）、慢性肾脏病等，其中远端小管功能障碍患者肾素 - 醛固酮 - 远端小管轴异常，常出现高钾血症。而慢性肾脏病患者常有正常或轻度高钾血症（见下文）。

除了胃肠道 HCO_3^- 的丢失外，胰腺和胆汁分泌物的丢失，以及考来烯胺、氯化钙和硫酸镁的摄入都可能导致非 AG 增高性酸中毒（见表 16-6），尤其是肾功能不全患者。严重的腹泻疾病中乳酸酸中毒是常见的，AG 增高为其特点。

输尿管分流术后可发生严重的非 AG 增高性代谢性酸中毒伴低钾血症。因为回肠和结肠都有 Cl^-/HCO_3^- 交换器，当尿液中的 Cl^- 进入肠道时，由于交换过程，肠道 HCO_3^- 浓度增加[24]。此外，K^+ 分泌被刺激，与 HCO_3^- 丢失一起，可导致高氯低钾代谢性酸中毒。由于结肠段淤滞导致尿液转运时间延长，这种代谢紊乱在输尿管乙状结肠吻合术的患者中尤为常见。

外源性酸负荷增加和甲状旁腺术后状态引起的稀释性酸中毒，通常可通过病史区分。当快速输注生理盐水时，特别是在暂时性或永久性肾功能不全的患者中，血清 HCO_3^- 相对于 Cl^- 呈下降改变，部

分原因是液体的稀释作用。高氯血症性酸中毒也可由使用酸或酸当量引起，如在肠外营养或摄入氯化铵期间输注精氨酸或赖氨酸盐。

高氯性代谢性酸中毒也可能发生在酮症酸中毒的某些情况。在轻度、慢性酮症酸中毒中，如果 GFR 保持在适当的 ECFV 扩张，且肾酮排泄量高，则 HCO_3^- 持续排泄伴 Cl^- 重吸收和排泄潜在的碱（酮）可能导致高氯性血症性酸中毒。在典型的高 AG 性酮症酸中毒的恢复过程中，当酮类的钠盐可能作为潜在的 HCO_3^- 排出和丢失时，类似的情况可能导致持续性酸中毒[36]。早期 CKD 中高氯性酸中毒的类似机制可能发生在硫代谢为硫酸伴 SO_4^{2-} 排泄与 Cl^- 重吸收的过程。

在进展性肾病中，肾实质功能丧失与代谢性酸中毒有关。通常，当 GFR 在 20～50ml/min 时，酸中毒是一种高氯非 AG 增高性酸中毒，但当出现严重的肾衰竭，也就是说，当 GFR ＜ 20ml/min 时，酸中毒可能转化为典型高 AG 性酸中毒。一般认为这种进展更常见于肾小管间质性疾病患者，但非 AG 增高性酸中毒也可发生于晚期肾小球疾病。下面将讨论高 AG 性代谢性酸中毒伴高钾、高氯的 CKD 患者。晚期肾衰竭酸化的主要缺陷是铵的生成与功能性肾组织的丧失成比例减少。此外，外髓质 NH_4^+ 在集合管的积聚和重吸收可能出现障碍[37]。由于集合管和结肠对 K^+ 分泌的适应性增加，慢性肾功能不全的酸中毒患者血钾通常是正常的。

非 AG 增高性代谢性酸中毒伴高钾血症患者几乎总是与远端肾小管的功能障碍有关[33, 35]。然而，保钾利尿剂（阿米洛利、三氨苯啶）及戊脒、环孢素、他克莫司、非甾体抗炎药（NSAID）、血管紧张素转化酶（ACE）抑制剂、血管紧张素 II 受体拮抗剂（ARB）、β 受体拮抗剂和肝素可能模拟或引起这种疾病，导致高钾血症和非 AG 增高性代谢性酸中毒[33, 35]。因为高钾血症通过抑制尿中净酸的排泄而增加酸中毒的发生，在降低血清 K^+ 的同时停用这些药物可促进铵的产生排泄，有助于修复酸中毒。

1. 近端肾小管酸中毒

（1）生理学：近端小管可重吸收 80% 过滤的 HCO_3^-，因此近端小管的功能缺陷会导致 HCO_3^- 在尿液中大量丢失[6]。当未被重吸收的 HCO_3^- 进入远端肾小管时，超过远端肾小管重吸收 HCO_3^- 的能力，随后发生碳酸氢盐尿。ECF 容积收缩刺激氯的重吸收增强，也会导致高氯性代谢性酸中毒。随着血清 HCO_3^- 水平下降，滤过 HCO_3^- 水平降低，最终输送到远端小管的 HCO_3^- 水平使远端肾小管可以重新吸收，并对尿液进行酸化（pH ＜ 5.5）（图 16-1）。在酸排泄正常的情况下，达到血清 HCO_3^- 较低的稳定状态。血清 HCO_3^- 浓度通常达到 15～18mEq/L 的最低点，因此全身性酸中毒不会进展。在使用碳酸氢盐时，当血液中碳酸氢盐排泄分数（FE_{HCO3^-}）增加到 10%～15% 时，尿液中碳酸氢盐的含量显著增加，尿液 pH 变成碱性[33]。

（2）发病机制（遗传性和获得性）：近端 RTA 可表现为以下 3 种方式之一，即孤立的 HCO_3^- 重吸收缺陷，广泛近端小管缺陷，以及混合性近端 / 远端 RTA（3 型）。孤立性近端 RTA 的遗传模式包括常染色体隐性遗传和常染色体显性遗传。常染色体隐性遗传的近端 RTA 伴眼部异常被研究最多，并已归因于编码基底外侧转运蛋白 NBCe1 的 *SLCA4* 基因的错义突变。一种常染色体显性遗传的罕见变异表现为身材矮小，似乎是编码顶端膜 Na^+/H^+ 交换体 NHE-3 的基因突变。

与近端 RTA 和广泛的近端小管缺陷相关的家族性疾病，称为 Fanconi 综合征，包括胱氨酸病、酪氨酸血症、遗传性果糖不耐受、半乳糖血症、糖原贮积病 1 型、Wilson 病和 Lowe 综合征。这些疾病具有有近端小管重吸收许多物质的缺陷，包括葡萄糖、氨基酸、磷酸盐、尿酸、柠檬酸盐。这些物质会溢出至尿液中。近端小管的许多缺陷已经被提出并在实验上证实存在。某些药物（如氨基糖苷类、顺铂、异环磷酰胺、替诺福韦、丙戊酸）、重金属中毒和骨髓瘤蛋白也可引起 Fanconi 综合征。

遗传性果糖不耐受也被认为是细胞内 PO_4^{3-} 耗竭的 Fanconi 综合征，其中近端小管摄取果糖导致小管细胞中果糖 -1- 磷酸的积累。因为这些患者缺乏果糖 -1- 磷酸醛缩酶，果糖 -1- 磷酸不能进一步代谢，细胞内 PO_4^{3-} 以这种形式耗竭[33, 38]。

维生素 D 缺乏和近端 RTA 与氨基酸尿和尿磷酸盐丢失也有相关性。维生素 D 缺乏的纠正可改善近端小管功能障碍[39]。使用双氢速甾醇治疗维生素 D 依赖性和维生素 D 抗性的佝偻病患者获得了相似的结果[33]。近端小管功能障碍的机制尚不清楚。

此外，近端 RTA（碳酸氢盐丢失）和远端小管酸化异常在常染色体隐性遗传性 RTA（混合近端 / 远端或 3 型 RTA）患者中较明显，这归因于 CA2 编码的碳酸酐酶 Ⅱ（CA Ⅱ）的缺陷，CA Ⅱ分布于近端小管、TALH、DCT、CCD 和 MCD[33]。其表型包括骨硬化、脑钙化和眼部异常（Guibaud-Vainsel 综合征）。Sly 等做了较多相关病理生理学研究，没有发现其他近端小管功能障碍的证据[40]。碳酸酐酶 Ⅱ存在于肾细胞的细胞质中，因此与其缺陷相关的酸化障碍的发生并非意想不到。

(3) 临床表现：一般而言，由于上述遗传疾病，近端 RTA 在儿童中更为常见。在成人中，获得性近端 RTA 最常见的原因是多发性骨髓瘤，其中免疫球蛋白轻链的排泄增加损伤近端小管上皮细胞，该病的化疗药物（如异环磷酰胺）也会损伤近端小管。在多发性骨髓瘤中引起损伤的轻链通常具有可变区，该结构可抵抗近端小管细胞溶酶体中蛋白酶的降解。可变结构域碎片的积累可能是肾小管功能受损的原因。碳酸酐酶抑制剂会导致碳酸氢盐消耗，但不会导致 Fanconi 综合征。在表 16-7 中列出了与近端 RTA 相关的疾病的综合列表，该列表中的一些条目不再被看到仅具有历史意义[33]。例如，大面积烧伤患者的皮肤上使用磺胺在大多数中心已经不再使用。磺胺是一种碳酸酐酶抑制剂，从烧伤的皮肤上被吸收。托吡酯是一种有效的碳酸酐酶抑制剂，是非 AG 增高性代谢性酸中毒的重要原因，广泛应用于偏头痛的预防和癫痫的治疗。服用托吡酯的患者中有 15%～25% 会出现稳定的非 AG 增高性代谢性酸中毒。由于碳酸酐酶 Ⅱ存在于近端和远端肾小管中，托吡酯似乎引起肾小管酸中毒（RTA）的混合性类型，具有近端 / 远端 RTA(3 型 RTA）的特征。当托吡酯停药后，这种症状消失。目前制药技术已经改进，四环素不再与近端 RTA 相关。一些药物和疾病，如异环磷酰胺、Sjören 综合征、肾移植和淀粉样变性，也可能是远端 RTA 的原因（表 16-7）。

(4) 诊断：近端 RTA 的诊断最初依赖于慢性高氯性代谢性酸中毒的表现。在稳定状态下，这些患者通常表现为慢性代谢性酸中毒、尿液酸性 pH（＜ 5.5）和尿 HCO_3^- 排泄降低（当血浆 HCO_3^- 水平较低时）。通过碱疗法或缓慢静脉滴注碳酸氢钠，

表 16-7　近端肾小管酸中毒

单纯碳酸氢盐消耗（与 Fanconi 综合征无关）

- 原发性
- 遗传性常染色体隐性遗传伴眼部畸形（*SLC4A4* 的错义突变）
- 常染色体显性遗传伴矮小（*SLC9A3/NHE3* 突变）
- 碳酸酐酶缺乏、抑制或改变
  - 药物：乙酰唑胺、托吡酯、磺胺、醋酸镁
  - 碳酸酐酶 Ⅱ缺乏伴骨质疏松症（混合近端 / 远端 RTA）

全身性（与 Fanconi 综合征相关）

- 原发性（无相关系统性疾病）
  - 遗传性
  - 散发性
- 遗传性全身疾病
  - 膀胱肌病
  - Lowe 综合征
  - Wilson 综合征
  - 酪氨酸血症
  - 半乳糖血症
  - 遗传性果糖不耐症（摄入果糖期间）
  - 异染性白质营养不良
  - 丙酮酸羧化酶缺乏症
  - 甲基丙二酸血症
- 蛋白异常状态
  - 多发性骨髓瘤、单克隆丙球蛋白病
- 继发性甲状旁腺功能亢进伴慢性低钙血症
  - 维生素 D 缺乏或抵抗、维生素 D 依赖
- 药物或毒素
  - 异环磷酰胺、铅、过期四环素、3- 甲基色酮、链脲佐菌素、两性霉素 B（有病史）
- 肾小管间质疾病
  - Sjögren 综合征
  - 髓质囊性疾病
  - 肾移植
- 其他肾脏病
  - 肾病综合征、淀粉样变、阵发性夜间血红蛋白尿

会导致碳酸氢尿，尿液呈碱性。当以 0.5～1.0mEq/（kg·h）的速率静脉输注碳酸氢钠，血浆碳酸氢盐浓度升高时，一旦超过碳酸氢盐的重吸收阈值，即使最初是酸性的，尿液的 pH 也会升高。因此，尿液 pH 可能超过 7.5，FE_{HCO3^-} 将显著增加到 15%～20%，使血清 HCO_3^- 水平很难增加到正常范围。

本病通常会出现低钾血症。如果为了修复酸中毒而大量使用碳酸氢盐，碳酸氢盐尿会导致尿钾增高和低钾血症[33]。当血清 HCO_3^- 浓度降低导致远端

小管 HCO_3^- 减少，近端小管功能障碍的患者可显示正常的远端小管功能（产生陡峭的尿液 pH 梯度和调整管腔缓冲液）。患者血浆存在较低的 HCO_3^- 阈值。低于该血浆 HCO_3^- 浓度，远端小管酸化可以弥补近端小管酸化障碍，但以全身性代谢性酸中毒为代价。当血浆 HCO_3^- 浓度升高到正常值时，由于远端小管有限的重吸收能力不足以代偿近端小管重吸收的减少，滤过的 HCO_3^- 的大部分被不适当地排出。

(5) 相关临床特征：K^+ 排泄量在近端 RTA 患者中尤其高，尤其是在 $NaHCO_3$ 给药期间[33]。在继发性醛固酮增多症的患者中，由于远端小管相对不渗透的阴离子 HCO_3^- 的增高，促进了尿钾增多。因此，纠正这类患者的酸中毒会导致尿钾和钾缺失的进一步恶化。

如果酸化缺陷是广义近端小管功能障碍（Fanconi 综合征）的一部分，这些患者将有低磷血症、高磷酸盐尿、低尿酸血症、高尿酸尿症、糖尿、氨基酸尿、高柠檬酸尿症、高钙尿症和蛋白尿等表现。

虽然近端 RTA 患者的 Ca^{2+} 排泄率高，但肾钙质沉着症和肾结石少见。这可能与近端 RTA 患者与大多数其他原因的酸中毒患者相比柠檬酸排泄率较高相关。骨软化症、佝偻病、肠道钙磷吸收异常、维生素 D 代谢异常在儿童中很常见，但并非总是存在。成人往往有骨质减少，没有假性骨折[33]。

在近端 RTA 中，滤的低分子量蛋白质的近端重吸收也可能是异常的。可能出现溶菌酶尿和免疫球蛋白轻链尿[33]。

(6) 治疗：在正常的血浆 HCO_3^- 浓度下，尿碳酸氢盐增多（大于滤过的 10%）要求使用大量 HCO_3^- 用于治疗。至少需要 10~30mEq/（kg·d）的 HCO_3^- 或其代谢当量（柠檬酸盐），以维持正常的血浆 HCO_3^- 浓度。儿童纠正 HCO_3^- 的靶目标是正常水平（22~24mEq/L），以恢复正常生长。成人可相对放宽目标值。当血浆 HCO_3^- 浓度逐渐恢复正常时，由于远端小管 HCO_3^- 增多可引起尿钾增多，通常需要大量补充 K^+。噻嗪类药物通过引起 ECF 收缩刺激近端重吸收，可减少 HCO_3^- 的治疗需求。然而，K^+ 消耗仍然是一个问题，通常需要添加一种保 K^+ 利尿剂[33]。在一些患者中可以补充维生素 D 和 PO_4^{3-}，改善酸化障碍。果糖不耐受患者应限制使用

果糖[38]。

2. 远端肾小管酸中毒（伴低钾血症的经典型）

(1) 病理生理学：现代遗传学和分子生物学方法已确定了多种低钾性远端 RTA 或经典型远端 RTA（classic distal RTA，cDRTA，也称为 1 型 RTA）的发病机制。遗传性 cDRTA 由基底侧膜 HCO_3^-/Cl^- 转运蛋白（SLC4A1）或 H^+-ATP 酶亚基（ATP6V1B1 和 ATP6V0a4）的缺陷所致。

图 16-6 显示了这些转运通路的缺陷和顶膜通透性增加。该图显示了髓质集合管 α 型闰细胞上酸碱转运蛋白和导致 cDRTA 的可能异常情况。尽管这种疾病的经典特征是在全身酸中毒情况下不能最大限度酸化尿液（酸化至 pH < 5.5），但诊断这种疾病，需要关注尿铵排泄，而不仅仅是关注尿 pH[32, 33]。既往已证实，大部分患者酸化缺陷的发病机制在于尿 PCO_2 对输注碳酸氢钠的反应。正常受试者大量输注碳酸氢钠后，会排泄大量 HCO_3^-，远端肾小管泌氢，导致肾脏髓质和终尿内 PCO_2 增高[41]。尿 PCO_2 的多少（通常指尿和血 PCO_2 差值，或 U-B PCO_2）已被用作且能够作为远端小管泌氢能力的指标[39, 42]。经典型低钾性远端 RTA 时 U-B PCO_2 通常有异常，值得注意的是两性霉素 B 诱导的远端 RTA 例外，后者仍然是"梯度"或渗透性缺陷的最常见类型[41-43]。在未接触过抗生素的极少 cDRTA 患者中，已有与两性霉素 B 无关的泄漏缺

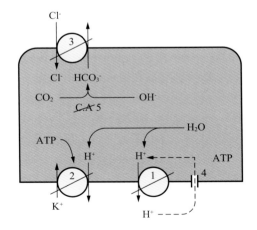

▲ 图 16-6　集合管 α 型闰细胞，显示了可能导致经典型远端肾小管酸中毒的 5 种病理生理缺陷：H^+-ATP 酶缺陷、H^+-K^+-ATP 酶缺陷、HCO_3^-/Cl^- 转运蛋白缺陷、H^+ 泄漏通路和细胞内碳酸酐酶缺陷（Ⅱ型）

ATP. 三磷酸腺苷

陷报道，或有这类推测，但从未得到确切证实[44]。

　　考虑全身酸中毒程度时，集合管泌氢受损的患者及 cDRTA 患者还会表现出 NH4+ 分泌受损[7, 32, 33]。NH4+ 分泌减少相当于肾脏再生 HCO3- 降低，表明肾脏是造成慢性酸中毒或使其持续存在的原因。经典型低钾性远端 RTA 发生 NH4+ 分泌减少是因为髓质集合管不能重吸收 NH4+ 所致，其原因在于该节段内 pH 高于正常小管液 pH（pH > 6.0）[45]。尿液 pH 升高代表泌氢受损。

　　(2) 导致 cDRTA 的 α 型闰细胞酸碱转运蛋白的遗传性和获得性缺陷：隐性遗传性 cDRTA 伴耳聋是由于 α 型闰细胞 H+-ATP 酶 2 个亚基中任一个的功能丧失性突变所致（V1 胞质性 ATP 酶的 B1 亚基和 V0 跨膜复合物的 a4 亚基）。显性和隐性遗传形式 cDRTA 也是由于 α 型闰细胞基底侧膜膜 AE1 Cl-/HCO3- 转运蛋白的功能丧失性突变所致。根据类型不同，相关变化可为轻度，也可为重度[46, 47]。Karet 等[48] 报道了编码 H+-ATP 酶 B1 亚基的 ATP6VIB1 基因的 2 种不同突变。一种缺陷伴随感觉神经性耳聋（rdRTA1），另一种缺陷听力正常（rdRTA2）[49]。前者在出生后第 1 年表现为生长发育不良、双侧感音神经性听力缺陷、高氯血症、低钾性代谢性酸中毒、严重肾结石、肾钙化和骨营养不良。H+-ATP 酶对于维持耳蜗和内淋巴 pH 至关重要，该疾病中 H+-ATP 酶功能丧失能解释听力缺陷及肾小管酸化障碍。耳聋不太常见的常染色体隐性遗传形式是由于编码 H+-ATP 酶 a4 亚基的 ATP6V0a4 基因缺陷所致[50, 51]。表 16-8 概述了远端 RTA 的遗传和分子学基础。

　　获得性 H+-ATP 酶缺陷已在有经典型低钾性远端 RTA 证据的干燥综合征患者肾活检标本中被证实[33]。这些活检标本显示 α 型闰细胞顶膜上缺乏 H+-ATP 酶蛋白。

　　从理论上讲，H+-K+-ATP 酶异常还可能导致低钾血症和代谢性酸中毒。这一点已得到钒酸盐大鼠研究的实验证实。值得注意的是，在泰国东北部低钾性远端 RTA（地方性 RTA）异常高发[52]。迄今为止，H+-K+-ATP 酶基因与 cDRTA 的遗传形式之间的遗传联系尚未被证实。但已有研究指出严重代谢性酸中毒和低钾血症的婴儿存在这种异常[33]。

　　(3) 临床表现和相关特征：典型的低钾性远端 RTA 的表型特征是自发性或化学诱导性代谢性酸

表 16-8　远端肾小管酸中毒的遗传和分子学基础

经典型远端 RTA	
遗传性	
常染色体显性遗传	AE1 基因缺陷，导致 HCO3-/Cl- 转运蛋白无义突变（第 3 带蛋白） 转运子错配到顶膜
常染色体隐性遗传伴耳聋	编码远端小管顶端 H+-ATP 酶 B1 亚基的 ATP6V1B1 突变（rdRTA1）
听力正常	ATP6V0a4 突变（rdRTA2）
碳酸酐酶 II 缺陷	红细胞、骨骼、肾脏的 CA II 缺陷
地方性（泰国东北部）	H+-K+-ATP 酶可能异常
获得性	顶端 H+-ATP 酶表达减少（干燥综合征）
远端肾单位广泛功能障碍	
1 型假性醛固酮减少症 　常染色体隐性遗传 　常染色体显性遗传	ENaC 功能丧失性突变；编码 ENaC 3 个亚基的基因突变 盐皮质激素受体基因杂合突变
2 型假性醛固酮减少症	WNK1 和 WNK4、cullin-RING 连接酶（CRL）蛋白 cullin 3（Cul3）4 和 kelch 样 3（KLHL3）蛋白突变，激活 NCCT，增加远曲小管吸收 NaCl

ENaC. 上皮细胞钠通道

中毒时无法适当酸化尿液，是一种集合管 α 型闰细胞疾病。集合管酸化缺陷继而会影响 NH_4^+ 和可滴定酸的排泄，导致正酸平衡、高氯性代谢性酸中毒和容量丢失[33, 53–55]。此外，髓间质疾病通常与远端 RTA 一同发生，可能通过破坏 NH_4^+ 的髓质逆流系统影响 NH_4^+ 排泄[32, 33, 53, 54]。完全性经典型远端 RTA 表现为非阴离子间隙代谢性酸中毒。典型的 cDRTA 的完整的临床表现可能包括生长迟缓、高尿钙、低尿枸橼酸、骨容积减少、肾结石和肾钙化，所有这些都是慢性非 AG 增高性代谢性酸中毒的直接结果。骨骼溶解是由于钙吸收和酸中毒导致骨骼动员所致[33]，通过活化骨骼中 pH 敏感性 G 蛋白耦联受体 OGR1 或 GPR68 起作用[56]。有意思的是，OGR1/GPR68 也是血管内皮细胞上的 pH 和剪切应力传感器。非酸中毒引起的其他常见电解质异常包括低钾血症、高钠血症和失盐，以及肾源性尿崩症引起的多尿。低钾血症之前被归咎于容量丢失和肾素 – 血管紧张素 – 醛固酮系统活化，可能是由于参与活化和 β 闰细胞释放 PGE_2 的信号通路所致，该通路通过活化集合管主细胞的上皮细胞钠通道（ENaC）增加钠的吸收和钾的分泌。由于慢性代谢性酸中毒还会增加近端肾小管重吸收枸橼酸[7, 32, 33]，因此引起的低尿枸橼酸伴高尿钙形成了有利于泌尿道结石形成和肾钙化的环境。肾钙化似乎是 cDRTA 的可靠标志物，因为近端 RTA 或广泛肾单位功能障碍伴高钾血症的患者中很少出现肾钙化[32, 33]。肾钙化可能通过破坏从髓袢进入集合管的铵转移进一步减少净产酸。肾盂肾炎是远端 RTA 的常见并发症，有肾钙化时尤其如此，可能由于难以根除病原微生物所致[33]。远端 RTA 常见于干燥综合征患者[57]。表 16–9 详细列出了 cDRTA 的临床表现[32, 33, 55, 57]。

（4）治疗：对于 cDRTA 患者，通过使用足量碱中和饮食和代谢产生的代谢酸通常容易纠正慢性代谢性酸中毒[33]。治疗目的是纠正血浆 HCO_3^- 浓度至正常水平（25mEq/L），应经常监测。对于远端 RTA 的成年患者，用量不超过 1～3mEq/（kg·d）[58]。对于生长期儿童，内源性产酸量通常为 2～3mEq/（kg·d），有时可能超过 5mEq/（kg·d）。必须使用更大量的碳酸氢盐才能完全纠正酸中毒，维持正常生长[32, 33]。表 16–10 概述了各种类型的补碱药物。

对于远端 RTA 的成年患者，通过碱治疗纠正

表 16–9　经典型远端肾小管酸中毒

原发性

家族性

- 常染色体显性遗传
  - AE1 基因
- 常染色体隐性遗传
  - 伴耳聋（rdRTA1 或 ATP6V1B1 基因）
  - 不伴耳聋（rdRTA2 或 ATP6V0A4）
- 散发性

地方性

- 泰国东北部

继发于全身性疾病

- **自身免疫性疾病**：干燥综合征、高球蛋白血症性紫癜、冷球蛋白血症、甲状腺炎、人类免疫缺陷综合征肾病、纤维性肺泡炎、慢性活动性肝炎、原发性胆汁性肝硬化、结节性多关节炎
- **高尿钙和肾钙质沉着症**：原发性甲状旁腺功能亢进、维生素 D 中毒、甲状腺功能亢进、特发性高尿钙、髓质海绵肾、Wilson 病、Fabry 病、遗传性果糖不耐受、X– 连锁低磷血症
- **药物和毒素诱导性疾病**：两性霉素 B、甲苯、环己烷、汞、肝硬化、钒酸盐、异环磷酰胺、锂、经典型止痛药肾病、膦甲酸钠
- **肾小管间质疾病**：Balkan 肾病、肾移植、慢性肾盂肾炎、麻风病、梗阻性泌尿道病变、空回肠旁路伴高尿草酸、膀胱输尿管反流
- **伴遗传性疾病**：Ehlers–Danlos 综合征、遗传性椭圆细胞增多症、镰状细胞贫血、Marfan 综合征、髓质囊性疾病、空肠旁路伴高尿草酸、遗传性感音神经性耳聋、肉碱棕榈酰基转移酶缺乏症、碳酸酐酶 II 缺乏性骨质疏松症（近 – 远端混合性 RTA–3 型）

酸中毒可以减少尿排泄 K^+，通常能纠正低钾血症和 Na^+ 消耗[33]。因此，对于大多数远端 RTA 的成年患者，一旦最初 K^+ 已被纠正，通常无须补钾。少数成人患者和部分继发性高醛固酮血症儿童经过碱治疗纠正酸中毒后仍有 K^+ 丢失，因此需要补钾。必要时，可以采用碳酸氢钾（K–Lyte 25mEq 或 50mEq）、枸橼酸钾（Urocit–K）或枸橼酸钾组合产品（PolyCitra，K–Shohl 溶液）补钾[32, 33]。通过碱治疗维持正常血清碳酸氢盐浓度还能提高尿中枸橼酸水平、减少尿钙排泄、降低肾结石发生频率，有纠正骨骼疾病和恢复儿童正常生长的倾向[58, 59]。因此，对于所有 cDRTA 患者应尽力纠正和维持血清

表 16-10　补碱药物

Shohl 液：Na⁺ 上皮细胞钠通道 枸橼酸盐 500mg，枸橼酸 334mg/5ml	每 1ml 含 1mEq 钠，相当于 1mEq 碳酸氢盐
NaHCO₃ 片剂	每片 3.9mEq（325mg） 每片 7.8mEq（650mg）
苏打粉	每小匙 60mEq
K-Lyte	每片 25～50mEq
枸橼酸钠和枸橼酸钾 （Virtrate-2 或 Cytra-3） 枸橼酸钠 500mg，枸橼酸钾 550mg/5ml 枸橼酸钾 550mg，枸橼酸 334mg/5ml	每 1ml 含 1mEq 钾和 1mEq 钠，相等于 2mEq 碳酸氢盐
Polycitra-K 颗粒 每包含枸橼酸钾 3300mg，枸橼酸 1002mg	每包含 30mEq，相当于 30mEq 碳酸氢盐
Urocit-K 片，枸橼酸钾	每片 5mEq 或 10mEq

HCO_3^- 接近正常。

极端情况下，部分患者可能出现严重低钾血症伴松弛性麻痹、代谢性酸中毒和低钙血症，需要立即治疗。补碱后增加全身 pH 可能加重低钾血症，引起呼吸肌麻痹，导致呼吸衰竭。因此，补碱之前应立即静脉补钾。

3. 高钾性肾小管酸中毒，远端肾单位广泛功能障碍（4 型 RTA）

同时存在高钾血症和高氯血症（无 AG 增高）的代谢性酸中毒通常表明皮质和髓质集合管广泛性功能障碍。鉴别诊断时，应评价肾素 - 醛固酮系统的功能状态和 ECF 容量。表 16-11 详细概述了引起高钾高氯性代谢性酸中毒的特定疾病[32, 33]。这些疾病的分类因部分专家而异，包括频发性低肾素低醛固酮血症（如在有轻至中度 CKD 的糖尿病患者中）和所谓的 4 型 RTA 电压缺陷，而有些专家将电压缺陷疾病与 4 型 RTA 分开。所有这些疾病均有高钾血症和高氯性代谢性酸中毒，与任何 eGFR 降低不成比例。

钾排泄调节主要是钾分泌调节的结果，高钾血症、醛固酮、钠输送、酸碱状态和 CCD 中的不可吸收的离子均可调节钾的分泌。因此，临床评估向该节段内的钾转移有助于识别肾源性高钾血症。高钾血症时钾排泄异常降低代表肾源性高钾血症。在

表 16-11　肾脏排酸障碍的疾病——远端肾单位广泛异常伴高钾血症

盐皮质激素不足

原发性盐皮质激素不足

• 合并醛固酮、去氧皮质酮和皮质醇缺乏
　– 艾迪生病、双侧肾上腺切除术、双侧肾上腺破坏、出血或癌症
• 先天性酶缺陷
　– 21 羟化酶缺乏、3β- 羟基脱氢酶缺乏、脱氢酶缺乏症
• 单纯性（选择性）醛固酮缺乏
　慢性特发性低醛固酮血症、对危重患者使用肝素（低分子量或普通肝素）、家族性低醛固酮症、1 型和 2 型皮质酮甲基氧化酶缺乏、原发性肾小球带状带缺损、婴儿短暂性低醛固酮血症、持续性低血压和（或）低氧血症
• 血管紧张素 II 转换酶抑制
　内源性、血管紧张素转化酶抑制剂和血管紧张素 II 受体拮抗剂

继发性盐皮质激素不足

• 低肾素低醛固酮血症
　– 糖尿病肾脏疾病、肾小管间质性肾病、肾硬化、非甾体抗炎药、获得性免疫缺陷综合征、单克隆免疫球蛋白血症、梗阻性尿路病

盐皮质激素抵抗

• PHA-1- 常染色体显性遗传（人盐皮质激素受体缺陷）

肾小管功能障碍（电压缺陷）

• PHA-1- 常染色体隐性遗传
• PHA-2- 常染色体显性遗传
• 干扰 CCT 钠离子通道功能的药物
　– 阿米洛利、铵苯三胺、甲氧苄啶、戊脒
• 干扰 CCTNa+-K+-ATP 酶的药物
　– 环孢素、他克莫司
• 抑制醛固酮对 CCT 效应的药物
　– 螺内酯、依普利酮
• 伴随肾小管间质性肾炎和肾功能不全的疾病
　– 狼疮性肾炎、甲氧西林肾毒性、梗阻性肾病、肾移植排斥反应、镰状细胞病、Williams 综合征伴尿酸肾结石

这方面，计算肾小管钾梯度（TTKG）可能有帮助。高钾血症患者出现低 TTKG（＜5）或钾排泄分数（FE_{K^+}）＜ 25% 说明集合管对高钾血症反应不佳，钾分泌受损。相反，对于非肾源性高钾血症，肾脏应增加钾分泌做出反应，表现为 TTKG 急剧增加。TTKG 计算假设 CCD 和终尿之间没有明显钾净增加或吸收，CCD 小管液渗透压与血浆渗透压大致相同，CCD 和终尿之间无"渗透物质"，血浆 K^+ 浓度

近似于管周液 K$^+$ 浓度。值得注意的是，部分临床情况下，这些假设中部分或全部可能是错误的。例如尿液流速高时，TTKG 会低估高钾血症患者分泌 K$^+$ 的能力。

高钾血症还应被视为肾脏对酸碱平衡反应的重要调节因子。钾状态可通过直接和间接机制影响远端小管酸化。全身血液中钾浓度是合成醛固酮的重要决定因素，也是远端泌氢的重要决定因素。

慢性高钾血症可抑制产铵[60, 61]。这些产铵的改变也可能影响髓质铵浓度和缓冲液利用率[61]。高钾血症不影响浅表近端小管的铵转运，但会明显破坏髓袢升支粗段（TAL）吸收铵，降低髓质总铵浓度，减少 NH$_3$ 分泌进入髓内集合管。高钾血症还可能通过 NH$_4^+$ 和 K$^+$ 竞争基底侧膜膜 Na$^+$–K$^+$–ATP 酶的 K$^+$ 分泌位点减少 NH$_4^+$ 进入髓质集合管（图 16–7 和图 16–8）[26, 62]。

总之，高钾血症可能对铵的生产和排泄产生重要影响（表 16–12）。慢性高钾血症会降低近端小管和整个肾脏产铵，抑制 mTAL 中 NH$_4^+$ 吸收，降低髓间质 NH$_4^+$ 和 NH$_3$ 浓度，并减少 NH$_4^+$ 和 NH$_3$ 进入髓质集合管。这一相同系列的事件最终导致尿铵排泄显著减少。功能性肾单位减少（GFR < 60ml/min）与高钾血症共存时或存在醛固酮不足或抵抗时，发生高氯性代谢性酸中毒的可能性大大增加。

（1）临床疾病：4 型 RTA 伴远端肾单位广泛功能障碍表现为高氯血症（非 AG 增高）、高钾性代谢性酸中毒，其中尿铵排泄被抑制，肾功能通常受损。尽管所有 CKD 患者可能有一定酸中毒和高钾血症倾向，但这些异常通常不严重，尤其在 CKD 早期。4 型 RTA 患者通常会出现明显的高钾血症（> 5.5mEq/L），与 GFR 降低不成比例。在该疾病患者中，TTKG 和（或）K$^+$ 排泄分数（FE$_{K^+}$）通常较低。4 型 RTA 患者通常合并糖尿病肾脏疾病或肾小管间质疾病，由于盐皮质激素缺乏、盐皮质激素抵抗或特定类型肾小管功能障碍（电压缺陷），患者集合管分泌钾和泌酸功能障碍。表 16–11 总结了远端肾单位广泛性异常的临床表现。

（2）原发性盐皮质激素缺乏：血管紧张素 II 和血浆 K$^+$ 是产生和分泌醛固酮的主要决定因素。促肾上腺皮质激素（ACTH）、内皮素、多巴胺、乙酰胆碱、肾上腺素、一氧化氮、肾素和血浆 Mg^{2+} 也可能有一定影响。出血、感染、缺血、肿瘤侵袭、淀粉样蛋白或自身免疫过程导致的肾上腺皮质破坏会造成艾迪生病。这种疾病表现为糖皮质激素和盐

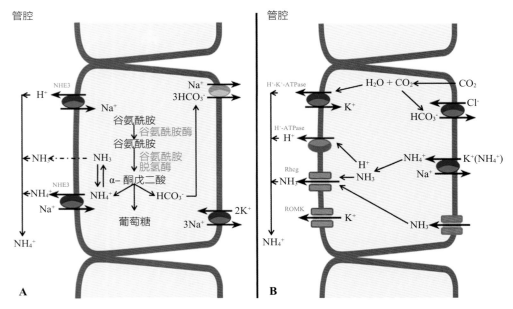

▲ 图 16–7 细胞内铵合成和排泄通路的模型

A. 近曲小管。谷氨酰胺前体通过酶学通路产生 2 个 NH$_4^+$ 分子和 2 个 HCO$_3^-$ 分子。该通路在酸血症和低钾血症时被激活，在碱血症和高钾血症时被抑制。B. 集合小管的 α 型闰细胞。NH$_4^+$ 通过置换 K$^+$ 跨过基底侧膜膜进入细胞，通过 ROMK 或 RhCG 通过顶端膜分泌入小管液（见正文）。A 和 B 中，NH$_3$ 弥散和 H$^+$ 分泌耦联将 NH4$^+$ 保留在管腔内

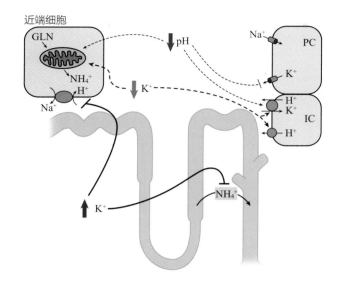

▲ 图 16-8　肾脏与酸碱状态和 K^+ 的部分相互作用示意图

显示了近端小管细胞及集合管主细胞（PC）和闰细胞（IC）。酸中毒（pH↓）通过多种机制导致肾脏钾潴留，包括抑制分泌性 K^+ 通道、刺激 H^+-K^+-ATP 酶导致 K^+ 重吸收和增加铵合成（可能具有阻断 K^+ 分泌的继发性作用）。碱中毒有相反的效应。这些效应还可以通过其他途径发挥作用，即钾耗竭（K^+↓）会刺激铵合成、泌氢/碳酸氢盐重吸收及远端泌酸，所有均可造成代谢性碱中毒。高钾血症可能有一些相反的效应，例如抑制升支粗段转运铵、抑制尿液排泄铵，这种效应可能造成酸中毒（引自 Hamm LL, HeringSmith KS, Nakhoul NL. Acid–base and potassium homeostasis. *Semin Nephrol.* 2013;333:257–64.）

表 16-12　高钾血症对铵分泌的影响

NH_4^+ 产生减少
髓袢厚升支吸收 NH_4^+ 减少
间质 NH_4^+ 浓度降低
逆流倍增作用被破坏
NH_3/NH_4^+ 分泌进入髓内外集合管减少

皮质激素联合缺乏，在临床上表现为低血糖、厌食、乏力、色素沉着和缺乏应激反应。这些缺陷可伴随肾脏钠丢失及低钠血症、高钾血症和代谢性酸中毒，所有均与盐皮质激素缺乏有关。类固醇生物合成的最常见先天性肾上腺缺陷是 21- 羟化酶缺乏症，在一部分患者中伴随钠丢失、高钾血症和代谢性酸中毒。艾迪生病的病因包括结核、自身免疫性肾上腺功能衰竭、真菌感染、肾上腺出血、转移、淋巴瘤、获得性免疫缺陷综合征（AIDS）、淀粉样变性和药物毒性（酮康唑、氟康唑、苯妥英钠、利福平和巴比妥酸盐）。这些疾病伴随低血浆醛固酮浓度和高血浆肾素活性[33]。盐皮质激素缺乏的代谢性酸中毒是由于 H^+-ATP 酶活性降低导致集合管中分泌氢离子减少所致。伴随盐皮质激素缺乏症的高钾血症会降低铵的产生和排泄。

（3）低肾素低醛固酮血症：相比原发性肾上腺疾病患者，低肾素低醛固酮血症患者表现为血浆肾素活性低，通常年龄更大（平均年龄 65 岁），常有轻至中度肾功能不全（70%）和酸中毒（50%），伴有 5.5~6.5mEq/L 范围的慢性高钾血症（表 16-13）[33]。在这种相对常见的疾病中，代谢性酸中毒和高钾血症与 GFR 降低程度不成比例。最常伴随的肾脏疾病是糖尿病肾脏疾病和肾小管间质疾病。与低肾素低醛固酮血症相关的其他疾病包括阻塞性泌尿道疾病、系统性红斑狼疮和人类免疫缺陷病毒（HIV）感染。对于 80%～85% 的此类患者，血浆肾素活性降低对通常的生理变化没有反应。由于大约 30% 的低肾素低醛固酮血症患者有高血压，这些患者中血浆肾素活性低提示高血压为容量依赖性。肾素抑制机制并非所有病例都能确定，但可能机制包括容量增加、心房钠尿肽和各种肾脏疾病的直接影响。

铵排泄障碍是高钾血症、氨生成障碍、肾单位质量减少、H^+ 分泌减少及内髓质肾单位铵转运受损的综合结果[32, 33, 63]。约 50% 的低肾素低醛固酮血症患者存在高氯性代谢性酸中毒，但临床意义通常不及高钾血症。后续介绍了可能导致类似表现的药物。

（4）危重患者的单纯性低醛固酮血症：单纯性低醛固酮血症可能发生于危重患者中，特别是严重脓毒症或心源性休克患者，表现为 ACTH 和皮质醇水平显著升高，同时血管紧张素 Ⅱ 引起的醛固酮合成降低。这可能是由于缺氧或肿瘤坏死因子 -α

表 16-13　低肾素低醛固酮血症典型的临床特征

平均年龄 65 岁
无症状高钾血症（75%）
高氯性代谢性酸中毒（＞50%）
肾功能不全（70%）
糖尿病（50%）
高血压（75%）
无力（25%）
心律失常（25%）
充血性心力衰竭（50%）

或白细胞介素 –1 等细胞因子选择性抑制醛固酮合成酶所致，或者也可能是由于循环中心房钠尿肽（ANP）水平升高所致[32, 33, 64]。ANP 是醛固酮分泌的强抑制剂，充血性心力衰竭（CHF）、房性心律失常、亚临床性心脏病和体液容量增加时可能升高。使用保钾利尿剂、含钾肠外营养液或肝素通常会增强表现出低醛固酮血症的特征，包括高钾血症和代谢性酸中毒。后者（普通肝素和低分子量肝素）可抑制危重患者合成醛固酮。

（5）盐皮质激素抵抗和电压缺陷（高钾性远端肾小管酸中毒）：远端肾小管分泌功能广泛缺陷称为高钾性远端 RTA，通常合并高钾血症，并且在自发性酸中毒或使用酸性药物后无法酸化尿液（尿液 pH > 5.5）。高钾血症是肾脏分泌 K^+ 受损的结果，而 TTKG 或 FE_{K^+} 始终低于非肾源性高钾血症的预期结果。尿液排泄铵减少，但醛固酮水平可以偏低、正常甚至升高。高钾性远端 RTA 可通过血浆肾素和醛固酮水平通常偏高或正常与选择性低醛固酮血症相区别。选择性低醛固酮血症尿液 pH 通常偏低，尿液排泄酸的障碍可归咎于铵排泄减少。

（6）药物诱导的肾小管分泌缺陷

① 肾素 – 醛固酮精细调节受损：药物可能破坏肾素或醛固酮精细调节，或引起盐皮质激素抵抗，产生类似于广泛性远端 RTA 伴高钾血症时酸化缺陷的临床表现。COX 抑制剂（NSAID 或 COX-2 抑制药）通过抑制肾素释放，可产生高钾血症和代谢性酸中毒[65]。β 肾上腺素拮抗剂通过改变钾分布和干扰肾素 – 醛固酮系统引起高钾血症。肝素由于对球状带的直接毒性及对醛固酮合成酶的抑制而降低醛固酮的合成。ACEI 和 ARB 会中断肾素 – 醛固酮系统，导致低醛固酮血症伴高钾血症和酸中毒，特别是在晚期肾功能不全患者或有低肾素低醛固酮血症倾向的患者（糖尿病肾脏疾病）中尤其如此。对糖尿病患者应避免联合使用保钾利尿剂和 ACEI。

② 集合管泌钾抑制剂：螺内酯和依普利酮是醛固酮的竞争性抑制剂，能抑制醛固酮作用。这些药物用于严重肾功能不全患者、晚期肝病患者或未识别肾血流动力学损害患者时可能引起高钾血症和代谢性酸中毒。与此类似，阿米洛利和氨苯蝶啶可能伴随高钾血症，但其机制完全不同。这 2 种保钾利尿剂能占据并阻断集合管主细胞的顶端 Na^+ 选择性通道（ENaC）。占据 ENaC 会抑制 Na^+ 吸收并降低跨上皮负电压，从而改变 K^+ 分泌的驱动力。

甲氧苄啶（TMP）和喷他脒在结构上与阿米洛利和氨苯蝶啶有关，能抑制 ENaC[66-68]。在使用大剂量甲氧苄啶 – 磺胺甲噁唑（TMP-SMX）或 TMP– 氨苯砜治疗机会性感染的 HIV 感染患者中，20%～50% 存在高钾血症，在使用喷他脒超过 6 天的 AIDS 相关感染（由于吉氏肺孢子虫病）患者中高钾血症发生率高达 100%[68]。因为 TMP 和喷他脒会降低 CCT 中 K^+ 和 H^+ 分泌的电化学驱动力，代谢性酸中毒甚至在即使没有严重肾衰竭、肾上腺功能不全、肾小管间质疾病或低醛固酮血症的情况下也可能伴随高钾血症。尽管目前假设这种"电压"缺陷可以解释 H^+ 分泌减少，但高钾血症可能通过抑制铵的产生和排泄在代谢性酸中毒的发生中发挥重要作用（图 16–8 和表 16–12）。

钙调神经磷酸酶抑制剂环孢素 A 和他克莫司可能与移植受者高钾血症有关，原因在于其抑制基底侧膜 Na^+-K^+-ATP 酶，随后导致细胞内 K^+ 浓度降低，跨上皮细胞电位降低，从而共同降低了 K^+ 分泌的驱动力[65]。另外，有研究表明钙调神经磷酸酶抑制剂还可能通过直接干扰 ROMK K^+ 通道抑制 K^+ 分泌[69]。高钾血症、容量扩张和高血压共同存在是一种类似于家族性高钾血症或 PHA-2 表型的综合征，其相关联系的另一种解释是 DCT 中 NCC 活性增强[70]。

（7）与获得性电压缺陷有关的继发性肾脏疾病：与镰状细胞病、HIV 感染、系统性红斑狼疮、梗阻性尿路疾病、急慢性肾脏同种异体排斥反应、低醛固酮血症、多发性骨髓瘤和淀粉样变相关的肾脏病也存在与肾功能不全程度不成比例的高钾血症[33, 71]。无论是否存在钠盐丢失，伴有高钾高氯性代谢性酸中毒的小管间质疾病可能与止痛药滥用、肾结石、肾钙化和高尿酸血症有关[33]。

多种家族性疾病与高钾高氯性代谢性酸中毒有关。1 型常染色体显性遗传性假性低醛固酮血症（PHA-1）是醛固酮抵抗导致集合管电压缺陷的一个例子。这种疾病在临床上不及后面讨论的常染色体隐性遗传形式严重，但存在钾分泌受损引起的高钾血症、肾脏钠盐丢失、肾素和醛固酮水平升高及相对低血压。生理性盐皮质激素替代疗法不能纠正这种高钾血症。这种常染色体显性遗传疾病已被证实是集合管细胞内盐皮质激素受体突变的结果[72]。与常染色体隐性遗传疾病相反,该突变在肾脏以外器官中均不表达,并且随年龄增加严重程度降低。由于盐皮质激素作用降低,顶端膜 Na^+ 吸收和跨上皮细胞电压差降低,继而损害 K^+ 分泌。对常染色体显性遗传性 PHA-1 患者使用氟可的松(0.1mg 口服)4h 后,TTKG 不会增加,证实为盐皮质激素抵抗引起高钾血症。

常染色体隐性遗传 PHA-1 是典型的 CCT 电压缺陷。该疾病是由于编码 ENaC α 亚基、β 亚基或 γ 亚基之一的基因功能丧失性突变引起的[73-77]。有这种疾病的儿童存在严重高钾血症和肾脏钠盐丢失,其原因在于 CCT 主细胞钠重吸收障碍。此外,患儿可能存在严重高氯性代谢性酸中毒,伴有低血压和血浆肾素和醛固酮明显升高。这些患儿还表现出呕吐、低钠血症、发育不良和呼吸窘迫。呼吸窘迫是由于肺泡 ENaC 受累所致,阻止肺吸收 Na^+ 和水[76-78]。高盐摄入和纠正高钾血症对这种疾病的患者有效。与常染色体显性遗传形式不同,常染色体隐性 PHA-1 终生持续存在。

(8)家族性高钾性高血压:据报道,有一些成人患有罕见的常染色体显性遗传性低肾素高血压,伴有不同程度高钾血症、高氯性代谢性酸中毒、轻度容量扩张、正常肾功能和低醛固酮水平。这些患者的酸中毒为轻度,可归因于高钾血症,盐皮质激素治疗对酸中毒和肾脏钾排泄无效。噻嗪类利尿剂可持续纠正高钾血症、代谢性酸中毒及高血压、血浆醛固酮水平和血浆肾素水平。这种综合征最近被命名为家族性高钾性高血压(FHH),也被称为 2 型假性低醛固酮血症(PHA-2)[79] 或 Gordon 综合征[80, 81]。这 2 个基因均编码丝氨酸 - 苏氨酸激酶 WNK(无赖氨酸激酶)家族成员。这些激酶通过丝氨酸/苏氨酸蛋白激酶 39(SPAK;STK39)和氧化应激反应蛋白 1(OxSR1 或 OSR1;OXSR1)发出信号,磷酸化并激活远曲小管的噻嗪类敏感性 Na-Cl 共转运蛋白(NCC)和其他转运蛋白[81-83]。Cul3 是 E_3 泛素连接酶复合物的一部分,该复合物调节蛋白质降解。近期研究表明,FHH 更常见的原因是 cullin 环连接酶(CRL)蛋白 cullin 3(Cul3)[4] 和 kelch 样 3 蛋白(KLHL3)突变[85, 86]。丢失 WNK4 对 NCC 的抑制导致 NCC 功能增强,通过增加 Na^+ 和 Cl^- 的吸收引起容量扩张、远端 Na^+ 输送减少,从而减少 K^+ 分泌,在连接管中尤其如此[81, 84, 87]。

(9)治疗:对于高钾高氯性代谢性酸中毒患者,理想的治疗是针对原发病治疗。部分临床情况下,人们容易推断出病因。例如,低肾素低醛固酮血症常见于糖尿病伴轻至中度 CKD 患者,部分药物常引起高钾高氯性代谢性酸中毒。详细的病史和临床情况评估至关重要,还应考虑诱发因素,包括尿液流速缓慢或远端 Na^+ 输送减少、GFR 迅速下降(尤其在慢性肾衰竭急性加重时)、高血糖或高渗状态及外源性 K^+ 摄入。血压和容量状态的评估很重要。醛固酮水平低下或怀疑低下时,考虑和(或)排除合并皮质醇缺乏症(艾迪生病)至关重要。检查可能包括评估 TTKG 或钾排泄分数,以及估算肾铵排泄(UAG 或尿渗透间隙及尿液 pH)*。

由于酸中毒和高钾血症通常是相互关联的,治疗其中一种可能对另一种有所帮助。表 16-14 显示了治疗方案。高钾血症的严重程度决定治疗。血清钾水平降低通常能通过增加铵排泄改善代谢性酸中毒。在低肾素低醛固酮血症时,襻利尿剂可改善容量状态、血压、高血钾和酸中毒。作为消化道阳离子交换剂的口服药物(ZS-9、patiromir)对于纠正高钾血症可能有用。过去,聚苯乙烯钠曾被使用降低血钾,但其因肠坏死的报道而应用受限。目前,人们使用 patiromir 和环硅酸钠锆(ZS-9)实现这一目的。补碱不仅对酸中毒有用,还能间接帮助降钾。在低肾素低醛固酮血症时,由于高血压和容量超负荷并存,外源性盐皮质激素通常不是一线治疗。糖皮质激素和盐皮质激素同时缺乏的患者应同时服用替代剂量的 2 种肾上腺类固醇。除非患者容量过度扩张或有高血压,否则应避免降低体液容量。有常染色体隐性或显性 PHA-1 的婴儿应足量补盐,以纠正这种综合征的容量降低、低血压和其

---

*. 可在限制盐的摄入和呋塞米诱导容量丢失等状况下评估尿 pH,并测量尿钾排泄对呋塞米和氟氢可的松的反应。单次口服氟氢可的松(0.05mg)后 4h 测得 TTKG 升高至 6 以上,表明是盐皮质激素缺乏引起的,而不是激素抵抗引起的。

表 16-14　肾功能障碍伴高钾血症的治疗

- 襻利尿剂（呋塞米、布美他尼）
- 碱疗法（Shohl 溶液或 NaHCO₃ 片）
- 钾离子结合树脂
- 低钾饮食
- 氟氢可的松（0.1～0.3mg/d）
    - 避免高血压、容量扩张、心力衰竭
    - 结合襻利尿剂使用
- 避免使用引起高钾血症药物、中药及含钾的非处方药
- 对于 1 型假性醛固酮增多症，加用氯化钠片

他特征，实现正常生长。相反，PHA-2 患者应在限盐饮食的同时使用噻嗪类利尿剂。

对于药物诱导的疾病，显然停用致病药物是理想的做法。但对于患有危及生命的疾病的患者，有时这种做法可能并不可行，如有肺孢子菌肺炎的 AIDS 患者接受 TMP-SMX 或喷他脒治疗期间。根据前面的讨论，可以尝试其他增加远端钾分泌或胃肠道交换剂的机制。

4. 区分肾小管酸中毒类型

表 16-15 总结了本章讨论的 3 种类型 RTA 的对比结果和诊断特征。

慢性肾脏病酸中毒：慢性肾脏病已被公认与酸中毒有关[88, 89]。酸中毒通常在 GFR < 40ml/min 时被发现[90]，但仅部分患者并非所有患者出现酸中毒。最近证据表明，至少部分没有典型酸中毒表现如血浆 HCO_3^- 降低的 CKD 患者可能存在酸潴留[91, 92]。骨缓冲可以解释血浆 HCO_3^- 相对稳定[3]。存在代谢性酸中毒时，最初表现为高氯血症，但可能随着 GFR 下降至低于 15ml/min 转变为高 AG 性代谢性酸中毒[37, 93]。GFR 下降的患者排酸的主要障

碍是无法充分排泄 NH_4^+，与体内净酸产生不相平衡。成人体内酸产量通常约为每千克体重 1mEq（儿童为 2～3mEq/kg），但会随着饮食变化而变化，例如低蛋白及富含水果和蔬菜的饮食会降低酸产量。与远端 RTA 患者不同，大多数 CKD 患者可以降低尿液 pH 并正常排泄可滴定酸[37]。

CKD 时慢性正酸平衡及酸中毒可导致许多后果，包括 CKD 进展加快[91]、骨溶解[35]、25- 羟维生素 D_3 羟化障碍和肾性骨营养不良[37, 94]、骨骼肌蛋白降解增加进而肌肉减少、肌力降低和胰岛素抵抗。酸中毒还伴随更高 CKD 死亡率[95, 96]。酸中毒加剧 CKD 进展的机制尚不完全清楚，但可能包括：①间质 NH_4^+ 增多引起补体激活，导致纤维化增加；②内皮素、血管紧张素 Ⅱ 和醛固酮等激素增加。

与酸中毒加重 CKD 进展相呼应，目前一些研究表明，治疗酸中毒可改善 CKD 病情进展。有趣的是，口服补碱药物时，即使没有明显临床酸中毒表现的 2 期和 3 期 CKD 患者也表现出肾功能进展更缓慢（即 GFR 下降更慢），并且净酸排泄显著减少[91, 97]。此外，最近一项关于 4 期 CKD 患者的研究发现，强调水果和蔬菜的饮食有益于延缓 CKD 进展，优于 NaHCO₃ 疗法[98]。值得注意的是，补碱或饮食中添加水果和蔬菜均不需要限制饮食中蛋白质。

补碱不仅能减慢 CKD 进展，还有助于逆转慢性酸中毒对骨骼和骨骼肌的损害[97]。补碱量略超过饮食中代谢性产酸量 [1–2mEq/（kg·d）] 通常可恢复 HCO_3^- 浓度至推荐水平（> 22mEq/L；请参见下文）[35]。美国国家肾脏基金会改善肾脏病结局质量倡议（KDOQI）推荐监测慢性肾脏病患者的总

表 16-15　肾小管酸中毒的对比特征和诊断检查

发　现	肾小管酸中毒类型		
	近端型	经典远端型	广泛远端功能障碍型
血浆 K⁺ 浓度	低	低	高
酸化时尿 pH	< 5.5	> 5.5	< 5.5 或 > 5.5
Fanconi 病变	获得性近端肾小管酸中毒时存在	无	无
碳酸氢根排泄分数	补碱治疗时 10%～15%	2%～5%	5%～10%
伴随特征	Fanconi 综合征	肾钙质沉着 / 高球蛋白血症	肾功能不全

CO_2，目标是维持 HCO_3^- 浓度高于 22mEq/L[99]。补碱可使用 $NaHCO_3$ 片剂，也可使用改良 Shohl（枸橼酸 – 枸橼酸钠）溶液。即使以 $NaHCO_3$ 形式补碱也不会导致钠潴留或加重高血压。有人担心血浆 HCO_3^- 可能补充过多，高于预期水平，在流行病学研究中，HCO_3^- 过高与预后恶化有关[88]。

晚期 CKD 患者通常开始使用磷结合药。盐酸司维拉姆不含钙，因此是一种被广泛使用的磷结合药，但它与酸负荷有关[100, 101]。使用新配方的司维拉姆即碳酸司维拉姆可以避免这个问题。

随着肾功能进展至 GFR＜15ml/min，非 AG 酸中毒通常会进展为高 AG 性酸中毒。当根据白蛋白等调整 AG 时，可以更早观察到 AG 增加[102]。造成 AG 增加的阴离子包括磷酸根、硫酸根、尿酸根等。

（三）高阴离子间隙性酸中毒

当酸负荷的非 Cl^- 阴离子不能及时排泄时，会导致高 AG 性酸中毒，同时血浆 Cl^- 正常。只要原始酸负荷一部分的阴离子仍然存在于血液中，就可以维持高 AG 性酸中毒。高 AG 性酸中毒是由有机酸（如乳酸或酮酸）蓄积引起的。若阴离子未经肾小球过滤（如尿毒症阴离子）、阴离子被过滤但易于重吸收或代谢途径改变（酮酸中毒、*L*– 乳酸酸中毒）时可能发生这种情况，阴离子无法被身体迅速充分利用。从概念上讲，乳酸或酮酸等酸会与血浆 HCO_3^- 反应，"消耗" HCO_3^- 或将其转化为 CO_2，最终被呼出，乳酸或酮酸等酸性阴离子最终代替 HCO_3^- 阴离子。

从理论上讲，单纯 AG 性酸中毒时，AG 超过正常值（约为 10mEq/L）的增量（ΔAG）应当等于碳酸氢根浓度低于正常值（25mEq/L）的幅度（ΔHCO_3^-）。有时 AG 增高可能是高 AG 性酸中毒的首要表现，而非 pH 或 HCO_3^- 降低。例如，混合性代谢性酸中毒和高 AG 性酸中毒时，HCO_3^- 和 pH 可能不能完全反映代谢性酸中毒，但 AG 可以反映。当尿毒症或酮酸酸中毒导致呕吐等症状时，这类情况并不少见。

综合考虑临床情况和相关检验值有助于识别高 AG 性酸中毒的基础病因。表 16–16 列出了常见原因，包括乳酸酸中毒（如 *L*– 乳酸酸中毒和 *D*– 乳酸

酸中毒）、酮症酸中毒（如糖尿病酮症酸中毒、酒精性酮症酸中毒和饥饿酮症酸中毒）、毒素或毒物诱导的酸中毒（如乙二醇、甲醇、丙二醇或焦谷氨酸中毒）和尿毒症酸中毒。

高 AG 性酸中毒的初步筛查应重点关注这几点：①药物或毒物摄入史（如水杨酸类药物）及

表 16–16　高阴离子间隙性代谢性酸中毒

A 型乳酸酸中毒相关情况
- 低血压性休克
- 霍乱
- 感染性休克
- 心源性休克
- 局部低灌注
- 严重低氧血症
  - 严重哮喘
  - 一氧化碳中毒
  - 严重贫血

B 型乳酸酸中毒相关情况
- 肝脏疾病
- 糖尿病
  - **二甲双胍**
- 儿茶酚胺过量
- 硫胺素缺乏
  - 细胞内无机磷不足
  - 静脉果糖、木糖或山梨醇
- 酒精和其他经乙醇脱氢酶代谢的摄入化合物
  - 甲醇、乙醇、乙二醇、丙二醇
- 线粒体毒素
  - 水杨酸盐、氰化物、2,4– 二硝基苯酚、**非核苷抗逆转录酶药物**
- 其他药物（丙泊酚、利奈唑胺）
- 转移性肿瘤（有局部低氧血症或肝转移的大肿瘤）

癫痫
- 先天性代谢缺陷

D– 乳酸酸中毒
- 短肠综合征、肠缺血、小肠梗阻

酮症酸中毒
- 糖尿病性
- 酒精性

中毒
- 水杨酸盐
- 乙二醇
- 乙醇
- 焦谷氨酸

尿毒症（晚期肾衰竭）

ABG 测量检测有无并存呼吸性碱中毒；②糖尿病病史（糖尿病酮症酸中毒）；③酗酒证据或 β- 羟丁酸含量增加（酒精性酮症酸中毒）；④观察尿毒症临床表现及测定血尿素与肌酐浓度（尿毒症酸中毒）；⑤检查尿液中草酸盐结晶（乙二醇）；⑥识别可能增加乳酸含量的各种情况（低血压、败血症、心力衰竭、缺血性肠病、肠梗阻和细菌过度生长、白血病、癌症和接触部分药物）。

1. 乳酸酸中毒

(1) 生理学：乳酸以 2 种形式存在：$L-$ 乳酸和 $D-$ 乳酸。哺乳动物的代谢产物只有 L 型同分异构体，因此大部分乳酸酸中毒是 $L-$ 乳酸酸中毒，这是高 AG 性酸中毒的最常见形式。

乳酸通常来源于胞质乳酸脱氢酶反应的丙酮酸，如下所示。

$$丙酮酸^- + NADH + H^+ \longleftrightarrow 乳酸^- + NAD^+$$

（公式 16-14）

丙酮酸经过胞质葡萄糖无氧呼吸代谢产生。有氧条件下，丙酮酸经过三羧酸循环（Krebs 循环）在线粒体中进一步代谢。但在细胞质中，上面的公式是接近平衡的反应，乳酸和丙酮酸的比值（通常约为 10）受 H^+ 浓度或 pH 和 $NADH : NAD^+$ 比值或细胞氧化还原电位（或 redox 电位）控制。

重新排列质量作用方程后，乳酸与丙酮酸的浓度比值可表示为以下公式。

$$\frac{[乳酸^-]}{[丙酮酸^-]} = K_{eq}[H^+]\frac{[NADH]}{[NAD^+]}$$

（公式 16-15）

$NADH/NAD^+$ 比值也参与许多其他代谢氧化还原反应[103]。所有这些氧化还原反应底物的稳态浓度彼此相关。考虑酸碱病理生理学时，还应当考虑的重要内容是 β- 羟基丁酸酯 - 乙酰乙酸酯和乙醇 - 乙醛等氧化还原对，如下所述。临床实践中，这些因素对于评估糖尿病和酒精性酮症酸中毒具有实际意义（详见下文讨论）。

正常情况下，乳酸进出血液的速度是平衡的，因此乳酸净蓄积为零。乳酸代谢的动态过程被称为 Cori 循环，即乳酸在肝脏中被转化为葡萄糖。在乳酸酸中毒的情况下，部分组织利用葡萄糖产生乳酸过多或其他组织乳酸利用不充分均会导致血液 $L-$ 乳酸净增加。缺血会加快乳酸产生，同时降低乳酸利用。

据估计，正常人的乳酸产生为 15～20mEq/（kg·d）[35]。而 ECF 缓冲碱储备量仅为 10～15mEq/kg，与乳酸产量形成鲜明对比，因此随着乳酸产生增加，乳酸会蓄积。Cori 循环中正常乳酸产生和消耗的定量关系证实，发生乳酸酸中毒是最迅速、最具破坏性的代谢性酸中毒形式[103, 104]。缺血、癫痫、剧烈运动、儿茶酚胺、白血病和碱中毒均会使乳酸产生增加[103]。产量增加主要通过磷酸果糖激酶活性增强实现。

乳酸消耗减少也可导致 $L-$ 乳酸酸中毒，可能在大多数临床乳酸酸中毒病例中起重要作用。静息状态下清除乳酸的主要器官是肝脏和肾脏。乳酸负荷增加时，肝脏和肾脏（也许还包括肌肉）均可增加乳酸的清除[103]。肝脏乳酸的利用可能会受到以下几个因素的阻碍：①肝脏灌注不良；②乳酸向细胞内主动转运缺陷；③由于细胞内 pH、氧化还原状态或酶活性改变导致乳酸无法充分代谢转化成丙酮酸。导致肝脏乳酸排出障碍的情况包括原发性肝脏疾病、酶缺陷、组织缺氧或缺血、严重酸中毒和氧化还原状态改变（如酒精中毒）、果糖不耐受者食用果糖、HIV 感染患者使用核苷（类似物）逆转录酶抑制剂（NRTI）（如齐多夫定和司坦夫定）[103, 105, 106]、使用双胍类药物（如二甲双胍）[103, 107, 108]。有报道使用不含硫胺素的肠外营养制剂的患者因硫胺素缺乏导致难治性乳酸酸中毒引起死亡[109]。硫胺素是丙酮酸脱氢酶的辅助因子，在有氧条件下催化丙酮酸氧化脱羧成乙酰辅酶 A。缺乏硫胺素时，丙酮酸不能通过这种方式代谢，因此过量丙酮酸被转化为氢离子和乳酸。

(2) 诊断：因为乳酸的 pK_a 为 3.8，向血液中添加乳酸会导致血液中 HCO_3^- 浓度降低，乳酸浓度同等程度升高，伴 AG 增加。各种非病理状态（如运动）下，乳酸浓度会轻度增加，但升高幅度通常较小。事实上，一般公认乳酸浓度 > 4mmol/L（正常值为 0.67～1.8mmol/L）为代谢性酸中毒系乳酸净蓄积的证据。

(3) 临床表现：在 $L-$ 乳酸酸中毒的经典分类中（参见表 16-16），A 型 $L-$ 乳酸酸中毒是由于组织低灌注或急性缺氧所致。B 型 $L-$ 乳酸酸中毒较少见，但与部分常见疾病、药物与毒物及遗传性和其他各种疾病有关[103]。

组织低灌注和急性组织缺氧是 A 型乳酸酸中毒最常见的原因。严重动脉低氧血症会产生 L- 乳酸酸中毒，即使没有灌注减少时也如此。心排血量不足，无论是低排血量还是高排血量均是常见致病原因。L- 乳酸酸中毒的最常见原因之一是内科重症监护病房内患者的肠缺血和梗死。预后与血浆 L- 乳酸增量和酸血症严重程度直接相关[103, 104]。

许多临床情况（无组织缺氧）容易导致 B 型 L- 乳酸酸中毒（见表 16-16）。肝衰竭会降低肝脏乳酸代谢，白血病会增加乳酸产生。儿茶酚胺刺激糖酵解和乳酸产生。严重贫血可能造成乳酸酸中毒，特别是缺铁或高铁血红蛋白血症导致贫血。即使在有氧条件下，恶性肿瘤细胞产生的乳酸也会高于正常细胞。如果肿瘤迅速扩张并超过血液供应，这种现象会被放大。

因此，过大肿瘤可能伴随严重 L- 乳酸酸中毒。癫痫发作、过度劳累、中暑和肿瘤溶解综合征均可导致 L- 乳酸酸中毒。癫痫发作时的乳酸酸中毒是一过性和自限性的，因为产生的乳酸能被迅速代谢。

一些药物和毒物容易引起 L- 乳酸酸中毒（见表 16-16）。其中，二甲双胍和其他双胍类药物（如苯乙双胍）相应的报道最多见[103, 107, 108]。苯乙双胍引起乳酸酸中毒导致该药于 1977 年撤出美国市场。尽管二甲双胍引起乳酸酸中毒的发生率远低于苯乙双胍，但 CKD 患者发生的风险更高，血肌酐超过 1.4mg/dl 时应予禁用。存在低灌注、低血压或慢性代谢性酸中毒时二甲双胍引起乳酸酸中毒的风险也更高。使用对比剂前数天应停用二甲双胍。尽管二甲双胍诱导的乳酸酸中毒罕见，但这是糖尿病患者发生乳酸酸中毒的最常见原因，死亡率高达 50%。一氧化碳中毒常通过降低血红蛋白携氧能力产生乳酸酸中毒。氰化物结合细胞色素 a 和细胞色素 a_3，阻断电子流向氧气。对于 HIV 感染患者，核苷类似物会通过抑制 DNA 聚合酶 -γ 诱导对线粒体的毒性效应。NRTI 治疗时高乳酸血症常见，特别是司坦夫定和齐多夫定，但血清 L- 乳酸水平通常仅轻度升高并且已被代偿[103, 106, 110]。司坦夫定和齐多夫定这种组合的死亡率较高。

(4) 伴随的临床表现：高通气、腹痛和意识障碍常见，A 型 L- 乳酸酸中毒时常见心肺功能不足的体征。白细胞增多、高磷血症和高尿酸血症常见，低血糖也可能存在[103]。急性乳酸酸中毒可能伴有或不伴有高钾血症。

(5) 治疗 L- 乳酸酸中毒

① 一般支持性治疗：L- 乳酸酸中毒患者的总死亡率约为 60%，同时存在低血压的患者死亡率更高[103]。治疗 L- 乳酸酸中毒的基本原则和唯一有效方式是纠正引起乳酸代谢紊乱的原发病。通过改善组织血供、恢复循环液体量、改善或增强心脏功能、切除缺血组织和改善败血症终止产酸是治疗 A 型 L- 乳酸酸中毒病例的必要步骤。感染性休克需要控制原发感染，低血压性休克需要容量复苏。乳酸水平常作为组织灌注指标。这种情况下输注碳酸氢钠几乎没有用处。

② 补碱：通常提倡仅对严重急性酸中毒患者（pH < 7.1）进行补碱，以改善酸中毒对血流动力学的不利影响，如降低心肌收缩力、收缩静脉、扩张动脉和降低儿茶酚胺反应。合并严重急性肾损伤时，轻度酸中毒也需要补碱[111]。但在乳酸酸中毒试验模型和临床病例中，大剂量 $NaHCO_3$ 治疗可能抑制心脏功能，加重酸中毒。矛盾的是，碳酸氢钠治疗会激活细胞内 pH 调节的果糖磷酸激酶，从而增加乳酸产生。因此中度 L- 乳酸酸中毒情况下是否补碱存在争议，目前公认的观点认为通过静脉输注 $NaHCO_3$ 使 pH 或 HCO_3^- 恢复正常可能不仅有害，实际上也不可能实现。因此将血浆 HCO_3^- 提升至约 15mEq/L（非正常值）、将 pH 提高至 7.2～7.25 是改善组织 pH 的合理目标。持续输注高张碳酸氢钠可能有很多坏处，并不鼓励这样做。由于部分情况下的需要量极大，使用 $NaHCO_3$ 会迅速出现溶量负荷过重。快速输注 HCO_3^- 时，PCO_2 会升高，离子钙会降低，发生高钠血症。此外中心静脉收缩和心排血量降低也常见。乳酸蓄积可能持续存在，需要使用利尿剂、超滤或透析。血液透析可同时输送 HCO_3^-、清除乳酸、清除多余 ECF 容量和纠正电解质异常。使用连续肾脏替代治疗（CRRT）清除乳酸并同时补碱是 L- 乳酸酸中毒危重患者的有效辅助治疗，但并非总是有效。值得注意的是，CRRT 还能清除透析液中的乳酸，可能干扰连续乳酸浓度测量结果的解释。

如果 L- 乳酸酸中毒的原发病因可以解除，血

乳酸会重新转化为 HCO_3^-。乳酸转化的 HCO_3^-、酸中毒时肾脏机制产生的新 HCO_3^- 及来自外源性补碱的 HCO_3^-，可能导致 HCO_3^- 超负荷发生碱中毒。

③ 其他药物：过去有实验结果支持使用二氯乙酸盐（丙酮酸脱氢酶活化药）、亚甲基蓝、THAM（氨丁三醇 0.3mol/L）和 Tribonat（THAM、乙酸盐、$NaHCO_3$ 和磷酸盐混合物），但均未被证实在临床有效 [112, 113]。应避免使用乳酸林格液和含乳酸盐的腹膜透析液。这些溶液含有 L- 乳酸和 D- 乳酸的外消旋混合物。

(6) D- 乳酸酸中毒：D- 乳酸酸中毒是高 AG 性酸中毒的一种罕见原因。在部分个体中，D- 乳酸可作为细菌代谢的副产物蓄积，有空肠旁路或短肠综合征时这些细菌在消化道内积累并过度生长。由于医院检验科通常仅使用立体特异性酶检测法测量 L- 乳酸水平，不会检测 D- 乳酸，因此诊断尤其困难。

D- 乳酸酸中毒的典型表现是发作性脑病和与短肠综合征相关的高 AG 性酸中毒。特征包括言语不清、意识模糊、认知障碍、笨拙、共济失调、幻觉和行为障碍。D- 乳酸酸中毒在肠梗阻、空肠旁路、短肠或缺血性肠病患者中已有报道。这些疾病的共同特征在于肠梗阻或淤滞伴消化道内菌群过度生长，高糖类饮食时会加重 [103]。肠道内细菌发酵导致 D- 乳酸蓄积，被吸收入血后会发生 D- 乳酸中毒。对有无法解释的高 AG 性酸中毒和有前述一些典型特征的患者应怀疑这种疾病。等待特异性检查结果时，患者不应口服营养制剂。血清 D- 乳酸水平 > 3mmol/L 可确诊。用低糖类饮食和抗生素（新霉素、万古霉素或甲硝唑）治疗通常有效 [114-117]。

糖尿病酮症酸中毒时 D- 乳酸水平也会升高 [118]，部分输注用丙二醇溶解的药物的病例也会升高。

2. 糖尿病酮症酸中毒

糖尿病酮症酸中毒（DKA）是由于胰岛素缺乏或抵抗导致脂肪酸代谢增加和酮酸阴离子（乙酰乙酸和 β- 羟基丁酸）蓄积所致，伴胰高血糖素水平升高。胰岛素被抑制和胰高血糖素升高与酮症酸中毒的发病机制有关。儿茶酚胺、皮质醇和生长激素的分泌也经常增加，导致发病。胰岛素缺乏和（或）抵抗（由于儿茶酚胺水平高）会增加脂解作用，释放出游离脂肪酸和甘油。低胰岛素和高胰高血糖素

的情况下，随着脂肪酸向线粒体的大量传递，乙酰辅酶 A 进入三羧酸循环受限，反而转化为酮酸乙酰乙酸。乙酰乙酸被还原为 β- 羟基丁酸。

DKA 通常出现在胰岛素依赖性糖尿病患者停用胰岛素或出现并发疾病时，如感染、肠胃炎、胰腺炎或心肌梗死，这时胰岛素需求量急剧增加。酮酸阴离子蓄积导致 AG 增加，通常伴随高血糖（葡萄糖水平 > 300mg/dl）。相对于后面描述的 AKA 患者，DKA 患者的代谢特征是血浆葡萄糖水平更高，β- 羟基丁酸酯 / 乙酰乙酸酯和乳酸盐 / 丙酮酸的比值更低 [117, 119, 120]。

口服钠葡萄糖共转运蛋白 2（SGLT2）抑制剂的 1 型和 2 型糖尿病患者中已有血糖正常的非典型 DKA 报道 [121]。这些药物仅在 2 型糖尿病中获准使用，但 1 型患者也有使用。这些药物不仅可有效降低血糖，还具有心脏保护作用和可能的肾脏保护作用。

DKA 中酸中毒程度和 AG 增加不仅取决于净酮酸产生速率，还取决于尿液中酮酸阴离子排泄和肾脏酸的分泌。肾脏功能良好且体液容量充足的患者可能通过尿液排出大量酮酸阴离子，甚至出现高氯性代谢性酸中毒而非高 AG 性酸中毒 [36]。如上所述，升高的 AG 中常见的一部分可能是 D- 乳酸。

评估酮酸水平时，上述讨论的乳酸酸中毒和氧化还原状态可能是重要的考虑因素。如果乳酸酸中毒导致乳酸水平升高，同时糖尿病酸中毒导致酮体过度产生，则酮体主要以 β- 羟基丁酸酯形式存在。因此，尽管总酮体浓度高，仅测量乙酰乙酸的部分酮体检验（如硝普钠反应，Acetest 片和试纸）结果可能偏低，或者甚为负值。一些医院检验科不再使用硝普钠反应估计总酮体，优先选择测量 β- 羟基丁酸和乙酰乙酸。

人们对 DKA 的治疗已进行了充分研究，大多数患者采用标准化治疗 [122, 123]。治疗通常需要在适当时机补充体液容量、使用胰岛素和补钾。如下所述，除针对以上问题的治疗外，酸中毒可能无须其他特殊治疗即可纠正。

由于 DKA 渗透性利尿作用引起的体液丢失，大多数（如果并非全部）DKA 患者需要纠正容量耗竭。目前已有一些公式算法发表 [122, 123]。首先，给予等张盐水进行补液，然后改为 0.45% 氯化

钠[117, 119]。液体疗法不仅可以稳定心血管功能，还可以降低应激激素水平（包括各种血管收缩剂）和改善肾脏功能。

DKA 通常存在 K^+ 丢失，但入院时 K^+ 水平可能升高，也可能正常。入院时 K^+ 水平正常或降低代表严重 K^+ 丢失，应谨慎处理。补液、胰岛素和补碱可能造成 K^+ 水平骤降。尿量恢复后，只要 K^+ < 4.0mEq/L，每升液体中应添加 20~30mEq 钾。存在高钾血症时也应当小心，如果患者有肾功能不全时尤其如此，因为通常治疗往往不能纠正高钾血症。切勿经验性地使用氯化钾。

对于酸中毒本身，大部分专家建议仅在动脉 pH < 6.9 时使用 HCO_3^-[122, 123]。没有证据支持当 pH > 6.9 时外源补充 HCO_3^- 有益。pH 极低（pH < 6.9）时，使用 HCO_3^- 可改善心肌收缩力，减轻动脉血管舒张扩张，改善组织灌注，促使 K^+ 进入细胞。HCO_3^- 有一些潜在缺点，即降低通气驱动力（理论会降低中枢神经系统 pH），加重酮症，当酮体代谢为 HCO_3^- 时诱发治疗后碱中毒。

治疗期间应密切监测 AG，因为随着血浆中酮体被清除，AG 会降低，之后随着酸中毒的纠正，血浆 HCO_3^- 升高。通常不需要连续监测血液酮体水平[117, 119, 120]。

当患者接受补液治疗时，更多酮体阴离子（β-羟基丁酸和乙酰乙酸）可能会被排入尿液，降低 AG，但不一定改变 pH 或 HCO_3^-。但排出的阴离子代表"潜在 HCO_3^-"丢失，因为如果保留阴离子，可被代谢产生 HCO_3^-。因此，酮体阴离子经尿液排泄可能不会改变酸中毒本身或血浆 HCO_3^-，只是将高 AG 性酸中毒转变为高氯性酸中毒[124]。几乎所有输注等张盐水（高氯溶液）的 DKA 患者在治疗期间会演变为高氯代谢性酸中毒。随着时间推移，血浆酮体阴离子被代谢成 HCO_3^-，随肾脏排出足够的酸(同时产生"新"HCO_3^-)，酸中毒会被纠正为正常。

3. 酒精性酮症酸中毒

一些慢性酒精中毒患者，特别是酗酒者在继续饮酒的同时停止固体食物的摄入，当酒精摄入量突然减少时，就会出现酒精性酮症酸中毒（AKA）。通常，呕吐和腹痛伴脱水会导致患者在入院前停止饮酒[119, 120]。代谢性酸中毒可能严重，但血糖水平仅轻度异常，通常较低，但可能略升高。典型表现

是胰岛素水平低，三酰甘油、皮质醇、肾上腺素、胰高血糖素和生长激素水平升高[125]。这种代谢状态紊乱的最终结果是酮症。酸中毒主要源于酮体水平升高，由于酒精代谢引起氧化还原状态改变，酮体主要以 β-羟基丁酸形式存在。氧化还原状态改变还会产生更高乳酸浓度。与 DKA 患者相比，AKA 患者的血糖浓度更低，β-羟丁酸 / 乙酰乙酸和乳酸 / 丙酮酸的比值更高[119, 120]。酮体定性检验如硝普钠法，对乙酰乙酸更为敏感。AKA 时，尽管 β-羟基丁酸水平显著升高，但定性检验可能只有弱阳性或阴性。

这种疾病并不罕见，而且被低估了。AKA 的临床表现可能很复杂，往往被漏诊。典型的高 AG 性酸中毒常伴有代谢性碱中毒（呕吐）、呼吸性碱中毒（酒精性肝病）、乳酸酸中毒（低灌注）和（或）高氯性酸中毒（肾脏排泄酮酸）。最后，渗透间隙的升高通常可用血酒精水平升高解释，但鉴别诊断应始终包括乙二醇中毒和（或）甲醇中毒。

治疗：治疗包括静脉注射葡萄糖和生理盐水，但应避免使用胰岛素，经常需要补充 K^+、PO_4^{3-}、Mg^{2+} 和维生素（特别是硫胺素）。等渗盐水中的葡萄糖而不是单独的盐水是治疗主体。由于合并饥饿，AKA 患者往往在入院后 12~18h 内出现低磷血症。含葡萄糖的静脉输液治疗会增加严重低磷血症的风险。入院及 4h、6h、12h、18h 应检查血磷浓度。严重低磷血症可诱发血小板功能障碍、溶血和横纹肌溶解。因此，有指征时应及时补磷。低钾、低镁血症也很常见，不容忽视[119, 120]。

4. 饥饿性酮症酸中毒

空腹本身可增加酮酸水平，但通常不超过 10mg/L。酮症在禁食后 24~48h 内发生，运动和妊娠时会加重，并可通过葡萄糖或胰岛素注射迅速逆转。中度以上酮症酸中毒的程度并不常见。低糖类饮食也有贡献，但产酮饮食一般不会导致酸中毒[126]。饥饿引起的低胰岛素血症和肝产酮增加在病理上是相关联的[119, 120]。

5. 药物和毒素诱导的酸中毒

（1）水杨酸：水杨酸中毒在儿童中比在成人中更常见，可能导致高 AG 性代谢性酸中毒，但成人水杨酸中毒最常见的酸碱异常是水杨酸盐直接刺激呼吸中枢引起的呼吸性碱中毒[117]。水杨酸中毒的

成人患者通常有单纯呼吸性碱中毒或呼吸性碱中毒合并代谢性酸中毒[117]。代谢性酸中毒是由于氧化磷酸化解耦联，因此常见的高 AG 性酸中毒主要是由于乳酸和酮酸所致。只有一部分 AG 增加是由于血浆水杨酸盐浓度增加所致，例如水杨酸浓度达到 100mg/dl 只能导致 AG 增加 7mEq/L。据报道，多达 40% 的成人水杨酸中毒患者的酮体浓度高，有时是水杨酸引起的低血糖所致[127]。L- 乳酸产量也经常增加，部分是直接的药物效应[117]，部分是水杨酸引起过度通气的结果。酸中毒会增强水杨酸盐转运进入中枢神经系统，因为质子化形式的水杨酸盐会优先通过血 - 脑屏障。水杨酸中毒时也可能发生肺水肿和急性肺损伤。

治疗：一般治疗应始应首先使用用大量等渗盐水洗胃，然后通过鼻导管给予活性炭。由于酸中毒可以促进水杨酸进入中枢神经系统，治疗代谢性酸中毒对病情有帮助。碱化尿液有助于肾脏排泄水杨酸，但 NaHCO₃ 通常需要慎用，避免 pH > 7.6（和低钾血症）伴呼吸性碱中毒。

不推荐使用乙酰唑胺。严重中毒可能需要血液透析，尤其是合并肾衰竭时，发生重度中毒时血液透析是首选，并且优于血液滤过，后者不能纠正酸碱异常[117, 127]。

(2) 毒素：毒素诱导酸中毒的渗透间隙。所谓"渗透间隙"可以表明某些毒素存在。大多数生理条件下，Na^+（及其伴随的阴离子）、尿素和葡萄糖会产生大部分血液渗透压。血清渗透压按以下公式计算。

$$渗透压 = 2[Na^+] + \frac{BUN}{2.8} + \frac{葡萄糖（mg/dl）}{18}$$

（公式 16-16）

渗透压计算值和测定值通常相差 10mOsm/kg 以内。当渗透压测量值超过计算值 10mOsm/kg 时，通常存在 2 种可能性。第一，高脂血症或高蛋白血症导致血清 Na^+ 假性偏低（假性低钠血症）。第二，钠、葡萄糖或尿素之外的渗透溶质在血浆中蓄积，如输注甘露醇、对比剂或其他溶质（包括乙醇、乙二醇和丙酮），这些溶质可以增加血浆渗透压。在这些例子中，渗透压计算值和测定值之间的差异与未测量溶质浓度成正比。这些临床情况下的这种差异被称为渗透间隙。有相关临床病史和怀疑证据时，渗

透间隙可作为评估毒素相关高 AG 性酸中毒的一个非常可靠和有帮助的筛选工具。如前文所述，AKA 和乳酸酸中毒可能伴随渗透间隙增加，但一般而言，乙醇中毒本身不会引起高 AG 酸中毒，尽管它可引起渗透间隙升高。异丙醇（医用酒精）中毒同样不会被代谢成强酸，也不会使 AG 升高，但渗透间隙可以升高，代谢成丙酮可能导致硝普钠反应阳性。

① 乙二醇：摄入防冻剂中使用的乙二醇（EG）会导致高 AG 性代谢性酸中毒[171, 128, 129] 及严重的中枢神经系统、心肺和肾脏损伤[125]。血浆渗透压测量值和计算值之间的差异（高渗透间隙）经常存在，在摄入后最初的数小时内尤其如此。通常随时间推移，EG 被代谢，渗透间隙开始下降，阴离子间隙开始上升，因此晚期 EG 中毒时 AG 会非常高，但渗透间隙逐渐消失。AG 高可归因于乙二醇代谢物，特别是草酸、乙醇酸和其他未完全识别的有机酸，以及严重的中枢神经系统、心肺和肾脏损害[125]。由于中毒抑制柠檬酸循环反应速率、改变细胞内氧化还原状态，可能导致 L- 乳酸生成增加[129]。识别尿液中草酸结晶有助于诊断。Wood 灯进行尿液荧光镜检查（如果摄入的乙二醇含有荧光载体）被认为是一种诊断指标，但该方法敏感性和特异性均不高[128, 129]。Wood 灯还可能检测到患者衬衫或上衣上的荧光载体。治疗包括及时使用渗透性利尿剂、补充硫胺素和吡哆醇，给予 4- 甲基吡唑（甲吡唑）[130] 或注射乙醇并透析[117, 128, 130]。不要诱导呕吐。静脉注射用甲吡唑是首选药物。乙醇和甲吡唑都是乙醇脱氢酶的竞争抑制剂，能延缓乙二醇转化为其毒性更大的代谢物。对所有患者需要用甲吡唑或乙醇竞争性抑制乙醇脱氢酶，以减轻毒性，竞争乙二醇的代谢转化，并改变细胞氧化还原状态。甲吡唑（起始剂量为 15mg/kg，之后每 12h 增加 10mg/kg）具有许多优点，包括剂量固定、乙二醇水平可预测地下降，且没有输注乙醇时存在的过度钝化的不良反应。完成这些措施之后，可以开始血液透析，清除乙二醇代谢物。如果能够获得的乙醇脱氢酶抑制剂只有静脉注射用乙醇，血液透析时应增加其输注量，以维持血液乙醇水平在 100～150mg/dl 或 22mmol/L 以上。甚至可以在透析液中添加乙醇。重要的是，血液透析可以清除甲哌唑。血液透析的通

常指征包括动脉 pH < 7.3、HCO_3^- 浓度 < 20mEq/L、渗透间隙 > 10mOsm/kg 和草酸结晶尿[128]。

② 甲醇：甲醇在工业和汽车用途中有着广泛的应用，如挡风玻璃雨刷液、油漆去除剂或稀释剂、除冰液、罐装热源、清漆和虫胶。摄入甲醇（木醇）会引起代谢性酸中毒，并且甲醛代谢成甲酸会导致严重视神经和中枢神经系统症状[117, 128]。由于甲醇的分子量小（32Da），渗透间隙增高通常出现在病程早期，但随阴离子间隙增加而渗透间隙减小，后者反映了甲醇的代谢。治疗一般类似于乙二醇中毒的治疗，包括一般性支持治疗，使用甲吡唑、叶酸，通常使用血液透析[125, 130]。

③ 副醛：副醛中毒非常罕见，但具有历史意义。它是乙酸（乙醛和其他有机酸的代谢产物）蓄积的结果。未经代谢的副醛通过呼吸系统被排出。

④ 焦谷氨酸：焦谷氨酸或 5- 氧丙啉是合成谷胱甘肽的 γ- 谷氨酰循环的中间体。在极少数情况下，摄入对乙酰氨基酚会消耗细胞内的谷胱甘肽，导致 γ- 谷氨酰半胱氨酸形成增加，被代谢为焦谷氨酸[131]。服用对乙酰氨基酚的危重患者中已有这种中间产物蓄积的报道，最初见于有先天性谷胱甘肽合成酶缺乏的罕见患者。现在看来，很多病例是长期服用对乙酰氨基酚的营养不良慢性病女性患者[132]。这类患者有严重高 AG 性酸中毒，常有精神状态改变[131, 132]。所有患者的血焦谷氨酸水平均升高，与 AG 增加成比例。遗憾的是，这种分析方法并未广泛应用。可以想象，谷胱甘肽合成酶缺乏的杂合子状态可能容易出现焦谷氨酸中毒，因为只有少数服用过对乙酰氨基酚的危重患者发生这种形式的代谢性酸中毒[131]。

⑤ 丙二醇：丙二醇被用作一些静脉药物和化妆品的载体，在肝脏中被乙醇脱氢酶代谢为乳酸。患者可能出现渗透间隙升高、高 AG 和酸中毒[133]。许多静脉制剂含有丙二醇作为载体（劳拉西泮、地西泮、戊巴比妥、苯妥英钠、硝酸甘油和 TMP-SMX）。持续输注这些药物或使用大剂量时，丙二醇可能蓄积，引起高 AG、高渗透间隙性酸中毒，特别是存在慢性肾脏病、慢性肝病、酗酒或妊娠的患者。酸中毒是 L- 乳酸、D- 乳酸和 L- 乙醛蓄积的结果。酸中毒通常随着停用致病药物和支持治疗而减轻；偶尔使用透析，可考虑使用甲吡唑[125]。

6. 尿毒症

晚期 CKD 患者，非 AG 增高性代谢性酸中毒通常会转化为典型的高 AG 性酸中毒，或"尿毒症酸中毒"[37, 89]。由于肾实质进行性显著丢失，NH_4^+ 产生和排泄速率减慢[37]。通常，在大部分功能性肾单位（> 75%）被破坏之前，不会发生酸中毒，因为残存肾单位会发生适应反应，增加氨生成。但随着 GFR 降低至 20ml/min 或以下，肾脏排氨总量会减少。PO_4^{3-} 平衡能一直维持到晚期 CKD，因为血浆 PO_4^{3-} 随 GFR 下降而增加，而甲状旁腺功能亢进会降低近端小管 PO_4^{3-} 吸收。但限制蛋白质的摄入及磷酸盐结合药的使用会降低 PO_4^{3-} 的可用性。

治疗慢性肾衰竭的酸中毒：肾衰竭患者的尿毒症酸中毒可通过口服补碱治疗，使 HCO_3^- 浓度保持在 22mEq/L 以上。使用相对少量的碱 [1.0～1.5mEq/（kg·d）] 可实现这一目标。Shohl 液或碳酸氢钠片（650mg 片剂）同样有效。据推测，补碱能防止长期正 H^+ 平衡的有害效应，尤其是进展性肌肉分解和骨丢失。由于枸橼酸钠（Shohl 液）已被证明能增强消化道对铝的吸收，使用含铝口服抑酸药的患者应禁止使用枸橼酸钠（Shohl 液），避免铝中毒风险。出现高钾血症时，可加用呋塞米（通常分次给药，60～80mg/d）。有时患者可能需要钾结合或交换树脂长期治疗，如前文所述。

（四）代谢性碱中毒：单纯性和混合性代谢性碱中毒的诊断

代谢性碱中毒是一种原发性酸碱紊乱，表现为碱血症形式（动脉 pH 升高）和代偿性肺泡通气不足引起 $PaCO_2$ 升高。代谢性碱中毒是住院患者中较常见的酸碱平衡紊乱之一，可表现为单纯性和混合性酸碱平衡紊乱。血浆 HCO_3^- 浓度高并且 Cl^- 浓度低的患者有代谢性碱中毒，或有慢性呼吸性酸中毒。动脉 pH 可确诊，因为代谢性碱中毒时 pH 升高，呼吸性酸中毒时 pH 降低。预计代谢性碱中毒时 $PaCO_2$ 会适度升高。这 2 种疾病联合存在并不少见，因为许多慢性阻塞性肺疾病患者会使用利尿剂，可促进 ECF 减少、低钾血症和代谢性碱中毒。代谢性碱中毒常常不表现为单纯性酸碱平衡紊乱，而是伴随其他疾病，如呼吸性酸中毒、呼吸性碱中毒和代谢性酸中毒（混合性疾病）有关。如果合并的代谢性酸中毒为高 AG 性酸中毒，混合代谢性碱中毒 – 代谢性酸中毒只能通过实验室参数发现。混合性代谢紊乱可以通过比较 AG 的增高值（ΔAG=患者 AG–10）与 HCO_3^- 降低值（ΔHCO_3^-=25– 患者 HCO_3^-）发现。单纯高 AG 代谢性酸中毒时，AG 增量（或 ΔAG）应近似于 HCO_3^- 降低（ΔHCO_3^-）。Δ 值不近似提示混合性代谢性碱中毒 – 高 AG 性代谢性酸中毒。通常没有碳酸氢盐不足，但 AG 显著升高。因此，对于 AG 为 20 但 HCO_3^- 浓度接近正常的患者，应积极考虑混合代谢性碱中毒 – 代谢性酸中毒。常见的例子包括肾衰竭酸中毒（尿毒症）伴呕吐或 DKA 伴呕吐。

代谢性碱中毒的呼吸代偿比代谢性酸中毒的呼吸代偿更难预测。一般来说，当患者血清 HCO_3^- 浓度在 25～40mEq/L 时，血清 HCO_3^- 浓度加 15 可以估计 PCO_2。PCO_2 进一步升高受低氧血症及低钾血症的限制，代谢性碱中毒患者通常同时存在低钾血症。但如果患者的 PCO_2 仅为 40mmHg，而 HCO_3^- 浓度明显升高（如 35mEq/L），pH 在碱性范围内，那么呼吸代偿不充分，存在混合性代谢性碱中毒 – 呼吸性碱中毒。

评估代谢性碱中毒患者时，必须考虑两个问题：①引起碱中毒的碱的来源（或酸损失）是什么？②阻止尿液排泄过量 HCO_3^-，从而维持而不是纠正碱中毒肾脏机制是什么？第 2 个问题很关键，因为在肾功能正常时，患者应可以通过减少重吸收进而排泄过量 HCO_3^-。下面的讨论中，我们将单独讨论产生碱中毒的疾病，并指出每种情况下维持血 HCO_3^- 浓度升高的机制。本章前文已详细讨论了维持碱中毒的一般机制，通常是 GFR 下降及氯、ECF 容积和钾消耗的联合效应（图 16–9）。

低钾血症通常是代谢性碱中毒期间的重要表现，对 H^+ 分泌和铵排泄有选择性作用。前者是低钾血症刺激集合管 A 型闰细胞 H^+-K^+-ATP 酶的结果。后者是低钾血症引起产氨和铵运输增加（近曲小管、TAL、髓质集合管）的直接结果。最后，醛固酮增多症（原发性或继发性）通过增加 A 型闰细 H^+-ATP 酶和 H^+-K^+-ATP 酶及集合管主细胞 ENaC 和 Na^+-K^+-ATP 酶的活性维持碱中毒。Na^+-K^+-ATP 酶的活性增高的最终结果是刺激同一细胞中 K^+ 选择性通道分泌 K^+，从而维持低钾血症和碱中毒[16]。

正常情况下，肾脏表现出强大的排泄 HCO_3^- 的能力。因此，发生代谢性碱中毒代表肾脏不能以正常能力清除 HCO_3^-。如果以下多种机制中有一种发挥作用，肾脏会保留而不是排出过量碱并维持碱中毒（图 16–9）。

① Cl^- 缺乏（ECF 容量减少）与 K^+ 缺乏共存，能降低 GFR 和（或）增强近端和远端 HCO_3^- 重吸收。这种疾病组合会引起继发性高肾素性醛固酮增多症，并刺激集合管的 H^+ 分泌。低钾血症能独立刺激氨产生增加和净排酸增加，从而向循环中添加其他或"新"碳酸氢盐。补充盐水和 K^+ 可能纠正碱中毒。这些情况有时被称为氯反应或盐水反应。这种情况通常表现为尿 Cl^- 低。

② 对 ECF 增加无反应的自主因素诱导盐皮质激素（如醛固酮）增加和低钾血症。刺激远端小管 H^+ 分泌足以重吸收滤过后的 HCO_3^- 负荷，并克服 ECF 扩张引起的近端小管 HCO_3^- 重吸收减少。这种情况下纠正碱中毒有赖于清除多余的盐皮质激素和补钾，盐水治疗无效。这些情况有时被称为氯抵抗或盐水抵抗，通常表现为尿 Cl^- 增高。

表 16–17 总结了代谢性碱中毒的各种原因。为确定代谢性碱中毒的病因，我们必须评估临床情况（如利尿剂、呕吐）和 ECF 容积、血压、血清 K^+ 浓度等，部分情况下还必须评估肾素 – 醛固酮系统。尿电解质测定和尿液利尿剂筛查是有用的诊断工具（表 16–18）。图 16–10 的流程图总结了代谢性碱中

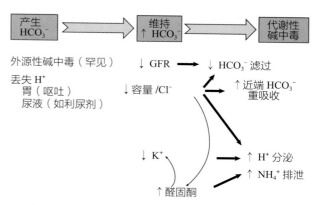

▲ 图 16–9 慢性代谢性碱中毒发生和维持的病理生理学基础

碳酸氢钠的吸收（分泌 H^+）和 NH_4^+ 产生排泄是 Cl^- 缺乏（伴 GFR 降低）、K^+ 缺乏和继发性醛固酮增多症共同作用的结果。GFR. 肾小球滤过率

毒的诊断途径，但最好从临床情况入手，即胃液丢失病史、利尿剂使用情况、高血压等。缺乏病史线索的情况下，高血压的存在与否可区分原发性氯化钠潴留（如原发性醛固酮增多症、库欣综合征）与过度丢失（如 Bartter 综合征或 Gitelman 综合征）。

(1) 外源性碳酸氢盐负荷：长期服用碱性物质对肾功能正常的人会可能导致轻微的碱中毒，因为正常情况下过量的 HCO_3^- 很容易排出。然而，对于慢性肾功能不全的患者，给药后可发生明显的碱中毒，可能是因为超过了排出 HCO_3^- 的能力，或因为同时存在的血流动力学紊乱使得 HCO_3^- 再吸收增强。

(2) 碳酸氢盐和碳酸氢盐前体给药：患有 ECF 收缩或肾脏疾病加碱负荷的患者容易发生碱中毒，例如接受口服或静脉注射 HCO_3^-、肠外高营养溶液中醋酸盐负荷、枸橼酸钠（通过体外抗凝、输血、血浆交换抗凝剂或婴儿配方奶粉）或使用抗酸药加阳离子交换树脂的患者。据报道，使用枸橼酸钠溶

表 16-17　代谢性碱中毒的原因

• 外源性 HCO_3^- 负荷
• 急性补碱
• 乳碱综合征
• 有效 ECV 减少、正常血压、K^+ 缺乏和继发性高肾素血症
• 高醛固酮血症
• 消化道来源
– 呕吐
– 胃引流
– 先天性氯化物腹泻
– 绒毛状腺瘤
• 肾脏来源
– 利尿剂（尤其是噻嗪类利尿剂和襻利尿剂）
– 水肿状态
– 高碳酸血症后状态
– 高碳酸血症 – 甲状旁腺功能减低
– 乳酸酸中毒或酮症酸中毒恢复期
– 不可吸收的阴离子，如青霉素、羧苄西林

（续表）

– Mg^{2+} 缺乏
– K^+ 丢失
– Bartter 综合征（髓袢粗段升支失义突变）
– Gitelman 综合征（Na^+/Cl^- 共转运蛋白失义突变 –DCT）
– 饥饿后重新进食糖类
• ECV 扩张、高血压、K^+ 缺乏和高盐皮质激素血症
• 伴肾素水平高
– 肾动脉狭窄
– 急进性高血压
– 分泌肾素的肿瘤
– 雌激素治疗
• 伴肾素水平低
– 原发性醛固酮增多症
– 肾上腺腺瘤
– 增生
– 癌
– 糖皮质激素抑制
• 肾上腺酶缺陷
– 11β– 羟化酶缺乏
– 17α– 羟化酶缺乏
• 库欣综合征或库欣病
– 异位促肾上腺皮质激素
– 肾上腺癌
– 肾上腺瘤
– 原发性垂体疾病
• 其他
– 甘草
– 卡宾酮
– 无烟（咀嚼）烟草
– 丽迪雅平康片
• ENaC 获义突变伴 ECV 扩张，高血压，K^+ 缺乏和低肾素高醛固酮血症
– Liddle 综合征

表 16-18　代谢性碱中毒诊断

盐水反应性碱中毒	盐水无反应性碱中毒
尿 Cl⁻ 低（＜10mEq/L）	尿 Cl⁻ 升高或正常（＞15～20mEq/L）
• 正常血压 　– 呕吐 　– 鼻胃管引流 　– 使用利尿剂（时间久） 　– 高碳酸血症后 　– 绒毛状腺瘤 　– 有机酸中毒碳酸氢钠治疗 　– 缺 K⁺	• 高血压 　– 原发性醛固酮增多症 　– 库欣综合征 　– 肾动脉狭窄 　– 肾衰竭加补碱 　– Liddle 综合征 • 正常血压 　– 缺 Mg²⁺ 　– 严重缺 K⁺ 　– Bartter 综合征 　– Gitelman 综合征 　– 使用利尿剂（近期）

液局部抗凝是接受持续性肾脏替代治疗的患者发生代谢性碱中毒的一个原因[134-136]。柠檬酸盐代谢消耗氢离子，从而使肝脏和骨骼肌生成 HCO_3^- [136]。

另一种外源碱可导致暂时性代谢性碱中毒的情况是有机酸中毒治疗后，如乳酸酸中毒或酮酸酸中毒。这种疾病治疗时，有 2 种 HCO_3^- 来源，第 1 种是用于治疗酸中毒的 HCO_3^-，第 2 种是治疗疾病期间可转化为 HCO_3^- 的代谢性有机阴离子（如乳酸酸中毒时全身循环改善或 DKA 时的胰岛素）。除非存在容量 /Cl⁻ 丢失（可能部分由于酸中毒引起）和（或）K⁺ 缺乏，任何代谢性碱中毒均能自发纠正。

（3）乳碱综合征：这种代谢性碱中毒的历史原因是过量摄入牛奶和抑酸药。患者有高钙血症、代谢性碱中毒和肾功能不全。目前这种综合征主要见

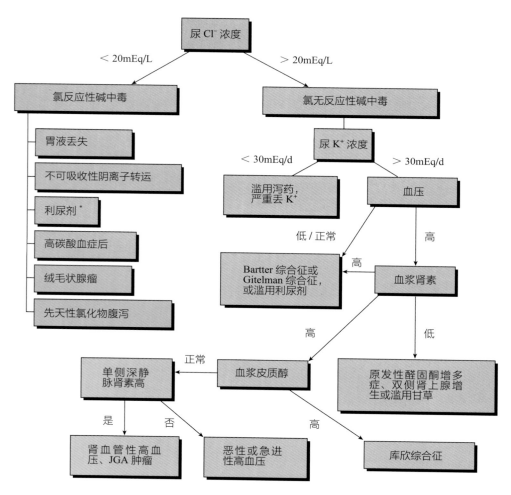

▲ 图 16-10　根据随机尿 Cl⁻ 和 K⁺ 浓度的代谢性碱中毒的诊断流程
*. 利尿剂治疗后 JGA. 球旁器

于钙补充药（如针对骨质疏松）和其他碱性制剂（如碳酸钙）同时使用时。饮食较差（"茶和烤面包"）的老年女性尤其容易发生。在亚洲，嚼槟榔是一种原因，因为该坚果通常用氢氧化钙包裹。高钙血症和维生素 D 过量也公认能增加肾脏重吸收 HCO_3^-。有这些疾病的患者容易发生肾钙质沉着、肾功能不全和代谢性碱中毒[16]。肾功能不全是该综合征的明显表现，参与发病机制，减少了 HCO_3^- 排泄。停止摄入碱性制剂通常足以修复碱中毒。

(4) 丢酸：呕吐和胃引流。胃肠道丢失 H^+ 会导致体液中 HCO_3^- 产生过多。如上所述，酸丢失和碱增加对 pH 有相同影响。胃液中 H^+ 丢失增加可能是由于生理性或精神性呕吐、鼻胃管引流或胃瘘所致（表 16-17）[16]。

呕吐或鼻胃引流丢失液体和氯化钠会导致 ECF 减少及血浆肾素活性、醛固酮和其他抗尿钠因子增加[16]。这些因子会降低 GFR，并增强肾小管重吸收 HCO_3^- 的能力[15]。呕吐期间，血浆中 HCO_3^- 不断增加而 Cl^- 降低。血浆 HCO_3^- 浓度增加到超过近端小管重吸收能力的水平，过量 $NaHCO_3$ 进入远端小管，在醛固酮水平升高的影响下，刺激 K^+ 和 H^+ 分泌。由于 ECF 减少和低氯血症，肾脏容易保留 Cl^-。因此在这种由呕吐产生的不平衡状态下，尿液中含有大量 K^+，但 Cl^- 浓度低。一旦呕吐停止，血浆 HCO_3^- 浓度下降到 HCO_3^- 重吸收能力水平，而重吸收能力因为 ECF 减少、低钾血症和醛固酮增多的持续作用显著升高。碱中毒维持在略低于呕吐活动期的水平，尿液变得相对酸性，Na^+、HCO_3^- 和 Cl^- 浓度降低。

用氯化钠纠正 ECF 减少可能足以逆转这些事件，即使不纠正 K^+ 缺乏也能恢复正常血 pH[15]。但更好的临床做法是同时补充 K^+[16]。

(5) 罕见的腹泻原因：绒毛状腺瘤和先天性氯性腹泻。大多数大便为碱性，大多数形式的腹泻会引起代谢性酸中毒。但一些不常见形式的腹泻会引起代谢性碱中毒。目前已有绒毛状腺瘤患者代谢性碱中毒的报道，其原因在于腺瘤来源的 K^+ 分泌速率高。K^+ 丢失和容量丢失均可能引起碱中毒。先天性氯化物腹泻是一种罕见的常染色体隐性遗传疾病，伴随严重腹泻、粪便酸丢失和 HCO_3^- 潴留。其发病机制是正常回肠 HCO_3^-/Cl^- 阴离子交换机制丢失，导致 Cl^- 不能被正常重吸收。这通常是 *SLC26A3* 基因突变的结果，其也被称为腺瘤下调基因（downregulated in adenoma，DRA）[137]。平行的 Na^+/H^+ 离子交换蛋白保持了功能，允许 Na^+ 被重吸收，H^+ 被分泌。随后，大便排出 H^+ 和 Cl^-，导致 ECF 中 Na^+ 和 HCO_3^- 潴留[15, 16]。碱中毒是由伴有伴醛固酮增多和 K^+ 缺乏的 ECF 减少所致。治疗包括口服补钠和氯化钾。有人提出使用质子泵抑制剂减少壁细胞分泌氯化物，从而减轻腹泻[138]。

(6) 肾脏失酸：利尿剂。能诱导尿液排出氯而不排出碳酸氢根的药物，如噻嗪类利尿剂和襻利尿剂（呋塞米、布美他尼和托拉塞米），会急剧减少 ECF 容量，同时不改变全身 HCO_3^- 含量。血液和 ECF 中 HCO_3^- 浓度升高。PCO_2 不会相应增加，产生"收缩性"碱中毒[16]。由于细胞缓冲系统和 ECF 非 HCO_3^- 缓冲系统，碱中毒程度通常较轻微[15, 16]。长期使用利尿剂会增加远端钠输送增加，从而刺激 K^+ 和 H^+ 分泌，导致碱中毒。利尿剂可能通过阻断远端小管中 Cl^- 重吸收或增加 H^+ 泵活性刺激远端 H^+ 分泌，增加净排酸。持续存在的 ECF 减少、继发性高醛固酮血症、缺 K^+、产氨增强、刺激顶端 H^+-ATP 酶和 H^+-K^+-ATP 酶会维持碱中毒状态，只要继续利尿就会持续存在。可以通过停用利尿剂和补充 Cl^- 以补充 ECF 丢失纠正碱中毒。

(7) 水肿状态：在有水肿形成的相关疾病（CHF、肾病综合征、肝硬化）中，尽管总 ECF 增加，但有效动脉血容量减少。这些疾病常表现为肾血浆流量和 GFR 降低，远端 Na^+ 输送减少。净酸排泄通常正常，不会发生碱中毒，即使近端 HCO_3^- 重吸收能力增强也如此。如果能够增加 GFR 以增加远端 Na^+ 输送、K^+ 丢失或利尿剂持续存在，则会引起血醛固酮增多，增加远端小管 H^+ 分泌，排除过量净酸。

(8) 高碳酸血症后：慢性呼吸性酸中毒的持续性 CO_2 潴留会增加肾脏 HCO_3^- 重吸收及产生新 HCO_3^-（增加净排酸）。如果 PCO_2 经机械通气治疗后恢复正常，会出现由于 HCO_3^- 浓度持续升高引起的代谢性碱中毒。正常情况下，随着 PCO_2 变化，尿液中 HCO_3^- 迅速丢失，恢复到正常酸碱状态。但通常还有其他导致过量 HCO_3^- 潴留从而引起和维持代谢性碱中毒的因素。例如伴随的 ECF 减少、继发性高醛固酮血症、利尿剂或 K^+ 丢失。

（9）Bartter 综合征：接下来描述的 Bartter 综合征和 Gitelman 综合征是以低钾血症、代谢性碱中毒、高肾素和醛固酮为特征的远端肾单位失盐性疾病，常有前列腺素 E_2 升高[139]。如下所述，多种基因参与该病，导致特定表型各异[139]。典型 Bartter 综合征和产前 Bartter 综合征均为常染色体隐性遗传病，涉及 TAL 盐吸收受损，导致钠盐丢失、体液容积减少及肾素 - 血管紧张素系统激活[140]。这些表现是编码参与 TAL NaCl 吸收的 3 种转运蛋白或调节蛋白的某一基因失义突变所致[139]。最普遍的疾病是双方父母编码小管顶端膜上布美他尼敏感性 $Na^+-2Cl^--K^+$ 共转运蛋白的 NKCC2 基因遗传突变。其他突变在罕见家系中也有报道。例如，有一种突变是编码 ATP 敏感性顶端 K^+ 传导通道（ROMK）的 KCNJ1 基因突变，该通道与 $Na^+-2Cl^--K^+$ 转运蛋白并行工作，以回收 K^+。这 2 种缺陷均伴随经典 Bartter 综合征。第 3 种突变是编码电压门控基底外侧膜氯通道（ClC-Kb）的 CLCNKb 基因突变，仅伴随经典 Bartter 综合征，相对较轻，很少有肾钙质沉着。以上 3 种缺陷均有相同净效应，即 TAL 中 Cl^- 转运丢失[141]。产前 Bartter 综合征通常见于近亲家系，伴有神经性耳聋。致病基因 BSND 编码相关亚基 Barttin，与 ClC-Kb 通道共同存在于 TAL 和内耳泌钾上皮细胞中。Barttin 是电压门控氯离子通道发挥作用的必要条件。与突变型 Barttin 共表达时，ClC-Kb 表达丢失。因此，BSND 突变代表第 4 种 Bartter 综合征患者[142]。除耳聋外，电解质和酸碱异常与其他形式 Bartter 综合征相似。

两组研究人员报道了 Bartter 综合征伴搐搦症患者特点，这类患者有常染色体显性遗传性低钙血症，是钙敏感受体（CaSR）激活突变的结果[143]。TAL 细胞基底外侧膜表面上编码 CaSR 的基因突变会抑制 ROMK 的功能。因此，CaSR 突变似乎代表了与 Bartter 综合征相关的第 5 种基因[139]。获得性 Bartter 综合征通常以低钾性代谢性碱中毒、低镁血症、低钙血症和正常肾功能为特征，在儿童和成人中有报道，与氨基糖苷类药物中毒有关，药物包括庆大霉素、阿米卡星、奈替米星、卷曲霉素、紫霉素、黏菌素和新霉素。与此类似，顺铂和环孢素也有报道。尽管这种关联的细胞机制尚未阐明，但体外研究表明这是对 CaSR 的效应。

因此，综合考虑，这些缺陷会导致 ECF 收缩、高肾素血症、高醛固酮血症和远端肾单位 Na^+ 输送增加，从而导致碱中毒、肾 K^+ 丢失和低钾血症，引起继发性前列腺素产生过多、球旁器肥大和血管升压素无反应。大多数患者有高尿钙，血清镁水平正常，以此与 Gitelman 综合征区分。

与隐匿性呕吐不同，诊断 Bartter 综合征需要有隐匿性使用利尿剂和滥用泻药的病史。尿 Cl^- 浓度低有助于识别呕吐患者。Bartter 综合征的尿 Cl^- 浓度正常或升高，而不是降低。目前有关于 Bartter 样表现伴慢性间歇性利尿剂和泻药滥用、囊性纤维化和先天性氯化物腹泻的散发病例报道。

Bartter 综合征的治疗通常包括补 K^+、使用非甾体抗炎药（NSAID）阻止前列腺素的产生，以及使用阿米洛利或螺内酯减少远端 K^+ 分泌。ACEI 的效果有限。

（10）Gitelman 综合征：Gitelman 综合征患者具有类似 Bartter 综合征的表型，即常染色体隐性遗传的氯化物抵抗性代谢性碱中毒伴低钾血症、血压正常或降低、容量丢失伴继发性高肾素高醛固酮血症和球旁增生[141, 144]。但通常低尿钙和症状性低镁血症有助于从临床上区分 Gitelman 综合征和 Bartter 综合征[139, 144]。这些独特的特征类似于长期使用噻嗪类利尿剂的效果。相反，大多数 Bartter 综合征患者的尿钙水平升高。

目前已有编码远卷曲小管中噻嗪类敏感性氯化钠共转运蛋白 NCC 的 SLC12A3 基因的一些错义突变报道，能解释临床特征表现，包括经典的低尿钙表现[145]。该病症状可能包括嗜盐、夜尿、抽筋和疲劳[146]。

Gitelman 综合征的治疗与 Bartter 综合征一样，包括补钾（KCl 40mEq，每天 3~4 次或更多），但大多数患者需要补镁。阿米洛利（5~10mg，每天 2 次）比螺内酯更有效。极低剂量 ACEI 或 ARB 对部分患者有帮助，但可能导致症状性低血压。NSAID 可能有用。

（11）不可吸收性阴离子增多和镁缺乏：使用大量不可吸收性阴离子如青霉素或羧苄西林可通过增加管腔电位差增加远端小管酸化和 K^+ 排泄，或者在没有 Cl^- 的情况下向 CCT 输送 Na^+，从而增加 H^+ 分泌，而不影响 Cl^- 依赖性 HCO_3^- 分泌[16]。Mg^{2+} 缺乏也可导致低钾性碱中毒，可能通过引起 K^+ 缺乏或通过刺激肾素和醛固酮分泌增强远端酸化实现。

(12) 缺钾：单独缺 K^+ 偶尔会引起代谢性碱中毒，但通常较轻微。大多数代谢性碱中毒的病例中，低钾血症是贡献因素之一，其他贡献因素还包括血容量减少、Cl^- 丢失或盐皮质激素过量。各种实验模型已证实 K^+ 缺乏会导致细胞内酸中毒、激活近端和远端肾单位节段分泌 H^+ 和增加铵的生成和排泄[26]。慢性低钾激活集合管细胞 H^+-K^+-ATP 酶可能在维持碱中毒伴 K^+ 缺乏中发挥作用。碱中毒伴缺严重 K^+ 缺乏对补盐无效，纠正碱中毒需要纠正 K^+。

(13) 盐皮质激素活性过高（见表 16-17）：如前所述，过量盐皮质激素使净排酸量增加，容易导致代谢性碱中毒合并容量扩张和高血压。碱中毒程度随排 K^+ 量增加而加重，导致缺 K^+ 和低钾血症。盐的摄入保证足够的远端小管 Na^+ 输送水平是发生低钾和碱中毒的先决条件。产生高血压的部分原因在于盐潴留引起 ECF 扩张。碱中毒不是进行性的，一般轻微，不伴水肿，"醛固酮逃逸"的机制可能部分参与其中。容量扩张可通过增加利尿钠肽（如心房钠尿肽）水平抵抗 GFR 降低和（或）增加醛固酮和缺 K^+ 引起的小管酸化。盐皮质激素水平升高可能是原发性肾上腺盐皮质激素自主分泌过多或原发性肾脏分泌肾素过多引起醛固酮释放增多的结果。这 2 种情况下，ECF 对盐皮质激素净产量的正常反馈被破坏，容量潴留，导致高血压。

(14) 高肾素、继发性高醛固酮血症：肾素水平过高可能与高醛固酮血症和碱中毒有关。肾素水平升高可为原发性肾素分泌增加，也可继发于有效循环血容量减少。ECF 总量可能不减少。高肾素性高血压的例子包括肾血管性高血压、急进性高血压和恶性高血压。雌激素增加肾素底物，从而促进血管紧张素 II 形成。原发性肿瘤肾素分泌过多是高肾素高醛固酮诱发代谢性碱中毒的另一个罕见原因[16]。

(15) 低肾素、原发性盐皮质激素增多：一些疾病中，原发性肾上腺盐皮质激素分泌过多会抑制肾素分泌。高血压是盐皮质激素过度分泌和容量过度扩张的结果。

(16) 原发性高醛固酮血症：肾上腺肿瘤（腺瘤或罕见的癌）或肾上腺增生与醛固酮分泌过多相关。

使用盐皮质激素药物或盐皮质激素产生过多（库欣综合征的原发性高醛固酮血症和肾上腺皮质酶缺陷）会增加净排酸量，可能导致代谢性碱中毒，K^+ 缺乏时碱中毒可能加重。钠盐潴留引起的 ECF 容量扩张可引起高血压，能对抗 GFR 降低和（或）增加醛固酮及缺 K^+ 引起的小管酸化。尿钾可能持续存在，引起持续性 K^+ 缺失，无法浓缩尿液，从而导致多尿和多饮。

(17) 糖皮质激素敏感的高醛固酮血症：糖皮质激素敏感的高醛固酮血症是一种常染色体显性遗传的高血压，其临床特征与原发性高醛固酮血症类似（低钾性代谢性碱中毒和容量依赖性高血压）。但这种疾病中，使用糖皮质激素可纠正高血压及尿液 18- 羟基类固醇的过量排泄。Dluhy 等已证明该疾病由 8 号染色体上 2 个相邻基因之间不均等交叉所致[147]。该区域包含编码 11β- 羟化酶的基因（$CYP11B1$）的糖皮质激素应答启动子，该启动子与编码醛固酮合成酶的 $CYP11B2$ 基因的结构部分相连[147]。嵌合基因产生过量醛固酮合成酶，对血钾或肾素水平无反应，但能被糖皮质激素抑制。虽然这种综合征是原发性高醛固酮血症的罕见病因，但由于治疗方法不同并且可能伴随严重高血压、脑卒中和妊娠高血压，因此对其进行鉴别有重要意义。

(18) 库欣病或库欣综合征：肾上腺腺瘤、肾上腺癌或异位产生的促肾上腺皮质激素导致糖皮质激素异常升高会引起代谢性碱中毒。碱中毒可能是并存的盐皮质激素（脱氧皮质酮和皮质酮）分泌过多或糖皮质激素直接效应的结果。糖皮质激素也能通过占用盐皮质激素受体增加净酸分泌和 NH_4^+ 产生。

(19) Liddle 综合征（低肾素、低醛固酮）：Liddle 综合征与常出现在儿童期的严重高血压有关，常伴有低钾性代谢性碱中毒。这些临床特征与原发性高醛固酮血症相似，但肾素和醛固酮水平被抑制（假性高醛固酮血症）。其缺陷是 CCD 中主细胞顶端膜 ENaC 结构激活。Liddle 最初指的是低肾素、低醛固酮且螺内酯治疗无效的患者。Liddle 综合征的缺陷为常染色体显性遗传的单基因高血压。该疾病被认为是编码肾 ENaC β 亚基或 γ 亚基的基因的遗传性获得异常所致，导致 β 亚基或 γ 亚基胞质部分的尾部出现部分异常。C 末端有高度保守的 PY 氨基酸基团，基本上 Liddle 综合征患者的所有突变都涉及该基团的破坏或缺失。这些 PY 基团通过与 Nedd4（神经发育下调亚型 4）样家族泛素 – 蛋白结合酶的 WW 结构域结合，在调节管腔膜钠通道数量中发挥重要作用[148]。PY 基团的破坏会显著增加 ENaC 复合物的表面定位，因为这些通道不会内化或被降解（Nedd4 通路），而是在细胞表面保持活化状态[148]。持续吸收 Na^+ 会导致容量扩张、高血压、低钾血症和代谢性碱中毒。

（20）表观盐皮质激素过多综合征及相关情况：表观盐皮质激素过多综合征是一种罕见的常染色体隐性遗传高血压，系 11β– 羟类固醇脱氢酶 2 型（11-β-HSD2）缺陷所致，这是 11-β-HSD 的肾脏亚型[149]。正常情况下，集合管中的这种酶将皮质醇转化为可的松，可的松与皮质醇作用相反，不会活化盐皮质激素受体。因此，该酶有缺陷时，循环血液中的皮质醇会激活集合管中的盐皮质激素受体，导致盐皮质激素过量的所有特征，即容量扩张、低肾素、低醛固酮和盐敏感性高血压，可能有代谢性碱中毒和低钾血症。摄入某些甘草制品或嚼烟草也可能导致典型高盐皮质激素血症。可能由于这些物质中存在甘草次酸或甘草烯醇酮，抑制 11β– 羟类固醇脱氢酶。这些情况下的高血压对噻嗪类和螺内酯治疗有反应。

（21）症状：代谢性碱中毒的症状包括类似低钙血症的中枢和周围神经系统功能变化，即精神错乱、迟钝、容易发生癫痫及感觉异常、肌肉痉挛，甚至手足抽搐，还可能引起心律失常和慢性阻塞性肺疾病低氧血症加重。相关的电解质异常常见，包括低钾血症和低磷血症，患者可能表现出这些电解质不足的症状。

（22）治疗：代谢性碱中毒持续存在代表肾脏不能充分排出 HCO_3^-，这是由于存在缺氯或缺钾、盐皮质激素持续活化，或者两者兼而有之。治疗的主要目的是纠正产生 HCO_3^- 的潜在病因，恢复肾脏排出过量 HCO_3^- 的能力。评估患者尿 Cl^- 浓度、全身血压和容量状态（特别是是否存在体位性低血压）有助于诊断（图 16–10）。其中是否存在呕吐、使用利尿剂或补碱等病史对诊断治疗尤其有用。高尿氯和高血压提示存在盐皮质激素过量。如果存在原发性高醛固酮症，纠正基础疾病（腺瘤、双侧增生、库欣综合征）能逆转碱中毒。双侧肾上腺增生的患者可能对螺内酯有反应。如果可以排除使用利尿剂或呕吐，尿氯浓度高的正常血压患者可能有 Bartter 综合征或 Gitelman 综合征。尿氯水平低和相对低血压提示对氯有反应的代谢性碱中毒，如呕吐或鼻胃管引流。使用质子泵抑制剂或停用利尿剂可减轻胃或肾脏丢失 H^+。治疗的另一目的是去除维持 HCO_3^- 重吸收的因素，如 ECF 容量减少或缺 K^+。

有 CHF 或原因不明的体液容量过度增加的患者在危重情况下是治疗难点。尿氯浓度低的患者通常表现为"对氯有反应"的代谢性碱中毒，可能不能耐受生理盐水的输注。如果存在导致无法输注生理盐水的情况（如肺毛细血管楔压升高或存在 CHF 证据）[16]，乙酰唑胺（一种碳酸酐酶抑制剂，250～500mg 静脉输注）治疗会加快肾脏丢失 HCO_3^-。乙酰唑胺通常对肾功能正常的患者非常有效，但会加重尿 K^+ 丢失。碱中毒患者静脉注射乙酰唑胺后会出现低钾血症，必须及时治疗。稀盐酸（0.1 标准 HCl）治疗也有效，但由于严重溶血，必须通过中心静脉管路缓慢输注，且难以滴定。如果使用 0.1 标准 HCl，目标不应是将 pH 恢复正常，而是降低 pH 至大约 7.50。在重症监护病房进行持续肾脏替代治疗的患者通常在使用高碳酸氢钠透析液或采用枸橼酸局部抗凝时发生代谢性碱中毒。治疗应包括尽可能降低透析液中碳酸氢盐浓度以降低碱负荷。若无效，这种情况可能需要静脉输注 0.1 标准 HCl。

钾离子失衡

Disorders of Potassium Balance

David B. Mount 著

李 明　李灿明　赵文波　张 俊 译

彭 晖 校

第 17 章

一、钾离子失衡疾病

钾离子失衡的诊断和治疗是临床肾脏病学的核心技能，其不仅在肾脏疾病会诊中常见，且与透析和肾移植相关。了解钾离子稳态的生理机制是正确诊疗高钾血症、低钾血症的关键。本章回顾了与钾离子失衡疾病相关的生理机制，有关肾脏钾离子转运部分已在第 6 章中详细介绍。

钾离子失衡疾病的病理生理机制不断被阐明。虽然影响血钾浓度（K^+）的药物种类增加为临床诊治血钾紊乱带来了挑战，但也为研究钾离子稳态机制提供了新的视角。对于常见和罕见的钾离子失衡疾病分子机制的逐步研究，揭示了新型的钾离子调控通路[1-8]。这些新进展，加深了我们对钾离子失衡疾病分子机制层面的理解。

二、钾离子的生理稳态

在美国，男性和女性每天从饮食中摄取的钾离子量从低于 35mmol 到超过 110mmol 不等。尽管摄入量迥异，但血浆中钾离子的浓度仍可精确地维持在 3.5～5.0mmol/L，这得益于人体钾离子稳态调节机制。对于处于稳定状态的健康人来说，饮食摄入的钾离子能够被全部排泄——约 90% 通过尿液排泄，10% 通过粪便排泄。人体内超过 98% 的钾离子被储存在细胞内（主要在肌肉细胞中，图 17-1），形成了庞大的胞内储存池，对血钾稳态维持起关键作用[9]。假设在 60min 内按 0.5mmol/kg 向人体输注氯化钾溶液，期间尽管只有 41% 的输注量将从尿液排出，但血浆中钾离子浓度升高不会超过 0.6mmol/L，

这就是庞大的胞内储存池的作用[9]。如果没有胞内储存池，输注的氯化钾将全部进入细胞外液，例如，向一个体重 70kg 的人输入 35mmol 的氯化钾溶液（即 0.5mmol/kg），血浆中钾离子浓度将提高约 2.5mmol/L，远远超过前述的 0.6mmol/L[10]。钾离子消耗时，钾离子细胞分布的改变也有助于维持血钾稳态。例如，1 位军队士兵在炎热环境中进行了 11 天的基础训练，虽然排出了大量的钾离子，但血浆中钾离子浓度仍保持在正常范围[11]。细胞内储存池的缓冲作用及肾脏和肾外对钾离子的协同转运实现了细胞内外钾离子的迅速交换，使血浆中钾离子浓度得以维持在如此窄的范围[12]。

（一）钾离子转运机制

钾离子逆电化学梯度转运至细胞内积累是一个耗能的过程，由无处不在的 Na^+-K^+-ATP 酶介导。Na^+-K^+-ATP 酶可看作是一个离子泵，工作时，它

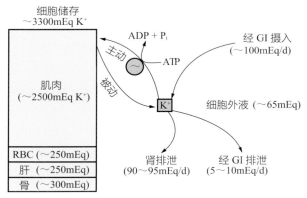

▲ 图 17-1　体内钾离子分布和细胞内外钾离子流动

ADP. 二磷酸腺苷；ATP. 三磷酸腺苷；GI. 胃肠道；RBC. 红细胞（引自 Wingo CS, Weiner ID. Disorders of potassium balance. In Brenner BM ed. *The Kidney.* ed 6. Philadelphia: WB Saunders; 2000:998–1035.）

将 3 个胞内 Na^+ 泵出胞外，而将 2 个胞外 K^+ 转运入胞内。该酶复合物由若干个 α 亚基、β 亚基和 γ 亚基组成，其组合及功能具有组织特异性 [13]。Na^+-K^+-ATP 酶与 H^+-K^+-ATP 酶的相应亚基具有高度同源性（见"远端肾单位中的钾离子转运"）。地高辛、乌本苷等强心苷可与裸露在胞外的 Na^+-K^+-ATP 酶的 α 亚基发夹环结构结合，该结构同时也是胞外 K^+ 的主要结合位点 [14]。因此，地高辛和 K^+ 与 Na^+-K^+-ATP 酶复合物的结合是相互拮抗的，这部分解释了为何低钾血症会增强地高辛的毒性 [15]。尽管 4 个 α 亚基对乌本苷具有相同的亲和力，但它们在钾离子 - 乌本苷拮抗作用上差异显著 [16]。在生理范围内，乌本苷与含有 α1 亚基的同工酶之间的相互作用对钾离子浓度相对不敏感，因此，在心肌 α2 亚基和 α3 亚基（可能的治疗靶标 [17]）被抑制时，该同工酶可免受地高辛的影响 [16]。但当心肌细胞中 α1 亚基数目因遗传因素减少时，心肌的离子转运功能便会下降 [17]。因此，当血浆中钾离子浓度在生理范围内时，α1 亚基对地高辛的相对抗性具有额外的心脏保护作用。值得注意的是，α 亚基的地高辛 - 乌本苷结合位点高度保守，提示其参与内源性乌本苷 - 地高辛样化合物的生理反应过程。表达具有乌本苷抗性 α2 亚基的基因编辑小鼠对乌本苷诱导的高血压和肾上腺皮质激素（ACTH，可升高循环中乌本苷样糖苷的水平）依赖性高血压具有显著的抵抗力 [18]。这些数据为乌本苷样分子在高血压和心血管疾病中的争议性作用提供了证据。此外，在循环中乌本苷样化合物与 Na^+-K^+-ATP 酶的血钾依赖性结合的改变可能是低钾血症心血管并发症的基础 [19]（见"低钾血症的影响"）。

骨骼肌中含钾量高达人体总钾量的 75%（图 17-1），对细胞外钾离子浓度有相当大的影响，如运动可造成一过性高钾血症。剧烈运动后，肌肉间质中的钾离子浓度可高达 10mmol/L [20]。因此，骨骼肌中 Na^+-K^+-ATP 酶的活性和丰度是维持肾外钾离子稳态的主要因素。低钾血症时肌肉中钾离子含量和 Na^+-K^+-ATP 酶活性显著降低 [21]，这其实是调节血浆钾离子浓度的一种利他机制 [22]，主要由 Na^+-K^+-ATP 酶中 α2 亚基丰度急剧降低所导致 [23]。相反，钾摄入增加后出现的高钾血症会使得肌肉中钾离子含量和 Na^+-K^+-ATP 酶活性适应性增加 [24]。上述机制是运动期间维持血钾稳态的重要保障 [25]。例如，运动时肌肉 Na^+-K^+-ATP 酶丰度和活性增加，使得肌肉间质中钾离子浓度下降 [26]，一定运动量后血浆中钾离子浓度恢复能力增加 [25]。

钾离子还可通过与钠离子顺梯度转运耦合，经电中性的 Na^+-K^+-$2Cl^-$ 共转运蛋白 NKCC1、NKCC2 进入细胞内。其中，NKCC2 蛋白仅存在于髓袢升支粗段（TAL）和致密斑细胞的顶端膜上（图 17-2 和图 17-10），起到跨上皮盐转运和肾素小管调节的功能 [27]。相反，NKCC1 蛋白在包括肌肉在内的多种组织中广泛表达 [27, 28]。由 4 个 K^+-Cl^- 共转运蛋白（KCC1-4）组成的 K^+-Cl^- 共转运体，也可以进行跨膜钾离子转运。虽然 KCC 通常作为钾离子的流出通道，但当细胞外钾离子浓度增加时，它们也可以介导钾离子流入 [27]。

钾离子从细胞内流出很大程度上是由人类基因组中最大的离子通道家族，即钾离子通道完成。哺乳动物的钾离子通道共有 3 个主要的亚类——6 次跨膜结构域（TMD）家族，包括电压敏感性钙离子激活的钾离子通道；2 孔的 4 次跨膜结构域（TMD）家族；2 次跨膜结构域（TMD）家族（内向整流钾离子通道）[29]。人类钾离子通道具有巨大的基因多样性，电压门控 Kv 通道的主要亚基至少由 26 个独立的基因编码，而 Kir 通道的主要亚基则由 17 个基因编码。此外，由于存在多个辅助亚基和 mRNA 的选择性剪接，钾离子通道的复杂性进一步增加。越来越多的钾离子通道被发现参与了钾离子稳态和可兴奋细胞膜电位（如骨骼肌、心肌细胞膜电位）的调控，提示钾离子通道在钾离子失衡的病理生理过程中具有重要意义 [2, 30-32]。

（二）影响体内钾离子分布的因素

许多激素和生理过程可即刻影响钾离子在细胞内外的分布（表 17-1）。本章将详细回顾其中具有特殊临床意义的影响因素。

1. 胰岛素

20 世纪初，学界就已经发现了胰岛素的降钾作用 [33]。胰岛素的降钾和降糖作用在多个层面有着不一致的表现，提示其在机制上是独立的 [21, 34, 35]。例如，在 2 型糖尿病患者中葡萄糖的细胞摄取受损，但外周血钾离子转运却未受影响 [35]。值得注意的

顶端　　　　　　　　　　　　　　基底外侧

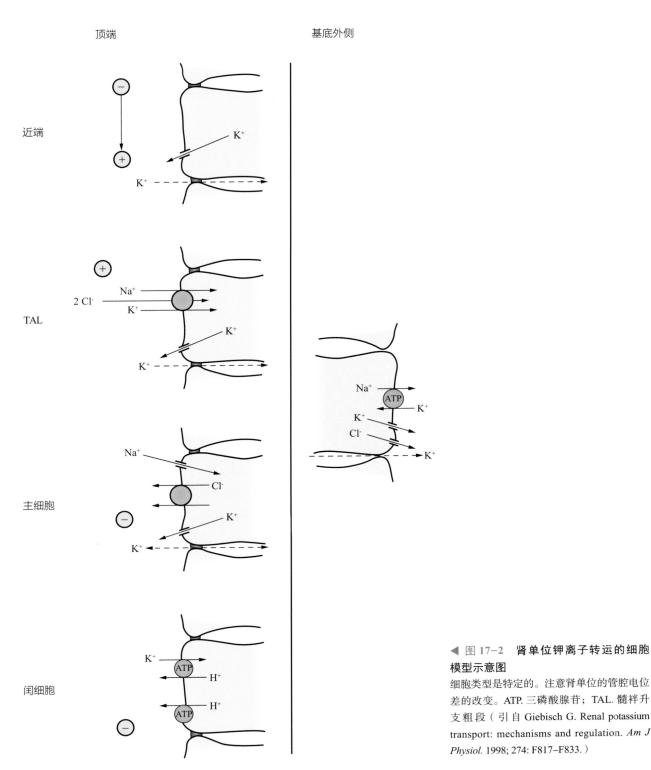

▲ 图 17-2　**肾单位钾离子转运的细胞模型示意图**
细胞类型是特定的。注意肾单位的管腔电位差的改变。ATP. 三磷酸腺苷；TAL. 髓袢升支粗段（引自 Giebisch G. Renal potassium transport: mechanisms and regulation. *Am J Physiol.* 1998; 274: F817–F833.）

是，胰岛素的降钾作用不依赖于肾脏[36]。胰岛素和钾离子似乎形成了某种反馈通路，血钾的升高会显著地刺激胰岛素分泌[21, 37]。使用钾离子钳夹技术测量大鼠体内胰岛素介导的钾离子摄取量，发现胰岛素介导的钾离子摄取量会在无钾饮食2天后迅速减少，且这种减少出现在血钾下降之前[38]。而在连续14天限钾饮食的大鼠中，血钾浓度则没有出现变化[12]。因此，胰岛素介导的钾离子摄取效应受到缺钾时维持血钾稳态的因素调控（见"钾离子排泄调控：摄取钾离子的作用"）。在正常受试者中，通过

表 17-1　影响钾离子在细胞内外分布的因素

影响因素	效　应
急性：对钾离子的影响	
胰岛素	细胞摄取增加
• β 肾上腺素受体	细胞摄取增加
• α 肾上腺素受体	细胞摄取减少
酸中毒	细胞摄取减少
碱中毒	细胞摄取增加
钾离子摄取排泄平衡	无明显影响
细胞损伤	细胞摄取减少
高渗血症	细胞流出增加
慢性：对 ATP 泵密度的影响	
甲状腺激素	增加
肾上腺素	增加
运动	增加
生长发育	增加
糖尿病	减少
缺钾	减少
慢性肾衰竭	减少

引自 Giebisch G: Renal potassium transport: mechanisms and regulation. *Am J Physiol.* 1998; 274: F817–F833.

注射生长抑素抑制基础胰岛素分泌可使血钾浓度增加 0.5mmol/L，且不会改变尿液中钾的排泄，表明循环中的胰岛素对血浆中钾离子浓度具有重要的调控作用[39]。临床上，对肾衰竭[40]和肾功能正常[41]的患者应用抑制胰岛素分泌的生长抑素类似物奥曲肽，均可引起显著的高钾血症。

胰岛素可促进多种组织器官摄取 K^+，尤其是肝脏、骨骼肌、心肌及脂肪组织[21, 42]。这是通过激活几种 K^+ 转运通道来实现的，其中对 Na^+–K^+–ATP 酶的研究最为透彻[43]。胰岛素可激活数种组织内的 Na^+–H^+ 交换和（或）Na^+–K^+–$2Cl^-$ 同向转运。尽管随后发生的胞内 Na^+ 浓度升高被认为对 Na^+–K^+–ATP 酶具有二次激活作用[29]，但这显然不是大多数细胞的主要作用机制[44]。胰岛素诱导 Na^+–K^+–ATP 酶的 α2 亚基移位至骨骼肌细胞膜表面，但对 α1 亚基的影响较小[45]。这种移位依赖于磷脂酰肌醇 –3

（PI-3）激酶的活性[45]，而 PI-3 激酶本身即与 α 亚基 N 末端的一段富含脯氨酸的基序相结合[46]。因此，胰岛素激活 PI-3 激酶，从而诱导磷酸酶去磷酸化 PI-3 激酶结合区域附近的特定丝氨酸残基。Na^+–K^+–ATP 酶向细胞表面的转运也需要邻近酪氨酸残基的磷酸化，这可能是由胰岛素受体本身的酪氨酸激酶活性所催化的[47]。最后，血清和糖皮质激素诱导的激酶 –1（SGK1）在胰岛素介导的 K^+ 摄取中起着至关重要的作用，这很可能是通过已知的 SGK1 对 Na^+–K^+–ATP 酶和（或）Na^+–K^+–$2Cl^-$ 共转运体的激活作用实现的[48]。在敲除 *SGK1* 基因的小鼠中，胰岛素加葡萄糖的降钾作用减弱，同时肝脏内由胰岛素介导的 K^+ 摄取也明显减少[48]。

2. 交感神经系统

交感神经系统在调节细胞内外钾离子平衡中起着非常重要的作用。然而，与胰岛素的情况类似，尽管人们在儿茶酚胺对血钾影响的方面已有一些了解[49]，但问题的复杂性在于激活 α 肾上腺素受体和 β 肾上腺素受体将会产生不同的效应（表 17–2）。激活 $β_2$ 受体可促进肝脏和肌肉摄取 K^+，从而导致

表 17–2　β 肾上腺素受体和 α 肾上腺素受体激动剂和拮抗剂对血清钾离子浓度的持续影响

激动剂和拮抗剂的类别	对血清钾离子的持续影响
$β_1$ 受体、$β_2$ 受体激动剂（如肾上腺素、异丙肾上腺素）	减少
$β_1$ 受体激动剂（如 ITP）	不变
$β_2$ 受体激动剂（如沙丁胺醇、索特瑞醇、特布他林）	减少
$β_1$ 受体、$β_2$ 受体拮抗剂（如普萘洛尔、索他洛尔）	增加；阻断 β 受体激动剂的效应
$β_1$ 受体拮抗剂（如普拉洛尔、美托洛尔、阿替洛尔）	不变；不能阻断 β 受体激动剂的效应
$β_2$ 受体拮抗剂（如布托沙明、H35/25）	阻断 β 受体激动剂的降钾作用
α 受体激动剂（如去氧肾上腺素）	增加
α 受体拮抗剂（如酚苄明）	不变；阻断 α 受体激动剂的效应

ITP. 异丙基氨基 –3–（2– 噻唑氨基 ）–2– 丙醇
引自 Giebisch G: Renal potassium transport: mechanisms and regulation. *Am J Physiol.* 1998; 274:F817–F833.

低钾血症[29]。儿茶酚胺的降钾作用似乎在很大程度上不受循环中胰岛素变化的影响[29]，并且这在肾脏切除的动物中已有报道[50]。儿茶酚胺促进肌肉摄取 K^+ 的细胞机制包括激活 Na^+-K^+-ATP 酶[51]，这很可能是通过提高循环中 cAMP 含量来实现的[52]。然而，骨骼肌的 β 肾上腺素受体也可以激活内向转运的 Na^+-K^+-$2Cl^-$ 共转运体 NKCC1，这一机制在儿茶酚胺介导的 K^+ 摄取反应中可能占据了高达 1/3 的比例。

与 β 肾上腺素受体激动的作用相反，α 肾上腺素受体激动会削弱机体对静脉输注钾离子或运动所致血钾升高的缓冲作用[53]，但其机制尚未阐明。运动时 β 肾上腺素受体的激活可促进 K^+ 摄取，从而避免高钾血症，而 α 肾上腺素受体激动则有助于避免运动后继发的血钾过低[53]。关于交感神经系统调控肾外钾离子平衡的临床效应将会在本章其他部分进行讲述。

3. 酸碱状态

先前就有实验观察了 pH 变化与血钾浓度变化之间的关系[54]。急剧发生的酸碱失衡可改变血清 K^+ 浓度，碱血症促进 K^+ 向细胞内转移，而酸血症促进 K^+ 向细胞外释放[55, 56]。这种细胞内外的 K^+-H^+ 交换和（或）K^+-HCO_3^- 共转运有助于维持细胞外的 pH 稳定[57]。几种不同的转运机制共同导致 K^+ 和 H^+ 的净交换，如 Na^+-H^+ 交换和 Na^+-K^+-ATP 酶的功能性耦合、Na^+-$2HCO_3^-$ 共转运和 Na^+-K^+-ATP 酶耦合及 Cl^--HCO_3^- 交换和 K^+-Cl^- 共转运耦合[57]。

一直以来的观点认为血清 pH 每改变 0.1 将导致血清 K^+ 浓度向相反方向改变 0.6mmol/L，但支持这个观点的现有数据十分有限[58]。尽管与各种酸碱平衡紊乱相关的 K^+ 稳态变化十分复杂，但我们还是可以观察到一些一般性的现象。输注无机酸盐（$NH4^+$-Cl^- 或 H^+-Cl^-）所致的代谢性酸中毒可引起血清钾的持续升高[55, 56, 58-60]，但由有机酸造成的酸中毒通常不引起血钾升高[56, 59, 61, 62]。值得注意的是，最近的一份报道显示，在处于继发十二指肠 $NH4^+$-Cl^- 灌注的急性酸中毒状态的正常人体内，未能检测到血钾升高，但存在轻度酸中毒和血清胰岛素升高[63]。然而，Adrogué 和 Madias 指出，向这些空腹受试者同时输注 350ml 5% 葡萄糖水溶液（D5W）可能会造成血清胰岛素水平的增高，从而减弱了

$NH4^+$-Cl^- 引发的潜在高钾反应[64]。临床上，终末期肾病（ESRD）患者应用口服磷酸盐结合剂盐酸司维拉姆会由于胃肠道对 H^+-Cl^- 的有效吸收而引发酸中毒。在进行血液透析的患者中，这种酸中毒伴随着血钾升高，并可通过提高透析液的碳酸氢盐浓度得到改善[65]。值得注意的是，碳酸司维拉姆不会引起高钾血症，故它已经开始取代盐酸司维拉姆作为磷酸盐结合剂。

输注碳酸氢钠溶液引起的代谢性碱中毒通常会导致血清 K^+ 水平的轻度降低[55, 56, 58, 60, 66]。呼吸性碱中毒降低血浆 K^+ 的幅度与代谢性碱中毒相当[55, 56, 58, 66]。急性呼吸性酸中毒可提高血浆 K^+ 浓度，但其增加的绝对值小于无机酸继发的代谢性酸中毒引起的增加量[55, 56, 58]。然而，还是有一些研究未能检测到继发于急性呼吸性酸中毒的血钾浓度变化[56, 67]。呼吸性酸中毒所致的血钾浓度增高幅度之所以更小，其中一个原因在于血清 HCO_3^- 水平的增加会减弱 pH 对 Na^+-$2HCO_3^-$ 共转运体的影响，从而导致呼吸性酸中毒的 K^+-H^+ 交换不如代谢性酸中毒明显[57]。

三、钾离子肾脏排泄

（一）远端肾单位的钾离子转运

钾离子的重吸收主要发生在近端肾小管和髓袢，因此滤过的钾离子中有相当大一部分在进入远端肾小管之前就已经被重吸收[68]。K^+ 的肾脏排泄主要取决于远端肾单位的调节型分泌作用，尤其是连接段肾小管（CNT）和皮质部集合管（CCD）。CNT 和 CCD 的主细胞在 K^+ 分泌中起主导作用，其相关转运通路见图 17-2 和图 17-3。Na^+ 经阿米洛利敏感的上皮性 Na^+ 通道（ENaC）[69] 跨管腔膜转运至上皮细胞内，从而形成 CNT 和 CCD 管腔内的负电位差，以驱动胞内钾离子经管腔膜钾通道被动性外流。这种 Na^+ 和 K^+ 之间的转运关系具有十分重要的临床意义，即肾脏 K^+ 分泌依赖于管腔内有充足的 Na^+ 向 CNT 和 CCD 的上皮细胞内转运[70, 71]，当管腔 Na^+ 低于 8mmol/L 时，CCD 即停止分泌 K^+[72]。在家族性高钾血症伴高血压（FHHt，见"遗传性肾小管缺陷和钾离子排泄"）中，远曲小管（DCT）上对噻嗪类利尿剂敏感的 Na^+-Cl^- 同向转运体选择性增多，使得下游 CNT 和 CCD 管

腔内的 Na$^+$ 向主细胞内转运减少，从而导致高钾血症[73]。膳食钠摄入量也会影响 K$^+$ 排泄，即钠摄入过量会促进 K$^+$ 排泄，反之限制钠摄入则会抑制 K$^+$ 排泄（图 17-4）[70, 71]。Na$^+$ 和 K$^+$ 跨基底侧膜的转运由 Na$^+$-K$^+$-ATP 酶所介导，这为管腔侧膜的 Na$^+$ 内流和 K$^+$ 外流提供了驱动力（图 17-2 和图 17-3）。

在高 Na$^+$-Cl$^-$ 和低 K$^+$ 摄入的基础条件下，醛固酮在小管液流入 CCD 之前即可诱导 CNT 上大量 Na$^+$-K$^+$ 转运[74]。CNT 上的钠通道和钾通道密度要远高于 CCD[75, 76]。因此，在大量摄入 Na$^+$ 和 Cl$^-$ 的情况下，CNT 对 Na$^+$ 的重吸收能力可能多达 CCD 的 10 倍[76]。继发于限制膳食钠摄入量的 ENaC 亚基招募始于 CNT，当膳食钠摄入量进一步降低时，CCD 的管腔侧膜也随之开始亚基招募[78]。CNT 上的钾离子分泌通道活性也受膳食钾摄入量的影响[79]，同样，这种活性改变与远端肾单位吸收 Na$^+$ 和分泌 K$^+$ 的转运能力的渐进性改变相一致。

电生理特征已经证实了 CCD 和 CNT 的顶端膜 K$^+$ 通道存在几个亚群，尤其是 1 个小电导（SK）30-pS 通道[75, 77]和 1 个 Ca^{2+} 激活的大电导 150-pS（BK）通道[75, 78]（图 17-3）。SK 通道被认为是在基线水平发挥对 K$^+$ 分泌的调节作用，因而被称作"分泌性" K$^+$ 通道。SK 通道的活性受 ROMK（肾外髓 K$^+$ 通道）蛋白的调控，ROMK 蛋白由 *Kcnj* 基因编码，老鼠体内该基因的靶向缺失将导致 CCD 的 SK 通道活性完全丧失[78]。远端肾小管流量的增加可以显著

促进 K$^+$ 分泌，部分原因在于管腔内 Na$^+$ 输送和重吸收增加及管腔内分泌出的 K$^+$ 清除增加[71, 72]。顶端膜上 Ca^{2+} 激活的 BK 通道在 CNT 和 CCD 介导的电流依赖性 K$^+$ 分泌过程中起着至关重要的作用[77]。

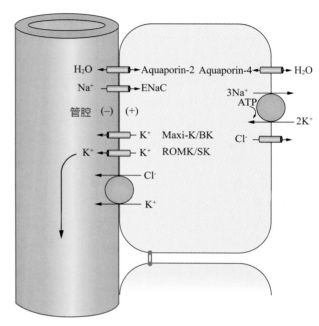

▲ 图 17-3　连接段肾小管和皮质部集合管的主细胞上的钾离子分泌通路

经 ENaC 介导的 Na$^+$ 重吸收使得管腔内形成负电位差，从而驱动 K$^+$ 经管腔侧膜上的 K$^+$ 分泌通道 ROMK 向胞外排泄。电流依赖性的 K$^+$ 分泌受顶端膜上的电压门控性钙敏感通道的调控。氯离子依赖性电中性的 K$^+$ 分泌很可能受到 K$^+$-Cl$^-$ 共转运体的调控。主细胞内的水转运由水通道蛋白 -2（Aqp-2）和水通道蛋白 -3/4（Aqp-3/4）介导。ATP. 三磷酸腺苷

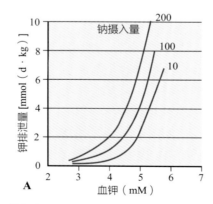

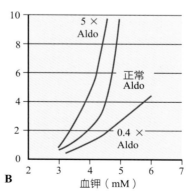

▲ 图 17-4　**A.** 不同膳食钠摄入量（**mmol/d**）的条件下，犬体内的稳态血钾水平与尿钾排泄量之间的函数关系。实验动物已行肾上腺切除术并代之以醛固酮，各组饮食中的 K$^+$ 和 Na$^+$ 含量按实验设定改变。**B.** 不同循环醛固酮含量的条件下，犬体内的稳态血钾水平与尿钾排泄量之间的函数关系。实验动物已行肾上腺切除术并代之以不等量醛固酮（**Aldo**），各组饮食中的 K$^+$ 含量各不相同

（A 引自 Young DB, Jackson TE, Tipayamontri U, Scott RC. Effects of sodium intake on steady-state potassium excretion. *Am J Physiol.* 1984; 246: F772-F778；B 引自 Young DB. Quantitative analysis of aldosterone's role in potassium regulation. *Am J Physiol.* 1988; 255: F811-F822.）

BK 通道具有杂聚肽结构，其中的 α 亚基组成离子通道孔隙、β 亚基发挥调节作用[77]。BK 通道仅位于 CNT 的主细胞上[77, 79]，而 β4 亚基则可在 TAL、DCT 和闰细胞的顶端膜上被检测到[79]。在基因靶向敲除 α1 亚基和 β1 亚基的小鼠体内，电流依赖性 K+ 分泌减少[77, 80, 81]，这与 BK 通道在钾离子分泌过程中所起的主导作用相一致。肾小管内的液体流动可激活钙渗透性 TRPV4 通道，从而提高细胞内钙离子浓度，进而活化 BK 通道[82]。

除了管腔膜上的 K+ 通道，有大量证据表明管腔膜上的 K+-Cl- 同向转运体也参与远端 K+ 分泌[70, 83, 84]。灌注小管的药理学研究结果与 KCC 蛋白所介导的 K+-Cl- 同向转运相一致[83]。一个特别具有争议性的研究强调了这一不依赖于 ENaC 的 K+ 分泌作用的重要性，无论其是否受顶端膜 K+-Cl- 同向转运体和（或）其他机制调控[85]。大鼠经渗透微型泵注入阿米洛利，其产生的尿液浓度被认为足以抑制 98% 以上的 ENaC 活性。在正常摄入 K+ 的情况下，阿米洛利几乎可以完全消除大鼠的 K+ 排泄，而急性和长期高 K+ 饮食将会导致 K+ 排泄比例增加，这与 ENaC 的活性无关（高钾饮食 7～9 天后约增加 50%）[85]。因此，钾摄入量增加可以诱导一个不依赖于 ENaC 活性的 K+ 分泌通路。

除了分泌作用，远端肾单位还可重吸收大量 K+，尤其是饮食钾摄入量受限期间[21, 68, 86, 87]。K+ 的重吸收主要发生在外髓部集合小管（OMCD）的主细胞，由管腔膜上的 H+-K+-ATP 酶来实现（图 17-2）。因此，减少 K+ 摄入可以诱导一个不依赖于 ENaC 活性的 K+ 重吸收通路。

（二）钾分泌的调控：醛固酮

醛固酮被公认为是 K+ 分泌的重要调节因子，且血钾升高是醛固酮分泌的重要刺激因素（见"肾素和肾上腺醛固酮的调节作用"）。然而，一个重要原则是醛固酮在 K+ 体内平衡中起着自由的、协同的但并非必须的作用[88-90]。在临床上，这表现为与循环醛固酮缺乏或过剩相关的疾病中经常不伴有高血钾或低血钾（见"醛固酮增多症"和"醛固酮减少症"）。无论如何，醛固酮及其下游效应分子对血钾水平有明确的临床影响，且 K+ 的分泌作用受到全身醛固酮水平的调控（图 17-4）。

醛固酮不影响 CCD 或 CNT 顶端膜上 SK 通道的密度，但它可以显著提高顶端膜上 Na+ 通道的密度[91]，从而增强管腔膜侧的 K+ 分泌。顶端膜上的阿米洛利敏感性上皮性 Na+ 通道（ENaC）由 3 个亚基组成，这些亚基协同组装运输至细胞膜并介导 Na+ 转运。醛固酮通过多种机制激活 ENaC 通道复合体。第一，醛固酮可诱导 ENaC 的 α 亚基进行转录[92, 93]，使得 α 亚基可与含量更丰富的 β 亚基及 γ 亚基共同组装以形成更多复合体[94]。第二，醛固酮和膳食 Na+-Cl- 摄入受限会显著刺激 CNT 和早期 CCD 上的 ENaC 亚基再分布，即饮食中 Na+-Cl- 摄入过量时 ENaC 亚基大部分位于胞质内，而给予醛固酮或限制 Na+-Cl- 摄入后 ENaC 亚基全部位于顶端膜上[95-97]。第三，醛固酮可诱导 SKG1 表达[98]，而 SGK1 与 ENaC 亚基的共表达可提高细胞膜上 ENaC 的表达量[96]。SGK1 通过干扰 ENaC 亚基的调节性内吞作用来调节细胞膜上 ENaC 的表达量。具体来说，激酶 SGK1 干扰的是 ENaC 亚基和泛素连接酶 Nedd4-2 之间的相互作用[94]。ENaC 的 3 个亚基的 C 末端都具有所谓的 PPxY 结构域，该结构域与 Nedd4-2 的 WW 结构域相结合[99]。在 Liddle 综合征（见"Liddle 综合征"）患者体内，这些 PPxY 结构域被删除、截短或突变[100]，从而导致通道活性增加[101]。Nedd4-2 泛素化修饰 ENaC 亚基，从而诱导通道亚基从细胞膜上被去除，然后在溶酶体和蛋白酶体中降解[94]。Nedd4-2 也会作为磷酸化底物与激酶 SGK1 上的一个 PPxY 结构域结合，而被 SGK1 磷酸化的 Nedd4-2 会丧失其对 ENaC 亚基的抑制作用[3]（图 17-5）。

SGK1 在维持 K+ 和 Na+ 稳态中的重要性可通过 SGK1 基因敲除小鼠的表型来说明[102, 103]。在正常饮食条件下，纯合子 SGK1-/- 小鼠表现出正常血压和血钾含量，仅伴有轻度循环醛固酮增多。但限制饮食 Na+-Cl- 摄入后，尽管循环醛固酮含量大幅增加，小鼠仍表现出相对 Na+ 减少和低血压、体重显著减轻及肾小球滤过率（GFR）下降[103]。此外，超过 6 天的饮食 K+ 负荷可导致小鼠血清 K+ 增加 1.5mmol/L，同时伴有循环醛固酮的显著增加（约是对照组中同窝出生的野生型小鼠的 5 倍）[102]。与血钾正常的对照组小鼠相比，尽管 SGK1-/- 小鼠顶端膜 ROMK 表达量明显增加，它们仍然出现了高钾血症。在

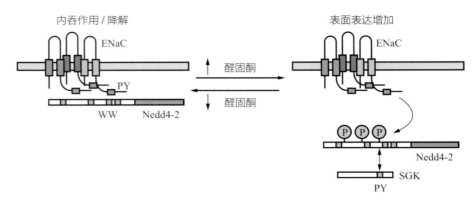

▲ 图 17-5   醛固酮诱导的 **SGK** 激酶和泛素连接酶 **Nedd4-2** 共同调节上皮性钠通道 **ENaC**

Nedd4-2 经其 WW 结构域与 ENaC 的 PPxY 结构域（此处简称 PY）相结合，Nedd4-2 泛素化修饰 ENaC 蛋白亚基并将其从细胞膜上去除而后被蛋白酶体降解。由醛固酮诱导的 SGK 激酶使 Nedd4-2 磷酸化并失活，从而增加 ENaC 通道在质膜表面的表达。引起 Liddle 综合征的基因突变会影响 ENaC 和 Nedd4-2 之间的相互作用（引自 Snyder PM, Olson DR, Thomas BC. Serum and glucocorticoid-regulated kinase modulates Nedd4-2-mediated inhibition of the epithelial Na⁺ channel. *J Biol Chem.* 2002;277:5-8.）

SGK1 基因敲除小鼠中，由 ENaC 产生的阿米洛利敏感的管腔负电位差减小[102]，从而导致远端 K⁺ 分泌的驱动力下降，以及观察发现小鼠对高钾血症的易感性增加。然而值得注意的是，在最近一个实验中，未能在敲除相同基因的同品系小鼠体内检测到由饮食钾负荷引起的 ENaC 活性增加有所减少，提示这些小鼠的高钾血症是由不依赖于 ENaC 的 K⁺ 分泌缺陷造成的[104]。

醛固酮激活 ENaC 的另一机制涉及丝氨酸蛋白酶对通道蛋白的裂解。一种增加 ENaC 通道活性的所谓通道激活蛋白酶最初在非洲爪蟾 A6 细胞中被发现[105]。这种哺乳动物同源性蛋白被称作 CAP1（channel-activating protease-1）或前列腺蛋白（prostasin），是一种由醛固酮诱导的表达于主细胞内的蛋白质[106]。醛固酮增多症患者尿中 CAP1 的排泄量增加，行肾上腺切除术后排泄量减少[106]。CAP1 通过糖基磷脂酰肌醇（GPI）锚定于细胞膜上[105]，哺乳动物的主细胞也表达 2 种 CAP1 同源性跨膜蛋白酶，即 CAP2 和 CAP3[107]。这些及其他蛋白酶（如呋喃、纤溶酶）通过切除 α 亚基和 γ 亚基上的胞外抑制性结构域来激活 ENaC，以提高质膜通道的开放率[107, 108]。这种对 ENaC 亚基的蛋白水解作用是通过消除胞外 Na⁺ 对通道的自我抑制效应来激活通道开放[109]。而对于呋喃介导的 ENaCα 亚基的蛋白水解，似乎涉及从细胞外环路上去除 1 个抑制性结构域[110]。胞外 Na⁺ 似乎作用于 ENaCα 亚基被裂解的细胞外环路上的一个特定酸性裂隙，从

而抑制 ENaC 通道活性[111]。由于 SGK1 可增加细胞膜表面的通道表达量[96]，故人们猜想 CAP1-3 和 SGK 的共表达可协同激活通道表达，事实也确实如此[107]。因此，醛固酮至少通过 3 种相互独立的机制协同激活 ENaC，即激活 α-ENaC、激活 SGK1 并抑制 Nedd4-2 及激活通道激活蛋白酶。在临床上，应用蛋白酶抑制剂萘莫司他来抑制通道活化蛋白酶，可导致 ENaC 活性受抑，从而引起高钾血症[112, 113]。萘莫司他已被作为一种局部抗凝药，用于高危出血倾向患者的血液透析。与肝素不同，萘莫司他仅延长体外循环的凝血时间。

（三）钾分泌的调控：钾摄入量的影响

K⁺ 摄入量的变化除了调节 OMCD（重吸收功能）的 H⁺/K⁺-ATP 酶活性外，还显著影响 CNT 和 CCD（分泌功能）中 K⁺ 通道活性。饮食钾摄入增加可迅速提高 CCD 和 CNT 上 SK 通道的活性[114, 115]，同时轻度增加 ENaC 的活性[91]，这与顶端膜上的 ROMK 通道蛋白表达增加有关[116]。在给予高钾饮食后的数小时内即出现 CCD 上 ENaC 和 SK 通道的密度增加，而循环醛固酮的相关增量最小[115]。CNT 和 CCD 上的 BK 通道也会被饮食摄入的钾激活。因此，BK 亚基的转运受到饮食中 K⁺ 摄入量的影响，即在低钾负荷的大鼠中，主要分布于细胞内，而在高钾负荷的大鼠中，α 亚基则主要表达于顶端膜上[117]。同样地，醛固酮并不直接调控继发于高钾饮食的 BK 通道活性或表达改变[118]。然而，醛固酮确实参与

调控 TRPV4 通道表达的显著上调，以应对饮食中的高钾摄入。在小管内液体流动的刺激下，Ca^{2+} 经 TRPV4 通道内流使得胞内 Ca^{2+} 浓度升高，从而激活 BK 通道[82]。而 *TRPV4* 基因敲除小鼠应对高钾饮食的适应性变化能力受损[82]。

由多条信号通路共同组成的复杂组合体协同参与调节 K^+ 通道的活性，以应对饮食 K^+ 摄入量改变。特别是 WNK（不含赖氨酸）激酶在调节远端 K^+ 分泌中起着关键的作用。WNK1 和 WNK4 最初被确定为 FHHt 的致病基因（见"高钾血症：遗传性肾小管缺陷和钾排泄"）。WNK4 的共表达降低了非洲爪蟾蜍卵母细胞膜上 ROMK 的表达，而 FHHt 相关突变会增强这种效应，这提示了 FHHt 中 SK 通道的方向性抑制[119]。WNK1 基因转录可产生几种不同的亚型，其中肾内主要的 WNK1 亚型是由远端肾单位的转录位点产生的，该位点绕过编码激酶结构域的 N 端外显子，产生一种激酶缺陷的短亚型（WNK1-S）[120]。全长 WNK1 亚型（WNK1-L）通过诱导通道蛋白的内吞作用来抑制 ROMK 活性，而 WNK1-S 可抑制 WNK1-L 的这种效应[121, 122]，且 *WNK1-S* 基因敲除小鼠的 ROMK 活性受损[123]。WNK1-S 与 WNK1-L 转录产物的比值因低钾摄入而降低（ROMK 的内吞作用增强）[122, 124]，因高钾摄入而增加（ROMK 的内吞作用减弱）[121, 124]，这提示 WNK1-S 与 WNK1-L 的比值是调节远端 K^+ 分泌的分子开关。BK 通道也受到 WNK 激酶的调控[125-127]。

ROMK 的膜转运也受通道蛋白的酪氨酸磷酸化作用调控，即酪氨酸磷酸化可刺激胞吞作用，而酪氨酸去磷酸化则诱导胞吐作用[128, 129]。在肾脏内，胞质内酪氨酸激酶 c-src 和 c-yes 的活性与饮食 K^+ 摄入量呈负相关，即高 K^+ 摄入时酶活性下降，而在限制 K^+ 摄入数天后酶活性显著上升[130, 131]。已有几项研究表明，在 K^+ 减少所致的胞质酪氨酸激酶激活过程中，肾内会产生超氧阴离子[132-134]。潜在的上游激素性信号分子包括血管紧张素 Ⅱ（Ang Ⅱ）和生长因子（如胰岛素样生长因子 IGF-1）[132]。特别是 Ang Ⅱ 在限制 K^+ 摄入的大鼠中可抑制 ROMK 活性，而在正常 K^+ 饮食的大鼠中却没有此效应[135]。Ang Ⅱ 的这种抑制作用涉及下游信号通路中超氧化物的产生和 c-src 的激活，故低钾饮食所诱导的

Ang Ⅱ 似乎在减少远端小管 K^+ 分泌方面发挥了重要作用[136]。

（四）远端钠重吸收和钾分泌的综合调控

在醛固酮明显增加的某些生理情况下，如限制饮食钠摄入量，Na^+ 平衡仍可维持且对 K^+ 分泌无显著影响。然而，醛固酮增加可通过激活 ENaC 来产生更大的管腔内负电位差，这本应导致尿钾排泄增多。那么是如何避免产生这种生理效应的呢？这种所谓的醛固酮悖论的内在机制已经被阐明，即醛固酮敏感的远端肾单位对 Na^+ 和 K^+ 进行独立调节。对 Na^+ 和 K^+ 转运的调控之所以既可一体化又可相互独立，其主要因素包括 CCD 上电中性的噻嗪类敏感性 Na^+-Cl^- 转运体[137-139]、远端肾单位上不依赖于 ENaC 的 K^+ 分泌[85]，以及醛固酮、Ang Ⅱ 和饮食钾对各种信号通路的差异调控[141, 142]（见第 6 章）。

CCD 上的电中性 Na^+-Cl^- 转运和不依赖于 ENaC 的 K^+ 分泌可能对 Na^+ 和 K^+ 在远端肾单位的相互独立转运具有重要作用。CCD 上电中性、噻嗪类敏感性、阿米洛利抵抗性 Na^+-Cl^- 转运[137-139] 由 Na^+ 依赖的 SLC4A8 Cl^--HCO_3^- 交换体和 SLC26A4 Cl^--HCO_3^- 交换体联合介导[139]（见第 6 章）。这一转运机制显然对受盐皮质激素刺激大鼠的 CCD 上的多达 50% 的 Na^+-Cl^- 转运起作用[137, 138]，使得不依赖于 ENaC 的电中性 Na^+ 吸收，而不会直接影响 K^+ 分泌。饮食钾摄入增加后则会出现相反的效应，即不依赖于 ENaC 的阿米洛利抵抗性 K^+ 排泄率增加，且可达到 50% 左右[85]。

DCT 上噻嗪类敏感性 Na^+-Cl^- 同向转运体（NCC）在 K^+ 稳态中起着关键作用。正如在 FHHt 中所示，DCT 上 NCC 活性的选择性增高会减少下游 CNT 和 CCD 上的 Na^+ 向主细胞内转运，从而导致高血钾[73]。DCT 还可作为钾离子传感器，直接对循环钾离子的变化做出反应。钾摄入量减少和（或）低钾血症使得 DCT 基底侧的 K^+ 浓度下降，而继发的超极化依赖于基底侧膜的含有 KIR4.1 的 K^+ 通道[4]。超极化导致氯离子经基底侧膜 CLC-NKB 氯通道外流和细胞内氯离子含量减少，而后者会激活 WNK 级联反应，最终导致 NCC 的磷酸化和活化[4]。Ang Ⅱ 也可通过 WNK 依赖性 SPAK 激酶的激活和转运体蛋白磷酸化来激活 NCC[140, 141]，从而减

少 Na$^+$ 向 CNT 转运和 K$^+$ 分泌。相比之下，Ang II 通过激活下游 c-src 酪氨酸激酶（见前）等几种机制来抑制 ROMK 活性[134-136]。限制钾摄入可诱导肾素和循环 Ang II 表达（见"低钾血症的影响"），反之饮食钾摄入增加具有抑制作用[136, 142]。高钾饮食除了可增加 WNK1-S 与 WNK1-L 亚型的比值外[121, 122, 124]，也可因 Ang II 减少而使 NCC 失活[143]。WNK1-S 会拮抗 WNK1-L 对 NCC 的作用，导致在 WNK1-S 相对过剩的条件下，NCC 活性受到抑制[144]。除 ENaC 外，Nedd4-2 还可负调控 NCC 和 WNK1。Nedd4-2 基因纯合缺失的小鼠在 K$^+$ 摄入受限期间发生了严重低钾血症，这说明 Nedd4-2 在肾脏的适应性变化中发挥着重要作用[145]。

最后，在主细胞内，醛固酮增加可诱导 SGK1 激酶表达，SGK1 激酶可使 WNK4 磷酸化并减弱 WNK4 对 ROMK 的影响[146]，并同时激活 ENaC[94, 96, 98]。然而，当饮食 K$^+$ 摄入量减少时，Ang II 表达增加可提高 c-src 酪氨酸激酶活性，经酪氨酸磷酸化通路导致 ROMK 活性受到方向性抑制[128, 147, 148]。c-src 酪氨酸激酶活性增加也会破坏 SGK1 对 WNK4 的抑制作用[149]，src 酪氨酸激酶家族也可直接磷酸化 WNK4，并调节其对 ROMK 的影响[150]。此外，Ang II 对 ROMK 的抑制作用似乎有一部分是通过激活 c-src 来实现的[136]，故 c-src 作为调节 K$^+$ 分泌开关的重要组成部分参与应对饮食中 K$^+$ 摄入量的改变。

对这些重要的生理原理进行总结发现，K$^+$ 摄入量对 Ang II 和醛固酮的不同影响似乎是解决醛固酮悖论的关键。而 K$^+$ 摄入量对 DCT 上 NCC 依赖性 Na$^+$-Cl$^-$ 转运及对下游 CNT 和 CCD 上 K$^+$ 分泌通道

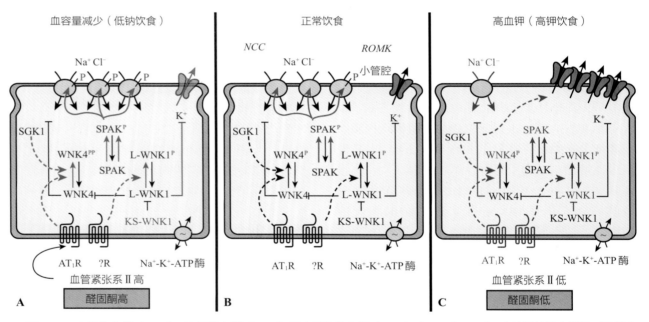

▲ 图 17-6　在远曲小管（DCT）、连接段小管（CNT）及皮质部集合管（CCD）内，Na$^+$-Cl$^-$ 和 K$^+$ 转运的综合调控（绿箭表示激活性通路；红色平末端线表示抑制性通路）

A. 低钠饮食，Ang II 和 SGK1 信号通路引起 WNK4 磷酸化。这引起 SPAK 磷酸化，进而经 NCC 磷酸化和激活 DCT 上的噻嗪类敏感性 Na$^+$-Cl$^-$ 共转运体。假设未知受体的激活会导致 L-WNK1 磷酸化，这也会刺激 SPAK 磷酸化。L-WNK1 也有其他功能：①它阻断 WNK4 形成对 NCC 具有抑制作用的结构，从而激活 NCC。②它经 ROMK 通道抑制的 K$^+$ 分泌。B. 正常饮食。C. 高钾饮食，醛固酮表达增加而 Ang II 低表达。在缺乏足够 Ang II 的情况下，AT$_1$ 受体（AT$_1$R）不能激活 WNK4，这减少了 SPAK 激活和 NCC 磷酸化。饮食钾负荷也会增加 KS-WNK1 亚型水平，从而抑制 L-WNK 活性。因此，WNK4 对 NCC 的抑制作用占主导地位，这阻断了 NCC 向顶端膜转运，从而降低了 NCC 活性。KS-WNK1 还阻断 L-WNK1 对 ROMK 介导的内吞作用的影响，导致 ROMK 在顶端膜的表达增加。其净效应是 K$^+$ 分泌量在 DCT、CNT 和 CCD 中达到最大，而在 NCC 中被抑制。醛固酮诱导的 ENaC（未显示）抵消了 NCC 对 Na$^+$ 重吸收的减少，使 K$^+$ 可以大量分泌而不影响钠平衡。WNK3、SGK1 和 c-src 胞质酪氨酸激酶的作用在此处未明确展示，更多细节请参见正文。NCC. NaCl 同向转运体；ROMK. 肾外髓质 K$^+$ 通道；SPAK. STE20/SPS1 相关富含脯氨酸 / 丙氨酸激酶；WNK. 不含（赖氨酸）激酶（引自 Welling PA, Chang YP, Delpire E, Wade JB. Multigene kinase network, kidney transport, and salt in essential hypertension. *Kidney Int.* 2010;77:1063-1069.）

的不同影响也是如此（图 17-6）。在低钠、适量钾离子摄入的情况下，Ang Ⅱ 和醛固酮均被强烈诱导表达，导致经 NCC 的 Na^+-Cl^- 转运增强、ENaC 活性增强及 K^+ 分泌通道活性降低。虽然 ENaC 被激活，但增加的 Ang Ⅱ 对 ROMK 的相对抑制作用阻止了过多钾离子经尿液排泄。由 Ang Ⅱ 介导的 c-src 激酶激活可直接抑制 ROMK 的转运，同时也消除了 SGK1 对 WNK4 的抑制作用[149]，导致 WNK4 对 ROMK 无明显抑制作用。此外，在 CCD 中醛固酮诱导电中性 Na^+-Cl^- 转运[137-139]，转运促进 Na^+-Cl^- 重吸收，但因 ENaC 活性增强而减弱了其对管腔负电位差的影响，从而限制了尿液钾离子排泄。当饮食钾摄入增加时，循环醛固酮适度增加，但 Ang Ⅱ 表达受抑。这抑制了 NCC 的活性，但促进了下游 Na^+ 向 CNT 和 CCD 的主细胞内转运，其中 ENaC 活性增加，ROMK 和 BK 通道也被显著激活。饮食中 K^+ 摄入增加也显著促进了不依赖于 ENaC 的 K^+ 分泌[85]，使尿液排 K^+ 能力大大提升。

（五）肾素和醛固酮的调节作用

肾素 – 血管紧张素 – 醛固酮系统（RAAS）的调节作用对 K^+ 稳态的维持具有重大临床意义。虽然多种组织都能分泌肾素，但肾源性肾素在生理上起主导作用。肾入球小动脉上球旁细胞所分泌的肾素由致密斑发出的信号引起[151]，特别是经致密斑细胞[27]顶端膜上的 $Na^+-K^+-2Cl^-$ 共转运蛋白（NKCC2）向管腔转运的氯离子减少[152]。除了来自于致密斑的信号，肾脏灌注压降低和肾脏交感神经张力增加也可刺激肾脏分泌肾素[153]。抑制肾素释放的分子包括 Ang Ⅱ、一氧化氮、醛固酮、内皮素[154]、腺苷[155]、心房钠尿肽（ANP）[156]、肿瘤坏死因子 -α（TNF-α）[157]及活性维生素 D[158]。环磷酸鸟苷（cGMP）依赖性蛋白激酶Ⅱ型（cGK Ⅱ）可抑制肾素分泌，因为在纯合子 *cGK Ⅱ* 基因敲除小鼠中，几种刺激因素导致的肾素分泌作用被远远放大[159]。通过 ANP 和（或）NO 激活的 cGK Ⅱ 对肾小球旁细胞的肾素分泌具有明显抑制作用[156]。刺激肾素从肾小球旁细胞释放的局部因素包括前列腺素[160]、肾上腺髓质激素[161]、儿茶酚胺（作用于 $β_1$ 受体）[162]及琥珀酸盐（作用于 GPR91 受体）[163]。

肾素释放、RAAS 和环氧合酶 -2（COX-2）之间的关系非常复杂[160]。COX-2 在致密斑上大量表达[160]，而在限盐或给予呋塞米的治疗中，也观察到了许多大量招募 COX-2 的细胞[21, 160]。致密斑细胞内氯离子减少通过 p38 MAP 激酶刺激 COX-2 表达[164]，而醛固酮和 Ang Ⅱ 均可降低 COX-2 表达[160]。致密斑 COX-2 衍生的前列腺素对肾素分泌起着主导作用，其中肾素释放可由限盐、使用呋塞米、肾动脉闭塞或抑制血管紧张素转化酶（ACE）等因素引起[21, 165]。其中，COX-2 衍生的前列腺素是通过调节细胞内的 cAMP 和钙含量在肾小球旁（JG）细胞内的肾素表达中发挥作用，而不是直接参与肾素释放的急性调节[160]。来源于致密斑的前列腺素也参与了限盐条件下 CD44[+] 间充质干细胞的募集，这些细胞将会分化为产肾素细胞[166]。

肾脏释放的肾素最终会通过 Ang Ⅱ 的作用刺激肾上腺释放醛固酮。高钾血症本身也是一种促进醛固酮从肾上腺释放的具有协同效应的独立刺激因素（图 17-7）[21, 167]，尽管在增加循环醛固酮方面，增加饮食 K^+ 负荷不如限制饮食 Na^+-Cl^- 摄入有效[88]。由于钾漏通道 TASK-1 和 TASK-3 的活动，肾上腺球状带细胞的静息膜电位呈超极化状态，而同时删除编码这些通道的基因可导致肾上腺球状带细胞在静息状态下即发生去极化，并可导致饮食钠负荷抵抗性的血清醛固酮升高[168]。Ang Ⅱ 和 K^+ 均通过电

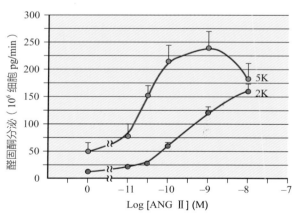

▲ 图 17-7　细胞外 K^+ 和血管紧张素Ⅱ（ANG-Ⅱ）诱导牛肾上腺球状带细胞释放醛固酮的协同效应
ANG-Ⅱ 的剂量反应曲线分别对应于胞外 K^+ 浓度为 2mmol/L（红 ●）和 5mmol/L（蓝 ●）的情况（引自 Chen XL, Bayliss DA, Fern RJ, Barrett PQ. A role for T-type Ca^{2+} channels in the synergistic control of aldosterone production by ANG Ⅱ and K[+]. *Am J Physiol.* 1999; 276: F674-F683.）

压敏感性 T 型 Ca^{2+} 通道引发肾小球细胞的 Ca^{2+} 内流[21,169]，主要是经 Cav3.2[170]。细胞外 K^+ 升高使肾小球细胞去极化并激活这些 Ca^{2+} 通道，这是由 Ang II 独立和协同激活的[169]。钙依赖性激活钙调蛋白（CaM）依赖性蛋白激酶反过来会通过诱导醛固酮合成酶来激活醛固酮的合成和释放[171]。K^+ 和 Ang II 也可通过抑制神经元抑制沉默因子（NRS）来解除其对 Ca^{2+} 通道基因表达的抑制，从而增强 Cav3.2 Ca^{2+} 通道转录，这最终会增加醛固酮合成酶的表达[170]。

在产醛固酮性腺瘤的生殖细胞和体细胞突变中，有关控制肾上腺球状带细胞膜兴奋性的转运蛋白的报道重点强调了肾上腺感应 K^+ 变化这一能力在醛固酮释放中的作用（见"醛固酮增多症"）。例如，在近 40% 的产醛固酮性肾上腺腺瘤内可检测到肾上腺 K^+ 通道 KCNJ5（GIRK4）的体细胞突变[172]，这些突变赋予钾通道一种新的 Na^+ 电导性，从而导致肾上腺球状带细胞膜去极化、Ca^{2+} 内流及醛固酮释放。

K^+ 升高引起的肾上腺醛固酮释放依赖于完整的肾上腺肾素-血管紧张素系统[173]，尤其是在限制 Na^+ 摄入期间。因此，ACEI 和血管紧张素受体拮抗剂（ARB）可完全消除高钾对处于限盐条件的肾上腺的影响[174]。Ang II 结合 AT_{1A} 受体或 AT_{1B} 受体后产生的对 G 蛋白依赖性激活 TASK-1 和（或）TASK-3 K^+ 通道的直接激活作用被认为是 Ang II 影响肾上腺醛固酮释放的基础[168]，而这种效应可以被 ARB 或 ACEI 消除。其他临床相关的肾上腺醛固酮释放活化剂包括前列腺素类[175]和儿茶酚胺类[176]，它们通过提高 cAMP 水平发挥作用[177,178]。最后，ANP 对 K^+ 等刺激物诱导的醛固酮释放具有显著的负调控作用[179]，至少部分是通过抑制醛固酮合成的早期事件来实现[180]。因此，ANP 能够抑制肾素和肾上腺醛固酮的释放，这些功能可能是低肾素性醛固酮减少症的病理生理学机制的核心。

（六）尿钾排泄指数

通过床旁试验直接测量患者远端肾小管的 K^+ 排泄量是最理想的检测方法，然而这在技术上显然不具可行性。一个广泛使用的替代方法是计算经肾小管尿钾浓度梯度（TTKG），其定义如下所示。

$$TTKG = ([K^+]_尿 \times Osm_血) / ([K^+]_血 \times Osm_尿)$$

TTKG 的理论值主要基于历史数据，低钾时小于 3～4，高钾时大于 6～7。关于高钾血症对应的 TTKG 值已经有过多次讨论[181]。显然，CCD 和髓质集合管对水的重吸收率是决定终尿 K^+ 绝对浓度的一个重要因素，因此，使用尿液与血浆渗透压的比值来计算 TTKG。事实上，水的重吸收在很大程度上决定了 TTKG，因此它的影响远远超过了 K^+ 梯度的作用[182]。最近，TTKG 的发明者提出，TTKG 没有考虑在 K^+ 排泄过程中远端肾小管重吸收尿素所造成的影响，然而，无论是尿素转运蛋白基因敲除小鼠，还是使用尿素转运蛋白抑制剂的大鼠[183]，都没有出现 K^+ 稳态异常。对于改变饮食 K^+ 和盐皮质激素摄入量的患者，TTKG 的作用可能较小[184]。然而，血浆醛固酮水平与 TTKG 之间确实存在线性关系，这说明 TTKG 可粗略估计由醛固酮诱导的肾脏增加尿钾排泄的能力[185]。因此，TTKG 对盐皮质激素（通常为氟氢可的松）的反应可用于诊断高钾血症[181]。在低钾血症患者中，TTKG 小于 2～3 可将重分布性低钾血症患者与肾脏钾离子消耗引起的低钾血症患者相区分，因为后者的 TTKG 值会超过 4[186]。

对于低钾血症患者而言，TTKG 的一种替代方法是测量尿钾与肌酐的比值。当低钾血症是由饮食摄入不足、细胞外钾离子移位、胃肠功能丧失或应用过量利尿剂引起时，这一比值通常低于 13mEq/g（1.5mEq/mmol）[186]。若该比值增加则提示肾脏钾离子持续丢失。在一项对 43 例伴有瘫痪的严重低钾血症（范围为 1.5～2.6mmol/L）患者的研究中，对尿 K^+-肌酐比值的效用进行了评估[186]。尿钾-肌酐比值正确区分出了 30 例低钾性周期性麻痹患者和 13 例主要由肾钾丢失引起的低钾血症患者。低钾性周期性麻痹患者的尿 K^+ 与肌酐的比值显著降低（11:36mEq/g；1.3:4.1mEq/mmol）。其中临界值约为 22mEq/g（2.5mEq/mmol）。

测定尿电解质以计算 TTKG 或尿 K^+/肌酐比值提供了测定尿 Na^+ 的机会，这将确定显著的肾前性因素是否限制了远端肾单位的 Na^+ 重吸收和 K^+ 排泄（图 17-4）。尿电解质的测定还可用于计算尿液的阴离子间隙。阴离子间隙是尿 NH_4^+ 含量的间接指标，从而提示机体对酸中毒的缓冲调节能力[187]。

四、低钾血症与高钾血症的危害

正如以下所讨论的，高钾血症和低钾血症都会造成多种危害。

（一）低钾血症的危害

1. 对可兴奋组织：肌肉和心脏

低钾血症是室性和房性心律失常的常见危险因素[29, 188]。例如，对于接受心脏手术的患者而言，血清 K^+ 水平低于 3.5mmol/L 是发生严重术中心律失常、围术期心律失常和术后心房颤动的预测因子[189]。然而，在运动压力测试中，中度低血钾似乎不会增加严重心律失常的发生风险[190]。低钾血症的心电图改变包括宽而平的 T 波、ST 段压低和 QT 间期延长，这些改变在血清 K^+ 水平低于 2.7mmol/L 时最为显著[191]。低钾血症常伴有低镁血症，是长 QT 综合征（LQTS）和尖端扭转型室速的一个重要病因，其可单独[192]、联合药物毒性[193]或合并 LQTS 相关的心脏 K^+ 和 Na^+ 通道突变致病[194]。低钾血症加速了心脏 HERG（human ether-a-go-go）K^+ 通道蛋白的网格蛋白依赖性内化和降解作用[31]。HERG 编码心脏的快速激活性延迟整流 K^+ 通道（I_{Kr}）上的成孔亚基。I_{Kr} 主要负责心肌动作电位 2 期和 3 期的钾离子外流[195]。HERG 的功能缺失突变可减少 I_{Kr} 表达并导致 II 型 LQTS[31]，而低钾血症对 HERG 和 I_{Kr} 的下调作用为 LQTS 和尖端扭转型室速之间的关联提供了一个很好的解释。

根据 Nernst 方程，静息膜电位水平与细胞内外钾离子浓度的比值有关。在骨骼肌中，血浆 K^+ 减少将会增加这一比值，从而使细胞膜超极化（即静息电位的负电荷增加）。这减弱了肌肉的去极化和收缩能力，导致肌无力。然而，在一些人心肌细胞中，特别是心肌传导系统的浦肯野纤维，低钾血症会导致反常去极化[196]，这种反常去极化在低钾性心律失常的发生中起着重要作用[196, 197]。可兴奋细胞的静息膜电位在很大程度取决于 K2P1 K^+ 通道大家族，之所以这样命名是因为每个亚基都具有 2 个成孔（P）环结构域。低钾血症导致一般情况下仅选择性透过 K^+ 的 K2P1 通道突然介导 Na^+ 向胞内转

运，从而引起反常去极化[198]。值得注意的是，低钾血症时，啮齿类动物的心肌细胞会按 Nernst 方程所预计的出现超极化，且与人类心肌细胞不同，它们并不表达 K2P1 通道 TWIK-1。基因操纵说明了 TWIK-1 的表达造成了人类和小鼠心肌细胞的这种反常去极化现象[198]。

低钾血症诱发心律失常的另一个重要机制是降低心脏 Na^+-K^+-ATP 酶活性[199, 200]。由此导致的细胞内 Na^+ 增加，阻碍了经 Na^+-Ca^{2+} 交换体等机制介导的对细胞内 Ca^{2+} 的去除，从而导致细胞内钙超载。随后钙调蛋白激酶 II 活性增加，并通过激活晚期 Na^+ 和 Ca^{2+} 电流来降低复极化电势储备[201]。这反过来又使心脏更易发生早期后去极化相关性心律失常，如尖端扭转型室速和多形性室速（PVT）[201]。

在骨骼肌中，低钾血症引起细胞超极化，从而削弱骨骼肌的去极化和收缩能力。因此，肌无力和麻痹现象在各种原因造成的低钾血症中并不少见[202, 203]。在 1946 年，K^+ 置换术逆转了由糖尿病酮症酸中毒（DKA）治疗引起的低钾血症性膈肌麻痹，这是糖尿病治疗史上的一个里程碑[204]。病理上，低血钾性肌病的肌肉活检显示退化肌纤维被吞噬、纤维再生及 2 型纤维萎缩[205]。大多数有严重肌病的患者肌酸激酶水平升高，且各种原因所致的低钾血症更容易导致横纹肌溶解合并急性肾衰竭。

2. 对肾脏的影响

低钾血症会使肾脏发生多种结构性和功能性改变，这在其他地方有详细描述[206]。对人类而言，肾脏病理改变包括相对特异性的近端肾小管空泡化[206-208]、间质性肾炎[209]和肾囊肿[210]。低钾血症性肾病可导致 ESRD，这主要发生在因进食障碍和（或）滥用泻药而长期低血钾的患者中[211]。另外，低钾血症所致的急性肾衰竭伴近端肾小管血管病变也有报道[212]。在动物模型中，低钾血症增加了机体对缺血、庆大霉素和两性霉素 B 引起的急性肾衰竭的易感性[21]。限制大鼠的钾摄入量可诱导皮质 Ang II 和髓质内皮素 -1 的表达，从而导致肾缺血样损伤[213]。患低钾血症性肾病的大鼠因血管内皮生长因子（VEGF）表达减少，导致进行性毛细血管丢失和血管新生减少[214]。

由低钾血症引起的肾脏生理功能的显著改变包括 Na^+-Cl^- 潴留、多尿[207]、尿磷酸盐增多[29]、尿枸

橡酸减少[215]及肾脏产氨增加[206]。大鼠体内 K+ 减少可引起近端肾小管对 Na+–Cl− 过度重吸收，这与此段肾单位的 Ang II[213]、AT1 受体[29]及 α2 肾上腺素受体[29]表达上调相关。NHE3 是近端小管上 Na+ 跨管腔膜进入细胞内的主要位点，它在缺 K+ 大鼠中的表达大量上调（> 700%）[216]，这与观察到的对 Na+–Cl− 和碳酸氢盐的过度重吸收相一致[206]。低钾血症中的多尿症状是由烦渴多饮[217]和抗利尿激素抵抗性尿液浓缩功能下降引起的[206]。这种肾脏浓缩功能缺陷涉及多种因素，有证据表明抗利尿激素引起的集合管抗利尿作用减弱[206]及 TAL 对 Na+–Cl− 的重吸收减少[29]。K+ 摄入受限会导致集合管中水通道蛋白 –2 表达的快速可逆性减少[218]，该变化始于 CCD 且可在 24h 内逐渐进展至髓质集合管[219]。在低钾血症性肾源性尿崩症中，水通道蛋白 –2 和其他几种蛋白的表达下调是通过自噬作用实现的[220]。当限制 K+ 摄入时，TAL 顶端膜侧的 K+ 通道 ROMK 和 Na+–K+–2Cl− 协同转运蛋白 NKCC2[216]的表达显著下降，这会减少 Na+–Cl− 重吸收，从而抑制了逆流倍增作用并削弱了集合管重吸收水的驱动力。

3. 对心血管系统的影响

大量实验和流行病学证据表明，低钾血症和（或）饮食 K+ 摄入减少与高血压、心力衰竭和脑卒中的发生或恶化有关[221]。幼龄大鼠体内 K+ 水平降低可诱发高血压[222]，即使在恢复正常血钾水平后，大鼠对盐的高敏感性仍持续存在。这种盐敏感性可能是低血钾引起的严重肾小管间质损伤的结果[213]。最近也有研究发现，低钾血症还可通过诱导自噬作用和促进血管平滑肌钙化参与血管钙化和动脉硬化的形成[223]。在低钾饮食小鼠的钙化动脉和暴露于体外低钾环境的动脉中，已证实存在自噬作用的增强和 cAMP 反应元件结合蛋白（CREB）信号表达的增加。这一新发现可能是低钾膳食摄入诱发动脉粥样硬化性血管钙化和硬化的作用机制。对健康人群和原发性高血压患者短期限制钾离子摄入也会导致 Na+–Cl− 潴留和高血压[29]，且大量流行病学数据表明饮食钾摄入不足和（或）低钾血症与高血压的发生有关[221, 224]。在使用利尿剂治疗的高血压患者中，纠正低钾血症尤为重要。在这种情况下，血压水平会随正常血钾的恢复得到改善[225]，而低钾血

症则会减弱利尿剂对心血管的益处[29, 226]。低钾血症会减少胰岛素分泌，这一机制可能在噻嗪类利尿剂相关性糖尿病中起着重要作用[227]。最后，低血钾可能在心力衰竭的病理生理机制和病情进展中发挥了重要作用[221]。

（二）高钾血症的危害

1. 对可兴奋组织：肌肉和心脏

高钾血症是一种临床急症，主要是因为它对心脏的影响。在骨骼肌中，血浆 K+ 的减少会使细胞膜超极化。此外，如前所述，在人类心脏传导系统的浦肯野纤维中，低钾血症导致矛盾的去极化。高钾血症使心肌细胞去极化，使膜电位从 –90mV 降低到大约 –80mV。这使膜电位接近动作电位产生的阈值，轻度和（或）快速高钾血症最初会增加心脏兴奋性，因为产生动作电位需要较少的去极化刺激。细胞外 K+ 的轻度增加也通过增加 I_{Kr} 来影响心脏动作电位的复极期，如前所述（见"低钾血症的影响"），I_{Kr} 对细胞外 K+ 的变化高度敏感[31]。这种对复极的影响被认为是高钾血症早期症状的基础[228]，包括 ST–T 段压低、T 波峰值、Q–T 间期缩短[195]。

持续的和不断增强的去极化可使心脏钠通道失活，从而降低了动作电位 0 期最大上升速率（V_{max}）。V_{max} 的下降，可导致心肌传导性下降，表现为 P 波、PR 间期和 QRS 波的逐渐延长[195]。严重高钾血症导致 P 波消失和 QRS 波进一步增宽，其与 T 波融合产生正弦波样室室节律。

与高钾血症相关的心律失常包括窦性心动过缓、窦性停搏、缓慢型室性自搏性心律、室性心动过速、心室颤动和心脏停搏[228, 229]。这其中涉及许多机制[201]。对伴有宽 QRS 波心动过速的高钾血症患者的鉴别诊断和治疗尤为困难。而且，由于高钾血症增强了利多卡因对心脏钠离子通道的阻滞作用，因此，在这种情况下使用利多卡因可能会导致心脏停搏或心室颤动[230]。高钾血症也可引起 I 型 Brugada 样心电图，表现为假性右束支传导阻滞（right bundle branch block，RBBB）和至少 2 个胸导联持续"穹隆型"ST 段抬高。这种高血钾所致的 Brugada 样改变，可见于伴严重高钾血症（血清 K+ > 7mmol/L）的危重症患者，且与遗传性

Brugada 综合征不同，可表现为 P 波消失、QRS 波显著增宽和 QRS 轴异常[231]。

高钾血症的典型心电图表现见表 17-3。然而，这些改变非常不敏感。在一个病例系列研究中发现，当血清钾超过 6.8mmol/L 时，只有 55% 的患者表现出 T 波高尖[232]。这是因为导致患者出现高血钾心电图改变和心脏毒性的绝对钾水平在患者之间存在较大的差异。这与高钾血症发生的速度[233, 234]、是否伴有低钙血症、酸血症和（或）低钠血症等因素相关[235, 236]。尤其是血液透析患者[236]和慢性肾衰竭患者[237]可能不会出现心电图改变。另外，我们还应注意区分高钾血症引起的双支对称尖耸 T 波和其他原因导致的 T 波改变[238]。与"帐篷状"T 波相比，胸导联 T 波与 R 波振幅之比（T∶R 比值）可能是高钾血症更为特征性的改变[239]。

高钾血症很少出现上行性麻痹[21]，即"继发性高血钾性麻痹"，可以区别于家族性高血钾性周期性麻痹（hyperkalemic periodic paralysis，HYPP）。高钾血症的这种表现类似吉兰 - 巴雷综合征（Guillain-Barre syndrome），可能会出现膈肌麻痹和呼吸衰竭[240]。多种原因引起的高钾血症可导致麻痹，具体可参考 Evers 及其同事撰写的综述[241]。目前机制并不完全清楚。然而，一项关于神经传导的研究提示，高血钾所致的麻痹可能与神经源性机制有关，而不是直接影响肌肉兴奋性[241]。

与继发性高血钾性麻痹相反，HYPP 是一种原发性肌病。HYPP 患者在增加钾摄入或剧烈运动后休息时，会诱发高钾血症，导致肌无力发

生[242]。HYPP 患者出现高钾血症的诱因可用于与低血钾性周期性麻痹（hypokalemic periodic paralysis，HOKP）相鉴别，HYPP 的肌强直表现是一个更明显的鉴别特征[242]。高钾血症引起的骨骼肌去极化揭示了 HYPP 患者的河豚毒素敏感型钠通道的失活缺陷，且编码该通道的 SCN4A 基因的常染色体显性遗传突变导致了该疾病的大多数形式[243]。在 HYPP 中，轻度的肌肉去极化（5～10mV）可导致钠电流通过突变的通道持续内流，而具有 SCN4 等位基因的正常钠通道会从失活状态快速恢复，然后可被重新激活，导致肌强直。当肌肉去极化更显著时（20～30mV），所有钠通道均失活，致使肌肉无法兴奋及肌无力（图 17-8）。由于 SCN4A 编码的大通道蛋白内发生突变而引起的相关疾病包括 HOKP Ⅱ 型[244]、先天性强直性肌痉挛[243]和钾加重性肌强直[243]。美洲 Quarter 马（1/4 英里马）的 HYPP 发病率很高（4.4%），这是由于其父系祖先"Impressive"携带了 SCN4A 突变基因（见图 17-8）[243]。最后，肌肉特异性的钾离子通道亚基"MinK 相关肽 2"（MinK-related peptide 2，MiRP2）的功能缺失突变也被发现会导致 HYPP。MiRP2 和相关的 Kv3.4 钾离子通道在维持骨骼肌静息膜电位中起作用[245]。

2. 对肾脏的影响

高钾血症因为干扰了铵（NH_4^+）从尿液中排出，所以对酸性尿的排泄有显著的影响。人体钾负荷可在一定程度上减少尿 NH_4^+ 的排泄和减弱对酸负荷的反应[246]。慢性钾负荷可使大鼠尿 NH_4^+ 排泄减少 40%，导致高钾血症和代谢性酸中毒[247]。虽然近端小管 NH_4^+ 生成下降，但对近端小管 NH_4^+ 的分泌却无明显影响[248]。小管管腔内的 NH_4^+ 在髓袢升支粗段（TAL）被吸收，然后经过逆流倍增，最终从肾髓质的间质排出[248]。高钾血症似乎通过与 NH_4^+ 竞争 TAL 重吸收而抑制肾脏排酸，从而防止了肾髓质间质 NH_4^+ 水平的升高[249]。

NH_4^+ 的离子半径与 K^+ 相同，可以通过 TAL 管腔面 $Na^+-K^+/NH_4^+-2Cl^-$ 共转运蛋白（NKCC2）与 K^+ 进行交换[250]；NH_4^+ 可通过管周侧的 Na^+/H^+ 交换因子 NHE4 离开 TAL[251]。与其他阳离子一样，NH_4^+ 在 TAL 中的逆流倍增会大大增加集合管中可供分泌的 NH_4^+/NH_3 浓度。因此，近端小管因酸中

表 17-3 高钾心电图改变与血清钾浓度之间的大致对应关系

血清钾离子浓度（mmol/L）	心电图异常
5.5～6.5	T 波高尖伴基底狭窄，在胸导联最常见
6.5～8.0	T 波尖耸、P-R 间期延长、P 波振幅减小、QRS 波群增宽
> 8.0	P 波消失，心室内传导阻滞、分支传导阻滞、束支传导阻滞、QRS 轴移位，QRS 波群逐渐增宽，正弦波型（窦室节律），心室颤动，心脏停搏

引自 Mattu A, Brady WJ, Robinson DA: Electrocardiographic manifestations of hyperkalemia. *Am J Emerg Med*. 2000; 18:721-729.

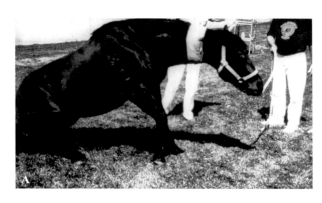

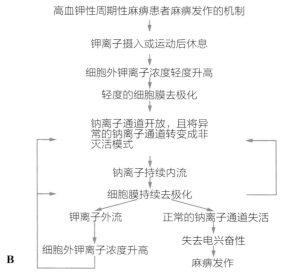

▲ 图 17-8　骨骼肌电压门控钠离子通道突变所致的高血钾性周期性麻痹（HYPP）

A. 这种疾病在纯种的美洲 Quarter 马中特别常见，患病的马表现为剧烈运动后休息时出现麻痹发作，B. HYPP 肌肉麻痹的发生机制（A 由 Dr. Eric Hoffman 惠赠；B 引自 Lehmann-Horn F, Jurkat-Rott K. Voltage-gated ion channels and hereditary disease. *Physiol Rev.* 1999; 79: 1317–1372.）

毒刺激所产生的 NH_4^+ 通过 TAL 重吸收，然后在髓间质部通过逆流倍增浓缩，最终在集合管中分泌。由于酸中毒可诱导 NKCC2 和 NHE4 表达增加，TAL 重吸收 NH_4^+ 的能力增强[250, 251]。高钾血症可通过 K^+ 干扰 TAL 重吸收 NH_4^+，从而使直小血管（代表间质液）和集合管之间的 NH_4^+ 减少，诱发大鼠酸中毒[249]。

最近，在一个低肾素低醛固酮血症伴有显著的、可治疗的高钾血症酸中毒的小鼠模型中发现，血钾升高与近端小管中产氨酶的表达降低和调控氨再循环的谷氨酰胺合成酶的表达上调有关[252]，但不影响 NKCC2 或 NHE3 的表达。然而，这些小鼠

的氨转运蛋白家族成员 Rhcg 表达下降和肾外髓集合管（OMCD）内带 H^+-ATP 酶的管腔面极化减少，从而进一步导致尿 NH_4^+ 的排泄障碍。这些酶和转运蛋白表达的多种改变可通过纠正高钾血症来逆转[252]。

临床上，低肾素低醛固酮血症引起的高钾血症性酸中毒的患者，在使用阳离子交换树脂纠正血钾后，可见尿 NH_4^+ 排泄增加[253, 254]，表明高钾血症在酸中毒的发生中起重要作用。

五、低钾血症

（一）低钾血症的原因

低钾血症的发生发展与多种致病因素有关。

1. 流行病学

低钾血症在门诊和住院患者中都比较常见，可能是临床实践中最常见的电解质异常[255]。当将低钾血症定义为血清 K^+ < 3.6mmol/L 时，约 20% 的住院患者存在低钾血症[256, 257]；当定义为血清 K^+ < 3.4mmol/L 时，16.8% 的首次入院患者出现低钾血症[258]。低钾血症通常是轻度的，K^+ 水平为 3.0～3.5mmol/L，但有 25% 是中度至重度的患者（K^+ < 3.0mmol/L）[256, 259]。住院患者低钾血症最常见的病因是胃肠道失钾、利尿剂的使用和低镁血症[260]。在接受噻嗪类利尿剂治疗高血压的患者中，这是一个特别突出的问题，低钾血症发生率高达 48%（平均为 15%～30%）[29, 261]。噻嗪类利尿剂美托拉宗常被用于治疗单用襻利尿剂无效的心力衰竭，分别引起约 40% 和 10% 的患者出现中度（K^+ ≤ 3.0mmol/L）和重度（K^+ ≤ 2.5mmol/L）低钾血症[262]。低钾血症在接受腹膜透析的患者中也很常见，10%～20% 的患者需要补充钾[263]。低钾血症本身可使住院患者死亡率增加达 10 倍[258, 259]，可能是由于其对心律失常、血压和心血管疾病发生的深远影响所致[221, 264]。

2. 假性低钾血症

样本检测延迟是由于细胞钾摄取增加导致假性低钾血症的一个公认原因。如果环境温度升高，这种偏差可能会具有临床意义[29, 265, 266]。极少数情况下，由急性白血病引起的严重白细胞增多症患者会出现假性低钾血症，这是由于大量的白细胞团对 K^+ 的时间依赖性摄取引起的[265]。这些患者不会出

现低钾血症的临床并发症或心电图改变，而且如果样本在静脉穿刺后立即测量，其血浆 K^+ 水平是正常的。

3. 钾离子重分布和低钾血症

由于 K^+ 可在细胞外和细胞内重分布，因此调控影响 K^+ 内在分布的因素（见"影响钾内在分布的因素"）可导致低钾血症。内源性胰岛素很少情况下会导致低钾血症的发生，然而，应用胰岛素是医源性低钾血症的一个常见原因[256]，且可能是与强化血糖控制有关的所谓"睡眠猝死症"的一个相关因素[267]。胰岛素也可能在与再喂养综合征相关的低钾血症中发挥重要作用[268]。内源性交感神经系统活性的改变可在一些情况下引起低钾血症，如酒精戒断[269]、急性心肌梗死[221, 270] 和颅脑损伤[271, 272]。重度颅脑损伤后钾离子重分布所致的低钾血症可十分严重。据报道，血清 K^+ 水平可低至 1.2mmol/L[271] 和 1.9mmol/L[272]，且恢复后会出现显著的反跳性高钾血症。

由于 β_2 受体激动剂能同时激活 Na^+-K^+-ATP 酶[51] 和 Na^+-K^+-$2Cl^-$ 协同转运蛋白 NKCC1[21, 28]，故该类药物是促使细胞摄取 K^+ 强有力的激动剂。这些药物主要用于治疗哮喘。然而，利托君等抗宫缩药应用于分娩时，亦可引起低钾血症和心律失常[273]。未在美国获准用于医疗用途的长效 β_2 受体激动剂克仑特罗，在中毒量时可致低钾血症，包括掺杂有克仑特罗海洛因引起的毒性爆发[274]。拟交感神经类药物，因其摄入来源隐匿，如咳嗽糖浆中的伪麻黄碱和麻黄碱[203]，又或者是减肥药[275]，常常是被忽略的引起低钾血症的原因。此外，如茶碱[21, 276] 和食用咖啡因[277] 这类的黄嘌呤类物质可能通过激活下游的 cAMP 诱导低钾血症，并可能在这方面与 β_2 受体激动剂产生协同作用[278]。

尽管 β_2 受体激动剂可通过 Na^+/K^+-ATP 酶激活 K^+ 摄取，但也有人认为抑制 K^+ 的被动外流也会导致低钾血症。这是通过内向整流的 K^+ 通道强效抑制剂钡剂来完成的[279]。这种罕见的低钾血症通常是由于无意中或企图自杀时食用了杀鼠剂（俗称老鼠药）碳酸钡所致[280]。在食用含钡的剃须粉[281] 和除毛剂[282] 自杀时亦有报道。钡盐在工业中应用广泛，因此工业事故中钡中毒的方式有很多种[21, 283]。中毒患者心电图的 U 波特别明显，可能是由于心

脏内向整流 K^+ 通道被直接抑制所致[279]。由于肌肉 KIR 通道亦可被钡抑制，因此也会发生肌肉麻痹[279]。用钾离子治疗钡中毒可使血浆 K^+ 增加，且使钡离子从受影响的钾离子通道移出[280]。血液透析也是一种有效的治疗方法[284]。

铯亦可抑制多种钾离子通道，诱发低钾血症和相关心律失常，并伴有反常的钾尿，可能与其抑制 ROMK 和 BK 分泌通道有关[285]。低钾血症亦常见于氯喹中毒或过量[286]，但其机制尚未完全清楚。

4. 低血钾性周期性瘫痪

周期性瘫痪既有遗传原因，也有获得性原因，并可进一步细分为高血钾性和低血钾性[21, 242-244]。高血钾性麻痹的遗传和继发性类型我们在前文已进行讨论（见"高钾血症的后果"）。编码 L 型钙离子通道 α1 亚基的 CACNA1S 基因常染色体显性突变是低血钾性周期性瘫痪（hypokalemic periodic paralysis，HOKP Ⅰ 型）最常见的遗传原因，而 Ⅱ 型 HOKP 是由编码骨骼肌 Na^+ 通道的 SCN4A 基因突变所致[287]。在 Andersen 综合征（Andersen syndrome）中，由于编码内向整流 K^+ 通道 Kir2.1 的 KCNJ2 基因常染色体显性突变，导致周期性麻痹、心律失常和生长畸形[288]。Andersen 综合征的麻痹可为正常血钾、低血钾或高血钾。然而，其麻痹症状的触发因素在家族成员之间是一致的[288]。

HOKP 的病理生理机制很复杂。从结构上看，大约 90% 的 HOKP 相关突变可导致位于 S_4、L 型钙通道的电压敏感器域和骨骼肌 Na^+ 通道中带正电荷的精氨酸残基丢失[244]，从而使阳离子从异常的孔中漏出，产生了所谓的"门控电流"。这种异常的阳离子漏出可能直接导致 K^+ 依赖性的反常去极化和低血钾性无力[289]。敲入 Na^+ 通道（$Na_v1.4$-R669H）的突变小鼠，其肌肉在超极化电位下仍表现出异常的内向电流，原因与这种门控孔电流有关[290]。

胰岛素敏感的转运活动异常也可能导致 HOKP 的低血钾性无力。运动后休息和（或）富含糖类的饮食是 HOKP 低血钾性麻痹发作的可逆性刺激[244]。虽然糖类饮食诱导内源性胰岛素产生被认为会降低血浆 K^+，从而诱发乏力，但在无显著低钾血症时，胰岛素亦可诱发 HOKP 患者出现麻痹症状[291]。体外研究发现，暴露于胰岛素的 Ⅰ 型和 Ⅱ 型 HOKP 肌纤维的动作电位和肌肉收缩减少[287, 292]。这种作用

可见于细胞外 K^+ 为 4.0mmol/L 时，并随着 K^+ 的降低而增强[292]。Ⅰ型 HOKP 肌肉中 ATP 敏感性内向整流 K^+ 通道（K_{ATP}）的活性降低[293, 294]，因而导致的肌肉 Na^+-K^+-ATP 酶活性不受抑制，可能是引起低钾血症发生的原因[295]。胰岛素抑制Ⅰ型 HOKP 患者[292] 和低血钾大鼠[296] 的肌纤维中剩余的 K_{ATP} 活性，引起去极化向 Cl^- 离子的平衡电位漂移（$\approx 50mV$）。在这个电位下，电压依赖性的 Na^+ 通道大量灭活，导致麻痹。

麻痹与低钾血症的多种其他原因有关，包括获得性和遗传性[202, 203, 297]。肾性低血钾性麻痹的原因包括 Fanconi 综合征[298]、Gitelman 综合征[297] 和各种原因所致的低钾性远端肾小管酸中毒[29, 299]。在低钾动物模型中，骨骼肌 K_{ATP} 通道的活性和调节是异常的，提示其与遗传性 HOKP 相似的肌肉生理学特点（见前文）。然而，低血钾性麻痹的一个重要病因，甲状腺毒症伴周期性瘫痪（thyrotoxic periodic paralysis，TPP）的病理生理过程与 HOKP 明显不同。例如，尽管这 2 种综合征在临床上有相似之处，但甲状腺素对 HOKP 没有影响。

TPP 通常在亚裔患者中出现，然而在西班牙裔患者中发病率也较高[300]。这种共有的易感性与编码 Kir2.6（肌肉特异的甲状腺激素反应性 K^+ 通道）的 KCNJ18 基因的遗传变异有关[30]。全基因组关联研究提示，编码相关肌肉 K^+ 通道（Kir 2.1）的 KCNJ2 基因变异也具有 TPP 易感性[301]。患者的典型表现是四肢远端和肢带无力，最常发生在早上 1 点至 6 点。与 HOKP 类似，TPP 麻痹发作可能是由休息和（或）富含糖类的膳食所诱发。TPP 患者不一定均有甲状腺功能亢进的临床体征和症状[300, 302]。TPP 患者低钾血症很严重，血钾范围为 1.1～3.4mol/L，并常伴有低磷血症和低镁血症[300]；而这 3 种电解质异常都可能导致相关的无力症状。在诊断上，TPP 患者的 TTKG < 2～3 或尿钾与肌酐之比< 2.5mmol/mmol，可据此与肾丢失钾所致的低钾血症区分开来，因为后者的 TTKG 值高于 4[186]。这种区别对于治疗具有重大的意义，因为大量失钾的患者需要积极补充氯化钾，而补钾在 TPP 及相关疾病中存在反跳性高钾血症的严重风险[186, 303]。

TPP 患者的低钾血症很可能是由于对 Na^+-K^+-ATP 酶的直接和间接激活所致，因为有证据表明该酶在 TPP 患者红细胞和血小板中的活性增加[29, 304]。甲状腺激素还可诱导骨骼肌中 Na^+-K^+-ATP 酶多个亚基的明显表达[305]。大剂量普萘洛尔（3mg/kg）可迅速逆转 TPP 患者急性发作时的低钾血症、低磷血症和麻痹，由此可见甲状腺功能亢进引起的 β 肾上腺素能反应的增加在其中起着重要作用[306, 307]。尤其重要的是，这种治疗方法不会引起反跳性高钾血症，而给 TPP 患者积极补钾可致高钾血症，发生率约 25%[303]，且这种反跳性高钾血症对 TPP 患者来说可以是致命的[308]。

由 KIR 通道（主要是 Kir2.1 和 Kir2.2 四聚体）介导的外向和内向整流钾电流在 TPP 患者的骨骼肌中也减少[294]，这是 TPP 发生低钾血症的另一机制。减少的 KIR 电流与增加的 Na^+-K^+-ATP 酶活性和增多的循环胰岛素一起，可能触发低钾血症的前馈回路，导致肌肉 Na^+ 通道失活、反常的去极化和瘫痪[309]。由于目前的一些遗传学研究未能确证 KCNJ18 基因（编码 Kir2.6）中的 TPP 相关序列变异与疾病之间的关系[310]，因此其作用还不完全清楚。如上所述，肌肉 Kir 通道主要由 Kir2.1 蛋白与 Kir2.2 蛋白的四聚体分子组成，这些通道蛋白在骨骼肌的质膜和 T 小管中表达旺盛[311]。相反，野生型 Kir2.6 蛋白似乎主要局限于内质网（endoplasmic reticulum，ER），且对 Kir2.1 亚基和 Kir2.2 亚基的表达和功能起主要的负性作用[311]。目前尚不清楚 TPP 相关序列变异（可能是由高水平的甲状腺激素引起[30]）在 TPP 易感性方面的作用。

5. 肾外失钾

除了极度的体力消耗外，通过皮肤流失的钾通常很少[11]。由于呕吐或鼻胃抽吸而导致的胃部直接丢失钾通常也只占小部分。然而，随后发生的低氯性碱中毒可因继发性醛固酮增多和尿碳酸氢盐排泄增多而引起持续性的尿钾排泄[312, 313]。由于腹泻疾病在世界范围内普遍流行，因此腹泻导致的肠道失钾是低钾血症一个相当重要的原因，并可能与肌病和弛缓性瘫痪等急性并发症有关[314]。当出现正常阴离子间隙性代谢性酸中毒伴呈负值的尿阴离子间隙（与完整的增加 NH_4^+ 排泄能力相一致），强烈提示腹泻是低钾血症的原因[187]。用于结肠镜肠道准备的聚乙二醇也会导致老年患者[315] 和（或）使用利尿剂的患者[316] 出现低钾血症。非感染性胃肠道疾病，如乳糜泻[317]、回肠造口术和慢性泻药滥用，可引起急性低钾血症或像 ESRD 的慢性并发症[21]。

人们已经意识到肠道 BK K+ 通道在与肠道疾病相关的低钾血症中的作用。有 3 个报道首先描述了结肠假性梗阻（Ogilvie 综合征）和低钾血症之间的新联系。这种低钾血症是由分泌性腹泻引起的，其分泌液中 K+ 含量异常升高[318-320]。在 1 例合并 ESRD 的患者中，免疫组化显示整个隐窝轴表面的管腔面 BK 通道的表达均大量上调[318]。结肠 BK 通道可能在包括 ESRD 在内的多种疾病的肠道钾分泌中起重要作用[321]。Ogilvie 综合征与肠道钾分泌增强之间的关系已有多个假设，包括结肠假性阻塞引起的儿茶酚胺对肠道的急性刺激[320]，而 BK 通道似乎介导了肾上腺素诱导的结肠 K+ 分泌[322]。值得注意的是，醛固酮亦可诱导结肠 BK 通道的表达和活性[323]。在近期报道中，螺内酯在 Ogilvie 综合征相关的腹泻和低钾血症中具有显著的改善作用，其与醛固酮对 BK 通道的作用机制相吻合[324]。

粪便中 K+ 的流失增加可能在腹泻相关的低钾血症中具有更广泛的作用[321]。与在 Ogilvie 综合征中观察到的相似，沿肠道隐窝聚集的结肠 BK 通道的招募已被认为是溃疡性结肠炎结肠活检病理的一致性特征[325]。在合并克罗恩病的低钾血症患者中，布地奈德治疗可直接增强肠道 K+ 排泄[326]。

6. 肾性失钾

(1) 药物：利尿剂是低钾血症一个特别重要的原因，因为它们能增加远端肾单位的流速和 Na+ 在远端肾单位的排出。与襻利尿剂相比，尽管噻嗪类药物促尿钠排泄的能力较低，但其引起的低钾血症通常更多[21, 225, 261]。一种可能的解释是襻利尿剂和噻嗪类药物对钙的排泄作用不同。噻嗪类药物和 Na+–Cl- 共转运蛋白的功能缺失突变会减少 Ca2+ 的排泄[327]，而襻利尿剂会导致明显的尿钙排泄[328]。远端肾单位小管管腔内 Ca2+ 的增加，可能通过直接抑制主细胞中的 ENaC 使得管腔的负电位减少，从而促使 K+ 排泄的驱动力降低（lumen-negative driving force）[329]。集合管管腔面钙敏感受体（CaSR）的出现提供了另一种解释机制[330]。与已被证实的管腔内 Ca2+ 可诱导 aquaporin-2 在管腔面的转运减少类似，小管的 Ca2+ 可能通过 CaSR 触发 ENaC 内吞，从而限制了管腔负电位差的产生，而这负电位

差对于远端肾单位排泄 K+ 至关重要。然而，无论其可能的机制如何，由襻利尿剂引起的远端肾单位排 Ca2+ 的增加可能有助于抑制尿钾排泄。但这种机制不会发生在噻嗪类药物上，因为噻嗪类药物减少了远端肾单位 Ca2+ 的排出，且对 ENaC 活性无影响，并且增加了尿钾的排泄。

大量且不断更新的证据表明，远曲小管（DCT）中噻嗪类药物敏感的 Na+–Cl- 共转运体（NCC）在 K+ 稳态中起着关键作用，因此，噻嗪类药物对血清 K+ 具有如此强的作用也就不难理解了。例如，在家族性高血钾性高血压病（FHHt）中，远曲小管中 NCC 活性选择性增加，使下游连接小管（CNT）和皮质部集合管（CCD）的主细胞钠转运减少，从而导致高钾血症[73]。远曲小管亦会直接对循环血钾的变化做出反应，发挥钾感应器的作用[4]。高钾饮食也会使 NCC 失活，而低血钾时 NCC 则被激活[143]。

其他药物导致的低钾血症与其引起尿钾排泄相关，如中毒量的乙酰氨基酚可引起剂量依赖性低钾血症[331]。高剂量的青霉素类抗生素是低钾血症的另一个重要原因。因为该类药物在远端肾小管是不被重吸收的阴离子，可迫使 K+ 排泄增加。除了青霉素外，其他相关的抗生素还包括萘夫西林、双氯西林、替卡西林、苯唑西林和羧苄西林[332]。其他阴离子（如 SO42- 和 HCO3-）经远端小管排出增加，也会引起尿钾排泄增多。一般认为钾离子的排泄增加，是为了平衡上述这些不可吸收阴离子的负电荷。然而，此类阴离子转运的增加，亦可通过管腔面 K+–Cl- 共转运体或是与之平行的 K+–H+ 和 Cl-–HCO3- 交换，增加 K+–Cl- 排出的电化学梯度[70, 83, 84]（见"远端肾单位中的钾转运"）。药物也是 Fanconi 综合征的重要病因之一[333]，而 Fanconi 综合征通常与严重的低钾血症有关（见"肾小管性酸中毒"）。

多种肾小管毒性物质可导致钾离子和镁离子的流失。这些毒物包括庆大霉素，它可引起伴低钾血症的肾小管毒性损伤，类似于 Bartter 综合征的改变[334]。其他药物可导致镁离子和钾离子的混合丢失，如两性霉素 B、膦甲酸[335]、顺铂[21, 336] 和异环磷酰胺[337]。西妥昔单抗是一种特异性针对表皮生长因子（epidermal growth factor，EGF）受体的人源化单克隆抗体[338]，常用于治疗转移性结直肠癌。它引起的低镁血症和低钾血症令人关注。旁分泌的

EGF 可通过远端小管管腔面的 TRPM6 阳离子通道刺激镁离子转运，因此西妥昔单抗治疗的患者会出现镁离子流失和低镁血症[339]。在治疗低钾血症合并低镁血症时，必须积极地补充镁离子，因为只有纠正了低镁血症，补充钾离子才能有效（见"低镁血症"）。

最后，少数药物可通过抑制 11β- 羟基类固醇脱氢酶 2（11β-HSD-2）引起循环中皮质醇的盐皮质激素活性不受抑制，导致低钾血症。甘草（licorice）是经典的 11β-HSD-2 抑制剂，其活性成分是 18 β- 甘草次酸（glycyrrhetinic）、甘草酸（glycyrrhizinic acid）和甘草次酸（carbenoxolone）。最近，抗真菌药伊曲康唑和泊沙康唑亦发现可抑制 11β-HSD-2[340]，且有报道称使用这些药物治疗的患者出现高血压和低血钾症（见"表观盐皮质激素过量综合征"）[341, 342]。

(2) 醛固酮增多症：循环醛固酮的增加（醛固酮增多症）可能是原发性或继发性的。继发性醛固酮增多症中，循环肾素水平的升高导致血管紧张素 Ⅱ 增多，从而导致醛固酮增加，并可能与低钾血症相关。其原因包括肾动脉狭窄[343]、Page 肾脏（肾被包膜下肿块或血肿压迫，伴高肾素血症）[344]、副肿瘤综合征[345] 或分泌肾素的肾肿瘤[346]。肾动脉狭窄中低钾血症的发生率被认为 < 20%[343]。低血钠性高血压综合征是肾动脉狭窄和肾缺血的少见表现，且可并发严重低钾血症[347]。

原发性醛固酮增多症（primary hyperaldoster-onism，PA）的病因可能是基因突变。先天性肾上腺皮质增生的患者中普遍出现高血压和低钾血症，原因是类固醇 11β- 羟化酶或类固醇 17α- 羟化酶的缺陷，导致循环中 11- 脱氧皮质酮增加所致[348, 349]。11β- 羟化酶的缺乏会导致男性化和其他雄激素过多的症状[348]，而在 17α- 羟化酶缺乏症中类固醇性激素减少会导致性腺功能减退[349]。

孤立性原发性醛固酮增多症的 2 种主要遗传形式被称为 Ⅰ 型家族性醛固酮增多症 [FH-Ⅰ，也称为糖皮质激素可抑制性醛固酮增多症（GRA）][350] 和 Ⅱ 型家族性醛固酮增多症（FH-Ⅱ），后者的醛固酮产生不受外源性糖皮质激素所抑制。由于双侧肾上腺增生，FH-Ⅱ 患者在临床上难以与散发性原发性醛固酮增多症区别，而通过连锁分析已经发现了定

位于 7p22 染色体上的一个基因，但仍需进一步鉴定[351]。家族性醛固酮增多症的第 3 种类型（FH-Ⅲ）在 2008 年首次被描述，表现为低肾素血症、对地塞米松抵抗的醛固酮增强和显著高水平的 18- 氧皮质醇和 18- 羟皮质醇[352]。FH-Ⅲ 是由肾上腺 K+ 通道 KCNJ5 的体细胞突变引起的，该突变赋予该通道具有新的 Na+ 传导性并激活肾上腺球状带细胞的增殖和醛固酮释放[2]。在自发性肾上腺腺瘤中也发现了 KCNJ5 的体细胞突变（见下文）。最近发现，第 4 种类型的家族性醛固酮增多症（FH-Ⅳ）是由编码 CaV3.2 钙通道的 CACNA1H 基因常染色体显性的功能获得性突变引起[353, 354]。CaV3.2 钙通道蛋白表达于人肾上腺球状带细胞[353]，突变通道表现出功能获得表型，导致培养的肾上腺细胞醛固酮合成酶表达增加[354]。FH-Ⅳ 患者的临床特征尚未完全清楚。然而，指示病例在儿童时期就已发展为 PA，且其中 1 例患者患有多发性发育异常[353, 354]。

FH-Ⅰ/GRA 患者通常有高血压，一般在年轻时即出现。然而，高血压的严重程度因人而异，甚至在一些有遗传学改变的个体中其血压是正常的[350]。醛固酮水平有一定程度的升高，且仅由 ACTH 调节。FH-Ⅰ/GRA 的诊断，可采用地塞米松抑制试验。当地塞米松抑制醛固酮的水平低于 4ng/dl 时，符合 FH-Ⅰ/GRA 诊断[355]。患者体内还存在大量异常杂合的 18- 羟化类固醇，它们是由束状带的醛固酮合成酶（一种通常在球状带表达的酶）所生成的类固醇转化而产生的[356, 357]。FH-Ⅰ 已被证明是由于同源的 11β- 羟化酶基因（CYP11B1）和醛固酮合成酶基因（CYP11B2）之间形成了一个嵌合基因重复所致，该基因是由具有 ACTH 反应性的 11β- 羟化酶基因启动子和醛固酮合成酶的基因编码区相融合而成。因此，该嵌合基因可被 ACTH 调控，且其表达受糖皮质激素所抑制[356]。在一个病例报道中，作者通过对肾上腺组织进行分子分析发现，在束状带中有 CYP11B1-CYP11B2 杂合基因的异位表达[358]。目前直接对 CYP11B1-CYP11B2 杂合基因进行检测已在很大程度上取代了 FH-Ⅰ 的生化筛查。对于 PA 患者合并有 PA 家族史和（或）早发性脑卒中，或者年轻的 PA 患者（年龄 < 20 岁），应进行 FH-Ⅰ 的基因筛查[359]。还有一些不太清楚的原因，FH-Ⅰ 患者中脑动脉瘤所致出血性脑卒中的比例很高，大致

与常染色体显性遗传性多囊肾的发生率相当[360]。

虽然最初报道的 FH- I 患者表现为低钾血症，但大多数患者的血钾却是正常的[357, 361]，尽管这些患者在使用噻嗪类利尿剂时容易发生低钾血症[357]。FH- I 患者在钾负荷增加或使用氟氢可的松时，钾排泄能够相应增加，但在高钾血症时却不能反应性地升高血浆醛固酮水平[362]。这可能反映了肾上腺束状带嵌合醛固酮合成酶的异位表达，嵌合的醛固酮合成酶可能缺乏相应的离子通道群来响应随着醛固酮分泌增加而增加的细胞外 K^+。

PA 经典的继发性病因包括醛固酮分泌腺瘤（aldosterone-producing adenomas，APA，35%）、原发性或单侧肾上腺增生（PAH，2%）、双侧肾上腺增生引起的特发性醛固酮增多症（60%）、肾上腺癌（< 1%）[363]。一种罕见原因是淋巴瘤中醛固酮合成酶过表达所致的副肿瘤综合征[364]。

利用全基因组测序和相关技术对肾上腺腺瘤进行分子表征已取得显著成果。特别是在约 40% 的肾上腺醛固酮分泌腺瘤中可检测到肾上腺钾离子通道 KCNJ5 基因的获得性体细胞突变[172]。如同 FH- III（见上文），这些体细胞突变赋予该通道新的 Na^+ 电导性，导致肾上腺球状带细胞去极化、Ca^{2+} 内流和醛固酮释放。临床上，虽然肾上腺 KCNJ5 突变患者的术前醛固酮水平[172]和优势分泌指数（通过分侧肾上腺静脉采血术测定）更高[365]，但并不影响肾上腺切除术的效果[172]。较少见的是，肾上腺腺瘤中出现钙通道 CACNA1D 基因[366]或 Ca^{2+}-ATP 酶亚基（ATP2B3 基因）的体细胞突变[367]，这些突变预计也会导致 Ca^{2+} 内流增加和醛固酮释放[366]。相反，人们认为 Na^+-K^+-ATP 酶的 $ATP_{1A}\alpha1$ 亚基获得性突变引起的慢性去极化，也会导致醛固酮过度释放[367]。这些所谓醛固酮驱动基因突变所导致的共同后果最终都是通过上调醛固酮合成酶（CYP11B2）的表达来增加醛固酮的产生[368]。

近年来，其他与醛固酮信号转导独立的通路已被发现参与 APA 的发生。编码 β- 连环蛋白的 CTNNB1 基因突变也被发现与 APA 有关[369, 370]。该突变似乎可使 β- 连环蛋白稳定，表明 WNT 信号通路在其中发挥作用，而该通路既往发现与肾上腺发育和肾上腺腺瘤相关[369]。

针对 CYP11B2（醛固酮合成酶）和 CYP11B1（甾类 11β- 羟化酶，在皮质醇产生的最终步骤起催化作用）单克隆抗体的标志性研究为人们提供了人肾上腺皮质分区的分子概念[368, 371]。CYP11B1 在整个肾上腺束状带均匀表达，而 CYP11B2 仅在正常人肾上腺球状带零星表达[371]。然而，在皮层下的非肿瘤性细胞簇中也可以检测到 CYP11B2。由于存在合成醛固酮所需的其他类固醇生成酶的共表达，这些 CYP11B2 阳性细胞簇被称为"产醛固酮细胞簇（aldosterone producing cell clusters，APCC）"[368, 371, 372]。APCC 也可见于邻近 APA 的肾上腺组织中，提示 APCC 是 APA 的前体[368, 371]。与该假设一致的是，在正常肾上腺中，约 35% 的 APCC 可见已知的醛固酮驱动基因的突变[372]。

在 APA 的免疫化学鉴定中亦发现存在促皮质醇生成酶 CYP17A1 和 CYP11B1 的表达[371, 373]，这为醛固酮增多症伴有皮质醇增多提供了分子水平的解释[373, 374]。在双侧肾上腺增生和醛固酮分泌腺瘤所致的醛固酮增多症中，皮质醇和其他糖皮质激素代谢产物的尿排泄量显著增加，这种排泄量的增加仅超过有明显临床表现的库欣综合征患者[374]。在原发性醛固酮增多症中，糖皮质激素排泄与代谢风险（2 型糖尿病、骨质疏松症和代谢综合征）的相关性似乎优于醛固酮排泄[374]。当出现皮质醇增多不受盐皮质激素拮抗剂抑制时，研究结果倾向于强调在 APA 患者中优先行肾上腺切除术。血浆醛固酮（PAC）/ 血浆肾素活性（PRA）比值在高血压门诊中的应用增加，导致研究报道的 PA 发病率（在高血压患者中为 0%～72%）比以前所认为的要高得多[375]。然而，在一项大型多中心研究中，轻中度高血压不伴低钾血症患者的 PA 患病率仅为 3.2%[376]。

应当注意的是，最近的研究表明，肾素非依赖性醛固酮增多症是一个连续的疾病过程，从伴有肾素抑制和不恰当的"正常"或高醛固酮水平的血压正常，到无临床症状但有明显异常生化结果的 PA，再到伴有重度高血压的 PA[377, 378]。这种醛固酮自主分泌不断增加的潜在病理生理机制可能是 APA 的前体 APCC 随年龄的增加而增加[368, 371, 372]。无论怎样，PAC∶PRA 比值仅是一个筛选工具，一般必须通过醛固酮抑制试验来证实，即在高盐饮食或静脉注射生理盐水负荷后测量 PAC 或醛固酮的分泌[379]。在控制高血压和低钾血症（血清钾 ≥ 4.0mEq/L）后，口服盐负荷 3 天以上，然后测量 24h 尿醛固酮、钠和肌酐排泄[379]。24h 尿钠排泄应超过 200mmol/d 以充分抑制，且尿醛固酮水平超过 33nmol/d（12μg/d）才符合 PA。另外，在生理盐水输注试验，患者保持卧位，输入 2L 等渗盐水 4h 以上，然后测量 PAC 值。若不是 PA 患者，生理盐水输注后的 PAC 值应降低至 139pmol/L 以下，而 PA 患者则通常不低于 277pmol/L。在 139～277pmol/L 的 PAC 值可见于 IHA 患者[363]。如果患者具有典型的 PA 表现（低钾血症、高血压、PAC 比 PRA 比值高和其他异常）则不一定需要行确诊试验，可直接进行影像学和肾上腺静脉取样检测[380]。

由于 APA 可手术治愈，因此将其从 IHA 中完全区分出来至关重要。这需要进行肾上腺影像学和肾上腺静脉取样检测（图 17-9）。因此，目前的研究报道和推荐意见都强调，肾上腺静脉取样在亚型鉴别中具有重要意义[379]。腹腔镜肾上腺切除术日益成为 APA 或 PAH 的首选手术方式[379]。在不宜手术的患者中，射频消融似乎是另一种有效的治疗措施[381]。盐皮质激素受体拮抗剂被指定为用于 PA 的药物治疗，且对部分 FH-I/GRA 患者而言，在密切监测下可应用糖皮质激素抑制 ACTH[379]。

由于各种因素，获得性 PA 患者低钾血症的真实发生率仍难以评估。

① 以往患者只有存在低钾血症时才会进行醛固酮增多症的筛查，因此，即使是最近的病例系列研究，由于其病例来自采用上述筛查模式的诊所，所以也可能存在选择性偏倚。其他最近的病例系列研究集中于高血压患者，也存在选择性偏倚。

② 肾上腺腺瘤中低钾血症的发生率比 IHA 高，这可能是由于醛固酮的平均水平较高所致[382]。

③ 由于饮食中的氯化钠负荷或利尿剂的使用可导致醛固酮增多症患者的尿钾排泄增加，因此饮食

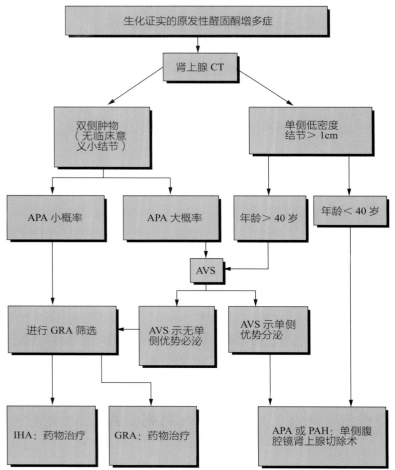

◀ 图 17-9　原发性醛固酮增多症患者的诊断流程
肾上腺腺瘤（APA）必须与糖皮质激素可抑制性醛固酮增多症（FH-I 或 GRA）、原发性或单侧肾上腺增生（PAH）和特发性醛固酮增多症（IHA）进行鉴别。这需要轴向计算机断层扫描（CT）、肾上腺静脉采样（AVS）及相关的诊断性生化试验和激素测定（见正文）（引自 Young WF Jr. Adrenalectomy for primary aldosteronism. *Ann Intern Med*. 2003:138(2):157–159.）

因素和（或）药物可能影响低钾血症的发生。

④ 如前所述，肾素非依赖性醛固酮增多症是一个连续的疾病过程，从伴有肾素抑制和不恰当（inappropriately）的"正常"或高醛固酮水平的血压正常，到无临床症状但有明显异常生化结果的 PA，再到伴有重度高血压的 PA[377, 378]。

然而，低钾血症很明显不是 PA 的普遍特征。这可能并不令人意外，因为醛固酮似乎并不影响远端肾单位中 K^+ 的主要吸收途径中 H^+–K^+–ATP 酶对低钾的反应[383]。由此引申出一个问题，当以低钾血症作为今后研究的入选标准时，PA 是否会被漏诊。

最后，低钾血症也见于全身性糖皮质激素增加时[384, 385]。在垂体 ACTH 升高引起的真性库欣综合征（actual Cushing syndrome）中，低钾血症发生率仅为 10%，而异位 ACTH 患者的低钾血症发生率却达 57%～100%[384, 385]，但两者间高血压发生率相似。异位 ACTH 表达主要与神经内分泌恶性肿瘤相关，最常见的是支气管类癌、小细胞肺癌和其他神经内分泌肿瘤[386]。间接证据表明，异位 ACTH 患者的肾脏 11β–HSD–2 活性较 Cushing 综合征患者下降[387]，导致表象性盐皮质激素过多综合征（见下文）。这是否反映了循环皮质醇对酶的更高程度的饱和还是 ACTH 对 11β–HSD–2 的直接抑制，目前尚不完全清楚，但这 2 种机制都有其证据支持[385]。然而，异位 ACTH 患者 11β–HSD–2 活性的间接指标与低钾血症和其他盐皮质激素活性检测指标相关[388]。类似的机制似乎见于伴严重低钾血症的家族性糖皮质激素抵抗的患者，这些患者的糖皮质激素受体出现功能缺失突变，导致明显的皮质醇增多症和非常高水平的 ACTH，但却缺乏库欣样表现[389]。

(3) 表象性盐皮质激素过多综合征：表象性盐皮质激素过多（apparent mineraloco–rticoid excess，AME）综合征拥有一个不言自明的疾病名称。在经典型的 AME 中，11β–HSD–2 基因（11β–HSD–2）功能缺失的隐性突变，导致外周皮质醇无法向无活性的皮质酮转化，由此所致的皮质醇半衰期延长与合成的显著减少有关，因此其血浆水平正常，患者并无库欣样改变[390]。在肾脏，醛固酮靶向的上皮细胞包括 DCT、CNT 和 CCD 细胞，这些细胞表达 11β–HSD–2 蛋白[391]。因为盐皮质激素受体

（mineralocorticoid receptor，MR）对醛固酮和皮质醇具有同等的亲和力，11β–HSD–2 产生的皮质酮可保护盐皮质激素反应性细胞免受皮质醇的异常激活[392]。在 AME 患者中，糖皮质激素引起不受控的盐皮质激素效应可导致高血压、低血钾和代谢性碱中毒，并伴有 PRA 和醛固酮水平降低[390]。在生化诊断方面，AME 患者需要测定 24h 尿游离皮质醇和尿游离皮质酮的比值。生化研究发现，AME 患者的突变酶功能通常完全丧失，但在一些酶活性缺陷程度较轻的患者中，可见尿皮质酮/皮质醇代谢物比值的改变[393]、外周皮质醇向皮质酮转化缺陷的减轻[394] 和（或）临床症状出现较晚[395]。

11β–HSD–2 纯合靶向敲除的小鼠表现为高血压、低血钾和多尿症。多尿症可能是继发于低钾血症（见"低钾血症：对肾脏的影响"），11β–HSD–2 缺失小鼠血钾可低至 2.4mmol/ml[396]。与预期的一样，11β–HSD–2 缺失小鼠中 PRA 和血浆醛固酮均被显著抑制，且伴随尿液中 Na^+：K^+ 比值下降，而地塞米松可通过抑制内源性糖皮质激素增加该比值。这些敲除小鼠由于 DCT 显著的肥大和增生而出现明显的肾脏增大，但目前尚无针对性的表型研究界定基因型对 DCT、CNT 和 CCD 细胞形态的相应影响[397]。然而，DCT 和 CCD 都是已知的醛固酮靶细胞[398, 399]，且这 2 种细胞都表达 11β–HSD–2。具有类盐皮质激素活性的异常调节的糖皮质激素可激活 ENaC 导致 11β–HSD–2 缺失小鼠的钠潴留和钾排泄显著增加。经 11β–HSD–2 系统性抑制剂处理的大鼠远端小管微穿刺研究和这种机制是一致的[400]。此外，考虑到 II 型假性低醛固酮血症和 Gitelman 综合征的表型，预计 DCT 细胞功能的获得可能与高钙尿症有关（见"遗传性肾小管缺陷和钾排泄"和"家族性低钾性碱中毒：Gitelman 综合征"）。实际上，有研究报道 AME 患者存在肾钙质沉着症[390]。

药物对 11β–HSD–2 的抑制亦与低血钾和 AME 有关。最恶名远播的是甘草，其可以多种形式存在，如甘草根、茶叶、糖果和草药等。早期研究观察到在缺乏内源性糖皮质激素的艾迪生病患者中，甘草需要少量皮质醇才能发挥其排钾作用[401]，预示了存在甘草有效成分（甘草次酸、甘草酸和甘珀酸）抑制 11β–HSD–2 和相关酶类的现象[390]。在欧洲国家，尤其是冰岛、荷兰和斯堪的纳维亚半岛，

甘草的摄入量仍然很高[402]。甘草蛋糕（pontefract cake）既是甜食又是通便食物，一直是英格兰居民甘草摄入的来源[402]。而在马来西亚，甘草是多种广泛应用的甜味剂和防腐剂的成分[403]。甘草酸也是中草药的一种成分，用于治疗如过敏性鼻炎等疾病[404]。11β-HSD-2 的药物抑制作为控制高钾血症的新机制，已被试用于 ESRD 患者（见"高钾血症的管理"）[405]。相反，甘珀酸在某些国家用于治疗消化性溃疡[390]。最近的研究表明，抗真菌药伊曲康唑和泊沙康唑可抑制 11β-HSD-2[340]，并有报道称使用这些药物治疗的患者会并发高血压和低钾血症[341, 342]。

最后，已有研究报道了一种与上述发病机制截然不同的 AME 形式，其发病是由于盐皮质激素受体的功能获得性突变[406]。这个患病家族的个体具有常染色体显性遗传的严重高血压和低钾血症，其致病的突变涉及盐皮质激素受体的一个丝氨酸残基，该残基在多个物种中均保守存在，因此与其他核类固醇受体不同。这种突变导致盐皮质激素受体在无配体的情况下被组成性激活，并对孕酮具有强亲和力[406]。因此，在这些患者中，盐皮质激素受体持续活化，并受到孕酮的强烈刺激。值得关注的是，在这些患病的女性家族成员中，由于妊娠状态使血浆孕酮水平显著增加，从而导致严重的高血压，使其妊娠过程复杂化[406]。

（4）Liddle 综合征：Liddle 综合征是 ENaC 功能获得性的常染色体显性遗传病。ENaC 是 CNT 和 CCD 中对阿米洛利敏感的 Na+ 通道[407]。Liddle 综合征患者表现为重度高血压和低血钾，对螺内酯无效，而对氨苯蝶啶和阿米洛利敏感。因此，Liddle 综合征也可以被归类为表象性盐皮质激素过多综合征中的一种。在 Liddle 综合征的表型中，高血压和低钾血症是可变的表现，而醛固酮对 ACTH 反应的钝化和尿醛固酮排泄的减少则是其恒定的特征性变化[100, 408]。Liddle 综合征和因 11β-HSD-2 缺乏所致的 AME 均可引起遗传性高血压、低钾血症和醛固酮抑制，两者的区别在于 Liddle 综合征表型对螺内酯导致的盐皮质激素受体阻滞不敏感和对阿米洛利敏感，而 AME 患者则对这 2 种药物均敏感。在美国，这 2 种综合征已可进行商业化的基因检测。

ENaC 的突变绝大多数靶向其 β 亚基或 γ 亚基的 C 末端，只有极少数针对 α 亚基。与野生型 ENaC 通道不同，含有 Liddle 综合征突变基因的 ENaC 通道在细胞膜上呈结构性过表达[101, 409]，且不被细胞内 Na+ 抑制[410]，Na+ 是 CCD 中调节内源性通道活性的重要因子[411]。ENaC 亚基 C 末端突变导致该通道表型的机制已在本章前面讨论（见图 17-5 和"钾分泌的调控：醛固酮"）。Liddle 相关的突变除了影响 Nedd4-2 依赖的质膜内吞作用之外，还增加了对细胞膜上 ENaC 的蛋白水解切割作用[412]，而醛固酮诱导的"通道活化蛋白酶"可激活质膜上的 ENaC 通道。这一重要发现为 ENaC 中的 Liddle 相关突变对通道开放的可能性（如对通道活性）和通道在细胞膜上的表达似乎具有的双重激活作用这一长期观察到的现象提供了一种解释机制[101]。

鉴于调节 ENaC 活性存在重叠和协同机制，那么我们有理由认为 ENaC 的突变亦可通过多种方式导致 Liddle 综合征的发生。实际上，与 Liddle 综合征中常见的 C 末端位点突变相比，γ-ENaC 胞外域的残基突变增加了通道开放的可能性，而不改变其在细胞表面的表达。含有这种突变的患者呈现典型的 Liddle 综合征表型[413]。最近，在 1 个 Liddle 综合征家族中还发现了 α-ENaC 胞外域的错义突变，该突变增加了通道开放的可能性，而不增加其被蛋白酶激活的敏感性[414]。在普通人群中对血压相关 ENaC 亚基进行的广泛性筛查，虽然鉴定了一些特定的功能获得性变异，但基本没有发现更普遍的突变和多态性[415]。然而，有一些遗传学研究发现，ENaC 亚基中的特定变异与表明该通道在体活性增强的生化指标 [PRA 和醛固酮水平降低和（或）尿 K+ 与醛固酮或 PRA 的比值增加] 相关[416, 417]。

（5）家族性低钾性碱中毒：Bartter 综合征。Bartter 综合征和 Gitelman 综合征是家族性低钾性碱中毒的 2 个主要疾病，与 Bartter 综合征相比，Gitelman 综合征是低钾血症的更常见的原因[418]。虽然既往已对这些综合征进行了临床分类，但是基因分型的使用正日趋增多，部分原因是由于表型重叠的存在。经典 Bartter 综合征（BS）的患者通常表现为多尿、多饮和低钾低氯性碱中毒，可能伴有尿钙（Ca2+）排泄增加，且 20% 的患者会发生低镁血症[419]。这些患者的其他特征包括血浆 Ang II、血浆醛固酮和血浆肾素水平显著升高。先天性 Bartter

综合征的患儿在胎儿期即出现严重的全身性异常，如电解质的大量丢失、羊水过多和伴有肾钙化的显著高钙尿症。这些全身性症状可能是由于前列腺素合成和排泄的明显增加所致。因此，通过抑制 COX 来减少前列腺素的合成可改善 Bartter 综合征患者的多尿，其机制是减轻前列腺素对抑制尿液浓缩的强化作用。吲哚美辛也可以增加血浆 K^+ 浓度和降低血浆肾素活性，但并不能纠正肾小管的根本缺陷；然而，它似乎确实有助于促进 Bartter 综合征患儿的生长[420]。有趣的是，COX-2 在 Bartter 综合征患者 TAL 和致密斑中的免疫反应性增强[421]，且有报道表明 COX-2 抑制剂具有临床获益[422]。

对 Bartter 综合征的早期研究提示，这些患者的 TAL 存在功能缺陷[423]。许多临床特征可通过给予襻利尿剂来模拟，然而，至少部分产前型 Batter 综合征患者对襻利尿剂无反应[424]。因此，哺乳动物 TAL 的管腔面 Na^+-K^+-2Cl^- 共转运蛋白（NKCC2，SLC12A1）成为早期候选基因（图 17-10）[27]。1996 年，在 4 个先天性 Bartter 综合征家族中，发现了人类 *NKCC2* 基因中存在与疾病相关的突变[425]。这些患者在 Bartter 综合征的遗传学分类中，被归类为 I 型 Bartter 综合征。虽然尚未全面研究与疾病相关的 *NKCC2* 突变的功能性后果，但首个[425]和随后的报道[29]包括了具有移码突变和预测 NKCC2 蛋白缺失的提前终止密码子的患者。

Bartter 综合征是一种遗传异质性疾病。鉴于 TAL 管腔面 K^+ 的通透性作用，K^+ 通道因而成为另一个早期候选基因，而该通道至少部分由 ROMK 编码[78, 426]。通过 Na^+-K^+-2Cl^- 共转运体和管腔面 K^+ 通道进行的 K^+ 循环，可在 TAL 中产生一个管腔正电荷电势差，从而驱动 Na^+ 和其他阳离子的细胞旁转运（图 17-10）[427]。据报道，II 型 Bartter 综合征患者的 ROMK 中存在多个疾病相关突变，其中大多数表现为先天性表型[420, 428]。

最后，在 III 型 Bartter 综合征患者中发现突变的氯离子通道 CLC-NKB[429]，而该氯离子通道至少会在 TAL 和 DCT 的基底侧膜表达[430]。在相当一部分的 Bartter 综合征患者中，*NKCC2*、*ROMK* 和 *CLC-NKB* 基因不参与致病[429]。例如，伴有感音神经性耳聋的一部分患者，表现出与染色体 1p31 的连锁关系[29]，该综合征的致病基因称为 Barttin，是

CLC-NKB 氯离子通道一个必不可少的亚基[431]。这些患者耳聋的发生提示 Barttin 在内耳 Cl^- 通道的调控或功能中起作用。值得注意的是，*CLC-NKB* 基因紧邻另一个上皮细胞的 Cl^- 通道，即 CLC-NKA；在同患有耳聋和 Bartter 综合征的两兄弟姐妹（父母是堂兄妹）中都发现这 2 个基因的失活[432]，提示 CLC-NKA 在内耳 Barttin 依赖性 Cl^- 转运中起重要作用。

CaSR 活化突变的患者表现为常染色体显性低钙血症和低钾性碱中毒[433, 434]。CaSR 在 TAL 基底侧膜中大量表达[435]，在调节 Na^+-Cl^- 和 Ca^{2+} 的跨细胞转运中发挥重要的抑制作用。例如，TAL 基底侧 CaSR 的激活已知可减弱管腔面 K^+ 通道的活性[436]，从而引起 Bartter 样综合征（图 17-10）。CaSR 功能

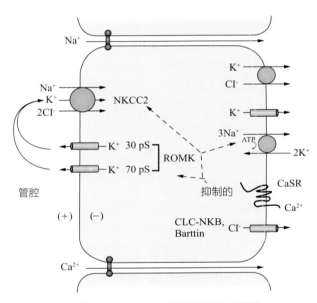

▲ 图 17-10 **Bartter 综合征和升支粗段**

Bartter 综合征可由 Na^+-K^+-2Cl^- 共转运蛋白 NKCC2、K^+ 通道亚基 ROMK、Cl^- 通道亚基 CLC-NKB 和 Barttin 的功能缺失突变引起（分别为 Bartter 综合征 I～IV 型）。钙敏感受体（calcium-sensing receptor，CaSR）的功能获得性突变也可导致 Bartter 综合征表型（V 型）；CaSR 可通过多个转运途径抑制升支粗段对盐的转运。ROMK 编码管腔膜中低电导的 30-pS K^+ 通道，并且似乎还作为高电导的 70-pS 通道的一个关键亚基发挥作用。K^+ 通道活性丧失的 II 型 Bartter 综合征会引起管腔面 K^+ 循环的降低和 Na^+-K^+-2Cl^- 共转运体的减少。管腔面 K^+ 通道的减少也会导致管腔正电荷电位差的降低，从而驱动细胞旁 Na^+、Ca^{2+} 和 Mg^{2+} 的转运。ROMK. 肾外髓 K^+ 通道；NKCC2. Na^+-K^+-2Cl^- 共转运蛋白；ATP. 三磷酸腺苷；CaSR. 钙敏感受体；CLC-NKB. 氯通道亚基

获得性突变所致的 Bartter 综合征中存在 NKCC2 的共表达，这一现象揭示了 NKCC2 磷酸化的减少和活性的降低，取决于来自花生四烯酸的抑制性代谢物的生成，这些代谢物已知可抑制 TAL 功能[437]。这些突变引起 CaSR 基因水平的活化，预期也会通过抑制驱动 TAL 细胞旁 Ca^{2+} 转运的管腔正电荷电位差的产生来增加尿 Ca^{2+} 的排泄。此外，甲状旁腺 CaSR 对 Ca^{2+} 反应调定点的左移，抑制了甲状旁腺激素（PTH）的分泌。毫无疑问，对其他 Bartter 综合征基因位点的克隆将对我们理解 TAL 的机制产生重大影响。

尽管所涉及的疾病基因与家族性碱中毒相关亚型之间存在合理的相关性，但在遗传性低钾性碱中毒中仍存在显著的表型重叠和表型变异。例如，CLC-NKB 突变的患者最常（44.5%）表现为典型的 Bartter 综合征，但亦可表现为更严重的先天性表型（29.5%），甚至是与 Gitelman 综合征相似的表型（26.0%）[29, 438, 439]。NKCC2 突变导致的 Bartter 综合征，在多个患者中被发现有多种不同的临床表现，如有表现为血钾不低的[29]。迟发性轻度 Bartter 综合征亦有报道，患者为两兄弟，他们的 NKCC2 突变是由具有部分功能的 NKCC2 突变体与另一 NKCC2 等位基因上的功能缺失突变复合杂合而成[440]。最近通过进一步的遗传异质性分析发现，claudin 10 的突变可导致患者低钾性碱中毒，其机制可能是破坏 TAL 细胞旁的阳离子转运[441]。值得注意的是，Bartter 综合征、Gitelman 综合征及其相关疾病的遗传异质性可以说并不是当代临床实践中的一个主要临床问题，因为目前大多数针对遗传性低钾性碱中毒患者的商业化遗传分析都会对大量相关基因进行检测，而不是仅检测单个基因。

鉴于 ROMK 是 CNT 和 CCD 中的分泌型钾通道（SK），因此 II 型 Bartter 综合征与 K^+ 稳态尤为相关（见"远端肾单位中的钾转运"）。II 型 Bartter 综合征患者的血清 K^+ 水平通常比其他遗传性 Bartter 综合征略高[428, 438]，而严重（9.0mmol/L）的一过性的新生儿高钾血症亦可见[442]。这很可能是由于参与远端肾单位 K^+ 分泌的其他 K^+ 通道的短暂发育缺陷所致，如远端肾单位负责流量依赖性 K^+ 分泌的管腔侧大电导钙激活钾通道[77, 443]。ROMK 基因敲除小鼠的远端钾离子分泌主要是由大电导钙激活钾通道（maxi-K-BK）介导[444]，因此该通道的发育缺陷确实会导致 II 型 Bartter 综合征患者的高钾血症。哺乳动物的 TAL 具有 2 个主要的管腔面 K^+ 传导途径，分别是 30-pS 通道（对应于 ROMK）和 70-pS 通道[445]，这 2 个通道在 TAL 跨上皮盐转运中发挥作用。鉴于 ROMK 基因敲除小鼠的 TAL 节段中 70pS 大电导的缺失，ROMK 显然是 70-pS 通道的 1 个亚基[446]。这个 70-pS 通道其他可能亚基的相似性目前尚不清楚，人们认为该基因的缺失可能也是导致 Bartter 综合征的原因。

最后，Bartter 综合征必须与临床上各种原因所致的"假性 Bartter"综合征区分开来。这些继发原因通常包括泻药滥用、呋塞米使用过量和贪食症（见"低钾血症的临床处理"）。其他报道的原因包括庆大霉素所致肾毒性[334]、Sjögren 综合征[29] 和囊性纤维化（cystic fibrosis, CF）[29, 447]。囊性纤维化患者汗液中氯化钠丢失的增加可能是低钾性碱中毒的主要诱发因素，这些患者的临床表现通常在静脉输液和补充电解质后迅速好转。然而，囊性纤维化跨膜传导调节因子（transmembrane conductance regulator, CFTR）可与 TAL 中的 ROMK 相互作用，并赋予 ATP 和格列本脲对该肾单位节段管腔面 K^+ 通道的敏感性[448]。Lu 及其同事提出，这种相互作用可调节 ROMK 对 cAMP 和血管升压素的反应，因此，在 CFTR 缺乏的患者中，水利尿不会使尿 K^+ 的排泄相应减少，从而使这些患者容易出现低钾性碱中毒[448]。

(6) 家族性低钾性碱中毒：Gitelman 综合征。在遗传性碱中毒的认识过程中，人们注意到有一部分患者有明显的低钙尿症，而不是常见于 Bartter 综合征的高钙尿症，这是一个重大的进展。这些低钙尿症的患者普遍伴有低镁血症[327]。现在临床上把这些病人称为 Gitelman 综合征患者[449]。虽然这些低钙尿症患者的血浆肾素活性可能增加，但他们的前列腺素经肾脏的排泄并不增加[450]，这是区别 Bartter 综合征和 Gitelman 综合征的另一显著特征。Gitelman 综合征的病情较 Bartter 综合征要轻，但其发病率相当高，主要表现为肌肉症状和乏力[449, 451]。Gitelman 综合征患者常见 QT 间期延长，提示其发生心律失常的风险升高[452]，但在一项对大量患者进行的更为详尽的心脏评估研究中，却未能发现患者心脏结构或节律的明显异常[453]。然而，至少有 2 例 Gitelman 综合征患者已被观察到有晕厥前状态和（或）室性心动过速[29, 194]，且其中 1 例因心脏 KCNQ1 K+ 通道的突变而合并有长 QT 间期综合征[194]。

Gitelman 综合征的低钙尿症是噻嗪类利尿剂敏感的钠氯协同转运蛋白（NCC）失活后的预期结果，其基因 SLC12A2（其他文献是 SLC12A3）的功能缺失突变在人类中已有报道[454]，当将这些突变引入人类 NCC 蛋白时，其中许多的突变会导致细胞转运缺陷[455]。除了 CLC-NKB 突变和表型重叠的患者，Gitelman 综合征在遗传上是同质的[29, 194, 438, 439]。KCNJ10 基因编码 DCT 基底侧 Kir 4.1K+ 通道，其功能缺失突变与一类相关的综合征（SeSAME 综合征或 EAST 综合征）有关。该类综合征表现为伴低镁血症的低钾性代谢性碱中毒，合并癫痫、感音性耳聋、共济失调和智力低下[32, 456]。在 Kir4.1 缺失的 KCNJ10 基因敲除小鼠中，基底侧 K+ 传导性的丧失会降低基底侧 Cl− 的传导性，导致 SPAK 激酶表达的减少和管腔面 NCC 表达的下降[150]。值得注意的是，Gitelman 综合征及其相关疾病的遗传异质性可以说并不是当代临床实践中的一个主要临床问题，因为目前大多数针对遗传性低钾性碱中毒患者的商业化遗传分析都会对大量相关基因进行检测，而不是仅检测单个候选基因的突变。

NCC 蛋白位于 DCT 和 CNT 上皮细胞的管腔面细胞膜上。靶向删除编码 NCC 的 Slc12a2 基因的小鼠品系表现出低钙尿症和低镁血症，伴轻度碱中毒和循环醛固酮的显著增加[457]。这些基因敲除小鼠在 DCT 发育早期表现出明显的形态上的缺陷，且伴有 DCT 细胞绝对数量的减少和超微结构外观的改变[457]。既然噻嗪类利尿剂可促进远端肾单位节段的显著凋亡，那么，Gitelman 综合征被认为是一种细胞发育和（或）细胞凋亡异常的疾病或许并不令人惊讶[458]。这种细胞缺陷引起 DCT 镁离子通道 TRPM6 表达的下调，可导致 Gitelman 综合征患者出现镁离子的丢失和低镁血症[459]。下游的连接小管（CNT）在 NCC 缺失的小鼠中是肥大的[457]，这让人想起在经呋塞米治疗的动物中观察到的肥大的 DCT 和 CNT 节段[29]。这些 CNT 细胞，与同窝的对照组小鼠相比，其管腔面上的 ENaC 也表达增加[457]，这可能是由于循环醛固酮增加，从而激活了 SGK1 依赖的 ENaC 转运（见"钾分泌的调控：醛固酮"）。

低钾血症不会在 NCC−/− 小鼠进食普通饲料时发生，但会出现在限钾饮食时。限钾饮食时，这些小鼠的血浆 K+ 水平比同窝的对照组小鼠低约 1mmol/L[460]。Gitelman 综合征和 NCC−/− 小鼠这种低钾血症可从多个机制进行解释。远端肾单位 Na+ 和液体的转运在 NCC−/− 小鼠中是减少的，至少在正常饮食时；但是，循环醛固酮的增加和 CNT 的肥大可能会抵消上述作用，导致尿钾排泄增加。正如前面对噻嗪类利尿剂的讨论，NCC 缺乏时，管腔内 Ca2+ 的减少可能会增加 ENaC 的基础活性[329]，这进一步加剧了尿钾排泄增多。尤其需要关注的是，NCC 缺失小鼠在限钾饮食时会发展为严重的多饮和多尿[460]，这一现象让人想起了与噻嗪类利尿剂所致低血钠症可能有关的多饮症[461]。

Gitelman 综合征患者的低钙尿症与钙、磷酸盐、维生素 D 和 PTH 的血浆水平并不相关[462]，提示该疾病直接影响肾脏钙转运。在 NCC 缺失小鼠中，发育后期的 DCT 在形态上是完整的，保留有上皮细胞钙通道（ECAC1 或 TRPV5）和基底侧 Na+-Ca2+ 交换体的表达[457]。进一步研究发现，在 TRPV5 缺失小鼠，噻嗪类利尿剂仍具有降低尿钙的作用，这与该药物预想中的使远端肾单位吸收 Ca2+ 的作用相违背[459]。相反，有一些证据表明，Gitelman 综合征和噻嗪类利尿剂的低钙尿症是由于近端小管 Na+ 吸收增加，其次是由于 Ca2+ 在近端小管吸收增加所致[457, 459]。在特定的 Gitelman 综合征家族中，不管机制如何，受累个体和未受累个体之间的骨密度存在明显的差异，这让人想起了噻嗪类利尿剂对骨骼的临床效应。因此，纯合子患者的骨密度比未受影响的野生型家庭成员要高得多，而杂合子的骨密度和钙排泄值则均处于中间水平[462]。软骨钙质沉着症是一种关节软骨中焦磷酸钙双水化合物（calcium pyrophosphate dihydrate，CPPD）异常沉积所致的疾病，与 Gitelman 综合征之间的关联反复有报道[463]。Gitelman 综合征患者也可出现眼球脉络膜钙化[464]。

Gitelman 综合征的治疗包括放宽食盐的摄入量和终身口服补充镁和钾。血清钾和镁的合理目标分别为 3.0mEq/L 和 0.6mmol/L（1.46mg/dl）[449]。含有机阴离子的镁盐优于氯化镁、氢氧化镁和氧化镁。难治性低钾血症的患者可能需要使用保钾利尿剂、RAAS 抑制剂和（或）非甾体抗炎药（NSAID）进行治疗[449]。

如 Bartter 综合征一样，已有获得性小管缺陷导致类 Gitelman 综合征的报道。这些病例包括在使用顺铂化疗后出现低钾性碱中毒、低镁血症和低钙尿症的患者[465]。在无 NCC 编码序列突变的 Sjögren 综合征和肾小管间质性肾炎的患者中，亦有获得性 Gitelman 综合征的报道[29, 466]。

（7）肾小管酸中毒：肾小管酸中毒（renal tubular acidosis，RTA）和相关的小管缺陷可能与低钾血症有关。近端 RTA 的特征是近端小管碳酸氢盐吸收减少伴血浆碳酸氢盐浓度下降。孤立性的近端 RTA 非常少见，其遗传性原因包括基底侧钠 - 碳酸氢盐转运蛋白的功能缺失突变。更常见的是，近端 RTA 发生在多种近端小管转运缺陷的情形下，如 Fanconi 综合征[333]。Fanconi 综合征的主要特征包括高氨基酸尿、血糖正常下的糖尿和磷酸盐流失。当出现严重低磷血症伴有代谢性酸中毒时，临床医生应注意 Fanconi 综合征的可能，尤其是合并急性肾损伤的情况下。Fanconi 综合征相关的缺陷包括近端 RTA、低尿酸血症、高钙尿症、低钾血症、盐分流失和小分子量蛋白的排泄增加。Fanconi 综合征通常与药物相关，如马兜铃酸、异环磷酰胺和无环核苷磷酸酯（如替诺福韦、西多福韦和阿德福韦）[333]。在碳酸氢盐治疗之前，近端 RTA 患者通常表现为轻度的低钾血症，其主要原因是基础醛固酮过多[467]；但是，也有在治疗之前就出现严重低钾血症的报道[468]。然而无论怎样，口服碳酸氢钠治疗均会显著增加远端小管 Na^+ 和 HCO_3^- 的转运，导致肾脏钾丢失的明显增加[467]。因此，这些患者除了需要积极补充氯化钾外，通常还要口服含柠檬酸盐和碳酸氢盐的混合碱。

低钾血症还与远端 RTA（Ⅰ型 RTA）相关。低钾性远端 RTA 通常是由分泌缺陷引起的，伴有 H^+-ATP 酶活性降低和尿液酸化能力下降。例如，H^+-ATP 酶亚基的遗传缺陷，除了引起酸中毒和高钙尿症外，还伴有严重的低钾血症[469]。这种低钾血症的病理生理过程涉及多个因素，包括生电性 H^+ 分泌的缺失（伴 K^+ 分泌的增加，以维持远端肾单位

的电中性）、H^+-K^+-ATP 酶重吸收活性的缺失和醛固酮的增加[470, 471]。显然，在遗传性远端 RTA 的低钾血症中，H^+-ATP 酶的缺陷较基底侧 Cl^--HCO_3^- 转运体的突变更为普遍[472]。Sjögren 综合征可能是成人低钾性远端 RTA 的最常见原因，其相关的低钾血症可非常严重，常导致明显的乏力和呼吸停止[471]。

（8）镁缺乏症：镁离子缺乏会导致难治性低钾血症，特别是在血浆 Mg^{2+} 水平低于 0.5mmol/L 时[256]；因此低镁血症患者在缺乏 Mg^{2+} 的情况下，低钾血症难以纠正[473, 474]。镁缺乏症也是低钾血症的常见并发症，其原因一部分是由于相关的肾小管疾病（如氨基糖苷类药物的肾毒性）可能同时导致尿钾排泄和镁离子的丢失。因此，低钾血症患者必须常规检测血浆 Mg^{2+} 水平[255, 475]。

镁离子缺乏对血浆 K^+ 水平的影响有数种可能的机制。镁离子缺乏可抑制肌肉 Na^+-K^+-ATP 酶活性，导致肌肉 K^+ 大量的排出和继发的尿钾排出增多[476]。ROMK 分泌性 K^+ 通道的正常生理性内向整流减少和随后的外向传导增加，也可能导致远端肾单位 K^+ 的分泌增加[477]。ROMK 和其他 KIR 通道属于内向整流型，即 K^+ 向内流动比向外流动更容易。虽然向外的电导通常小于向内的电导，但因为膜电位比 K^+ 的平衡电位更正，所以在 CNT 和 CCD 中 K^+ 外流占主导地位。细胞内 Mg^{2+} 在内向整流及结合和阻断胞质侧通道孔中起着关键作用[477]。低镁血症引起的主细胞胞质 Mg^{2+} 的减少可降低 ROMK 的内向整流，从而增加外向电导和 K^+ 的分泌，这一机制已在体内试验得以证实[478]。此外，有证据表明，在低镁血症患者中，甚至在血钾正常的患者中，细胞内 K^+ 的补充都受到了损害[475]。细胞内 Mg^{2+} 的减少会增强 K^+ 从心肌细胞或骨骼肌细胞的细胞质中流出，这可能是由于内向整流 K^+ 通道的细胞内阻断减少（流出增加）和 Na^+-K^+-ATP 酶的受抑（流入减少）。因此，即使存在细胞内的 K^+ 消耗，血浆 K^+ 水平仍可保持正常[21, 475, 479]。这种现象在同时服用利尿剂和地高辛的心脏病患者中尤为重要。在这类患者中，纠正镁缺乏和补钾将是低钾血症和心律失常有效的治疗手段[21, 475]。

（二）低钾血症的临床治疗

对低钾血症评估的首要重点是判断有无出现需

要立即治疗的紧急情况，如肌无力、心电图改变等征兆和（或）症状。低钾血症的病因通常容易从病史、体格检查和（或）基础实验室检查中获得。然而，对于持续性低钾血症的患者，虽然采取了适当的初步干预措施，但仍需要更细致的检查。在大多数情况下，采取系统性的检查手段可发现患者潜在的致病原因（图 17-11）。

病史的询问应侧重于用药史（如利尿剂、泻药、抗生素和草药）、饮食和膳食补充剂（如甘草）及相关症状（如腹泻）。在体格检查期间，应特别注意血压、容量状态和与低钾血症有关的特定疾病（如甲状腺功能亢进症、库欣综合征）的体征。最初的实验检查应包括电解质、尿素、肌酐、血浆渗透压、Mg^{2+} 和 Ca^{2+}、全血细胞计数，以及尿液的 pH、渗透压、肌酐和电解质。计算 TTKG 和尿液中 K^+ 与肌酐比值，需要血浆和尿液渗透压（见"尿钾排泄指数"）[181]。TTKG 的值 < 2～3 可将由于钾的再分布所致的低钾血症与钾经肾脏丢失所致的低钾血症相区分，后者的 TTKG 应 > 4 [186]。尿 Mg^{2+} 和 Ca^{2+} 及血浆肾素和醛固酮水平在特定情况下可能需要进一步检查（图 17-11）。尤其在住院患者中，低钾血症的时机和演变也有助于区分病因，例如，由于跨细胞移位而引起的低钾血症通常在几小时内发生[480]。

不易诊断的慢性低钾血症最常见的病因是葡萄糖注射液的使用、隐匿性呕吐和利尿剂的滥用[481]。

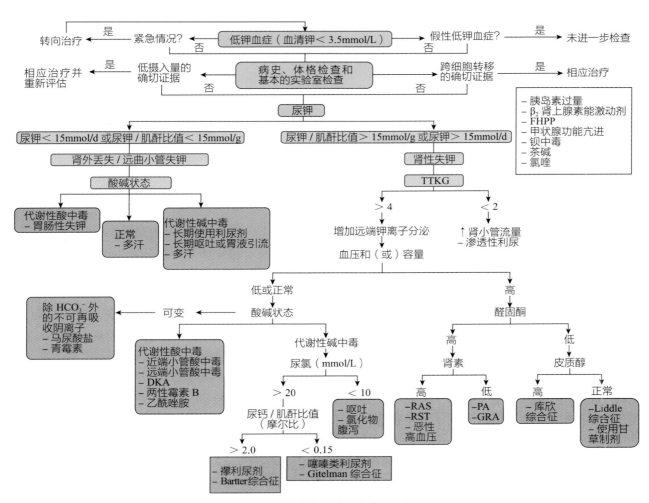

▲ 图 17-11　低钾血症的临床治疗方法

详情见正文。AME. 盐皮质激素过量；CCD. 皮质集合管；DKA. 糖尿病酮症酸中毒；FHPP. 家族性低钾性周期性麻痹；GRA. 糖皮质激素可治疗的醛固酮增多症；PA. 原发性醛固酮增多症；RAS. 肾动脉狭窄；RST. 肾素分泌瘤；TTKG. 肾小管钾离子梯度

另一种情况是，并发酸中毒提示诊断为肾小管近端或远端低钾性酸中毒。在 20 世纪 90 年代中期美国的一项研究中，低钾血症发生在 5.5% 的饮食失调的患者中[482]，主要是那些有隐匿性呕吐（贪食症）或滥用泻药（神经性厌食症的暴食清除亚型[313]）的患者。这些患者可能有一系列症状和体征，如牙齿糜烂和抑郁[483]。暴食的低钾血症患者可能会出现与之相关的代谢性碱中毒，并且在碳酸氢盐损失的同时有不可避免的尿钠排出，尿 Cl^- 通常 < 10mmol/L，这通常可以诊断患者为低钾血症[481, 484]。然而，尿电解质水平在未分型的、大多数血钾正常的厌食症患者中一般不显著[483]。在滥用利尿剂的患者中，尿液中 Na^+、K^+ 和 Cl^- 排出，尽管没有达到 GS 的水平，但依然很高。尿电解质水平的显著变化是利尿剂滥用的重要线索，其可通过尿的药物筛选证实。

临床上，由于尿钙排泄增加，肾脏钙沉着在呋塞米的滥用中非常常见[485]。区分 GS 和 BS 需要 24h 尿实验来评估钙的排泄，因为低钙尿是 GS 的特征[327]，同时，GS 患者也总是患有低镁血症。BS 必须与其他原因所致的"伪 Bartter"综合征相鉴别，如庆大霉素毒性作用[334, 486]、CFTR 的变异、囊变基因[447, 487]或干燥综合征伴肾小管间质性肾炎[488]。在顺铂治疗后的患者[465]和干燥综合征患者[29, 466]中，获得性 GS 的形式也被报道过。最后，虽然泻药滥用可能是慢性低钾血症的一个不太常见的原因，但伴随的代谢性酸中毒与负性尿阴离子间隙可以支持这种原因的诊断[187]。

低钾血症的治疗

低钾血症的治疗目标是预防威胁生命的情况（如横膈膜无力、横纹肌溶解、心律失常），补充任何 K^+ 不足，并且诊断和纠正潜在的原因。治疗的紧迫性取决于低钾血症的严重程度、相关的条件和环境（如使用地高辛的心力衰竭患者或肝性脑病患者）及血浆 K^+ 下降的速度。快速下降到 2.5mmol/L 以下会导致心律失常的高风险，需要紧急补充[489]。虽然补充钾通常仅限于真正摄入不足的患者，但当其出现或即将出现严重的肌无力、横纹肌溶解和心律失常等并发症时，应考虑置换由于钾的再分布引起的低钾血症（如低钾周期性瘫痪）[490]。低钾血症导致心律失常的风险在老年患者、器质性心脏病患者和服用地高辛或抗心律失常药物的患者中发病率最高[255]。在这些高危患者中，即使是轻度或中度低钾血症也会增加心律失常的发生率。美国心脏协会在使用医院遥测技术的指南中建议对低钾血症及 QT 间期延长的患者进行监测[491]。

诊断和消除潜在的病因以适应相关的病理生理也是至关重要的。例如，在再分布引起的低钾血症中，过度纠正或反弹高钾血症的风险特别高，有可能会发生致命的高钾性心律失常[256, 271, 308, 490, 492]。当交感神经张力增加或交感神经反应增强被认为是低钾血症的主要原因时，可考虑非特异性 β 肾上腺素拮抗剂和普萘洛尔短期使用，通常可以避免这种并发症。低钾血症的相关原因包括甲状腺功能亢进性周期性麻痹[306]、茶碱过量[493]和急性颅脑损伤[271]。

补钾是低钾血症的主要治疗方法。然而，低镁血症的患者可能对单独补 K^+ 无效[474]，因此所缺失的 Mg^{2+} 应该同时通过口服或通过肠外补充来纠正。为了防止补充过量引起的高钾血症，应尽可能准确地估计缺少量和补充量。评估过度纠正的风险也需要考虑到患者肾功能、药物使用和并发症如糖尿病（有胰岛素分泌不足和自主神经病变的风险）等情况。直接根据 GFR 估计值来调整 K^+–Cl^- 的补充剂量可潜在地减少高钾血症[494]。治疗目标是迅速将血清 K^+ 提高到安全范围，然后在几天至几周内以较慢的速度继续纠正[255, 256, 490]。在没有 K^+ 异常转移的情况下，K^+ 总的缺乏量与血清 K^+ 相关[257, 491, 496]，因此，全身储存量每减少 100mmol，血清 K^+ 下降约 0.27mmol/L。体内 K^+ 丢失 400～800mmol 会导致血清 K^+ 降低约 2.0mmol/L[495]，这些参数可用于估算钾补充的目标。然而，这仅仅是使血浆 K^+ 正常化所需的 K^+ 补充量的近似值，有高达 1/6 的过度补充风险[260]。补钾治疗期间也应密切监测血清 K^+，必要时调整或停止补钾。

虽然对于血清 K^+ 处于临界或正常下限的无症状患者的治疗仍存在争议，但对于血清 K^+ 低于 3mmol/L 的患者建议补充。在高风险的患者中（如心力衰竭、心律失常、心肌梗死、缺血性心脏病或服用地高辛），血清 K^+ 水平应维持在 4.0mmol/L 或更高[255]，或 4.5mmol/L 甚至更高[264]。严重肝病患者可能因氨生成增加而不能耐受轻至中度低钾血症，因此血清 K^+ 应维持在 4.0mmol/L 左右[496, 497]。

对于无症状的轻中度高血压患者，应尽量使血清 K^+ 维持在 4.0mmol/L 以上[255]，当血清 K^+ 低于 3.5mmol/L 时，应考虑补充钾[255]。值得注意的是，前瞻性研究已经表明，饮食钾摄入量与致命和非致命脑卒中之间呈负相关，与相关的抗高血压作用无关[255,498,499]。

钾以氯化钾、磷酸钾、碳酸氢钾或其前体（柠檬酸钾、醋酸钾）和葡萄糖酸钾的形式存在[255,256,490]。当磷缺乏伴随 K^+ 缺乏时（如糖尿病酮症酸中毒），提示磷酸钾不足[490]。低血钾和代谢性酸中毒患者应考虑使用碳酸氢钾（或其前体）[255,490]。氯化钾应该是大多数患者的默认盐选择，其原因有几个。首先，代谢性碱中毒通常伴随着肾脏（如利尿剂使用）或上消化道途径（如呕吐）造成的氯离子流失，并导致肾脏钾离子大量消耗[256]。在这种情况下，补充氯化钾对于治疗碱中毒和进一步防止尿钾排出增多是必要的，因为饮食中的 K^+ 主要以磷酸钾或柠檬酸钾的形式存在，所以通常是不够的。其次，碳酸氢钾可能会加重伴随的碱中毒，从而抵消补充钾离子的获益。最后，氯化钾提高血清 K^+ 的速度比碳酸氢钾快，对有明显低血钾症和相关症状的患者，是至关重要的。很可能，血浆 K^+ 的快速升高是因为 Cl^- 主要是一种细胞外液阴离子，与碳酸氢盐相同，不进入细胞，保持 K^+ 在细胞外液中[500]。

非肠道（静脉注射）K^+ 给药应限于不能使用肠内途径或当患者出现肠道相关体征和症状时。通过口服补钾快速纠正低血钾是可能的，且由于静脉补钾速度的限制，可能比静脉补钾更快。例如，口服摄入 75mmol K^+ 后，血清 K^+ 可在 60～90min 增加 1～1.4mmol/L[501]；单次口服 125～165mmol K^+ 可使血清 K^+ 在 60～120min 增加 2.5～3.5mmol/L[502]。因此口服补钾对于无症状的严重低血钾患者是有效的和适当的。然而，如果患者出现危及生命的低钾血症的症状和体征，则应立即给予最大可能的静脉输注 K^+ 以控制症状，然后快速口服补钾。

通常静脉注射剂量为 20～40mmol K^+-Cl^- 加入 1L 溶液中[490]。溶液应该是无葡萄糖的，以防止由于葡萄糖诱导的内源性胰岛素分泌增加而导致血清 K^+ 水平出现 0.2～1.4mmol/L 的一过性下降[503]。更高浓度的 K^+-Cl^-（高达 400mmol/L，如 40mmol 加到 100ml 生理盐水中）已被用于危及生命的情况[504,505]。在这些情况下，每个静脉输液袋的 K^+ 量应该受到限制（如 20mmol 的 K^+ 加到 100ml 生理盐水中），以防止不慎引起的大剂量输注[505,506]。最好是通过一个中心静脉来输注。首选股静脉，因为通过身体上部中心静脉可以显著增加局部 K^+ 浓度，对心脏传导有不利影响[505,506]。一般来说，为了避免对静脉疼痛、刺激和硬化，通过外周静脉给药浓度不应超过 60mmol/L[490]。

虽然推荐的给药速度是 10～20mmol/h，但 40～100mmol/h 甚至更高的给药速度（在短期内）已用于低钾危及生命的患者中[504,506-508]。然而，随着输液速率的提高（如 ≥ 80mmol/h），可能会发生与血清钾的迅速增加相关的心电图改变[509]。以 10mmol/h 以上的速度静脉注射 K^+ 需要持续的心电监护[490]。在以如此高的输注速率输注 K^+ 的患者中，密切监测低钾血症的生理变化是必不可少的，在这些情况改善后，输注速率应降至 10～20mmol/h 的标准剂量[506]。重要的是，要记住对于中至重度低钾血症和 Cl^- 反应性代谢性碱中毒的患者，应谨慎进行容量扩张，并密切监测血清 K^+，因为与容量扩张相关的碳酸氢盐尿可能会加剧肾脏 K^+ 丢失和低钾血症[489]。对于合并严重低血钾和低磷血症（如糖尿病酮症酸中毒）的患者，可静脉注射磷酸钾。然而，这种溶液的输注速度应在 8h 内低于 50mmol，以防止低钙血症和转移性钙化的风险[489]。可能有必要联合使用磷酸钾和氯化钾来有效纠正这些患者的低钾血症。

最简单、最直接的口服补钾方法是增加富含钾食物的膳食摄入量[256]（框 17-1）。一项研究比较了在医院接受利尿剂治疗的心脏手术患者饮食补钾和药物补钾的效果，发现两组在维持血清钾方面没有差异。然而，这项研究的局限性包括受试者数量较少、持续时间相对较短和缺乏关于酸、碱状况的数据，使得研究结果说服力不强，也不具普遍性[510]。

膳食中的 K^+ 主要以磷酸钾或柠檬酸钾的形式存在，对于大多数 K^+ 和 Cl^- 缺乏的患者来说，K^+ 是不充足的[511]。例如，香蕉每英寸仅含 2mEq 钾，以非氯离子为主[511]。因此，大多数患者需要将高 K^+ 饮食与 K^+-Cl^- 的处方剂量相结合[256]。盐替代品是廉价而有效的，每克含有 10～13mmol K^+[513]。然

框 17-1　含钾量高的食物

最高含量 [＞ 1000mg（25mmol）/100g]
- 无花果
- 糖浆
- 海藻

较高含量 [＞ 500mg（12.5mmol）/100g]
- 干果（枣、梅子）
- 坚果
- 牛油果
- 麸皮麦片
- 小麦胚芽
- 利马豆

高含量 [＞ 250mg（6.2mmol）/100g]
- 蔬菜
  - 菠菜
  - 番茄
  - 西蓝花
  - 南瓜
  - 甜菜
  - 胡萝卜
  - 花椰菜
  - 土豆
- 水果
  - 香蕉
  - 哈密瓜
  - 猕猴桃
  - 橙子
  - 芒果
- 肉类
  - 牛肉糜
  - 牛排
  - 猪肉
  - 小牛肉
  - 羊肉

引自 Gennari FJ: Hypokalemia. *N Engl J Med.* 1998;339:451–458.

表 17-4　氯化钾口服制剂

补充制剂类型	特　性
控释微囊片	在胃中比包裹的微粒更容易崩解；黏附性较差
胶囊化、控释、微囊化颗粒	引起胃肠道糜烂较蜡基质片剂少
氯化钾片	物美价廉，口感差，患者依从性差；胃肠道糜烂少；见效快
溶液用氯化钾（泡腾片）	方便，但比药更贵；见效快
石蜡基质缓释片	更容易吞咽；比微囊配方更多的胃肠道糜烂发生

引自 Cohn JN, Kowey PR, Whelton PK, et al: New guidelines for potassium replacement in clinical practice: a contemporary review by the National Council on Potassium in Clinical Practice. *Arch Intern Med.* 2000; 160:2429–2436.

而，对于那些钾排泄能力受损的患者，需要注意调整剂量和发生潜在高钾血症的可能[512]。氯化钾也有液体剂型或片剂（表 17-4）[255]。一般来说，现有的制剂吸收良好[256]。液体制剂成本较低，但耐受性较差。缓释剂型口感更好，耐受性更好；然而，它们会产生 K⁺ 的局部高浓度，这与胃肠道溃疡和出血相关[257, 507]。但是这种风险很低，微囊化制剂的风险更低[256]。缓释制剂引起药物过量和高钾血症的概率较高，与快速释放制剂不同，片剂对胃的刺激较小，更少引起呕吐症状[513]。在服用利尿剂的患者中[256]，通常剂量是 40～100mmol K⁺/d（如 K⁺-Cl⁻ 制剂），每天使用 2 次或 3 次（当

K^+-Cl^- 剂量＞ 2mmol/kg 时可能产生药物毒性）[513]。超过 90% 的患者使用该剂量对维持血清 K^+ 有效；对于 10% 仍有低钾血症的患者，可增加口服剂量或增加一种保钾利尿剂[256]。

除了补钾外，还应考虑减少钾的流失。这些措施包括尽量减少非保钾利尿剂的剂量、减少 Na^+ 的摄入、联合使用非保钾药物和保钾药物（如 ACEI、ARB、保钾利尿剂、β 受体拮抗剂）[225, 255]。使用保钾利尿剂在原发性醛固酮增多症和相关疾病（如 Liddle 综合征和 AME）引起的低钾血症中尤为重要，在这些情况下，单独补充 K^+ 可能无效[514–516]。在因上消化道分泌物丢失（如持续鼻胃管引流、持续或自发性呕吐）而导致低钾血症的患者中，据报道质子泵抑制剂有助于纠正代谢性碱中毒和减少低钾血症[517]。

六、高钾血症

（一）流行病学

高钾血症通常被定义为钾水平为 5.5mmol/L 或更高[518, 519]，在一些研究中也有定义为 5.0～5.4mmol/L[520]。据报道在所有住院患者中，1.1%～10% 的患者出现过高钾血症[232, 518–521]，其中约 1.0% 的患者（8%～10% 的高钾血症患者）有显著的高钾血症（≥ 6.0mmol/L）[518]。高钾血症与较高的死亡

率（14.3%～41%）有关[29, 518, 519]，在 20 世纪 80 年代中期的一项病例系列研究中，1000 例患者中约有 1 例死亡[522]。在大多数住院患者中，引起的高钾血症的病理生理原因是多因素的，肾功能减退、药物治疗、高龄（≥ 60 岁）和高血糖是最常见的致病因素[232, 518, 519]。

在 ESRD 患者中，高钾血症的患病率为 5%～10%[523-525]。来自 NephroTest 队列研究的数据表明，随着肾小球滤过率从 60～90ml/（min · 1.73m²）降至低于 20ml/（min · 1.73m²），高钾血症患病率从 2% 上升至 42%[25, 26]。对于慢性肾脏疾病（CKD）的男性患者，高钾血症的风险增加，且使用 ACEI 或 ARB 治疗的患者发生高钾血症的风险增加 3 倍[526]。在 ESRD 患者中，高钾血症占死亡人数的 1.9%～5%[232, 525]。然而，高钾血症死亡的风险随着 CKD 的进展而降低，这可能是由于心脏对慢性高钾血症适应导致的[527]。然而，多项包括腹膜透析和血液透析的研究表明，高钾血症会增加 ESRD 的死亡风险[528, 529]。在 24% 的 ESRD 血液透析患者中，高钾血症是导致紧急血液透析的原因[525]，急诊诊断的高钾血症原因最常见的是肾衰竭[523]。全科门诊显著高钾血症（K⁺ ≥ 5.8mmolL）的患病率约为 1%。令人担忧的是，门诊高钾血症的管理往往并不理想，大约 25% 的患者没有任何随访，只有 36% 的患者进行了心电图检查，经常延误血清 K⁺ 的复查[530]。

（二）假性高钾血症

人为或假性高钾血症是指静脉穿刺过程中或穿刺后 K⁺ 释放，导致血清 K⁺ 升高。假性高钾血症有几个潜在的原因[531]，如下所示。

1. 前臂收缩[532]、握拳[21] 或使用止血带[531] 均可增加局部肌肉 K⁺ 流出，从而使所测血清 K⁺ 升高。

2. 血小板增多[533]、白细胞增多[534] 和（或）红细胞减少[535] 也可能由于这些细胞成分的释放而引起假性高钾血症。

3. 静脉穿刺时的急性焦虑可能会引起呼吸性碱中毒和高钾血症，这是因为 K⁺ 重新分布引起的[55, 56, 58, 66]。这种高钾反应是由增强的 α 肾上腺素能活性介导的，部分被 β 肾上腺素能激活而反向调节。儿茶酚胺浓度升高可能是血浆碳酸氢盐浓度降

低的结果。

4. K⁺ 样本被 EDTA（某些实验室分析的样品抗凝剂）污染，可能会引起假性高钾血症[536]。在抽血或样本处理过程中，EDTA 污染 K⁺ 样本有几种机制[536]。EDTA 严重污染通常会导致假性低钙血症和低镁血症；轻度污染则不太明显，从而导致一些实验室对血浆 K⁺ > 6mmol/L 的样品进行 EDTA 分析。

5. 机械和物理因素可能导致抽血后的假性高钾血症。例如，样本的气动管道输送已被证明在 1 例白血病、大量白细胞增多的患者中诱发假性高钾血症[537]。在将细胞与血清或血浆分离之前对血液进行冷却也是一个公认的人为导致高钾血症的原因[538]。相反，在高温环境下，细胞对 K⁺ 的摄取增加，导致高钾血症患者的正常值和（或）正常钾血症患者的假性低钾血症[29, 266]。这个问题对于门诊样本来说尤其重要，这些样本被运送到异地并在中心实验室进行分析[29]，这种现象导致了"季节性假性高钾血症和低钾血症"[29, 539]，即门诊样本随着季节和环境温度波动。

6. 假性高钾血症有几种遗传性亚型，由红细胞的 K⁺ 通透性增加引起。

红细胞形态异常、不同程度的溶血和（或）围产期水肿可伴有遗传性假性高钾血症，而在许多家族中没有明显的血液学影响。在因红细胞钾离子通透性异常而置于室温下的假性高血钾患者样本中，血清钾离子升高。根据这种红细胞渗漏途径的温度依赖曲线的不同，已经定义了几种亚型[29, 540]。该疾病具有遗传异质性，特征性基因位于染色体 17q21（SLC4A1）、16q23-ter（PIEZO1）和 2q35-36（ABCB6）[29, 541]。最初，11 个存在常染色体显性遗传性溶血、假性高钾血症和温度依赖性红细胞 K⁺ 丢失患者的家系被发现在染色体 17q21 上的 SLC4A1 基因存在杂合性突变，该基因编码带 3 阴离子交换蛋白 AE1[540]。检测到的突变都集中在基因的第 17 个外显子内[540]，AE1 蛋白的跨膜区 8 和 10 之间的突变。这些突变减少了红细胞和卵母细胞中的经由 AE1 的阴离子转运，获得了新的 Na⁺ 和 K⁺ 的非选择性转运途径。因此，这些患者的假性高钾血症是由于遗传事件赋予 AE1 转运 K⁺ 的能力所致，单点突变可将阴离子交换体转化为非选择性

阳离子通道，这突出了区分交换体及转运体间的狭窄界限[540]。然而，值得注意的是，其他报道表明，SLC4A1 的这些突变诱导的阳离子流独立于 AE1 阴离子交换蛋白，即通过其他运输途径介导[542, 543]。

在另一项研究中，红细胞 Rh 相关糖蛋白（RhAG）的突变与过度水化的遗传性口形细胞增多症相关的单价阳离子渗漏有关[544]。这些突变导致了 RHAG 中阳离子渗漏扩大化，RhAG 的功能被认为是 NH_3 或 NH_4^+ 转运蛋白。由于机械活化的阳离子通道 PIEZO1 的突变，扩大的红细胞阳离子渗漏也与口形细胞增多症有关[545]，与疾病相关的突变引起机械激活电流，其失活速度比野生型通道慢。通过 PIEZO1 通道的钙内流与钙激活的 Gardos K^+ 通道（由 KCNN4 编码）协同控制红细胞体积[541]。不足为奇的是，KCNN4 的突变增加了 Gardos 通道的钙敏感性，与口形细胞增多症有关[546]。最后，编码 ATP 结合盒转运因子家族成员 6（ABCB6）的基因突变也与家族性假性高钾血症有关[541]。

（三）钾摄入量过多与组织坏死

即使是少量 K^+ 的摄入量增加，也可能会在有易感因素的患者中引发严重的高钾血症。例如，给糖尿病低醛固酮血症患者口服 32mmol 钾离子，在 3h 内可使血清 K^+ 从 4.9mmol/L 升高至 7.3mmol/L 的峰值[547]。增加或改变为富含 K^+ 的膳食来源的摄入（框 17-1）也可能引起易感患者的高钾血症。大量摄入 K^+（如运动饮料）[548]，可能会在没有易感因素的个人中引起严重的高钾。极少数情况下，还必须考虑其他隐匿的 K^+ 来源，如盐替代品[549]、替代药物[550]和替代饮食[551]。据报道，吞食富含 K^+ 的黏土[29]和吞噬焦油[552]（摄入烧焦的火柴）这 2 种异食癖，可导致透析患者的高钾血症。服用过量 K^+–Cl^- 缓释片自杀时可引起高钾血症[513]。这种药物是不透射线的，因此可以在 X 线片上看到，可采用全胃肠道灌洗去除毒物[513]。医源性原因包括补充 K^+–Cl^- 的过度治疗（在低钾患者中很常见）或对易感患者使用含钾药物，如青霉素钾[553]。

红细胞输注是一种众所周知的高钾血症的原因，通常见于儿童或接受大量输血的人。与输血相关的高钾血症的危险因素包括输血速度和输血量、中心静脉输注和（或）压力泵的使用、使用辐射过

的血液及输入红细胞的寿命[21, 554]。7 日龄的血液中游离 K^+ 浓度约为 23mmol/L，而 42 日龄的血液中游离 K^+ 浓度上升至 50mmol/L[555]。高钾血症在严重创伤患者中很常见，在伊拉克美军作战支援医院的遭受巨大创伤的患者中，患病率为 29%[556]。尽管红细胞和（或）血液产品输注起到重要的影响，这项研究和其他研究表明，恢复性高钾血症存在复杂的病理生理学机制，严重创伤患者的低心排血量、酸中毒、低钙血症和其他因素导致严重创伤患者高钾血症的风险[554, 556]。

组织坏死是高钾血症的重要原因。因为肌肉中存在大量的钾离子，横纹肌溶解导致的高钾血症特别常见（图 17–1）。在许多情况下，血容量不足、药物治疗（特别是"他汀类"药物）和代谢易感性，导致横纹肌溶解。低钾血症是横纹肌溶解的重要代谢易感因素（见"低钾血症的影响"），其他包括低磷血症、高钠血症、低钠血症和高血糖。低钾血症相关横纹肌溶解症患者钾的再分布是低钾血症的原因，随着横纹肌溶解症的进展和肾功能的恶化，有可能随后发生高钾血症[21, 282]。最后，K^+ 伴有其他细胞内内容物的大量释放，可能是急性肿瘤溶解综合征的原因[547]。

（四）钾的再分布与高钾血症

几种不同的机制可诱导细胞内 K^+ 外流，导致高钾血症。输注高渗甘露醇或生理盐水，但不输注高渗碳酸氢盐，会增加血清 K^+[557]。可能的机制包括稀释性酸中毒和随后的 K^+ 外移、细胞内失水导致细胞内 K^+ 活性增加而增加的 K^+ 被动移出、急性溶血、溶剂对细胞内水的拖曳效应引起 K^+ 移出[558, 559]。另外，严重的高钾血症、急性稀释性低钠血症，是甘露醇治疗或预防脑水肿的常见并发症[559–561]。由于相似的渗透压效应，在缺乏足够的胰岛素的情况下，静脉注射高渗葡萄糖易使糖尿病患者发生严重的高血钾血症[562, 563]。一项回顾性报道，5 例 CKD 患者（包括 4 例透析患者和 1 例 CKD Ⅳ期非透析患者），在注射静脉对比剂后血清 K^+ 显著升高[564]，同样，急性渗透压负荷可能是导致这些患者急性高钾血症的原因。这项具有启发性的研究，机制尚不完全清楚。然而，我们可以预想到，对于暴露于大剂量高渗性对比剂的透析患者，

会导致其高钾血症的发生或恶化。

有几项研究报道了 ε- 氨基己酸（Amicar）发生高钾血症的风险[565-567]。Amicar 在结构上类似于赖氨酸和精氨酸的阳离子氨基酸。尽管所涉及的转运途径尚不清楚，但阳离子氨基酸而非阴离子氨基酸可诱导细胞中的 K^+ 外流[21]。最近报道腔内放射治疗期间输注阳离子氨基酸，可能出现严重的高钾性酸中毒的风险[568]。

肌肉在肾外 K^+ 稳态中起主导作用，主要由 Na^+-K^+-ATP 酶摄取调节。虽然运动是急性高钾血症的常见原因，但这种影响通常比较短暂，很难判断其临床意义。接受透析治疗的 ESRD 患者在最大运动量时，血浆 K^+ 水平没有明显升高，这可能是由于运动和（或）高钾血症引起胰岛素、儿茶酚胺和醛固酮的分泌反应增加所致[569]。这项研究及其他有关 ESRD 患者运动与高钾血症关系的研究设计和结果，受到最近一项研究的批评。该研究认为肾外 K^+ 稳态异常与 ESRD 患者疲劳增加相关[570]。然而，无论如何，运动相关的高钾血症并不是高钾血症的主要临床原因。透析患者在长时间禁食后，胰岛素相对减少，血浆 K^+ 容易适度升高[571]。这可能与操作前 ESRD 患者的临床情况相关，静脉输注含有或不含胰岛素的葡萄糖是预防高钾血症发生的适当措施[571]。

胰岛素主要是通过激活 Na^+-K^+-ATP 酶活性来刺激几种组织对 K^+ 的摄取[29, 43, 45, 48]。因此，循环胰岛素的减少是糖尿病患者高钾血症产生的一个重要因素或辅助因素。DKA 患者通常表现为血清 K^+ 水平在正常范围内或中度升高，但存在严重的全身钾缺乏。然而，由于各种潜在因素——胰岛素减少、肾功能减退和严重高血糖的高渗透压效应，DKA 患者[572, 573]出现明显的高钾血症（血清 K^+ > 6~6.5mmol/L）的情况并不少见[572-574]。生长抑素激动剂奥曲肽，对胰岛素分泌的抑制也会导致肾脏缺如患者[40]和肾功能正常的患者[41]出现明显的高钾血症。

地高辛能抑制 Na^+-K^+-ATP 酶，从而影响骨骼肌对 K^+ 的摄取（见"钾的内部分布影响因素"），从而导致高钾血症。甘蔗蟾蜍的皮肤和毒腺含有高浓度的蟾蜍二烯内酯，结构类似于糖苷。直接摄入这类蟾蜍[575]或蟾蜍提取物会导致致命的高钾血症。

特别值得一提的是，某些草本壮阳药丸含有相当数量的蟾蜍毒液，美国报道了若干例病例[21, 576]。由于蟾蜍二烯内酯在免疫学上与地高辛相似，所以使用标准的地高辛检测方法检测其在血浆中的水平。此外，使用地高辛特异的 Fab 片段治疗地高辛过量，可能是治疗蟾蜍二烯内酯中毒的有效的和挽救生命的方法[21, 576]。最后，氟离子也抑制 Na^+-K^+-ATP 酶，因此氟化物中毒通常与高钾血症有关[577]。

氧化琥珀胆碱使肌肉细胞去极化，导致 K^+ 通过乙酰胆碱受体（AChR）外流，迅速出现但一般是一过性的高钾血症。对于遭受热创伤、神经肌肉损伤（上运动神经元或下运动神经元）、废用性萎缩、黏膜炎或在重症监护病房（ICU）环境中长时间制动的患者，禁止使用该药，氧化琥珀胆碱诱导的 K^+ 外流在这些患者中会增加，并可能导致显著的高钾血症[578]。这些疾病共有 2~100 倍的 AChR 在肌肉细胞质膜上的上调，而并失去了神经肌肉连接处的正常簇集[578]。氧化琥珀胆碱使这些上调的

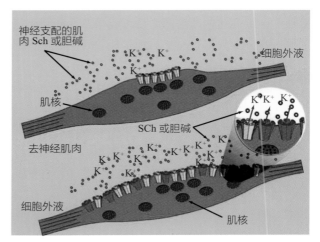

▲ 图 17-12　氧化琥珀胆碱诱导失神经肌肉性钾外流增加
在神经支配的肌肉中，氧化琥珀胆碱（Sch）与整个质膜相互作用，但去极化仅在交界处（α_1、β_1、δ 和 ε；multicolored）乙酰胆碱受体（AChR），这导致轻度的一过性高钾血症。随着去神经支配，肌肉 AChR 有相当大程度的上调，连接外 AChR（α_1、β_1、δ 和 ε；multicolored）增加，并获得同质的神经元型 α_7-AChR。由于这些 AChR 的上调和重新分布，失神经肌肉的去极化导致 K^+ 外流的增大。此外，氧化琥珀胆碱代谢产生的胆碱维持 α_7-AChR 介导的去极化，从而增强和延长麻痹消退后 K^+ 的外流（引自 Martyn JA, Richtsfeld M.Succinylcholine-induced hyperkalemia in acquired pathologic states: etiologic factors and molecular mechanisms. *Anesthesiology*. 2006;104:158–169.）

AChR 去极化，导致 K^+ 通过分布于整个肌肉细胞膜的受体相关阳离子通道过度外流（图 17-12）。在去神经肌肉中也观察到神经元 α_7 乙酰胆碱受体亚单位的上调，含有 α_7 的乙酰胆碱受体是一种均质的五聚体通道，对氧化琥珀胆碱及其代谢物胆碱都有去极化作用[578]。响应于胆碱的去极化 α_7-AChR 进一步不受脱敏的影响，可能部分解释了在氧化琥珀胆碱的麻痹作用消退后，在一些患者中持续存在的高钾血症现象[578]。也许与这一神经肌肉病理生理学相一致，肾衰竭患者似乎没有增加琥珀胆碱相关高钾血症的风险[579]。

一份关于 3 例患者的报道表明，共享 K_{ATP} 通道开放能力的药物可能有被低估的会导致危重患者发生高钾血症的倾向。涉及的药物包括环孢素、异氟醚和尼可地尔[580]。这些患者表现出抵抗常规治疗（胰岛素 / 葡萄糖 ± 血液滤过）的高钾血症，对 K_{ATP} 抑制剂格列本脲（优降糖）有一过性低血钾反应。格列本脲的大胆、超说明书使用可能是被经验丰富的作者观察到的，即环孢素 A 激活血管平滑肌上的 K_{ATP} 通道[581]。K_{ATP} 通道广泛分布，包括在骨骼肌中，因此这些通道的激活可能是急性高钾血症的原因之一。另外也有尼可地尔相关性高钾血症的病例报道[582, 583]。

最后，β 受体拮抗剂引起高钾血症，部分是通过抑制细胞摄取，但也通过这些药物对肾素释放和肾上腺醛固酮释放的影响而导致的低肾素性低醛固酮增多症（见"肾素和肾上腺醛固酮的调节"）。拉贝洛尔具有 α 受体拮抗剂和 β 受体拮抗剂的作用，是易感患者高钾血症的一种特别常见的原因[21, 584]。然而，非特异性和心脏特异性 β 受体拮抗剂都被证明可以降低 PRA、Ang II 和醛固酮[585]，因此 β 受体拮抗剂一般会增加对高钾血症的易感性。

（五）肾脏钾排泄的减少

1. 醛固酮减少症

醛固酮通过激活 CNT 和 CCD 的顶端氨基敏感型 Na^+ 电流，从而增加 K^+ 排泄的管腔负驱动力来促进尿钾排出（见"钾排泄的控制"）。肾上腺醛固酮释放减少可由低肾素血症性低醛固酮症及多种原因、药物治疗或单纯的 ACTH 缺乏引起。垂体 ACTH 分泌的孤立丢失导致循环皮质醇的缺失；其他垂体激素的可变缺陷可能继发于这种皮质醇的减少[586]。伴发低肾素血症的低醛固酮血症是常见的[29]，高钾血症在继发性醛固酮减少症中可能不如艾迪生病常见[586]。

原发性醛固酮减少症可能是遗传性的，也可能是获得性的[587]。X 连锁的先天性肾上腺发育不良疾病是由转录抑制因子 Dax-1 的功能缺失突变引起的。先天性肾上腺发育不良的患者在出生后不久或在儿童时期较晚时出现原发性肾上腺功能衰竭和高钾血症[588]。这种双峰表现模式似乎不受 Dax-1 基因型的影响；相反，如果患者在新生儿期早期存活下来，那么他们将直到更晚的时候才被诊断出来，出现青春期延迟（见下文）或肾上腺危象。类固醇生成因子 -1（SF-1）是 Dax-1 的功能伙伴，也是小鼠和人类肾上腺发育所必需的。这 2 个基因都与性腺发育有关，Dax-1 缺乏导致促性腺激素减退性的性腺功能减退[588]，SF-1 缺乏导致男性的女性化倾向和肾上腺功能不全。

类固醇合成减少会引起另外两种重要形式的原发性醛固酮减少症[587]。先天性类脂肾上腺增生（Lipoid CAH）是一种严重的常染色体隐性遗传综合征，以盐皮质激素、糖皮质激素和性腺类固醇合成受损为特征[21]。婴儿期早期出现肾上腺危象，包括严重的高钾血症[589]。基因型为男性 46, XY 的类脂性 CAH 患者有女性外生殖器，因为发育过程中睾酮缺乏。类脂性 CAH 是由类固醇生成急性调节蛋白，这是一种小的线粒体蛋白，帮助将胆固醇从线粒体膜外运送到线粒体膜内，因此其功能缺失突变会引起类固醇生成的功能丧失[590]；一些患者也可能存在侧链裂解 P_{450} 酶的突变[591]。由于 21- 羟水解酶缺乏而导致的经典的盐耗型 CAH 与皮质醇和醛固酮的显著减少有关，从而导致肾上腺功能不全[592]。同时，雄激素过度分泌导致女性 CAH 患者的男性化。

尽管已有存在遗传异质性的报道，孤立的醛固酮合成缺陷伴高肾素血症是由醛固酮合成酶功能缺失突变引起的[593]。患者通常出现在儿童时期，且伴有容量衰竭和高钾血症[594]。由于 MR 的功能缺失突变（见后文），患者在成年后往往会变得没有症状，很像假性醛固酮减少症。获得性高肾素性低醛固酮血症已在危重症[21]、2 型糖尿病[595]、家族性地中海热引起的淀粉样变性[596]及肾上腺转移癌被报道[21]。最后，肝素选择性地减少醛固酮的合成，与肝素治疗相关的高钾血症发生率为7%[597]。普通肝素[597]和低分子肝素[21, 598]都能引起高钾血症。预防性皮下注射普通肝素（5000U，每天2次）引起的高钾血症也有报道[599]。肝素降低肾上腺醛固酮对血管紧张素Ⅱ和高钾血症的反应，导致高肾素性高醛固酮增多症。实验动物的组织学发现包括球状带明显缩小和对盐缺乏的增生性反应减弱[597]。

大多数原发性肾上腺功能不全是由于艾迪生病或多腺性内分泌疾病中的自身免疫所致[587, 600]。原发性醛固酮增多症肾上腺切除术后可出现肾上腺功能不全，14%出现术后高钾血症，5%发展为长期功能不全，需要氟化可的松替代治疗[601]。抗磷脂综合征也可能导致双侧肾上腺出血和肾上腺功能不全[602]。另一种应高度怀疑肾上腺功能不全的肾综合征是肾淀粉样变性[603]。最后，艾滋病病毒是肾上腺功能不全的一个特别重要的感染性致病因素。在HIV患者中，肾上腺炎症最常见的原因是巨细胞病毒（CMV）感染，在这些患者中，一系列感染性、退行性和浸润性病变的过程均可能涉及肾上腺[604]。虽然HIV的肾上腺受累通常是亚临床的，但应激、抑制类固醇生成的酮康唑等药物或急性停用甲地孕酮等类固醇药物，可能导致肾上腺功能不全。

目前缺乏对艾迪生病高钾血症风险的估计，但其发病率可能为50%～60%[21]。在潮湿环境下体力活动的艾迪生病患者中，膳食Na^+和K^+摄入量与汗液Na^+丢失之间的相互作用尤其具有临床意义。对于这些活跃的个体，补充盐皮质激素可能是必要的。在如此高比例的典型肾上腺功能减退患者中没有高钾血症，这突出了醛固酮对远端肾单位分泌K^+的非依赖性调节的重要性。高K^+饮食和高肾小管周围K^+，有助于增加CNT和CCD顶端Na^+重吸收和K^+分泌（见"钾排泄控制"）。在大多数循环醛固酮减少的患者中，这种稳态机制似乎足以将血浆K^+调节到正常范围内。

2. 低肾素性低醛固酮血症

低肾素性低醛固酮[605]在多种大型且重叠糖尿病[606]、老年[21, 179, 607]及肾功能不全[21]等特征的患者分组中，均是高钾血症常见的易感因素。系统性红斑狼疮（SLE）[21, 608]、多发性骨髓瘤[29]、急性肾小球肾炎[29]也有低醛固酮血症的报道。传统上，患者的血浆肾素活性（PRA）和醛固酮会受到抑制，而这2种物质不能被常规的方法（如呋塞米或钠摄入限制）所激活[605]。大约50%的患者伴有酸中毒，肾脏NH_4^+排泄减少，尿阴离子间隙为正，尿液pH < 5.5[187, 254]。虽然这种酸中毒的发生明显是多因素的[609]，强烈的临床证据[253, 254, 610]和实验证据[249]表明，高钾血症本身是主要因素，这是由于竞争性抑制TAL中NH_4^+的转运和减少NH_4^+的远端排泄[611]（另见"高钾血症的危害"）。

糖尿病低肾素性低醛固酮血症患者PRA降低的原因有几个[606]。首先，许多患者有相关的自主神经病变，伴立位的肾素释放受损[21]。尽管有充分的心血管反应，但没有对异丙肾上腺素的反应性增加的PRA，提示肾小球旁器对β肾上腺素能刺激的反应能力存在受体后缺陷[21]（见"肾素和醛固酮的调节作用"）。其次，尽管在对呋塞米的反应中，肾素原能充分地释放[21]，但在一些糖尿病患者中，肾素原向活性肾素的转化受到损害[606]，这表明肾素原的正常处理存在缺陷。最后，也许所有的低肾素性低醛固酮血症患者都是如此（见后文），许多糖尿病患者表现出容量增多，随后PRA受到抑制的情况。

在低肾素低醛固酮血症中抑制PRA最获得关注的一致假设是，初始容量扩张增加了循环ANP水平，从而对肾脏肾素和肾上腺醛固酮释放产生负面影响（见"肾素和醛固酮的调节作用"）。有证据表明，这些患者的血容量扩大，许多患者会对Na^+-Cl^-限制或对呋塞米产生反应，并PRA增加，也就是说，肾素是生理性的而不是病理上的抑制[612-614]。由多种潜在原因引起的低血压性低醛固酮症患者心房钠尿肽（ANP）升高[21, 29, 179, 613, 615]，这也是潜在容量扩张的指标。对呋塞米有反应并伴有PRA升高的患者，ANP也随之降低[613]。此外，输入外源性ANP可抑制肾上腺醛固酮对高钾[179]和饮食Na^+-Cl^-不足的反应[616]。

3. 获得性肾小管缺陷与钾排泄

与低肾素低醛固酮血症不同，远端肾小管高钾性酸中毒与正常或升高的醛固酮和（或）PRA有关。这些患者的尿液pH > 5.5，呋塞米、Na^+-SO_4^{2-}或氟氢可的松不能增加酸或K^+的排泄[617-619]。典型的病因包括系统性红斑狼疮[617]、镰状细胞性贫血[21, 619]和淀粉样变性[21]。

4. 遗传性肾小管缺陷与钾排泄

遗传性肾小管高钾血症与低醛固酮血症有重叠的临床特征，因此，共同命名为假性醛固酮减少症（PHA）。PHA-Ⅰ既有常染色体隐性遗传，也有常染色体显性遗传。常染色体显性遗传是由盐皮质激素受体功能缺失突变引起的[620]。这些患者在儿童早期需要积极的食盐补充，然而，类似于醛固酮合成酶基因突变造成的醛固酮减少症，他们在成年后通常会变得没有症状[407]。有趣的是，在这种综合征中，循环中的醛固酮、血管紧张素Ⅱ和肾素的终生增加似乎没有不良的心血管后果[620]。

PHA-Ⅰ的隐性形式是由 ENaC 的所有 3 个亚基中的各种突变组合引起的，导致其通道活性受损[407]。患有这种综合征的患者表现为严重的新生儿盐耗、低血压和高钾血症；与常染色体显性 PHA-Ⅰ相比，该综合征在成年后没有改善[407]。ENaC 生理特征的一个意想不到的结果是，α-ENaC 亚单位定向缺失的小鼠被发现在出生后 40h 内死于肺水肿[29]。隐性 PHA-Ⅰ患者可能会有肺部症状，有时会非常严重[621]。然而，与 ENaC 缺陷小鼠不同的是，与异构体 PHA-Ⅰ通道相关的适度残留活性，在 ENaC 功能缺失突变的人体内，通常足以介导肺 Na^+ 和体液清除[622]。

假性醛固酮缺乏症Ⅱ型（PHA-Ⅱ）（也称为 Gordon 综合征，最近称为 FHHt）在各个方面都是 GS 的镜像，临床表现包括高血压、高钾血症、高氯代谢性酸中毒、PRA 和醛固酮抑制、高钙尿和骨密度降低[623]。FHHt 在噻嗪敏感的 Na^+-Cl^- 共转运蛋白 NCC 中表现出功能的增加，噻嗪类药物的治疗通常能解决整个临床问题[623]。FHHt 是一种由容量扩张引起低肾素低醛固酮血症的极端形式，积极的盐限制降低了 ANP 水平，增加了 PRA，从而缓解了高血压、高钾血症和代谢性酸中毒[615]。

FHHt 是一种常染色体显性遗传综合征，有 4 个遗传位点。在最初的一篇里程碑式的论文中，FHHt 在不同的家系中检测到了 2 个相关的丝氨酸-苏氨酸激酶的突变[624]。这些激酶的催化位点缺乏在其他激酶中保守的特定催化赖氨酸，因此被命名为 WNK。WNK4 中的 FHHT 突变会影响编码序列的 C-末端，而 WNK1 基因中大的内含子缺失会导致表达增加。这 2 种激酶均在远端肾单位 DCT 和 CCD 细胞中表达，WNK1 定位于细胞质和基底外侧膜，WNK4 蛋白定位于顶端紧密连接[624]。WNK 依赖的磷酸化和激活下游的 SPAK（STE20/SPS1 相关富含脯氨酸/丙氨酸激酶）和 OSR1（氧化应激反应激酶 1）导致 N 端的一簇苏氨酸的磷酸化，导致 Na^+-Cl^- 共转运蛋白的激活[144]（另见图 17-6）。然而，WNK4 与 NCC 的共表达揭示了激酶对 NCC 的额外抑制影响，这种影响被激酶中 FHHt 相关的点突变所阻断[625]。特别是，WNK4 的抑制作用似乎在野生型相对于 FHHt 突变体 WNK4 过表达的小鼠模型中占主导地位[73]。Cullin 3 和 kelch-like 3（KLHL3）基因的突变也会引起 FHHt；这些基因编码的蛋白是调节 WNK1 和 WNK4 激酶蛋白的泛素连接酶复合物的一部分。Cullin 3 和 KLHL3 的常染色体显性突变均通过显性负效应起作用[626, 627]。

FHHt 机制研究的一个重要发现是，在这种综合征中，DCT 中 NCC 的激活减少了 Na^+ 向下游 CNT 和 CCD 主细胞的输送，导致高钾血症[73]。本章早些时候讨论了 WNK 途径对远端 K^+ 分泌的影响（见"钾分泌的调控：钾摄入量的影响"）。

（六）药源性高钾血症

1. 环氧合酶抑制剂

高钾血症是非甾体抗炎药抑制环氧合酶的公认并发症。根据相关生理学的预测，非甾体抗炎药通过多种机制引起高钾血症。它们通过减少肾小球滤过率和增加钠滞留，减少了远端 Na^+ 的输送，降低了远端流量。此外，在 CNT 和 CCD 中，血流激活的顶端 Maxi-K 通道被前列腺素激活[628]，因此，非甾体抗炎药会降低其活性和 K^+ 排泄的流量依赖性成分[77, 443]。非甾体抗炎药也是低肾素低醛固酮血症的典型原因[629, 630]。因此，正常志愿者服用吲哚美辛可减轻呋塞米诱导的 PRA 升高[165, 631]。最后，如果非甾体抗炎药不削弱肾上腺对高钾血症的反应（至少部分依赖于通过前列腺素 EP_2 受体和 cAMP 作用的前列腺素），它们就不会引起如此规律性的高钾血症[178]。

本章早些时候回顾的生理学研究（见"肾素和醛固酮的调节作用"）表明，COX-2 抑制剂同样可能导致高钾血症。事实上，COX-2 抑制剂可以明显导致钠潴留和肾小球滤过率的降低[632, 633]，提示非甾体抗炎药对肾脏病理生理的影响。COX-2 衍生的前列腺素刺激肾脏肾素释放[21]，COX-2 抑制剂降低犬[29]和人[165]的肾素活性。限盐增强了使用 COX-2 抑制剂治疗的犬出现的高钾血症[29]，因此低血容量患者在这种情况下可能特别容易发生高钾血症。COX-2 抑制剂塞来昔布和非选择性非甾体抗炎药布洛芬在一定的口服负荷后对 K^+ 的排泄有同等的负面影响[634]。不足为奇的是，高钾血症和急性肾损伤与 COX-2 抑制剂有关[21, 635, 636]。已有报道的数据表明，在与 COX-2 抑制剂相关的高钾血症患者中循环 PRA 和（或）醛固酮水平降低[29, 636]。

2. 环孢素和他克莫司

环孢素[637]（CsA）和他克莫司[638]都会引起高血钾，肾移植患者接受他克莫司治疗的持续性高钾血症的风险可能比接受 CsA 治疗的患者更高[639]。在导致高钾血症的各种机制中，环孢素 A 可能是所有药物中最多的。它导致低肾素性低醛固酮血症[640]，部分是由于它对致密斑 COX-2 表达的抑制作用[641]。CsA 除抑制基底外侧 Na^+-K^+-ATP 酶外[21]，还抑制远端肾单位顶端 SK 分泌 K^+ 通道[642]。最后，CsA 会引起 K^+ 的重新分布和高钾血症，特别是当与 β 受体拮抗剂联合使用时[643]。一份令人鼓舞的初步报道将继发于 CsA 的急性高血钾与 K_{ATP} 通道的间接激活联系起来（见前文）[580]。

3. 上皮 Na^+ 通道抑制

阿米洛利和其他保钾利尿剂抑制远端肾单位顶端 ENaC 活性可导致高钾血症。阿米洛利在结构上与抗生素 TMP 和喷他脒相似，后者也可以抑制 ENaC[644-646]。因此，TMP 抑制了灌流 CCD 的 Na^+ 重吸收和 K^+ 分泌[647]。据报道，TMP-SMX（Bactrim）和戊烷脒在大剂量治疗 HIV 患者的肺孢子菌肺炎过程中都会导致高钾血症[21, 646]，这些患者在其他情况下也有患上高钾血症的倾向。然而，这种不良反应并不局限于大剂量静脉治疗。在一项接受标准剂量 TMP 治疗的住院患者的研究中，50% 以上的患者出现明显的高钾血症，21% 的患者出现严重的高钾血症（> 5.5mmol/L）[648]。正常剂量 TMP 引起高钾血症的危险因素包括肾功能不全[648]、低肾素性低醛固酮血症[649]，以及同时使用 ACEI 和 ARB[650]。这并不是微不足道的关联，因为 TMP-SMX 给药增加了接受 ACEI、ARB 或螺内酯治疗的患者猝死的风险[651]。

TMP 和喷他脒可直接抑制 ENaC，另一种抑制 ENaC 相关高钾血症的间接机制也已有报道[21, 112]。醛固酮诱导膜相关蛋白酶 CAP1-3 的表达（见"钾排泄的控制"）。萘莫司他（Nafamostat）是一种蛋白酶抑制剂，用于治疗胰腺炎（特别是在日本），在血液透析期间用作抗凝药，以防止纤维蛋白原分解为纤维蛋白，已知会导致高钾血症[112]。间接证据表明，该机制与 CCD 中对阿米洛利敏感的 Na^+ 通道的抑制有关[21]。与已报道的醛固酮的效果相反，用萘莫司他治疗大鼠也显示出尿中 CAP1/ 前列腺蛋白的排泄减少[106]。因此，萘莫司他抑制 CAP1 的蛋白酶活性似乎抵消了其对 ENaC 的激活作用（图 17-13），并可能减少该蛋白在 CCD 中的表达[113]。

4. 血管紧张素转化酶抑制剂和盐皮质激素及血管紧张素拮抗剂

高钾血症是血管紧张素转化酶抑制、肾素直接抑制，以及盐皮质激素和血管紧张素受体拮抗的一种可预见的常见效应[652]。（图 17-14）口服避孕药 Yasmin-28 和相关产品含有黄体酮，可以抑制盐皮质激素受体[653]，从而可能导致易感患者的高钾血

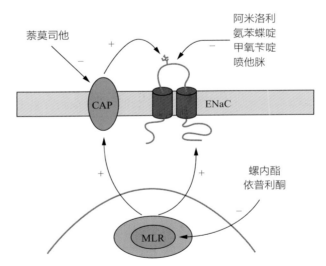

▲ 图 17-13　上皮 Na^+ 通道（ENaC）的药理抑制

阿米洛利和相关化合物直接抑制通道，而蛋白酶抑制剂萘莫司他抑制膜相关蛋白酶，如通道激活蛋白酶（CAP），从而间接抑制通道。螺内酯和相关药物抑制盐皮质激素受体（MLR），从而减少 ENaCα 亚单位、ENaC 激活激酶 SGK 和其他几个目标基因的转录（详见正文）

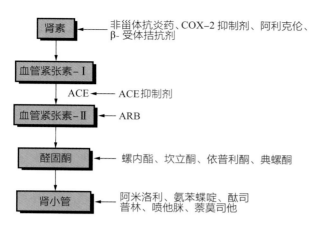

▲ 图 17-14　针对肾素 - 血管紧张素 - 醛固酮轴的药物是高钾血症的常见原因

抑制肾小管 [连接段（CNT）或皮质集合管（CCD）] 的上皮 Na^+ 通道（ENaC）的药物亦是如此。ACE. 血管紧张素转化酶；ARB. 血管紧张素受体拮抗剂；COX-2. 环氧合酶 -2；NSAID. 非甾体抗炎药

症。与许多其他引起高钾血症的原因一样，药物靶向 RAAS 轴引起的高钾血症依赖于伴随的对肾上腺醛固酮释放的抑制。由于 K^+ 增加而引起的肾上腺醛固酮释放明显依赖于完整的肾上腺 RAAS，因此这种反应可被全身性 ACEI 和 ARB 消除[173]。(见 "肾素和醛固酮的调节作用")。赖诺普利和螺内酯在 CKD 患者中的双重治疗也与减少肾外钾分布有关，因为 K^+ 排泄减少本身并不能解释在有限的口服钾负荷后血清 K^+ 的大幅增加[654]。同样，在治疗糖尿病肾脏疾病时，氯沙坦加用螺内酯，可引起血 K^+ 显著升高，但对尿 K^+ 排泄无明显影响[655]。ACEI 和 ARB 有引起血管紧张素依赖性肾小球滤过率患者发生急性肾衰竭和急性高血钾的潜在危险；肾素抑制剂阿利吉仑，尽管与螺内酯联合使用，也被报道会导致伴有急性高钾血症的急性肾衰竭[656]。

鉴于螺内酯与 ACEI 和（或）ARB 在肾脏和心脏病中联合应用的适应证，RAAS 抑制剂已经成为引起高钾血症的一个日益重要的原因[657]，此外，盐皮质激素受体拮抗剂的出现，更有可能导致高钾血症[658]。开始应用血管紧张素受体拮抗剂后 1 周内可出现高钾血症[659]。心力衰竭、糖尿病和慢性肾脏病会增加这些药物引起的高钾血症的风险[652, 660, 661]。与盐皮质激素受体拮抗剂和 ACEI/ARB 联合使用相关的高钾血症的患病率（约 10%[662]）似乎比在大型临床试验中报道的[652]高

得多，部分原因是使用了高于推荐剂量的药物[21]。值得注意的是，Juurlink 及其同事在 Randomized Aldactone Evaluation Study（RALES） 发 表 后 发现，在加拿大心力衰竭患者中，服用 ACEI 的螺内酯处方率与高钾血症及相关发病率之间存在相关性[663, 664]。这项具有引人注目的研究发现，RALES 公布后，螺内酯的处方量突然增加，与高钾血症入院率的增加有时间上的相关性[664]。在以高钾血症为主要诊断的入院患者中，这种相关性仍然具有统计学意义[665]。来自英国的一项研究发现，在 RALES 公布后，螺内酯的使用量也有类似的增加，但没有增加高钾血症或与高钾相关的入院人数[666]。应该强调的是，高钾血症的发展，或者高钾血症的易感因素的存在，似乎并不会降低依普利酮在心力衰竭中的死亡率益处[661]。

鉴于越来越多的证据支持 ACEI、ARB 和（或）盐皮质激素受体拮抗剂的联合使用，谨慎的做法是系统地坚持将相关高钾血症的机会降至最低，从而使患者从这些药物的心血管和肾脏效应中受益。使用 RAAS 轴的药物单独或联合治疗而增加患高钾血症风险的患者，是那些肾脏排钾能力明显降低的患者，原因是以下一种或多种情况：①钠离子向 CCD 的输送减少（如充血性心力衰竭、容量耗竭）；②循环醛固酮减少（如低肾素性低醛固酮症、肝素或酮康唑等药物）；③联合应用 TMP-SMX、喷他脒或阿米洛利，抑制 CNT 和 CCD 的阿米洛利敏感性 Na^+ 通道；④慢性肾小管间质疾病，伴有远端肾单位功能障碍。⑤增加钾摄入量（如盐代用品、饮食）。总体而言，糖尿病、心力衰竭和（或）慢性肾脏病患者由于 RAAS 抑制而出现高钾血症的风险特别高[652, 660, 661]。在这些易感患者中，建议采用以下方法来预防或最大限度地减少高钾血症的发生，以应对干扰 RAAS 的药物[29, 667]。

(1) 使用 MDRD 和（或）相关公式估算 GFR。

(2) 询问饮食和膳食补充剂（如盐替代品、甘草），并开出低钾饮食，最好是在营养学家的帮助下。

(3) 询问药物，特别是那些可能干扰肾脏 K^+ 排泄的药物（如非甾体抗炎药、COX-2 抑制剂、保钾利尿剂），如果合适的话，停止使用这些药物。

(4) 继续服用或使用襻利尿剂或噻嗪类利尿剂（如高血压、水肿）。

（5）用碳酸氢钠纠正酸中毒。

（6）仅使用其中一种小剂量药物（如 ACEI、ARB、盐皮质激素受体拮抗剂）开始治疗。

（7）治疗开始后 3～5 天检查血清 K^+，每次剂量递增，最多在 1 周内[659]，1 周后再次测量。

（8）如果血清 $K^+ > 5.6mmol/L$，应停用 ACEI、ARB 和（或）盐皮质激素受体拮抗剂，并治疗高钾血症。

（9）如果血清 K^+ 升高但低于 5.6mmol/L，应减少剂量并重新评估可能的致病因素。如果患者联合使用 ACEI、ARB 和（或）盐皮质激素受体拮抗剂，则除一种外，其他均应停药，并复查血钾水平。

（10）对于 CKD Ⅳ 期或 Ⅴ 期 [eGFR < 30ml/（min·1.73m^2）] 的患者，盐皮质激素受体拮抗剂和 ACEI 或 ARB 的联合使用应极其谨慎。

（11）螺内酯与血管紧张素转化酶抑制剂或血管紧张素受体拮抗剂联合使用的剂量不应超过 25mg/d。

（七）高钾血症的临床探讨

治疗高钾血症的首要任务是评估急诊治疗的必要性（心电图改变，$K^+ \geqslant 6.5mmol/L$）。随后应进行全面检查以确定原因（图 17-15）。病史和体检应侧重于药物（如 ACEI、非甾体抗炎药、TMP-SMX）、饮食和膳食补充剂（如盐替代品）、肾衰竭的危险因素、尿量减少、血压和容量状况。最初的实验室检查应包括电解质、尿素、肌酐、血浆渗透压、Mg^{2+} 和 Ca^{2+}，完整的血细胞计数，以及尿液 pH、渗透压、肌酐和电解质。计算 TTKG 需要血浆和尿液渗透压。测定尿电解质以计算 TTKG 或尿 K^+/肌酐比值也为测定尿 Na^+ 提供了机会，这将确定明显的肾前刺激是否限制了远端的 Na^+ 转运，从而限制了 K^+ 的排泄（见"尿钾排泄指数"）。血浆肾素活性、血浆醛固酮，以及在几小时后评估 TTKG 或尿 K^+/肌酐对氟氢可的松的反应，可能是确定高钾血症中 TTKG 不适当降低的具体原因所必需的。

（八）高钾血症的管理

高钾血症患者住院的适应证定义不明确，部分原因是对轻度、中度或重度高钾血症没有普遍

接受的定义。高钾血症的临床后遗症主要是心脏和神经肌肉的，除了血清 K^+ 的绝对值影响外之外[521, 668]，还取决于许多其他变量（如血浆钙水平、酸碱状态、血浆 K^+ 的变化率[234-237]），这些问题可能会影响管理决策。建议将重度高钾血症（血清 $K^+ \geqslant 8.0mmol/L$）、除 T 波峰值外的心电图改变、肾功能的急性恶化和存在额外的医疗问题作为住院的适当标准[521]。高钾血症患者的任何心电图表现应被认为是真正的医疗紧急情况，应紧急处理[229, 520, 669, 670]，对血清 K^+ 进行适当的管理和连续监测通常需要入院。考虑到心电图变化作为心脏毒性预测因子的局限性（见"高钾血症的重要性"），也应积极管理没有心电图改变的重度高钾血症患者（$K^+ \geqslant 6.5～7.0mmol/L$）[195, 229, 520, 670-672]。

紧急处理高钾血症的流程包括进行 1 次 12 导联心电图、入院、持续心电监测及立即治疗。高钾血症的治疗大体分为以下 3 种类型：①拮抗高钾血症的心脏效应；②通过重新分布使钾离子转移到细胞内，以迅速减少 K^+；③从体内清除 K^+。应采取必要的措施治疗引起高钾血症的潜在原因，以尽量减少导致高钾血症的因素，并防止今后发生此类事件[229]。限制饮食（通常为 60mEq/d）、强调全胃肠外营养（TPN）溶液和肠内营养产品（通常为 25～50mmol/L）中的 K^+ 含量、调整药物和静脉输液都是有必要的，同时不应忽视隐藏的 K^+ 来源，如静脉注射抗生素[553]。

1. 拮抗心脏效应

静脉注射用钙剂是紧急处理高钾血症的一线药物，即使对钙水平正常的患者也是如此。钙和 K^+ 对心肌的相互拮抗作用，以及 Ca^{2+} 在高钾血症中的保护作用早已为人所知[673]。钙在不改变静息膜电位的情况下，将动作电位阈值提高到较低的负值，通过恢复静息电位和阈值电位之间通常的 15mV 差异使心肌细胞的兴奋性降低[195, 674]。钙剂也改变了 V_{max} 与静息膜电位的关系，使得在静息膜电位负值较低时，也能保持相对正常的 V_{max}，从而恢复心肌传导[195]。

钙剂可通过以氯化钙或葡萄糖酸钙（10ml 10% 的钙溶液）的形式用于静脉输注。每毫升 10% 葡萄糖酸钙或氯化钙的元素钙含量分别为 8.9mg（0.22mmol）和 27.2mg（0.68mmol）[675]。葡萄糖酸

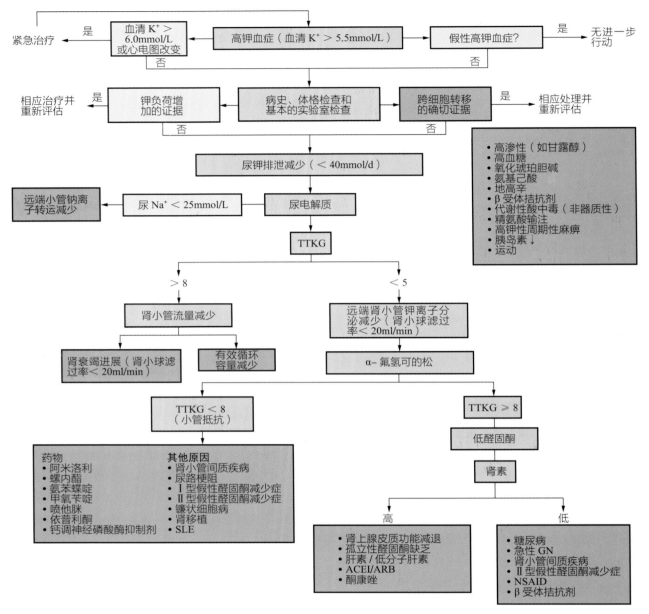

▲ 图 17-15　高钾血症的临床处理方法（有关详细信息见正文）

ACEI. 血管紧张素转化酶抑制剂；ARB. 血管紧张素受体拮抗剂；GN. 肾小球肾炎；NSAID. 非甾体抗炎药；SLE. 系统性红斑狼疮；TTKG. 跨小管钾梯度

钙[676] 对静脉刺激性较小，可通过外周静脉（IV）使用；氯化钙如果外渗，可引起组织坏死，需要通过中心静脉进行输液。尽管氯化钙注射液的钙浓度较高，但氯化钙和葡萄糖酸钙的疗效和作用起效是相当的[677]。一项对心脏手术患者进行体外输注（同时输注高葡萄糖酸盐）的研究表明，葡萄糖酸钙可显著减少游离钙水平的升高[678]。这一发现归因于肝代谢的调节，即从葡萄糖酸钙中释放游离钙需要

经过肝脏代谢，因此在肝衰竭或肝灌注减少的情况下，可利用的游离钙减少[678]。然而，进一步的体外研究表明，在动物体、正常肝功能的人体及肝移植的无肝期，给予同等剂量的氯化钙和葡萄糖酸钙可迅速分离出等量的游离钙，这表明从葡萄糖酸钙中释放游离钙与肝脏代谢无关[29, 677]。

推荐剂量为 10ml 10% 葡萄糖酸钙（相当于 3~4ml 氯化钙）需在持续心电图监测下静脉

注射超过 2～3min。输注后 1～3min 起效，持续 30～60min [525, 672]。如果心电图表现没有变化，或者在最初改善后出现复发，应重复使用一次 [525, 672, 677]。然而，在服用洋地黄的患者中，使用钙剂应该特别小心，因为高钙血症会增强洋地黄对心肌的毒性作用 [676]。在这种情况下，应将 10ml 的 10% 葡萄糖酸钙添加到 100ml 的 D5W 中缓慢输注 20～30min 以上以避免高钙血症的发生，同时使得钙能在细胞外得到均匀分布 [523, 671, 674]。为防止碳酸钙的沉积，使用的稀释液中不应含有碳酸氢盐。

　　2. K+ 重新分布到细胞中

　　碳酸氢钠、β2 受体激动剂和胰岛素加葡萄糖都可用于治疗高钾血症，以诱导 K+ 的重新分布。在这些治疗方法中，胰岛素加葡萄糖是最稳定、最可靠的方法，而碳酸氢盐最具争议。但是，它们都是临时措施，不能替代针对性治疗高钾血症的方法，即从体内清除 K+ 的方法。

　　(1) 胰岛素和葡萄糖：胰岛素的降钾作用是通过将 K+ 转移到细胞内，特别是转移到骨骼肌细胞和肝细胞中（请参阅"影响钾内部分布的因素"）。即使在 CKD 和 ESRD [679-681] 的患者及肝移植患者的无肝期，这种作用也是可靠、可重复、剂量依赖性 [525] 和有效的 [682]。胰岛素对血浆 K+ 水平的影响与年龄、肾上腺素活性 [683] 无关，但其低血糖效应在 CKD 和（或）ESRD 患者中可能被削弱 [29]。胰岛素可与葡萄糖一起持续输注或推注 [680, 681]。推荐的葡萄糖和胰岛素剂量是 500ml 10% 葡萄糖中加入 10U 常规胰岛素，输注至少 60min（在输注 90min 后血浆 K+ 不再下降）[674, 683]。但是，大剂量注射更易于给药，尤其是在紧急情况下 [229]。建议剂量为静脉内给予 10U 常规胰岛素，然后立即给予 50ml 50% 葡萄糖（25g 葡萄糖）[669, 680, 684, 685]。胰岛素对 K+ 的作用起效时间是 10～20min，在 30～60min 达到峰值，并持续 4～6h [525, 671, 680, 686]。在几乎所有患者中，经过这种治疗后血清 K+ 可下降 0.5～1.2mmol/L [681, 682, 685, 680]。可以根据需要重复使用。

　　尽管给予了葡萄糖，但在上述推注方案治疗的患者中，通常在输注后 1h 内，高达 75% 的患者可能会发生低血糖 [680]。当给予的葡萄糖剂量少于 30g 时，发生低血糖的可能性更大 [523]。为防止这种情况发生，建议以 50～75ml/h 的速度输注 10% 葡萄

糖并建议密切监测血糖 [669, 684]。不建议在不使用胰岛素的情况下给予葡萄糖，因为内源性胰岛素释放是可变的 [571]。缺少胰岛素的葡萄糖可能会通过增加血浆渗透压而增加血浆 K+ [562, 563, 684]。在血糖水平为 200～250mg/dl 或更高的高血糖患者中，应在无葡萄糖的情况下给予胰岛素，并密切监测血浆葡萄糖水平 [674]。与 β2 激动剂联合使用，除与胰岛素协同降低血浆 K+ 外，还可以降低低血糖水平 [680]。值得注意的是，联合用药方案可能会使心率增加（15.1 ± 6.0）次 / 分 [680]。

　　从理论上有理由考虑使用不形成胰岛素六聚体的新型速效胰岛素，尤其是在肾功能不全的患者中 [687]。但是，目前在缺乏可直接比较不同方案的严格临床试验的情况下 [688]，无须改变"经典"推荐剂量，即 10U 常规胰岛素的静脉注射，然后立即注射 50ml 50% 的葡萄糖（25 克葡萄糖）。

　　(2) β2 受体激动剂：在高钾血症的急性治疗中，β2 受体激动剂是一种重要但未得到充分利用的药物。它们通过激活 Na+-K+-ATP 酶和 NKCC1 Na+-K+-2Cl- 共转运体来发挥作用，将 K+ 转移到肝细胞和骨骼肌细胞（参见"钾离子内部分布的影响因素"）。沙丁胺醇是一种选择性 β2 受体激动剂，是研究和使用最广泛的。它有口服、吸入和静脉注射的形式，静脉注射、吸入或雾化形式均有效 [689]。

　　静脉注射的推荐剂量是 0.5mg 沙丁胺醇加到 100ml 5% 葡萄糖中，静滴注射 10～15min 以上 [674, 689, 690]。它的降 K+ 作用在几分钟内开始，30～40min [689, 690] 发挥最大效果，并持续 2～6h [523]。它降低血清 K+ 水平约 0.9～1.4mmol/L [523]。

　　吸入沙丁胺醇的推荐剂量是 10～20mg 沙丁胺醇加到 4ml 生理盐水中雾化，吸入 10min [680]（雾化左旋沙丁胺醇和沙丁胺醇同样有效）[691]。这一剂量不同于每一种喷雾剂 100μg 的剂量。其降钾效应在 30min 左右开始，在 90min 左右达到高峰 [680, 689]，持续 2～6h [523, 689]。吸入沙丁胺醇可降低血清 K+ 水平约 0.5～1.0mmol/L [523]，沙丁胺醇通过带有储雾罐的定量吸入器给药，可使血清 K+ 水平降低约 0.4mmol/L [692]。沙丁胺醇（吸入或其他非肠道形式）和葡萄糖加胰岛素联合使用有额外的降低血清 K+ 作用，降低总水平达 1.2～1.5mmol/L [523, 680, 686]。但是，一部分 ESRD 患者（20%～40%）对沙丁胺醇的降 K+ 作

用（△ K ≤ 0.4mmol/L）无反应，沙丁胺醇（或其他 β₂ 激动剂）不应作为单一药物用于高钾血症的治疗[525, 571]。为了降低药代动力学的变异性，一项研究测试了基于体重给药对血清 K⁺ 水平的影响，在一组 ESRD 患者中使用皮下注射 7μg/kg 特布他林（一种 β₂ 受体激动剂）[693]。结果显示，30～90min 内，几乎所有患者的血清 K⁺ 水平均显著下降 [平均为（1.31 ± 0.5）mmol/L；范围：0.5～2.3mmol/L]，值得注意的是，心率平均每分钟增加 25.8 ± 10.5 次（增幅为每分钟 6.5～48 次）[693]。

沙丁胺醇治疗可能会引起血糖升高（2～3mmol/L）和心率增加。静脉注射（约 20 次 / 分）相比吸入形式给药（6～10 次 / 分）使心率增加的更为明显[571, 689]。沙丁胺醇雾化或静脉给药对收缩压和舒张压没有明显增加[689]。但是，在缺血性心脏病患者中仍应谨慎使用这些药物[523]。

（3）碳酸氢钠：几十年来，碳酸氢盐一直是高钾血症的首选治疗方式。例如，在 1989 年对肾脏病培训项目的负责人调查中，它被列为仅次于 Ca²⁺ 的二线治疗[694]。其用于治疗急性高钾血症主要基于对极少数患者进行的小型、较早且非对照的临床研究[58, 695, 696]，其中碳酸氢盐通常以长时间输注的方式给药（与静脉推注相反，后者后来成为常规）[697]。其中一项经常被引用的研究中的结论是碳酸氢盐降低 K⁺ 的效果与 pH 的变化无关[695]。然而，混杂变量包括输注时间、含葡萄糖溶液的使用和不频繁监测血清 K⁺[695, 698]。

碳酸氢盐在高钾血症的急性治疗中的作用受到了挑战[681, 697, 699]。Blumberg 及其同事比较了不同的降 K⁺ 方式（图 17-16），研究显示碳酸氢盐（等渗或高渗）输注长达 60min 对进行血液透析的 ESRD 患者的血清 K⁺ 没有影响[681]。但是，等渗碳酸氢盐会在 4～6h 产生作用（请参阅下文）[697]。这些观察结果后来得到其他人的证实，碳酸氢盐未能显示出任何急性（20～60min）降 K⁺ 的作用[697-699]。一些研究表明，代谢性酸中毒可能会减弱胰岛素和 β₂ 激动剂的生理反应[525, 699]。而另一项关于碳酸氢盐和胰岛素与葡萄糖联合使用的研究，结果与之相互矛盾[699]。此外，碳酸氢盐和沙丁胺醇联合给药与单独使用沙丁胺醇相比未显示任何额外的好处[699]。

综上所述，碳酸氢盐给药，尤其是未经稀释的

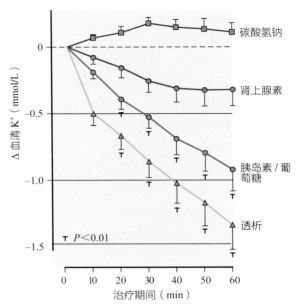

▲ 图 17-16　静脉内输注碳酸氢钠、肾上腺素或胰岛素和血液透析期间血清 K⁺ 的变化
（引自 Blumberg A, Weidmann P, Shaw S, Gnadinger M. Effect of various therapeutic approaches on plasma potassium and major regulating factors in terminal renal failure. *Am J Med.* 1988; 85: 507–512）

单药给药，在急性高钾血症的治疗中没有作用。然而，在 ESRD 患者中长时间输注等渗碳酸氢盐确实能在 5～6h 内将血清钾离子降低 0.7mmol/L；这种效应的大约 50% 可以归因于容量的膨胀[697]。不管其机制如何，碳酸氢盐输注在高钾血症的亚急性控制中的作用可能是有限的，如在严重高钾血症患者的非透析性治疗中[700]。碳酸氢盐的紧急输注对严重代谢性酸中毒血清钾的影响尚不清楚，或许在这种情况下，它可能有一些好处[229, 669]。值得注意的是，碳酸氢钠的输注可能会降低血清离子钙水平并导致容量超负荷，这是与肾衰竭患者酸中毒相关的问题[525, 671]。当碳酸氢盐给药用于高钾血症时，我们建议等渗输注碳酸氢钠，尽管高渗碳酸氢钠不会增加血清钾离子水平，但据报道它可能会引起高钠血症[681]。

（4）去除钾

① 利尿剂：利尿剂对 CKD 患者的尿钾排泄影响相对较小[701]，尤其是在急性情况下[672]。然而，对于那些具有足够的残余肾功能，能增加尿量排泄，特别是成功控制血清钾离子后可避免透析的高钾血症患者，使用利尿剂是合理的。对于肾功能

受损的患者，建议使用以下药物来急性控制血钾：①具有最高生物利用度的口服利尿剂（如托拉塞米）和经肾脏代谢较少的口服利尿剂（如托拉塞米、布美他尼），尽量减少药物蓄积产生毒性的机会；②经肝代谢最少的静脉药物（短期治疗）（如呋塞米而非布美他尼）；③联合使用襻利尿剂和噻嗪类利尿剂效果更好，但这可能会激活管 – 球反馈而降低 GFR[702]；④最大有效上限剂量[701, 702]。为了避免引起血容量不足，可能需要增加生理盐水或等渗碳酸氢盐的静脉水合速度。这也将有助于增加远端小管 Na^+ 的输送，增加 K^+ 排泄。

对于高钾血症的慢性治疗，鉴于利尿剂可能诱发血容量不足，因此不建议在高血容量或其他缺乏利尿剂治疗适应证的患者中使用利尿剂。但是，在适当增加液体和盐摄入量的情况下，利尿剂可用于纠正低肾素性醛固酮减少症[703]和选择性肾脏泌 K^+ 障碍（如移植或给予 TMP 后）的高钾血症患者[704, 705]。

② 盐皮质激素：关于盐皮质激素在治疗高钾血症中的作用资料有限[29, 706]。然而，这些药物已经被用于治疗伴有或不伴有低肾素性低醛固酮血症、系统性红斑狼疮[707]、使用了环孢素的肾移植患者[708]和 ESRD 血液透析间期高钾血症等慢性高钾血症的患者[709, 710]。推荐剂量为 0.1～0.3mg/d 的氟氢可的松，氟氢可的松是一种具有强效盐皮质激素活性和适度糖皮质激素活性的合成糖皮质激素（就糖皮质激素活性而言，0.3mg 氟氢可的松相当于 1mg 泼尼松）[29, 708-710]。在接受血液透析治疗的 ESRD 患者中，该方案可将血清 K^+ 降低 0.5～0.7mmol/L，且与血压或体重的显著变化（作为液体潴留的替代指标）无关[709]。然而，在其他研究中，0.1mg/d 氟氢可的松对慢性血液透析患者血清 K^+ 的影响具有统计学意义但无临床意义[711, 712]。氟氢可的松在 ESRD 中的长期安全性尚未得到证实，鉴于其对血清 K^+ 的影响极小，不推荐其用于透析间期高钾血症的治疗。

甘草次酸（GA）抑制 11β–HSD-2 的药理作用也被证明是控制 ESRD 高钾血症的新机制[405]。与其他醛固酮敏感上皮细胞一样，11β–HSD-2 酶可以保护结肠上皮细胞免受皮质醇对盐皮质激素受体的过度激活。假设甘草次酸能刺激结肠和其他组织的肾外钾分泌，Farese 及其同事在 10 例 ESRD 患者的双盲、安慰剂对照试验中测试了该药的效果。甘草次酸显著提高了血清中皮质醇与可的松的比值，与抑制 11β–HSD-2 的结果一致。该效应与平均血清 K^+ 显著降低有关，使用甘草次酸的患者，70% 透析前血清 K^+ 处于正常范围（3.5～4.7mmol/L），而安慰剂为 24%[405]。该研究中血浆肾素活性和醛固酮水平也明显下降，这可能与血清 K^+ 中位水平降低有关。因此，甘草次酸是长期治疗 ESRD 患者高钾血症较有前景的药物。但是，在广泛使用之前，还需要进行大型的临床试验证实。

③ 阳离子交换树脂：离子交换树脂是一种交联聚合物，含有酸性或碱性基团，在与溶液接触时可以交换阴离子或阳离子。阳离子交换树脂能与多种一价和二价阳离子结合。阳离子交换树脂根据其合成过程中所循环的用于饱和磺酸基或羧基的阳离子（如氢、铵、钠、钾、钙）进行分类。1950 年，Elkinton 及其同事成功地在 3 例高钾血症患者中使用了铵循环羧酸树脂[713]。然而，氢循环或铵循环树脂与代谢性酸中毒[714]和口腔溃疡[715]有关，使用钠循环树脂可能更好[716]。钙循环树脂可能还有其他潜在的好处，包括降低磷酸盐，然而，这需要大剂量可能有潜在毒性的树脂[717]；此外，这些树脂与高钙血症有关[718]。在美国，临床上可用的主要树脂是聚苯磺酸钠（SPS）。

SPS 在胃肠道中主要在结肠用 Na^+ 交换 K^+[669, 715, 719]，已被证明可增加粪便 K^+ 的排泄[715]。偶有口服 SPS 发生便秘的报道，可由灌肠或导泻药处理[715]。为了防止便秘并促进树脂通过胃肠道，Flinn 及其同事在树脂中添加了山梨醇[720]，引用的相关参考文献没有再出现先前的便秘或梗阻情况[76]。自此，山梨醇作为 SPS 的常规给药，仅在美国每年就约有 500 万剂[721]。值得注意的是，虽然这里用 SPS 表示聚苯磺酸钠，但 SPS 是含山梨醇的聚苯磺酸钠的商标，说明了这 2 种制剂一起使用的频率[670]。

口服 SPS 对血清钾离子的影响较慢，可能需要 4～24h 才能看到对血清钾离子的显著影响[672, 673, 715]。口服剂量通常为 15～30g，可每 4～6h 重复一次。每克树脂结合 0.5～1.2mEq 的钾离子，用以交换 2～3mEq 的钠离子[673, 715, 722, 723]。这种差异部分是由于与少量其他阳离子结合造成的[715]。低钾效应也可能是由于同时服用泻药的结果。一项对健康受试者的研究比较了有或没有 SPS 的不同泻药对粪便 K^+ 排泄的影响，发现酚酞 - 多磺酸酯与树脂的组合比单独酚酞 / 多磺酸酯（12h 37mmol）或其他泻药 - 树脂组合产生更多的钾离子排泄（12h 49mmol）[722]。

早期关于 SPS 的研究，大多数在慢性血液透析时代之前，经口服或直肠使用多剂量的交换树脂作为灌肠剂，24h 内血清 K^+ 分别下降 1mmol/L 和 0.8mmol/L[715]。然而，随着常规血液透析的出现，在处理急性高钾血症时只使用单剂量的树脂导泻药已变的很普遍。一项研究论证了这一做法的有效性，评估了 4 种单剂量树脂泻药方案对 6 例 CKD 维持血液透析患者血清 K^+ 水平的影响，所有使用的方案均未将血清 K^+ 降低至初始基线以下[723]。值得注意的是，这项研究的对象都是正常血清 K^+ 水平的患者。总之，如果确定 SPS 在高钾血症的治疗中是合适的（见下文），通常需要重复使用才能达到足够的效果。

对于不能口服或不能耐受口服 SPS 的患者，可作为保留灌肠剂通过直肠给药。推荐剂量为 30～50g 树脂加入到 100ml 水溶液（如 20% 葡萄糖）中制成乳剂，每 6 小时 1 次。用温水（体温）灌肠，清洁灌肠后，用一根橡胶管放置在离直肠约 20cm 处，尖端完全进入乙状结肠。乳剂通过重力引入，再用 50～100ml 不含钠的液体冲洗，至少保留 30～60min，然后清洗灌肠（250～1000ml 体温温度的自来水）[724]。考虑到结肠坏死的风险，含山梨醇的 SPS 不应用于灌肠[672, 725]。

随着这种制剂的使用，含山梨醇的 SPS 引起的肠坏死得到越来越多的关注[721, 725-728]，这往往是一个致命的并发症[721, 725, 727]。动物试验表明，山梨醇是引起肠道损伤的必要条件[725]；然而，最近的一项动物试验表明，在没有山梨醇的情况下，单独使用 SPS 也可引起肠坏死[729]。此外，在人类病理标本中经常可以检测到 SPS 晶体，黏附在损伤的黏膜上[727, 728]。也有数例单独口服不含山梨醇的 SPS 后引起结肠坏死的报道[730, 731]，表明 SPS 与肠损伤直接相关。在手术后的第 1 周内同时使用山梨醇和 SPS 时，肠道坏死的风险似乎是最大的。例如，117 例患者在手术 2 周内接受山梨醇和 SPS 治疗，其中

2 例患者出现肠坏死[726]。然而，值得注意的是，在山梨醇相关肠坏死的一系列 SPS 病例中，11 例确诊病例中只有 2 例发生在术后[727]。虽然大多数肠坏死病例发生在接受 70% 山梨醇的 SPS 治疗的患者中，但也有报道称，接受 33% 山梨醇的 SPS 治疗的患者中也出现了这种情况[721]。

针对这些报道，美国食品药品管理局（FDA）在 2005 年从 SPS 的说明书中删除了有关山梨醇同时使用或随后使用的建议[721]。然而，FDA 允许继续销售常用的现成的山梨醇 SPS 混悬液，因为它只含有 33% 的山梨醇。随后，更多的肠坏死病例被报道，其中一些与 33% 山梨醇的 SPS 有关。因此，在 2009 年 9 月，FDA 修改了 SPS 安全性的说明，声明不再建议同时使用山梨醇[721]。如前所述，也有口服 SPS 后发生结肠坏死的病例报道[730, 731]。

考虑到这些严重的问题，临床医生必须仔细评估是否真的急需 SPS 来治疗高钾血症[670, 721, 732]。此外，应优先选择新的替代药物 patiromer 和 ZS-9 替代 SPS。关于 SPS 在高钾血症治疗的头 24h 内的有效性数据很少[721]，最多在给药后的 4～6h 会产生效果[671, 672, 715]。在决定是否启用 SPS 治疗急性高钾血症时，应考虑到这种时间限制。对于肾功能正常的患者，可采取其他措施如水化，增加远端肾小管 Na^+ 的输送及远端肾小管流速和（或）利尿剂通常足以去除钾。对于晚期肾衰竭患者，在等待血液透析时，使用 SPS 作为暂时性的治疗是合理的，但是，如果在 1～4h 内可用血液透析，考虑到延迟的低钾反应和潜在致命性肠坏死的风险，则应考虑是否需要使用 SPS。此外，如果患者已有用于血液透析的血管通路，则肠坏死的风险要大于透析过程的风险。

如果使用 SPS，在理想情况下，制剂中最好不含山梨醇。不含山梨醇的 SPS 通常以粉剂形式提供，必须用水重新配制。如果与山梨醇以外的导泻药共同服用，导泻药中不应含有钾或其他阳离子，如镁或钙，因为这些阳离子会与钾竞争性黏附在树脂上。肾功能不全的患者，导泻药中不应含磷。因此，理想的导泻药包括乳果糖和某些聚乙二醇 3350 制剂。然而，没有数据证明这些导泻药与 SPS 合用的有效性和安全性[670]。还需要注意的是，考虑到 SPS 树脂本身在这种并发症中的作用，不加山梨醇

的 SPS 可能无法消除肠坏死的风险 [727, 728, 730, 731]。注意，美国很少有不含山梨醇的 SPS，许多药房和医院只备有预混合山梨醇的 SPS [721]。虽然有迹象表明含 33% 山梨醇的 SPS 制剂风险较小，但也有使用该制剂发生肠坏死的报道。临床医生将不得不权衡使用这种制剂治疗急性高钾血症的相对风险 [721]。无论如何，含山梨醇的 SPS 不应用于肠坏死风险较高的患者，包括术后患者、有肠梗阻史的患者、肠转运缓慢患者、缺血性肠病的患者和肾移植患者。

最后，口服含山梨醇的 SPS 也可损伤上消化道，尽管这些发现的临床意义尚不清楚 [733]。其他潜在的并发症包括血清钙水平降低 [734]、容量超负荷、干扰锂吸收 [735] 和医源性低钾血症 [724]。

④ 新型肠道钾结合剂：2 种新型的 K^+ 结合剂 patiromer 和 ZS-9 最近被用于高钾血症的治疗。鉴于临床需要和 SPS 的严重局限性，这些药物引起了人们极大的兴趣。目前，这些药物价格昂贵，而且在美国的许多医院供应有限。

Patiromer 是一种不可吸收的聚合物，剂型为干混悬剂，它可在结肠部结合 K^+ 与 Ca^{2+} 进行交换。在一项对 237 例 CKD 和高钾血症患者的研究中，patiromer 治疗后血清 K^+ 的平均变化为 (−1.01 ± 0.03) mmol/L [736]。大约 75% 的患者达到了 3.8～5.0mEq/L 的目标血清 K^+ 水平。107 例基线血清 K^+ 为 5.5mEq/L 或更高，且在最初的 4 周治疗期间达到目标血清 K^+ 的患者被随机分配入 patiromer 或安慰剂组再持续治疗 8 周。血清 K^+ 在继续服用 patiromer 的患者中保持不变，而在安慰剂组中增加了 0.7mEq/L。安慰剂组高钾血症（≥ 5.5mEq/L）的发生率显著升高（60% vs. 15%）。严重的不良事件很少发生。然而，在初始阶段，有 8 例（3%）患者的血清镁水平低于 1.4mg/dl，9 例患者开始进行镁替代治疗，提示镁在肠道吸收受损可能是长期使用的限制因素。Patiromer 还与口服药物结合，与环丙沙星、甲状腺素和二甲双胍具有明显的相互作用，这 3 种药物需要在 patiromer 前或后间隔 3h 以上使用 [737]。

环硅酸锆钠（ZS-9）是一种无机的、不可吸收的晶体化合物，用钠离子和氢离子交换肠中的 K^+ 和 NH_4^+。K^+ 与 ZS-9 的结合与 K^+ 通道选择性滤过有些相似，对 K^+ 的选择性是 Ca^{2+} 和 Mg^{2+} 的 25 倍以上 [738]。在两项几乎相同的Ⅲ期随机、安慰剂对照试验中，评估了 ZS-9 在高钾血症门诊患者中的疗效。

在高钾血症随机、多剂量 ZS-9 维持（HARMONIZE）干预研究中，258 例持续性高钾血症的成年患者进入了 48h 的开放标签试验，在此期间，他们接受了每天 3 次，每次 10g ZS-9 的治疗 [739]。在这 258 例进入开放标签试验的患者中，其中 237 例（92%）在 48h 达到了正常血 K^+（3.5～5.0mEq/L）水平，然后随机分配给安慰剂或 5g、10g 或 15g ZS-9，每天 1 次，持续 4 周。在随机治疗期间，与安慰剂（5.1mEq/L）相比，ZS-9 的平均血清 K^+ 显著降低（5g、10g 和 15g 分别为 4.8mEq/L、4.5mEq/L 和 4.4mEq/L）。

在第二项 ZS-9 试验中 [740]，753 例血清 K^+ 为 5.0～6.5mmol/L 的成年患者被随机分配为每天接受 1.25g、2.5g、5g 或 10g ZS-9，每天 3 次，持续 48h。543 例（72%）患者在 48h 达到了正常血清 K^+（3.5～4.9mEq/L）水平，然后将他们重新分配为接受安慰剂或 1.25g、2.5g、5g 或 10g ZS-9 组，每天 1 次，持续 2 周。与安慰剂相比，接受 5g 和 10g 剂量 ZS-9 的患者在 2 周时的血钾水平显著降低（分别降低约 0.3mEq/L 和 0.5mEq/L），但与接受 1.25g 和 2.5g 剂量的患者相比血钾水平没有明显降低。安慰剂组和 ZS-9 组的不良事件发生率相似。

在这些试验中，在治疗的前 4h 内 ZS-9 引起的血清钾下降最剧烈 [739, 740]。这表明 ZS-9 对肠道钾的分泌有急性作用，而不仅仅是减少肠道钾的吸收。

⑤ 透析：各种急性肾脏替代治疗的方式均能有效去除 K^+。持续性血液透析滤过已越来越多地用于治疗危重症和血流动力学不稳定的患者 [741]。腹膜透析虽然在急性情况下不是很有效，但已被有效地用于合并急性高钾血症的心脏骤停患者 [742]。使用 2L 透析液，腹膜透析能够去除大量的 K^+（5mmol/h 或在 48h 内 240mmol），每次交换大约需要 1h [674]。然而，当需要快速纠正高钾血症发作时，血液透析仍是首选模式 [743]。

平均 3～5h 的血液透析可去除 40～120mmol 的 K^+ [29, 743-750]。其中约 15% 的 K^+ 通过超滤清除，剩余的 K^+ 通过透析清除 [744, 745]。在去除的全部 K^+ 中，约 40% 来自细胞外液，其余来自细胞内 [744, 746, 747]。在大多数患者中，血清 K^+ 下降幅度最大（1.2～1.5mmol/L），K^+ 的最大去除量发生在第 1h 内；血清 K$^+$ 通常在 3h 左右达到最低点。虽然血清中 K$^+$ 相对恒定，但 K$^+$ 的去除会一直持续到血液透析过程结束，尽管其去除率明显降低 [29, 744, 748]。

去除 K$^+$ 的量主要取决于使用的透析器的类型和表面积、血液流速、透析液流速、透析持续时间和血清与透析液之间的 K$^+$ 梯度。但是，有 40% 的去除率差异是不能由上述因素解释的，可能与 K$^+$ 在细胞内外液间的相对分布有关 [746]。无葡萄糖透析液在去除 K$^+$ 方面更有效 [745, 748]。这可能是由于内源性胰岛素水平的改变，以及细胞内 K$^+$ 的转移所引起的，使用无葡萄糖透析液时，胰岛素水平降低了 50% [746]。此外，这些发现表明，如果患者在禁食状态下进行血液透析，K$^+$ 的清除率可能更高 [745]。使用 β$_2$ 受体激动剂治疗还可以将 K$^+$ 的去除总量降低约 40% [743]。

既往人们认为透析过程中 pH 的变化对 K$^+$ 的去除没有显著影响 [743, 745]。一项研究详细评估了这一问题，考察了透析液碳酸氢盐浓度对血清 K$^+$ 和 K$^+$ 清除的影响。研究中分别使用了碳酸盐浓度为 39mmol/L（高）、35mmol/L（标准）和 27mmol/L（低）的透析液。结果发现高浓度碳酸氢盐的使用与血清 K$^+$ 的快速下降有关，且在 60min 和 240min 的高、标准和低重碳酸盐透析中均具有统计学意义。然而，与标准透析液 [每次透析（73.2 ± 12.8）mmol] 和高碳酸氢盐透析液 [每次透析（80.9 ± 15.4）mmol] 相比，低碳酸氢盐透析液 [每次透析（116.4 ± 21.6）mmol] 去除的钾离子总量更高，但这些不具备统计学意义 [749]。因此，尽管高碳酸氢盐透析可能会对血清钾离子有更快速的作用，但在经典的治疗过程中，由于离子的总去除量较少，这一优势可能被削弱。

钾离子去除的主要决定因素之一是血浆和透析液之间的钾离子梯度。低钾透析液对降低血钾更有效 [746, 750]。许多肾科医生使用所谓的 7s 规则来设定透析液 K$^+$ 浓度，血浆 K$^+$ 加上透析液 K$^+$ 应该约等于 7。对于血清钾浓度超过 6 ～ 7.0mmol/L 的患者，这就需要使用 0mEq/L 或 1.0mEq/L K$^+$ 透析液（0K 和 1K bath）进行透析。由于多种机制，0K 或 1K 透析液引起的血浆钾离子快速下降可能是有害的。首先，血浆 K$^+$ 的急剧下降可能与反弹性高血压有关（即透析后 1h 血压显著升高）[750]，部分归因于周

围血管收缩，而周围血管收缩是血浆 K$^+$ 改变的直接结果 [744]。其次，低血 K$^+$ 可以改变组织代谢率，即所谓的 Solandt 效应 [751]，减少组织耗氧，促进小动脉收缩 [750]。血管收缩反过来又会降低透析的效率 [29]。然而，一项随机的前瞻性研究并没有证实这一发现 [748]。这种差异可能是透析液中葡萄糖含量的结果（即前者为 200mg/dl，后者为 0mg/dl），循环胰岛素的差异可能对肌肉血液流动有额外的、无关的影响 [712]。最后，K$^+$ 非常低的透析液可能会增加严重心律不齐和心源性猝死的发生风险 [753-756]。

多项研究发现，在治疗期间和治疗后，血液透析会增加严重心律失常的发生率 [755, 757, 758]，据报道，其发病率高达 76% [759]。此外，除了室性心律失常，血液透析还可引起房颤，尤其是透析液 K$^+$ 浓度较低的患者 [760]。从历史上看，一些研究者认为血液透析过程不是引起心律失常的原因 [761-763]，而另一些研究者则认为 K$^+$ 的下降、透析液 K$^+$ 的减少与严重心律失常的发生有关 [755]。根据最近的数据 [754, 756]，建议谨慎使用低 K$^+$ 透析液（0mmol/L 或 1mmol/L）。高危患者包括接受地高辛治疗的患者，有心律失常、冠状动脉疾病、左心室肥厚或收缩压高病史的患者，以及高龄患者。强烈建议对所有使用 0mmol/L 或 1mmol/L K$^+$ 透析液透析的患者，进行连续心脏监测 [525]。

考虑到极低钾的透析液有诱发心律失常的风险，人们提出了一种治疗严重高钾血症的替代方法 [525, 764]。在该方案中，开始先用 3 ～ 4mEq/L 的钾透析液透析，这将以一种缓慢但可能更安全的方式立即降低血浆钾浓度 [755]。然后，透析液中的钾浓度可以在随后的每小时逐步降低。一种更复杂的方法是在透析过程中使用钾分析来维持恒定的钾溶度梯度 [764-766]。与用固定钾溶度（2.5mEq/L）进行透析相比钾分析能更持久、甚至更有效地去除钾 [765]，并且对心室异位节律的影响较小 [764-766]。

对于严重高钾血症（血清 K$^+$ 7.0mEq/L）的处理，我们赞成使用阶梯下降法或透析液钾分析进行透析。我们很少遇到需要使用 0K 或 1K 透析液的情况，对于急性高钾血症，也尽量避免在透析开始时使用。我们建议对有危及生命的高钾性心律失常和（或）危及生命的传导异常的患者应限制预先使用极低钾透析液。

血液透析后血浆 K^+ 会反弹。这种现象在失活组织（如肿瘤溶解、横纹肌溶解）大量释放 K^+ 时尤其明显，需要经常监测血清 K^+ 并进一步进行血液透析。然而，在定期维持性血液透析过程中，尽管技术上进行了充分的治疗[744]，但在那些透析前 K^+ 较高的 ESRD 患者中，患者血清 K^+ 也可能出现反弹性升高。减少 K^+ 清除从而增加透析后反弹风险和幅度的因素包括 β_2 受体激动剂预处理[743]、胰岛素和葡萄糖预处理、在透析治疗期间早期进食、透析前高血浆 K^+ 浓度[747]、透析液高 Na^+ 浓度[767]。值得注意的是，最近一项针对高钾血症的紧急血液透析治疗的研究未发现透析前 K^+、预期会导致血清 K^+ 改变的预处理与复发性高钾血症或 24h 内需要重复透析之间存在相关性[768]。

钙、镁及磷酸盐平衡紊乱
Disorders of Calcium, Magnesium, and Phosphate Balance

Michel Chonchol   Miroslaw J. Smogorzewski   Jason R. Stubbs   Alan S.L. Yu   **著**

刘 鸽 徐 虎 滕思远 **译**

郑 丰 **校**

一、钙平衡紊乱

人体细胞外液（extracellular fluid，ECF）的钙浓度是由一个复杂的过程精密调控的。骨、肾脏和肠 3 个器官通过与甲状旁腺激素（parathyroid hormone，PTH）、甲状旁腺激素相关肽（parathyroid hormone- related peptide，PTHrP）、维生素 D 和降钙素直接或间接的相互作用参与这一过程。成纤维细胞生长因子 23（FGF–23）等磷调素（phosphatonins）虽然参与磷酸盐和维生素 D 的稳态调控，但不能直接改变细胞外钙。

钙稳态受饮食和环境因素的调节，包括维生素、激素、药物和活动。细胞外钙稳态紊乱可能是由于调控钙的基因异常所致，如家族性低尿钙性高血钙症、假性甲状旁腺功能减退症或维生素 D 依赖性佝偻病，或者由非遗传因素所引起（如锂中毒或术后甲状旁腺功能低下）。

钙在细胞外液与骨、肾脏、肠任一器官间或多个器官间联合流动，以及钙与血清蛋白的结合异常，均可导致高钙血症（hypercalcemia）。PTH 可通过增强骨的钙动员、增加肾小管对钙的重吸收及增强肠道对钙的吸收来防止血钙下降。PTH 也可间接地通过对维生素 D 代谢的影响来防止低钙血症。PTH 诱导的骨骼中磷酸盐动员与 PTH 介导的肾小管中磷酸盐重吸收的减少相抵消。PTH 过多可能导致高钙血症，而 PTH 缺乏则与低钙血症有关。同样，PTHrP 促进骨吸收，增强肾脏对钙的重吸收，并降低肾小管对磷酸盐的重吸收，而 PTHrP 过量是恶性肿瘤引起高钙血症的原因。维生素 D 及其代谢产物可增加肠道对钙的吸收并引起骨吸收。因此，维生素 D 过量会引起高钙血症。降钙素抑制骨吸收，但其在预防人类高钙血症中的生理作用尚未被证实。

（一）全身钙稳态

成人体内含钙量为 1000～1300g，其中 99.3% 以羟基磷灰石晶体形式存在于骨骼和牙齿中，0.6% 存在于软组织中，0.1% 存在于 ECF 中，而血浆中含量仅为 0.03%[1]。与细胞外游离钙浓度（约 1mmol/L）相比，细胞内游离钙浓度是非常低的（约 100nmol/L），存在着 10 000 倍的差距。维持正常的钙平衡和血清钙水平取决于肠道对钙的吸收和分泌、肾脏对钙的排泄及骨骼中钙的释放和沉积。在年轻成人中，钙的吸收和排泄是持平的，即每天约摄取 1000mg 钙，200mg 被肠道吸收（主要是十二指肠），800mg 通过肠排泄；每天有超过 10g 的钙通过肾脏滤过，但仅有 200mg 从尿中排出；同时，每天有 500mg 的钙从骨骼中释放出来，又有等量的钙以新骨形成的方式沉积下来。PTH 通过刺激骨和肾远端肾小管重吸收钙并激活肾脏 $25(OH)D_3$ 到 $1, 25(OH)D_3$ 的羟化来增加血清钙水平。血清钙水平的降低本身就可通过甲状旁腺中的钙敏感受体（CaSR）刺激甲状旁腺在几秒内分泌出预先形成的 PTH。其后，甲状旁腺中 PTH 合成在 24～48h 内增加，如果长期持续下去可致甲状旁腺肥大和增生。维生素 D 的代谢产物、血清磷和 FGF–23 水平也调节血液中的 PTH 水平。

成人血清总钙浓度的值在临床实验室之间有所不同，具体取决于测量方法，正常范围为 8.6～10.3mg/dl（2.15～2.57mmol/L）[2, 3]。血清钙水平会发生变化，具体取决于年龄和性别，并且随着年龄的增长，血清钙水平普遍下降[4]。

血液中的钙以 3 种不同的形式存在，即蛋白质结合的钙（40%）、游离的钙（离子钙）（48%）及钙与各种阴离子的络合产物，阴离子如磷酸根、乳酸根、柠檬酸根和碳酸氢根（12%）[5]。后两种形式，复合钙和游离的钙离子，共同组成了可被滤过的血浆钙成分。蛋白质结合钙中的蛋白质 90% 为血浆白蛋白，10% 为球蛋白。游离钙是细胞外钙的活性成分，参与 CaSR 信号通路、心肌细胞收缩、神经肌肉活动、骨矿化和其他钙依赖性过程。在大多数医院中使用离子选择电极进行测量，成人的离子钙浓度范围为 4.65～5.28mg/dl（1.16～1.32mmol/L）[4, 6]。如果血浆蛋白质、pH 和阴离子的血浆水平是正常的，总钙就反映了游离钙的水平。

钙离子与血清中蛋白质浓度之间的关系用简单的质量作用公式体现，如下所示。

[（离子 Ca^{2+}）×（蛋白质）]/[蛋白结合钙]=K

其中蛋白质等于血清蛋白质（主要是白蛋白）的浓度。因为 K 是一个常数，所以分子和分母在任何生理或病理状态下都必须成比例地变化。血清蛋白浓度的改变或其结合特性的改变以及钙离子浓度发生变化均能影响总血清钙浓度的变化。血清白蛋白水平的下降会相应地降低蛋白质和蛋白结合钙的水平，从而导致总血清钙水平的下降，而游离钙离子浓度保持正常。如果血浆白蛋白水平低，则应调整测得的血清钙水平（通常称为"校正"）。临床医生使用一种简单的公式以血浆白蛋白浓度的变化来调整血清总钙浓度。

在常规单位中，如下所示。

调整后总钙（mg/dl）= 总钙（mg/dl）+0.8 × [4- 白蛋白（g/dl）]

在国际单位中，如下所示。

调整后的总钙（mmol/L）= 总钙（mmol/L）+ 0.02 × [40- 白蛋白（g/L）]

该公式在 1977 年由《英国医学杂志》推荐[7]，为简便起见，从当时文献报道的范围（0.018～0.025）人为地选择 0.02（国际单位）为校正因子。这种调整还可纠正因长期使用止血带或因在住院患者中仰卧取血时血液稀释而导致的与血样血液浓度相关的总钙测量误差[3]。其他公式，特别是适用于慢性肾脏病（chronic kidney disease，CKD）患者的

公式，通过对游离钙测定结果的计算可以更好地鉴别低钙血症或高钙血症（虽然不同公式的结果不具有统计学意义）[8, 9]。但是，pH 降低 0.1 会导致游离钙的浓度升高约 0.1mEq/L，因为氢离子会取代白蛋白中的钙，而碱中毒则通过增强钙与白蛋白的结合来降低游离钙[4]。上面的公式没有对 pH 的这种影响进行校正，这也限制了它们的准确性。

钙与球蛋白的结合能力很低（1.0g 球蛋白与 0.2～0.3mg 钙结合）。因此血液中球蛋白水平的变化通常对血清钙的总浓度影响不大。但是，在血清中球蛋白浓度极高（> 8.0g/dl）的情况下，例如在多发性骨髓瘤中，由于与球蛋白结合的钙升高，可能会出现轻度至中度高钙血症。此外，免疫球蛋白 G（IgG）骨髓瘤蛋白可能具有增强的钙结合特性，即使血清球蛋白水平中度增高，血清总钙水平也会升高。在这些情况下，血清中的离子钙是正常的，因此，这种高钙血症不需要治疗。

遗憾的是，这个公式预测的钙情况有 20%～30% 是错误的[10]，而且校正钙和游离钙之间的一致性一般[11]。因此，应检测游离钙。尤其是对于伴有酸碱代谢紊乱的重症患者、暴露于大量柠檬酸血的患者及患有严重血液蛋白紊乱的患者。CKD 和接受透析治疗患者的游离钙测定有助于评估患者骨矿物质代谢状况[12]。重要的是要认识到血液标本处理过程中的某些因素会影响到游离钙的结果，包括细胞代谢持续时间、CO_2 损失和抗凝药的应用[2]。

（二）高钙血症

高钙血症相对常见但经常被忽视。据估计每年的发病率为 0.1%～0.2%。住院患者的患病率为 0.17%～2.92%，正常人群的患病率为 1.07%～3.9%[13]。

高钙血症是由于钙从骨、肠、肾和血清结合蛋白这 4 个部分之间的净流量发生变化而引起的（框 18-1）。通常，高钙血症是由于破骨细胞骨吸收增加而使钙从骨骼流入细胞外液引起的，如甲状旁腺功能亢进症（hyperparathyroidism，HPT）或恶性肿瘤中 PTHrP 过量产生。PTH 通过 PTH 受体 1 作用于成骨细胞。PTH 受体 1 由 *PTH1R* 基因编码。它激活成骨细胞中的环磷酸腺苷（cAMP）信号，并在成骨细胞中上调核因子 -κB 受体活化因子（RANK）的配体（RANKL）的表达。RANKL 在

框 18-1　引起高钙血症原因

恶性肿瘤相关高钙血症

- 恶性肿瘤体液性高钙血症（HHM）伴肿瘤分泌 PTH 相关蛋白的表达
- 局部溶骨性高钙血症（LOH）
- 引起 1, 25(OH)$_2$D 生成的肿瘤（淋巴瘤、生殖瘤）
- 肿瘤中异位 PTH 分泌

原发甲状旁腺功能亢进

- 甲状旁腺腺瘤、甲状旁腺增生、甲状旁腺癌
- 1 型和 2a 型多发性内分泌腺瘤病

家族性低尿钙性高血钙症（FHH）

新生儿严重甲状旁腺功能亢进（NSHPT）

其他内分泌疾病

- 甲状腺功能亢进症
- 肢端肥大症
- 嗜铬细胞瘤
- 急性肾上腺功能不全

肉芽肿性疾病

- 结节病
- 结核病
- 铍中毒
- 弥漫性球孢子菌病或念珠菌病
- 组织胞浆菌病
- 麻风
- 肉芽肿性类质性肺炎
- 硅胶诱发的肉芽肿
- 嗜酸性肉芽肿
- 农民肺

维生素过量

- 维生素 D 过量
- 维生素 A 过量

制动引起的高钙血症

肾脏疾病

- 急性肾损伤的多尿期，尤其是横纹肌溶解引起的
- 慢性肾衰竭
- 肾移植后

药物相关

- 乳 – 碱综合征
- 噻嗪类利尿剂
- 锂剂
- 膦甲酸盐
- 生长激素
- 重组人甲状旁腺素（1–34；特立帕肽）
- 茶碱和氨茶碱中毒
- 雌激素和选择性雌激素受体调节药（SERM）
- 血管活性肠多肽
- 静脉输入营养液

婴儿的特发性高钙血症

血清蛋白水平升高

- 血液浓缩
- 多发性骨髓瘤引起高球蛋白血症

破骨细胞上与 RANK 结合。通过 RANK/RANKL 相互作用活化破骨细胞上的 RANK 会导致破骨细胞的募集、增殖和骨吸收。因此，有些奇怪的是 PTH 对成骨细胞起直接作用而对破骨细胞起间接作用。骨吸收率增加但骨形成率不增加从而引起高钙血症。

骨髓瘤细胞可在非成骨细胞基质细胞中诱导多种破骨细胞因子产生（如 RANKL），或降低 RANKL 的诱饵受体——骨保护素的产生。与 PTH 一样，各种原因引起的循环 1, 25- 二羟基维生素 D [1,25(OH)$_2$D] 过量也通过成骨细胞间接激活破骨细胞的骨吸收。肠道钙的吸收增加可能导致高钙血症的发生，如维生素 D 过量或乳 – 碱综合征。一般而言，肾脏不会参与高钙血症的发生，相反，它可以防止高钙血症的发生。通常，高钙尿症先于高钙血症。细胞外钙本身可以通过直接作用于升支粗段（TAL）的 CaSR 引起尿钙增加。因此，在大多数高钙血症状态下，尿钙的排泄受到相互竞争的影响。过量的 PTH 或 PTHrP 作用于 PTH/PTHrP 受体以促进肾脏钙的吸收，过量的钙作用于钙受体以促进钙的排泄[14]。

在极少数情况下，肾脏会促进高钙血症的发展。在原发性 HPT 和恶性肿瘤体液性高钙血症中观察到肾脏钙排泄增加；相反，因为肾脏对钙本身的反应障碍，家族性低尿钙性高钙血症的肾钙排泄并不升高。与使用噻嗪类药物有关的高钙血症也由肾脏介导，在使用噻嗪类药物和 Gitelman 综合征中，肾钙排泄减少。

1. 症状和体征

高钙血症会对几乎所有器官系统的功能产生不利影响，尤其是肾脏、中枢神经系统和心血管系统。高钙血症的临床表现更多的与高钙血症的程度和增长速率相关，而非引起高钙血症的根本原因。高钙血症可根据血清总钙水平进行分类[15]，如下所示。

轻度：$[Ca^{2+}]=10.4\sim11.9$mg/dl。

中度：$[Ca^{2+}]=12.0\sim13.9$mg/dl。

严重（高钙血症危象）：$[Ca^{2+}]=14.0\sim16$mg/dl。

偶尔能观察到更高的水平。框 18-2 总结了高钙血症的体征、症状和并发症。

通过常规的血液筛查可检测出多达 10% 的血清钙水平升高的患者，其中部分患有无症状高钙血

框 18-2 高钙血症临床表现

一般表现
- 不适、疲倦、虚弱

神经精神系统
- 注意力下降、记忆力减退、头痛、昏睡、嗜睡、迷失方向、精神错乱、烦躁不安、沮丧、妄想症、幻觉、共济失调、言语缺陷、视力障碍、耳聋（耳膜钙化）、瘙痒、智力低下（婴儿）、木僵、昏迷

神经肌肉系统
- 肌肉无力、反射不足或反射缺失、肌张力低下、肌痛、关节痛、骨痛、关节积液、软骨钙化病、侏儒症（婴儿）

胃肠道系统
- 食欲不振、口干、口渴、多饮、恶心、呕吐、便秘、腹痛、体重减轻、急性胰腺炎（胰腺钙化）、消化性溃疡、急性胃扩张

泌尿系统
- 多尿症、夜尿症、肾钙质沉着症、肾结石症、间质性肾炎、急性肾损伤及慢性肾脏病

心血管系统
- 心律不齐、心动过缓、一度房室传导阻滞、短 Q-T 间期、束支传导阻滞、停搏（罕见）、高血压、血管钙化

转移性钙化
- 带状角膜病、红眼综合征、结膜钙化、肾钙质沉着症、血管钙化、瘙痒

症。但是，即使非常轻微的高钙血症也可能具有临床意义，因为一些研究表明，程度轻但长期的血钙水平升高会增加心血管风险[16]。

在有症状的患者中，临床表现是多种多样的，并且可能是非特异性的。轻度高钙血症可能表现为不适、虚弱、轻微关节痛和其他模糊的症状。在患有严重高钙血症的患者中，主要症状是恶心、呕吐、便秘、多尿和精神障碍，从头痛、嗜睡到昏迷不等。近期记忆丧失可能是突出的表现症状。

高钙血症引起的高尿钙会导致肾源性尿崩症，伴随多尿多饮，导致 ECF 容量减少、肾小球滤过率（GFR）降低及血清钙水平进一步升高。高钙血症对尿液浓度的影响是通过钙敏感受体（CaSR）激活来介导的，CaSR 激活减少了内髓集合管中血管升压素依赖性水通道蛋白 2（AQP2）的转运[17]。肾结石和肾钙质沉着症是高钙血症的常见并发症，原发性 HPT 病例中 15%～20% 合并此类并发症。

2. 实验室检查

高钙血症患者的实验室检查结果包括与引起高钙血症的潜在疾病有关的异常（本章暂不讨论）。

高钙血症患者发生心电图（ECG）和脑电图（EEG）改变，与高钙血症的原因无关。心电图显示 ST 段缩短，这由于心脏复极率增加从而缩短了 QT 间期。在严重高钙血症（＞16mg/dl）的患者中，T 波变宽，导致 QT 间期延长。急性和严重高钙血症患者的心电图中可能存在心动过缓和一度房室传导阻滞。脑电图显示速度减慢和其他非特定变化。

3. 诊断

对于大多数患者，详细的病史采集、体格检查和常规实验室检查可以正确地诊断出高钙血症。评估的流程可参照图 18-1 所示。原发性 HPT（PHPT）和恶性肿瘤相关的高钙血症占高钙血症 90% 的病因。其中恶性肿瘤相关的高钙血症是住院患者中最常见的原因，PHPT 是门诊中最常见的原因[15, 18-20]。

通常很容易去区分这 2 个导致高钙血症的原因。高钙血症出现在隐匿性恶性肿瘤的早期是很少见的。PTH 水平对高钙血症的诊断至关重要。有 2 种类型的 PTH 检测方法，具体取决于检测方法中抗体识别 1～84 PTH 的哪些表位。第二代测定法，即放射免疫测定法（IRMA）和免疫化学发光测定法（IMCA），使用针对 1～84 PTH 的 7～34 和 39～84 表位的抗体。它们被称为完整 PTH 检测法，意味着它们不仅测量具有生物活性的 PTH，还可以检测 PTH 的较大羧基末端片段，如 PTH（7～84）。因此，它们可能会高估血清中的生物活性激素的量，尤其是在 CKD 患者中。第三代完整或生物完整性的 PTH 分析使用针对 1～5 和 C 末端表位的抗体，并检测具有生物活性的完整 PTH。通过各种测定测得的正常 PTH 水平范围为 8～80pg/ml（1～9pmol/L）[2, 21]。术中 PTH 测量常用于评估甲状旁腺切除术是否充分。PTH 和 PTHrP 分析之间没有交叉反应。在 PHPT 中，PTH 的水平可显著升高，但是，特别是在年轻人中，也可以处于正常水平的中上范围（图 18-2）。

高钙血症和高 PTH 患者的鉴别诊断包括噻嗪类利尿剂或锂引起的 HPT、家族性低尿钙性高血钙症（familial hypocalciuric hypercalcemia，FHH），以及与慢性透析和肾移植相关的三发性 HPT。FHH 患者有阳性的家族史，年轻时发生高钙血症、尿钙排泄极低及特定基因异常。在恶性肿瘤相关的高钙血症和大多数其他原因的高钙血症中，PTH 水平较低。

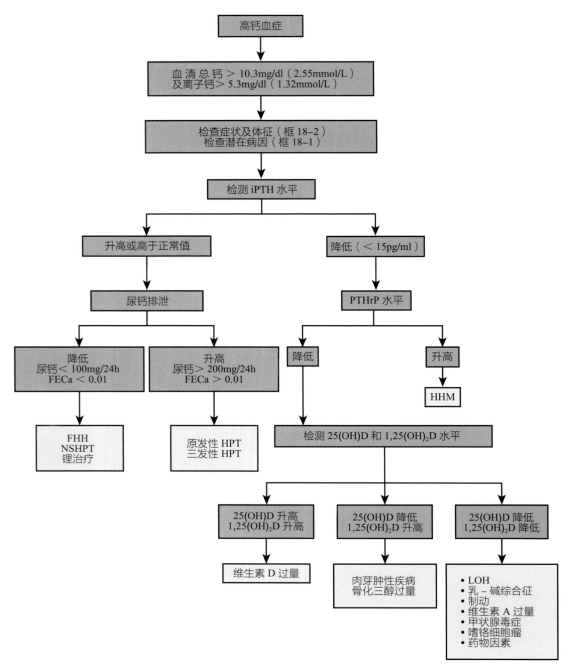

▲ 图 18-1 评估高钙血症流程

FECa. 尿钙排泄分数；FHH. 家族性低尿钙性高血钙症；HHM. 恶性肿瘤体液性高钙血症；HPT. 甲状旁腺功能亢进；iPTH. 完整的甲状旁腺激素；LOH. 局部溶骨性高钙血症；NSHPT. 新生儿严重甲状旁腺功能亢进；PTHrP. 甲状旁腺激素相关肽

恶性肿瘤体液性高钙血症（humoral hypercalcemia of malignancy，HHM）通常可以根据临床病因进行诊断。此外，现在可以通过商业临床实验室检测 PTHrP 以帮助诊断 HHM 或原因尚不清楚的高钙血症。

约 10% 的高钙血症病例是由其他原因引起的。

在评估高钙血症患者中特别重要的是家族病史 [由于存在家族性的综合征，包括多发性内分泌腺瘤病 1 型（multiple endocrine neoplasia type 1，MEN1）、MEN2 和家族性低尿钙性高血钙症]、药物治疗史（由于多种药物可引起高钙血症）和存在其他疾病（如肉芽肿或恶性疾病）。当考虑肉芽肿性疾

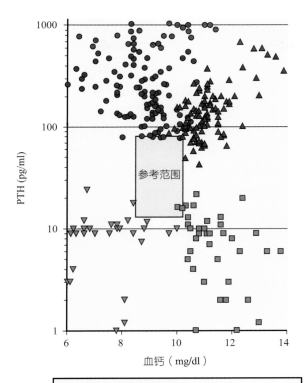

▲ 图 18-2 **总血清钙与完整甲状旁腺激素（PTH）浓度之间的关系**

明确展示了原发性甲状旁腺功能亢进、继发性甲状旁腺功能亢进、恶性肿瘤体液性高钙血症或其他不依赖 PTH 的高钙血症和甲状旁腺功能减退的患者的血清总钙与完整的 PTH 之间的关系。矩形代表测定的正常参考范围（引自 O' Neill S, Gordon C, Guo R et al: Multivariate analysis of clinical, demographic, and laboratory data for classification of patients with disorders of calcium homeostasis. *Am J Clin Pathol* 2011;135: 100–107. ）

病或 1, 25(OH)$_2$D 淋巴瘤综合征时，应测量血浆 1, 25(OH)$_2$D 水平。1, 25(OH)$_2$D 含量很高可能表明高钙血症的原因是维生素 D 中毒。然而这种情况不常见。

4. 病因

（1）原发性甲状旁腺功能亢进：PHPT 是由于 PTH 的分泌过多和调节异常导致的，从而引起高钙血症和低磷血症（见框 18-1）。这是一般人群中约 50% 的高钙血症病例的主要原因。PHPT 的估计患病率约为 1%，但在绝经后女性中可能高达 2%[22, 23]，年发生率为 0.03%～0.04%[22-24]。在 80%～85% 的病

例中，单个扩大的甲状旁腺腺瘤是 PHPT 的原因。这种腺瘤是甲状旁腺主细胞的良性克隆性肿瘤，失去了对钙的正常敏感性。在 15%～20% 的 PHPT 患者中，所有 4 个甲状旁腺均增生。这偶发于 PHPT，或者与 MEN1 或 MEN2 一起发生[19]。在弥漫性增生中，钙的阈值可能在任一个甲状腺旁细胞中都没有改变，但细胞数量的增加会导致甲状旁腺激素分泌过多和高钙血症。甲状旁腺癌仅见于 0.5%～1% 的 PHPT 患者[25]。

PHPT 发生在各个年龄段，但在老年人中最为常见。发病高峰是 60 岁左右。在 50 岁以后，女性患病率是男性的 3 倍左右。孤立性 PHPT 是最常见的。儿童时期颈外照射被认为是 PHPT 的危险因素。甲状旁腺腺瘤的遗传基因已部分阐明[26]。在约 20% 的甲状旁腺腺瘤中观察到 PRAD-1/cyclin D1 癌基因的重排和过表达[27, 28]。MEN1 抑癌基因在约 15% 的腺瘤中失活[29, 30]。其他染色体区域也可能带有甲状旁腺抑癌基因。

PHPT 通常表现为以下 3 种形式之一。60%～80% 的病例有轻微的症状或没有症状，常规实验室检查通常会发现轻微的高钙血症。20%～25% 的患者呈现慢性病程，表现为轻度或间歇性高钙血症、肾结石反复发作和出现肾石病并发症，这些患者的甲状旁腺肿瘤小（＜ 1.0g）且生长缓慢。5%～10% 的患者存在严重的症状性高钙血症和明显的囊性纤维性骨炎，这些患者甲状旁腺肿瘤通常较大（＞ 5.0g）。甲状旁腺癌患者通常会出现严重的高钙血症，同时有典型的肾脏和骨骼表现[26]。

PHPT 的诊断通常是通过检测偶然发现高钙血症，而不是由于 PTH 过量后出现如骨骼和肾脏并发症或症状性高钙血症而被发现的[18]。高钙血症可能是轻度和间歇性的。1984—2000 年在美国进行的研究发现，40% 的 PHPT 患者有高钙血症，19% 的患者有肾结石，而典型的骨病和囊性纤维性骨炎只发生于 2% 的患者[16]。然而，经过 15 年的骨密度观察显示，即使是轻度 PHPT 患者也有进行性骨丢失[31]。

PHPT 的诊断是通过实验室检查确定的，表现为高钙血症、血中 PTH 水平异常或升高、高钙尿症、高磷尿症、低磷血症和尿中 cAMP 排泄增加。可能存在高氯性酸中毒，血清氯 / 磷比值升高。血清碱性磷酸酶和尿酸的水平也可能升高。血清镁浓

度通常是正常的，但可能偏低或偏高。

围绕 PHPT 与死亡率增加之间的潜在关系存在一些争议[15]。大量研究表明，PHPT 可能与高血压、血脂异常、糖尿病、颈动脉厚度增加[3] 及死亡率增加（主要由心血管疾病引起）有关[20, 32]。PHPT 患者这些疾病发病率可能很高，特别是有症状的严重高钙血症患者和诊断较晚的患者。

PHPT 中的典型骨病变：囊性纤维性骨炎，现在很少见。而弥漫性骨质减少更为常见[20, 32]。即使在无症状的患者中，骨转换率的增加始终存在[20, 32]。

手术仍然是 PHPT 的标准疗法[18, 32, 33]。一般认为，甲状旁腺切除术适用于所有经生化证实的 PHPT 患者，这些患者有特定的症状或疾病体征，如有危及生命的高钙血症、慢性肾脏病和（或）肾结石病史。2013 年，第四届甲状旁腺功能亢进症国际研讨会更新了无症状 HPT 管理指南[33]。建议合并以下情况的无症状患者进行手术治疗，即血清钙水平比正常水平高 1mg/dl，骨量减少（在腰椎、全髋关节、股骨颈或桡骨远端 1/3 处的 T 分数＜ -2.5），肌酐清除率＜ 60ml/min 或年龄＜ 50 岁的患者。通过生化分析判定为形成肾结石风险高的以及通过影像技术判定存在肾结石或肾钙质沉着症的高钙尿症（＞ 400mg/24h）目前被视为甲状旁腺手术的指征。年龄超过 50 岁且无明显症状的患者应接受密切随访，包括每 1～2 年进行一次骨密度测量及每年的血清肌酐和钙水平测量。所有受监测的患者应补充维生素 D，以达到 25- 羟基维生素 D 水平高于 20ng/dl，并应保持钙摄入量与无 PHPT 者相同。

对于首次接受双侧颈部探查进行手术的无并发症患者，术前甲状旁腺的定位通常被认为是不必要的。但是，如果计划进行微创手术，或者是复杂的病例，建议进行影像学定位[34]。Sestamibi 扫描是定位 PTH 腺体最流行和最敏感的技术，准确率高达 94%，其次是颈部超声[32, 35]。如果仅见单个腺瘤，则可以选择微创甲状旁腺切除术，治愈率为 95%～98%；该手术的外科医生只需要看到 1 个腺体，并切除后会导致术中 PTH 水平显著下降的情况下，不需要探查其他腺体。否则，所有 4 个甲状旁腺在手术时都应被确认。在发现并切除 1 个增大的腺体后，HPT 的复发是很少见的[36]。如果初次的探查失败，而高钙血症持续存在或复发，则应进行更广泛的术前甲状旁腺定位[18, 32, 35]。颈部再探查的并发症比初次手术多。

尽管甲状旁腺切除术仍然是 PHPT 的最终治疗方法，但是拒绝手术的患者、有手术禁忌证的患者或不符合当前手术指南的患者都可以进行药物治疗。有 4 类药物是可用的，即拟钙剂、双膦酸盐、雌激素和选择性雌激素受体调节药[32, 37]。没有足够的长期数据推荐这些药物的任何一种作为手术的替代方法。CaSR 激动剂：西那卡塞（cinacalcet）在一些欧洲国家或地区被批准用于 PHPT，在美国被批准用于无法进行甲状旁腺切除术的成年 PHPT 患者的严重高钙血症。在 PHPT 患者中使用西那卡塞治疗可降低血浆 PTH 水平，使血清钙水平保持正常，并维持骨密度（bone mineral density，BMD）[37-40]。双膦酸盐和激素替代疗法可降低 PHPT 患者的骨转换和增加 BMD，而血清钙水平不会改变[37]。

甲状旁腺癌可能占 PHPT 病例的不到 1%[25]。在没有转移的情况下，可能难以做出甲状旁腺癌的诊断，因为其组织学外观可能与非典型腺瘤相似[41]。一般而言，甲状旁腺癌通常是体积偏大（3cm）、不规则、侵袭性低的硬性肿瘤，如果可切除整个腺体，生存率很好[25, 42]。西那卡塞已批准用于无法手术的甲状旁腺癌患者以控制高钙血症。

(2) 恶性疾病：10%～25% 的某些癌症患者会发生高钙血症，尤其是在生命的最后 4～6 周内。它可以分为 4 类，即 HHM、局部溶骨性高钙血症（local osteolytic hypercalcemia，LOH）、$1, 25(OH)_2D$ 引起的高钙血症和肿瘤的 PTH 异位分泌[43, 44]。

恶性肿瘤分泌 PTHrP 引起的 HHM 约占病例的 80%。多种类型恶性肿瘤与 HHM 相关，包括鳞状细胞癌（如头颈部、食管、宫颈、肺癌）、肾细胞癌、乳腺癌和卵巢癌。人类嗜 T 淋巴细胞病毒 1 型（HTLV-1）感染相关的淋巴瘤可能引起 PTHrP 介导的 HHM，其他非霍奇金淋巴瘤也可能与 PTHrP 介导的高钙血症有关[44, 45]。PTHrP 是一种由 12 号染色体上的一个基因编码的较大蛋白，它仅在 NH_2 末端与 PTH 相似，其中最初的 8 个氨基酸是相同的[45]。PTHrP 在各种组织中广泛表达，包括角质细胞、乳腺、胎盘、软骨、神经系统、血管平滑肌和各种内分泌组织[46]。给大鼠注射 PTHrP 可诱导高钙血症[47]，并实质上重现了 HHM 的整个临床综合征，但其他循环因子（如细胞因子）也可能很重要。PTHrP 的正常循环水平可以忽略不计，在正常的钙稳态中，它可能并不重要。然而，靶向 PTHrP 基因敲除的小鼠表现出致命的骨骼发育缺陷[48-50]，从而证明了它在正常发育中的重要性。

循环中的 PTHrP 与骨骼和肾小管中的 PTH/PTHrP 受体相互作用。它可以激活骨吸收并抑制成骨细胞的骨形成，从而导致钙从骨流入 ECF（高达 700～1000mg/d）。骨形成与骨吸收平衡破坏的原因仍不清楚[45]。一种可能的解释是成骨细胞上 PTH 与 PTHrP 对 PTH 受体的亲和力不同[49]。PTHrP 模仿 PTH 对肾脏的抗钙化作用，从而加剧高钙血症。PTHrP 的其他作用包括高磷尿症、低磷血症和肾脏 cAMP 排泄增加。

HHM 与 $1, 25(OH)_2D$ 含量降低有关（与 PHPT 相反），这可能会限制肠道钙的吸收。患者表现为高钙血症和低磷血症，并表现出破骨细胞骨吸收增加、尿液 cAMP 水平增加和高钙尿症。

局部溶骨性高钙血症（LOH）占恶性肿瘤相关高钙血症患者的 20%。产生 LOH 的肿瘤包括乳腺癌、前列腺癌及血液肿瘤（如多发性骨髓瘤、淋巴瘤、白血病）。LOH 由局部产生的破骨细胞激活细胞因子引起，这些细胞因子包括 PTHrP、白介素 –1（IL-1）、IL-6 和 IL-8。PTHrP 增加成骨细胞 RANKL 表达和 RANK 介导的破骨细胞骨吸收。吸收的骨释放出转化生长因子 –β（transforming growth factor-β，TGF-β），进而刺激肿瘤细胞中 PTHrP 的表达[50, 51]。骨转移可分为溶骨性、成骨性及混合性。溶骨性病变是由于恶性细胞激活破骨细胞所致，在影像学上表现为放射透明度增加的区域。LOH 导致可预测的病理生理事件，包括高钙血症、循环 PTH 和 $1, 25(OH)_2D$ 的抑制、高磷血症和高钙尿症。骨转移可能会导致剧烈疼痛和病理性骨折。

乳腺癌中的高钙血症与广泛的溶骨性转移和 HHM 的存在有关[50, 51]。多发性骨髓瘤中可见广泛的溶骨性骨破坏[52]。尽管所有骨髓瘤患者均出现骨病变，但高钙血症仅发生在 15%～20% 的疾病晚期和肾功能受损的患者中。高钙血症和骨破坏的程度没有很好的相关性[53]。在患有骨髓瘤和溶骨性病变的患者中，双膦酸盐治疗似乎可以防止骨骼并发症

（包括高钙血症）的发生[54]。

由恶性淋巴瘤产生 $1, 25(OH)_2D$ 引起的高钙血症已有报道[55, 56]。所有类型的淋巴瘤均可引起该综合征。恶性细胞或邻近细胞过表达 1α- 羟化酶，将 $25(OH)D$ 转化为 $1, 25(OH)_2D$。高钙血症主要是继发于肠道钙吸收增加，尽管也可能由于肾清除率降低和骨吸收降低引起。此外，$1, 25(OH)_2D$ 通过激活 RANKL 通路增加破骨细胞活性会加重高钙血症。非甲状旁腺肿瘤可能会异位产生 PTH，但非常罕见[57]。

（3）家族性原发性甲状旁腺功能亢进综合征：家族性原发性 HPT 综合征定义为高钙血症伴血清 PTH 水平升高或不被抑制。

① 家族性低尿钙性高血钙症和新生儿严重甲状旁腺功能亢进：FHH（良性）是一种罕见病（估计患病率为 1/78 000），为常染色体显性遗传，多发高钙血症和相对低的尿钙排泄[58-60]。FHH 于 1966 年由 Jackson 和 Boonstra，1972 年由 Foley 及其同事发现[61, 62]。高钙血症通常为轻度至中度（10.5～12mg/dl），受影响的患者未表现出与血清钙浓度升高相关的典型并发症。总钙浓度和离子钙浓度均升高，但 PTH 水平没有下降而仍为正常，甚至有 15%～20% 的病例出现轻度升高。尿钙排泄量也没有升高。正如在其他原因引起的高钙血症所见到的一样，尿钙的排泄分数通常＜1%[59]。血清镁水平通常轻度升高，而血清磷水平降低。骨密度正常，维生素 D 水平也正常。在 FHH 中，Ca^{2+} 调节 PTH 释放的阈值右移，表明了 CaSR 在 FHH 中的作用[63]。

大多数家庭是 FHH 1 型，这是由位于 3 号常染色体长臂上的编码 CaSR 的基因功能缺失突变引起的，为常染色体显性遗传。FHH 2 型和 3 型更为罕见，分别由 GNA11（鸟嘌呤核苷酸结合蛋白 α-11）基因或 AP2S1（衔接因子相关蛋白复合体 2，σ1 亚基）基因中的杂合突变引起[64, 65]。这 2 个基因都位于染色体 19q13 上，它们的突变使 CaSR 对细胞外钙的敏感性降低。

FHH 患者即使在进行甲状旁腺切除术后，相对性低钙尿症仍然存在，这一事实证实了 CaSR 在肾钙调节中的作用[66]。已经发现有超过 257 个 CaSR 突变，其中大多数是失活突变和错义突变，并且分布于预测的全长 CaSR 序列[63, 67, 68]。研究突变的 CaSR 显示，不同突变对钙反应性的影响存在很大

差异。在某些情况下，CaSR 突变仅轻微改变钙的感受阈值，其他突变似乎使受体很大程度地失去活性[69-71]。在生化检测结果仍不确定、FHH 与轻度原发性 HPT 无法明确区别的情况下，CaSR 突变分析对 FHH 的诊断有一定的帮助。做出准确诊断至关重要，因为 FHH 的高钙血症是良性的，对甲状旁腺次全切除术没有反应。

FHH 中的高钙血症通常是良性的，并且对药物治疗无反应，但在某些患者中使用西那卡塞治疗是有效的[72]。通过对人 CaSR 突变的体外研究，证实了拟钙剂在 FHH 中的潜在益处，研究表明，拟钙剂 R-568 改变了突变受体对细胞外钙的敏感性[73]。

遗传 2 个 CaSR 等位基因失活突变导致新生儿严重 HPT（neonatal severe HPT，NSHPT）。NSHPT 是一种极为罕见的疾病，常见于近亲 FHH 父母的后代。其特点是严重的甲状旁腺增生、PTH 升高、严重的甲状旁腺功能亢进性骨病和细胞外钙水平升高[58, 63, 74, 75]。但在一些受影响的婴儿中，仅发现了 1 个等位基因缺陷，尚不清楚患儿是否是有未检测到的 CaSR 另一个等位基因的缺陷。治疗方法是全甲状旁腺切除术，然后补充维生素 D 和钙。如果没有手术干预，这种疾病通常是致命的。

② 多发性内分泌腺瘤病：MEN1 是一种罕见的常染色体显性遗传疾病，患病率为 2/10 万～3/10 万，其特征是至少在 3 个主要组织（甲状旁腺、垂体和胰腺）中的 2 个发生内分泌肿瘤。这是家族性 PHPT 的最常见形式。甲状旁腺肿瘤存在于 87%～97% 的患者中，而胰腺或垂体肿瘤相对少见[18, 76]。MEN1[77] 的 menin 基因是负责编码一个 610 个氨基酸的核蛋白，menin 在细胞分裂、基因组稳定性和转录调控中起作用[78]。

MEN2A 是先天易感甲状腺髓样癌、嗜铬细胞瘤和 PHPT 的综合征。与编码酪氨酸激酶受体的 RET 原癌基因突变有关[79]。与 MEN1 或 MEN2A 相关的 PHPT 患者的生化异常和手术指征与散发性 PHPT 相似[80]。

③ 甲状旁腺功能亢进 – 颌骨肿瘤综合征：甲状旁腺功能亢进 – 颌骨肿瘤（hyperparathy-roidism-jaw tumor，HPT-JT）综合征是一种罕见的常染色体显性遗传疾病，其特征为严重的高钙血症、甲状旁腺腺瘤及下颌骨或上颌骨的纤维性骨肿瘤[81]。肾脏表现包括肾囊肿、肾错构瘤和肾母细胞瘤。HRPT2（甲状旁腺功能亢进症 2）基因的突变及它编码的蛋白：具有抑癌作用的 Parafibromin 的缺失是造成 HPT-JT 的原因[82]。如果出现与 PHPT 相一致的生化异常，则应行甲状旁腺切除术。

（4）非甲状旁腺内分泌病变：患有其他内分泌疾病的患者可能会发生高钙血症。高达 20% 的甲状腺功能亢进患者出现轻度高钙血症，但严重的高钙血症并不常见[83, 84]。甲状腺激素（如甲状腺素、三碘甲状腺原氨酸）会增加骨吸收，当骨吸收明显超过骨形成时，会导致高钙血症和（或）高钙尿症[85]。由于甲亢和甲状旁腺腺瘤之间的相关性增强，在甲状腺毒症并高钙血症的患者中特别需要排除甲状旁腺腺瘤的可能性。除非患者达到正常甲状腺状态后血钙也恢复正常，否则不能排除这一可能。

嗜铬细胞瘤可能与高钙血症相关[86]，它通常是由同时发生 PHPT 和 MEN2A 引起的。在某些患者中，去除肾上腺肿瘤后高钙血症消失，其中一些肿瘤会产生 PTHrP[87]。急性肾上腺皮质功能不全也是高钙血症的罕见原因之一[88]。由于这些患者可能存在脱水及血液浓缩，由血清白蛋白浓度的升高和低钠血症继发的钙与血清白蛋白结合增加可能导致血清钙水平的升高。此外，单纯促肾上腺皮质激素（adrenocorticotropic hormone，ACTH）缺乏会导致高钙血症[89]。

生长激素[90] 和肢端肥大症[91] 都与高钙血症有关。肢端肥大症（15%～20% 的病例）可伴有轻度高钙血症，这是由于肠道钙吸收和骨吸收增加所致[92, 93]。在伴有高钙血症的肢端肥大症患者的血清中，PTH 水平正常，仅血清钙水平升高。

（5）维生素 D 介导的高钙血症：维生素 D 是在紫外线 B（UVB）照射下皮肤中自然产生的，或者是从饮食和医疗补充中获取的。维生素 D 或其代谢产物过多会导致高钙血症和高钙尿症。高钙血症是维生素 D 引起肠的钙吸收增加和骨吸收增加，以及由于脱水导致肾脏对钙清除率降低的综合结果。维生素 D 中毒是由于血浆中总 25(OH)D 的增加，远远超过 100ng/ml，超过了维生素 D 结合蛋白（vitamin D-binding protein，DBP）对 25(OH)D 的结合能力。循环中游离的 25(OH)D 的增加可能会激活维生素 D 核受体（vitamin D nuclear receptor，

VDR ）。维生素 D 代谢物也可能取代 DBP 中的 1α，25(OH)2D，从而增加游离 1α，25(OH)2D 的水平，增加信号传导[94]。

据报道，高钙血症的原因包括从营养牛奶中意外过量摄入维生素 D[95, 96]、儿童食用制造错误的鱼油导致维生素 D 过量及非处方补充剂[97]。在这些情况下，血清 25(OH)D 水平升高，1, 25(OH)2D 水平正常，PTH 水平降低或正常。但是，这种形式的高钙血症需要维生素 D 的摄入量必须远远超过 2000U/d 的可耐受上限[98]。调节维生素 D 代谢的基因多态性可能会使某些个体容易产生毒性，即使暴露于小剂量的维生素 D 也会发生[96]。根据病史和 25(OH)D 水平升高可以诊断此病。特发性婴儿高钙血症中，CYP24A1 功能缺失突变引起 1, 25(OH)2D 到 24, 25(OH)2D 的降解缺陷，导致 1, 25(OH)2D 异常升高和高钙血症。维生素 D 类似物，包括用于治疗 CKD 患者 HPT 和代谢性骨病的 1, 25(OH)2D，也可引起高钙血症[99]。

（6）药物因素：金属锂治疗后可以引起高钙血症和 HPT[100-103]。锂相关的高钙血症的患病率估计为 4%～6%[101, 104]。锂可能会干扰 CaSR 引起的信号转导，从而增加细胞外钙抑制 PTH 分泌的阈值[103-105]，导致甲状旁腺增生或腺瘤[106]。锂引起的钙紊乱的表现很多，包括明显的 HPT 和轻度或重度高钙血症，伴有或不伴有 PTH 水平升高。尽管在一些病例中报道了高钙尿症，但是低钙尿症很常见。对于大多数接受短期锂治疗（＜5 年）的患者，停用锂数周后，高钙血症是可逆的。在那些不能停止使用锂治疗的患者中，使用 CaSR 激动剂西那卡塞治疗，可以取得良好效果[107]。有症状的 HPT 患者应进行甲状旁腺切除术治疗[102, 103]。

长时间摄入超过推荐每日允许剂量的维生素 A，尤其是在老年人和肾功能不全的患者可能会导致高钙血症、碱性磷酸酶水平升高，这可能是由破骨细胞介导的骨吸收增加所致[108-110]。这种原因导致的高钙血症伴有视黄醇血浆水平升高，并且在停止维生素 A 后恢复正常。据报道，用于治疗皮肤病和血液系统恶性疾病的维生素 A 类似物也会引起高钙血症[111, 112]。

用于乳腺癌治疗的雌激素和选择性雌激素受体调节药（如他莫昔芬）可能在治疗早期导致高钙血症，即使在存在骨转移的情况下也是如此[113]。

在美国明尼苏达州奥尔姆斯特德县，噻嗪类利尿剂治疗后出现高钙血症在 1992—2010 年总发病率为 12/10 万，与之相比，该病发病率从 1997 年之后有所增加，并在 2006 年达到峰值，年发病率为 20/10 万[114, 115]。尿钙排泄减少、血液浓缩和代谢性碱中毒是噻嗪类药物引起高钙血症的主要原因。同时，噻嗪类药物可能会增加肠道钙吸收，显现出已有的 PHPT[115-117]。噻嗪类药物引起的高钙血症通常是轻度、无症状和非进行性的。在高钙血症或严重持续的高钙血症情况下，如果血 PTH 未降低，提示可能存在 PHPT。

许多其他药物有时会引起高钙血症，包括茶碱、膦甲酸钠、生长激素、肠外营养和中毒剂量的锰。

（7）乳 - 碱综合征：乳 - 碱综合征最初是在接受碳酸氢钠和大量牛奶治疗的十二指肠溃疡患者中发现的。表现为高钙血症、高磷血症、低钙尿症和慢性肾脏病，并伴有肾脏和其他软组织钙化[118]。在最近的 20 年中，预防和治疗骨质疏松症的碳酸钙形式的钙补充剂已成为该综合征的主要原因[119, 120]。在最近的文献中，提出了钙 - 碱综合征的名称[121]。在一些研究中，乳 - 碱综合征是非终末期肾脏疾病（ESRD）的第三大常见的高钙血症原因[122]。乳 - 碱综合征的发病机制可分为两个阶段，即通过摄入钙而产生高钙血症的摄入阶段和持续阶段。通常，据报道口服摄入的钙每天超过 4g，或即便每天摄入量为 2g，特别是与维生素 D 一起服用，均可以诱发该综合征。高钙血症会激活肾脏 CaSR，导致尿钠排泄和水利尿，并伴有容量减少和 GFR 降低。代谢性碱中毒和容量减少导致肾小管对钙的重吸收增加，是高钙血症持续的原因[120]。诊断很大程度上取决于病史，但可能因钙和碱的饮食来源不明确而不明显。高钙血症可以纠正，但肾脏损害可能是永久性的。

（8）制动引起的高钙血症：制动特别是在高骨转换状态下（如年轻人、患有甲状旁腺功能亢进、患有乳腺癌伴有骨转移、Paget 病），抑制成骨细胞的骨形成，并增加破骨细胞的骨吸收，导致这两个过程失衡，骨钙释放增加，引起高钙血症[123, 124]。通常情况下，制动性高钙血症的发生需要 10 天至几周的时间。骨细胞在去应力负荷和骨骼废用过程中产生的骨硬化蛋白增加与高钙血症的发病有关[125]。骨硬化蛋白是一种糖蛋白，可抑制成骨细胞中的 Wnt/β catenin 信号转导并减少骨形成[126]。有趣的是，目前正在研究使用抗骨硬化蛋白抗体治疗骨质疏松症。双膦酸盐可能有助于降低制动引起的高钙血症和骨质减少[127]。有病例报道表明，地诺单抗也可以纠正制动性高钙血症。地诺单抗是一种完全人源化的单克隆抗体，其阻止 RANK 与 RANKL 结合，从而抑制破骨细胞形成、功能及存活。活动是解决制动引起高钙血症的最终方法。

（9）肉芽肿性疾病：各种肉芽肿性疾病均与高钙血症有关。最常见的是结节病（高钙血症和高钙尿症的发生率分别为 10% 和 20%），其次肺结核、铍中毒、组织胞浆菌病、球孢子菌病、肺孢子菌病、麻风病、组织细胞病 X、嗜酸性肉芽肿和炎症性肠病都可能出现高钙血症[89, 128-130]。高钙血症在慢性和播散性肉芽肿性疾病中更为常见。阳光暴露，甚至小剂量的维生素 D 补充，都可能加速或恶化高钙血症。目前研究最清楚的是在结节病中的高钙血症，活化的巨噬细胞 1α- 羟化酶活性升高，导致肾外异常产生 1, 25(OH)$_2$D，从而引起高钙血症[131, 132]。除球孢子菌病外，大多数肉芽肿性疾病引起的高钙血症中均伴随循环 1, 25(OH)$_2$D 增高。1, 25(OH)$_2$D 依次导致肠道钙吸收增加、高钙尿症和高钙血症。骨桥蛋白在肉芽肿组织细胞中高表达，可能通过破骨细胞活化和骨吸收导致高钙血症。这些患者的骨矿物质含量往往降低。高钙尿症可能先于高钙血症，可能是该并发症的早期指标。标准治疗包括使用糖皮质激素，其可以减少异常的 1, 25(OH)$_2$D 产生[133]。氯喹和酮康唑通过竞争性抑制依赖于 CYP450 的 1α- 羟化酶而减少 1, 25(OH)$_2$D 的产生，也被证明是有效的[134, 135]。

（10）肝脏疾病：据报道，在等待肝移植的合并高胆红素血症的终末期肝病患者中，在没有 HPT 或高维生素 D 的情况下而发生高钙血症[136]。

（11）急 / 慢性肾脏病：在患有某些类型的急性和慢性肾脏疾病的患者及接受肾脏移植的患者中可能会观察到高钙血症。具体将在第 55 章中详细讨论。

5. 高钙血症的处理

高钙血症的最佳治疗必须根据高钙血症的程度、临床状况和潜在原因进行调整（表 18-1）[15]。从理论上讲，血清钙水平的降低可通过增强尿钙排泄、增加钙在骨骼中的转运、抑制骨吸收、减少肠道对钙的吸收和（或）通过其他方式从细胞外液中清除钙来实现。轻度高钙血症（< 12mg/dl）的患者不需要立即治疗。他们应该停止任何与引起高钙血症有关的药物治疗，避免容量消耗和缺乏运动，并保持足够的水分。中度高钙血症（12～14mg/dl），尤其是急性和有症状的患者，需要更积极的治疗。严重高钙血症（> 14mg/dl）的患者，即使没有症状，也应接受强化治疗。

（1）扩容和襻利尿剂：纠正细胞外液容量是治疗任何原因引起的严重高钙血症的第一步，也是最重要的一步。以 200～500ml/h 的速率输注等渗盐水，调节尿量为 150～200ml/h，并进行适当的血流动力学监测[15, 137, 138]。通过补充容量来增加 GFR 并减少近端小管和远端小管中钠和钙的重吸收的方法可使血钙浓度降低 1～3mg/dl。

一旦达到容量扩张，可以同时给予襻利尿剂和生理盐水，通过阻断髓襻升支粗段（TAL）中的 Na$^+$-K$^+$-2Cl$^-$ 共转运体增加尿钙排泄[137]。通常，呋塞米的剂量为每 6 小时 40～80mg，这与盐水疗法一起可使血清钙浓度降低 2～4mg/dl。应每隔 2～4 小时评估尿中水、钾和镁的损失，并定量补充，以防止脱水、低钾血症和低镁血症。通常，输入含有 20～40mmol/L 的 KCl 和 15～30mg/L 的含 Mg^{2+} 的盐水足以补充丢失的电解质。在应用大量生理盐水和利尿剂过程中，尤其是在患有心脏病或肺部疾病的住院患者，必须注意密切监测患者的容量状况。必须指出的是，使用襻利尿剂治疗高钙血症并没有得到任何随机对照研究的支持，因此受到质疑[138]。但是，在我们看来，襻利尿剂仍是高钙血症管理中的重要工具，尤其是对于有容量超负荷风险的患者。

（2）抑制骨吸收：骨吸收的增加是导致高钙血症的最常见病理原因，解决此因素时必须联合应用扩容和水化等方式。双膦酸盐目前是治疗轻度至重度高钙血症的首选药物，尤其是与癌症和维生素 D 毒性相关的高钙血症[96]。它们是焦磷酸酯类似物，对羟基磷灰石具有高亲和力，并在高骨转换的区域抑制破骨细胞功能[15]。美国食品药品管理局（FDA）

表 18-1 高钙血症的药物治疗 [a]

方 案	剂 量	不良反应
水化或利尿		
静脉输入生理盐水	200～500ml/h，取决于患者的心血管和肾脏状况	充血性心力衰竭
呋塞米	20～40mg 静脉注射（补液后）	脱水、低钾血症、低镁血症
一线药物治疗		
静脉注射双膦酸盐 [b]		
帕米膦酸 [c]	溶于 50～200ml 盐水溶液或 5% 葡萄糖水溶液中，2h 内静脉注射 60～90mg [d]	急性肾损伤、短暂性似流感样综合征伴有疼痛、发冷和发热
唑来膦酸	在 15min 内于 50ml 盐水溶液或 5% 葡萄糖水溶液中静脉注射 4mg	急性肾损伤、短暂性似流感样综合征伴有疼痛、发冷和发热
二线药物治疗		
糖皮质激素	如泼尼松，每天口服 60mg，持续 10 天	化疗的潜在干扰，低血钾、高血糖、高血压、库欣综合征、免疫抑制
普卡霉素	在生理盐水中 4～6h 内单剂量 25μg/kg	血小板减少症、血小板聚集缺陷、贫血、白细胞减少症、肝炎、肾衰竭 [e]
降钙素	每 12h 皮下或肌肉注射 4～8U/kg	潮红、恶心、逃逸现象
硝酸镓	在 24h 内连续 5 天连续给予 100～200mg/m² 静脉注射	急性肾损伤
地诺单抗 [f]	在第 1 天、第 8 天、第 15 天、第 29 天应用 120mg，每 4 周为一周期	低钙血症、低磷血症、颌骨坏死、非典型股骨骨折

a. 该表中的许多建议均基于历史先例和惯例，而不是基于随机临床试验。来自随机试验的数据比较了双膦酸盐与所列其他药物及彼此之间的比较

b. 帕米膦酸和唑来膦酸已获得美国食品药品管理局（FDA）批准。伊班膦酸盐和氯膦酸盐可在欧洲大陆、英国和其他地方使用。当血清肌酐水平超过 2.5～3.0mg/dl（221.0～265.2μmol/L）时，应谨慎使用双膦酸盐

c. 帕米膦酸通常以 90mg 的剂量使用，但 60mg 的剂量可用于治疗身材矮小或肾功能不全或轻度高钙血症的患者

d. 与双膦酸盐相比，这些药物起效缓慢。大约需要 4～10 天才能起效

e. 据报道，这些效应与用于治疗睾丸癌的高剂量方案（5 天内每天 50μg/kg）和接受多剂量 25μg/kg 治疗的患者有关；除非存在先前存在的肝、肾或血液病，否则预计不会在单剂量 25μg/kg 时发生

f. FDA 批准用于预防实体瘤骨转移患者的骨骼相关事件；在开放标签中使用，如果双膦酸盐无效，则作为抢救疗法

经 Stewart AF 许可，修改自 Clinical practice. Hypercalcemia associated with cancer. *N Engl J Med.* 2005; 352:373–379.

批准了 2 种双膦酸盐用于治疗高钙血症，唑来膦酸盐（在 15min 或更长时间内静脉注射 4mg）和帕米膦酸盐（在 2～24h 内静脉注射 60～90mg）。临床反应需要 48～96h，并且可持续长达 3 周。最多可每 7 天重复一次剂量。2 种药物均有效降低钙水平。在一项随机临床试验中，唑来膦酸盐的疗效比帕米膦酸盐稍好 [139]。在欧洲，还批准了其他双膦酸盐，如氯膦酸盐和伊班膦酸盐。

服用双膦酸盐的患者中约有 20% 出现发热。罕见的不良反应包括急性肾损伤、肾小球塌陷和颌骨坏死。伊班膦酸盐似乎对肾脏的毒性很小甚至没有。患有肾脏疾病的患者应调整双膦酸盐的剂量 [140]。由肾脏参与引起的高钙血症，包括由 PTH-PTHrP 驱动的远端肾小管钙重吸收增加，对双膦酸盐无反应。

降钙素也是破骨细胞骨吸收的有效抑制剂。它起效迅速（在 12h 内），作用短暂，毒性最小 [141-145]。用法是通常每 6～12 小时皮下注射 4～8U/kg [141, 142]。其主要用于重度高钙血症的初始治疗，以待双膦酸盐类药物起效。

硝酸镓通过增加羟磷灰石晶体的溶解度来抑制骨吸收。通常的剂量是静脉滴注 200mg/m² (24h 以上)，然后在后续 5 天保持足够的水化，通常直到这一时期结束，才观察到降血钙作用。虽然硝酸镓有效，但可能有肾毒性[143, 144]。

地诺单抗（Denosumab），一种完全人源化的单克隆抗体，与 RANKL 结合并抑制破骨细胞。地诺单抗通过结合并抑制 RANKL 来抑制破骨细胞的成熟。2010 年，地诺单抗被 FDA 批准用于绝经后骨质疏松症女性[145]。它也被批准用于预防实体瘤骨转移患者的骨相关事件。它还被批准用于治疗双膦酸盐无法纠正的恶性高钙血症[145, 146]。

光辉霉素（普卡霉素）25μg/kg 静脉注射，每 5～7 天 1 次，可用于终末期肾脏疾病患者。其他治疗高钙血症的方法，如乙二胺四乙酸（EDTA）和磷酸四钠螯合，因有不良反应，已不再推荐。

糖皮质激素可用于特定原因的高钙血症治疗。它们在血液系统恶性肿瘤（如多发性骨髓瘤、霍奇金病）和维生素 D 代谢紊乱（如肉芽肿性疾病、维生素 D 中毒）中最有效[128, 133]。

对于伴有心电图改变、严重急性肾损伤或无法接受积极容量补充的重度高钙血症昏迷患者，用低钙或无钙透析液进行血液透析是一种有效的治疗方法[147]。连续肾脏替代疗法也可用于治疗严重的高钙血症[148]。但透析的效果是暂时的，需要采取其他措施。

如上所述，CaSR 拟钙激活药西那卡塞（cinacalcet）被批准用于无法手术的甲状旁腺癌患者以控制高钙血症。有报道，西那卡塞超说明书用于轻度、甲状旁腺手术失败或手术禁忌的 PHPT 患者[32, 37, 39, 40]。其他高钙血症疾病，如 FHH[72] 和锂诱导的 HPT，也可用西那卡塞治疗[104, 107]。

（三）低钙血症

低血钙症通常定义为经白蛋白校正的总血清钙浓度低于 8.4mg/dl 和（或）离子钙含量低于 1.16mmol/L。根据实验室的不同，这些值可能会略有不同。如前文所述，根据白蛋白校正后的血清总钙估算游离钙浓度是有误差的。因此，在对引起低钙血症的原因进行主要检查之前，应直接测量游离钙。

低钙血症在住院患者中非常普遍（10%～18%），在重症监护病房中尤其常见（70%～80%）[149, 150]。

1. 症状与体征

急性低血钙症会导致严重的临床症状，需要迅速纠正，而慢性低血钙症可能无症状，仅在实验室检查时发现。低钙血症的临床特征总结于框 18-3。它们的出现反映了钙的绝对浓度及其下降的速度。出现明显症状的低钙阈值还取决于血清 pH 和合并低镁血症、低钠血症或低钾血症的严重程度。低钙血症的典型神经肌肉的兴奋性症状表现为麻木、口周刺痛、手脚有针刺感、肌肉痉挛、腕关节痉挛、喉鸣音和 Frank 手足抽搐。轻拍耳前面的面神经可引起面肌痉挛（Chvostek 征）。但是，Chvostek 征可能发生在 10% 的正常人中，而在 29% 的轻度低钙血症患者中是阴性的。Trousseau 征是由放置在上臂上的血压计袖带膨胀至高于收缩压 10mmHg 3min 所引起的，Trousseau 征有着高于 90% 的敏感性和特异性[151]。低钙血症患者可能会出现情绪障碍、烦躁不安、记忆力减退、精神错乱、妄想、幻觉、偏执和抑郁症。癫痫发作（通常是杰克森发作）可能发生，但通常与先兆、意识丧失和尿失禁无关。慢性低钙血症患者，包括特发性和术后甲状旁腺功能减退症患者和假性甲状旁腺功能减退症患者，可能有视盘水肿、脑脊液压力升高和类似脑肿瘤的神经系统症状。

低钙血症 1 年后可出现影响晶状体皮质部分前、后囊下区的双侧白内障。低钙血症纠正后，白内障不会消退。特发性甲状旁腺功能减退症患者，皮肤可能干燥、有鳞，湿疹和银屑病可能恶化，并可能发生念珠菌病。患者睫毛和眉毛可能稀少，腋毛和阴毛可能缺失。由于这种疾病的某些类型有自身免疫原因，如肾上腺、甲状腺和性腺功能不全，糖尿病，恶性贫血，白癜风和斑秃等其他自身免疫病的表现可能同时存在，应注意排除。

儿童和成人长期低钙血症可导致心肌病并引起充血性心力衰竭，这可以通过补钙来逆转[152-154]。ECG 上长 QTc 间期表现是众所周知的低钙血症对心脏传导的影响。

儿童甲状旁腺功能减退常导致牙齿畸形，如牙釉质和牙根形成缺陷、牙齿发育不全或成人牙齿萌出失败。未经治疗的甲状旁腺功能减退和低钙血症

框 18-3　低钙血症的临床表现

神经肌肉刺激性表现
- 全身易疲劳和肌肉无力
- 感觉异常、麻木
- 口周及周围肢体刺痛
- 肌肉抽搐抽筋
- 手足抽搐、腕关节痉挛
- Chvostek 征、Trousseau 征
- 喉和支气管痉挛

中枢神经系统功能改变
- 情绪紊乱、易怒、抑郁
- 精神状态改变、昏迷
- 强直阵挛性发作
- 视盘水肿、假性脑肿瘤
- 脑钙化

心血管系统改变
- QTc 间期延长
- 心律失常
- 低血压
- 充血性心力衰竭

皮肤和眼器官异常
- 皮肤干燥、头发粗糙、指甲脆弱
- 白内障

孕妇的胎儿可能出现严重的骨骼矿化。

2. 实验室检查

低钙血症的诊断不仅要基于白蛋白和 pH 调整后的总钙值，而且还要证实离子钙下降。各种低钙血症状态下血清 PTH 及血清和尿液电解质水平的变化取决于引起低钙血症的机制（图 18-2），了解这些变化有助于对这些疾病进行鉴别诊断。

对颅骨进行 X 线检查或对大脑进行 X 线计算机断层扫描可能会发现颅内钙化，尤其是基底神经节钙化[155]。高达 20% 的原发性甲状旁腺功能减退的低血钙患者有这种症状，但在术后甲状旁腺功能减退的患者中并不常见，除非这种疾病是长期存在的。假性甲状旁腺功能减退症患者也有这种钙化。不同原因引起的低钙血症可能有不同的骨病表现（见下文）。

3. 诊断

在非急性情况下，低钙血症的最常见原因是甲状旁腺功能低下、低镁血症、慢性肾脏病和维生素 D 缺乏（见框 18-4）。低钙血症早期诊断中应考虑以上问题。在概念上和临床上，有必要将低血钙症分为 PTH 水平升高者和 PTH 浓度低于正常或不适当

框 18-4　低钙血症的病因

遗传性甲状旁腺功能减退症
- PTH 基因突变、孤立性先天性甲状旁腺功能低下
- 常染色体显性遗传性甲状旁腺功能低下伴活化型 CaSR 基因突变（OMIM 146200）
- DiGeorge 综合征（OMIM 188400）
- 其他形式的家族性甲状旁腺功能低下

PTH 抵抗的遗传性疾病
- 假性甲状旁腺功能减退症 1a 型、1b 型、2 型
- 遗传性低镁血症

获得性甲状旁腺功能低下，PTH 产生不足
- 甲状旁腺的损坏或破坏
  - 术后
  - 自身免疫性：孤立性或多腺性功能失调
    - 获得性抗 CaSR 抗体
    - 自身免疫性多发内分泌腺病综合征 I 型（OMIM 240300 和 607358）
  - 放射性治疗
  - 转移性和浸润性疾病
  - 重金属沉积：铁超载、铜超载
- PTH 分泌的可逆性损伤
  - 严重的低镁血症
  - 高镁血症

维生素 D 不足
- 维生素 D 缺乏症：营养不良、日照不足
- 吸收不良
- 终末期肝病和肝硬化
- 慢性肾脏病

维生素 D 抵抗
- 假性维生素 D 缺乏性佝偻病（1 型维生素 D 依赖性佝偻病）
- 维生素 D 抵抗性佝偻病（2 型维生素 D 依赖性佝偻病）

其他原因
- 高磷血症
- 急性或慢性肾衰竭引起的磷酸盐潴留
- 灌肠、口服含磷药物引起的磷酸盐过度吸收
- 肿瘤溶解或挤压损伤引起的大量磷酸盐释放

药物
- 膦甲酸酯
- 双膦酸盐（尤其是维生素 D 缺乏症患者）
- 地诺单抗

快速输入含有大量枸橼酸盐的血液

急性重症疾病（多种病因）

骨饥饿综合征，顽固性手足抽搐
- 因 Graves 病行甲状腺切除术后
- 甲状旁腺切除术后

成骨细胞转移

急性胰腺炎

横纹肌溶解

总钙检测时受到其他物质干扰
- MRI、MRA 对比剂中的钆盐

CaSR. 钙敏感受体；OMIM. 在线《人类孟德尔遗传》；MRI. 磁共振成像；MRA. 磁共振血管造影；PTH. 甲状旁腺激素

正常者，如原发性甲状旁腺功能减退症（图 18-3）。全面的病史和体格检查对诊断很重要，因为低钙血症除了是复杂综合征的一部分外，还可能由术后、药理、遗传、发育和营养问题引起。

4. 病因

低钙血症的原因总结在框 18-4 中。它们可大致分为 3 类：①与 PTH 相关的（甲状旁腺功能减退和假性甲状旁腺功能减退）；②与维生素 D 相关的（量不足，对维生素 D 的抵抗）；③其他原因。

(1) 甲状旁腺激素相关疾病：甲状旁腺功能减退和假性甲状旁腺功能减退。这组疾病表现为甲状旁腺无法分泌足够数量的生物活性 PTH 或在组织水平上对 PTH 的抗性引起的低钙血症和高磷血症。两者都可以是遗传性或获得性的。甲状旁腺功能减退症（hypoparathyroidism，HP）患者由于 PTH 分泌不足或者 PTH 水平较低或缺失致低钙血症，而假性甲状旁腺功能减退症（pseudohypopar-athyroidism，PHP）则由于继发性 PTH 分泌升高或适应性分泌增加所致。钙排泄分数在 HP 中升高而在 PHP 中较低。由于近端小管中 1α- 羟化酶的活性降低，生成的 1, 25(OH)$_2$D 不足以有效地吸收肠道钙。以上 2 种类型疾病的骨骼反应与循环甲状旁腺激素水平一致，HP 中存在骨低转换率，PHP 中存在骨重塑过度[156, 157]。甲状旁腺功能减退是一种罕见的疾病。来自日本的一项研究发现，该人群的患病率为 7.2/100 万[158]。

① 甲状旁腺功能低下的遗传因素：至少有 4 个基因突变通过影响甲状旁腺发育而影响 PTH 基因导致家族性孤立性 HP（见表 18-2）。所有这些情况都出现在新生儿期，伴有严重的低钙血症，没有任何其他器官受累，对维生素 D 类似物的治疗反应良好。

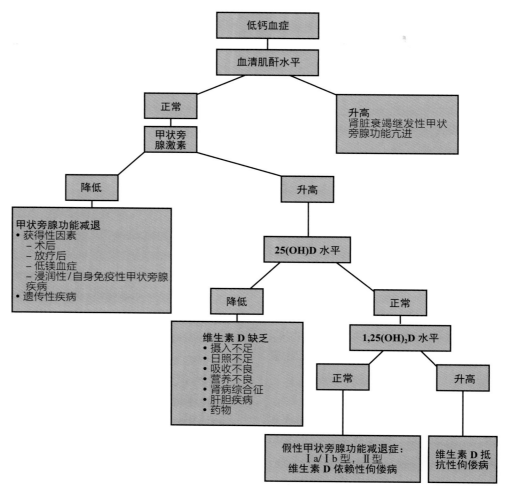

▲ 图 18-3　低钙血症的诊断流程图

CaSR 杂合子基因功能获得性突变可激活 CaSR 或引起 CaSR 对细胞外钙的高反应[163]。所见的表型本质上与 FHH 相反，被称为常染色体显性遗传性甲状旁腺功能减退症或家族性低钙血症伴高钙尿症。患者出现轻度低钙血症、低镁血症和高钙尿症，伴随着 PTH 水平正常或偏低。PTH 分泌的阈值向左移动。仅对于严重症状性低钙血症的患者才需要使用钙补充剂和维生素 D 进行治疗。其目的是增加血钙水平以使患者无症状，而不必达到正常血钙水平。因为这些患者可能会出现高钙尿症和肾钙质沉着症，所以需要监测尿钙排泄变化[168, 169]。噻嗪类利尿剂或注射甲状旁腺素可用于降低任何水平的血清钙[170, 171]。

许多罕见的具有多种先天性发育异常的综合征也可能与家族性甲状旁腺功能低下有关，包括 DiGeorge 综合征、甲状旁腺功能减退 – 感音神经性耳聋 – 肾发育不良（hypoparathyroid, deafness, and renal anomalies, HDR）综合征、自身免疫性多发性内分泌腺病 – 念珠菌病 – 外胚层营养障碍病（autoimmune polyendocrinopathy–candidiasis–ectodermal dystrophy, APECED）综合征和线粒体疾病（见表 18-2）。

② 抗甲状旁腺激素作用的遗传综合征：PHP 的患者患有低钙血症和高磷血症，但 PTH 水平升高。1942 年，Albright 报道了这种情况，这是描述激素抵抗性疾病的第 1 个病例[172]。患者表现出 Albright 遗传性骨营养不良（Albright's hereditary osteodystrophy，AHO）的特征，包括身材矮小、圆脸、智力低下和指趾短小。给予甲状旁腺提取物不会引起尿磷增加。PHP 现在被认为是一组异质性的疾病[173, 174]，可能是遗传性或散发性疾病。

根据对输注的外源性 PTH 的肾小管反应，PHP 可分为 2 种类型。PHP 1 型（PHP-1）是对 PTH 的完全抵抗型，给患者输入 PTH 后无反应，不会增加血清钙、尿中 cAMP 和尿磷水平[175, 176]。PHP-1 分为具有骨营养不良的 PHP 类型 1a（PHP-1a）和不具有骨营养不良的 PHP 类型 1b（PHP-1b）。没有低钙血症和内分泌功能障碍的骨营养不良被称为伪假性甲状旁腺功能减退症（pseudopseudohypoparathyroidism，

表 18-2　伴随甲状腺功能减退的遗传综合征

参考文献	综合征	其他临床表现	受影响方式	遗传方式	突变基因	OMIM 编号
Ding 等[159]	家族性孤立性甲状旁腺功能减退	无	甲状旁腺发育	AR	GCM2	146200
Bowl 等[160]				X- 连锁	SOX3?	307700
Parkinson 和 Thakker[161]			PTH 基因突变影响其合成	AR	Prepro-PTH 剪接位点	
Arnold 等[162]				AD	Prepro-PTH 信号肽	
Pollak 等[163]	常染色体显性遗传性甲状腺功能减退	低钙血症、低镁血症、高钙尿症	钙敏感性	AD	CaSR	146200 601298
Yagi 等[164]	DiGeroge 综合征、CATCH22 综合征	心脏发育异常、相貌异常、胸腺发育不全、腭裂	胚胎第三、四分支囊发育异常	散发或 AD	染色体 22q11 缺失（包括 TBX1）	188400
Van Esch 等[165]	HDR	甲状旁腺功能减退 – 感音神经性耳聋 – 肾发育不良	甲状旁腺发育	AD	GATA3 转录因子	146255
Parvari 等[166]	Kenny-Caffey 综合征、Sanjad-Sakati 综合征	小头症、智力低下、生长衰竭 ± 骨硬化		AR	TBCE（微管蛋白特异性伴侣蛋白）	241410 244460
Neufeld 等[167]	APECED	慢性黏膜皮肤念珠菌病、艾迪生病	免疫耐受	AR	AIRE（自身免疫转录调节因子）	240300

AD. 常染色体显性遗传；APECED. 自身免疫性多发性内分泌腺病 – 念珠菌病 – 外胚层营养障碍病；AR. 常染色体隐性遗传；CaSR. 钙敏感受体；OMIM. 在线《人类孟德尔遗传》；PTH. 甲状旁腺激素

PPHP）。

PHP-1a 和 PPHP 由 *GNAS1* 基因的功能缺失突变所致，该基因编码激活型 G 蛋白 α 亚基（$G_{\alpha s}$），GNAS1 将 1 型 PTH/PTHrP 受体（PTH1R）与腺苷酸环化酶通路结合[177]。*GNAS1* 基因突变的患者对甲状腺刺激激素(TSH)、促性腺激素、胰高血糖素、降钙素和促性腺激素释放激素(GnRH)也存在抵抗，因为这些激素使用相同的 $G_{\alpha s}$ 途径。*GNAS1* 启动子特异性基因印迹（导致只有 1 个等位基因表达）为显性遗传的复杂表型提供了可能的解释。突变的母系传播会导致 PHP-1a。父系传播导致 PPHP[178]。

PHP-1b 似乎是由影响 *GNAS1* 调控元件的突变引起的，病变主要是在近端小管[179, 180]。患有 PHP-1c 的患者表现出 PHP-1 的特征，但无 $G_{\alpha s}$ 活性缺陷。

PHP-2 是一组异质性疾病，其特征在于对 PTH 的尿磷反应降低，同时尿 cAMP 能正常升高[181]。原因尚不清楚，可能是由于细胞对 cAMP 或 PTH 信号通路的某些其他元件的反应缺陷所致。它似乎没有遵循一个明确的家族遗传模式。

(2) 遗传性低镁血症：在遗传性低镁血症患者中通常观察到 PTH 分泌受损和 PTH 对低钙血症的反应不足。这可以通过补充镁来纠正。导致低镁血症和低钙血症的先天性缺陷将在后面（见"镁相关疾病"）及在第 44 章和第 73 章讨论。

(3) 获得性甲状旁腺功能低下和甲状旁腺激素产生不足。

① 术后原因：成人获得性甲状旁腺功能低下的最常见原因是手术切除或甲状旁腺受到破坏。甲状腺手术后发生短暂性低血钙的病例占 2%～23%，而永久性低血钙的发生率为 1%～2%[171, 182-184]。在因癌症进行甲状腺全切除术治疗后、Graves 病、因其他癌症进行彻底的颈淋巴结清扫术后及重复进行甲状腺副腺瘤切除术后，更容易发生低钙血症。甲状旁腺功能减退可能是由于无意中切除甲状旁腺、出血或血流阻断造成的。因为高钙血症会抑制正常腺体的甲状旁腺激素分泌，切除单个功能亢进的甲状旁腺腺瘤可导致短暂的低钙血症。丰富的手术经验和合适的手术方案可减少甲状腺功能减退的发生[184]。

骨饥饿综合征或再钙化综合征是长期低钙血症的重要原因，主要是由于因各种形式引起甲状旁腺功能亢进或甲状腺功能亢进而进行甲状旁腺或甲状腺切除术后导致[185]。术后甲状旁腺激素降低可减少破骨细胞的骨吸收，可能是通过减少成骨细胞释放介导的，而不影响成骨细胞的活性，并导致骨对钙、磷和镁的吸收增加。骨饥饿综合征发展的危险因素包括较大的甲状旁腺腺瘤、年龄超过 60 岁，以及术前血清 PTH、钙和碱性磷酸酶水平高。有报道称，双膦酸盐疗法治疗 Paget 病及西那卡塞用于继发性 HPT 也可引起医源性骨饥饿综合征[186, 187]。

除自身免疫病和镁缺乏症引起 HP 外，通过非手术方式引起获得 HP 是罕见的。尽管有报道金属超负荷疾病（如血色素沉着症、Wilson 病）[188, 189]、肉芽肿性疾病、粟粒性肺结核、淀粉样变性或肿瘤浸润是甲状旁腺功能减退的原因，但这些疾病很少引起 HP。据报道饮酒可引起短暂的低钙血症[190]。

② 镁相关疾病：镁的过量和缺乏都会导致一般的轻度低钙血症和可逆性 HP。急性输注镁或高镁血症会抑制 PTH 分泌[191]。镁是一种细胞外 CaSR 激动剂，尽管效力不如钙。高镁血症在严重的情况下，如在慢性肾脏病患者或接受急性大剂量静脉输入硫酸镁（用于产科）的患者，可以激活 CaSR 并抑制 PTH 分泌[192]。

低镁血症患者常可观察到与低钙血症程度不相称的较低或不适当的正常 PTH 水平[193]。中度低镁血症（血清镁浓度 0.8～1mg/dl）主要导致靶器官对 PTH 的抵抗[194]，而重度低镁血症则会减少 PTH 的分泌[195]。慢性重度低镁血症的影响不是在细胞外对 CaSR 的影响，而是细胞内镁的耗竭，导致 $G_{\alpha s}$ 活化，CaSR 信号增强，从而抑制 PTH 的分泌[195]。由于低镁血症引起低钙血症的治疗方法是补充镁，在缺乏足够的镁补充的情况下，低钙血症对 PTH 和维生素 D 治疗是抵抗的。

③ 自身免疫病：自身免疫性 HP 可以单独出现或作为自身免疫性多发内分泌腺病综合征 1 型（APS1）的一部分出现。APS1 可以是散发性的或家族性的（也称为 APECED；表 18-2）[196]。据报道，在甲状旁腺功能减退的病例中有相当比例的抗甲状旁腺组织的自身抗体，但这些抗体的致病作用尚不清楚。在某些自身免疫性 HP(孤立性或多腺性)中，CaSR 已被确定为可能的自身抗原[197]。

(4) 维生素 D 相关疾病。

① 维生素 D 产生不足：维生素 D 及其代谢物的遗传性和获得性疾病与低钙血症有关[198]。维生素 D 是脂溶性维生素，它是皮肤在 UVB 照射下产生 7- 脱氢胆固醇而来，或在胃肠道中从外部来源吸收而来。维生素 D 天然存在于几种食物中，可人工添加到其他食物中，并且可以作为食物补充剂或药物获得[199]。

尽管在牛奶和其他食品中进行了常规饮食补充，但某些人群中维生素 D 缺乏症仍然很常见[198, 199]，如母乳喂养的婴儿、老年人、皮肤黝黑的、日光照射受限的人、脂肪吸收不良的人[199] 和胃搭桥术后的患者[200]。一项对住院患者的研究发现，维生素 D 缺乏症的患病率很高，即使在没有危险因素且每天摄入建议摄入量的维生素 D_3 的年轻患者中也是如此[201]。脂肪吸收不良综合征常见于肝病、炎症性腹泻、Whipple 病和 Crohn 病，可能导致维生素 D 吸收不良[202, 203]。肝脏疾病可能会损害维生素 D 向 25(OH)D（骨化二醇）的羟化作用，苯妥英钠和巴比妥类等药物会刺激 25(OH)D 转化为非活性代谢物[204]。维生素 D 制剂和钙剂对肝性骨营养不良的治疗并不完全有效[205]。

在终末期 CKD 中观察到 1α- 羟化酶的缺乏会导致 1, 25(OH)$_2$D（骨化三醇）的缺乏，这是维持钙和磷稳态的最重要的生物形式。维生素 D 缺乏症和低钙血症常见于肾功能不全的患者（参见第 55 章）。肾病综合征患者还可能由于尿流失而降低 25(OH)D 水平，导致低血钙和继发性 HPT[206]。

血清 25(OH)D 水平是维生素 D 状态的最佳指标。除非严重缺乏维生素 D，1, 25(OH)$_2$D 的水平不会降低。长期缺乏维生素 D 会导致儿童佝偻病（生长骨矿化障碍）和成人骨软化症（成骨矿化障碍）。缺钙和维生素 D 缺乏的结合加速了骨骼异常和低钙血症的发展。通过测定血清 25(OH)D 水平可确诊维生素 D 缺乏症。低钙血症通常只在严重维生素 D 缺乏 [即 25(OH)D 水平低于 10ng/ml] 和骨骼钙储备耗尽时观察到，否则，PTH 的代偿性升高将能够从骨骼中动员钙[198, 199, 207, 208]。24h 尿钙排泄量非常低。维生素 D 缺乏症通常表现为低磷血症和碱性磷酸酶升高以及正常的 FGF-23 水平[198]。

② 维生素 D 抵抗：某些类型的佝偻病不能通过常规剂量的维生素 D 治愈，从而发现了维生素 D 代谢异常或维生素 D 受体异常的罕见遗传疾病。维生素 D 依赖性佝偻病 1 型（VDDR-1；OMIM 264700）的特征是常染色体隐性遗传、儿童期佝偻病、低钙血症、继发性 HPT 和氨基酸尿。是由 25(OH)D-1α 羟化酶基因突变引起的 25(OH)D 的 1α- 羟基化缺陷[209]。用骨化三醇或 1α(OH)D（alfacalcidol，α- 维生素 D）治疗可恢复血清 1, 25(OH)$_2$D，需终身用药。

VDDR-2（也称为遗传性维生素 D 抵抗性佝偻病）是一种常染色体隐性遗传疾病（OMIM 277440）。患者除脱发和 VDDR-1 发现的异常外，还伴有 1, 25(OH)$_2$D 的极度升高[210]。这种紊乱是由于终末器官对 1, 25(OH)$_2$D 的抵抗所致。在患者的维生素 D 受体基因中发现了许多不同的突变[211]。高剂量钙摄入和静脉输入钙可能是治疗这些儿童低钙血症和佝偻病的唯一方法。

(5) 其他原因

① 药物因素：药物引起的低钙血症是低钙血症相对常见的原因，尤其是在住院患者中[212, 213]。磁共振成像（MRI）研究中使用的某些基于钆的对比剂（如钆酰胺、钆乙酰胺）会干扰钙的比色分析，从而导致假性低钙血症。钙读数可低至 6mg/dl，但无低钙血症的症状或体征[212, 213]。丙泊酚和静脉对比剂也可能络合钙。

药物引起的低镁血症（如顺铂、氨基糖苷、两性霉素、利尿剂）和高镁血症（如硫酸镁注射剂、含镁抗酸药）可导致低钙血症。骨吸收抑制剂（如双膦酸盐、地诺单抗、拟钙剂、普卡霉素、降钙素）可使血清钙降到低于正常水平[212]。质子泵抑制剂和组胺 2 拮抗剂可能会降低钙吸收，引起低血钙和（或）抑制骨吸收[214]。用于连续性肾脏替代治疗（CRRT）和血浆置换的局部枸橼酸盐抗凝可能会螯合钙并导致低钙血症[215, 216]。输注枸橼酸血很少引起明显的低钙血症，但可能发生在大量输血过程中[217]。

膦甲酸钠（Foscarnet）是一种用于治疗疱疹病毒的抗病毒药物，是焦磷酸盐阴离子的结构模拟物。膦甲酸钠可通过螯合细胞外钙离子而引起低钙血症，因此正常的总钙测量值可能无法反映离子钙低钙血症[218]。肾脏的镁流失可能会加重低钙血症。接受膦甲酸钠治疗的患者应进行总钙和离子钙测量。如前所述，抗惊厥药，特别是苯妥英钠和苯巴比妥，可以诱导肝 CYP3A4 酶，从而缩短维生素 D 的半衰期并导致维生素 D 缺乏[213]。氟化物过量是低钙血症的罕见原因。口服磷酸盐引起的高磷血症可能引起低钙血症，特别是在肾衰竭患者中[212, 219]。与低钙血症相关的其他药物包括抗感染药（如喷他脒、酮康唑）和化疗药（如门冬酰胺酶、顺铂、多柔比星）。

② 危重症：在复杂的危重患者中，总钙的测量可能不能很好地反映离子钙的浓度，因为可能存在许多干扰或改变钙与蛋白质结合的因素（如白蛋白输注、枸橼酸盐、静脉输液、酸碱紊乱、透析疗法、丙泊酚输注）。因此，在这种情况下测量离子钙特别重要。低钙血症经常在革兰阴性败血症和中毒性休克综合征中发现[150, 220]。这可能是由多因素造成的，主要原因尚不清楚，但白介素 –1 对甲状旁腺功能的直接作用可能是部分原因[221]。

③ 其他因素：低钙血症常见于急性胰腺炎，并且是预后不良的指标。这可能是由于胰脂肪酶作用产生的游离脂肪酸对钙的螯合作用，尽管一些动物研究对这一假设提出了质疑[222]。溶瘤综合征，特别是快速生长的血液恶性肿瘤，可能导致高磷血症、高尿酸血症和低钙血症[223]。横纹肌溶解的早期表现可能包括严重的高磷血症和相关的低钙血症，而恢复期则常见高钙血症。在血液透析患者中低钙血症很常见，部分是由于肾脏磷酸盐清除率降低、随之而来的高磷血症和 1, 25(OH)₂D 生成减少所致（参见第 55 章）。

5. 低钙血症的处理

低钙血症的最佳治疗尚未在临床试验中得到检验，但有公认的治疗方案。治疗方法取决于发病速度及临床和实验室特征的严重程度。口服钙补充剂可能足以治疗轻度低钙血症。急性、严重症状性低钙血症（总钙水平 < 7～7.5mg/dl，离子钙 < 0.8mmol/L）的患者，如甲状旁腺切除术后、有神经肌肉表现或手足抽搐的证据，应立即开始静脉补钙。首选药物是葡萄糖酸钙（10ml 10% 葡萄糖酸钙含有 93mg 元素钙）。最初，在 50ml 5% 葡萄糖中加入 1～2g 的葡萄糖酸钙（93～186mg 元素钙）静脉注射，持续 10～20min，然后以每小时元素钙 0.3～1.0mg/kg 的速度缓慢静脉滴注[194]。剂量可以

调整，以保持血清钙水平在正常范围低值。

中度无症状低钙血症（离子钙 > 0.8mmol/L）可通过每 4h 重复注射 1～2g 葡萄糖酸钙治疗，无须持续输注。离子钙最初应每 4～6h 测量一次。

输液不应使用含有磷酸盐或碳酸氢盐的溶剂。直到患者口服钙剂和骨化三醇治疗开始生效后可停止静脉用药。如果存在低镁血症和高磷血症，也应进行纠正。针对高磷血症，透析可能是合适的。

慢性低钙血症的治疗取决于病因。例如，潜在的低镁血症或维生素 D 缺乏应予以纠正。原发性甲状旁腺功能不全或甲状旁腺激素抵抗的主要治疗方法是补钙和补充维生素 D。口服补钙的策略是从每天 500～1000mg 的元素钙开始，最多每天增加 2000mg。一般建议将血清钙水平调整到正常范围低值，校正到正常水平可能导致的高钙尿症。几种维生素 D 制剂可用于治疗低钙血症。在 CKD 中维生素 D 治疗的作用被单独讨论。

使用重组的人类甲状旁腺激素 PTH（1～34）（特立帕肽，每天 1 次 20μg 皮下注射）的替代疗法已获 FDA 批准用于治疗骨质疏松症。特立帕肽也已被用于甲状旁腺功能低下患者的激素替代，皮下注射剂量为 20μg，每天 2 次[224]。最近，对 30 例甲状旁腺功能不全的患者进行了 24 个月的 PTH（1～84）（隔日 100μg）研究[225]。2 种激素制剂均观察到可使血清钙水平改善或正常。

二、镁平衡紊乱

（一）低镁血症和镁缺乏

低镁血症和镁缺乏症这 2 个术语往往可以互换使用。与钙分布形成鲜明对比，细胞外液镁仅占人体总镁的 1%，因此血清镁浓度与总体镁水平关系不大。在镁缺乏症患者中，血清镁浓度可能正常或会严重低估镁缺乏的严重度[226]。50%～60% 的镁在骨骼中，其余 40%～50% 的镁大部分在细胞内。目前还没有令人满意的临床方法来检测人体镁储备[227]。

镁耐受性测试被认为是对镁整体状态的最佳试验[227]。这是基于这样的观察，即与正常人相比，镁缺乏的患者在给予肠外镁负荷时，将在体内保留更多的镁，从尿液排出的镁少[228]。临床研究表明，根据骨骼肌镁含量和可交换镁池的评估，镁耐量试

验的结果与镁的状况有很好的相关性。然而，对于肾功能受损或肾脏镁消耗综合征的患者，或服用利尿剂及其他导致肾脏镁消耗的药物的患者，该试验无效。由于进行镁耐量试验耗时耗力，它目前主要用于临床研究。

血清镁浓度虽然是衡量镁缺乏的一个不敏感的指标，但仍然是目前广泛使用的检测实际镁状况的唯一实践方法。对住院患者血清镁水平的调查表明，低镁血症的发生率很高（可能低估了镁缺乏的真实发生率），一般住院患者为 11%[229]，重症监护病房（ICU）住院患者为 60%[230, 231]。此外，在 ICU 患者中，与正常患者相比，低镁血症与死亡率增加有关[230]。

离子镁浓度值在功能上更重要，由于蛋白结合作用，离子镁浓度低于血清总镁。用离子选择电极测量发现，离子镁浓度约占血清镁总量的 70%，这一比例在普通人群中相当恒定[227]。然而，在危重病患者中，血清总镁和离子镁之间的相关性很差[231]。令人惊讶的是我们很少测量离子镁浓度。

1. 病因

镁缺乏症可能是由于摄入或肠道吸收减少，或经胃肠道、肾脏、皮肤的丢失增加，罕见的是由于发生骨成分再分布引起的（图 18-4）。通过评估尿镁的排泄，通常有助于区分肾脏的镁丢失和肾外的镁缺乏原因。在镁缺乏的情况下，尿中镁的排泄率超过 24mg/d 通常提示肾脏的镁丢失[232]。如果无法收集 24h 尿液，可以从随机尿液样本中计算出镁的排泄量（F_EMg），方法如下所示。

$$F_EMg = \frac{尿镁浓度 \times 血清肌酐}{(0.7 \times 血浆总镁浓度) \times 尿肌酐浓度}$$

校正因子 0.7 用于估算离子镁浓度。一般来说，在 GFR 正常的个体中，F_EMg 超过 3%～4% 表明过量尿镁丢失[193]。如果排除了肾性丢失镁，则缺镁的原因是肾外的，通常可以从病史中帮助确定潜在

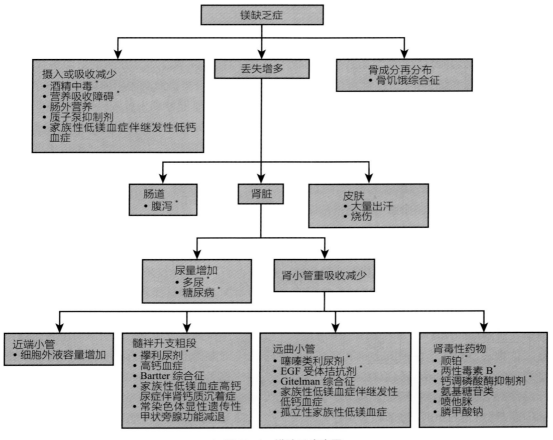

▲ 图 18-4　镁缺乏症病因
*. 常见病因；EGF. 表皮生长因子

原因。

(1) 肾外因素

① 营养不良：正常人由于饮食镁摄入不足而导致镁缺乏症并不常见，因为几乎所有食物都含有大量的镁，并且肾脏适应性保存镁非常有效。因此，主要在 2 种临床情况下观察到营养原因的镁缺乏症，即酒精中毒和肠外营养。

在慢性酒精中毒者中，摄入乙醇替代了重要营养素的摄入[233]。有 20%～25% 的酗酒者存在低镁血症，而且大多数人可以通过镁耐受试验证明是镁缺乏症[228]。酒精也会损害肾脏对镁的重吸收[234]。

接受肠外营养的患者也可能发展为低镁血症[235]。一般来说，这些患者比普通住院患者病情更重，更有可能患有与镁缺乏和持续镁流失相关的其他疾病。

低镁血症也可能是再喂养综合征（refeeding syndrome，RFS）的结果[236]。在这种情况下，严重营养不良患者的过度肠外营养会导致高胰岛素血症，以及细胞对葡萄糖、水、磷、钾和镁的快速摄取。

② 肠营养吸收不良：由腹腔疾病、Whipple 病和炎症性肠病等引起的全身性吸收不良综合征常与肠道的镁消耗和镁缺乏有关[237]。在脂肪吸收不良并伴有脂肪泻的情况下，肠腔中的游离脂肪酸可能与镁结合形成不可吸收的皂化物，这一过程被称为皂化，从而导致镁吸收障碍。

吸收不良综合征患者的低镁血症的严重程度与粪便脂肪的排泄率相关，在极少的患者中，仅通过减少膳食脂肪摄入量，减少脂肪泻，即可纠正低镁血症。既往的肠切除术，特别是小肠远端的切除术，也是镁吸收不良的重要原因[238]。镁缺乏是空肠旁路减肥手术的常见并发症[239]，但幸运的是，现代的胃旁路术并没有发生镁缺乏[240]。

据报道，质子泵抑制剂（PPI）可导致肠道镁吸收不良而引起低镁血症[241]。在 ICU 住院的患者中，与单独使用利尿剂的患者相比，使用利尿剂的同时使用 PPI 发生低镁血症的概率显著增加（OR值 1.54），且血清镁浓度降低了 0.03mg/dl，而单独服用 PPI 的患者发生低镁血症的风险并未增加[242]。有趣的是，在最近的一项对住院患者的病例对照研究中，入院时的低镁血症与院外使用 PPI 无关[243]。

而这些患者中大多数没有服用利尿剂。一种罕见的 TRPM6 镁转运基因突变也会导致肠道镁吸收障碍，同时导致肾脏镁消耗，引起低镁血症和继发性低钙血症[244]。

③ 腹泻和胃肠瘘：腹泻液的镁浓度很高，范围在 1～16mg/dl[238]，因此，任何原因的慢性腹泻患者，即使没有伴随吸收不良[226]，也能出现镁缺乏。滥用泻药的患者也可能出现镁缺乏。相比之下，上消化道分泌的镁含量较低，因此，在肠瘘、胆瘘、胰瘘、回肠切除或长时间胃引流（营养不良除外）的患者中很少观察到明显的镁缺乏[238]。

④ 经皮肤丢失：长期剧烈运动后可出现低镁血症。例如，跑马拉松后血清镁浓度平均下降 20%[245]。约 25% 的血清镁水平下降可归因于汗液的丢失，汗液中可含有高达 0.5mg/dl 的镁，其余的很有可能是由于瞬间的细胞内再分布造成的。镁补充剂可能适用于很多运动项目，特别是运动员镁饮食不理想的情况下[246]。

40% 的严重烧伤患者在康复早期出现低镁血症。主要原因是皮肤渗出液中的镁流失，可超过 1g/d[247]。

⑤ 骨成分再分布：HPT 和严重骨病患者甲状旁腺切除术后观察到骨饥饿综合征的严重的低钙血症，偶尔出现低镁血症[248]。在这种情况下，骨转换率很高，突然清除多余的 PTH 被认为会导致骨吸收的实质性停止，加上持续的高骨形成率，将钙和镁沉积在骨矿物中。

⑥ 糖尿病：低镁血症在糖尿病患者中很常见，据报道在非住院的 2 型糖尿病患者中发生低镁血症的比例为 13.5%～47.7%[249]。其原因是多方面的，包括富含镁的食物摄入减少、糖尿病自主神经病变引起的肠道吸收不良及肾脏排泄增加。后者又可能是由于肾小球滤过功能增加、渗透性利尿或功能性胰岛素缺乏引起的髓袢升支粗段和远端小管镁重吸收减少所致[250, 251]。此外，一些研究表明，镁缺乏本身可能损害葡萄糖耐量，从而部分解释了这种关联。相反，镁转运通道 TRPM6 和 TRPM7 的基因变异，可能会增加饮食中镁含量低于 250mg/d 的女性患 2 型糖尿病的风险[252]。

(2) 肾脏丢失镁的原因：如前所述，肾脏丢失镁的诊断是通过检测低镁血症时肾镁排泄率过高来确定的。图 18-4 总结了原因。

① 多尿症：任何原因引起的尿量增加往往伴随着肾脏丢失镁的增加。渗透性利尿可导致肾脏镁消耗，如糖尿病患者的高血糖危象[253, 254]。高镁尿症也发生于急性肾损伤（acute kidney injuty，AKI）恢复的多尿期、移植肾缺血损伤恢复期和梗阻后利尿期。在这种情况下，原发性肾损伤后残留的肾小管重吸收缺陷很可能与多尿本身在引起肾镁消耗中起着同样重要的作用[255]。

② 细胞外液容量增加：在近曲小管中，镁的重吸收是被动的，并由钠和水在近曲小管中的重吸收所驱动。细胞外液容量增加，减少近曲小管的钠和水的重吸收，也增加尿镁排泄。因此，长期使用不含镁的肠外液、晶体或高营养治疗可导致肾脏丢失镁[256]，醛固酮增多症也能导致尿镁排泄增加[257]。

③ 利尿剂：襻利尿剂抑制升支粗段（TAL）的顶膜 $Na^+-K^+-2Cl^-$ 共转运蛋白并消除跨上皮电位差，从而抑制细胞旁镁的重吸收。因此，低镁血症在接受慢性襻利尿剂治疗的患者中很常见[258]。噻嗪类利尿剂的慢性治疗抑制了钠氯协同转运蛋白（NCC），也导致了肾脏镁的流失。噻嗪类利尿剂或 NCC 的基因敲除会导致远曲小管的镁离子通道（TRPM6，瞬时感受器电位 M6 离子通道）表达下调，这可能解释了高镁尿症的机制[259]。

④ 表皮生长因子受体拮抗剂：低镁血症在接受西妥昔单抗[260]和帕尼妥单抗[261]的患者中很常见，这是表皮生长因子（EGF）受体的单克隆抗体，用于治疗转移性结直肠癌。低镁血症的发生率随着治疗时间的延长而增加，治疗 6 个月以上的患者接近 50%[262]。开始治疗后出现低镁血症的中位时间为 99 天，停止治疗后的 1～3 个月一般会逆转[263]。F_EMg 过度升高，提示肾脏对镁重吸收缺陷[264]。研究表明，EGF 受体位于远曲小管（DCT）的基底外侧[264]。受体的自分泌或旁分泌激活通过 Rac1 依赖的信号通路[265]刺激 TRPM6 向顶端膜的重分布，增加镁的重吸收。因此，阻断 EGF 受体可能是通过拮抗这一通路引起肾脏丢失镁。

⑤ 高钙血症：血清离子 Ca^{2+} 水平的升高（如在患有恶性骨转移的患者中）可能会通过刺激髓袢升支粗段的基底外侧的 CaSR 来直接诱发肾脏丢失镁和低镁血症[266]。在 HPT 中，情况更为复杂，因为 PTH 刺激镁的重吸收抵消了高钙血症引起的镁丢失。因此，肾脏对镁的处理通常是正常的，而镁缺乏的情况很少见[267]。

⑥ 肾小管毒性药物：顺铂是一种广泛用于实体瘤的化疗药，经常引起肾脏丢失镁。当每月用药剂量为 $50mg/m^2$ 时，低镁血症几乎普遍存在[268]。镁流失的发生似乎与顺铂诱发的急性肾损伤的发生无关[269]。停药后尿镁排泄增加平均持续 4～5 个月，也可能持续数年[269]。尽管顺铂的肾毒性作用在组织学上表现为局限于近曲小管 S_3 段的急性肾小管坏死，但在时间上，高镁尿症与继发于急性肾小管坏死的急性肾损伤的临床发展并不相关。此外，低镁血症的患者也会发生低钙尿症，因此提示远端小管（DCT）中可能存在重吸收缺陷。小鼠研究也表明顺铂可能降低 DCT 中转运蛋白的表达[270]。顺铂也可能损害肠道镁的吸收[271]。卡铂是顺铂的类似物，其肾毒性小得多，很少引起急性肾损伤或低镁血症[272]。

两性霉素 B 是一种公认的肾小管毒素，可引起肾脏丢失钾、远端肾小管酸中毒和急性肾损伤，在肾活检中 DCT 和 TAL 中发现肾小管坏死和钙沉积[273]。两性霉素 B 引起肾脏镁流失和与累积剂量相关的低镁血症，可在应用总剂量仅为 200mg 后观察到相关影响出现[274]。有趣的是，两性霉素 B 诱导的尿镁排泄与低钙尿症相伴发生，因此，与顺铂一样，血清钙浓度通常保持不变，这再次表明功能性肾小管缺陷存在于 DCT 中。

氨基糖苷类引起肾镁钾消耗综合征，伴有低镁血症、低钾血症、低钙血症和手足抽搐。即使在适当治疗剂量范围内，也可能发生低镁血症[275]。大多数患者在至少 2 周的治疗后出现了低镁血症的延迟发作，并且接受的总剂量超过 8g，这表明氨基糖苷的累积剂量是毒性的关键预测因素。此外，氨基糖苷诱导的急性肾小管坏死的发生与低镁血症无相关性。停药后镁流失持续存在，通常持续数月。临床上使用的所有氨基糖苷类药物均有涉及，包括庆大霉素、妥布霉素和阿米卡星，以及局部应用新霉素治疗大面积烧伤。这种氨基糖苷类药物引起的肾性镁流失出现临床表现的情况现在相对不多见，因为人们对其毒性的认识提高了。然而，1/3 的患者在标准剂量 [3～5mg/（kg·d），平均 10 天] 单疗程氨基糖苷治疗后，可观察到无症状的低镁血症。在这些病例中，低镁血症平均发生在治疗开始后的 3～4 天，在治疗结束后很容易逆转[276]。

在大多数患者中，静脉注射喷他脒会使肾脏镁流失，导致低镁血症，通常与低钙血症有关[277]。症状性低镁血症的平均起病时间为治疗后 9 天，且该症状在停药后至少持续 1～2 个月。2/3 患有巨细胞病毒性视网膜炎的艾滋病患者接受静脉注射焦磷酸盐类似物膦甲酸钠后也观察到低镁血症[278]。与氨基糖苷和喷他脒一样，膦甲酸钠引起的低镁血症通常与明显的低钙血症有关。

器官移植者应用钙调磷酸酶抑制剂环孢素和他克莫司引起肾性镁消耗和低镁血症[279]。作用机制被认为是远端肾小管镁通道 TRPM6 的表达下调[280]。

⑦ 肾间质疾病：在非肾毒性药物引起的急性或慢性肾小管间质性肾炎（如慢性肾盂肾炎和急性肾移植排斥反应）的患者中，偶有肾脏丢失镁的报道。肾小管功能障碍的其他表现，如盐耗、低钾、肾小管酸中毒和 Fanconi 综合征也可能出现，并为诊断提供线索[255]。

(3) 遗传性疾病

① 原发性镁消耗疾病：原发性镁消耗性疾病很少见。根据低镁血症是否孤立存在，是否与低钙血症同时发生，是否与高钙尿症和肾钙质沉着症相关，患者可大致分为不同的临床综合征[281]。这些症状通常出现在儿童时期，发病机制和临床特征在第 73 章详细讨论。

② Bartter 综合征和 Gitelman 综合征：Bartter 综合征是一种常染色体隐性遗传疾病，以钠丢失、低血钾性代谢性碱中毒和高钙尿症为特征，通常发生在婴幼儿或儿童早期（另见 44 章）[282]。根据定义，所有 Bartter 综合征患者都有高钙尿症。此外，1/3 的患者有低镁血症和不适当的尿镁排泄，这与导致细胞旁二价阳离子再吸收的 TAL 跨上皮电位差的丧失相一致。因此，Bartter 综合征的生理学与慢性襻利尿剂治疗的生理学基本相同。Gitelman 综合征是 Bartter 综合征的一个变种，主要以低钙尿症为特征[283]。Gitelman 综合征患者通常在 6 岁以后才被确诊，症状较轻。这些家族的遗传缺陷是由 DCT 上

的电中性噻嗪类敏感 NCC 的失活突变引起的，因此类似于长期噻嗪类利尿剂治疗。肾性镁流失和低镁血症普遍存在于 Gitelman 综合征患者中。

③ 钙敏感障碍疾病：在 FHH 中，高钙血症归因于 CaSR 的失活突变（先前已讨论）。由于 CaSR 失活，肾脏对高钙血症的正常尿镁排泄反应受损[284]，因此这些患者是存在轻度高镁血症。CaSR 的激活突变会引起相反的表现，即表现为常染色体显性遗传性甲状旁腺功能低下。正如所料，大多数这样的患者都是轻度低镁血症，可能是因为 TAL 上的镁流失[168]。

2. 临床表现

低镁血症可能导致心脏血管系统、神经肌肉系统和中枢神经系统功能紊乱的症状和体征。其还与其他电解质（如钾和钙）的失衡有关。镁缺乏的许多心脏和神经系统表现可能是同一位患者低钾血症和低钙血症频繁并存的原因。轻度低镁血症或镁缺乏且血清镁水平正常的患者可能完全无症状[285]。因此，轻度至中度镁缺乏的临床重要性仍然存在争议，尽管它与许多疾病（如高血压和骨质疏松症）相关（见下文）。

(1) 心血管系统：镁对心肌离子有多种复杂的影响。因为镁在所有需要 ATP 的反应中是一个必需的辅因子，所以它对 Na^+-K^+-ATP 酶的活性至关重要[286]。在镁缺乏期间，Na^+-K^+-ATP 酶功能受损。细胞内钾浓度下降，可能导致静息的膜电位相对去极化而易发生异位兴奋和快速性心律失常[287]。而且外流的钾梯度降低，降低了终止心脏动作电位所需钾外流的驱动力，导致复极延迟。单纯性低镁血症中可观察到的心电图改变，通常反映心脏复极异常，包括双峰 T 波和 T 波形态的其他非特异性异常、U 波、QT 间期延长或 QU 间期，T 波或 U 波的电位改变罕见[288]。

许多报道表明，低镁血症可单独诱发心动过速，特别是室性心动过速，包括尖端扭转型心动过速、单形室性心动过速和心室颤动，这可能对常规治疗抵抗，仅对补镁有反应[288]。报道的许多患者 QT 间期延长，这一异常易导致尖端扭转型心动过速和出现 R-on-T 现象。在过度兴奋的情况下，低镁血症可能是其他类型室性心动过速的触发因素[288]。此外，低镁血症还促进地高辛心脏毒性的

发展[289]。因为强心苷和镁消耗抑制了 $Na^+–K^+–ATP$ 酶，所以它们对细胞内钾消耗的累加作用可能是其联合毒性增强的原因。

很显然，有严重低镁血症的潜在心脏病患者，特别是合并低钾血症的患者，可能会出现心律失常。在没有明显心脏病的个体中，轻度孤立性低镁血症和镁缺乏症是否具有相同的风险，这个问题一直存在争议[290]。在一项小型前瞻性研究中，尽管没有明显的低镁血症、低钾血症和低钙血症，但低镁饮食似乎增加了室上性和室性心律失常的风险[291]。在 Framingham 研究中，血清镁水平较低与室性期前收缩的患病率较高有关[292]。血清镁水平低还与房颤的发展有关[293]。在 Framingham 研究长达20年的随访中，血清镁最低的1/4群体与其余的血清镁水平较高的群体相比，其发生心房颤动的可能性约高50%。

几项基于人群的大型研究表明，血清镁水平降低与心血管疾病和全因死亡率增加之间有密切关系[294-296]。镁摄入量增加与冠心病和心源性猝死、脑卒中、冠状动脉钙化的风险降低有关[297-302]。

饮食中镁的摄入量与血压之间也存在反比关系[303-306]。低镁血症和（或）细胞内镁浓度的减少也与血压呈负相关。这似乎对于糖尿病尤其重要[307]。在原发性高血压患者的红细胞中发现游离镁浓度降低。镁水平与收缩压和舒张压成反比。应用镁剂治疗高血压的干预研究却出现了相互矛盾的结果。一些研究表明，补充镁具有降低血压的积极作用，而另一些则没有。其他饮食因素也可能起作用。在 DASH 研究中，富含水果和蔬菜的饮食使镁的摄入量从 176mg/d 增加到 423mg/d（同时钾的摄入也增加），这显著降低了血压[308]。镁缺乏影响血压的机制尚不清楚，但镁确实能够调节血管张力和反应性，并减弱激动剂诱导的血管收缩。镁的缺乏可能引起前列环素减少、血栓素 A_2 增加、血管紧张素 Ⅱ 和去甲肾上腺素的血管收缩作用增强。重要的是，在这些研究中，无论是作为研究降压疗法还是预防心血管疾病、心律失常或脑卒中，均没有一项对镁疗法进行过严格的研究。

只有在急性心肌梗死（AMI）中，镁缺乏的作用和辅助性镁治疗的临床应用已被广泛研究。镁缺乏可能是一个危险因素，因为镁在全身和冠状动脉血管张力、心律失常（见上文）及凝血过程和血小板聚集抑制步骤中发挥作用。虽然一些小的对照试验表明，镁辅助治疗可以将 AMI 的死亡率降低50%，但3个主要的试验已经确定了我们对镁治疗 AMI 的认识[309]。LIMIT–2 研究是第一项涉及大量参与者的研究，此研究得出结论是镁治疗的死亡率降低了约25%。在第四次国际心肌梗死生存率研究（Fourth International Study of Infarct）中，与 LIMIT–2 不同，镁治疗组的死亡率与对照组无显著差异。最近发表的 MAGIC 试验旨在解决高危患者的早期干预问题[309]。在3年的时间里，共有6213名参与者接受了研究。镁治疗组30天的死亡率与安慰剂组无显著差异。因此临床试验的总体证据并不支持目前在 AMI 患者中常规应用镁辅助治疗。

(2) 中枢神经系统：神经肌肉应激的症状和体征包括震颤、肌肉抽搐、Trousseau 和 Chvostek 征及手足抽搐，可在孤立性低镁血症和伴发低钙血症的患者中出现[310]。低镁血症也常表现为癫痫发作，可能是全身性强直阵挛性发作或多灶性运动性发作，有时是由噪音引起的[310]。有趣的是，噪声引起小鼠的癫痫发作和猝死也是饮食中镁缺乏引起的低镁血症的特征。镁缺乏对大脑神经元兴奋性的影响被认为是由 N- 甲基 -D- 天冬氨酸（NMDA）型谷氨酸受体介导的[311]。谷氨酸是大脑中主要的兴奋性神经递质。它作为 NMDA 受体的激动剂，打开阳离子传导通道，使突触后膜去极化。细胞外镁通常会阻断 NMDA 受体，因此低镁血症可能会使谷氨酸激活的突触后膜去极化的抑制作用消失，从而触发癫痫样电活动[312]。垂直性眼球震颤是严重低镁血症的一种罕见但有诊断价值的神经症状[313]。在没有小脑或前庭通路结构损伤的情况下，唯一公认的代谢原因是 Wernicke 脑病和严重镁缺乏[313]。

(3) 骨骼系统：动物膳食镁缺乏已显示导致骨骼生长减少和骨骼脆性增加[314]。成骨细胞骨形成减少和破骨细胞骨吸收增加与骨容积减少有关。流行病学研究表明骨容积与膳食镁摄入量之间存在相关性[315]。很少有研究评估骨质疏松症患者的镁状况。血清和红细胞（RBC）中镁浓度低下，以及静脉输注镁之后镁在体内留存增加，均表明镁缺乏。

在一些（但不是全部）研究中观察到骨骼镁含量下降的现象。补充镁对骨容积的影响通常是导致骨密度增加，但由于试验设计方面的一些局限未能提供更明确的结论。这需要设计大规模的、长期、安慰剂对照的双盲研究。

有几种可能的机制可解释镁缺乏症患者骨容积的减少。镁对骨细胞生长具有促分裂作用，因此缺镁可能直接导致骨形成减少。它也影响骨骼晶体的形成。镁缺乏会导致更大、更"完美"的骨骼晶体形成，从而影响骨骼强度。镁缺乏可能导致血清甲状旁腺素和 1, 25(OH)$_2$D 水平下降（见上文）。由于这 2 种激素都是骨骼营养素，分泌受损或骨骼抵抗均导致骨质疏松。低血清 1, 25(OH)$_2$D 水平也可能导致肠道钙吸收减少。在啮齿动物中观察到镁缺乏使炎症性细胞因子在骨中的释放增加，从而导致破骨细胞的激活和骨吸收的增加[314, 316]。

(4) 电解质紊乱：低镁血症患者也经常伴有低钾血症。先前描述的许多与低镁血症相关的情况可导致镁和钾同时流失。然而，在人体和实验动物中发现低镁血症本身就可以引起低钾血症，而这些患者在镁缺乏得到纠正之前，往往对补充钾反应不佳[317]。低钾血症的原因似乎是远端肾单位的分泌增加[318]。其机制可能与细胞内镁离子的缺乏有关，镁离子的缺乏会导致镁对细胞内分泌型钾通道ROMK 的抑制作用下降[319]。

约 50% 的低镁血症患者存在低钙血症[285]。主要原因是镁缺乏引起的 PTH 分泌受损，而镁的补充则会在 24h 内逆转这一现象[194]。此外，低镁血症患者还具有低的 1, 25(OH)$_2$D 循环水平及终末器官对PTH 和维生素 D 的抵抗[194]。

(5) 其他疾病：镁缺乏还与其他一些疾病有关，如 2 型糖尿病的胰岛素抵抗和代谢综合征[307, 320]。镁缺乏症与偏头痛有关，据报道镁治疗偏头痛是有效的[321]。由于镁缺乏会导致平滑肌痉挛，因此也与哮喘有关，在某些研究中，镁疗法对哮喘有效[322, 323]。最后，饮食中镁的摄入量高与结肠癌风险降低有关[324, 325]。

3. 治疗

镁缺乏有时是可以预防的。饮食摄入减少或通过肠外营养维持的患者应补充镁。成人每日镁的建议摄入量为男性 420mg（35mEq），女性 320mg

（27mEq）[326]。因此，在没有膳食镁摄入量的情况下，适当的补充量应为每天 4~5 次的每粒 140mg的氧化镁片剂，或等剂量的替代口服镁盐制剂。由于镁在肠功能正常的人的口服生物利用度约为33%，因此镁的等效肠外维持需求为每天 10mEq。

一旦出现症状性镁缺乏症，患者显然应该补充镁。然而，治疗无症状镁缺乏症的重要性仍存在争议。鉴于前面概述的临床表现，似乎谨慎的做法是，将具有明显潜在心脏或癫痫疾病的镁缺乏的患者、同时伴有严重低钙血症或低钾血症的患者，以及严重的单纯无症状低镁血症的患者（＜ 1.4mg/dl）纳入治疗范畴。

(1) 静脉补充：在住院患者中，静脉注射镁是最常用的，因为镁是高效、廉价的，而且通常耐受性良好。标准制剂为 MgSO$_4$·7H$_2$O。最初的补充速率取决于临床情况的紧迫性。对于正在发作或有心律失常的患者，可在 2~4min 内静脉注射8~16mEq（1~2g），否则，较慢的补充速度更安全。由于补充的细胞外镁与细胞内镁缓慢平衡，并且由于细胞外镁的浓度超出肾脏排泄的阈值，约50% 的静脉补充镁被排泄到尿液中[327]。

缓慢且长时间的补充过程可减少尿流失镁，因此在补充机体镁储存方面将更加有效。镁缺乏的程度很难在临床上衡量，也不能从血清镁浓度轻易推断。一般来说，平均缺乏量可假定为 1~2mEq/kg[327]。一个简单的非紧急补充镁的方案是在最初的 24h 内给予 64mEq（8g）的 MgSO4，然后在接下来的 2~6天每天给予 32mEq（4g）。重要的是要记住，血清镁水平上升较早，而细胞内储存需要更长的时间来补充，因此，在血清镁水平恢复正常后，还应至少补充 1~2 天。在肾脏丢失镁的患者中，可能需要额外的镁来代替持续的损失。在 GFR 降低的患者中，应将补充速度降低 25%~50%[327]，应仔细监测患者是否有高镁血症的迹象，并应经常检查血清镁水平。

补充镁治疗的主要不良反应是由于过量镁摄入或过快镁输注导致的高镁血症。这些影响包括面部潮红、深层腱反射消失、张力过低和房室传导阻滞。监测肌腱反射是一项有用的测试，可检测出超剂量的镁。此外，静脉注射大量的 MgSO$_4$ 导致血清游离 Ca^{2+} 水平的急性下降[328]，这与尿钙排泄增加和硫酸钙的络合有关。因此，在已经无症状的低钙血患者中，应用 $MgSO_4$ 可进一步降低游离 Ca^{2+} 水平，从而导致抽搐[329]。

(2) 口服补充：口服补镁最初用于轻度低镁血症患者的治疗，或用于初始静脉补镁后转入门诊治疗的患者的维持治疗。有多种口服镁盐，它们的镁元素含量和口服生物利用度各不相同，对其相对功效知之甚少。重要的是，它们都引起腹泻，这限制了可使用的剂量。氢氧化镁和氧化镁是碱性盐，有可能引起全身性碱中毒，而硫酸盐和葡萄糖酸盐则使集合管中不能吸收的阴离子增加，可能会加剧肾脏钾的流失。

肾功能正常且严重低镁血症患者的每日剂量为 $10\sim40mmol$ 元素镁（分次服用）。在轻度低镁血症中，这一剂量的 50% 即足够；而在肠道镁吸收不良的患者中，剂量可能需要增加 $2\sim4$ 倍。缓释制剂，如氯化镁（Mag-Delay，Slow-Mag）和乳酸镁缓释剂（Mag-Tab SR）的优点是可被缓慢吸收，从而将所给镁的肾排泄量降至最低。通过使用较低剂量，这些制剂可以减少腹泻发生。

(3) 保钾利尿剂：在不适当的肾脏丢失镁患者中，阻断远端肾小管上皮钠通道的保钾利尿剂，如阿米洛利和氨苯蝶啶，可以减少经肾脏镁的损失[330]。这些药物对难以口服补镁或因需服用高剂量的镁剂导致腹泻发生的患者特别有用。在大鼠中，阿米洛利和氨苯蝶啶已被证实可以降低在基线水平的和在呋塞米诱导尿镁排泄后的肾脏镁清除率，但其机制尚不清楚。一种可能性是，这些药物通过减少管腔钠摄取和抑制管腔跨上皮电位差，促进远端小管或集合管中镁的被动重吸收[331]。

（二）高镁血症

1. 原因

在体内镁过多的状态下，肾脏有很强的排泄镁的能力。一旦超过明显的肾阈值，大部分多余的镁将原封不动地排泄到尿液中，因此血清镁浓度实际取决于 GFR。高镁血症通常只发生在 2 种临床情况下，即肾功能受损和镁摄入量过多。

(1) 肾脏疾病：在慢性肾脏病中，残余的肾单位通过显著增加镁的排泄分数来适应镁滤过降低所产生的负荷[332]。结果是血清镁水平通常被很好地维持，直到肌酐清除率低于约 $20ml/min$[332]。即使

在晚期慢性肾脏病的患者中，除非患者接受了抗酸药、导泻药或灌肠剂形式的外源性镁摄入，否则很少发生高镁血症。在肾功能似乎正常的个体中，年龄增长是高镁血症的重要危险因素。据推测，它可能反映了一般情况下伴随老年人的 GFR 下降[333]。

(2) 摄入过多：当镁摄入量超过肾脏排泄能力时，GFR 正常的个体会发生高镁血症。据报道，过量口服含镁抗酸药[334]和泻药[335]、直肠硫酸镁灌肠[336]、先兆子痫前期应用大剂量静脉镁剂为常见现象。肠道镁剂的毒性作用在患有炎症、梗阻[334]或胃肠道穿孔患者中尤其常见，这可能是因为镁的吸收增强了。

(3) 其他因素：在接受锂治疗的患者，术后患者，以及有骨转移、乳碱综合征、家族性低尿钙性高血钙症[284]、甲状腺功能减退、垂体侏儒症和艾迪生病的患者中，血清镁水平偶尔出现升高。然而在大多数情况下，该机制是未知的。

2. 临床表现

镁中毒是一种严重的潜在致命性疾病。进行性高镁血症通常与一系列可预测的症状和体征有关[337]。一旦血清镁水平超过 $4\sim6mg/dl$，就会出现低血压、恶心、呕吐、面部潮红、尿潴留和肠梗阻。如果不加以治疗，它可能会发展成骨骼肌松弛性瘫痪和反射低下、心动过缓和缓慢型心律失常、呼吸抑制、昏迷和心脏骤停。异常低的血清阴离子间隙（甚至为负值）可能是高镁血症的一个提示[333]，但这一现象并不是总见到，可能取决于体内过量镁所含的阴离子的性质。

(1) 心血管系统：低血压是高镁血症的早期表现之一[338]，常伴有皮肤潮红，被认为是由于血管平滑肌的舒张和交感节后神经抑制去甲肾上腺素释放所致。心电图改变是常见的，但不是特异性的[338]。窦性心动过缓或交界性心动过缓可能发生，也可能出现不同程度的窦房结、房室传导阻滞和希氏束传导阻滞。心搏停止导致的心脏骤停通常是终末期事件。

(2) 神经系统：高浓度的细胞外镁抑制神经肌肉终板乙酰胆碱的释放[339]，当血清镁水平超过 $8\sim12mg/dl$ 时，会导致骨骼肌松弛性瘫痪和反射低下。呼吸抑制是晚期镁中毒的严重并发症[338]。平

滑肌麻痹也会发生，表现为尿潴留、肠梗阻和瞳孔扩张。在严重的高镁血症中可出现中枢神经系统抑郁的症状，包括嗜睡、困倦，最终导致昏迷，但也可能完全没有这些症状。

(3) 治疗：对于肾功能正常的患者来说，轻度镁中毒除了停止补充镁剂外，可能不需要任何治疗，因为肾脏对镁清除通常非常迅速。血清镁的正常半衰期约为 28h。在发生严重毒性反应时，特别是心脏毒性的情况下，可通过静脉注射钙（在 2～5min 内将 1g 氯化钙注入中心静脉，或通过外周静脉注入葡萄糖酸钙，必要时在 5min 后重复注射）来实现暂时拮抗作用[337]。盐水利尿和呋塞米可以促进肾脏对镁的排泄，呋塞米可以抑制髓质 TAL 中镁的重吸收。

对于终末期肾脏病患者来说，清除额外的镁似乎只有通过血液透析或血液滤过的方式。典型的血液透析液中含有 0.6～1.2mg/dl 的镁，也可使用不含镁的血液透析液，除了肌肉抽搐以外，通常耐受性良好[340]。血液透析对于清除镁是十分有效的，可有高达 100ml/min 的清除率[340]。据粗略的估计，使用高效透析膜进行 3～4h 血液透析后，血清镁的预期水平约是透析液 Mg^{2+} 浓度与超滤前血清中可超滤的镁浓度之间差异的 1/3～1/2（估计占血清总镁的 70%）[340]。值得注意的是，当使用与血清镁相同浓度的透析液进行血液透析时，由于血清中可超滤的镁（游离镁）浓度低于血清总镁浓度，所以会出现镁向患者体内转移，这种情况下，游离的 Mg^{2+} 浓度梯度是从透析液到血液中的。

三、磷代谢紊乱

人体磷的代谢受血浆无机磷（Pi）浓度的调节。在人体总磷含量（500～800g）中，骨骼占 85%，软组织占 14%，其余分布在其他组织和 ECF 中。骨骼中所含的 Pi 每天约 200mg 被回收利用[1]。血液的磷 2/3 以有机磷酸盐（主要是磷脂）形式存在，1/3 以 Pi 形式存在。由于生理需要，血液中的 Pi 涉及 2 种活性磷酸盐，$H_2PO_4^+$ 和 HPO_4^{2-}。在血浆 pH 为 7.4 时，每 1 个一价 $H_2PO_4^+$ 离子有 4 个二价 HPO_4^{2-} 离子，因此复合价为 1.8（即 1mmol Pi=1.8mEq）。血浆中的 Pi 以磷酸盐的形式循环，但在实验室中以磷的形式测量（正常值为 2.5～4.5mg/dl）。血浆 Pi 水平的正常范围随年龄变化很大，从婴儿时最高的 7.4mg/dl，到 1—2 岁儿童的 5.8mg/dl[4, 341]。即使在成人中，随着年龄的增长，血浆 Pi 水平也逐渐下降，一般来说，绝经后女性的血浆 Pi 水平比男性略高[342]。血浆中 85%～90% 的磷可被肾脏滤过（50% 为游离 Pi，40% 与阳离子络合），其余的磷与血浆蛋白结合。

平均每天磷摄入量为 800～1500mg，主要以 Pi 的形式存在。其中约 60% 被肠道通过主动转运和细胞旁扩散吸收。肠内磷酸盐的主动转运主要是通过 IIb 型钠磷共同转运体（NaPi IIb）进行的，在较小程度上通过 III 型共同转运体（Pit1 和 Pit2）进行的[343]。全身 1, 25(OH)₂D 水平和含磷饮食是肠道磷吸收的重要生理调节因子，高 1, 25(OH)₂D 水平和低磷饮食促进肠道磷吸收。然而，随着一些新的磷脂酸的发现，结合其他研究表明存在一个不明确的肠 - 肾信号轴，提示这一过程可能比最初认识的更复杂[344]。除了从小肠吸收磷外，结肠每天还分泌 150～200mg 的磷[1]。

如第 7 章中详细讨论的那样，肾脏是调节磷稳态的主要器官。在稳态条件下，Pi 在肾脏的净排泄量与胃肠道吸收的 Pi 相同。肾脏对磷的重吸收达 80% 发生在近端肾小管，是通过肾小管刷状缘膜内的钠磷共同转运蛋白家族的 IIa 型（NaPi IIa）和 IIc 型（NaPi IIc）来实现的[345]。剩余的尿磷在远端肾小管中重新吸收或随尿液中排出。PTH 通过减少刷缘膜 NaPi- IIa 和 NaPi- IIc 的含量增加 Pi 的排泄。FGF-23 与 PTH 具有相似的作用来限制近曲小管对磷的重吸收，然而，与 PTH 不同，FGF-23 通过抑制 1α- 羟化酶活性和刺激 24- 羟基化来阻断肾脏里 1, 25(OH)₂D 的生成。低血清磷刺激肾脏钠磷共同转运体，从而促进磷重吸收[345]。尿磷排泄可直接从 24h 尿液收集中量化，也可通过计算滤过磷酸盐的排泄分数（FE_{Pi}）或肾小管中磷酸盐最大重吸收（TmP）与 GFR 的比值[346] 来估算（单位应用 mg/dl）。

$TmP/GFR_{Cr}=$ 血清 Pi-[尿 Pi×（ 血 Cr/ 尿 Cr）]

后一种方法是首选的，因为 TmP/GFR 比值与肾功能无关。TmP/GFR 的正常范围为 2.6～4.4mg/dl[347]；较低的值表明肾磷最大重吸收阈值降低，从而导致过多的尿磷流失。值得注意的是，与血浆磷水平相似，TmP/GFR 似乎随着年龄的增长而稳步下降，但在更年期前后，女性的 TmP/GFR 又略有增加[342]。

（一）高磷血症

高磷血症通常被定义为血清磷水平＞ 5mg/dl。对于儿童，正常值的上限为 6mg/dl。在婴儿中，高达 7.4mg/dl 的磷水平也被认为是正常的[341]。血清磷水平通常呈昼夜变化，最低水平通常出现在近中午的时候，最高水平出现在清晨的几小时[348]。在慢性肾脏病患者中观察到的血清磷水平，最低浓度为早晨 8 点，最高浓度为下午 4 点和凌晨 4 点。该昼夜节律模式可被磷的摄入量改变。

高磷血症的临床原因大致可分为 4 类[349]，即肾脏磷酸盐排泄减少、外源性磷负荷、磷的急性细胞外转移或假性高磷血症（框 18-5）。

1. 病因

(1) 肾脏磷酸盐排泄减少

① 肾小球滤过率下降：AKI 和 CKD 均可导致高磷血症。在肾损伤早期，PTH 和 FGF-23 水平的升高增加了尿中磷的排泄分数，以补偿 GFR 的下降，从而使血浆 Pi 水平维持在正常范围。随着 GFR 的进一步降低（如严重 AKI 或者 CKD 4 期或 5 期），功能性肾单位质量的降低不足以维持最大的 Pi 排泄，导致高磷血症。关于肾功能减退引起的高磷血症的详细讨论未在这里提供，这一主题在第 55 章中以慢性肾脏疾病 - 矿物骨紊乱为背景进行了广泛的回顾。

② 甲状旁腺功能减退和假性甲状旁腺功能减退下：PTH 分泌不足（甲状旁腺功能减退）或肾脏对 PTH 产生抵抗（假性甲状旁腺功能减退）会减少肾脏的磷酸盐排泄，导致高磷血症。这种情况下，循环中的磷通常高于正常稳态水平（6～7mg/dl），并伴随着由于骨吸收减少和尿钙流失而导致的低钙血症。甲状旁腺功能减退和假甲状旁腺功能减退已被详细讨论（见上文）。

③ 肢端肥大症：有些肢端肥大症患者表现为高磷血症。肢端肥大症患者甲状旁腺功能通常正常或稍有增强[91]。观察到的高磷血症似乎是由于近端肾小管磷酸盐重吸收增加所致。生长激素和胰岛素样生长因子 -1 直接刺激近曲小管磷重吸收，增加 TmP/GFR[350]。

框 18-5　高磷血症的病因

肾脏磷排泄减少
- 慢性肾脏病 3～5 期
- 急性肾损伤
- 甲状旁腺功能减退、假性甲状旁腺功能减退
- 肢端肥大症
- 肿瘤样钙质沉着症
  - 成纤维细胞生长因子 23（FGF-23）基因失活突变
  - GALNT3 突变与异常 FGF-23 糖基化
  - KLOTHO 基因失活突变与 FGF-23 抵抗
  - 双膦酸盐

外源性磷负荷
- 摄入磷、应用含磷灌肠剂
- 静脉输注磷制剂

磷的重新分布（细胞内向细胞外转移）
- 呼吸性酸中毒、代谢性酸中毒
- 溶瘤综合征
- 横纹肌溶解
- 溶血性贫血
- 分解代谢状态

假性高磷血症
- 高球蛋白血症
- 高脂血症
- 高胆红素血症
- 药物
  - 脂质体两性霉素 B
  - 重组组织纤溶酶原激活药
  - 肝素
- 血液标本溶血

---

④ 家族性肿瘤样钙质沉着症：家族性肿瘤样钙质沉着症（FTC；OMIM 211900）是一种罕见的常染色体隐性遗传病，其特征是高磷血症和磷酸钙晶体在关节周围和软组织中的逐渐沉积。这种疾病的高磷血症是由于近端肾小管对磷的重吸收增加所致，通常是由于 UDP-N- 乙酰基 -α-D- 半乳糖胺基因（GALNT3）的功能失活突变所致[351]，GALNT3 编码一种糖基转移酶，被认为可以阻止完整的 FGF-23 的降解[352, 353]。其他基因突变与肿瘤钙质沉着症有关，包括 FGF-23 基因[354, 355] 和 KLOTHO 基因的失活突变，后者编码 FGF-23 与其受体结合所必需的辅因子[356]。FTC 主要在非洲和地中海血统的家庭中被发现。

FTC 共同的致病机制是 FGF-23 增加尿磷的作用的丧失。FGF-23 的错义突变会抑制其分泌，GALNT3 突变会导致 FGF-23 的糖基化异常和过早

降解[352]，而 *KLOTHO* 的突变会导致器官对 FGF-23 产生抵抗。与人类相似，缺乏 FGF-23 或 *KLOTHO* 表达的小鼠表现出严重的高磷血症，并伴有广泛的软组织钙化[357]。因此，FTC 可能是 X 连锁和常染色体显性低磷血症性佝偻病的相反表型（见后面的讨论）。

FTC 患者的 PTH、碱性磷酸酶和钙水平通常在正常范围内。另外，血清 $1,25(OH)_2D$ 水平通常会升高[358]。正常的血清钙浓度和升高的血清磷水平会导致磷酸钙的产生和磷酸钙晶体在组织缓慢沉积。通过减少饮食中磷的摄入量或添加磷结合药（如司维拉姆）来减少磷酸盐在肠道中的吸收是 FTC 的标准疗法。进一步的研究表明，长期使用乙酰唑胺可能会增加这些患者的尿磷排泄并减少钙磷的沉积[359]。

⑤ 双膦酸盐：双膦酸盐通常通过改变全身磷分布和减少尿磷排泄而引起轻度高磷血症[360, 361]。在接受双膦酸盐治疗的患者中，PTH 水平和尿中 cAMP 排泄对外源性 PTH 的反应是正常的。

(2) 外源性磷负荷：半个世纪以来，严重高磷血症被认为是口服作为导泻药的磷酸钠盐或作为直肠灌肠（快速灌肠）药的磷酸二氢钠 / 磷酸氢二钠的并发症[349]。已经发现给予高剂量磷酸钠盐可出现急性肾损伤、低钙血症、严重电解质紊乱和死亡。尽管有上述不良事件的报道，但磷酸钠盐制剂仍被广泛用于结肠镜检查之前的肠道准备。虽然发生高磷血症的风险最明显的是在潜在 CKD 患者中，但即使是健康个体，在磷酸钠盐治疗后血清 Pi 水平也会显著升高（一项前瞻性研究中最高可升至 9.6mg/dl）[362]。在过去的 10 年中，许多病例报道描述了使用口服磷酸钠盐进行肠道清洁与磷酸盐性肾病之间的关联。磷酸盐肾病的典型表现是结肠镜检查后数日至数周，肾脏功能急剧恶化。肾脏活检显示急性和慢性肾小管损伤，伴有磷酸钙沉积（肾小管钙化）[363, 364]。多数患者肾功能不能完全恢复，部分进展为终末期疾病。总的来说，这种不良的肾脏影响在磷酸钠盐治疗的患者中是不常见的，但是对于那些少数受到影响的患者来说，后果可能是严重的。发生磷酸盐肾病的危险因素有高龄、女性、肾功能受损、容量不足、肠黏膜溃疡、肠阻塞或肠梗阻、高血压、使用血管紧张素转化酶抑制剂（ACEI）或血管紧张素受体拮抗剂（ARB）及非甾体抗炎药（NSAID）[363, 365]。对于有这些危险因素的患者，应考虑其他肠道准备方法。

较不常见的是，在重症监护病房给患者营养治疗中静脉注射过量磷时，尤其对终末期肾脏病患者，可以观察到高磷血症。同样，在肾功能不全的情况下，给予大剂量苯妥英钠进行癫痫治疗也与高磷血症相关，因为磷是该药物的主要代谢产物之一[366]。最后，维生素 D 中毒可导致高磷血症，这主要是由于同时抑制甲状旁腺激素的产生和促进肠道对磷的吸收所致。

(3) 磷的重新分布（细胞内向细胞外转移）

① 呼吸性酸中毒和代谢性酸中毒：呼吸性酸中毒可导致高磷血症、肾对 PTH 的抵抗和低钙血症[367]。这种影响在急性呼吸性酸中毒比慢性呼吸性酸中毒中更明显。呼吸性酸中毒似乎不会显著改变肾脏对磷的处理。相反，磷从细胞内向细胞外间隙的转移可能是呼吸性酸中毒的高磷血症的原因[368]。

乳酸酸中毒及糖尿病酮症酸中毒也可引起高磷血症[369, 370]。代谢性酸中毒通常会减少糖酵解和磷脂的利用。在乳酸酸中毒中，组织缺氧和细胞内 Pi 释放增强了这种作用。未进行治疗的糖尿病患者，尽管有高磷血症，但细胞内的磷却是被消耗状态的，一旦胰岛素治疗开始，这种异常就会暴露出来。

② 溶瘤综合征和横纹肌溶解：由于磷主要储存在细胞内，与分解代谢和组织破坏增加相关的临床疾病，如横纹肌溶解、急性重型肝炎、溶血性贫血、严重高热和溶瘤综合征，常常导致高磷血症。高磷血症的严重程度可能因 AKI 的发展而加重。

溶瘤综合征是一组代谢异常，引起高尿酸血症、高钾血症和高磷血症，是由肿瘤细胞的快速大量破坏引起的[371, 372]。临床后果可能包括 AKI、肺水肿、心律不齐和癫痫发作。该综合征通常发生在化疗开始前 3 天至 7 天后。高磷血症是治疗 Burkitt 淋巴瘤后极为常见的临床表现，尤其是在既往肾病患者中；它也见于其他形式的淋巴瘤、淋巴母细胞白血病和髓性白血病，以及以高肿瘤负荷为特征的实体瘤患者中。恶性淋巴细胞的细胞内磷含量可能是成熟淋巴细胞的 4 倍，这解释了恶性淋巴肿瘤患者化疗后高磷血症的高发率。开始治疗前的乳酸脱氢酶水平似乎与这些患者高磷血症和氮质血症的发生有关[373]。有报道磷酸盐肾病并肾小管钙化发生于高血清 Pi 水平的溶瘤综合征的患者[371]。

为了预防溶瘤综合征，通常建议在化疗前进行扩容，以增加尿量（120～150ml/h）以及促进磷和尿酸排泄[374]。应用碳酸氢盐和（或）乙酰唑胺使尿液碱化（pH ＞ 7.0）的有效性尚不清楚，其实践存在争议。碱化可增加尿酸在肾小管中的溶解度，但需要谨慎，因为磷酸钙晶体通常会在碱性尿液中沉淀，碱化尿液会导致肾钙质沉着。磷结合药可用于降低化疗期间饮食正常的患者肠道中磷的吸收，但是目前应用并不广泛。在严重的溶瘤综合征病例中，血液透析可能是控制严重高磷血症和相关代谢紊乱的必要措施，而 CRRT 是维持磷稳态最有效的方法。

(4) 假性高磷血症：在某些条件下，由于所用的分析方法受到干扰，可能会出现高血浆磷含量的虚假测量。在副蛋白血症（如多发性骨髓瘤或 Waldenström 巨球蛋白血症）中，此问题最为常见[375]。在接受脂质体两性霉素 B[376]、重组组织纤溶酶原激活药[377] 或肝素[378] 治疗的患者中也可出现假性高磷血症。在溶血的标本或患有严重高脂血症或高胆红素血症的患者的样本中，也可能出现假性高磷血症。

2. 临床表现及治疗

高磷血症的大多数急性临床表现源于低钙血症，本章前面讨论过。CKD 患者慢性高磷血症及其后果将在第 55 章讨论。在非 CKD 的情况下，对慢性高磷血症所产生的影响知之甚少，因为这种情况很少出现。

慢性高磷血症的治疗通常通过限制饮食磷酸盐、口服磷酸盐结合药和肾脏替代疗法来完成。伴低钙血症的急性高磷血症需要迅速关注。急性外源性 Pi 负荷和肾功能正常的患者应停止补充磷酸盐，并立即开始水化。扩容可显著增加尿磷排泄量，但必须密切关注血浆钙水平，因为血液稀释可能进一步加重低钙血症。服用乙酰唑胺也可能增加尿磷排泄[379-381]。肾功能不全或 AKI 的患者出现严重的高磷血症，尤其是合并溶瘤综合征的患者，可能需要肾脏替代治疗。在呼吸性或代谢性酸中毒患者中，纠正酸中毒的治疗可纠正高磷血症。同样，在糖尿病性酮症酸中毒患者中，胰岛素治疗和纠正代谢性酸中毒可迅速逆转高磷血症。

(二)低磷血症

低磷血症是指血浆中 Pi 浓度的降低，而磷耗竭是指机体总磷含量的降低。在体内总磷含量低、正常或高的情况下发生均可发生低磷血症。同样的，在全身磷耗竭的情况下，可以存在低、正常或高的血浆 Pi 的水平。低磷血症的发生率在住院人群中为 0.2%～2.2%，但在慢性酒精中毒患者中可能为 30%、ICU 患者中为 28%～34%、败血症患者中高达 65%～80%[382, 383]。低磷血症与住院患者的住院死亡率[384] 和透析人群的全因死亡率[385] 之间存在关联。尚不清楚低磷血症是否直接导致这些结果。

1. 临床表现

中度低磷血症（血浆 Pi 浓度 1.0～2.5mg/dl）通常没有明显的磷耗竭表现，也没有特殊的症状或体征。但在重度低磷血症（血浆 Pi 浓度 ＜ 1.0mg/dl）患者中，磷耗竭的表现是典型的，并可能有严重的临床后果。

低磷血症和磷耗竭的临床表现通常是由于细胞内 ATP 水平降低所致。此外，红细胞的 2, 3- 二磷酸甘油酸（DPG）水平下降，从而增加了血红蛋白对氧气的亲和力，阻止了有效的氧传递到组织[386]。低磷血症导致细胞质内钙升高，如白细胞、胰岛细胞及突触小体。这些细胞内胞质钙升高与 ATP 水平降低和细胞对刺激的反应受损有关[387]。

血液学方面的影响是增加了红细胞硬度，从而容易发生溶血[388, 389]。单纯的低磷血症很少出现自发性溶血，但低磷血症在其他危险因素存在的情况下易导致红细胞溶解。由于 ATP 的产生能力受损，从而降低了多形核细胞的吞噬和趋化能力[390]。

严重低磷血症可导致许多神经肌肉和骨骼异常表现，包括近端肌病、骨痛[382, 391] 和横纹肌溶解[392]。由于细胞破裂可能导致细胞内磷的释放，因此在这种情况下，正常或升高的血磷水平可能掩盖了潜在的磷耗竭。由于肌肉性能下降，出现了明显心力衰竭和呼吸衰竭[393, 394]。纠正血磷水平可改善心肺功能[395, 396]。严重低磷血症的神经系统表现包括感觉异常、震颤和代谢性脑病。这些也可以通过磷替代治疗得到改善[382]。慢性磷耗竭会改变骨代谢，导致骨吸收增加和严重的骨矿化缺陷，从而损害骨骼结构和强度（如骨软化症、佝偻病）。

慢性低磷血症也可导致近端肾小管和远端肾小管功能缺陷，导致水利尿、糖尿、碳酸氢盐尿、高钙尿和高镁尿[397]。高钙尿症不仅是肾脏处理钙方式改变的结果，而且反映了磷动员导致骨钙释放增加，以及血浆 1, 25(OH)$_2$D 水平的升高而导致的肠道钙吸收增加[398]。低磷血症的影响包括胰岛素抵抗、糖异生减少、甲状旁腺功能减退，以及因氢离子排泄和氨生成减少引起的代谢性酸中毒。低磷血症也是一种将 25(OH)D 转化为 1, 25(OH)$_2$D 的 1α-羟基化的有效刺激因子。

2. 诊断

低磷血症的病因通常可以从临床病史或体检中确定。磷从细胞外转移到细胞内通常发生在急性疾病或治疗的情况下（如呼吸性碱中毒、糖尿病酮症酸中毒的治疗）。因此，住院患者的低磷血症通常是因为磷转移到细胞内而不是肾脏丢失磷[399]。

在诊断不明确的情况下，临床可进行 24h 尿液收集进行定量测定或通过计算 FE$_{Pi}$ 或 TmP/GFR 来确定尿磷排泄的速率进行判断。24h 尿磷 > 100mg，FE$_{Pi}$ > 5% 或 TmP/GFR < 2.5mg/100ml 表示尿磷排泄异常[347]。在低磷血症的情况下，尿磷水平高是由于获得性缺陷（如 PHPT）或遗传性缺陷（如 X-连锁低磷血症性佝偻病）导致近端肾小管对磷的重吸收异常所致。

3. 病因

导致低磷血症可能的机制有尿磷排泄增加、肠道对磷的吸收降低、磷从细胞外重新分布到细胞内，或以上这些机制的组合（框 18-6）。

(1) 肾脏磷酸盐排泄增加：尿磷排泄增加引起的低磷血症通常是由于过量的 PTH、正常或发育不良的骨骼中 FGF-23 的产生或活性增加，或近端肾小管对磷处理障碍所致。最近发现的几种遗传性肾性磷酸盐消耗性疾病有助于阐明其潜在机制（图 18-5）。

① 甲状旁腺功能亢进：原发性和继发性 HPT 均可导致高磷尿症和低磷血症。本章前面已经讨论过 PHPT。低磷血症的严重程度通常为轻度至中度，尿中磷酸盐排泄的增加可被骨骼中磷的动员和肠道磷的吸收所平衡。维生素 D 缺乏引起的继发性 HPT 导致的低磷血症，不仅通过 PTH 促进尿磷的消耗，还通过维生素 D 水平降低引起肠道磷吸收减少。CKD 患者的继发性 HPT 通常与高磷血症有关，

因为肾脏排出磷的能力降低。

② 磷调素产生或活性增加：有几种罕见的与佝

框 18-6　低磷血症的病因

尿磷排泄增加

成纤维细胞生长因子 23（FGF-23）的生成或活性增加

- 遗传性疾病
    - X- 连锁低磷血症（*PHEX* 基因突变）
    - 常染色体显性遗传性低磷血症性佝偻病（*FGF-23* 基因突变）
    - 常染色体隐性遗传性低磷血症性佝偻病（*DMP1* 和 *ENPP1* 基因突变）
- 获得性疾病
    - 肿瘤相关性骨软化症

近端小管磷重吸收障碍

- 遗传性低磷血症性佝偻病伴高尿钙症（*SLC34A3* 基因突变）
- 常染色体隐性遗传性肾性磷酸盐消耗综合征（*SLC34A1* 基因突变）
- *NHERF1* 基因突变
- *KLOTHO* 基因突变
- Fanconi 综合征
- 原发性和继发性甲状旁腺功能亢进
- 肾移植术后
- 药物：乙酰唑胺、降钙素、糖皮质激素、利尿剂、碳酸氢盐、对乙酰氨基酚、静脉用铁、抗肿瘤药、抗逆转录病毒药、氨基糖苷类、抗惊厥药
- 急性肾小管坏死恢复期、尿后梗阻
- 其他：肝切除术后、结直肠手术、急性容量增加、渗透性利尿

肠道磷吸收降低

营养不良伴磷摄入量低、厌食、饥饿

磷吸收不良：慢性腹泻、胃肠道疾病

摄入磷结合药

维生素 D 缺乏或维生素 D 抵抗

- 营养缺乏症：低饮食摄入、日晒不足
- 营养吸收不良
- 慢性肾脏病
- 慢性肝病
- 维生素 D 合成和维生素 D 受体缺陷

磷的重新分布，向细胞内转移

急性呼吸性碱中毒

营养不良患者的再喂养、酗酒

骨饥饿综合征（甲状旁腺切除术后）

多种机制导致低磷血症

酒精中毒

糖尿病酮症酸中毒、胰岛素治疗

其他

- 肿瘤相关磷酸盐消耗——白血病急变期、淋巴瘤
- 败血症
- 中暑或高热

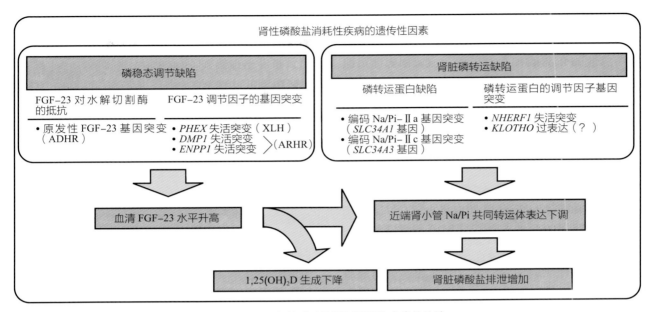

▲ 图 18-5　肾性磷酸盐消耗性遗传疾病的总结

以高尿磷和低磷血症为特征的遗传性疾病，可能是由于参与体内磷稳态系统调节的内分泌途径缺陷或肾脏磷转运局部调节剂的直接突变引起的。ADHR. 常染色体显性遗传性低磷酸盐性佝偻病；ARHR. 常染色体隐性遗传性低磷酸盐性佝偻病；DMP1. 牙本质基质蛋白 1；ENPP1. 胞外核苷酸焦磷酸酶 / 磷酸二酯酶 1；FGF-23. 成纤维细胞生长因子 23；PHEX. 与 X 染色体上的内肽酶同源的磷酸调节基因；Na/Pi-Ⅱa. Ⅱa 型钠磷共同转运体；Na/Pi-Ⅱc. Ⅱc 型钠磷共同转运体；NHERF1. 钠氢交换调节因子 1；XLH. X- 连锁低磷血症

偻病或骨软化症有关的肾性磷酸盐消耗综合征，这是由于 FGF-23 或其他磷调素的产生或活性增加所致[400]。（图 18-5）

③ X- 连锁低磷血症：X- 连锁低磷血症（XLH；OMIM 307800）是一种罕见的 X- 连锁显性遗传疾病，其特征为低磷血症、佝偻病和骨软化症、生长迟缓、肠内钙和磷吸收减少，以及肾脏对磷的重吸收减少。因为是 X- 连锁显性遗传疾病，所以只要从患病父母里遗传到一个致病基因就能患此病。XLH 患者的血清 1, 25(OH)$_2$D 水平正常或过低，但血清钙和 PTH 水平是正常的。这点区别于大多数佝偻病，补充维生素 D 不能治愈此病。该病的患病率为 1 : 20 000，外显率很高，男女均受影响[401]。

通过定位克隆鉴定出导致该疾病的基因，是内肽酶同源的 X 染色体上的磷调节基因（PHEX）[402]。PHEX 与另一种骨源性蛋白质：牙本质基质蛋白 1（DMP1）的结合对于抑制骨中 FGF-23 的生成至关重要[403]。PHEX 或 DMP1 基因的失活突变导致循环中 FGF-23 的水平升高及磷酸盐消耗[402, 404, 405]。XLH 中 1, 25(OH)$_2$D 的异常合成是因为 FGF-23 的水平升高，抑制了肾脏 1α- 羟化酶的活性[406]。

XLH 患者通过口服磷酸盐和骨化三醇的治疗方法可提高其身体生长发育速度，但是并不能减少肾脏磷的排泄。所以这些治疗的主要目的是能够正常地生长发育及减少骨痛[407]。在 2018 年美国食品药品管理局（FDA）批准了 Burosumab，这是一种人类抗 FGF-23 的单克隆抗体，对治疗 1 岁以上儿童的 XLH 有效。Burosumab 提供了一种更有效的治疗策略且不良反应小。Burosumab 治疗肿瘤引起的骨软化症的一些研究正在进行中[408]。这样，拮抗 FGF-23 的抗体有望成为 XLH 患者的未来治疗方法。

④ 常染色体显性遗传性低磷血症性佝偻病：常染色体显性遗传性低磷血症性佝偻病（ADHR，OMIM 193100）是一种极为罕见的磷酸盐消耗性疾病，其临床表型与 XLH 相似。有些人最初表现在儿童期，临床症状为低磷血症伴下肢畸形，而另一些人则表现在青少年或成年期，临床症状为骨痛、虚弱和磷酸盐消耗。

ADHR 基因为定位于 12p13 染色体上的 FGF-23 基因。FGF-23 的错义突变似乎干扰了其被弗林蛋白酶或其他枯草杆菌样前蛋白转化酶的水解切割，从而导致 FGF-23 对肾脏的作用延长或增强[409-411]。类似 XLH 患者，本病的治疗方法是磷替代药物和骨化三醇。

⑤ 常染色体隐性遗传性低磷血症性佝偻病：常染色体隐性遗传性低磷血症性佝偻病（ARHR）已经在几个亲缘族中表现出来。如前所述，编码 DMP1 的基因失活突变导致低磷血症的发生[412]。同样，最近描述的胞外核苷酸焦磷酸酶 / 磷酸二酯酶 1（ENPP1）的突变（该基因负责编码将细胞外 ATP 转化为无机焦磷酸的酶[413]）也被证明会导致人类的磷酸盐消耗综合征[414]。有趣的是，小鼠中 ENPP1 的缺失不仅导致骨骼增加 FGF-23 产生和相关的尿磷消耗，而且还导致骨骼矿化和软组织钙化[415]。迄今为止，尚无研究阐明 ENPP1 或焦磷酸盐如何调节 FGF-23 的产生。

⑥ 肿瘤相关性骨软化症：肿瘤相关性骨软化症（TIO）也被称为致癌性骨软化症，是一种罕见的引起肾性磷酸盐消耗性疾病的副肿瘤综合征。这种综合征通常出现在老年人身上，病程较长。低磷血症伴随正常的血清钙和甲状旁腺激素水平、肾脏磷消耗、低骨化三醇水平和骨矿化降低是 TIO 的特征[416]。它是由间充质肿瘤引起的，表达和分泌 FGF-23[417]。除了 FGF-23 外，这些肿瘤还经常分泌其他促进尿磷排泄的因子，包括基质细胞外磷酸糖蛋白（MEPE），卷曲相关蛋白 4（FRP-4）和成纤维细胞生长因子 7（FGF-7）[418]。

TIO 的确切治疗是完全切除诱发肿瘤，然而，这些间充质肿瘤通常很小，很难定位。对于肿瘤定位或切除不成功的患者，通常需要补充磷和骨化三醇来促进骨愈合。西那卡塞也已被用于诱导甲状旁腺功能减退和减少磷的消耗，其反应效果良好[419]，但是肾功能正常的患者在使用该药时始终需要考虑它引起低钙血症的问题。

(2) 近端肾小管无机磷重吸收障碍

① 遗传性低磷血症性佝偻病伴高钙尿症：遗传性低磷血症性佝偻病伴高钙尿症（HHRH；OMIM 241530）是一种罕见的常染色体隐性遗传性综合征，其特征为佝偻病、身材矮小、肾脏磷酸盐消耗和高钙尿症。HHRH 是由 SLC34A3 的突变引起的。SLC34A3 编码肾脏的钠磷共同转运体 NaPi-2c[420]。患者的 1, 25(OH)$_2$D 适当升高，导致高钙尿症。治疗方案为补充磷。

在 2 例 SLC34A1 基因（编码 NaPi-Ⅱa 钠磷共同转运体）功能缺失突变的患者中，发现了一种类似的常染色体隐性遗传病。然而，与 HHRH 不同，这些患者同时有 Fanconi 综合征（见下文）[421]。

最近发现钠氢交换调节因子 1（NHERF1）的基因突变能够引起肾脏磷酸盐消耗，从而导致低磷血症和肾结石[422]。NHERF1 是一种在运输钠磷共同转运体到近端小管顶端膜过程中发挥重要作用的蛋白质[423]。同样，KLOTHO 基因的一个新的易位突变与以血浆 α-Klotho 水平升高、低磷血症和 HPT 为特征的综合征相关[424]。Klotho 的膜结合形式在肾近端小管和远端小管的局部表达。先前的研究表明，Klotho 在肾脏磷转运中具有独立的作用[425]。然而，KLOTHO 基因易位突变导致临床表型的确切机制尚不清楚。

② Fanconi 综合征：Fanconi 综合征是一种以广泛的近端小管功能障碍为特征的疾病，导致葡萄糖、磷、钙、氨基酸、碳酸氢盐、尿酸和其他有机化合物的重吸收障碍[426]。这种综合征可能是遗传性的，也可能是后天获得的。Fanconi 综合征的遗传性病因包括胱氨酸病、酪氨酸血症和 Wilson 病。获得性病因包括单克隆抗体病、淀粉样变性、胶原血管疾病、肾移植排斥反应，以及许多药物或毒素引起肾脏损害，如重金属、抗肿瘤药物、抗逆转录病毒药物、氨基糖苷类药物和抗惊厥药物[427, 428]。随着时间的推移，Fanconi 综合征中严重的低磷血症可导致骨矿化缺陷，增加骨折风险。值得注意的是，编码近端小管 NaPi-Ⅱa 的 SLC34A1 基因功能缺失突变可引起 Fanconi 综合征，包括高尿磷和低磷血症，以及近端小管转运过程中的其他功能紊乱，这可能是由于错误折叠的基因产物的积累和随之而来的内质网应激反应引起的[429]。

③ 肾移植：肾移植后多达 90% 的患者出现低磷血症[430, 431]。这种低磷血症程度一般为轻度至中度，主要发生在手术后的第 1 周，但可能持续数月至数年[430]。这些患者 GFR 良好，但有高磷尿症，TmP/GFR 降低。肾移植后低磷血症的原因包括持续性（三发性）HPT[430]、移植后 FGF-23 过量[432]、25(OH)D 和 1, 25(OH)$_2$D 缺乏及免疫抑制剂物应用[433]。肾移植前 PTH 和 FGF-23 水平可预测肾移植后出现低磷血症的严重程度，在这种情况下，这 2 种激素可能通过协同作用增加尿磷[434]。西那卡塞已被证明可通过降低 PTH 水平来纠正移植后患者

的肾脏磷消耗并使血浆 Pi 恢复正常，而不会影响 FGF-23 的高水平[435]。肾移植后低磷血症的主要后果是进行性骨丢失和骨软化症。移植后低磷血症的处理主要集中在磷的替代治疗、维生素 D 缺乏症的纠正，以及对 HPT 的治疗上。

④ 药物引起的低磷血症：如前所述，作为引起 Fanconi 综合征的原因之一，或仅通过影响肾脏中的钠磷共同转运体，可导致低磷血症和肾脏磷丢失的药物种类繁多，而且不断增加。利尿剂，包括乙酰唑胺、襻利尿剂和一些具有碳酸酐酶活性的噻嗪类药物（如美托拉宗），可增加尿磷排泄。伴随利尿剂使用的容量减少通常刺激近端小管 NaPi 重吸收，并防止严重低磷血症。相反，应用生理盐水扩容会导致高磷尿症和低磷血症[436]。糖皮质激素减少肠道磷的吸收并增加肾脏磷的排泄，因此可能引起轻度至中度的低磷血症[437]。许多治疗恶性肿瘤的新型酪氨酸激酶抑制剂可引起低磷血症，包括伊马替尼（50%）[438]、索拉非尼（13%）[439]和尼罗替尼[440]。该机制被认为是由于抑制骨骼对钙和磷的重吸收及继发的 HPT 所导致的高尿磷[441]，或者可能是药物诱导不完全的 Fanconi 综合征引起的[442]。含糖类静脉用铁剂与低磷血症、磷消耗和抑制维生素 D 的 1α- 羟基化有关[443, 444]。对维生素 D 的 1α- 羟基化的影响可能是通过增加循环 FGF-23 引起的[445]。对乙酰氨基酚的毒性反应也可发生低磷血症。这可能是多因素造成的，但至少部分与肾脏排磷增加有关[446]。最后，转移性前列腺癌患者服用大剂量雌激素也会产生低磷血症[447]。

⑤ 其他因素：在急性肾小管坏死和梗阻性尿路疾病的恢复过程中，尿中大量的磷丢失可能导致低磷血症。在肝切除术、结直肠手术、主动脉搭桥术和心脏手术后均有合并低磷血症的报道[448-450]。肝切除术后发生的低磷血症似乎是由于肾脏的磷排泄分数短暂增加所致，而不是由于再生肝脏的代谢需求增加引起[451]。

(3) 肠道磷酸盐吸收减少

① 营养不良：磷摄入不足引起的营养不良不是低磷血症的常见原因。肾脏对磷的重吸收增加可以弥补磷摄入量的减少，但不足以弥补严重的摄入不足。但是，如果磷缺乏的持续时间长且严重（< 100mg/d），或者与腹泻并存，则持续结肠分泌磷的后果是低磷血症。蛋白质营养不良和恶性营养不良（夸希奥科病）的儿童的低磷血症与死亡率增加相关[452]。

② 营养吸收不良：吸收不良导致的低磷血症更为常见。磷吸收大部分发生在十二指肠和空肠中，影响到小肠的疾病均可能导致低磷血症[453]。与磷结合的阳离子如铝、钙、镁和铁，在胃肠道中与磷形成络合物，导致磷吸收减少。低磷血症可以迅速发展，即使在使用相对中等剂量但持续的磷结合药的患者中也是如此。如果再加上营养摄入不足或大量透析，这种疗法可能会导致所谓的过度治疗导致的低磷血症。长期使用结合磷的抗酸药可导致出现临床症状的骨软化症[454]。

③ 维生素 D 相关疾病：维生素 D 对于正常控制磷至关重要。维生素 D 的缺乏会导致肠道对磷的吸收减少，并导致低血钙，继发性 HPT，随之而来的 PTH 升高介导肾脏磷排泄增加。本章之前讨论低钙血症部分讨论了以低磷血症、低钙血症和骨骼疾病为特征的维生素 D 缺乏或抵抗综合征。

④ 磷酸盐重分布：磷从细胞外重新分布到细胞内是住院患者低磷血症的常见原因。这种变化是通过各种机制发生的，包括胰岛素、葡萄糖和儿茶酚胺水平升高，呼吸性碱中毒，细胞增殖增加（白血病急变期、淋巴瘤）和快速骨矿化（骨饥饿综合征）。

⑤ 呼吸性碱中毒：急性呼吸性碱中毒时二氧化碳的减少会导致二氧化碳从细胞扩散，增加细胞内 pH 并刺激糖酵解。随之而来的是磷酸化糖类的形成增加，导致细胞外磷水平降低[455]。当碱中毒持续时间长且严重时，磷水平可降至 1mg/dl 以下[456]。哮喘发作治疗后通气增加，以及伴有间歇性低碳酸血症的恐慌性疾病的患者可能会出现轻度低磷血症[457]。低磷血症在机械通气患者中很常见，特别是如果他们也正在接受葡萄糖输注的情况下。尿中磷的排泄可能降至无法检测的水平，表明尿中磷已达到最大吸收量。

⑥ 再喂养综合征：在慢性营养不良的个体中，快速给予营养治疗会导致严重的低磷血症。在接受胃肠外营养的住院患者中，与再喂养相关的低磷血症的发生率很高，可高达 1/3[458, 459]。

再喂养综合征的危险因素包括饮食失调、慢性酒精中毒、恶性营养不良（夸希奥科病）、癌症和糖尿病[458]。甚至在非常短的饥饿期后再喂养也会导致低磷血症[459]。其机制与胰岛素诱导细胞对磷的摄取和利用的增加有关。维持血清磷在正常范围是治疗再喂养综合征的关键。在肠外营养配方中给予足够的磷（20～30mmol/L）通常可防止这种并发症。糖尿病或慢性酒精中毒患者可能需要更高剂量的磷。

（4）多种机制导致的低磷血症

① 酒精中毒：低磷血症和磷缺乏症在酒精中毒患者中尤为常见，在患者摄入不足、缺乏维生素 D，或大量使用结合磷的抗酸药的情况下是一个严重的问题[460]。酒精引起的近端肾小管功能障碍也会导致磷消耗[234]。酗酒者在酒精戒断、败血症或肝硬化情况下经常发展为急性呼吸性碱中毒。在这些患者的初始治疗评估中，磷缺乏通常不会表现为低磷血症，而是发生于患者再喂养或静脉输注葡萄糖或两者同时进行时刺激了磷向细胞内转移后。合并低磷血症的酗酒者发生横纹肌溶解的风险很高[392]。

② 糖尿病酮症酸中毒：在控制不佳的糖尿病中，伴随着尿糖、尿酮、酸中毒和渗透性利尿，磷从细胞中释放出来并最终出现在尿液中。所有这些都会增加尿中磷的排泄[461]。尽管血清磷水平可能正常，但总磷存储量通常较低。在糖尿病酮症酸中毒的治疗过程中，低磷血症的发生极为普遍[462]。胰岛素的使用刺激了细胞摄取磷，因此治疗后血清磷水平会急剧下降[370]。但是，在这种情况下不建议在发生低磷血症之前常规补充磷，因为这可能会导致严重的低钙血症[463]。磷缺乏症其本身可能是胰岛素抵抗的原因之一，在磷替代治疗后可观察到胰岛素需求减少[464, 465]。

③ 其他疾病：在淋巴瘤白血病期的急性白血病[466]及干细胞移植后的造血重建过程中[467]可观察到中等程度的，有时甚至是严重的低磷血症。细胞的快速增殖过程中伴随磷的利用增加，很可能导致细胞外磷减少。在患有中毒性休克的女性中观察到了低磷血症[468]，败血症患者中也常见[469]。但是败血病患者的临床情况复杂，难以描述具体机制。快速的扩容会减少近端肾小管钠磷的重吸收，并可能导致短暂的低磷血症[436]。在中暑及高热的患者中可见低磷血症，这主要是由于肾脏磷酸盐排泄增加。

4. 治疗

处理低磷血症的第一步是确定血磷偏低的原因，然后确定是否需要磷替代治疗。几乎没有证据

表明轻度的低磷血症（血磷 2.0～2.5mg/dl）对人有重大的临床后果，或者需要积极的磷替代治疗，尤其在低磷血症是由磷细胞内外转运的情况导致时。

有症状的低磷血症和磷缺乏症的患者确实需要磷替代治疗。那些血浆磷水平低于 1mg/dl 的严重低磷血症患者，即使在没有磷酸盐消耗的情况下，也需要进行静脉补充磷治疗。由于血清磷水平可能不能准确反映机体的总储存量，因此基本上不可能预测纠正磷缺乏症和低磷血症所需的磷的剂量[470]。对于长期营养不良的患者（如厌食症患者、酗酒者），必须大量补充磷，而对于其他原因（如服用抗酸药、使用乙酰唑胺）导致低磷血症的患者，纠正潜在问题即可。

磷可以口服或肠外给药。在轻度或中度低磷血症患者中，口服低脂肪牛奶（含磷 0.9mg/ml）耐受性好且有效。或者可以口服含有 250mg（8mmol）磷的处方片剂，即磷酸钠和磷酸钾的组合。一位典型的中度至重度低磷血症患者可能需要每天 1000～2000mg（32～64mmol）的磷，才能在 7～10 天内恢复体内储存。其不良反应包括腹泻、高钾血症和容量负荷。

静脉补充磷通常用于重度低磷血症（Pi < 1mg/dl）的情况。临床实践中使用了各种方案，所有方案都基于非对照的观察性研究。有些研究为了避免不良反应使用更为保守的磷剂量，其不良反应包括肾衰竭、低钙性手足搐搦和高磷血症。一个标准方案是给予 2.5mg/kg 的元素磷（对于重度无症状性低磷血症，6h 内给予 0.08mmol/kg 磷；对于重度症状性低磷血症，6h 内给予 5mg/kg 元素磷，即 0.16mmol/kg 磷）[471]。另一些则采用了更为强化的方案，即在 12h 内给药 10mg/kg（0.32mmol/kg）磷[472]。然而，即使使用高剂量方案，只有 58% 的治疗患者的血清 Pi 水平达到 2mg/dl 以上。在没有肾功能不全和高钙血症的 ICU 患者中，静脉磷酸盐替代的分级给药方案（分别为：当血清磷水平为 2.3～3.0mg/dl 时，0.16mmol/kg 的剂量至少 4～6h；当血清磷水平为 1.6～2.2mg/dl 时，0.32mmol/kg 的剂量至少 4～6h；当血清磷水平为 < 1.5mg/dl 时，0.64mmol/kg 的剂量至少 6～8h）得到了有效作用[473, 474]。其他强化磷替代方案已被报道，并且对重症监护病房伴有严重低磷血症的患者是有效和安全的[384]。

第三篇

肾脏疾病流行病学和危险因素

Epldemiology and Risk Factors in Kidney Disease

第19章

肾脏病流行病学
Epidemiology of Kidney Disease

Morgan E. Grams   Andrew S.Levey   Josef Coresh   著

江 蕾 骆 静 译

杨俊伟 校

要 点

- 自 2002 年以来，慢性肾脏疾病（chronic kidney disease，CKD）的定义一直保持不变，现在分期包括病因、肾小球滤过率和蛋白尿。
- 全球 CKD 的患病率约为 10%，中低收入国家的 CKD 患病率越来越高。
- 研究 CKD 发病和进展的危险因素有助于 CKD 的防治。
- 目前已经越来越多研究发现 CKD 的遗传易感性，包括非洲人后裔中 *APOL1* 易感性位点。
- 美国和其他一些高收入国家，终末期肾病（ESRD）的发病率稳定在较高水平，但全球 CKD 发病率存在着巨大的种族和民族差异，低收入和中等收入国家的发病率不断上升。
- 肾移植是目前 ESRD 最好的治疗办法，尽管肾源供应有限，但移植受者人群 CKD 患病率越来越高，他们构成 CKD 患者的一个重要亚群。
- 急性肾损伤既是 CKD 的结果，也是 CKD 进展的原因。

一、概述

近几十年来，由于肾衰竭的患病率上升以及按地区、种族和临床特征观察到的不成比例的疾病负担，人们对肾脏疾病的流行病学越来越感兴趣。肾脏疾病流行病学是一门研究发病率、分布及其决定因素的学科。过去 10 年肾脏疾病流行病学的研究取得了显著发展，例如基于广泛使用的临床措施的共识制订了急性和慢性肾脏病指南，有效地利用疾病登记册和电子健康记录来识别和解决未满足需求的领域，发现增加肾脏疾病风险的基因变异，应用创新技术发现肾脏疾病的生物标志物。

（一）慢性和急性肾脏疾病的定义、概念模型和分类

慢性和急性肾脏疾病的术语经过了多年的发展。21 世纪初临床实践指南首次提出了统一的定义，这促进了流行病学研究临床转化的发展。2002 年美国国家肾脏基金会（NKF）肾脏疾病成果质量倡议（KDOQI）提出了 CKD 的定义和分类[1]，该定义于 2005 年被国际指南组织肾脏疾病改善全球结果（KDIGO）采纳[2]，并于 2012 年由 KDIGO 更新[3]。2004 年急性透析质量倡议（ADQI）提出急性肾损伤（AKI）的定义和分类[4]，该定义于 2007 年由急性肾损伤网络（AKIN）修改[5]，于 2011 年由 KDIGO 统一，同时这也为急性肾脏疾病（AKD）提供了定义[6]。CKD 和 AKI 的定义和分期系统是基于临床实践和人群研究中经常获得的肾脏指标建立的（表 19-1）。

慢性和急性肾脏疾病的发展、进展和并发症的概念模型是相似的[3, 6]。它们包括与肾脏疾病发展、疾病阶段及并发症（包括死亡）风险增加相

表 19-1　慢性肾脏病（CKD）及急性肾损伤（AKI）的定义和分类

参　数	慢性肾脏病	急性肾损伤
定义		
功能标准	GFR ＜ 60ml/(min・1.73m²)	血清肌酐水平（SCr）在 7 天内增加 50%，或在 2 天内增加 0.3mg/dl，或少尿 [尿量＜ 0.5ml/（kg・h），持续时间＞ 6h]
组织标准	肾脏损伤	无
持续时间	＞ 3 个月	≤ 1 周
分类		
病因	是否存在全身性疾病以及肾脏病理解剖异常的位置（如肾小球、肾小管间质、血管性、囊性）	病理生理学（肾灌注减少、尿路梗阻，以及除急性肾小管坏死外的实质性肾脏病和急性肾小管坏死）
严重程度	基于 GFR（G）和蛋白尿（A）的分期和相关术语[a]： • G1 ≥ 90：正常或升高 • G2 60～89：轻度下降[b] • G3a 45～59：轻至中度降低 • G3b 30～44：中至重度下降 • G4 15～29：严重下降 • G5 ＜ 15 或 KRT（肾衰竭） • A1 ＜ 0：轻度增加到正常值 • A2 30～300：适度增加[b] • A3 ＞ 300：严重增加[b]	根据 SCr 或尿量分级： • SCr ≥ 1.5～1.9 倍基线或＞ 0.3mg/dl 增加或尿量＜ 0.5ml/（kg・h），持续 6～12h • SCr ≥ 2.0～2.9 倍基线或尿量＜ 0.5ml/（kg・h），持续时间≥ 12h • 在年龄＜ 18 岁的患者中，SCr ≥ 3.0 倍基线或≥ 4.0mg/dl 或 KRT，eGFR 降至＜ 35ml/(min・1.73m²) 或尿量＜ 0.3ml/（kg・h），持续≥ 24h 或无尿≥ 12h
风险类别	• 中度（G1～G2，A2；G3a，A1） • 重度（G1～G2，A3；G3a，A2；G3b，A1） • 极重度（G3a，A3；G3b，A2～A3；G4，A1～A3；G5，A1～A3）	无另外规定
治疗	CKD 5 期，定义为 ESRD 开始 KRT 治疗	3 期开始 KRT 治疗

a. GFR 单位：ml/(min・1.73m²)；蛋白尿类单位：AER（mg/d），ACR（mg/g）。在没有肾脏损害证据的情况下，GFR 类别 G₁ 或 G₂ 不符合 CKD 的标准。在 GFR ＜ 60 的情况下，A₁ 类蛋白尿不符合 CKD 的标准

b. G₂ 和 A₂ 类术语是相对于年轻成人水平的。A₃ 类包括肾病综合征 [白蛋白排泄量通常＞ 2200mg/d（ACR ＞ 2220mg/g；＞ 220mg/mmol）]

ACR. 白蛋白与肌酐比值；AER. 白蛋白排泄率；CKD. 慢性肾病；ESRD. 终末期肾病；GFR. 肾小球滤过率；KRT. 肾脏替代疗法；SCr. 血清肌酐浓度

引自 Kidney Disease: Improving the Improving Global Outcomes（KDIGO）Acute Kidney Work Group. KDIGO clinical practice guideline for acute kidney injury. Kidney Int Suppl. 2012,2:1–138; and Kidney Disease: Improving Global Outcomes（KDIGO）CKD Work Group. KDIGO 2012 clinical practice guideline for the evaluation and management of chronic kidney disease. *Kidney Int Suppl.*2013;3:1–150.

关的前因（图 19-1）。导致肾脏疾病的风险称为易感性，包括人口统计学、遗传因素或暴露于可能引发肾脏疾病的因素。肾脏疾病是指肾脏结构或功能的异常，结构的异常通常但并不总是先于功能的异常。肾脏损害的标志包括活检病理结果、尿沉渣或影像学异常、蛋白尿和肾小管功能改变。肾功能最好用肾小球滤过率（GFR）来评估。GFR ＜ 60ml/(min・1.73m²) 为中度肾功能减退，GFR ＜ 15ml/(min・1.73m²) 为肾衰竭。并发症是指与没有肾脏疾病的人相比更经常发生在肾脏病患者的情况。除

了尿毒症相关的代谢和激素紊乱（如贫血、矿物质和骨骼疾病、营养不良、神经病变），并发症还包括心血管疾病（CVD）、药物毒性和各种其他疾病，如感染、认知障碍和虚弱。肾衰竭或其并发症都可能导致死亡。

肾脏疾病根据其持续时间、严重程度、病因和预后进行分类（图 19-2）[3]。持续时间超过 3 个月定义为 CKD，而小于或等于 3 个月则被定义为 AKD，其中 AKI 是在指发生在 7 天内的病例。CKD 的诊断标准包括 GFR ＜ 60ml/(min・1.73m²)

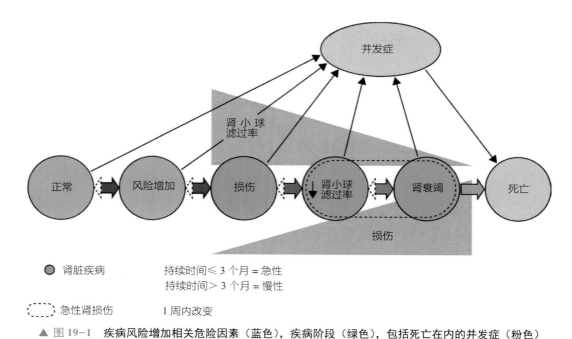

▲ 图 19-1　疾病风险增加相关危险因素（蓝色），疾病阶段（绿色），包括死亡在内的并发症（粉色）

引自 Eckardt KU, Coresh J, Devuyst O, et al. Evolving importance of kidney disease: from subspecialty to global health burden.*Lancet*.2013;382（9887）: 158–169.

或肾损害标志物。CKD 的严重程度由 GFR（分为 G1～G5 期）和蛋白尿（分为 A1～A3 期）水平来评估，作为 G5 期的终末期肾病（ESRD）需要接受透析和移植治疗，统称为"肾脏替代治疗"（KRT）。CKD 的病因根据是否存在全身性疾病以及肾脏病理和解剖异常的位置进行分类。预后则是根据 G 和 A 分期确定，分为中、高和非常高风险。

AKI 的诊断标准包括血肌酐水平升高或少尿，并根据血肌酐水平的峰值或尿量的最低值来进行严重程度分级。AKI 3 期需要急性 KRT，是最严重的一期。根据病理生理学可将 AKI 的病因分为肾脏灌注减少、尿路梗阻和实质性肾脏疾病（包括急性肾小管坏死）；所有这些都可能发生在有或无潜在 CKD 的个体身上。AKD 的不完全恢复可导致无基础 CKD 患者的新发 CKD，或有基础 CKD 患者的 CKD 进展。此外，AKD 和 CKD 的危险因素、病因和并发症之间存在重叠。

（二）流行病学原理及其在肾脏疾病研究中的应用

本章重点介绍肾脏疾病的患病率、发病率、转归和危险因素。患病率是指某一特定人群中有疾病的个体所占的比例；发病率是指在某一特定时期

内，在没有流行疾病的个体中出现的新病例数量。因此，疾病患病率不仅取决于疾病的发病率，还取决于生存率和疾病持续时间。结局是指在受影响的个体中可能更频繁发生的感兴趣事件，风险因素是指疾病或结果发生之前的特征。值得注意的是，许多流行病学文献是观察性的，因此观察到的危险因素、肾脏疾病和结果之间的关联并不一定都具有因果关系。Bradford–Hill 标准提供了推断因果关系的指南，并规定了支持风险因素（暴露）和疾病（结果，表 19-2）之间因果关系所需满足的最低条件[7]。趋势是指疾病发病率、患病率的变化或随着时间的推移而产生的结果，可能是由于人口统计学、风险因素分布、风险因素控制或治疗的有效性及有效性的变化所致。后一种解释与 ESRD 趋势特别相关，因为 ESRD 由 KRT 治疗定义。

（三）流行病学对肾脏病学的最新贡献

流行病学研究是过去 20 多年来肾脏疾病许多重要进展的基础。GFR 估算公式的发展和将蛋白尿作为不良结局危险因素的认识是 CKD 定义和分期的核心，这反过来又促进 CKD 患病率研究的进展、CKD 作为 CVD 危险因素的识别和 CKD 作为全球公共卫生问题的认识。此外，估算的 GFR

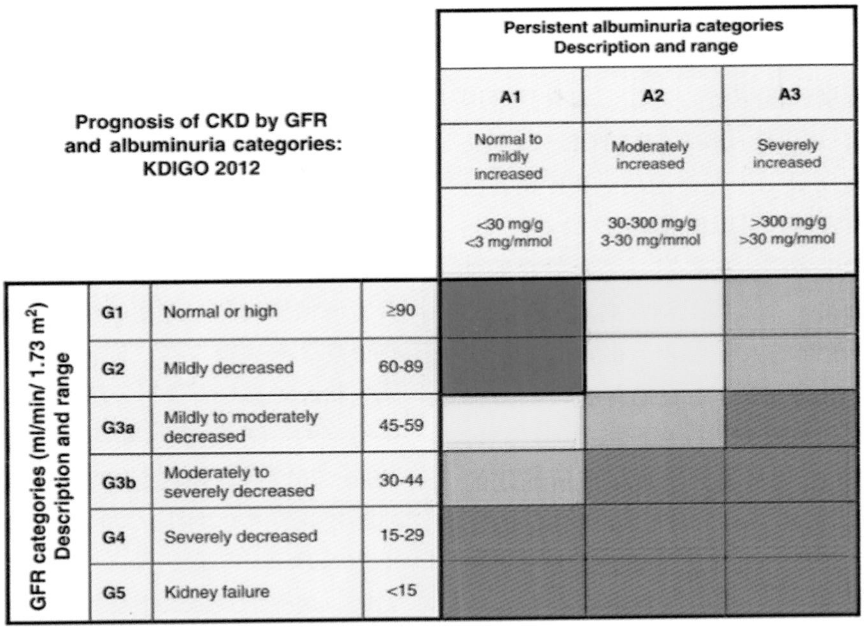

				Persistent albuminuria categories Description and range		
				A1	**A2**	**A3**
Prognosis of CKD by GFR and albuminuria categories: KDIGO 2012				Normal to mildly increased	Moderately increased	Severely increased
				<30 mg/g <3 mg/mmol	30-300 mg/g 3-30 mg/mmol	>300 mg/g >30 mg/mmol
GFR categories (ml/min/ 1.73 m²) Description and range	G1	Normal or high	≥90			
	G2	Mildly decreased	60-89			
	G3a	Mildly to moderately decreased	45-59			
	G3b	Moderately to severely decreased	30-44			
	G4	Severely decreased	15-29			
	G5	Kidney failure	<15			

▲ 图 19-2　**Chronic kidney disease staging. Classification is based on the identification of cause (C), glomerular filtration rate (GFR) category (G), and albuminuria (A). This is collectively known as "CGA staging." (From Kidney Disease: Improving Global Outcomes [KDIGO] CKD Work Group. Clinical practice guideline for the evaluation and management of chronic kidney disease.** *Kidney Int Suppl.* **2013;3:1-150.)**

表 19-2　**Bradford Hill 因果关系标准**

标　准	说　明
力量相关	关联越强，关系越有可能是因果关系
一致性	当在不同的人群和研究中复制时，偶然的关联是一致的
特异性	单个推定原因产生单一效果
暂时性	暴露先于结果；即风险因素早于疾病
生物梯度	增加暴露于危险因素会增加疾病的风险，减少暴露会降低风险
合理性	观察到的关联与疾病过程的生物学机制一致
一致性	观察到的关联与给定领域内的现有理论和知识相容
实验证据	正在研究的因素可以通过适当的实验方法进行修改
类比	对于类似的暴露或疾病，存在确定的因果关系

改编自 Hill AB. The environment and disease: association or causation? *Proc R Soc Med.*1965；58；295-300.

（eGFR）和蛋白尿现在被广泛地用作评估临床治疗的预后和临床试验中肾脏疾病治疗结果的替代标志物[8]。遗传流行病学的进展彻底改变了我们对常见和罕见疾病的认识[9]。目前认为非洲人群载脂蛋白 L1（APOL1）单一基因的共同变异会增加 ESRD 的风险[10-13]。类似地，大量队列研究表明镰状细胞的存在增加了 CKD 和 ESRD 的风险，这些结果提高了我们对肾脏疾病种族差异的理解[14,15]。膜性肾病和免疫球蛋白 A（IgA）肾病的全基因组关联研究为遗传性和免疫系统在疾病发展中的作用提供了有力的证据[16-20]。罕见的基因变异已被确定为几种单基因疾病的病因，如多囊肾病、家族性肾病综合征和先天性肾和尿路异常（CAKUT）[21,22]。全球合作，加上具有严格定义的临床特征的大型数据库的可用性日益增加，肾脏检测和基因组、蛋白质组和代谢组数据的频繁确定和运用，进一步促进了研究、临床实践和公共卫生的进展。

二、慢性肾脏病

（一）流行病学

出于多种原因，很难获得全球 CKD 流行病学准确和可比较的数据。诊断肾脏病需要各项检测指标，如用于评估 eGFR 的血清肌酐或胱抑素 C、尿白蛋白和尿总蛋白，但是各地区这些指标并没有达到统一。不同人群的差异可能反映了实验室检查的差异，由于 CKD 的早期阶段通常是无症状的，人们对疾病的了解程度较低 [23, 24]。例如，如果只运用 eGFR 评估患病率，这仅能反映 CKD 的 G3～G5 期，所评估的患病率将明显低于同时运用 eGFR 和蛋白尿进行的评估，两者结合可以估算 CKD 的 G1～G5 期和 A1～A3 期的患病率。如果对一个人群几乎所有人进行检测，而另一个人群只筛查高危人群，那么两个 CKD 比例相同的人群可能会得到非常不同的患病率。此外，由于 CKD 是根据肾脏疾病指标来定义的，因此必须对检测指标进行标准化才能具有可比性。过去的 10 年里美国实现了肌酐测定的标准化 [25]。然而，胱抑素 C 和尿白蛋白测定的标准化仍在进行中。此外，GFR 的估算公式并未得到统一应用，使用不同公式评估 CKD 患病率存在差异，例如，当使用肾脏疾病饮食调整（MDRD）公式或慢性肾脏病流行病学协作（CKD-EPI）公式时，CKD 患病率存在差异 [26, 27]。在 CKD 意识、检测、定义和测量方面的进展应能在未来 10 年促进该领域取得实质性发展。

（二）患病率

各国统计的 CKD 患病率各不相同，通常在 8%～16% [28]。国家抽样调查所得的 CKD 患病率更为准确，如美国的国家健康与营养检查调查（NHANES）。NHANES 从一般人群中选取受试者并进行详细的身体和实验室检查，通过根据从总体人群中选择的逆概率对样本比例加权来估算疾病患病率。2011—2012 年 NHANES 的统计报告显示，根据 eGFR 肌酐（Cr）一次的测量值和尿白蛋白 / 肌酐（ACR）估算美国 CKD 患病率约为 14.2%，其中 G1 和 G2 期占 7.3%，G3 或 G4 期为 6.9% [29]。应当指出的是，这项研究没有考虑这些评估指标异常的长期性，因此可能略高估了 CKD 的实际患病率。然而，其他的考虑表明对 CKD 的患病率估计不足。除尿白蛋白外，该研究没有评估其他肾脏损害的指标。NHANES 评估中不包括 CKD G5 期患者（接受 KRT 的患者和 eGFR ＜ 15ml/(min·1.73m²) 的患者）。此外，NHANES 不包括居住在机构化环境中或参与军事活动的人。

尽管美国 CKD 的患病率相对较高，但最近的 NHANES 研究显示了一些令人鼓舞的趋势 [29]。较早的 NHANES 研究显示，随着时间的推移 CKD 患病率呈上升趋势（从 1988—1994 年的 10% 上升至 1999—2004 年的 13.1%，当时根据矫正尿 ACR 的短期变化对 CKD 进行定义）[30]。然而，此后的一项研究表明，CKD 的患病率基本保持不变（2003—2004 年为 14.0%，2011—2012 年为 14.2%），尤其同时结合考虑糖尿病和肥胖症的患病率显著增加，这结果将更加令人兴奋 [31, 32]。同样，当按年龄、性别和糖尿病状况对参与者进行分层时，G3、G4 期的患病率是稳定的（图 19-3）。实际上，从 2003—2004 年到 2011—2012 年，粗流行率显著提高的唯一亚组是非西班牙裔黑人（2003—2004 年为 4.9%，2011—2012 年为 6.2%）。考虑到黑人中 CKD 的负担已经不成比例，这些结果令人担忧，还需要进一步努力解决 CKD 中的种族差异。NHANES 将进一步着力于确认这些趋势是否持续。

欧洲没有多国调查数据，因此一项研究结合了来自 13 个欧洲国家的 19 项普通人群研究的数据，以此来估计按年龄和性别矫正的 CKD 患病率 [33]。即使按糖尿病、高血压和肥胖状况分层，各个国家的患病率差异也很大，意大利中部 CKD G3～G5 期患病率较低（1%），而德国东北部较高（5.9%）。同样，CKD G1～G5 期的患病率从挪威的 3.3% 到德国东北部的 17.3%。图 19-4 显示了 45—74 岁人口的地区差异，并特别强调各地区本地人口比例不同，提示这些数据这可能无法代表整个欧洲。作者指出的其他局限性包括实验室方法的异质性，并非所有测定方法都经过同位素稀释质谱（IDMS）标准化，此外饮食习惯也有所差异，已知德国北部典型的某些高蛋白饮食会影响血清肌酐（Cr），导致 eGFRcr 被低估。

全球对 CKD 的估计也是各不相同（表 19-3，另请参见第 75 章）[34, 35]。对来自 32 个国家（占世界人口的近 50%）的 33 项研究进行了系统分析，发现男性 CKD G1～G5 起病率从韩国的 4.5% 到萨尔瓦多的 25.7%；女性患病率从沙特阿拉伯的 4.1% 到新加坡的 16.0% [34]。除了纳入 17 项来自局部地区或多地点来源人群的研究不一定适用于整个国家外，基础研究在肌酐测量方法、使用的 eGFRcr 公式和蛋白尿的评估方案方面也有所不同。注意到

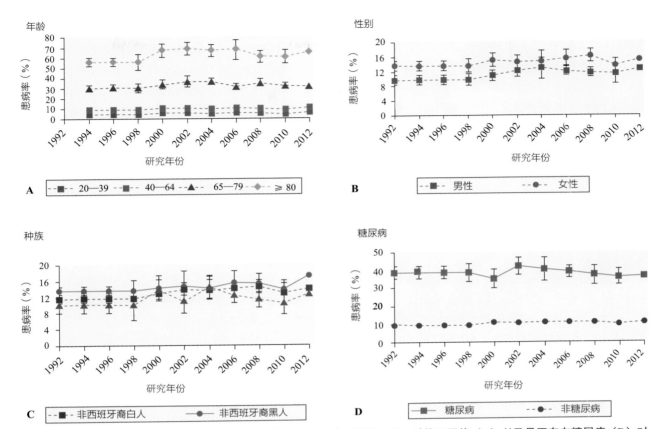

▲ 图 19-3　**NHANES 1988—1994 至 2011—2012 年按年龄（A）、性别（B）、种族和民族（C）以及是否存在糖尿病（D）对美国成人慢性肾脏病 3 期和 4 期的校正患病率进行分析**
根据慢性肾脏病流行病学协作公式（CKD-EPI）计算得出的美国成年人肾小球滤过率估计值为 15～59ml/(min·1.73m²) [26, 27]。每个亚组根据其他三个亚组变量进行调整（例如根据性别、种族和民族及糖尿病状况调整特定年龄的患病率）。NHANES. 美国国家健康和营养调查。（改编自 Murphy D, McCulloch CE,Lin F, et al. Trends in prevalence of chronic kidney disease in the United States. *Ann Intern Med*. 2016;165:473–481. ）

这些差异，作者估计 2010 年按年龄标准化的 CKD 全球患病率在男性中为 10.4%，在女性中为 11.8%。研究还显示国民生产总值的巨大差异对 CKD 患病率的影响，据估计，高收入国家的 CKD 患病率较低（男性和女性分别为 8.6% 和 9.6%），低于低收入和中等收入国家（男性和女性分别为 10.6% 和 12.5%）。

糖尿病和高血压是 CKD 的主要原因 [28]。2011—2014 年，美国糖尿病、高血压和肥胖人群中 CKD 患病率分别为 39.4%、32.1% 和 17.6% [24]。有趣的是，47% 的糖尿病 CKD 患者仅表现为蛋白尿，27% 仅表现为 GFR 下降，两者均存在的占 26%；而高血压 CKD 患者中上述数据分别为 36%、45% 和 19%；肥胖中分别为 30%、55% 和 15%（图 19-5）。具体病因的 CKD 患病率难以估计，但是如果美国的糖尿

病患病率约为 10% [34]，而超过 1/3 的糖尿病人患有 CKD [36]，那么美国人群中糖尿病肾脏疾病的患病率则接近 3%～4%，或者占全部 CKD 病例的 1/3。与糖尿病患者肾脏疾病患病率的趋势（据估计相当平稳）相反 [29]，据报道，普通人群中糖尿病肾脏疾病患病率的趋势与糖尿病患病率的上升趋势一致 [37]。

（三）发病率

与 CKD 患病率相比，CKD 发病率的信息相对较少。发病率即 CKD 新病例的发生率，需要对一个具有代表性的人群进行纵向随访，并定期对每个个体的肾脏进行检测。临床人群计算某种疾病的发病率可能是无效的，因为高风险人群更容易接受检测。另一方面，由于缺乏长期有效的随访（如每 3 或 5 年随访一次），人群队列的疾病发病率可能低

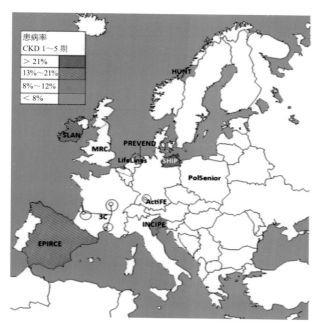

▲ 图 19-4　在同位素稀释质谱法（IDMS）研究中，年龄在 45—74 岁的人群慢性肾脏病（CKD）1～5 期的校正患病率

患病率按 2005 年欧盟 27 国人群的年龄和性别进行了校正。无色区域中的研究名称是使用非 IDMS 标准化肌酐的研究或招募 50 岁以上受试者的研究。IDMS：同位素稀释质谱（引自 Brück K, VS, Gambaro G, et al. CKD prevalence varies across the European general population. *J Am Soc Nephrol*.2016;27:2135-2147.）

译者注：EPIRCE. 西班牙肾衰竭流行病学研究；SLAN. 爱尔兰生活方式、态度和营养调查研究；3C. 三城研究；INCIPE. 与公共卫生相关的肾病倡议，这是一种慢性病，可能处于初始阶段，并具有主要临床终点的潜在风险；MRC. 对社区老年人评估和管理的医学研究委员会试验研究；ActiFE. Ulm 实验中老年人活动与功能的研究；LifeLines. 生命线队列研究生物库；PREVEND. 肾血管终末期疾病的预防研究；SHIP. 波美拉尼亚健康研究；PolSenior. 波兰人口老龄化的医学、心理、社会学和经济方面研究；HUNT. 南北健康研究

估了 CKD 发病率。

　　美国已经可以通过一些长期的前瞻性队列研究对 CKD 发病率进行评估，但评估肾脏测量的频率存在差异。社区动脉粥样硬化风险（ARIC）研究是一项由美国 4 个社区 45—65 岁的中年黑人和白人组成的队列研究，该研究每 3 年评估一次 eGFRcr，每年每 1000 人中 G3～G5 期新发病例约为 10.4 例，而 8.8 年 CKD 发病率为 7.3%[38]。Framingham 研究是一项基于社区的、主要针对糖尿病患者比例相对较低的白人人群（Framingham 研究中糖尿病比例 2.7%，而 ARIC 研究中比例 11.4%）的研究，受试者平均年龄为 43 岁。对该研究中 2585 位受试者进

行了长达 18.5 年的随访，其中 G3～G5 期 CKD 发病率约为 9.4%[39]。心血管健康研究是一项基于社区的平均年龄为 72 岁的老年人纵向研究，随访到第 7 年时，当使用 eGFRVt 进行评估时，10% 的人发展为 CKD G3～G5 期；当使用 eGFRcys 进行评估时，有 19% 的人发展为 CKD G3～G5 期[40]。上述研究都提示 CKD 的发病率随着年龄的增长而升高。值得注意的是，这些研究没有评估白蛋白尿的发生率，因此这些可能低估了 CKD 的发病率。

　　研究表明，CKD 发病率也存在种族差异。在一项年轻成年人的冠状动脉风险发展队列中，针对其中 18—30 岁的黑人和白人的研究表明，在基线后 10 年、15 年和 20 年，黑人发生 CKD G3～G5 期的风险比白人高 2.6 倍（该研究根据 eGFRcr 进行肾功能评估，CKD 定义为 eGFR 下降 25%）[41]。同样，多民族动脉硬化研究（平均年龄为 60 岁）中也存在很大的种族差异，其中黑人患 CKD G3～G5 期的风险比白人高出 3 倍以上［CKD 根据 eGFRcys 评估，与基线 eGFR ≥ 90ml/(min·1.73m²) 的人群中的白人相比，eGFR 下降 ≥ 1ml/(min·1.73m²)]（黑人与白人发病率为 3.4 例 /1000 人年 vs. 0.9 例 /1000 人年）[42]。eGFR 在 60～90ml/(min·1.73m²) 的受试者发病率更高，但是这组人群中种族差异有所减弱（黑人为 26.3 例 /1000 人年 vs. 白人 18.5 例 /1000 人年）。当使用 NHANES 和登记数据模拟一生的发病率时种族差异仍然出现，非裔美国人更易在年轻时发展为 CKD G3～G5 期，在更严重疾病的发病率方面可能存在更大的差异（图 19-6）[43]。

　　欧洲 PREVEND 研究是一个基于普通人群的队列研究，使用 eGFRcr 和尿白蛋白排泄量 > 30mg/d 来评估的 CKD 发病率，采集尿白蛋白浓度 ≥ 10mg /L 的受试人群早晨空腹时的尿液样本[44]。随后对受试者进行了为期 10 年以上的 5 次独立随访。CKD G1～G5 期的发病率为 18.6 例 /1000 人年。进行性蛋白尿的发生率为 13.4 例 /1000 人年，而进行性 GFR 降低的发生率为 5.8 例 /1000 人年。英国南安普敦（Southampton）一个行政队列研究中，百万人口中血清肌酐 ≥ 1.7mg/dl［男性 eGFR 为 37～57ml/(min·1.73m²)，女性为 28～43ml/(min·1.73m²)]，人数为 1701 例，其中老年人群 CKD 的发病率高于年轻人群[45]。

表 19-3　慢性肾脏病的全球估计 [a]

年龄（岁）	高收入国家 CKD 1~5 期 男性	女性	高收入国家 CKD 3~5 期 男性	女性	低-中收入国家 CKD 1~5 期 男性	女性	低-中收入国家 CKD 3~5 期 男性	女性
患病率（%）（95%CI）								
20~29	3.7（2.7~5.1）	5.3（3.8~6.3）	0.7（0.3~1.4）	0.9（0.4~1.6）	7.3（6.4~9.0）	6.6（6.2~7.3）	3.0（1.7~5.4）	2.0（1.4~3.3）
30~39	5.0（4.0~6.0）	5.9（4.4~6.9）	1.3（0.7~2.1）	1.6（0.9~2.6）	8.1（6.8~10.3）	9.0（8.6~9.7）	3.1（1.9~5.0）	3.1（2.1~5.1）
40~49	6.8（5.5~8.2）	7.7（5.9~9.0）	2.1（1.4~3.1）	3.2（2.0~4.8）	10.2（9.0~12.6）	11.5（11.0~12.7）	3.0（1.8~6.2）	4.0（2.5~7.7）
50~59	10.2（8.6~12.2）	11.1（8.6~13.8）	4.6（3.2~6.7）	7.4（5.2~10.2）	12.0（10.4~15.1）	15.7（14.7~17.8）	4.9（3.5~8.1）	6.7（4.5~11.7）
60~69	16.0（13.6~18.1）	15.6（12.6~18.9）	9.4（7.8~11.6）	12.2（9.6~15.8）	16.3（14.7~20.0）	21.3（19.6~24.9）	9.7（6.1~15.6）	13.1（9.5~19.7）
≥70	28.1（23.4~33.0）	28.9（22.7~34.3）	22.7（20.0~26.4）	28.5（26.1~31.5）	20.6（19.4~24.1）	28.4（26.3~32.7）	11.8（9.0~17.6）	17.3（12.6~27.2）
合计	10.1（8.8~11.1）	12.1（9.9~13.7）	5.4（4.6~6.5）	8.6（6.9~10.7）	10.2（9.1~12.4）	12.1（11.6~13.3）	4.3（2.9~7.1）	5.3（3.8~8.2）
年龄标准化	8.6（7.3~9.8）	9.6（7.7~11.1）	4.3（3.5~5.2）	5.7（4.4~7.6）	10.6（9.4~13.1）	12.5（11.8~14.0）	4.6（3.1~7.7）	5.6（3.9~9.2）
绝对例数（95%CI）								
20~29	3453（2485~4718）	4647（3307~5500）	694（288~1275）	800（307~1570）	37 121（32 209~45 651）	32 054（30 213~35 932）	14 998（8471~27 644）	9863（6746~16 328）
30~39	4699（3802~5684）	5298（4000~6235）	1221（659~1957）	1440（712~2514）	33 274（27 740~42 285）	35 920（34 256~38 727）	12 499（7803~20 591）	12 265（8185~20 402）
40~49	6326（5158~7691）	7120（5519~8386）	2004（1290~2934）	2990（1731~4700）	35 322（31 190~43 673）	39 012（37 165~43 201）	10 253（6328~21 335）	13 495（8579~26 111）
50~59	8531（7149~10 157）	9752（7541~12 136）	3874（2625~5549）	6485（4218~9418）	29 618（25 640~37 287）	38 337（35 959~43 651）	12 167（8612~19 988）	16 355（10 900~28 611）
60~69	9579（8155~10 849）	10 425（8411~12 690）	5608（4694~6963）	8291（6329~11 264）	22 434（20 338~27 637）	31 136（28 731~36 396）	13 420（8430~21 497）	19 232（13 883~28 848）
≥70	15 699（13 066~18 416）	24 426（19 150~29 003）	12 690（11 136~14 745）	24 065（21 769~27 161）	19 606（18 459~22 925）	33 637（31 150~38 706）	11 176（8541~16 673）	20 509（14 912~32 240）
合计	48 285（42 349~53 284）	61 669（50 394~69 929）	26 091（22 014~31 078）	44 071（35 296~54 831）	177 375（159 157~215 924）	210 096（200 787~231 704）	74 513（50 324~123 460）	91 719（66 697~143 121）

a. 在高收入、中低收入国家，年龄和年龄标准化的患病率估计值及 CKD 患者男性和女性的绝对例数。CI. 可信区间；CKD. 慢性肾脏病

引自 Mills KT, Xu Y, Zhang W, et al. A systematic analysis of worldwide population-based data on the global burden of chronic kidney disease in 2010. Kidney Int.2015;88（5）:950-957.

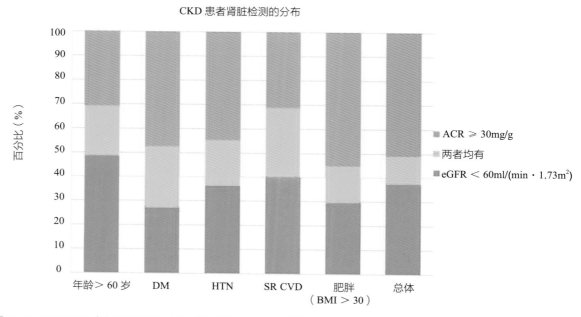

▲ 图 19-5　**NHANES 参与者 60 岁以上的慢性肾病（CKD）、糖尿病（DM）、高血压（HTN）、自我报告心血管疾病（SRCVD）和肥胖（BMI ＞ 30）患者的肾脏测量指标分布。eGFR 和 ACR 的单样本估计；使用慢性肾病流行病学合作方程（CKD-EPI）计算 eGFR。ACR. 尿白蛋白 / 肌酐比值；BMI. 体重指数；eGFR. 估计肾小球滤过率**
引自 United States Renal Data System. 2016 USRDS annual data report: epidemiology of kidney disease in the United States. https://www.ajkd.org/article/S0272-6386 (16) 30703-X/fulltext.

（四）结局

由于 CKD 与不良结局密切相关，因此它已经成为公共卫生的首要任务。某些地区 CKD 是死亡的前五位原因之一[46]。较低的 GFR 和较高的蛋白尿水平会导致各个年龄段的预期寿命明显缩短（图 19-7）[24]。无论是未经治疗的还是通过透析或移植治疗的患者，死亡率增加部分归咎于肾衰竭风险增加[47]。此外，CKD 的早期阶段与死亡、AKI、CKD 进展、CVD、心力衰竭甚至某些类型的癌症的风险增加有关[48-52]。对于 AKI 及其他不良后果，较低的 GFR 和较高的白蛋白尿是其独立危险因素，而疾病阶段高的风险更高（图 19-8）[53, 54]。在低风险组和高风险组中均能观察到 ESRD 和死亡率的风险关系[55-58]。

人们一直致力于探索 CKD 进展的早期结果，期望能够加强药物开发和临床预防[59-61]。如果排除 eGFR 急性变化，美国食品药品管理局（FDA）现在将 CKD 进展定义为 eGFR 下降 30%～40%，而以前则是定义为血清肌酐水平加倍（相当于 eGFR 下降了 57%）或 ESRD 的发展[8]。蛋白尿的变化也与 ESRD 和死亡相关[62]，在某些肾小球疾病的试验中，肾病综合征的缓解被当做替代终点。

肾脏指标并不是导致不良结局的唯一危险因素，越来越多的文献提示其他危险因素在 CKD 进展至 ESRD 中的作用[63-65]。对于给定的 GFR 或蛋白尿水平，老年人比年轻人较不易患 ESRD，这可能是由于治疗偏好（如老年人拒绝透析或移植作为治疗方法）或竞争性死亡事件（即具有一定 GFR 或蛋白尿水平的老年人死亡的可能性要比发展为 ESRD 的可能性更高）[66]。此外，ESRD 和死亡的绝对风险可能会因受试人群不同而异；一般研究人群通常报告的 ESRD 风险比死亡高，而从病历数据中提取的临床患者信息通常显示死亡的风险比 ESRD 高[67, 68]。此外，已经有报道表明发展为 ESRD 的绝对风险存在区域差异。经过验证的风险计算模型旨在评估 G_3～G_5 的 CKD 患者在未来 2～5 年中发生的 ESRD 可能性，该方法已纳入区域校准因子，以说明北美调整后的 ESRD 风险高于其他国家这一事实（图 19-9）[64]。这种风险差异的某些原因可能是由于提供治疗的资源，而不是国家本身的基本特征[69]。

较低的 GFR 也与骨、代谢、内分泌和血液学异常有关[70]。众所周知 GFR 降低相关的病理生理机制包括高磷酸盐血症、甲状旁腺功能亢进、代谢

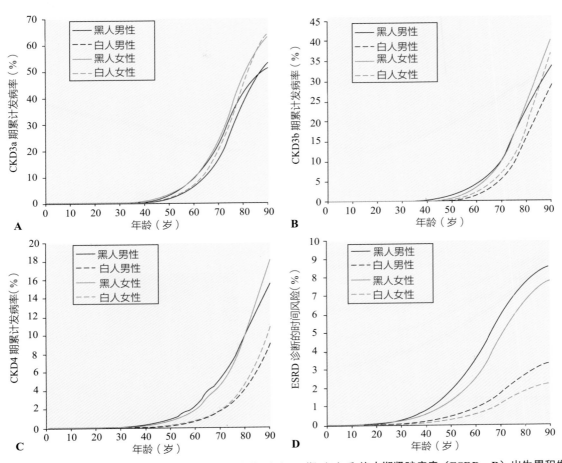

▲ 图 19-6　按种族和性别划分的 CKD 3a 期（A）、3b 期（B）、4 期（C）和终末期肾脏疾病（ESRD，D）出生累积发病率
引自 Grams ME, Chow EK, Segev DL, et al. Lifetime incidence of CKD stages 3-5 in the United States. *Am J Kidney Dis.* 2013;62:245-252.

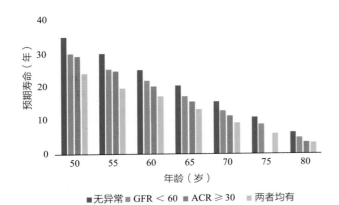

▲ 图 19-7　1999—2011 年，有或无 CKD 指标异常的 NHANES 参与者的预期寿命
GFR < 60ml/（min · 1.73m²） 或 ACR ≥ 30mg/g 诊 断 为 CKD。ACR. 尿白蛋白与肌酐比值；GFR. 估计肾小球滤过率；NHANES. 全国健康和营养检查调查［改编自 U.S. Renal Data System. 2016 USRDS annual data report: epidemiology of kidney disease in the united states. https://www.ajkd.org/article/S0272-6386(16)30703-X/fulltext.］

性酸中毒和贫血 [71]。这些异常与蛋白尿的一致性较差，但蛋白尿较 GFR 水平导致甲状旁腺功能亢进和贫血的风险更高。

（五）危险因素

年龄是 CKD 发展的最强危险因素之一。据报道，英国 70 岁以上人群中 CKD G1～G5 期的患病率接近 40%，75 岁以上的人群中超过 50% [72]。尽管有些人将年龄作为 CKD 的危险因素，认为肾单位丢失是衰老的正常过程 [73, 74]，但对来自 46 个队列研究的 200 万参与者进行的个体水平 Meta 分析结果表明，GFR 较低、白蛋白尿较高及不良结局（包括死亡和 ESRD）之间的关联在所有年龄亚组中持续存在 [58]。另一方面，在患有 G3～G5 期 CKD 的人群中，老年与 ESRD 风险呈负相关，这可能归因于该人群整体死亡和老年 CKD 死亡风险较高（图 19-10）[63, 64]。

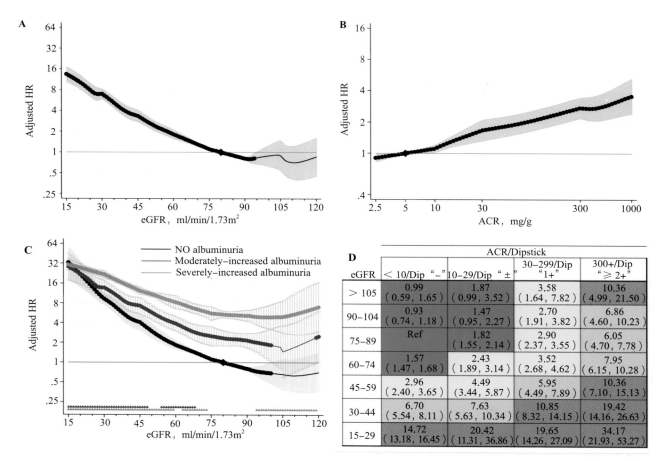

▲ 图 19-8　Adjusted hazard ratios (HRs) of acute kidney injury in the general population cohorts by level of estimated glomerular filtration rate (eGFR) and albuminuria in continuous (A, B, C) and categoric (D) analysis. (C) Thick lines indicate statistical significance compared with the reference (black diamond) at eGFR of 80 mL/min/1.73 m2 in the no-albuminuria group, defined as urine albumin-to-creatinine ratio (ACR) <30 mg/g or urine protein dipstick <1+. Stars along the x-axis represent significant pointwise directions: the relative risks associated with a particular category of albuminuria compared with the no-albuminuria category at that value of eGFR is significantly different than the corresponding relative risk seen at eGFR of 90 mL/min/1.73 m2. A graph without stars would reflect parallel risk associations. HRs were derived from metaanalyses of the general population cohorts and are adjusted for gender, race, body mass index, systolic blood pressure, total cholesterol, history of cardiovascular disease, diabetes, and smoking status. The table represents adjusted HRs derived from categoric analyses of the general population cohorts, with bold font representing statistical significance and color coding by risk quartile. (From Grams ME, Sang Y, Ballew SH, et al. A meta-analysis of the association of estimated GFR, albuminuria, age, race, and sex with acute kidney injury. *Am J Kidney Dis*.2015;66:591-601.)

　　性别也是 CKD 的危险因素之一，尽管两者之间的关系有些微妙。女性发展为 CKD G3 期的风险略高；然而，CKD 晚期在男性中更为常见，这表明男性 CKD 进展的风险更高 [43, 75]。在一项有 200 万参与者的个体 Meta 分析中，按性别研究了 eGFR 和蛋白尿与不良结果之间的关系。研究发现在所有水平的 eGFR 和蛋白尿，男性有更高的 ESRD、死亡和心血管死亡率的绝对风险，但是 eGFR 和蛋白尿与不良结果之间的关系在性别之间是相似的 [76]。

　　与欧洲裔美国人相比，非洲裔美国人罹患晚期 CKD 和 CKD 的风险更高。这些种族差异只能部分由社会经济或临床风险因素的差异来解释 [77-80]。有趣的是，一些研究表明，CKD 早期阶段的患病率和发病率在种族上是相似的，只有后期阶段才显示出非洲裔美国人的负担更高 [81]。例如，在具有全国代表性的 45 岁以上成年人群中，eGFR 在 50～59ml/(min·1.73m2) 的黑人约为 18.9%，白人为 31.1%；仅当 eGFR < 30ml/(min·1.73m2) 时，黑人的患病

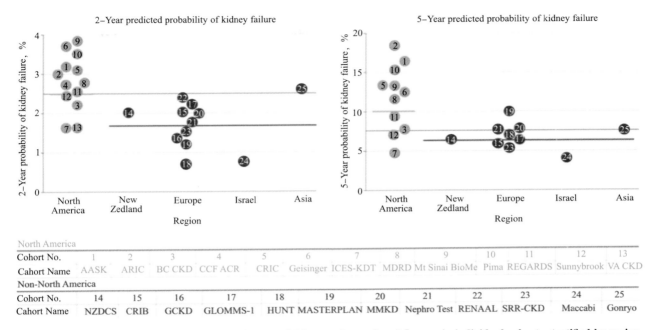

North America												
Cohort No.	1	2	3	4	5	6	7	8	9	10	11	12	13
Cohort Name	AASK	ARIC	BC CKD	CCF ACR	CRIC	Geisinger	ICES-KDT	MDRD Mt Sinai BioMe	Pima	REGARDS	Sunnybrook	VA CKD

Non-North America												
Cohort No.	14	15	16	17	18	19	20	21	22	23	24	25
Cohort Name	NZDCS	CRIB	GCKD	GLOMMS-1	HUNT	MASTERPLAN	MMKD	Nephro Test	RENAAL	SRR-CKD	Maccabi	Gonryo

▲ 图 19-9　Refit baseline hazard of original four-variable equation at 2 and 5 years in individual cohorts stratified by region. Horizontal gray line represents the centered baseline hazard for the original four-variable kidney failure risk equation (age, 70 years; male, 56%; eGFR, 36 mL/min/1.73 m2; urine albumin-to-creatinine ratio (ACR), 170 mg/g); the orange and blue horizontal lines represent the weighted mean refit baseline hazard within each region (North America and non-North America). The 25 cohorts included represent studies with available ACR values. Studies with dipstick proteinuria were not included in the calculation. AASK, African American Study of Kidney Disease and Hypertension; ARIC, Atherosclerosis Risk in Communities; BC CKD, British Columbia Chronic Kidney Disease; CCF, Cleveland Clinic Foundation; CRIB, Chronic Renal Impairment in Birmingham; CRIC, Chronic Renal Insufficiency Cohort; eGFR, estimated glomerular filtration rate; GCKD, German CKD; GLOMMS, Grampian Laboratory Outcomes, Morbidity and Mortality Studies; HUNT, Nord Trøndelag Health Study; ICES-KDT, Institute for Clinical Evaluative Sciences, Provincial Kidney, Dialysis, and Transplantation; MASTERPLAN, Multifactorial Approach and Superior Treatment Efficacy in Renal Patients With the Aid of a Nurse Practitioner; MDRD, Modification of Diet in Renal Disease; MMKD, mild to moderate kidney disease; NZDCS, New Zealand Diabetes Cohort Study; REGARDS, Reasons for Geographic and Racial Differences in Stroke Study; RENAAL, Reduction of Endpoints in Non-insulin Dependent Diabetes Mellitus With the Angiotensin II Antagonist Losartan; SRR-CKD, Swedish Renal Registry CKD; VA CKD, Veterans Administration CKD.

(From Tangri N, Grams ME, Levey AS, et al. Multinational assessment of accuracy of equations for predicting risk of kidney failure: a meta-analysis. JAMA. 2016;315:164-174.)

率高于白人[81]。

解释 CKD 种族差异的进展包括鉴定 APOL1 高风险等位基因，这种基因变异以两种形式存在时可导致 CKD 进展和 ESRD 的风险提高大约 2 倍[10, 12, 82, 83]。该基因变异导致对非洲特有的寄生虫布氏锥虫的感染产生抵抗力（图 19-11）[84]。肾脏风险增加的机制仍不确定[85]，APOL1 高风险状态（在美国基于人群的研究中约占 12% 的非洲裔美国人存在这种现象，但白人中不到 1%[86]）解释了部分但并非全部种族差异。镰状细胞在 7% 的非洲裔美国人中存在，但在白种人中不存在，尽管研究的可信度较低，但其 ESRD 的风险也增加了 2 倍[14, 15]。APOL1

高危状态和镰状细胞性状均如此，在 ESRD 人群中所占比例要高于在普通人群中所占的比例[87, 88]。

还发现其他遗传变异也可能对 CKD 的发生发展产生影响，但与 APOL1 风险等位基因和镰状细胞性状相比，它们的人群患病率或效应通常要小得多[89–92]。例如，在髓袢升支粗段表达的编码尿调节蛋白的基因 UMOD 的遗传变异可能在 CKD 中起作用。尿调节蛋白是正常尿液中最常见的蛋白质，可能会影响肾电解质的处理[93, 94]。在全基因组关联研究中，UMOD 启动子区域的常见变异与 CKD、CKD 进展、ESRD 和高血压的风险增加有关，尽管 eGFR 每年下降率的差异在 0.15ml/(min·1.73m²)[91, 95–101]。

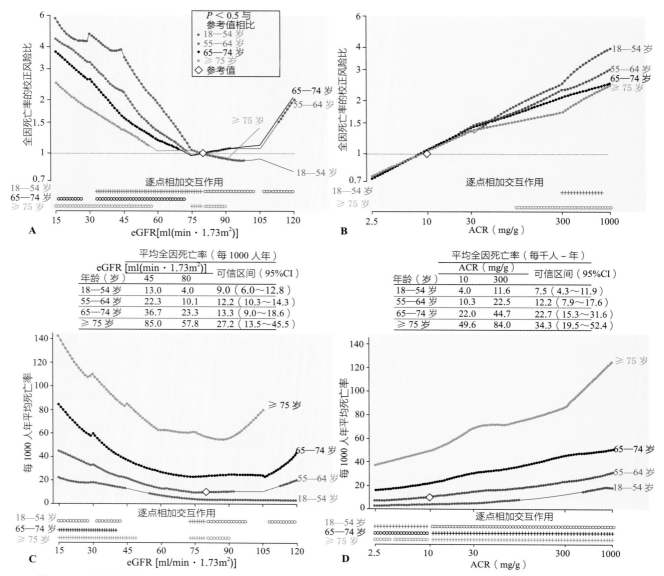

平均全因死亡率（每 1000 人年）

eGFR	[ml(min·1.73m²)]		
年龄（岁）	45	80	可信区间（95%CI）
18—54 岁	13.0	4.0	9.0（6.0～12.8）
55—64 岁	22.3	10.1	12.2（10.3～14.3）
65—74 岁	36.7	23.3	13.3（9.0～18.6）
≥ 75 岁	85.0	57.8	27.2（13.5～45.5）

平均全因死亡率（每千人 – 年）

ACR	（mg/g）		
年龄（岁）	10	300	可信区间（95%CI）
18—54 岁	4.0	11.6	7.5（4.3～11.9）
55—64 岁	10.3	22.5	12.2（7.9～17.6）
65—74 岁	22.0	44.7	22.7（15.3～31.6）
≥ 75 岁	49.6	84.0	34.3（19.5～52.4）

▲ 图 19-10　根据每个年龄段内估计的肾小球滤过率（eGFR）和白蛋白 – 肌酐比率（ACR），调整全因死亡率和平均死亡率的风险比

A 和 B 中每个年龄段的参考（空菱形）eGFR 为 80 ml/(min·1.73 m²) 或 ACR 为 10mg/g 时，实心圆表示统计学显著性（P < 0.05）（C 和 D）中 55—64 岁的年龄段。与年龄 55—64 岁相比，每张图底部的加号和空心圆分别表示显著正（更大的效应）和负（更小的效应）逐点相互作用（P < 0.05）。差距表明没有显著的逐点交互。模型分析根据性别、种族、体重指数、收缩压、总胆固醇、心血管疾病史、糖尿病、吸烟状况和蛋白尿（A 和 C）或 eGFR（B 和 D）进行（引自 Hallan SI, Matsushita K, Sang Y, et al. Age and association of kidney measures with mortality and end-stage renal disease. *JAMA*. 2012;308:2349-2360.）

全基因组关联研究还确定了与更具体疾病类型相关的基因组区域，如 IgA 肾病和特发性膜性肾病[20, 102]。此外还确定了许多单基因疾病的遗传变异，例如导致常染色体显性多囊肾病的 *PKD1* 或 *PKD2* 变异，以及涉及综合征和非综合征性 CAKUT（儿童肾脏疾病的主要原因）的 20 多个基因，但是其中大多数基因型很少见

（显性疾病 < 1/1000，隐性疾病 < 1/40 000）[22, 103, 104]。

糖尿病和高血压与 CKD 密切相关。部分或完全肾切除患者[105] 或一些社区人群研究中[106, 107] 发现糖尿病是 CKD 发生的危险因素。糖尿病也与肾衰竭的发展有关[108]，糖尿病被认为是当今世界上最常见的 ESRD 病因[24]。在临床试验中，严格的血

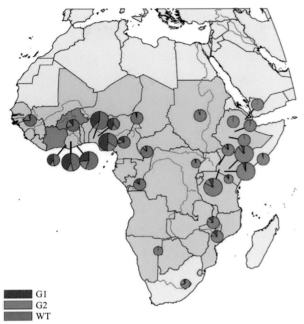

G1
G2
WT

▲ 图 19-11　**G1 和 G2 型 APOL1 突变在非洲的分布**
G1 和 G2 突变的等位基因频率分别表示为蓝色和绿色楔形。圆圈大小反映了基因分型的个体数量：小：< 10 个个体 /20 条染色体；中：10～100 个个体 /20～200 条染色体；大：> 100 个个体 /200 条染色体。根据导致非洲昏睡病的布氏锥虫亚种，各国都有阴影。深绿色，冈比亚 1 型和 2 型；浅绿色，冈比亚 1 型；粉红色，津巴布韦型和冈比亚 1 型；紫色，津巴布韦型（引自 Thomson R, Genovese G, Canon C, et al. Evolution of the primate trypanolytic factor APOL1. *Proc Natl Acad Sci USA.* 2014;111:E2130-E2139.）

糖控制有助于阻止轻度至中度白蛋白尿的发展，这进一步提示糖尿病的存在促进多种类型的 CKD 发生和发展[109]。有趣的是，在 CKD 人群中，糖尿病作为 ESRD 危险因素的影响小于对 GFR 和蛋白尿的影响[64]。

相对于糖尿病在 CKD 发生中的肯定作用，高血压究竟是 CKD 的原因还是仅仅是 CKD 的结果仍存在争论。许多观察性研究提示高血压与 CKD 的发生发展相关[39, 108, 110]，但是降低血压是否有助于阻止 CKD 的进展，随机对照试验的结果并不一致[111-113]。MDRD 研究（N=840）显示，在试验期间（平均 2.2 年），降低目标血压并不会降低 GFR，但较长的随访结果表明对 ESRD 会产生有益的影响。非裔美国人肾脏疾病和高血压研究（N=1094）显示，较低的目标血压不会对平均 4 年内的 GFR 下降或在较长的随访期内 ESRD 有益

[111]。但是，这两项研究均表明，蛋白尿水平较高的患者降低血压是有益的[114, 115]。REIN-2 试验并没有显示血压较低时进展为 ESRD 的差异，但这项研究使用钙通道阻滞剂作为降压药，该药会增加蛋白尿，这可能会减弱任何有益作用[99]。多囊肾研究（HALT-PKD 研究）显示，降低血压目标对总肾脏体积增大有积极作用，但对 eGFR 下降没有影响[116]。在 SPRINT 中，降低血压似乎在开始的 18 个月导致 eGFR 降低，此后，eGFR 保持相对稳定，尽管低血压会增加 CKD 发生风险，但明显降低了死亡和 CVD 风险[117]。

肥胖是另一个日益普遍的 CKD 的危险因素[32]。在一项囊括了 320 252 名参与者的美国健康计划研究中，平均 26 年的随访结果显示，肥胖与 ESRD 发生风险的相关性超过 3 倍。随访时间较短的当代研究表明 CKD G4～G5 期与肥胖风险较小。例如英国的一项研究估计，与体重指数（BMI）30～35kg/m^2 的 CKD 风险升高 2 倍[118]。同样，对超过 400 万潜在肾脏供体候选者进行的 ESRD 风险的 Meta 分析显示，BMI 超过 30kg/m^2 后，每升高 5kg/m^2，风险高 1.16 倍[119]。然而在一组 CKD G4～G5 期的瑞典人群中，BMI 与 ESRD 发生风险无关。另一方面，通过改变生活方式或减肥手术实现体重减轻与蛋白尿的减少和维持 eGFR 相关[120-122]。例如，在一项针对 5145 名糖尿病患者的 Look AHEAD 临床试验中，与对照组相比，实验中通过强化生活方式导致体重减轻 4kg，其 CKD 的发生减少了 31%。肥胖可能通过介导糖尿病和高血压的发展来参与 CKD 的进展，或者直接作为独立危险因素。在动物模型中，肥胖会导致肾小球高压力和高滤过，促炎性环境以及脂联素水平降低，所有这些都可能导致 CKD 风险增加[123]。

肾脏疾病的局部流行，如巴尔干肾病、中草药补品引起的肾病（现在归因于马兜铃酸[124]）和最近的中美洲肾病[125]，这些都表明环境因素可能会改变人群中 ESRD 的风险。

三、终末期肾脏病

（一）流行病学

美国国立卫生研究院在 1989 年进行的全面肾

脏病学登记[126]，ESRD 的相关数据十分完善。如今，基于透析和移植患者的相关研究，美国肾脏病数据系统（USRDS）和移植受体注册系统（SRTR）的年度数据报告提供了大量基于 ESRD 的流行病学信息。同样，ESRD 的流行病学反映了 KRT 初级阶段的临床治疗，以及 CKD 肾衰竭的进展。USRDS 或 SRTR 并没有记录那些 GFR < 15ml/(min·1.73m²) 且未接受 KRT 治疗的患者。有些数据显示未治疗的肾衰竭代表了大部分的肾衰竭病例，特别是在老年群体中[47, 66]。ESRD 患者的病因来自医疗保险和医疗补助服务中心表格 2728，但数据经常缺失且未经验证[127]。因为透析是主要的 KRT 方式，ESRD 的流行病学主要反映了透析的流行病学。肾脏移植相关的流行病学将作为一个特殊的主题在另一部分提及。

（二）患病率

截至 2014 年 12 月 31 日，美国 ESRD 病例有 678 383 例，每百万人口中就有 2067 例[24]。这两个数据每年度都较上年度有所上涨（分别为 3.5% 与 2.6%）。作为参考，1996 年 ESRD 的病例为 303 311 例，每百万人口有 1095 例（图 19-12）。患病率的增长主要归咎于人口的老龄化（ESRD 在老年人群中更普遍），且在 75 岁以上老年群体中，性别、人种校准的 ESRD 的患病率从 1996 年的每百万人 2989 例增长到 2014 年的每百万人 6243 例。患病率的增长也部分基于死亡率的降低，该数据从 1996 年的每千名患者 186 例降低到 2014 年的每千名患者 137 例。

在美国，大约 70% 的 ESRD 患者接受血液透析（63.1%）或腹膜透析（6.9%）治疗。大部分 ESRD 患者由糖尿病或高血压引起（以年龄、性别和人种校正后患病率分别是 37.8% 和 25.3%），其次是肾小球性肾炎（16.4%）和囊性肾病（3.8%）。

2014 年，USRDS 从 60 个不同国家及地区收集的 ESRD 数据使获得 ESRD 患者的绝对值和每百万人口的患病率成为可能。全球总计有 2 217 350 例 ESRD 患者。美国的病例占总数的 30%，其次是日本（14%）和巴西（7%）。不同国家及地区之间的 ESRD 患病率差异很明显，从每百万人口 113 例的孟加拉到每百万人口 3219 例的中国台湾。日本发病率为第二，每百万人口 2505 例。所有国家及地区（N=32）从 2001 年开始提供的数据显示患病率逐年提高（平均值 48%）。其中 2011—2014 年菲律宾和中国台湾的增长百分比最大，分别为 1092% 和 902%。

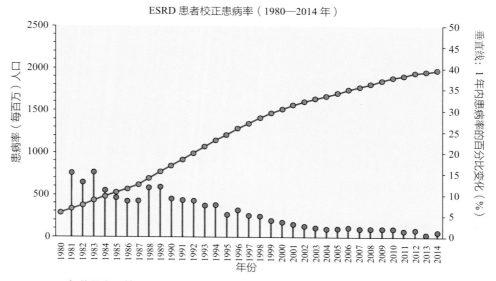

ESRD 患者校正患病率（1980—2014 年）

▲ 图 19-12　**1980—2014 年美国人口较正的 ESRD 患病率**（每百万人口，趋势线，比例在左边），以及调整的 **ESRD 患病率每年的变化比例**（竖线；比例在右边），根据年龄、性别、人种及民族调整。标准人口为 **2011 年美国人口**
引自美国肾脏数据系统。2014 USRDS 年度报告：epidemiology of kidney disease in the United States. https://www.ajkd.org/article/S0272-6386（15）00744-1/fulltext; and U.S. 肾脏数据系统. 2016 USRDS 年度数据报告：epidemiology of kidney disease in the United States. https://www.ajkd.org/article/S0272-6386（16）30703-X/fulltext.

各国及地区 KRT 模式分布上也存在明显差异（图 19-13）。挪威 72% 的 ESRD 患病接受功能肾移植治疗，24% 接受中心血液透析，4% 接受腹膜透析治疗。腹膜透析在墨西哥最为普遍，有 44% 病例通过腹膜透析治疗，39% 进行功能肾移植，17% 接受中心或家庭血液透析。相反，日本和菲律宾 94%ESRD 患者接受中心血液透析治疗。1996 年 6 月至 2012 年 3 月间，透析结果和实践模式研究（DOPPS）收集了更多各国及地区血液透析实践的信息[128]。有趣的是，来自 12 个国家的 35 964 例接受血液透析的患者样本中，女性占比远低于一般人群。这可能是由于男性 ESRD 患病率更高，而男女死亡率比例接近 1。

有证据表明，ESRD 患病率的变化和能提供 KRT 治疗的有效资源有很大关系。近期研究显示，2010 年全球人口中需要 KRT 治疗的人口和实际接受 KRT 治疗的人口相差至少 230 万[69]。笔者估计，在北美 ESRD 患者中接受 KRT 治疗的为每百万人口 1839 例；其次是欧洲的每百万人口 719 例；大洋洲的每百万人口 686 例，以及拉丁美洲的每百万人口 626 例。据报道，亚洲 ESRD 患病率为每百万人口 232 例，据估计亚洲 ESRD 患者数绝对值最大，2010 年亚洲有接近 100 万 ESRD 患者。国民生产总值和患病率高度关联，最高收入的国家及地区报道接受 KRT 治疗的患者比例远远高于其他国家及地区。有趣的是，该关联比糖尿病和使用 KRT 治疗的病例之间的关联高出许多（图 19-14）。

（三）发病率

USRDS 每年也报告 ESRD 的发病率或新病例率[24]。美国 2014 年 ESRD 的新发病例为 120 688 例，发病比例为每年每百万人口 370 例。这两个数据分别比上一年增加了 2.2% 和 1.1%。在 1996 年，ESRD 的新发病例为 77 018 例，发病率为每百万人口 278 例。发病率的增长主要与美国人口老化以及 75 岁以上老年人口中 ESRD 发病率增长有关。人种以及性别校准的发病率由 1996 年的每百万人口 1203 例增长到 2014 年的每百万人口 1556 例。

大部分的新发 ESRD 患者初期使用血液透析（87.9%）治疗，9.3% 用腹膜透析治疗，2.6% 在没有透析的情况下接受肾移植。过去的 10 年中这一

比例维持在一个相对稳定的状态。由糖尿病、高血压及囊肿病导致 ESRD 的校正发病率相互之间保持相对一致；肾小球性肾炎的校正发病率稍有降低。2014 年黑人和白人之间的校正发病率比是 3.1；在美国原住民和亚裔之间的比例是 1.2。

估算 ESRD 的终身发病率仍存在人种和民族的差别[43, 129, 130]。2013 年 USRDS 数据的研究显示，非拉美裔白人 ESRD 的终身发病率为 3.1%；拉美裔白人为 6.2%，非拉美裔黑人为 8.0%[129]。此外，这些差别在过去 10 年中变化很小。

2014 年各国及地区发病率对比显示，美国 ESRD 的发病率较高，仅排在中国台湾和墨西哥哈利斯克州之后（图 19-15）[24]。其他 ESRD 高发国家包括泰国、新加坡、日本、韩国及马来西亚。在其他有数据的国家及地区中，每年每百万人口发病率最低的国家是 49 例的孟加拉国；其次是 58 例的冰岛和 60 例的俄罗斯。ESRD 发病率的趋势在国家及地区之间也有区别，北欧国家总体来说较低。相反的，在发展中国家发病率有大幅上升趋势（图 19-16）。

有趣的是，糖尿病导致的新病例比例在国家之间也有区别。在亚洲、拉丁美洲，以及美国，大部分国家报道了超过 40% 的糖尿病引起的新病例比例。相反，欧洲很多国家仅为 20%（图 19-17）。此外，在所有国家中，ESRD 发病率在不同性别间也有区别。男性高于女性，有时甚至是其 2 倍。

（四）结局

ESRD 中年龄校正死亡率大大高于一般人群[24, 131, 132]。2014 年 USRDS 报告的校正 ESRD 死亡率为每 1000 名患者每年 136 例。在接受血液透析的患者中，校准死亡率为每 1000 名患者每年 169 例；腹膜透析患者中为每 1000 名患者每年 157 例。在透析开始的第一年，接受血液透析的患者死亡风险最高的为开始后的前两个月，接受腹膜透析的患者死亡风险在整年度中缓慢增加。2012 年，在所有接受透析患者的死亡病例中大约 41% 的归因于 CVD。

透析患者的死亡率因年龄和潜在的并发症而异。早期死亡在低血清白蛋白和血清磷的人群以及充血性心力衰竭和癌症患者中更普遍[133]。虽然透析死亡率在人种间的差别，特别是在老年群体中已被发现，这也可能是移植率差别、透析开始时残余

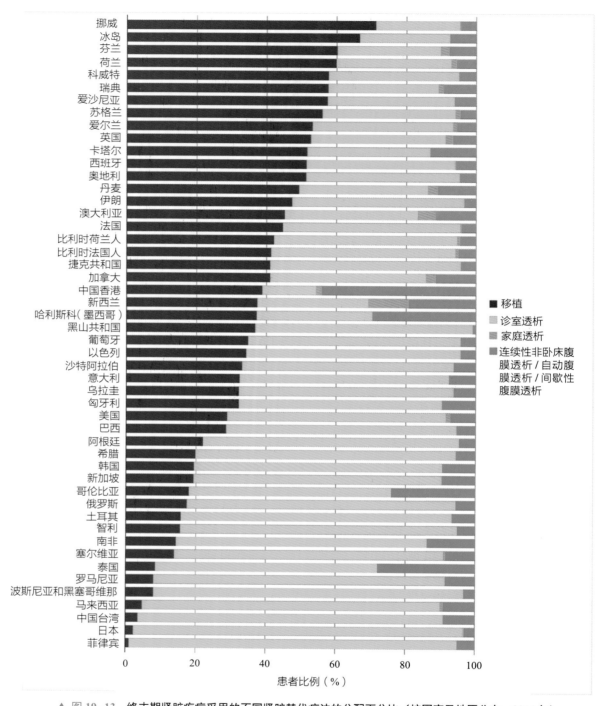

▲ 图 19-13 终末期肾脏疾病采用的不同肾脏替代疗法的分配百分比（按国家及地区分布，2014 年）

引自美国肾脏数据系统。2016 USRDS 年度数据报告：epidemiology of kidney disease in the United States.https://www.ajkd.org/article/ S0272-6386（16）30703-X/fulltext.

肾功能水平以及是否存在共存疾病及其严重情况差别有关[134]。

各国透析患者死亡率也存在差异。DOPPS 研究显示，透析前 120 天的死亡率波动在日本的每年每 100 名患者 17 例至比利时的每年每 100 名患者 33.5

例[131]。长期死亡率的变化更大，在透析的第 1 年，日本的年死亡率为每 100 名患者 5.2 例，而比利时的年死亡率为每 100 名患者 19.9 例。应该要注意的是日本 75 岁以上的老年患者比例较小，无论如何，日本校正死亡率依然比其他国家低。总体来说，欧

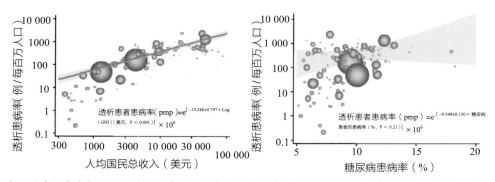

▲ 图 19-14　在 123 个国家中行透析治疗的终末期肾脏疾病与糖尿病患病率之间的联系［人均国民总收入（左），糖尿病患病率（右）］

在两个图表中，中国和印度分别是最大和第二大的圆圈［引自 Liyanage T, Ninomiya T, Jha V, et al. Worldwide access to treatment for end-stage kidney disease: a systematic review.*Lancet*. 2015;385（9981）:1975–1982.］

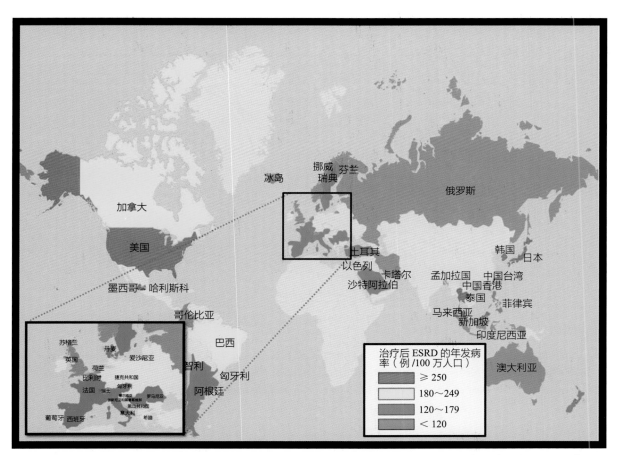

▲ 图 19-15　终末期肾脏疾病的发生率在地域上的差别（**ESRD，每年每百万人口，按国家及地区统计，2014 年**）

引自美国肾脏数据系统。2016 USRDS annual data report: epidemiology of kidney disease in the United States. https://www.ajkd.org/ article/ S0272-6386（16）30703-X/fulltext.

洲和北美的长期死亡率相当相似，其中美国的校正死亡率最高（图 19-18）。

同时需要注意的是，透析的死亡率有时也和取消治疗有关。在澳大利亚和新西兰，前 120 天死亡的病例中有近 40% 是由取消治疗引起的，该比例在意大利、法国、德国等区域明显降低 [131]。

死亡率的趋势表明与过去 10 年相比，美国的透析患者存活时间更长，总体死亡率较 1996 年降

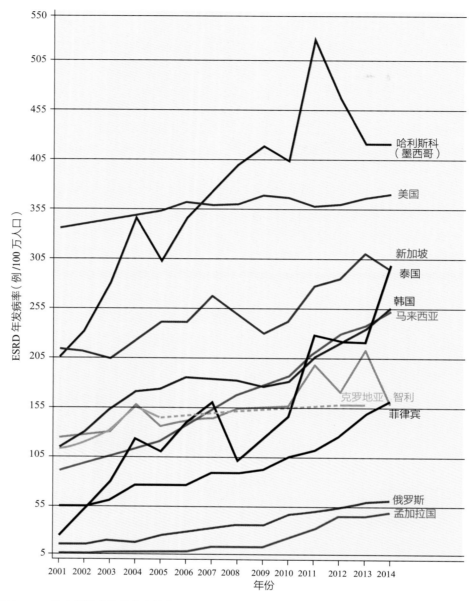

▲ 图 19-16　终末期肾病的发病率趋势（**ESRD，每年每百万人口，按国家及地区分布，2001—2014 年**）

与 2013-2014 年相比，2001—2002 年 ESRD 发病率上升百分比最高的 10 个国家及美国［引自美国肾脏数据系统。2016USRDS Annual data report: epidemiology of kidney disease in the United States. https://www.ajkd.org/article/ S0272-6386(16)30703-X/fulltext.］

低了 32%。虽然在透析的治疗方法上有很大的改进，但相对于他们在降低死亡率上的作用依然不明确。除了抗高血压治疗，评估单一干预措施的对照实验还未能显示他们在透析患者全因死亡率上的影响[135-143]。在我们看来，这可能部分源自于以单一风险因素为目标的干预措施在显示全因死亡率的降低上还存在困难。对于多干预措施的应用可能能够达成这一目标。

（五）风险因素

ESRD 发病的危险因素与 CKD 早期发病风险较高的危险因素有显著差异。最值得注意的是，经其他因素调整后，年龄往往与 ESRD 风险呈负相关[65, 144, 145]。令人惊讶的是老龄和 CKD 发病率之间存在很强的负相关。可能是由于老龄患者中死亡率更高，且许多老年人会拒绝进行透析。甚至，在加

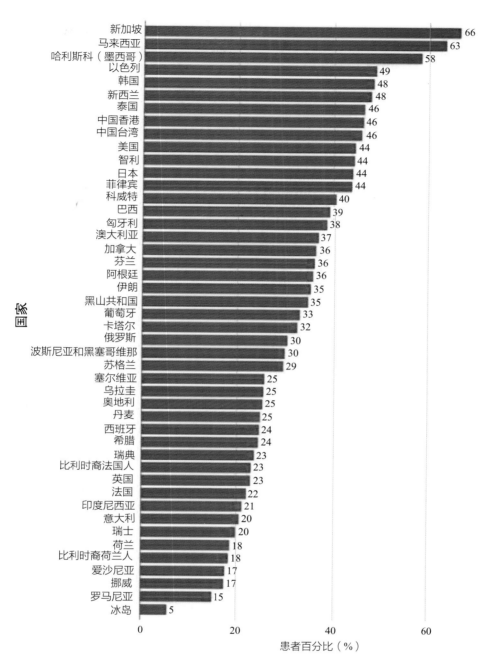

▲ 图 19-17　糖尿病引发的终末期肾脏病比例（按国家及地区分布，2014 年）

引自美国肾脏数据系统。2016 年 USRDS 年度数据报告：epidemiology of kidney disease in the United States. https://www.ajkd.org/article/S0272-6386(16)30703-X/fulltext.

拿大 eGFR 在 15～29ml/(min·1.73m^2) 的 85 岁以上老人中每年每 1000 名患者就有 20 例未治疗肾衰竭患者，每年每 1000 名患者中仅有 1.5 例进行透析或移植治疗的肾衰竭患者[66]。相反，相似 eGFR 的 18—44 岁患者中每年每 1000 名患者中分别有 3.5 例未治疗肾衰竭病例和 17 例治疗肾衰竭病例。在

美国也观察到了相似的情况[47]。最后，有可能老年人群中 eGFR 的递减比年轻人中更加缓慢[146]。

性别和人种作为额外风险因素也在 CKD 及 ESRD 早期发病率中有所差别。例如，eGFR < 60ml/(min·1.73m^2) 时女性会存在略微更高的风险[147]，男性 ESRD 患病率和发病率的比例更高[24]。在调整人

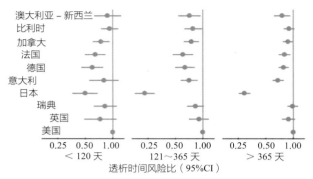

▲ 图 19-18　不同透析时间情况下 DOPPS 研究各国与美国血液透析患者的死亡率比较

模型通过年龄、性别、人种以及糖尿病引起的终末期肾脏疾病校正，按研究阶段分［N=DOPPS 统计的 86 886 名血液透析患者（2002—2008 年）］. CI. 可信区间（引自 Robinson BM, Zhang J, Morgenstern H, et al. Worldwide, mortality risk is high soon after initiation of hemodialysis. Kidney Int. 2014;85:158–165.）

口和临床因素之后，男性依然显示出较高的 ESRD 风险。ESRD 风险在性别间的差别可能来自于激素的区别[148] 或医疗服务和偏好上的不同。例如，女性更倾向于在更低 eGFR 时开始透析治疗[149]。相比之下，虽然非裔美国人开始透析治疗的时间更晚，他们 ESRD 风险是白种人的近 4 倍[24, 43, 149]。即使在调控社会经济状况、临床表现以及获取医疗保健因素后这些差别依然存在[77, 150, 151]。2014 年，非裔美国人的 ESRD 发病率在调控年龄以及性别因素之后为每年 876.7 例 /100 万人口；该数值在亚裔群体中为每年 357.3 例 /100 万人口，在原住民中为每年 331.1 例 /100 万人口，在白人中为每年 286.3 例 /100 万人口。

上文有提到，因为不断增长的患病率和发病率，糖尿病是全世界范围内 ESRD 的主要诱因[24, 152]。2014 年新加坡 66% 的 ESRD 发病患者由糖尿病引起，美国为 46%。USRDS 显示，在调查的全球 46 个地区中，仅有 6 个地区糖尿病引发的 ESRD 发病率低于 20%（荷兰、比利时荷兰语区、爱沙尼亚、挪威、罗马尼亚和冰岛）[24]。此外，糖尿病也可以作为 CKD 发病率和疾病进展的风险因素。糖尿病引发的 CKD 通常存在蛋白尿的特点，这也是 CKD 发展成为 ESRD 的风险因素之一[63, 64]。美国第二大引发 ESRD 的诱因是高血压，虽然人们认为许多高血压引发的 ESRD 有可能存在其他诱因，例如 APOL1 风险等位基因或器质性疾病[153]。肥胖

也不定时的被人为和 ESRD 风险的增长关联在一起，在有更长随访时间的既往研究中比现有的研究中显示出更强的关联性[119, 154]。

地域分布也解释了部分 ESRD 风险的区别。在 31 个国际队列的肾衰竭风险方程计算器的验证中，仅观察到队列区域改善了包括年龄、性别、eGFR 和蛋白尿的模型的校正[63]。因此，引入了一个区域校正因子，将北美以外国家 2 年和 5 年的基线风险分别降低 32.9% 和 16.5%（见 kidneyfailurerisk.com）。地理区域校正因子的使用与最近的一项系统性综述一致，该综述报道了各地区 ESRD 患病率的差异。在该研究中北美患病率最高，1839 例 /100 万人口，其次是欧洲的 719 例 /100 万人口[69]。这些差异很大程度上似乎与国家收入有关，据估算高收入和低收入国家之间的差异达到了 74 倍。

四、肾移植

（一）患病率

美国大约 30%（2014 年约有 200 907 例）的 ESRD 患者进行了功能性肾移植[24]。在过去 20 年中，接受肾移植的患者数量相较于 1996 年的 83 199 例增加了一倍多。美国是目前世界上的肾移植患者数量最多的国家，平均每百万人口约有 630 例进行了功能性肾移植，此外其他国家如挪威（657 例 /100 万人口）和葡萄牙（642 例 /100 万人口）的比例也很高。总体而言，北美和欧洲的肾移植患者的比例最高，而南美和亚洲部分地区的患病率最低。在过去 10 年中，所有评估国家的患病率都有所增加。大多数国家接受功能性移植的患者在 ESRD 病例中所占比例相当稳定，其中比例最高的是北欧，约 50% 以上的 ESRD 患者接受功能性肾移植。

（二）发病率

美国每年大约有 18 000 例移植患者，尽管 ESRD 患者的发病率越来越高，但这一数字在过去的 10 年中保持相对稳定（图 19-19）[24]。2014 年，来自已故捐赠者的移植器官比例为 69%，多年来这一比例略有上升，同时活体捐赠者的移植数量随之下降[155]。大约 30% 的活体供者移植手术是在透析开始前进行的[156]。2009 年，活体和死亡供肾的平均等待时间为 3.4 年。等待时间因血型、血小板

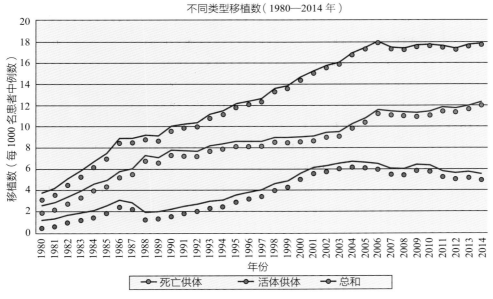

▲ 图 19-19　**1980—2014 年的肾移植数（按供肾类别）**

引自美国肾脏数据系统。2013 年度数据报告：atlas of chronic kidney disease and end-stage renal disease in the United States. https://www.ajkd.org/article/S0272-6386（13）01544-8/pdf; 2016 年 USRDS 年度数据报告：epidemiology of kidney disease in the United States. https://www.ajkd.org/article/S0272-6386（16）30703-X/ fulltext.

反应性抗体（PRA）和区域的不同而有显著差异。2014 年的数据显示 21 岁及以下的人群的每年肾移植率最高，而 75 岁及以上人群的肾移植率最低。平均而言，女性的年移植率略低于男性（每 1000 名透析患者 32 例 vs. 39 例），黑人患者的移植率也低于其他种族（白人、美洲原住民和亚洲透析患者分别为 25 例 vs. 41 例、27 例、42 例）。

由于医疗保健系统、器官供应和文化信仰等的差异，国际上肾移植率的差别很大。2014 年数据显示北欧地区透析患者中移植率最高，挪威和荷兰最高，分别为每 1000 名透析患者 205 例和 154 例。挪威几乎所有 65 岁以下的患者和大多数 65 岁以上的患者在启动 KRT 后 4 年内接受了移植[157]。

（三）结局

虽然目前没有进行随机对照试验，但普遍认为肾移植是首选的 KRT 方式，与血液透析或腹膜透析相比，肾移植更有利于降低患者死亡率和提高生活质量[158]。人们认为，无论是接受活体、已故供体器官，或者是那些接受具有所谓边缘特征的器官的患者，均有上述益处[159-161]。此外，年长的接受者中也可以看到移植的好处。例如，经过校正后分析显示，已接受移植手术的 70 岁以上患者的死亡风险比等待名单上列出的患者低 41%[162]。尽管心血管死亡率随着透析期的增加而增加，但肾移植后患者心血管疾病发生率却没有这样增加，这一结果表明移植后可见的一些死亡率益处可能是由于 CVD 发生率的降低[163]。

另一方面，肾脏移植并非没有风险，死亡的主要原因是 CVD。在心血管疾病的危险因素中，移植后新发糖尿病尤其重要，因为钙调神经磷酸酶抑制剂他克莫司（一种常用的免疫抑制剂）可能会增加其发病率。新发糖尿病的发病率是可变的，但据报道，多达 50% 的移植受者患有新发糖尿病，老年受者患糖尿病的风险更高[164]。感染是移植受者第二大死亡原因，移植后前三年的年感染率估计为 45/100 例[165, 166]。癌症是第三大死亡原因，癌症死亡率是普通人群的 2～3 倍[167, 168]。

（四）肾移植的差异

一些国际研究表明，不同社会经济地位和种族之间的肾移植率存在差异，特别是活体供肾移植[169, 170]。目前美国已经记录了移植转诊、接受者候选者的批准，在等待名单上的位置，等待名单上的时间，以及同种异体移植存活率之间的差异[170-175]。据估计，符合条件的非裔美国移植候选人接受肾移植的比例比符合条件的白人移植候选人少 35%[176]。澳大利亚的一项研究显示，社会经济发达地区的患者比那些社会经济地位较低地区的更有可能接受活体肾移植，死亡的供者移植率相似[177]。活体供者移植中的一些差异可能是由于存在遗传风险变异而增加了家族成员患 CKD 的风险。同样，同种异体移植供者体内存在 *APOL1* 高风险基因型是缩短同种异体移植存活率的危险因素[178]。

五、急性肾损伤

（一）流行病学

AKI 和 CKD 的流行病学有许多相似之处，部分是因为两者的定义都包括基于 GFR 量度的标准（表 19-1）。尿量是 AKI 定义所独有的，但它也是相对较新的标准，在以前的许多文献中都没有涉及，并且因逻辑和理论原因受到批评[179, 180]。AKI 的研究通常通过肌酐水平的变化（有广泛的定义）或依赖于诊断代码［《国际疾病分类》第 9 版进行临床修订］来诊断疾病[179]。使用诊断代码识别 AKI 事件的研究尤其有问题，因为是否标记为 AKI 取决于提供者对 AKI 构成的认知。使用依赖于肌酐的 AKI 定义，诊断代码的敏感性随时代和患者年龄而变化[181]。

（二）发病率

根据定义，AKI 是一种暂时性疾病；持续 3 个月以上的肾脏疾病被定义为 CKD[3, 6]。因此，AKI 只能通过发病率而不是患病率来描述。一项对北加州社区居民的研究估计 AKI 的年发病率为 522.4/10 万，平均每年每 10 万 AKI 患者有 29.5 例需要透析治疗[182]。苏格兰的一项基于人群的研究表明，AKI 和 AKI 需要透析的比率分别为每年 214.7 例 /10 万人口和 18.3 例 /10 万人口[183]。加拿大一项队列研究同时检测受试者肌酐和尿蛋白，发现 AKI 的发病率要高得多，每年每 10 万住院患者中 100～11 700 例[184]。根据 AKI 的诊断代码，在拥有医疗保险且年龄超过 65 岁的患者中，有 4.0% 的患者在 1 年内接受了 AKI 住院治疗[24]。

住院人群中 AKI 的发病率可能更高。一项对全球住院患者的 Meta 分析结果显示，根据 KDIGO 定义诊断 AKI 发病率将近 25%，其中 10% 患者需要接受 KRT[185]。美国退伍军人事务部（U.S .Department of Veterans Affairs）的患者也得出了类似的估计，值得注意的是，根据血清肌酐标准确定的 AKI 患者中，只有 49% 有相关的 AKI 疾病代码[24]。在某些医院手术后患者中也已经确定了 AKI 的发生率。使用美国退伍军人事务部的数据进行估算，大手术后 7 天 AKI 的发生率为耳鼻喉手术后的 4.1% 至心脏手术后的 18.7%（图 19-20）[186]。在大型研究中很少对 AKI 的原因进行评估，但一些研究表明，在住院患者中，大约 2/3 的 AKI 的发生是从社区获得的，1/3 是从医院获得的[187]。

（三）结局

AKI 的研究一直是临床和基础科学研究的重点，因为人们认识到，血清肌酐水平稍有升高的患者更易出现 CKD 或 CKD 进展等结果。此外，研究表明，少尿时即使血清肌酐水平没有上升到满足 AKI 标准，也可能会带来更高的风险[181, 188]。AKI 的患者 CKD 的发生率、eGFR 下降、ESRD 和死亡风险均较高，且 AKI 分期越高，其风险就越高[179, 189-193]。例如一项美国研究显示，需要 KRT 的 AKI 患者后期发生 G4 或 G5 期 CKD 的风险高 28 倍[194]。即使血清肌酐水平的适度变化也与较高的费用和住院时间有关。2005 年的一项研究估计，血清肌酐水平每升高 0.5mg/dl 或更高会增加 3.5 天的住院天数和 7500 美元的额外费用[195]。不良结局的绝对风险因 AKI 的基本特征和分期而异，但许多 AKI 严重到需要 KRT 的患者永远无法完全恢复肾功能[190, 194, 196]。目前对于不良后果是由 AKI 还是由共同危险因素引起的仍存在争议[197, 198]。由于缺乏有效的 AKI 预防治疗，以及仍然需要大量样本和长期随访，因此目前还没有明确证实病因的试验[199]。

（四）危险因素

AKI 的危险因素与 CKD 相似，包括老龄、男性和黑人种族[53]。AKI 的种族差异可能因社会经济地位的差异而产生混淆，而社会经济地位本身是 AKI 的一个危险因素，例如在一项小型研究中，肾脏中 APOL1 变异差异并未对此做出解释[200]。糖尿病也增加了 AKI 的风险，糖尿病患者中 AKI 的概率高出 1.5～2.5 倍[54, 201]。然而，最强的危险因素似乎是较低的 eGFR 和较高的白蛋白尿，并且两者参与 AKI 分级，与是否存在糖尿病或高血压差异不大（图 19-21）。

六、证据的缺失及文献的局限

肾脏疾病流行病学的文献严重缺失以下证据。

1. 对疾病发作的研究受到肾脏疾病诊断的时机和指征的限制。虽然在急性和慢性疾病的治疗期间，经常需要测量血清肌酐水平，但在临床诊治过程中，肾脏损害的其他标志物的测定频率不及血清肌酐水平高，因此常常低估 AKD 和 CKD 的发生率。在研究人群中，血清肌酐水平的测量频率较低以至于无法区分 AKI，AKD 和 CKD。

2. GFR 以外的其他因素也会影响肌酐和胱抑素 C 的血清浓度。

3. 许多已确定的风险因素不符合 Bradford Hill 概述的因果关系的所有标准[7]。

4. 肾脏疾病的病因没有统一的定义，在研究

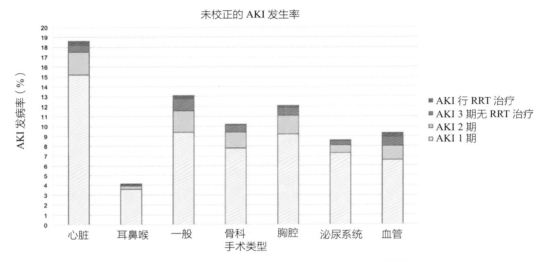

▲ 图 19-20　急性肾损伤的发病率（按手术类别和 AKI 分期）

AKI. 急性肾损伤；ENT. 耳鼻喉；RRT. 肾替代疗法［改编自 Grams ME, Sang Y, Coresh J, et al. Acute kidney injury after major surgery: a retrospective analysis of Veterans Health Administration data. *Am J Kidney Dis.* 2016;67（6）:872–880.］

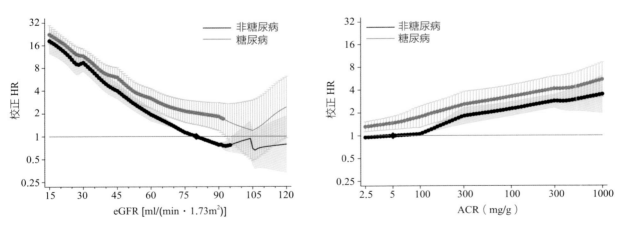

▲ 图 19-21　通过估算肾小球滤过率 (eGFR) 和尿白蛋白 / 肌酐比 (ACR) 评估急性肾损伤风险（按糖尿病状态分层）

HR. 风险比；普通人群中糖尿病患者和非糖尿病患者的急性肾损伤风险比（95% 置信区间，以共同非糖尿病患者为对照组）根据 eGFR[非糖尿病患者参考值 80 ml/(min·1.73m²)]（左）和 ACR（非糖尿病患者参考值 5mg/g）（右）（引自 James MT, Grams ME, Woodward M, et al. A meta-analysis of the association of estimated GFR, albuminuria, diabetes mellitus, and hypertension with acute kidney injury. *Am J Kidney Dis.* 2015;66:602–612.）

和临床人群中通常无法获得确定病因所需的临床信息。

5. ESRD 是由一种治疗方法定义的，其起始适应证并不统一。肾衰竭的症状定义不清，而且各国之间 KRT 的适应证差异很大，限制了 ESRD 研究对肾衰竭的推断。

6. 评估肾脏措施的实验室方法可能有所不同。指南通过推荐标准化测定的血清肌酐和胱抑素 C 水平、eGFR 的常规报告以及尿白蛋白而非总蛋白作为诊断指标，这大大提高了研究之间的可比性，但是还需要进一步工作。

七、结论

总之，肾脏疾病现在被认为是一个紧迫的全球健康问题。全球超过 10% 的人口患有 CKD，近 25% 的住院人口患有 AKI。在获得治疗方面存在着巨大的差距，数以百万计的人没有得到充分的治疗。肾脏病流行病学在为发布指南定义和建议、协调研究、制订试验终点和国际肾脏病学会等全球倡议的成功提供证据方面发挥着关键作用，该计划旨在确定 CKD 的全球需求，并在 2025 年前消除 AKI 造成的可以预防的死亡。

慢性肾脏病风险预测

Risk Prediction in Chronic Kidney Disease

Kelsey Connelly Maarten W. Taal Navdeep Tangri 著

方 丽 译

杨俊伟 校

第 20 章

要 点

◆ 由于慢性肾脏病（CKD）的进展过程存在着很大的异质性，因此需要在 CKD 中探索风险分层的方法，以识别易于发展为终末期肾脏病（ESRD）的患者及可能会从治疗干预中获益的患者。

◆ 危险因素（如年龄、性别、种族等）和生物学标志物（如蛋白尿、贫血、成纤维母细胞生长因子 23 等）的联合评估有助于 CKD 患者的风险分层。

◆ 与预测心血管风险的 Framingham 风险评分相似，肾脏风险评分如肾衰风险公式（kidney failure risk equation，KFRE）有助于准确评估 CKD 进展风险。

◆ 某些公式如肾衰风险公式，是经过外部验证的，有望于临床的广泛应用。

当前，美国已有超过 2600 万人罹患慢性肾脏病（chronic kidney disease，CKD）[1]。全球范围内，CKD 的患病率波动在 8.7%～18.4%，平均患病率为 13.4%（95%CI 11.7%～15.1%）[2]。庞大的 CKD 患者数对卫生保健服务的资源分配产生了重要影响，尤其是对肾脏病医疗服务。过去的 20 年里，肾脏病医疗服务的治疗窗口前移，已经从仅为少数相对罕见肾脏病或终末期肾脏病（ESRD）的患者提供高度专业化的医疗服务，转变为关注广大 CKD 患者医疗服务的学科。而且，由于 CKD 临床症状十分隐匿，早期诊断依赖于早期筛查。但是，人群中全面普查的性价比又较低[3]。因此，识别出高危人群、进行有目的的早期筛查就显得十分必要。成功的筛查项目有望识别出大量隐匿的 CKD 患者；但是，由于费用问题，在大多数国家，对所有筛查出的 CKD 患者提供全程的、长期的肾脏病医疗服务也是不太现实的。所幸，研究发现，CKD 的病程进展间存在着巨大的异质性，其中绝大多数的 CKD 患者进展为 ESRD 的风险较低。以肾小球滤过率估

计 值（estimated glomerular filtration rate，eGFR）< 60ml/(min·1.73m^2) 作为临床实践中 CKD 的诊断标准是异质性产生的重要原因之一[4]，因为，任何一个给定的 eGFR 值在肾衰竭进展的风险评估中均在巨大差异，进而增加过度诊断和漏诊 CKD 的可能性[5]。由此，就会导致一些低风险人群被过度关注、接受不必要的治疗；反之，一些高风险人群又被低估、接受不到最优质的肾脏病医疗服务[6]。目前，肾脏病预后质量倡议（Kidney Disease Outcomes Quality Initiative，K/DOQI）工作组制订的 CKD 定义和分期系统已经被广泛接受，在流行病学研究中评估各期 CKD 的患病率也十分有效[7]。但是需要指出的是，这样的分期系统对于评估肾功能进展风险的价值较低[8]。因此，改善全球肾脏病预后组织（Kidney Disease：Improving Global Outcomes，KDIGO）对 K/DOQI 分期系统进行了修正，以使 eGFR 和白蛋白尿定义的分期确实与疾病风险相关[9]，但其准确的、个体化的风险预测效能仍然十分有限。既往研究表明，CKD 患者中 GFR

下降率范围很广，高达 15% 的患者甚至表现出 GFR 增加[10]。

O'Hare 等采用美国肾脏数据系统和美国退伍军人事务部数据库中的晚期 CKD 患者数据，进行了一项回顾性队列研究，发现了 eGFR 的 4 种变化趋势[11]：① eGFR 持续 < 30ml/(min · 1.73m^2) 的 CKD 患者年均降低 7.8ml/(min · 1.73m^2)；② eGFR 波动于 30～59ml/(min · 1.73m^2) 的 CKD3 期患者疾病进展速度较快，年均降低 16.3ml/(min · 1.73m^2)；③ eGFR > 60ml/(min · 1.73m^2) 的 CKD 患者肾功能衰退较快，年均降低 32.3ml/(min · 1.73m^2)；④ eGFR > 60ml/(min · 1.73m^2) 的 CKD 患者在 6 个月内或者更短时间内肾功能急剧下降，年均降低 50.7ml/(min · 1.73m^2)。相似的，在非洲裔美国人肾脏病及高血压研究（the African American Study of Kidney Disease and Hypertension，AASK）的 846 名 CKD 患者中，经 3 年随访，Li 等也发现了 CKD 不同的进展模式：① eGFR 稳定或者上升，定义为每年下降速度 < 2ml/(min · 1.73m^2)；② eGFR 快速下降，每年下降速度 > 4ml/(min · 1.73m^2)；③以上情况交替存在。该研究认为，eGFR 稳定或者上升是 CKD 最常见的进展方式，约 58% 的患者沿该轨迹进展[12]。由此可见，CKD 进展过程存在诸多异质性，在 CKD 患者中探讨风险分层方法有助于准确筛选出 ESRD 的高危患者，可通过积极干预使得该部分患者具有较好的临床获益。不仅如此，风险分层对于低风险人群也同样重要，它不仅能使得患者避免焦虑，也可避免不必要占用肾脏病医疗资源。

CKD 另外一个备受关注的重要原因是其与心血管事件（CVE）风险显著增加密切相关。在相当多的轻中度 CKD 患者中，CVE 的发生风险甚至要高于 ESRD[13]。由于 CKD 常常与心血管疾病（CVD）传统危险因素如高血压、血脂代谢紊乱等的高发有关，风险预测工具如 Framingham 风险评分其实是大大低估了 CKD 患者的心血管风险[14]。这种现象可能是与 CKD 所特有的非传统心血管事件危险因素相关。

从上述讨论中可见，认识和识别 CKD 发生发展及其与 ESRD 和 CVE 相关的高危因素是非常必要的。本章中，我们将就目前所认识的危险因素及 CKD 患者风险的预测方法进行简要综述。CKD 相关的 CVD 危险因素，很多与 CKD 进展的危险因素

相重叠，将在第 54 章讨论。

一、危险因素的定义

危险因素是一种与疾病或疾病过程具有因果关系的变量，即个体中存在该变量时则现在或将来患病的风险增加。因此，危险因素可视为是一种有用的工具，可用于识别疾病风险增加或具有某些特定结局的个体。在流行病学研究中，许多变量可能与疾病有关，但是这些关系可能是偶然关系、非因果关系或因果关系（真正的危险因素）。Bradford Hill 标准是评价假定的危险因素（暴露）和疾病（结果）因果关系的最低要求（表 20-1）。在 CKD 这种由多种因素共同作用导致的复杂性疾病中，许多危险因素可能无法满足所有标准。但是，他们确实提供了一个评估危险因素与疾病因果关系强度的有用框架。

二、慢性肾脏疾病进展的危险因素和机制

数十年来一直认为，一旦 GFR 降低至临界水平以下，则会进行性进展至 ESRD。该现象提示，

表 20-1　因果关系的 **Bradford Hill** 标准

参　数	注　解
关联强度	关联性越强，则因果关系可能性越大
一致性	在不同的人群和研究中，这种因果关系都是一致的
特异性	一个单一的假定原因产生一个单一的结果
时间性	暴露早于结局（如危险因素的发生时间早于疾病）
效应关系	危险因素的暴露增加会增加患病风险，而危险因素的暴露减少会降低患病风险
合理性	观察到的关联性与疾病过程的生物学机制一致
连贯性	观察到的关联性与特定领域的现有理论和知识是一致的
实验证据	所研究的因素可通过适当的实验方法加以调整
类比	对于类似的接触或疾病，存在一个确定的因果关系

引自 Hill AB. The environment and disease：association or causation? *Proc R Soc Med*. 1965；58：295-300.

肾单位损伤一旦达到一定的数目则会进入到恶性循环，导致更多的肾单位损伤。详细的研究表明，一系列的相关因素协同作用、共同促进了 CKD 的进展，包括肾单位缺失所导致的肾小球血流动力学变化 [肾小球毛细血管静水压升高和单个肾单位肾小球滤过率（single-nephron GFR，SNGFR）升高]、蛋白尿和炎症反应等。单侧肾切除后的良好预后提示 [15]，单一的致病因素不足以引起进行性 CKD；多重打击学说认为是多种因素协同作用，共同导致肾脏损伤超过储备功能，进而引起了肾单位的进行性缺失 [16]。根据 Bradford Hill 标准的合理性和连贯性，一个假定的危险因素应该以某种方式影响 CKD 的发病机制（详见第 51 章）。图 20-1 显示了危险因素是如何与病理生理机制相互作用引发或加速 CKD 进展的。

基于对 CKD 发病及进展机制的认识，可将危险因素分为易感因素、启动因素和进展因素（表 20-2）。首先，易感因素是指当个体暴露于可能引起肾脏损害的潜在因素后罹患 CKD 风险增加的那些危险因素。一个典型的例子是单侧肾切除后肾单位减少，这会使得个体在罹患糖尿病时更容易发生糖尿病肾脏疾病 [17]。启动因素是指能够直接导致或引发易感个体的肾脏损伤，例如肾毒性药物、输尿管堵塞或原发性肾小球疾病等危险因素有可能引起部分个体（并非全部）CKD。最后，进展因素是指在 CKD 发生后能够促进肾脏损伤进行性进展的危险因素，例如高血压会促进肾小球内静水压的上升和肾小球损伤。探索进展因素的研究应在队列研究设计中招募相对早期的 CKD 患者。不过，在某些情况下，区分这些类别可能会很困难，因为某些因素［如糖尿病（DM）］可能以以上所有三种方式起作用。同时，在某些研究中，由于参与者在纳入时的特征不明，可能无法将易感因素与进展因素区分开来。

三、人口学特征

（一）年龄

CKD 的患病率会随着年龄的增长而增加，据报道，在超过 75 岁的老年人中其患病率可高达 56% [18]。健康人群的纵向观察研究表明，在一部分

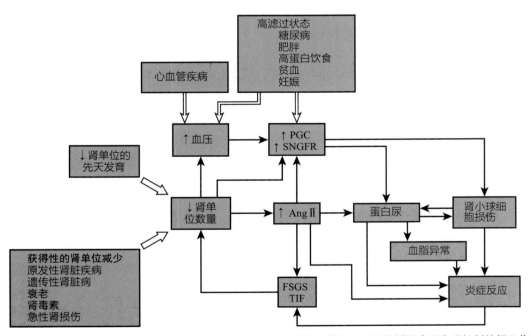

▲ 图 20-1　示意图显示的是慢性肾脏疾病进展的危险因素与导致肾单位丢失恶性循环病理生理机制的相互作用

AngⅡ. 血管紧张素Ⅱ；FSGS. 局灶节段性小球硬化；PGC. 肾小球毛细血管静水压；SNGFR. 单个肾单位肾小球滤过率；TIF. 肾小管间质（引自 Taal MW, Brenner BM. Predicting initiation and progression of chronic kidney disease: developing renal risk scores. *Kidney Int.* 2006;70:1694–1705.）

人群中肾小球滤过率会随着年龄的增加而下降，提示衰老可能是肾单位缺失的部分原因[19]。对应地，高龄也与 CKD 其他危险因素的高发有关，如高血压、肥胖和心血管疾病等，这也导致了 CKD 患病率升高。几项基于人群的研究显示，蛋白尿、CKD 及

表 20-2 慢性肾脏病的危险因素

危险因素	易感	启动	进展
高龄	+		
性别	+		
种族	+		+
慢性肾脏病家族史	+		
代谢综合征	+		
血流动力学因素			
肾单位数量少	+		+
糖尿病	+	+	+
高血压	+		+
肥胖	+		+
高蛋白饮食	+		+
妊娠		+	+
原发性肾脏病		+	
遗传性肾脏病		+	
泌尿系疾病		+	
急性肾损伤		+	+
心血管疾病	+		+
蛋白尿			+
低白蛋白血症			+
贫血	+		+
血脂异常	+		+
高尿酸血症	+		+
不对称二甲基精氨酸↑			+
高磷血症			+
低血清碳酸氢盐			+
吸烟	+		+
肾毒素		+	+

ESRD 的患病率会随着年龄的增加而增加[20-23]。同样，老年高血压患者 5 年内肾功能衰退的发生率明显增高[24]。一项研究报道显示，虽然高龄与 GFR 下降的速度增快密切相关，但高龄却是 CKD 患者是否进展至 ESRD 的一个阴性预测指标[25]。这种矛盾很可能是因为老年患者中死亡风险和 ESRD 风险之间存在着竞争关系。一项纵向研究数据表明，65 岁以上老年患者，只有当 GFR ≤ 15ml/(min·1.73m²) 时，ESRD 的风险才会超过死亡风险（图 20-2）[26]。相比之下，研究发现在 CKD 患者中，年龄越低，eGFR 的下降速度越快，而这又与 1 年死亡率的增加有关[11]。

一项大规模的 Meta 分析（包括来自 46 个队列 2051 244 名研究者的数据），为探讨年龄对 CKD 相关风险的影响提供了有力证据。在普通人群和 CVE 高危人群中，随年龄增长，死亡相对风险的增加与 GFR 下降减慢相关；但是，老龄患者的死亡绝对风险仍然是明显增高。蛋白尿与死亡风险的相关性也呈现相似趋势。在 CKD 队列中，死亡相对风险的增加并不随着年龄增长而降低。而且，在任何一组中，随着年龄的增长，ESRD 的风险都没有减少[27]。

因此，高龄是 CKD 的易感因素。各个年龄段都观察到死亡风险和 ESRD 的相关性增加。这些观

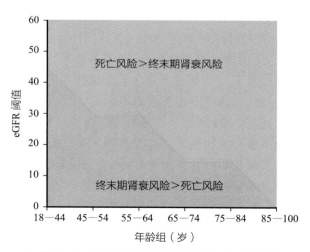

▲ 图 20-2 基线估计肾小球滤过率（eGFR）阈值
在 209 662 名罹患慢性肾脏病 3～5 期的美国老兵中，经过 3.2 年的随访观察，发现在阈值以下，终末期肾衰的罹患风险大于死亡风险；阈值以上，则死亡风险大于慢性肾脏病的罹患风险（引自 O'Hare AM, Choi AI, Bertenthal D, et al. Age affects outcomes in chronic kidney disease. *J Am Soc Nephrol*. 2007;18:2758–2765.）

察研究表明，在老年人中进行 CKD 的针对性筛查是一项经济有效的策略。但是老年人群经积极干预后 CKD 风险能降低多大程度，还需要进一步研究。有关老年群体 CKD 的进一步探讨，请参阅第 22 章和第 84 章。

（二）性别

目前，性别对 CKD 及疾病进展的影响尚存在一定争议。研究表明，在一般男性中，蛋白尿和 CKD 发病率较高，与 CKD 相关的 ESRD 或死亡风险较高 [20, 23, 28]。男性高血压患者的肾功能减退风险较高 [24]，CKD3 期女性患者的 ESRD 风险较低 [25]，CKD4～5 男性患者进入肾脏替代治疗（RRT）的时间更短 [29]。另外，包括美国肾脏病数据系统（USRDS）在内的大多数国家注册机构均报告男性 ESRD 的发病率（413 例 / 百万人口）明显高于女性（280 例 / 百万人口）[30]。但是，既往的 Meta 分析存在着相互矛盾的结果，一项研究提示男性的 GFR 下降率较高 [31]；但另一项研究报道则显示，在校正了基线变量（包括血压和尿蛋白排泄率）后，女性患者的血清肌酐水平或 ESRD 发生率翻倍的风险显著增高 [32]。

迄今为止，探讨性别对 CKD 相关结局的最大规模 Meta 分析包含了 2 051 158 例受试者的研究数据。研究结果显示，男性的全因死亡和心血管死亡风险高于女性。随着 GFR 下降、白蛋白尿升高，虽然男性和女性的死亡相对风险均呈增高趋势，但与男性相比，女性的增高幅度更为明显。重要的是，随着 GFR 下降、白蛋白尿升高，男性和女性的 ESRD 相对风险也均呈增高趋势，但没有证据表明两者之间有显著性差异（图 20-3）[33]。引用的许多研究均存在一个局限性，即女性的绝经状态并没有记录在案。尽管如此，公布的可靠数据清楚显示，CKD 风险、死亡风险及 ESRD 风险在男性和女性中是相似的。由此，男性 RRT 率高于女性的原因还需要进一步研究，可能与 RRT 的治疗偏好有关，而非疾病进展的生物学差异。关于性别对 CKD 影响的进一步讨论，详细请参阅第 19、21 和 51 章。

（三）种族

美国透析患者中，非裔美国人占有相当高的比例，提示种族很可能是 CKD 进展至 ESRD 的重要危险因素。基于人群的研究发现，非裔美国人中，ESRD 的发生率偏高仅部分归因于社会经济及其他的已知危险因素 [7, 23, 34, 35]。同样的，黑人糖尿病患者早期肾功能下降（血清肌酐升高 ≥ 0.4mg/dl）的风险比白人糖尿病患者高 3 倍（OR=3.15；95%CI 1.86～5.33），但是这额外风险有 82% 可归因于社会经济及其他已知危险因素 [36]。高血压患者中，非裔美国人 5 年内肾功能减退的风险明显增高 [24]。肾脏病膳食改良（Modification of Diet in Renal Disease，MDRD）研究中，非洲裔是 GFR 下降速度增快的独立危险因素 10。有趣的是，"卒中地理和种族差异的原因（Reasons for Geographic and Racial Differences in Stroke，REGARDS）"队列研究的数据显示，在非裔美国人中，eGFR [50～59ml/(min · 1.73m²)] 患病率较低；但在白人中，eGFR [10～19ml/(min·1.73m²)] 患病率较高，提示非洲裔可能是 CKD 的进展因素、而不是易感因素 [37]。2012 年的 USRDS 数据显示，ESRD 的发病率在以下种族中明显升高，即非洲裔（比白人高 3.3 倍）、西班牙裔（比非西班牙裔高 1.5 倍）、美洲印第安人（比白人高 1.5 倍）[38]。相似地，2012 年 ESRD 的患病率在以下少数族群中明显增高，即非裔美国人（5671 例 / 百万人口）、美洲印第安人（2600 例 / 每百万人口）、西班牙裔（2932 例 / 百万人口）、亚洲人（2272 例 / 百万人口）、白色人种（1432 例 / 百万人口）[38]。据报道，CKD 和 ESRD 在其他种族中也更为流行，包括亚裔 [39]、西班牙裔 [40]、美洲印第安人 [41]、墨西哥裔 [42] 及澳大利亚原住民 [43]。一项包含了 25 项队列研究、940 336 名受试者数据的大规模 Meta 分析研究了黑人、白人和亚洲人中种族对 CKD 风险的影响，全因死亡率或心血管死亡率的绝对风险（经年龄校正）及 ESRD 的绝对风险是黑人＞白人＞亚洲人。但是，全因死亡率或心血管死亡率的相对风险及 ESRD 的相对风险会随着 GFR 下降和尿白蛋白升高而增加，在各族群中水平相似 [44]。

因此，低 GFR/ 高白蛋白尿与死亡率 /ESRD 间的风险不受种族影响。种族与 CKD 相关性的潜在机制仍有待阐明，但可能涉及遗传因素（见"遗传因素"一节）、糖尿病患病率增加、肾单位下降、盐敏感性高血压的易感性增加、以及环境、生活方

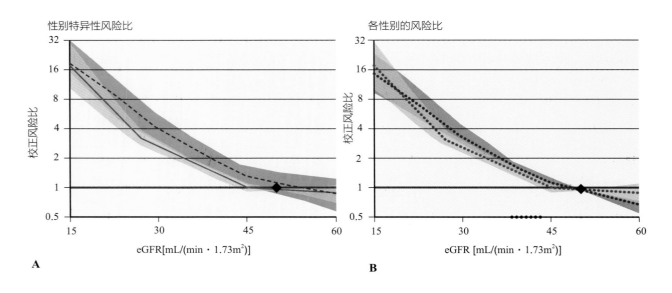

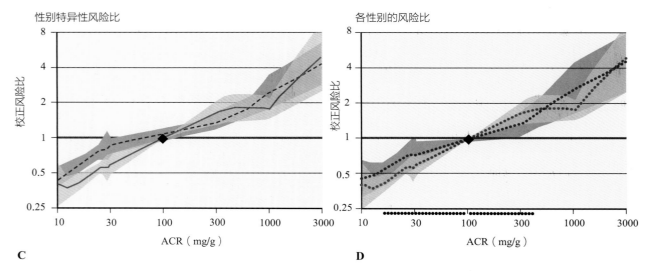

▲ 图 20-3　**A 和 B.** 根据估计肾小球滤过率（**eGFR**）得出的终末期肾衰竭的风险比；**C 和 D.** 在慢性肾脏病队列中，男性与女性的尿蛋白 / 肌酐比（**ACR**）

A 和 C. 性别特异性的风险比，包括在参考点上的男性性别作用；B 和 D. 每个性别的风险比，可以从视觉上消除男女之间的基线差异。风险比根据年龄、性别、种族、吸烟状况、收缩压、心血管疾病史、糖尿病、血清总胆固醇浓度、体重指数和估计的肾小球滤过率或蛋白尿进行校正。CI，可信区间（引自 Nitsch D, Grams M, Sang Y, et al. Associations of estimated glomerular filtration rate and albuminuria with mortality and renal failure by sex: a meta-analysis. *BMJ,* 2013;346:f324.）

式和社会经济差异。种族和 CKD 将在第 19、21 和 51 章进一步讨论。

四、遗传因素

　　单基因缺陷引起的遗传性肾脏病，如常染色体显性遗传性多囊肾病（polycystic kidney disease，PKD）、Alport 综合征、Fabry 病及先天性肾病综合征等，在 CKD 患者中相对少见，但在临床中非常重要。然而，越来越多的证据表明，遗传因素可解释许多其他多因素导致的 CKD 家族聚集。在

25 883 例 ESRD 患者中，22.8% 有家族史[45]；对 ESRD 患者家属进行筛查发现其 CKD 的罹患率高达 49.3%[46]。在另一项 689 例 ESRD 患者和 361 例对照组的病例对照研究中，在经过多重已知危险因素（如糖尿病和高血压）校正后，一级亲属患有 CKD 的，罹患 ESRD 风险增加 30%（HR=1.3，95%CI 0.7～2.6）；两个一级亲属患有 CKD 的，风险增加 10 倍（HR=10.4，95%CI 2.7～40.2）[47]。相似地，一项纳入 103 例美国 ESRD 白人患者的病例对照报告显示，一级、二级或三级亲属患有 ESRD 的患者罹患 ESRD 的风险增加 3.5 倍（95%CI 1.5～8.4）[48]。突破性研究发现，ESRD 与载脂蛋白 L1（apolipoproteinL1，APOL1）基因的两个编码变异间存在很强的相关性，这也为非裔美国人中 ESRD 的高发提供了遗传学方面的解释。这些基因突变可增加布氏罗得西亚锥虫（Tiypanosoma brucei rhodesiense）感染的抵抗力，而布氏罗得西亚锥虫感染会导致昏睡症。这一观察解释了自然选择可能导致了这些变异在人群中的普遍流行。随后的研究进一步确认，APOL1 风险变异与几种病理类型的慢性肾小球肾炎有关，如局灶节段性肾小球硬化（focal segmental glomerulosclerosis，FSGS）、人类免疫缺陷病毒相关性肾病［human immunodeficiency virus（HIV）-associated nephropathy，HIVAN］、镰状细胞肾病和重症狼疮肾炎[49]。此外，队列研究报道了 APOL1 风险变异与 ESRD 进展风险的相关性：进展风险在欧洲裔美国人（没有风险变异）中最低，在非洲裔美国人（没有或者只有一个风险变异）中居中，在有两个风险变异的非洲裔美国人中最高[50]。据估计，在非洲裔美国人 CKD 引起的疾病负担中，APOL1 占到了 40%。

尽管 APOL1 基因的两个风险变异与 ESRD 密切相关，但这种基因型的人群也仅有少数会发展为 CKD，提示二重打击是遗传易感个体罹患疾病的必要条件。HIV 就是这样的一种二重打击，但有人提出，其他病毒感染和其他类型的基因变异可能也非常重要[49]。

其他研究表明，遗传因素增加了 CKD 早期表现的易感性。一项对 169 例 2 型糖尿病先证者家族的研究发现，在校正了混杂因素后，有微量白蛋白尿的先证者其同胞罹患微量白蛋白尿的风险也显著增加（OR=3.94，95%CI 1.93～9.01）[51]。此外，与正常尿蛋白的糖尿病先证者的非糖尿病同胞相比，有微量白蛋白尿的糖尿病先证者的非糖尿病同胞其尿白蛋白排泄率明显增高（正常范围内）。

全基因组关联研究（genome-wide association study，GWAS）已经确定了多个新型位点与血肌酐水平或者 CKD 密切相关[52-54]。此外，最近一项在 63 558 名欧洲裔人群中进行的 GWAS Meta 分析显示，随时间推移的 GFR 下降与 3 个基因位点密切相关——尿调节素（uromodulin，UMOD）（之前已证实 CKD 与 ESRD 相关）、GALNTL5/GALNT11 和 CDH23。据估计，在这个人群中，GFR 下降的遗传性是 38%[55]。进一步的研究探讨了可能影响 CKD 进展风险的表观遗传作用（基因表达的可遗传变化，并不涉及初级核苷酸序列）。一项研究比较了慢性肾功能不全队列（Chronic Renal Insufficiency Cohort，CRIC））中 20 名 GFR 下降最快者与 20 名 GFR 最稳定者的全基因组 DNA 甲基化情况，鉴定出了几个与上皮细胞 - 间充质细胞转分化和炎症相关基因的甲基化差异，认为该差异与 CKD 进展密切相关[56]。

从以上讨论清晰可见，遗传因素可能是某些个体的易感因素、可能是某些单基因缺陷引发 CKD 的启动因素，也可能是某些个体的疾病进展因素。CKD 遗传相关研究的快速进展会使得遗传危险因素在 CKD 患者的风险预测中变得越来越重要。有关肾脏病遗传方面的详细讨论，请参阅第 43～45 章。

五、血流动力学因素

实验研究表明，肾单位减少[57]和慢性高血糖[58]引起的肾小球血流动力学反应（如肾小球毛细血管高压和高滤过）是 CKD 肾单位减少进入恶性循环的关键机制。任何加剧肾小球高压力和（或）高滤过性的因素均会加重肾小球损伤及加速 CKD 进展（图 20-1）。

（一）肾单位数目减少

1. 先天性肾单位发育

尸检研究表明，人体每个肾脏的肾单位数目差异较大，波动于 210 332～2 702 079[59]。有研究表明，多重因素影响了先天性肾脏发育，如胚胎发育、遗传因素等。大量证据表明，先天性肾单位发育不良会使个体 SNGFR 升高、肾脏储备功能下降，从而使个体更易罹患 CKD。目前，要确定活体成人的肾单位数目还不太可能，但是尸检研究表明，肾单位数目的减少与高血压 [61] 及肾小球硬化 [62] 密切相关。人体解剖学研究表明，低出生体重与肾单位数目减少直接相关 [63, 64]，因此，低出生体重可被视为是先天性肾脏发育不良的一个重要标志。低出生体重也是晚年高血压和糖尿病的危险因素，这些都进一步增加了 CKD 的风险 [65]。一项包含了 32 项研究的 Meta 分析（覆盖了 200 万人群数据）显示，出生低体重与白蛋白尿（OR=1.81，95%CI 1.19～2.77）及 ESRD（OR=1.58，95%CI 1.33～1.88）密切相关 [66]。因此，低出生体重是先天性肾脏发育不良的一个重要标志，可被视为 CKD 的易感和进展危险因素。影响先天性肾脏发育的因素及肾脏发育不良的后果将在第 21 章中详细讨论。

2. 获得性肾单位减少

在获得性肾单位减少的实验模型中，严重的肾单位减少（5/6 肾切除）可通过肾小球高压力和高滤过介导，引发剩余肾小球的进行性损伤 [57]。在 14 例因单侧肾部分切除导致肾单位数目大幅度减少的患者中，2 例发展为 ESRD，9 例发生蛋白尿，其程度与肾组织的残留量呈负相关 [67]。轻度的获得性肾单位减少，如切除一个正常肾脏（单侧肾切除），在大多数个体中并不足以引起 CKD [15, 68, 69]。但是，肾细胞癌肾切除术与 CKD 的发生风险密切相关，而根治性切除术较部分肾切除术风险更大，进一步提示亚临床肾脏损伤的情况下，获得性肾单位减少会引发 CKD，其风险程度与肾单位的减少程度相关 [70]。

肾单位数量减少会使个体在暴露于其他危险因素时更易罹患 CKD。单侧肾切除会加剧糖尿病肾脏疾病动物模型的肾脏损伤最好地说明了这一点 [71]。在糖尿病患者中，单侧肾切除会使得糖尿病肾脏疾病的发生风险增加 [17]。

一项针对 488 名接受根治性肾切除手术的肾细胞癌患者的研究（与部分肾切除患者相比）也进一步确认了肾单位减少与其他风险因素的相关性，糖尿病、高龄是术后 6 个月罹患 CKD 风险增加的独立危险因素。在那些接受了部分肾脏切除但没有其他危险因素的患者中，只有 7% 的人发展为 CKD；然而，在 60 岁以上人群、高血压患者及糖尿病患

者中，CKD 的发生比例分别增至 24%、30% 和 42% [72]。

因原发性肾脏疾病、系统性疾病累及肾脏或者肾毒性损伤导致的大多数 CKD 中，肾单位减少最初都是局部的，但是残余肾单位的血流动力学变化会进一步引发肾小球硬化而导致肾单位减少（见第 51 章）。几项流行病学研究发现，GFR 降低的患者其肾功能进一步衰退的风险明显增加，这也支持了该假说。两个队列研究的大型 Meta 分析认为基线 GFR 是 ESRD 的强力预测指标。在来自普通人群的 845 125 名受试者中，当 eGFR < 75ml/(min·1.73m^2) 时，eGFR 与 ESRD 发病风险的增加独立相关。与 eGFR 为 95ml/(min·1.73m^2) 的患者相比，平均 eGFR 为 60ml/(min·1.73m^2)、45ml/(min·1.73m^2) 和 15ml/(min·1.73m^2) 的患者组发生 ESRD 的风险比分别为 429 和 454。另一项 173 892 名 CKD 风险增加的受试者研究也报告了相似结果（图 20-4）[73]。在选择的 21 688 例 CKD 患者中，低 eGFR 是 ESRD 的独立危险因素，GFR 在 45ml/(min·1.73m^2) 阈值以下，GFR 下降至 15ml(min·1.73m^2) 的风险比是 6.24 [74]。CKD 预后联盟的进一步分析证实，GFR 降低与 ESRD 风险增加的相关性独立于性别 [33]、年龄 [27]、种族 [44]、糖尿病 [75] 和高血压 [76]。此外，1 530 648 名受试者的数据分析表明，随时间推移，GFR 变化是 ESRD（和死亡率）发生风险的有力预测，GFR 下降 30% 可作为临床上 CKD 进展的替代标志 [77]。因此，不同情况下，获得性肾单位减少可被视为是易感因素（例如健康肾脏捐赠者在供肾切除术后），启动因素（严重肾单位减少会引起残余的、原先正常的肾小球发生肾小球硬化）或进展因素（在残余肾单位中，肾单位减少加速之前的肾脏损伤）。

GFR 作为危险因素的重要性，使得其需要用更准确的方法来进行评估。采用 MDRD 公式提高了 CKD 的检出率，使得 CKD 的流行病学研究成为可能。但从一开始，MDRD 公式就并不完美，尤其大于 60ml/(min·1.73m^2) 时往往低估了真实的 GFR。这很重要，因为这是一个阈值，低于这个阈值，没有其他肾脏损伤的证据也可诊断为 CKD。根据血肌酐浓度也建立了其他几个方程式来评估 GFR，最后 KDIGO 组织建议用慢性肾脏疾病流行病学协

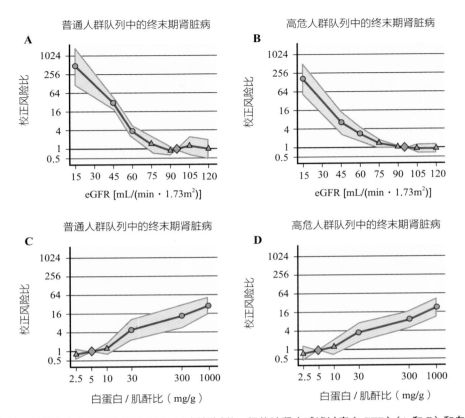

▲ 图 20-4　经年龄、性别和心血管危险因素校正后（连续分析），据估计肾小球滤过率（eGFR）（A 和 B）和白蛋白/肌酐比（C 和 D）分析的终末期肾脏病（ESRD）合并风险比（95%CI）

参考类别为 eGFR 95 ml/(min·1.73m²)，白蛋白-肌酐比值为 5 mg/g 或尿常规检测阴性或微量。A 和 C. 普通人群的队列结果；B 和 D. 高危人群的队列结果。圆圈代表有统计显著性差异；三角形代表无显著性差异；阴影区域为 95%CI（引自 Gansevoort RT, Matsushita K, van der Velde M, et al. Chronic Kidney Disease Prognosis Consortium: lower estimated GFR and higher albuminuria are associated with adverse kidney outcomes in both general and high-risk populations. A collaborative meta-analysis of general and high-risk population cohorts. *Kidney Int.* 2011;79:1341–1352.）

作方程式（Chronic Kidney Disease Epidemiology Collaboration，CKD–EPI）来代替 MDRD 公式，该方程式比 MDRD 公式更准确、结果的偏倚性更小，特别是当 GFR > 60ml/(min·1.73m²) 时。CKD 预后联盟的进一步分析发现，CKD–EPI 方程式测算的 eGFR 导致 CKD3～5 期的患病率偏低（8.7% vs. 6.3%），其风险预测效能比 MDRD 方程式更好。据 MDRD 方程式测算的，在 GFR 波动在 59～45ml/(min·1.73m²) 的患者中，经 eCKD–EPI 方程式重新测算，34.7% 的患者为重新分类为 eGFR 为 89～60ml/(min·1.73m²)。这些重归类的人群其不良事件发生率明显低于未重归类的人群（例如全因死亡率的发生率 9.9/1000 人年 vs. 34.5/1000 人年）[78]。

肌酐作为 GFR 标志物，其局限性主要是易受到很多肾外因素的影响，包括肌肉含量、饮食等，这

促使人们寻找新的 GFR 替代标志物。血清胱抑素 C 是有核细胞产生的多肽，不受肌肉含量的影响，已经成为最有希望的替代标志物。血清胱抑素 C 标准品的研发也大大提高了临床应用的可能性，目前也已建立了通过血清胱抑素 C 浓度或通过血清肌酐和胱抑素 C 浓度测算 GFR 的方程式。联合方程式和 CKD–EPI 方程式（肌酐）具有相似的偏倚，但是联合方程式具有更高的精确度和准确性[79]。CKD 预后联盟的进一步研究显示，当血清胱抑素 C 被用于评估 GFR 时，重归类到高 GFR 组的人群（与按照肌酐测算 eGFR 的相比）具有更低的全因死亡率、心血管死亡率和 ESRD 风险[80]。然而，需要注意的是，在这项研究中，CKD 仅仅是由 eGFR 值定义。由体检纳入的 1741 名 CKD 患者（根据两次异常的 eGFR 值）数据显示，以血清胱抑素 C 估算，

有 7.7% 的患者被重新归类为 CKD，而约有 59% 的患者被归类至 CKD 的更晚期，且风险预测并无改善[81]。用胱抑素 C 评估 GFR 的潜在益处还有必要进行深入研究。

3. 急性肾损伤

尽管既往的观点认为，肾功能恢复了正常的急性肾损伤（AKI）患者预后良好。但是，一些队列研究结果显示，AKI 的康复患者其罹患 CKD 和死亡的风险明显增加。在 3769 名因 AKI 需要血液透析并且脱离透析后至少存活 30 天以上的成人中，其以后慢性透析的年发生率为 2.63%；而在 13 598 名相匹配的对照组中，慢性透析的年发生率仅有 0.91%（校正 HR=3.23，95%CI 2.7～3.86）[82]。对于既往没有诊断为 CKD 的患者，其相对风险尤其高（校正 HR=15.54，95%CI 9.65～25.03）；两组之间的存活率没有差异。另一项相似的研究中，在 343 例入院前 eGFR > 45ml/(min·1.73m^2)、发生 AKI 需要血液透析、脱离透析后存活至少 30 天的患者中进行了结局分析。研究发现，在控制了混杂因素后，与同期住院但无 AKI 的 555 660 例住院病人相比，需要透析的 AKI 患者发展为 CKD4 期和 CKD5 期的风险增加了 28 倍（校正 HR=28.1，95%CI 21.1～37.6）、死亡风险增加 1 倍（校正 HR=2.3，95%CI 1.8～3.0）[83]。

对 2000 年住院的 233 803 名 67 岁及以上医疗保险受益人的数据分析显示，与没有发生 AKI 的患者相比，CKD 基础上叠加 AKI 的患者发生 ESRD 的风险明显增加（HR=41.2，95%CI 34.6～49.1）；无 CKD 基础的 AKI 患者发生 ESRD 的风险也增加（HR=13.0，95%CI 10.6～16.0）。无 CKD 基础的 AKI 患者（N=4730）有 72.1% 会在 2 年内发展为 CKD，这进一步提示了 AKI 可作为 CKD 的启动危险因素。此外，约有 25.2% 的 ESRD 患者既往有 AKI 病史[84]。在一项类似研究中，113 272 名因急性肾小管坏死（ATN）、AKI、肺炎或心肌梗死入院的患者被纳入了队列研究。随访过程中，总体看来，有 11.4% 的患者进展为 CKD4 期，包括 20% 的 ATN 患者，13.2% 的 AKI 患者及 24.7% 的 CKD 患者，而对照组只有 3.3%。在控制了其他变量之后，与对照组相比，既往诊断出 AKI、ATN 或 CKD 基础的患者分别使进展至 CKD4 期的风险增

加至 303%、564% 和 550%。不仅如此，研究还发现，控制了协变量后，与对照组相比，AKI 和 CKD 的死亡风险分别增加了 12% 和 20%[85]。

对 39 805 名住院前 eGFR < 45ml/(min·1.73m^2) 的患者研究进一步说明了 AKI 对 CKD 进展倍增效应：AKI 进入透析的患者在出院后 30 天内发生 ESRD 的风险非常高（即 AKI 不能恢复），这与入院前的 eGFR 有关。eGFR 波动于 30～44ml/(min·1.73m^2) 时，ESRD 的发生率为 42%；eGFR 波动于 15～29ml/(min·1.73m^2) 时，ESRD 的发生率为 63%；而对于没有进入透析的 AKI 患者，ESRD 的发生率仅为 1.5%。出院时没有 ESRD、存活时间超过 30 天的患者，6 个月发生 ESRD 和死亡的比率分别为 12.7% 和 19.7%；而在没有 AKI 的 CKD 患者中，ESRD 和死亡的发生率则仅为 1.7% 和 7.4%。经过多种危险因素的校正之后，AKI 发生死亡或者 ESRD 的长期风险增加了 30%（校正 HR=1.30，95%CI 1.04～1.64）[86]。

与个别研究结果相一致的是，对 13 项队列研究进行的 Meta 分析显示，与无 AKI 的患者相比，AKI 患者发生 CKD 和 ESRD 的风险明显增加（CKD 的合并校正 HR=8.8，95%CI 3.1～25.5；ESRD 的合并校正 HR=3.1，95%CI 1.9～5.0）[87]。综上所述，这些数据表明，AKI 可被认为是 CKD 发生发展的一个重要危险因素。虽然潜在机制还需要进一步深入研究，但目前研究显示，肾单位减少、小管周围毛细血管破坏、细胞周期停滞、细胞衰老、周细胞和成纤维细胞激活、致纤维化因子的产生和间质纤维化等均有可能涉及至该病理生理过程[88, 89]。

AKI 的发病率增加，在老年人群中很有可能逐渐成为 CKD 的重要危险因素。

（二）高血压

高血压定义为收缩压 > 140mmHg 和（或）舒张压 > 90mmHg，或需要药物治疗才能达到血压目标，是肾功能减退的常见临床表现[90]。从 CKD 的角度来看，这可能是与 GFR 进行性下降导致的钠潴留、容量过负荷和神经激素激活有关[91-93]。但是，高血压本身也是 CKD 进展为 ESRD 的一个重要危险因素。在图 20-1 中提出的 CKD 进展假说中，收缩压升高会导致肾小球高压力，从而加速肾小球

损伤。在几个大型人群研究中，高血压被认为是
ESRD 的预测因素 [20, 21, 28, 94]。此外，一些研究报道，
ESRD 风险的增加幅度与血压水平密切关系，甚至
低于高血压诊断阈值的血压升高也与 ESRD 风险增
加有关 [20, 28, 95]。

MDRD 研究发现，CKD 患者的平均动脉压
（MAP）升高是 GFR 下降增快的独立危险因素 [10]。
由此提出，血压可能是 CKD 的连续性危险因素
而不是二分类危险因素，也因此弱化了高血压和正
常血压的定义之分 [96]。MDRD 的原始数据分析发
现，强化血压控制组（目标 MAP < 92mmHg，相当
于 < 125/75mmHg）和正常血压控制组（目标 MAP
< 107mmHg，相当于 < 140/90mmHg）之间的 GFR
下降速度没有显著性差异。但二次分析确实显示，
在基线蛋白尿水平较高的患者中，低血压目标与获
益相关 [97]。进一步分析发现，血压控制得越低其
GFR 的下降速度也越慢，这个效应在白蛋白尿基线
水平较高的患者中尤为明显 [98]。总之，MDRD 研
究的结果显示，作为 CKD 进展的危险因素，血压
和蛋白尿具有显著的相互作用。

收缩压干预临床试验随机选择了 9000 余例受
试者，其中约有 1/3 患有非糖尿病 CKD。该试验
发现，在无糖尿病的心血管疾病高危患者中，与收
缩压控制 < 140mmHg 相比，收缩压 < 120mmHg
可以减少致命性及非致命性 CVE 和死亡的发生
率 [99]。对 2646 名 CKD 患者进行亚组分析的结果显示，
两个血压控制组之间，GFR 下降 ≥ 50% 或 ESRD 的
初级肾脏终点事件发生率没有差异，但较低的血压控
制组在 6 个月后的 GFR 下降幅度更大 [每年 –0.47ml/
(min·1.73m^2) vs. 每年 –0.32ml/(min·1.73m^2)]。全因死
亡（HR=0.72，95%CI 0.53～0.99）和 CVE（HR=0.81，
95%CI 0.63～1.05）的风险在较低血压控制组明显
下降。虽然较低血压控制组的 AKI、低钾血症和
高钾血症的发生有所增加，但总体上，严重不良事
件没有增加 [100]。在阻断多囊肾疾病进展（HALT
Progression of Polycystic Kidney Disease，HALT-
PKD）的临床研究中，常染色体显性遗传性多囊肾
病（autosomal dominant polycystic kidney disease，
ADPKD）患者通过使用赖诺普利和替米沙坦使得
目标血压控制 ≤ 120/70mmHg，其肾脏体积的增加
明显减缓、左心室体积指数明显下降、白蛋白尿明

显下降，但 eGFR 总体上没有明显变化 [101]。

综上所述，尽管尚缺乏来自随机对照试验的明
确证据，且关于最佳的控制目标尚存在一些不确定
性。但有力证据已表明，血压的升高确是 CKD 进
展的一个重要危险因素。

（三）肥胖和代谢综合征

实验模型中，肥胖与高血压、蛋白尿和进展性
的肾脏疾病相关。显微穿刺研究证实，肥胖是肾小
球高滤过和高压力的另一原因，可能会加剧 CKD
进展 [102, 103]。此外，与肥胖和代谢综合征相关的其
他因素也可能参与了肾脏损伤，如脂肪细胞产生的
激素和促炎因子 [104]，盐皮质激素和（或）皮质醇
激活的盐皮质激素受体活化 [105]，以及脂联素的降
低 [106]。在人类中，重度肥胖与肾血浆流量、肾小
球滤过及蛋白尿的增加相关，减肥可改善这些病理
生理异常 [107]。肥胖，可通过身体质量指数（body
mass index，BMI）定义。几个大规模的人群研究已
经证实肥胖与 CKD 的发生发展相关 [21, 108, 109]。此外，
在初筛没有 CKD 的 320 252 名受试者中研究发现，
随着 BMI 的增加，ESRD 的相对风险也显著增加
（BMI 30.0～34.9kg/m^2 vs. BMI 18.5～24.9kg/m^3 的相
对风险 3.57；95%CI 3.05～4.18）[110]。

证据显示，肥胖可直接导致肾小球病变，表
现为蛋白尿和局灶节段性肾小球硬化的组织学特
征 [111, 112]，但是，肥胖也是其他几种类型肾脏疾病
发生发展的危险因素。有研究表明，儿童期肥胖是
成人罹患 CKD 的危险因素。选取 1946 年同一周
内出生的 4343 名受试者，研究发现，青春期及儿
童期的肥胖与 60—64 岁时罹患 CKD [eGFR 60ml/
(min·1.73m^2) 或蛋白尿] 的风险增加密切相关 [113]。
代谢综合征（胰岛素抵抗），定义为腹型肥胖、脂
代谢紊乱、高血压和空腹高血糖，在 CKD 发展中
的作用最近引起了关注。第三次美国健康和营养调
查（Third National Health and Nutrition Examination
Survey，NHANES Ⅲ）的数据分析发现，代谢
综合征患者群中 CKD 和微量蛋白尿的发生风险
显著增加，并且随着代谢症候群成分的增加而增
加 [114]。此外，一项针对 10 096 例既往无糖尿病和
CKD 患者的纵向研究发现，代谢综合征是 9 年及
以后 CKD 发生的独立危险因素（校正 OR=1.43，

95%CI 1.18～1.73）。代谢综合征的特征越多，CKD 进展的风险越高（一项特征 OR=1.13，95%CI 0.89～1.45；五项特征 OR=2.45，95%CI 1.32～4.54）[115]。另一项基于人群的 7676 例受试者队列研究发现，即使是在 BMI ＜ 25kg/m³ 的非肥胖个体中，患者的腰臀比（胰岛素抵抗的标记之一）也与肾功能损伤独立相关[116]。

众所周知，肥胖患者减肥非常困难，但似乎胃束带或旁路手术能保证最有效的长期疗效。一项观察研究的 Meta 分析发现，减肥减少蛋白尿的作用独立于血压效应之外，证实了减肥的肾脏保护效应[117]。此外，还有一些小型的研究报道 CKD 患者减肥手术后肾功能或改善或稳定[118] 或蛋白尿减少[119]。

评估 CKD 中减肥的最佳方法尚待进一步确定。系统综述分析了 31 项研究中多种减肥方法（如手术、药物和饮食等）的效应，发现在大多数研究中，减肥和蛋白尿的下降密切相关。在肾小球高滤过的人群中，随着体重下降，GFR 趋于降低；但在 GFR 降低的患者中，随着体重下降，GFR 趋于升高[120]。BMI 虽然是评估肥胖的最常用方法，但其并没有考虑到身体成分。一项研究报道 BMI 检测 CKD 患者肥胖的敏感性较高，但特异性偏低[121]。

（四）高蛋白饮食

肾小球血流动力学改变相关的高滤过加速了肾小球损伤，与此相一致地，实验研究发现，高蛋白饮食加速了肾脏病进展，而控制蛋白质饮食[122, 123] 能够使得肾小球毛细血管静压和 SNGFR 正常，肾小球损伤显著降低[57]。人体观察性研究表明，在糖尿病和高血压患者中，微量白蛋白尿与高蛋白饮食相关（OR=3.3，95%CI 1.4～7.8），但在正常人、单一糖尿病患者或高血压患者中并无此现象[124]。这也再次阐述了 CKD 中各高危因素间的相互关系。在另一研究中发现，在 eGFR 波动于 55～80ml/(min·1.73m²) 的女性患者中，高蛋白饮食尤其是非乳制品的动物蛋白，与 GFR 的快速下降密切相关；但在 eGFR ＞ 80ml/(min·1.73m²) 的女性患者中并没有这种现象[125]。目前尚缺乏探索高蛋白饮食效应的随机临床试验数据，但也有一些研究正在探索蛋白饮食控制是否对肾脏病具有保护效应。在 MDRD 研究中，初步分析显示，在低蛋白饮食或极

低蛋白饮食中，GFR 的平均下降速度并没有显著性差异[97]。但根据饮食中蛋白的实际摄入量对结果进行二次分析表明，饮食蛋白每减少 0.2g/（kg·d），GRF 的年下降率为 1.15ml/min，相当于每年 GFR 的下降速度减少 29%[126]。相比之下，MDRD 试验 2 受试者的长期随访研究发现，随机接受极低蛋白饮食的患者中并没有肾脏保护作用，相反有较高的死亡风险（HR=1.92，95%CI 1.15～3.20）[127]。因此，CKD 患者不能常规建议限制膳食蛋白质的摄入量。关于限制膳食蛋白质摄入量在 CKD 管理中的作用，请参阅第 51 章和第 60 章的讨论部分。

（五）妊娠和子痫前期

妊娠会引起肾小球高滤过的生理适应性反应，但通常并不会引起肾脏损伤。但是，有基础 CKD 的话，妊娠期的肾小球高滤过则可能加剧蛋白尿和肾小球损伤。一些研究显示，妊娠会导致 CKD 进展的风险增加，尤其是妊娠前血清肌酐 ≥ 1.4mg/dl（124μmol/L）。在一项针对 67 例原发性肾脏疾病和血肌酐 ≥ 1.4mg/dl 女性的 82 次妊娠研究中发现，血压、血肌酐和蛋白尿在妊娠期均明显增加。在 70 例产后资料比较完善的女性中，6 个月内 31% 的患者肾功能持续减退；12 个月时，8 名女性进展为 ESRD。尽管胎儿生存率可达 93%，产科不良事件包括 59% 早产和 37% 出生低体重[128]。

最近一项研究中，妊娠前患有 CKD3～5 期的 49 名女性中，妊娠期的 GFR 平均下降 ［从 (35 ± 12.2) ml/(min·1.73m²) 降至 (30 ± 13.8)ml/(min·1.73m²)］，但产后的平均 GFR 下降无显著性差异。但是，如果妊娠前 GFR ＜ 40ml/(min·1.73m²)、伴有蛋白尿 ＞ 1g/d，则产后 GFR 下降速度更快、GFR 减半或进展为 ESRD 的时间更短、出生低体重发生率更高[129]。最近的研究显示，即使是早期 CKD 患者其妊娠分娩也常常会导致不良事件。在 91 例 CKD1～2 期的孕妇中，发现高血压、血清肌酐和蛋白尿轻度增加[130]。相对于低风险妊娠的对照组，这些 CKD 患者的产科不良事件也明显增加，包括有早产、出生低体重和新生儿接受 ICU 治疗；即便是只观察 CKD1 期患者，虽然没有发生围产期死亡，该现象也依然存在。相反，在 245 名育龄期罹患 IgA 肾病和血清肌酐水平 ＜ 1.2mg/dl（大多数）的产妇中，

妊娠与 5 年内的 GFR 快速下降无显著相关[131]。

妊娠并发症，特别是高血压和子痫前期，也可导致肾脏损伤。在一项大型的人口学研究中，评估了 570 433 名至少有过一次妊娠的女性的肾脏结局。只有 477 名女性（总发病率为每年 10 万名女性 3.7 例）在第一次妊娠后发展为了 ESRD［平均（17±9）年］。子痫前期与 ESRD 发生风险的增加密切相关，对于单次妊娠的子痫前期其相对风险为 4.7（95%CI 3.6～6.1）；2～3 次妊娠的子痫前期其相对风险为 15.5（95%CI 7.8～30.8）；如果娩出的是低体重儿或者早产儿，其风险还会进一步增加。引起 ESRD 的原因中，有 35% 是肾小球肾炎，21% 是遗传学或先天性肾脏病，14% 是糖尿病肾脏疾病，12% 是间质性肾炎[132]。同样地，妊娠前患有糖尿病的女性，子痫前期、早产均与 ESRD 及死亡风险的增加显著相关，显示了 CKD 的不同危险因素是如何相互作用以增加风险的[133]。

一项大型队列研究显示，妊娠期高血压使得诸多不良结局的风险增加，包括有 CVD、DM 和 CKD（HR=1.91，95%CI 1.18～3.09）[134]。同样地，一项大型病例对照研究发现，妊娠期高血压与日后 CKD 的发生风险增加（HR=9.38，95%CI 7.09～12.4）及 ESRD 的发生风险增加（HR=12.4，95%CI 8.53～18）密切相关[135]。这些研究中，如果是妊娠期间发生子痫前期，罹患 CKD 的风险更高。这些临床观察结果的解释包括有 CKD 和子痫前期之间存在着共同的致病因素，包括肥胖、高血压、胰岛素抵抗和内皮功能障碍；隐匿性 CKD 患者的子痫前期加重疾病进展；子痫前期对肾脏的影响增加了以后罹患 CKD 的风险[136]。多项研究发现，子痫前期之后微量白蛋白尿的发生率增加，提示子痫前期可能会引起肾脏损伤。对 7 项研究的 Meta 分析显示，子痫前期后约 7.1 年，约有 31% 的患者出现微量白蛋白尿；而没有并发症的对照组中这一比例为 7%[137]。虽然子痫前期与 CKD 的相关机制还需要进一步研究，但即使如此，子痫前期也应被视为 CKD 发生和发展的危险因素。

六、多系统性疾病

糖尿病

糖尿病肾脏疾病已经成为全球范围内 ESRD

最常见的病因。在一项针对 23 534 例的人群研究中，糖尿病与 ESRD 风险或 CKD 相关的死亡风险增加密切相关（HR=7.5，95%CI 4.8～11.7）[28]。另一项针对 1428 例的受试者研究发现，基线肌酐清除率 > 70ml/min 人群中，糖尿病与中晚期 CKD（肌酐清除率 < 50ml/min）的发生风险增加密切相关[138]。随机临床试验显示，血糖控制是糖尿病肾脏疾病进展的关键因素。在 1 型糖尿病[139]和 2 型糖尿病[140]患者中严格控制血糖可以减少糖尿病肾脏疾病的发生发展。糖尿病肾脏疾病的发病机制十分复杂，牵涉到多种机制，包括肾小球血流动力学因素[58, 141]、糖基化终末产物的形成、氧自由基的形成、促纤维生长因子和细胞因子的表达增高[142, 143]。多项研究发现[29, 144, 145]，与其他疾病相比，糖尿病肾脏疾病更容易发展成 ESRD。因此，糖尿病可被认为是 CKD 易感、启动和进展的危险因素。有关糖尿病肾脏疾病的发病机制的进一步讨论，请参阅第 39 章。

七、原发性肾脏疾病

即便在相同病因导致的 CKD 患者中，其 GFR 下降速率的差异性也较大。有证据显示，某些形式的 CKD 会比其他病因的 CKD 进展更快。在 MDRD 研究中和慢性肾功能不全标准实施研究（Chronic Renal Insufficiency Standards Implementation Study, CRISIS）中[144]，ADPDK 是 GFR 下降更快的独立预测因素。其他几个队列研究发现，与其他类型的肾脏疾病相比[144, 145]，糖尿病肾脏疾病与 ESRD 的快速进展[29]或 GFR 的快速下降更为相关[144, 145]。

八、心肾综合征

多项研究表明，CKD 与 CVD 的发生风险增加密切相关[146]，因此，CVD 也增加了 CKD 的发生风险也不足为奇。在医疗保险覆盖的住院患者中，心力衰竭患者中 CKD 3～5 期的患病率为 60.4%，心梗患者中为 51.7%。心脏疾病和 CKD 与 ESRD 的进展风险及死亡风险的增加均密切相关[147]。这些观察结果的原因部分可能是因为 CKD 和 CVD 有很多共同的危险因素，如肥胖、代谢综合征、高血压、糖尿病、血脂异常和吸烟。此外，CVD 也可通过对肾脏的影响促进 CKD 的启动和进展，包括心力衰竭时减少肾脏灌注，肾脏血管的动脉粥样硬化。这个现象被称为心肾综合征（cardiorenal syndrome，CRS），是一个器官系统急性或慢性功能障碍导致另一器官的功能障碍，特指心血管系统和肾脏系统。CRS 的发病机制包括有神经激素激活、肾脏血流变化、肾脏淤血和右心室功能障碍[148]。CRS 的一个典型例子为动脉粥样硬化，经选择性冠状动脉造影有 39% 的患者被发现有肾动脉粥样硬化（7.3% 的患者有 ≥ 70% 的狭窄）[149]。此外，动脉硬化还会增强收缩压到肾小球毛细血管的传导压力、加剧肾小球高压力。在一项研究中，动脉硬化的标志如脉冲波速（pulse wave velocity，PWV）和增强指数（augmentation index，AI），在 CKD 4～5 期患者中被认为是 ESRD 进展的独立危险因素[150]。在另一研究中，AI 是 CKD 3 期患者中内生肌酐清除率下降的独立危险因素[151]。相反，在 CKD 2～4 期的队列研究中，PWV 和 AI 都不是 GFR 下降的预测因子[152]。在两个相对较小的 CKD 队列研究中，CVD 与 ESRD 进展的风险增加有关[153, 154]。但是，在 CRIC 研究的 3939 例受试者中，CVD 的基础病与 ESRD 或 GFR 减半的主要终点事件无关。相反，在同一研究中，心力衰竭病史导致主要终点事件的风险增加了 29%[155]。有关 CKD 与 CVD 的进一步讨论，请参阅第 54 章。

九、常规生物学标志物

生物学标志物是区分正常和异常生物学过程或预测不良结局的测量 / 评估参数。对于 CKD，生物学标志物是肾功能损害的一种反映。反映 CKD 进展的一些标准生物学标志物包括有蛋白尿和几种常规血清学标志物，对于评估 GFR 降低的人群至关重要[99]。一些新型的、能够更具针对性地预测 CKD 的血清和尿液物质，将在第 27 章进一步讨论[148]。

（一）蛋白尿

尿蛋白是肾小球滤过屏障功能障碍的指标，被认为是肾小球病变和严重程度的指标。肾小球损伤所导致的蛋白尿与肾小球内高滤过、高压力、肾小球肥大和肾小球硬化密切相关[148]。实验证据显示，蛋白尿可能也参与了 CKD 的进行性损伤（参阅第 30 章）。大量证据证实，蛋白尿和 CKD 的进展风险密切相关，可能是通过肾小管损伤、炎症、纤维

化等多方面机制，此外，与心血管及全因死亡也有一定的关系。107 192 例人群尿检的大规模筛查显示，蛋白尿是 ESRD 10 年间进展的最强预测因子（OR=14.9，95%CI 10.9～20.2）[20]。

相似地，在多危险因素干预试验（Multiple Risk Factor Intervention Trial，MRFIT）的 12 866 例中年男性受试者中，尿常规检测的尿蛋白与 ESRD 25 年间的进展风险增加密切相关（1+ 蛋白尿 HR=3.1，95%CI 1.8～3.8；2+ 蛋白尿 HR=15.7，95%CI 10.3～23.9）。此外，2+ 及以上的蛋白尿增加了 eGFR < 60ml/(min·1.73m^2) 患者进展为 ESRD 的风险比：有蛋白尿的风险比为 41（95%CI 15.2～71.1），而没有蛋白尿的风险比为 2.4（95%CI 1.5～3.8）[156]。一般人群中的尿蛋白检测结果也报道了相似的相关性。在 Nord-Trøndelag 健康研究（Nord-Trøndelag Health，HUNT 2）的 65 589 例受试者中，研究发现，微量白蛋白尿和大量蛋白尿是 10.3 年后 ESRD 进展的独立危险预测因子（微量白蛋白尿和大量蛋白尿 HR 分别为 13.0 和 47.2）。如果联合 eGFR 的下降值及白蛋白尿，能进一步增强 ESRD 的预测性能[157]。

各种原因的 CKD 患者中，基线蛋白尿一直被认为是有助于预测肾脏结局[158-160]。在 3 项非糖尿病 CKD 的大型前瞻性研究中（MDRD、REIN 和 AASK 研究），基线蛋白尿增高与 GFR 的快速下降密切相关[10, 98, 161, 162]。同样，在糖尿病肾脏疾病患者中，血管紧张素 II 拮抗剂氯沙坦降低非胰岛素依赖性糖尿病终点事件的临床研究（Reduction of Endpoints in NIDDM with the Angiotensin II AntagonistLosartan，RENAAL）和厄贝沙坦在糖尿病肾脏疾病中的应用研究（Irbesartan in Diabetic Nephropathy Trial，IDNT）证实基线尿白蛋白 - 肌酐比（albumin-to-creatinine ratio，ACR）是 ESRD 的独立强预测因子[163, 164]。两项大型 Meta 分析也证实了这些研究成果。一项包含了 9 个普通人群的队列研究（N=845125）和 8 个 CKD 高危进展的队列研究（N=173892）的分析发现，尿 ACR > 30mg/g、300mg/g 和 1000mg/g 与 ESRD 进展风险、CKD 进展风险和 AKI 风险增加密切相关（图 20-4）[73]。在 13 项包含了 21 688 例 CKD 患者的研究中，尿液 ACR 或蛋白 / 肌酐比（protein-to-creatinine ratio，PCR）增高 8 倍与全因死亡（合并 HR=1.4）和

ESRD（合并 HR=3.04）风险密切相关[74]。CKD 预后联盟的进一步 Meta 分析结果显示，蛋白尿的程度是 ESRD 的独立危险因素，并不依赖于性别[33]、种族[44]、年龄[27]、糖尿病[75]和高血压[76]。

鉴于蛋白尿作为 CKD 危险因素的重要性，KDIGO 将蛋白尿水平（A1～A3）加入到了 CKD 分期标准[9]。这些重要的观察提出了一个重要问题：检测蛋白尿的最佳方法是什么？如前所述，据报道，几乎所有的蛋白尿检测如采用晨尿（有时也采用 24h 尿）进行的尿常规、尿 ACR 或 PCR 都可以预测肾脏结局。RENAAL 试验的二次数据分析发现，在糖尿病和 CKD 患者中预测血肌酐增加 1 倍或 ESRD 的进展，晨尿的尿 ACR 检测比 24h 尿蛋白或白蛋白检测更佳[165]。相反，5585 例 CKD 患者的数据回顾分析显示，尿 ACR 和 PCR 对于预测全因死亡率、RRT 的开始时机及血肌酐增加 1 倍等结局具有相似的风险比[166]。进一步分析这些数据发现，尿 ACR 正常、PCR 升高的患者其发生 ESRD 或死亡的风险介于尿 ACR 和 PCR 均异常或者均正常之间[167]。CRIC 研究的数据分析也显示，尿 ACR 和 PCR 与 CKD 并发症的相关性类似[168]。总之，这些数据表明，任何形式的蛋白尿检测均比不检测要好。如果目标是检测和监测低水平的白蛋白尿（A1 和 A2 类），晨尿 ACR 检测最佳。对于 CKD 患者，可以使用尿 ACR 或者 PCR，但也有证据显示如果两者一起检测可获得更多附加信息[169]。

（二）血清白蛋白

血清白蛋白常常被认为是营养状态的标志物，但也可因蛋白尿或炎症的影响而下降。一些研究认为，低血清白蛋白水平是 CKD 进展的危险因素。MDRD 研究中，基础的高水平血清白蛋白与 GFR 下降的速度减缓有关，但是，在多因素分析中，这被蛋白营养的另一标志血清转铁蛋白的相关性所替代[10]。3 项研究已经证实 2 型糖尿病和 CKD 患者中的血清白蛋白和肾脏结局间存在关联。在 182 例血清肌酐基线平均水平为 1.5mg/dl 的患者中，低白蛋白血症是 ESRD 的独立危险因素[170]。在 343 例患者的长期随访中发现，基线的低血清白蛋白水平是 CKD 进展的独立危险因素[171]。RENAAL 研究也发现，低血清白蛋白是 ESRD 的独立预测因子[163]。

其他类型的 CKD 中也发现了相似的结果。在 IgA 肾病的大型队列研究中（N=2269），低血清总蛋白（主要由白蛋白组成）是 ESRD 的独立危险因素[172]。在这些研究中，血清白蛋白具有独立于蛋白尿的预测价值，表明血清白蛋白可能不仅仅是蛋白尿的标志物。

（三）贫血

遗传性血红蛋白病引起的慢性贫血与高肾血流量、肾小球高滤过以及随后的蛋白尿、高血压和 ESRD 有关[173, 174]。贫血是各种病因引起的 CKD 的常见并发症，一些研究表明它也是 CKD 进展的独立预测因子。RENAAL 研究发现，糖尿病患者中的血红蛋白基线水平是 ESRD 的独立预测因子：血红蛋白每降低 1g/dl，ESRD 的风险增加 11%[175]。RENAAL 数据推算的肾脏风险评分系统中，血红蛋白的基线水平是其中的 4 个变量之一[163]。同样，在 131 例各种病因导致的 CKD 患者中较高血红蛋白水平是进展为 ESRD（GFR 减半或需要透析）或死亡低风险的独立预测因子（血红蛋白每增加 1g/dl，HR=0.778，95%CI 0.639～0.948/dl）[160]。此外，在 853 例 CKD3～5 期患者中的研究发现，血红蛋白的时间平均值＜ 12g/dl 与 ESRD 的风险增加显著相关（血红蛋白每升高 1g/dl，HR=0.74，95%CI 0.65～0.84）[176]。

与贫血直接参与 CKD 进展的假设一致，两个小型的随机研究报道了促红细胞生成素治疗对肾脏的保护作用。在血肌酐为 2～4mg/dl 和红细胞压积＜ 30% 的患者中，促红细胞生成素治疗与肾存活率的显著提高有关[177]。在血肌酐 2～6mg/dl 的非糖尿病患者中，与晚期治疗（从血红蛋白 9.0g/dl 开始）相比，促红细胞生成素 -α 的早期治疗（从血红蛋白 11.6g/dl 开始）可使血肌酐水平增加 1 倍、终末期肾衰及死亡等的风险降低 60%[178]。相比之下，另外两个以左心室质量变化为主要终点事件的研究[179, 180]和 Aranesp 治疗减少心血管事件的临床试验（Trial to Reduce Cardiovascular Events with Aranesp Therapy，TREAT）[181]却发现，与低血红蛋白相比，高血红蛋白目标值并不能延缓 GFR 的下降。一些研究甚至报道，在使用 Aranesp 的患者中将血红蛋白纠正至正常水平具有一定的不良反应。在促红

素 β 早期治疗贫血降低心血管风险（Cardiovascular Risk Reduction by Early Anemia Treatment with Epoetin Beta，CREATE）的研究中，与低血红蛋白目标值（10.5~11.5mg/dl）相比，随机治疗维持高血红蛋白水平（13~15mg/dl）与更早开始透析相关[182]。在 TREAT 研究中，随机治疗达到的血红蛋白水平越高，脑卒中风险越高[181]。在纠正血红蛋白和肾衰竭（Correction of Hemoglobin and Outcomes in Renal Insufficiency，CHOIR）研究中，更高的血红蛋白目标值与全因死亡率、心肌梗死或充血性心力衰竭住院的联合终点发生率增加相关[183]。

（四）血脂异常

血脂异常在 CKD 患者中十分常见，几项研究已经确定血脂异常是 CKD 的易感和进展因素。在基于人群的研究中，一些血脂成分异常与 CKD 的发生风险增加有关，包括低密度脂蛋白（LDL）胆固醇与高密度脂蛋白（HDL）胆固醇比值升高[184]，三酰甘油升高而 HDL 胆固醇水平降低[185]，HDL 胆固醇水平降低[21] 而总胆固醇水平升高，HDL 胆固醇降低，以及总胆固醇 /HDL 胆固醇比值升高[186]。MDRD 研究中，较低的 HDL 胆固醇水平是 GFR 快速下降的独立预测因子[10]。在一项较小的 CKD 患者研究中，总胆固醇、LDL 胆固醇和载脂蛋白 B 水平都与 GFR 的快速下降有关[187]。在 223 例 IgA 肾病患者中，高三酰甘油血症是 CKD 进展的独立预测指标[188]。据报道，在 1 型和 2 型糖尿病患者中，高胆固醇血症对于肾功能减退具有预测价值[189, 190]；在非糖尿病患者中，患有高脂血症和高三酰甘油血症的其肾功能减退的速度更快[191]。

降脂的随机对照试验在肾脏结局方面产生了不同的结果。普伐他汀治疗心肌梗死患者的前瞻性随机试验的亚组分析发现，在 eGFR < 40ml/（min·1.73m²）患者中，普伐他汀可延缓肾功能减退，在合并蛋白尿患者中效果尤为明显[192]。同样地，在心脏保护研究中，有心血管疾病或糖尿病史的患者随机接受辛伐他汀治疗，与安慰剂组相比，其血肌酐的上升幅度较安慰剂组明显下降[193]。在一项安慰剂对照、开放标签的研究中，与安慰剂组相比，阿托伐他汀治疗 CKD、蛋白尿和高胆固醇血症时，患者肌酐清除率的下降速度明显减慢[194]。与此相反，另外两

项研究显示[184, 195]，贝特类药物降脂治疗并无肾脏保护效应。但其中一项研究发现，2 型糖尿病患者接受非诺贝特治疗后其微量白蛋白尿发生率降低[196]。

一项 Meta 分析中记录肾脏终点事件的亚组数据分析显示，在 CKD 患者中，他汀类药物与蛋白尿降低相关，但并不能改善肾功能的减退[197]。而且，在 CRIC 研究的 3939 例患者中，研究发现总胆固醇或 LDL 胆固醇与 ESRD 或 eGFR 减半的风险变化无关。事实上，在尿蛋白 < 0.2g/d 的患者中，较高的 LDL 和胆固醇水平可使得达到终点事件的风险降低[198]。心脏和肾脏的保护研究（The Study of Heart and Renal Protection，SHARP）是探讨 CKD 降脂治疗对于心血管和肾脏的保护效应的最大的随机对照研究。CKD 患者及透析患者随机接受辛伐他汀和依折麦布或安慰剂治疗。在 6245 名非透析 CKD 患者中，治疗能够使得 LDL 胆固醇平均降低 0.96mmol/L，但与主要终点事件（ESRD）或次级终点事件（ESRD 或肌酐增加 1 倍）发生无关[199]。总之，证据表明，血脂异常是否为 CKD 进展的危险因素仍然混杂不明，最近研究甚至表明两者之间并无关联。血脂异常参与 CKD 进展的可能机制将在第 51 章进一步讨论。

（五）血清尿酸

高尿酸血症是慢性肾衰竭的常见后果，也参与了 CKD 进展。大多数基于人群的研究发现，高尿酸血症是 CKD 发展的独立危险因素。同样，大多数 CKD 患者的队列研究发现，血清高尿酸是 CKD 进展的危险因素。高尿酸血症参与 CKD 进展的可能机制有肾小球高压力的加重[200, 201]、内皮细胞功能障碍[202, 203] 和促炎作用[204]。相反，升高的尿酸浓度可能是肾功能减退或氧化应激的标志。尿酸和活性氧由黄嘌呤氧化酶产生。

目前为止，探讨降尿酸治疗对 CKD 进展的研究只有少量成果发表。纳入 8 项研究的 Meta 分析中，5 项研究发现，与不治疗组或安慰剂组相比，别嘌醇治疗组对于 eGFR 没有影响；3 项研究发现，别嘌醇治疗组对于血肌酐的改善有益处；在检测尿蛋白的 5 项研究中未观察到益处[205]。总之，已发表的数据提示，血清尿酸水平的升高可能是 CKD 的易感和进展危险因素，但还需要大规模的随机临床试

验来确定高尿酸血症的治疗是否能够延缓 CKD。

（六）代谢性酸中毒

代谢性酸中毒在 CKD 患者中十分常见，也是肾单位数量减少所致。由此，导致皮质氨水平升高、肾素 – 血管紧张素 – 醛固酮系统激活、补体级联反应激活、内皮 / 醛固酮激活、炎症，这些都会导致肾脏的酸清除功能受损[206]。至少有 5 项研究探讨了代谢性酸中毒是否是 CKD 危险因素。除了MDRD 研究[207]，其他研究发现，血清碳酸氢盐水平的降低（即便是在正常范围内）也与 CKD 快速进展独立相关[208-211]。两个小型随机临床试验报道，补充碳酸氢盐可以延缓 CKD 进展[212, 213]。另一项试验发现，口服碳酸氢钠或者食用富含水果和蔬菜的饮食与 GFR 的下降速度减慢相关[214]。其他一些随机对照临床试验也表明，补充碳酸氢盐纠正酸中毒对钠负荷和高血压的影响较小[212, 214]。目前建议，在水平 < 22mEq/L 的患者中补充碳酸氢盐，但对于改善较轻程度的酸中毒能否获益的问题目前还在进一步研究中[215]。

十、新型标志物

（一）血浆非对称性二甲基精氨酸

非对称二甲基精氨酸（Asymmetric dimethylarginine，ADMA）是精氨酸甲基化蛋白分解而成，可作为内源性的一氧化氮合酶抑制剂，减少一氧化氮合成。GFR 下降引起的 ADMA 浓度增高可能与CKD 相关的内皮细胞功能障碍有关。在 CKD 患者中，ADMA 水平的升高与 CVD 及心血管死亡率相关[216]。在动物试验中，注射 ADMA 会引起高血压，肾小球和血管中的 I 型、III 型胶原及纤维连接蛋白的沉积，以及管周毛细血管稀疏[217]。反之，过度表达二甲基精氨酸二甲基氨基水解酶降解 ADMA，可改善 5/6 肾切除术后大鼠的肾损伤，并降低 ADMA水平，这提示 ADMA 可能参与了 CKD 的进展[218]。

在 131 名 CKD 患者中，较高的血浆 ADMA 水平是 ESRD 或死亡的独立危险因素（每增加 0.1μmol/L，HR 值为 1.20，95%CI 1.07～1.35）[160]。在 227 名相对年轻的轻中度非糖尿病 CKD 患者中，ADMA 水平的升高能预测血肌酐翻倍或 ESRD 的联合终点事件（每增加 0.1μmol/L，HR 值为 1.47，95%CI 1.12～

1.93）[219]。最后，对 109 例 IgA 肾病患者的数据进行回顾性分析，结果显示 ADMA 水平与肾小球和肾小管间质损伤相关。而且，血浆 ADMA 水平是GFR 年降低率的独立决定因素[220]。

（二）血磷和 FGF-23

大鼠单侧肾切除后给予高磷饲料，5 周后即可观察到肾脏的钙磷沉积和肾小管间质损伤[221]。而且，在 CKD 的动物和人体中，控磷饮食或者口服磷结合剂可降低尿蛋白、改善肾小球硬化、延缓慢性肾脏病进展[222-225]。总之，这些数据显示磷负荷和（或）高磷血症会加剧 CKD 的肾脏损伤。3 项CKD 患者的队列研究显示，高血磷是疾病进展的独立危险因素[208, 226, 227]。反之，目前最大的研究（包含了 10 672 例 CKD 患者的数据）发现，血磷的升高与疾病的进展风险无独立相关性[228]，但是，应当指出的是，ESRD 事件的数量偏低，因此，该研究对于检测血磷与 CKD 进展之间相关性的能力有限[229]。此外，磷调节因子成纤维细胞生长因子 23（fibroblast growth factor 23，FGF-23）是一种通过降低血磷和 1,25- 二羟基维生素 D_3 参与调节钙磷代谢的激素，其水平的升高已被确定为 CKD 进展的独立预测因子[230, 231]。除了肾脏的不良事件，高水平的 FGF-23 还与 CKD 患者中的 CVE 及相关的替代结局相关[232-234]。在 CRIC 研究中，FGF-23 水平的升高被确认为是 ESRD 的独立危险因素，但仅适用于 eGFR 基线水平较高的患者（eGFR 为 30～44ml/(min · 1.73m²)，HR=1.3，95%CI 1.04～1.6；eGFR >45ml/(min · 1.73m²)，HR=1.7，95%CI 1.1～2.4）[232]。最近的一项 Meta 分析证实了 FGF-23 水平升高与CVE 及全因死亡率间的联系，但是也指出，这种相关性因为缺乏暴露 – 结局关系而并不一定就是因果关系。目前，FGF-23 确切的临床意义尚不十分明确，但其似乎有可能成为重要的生物标志物，特别是在 CKD 和 ESRD 患者中。

（三）中性粒细胞明胶酶相关脂质运载蛋白

中性粒细胞明胶酶相关脂质运载蛋白（neutrophil gelatinase-associated lipocalin，NGAL）是一种在远端肾小管上皮细胞中表达的含铁蛋白，在 AKI 中过表达[235]。虽然其在 AKI 中的作用已众所周知，但尿液

NGAL 在 CKD 进展中的作用最近也成为了肾脏病学中的一个兴趣点[236]。社区动脉粥样硬化风险（the Atherosclerosis Risk in Communities, ARIC）研究发现，CKD 患者中尿液 NGAL 的基线水平最高（OR=2.1, 95% CI 0.96～4.6）[237]。在 CRIC 研究中，尿液 NGAL 被确定为 ESRD 的独立危险因素（HR=1.7, 95%CI 1.2～2.5），但排除了 eGFR 下降和蛋白尿之后，其在预测 CKD 进展方面无明显改善[238]。

（四）肾脏损伤分子 -1

肾损伤分子 -1（Kidney injury molecule-1, KIM-1）是一种跨膜糖蛋白，在正常肾脏组织中通常检测不出，但在 AKI 和 CKD 患者中可检测到[239]。一项队列研究发现，血清 KIM-1 水平会随着 CKD 的分期而增加，可用于 GFR 下降和 ESRD 的预测[240]。动脉粥样硬化的多种族研究证实，尿 KIM-1 水平加倍与 CKD 及 eGFR 的快速降低［每年下降 > 3ml/(min·1.73m^2)］密切相关（OR=1.2, 95%CI 1.02～1.3）[241]。

（五）可溶性尿激酶型纤溶酶原激活物受体

可溶性尿激酶型纤溶酶原激活物受体（soluble urokinase-type plasminogen activator receptor, suPAR）是一种参与细胞黏附以及内皮细胞和免疫细胞迁移的蛋白质。肾小球疾病患者中，尤其是肾小球硬化和慢性心血管事件患者中，可检测出 suPAR 水平升高[148]。Hayek 等采用了美国埃默里心血管中心数据库的 2292 名患者数据进行了一项研究，结果发现，suPAR 的高基线水平与 CKD ［eGFR < 60ml/(min·1.73m^2)］相关。在女性人体免疫缺陷病毒跨机构研究的 347 例患者中也阐述了相关性，进一步确认，基线 suPAR 水平的升高与 CKD 的发生率升高有关。尽管如此，因为结果可能会存在一些误导性，对于数据的认识还是必须保持慎重。例如，30% 的 eGFR > 90ml/(min·1.73m^2)的患者中也存在着高基线水平的 suPAR 表达，表明 suPAR 水平可能不仅与肾功能相关还与炎症相关[242]。这些结果提示还需要再进一步的深入研究。

（六）尿调节素

尿调节素（uromodulin, UMOD）是髓袢上升段的上皮细胞分泌的肾脏特异性糖蛋白，其确切的

功能目前还不清楚，可能是与预防尿路感染、固有免疫激活和预防泌尿道结石相关。GWAS 进行的单核苷酸多态性（single-nucleotide polymorphism, SNP）研究表明，在欧洲队列中，*UMOD* 基因与 eGFR 下降及 CKD 的进展有关[243, 244]。冰岛的 3203 例 CKD 患者的 GWAS 研究表明，16p12 号染色体上 *UMOD* 基因的变异与 CKD 及肌酐相关，并且随着年龄增长而增强。但是，若用于临床，UMOD 作为 CKD 进展的生物学标志物还存在着相互矛盾的研究结果。一项包含 6 项研究、10 884 例患者数据的有关 UMOD 的 GWAS Meta 分析发现，*UMOD* 基因周围的两个位点与 UMOD 水平的升高有关[245]。但是，Shlipak 等研究发现，在 "Heart and Soul" 研究的 879 例患者中，UMOD 的 SNP 变异会影响 UMOD 水平，但不影响 CKD 发生风险[246]。这些矛盾的结果表明，要在临床中将 UMOD 用作 CKD 的生物学标志物，还需要进一步的研究[148]。

（七）蛋白组学方法

蛋白组学是通过电泳和质谱测定评估靶向（已知病理生理学）和非靶向（未知病理生理学）中低分子量蛋白质变化的生物学方法[247]。但是，鉴于年龄、性别、饮食、运动和其他限制导致的生物样本的可变性，这个方法面临着诸多挑战。在苏格兰的一项 2 型糖尿病患者队列中，进行糖尿病创新研究的研究者利用蛋白质组学技术发现，在 207 个血清蛋白标志物中至少有 62 个与 CKD 的快速进展（3.5 年内基线 eGFR 的下降 > 40%）有关。在风险模型中采用 14 个生物学标志物的检测组套（包括 FGF-23 和 KIM-1）可以使受试者工作特征曲线下面积（area under the receiver operating characteristic curve, AUROC）从 0.706 增加到 0.868[248]。另一项研究采用的是毛细管电泳和质谱法进行尿液蛋白组学分析，验证 CKD 既往的生物标志物。该研究采用了 223 例健康人群和 1767 例 CKD ［定义为 GFR < 90ml/(min·1.73m^2)或尿白蛋白排泄 > 30mg/L］患者的临床数据，发现蛋白质组学能够更好地检测和预测 CKD 的进展，可以将基于 eGFR 和白蛋白尿的 AUROC 曲线从 0.758 改善到 0.83[249]。新型血清或尿液生物标志物可超越传统风险预测因子（包括 GFR 和蛋白尿）的识别能力，在未来的风险预测模

型中更具价值。考虑到 CKD 的复杂机制，任何一个单一的新型生物标志物都不太可能对风险预测模型产生重大影响。但是，利用蛋白质组学技术开发研究生物标志物组套在识别疾病与非疾病及风险预测方面显示出了较好的潜力，其在未来的临床应用中极具前景[148]。

（八）其他生物学标志物

目前，还有许多其他的生物标志物正在作为 CKD 的危险因素进行研究。虽然已经有许多报道证实新型的生物学标志物与不良结局相关，但如何在已知的危险因素上加入生物学标志物增加预测效能还面临着巨大挑战。有关肾脏疾病生物标志物的详细综述，请参阅第 27 章。

十一、环境危险因素

（一）吸烟

基于人群的研究发现，吸烟是 CKD 各种表现如蛋白尿[250]、血肌酐水平升高[251]、eGFR 下降[21, 252]、ESRD 和 CKD 相关死亡[28]（HR=2.6，95%CI 1.8～3.7）等的独立危险因素。在随后的研究中，CKD 归因风险的 31% 与吸烟有关。10 118 例日本中年工人的纵向研究中，吸烟与肾小球高滤过的风险增加［eGFR ≥ 117ml/(min·1.73m^2)；OR=1.32（vs. 不吸烟者）］及蛋白尿的风险增加［OR=1.51（vs. 不吸烟者）］密切相关[253]。日本另外两项类似的纵向研究也证实，与不吸烟者相比，吸烟可增加蛋白尿的发生风险，但平均 eGFR 高于不吸烟者[254, 255]。在一项研究中，吸烟与 CKD3 期的发生风险下降有关[255]。事实证明，吸烟会因糖尿病[256, 257]、高血压肾脏病[258]、肾小球肾炎[259]、狼疮性肾炎[260]、IgA 肾病[261] 及成人多囊肾[261] 而增加 CKD 的进展风险。目前尚缺乏戒烟对 CKD 进展影响的随机试验。但是，一项观察研究发现，糖尿病患者中，与持续吸烟相比，戒烟可延缓大量蛋白尿进展，与 GFR 下降速度减慢有关[262]。相似地，在 CRIC 研究中，不吸烟与 CKD 的进展风险降低（HR=0.68，95%CI 0.55～0.84）、动脉粥样硬化心血管事件风险降低（HR=0.55，95%CI 0.40～0.75）和死亡率降低（HR=0.45，95%CI 0.34～0.60）等相关[263]。SHARP 研究的 9270 例受试者数据显示，

吸烟与全因死亡、CVE 和肿瘤的风险增加有关；但是，6245 例基线未透析患者中，吸烟与 ESRD 的发生风险及 GFR 的下降速度无关[264]。吸烟引起肾损害的可能机制包括交感神经系统激活、肾小球毛细血管高压、内皮细胞损伤和直接的肾小管毒性[265]。

（二）酒精

作为 CKD 潜在危险因素，饮酒的作用尚不清楚。一项病例对照研究发现，每天饮用 2 种以上的酒精饮料与 ESRD 显著相关[266]；但是，另一项研究却并未发现相关性（剔除了烈酒）[267]。一些基于人群的研究发现，饮酒与 CKD 风险并无相关性[268-270]。但是另一项研究又发现，大量饮酒（每天超过 4 杯）与 CKD 的流行密切相关，与正常 GFR 人群中发生 CKD 的风险增加也相关[252]。此外，大量酒精摄入还大大增加了吸烟相关的 CKD 进展风险，在大量抽烟和喝酒的人群中，CKD 的发生风险几乎增加了 5 倍[252]。

相反，几项大型队列研究发现，饮酒与慢性肾脏病[271, 272] 或终末期肾衰[273] 的发生风险呈负相关。另外一项研究发现，中到重度的饮酒与蛋白尿的发生风险呈正相关，但与 eGFR < 60ml/(min·1.73m^2) 的发生风险呈负相关[274]。近日，采用最严格的方法（eGFR 通过胱抑素 C 和肌酐公式定义，或连续两次采集 24h 尿的尿蛋白 > 30mg/d）调查了慢性肾脏病的发病率。随着饮酒量的增加，平均 10.2 年内慢性肾脏病的发生风险下降（每周偶尔饮酒 < 10g，HR=0.85，95%CI 0.69～1.04；每周轻度饮酒 10～69.9g，HR=0.82，95%CI 0.69～0.98；每周中度饮酒 70～210g/ 周：HR=0.71，95%CI 0.58～0.88；每周重度饮酒 > 210g，HR=0.60，95%CI 0.42～0.86）[275]。

（三）毒品

作为 CKD 危险因素，毒品的作用并没有得到广泛研究。但是，一项病例对照研究报道，海洛因、可卡因或迷幻药的使用与 ESRD 呈正相关[276]。

继蛋白尿和 FSGS 为特征的"海洛因性肾病"报道后，其他研究也陆续报道，有海洛因滥用史的患者可存在各种类型的肾脏损伤，但目前还不清楚所观察到的肾脏损伤是因为海洛因的直接作用，还是因为药物相关的杂质或相关的血源性病毒感染和心内膜炎引起。也有报道，其可能由慢性皮肤感

染所引起的肾脏淀粉样变有关[277]。有趣的是，在647 例高血压患者中，虽然 CKD 与非法药物滥用有相关性，但海洛因滥用与早期 CKD 的风险增加无关[278]。可卡因引起肾脏损伤的不良反应有几种，包括横纹肌溶解、血管收缩、肾素 – 血管紧张素 – 醛固酮系统的激活、氧化应激、胶原蛋白的合成增加[277]。此外，大鼠长期服用可卡因会导致多种肾脏损害，包括肾小球萎缩和硬化、肾小管细胞坏死和间质区域坏死[279]。在 647 例高血压门诊患者中，毒品滥用史与轻度早期 CKD 的相对风险（RR）增加（RR=2.3，95%CI 1.0～5.1）独立相关，而可卡因和致幻剂的值分别为 3.0（95%CI 1.1～8.0）和 3.9（95%CI 1.1～14.4）[278]。一项采用了 2286 例受试者数据的前瞻性队列研究发现，阿片类药物和可卡因的使用均与 eGFR 的下降密切相关 [< 60ml/(min·1.73m²)：阿类片 OR=2.71，95%CI 1.50～4.89；可卡因 OR=1.40，95% CI 0.87～2.24]，与白蛋白尿也密切相关（ACR > 30mg/g：阿片类药物 OR=1.20，95%CI 0.83～1.73；可卡因 OR=1.80，95%CI 1.29～2.51）[280]。

（四）止痛药

止痛药肾病被认为是 CKD 和 ESRD 的病因之一，主要是滥用含有阿司匹林和非那西丁的联合止痛药造成的。在这些产品被禁之前，这种情况在澳大利亚和瑞士很普遍（请参阅第 81 章）[281]。但是，基线时无 CKD 的队列研究显示，止痛药的使用和 CKD 的发生并没有强烈相关。在"护士健康研究"的 1697 名女性中，摄入 > 3000g 对乙酰氨基酚与 11 年内 GFR 下降 > 30ml/(min·1.73m²) 的风险增加有关（HR=2.04，95%CI 1.28～3.24），但是，阿司匹林或非甾体抗炎药（nonsteroidal antiinflammatory drug，NSAID）的使用过量与 GFR 的快速下降风险无关[282]。在 4494 名男性医生中，偶尔或适度使用阿司匹林、对乙酰氨基酚和非甾体抗炎药与 14 年内 GFR 的下降之间没有相关性[283]。相比之下，止痛药的使用可能会加速已有 CKD 的进展。19 163 名新发 CKD 患者的数据显示，阿司匹林、对乙酰氨基酚或非甾体抗炎药与 CKD 的进展风险呈剂量依赖性相关。在环氧化酶 2 抑制剂中，罗非考昔而非塞来昔布与 ESRD 的风险增加有关[284]。4101 例类风湿性关节炎的队列研究中，整个研究人群中，慢性服用非甾体抗炎药

与 GFR 的快速下降并无相关性；但在少数 CKD 4～5 期患者中（N=17），非甾体抗炎药与 GFR 的快速下降呈独立相关[285]。3 个研究的 Meta 分析，包括了 54 663 例 CKD 3～5 期的患者数据，发现规律使用非甾体抗炎药与 GFR 的快速进展（定义为 ≥ 15ml/min，连续 2 年）并无相关性；但是其中的两个研究显示，高剂量使用非甾体消炎药（一项研究中定义为 90% 或以上；另一项研究中并未定义）与 GFR 的快速进展有相关性[286]。CKD 4～5 期患者中，单独使用对乙酰氨基酚或阿司匹林并不加速 CKD 进展[287]。但是，乙酰氨基酚治疗安全性的系统回顾分析显示，除了增加全因死亡率、心血管和胃肠道不良事件的风险，4 个观察研究中有 3 个发现乙酰氨基酚会增加肾脏的不良事件风险[288]。

正如作者所指出的，因为止痛药的适应证和不良结果之间的关系可能会导致"适应证混淆"，这些结果必须谨慎解释。

（五）热应激

据报道，中美洲农场工人中曾有过一种 CKD 流行，被称为中美洲肾病（mesoamerican nephropathy，MeN）。这种疾病在萨尔瓦多的甘蔗收割者中最为常见，在墨西哥南部至哥斯达黎加等地区也都有报道。MeN 通常无症状，与蛋白尿及 CKD 相关的并发症如糖尿病和高血压等也均无相关，但其确实对于 ESRD 的进展具有高风险。尽管引起 MeN 的确切病因一直存在争议（从杀虫剂的不良反应到药物的使用），但目前公认的假说是与热诱导的脱水有关[289-291]。Garcia-Trabanino 等最近进行了一项基于人群的调查研究，在 168 名年龄在 18—49 岁的男性甘蔗切割机工人 [平均轮班时间为 4h（1.4h～11h）] 中观察了肾脏效应，发现轮班前后的肾脏生物标志物表达具有显著变化，特别是，受试者的尿平均比重、尿渗透压和肌酐均持续增加，尿 pH 下降。该研究还观察了 eGFR 降低 [< 60ml/(min·1.73m²)] 的患病率，发现有 14% 的工人有潜在 CKD 的迹象。最近的研究结果还表明，与其他人群相比，中美洲人群也更容易接触到肾毒素、摄入高果糖，以及更多地服用非甾体抗炎药，这些因素共同作用也可能进一步加剧 CKD 的风险[292]。在世界其他热带地区也发现了具有类似特

征的 CKD，并提出了另一个术语"病因不明的慢性肾脏病（CKD of unknown etiology，CKDu）"[293]。

（六）重金属

众所周知，长期接触重金属，特别是铅和镉，及其随后所产生毒性反应，会导致肾脏损害。明显的铅毒性会导致铅性肾病，其特征为慢性间质性肾炎和痛风。此外，流行病学结果显示，正常人群中，血铅水平的轻度升高与 GFR 的中度降低和（或）高血压有关[294, 295]。一项前瞻性研究进一步发现，升高的血铅水平和正常范围内的身体铅负荷（body lead burden，BLB）是 CKD 患者进展的危险因素[296]。类似地，在 108 例低于正常 BLB 值、无铅暴露史的患者中，BLB 也是 CKD 进展的危险因素[297]。此外，与对照组相比，螯合剂的随机治疗组能够在 24 个月内一定程度地改善 GFR [（6.6 ± 10.7）ml/(min · 1.73m^2) vs. （−4.6 ± 4.3）ml/(min · 1.73m^2)，$P < 0.001$][297]。

与铅一样，长期的、慢性镉暴露也可导致独特的肾脏损害，表现为近端小管损伤和小分子量蛋白尿[298]。此外，环境污染导致的低水平镉暴露与肾小管性蛋白尿有关[299]。来自 NHANES 研究的 14 778 例受试者数据分析显示，在血镉水平的最高和最低四分位数之间，白蛋白尿、GFR 降低或两者同时存在的风险均显著增加[300]。比较血液中镉和铅的最低和最高四分位数，显示白蛋白尿、GFR 降低或两者同时发生的风险更高[300]。在 NHANES 的另一项研究中，血镉和尿镉水平均与尿 ACR 呈正相关，与 GFR 呈负相关。较高的血镉及尿镉水平与白蛋白尿独立相关；血镉水平升高与白蛋白尿、GFR 下降相关[298]。瑞典的一项基于人群的研究显示，职业性的或低水平的镉暴露环境会增加 ESRD 的风险[301]。

十二、肾脏风险评分

为了预测 CKD 的发生发展，不同人群中探讨危险因素的研究发现，各种原因 CKD 中有一小部分的危险因素是相同的。这提示，CKD 进展过程中似乎存在着共同机制。这也提议，可以联合运用相同危险因素、开发一个肾脏危险评分以预测 CKD 的发生及未来发展风险，就像 Framingham 风险评分可以预测普通人群心血管风险[302]。KDIGO 组织提出的 CKD 分级系统（修订版）在一定程度上解决了这一需求，因为它将强危险因素（GFR 降低和白蛋白尿）纳入了 CKD 分期与风险相对应的系统[9]。

此外，开发肾脏风险评分以促进更准确的风险预测方面已经取得了相当大的进展。这些可大致地分为两组：适用于一般人口（如没有基础 CKD）和预测 CKD 患者的进展风险。此外，还有一项研究开发了一种风险评分系统，以预测 AKI 后 CKD 的发生发展风险。

（一）肾脏风险评分的开发方法

临床推广应用前，首先，肾脏风险评分必须同时具备内部和外部的有效性，要对现行的风险分类系统做出改进，也可容易整合进临床应用中去。内部有效性，预测模型从一个能够准确反映预测模型中使用的变量与临床结局之间关系的样本发展而来的。这些预测变量必须有明确的定义，在每个患者达到临床结局前也必须进行测量。临床结局，为了避免偏倚，必须在所有患者中均能够准确定义和同质化评估，与预测变量状态无关[208]。为了建立这种风险模型，必须采取适当的统计方法：如果变量审计被忽略了，随访时间明确，可采用 logistic 回归；但是，如果存在显著审查，最好采用 Cox 比例危害模型[303, 304]。除了前面讨论的一般验证问题之外，预测模型还有几个特定的性能指标来评估内部有效性。

（二）模型性能指标

1. 辨别力

辨别力是一种评估模型是否能够给目标事件的患者准确地分配更高概率的方法。一致性或 C 统计量 –statistic，是评估辨别力的最常用工具，被定义是预测模型正确区分随机选择的一对个体（病例和对照）的时间比例，可以认为是与受试者工作特征曲线下面积（area under the receiver operating characteristic curve，AUROC）相同。与 AUROC 一样，C 统计量为 0.5 是指模型的性能本质上并不比随机好；C 统计量为 0.70~0.80 表明该模型具有良好的辨别性能；而 C 统计量 > 0.80 则表明其辨别性能非常良好。C 统计量比较是一种比较多种预测模型辨别力的常用方法，主要是为了确定哪一种在风险预测中更好[305-308]。然而，随着 C 统计量趋近于 1，不同模型的值之间的显著差异就变得难以辨识，必须使用更为敏感的方法，如综合判别指数（integrated discri-mination index，IDI）。IDI 观察两个不同模型辨别斜率的差异，并在绝对和相对的尺度上进行描述，当 C 统计量不足时，可实现对辨别力的有效比较[309, 310]。

2. 校准

模型校准是评估模型性能的另一个度量标准，指的是模型预测值与实际数据的一致性。对于逻辑回归模型，Hosmer–Lemeshow 卡方统计量是最常用的评估方法。

该方法根据预测概率将参与者分成十分位数，然后将每十分位数的平均概率与每十分位数中参与者的实际概率进行比较。然后，卡方被用来评估预测概率和实际概率之间的显著差异。卡方来统计量的显著性表明模型校准不是最佳[311]。校准参数对于临床风险预测模型很重要，因为校正不当的模型会导致对风险的预测不足或过高，当临床决策依赖于此类预测模型时就会出现问题[208]。

3. 重分类

根据发生事件的预测风险选择临床治疗和试验的标准。在开发新的预测模型时，必须考虑是否将患者重新划分为比旧预测模型更合适的风险类别。如果患者发生了一个事件，并且新模型将该患者分配到适当的高风险类别，则新模型将被认为是成功的。同样，对于没有发生事件的患者，如果将患者重新分类到比以前的模型风险更低的类别，那么新模型也是成功的。但是，如果新的预测模型将患者重新分配到与实际结果相反的风险类别，则认为新模型不成功，即并不比以前的模型更好。这种成功或失败可以通过重分类净指数（net reclassification index）来量化，其取值范围为 –2.0～+2.0，正值表示重分类成功，负值表示重分类不成功[309, 310]。

4. 临床应用

如果不能迅速有效地实施，即使是最好的风险预测模型也无法在临床中得到应用。如前所述，预测模型是通过一系列复杂的逻辑或比例风险模型构建而得的，这些模型不能简单地应用于患者。这意味着，该模型一旦得到验证，就需要转化为一种更简单的、便于临床实用的工具。然而，在简化评分系统时，不可避免地会出现精度、辨析和校准方面

的损失。最近，基于网络的计算器或智能手机应用程序的快速使用使得复杂的预测模型可以通过简化的用户界面以原始的形式应用，而不需要用户进行复杂的计算[312-315]。

5. 外部有效性

外部有效性，不同于内部有效性，主要是说明研究样本的结果是否适用于一般人群。永远不能假设预测模型的外部有效性，因为很可能从一组数据（衍生队列）生成的模型在其他队列中不会得到完全相同的结果。这可能是由于潜在的生物学因素，包括队列在疾病或生理上的差异，以及在原始衍生队列中预测因子和结局之间的错误关联。通过仔细选择能够代表临床情况的队列，并根据临床相关性而不是统计相关性选择预测变量，可以尽量减少队列间的误差[308]。

十三、预测慢性肾脏病的模型

风险评分一般用于评估普通人群中 CKD 的发生风险，在某些情况下，也用于评估其进展。详细总结请见表 20-3，对此，系统综述中也进行了评估[316]。第一项研究中，采用了 NHANES 研究的 8530 例成人数据评估 CKD［定义为 eGFR ＜ 60ml/(min · 1.73m^2)］的危险因素。作者提出的风险评分包括年龄、女性、高血压、贫血、糖尿病、周围血管病变、慢性心脏病病史、充血性心力衰竭和蛋白尿。AUROC 高达 0.88，当评分 ＞ 4 时可使敏感性高达 92%，特异性高达 68%。该系统阳性预测值较低，为 18%，而阴性预测值可高达 99%。采用 ARIC 研究的数据进行外部验证，AUROC 值为 0.71[317]。由于该研究为横断面研究，因此风险评分并不能预测 CKD 的未来发生风险。确切地说，它主要是用于识别未确诊的、高风险 CKD 患者。因此，它可能有助于指导 CKD 患者的筛查工作，但是预测 CKD 的未来发生风险并无益处。由于该评分系统纳入了两个需事先进行实验室检测的变量：贫血和蛋白尿，该风险评分对普通人群的适用性有所削弱。此外，在没有 GFR 降低的情况下，显著蛋白尿也足以诊断 CKD。

采用 ARIC 研究和心血管健康研究（Cardiovascular Health Study，CHS）中基线 eGFR ＞ 60ml/(min · 1.73m^2) 的 14 155 例受试者数据，建立了另一个用于预测

表 20-3 普通人群中的肾脏风险评分

参 数	研 究					
	SCORED [317]	SCORED2 [318]	Chinese [320]	Framingham [319]	QKIDNEY [321]	PREVEBD [322]
人群	NHANES 队列	CHS 队列 +ARIC 队列	一般人群	FHS 队列	QResearch 数据库	eGFR > 45
结局	eGFR < 60ml/(min · 1.73m²)（普遍的）	eGFR < 60ml/(min · 1.73m²)（新发的）	eGFR < 60ml/(min · 1.73m²)（新发的）	eGFR < 60ml/(min · 1.73m²)（新发的）	CKD、ESRD	GFR 快速下降
因素	年龄 女性 高血压 DM PVD CVD CCF 贫血 蛋白尿	年龄 女性 高血压 DM PVD CVD CCF 贫血	年龄 BMI T₂DM 脑卒中 DBP 蛋白尿 尿酸 HbA₁c 血糖	年龄 高血压 DM eGFR 白蛋白尿	年龄 种族 贫困 家族史 吸烟 高血压 DM PVD CVD CCF 类风湿关节炎 SBP BMI 非甾体消炎药	年龄 高血压 SBP eGFR 白蛋白尿 CRP
AUC	0.88	0.69	0.77	0.81	0.88	0.84
验证	ARIC 队列	CHS 队列 +ARIC 队列	一般人群	ARIC 队列	THIN 队列	内部

ARIC. 社区的动脉粥样硬化风险；AUC. 浓度 – 时间曲线下的面积；BMI. 身体质量指数；CCF. 充血性心力衰竭；CHS. 心血管健康研究；CKD. 慢性肾脏病；CRP. C 反应蛋白：CVD. 心血管疾病；DBP. 舒张压；DM. 糖尿病；eGFR. 肾小球滤过率估计值；ESRD. 终末期肾脏病；FHS. Framingham 心脏研究；HbA₁c. 糖化血红蛋白；NHANES. 全国健康和营养调查；PREVEND. 预防肾和血管末期疾病；PVD. 周围血管病；SCORED. 隐匿性肾脏疾病的筛查；SBP. 收缩压；THIN. 健康改善网络

CKD 发生风险的肾脏评分系统。随访 9 年中，确定了预测 CKD [eGFR < 60ml/(min · 1.73m²)] 发病的 10 个变量，并基于其中的 8 个变量，即年龄、贫血、女性、高血压、糖尿病、周围血管疾病和充血性心力衰竭或慢性心脏病病史，构建了简化模型。AUROC 值为 0.69，当评分 ≥ 3 时敏感性为 69%、特异性为 58%，但其阳性预测值偏低，只有 17% [318]。另一项相似的研究中，采用 Framingham 心脏病研究中的 2490 名受试者数据，也建立了一个慢性肾脏病 [eGFR < 60ml/(min · 1.73m²)] 风险评分，最终模型的变量包括年龄、糖尿病、高血压、基线 eGFR 和蛋白尿，AUC 值为 0.813。采用 ARIC 数据进行外部验证，白人和黑人的 AUROC 分别为 0.79 和 0.75 [319]。另一项研究在 5169 名中国受试者中开发了慢性肾脏病 [eGFR < 60ml/(min · 1.73m²)] 的风险评分，将年龄、BMI、舒张压、2 型糖尿病、既往脑卒中、血清尿酸、餐后血糖、糖化血红蛋白水平和蛋白尿 > 100mg/dl 纳入了两个风险评分系统（一个仅采用临床变量，另一个采用全部变量），AUROC 值为 0.77。但该研究的局限性在于随访时间相对较短（中位数为 2.2 年），外部验证的 AUROC 值较低，为 0.67 [320]。

这些风险评分对于鉴别 CKD 高危个体，监测或干预以降低 CKD 风险十分有用，但是，要在低风险人群中筛选出那些可能发展为 ESRD 的人群还不太可能。为了只识别高危人群，另一个研究采用了英国 368 家初级保健诊所的数据（包括 775 091 名女性和 799 658 名男性，年龄在 35—74 岁，既往无 CKD 病史）开发了一个风险评分。7 年随访中，记录了两种肾脏结局：中 - 重度 CKD〔定义为肾移植、透析、肾病诊断、蛋白尿或 eGFR ＜ 45ml/(min·1.73m²)〕和终末期肾衰〔定义为肾移植、透析或 eGFR ＜ 15ml/(min·1.73m²)〕，并按照男性和女性分别制订了风险评分。中 - 重度 CKD 的最终模型包括年龄、种族、社会剥夺、吸烟、BMI、收缩压、糖尿病、类风湿关节炎、心血管疾病、已治疗的高血压、充血性心力衰竭、周围血管疾病、使用非甾体抗炎药和肾病家族史。女性中还包括系统性红斑狼疮和肾结石病史。ESRD 的模型参数相似，但不包括非甾体抗炎药的使用。内部和外部验证的 AUROC 值为 0.818～0.878 [321]。

这个研究的一个重要局限性是其为观察性研究，可能存在明显偏倚。此外，纳入研究时，只有 56% 的受试者具有血肌酐数据，因此，可能一部分受试者的 CKD 没有被诊断。中 - 重度 CKD 的复合结局由几个不同变量组成，因此临床上的应用价值有限。ESRD 因为只识别了少数严重进展的情况，结局具有相关性。但这项研究还是说明了风险评分的效用，它可以被编程到初级护理计算机系统中，提醒家庭医生有哪些患者存在着进展为 ESRD 的风险。

另一项研究采用了肾脏和血管终末期疾病预防研究（Prevention of Renal and Vascular End-stage Disease，PREVEND）的 6809 名受试者数据，随访 6.4 年，开发建立了 CKD 进展主要终点（定义为 eGFR ＜ 60ml/(min·1.73m²) 和 20%GFR 下降最快的受试者）的风险评分。最终的风险评分包括基线 eGFR、年龄、白蛋白尿、收缩压、C 反应蛋白和高血压，AUROC 值为 0.84，采用引导程序进行内部验证 [322]。除此之外，风险评分具有较低的敏感性和阳性预测值。阈值评分≥ 27 可将人群中的 2.1% 确定为高危人群，但敏感性只有 15.7%，阳性预测值为 28.1%。特异性和阴性预测值较高，分别为 98.4% 和 96.7%。因此，低分值有助于识别低风险个体，但高分值不能识别高风险个体。选择较

低的阈值可以提高敏感性，但在一定程度上也降低了特异性，可用于中风险组进行更密切的监测。此外，该研究还具有一个局限性，它是在白人中进行的，没有经过外部验证。因此，在临床应用前，需要在其他人群中进行外部验证。

十四、预测肾衰竭的模型

不同研究人群中，为已确诊为 CKD 的患者制定了一些风险评分，详细总结请见表 20-4 和系统综述 [316, 323]。

RENAAL 研究中，1513 例糖尿病肾脏疾病患者的数据分析显示，尿 ACR、血清白蛋白、血清肌酐和血红蛋白是 ESRD 的独立危险因素。Cox 比例风险模型中的变量系数衍生建立风险评分模型，该模型将受试者进行 ESRD 风险四分位分层（图 20-5），在第一个和第四个四分位之间，ESRD 的风险具有显著差异（每年每 1000 名患者中 6.7 例 vs. 257.2 例）[163]。

11 个临床试验的联合数据库中，采用 1860 名非糖尿病 CKD 患者的数据进行 Cox 比例风险分析，发现年龄、血清肌酐、蛋白尿和收缩压是 ESRD 和肌酐翻倍联合终点事件的独立危险因素。与之前的研究方法类似，基于变量构建了一个风险模型、并将患者进行风险四分位分层。对照组中，最低四分位和最高四分位患者合并终点的年发病率分别为 0.4% 和 28.7%；但在血管紧张素转化酶抑制剂的随机治疗组中，最低四分位和最高四分位患者的合并终点的年发病率分别为 0.2% 和 19.7% [324]。269 例 IgA 肾病患者的数据分析发现，收缩压、蛋白尿（随机尿常规）、血清总蛋白、1/ 血清肌酐和活检时的组织学分级是 ESRD 的预测因子。变量中加入年龄、性别和血尿严重程度时，建立了一个评估 4 年和 7 年终末期肾衰累积发病率的评分系统，估计的风险与观察到的风险接近一致（AUROC 值 = 0.939）[172]。

一项回顾性研究中，对 9782 例 CKD 3～4 期患者进行了数据分析，将开始 RRT（透析或移植）作为主要终点事件。确定了 6 个独立危险因素，即年龄、男性、eGFR、高血压、糖尿病和贫血，并将其纳入到一个风险评分中，将参与者风险分成五分类。最高危的 1/5 组，RRT 的进展风险为 19%；最低危的 1/5 组，进展风险为 0.2%。AUROC 值为 0.89，观察到的风险值与预测值相差小于 1% [325]。该研究

表 20-4　慢性肾脏病患者的肾脏风险评分

参　数	研　究					
	RENAAL[163]	AIPRD[324]	IGAN[172]	KPC[325]	CRIB[226]	SHC[208]
研究疾病	糖尿病肾脏疾病	CKD	IgA 肾病	CKD 3～4 期	CKD 3～5 期	CKD 3～5 期
变量	肌酐 UACR Alb 血红蛋白	年龄 肌酐 UPE SBP	年龄 男性 1/ 肌酐 蛋白尿 SBP 血清总蛋白 组织学分级 血尿	年龄 男性 eGFR N/A 高血压 糖尿病 贫血	女性 肌酐 UACR 血清磷	年龄 男性 eGFR UACR Alb 血清钙 血清磷 血清碳酸氢根
临床结局	ESRD	ESRD 或肌酐增加 1 倍	ESRD	RRT	ESRD	ESRD
AUC			0.939	0.89	0.873	0.917
验证	无	无	无	无	是	是

AIPRD. ACEI 在进展性肾病中的研究；Alb. 血清白蛋白；AUC. 浓度 – 时间曲线下的面积；CRIB. Birmingham 慢性肾功能损害研究；eGFR. 肾小球滤过率估计值；ESRD. 终末期肾脏病；KPC. Kaiser 医疗队列；N/A. 无；RENAAL. 血管紧张素 Ⅱ 拮抗剂氯沙坦降低非胰岛素依赖性糖尿病终点事件的临床研究；RRT. 肾脏替代治疗；SBP. 收缩压；SHC.Sunnybroak 医院队列；UACR. 尿白蛋白肌酐比；UPE.24h 尿蛋白排泄

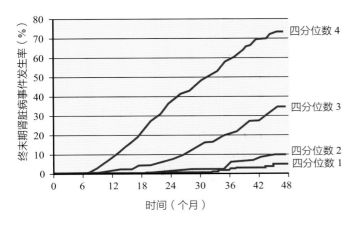

◀ 图 20-5　血管紧张素 Ⅱ 拮抗剂氯沙坦降低非胰岛素依赖性糖尿病终点事件的临床研究（RENAAL）中，1513 例糖尿病肾脏疾病患者的终末期肾病终点事件按风险评分四分位分层的 Kaplan-Meier 曲线

引自 Keane WF, Zhang Z,Lyle PA, et al. Risk scores for predicting outcomes in patients with type 2 diabetes and nephropathy: the RENAAL study. *Clin J Am Soc Nephrol*. 2006;1:761–767.

的局限性，除了它是一个回顾性研究之外，还在于缺乏蛋白尿的相关数据。

Briming ham 慢性肾功能损害（Chronic Renal Impairment in Birmingham，CRIB）研究中，对 382 例 CKD 3～5 期的患者平均随访 4.1 年，发现进展为 ESRD 的独立危险因素为女性、血清肌酐、血清磷酸盐和尿白蛋白 – 肌酐比。经这些变量建立了一个风险评分，AUROC 值为 0.873。在一个 CKD 3～5 期的相似队列（East Kent 队列）中进行了外部验证，虽然验证队列中没有尿白蛋白 – 肌酐比数据，其 AUROC 值也为 0.91[226]。

十五、肾衰风险方程式

Tangri 及其同事应用 3449 名 CKD 3～5 期的患者数据（加拿大 Sunnybrook 医院队列）建立了预测 ESRD 的肾衰风险方程（The kidney failure risk equation，KFRE），该方程式包括年龄、男性、eGFR、白蛋白尿、血清钙、血清磷、血清碳酸氢盐和血清白蛋白（AUROC 值 =0.917）[208]。外部验证采用的是 4942 名 CKD3～5 期的患者数据（不列颠哥伦比亚的 CKD 登记独立队列），AUROC 值为 0.841。验证队列中，预测风险和观察风险高度一致（图 20-6）。简化的三变量模型（年龄、性别和 eGFR）和四变量模型（年龄、性别、eGFR 和蛋白尿）也表现良好（在发展队列中，C 统计量（等同于 AUROC 值）分别为 0.89 和 0.91，表 20-5）。但是，在验证队列中，八变量方程（C 统计量为 0.92）在辨别（三变量方程和四变量方程的 C 统计量分别为 0.79 和 0.83）、校正和重分类方面表现更好。通过制作电子风险计算器和智能手机 APP，作者还促进了该风险评分的临床应用（可在网址 www.qxmd.com/calculateonline/nephrology/kidney-failure-risk-equation 免费获得），可报告 ESRD 的 2 年和 5 年风险。护理协助下的多因素治疗肾脏病疗效研究（Multifactorial Approach and Superior Treatment Efficacy in Renal Patients with the Aid of Nurse practitioners，MASTERPLAN）的独立研究者在 595 名 CKD 3～5 期患者中进行了该风险方程的进一步外部验证，八变量方程式表现良好，AUROC 值 0.89 [326]。Tangri 风险评分还具备一个优点，即其所包含的变量均为临床上常用的生化指标，实验室可通过 eGFR 自动报告风险评分。

为了明确 KFRE 评分能否在全球范围内临床实施，对该方程进行了一项多国验证研究，来自四大洲 23 个国家 35 个队列、72 万 CKD 3～5 期患者参与了该项研究 [327]。经过 4 年的随访，队列中有 23 829 人发生了肾衰竭。所有队列中，KFRE 均能够实现优秀的辨别功能（2 年，C 统计量 0.90，

表 20-5　肾衰风险评分三变量、四变量及八变量方程式的数据开发集中序列模型的风险比和拟合优度

变　量	三变量模型	四变量模型	八变量模型
肾衰风险比（经死亡率审校）			
基线 eGFR，每 5ml/(min·1.73m²)	0.54	0.57	0.61
年龄，每 10 岁	0.75	0.8	0.82
男性	1.46	1.26	1.16
尿 UACR Log 值 [a]		1.60	1.42
血清白蛋白，每 0.5g/dl			0.84
血清磷，每 1.0mg/dl			1.27
血清碳酸氢盐，每 1.0mEq/L			0.92
血清钙，每 mg/dl			0.81
拟合优度指标			
C 统计值	0.89	0.91	0.92
赤池信息量 [b]	4834	4520	4432
P 值 [c]	< 0.001	< 0.001	< 0.001

a. 自然对数尺上 ACR 的风险比代表白蛋白 - 肌酐比值高 1.0 点。对于 20mg/g 白蛋白尿的普通患者，意味着增加到 55mg/g
b. C 统计量和赤池信息准则值的空值分别为 0.50 和 5569。较高的 C 统计量和较低的赤池信息准则值表明模型较好
c. P 值用于序列模型间 C 统计量间的比较；ACR. 白蛋白肌酐比 GFR. 肾小球滤过率
引自 Tangri N，StevensLA，Griffith J，et al. A predictive model for progression of chronic kidney disease to kidney failure. *JAMA* 2011；305：1553–1559.

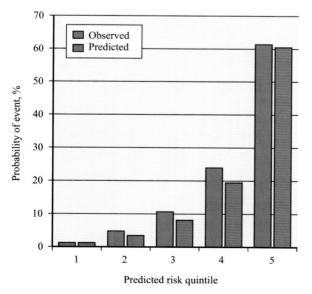

◀ 图 20-6　**Renal risk score predicted versus observed risk of developingend-stage kidney disease at 3 years in a validation cohort of patients with chronic kidney disease stages 3 to 5.**
（From Tangri N, Stevens LA, Griffith J, et al. A predictive model for progression of chronic kidney disease to kidney failure. *JAMA* 2011;305:1553–1559.）

95%CI, 0.89～0.92；5 年 C 统 计 值 0.88, 95%CI, 0.86～0.90 ）。北美队列中的校准是足够的，但是在一些非北美队列中，原始公式过高地估计了疾病风险。但是，在非北美队列中，可通过使用一个简单的校正因子，将 2 年的基线风险降低 32.9%，5 年的基线风险降低 16.5%；将 2 年的校准在 15 个中改善了 12 个，5 年的校准在 13 个中改善了 10 个（P=0.04 和 P=0.02）。这表明，KFRE 方程式在 35 个队列中预测 ESRD 的进展均较为准确的，且不受年龄、性别、种族或糖尿病状态的影响。此外，简化后的四变量方程与八变量方程具有相似的辨别力（2 年 C 统计量分别为 0.89 和 0.90，5 年 C 统计量分别为 0.86 和 0.88）。目前，基于四变量方程式的在线风险计算器已经被研制出来，并经非北美人群的数据校准（http://kidneyfailurerisk.com/），这些发现表明，KFRE 方程式在不久的将来极有可能现实临床的广泛应用。

十六、预测死亡和心血管疾病的模型

如前所述，因为 CVD 的传统性和非传统性风险因素，CKD 进展的患者通常也存在着死亡和 CVD 的风险增加。CKD 患者现有的风险评分中预测模型参数较差，在临床开发 CVD 风险预测模型方面还没有尝试成功[328]。但是，Bansal 等开发的

临床意义

肾衰风险方程式

慢性肾脏病（CKD）患者具有肾衰竭、心血管事件和早期死亡的风险。在中－重度 CKD 中，eGFR 和蛋白尿是重要的功能性、诊断性和预后性生物学标志物，可在风险方程中联合评估不良事件风险。用 eGFR、白蛋白尿、人口统计学参数和实验室检测变量可建立肾衰风险方程，准确地预测需要透析或移植的肾衰竭风险。该方程式可用于评估肾脏专科转诊的需要、护理的强度、透析教育的时机、血管通路的形成和优先移植准备。临床中评估风险方程式的使用研究十分必要。

一个预测模型在评估 5 年死亡风险方面极具前景。该风险预测模型，是由 CHS 研究中的 828 名老年患者［平均年龄（80±5.6）岁］数据衍生建立，预测变量包括年龄、性别、种族、eGFR、尿 ACR、吸烟、糖尿病、心力衰竭和脑卒中史等（C 统计量 = 0.72, 95% CI 0.68～0.74）。该预测模型在健康、衰老与身体成分研究的 789 名受试者中完成了外部验证（C 统计量 = 0.69, 95%CI 0.64～0.74）。但是，CHS 研究中的 CKD 4～5 期患者代表性不足，在临床实施应用前还需要进一步验证。但是，这个预测模型也为未来开发 CKD 患者的全因死亡率预测模型提供了一个非常重要的起点[329]。

十七、急性肾损伤后慢性肾脏病的预测模型

随着对 AKI 后 CKD 和 ESRD 进展风险的日益重视，人们开始着力于建立一种风险评分以识别高危人群。在 5351 名入院诊断为 AKI 的男性退伍军人中，研究者为了预测 CKD4 期的进展风险，建立了 3 个风险预测模型。模型纳入的危险因素包括年龄的增加、低血清白蛋白、糖尿病、基线 eGFR 降低、住院期间平均血清肌酐水平较高、AKI 的 RIFLE 评分较高（风险、损伤、肾衰、损失和终末期肾病）或需要透析、非非洲裔美国种族及风险时间。3 种模型的 AUROC 值为 0.77～0.82，最佳切点的敏感性为 0.71～0.77，特异性为 0.64～0.74。在 11 589 例因肺炎或心梗入院的对照组中进行了外部验证，获得了较好的预测精度（AUROC 值 0.81～0.82），最佳切点的敏感性为 0.66～0.71，特异性为 0.61～0.70[330]。

这些风险模型要进入临床应用，还需要在其他人群中（包括更具代表性的女性比例）进一步验证。尽管肾脏保护措施的影响还需要进一步验证，但对于从 AKI 中恢复的患者而言，有效的风险评分系统识别高风险患者，并进行更密切的随访和干预，以降低 CKD 进展风险，这是非常重要的。

十八、风险模型的临床实施

以风险为指导的护理实施需要有效的风险预测模型和准确的风险阈值的相互作用才能指导治疗策略。通过同时使用风险方程和先前设定的阈值，可

为患者提供一个最优的、经济有效的管理计划。目前，采用自带风险阈值的 KFRE 方程式来促使护理实施进阶的方法就是一个例证（图 20-7）[64, 331]。

（一）初级护理到肾脏病专科的过渡

CKD 早期，患者常常会出现水钠潴留、高血压和贫血[332]。初级保健医生能够为这些患者控制症状并提供最佳护理，避免不必要的开支和治疗。但是，当患者表现为 CKD 的高进展风险时，为延缓 CKD 的进展、避免不理想的透析时机以及减少早期死亡风险，将患者转入到肾脏病专科、进入到跨学科护理团队是必要的[6, 333]。风险方程和风险阈值的使用可使医生更好地考虑何时需要转诊。这种方法也可以使低风险 CKD 患者避免不必要的治疗和因转诊而引起的焦虑[334]。将风险预测模型整合到临床护理中，也可为指定随访计划发挥一定的作用。CKD 进展风险高但 eGFR 仅适度降低的患者可以每隔 3～6 个月随访一次，而那些风险较低的患者可以每年评估一次[335]。

（二）跨学科护理

护士、药剂师和营养师组成的跨学科肾脏病团队，可以提高治疗的一致性、减少不理想的透析时机、甚至降低高危 CKD 患者的死亡率。与大多数专业临床服务一样，纳入太多 CKD 低进展风险的患者可能会使医疗资源饱和，从而获益甚微。加拿大安大略省就面临着这样的一个问题，那里的医疗保健人员在经费预算有限的情况下，难以应付过度的跨学科护理需求。因此，2016 年，负责肾脏保健资源管理的安大略省肾脏病网络采用了基于风险阈值的临床资源资格管理。KFRE 方程式计算 2 年 ESRD 风险 > 10% 或 eGFR < 15ml/(min·1.73m²) 的患者可进入跨学科护理。与此前这种治疗的阈值为 eGFR < 30ml/(min·1.73m²) 且不考虑风险相比，这大大降低了跨学科治疗患者的数量。采用 KFRE 方程式，符合先前标准的患者中只有 2/3 患者的 2 年风险 > 10%。同样地，从这些新标准的实施来看，一小部分 eGFR 在 30～45ml/(min·1.73m²) 的患者一旦被确定为是 CKD 进展高风险人群，现在就可以接受跨学科护理。这种资源的重新分配每年可节省约 600 万加元的成本，并使 eGFR > 30ml/(min·1.73m²) 的高危患者更早获得跨学科护理[336]。

（三）血管通路和模式规划

目前的临床实践指南建议对 eGFR < 30ml/(min·1.73m²) 的患者进行透析模式规划。然而，这些患者中的大多数，尤其是老年人，可能实际上从未进展至 ESRD[337]。对这些患者来说，规划透析会造成不必要的焦虑，导致不必要的治疗。尤其，动静脉瘘成形术（arteriovenous fistula，AVF）的风险 - 获益平衡是非常重要的。虽然动静脉瘘是血液透析患者透析通路的标准模式，但是，老年患者的益处

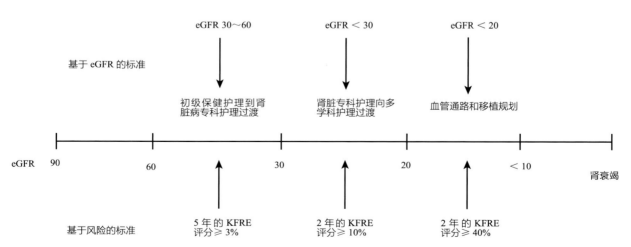

▲ 图 20-7　慢性肾脏病患者中，基于风险和肾小球滤过率（eGFR）的临床决策方法

KFRE. 肾衰竭风险方程（引自 Tangri N, Ferguson T, Komenda P. Pro: risk scores for chronic kidney disease progression are robust, powerful and ready for implementation. *Nephrol Dial Transplant.* 2017;32:748–751.）

可能会减少。因为这些患者原发性 AVF 的失败率可能更高，还会发生不良事件，如心力衰竭和窃血综合征。ESRD 风险较低的老年人也存在着罹患其他疾病的可能性，因此，提早实施 AVF 既无效又昂贵[338]。采用风险预测模型来指导 AVF 的手术时机可以避免这些问题，并可提供更优的治疗方案。CKD 进展风险低的患者将采用基于监测的方法，而进展风险最高的患者则推荐尽早准备血管通路以备透析。2014 年，Sunnybrook 医院队列数据开发了 Markow 模型，用于评估 KFRE 方程式在模拟 CKD 进展中的实际情况。研究目的是评估 KFRE 方程式能否以最高的准确性筛选出那些需要准备血管通路透析的人群，同时排除在进入 ESRD 前就已死亡或在行通路准备后 2 年内没有进行透析的患者。研究发现，在预测透析和 AVF 方面，基于 KFRE 的阈值的 20% 年风险阈值优于基于 eGFR 的阈值[339]。

十九、未来方向

自 2000 年以来，在从普通人群和肾脏病人群的各种队列中识别预测 CKD 进展的危险因素方面已经取得了巨大进展。由于研究对象和变量不同，各研究间存在着一定差异。值得注意的是，一些相对较少的危险因素在很多研究中均较常见，基于这些变量来预测 CKD 进展的风险评分也取得了巨大进展。

未来的研究可能主要集中在使用新型生物学标志物和遗传因素作为危险因素（参见第 27 章）以及风险评分中的变量，尽管对这些标志物的测量可能会比目前使用的简单风险因素成本更高。准确的风险评分可以权衡风险和资源，同时为 CKD 患者提供最具个性化的护理。因此，现在是时候将这些风险评分应用到临床护理中，以帮助患者和临床医生把握 CKD 到透析的过渡时机。此外，考虑到 CKD 和 CVD 间的密切联系，还需要进一步制订风险评分以预测 CKD 患者的心血管风险。

生命过程中血压和肾功能的发育编程

Developmental Programming of Blood Pressure and Renal Function Through the Life Course

Valérie A.Luyckx　Karen M. Moritz　John F. Bertram　**著**

闻　萍　周　阳　石彩凤　**译**

杨俊伟　**校**

第21章

　　个体对肾脏疾病和其他慢性疾病易感性的巨大差异很难解释[1]。遗传因素是决定主要器官系统发育和功能以及疾病易感性的重要因素，与肾功能不全相关的罕见遗传性和先天性异常导致的肾脏发育异常，通常在生命早期就表现出来[2, 3]。然而，大多数肾脏疾病并不能归因于基因突变，因为在全球范围内，终末期肾病（ESRD）最常见的病因是糖尿病和高血压等多基因疾病。值得注意的是，非洲人载脂蛋白-1（APOL1）基因突变与HIV相关肾病和局灶节段性肾小球硬化（FSGS）的易感性增加之间存在关联。然而，对其他特定基因多态性或基因突变的研究并未找到特定基因与疾病的关系，而是认为基因和环境因素在高血压、糖尿病和肾脏疾病的发展中可能存在复杂的相互作用[4-9]。高血压和肾脏疾病的患病率在不同种族中存在差异，在澳大利亚原住民、美洲印第安人、非洲血统中的人群中发病率很高[10-12]。众所周知，尤其是在发展中国家，生活方式、社会经济因素及肥胖是人群中高血压和糖尿病的发生发展的主要危险因素[7, 13]。然而，越来越多的证据指出，宫内环境和产后早期生长对器官发育、器官功能及成人疾病易感性有深远影响[14-16]。在胎儿时期遭受了不良因素（低出生体重、小于胎龄、早产或高出生体重是其指标），如孕期母体营养不良、健康不佳、子痫前期或妊娠期糖尿病，或在儿童早期经历的不良因素（如早期营养不良、感染和环境因素的影响等）可能"程序化"长期影响器官功能，这可能是一系列挑战或"打击"的第一个阶段，最终表现为显性疾病。本章概述了胎儿和早期生命编程对肾脏发育（特别是肾脏发生）、肾单位成熟以及高血压和肾脏疾病风险的影响。主要的先天性肾异常在这本书的其他地方有讨论（见第72章）。此外，低出生体重和早产也可以预测糖尿病、心血管疾病、代谢综合征和子痫前期的发生，所以肾脏功能可能受到这些疾病的发展程序化影响，进而反过来影响这些疾病的预后，但这超出了本章的讨论范围[16-20]。

一、发育编程

　　生命早期暴露于不良环境容易导致成年疾病，这一过程被称为"发育编程"，指的是在子宫发育的关键时期或出生后的早期经历的环境刺激可以对机体产生长期的结构和功能影响[15, 21]。这种现象通常被称为"健康和疾病的发育起源"，因为这种影响可以延续到几代，因而影响是深远的[22, 23]。不良的宫内事件和随后的心血管疾病之间的联系早已被认识[15, 21, 24, 25]。早期的研究发现，出生体重低的成年人比出生体重正常的成年人有更高的心血管疾病发病率和死亡率[26]。随后，来自不同人群的证据证实了这些发现，并合理延伸至其他情况，如高血压、糖耐量受损、2型糖尿病、肥胖、子痫前期和慢性肾脏病（CKD）[21, 27-33]。其中，关于低出生体重以及早产和高血压之间的关系是研究最多的[34-37]。直到最近，早产和低出生体重作为高血压和肾脏疾病发育编程的指标得到很大程度的关注，由于妊娠期糖尿病或孕妇肥胖而导致的胎儿胎龄过小或出生体重过高，也是高血压和肾脏疾病的危险

因素 [38-41]。目前，出生体重和早产是最有价值的不良宫内环境的指标，但一些宫内应激可能并不明显，因此可能无法被识别。接下来的工作需要开发出更灵敏识别宫内应激的指标。表 21-1 概述了出生体重和孕龄的定义。全球范围内，低出生体重和早产的发生率分别为 15%～20% 和 11% [42, 43]。重要的是，如图 21-1 所示，很大比例的小于胎龄儿出生体重超过 2.5kg，这表明有必要确定所有小于胎龄儿，他们也存在由编程效应带来的风险 [44]。高出生体重的全球发病率正在上升，高收入国家的发病率为 5%～20%，低收入国家为 0.5%～15% [40]。因此，每年出生的大量婴儿可能经历发育编程，并在以后的生活中面临慢性疾病的风险。

二、肾脏的发育编程

肾脏是高血压发生发展的中枢器官。肾脏调节水钠平衡的能力与血压之间的关系已被广泛接受 [45, 46]。临床研究已经证明肾脏本身固有因素影响血压，表现为在肾移植后，受者血压和供者高血压的危险因素相关，这被称为高血压"跟随"肾脏 [47]。在 1988 年，Brenner 和他的同事提出 [48]，先天的（程序化的）低肾单位数可以解释为什么有些人易患高血压和肾损伤，而有些人在类似的情况下（如钠负荷过重或糖尿病）似乎相对有抵抗力。肾单位数少以及全肾肾小球表面积小会导致钠排泄能力降低，增加高血压易感性，并使肾脏储备能力相对降低，减弱肾脏应对损伤的能力。低肾单位数和低出生体重之间的联系可以解释在不同种族人群中观察到的高血压和肾脏疾病患病率的差异，在这些人群中，出生体重较轻的人往往更容易患高血压和肾脏疾病 [49-52]。

（一）肾单位假说的合理性

肾单位假说研究的一个障碍是难以准确计算或估计肾脏中肾单位的总数 [53]。早期研究提示，人类平均每个肾脏大约有 100 万个肾单位 [54]。这是几十年来在教科书中公布的肾单位数，它似乎暗示了人类肾单位数是固定的，因此与成人疾病风险没有关系。然而，这些研究是使用酸化浸渍法或传统的基于模型的体视学方法等技术进行的，受到假设、推断和操作敏感性的影响，很容易产生偏差 [53-55]。此

表 21-1　出生体重定义和早产分类

分　类	定　义
出生体重分类	
正常出生体重儿	> 2500g 和 < 4000g（通常情况下）
大于胎龄儿	高于同胎龄平均体重超过 2 个标准差
低出生体重儿	< 2500g
极低出生体重儿	< 1500g
适于胎龄儿	同胎龄平均出生体重在 ±2 标准差以内
小于胎龄儿	低于同胎龄平均体重超过 2 个标准差
宫内生长受限	妊娠期期间胎儿营养不良和生长受限
早产分类	
极早期早产	妊娠 < 28 周
早期早产	妊娠 28～32 周
中期早产	妊娠 32～34 周
晚期早产	妊娠 34～37 周
足月产	妊娠 > 37 周

引自 Abitbol CL, Rodriguez MM. The long-term renal and cardiovascular consequences of prematurity. *Nat RevNephrol*. 2012；8：265-274.

外，许多早期的研究只分析了少数几个肾脏，因此，肾单位数目的人群变异性没有被观察到。

在过去的 25 年中，基于设计（通常被称为"准确的"）的解剖 / 分馏法已经成为估计肾小球总数的金标准方法，因为它产生的结果是准确（无偏差）和精确（低方差）的估计 [53-55]。这种方法 [56] 的分析原理是在具有代表性的三维肾皮质的组织学样本中以相同的概率（无论它们的大小、形状和位置）采样肾小球，然后计算这些肾小球的数量。可以简单地用代数方法估计整个肾脏的肾小球总数。

由于解剖 / 分馏方法需要从整个肾脏中取样，所以迄今为止所有使用这种技术的研究都是在尸检样本上进行的。据报道，37 个正常的丹麦成年人，平均每个肾脏的肾小球（肾单位）数量为 617 000 个（331 000～1 424 000 个）[54]，肾小球数目与肾脏

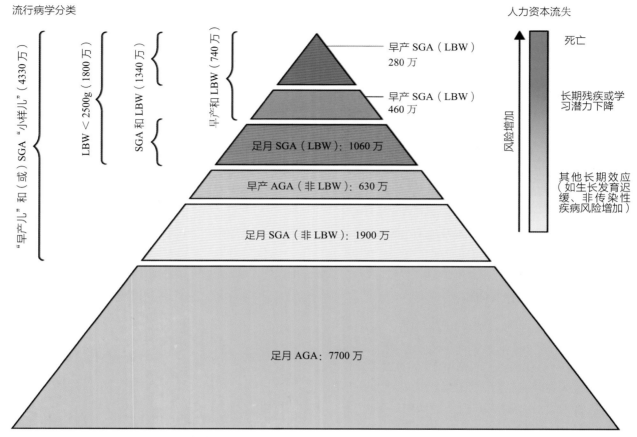

▲ 图 21-1 **2010 年中低收入国家 1.2 亿新生早产儿和小于胎龄儿的负担对公共健康的影响**

SGA. 小于胎龄儿；LBW. 低出生体重儿；AGA. 适于胎龄儿（引自 Lee AC, Katz J, Blencowe H, et al. National and regional estimates of term and preterm babies born small for gestational age in 138 low–income and middle–income countries in 2010. *Lancet Glob Health.*）

重量呈正相关，但并非所有情况都是如此 [57]。在丹麦人群中观察到肾单位数目的巨大变化后来在其他几个种群中也被报道（表 21–2）。到目前为止，非裔美国人肾单位数的变异最大，最大值是最小值的 13 倍（159 例非裔美国人的单个肾脏肾单位数 210 332～2 702 079）[58]。除了年龄相关的变化外，在没有肾脏疾病的受试者中，这种以前未被重视的肾单位总数的变化可能影响高血压和肾脏疾病的易感性 [54, 58, 59]。

一般来说，由于年龄相关性肾小球硬化和退化，老年人肾脏中有效的肾小球数量减少 [54, 60]。最近，Denic 等 [61] 通过 CT 评估捐赠前肾皮质体积以及计算捐赠时活组织切片中肾小球密度（每单位皮质体积的数量），这两个估计值相乘得到肾小球总数的估计值，他使用这种方法估计了 1638 个活体肾脏的肾小球数量，并分别计算了硬化和非硬化肾小球数量。作者观察到，年龄在 70—75 岁的供体

肾与年龄在 18—29 岁的供体肾相比，非硬化肾小球数量明显减少。而且，在年老的供体肾中，硬化及非硬化肾小球数目的总数明显减少，提示许多肾小球在全部硬化后消失，并且（或）年龄较大的供者出生时肾单位较少。

我们知道，出生时严重肾单位缺少，如单侧肾发育不全、双侧肾发育不全和肾单位极其稀少，患者会随着时间的推移而出现蛋白尿、肾小球硬化和肾功能不全 [3, 62]。因此，出生时肾单位数在中位数或低于中位数的人可能更容易受到后续"冲击"的后天因素的影响。因此，很大比例的人可能有患高血压和肾脏疾病的风险，而已知世界上约有 30% 的成年人患有高血压 [7, 14]。这支持肾单位假说。

对肾单位假说的反驳是，在实验动物和人类中，切除一个肾（假定肾单位数减少 50%）可能与高血压或低度蛋白尿有关，但并不总是导致高血压和肾脏疾病 [55, 63, 64]。然而，值得注意的是，在大鼠

表 21-2 人类每肾肾单位数的变异性

人 群	样本量	平均数	范围	倍数 a	参考文献
丹麦人	37	617 000	331 000~1 424 000	4.3	54
法国人	28	1 107 000	655 000~1 554 000	2.4	534
德国人（总体）	20	1 074 414	531 140~1 959 914	3.7	59
德国高血压人群	10	702 379	531 140~954 893	1.8	
德国血压正常人群	10	1 429 200	884 458~1 959 914	2.2	
美国黑人	105	884 938	210 332~2 026 541	9.6	292
美国白人	84	843 106	227 327~1 660 232	7.3	
澳大利亚非原住民	24	861 541	380 517~1 493 665	3.9	220
澳大利亚原住民	19	713 209	364 161~1 129 223	3.1	
塞内加尔人	47	992 353	536 171~1 764 421	3.3	291 535
美国黑人和白人、澳大利亚原住民和非原住民、塞内加尔人	420	901 902	210 332~2 702 079	12.8	536
日本男性（总体）	18	544 819	306 092~960 756	3.1	221
日本高血压人群（男性）	9	423 498	306 092~550 222	1.8	
日本血压正常人群（男性）	9	666 140	419 282~960 756	2.3	
肾脏捐献者	1638	873 696			61

a. 倍数从最低到最高肾单位数变化（引自 Puelles VG, Hoy WE, Hughson MD, et al. Glomerular number and size variability and risk for kidney disease. *Curr Opin Nephrol Hypertens*. 2011; 20: 7–15. ）

出生后第 1 天进行的单侧肾切除或进行胎羊肾的单侧切除，即在肾发生尚未完成时出现肾单位丢失，确实会导致成年人在出现任何肾损伤发生迹象之前出现高血压[65-67]。这些数据支持这样一种假说，即先天肾单位数减少可能与肾脏发育和生长的不同代偿机制有关，或者说先天肾单位减少人群肾脏代偿能力降低，从而导致高血压的风险增加。与此一致的是，在 3 日龄时进行单侧肾切除术的大鼠与在 120 日龄时进行肾切除术的大鼠相比，肾脏总肾小球数目相似，但残存肾脏中的成熟肾小球数目明显减少[68]。此外，新生儿期单侧肾切除术后大鼠肾脏剩余部分的平均肾小球体积增加了 59%，而成年大鼠的平均肾小球体积仅增加了 20%，这可能表明新生儿肾切除术后残存肾代偿性肥大和超滤的负担更重。同样，与出生后 8 周进行了单侧肾切除手术的大鼠相比，出生时只有一个肾的大鼠更容易出现高血压 [通过醋酸去氧皮质酮（DOCA）盐]、蛋白尿

和肾小球滤过率（GFR）的降低[69]。肾单位代偿能力低的小鼠与肾单位代偿能力正常的小鼠相比，应对单侧输尿管梗阻等损害的能力较差[70]。

然而，与此形成潜在对比的是，一项纳入 97 例年龄在 2.5~25 岁、放射学检查正常患者的单肾研究发现，获得性单肾（手术切除一个肾脏）患者与先天性单肾患者相比，尽管他们的血压和蛋白尿情况类似，但获得性单肾患者肾功能随时间下降更快[71]。这些发现可能会被肾切除术指征所干扰，因为大约 25% 的肾切除术是因梗阻而进行的，这可能会影响对侧肾的肾单位发育，我们将在后面讨论[72, 73]。此外，在绵羊子宫内对胎儿行单侧肾切除术后，发现残存肾脏出现肾脏肥大和肾单位数目增加 45%，表明先天性孤立肾可能比正常肾脏代偿能力更强，因此相对于获得性单肾而言应对打击能力更强[74, 75]。因此，肾单位丢失的时间可能是决定剩余肾单位代偿能力的关键因素。

预估的肾单位数目

以前很多估计肾小球数目的方法都是对通过尸检获得的肾脏标本采用酸化浸渍法或采用基于模型或基于设计的体视学分析法。依赖尸体解剖获得样本虽然有用，但不适用于对活体动物和患者的纵向研究。近年来，我们发现了几种新的肾小球成像、计数和分级方法，其中一些不需要解剖组织，如 Denic 等 [61, 76] 和 Fulladosa 等 [77] 的方法，他们使用 CT 或磁共振成像（MRI）估计肾皮质体积，使用肾脏活组织检查估计肾小球密度，从而计算肾小球数目。功能性（非硬化性）肾小球数目的估计可使用全肾超滤系数（K_f 值：通过对氨基马尿酸的清除计算得出，用于反映肾脏血浆流量）除以单个肾单位的 K_f 值计算得到；后者是通过对肾组织标本进行肾小球滤过屏障的电子显微镜测量获得 [78, 79]。

利用阳离子铁蛋白标记肾小球的磁共振技术具有潜力 [80, 81]，但迄今为止，研究还在体外进行。这一方法是将阳离子铁蛋白通过静脉注射入动物体内，或通过肾动脉注射到离体的人肾脏，阳离子铁蛋白与肾小球基底膜上的阴离子结合，从而对肾小球进行显像。通过这种方法，所有大鼠 [82, 83]、小鼠 [84] 和人类 [80] 的肾小球都进行了成像、计数和大小测定，首次提供了整个肾脏的肾小球体积分布。新的组织清除方法也有助于成像（使用光学显微镜）、计数和测量所有离体的啮齿动物肾脏中的肾小球大小 [85]，但目前还不太可能对该方法进行修改以使其在体内能安全使用。随着这些在肾小球成像和计数方面的最新进展，我们希望在不久的将来，体内肾小球成像和定量将成为可能。

（二）肾单位数量和肾小球容积

据报道，人类肾小球的大小从婴儿期到成年期增加了 7 倍 [86-88]，这是正常的生理生长。没有明显肾脏疾病的人在成年时肾小球也会增大，肾脏体积与年龄增长、体型增大和低出生体重有关 [89]。平均肾小球体积一直被认为与总肾小球数量呈负相关，并且这种相关性在白种人和澳大利亚原住民中似乎比在非洲裔人群中更强 [59, 90-92]。这一关系提示，较大的肾小球可能反映肾单位较少的受试者代偿性滤过和肥大，因此可能是肾单位数目减少

的指标 [60, 91]。事实上，Hoy 及其同事发现 [90]，尽管受试者的平均肾小球体积随着肾单位数目的减少而增加，但总肾小球体积（总过滤面积的替代标志）在肾单位数不同的组别之间无差异（表 21-3）。这表明，在肾单位数减少的情况下，肾脏总滤过表面积维持不变最初可能通过增加肾小球内压和肾小球肥大实现，但这是不良适应和预后不良的预测因子 [93-95]。与此相一致的是，在做活检的澳大利亚原住民（一个低出生体重和肾脏疾病发病率都很高的群体）中肾小球肥大很常见，并且肾小球肥大与皮马印第安人 GFR 下降加速有关 [96-98]。此外，在对供体肾脏的研究中发现，非洲裔的美国人与白人相比肾小球最大平面面积更大，是移植预后不良的预测因子 [94]。来自 4 个种族的 111 名成年男性中，非裔美国人和澳大利亚原住民的平均肾小球体积和变异率最高，这可能与高血压和肾脏疾病的易感性有关 [99]。在肾衰竭高危人群中，大的肾小球是肾脏疾病早期的常见改变，这可能反映了这些人群的肾单位数目的程序性减少，在这些人群中，产前和产后保健往往不是最佳的 [100-102]。然而，肾小球体积的增加并不总是与较低的肾小球数目相关，个别肾小球体积在肾脏内变化很大 [92]。然而，总的来说，肾小球肥大和肾小球体积变异大与年龄增长、肾单位减少、出生体重降低、高血压、肥胖和心血管疾病的严重程度有关 [99]。

三、肾脏发育编程的证据

（一）肾单位的发育编程

1. 肾单位发育编程的实验依据

迄今为止，肾单位数的发育编程与后期高血压和肾脏疾病的关系研究是最严谨的。许多动物模型已经证明了低出生体重（妊娠期接触低蛋白或低热量饮食、子宫缺血、地塞米松、维生素 A 缺乏、酒精等因素）和继发性高血压之间的联系 [103-110]。在这些动物模型中，成年高血压和低出生体重之间的联系似乎是（或者至少部分是）由先天性肾单位缺少所介导的 [103, 107, 108]。表 21-4 列出了各种发育编程模型对应的血压和肾单位数。如图所示，不同的模型之间的出生体重、肾单位数和血压之间的联系是不同的，稍后将详细讨论，这强调了发育过程的复

表 21-3 人类根据出生体重划分的肾小球特征

出生体重平均数及范围（kg）	样本量	肾小球数 [a]	平均肾小球绒毛体积（$\mu m^3 \times 10^6$）	总肾小球绒毛体积（cm^3）
2.65（1.81～3.12）	29	770 860（658 757～882 963）	9.2	6.7
3.27（3.18～3.38）	28	965 729（885 714～1 075 744）	7.2	6.8
3.93（3.41～4.94）	30	1 005 356（900 094～1 110 599）	6.9	6.6

a. 根据年龄、性别、种族、体表面积进行校正（引自 Hoy WE, Hughson MD, Bertram JF, et al. Nephron number, hypertension, renal disease, and renal failure. *J Am Soc Nephrol*. 2005；16：2557-2264.）

杂性，我们需要比出生体重更好的标志物。

Vehaskari 及其同事们的研究结果表明[108]，与正常蛋白饮食相比，低蛋白饮食的怀孕大鼠后代的肾小球数量减少了近 30%（图 21-2A）。如图 21-2B 所示，低蛋白饮食的后代在 8 周龄时，尾部收缩压升高了 40mmHg[108]。类似的，产前服用地塞米松与低出生体重和肾小球数量减少有关[103]。与肾单位正常的大鼠相比，这些肾单位较少的大鼠肾小球滤过率降低，蛋白尿增加，尿钠排泄减少[103]。妊娠晚期母体子宫动脉结扎引起胎盘功能不全，其后代肾单位减少，并且随着年龄增加，促纤维化基因表达增加，尽管高血压只发生在雄性后代中[111, 112]。相反，通过交叉培育可获得产后营养充足的正常哺乳期雌鼠，后代肾单位数量恢复，并预防了雄性大鼠出现高血压[112]。在一项关于早产的研究中，提前 1～2 天分娩的小鼠相比于正常妊娠周期（21 天）的小鼠而言，肾单位数减少，肾小球滤过率下降，血压增高，蛋白尿发生率高[113]。有趣的是，尽管肾脏发育持续至生后 5 天，相比于提前 1 天分娩的小鼠而言，提前 2 天分娩的小鼠肾单位数更少，这提示早产程度在决定最终的肾单位数目上至关重要。在动物实验中发现，妊娠期损伤的时机在肾脏发育中是至关重要的，在肾发生最活跃的时期出现损伤对肾单位数目影响最大[114]。

最近的两项研究强调了胎儿－母体环境和遗传变异对肾脏发育的复杂性影响。Sampogna 等[115]比较了维生素 A 缺乏、蛋白质缺乏和 FGF-7 缺失对小鼠肾脏发育和肾脏储备功能的影响（图 21-3）。对肾脏发育的影响因素包括发育迟缓、肾单位生发缺陷、生长轴的改变和输尿管分支形态的改变。这导致肾小球数目减少了 3 倍，总发生分支事件减少了 2 倍。Boubred 等[116]认真比较了胎儿－母体环

境的两种因素对大鼠肾单位数目和成年肾生理的影响。母体妊娠期低蛋白饮食和使用倍他米松导致了相似水平的胎儿生长受限，并且使用倍他米松的胎儿肾单位数量低于低蛋白饮食的胎儿。使用倍他米松的后代在出生 22 个月时 GFR 下降、血压升高和肾小球坏死，而低蛋白饮食的后代肾脏功能和结构没有改变。这些发现提示，肾单位数目的减少程度是心血管和肾脏疾病的一个危险因素。总之，现有的证据表明，胎儿－母体环境欠佳对后代肾脏储备功能和成人健康的影响可能受到物种、性质、时间、损害的持续时间和严重程度、性别和产后营养环境（包括泌乳、婴儿营养和随后的生长）的影响。

2. 人类肾单位数量的编程

如前所述，在正常人群中肾单位总数变化很大（表 21-2）[58, 117]。肾单位数目的个体差异在围生期已经出现，表明其深受发育的影响[118, 119]。总的来说，这些数据支持肾单位数目与出生体重之间的正相关关系，以及肾单位数目与肾小球体积之间的负相关关系[87, 91, 120, 121]。Hughson 及其同事[87]报告了肾小球数目与出生体重之间的线性关系，并计算了回归系数，出生体重每增加 1kg，肾小球数量增加 257 426 个，尽管回归系数对种群具有普遍适用性，但肾单位数目分布呈双峰分布的可能不适用，例如在非裔美国人中。

近年来，与健康肾脏衰老相关的肾小球损失已得到更好的认识，18 岁以后每年肾小球丢失率的报道各不相同，例如，有报道显示每年大约有 6750 个肾小球丢失[60]，其他数据还包括 4500 个[90]和 6200 个[61]。具体来说，从成年早期（18—29 岁，990 661 个肾小球）到老年（70—75 岁，520 410 个肾小球），每个肾脏的非硬化性肾小球数量减少了近 50%[61]。女性的肾单位数目往往低于男性[60, 61]。一个肾单位

表 21–4　肾单位数、肾脏体积与血压、肾功能的关系

实验证据					
实验模型	动物	肾小球数量变化（%）	出生体重	血压	肾功能
肾单位数的减少					
母体热量限制 [174, 537, 538]	大鼠	↓ 20～40	↓	↑	↓ GFR 蛋白尿
子宫动脉结扎 [112, 302, 402]	大鼠	↓ 20～30	↓	↑	损伤性蛋白尿
孕期低蛋白饮食 [108, 115, 539–541]	大鼠	↓ 25 ↓ 17 ↓ 16	↓ /↔	↑	↓ GFR 蛋白尿 ↓ 生存期
出生后营养限制 [406]	大鼠	↓ 27	正常	↑	NA
缺铁 [322]	大鼠	↓ 22	↓	↑	NA
维生素 A 缺乏症 [115, 326]	大鼠	↓ 20	↔	NA	NA
缺锌 [324]	大鼠	↓ 25	NA	↑	↓ GFR 蛋白尿
酒精 [379, 381]	绵羊	↓ 11	↔	NA	NA ↓ GFR（雌性）
	大鼠		↓	↑	↑ GFR（雄性）
缺氧 [542]	大鼠	↓ 26～52	↓	NA	NA
吸烟 [543]	小鼠	NA	↓	NA	↓ 肾脏质量
新生儿输尿管梗阻 [73]	大鼠	↓ 50	NA	↑	↓ GFR 肾梗阻性发育迟缓
早产 [113]	小鼠	↓ 17～24	↓	↑	↓ GFR ↑ 蛋白尿
糖皮质激素 [103, 107, 356, 544]	大鼠	↓ 20	↓ /↔	↑	肾小球硬化
	绵羊	↓ 38	↔	↑	↑ 胶原沉积
母体糖尿病 [148, 341]	大鼠	↓ 10～35	↔	↑	盐敏感性
庆大霉素 [370, 372]	大鼠	↓ 10～20	↓	NA	NA
β- 内酰胺 [374]	大鼠	↓ 5～10	↔	NA	肾小管扩张 间质炎症
环孢素 [176, 545]	兔	↓ 25～33	↓ /↔	↑	↓ GFR ↑ RVR 蛋白尿
Dahl 盐敏感性 [48]	大鼠	↓ 15		↑ 钠摄入	加速 FSGS
Munich–Wistar–Frömter [48, 546]	大鼠	↓ 40		↑ 年龄	↑ SNGFR FSGS
Milan 高血压 [48]	大鼠	↓ 17		↑	NA

（续表）

实验模型	动　物	肾小球数量变化（%）	出生体重	血　压	肾功能
PVG/c [48]	大鼠	↑ 122		对抗	抗 FSGS
PAX2 突变 [306, 396, 400]	小鼠 人	↓ 22		NA	人类肾缺损综合征 小肾脏
胶质细胞源性神经营养因子杂合子 [392, 547]	小鼠	↓ 30	↔	↑	正常 GFR 肾小球增大
c-ret 缺失突变体	小鼠	↓	NA	NA	严重肾发育不良
人胰岛素样生长因子结合蛋白 –1 过表达 [339]	小鼠	↓ 18～25	↓	NA	肾小球硬化
Bcl–2 缺乏症 [397]	小鼠	↓	NA	NA	↑ BUN 和肌酐
p53 转基因 [401]	小鼠	↓ 50	NA	NA	肾小球肥大 肾衰竭
COX–2 无效变种 [548]	小鼠	NA	↔	↔	↓ GFR
成纤维细胞生长因子 7 缺失突变体 [115]	小鼠	↓ 30	NA	NA	输尿管分支减少

肾单位数的增加

实验模型	动　物	肾小球数量变化（%）	出生体重	血　压	肾功能
补充维生素 A（低蛋白饮食）[419]	大鼠	标准化	NA	NA	NA
母体低蛋白饮食中补充氨基酸（甘氨酸、尿素或丙氨酸）[549]	大鼠	标准化	NA	仅用甘氨酸标准化	NA
宫内生长受限后的产后营养恢复 [112]	大鼠	标准化	↓	标准化	NA
补铁治疗缺铁母亲 [323]	大鼠	部分缓解	NA	NA	NA
哇巴因给药（低蛋白饮食）[415]	小鼠	预防↓	NA	NA	NA
孕前母体单肾切除术 [420]	大鼠	↑	NA	NA	NA
出生后过度喂养，正常出生体重 [137]	大鼠	↑ 20	↔	↑	肾小球硬化症
孕期和哺乳期母体高脂饮食 [350]	小鼠	↑ 20～25	↔	NA	NA

人类证据

临床情况	人口 / 年龄	肾小球数 / 肾体积变化（%）	出生体重	血　压	肾功能
低出生体重 [91, 124]	人 /0—1 岁	↓ 13～35	↓	NA	NA
早产 [122]	人	↓ 与胎龄相关	↓	NA	NA
女性与男性 [285]	人	↓ 12	NA	可变的	可变的
高血压与正常血压的白人 [59, 120]	人 /35—59 岁	↓ 19–50	NA	↑	无↑ 肾小球硬化症
高血压与正常血压的非洲美洲人 [120]	人 /35—59 岁	NS ↓	NA	↑	无↑ 肾小球硬化症
澳大利亚原住民与澳大利亚白人 [55]	人类 /0—85 岁	↓ 23	↓	NA	
塞内加尔非洲人 [535, 550]	人 /5—70 岁	NA	NA	NA	↑肾小球大小的变异性 ↓肾小球数目

（续表）

临床情况	人口 / 年龄	肾小球数 / 肾体积变化（%）	出生体重	血压	肾功能
孕妇维生素 A 缺乏症 [460]	印度新生儿与加拿大新生儿	↓ 新生儿肾脏体积	NA	NA	NA
遗传多态性：RET（1476A）多态性 [121]	新生儿	↓ 10ᵃ	NA	NA	NA
PAX2 AAA 单倍型 [306]	新生儿	↓ 10ᵃ	NA	NA	NA
RET（1476A）多态性与 PAX2 AAA 单倍型结合 [121]	新生儿	↓ 23ᵃ	NA	NA	NA
I/D 血管紧张素转化酶基因多态性 [551]	新生儿	↓ 8ᵃ	NA	NA	NA
BMPR1Aʳˢ⁷⁹²²⁸⁴⁶ 多态性 [307]	新生儿	↓ 13ᵃ	NA	NA	NA
OSR1ʳˢ¹²³²⁹³⁰⁵（T）多态性 [310]	新生儿	↓ 12ᵃ	NA	NA	NA
OSR1 和 RET 联合多态性 [310]	新生儿	↓ 22ᵃ	NA	NA	NA
OSR1 和 PAX2 基因多态性 [310]	新生儿	↓ 27ᵃ	NA	NA	NA
ALDH1A2ʳˢ⁷¹⁶⁹²⁸⁹（G）多态性 [308]	新生儿	↑ 22ᵃ	NA	NA	NA

a. 与肾脏体积而不是肾小球数量相关的数目。BUN. 尿素氮；FSGS. 局灶节段性肾小球硬化；GDNF. 神经胶质细胞衍生的神经营养因子；GFR. 肾小球滤过率；NA. 未评估；NS. 无意义；RVR. 肾血管阻力；SNGFR. 单个肾单位 GFR（引自 Luyckx VA，Bertram JF，Brenner BM，et al. Effect of fetal and child health on kidney development and long−term risk of hypertension and kidney disease.Lancet. 2013；382：273−283；Brenner BM，Garcia DL，Anderson S. Glomeruli and blood pressure.Less of one，more the other? Am J Hypertens. 1988；1：335−347；Kett MM，Bertram JF. Nephron endowment and blood pressure：what do we really know? CurrHypertens Rep. 2004；6：133−139；Clark AT，Bertram JF. Molecular regulation of nephron endowment. Am J Physiol. 1999；276：F485−F497；Moritz KM，Wintour EM，Black MJ,et al. Factors influencing mammalian kidney development：implications for health in adult life. Adv AnatEmbryol Cell Biol. 2008；196：1−78. ）

数较低的肾脏，无论是随着年龄的增长，还是在肾脏损伤后，其肾单位都会比一个肾单位再生能力较强的肾脏更早达到一个临界的肾单位数量的减少，从而更易诱发高血压和（或）肾功能不全。

人类的肾脏发生始于妊娠第 9 周，持续到第 34~36 周 [90]。因此，出生时的肾单位数目在很大程度上取决于宫内环境和孕龄。一般认为，人类在足月分娩后胎儿将不会形成新的肾单位。为了研究早产儿的肾小球形成是否会在出生后继续，Rodriguez 及其同事 [122] 对 56 名早产儿和 10 名足月儿的肾脏进行了尸检。使用放射状肾小球计数方法（根据皮质肾小球层数估计的肾小球数）发现，早产儿肾小球数比足月儿低，且与胎龄相关。此外，关于肾发生的证据，在产后 40 天内死亡的早产儿中，可观察到紧靠肾包膜下的 S 小体，而在产后 40 天后死亡的早产儿未再观察到 S 小体，这意味着早产儿的肾发生可能会持续至产后 40 天。作者还根据是否存在肾衰竭对病例进行了分层 [122]。在存活超过 40 天的婴儿中，发生肾衰竭（血清肌酐 > 2.0mg/dl）患儿的肾小球明显少于非肾衰竭患儿。这种横断面观察可能提示肾衰竭阻止了肾小球的形成，或者相反，肾小球的减少使得这些婴儿更容易发生肾衰竭。在那些存活时间超过 40 天的早产儿中，没有肾衰竭的患儿出现肾小球肥大，这反映了短期内一种代偿性保护反应。Faa 及其同事 [118] 发现了早产儿和两名出生时死亡的足月儿肾脏中活跃的肾小球形成的证据，但在 3 月龄时死亡的婴儿中则没有发现这种现象，这表明即使在足月分娩后很短一段时间内，肾小球也可能继续成熟。

与此相反，Hinchliffe 及其同事 [123, 124] 研究了早产儿或足月死产或出生时体重与胎龄接近或小于胎龄的 1 岁时死亡儿童的肾单位数。发现在任何时间点，生长受限的婴儿的肾单位数都比对照组少。此外，与生长受限的死产婴儿相比，生长受限的 1 岁时

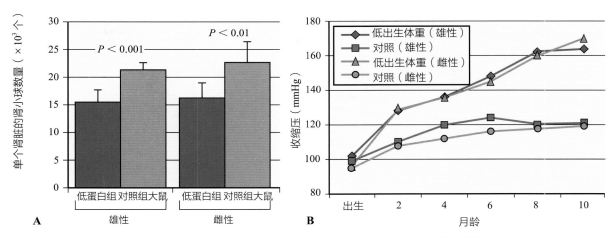

▲ 图 21-2　低出生体重大鼠高血压的胎龄编程（母体低蛋白饮食诱导）

A. 8 周龄时单个肾脏的肾小球总数；B. 低蛋白妊娠实验组子代小鼠雄性（ *n*=7）和雌性（ *n*=6），对照组性小鼠雄性（ *n*=7）和雌性（ *n*=7）的生命周期收缩压水平（引自 Vehaskari VM, Aviles DH, Manning J. Prenatal programming of adult hypertension in the rat. *Kidney Int.* 2001;59:238–245.）

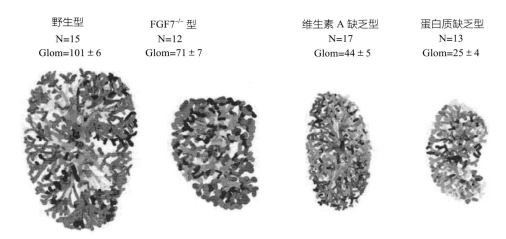

野生型　　　　　　FGF7⁻/⁻ 型　　　　　维生素 A 缺乏型　　　蛋白质缺乏型
N=15　　　　　　　N=12　　　　　　　N=17　　　　　　　N=13
Glom=101 ± 6　　　Glom=71 ± 7　　　　Glom=44 ± 5　　　　Glom=25 ± 4

▲ 图 21-3　野生型（WT）、FGF7 缺失突变体型、维生素 A 缺乏型和蛋白质缺乏型的小鼠肾脏的结构

在胚胎期第 15.5 天，追踪每型的输尿管树（按比例绘制）。N. 最大分支世代数；Glom. 平均肾小球计数（每种情况至少研究 3 个肾脏）。在任何一种条件下，与野生型相比，其余各型肾小球计数减少。分支世代的数量因每种情况而异 ［引自 Sampogna RV, SchneiderL, Al-Awqati Q. Developmental program– ming of branching morphogenesis in the kidney. *J Am Soc Nephrol.* 2015;26（10）:2414–2422.］

死亡儿童的肾单位数量并没有增加，这表明出生后肾单位不再增加（图 21-4A）。Manalich 及其同事 [91] 观察了出生两周内死亡新生儿的肾单位数和他们出生体重的关系（图 21-4B），发现肾小球数目与出生体重之间存在显著的正相关，而肾小球体积与肾小球数量呈强负相关，并且与性别和种族无关。这些研究都支持了宫内不良环境与先天性肾单位减少及早期肾小球体积代偿性增加有关的假设，宫内不良环境主要表现为低出生体重、小于胎龄儿、早产等。

在 140 名 18—65 岁因各种原因死亡的成年人中，出生体重与肾小球数量之间也存在显著的相关性 [120]。肾小球体积与肾小球数目呈负相关。尽管非裔美国人的肾小球数目分布呈双峰分布，非裔美国人的肾单位数变异范围最大，但非裔美国人和白人的肾小球总数无统计学差异。然而，值得注意的是，在这项研究中，没有一个研究对象是低出生体重。因此，对于低出生体重和肾单位数是否在两组人群中都存在相关性尚无定论 [120]。可能有人会认为非裔美国人低出生体重的发生率很高，这一人群更能代表一般白人而非一般黑人，他们只包括出生体重正常的受试者 [125]。在欧洲的一项研究中，将

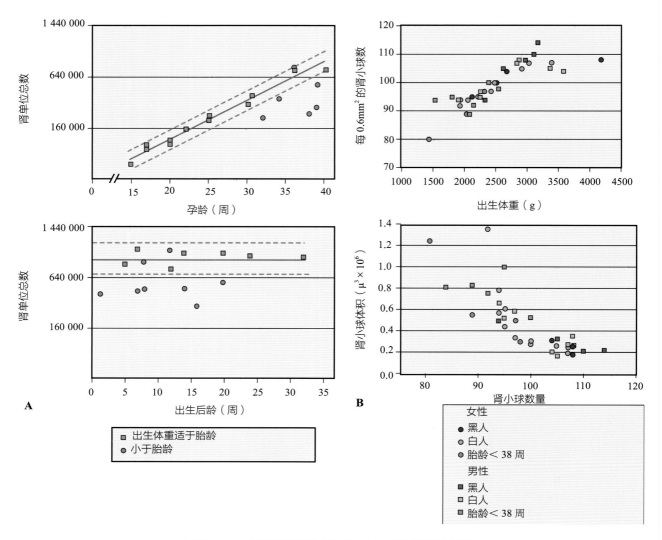

▲ 图 21-4　宫内生长限制（IUGR）对人肾单位数量的影响

A. 出生时肾单位数目与胎龄的关系（上图），以及出生后肾单位数目缺乏追赶式生长的情况（下图）（引自 Hinchliffe SA,Lynch MR, Sargent PH, et al. The effect of intrauterine growth retardation on the development of renal nephrons. Br *J Obstet Gynaecol*. 1992;99:296–301.）；
B. 新生儿出生体重与肾小球数量（上图）、肾小球体积（下图）的关系（引自 Manalich R, ReyesL, Herrera M, et al. Relationship between weight at birth and the number and size of renal glomeruli in humans: a histomorphometric study. *Kidney Int*. 2000;58:770–773.）

26 名非胰岛素依赖型糖尿病患者与 19 名年龄相仿的非糖尿病患者的肾单位数进行了对比，两组无明显差异，不过，所有受试者出生体重均在 3kg 以上；因此，未能评估低出生体重对肾单位数的影响[126]。

　　肾脏大小与肾单位数目有关：对 3 月龄以内（代偿性肥大可能尚未发生的时期）婴儿肾脏重量与肾单位储备之间的关系进行分析，发现两者之间存在直接关系（图 21-5）[121]。回归分析发现肾脏重量每增加 1g 将增加 23 459 个肾单位[121]。可见，在出生后早期，肾脏重量与肾单位数目成正比；肾体积与肾脏重量成正比。因此，肾脏体积已被用作评估婴儿肾单位数的替代标志[54]。超声评估胎儿的肾脏功能提示生长受限婴儿每小时尿量减少、羊水过少的发生率高、肾灌注减少、肾脏体积减少[127-129]。这些发现可能代表子宫损伤情况下胎儿灌注减少，但这并不一定反映肾脏发育的改变。同样，在早产儿中，校正胎龄为 38 周时的肾脏体积明显低于足月儿，且通过血清胱抑素 C 计算的 GFR 显著降低[130]。超声评估 178 名早产或小于胎龄的婴儿与 717 名正

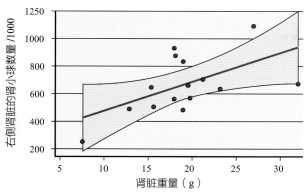

▲ 图 21-5　出生后 3 个月内死亡的年龄 ≤ 3 月龄的白人婴儿右肾质量与肾单位数的关系

引自 Zhang Z, Quinlan J, Hoy WE, et al. A common RET variant is associated with reduced newborn kidney size and function. *J Am Soc Nephrol*. 2008;19:2027–2034.

常胎龄儿的肾脏，进行肾脏大小和产后肾脏生长情况的分析发现，在妊娠 0、3 和 18 个月三个时间点上胎儿体重与肾脏体积呈正相关[131]。生长受限的婴儿肾脏生长有轻微的延迟，而早产儿则没有。同样，在南印度人口中，低出生体重和小胎龄新生儿的肾脏体积也低于正常体重和适当胎龄新生儿的肾脏体积[132]。低出生体重和小于胎龄儿的肾脏与正常出生体重或适于胎龄儿的肾脏相比，2 周岁前他们肾脏体积较小，生长速度较慢。在荷兰的一项针对多种族儿童的研究中发现，胎儿或早期婴儿体重增加缓慢将导致他们在 6 岁时肾脏变小[133]。然而，只有胎儿体重增加缓慢与 eGFR 下降有关，这些发现表明，早期发育不佳会影响以后的肾功能。

在足月新生儿中，肾实质厚度被认为是比肾脏体积更准确的筛查指标，与正常出生体重相比，低出生体重的婴儿肾实质厚度明显减少[134]。在澳大利亚原住民儿童中，低出生体重也被发现与较小的肾体积有关[135]。将 9—12 岁的早产儿的肾脏体积与对照组比较发现，早产儿和小于胎龄儿的肾脏体积较小；但与体表面积（BSA）进行校正后，两组间无显著差异[136]。因此，肾脏大小可能是评估肾单位多少的一个指标，但重要的是，超声检查不能区分正常的年龄增长导致的肾脏体积增大和肾脏肥大。与婴儿和儿童的情况相反，在成人中，肾脏大小不是评估肾单位数目的可靠指标，本文分析了 6 项成人肾脏大小和肾单位数之间的关系的研究结果，这些研究使用析取器 / 分馏器组合对肾脏大小

和肾单位数进行了估计[57]，他们纳入 18—60 岁无肾脏疾病的受试者的数据，虽然肾脏大小和肾单位数目之间有关联，但只有大约 5% 的肾单位数目的变化可以用肾脏大小的差异来解释。

3. 肾脏额外编程效应的证据

综上所述，毫无疑问，人类个体之间肾单位的数目有很大的差异，对动物模型的研究发现胎儿 - 母体环境的一系列影响对肾单位数目的影响极大。一旦肾脏发生结束，就不能形成新的肾单位，因此，肾单位数目的减少是永久性的。肾单位数目可能是决定原发性高血压和继发性肾损伤易感性的独立因素。然而，仅仅考虑低肾单位数的影响并不能解释所有观察到的程序性高血压（表 21-4）。低蛋白饮食的妊娠大鼠补充甘氨酸、尿素或丙氨酸可使子代大鼠肾单位数目恢复正常，但只有补充甘氨酸的妊娠大鼠的子代血压恢复正常[34]。同样，产后子代大鼠营养过剩可使大鼠肾单位数目增加 20%，但随着年龄增长，大鼠会出现肥胖、高血压和肾小球硬化[137]。这些发现表明，多种因素促进了高血压的发展。最近的证据表明，发育中肾脏的肾小管钠处理能力和血管功能的改变也可能导致后期血压和肾功能的改变，如表 21-5 所述[114, 138]。

(1) 肾脏处理钠能力的改变：大多数高血压患者的压力 - 尿钠曲线右移，这是由于肾单位数目较少导致肾滤过面积减少，这是一种合理的假说来解释相关的高血压；与此相一致的是，在一些低出生体重和低肾单位数的动物模型中发现了其具有盐敏感性[35, 139-143]。一些学者称妊娠期子宫动脉结扎所致低出生体重大鼠模型出现盐敏

表 21-5　肾脏发育编程中的变化

- 肾单位数量
- 肾小球体积
- 肾小球发育加速
- 肾小管钠转运体的表达和（或）活性
- 肾血管活性的变化
- 肾素 - 血管紧张素系统的变化
- 交感神经活性的变化
- 衰老加速，尤其是在追赶式生长以后
- 容易发生炎症和纤维化
- 肾脏大小

感性高血压，而另一些称通过母体蛋白质限制所致的低出生体重的大鼠没有盐敏感性，可能饮食干预的时间和研究时的年龄对此有一定的影响[140, 144, 145]。高盐饮食引起的血压升高在年老的大鼠中比在年轻的大鼠中更易出现，这表明早期的适应机制可能随着年龄的增长而下降，或者随着肾单位数目的减少而使盐敏感性增强[146]。在幼年大鼠中观察到，尽管血压没有变化，但血浆容量增加与钠潴留一致[147]。合并妊娠期糖尿病的大鼠子代也观察到类似的盐敏感性，与肾单位数减少有关[148]。

在神经胶质细胞源性神经营养因子（GDNF）杂合子小鼠中，研究了肾单位"剂量"和总滤过面积对盐敏感性的影响，相比于 GDNF 野生型小鼠，单个肾脏（HET_1K）相当于减少 65% 的肾单位，或者有两个肾脏（HET_2K）相当于减少 25% 的肾单位[149]。考虑到伴发的肾小球肥大，HET_2K 小鼠的总肾小球表面积正常，但 HET_1K 小鼠总肾小球表面积在 48~52 周时仍减少。在基线时，小鼠血压均正常；然而，这两个杂合子组在高钠饮食后都出现高血压，从 GDNF 野生型到 HET_2K 型再到 HET_1K 型，可观察到血压呈梯度性升高，由于小管的钠转运体表达没有变化，说明血压的变化依赖肾单位数和滤过面积[149]。相反，转化生长因子 β2（TGF-β2）杂合子小鼠比 TGF-β2 野生型老鼠多 30% 的肾单位，长期的高盐饮食相对不容易引起高血压[150]。然而，令人惊讶的是，这些小鼠在急性钠负荷下确实出现了血压升高，这表明更多的肾单位数所带来的益处需要时间来适应。此外，还发现早期钠饮食的改变对低出生体重大鼠的高血压的发生有长期的影响。在断奶到 6 周龄期间给予大鼠高盐饮食，在 6 周时恢复正常饮食，可观察到大鼠在 10 周和 51 周时加重了高血压[139, 151]。钠摄入量在长期肾脏发育中的作用需要进一步研究。

因此，盐敏感性似乎是由发育编程决定的，从 GDNF 小鼠的数据来看，肾脏总滤过表面积可能是决定盐敏感性的关键，但如前所述，在肾小球数目较低的情况下，由于伴发的肾小球肥大，肾小球总滤过面积往往不减少。因此，有研究对肾小管钠转运蛋白的表达和活性进行了探索，与对照组相比，妊娠期低蛋白饮食的后代的 $Na^+-K^+-2Cl^-$（NKCC2）和 Na^+-Cl^-（NCC）转运蛋白的表达显著增加，而钠 - 氢交换体Ⅲ（NHE3）和上皮钠通道（ENaC）的表达没有改变（图 21-6A）[152]。NKCC2 活性的增加表现为：在限制蛋白饮食或使用地塞米松的母鼠子代中，髓质升支粗段中氯离子转运和管腔跨上皮细胞正电位差增加（图 21-6B）[153]。此外，在高血压情况下，呋塞米可降低血压，支持 NKCC2 活性的增加在低蛋白饮食导致的高血压模型中发挥了作用[153]。低蛋白饮食的孕鼠子代糖皮质激素受体和糖皮质激素应答的 Na^+-K^+-ATP 酶的 α_1 和 β_1 亚基表达增加[154]。在接受低蛋白饮食母鼠哺乳的大鼠幼仔中，Na^+-K^+-ATP 酶的表达增加了 40%，而 Na^+-K^+-ATP 酶的活性增加了 300%，表明表达水平可能不能完全反映活性水平[155]。产前给予地塞米松导致近端肾小管 NHE3、远端 NKCC2 和 NCC 的表达增加，但 ENaC 表达无变化[156]。有趣的是，在这个高血压模型中，肾交感神经去除术能降低收缩压和钠转运体表达，表明这些基因是通过交感神经活动间接调节的[156]。母体患有糖尿病的大鼠与对照组大鼠相比，βENaC 和 γENaC、Na^+-K^+-ATP 酶表达增加，α ENaC 没有变化[148]。尽管有几项研究表明发育动物的 ENaC 表达没有变化，但对 ENaC 抑制剂苯扎米尔（benzamil）的利钠反应增强，表明低蛋白饮食的母鼠后代中 ENaC 活性增加（图 21-6C）[157]。综上所述，尽管模型之间存在差异，但数据表明肾小管所有节段的钠转运增加，但尚未阐明肾单位数量的减少是通过增加单肾 GFR（SNGFR）来间接促进钠转运从而促进球管平衡，或钠转运体的活性是独立发育的。

（2）肾素 - 血管紧张素系统：肾素 - 血管紧张素 - 醛固酮系统（RAAS）的所有成分均在发育中的肾脏中表达[158]。肾脏 RAAS 的改变已经在各种发育模型中进行了研究，通常，该系统在活跃的肾发生期间受到抑制，成年后上调，通常与血压的变化有关[159]。例如，血管紧张素原和肾素 mRNA 在母体遭受子宫缺血的新生大鼠的肾脏中表达降低，而在糖尿病小鼠后代中则增加[160, 161]。这个现象可能反映了物种、干预时间、研究时间等方面的差异（表 21-6）[75]。血管紧张素Ⅱ在肾发生中的重要性可通过血管紧张素Ⅱ亚型 1 受体（AT_1R）阻滞剂氯沙坦实验证明，在正常大鼠生命的前 12 天（肾发生

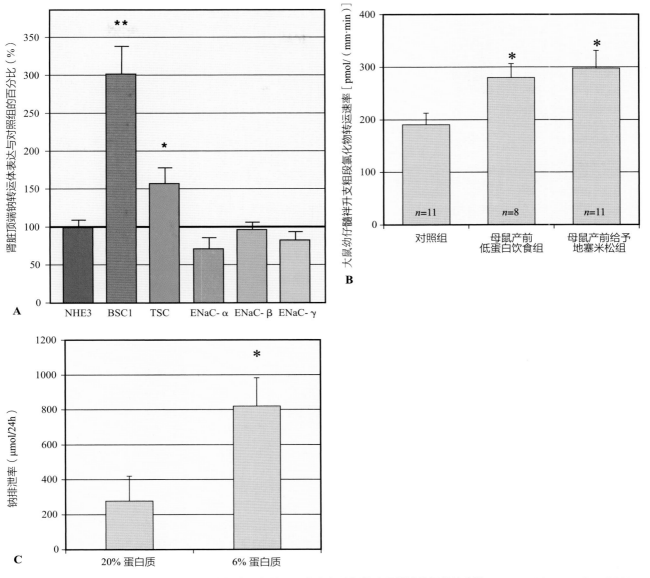

▲ 图 21-6 **A.** 通过免疫印迹定量为低蛋白饮食母鼠的 4 周龄大鼠幼仔肾脏顶端钠转运体的表达。*. $P < 0.05$；**. $P < 0.001$。**BSC.** 布美他尼敏感共转运蛋白 1（NKCC2）；**ENaC.** 上皮钠离子通道；**TSC.** 噻嗪类敏感的共转运体（NCC）；**NHE3. Na/H** 交换异构体 3（引自 Vehaskari VM, WoodsLL. Prenatal programming of hypertension: lessons from experimental models. *J Am Soc Nephrol.* 2005;16:2545–2556.）。**B.** 产前给予低蛋白饮食或地塞米松的母鼠 6 周龄大鼠幼仔在体外灌注中髓质升支粗段氯化物转运速率的增加。*.*P* 较对照 < 0.05（引自 Dagan A, Habib S, Gattineni J, et al. Prenatal programming of rat thick ascending limb chloride transport by low-protein diet and dexamethasone. *Am J Physiol Regul Integr Comp Physiol.* 2009;297:R93–R99.）。**C.** 妊娠期间给予低蛋白（**6%**）或正常蛋白（**20%**）饮食的母鼠的成年子代大鼠中，予 **ENaC** 抑制剂（苯扎米尔）后，尿钠排泄的净增加。数据以均值 ± 标准差表示（引自 Cheng CJ,Lozano G, Baum M. Prenatal programming of rat cortical collecting tubule sodium transport. *Am J Physiol Renal Physiol.* 2012;302:F674–F678.）

正在进行）使用氯沙坦将导致肾单位数量下降和随后高血压发展[162, 163]。血管紧张素 II 可通过 AT₂ 受体刺激 PAX–2（一种抗凋亡因子）的表达[164]。因此，AT₂ 受体的表达可能会影响肾发生和肾脏发育，但其在程序化中的作用尚不清楚。给予 2—4 周龄

的低出生体重大鼠血管紧张素转化酶抑制剂（ACEI）卡托普利或氯沙坦可抑制高血压的发展[21, 112, 160, 165]。同样，给予其母体孕期低蛋白饮食的成年大鼠血管紧张素 II 或 ACEI，观察到其高血压或低血压反应比对照组更显著[21, 166–168]。然而，最近对出生时曾有生长受

表 21-6　编程效应对肾素 – 血管紧张素系统的影响

模　型	种　属	损伤时间	在研究时子代的年龄和性别	mRNA 和蛋白的表达	生理应对	参考文献
糖皮质激素	绵羊	妊娠早期	40 月龄，雌性	↔血浆肾素，血管紧张素 II 或血管紧张素原	↑基础 MAP，仅雌性	[116]
	大鼠		6—7 月龄，雄性及雌性	↔肾脏血管紧张素原 ↑PRA，血浆血管紧张素原，仅在雌性中	↑基础 TBP，仅雌性	[108]
	大鼠	妊娠中 – 晚期	6 月龄	↑肾脏 ACE 和肾素	ND	[159]
	大鼠	妊娠中 – 晚期	4 周龄和 8 周龄雌性	↔PRA，血浆血管紧张素 II 和肾脏血管紧张素 II 4 周和 8 周时↑尿液血管紧张素 II	↑基础 TBP，仅在 8 周龄时	[27]
母体营养限制或低蛋白饮食	绵羊	妊娠早 – 中期	9 月龄	↑肾皮质 ACE 蛋白 ↔肾皮质和髓质 AT$_1$R ↔肾脏皮质 AT$_2$R，↑肾脏髓质 AT$_2$R	↑基础 MAP	[47]
	大鼠	妊娠中 – 晚期	4—12 周龄，雄性和雌性	↑PRA	从 8 周龄开始↑基础 TBP	[11]
	大鼠	整个妊娠期	1—5 日龄和 22 周龄，雄性	1—5 日龄时↓肾脏肾素 mRNA 和血管紧张素 II 水平	22 周龄时↑基础 MAP ↔GFR 或 RBF	[154, 155]
	大鼠	整个妊娠期	16 周龄，雄性	↓肾脏 AT$_1$R 和 AT$_2$R 蛋白表达	↑基础 TBP，↓钠排泄，↔GFR	[99]
	大鼠	整个妊娠期	4 周龄，雄性	↑肾脏 AT$_1$R 蛋白 ↓肾脏 AT$_2$R 蛋白 ↑血管紧张素 II 受体结合力 ↔肾脏肾素和血管紧张素 II 的水平	↑基础 MAP（麻醉的）↑基础肾血管阻力 ↔GFR 或者 RBF	[125, 126]
	大鼠	妊娠中 – 晚期	1—11 月龄，雄性和雌性		8 周龄时↑基础 TBP	[94, 95, 146, 147]
			1—2 月龄	↓PRA	盐敏感性 TBP	
				↓肾脏 AT$_1$R 蛋白和 mRNA	ACE 抑制和低盐饮食使 TBP 正常化	
				↓肾脏 AT$_2$R 蛋白，↑AT$_2$R mRNA	雄性的尿蛋白 / 肌酐比值增加	
			6—11 月龄	↑PRA		
				↔血浆或肾脏血管紧张素 I 和 II		
				↑AT$_1$R 蛋白和 mRNA		
				↑AT$_2$R 蛋白，↔AT$_2$R mRNA		

（续表）

模　型	种　属	损伤时间	在研究时子代的年龄和性别	mRNA 和蛋白的表达	生理应对	参考文献
胎盘功能不良	大鼠	妊娠晚期	0—16 周龄新生大鼠，雄性	↓肾脏肾素和血管紧张素原	↑基础 MAP，可被 ACEI 治疗消除	[53，110]
			16 周龄，雄性	↑肾脏肾素和血管紧张素原 mRNA，↑ACE 活性 ↔肾脏 AT₁R 和血管紧张素 Ⅱ，↔PRA 和血浆 ACE	↑在有 ACEi 的作用下对血管紧张素 Ⅱ 的缩血管效应 ↓GFR	
母体肾性高血压	兔	整个妊娠期	10—45 周龄雄性及雌性	↓5—10 周龄时 PRA ↔30—45 周龄时 PRA	30 和 45 周时↑基础 MAP	[31, 32, 92]

ACE. 血管紧张素转化酶；ACEI. 血管紧张素转化酶抑制剂；AT₁R. 血管紧张素 Ⅰ 型受体；GFR. 肾小球滤过率；MAP. 平均动脉压；ND. 未评估；PRA. 血浆肾素活性；RBF. 肾血流；TBP. 尾动脉血压（引自 Kett MM, Denton KM. Renal programming: cause for concern? *Am J Physiol RegulIntegr Comp Physiol*. 2011；300：R791–R803. ）

限的老年大鼠的一项研究表明，AT₁ 受体拮抗剂不能预防高血压，表明随着年龄的增长，对 RAAS 的依赖性较小[169]。由于观察到发育编程的影响在年轻女性中往往不那么严重，故认为性别对 RAAS 存在差异调节[159, 170]。总的来说，在肾发生过程中对肾内 RAAS 的程序化抑制可能导致不良情况下肾单位数量较低，出生后 AT₁R 的上调可能是由糖皮质激素活性或敏感性的增加所介导，可能有助于随后高血压和肾小球高滤过的发生，正如其他地方所详述的一样[75, 159]。

与正常出生体重相比，低出生体重儿童血管紧张素转化酶（ACE）活性显著升高，血压最高的低出生体重儿童中 ACE 基因 DD 基因型的频率较高，说明 RAAS 在血压发育编程中的相关性，提示血压的程序性效应可能部分受 ACE 基因多态性的调节[171]。

（二）交感神经系统和肾血管反应性

在肾脏内，交感神经系统调节 RAAS、钠转运和血管功能的活动，从而通过调节血管张力和容量状态来调节血压[75]。Kett 和 Denton 回顾了肾交感神经系统的发展以及它在肾发生过程中如何被编程和由 RAAS 的调节[75]。肾交感神经切除术已被证明可以消除成人高血压的发展，并改变钠转运蛋白在产前地塞米松和子宫缺血程序化模型中的表达，以及预防生长受限的雌性大鼠的年龄相关高血压[156, 172, 173]。与动物实验一致，在肾脏内，基线肾

血管阻力的增加已在几个发育模型中描述[174-176]。例如，受胎盘功能不全影响导致生长受限的 21 天龄的子代的肾动脉对 β 肾上腺素能刺激的反应和对腺苷酸环化酶的敏感性增加[177]。在这些幼犬中，虽然 β₂ 肾上腺素受体 mRNA 在肾脏的表达增加，但也有证据表明，这是对信号转导通路的适应，有助于 β 肾上腺素能高反应性[177]。有趣的是，与左肾相比，这些发现在右肾中更明显，这一现象仍然无法解释，但这并不是没有先例的：在没有肾血管病的高血压患者中，有 51% 的患者肾脏血流不对称[177, 178]。在这个研究中，生长受限大鼠肾小球数目减少，出现肾小球高滤过和高灌注，与对照组相比蛋白尿明显增加，提示肾小球压力的改变可能由肾血管反应所介导的。有趣的是，在一组白人和黑人美国受试者中，β 肾上腺素能受体基因型可以改变出生体重对血压的影响，进一步强调出生体重、交感神经活动和血压之间的关系[179]。

四、肾功能和疾病的编程

早产儿或低出生体重婴儿的肾单位数量是减少的，但是目前还没有关于成人肾单位数量的数据，特别是低出生体重成人的数据。肾单位数量与出生体重和早产之间的关系在婴儿中是一致的，因此，可合理推断低出生体重的成年人肾单位数量同样减少[87]。目前还不可能在体内测定肾单位数，因

此，目前最常用的肾单位数的替代指标是出生体重和早产。然而在一些正常出生体重动物模型中也有肾单位数较少的情况（表 21-4）。因此，在人类中，如果出生体重是肾单位数目唯一的替代指标，那么可能低估了肾脏编程对结果的影响[180]。表 21-7 概述了子宫内环境不良和肾单位数的其他临床替代指标。

（一）实验室证据

肾小球数目减少会伴发肾小球肥大（图 21-4 B）。在母体蛋白质限制诱导的低出生体重的大鼠模型中，肾单位数减少了 25%，但 GFR 只降低了 10%，这意味着每个肾单位都有一定程度的代偿能

力[35]。虽然这可能是一种恢复滤过面积的代偿机制，但可以想象，这些肾脏的肾储备减少了[90]。如果是这种情况，这些肾脏可能无法在遭受额外的肾脏打击的情况下进一步代偿，将出现肾功能不全表现（即蛋白尿、血清肌酐升高和高血压）。为了验证这一假说，分别在低出生体重（由母体蛋白质限制诱导）和正常出生体重大鼠中使用链脲佐菌素注射诱导糖尿病模型[181]。与正常出生体重的大鼠相比，低出生体重的大鼠肾单位数目减少，血压升高。在糖尿病的情况下，与正常出生体重组相比，低出生体重组大鼠的肾脏大小和肾小球肥大在 1 周后有较大比例的增加（图 21-7）[181]。这项研究表明，在肾单位数量较少的情况下，肾脏对损伤的反应可能更大，并可能加速肾功能的丧失。

随后，同一作者报道了 40 周龄的低出生体重糖尿病大鼠与正常出生体重糖尿病大鼠的结果[182]。组织学上，低出生体重糖尿病大鼠足细胞密度降低，并且每个足细胞覆盖的平均面积大于正常出生体重对照组。这与低出生体重糖尿病大鼠尿白蛋白排泄率增加有关，虽然这一差异没有统计学意义。在 Munich-Wistar-Frömter 大鼠中观察到了类似的结果，支持了足细胞生理改变在肾脏疾病进展中的

表 21-7　人类低肾单位数目编程的临床特征

- 低出生体重 [91, 122, 124]
- 早产 [122, 124]
- 低肾脏重量 [54, 121]
- 肾脏体积减少 [131, 135]
- 肾小球肥大 [87, 91, 124]
- 女性 [285]
- 种族：澳大利亚土著居民 [285]
- 老龄化 [61]

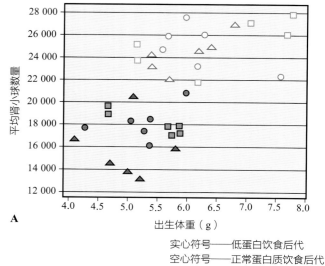
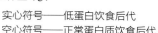

实心符号——低蛋白饮食后代
空心符号——正常蛋白质饮食后代

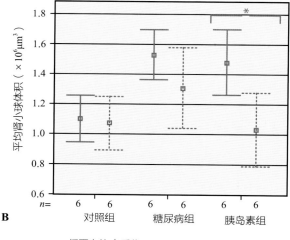

—— 低蛋白饮食后代　　　- - 正常蛋白质饮食的后代

▲ 图 21-7　肾小球数目对大鼠糖尿病适应性的影响

A. 低蛋白饮食（实心符号）和正常蛋白饮食（空心符号）大鼠的平均肾小球数量和出生体重散点图；对照组（三角形）；糖尿病（圆圈）；糖尿病胰岛素治疗（正方形）。B. 低蛋白饮食大鼠肾小球体积图（实线）和正常蛋白饮食大鼠肾小球体积图（虚线）。误差条表示 95% 的置信区间。*.$P = 0.015$（引自 Jones SE, Bilous RW, Flyvbjerg A, et al. Intra-uterine environment influences glomerular number and the acute renal adaptation to experimental diabetes. *Diabetologia* 2001;44:721-728.）

作用，这种大鼠先天肾单位数量减少并发展为自发性肾脏疾病[183]。目前尚不清楚这些足细胞的改变是继发于肾单位数目减少时肾小球内压增加，还是导致肾小球损伤的原发的结构改变。近年来，足细胞耗竭假说成为肾小球疾病病理机制中的一个潜在统一概念，足细胞耗竭被定义为足细胞丢失、肾小球肥大导致足细胞密度降低或足细胞表型改变[184]。鉴于足细胞在成年期几乎没有或根本没有能力增加其数量，重要的是要确定那些导致低肾单位储备的胎儿的母体环境因素是否也会产生低足细胞储备。出生时肾单位储备低和足细胞储备低的人类和动物可能会面临 CKD 发展风险的增加。

相反，有趣的是，产前地塞米松导致的低出生体重大鼠，随后高蛋白饮食喂养，GFR 与正常出生体重对照组相似[185]。但雄性低出生体重大鼠肾单位数减少了13%。这一发现表明，肾单位数的降低有一个阈值，高于这一阈值，肾单位的代偿是足够的，或者说是高蛋白饮食诱导的高 GFR 掩盖了两组基础 GFR 的细微差异。另一项研究测量了由胎盘功能不全引起的低出生体重大鼠的 GFR，也未能证明低出生体重大鼠的 GFR 较低，但发现低出生体重大鼠后代与正常出生体重对照组相比血压更高[110]。可以想象，在本研究中，由于低出生体重大鼠血压升高和肾单位数量减少而引起的球内压力较高，导致单个肾小球 GFR 的代偿性增加，从而导致总 GFR 的正常。

肾单位数量减少对肾功能不全发展的决定性病理生理影响，很难从包括各种实验条件的现有文献中阐明。然而，总的来说，虽然总 GFR 可能不变，但在肾单位数量减少的情况下，单个肾小球 GFR 很可能会增加且在肾损伤的情况下更显著。有趣的是，Munich-Wistar-Frömter 大鼠是一种肾单位数量减少并自发出现进行性肾小球损伤的大鼠，其与对照组的 Wistar 大鼠相比，单个肾小球滤过率明显升高[183]。肾功能不全也可能是由于对炎症和瘢痕易感引起的，这可能与肾小球压力无关。在一个肾小球肾炎模型中，将抗 Thy-1 抗体注射在低出生体重大鼠及正常出生体重的对照组中，第14天低出生体重大鼠炎症标志物显著上调，硬化性病变更重，但他们的血压和蛋白尿没有差异[186]。

（二）人体实验的证据

大多数人类数据依赖于出生体重、早产和肾脏大小等间接反映肾脏发育的可能性。在人类中，尽管没有直接的证据证明肾脏疾病风险和肾单位数之间的关系，但数据的一致性强烈暗示了发育编程的作用。

1. 出生体重、早产和血压

两项 Meta 分析和系统回顾表明，较低的出生体重和早产与高血压发生有关联[36, 37]。为了研究出生体重与血压之间的关系，对 27 项研究的 Meta 分析发现低出生体重受试者相比出生体重高于2.5kg 的受试者而言，收缩压高 2.28mmHg（95%CI 1.24～3.33mmHg）（图 21-8A）[37]。许多研究没有区分低出生体重是由于生长受限（宫内应激的标志）还是由于早产。因此，生长受限和早产对随后血压的相对影响并不总是很容易区分[187]。为了研究这一问题，对足月出生的 50 岁受试者进行了一项研究，生长受限者患高血压的风险更大，（OR=1.9，95%CI 1.1～3.3）[188]，因此，出生前生长受限本身就与随后的高血压有关。

对 10 项早产或极低出生体重受试者与足月出生者的研究进行了系统回顾，发现与足月出生者相比，早产受试者的平均胎龄为 30.2 周，平均出生体重为 1280g，其晚年收缩压较足月出生的受试者高2.5mmHg（95%CI 1.7～3.3mmHg）（图 21-8B）[36]。因此，早产也与较高的血压独立相关，在一些研究中，它符合 1—2 岁高血压的定义[189-191]。然而，尚不清楚在早产儿中，小于胎龄儿（生长受限）相比于适于胎龄儿是否血压升高的风险更大，一些研究表明生长受限有额外的影响，而另一些研究则不如此认为[192-195]。最终，分别剖析低出生体重"vs."早产对高血压发生风险的重要性可能是有助于将来预防疾病的发展，考虑到先前引用的 Meta 分析和系统综述中两种事件对高血压风险的影响是相似的，因此，目前这两个事件必须被视为随后高血压的重要危险因素。

重要的是，低出生体重和正常出生体重受试者的血压虽然不同，但在儿童时期可能仍在正常范围内，但随着年龄的增长，差异会扩大，因此低出生体重的成年人往往会出现明显的高血压，这种高血压随着年龄的增长而增加[196]。虽然大多数研究都是在白人中进行的，但在其他人群中，也有类似的数据[197]。一些研究认为非裔美国儿童血压升高与

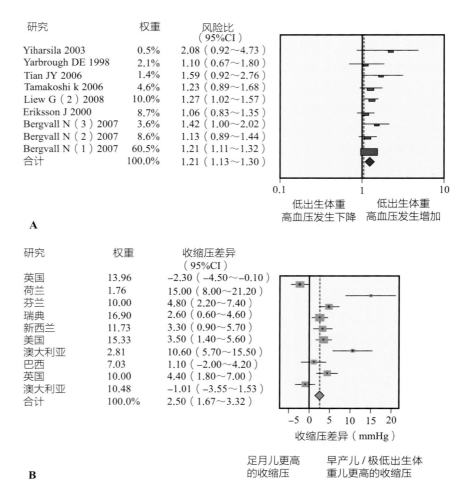

研究	权重	风险比 （95%CI）
Yiharsila 2003	0.5%	2.08（0.92～4.73）
Yarbrough DE 1998	2.1%	1.10（0.67～1.80）
Tian JY 2006	1.4%	1.59（0.92～2.76）
Tamakoshi k 2006	4.6%	1.23（0.89～1.68）
Liew G（2）2008	10.0%	1.27（1.02～1.57）
Eriksson J 2000	8.7%	1.06（0.83～1.35）
Bergvall N（3）2007	3.6%	1.42（1.00～2.02）
Bergvall N（2）2007	8.6%	1.13（0.89～1.44）
Bergvall N（1）2007	60.5%	1.21（1.11～1.32）
合计	100.0%	1.21（1.13～1.30）

低出生体重 高血压发生下降　　低出生体重 高血压发生增加

A

研究	权重	收缩压差异 （95%CI）
英国	13.96	−2.30（−4.50～−0.10）
荷兰	1.76	15.00（8.00～21.20）
芬兰	10.00	4.80（2.20～7.40）
瑞典	16.90	2.60（0.60～4.60）
新西兰	11.73	3.30（0.90～5.70）
美国	15.33	3.50（1.40～5.60）
澳大利亚	2.81	10.60（5.70～15.50）
巴西	7.03	1.10（−2.00～4.20）
英国	10.00	4.40（1.80～7.00）
澳大利亚	10.48	−1.01（−3.55～1.53）
合计	100.0%	2.50（1.67～3.32）

收缩压差异（mmHg）

足月儿更高 的收缩压　　早产儿／极低出生体 重儿更高的收缩压

B

▲ 图 21-8　出生体重、早产和血压之间的关系

A. 出生体重＜ 2500g［低出生体重（LBW）］与出生体重＞ 2500g 的个体患高血压（HTN）概率的 Meta 分析。总的概率显示为菱形。（引自 Mu M, Wang SF, Sheng J, et al. Birth weight and subsequent blood pressure: a meta-analysis. *Arch Cardiovasc Dis*. 2012;105:99–113. 参考文献请参阅原始论文）。B. 早产儿或极低出生体重儿与足月儿收缩压差异的 Meta 分析。总体 SBP 差异由菱形和垂直虚线表示（引自 de Jong F, Monuteaux MC, van Elburg RM, et al. Systematic review and metaanalysis of preterm birth and later systolic blood pressure. *Hypertension*. 2012;59:226–234. 参考文献请参阅原始论文）

出生体重降低有关系，但并非所有情况都是如此，这表明在非裔儿童中，有更多的因素可能参与了血压的升高[197-202]。在不同的人群中，低出生体重或早产和血压的关系的一个重要的修正因素是当前的体重指数，这可能会超出出生体重的影响，尤其是在不同发育阶段的儿童[197, 203]。此外，在大多数人群中，早产或出生体重较低且在出生后体重增长最快（即体重迅速增长）的人血压最高，这突出了产后早期营养在发育编程中的重要性[204-208]。

最近，一项多种族青少年队列研究报道了血压升高与低出生体重之间的关系[209]。根据美国国家健康和营养调查（NHANES）的研究，5352 名 12—15 岁的青少年被分为低出生体重、极低出生体重或正常出生体重。与相同年龄、身高和性别的青少年相比，低／极低出生体重的青少年血压大于 95 百分位的概率增加（低出生体重：OR= 2.90，95%CI 1.48～5.71；极低出生体重：OR=5.23，95%CI 1.11～24.74）。在这个人群中是早产和（或）胎龄小导致低出生体重尚无法分辨清楚。

血压和其他潜在发育应激标志物之间的关联也被报道。对 31 项研究的 Meta 分析发现，高出生体重儿童的血压也较高，而高出生体重成年人的血压往往较低，这表明对于出生体重不同的人，年龄与高血压发生风险的关系不同，出生体重较轻的受试者的

这一风险会随着年龄的增长而增加（表 21-8）[39, 210]。此外，一项系统性回顾和 Meta 分析研究了妊娠期合并有糖尿病对血压的影响，发现他们的 2—20 岁的后代都与更高的血压有关，但这种影响只出现在男性身上（表 21-8）[211]。但是，作者并没有讨论出生体重对血压的潜在影响，妊娠期合并有糖尿病对血压的影响是否会因为后代高出生体重而改变也没有报道。另一个潜在的危险因素是妊娠期高血压或子痫前期[212, 213]。事实上，在对 18 项儿童和年轻人研究的系统性回顾中发现，暴露于子痫前期的年轻人比未暴露的年轻人收缩压高 2.39mmHg（95%CI 1.74～3.05）（表 21-8）[214]。这种效应是由经常伴随的胎儿生长受限或早产所介导的，还是与子痫前期的循环抗血管生成因子或其他体液变化有关需要进一步研究。最近的一项研究发现，早产出生的年轻成人（男性和女性）与足月出生的对照组相比，可溶性内皮因子和可溶性 FMS 样酪氨酸激酶 -1（sflt-1）水平显著升高（$P < 0.001$），并且他们的浓度与当前收缩压成正比，提示早产对血管生成和血压的编程影响[215]。有趣的是，在这项研究中，sflt-1 水平在那些母体是早产和高血压的人中进一步升高（$P < 0.002$），提示子痫前期的额外影响。反过来女性出生时为小于胎龄儿或早产儿又是随后该女性怀孕时发生子痫前期的危险因素，强调发育程序化的代际效应[33, 190]。尚不清楚子痫前期的程序化风险是否是由循环抗血管生成因子升高以及（或者）由母亲自身低出生体重或早产状态引起的高血压和肾功能不全的程序化风险所介导的。

性别对血压的影响的报道并不一致，在一些研究中，程序化效应在男性中显得更为明显，而在另一些研究中，性别的差异效应则被年龄、种族和体重指数所校正[197]。在 20 个北欧队列（包括 183 026 名男性和 14 928 名女性）的多元回归模型中，男性出生体重与收缩压之间存在线性反比关系，这一关系随年龄增长而增强，而女性的出生体重和收缩压的关系呈 U 形变化趋势，即出生体重在 4kg 以上的女性高血压风险也会增加[216]。后面将讨论发育编程在男性和女性中以不同方式呈现的潜在机制[159, 170]。

遗传和环境因素在血压规划中的相对重要性

已在双胞胎模型中被充分研究[217-219]。在一个由 16 265 对瑞典双胞胎组成的队列研究中发现，出生体重每减少 500g，发生高血压的 OR 值为 1.42（95%CI 1.25～1.62）。在同性别双胞胎中，异卵双生和同卵双生的校正 OR 值分别为 1.43（95%CI 1.07～1.69）和 1.74（95%CI 1.13～2.70），表明导致出生体重差异的环境因素在该队列中的影响大于遗传学，与发育程序化效应一致[217]。

肾单位数目和血压：为了研究肾单位数与高血压之间的潜在关联，一项关于 35—59 岁死于意外的白人的研究发现，在 10 名有原发性高血压病史的受试者中，每个肾脏的肾小球数量明显减少，肾小球体积明显高于 10 名正常血压匹配的对照组（图 21-9）[59]。这项研究没有报道出生体重，作者的结论是肾单位数量减少与原发性高血压的易感性有关。同样，有高血压病史的澳大利亚土著人的肾单位比没有高血压病史的土著人约少 30%[220]。虽然样本量很小，而且没有出生体重，但这个人群社会经济劣势率高，出生体重普遍低。据 Kanzaki 等[221] 报道，有高血压病史的日本男性肾单位比年龄相当的正常血压男性约少 40%。因此，在不同人群中的发现似乎是一致的，即较高的血压与较少的肾单位数有关。由于缺乏出生体重的数据，这些研究也试图排除肾单位的丢失是由高血压引起的可能性。

有趣的是，在 63 名受试者中，Hughson 及其同事[120] 报道了在白人中的出生体重与肾小球数、平均动脉压之间的显著相关性，但是在非裔美国人中不存在相关性。然而，在肾单位数量低于平均值的非裔美国人中，高血压患者的肾单位数量是正常血压患者的 2 倍，这表明肾单位数减少在这一人群中的作用[120]。在一组古巴黑人和白人新生儿中，低出生体重与肾单位的关系相似；因此可以猜想，在黑人群体中低出生体重和低肾单位之间也存在类似的关系[91]。研究发现，高血压的非裔美国人肾小球体积大于高血压白人[120]。非裔美国人肾小球变大的一致发现可能表明，由于这一人群低出生体重的患病率较高，从而导致在这一人群中肾单位数较低的患病率较高，或者可能反映了肾小球大小的独立或额外的影响。本课题值得进一步研究。

与人类肾单位和血压间的关系一致，在成人和

表 21-8　血压和肾脏疾病发育程序性关联的系统综述、Meta 分析和基于人群的研究

参考文献	条件	年龄	纳入研究的项目数或例数	研究类型	结局	风险（95%CI）
血压的程序性关联						
[36]	早产 [a]	17.8 岁	3080 例	系统综述和 Meta 分析	SBP	比足月儿增高 2.5mmHg（1.7～3.3mmHg）
[37]	低出生体重	4—84 岁	20 项	Meta 分析	高血压	OR=1.21（1.13～1.3）
					SBP	体重＜2500g 比体重＞2500g 增加 2.28mmHg（1.24～3.33mmHg）
	高出生体重				SBP	体重＜4000g 比体重＞4000g 降低 2.08mmHg（-2.98～-1.17mmHg）
[39]	高出生体重	4—83 岁	31 项	Meta 分析	儿童高血压	RR=1.18（95%CI 1.05～1.32）
					成人高血压	RR=0.97（95%CI 0.86～0.97）
					合计	RR=1.0（95%CI 0.93～1.06）
[552]	出生体重	0—84 岁	444 000 例	系统综述	SBP	体重每增加 1kg，SBP 下降 2mmHg
	追赶式生长				SBP	随追赶式生长而增高最高的血压出现在追赶后的 LBW
[214]	子痫前期母亲的后代	儿童、年轻人	45 249 例	系统综述	SBP	增高 2.39mmHg（1.74～3.05mmHg）
					DBP	增高 1.35mmHg（0.9～1.8mmHg）
					BMI	增加 0.62kg/m^2
[211]	妊娠合并糖尿病	2—17 岁	61 852 例	系统综述和 Meta 分析	SBP	ODM 增高（0.47～3.28mmHg）（按性别分层时，只在男性有统计学意义）
[217]	基因与环境	1926—1958 年出生	16 265 例	相同性别双胞胎	高血压	每下降 500g 的 OR=1.42（1.25～1.69）
			595 例	异卵双胞胎 [b]	高血压	每下降 500g 的 OR=1.34（1.07～1.69）
			250 例	同卵双胞胎 [b]	高血压	每下降 500g 的 OR=1.74（1.13～2.70）
[293]	胚胎和（或）新生儿期饥饿	37—43 岁	1339 例	尼日利亚，比夫拉饥荒队列（1967—1970 年）	SBP	随暴露量而增加
					高血压	暴露者 OR=2.87（1.9～4.34）
[295]		59 岁	971 例	荷兰饥荒队列（1944—1945）年	SBP	暴露≥10 周后增高（0.25～5.30mmHg）
					DBP	没有统计学意义
					高血压	暴露≥10 周后 OR=1.44（1.04～2.00）

（续表）

参考文献	条　件	年　龄	纳入研究的项目数或例数	研究类型	结　局	风险（95%CI）
[238]		48—53 岁	724 例	荷兰饥荒队列（1944–1945）	白蛋白尿	妊娠中期的饥荒暴露的 OR=3.2（1.4～7.7）
					SBP、DBP	没有统计学意义
[553]		52—53 岁	549 例	列宁格勒队列（1941–1944）	SBP	没有统计学意义
					蛋白尿	没有统计学意义

肾脏病的程序性关联

[32]	低出生体重	12—75 岁	46 249 例	系统综述	慢性肾脏病	OR=1.73（1.44～2.08）
					终末期肾脏病	OR=1.58（1.33～1.88）
					蛋白尿	OR=1.81（1.19～2.77）
					肾小球滤过率下降	OR=1.79（1.31～2.45）
[274]	低出生体重	< 21 岁	1994 例病例20 032 例对照	病例对照研究	儿童慢性肾脏病[c]	OR=2.88（2.28～3.63）
	孕期 GDM					OR=1.54（1.13～2.09）
	孕期超重					OR=1.24（1.05～1.48）
	孕期肥胖					OR=1.26（1.05～1.52）
	高出生体重					无统计学意义

a. 平均孕龄 30.2 周，平均出生体重 1280g；b. 高血压不一致的双胞胎；c. 慢性肾脏疾病的定义包括肾功能减退、肾发育不良和（或）发育不良以及梗阻性尿路疾病。BMI. 身体质量指数；CI. 置信区间；DBP. 舒张压；GDM. 妊娠期糖尿病；ODM. 糖尿病母亲的子代；OR. 比值比；RR. 相对风险；SBP. 收缩压（引自 Luyckx VA, Brenner BM. Birth weight, malnutrition and kidney-associated outcomes—a global concern. *Nat Rev Nephrol*. 2015；11：135–149.）

儿童中，盐敏感性已被发现与出生体重和肾脏大小成反比（图 21-10）[142, 143]。这两项研究均排除了肾功能的混杂影响，发现盐敏感性独立于 GFR。在 1512 名 62 岁的受试者中，研究人员发现了一种反相的关联性：出生体重 3050g 以下的人群中，每日盐摄入量每增加 1g，血压升高 2.4mmHg（95%CI 0.4～4.52mmHg），直至 10g/d[222]。在这个出生体重的临界值之上，血压和盐摄入量之间并没有联系，这可能意味着出生体重越高，对盐敏感度越低。

　　2. 出生体重，早产和肾功能

与血压一样，在早期阶段出现的肾功能程序性改变可能并不表现出来。而随着时间的推移或受到更多的打击，这些变化可能表现为肾脏疾病。

（1）肾小球滤过率：在没有代偿性高滤过的情况下，肾小球滤过率应该反映滤过表面积，从而反映肾单位数。代偿性超滤被认为不会发生在新生儿期，因此，测量新生儿 GFR 可能是评估肾单位数的一个很好的指标。与此一致的是，评估新生儿 GFR 的指标如阿米卡星（amikacin）清除率，出生第一天，低出生体重和早产儿的 GFR 显著低于足月对照组[223]。同样，在一组年龄为 7.6 岁的早产儿中，尽管菊粉清除率测定的 GFR 仍在正常范围内，但生长受限组的 GFR 比非生长受限组 GFR 明显降低[224]。重要的是，出生前（在子宫内）或出生后第一周（在重症监护中）生长受限的儿童 GFR 较低，说明出生后营养在肾脏发育中的作用。几项针对儿童的研究发现了低出生体重或早产与 GFR 下降的类似关系，然而，基于肌酐的计算 GFR 公式可能低估

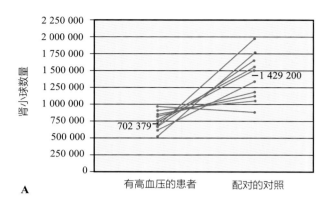

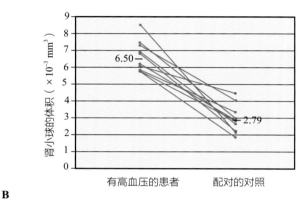

▲ 图 21-9　白人原发性高血压患者与对照组（A）肾单位数及（B）的肾小球体积比较

引自 Keller G, Zimmer G, Mall G, et al. Nephron number in patients with primary hypertension. *N Engl J Med*. 2003;348:101–108.

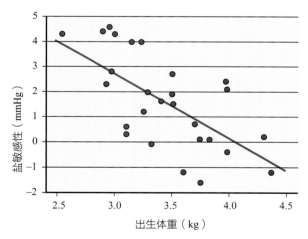

▲ 图 21-10　27 例血压正常成人出生体重与盐敏感性的相关性研究

血压的盐敏感性定义为高盐饮食（200mmol/d）的平均动脉压与低盐饮食（60mmol/d）的平均动脉压之差。R = −0.06；P =0.002（引自 de Boer MP, Ijzerman RP, de Jongh RT, et al. Birth weight relates to salt sensitivity of blood pressure in healthy adults. *Hypertension* 51:928–932, 2008.）

了出生体重对 GFR 的影响，由于他们的身体组成可能随着时间的推移而改变，因此有必要找寻反映低出生体重和早产儿肾功能的更准确的指标 [223, 225–231]。出生体重和 eGFR 之间的关系似乎是随时间变化的，这表明这种联系是一致的。在来自 NHANES 研究的 5352 名青少年中，低出生体重（OR=1.49，95%CI 1.06～2.10）和极低出生体重（OR=2.49，95%CI 1.20～5.18）与出生体重正常者相比 eGFR 较低 [209]。正如前面所讨论的，这项研究是第一个在多个种族的青少年中基于人口的评估，评估了出生体重与血压和 eGFR 的关系，1/13 的低出生体重或 1/5 极低出生体重的青少年有收缩压≥ 95 百分位和（或）eGFR ＜ 90ml/(min·1.73m²) [209]。

总的来说，最近的一项 Meta 分析发现，低出生体重的 GFR 降低的 OR 值为 1.79（95% CI 1.31～2.45）（表 21-8）[32]。对 2192 名 60—64 岁的英国成年人进行的线性回归分析显示，出生体重每减少 1kg，eGFR（基于胱抑素 C 的计算公式）下降 2.25ml/(min·1.73m²)［95%CI 0.69～3.58ml/(min·1.73m²)］[232]。总的来说，这些发现与低出生体重和早产是 GFR 降低的危险因素的结论是一致的。以 653 对双胞胎为研究对象，探讨了遗传和胎儿环境对肾脏功能的影响 [233]。低出生体重组的肌酐清除率明显低于正常出生体重组。此外，在同卵双胞胎和异卵双胞胎中，出生体重都与 GFR 呈正相关，这表明胎儿胎盘因素对成人肾功能的影响大于遗传因素。

为了解低出生体重和早产患者 GFR 下降的机制，以 20 岁早产儿合并小于胎龄或适于胎龄的受试者和足月出生的正常出生体重对照组作为研究对象，通过测量低剂量多巴胺输注或口服氨基酸负荷前后的 GFR 和有效肾血浆流量（ERPF）来确定肾功能储备 [192]。肾接受刺激后，小于胎龄早产儿组的 GFR 增长低于适于胎龄早产儿组和对照组，小于胎龄早产儿组和适于胎龄早产儿组的 ERPF 均较低，可能是由于样本数较少，两组间的差异没有达到统计学意义。在母亲患有 1 型糖尿病的年轻成年人中观察到肾功能储备减少，而在父亲患有 1 型糖尿病的成年人当中却并未观察到这个现象，这再次表明了是发育而不是遗传效应 [72]。在这些研究对象中，肾脏储备能力的减少可能与肾单位数目的程序性减少相一致。

（2）蛋白尿：超滤的早期症状之一是微量白蛋白尿，在肾单位数目减少和滤过表面积减少的情况下可出现微量白蛋白尿，伴随持续的肾损伤和不断恶化的超滤，微量白蛋白尿可发展为明显的蛋白尿。与这一假设相一致的是，出生体重低的澳大利亚土著居民与出生体重正常的澳大利亚土著居民相比，大量蛋白尿的 OR 值为 2.8（95%CI 1.26～6.31），而这一数值随着年龄的增长而增加[234]。重要的是，蛋白尿也与更高的心血管和肾脏死亡率有关，这突出了它的临床相关性[97]。一项包括 8 项研究报告的 Meta 分析发现，低出生体重的人群发生白蛋白尿的 OR 值为 1.81（95%CI 1.19～2.77）[32]。最近，澳大利亚研究小组报告说，低出生体重、儿童链球菌感染后肾小球肾炎和目前的体重都是年轻土著成年人尿白蛋白 / 肌酐水平的独立预测因子[235, 236]。这些发现与 CKD 的"多重打击"模型相一致，其中肾单位在出生时的储备可能是整个生命过程中对肾脏疾病的易感性增加的首次"打击"。

与血压一样，早产是否影响了出生体重与蛋白尿的关系并不容易解析，尽管对早产儿和青少年的研究显示了一致的发现。在出生时早产的 4 岁儿童中，身高正常的男孩和女孩的白蛋白尿水平都较高（推测是追赶性生长）；在早产的 19 岁儿童中，生长受限的儿童白蛋白尿水平更高。这再次突出了早产、生长受限和追赶性生长与后续的疾病风险之间的相互作用[230, 237]。然而，在 12—15 岁的 NHANES 参与者中，尽管低出生体重、极低出生体重或正常出生体重的青少年的血压和 eGFR 有显著差异，但他们之间的尿白蛋白 / 肌酐比值没有差异[209]。这一预料之外的发现可能是由于蛋白尿测定是在一个随机的变化样本上，蛋白尿可能缺乏区分真正肾脏疾病患者所需的特异性。

对 724 名 48—53 岁在荷兰饥荒期间遭受营养不良的受试者进行的分析表明，妊娠中期遭受营养不良（微量白蛋白尿发生率为 12%）与妊娠早期遭受营养不良（9%）、妊娠晚期遭受营养不良（7%）或未遭受饥荒（4%～8%）的患者相比，微量白蛋白尿的患病率增加（表 21-8）[238]。出生时的体型大小与微量白蛋白尿无关。这一观察再次强调，除了出生体重外，还需要其他替代标志来确定有肾发育

风险的个体。

皮马印第安人的出生体重和蛋白尿之间呈 U 形关联，出生体重低于 2.5kg 和高于 4.5kg 的人出现蛋白尿风险增加[12]。本研究发现，在出生体重较高的受试者中，蛋白尿的最强预测因子是妊娠期糖尿病的暴露，这就提出了是妊娠期糖尿病暴露还是出生体重本身是主要的危险因素的问题[12]。在加拿大的一项研究中发现，女性糖尿病患者和女性非糖尿病患者相比，其 1 岁婴儿，尿液白蛋白 / 肌酐比率低，但 3 岁时则相反，这与出生体重无关[239]。作者解释这些发现反映了女性糖尿病患者其后代肾发育异常；然而，妊娠期糖尿病和高出生体重对肾脏发育的影响还需要更多的研究。

（3）新生儿急性肾损伤：早产是新生儿急性肾损伤（AKI）的重要危险因素，新生儿 AKI 的发生率在 12.5%～71%，具体取决于所研究的人群[240, 241]。反过来，发生在极低出生体重婴儿的 AKI 是住院时长、死亡率和随后发生 CKD 的独立预测指标[187, 242]。先天性心脏手术新生儿术前肾容量的回顾性分析发现，肾容量小于 17cm^3 婴儿术后肌酐峰值较高，因此肾容量小于 17cm^3 婴儿患 AKI 的风险可能增加[243]。较高的肌酐值与较低的胎龄和较低的出生体重 z 评分有关。重症监护中的新生儿特别容易出现肾功能不全，这不仅是因为低肾单位数量造成的潜在的风险，而且还因为危重疾病和频繁的肾毒性药物如氨基糖苷类药物和非甾体抗炎药物的服用[122, 241, 244-248]，在怀孕期间或分娩前使用的药物，如消炎药和抗生素，也可能影响胎儿肾发生，增加新生儿 AKI 的风险[249-251]。所有这些因素都可能对产后肾发生产生不利影响，这可能发生在早产后几周最佳肾发生的情况下[122]。

早产儿暴露于肾毒性损害后发生 AKI 的实际风险没有得到很好的描述。在 269 名围产期接触潜在肾毒性药物的婴儿中（即妊娠晚期或出生后前 7 天内），接触布洛芬后第 7 天发生 GFR 降低的 OR 值为 2.6（95%CI 1.2～5.3），并持续一个月[250]。另外一些作者发现，在 2 个月胎龄的早产儿中，使用氨基糖苷类药物与血清肌酐升高有关[252]。新生儿学家正在努力提高对肾脏风险的认识；然而，在婴幼儿中，肾衰竭的定义仍然是一个挑战。肌酐临界值是根据胎龄而提出的[227]。然而，新生儿的血

清肌酐水平在早期反映了母体肌酐，因此，尿液生物标志物和胱抑素 C 被认为是早期发现 AKI 的优良标志物 [244, 253]。最近，改善全球新生儿肾脏疾病预后组织（NKDIGO）被建议提出更加一致的定义 [244]。与早产相关的 AKI 的风险和显著的不良预后提示了早产儿长期随访的必要性 [240]。有研究表明，围产期 AKI 与 CKD 的长期风险有关，且 CKD 在肥胖的人群中发病率显著增加 [187, 254-257]。因此，预防围产期 AKI 可能对降低晚期 CKD 的风险很重要，需要对患有 AKI 的婴儿进行长期随访，以适当改变这一风险 [242, 258]。

(4) 慢性肾脏病和终末期肾病：一项病例系列研究观察了 6 例 15—52 岁的早产且极低体重的病例，他们的活检报告中描述了与继发性 FSGS 一致的肾小球肥大 [259]。作者认为，高滤过和肾小球硬化与早产和低出生体重有关。类似的组织学发现在几个日本人身上也有报道，他们出生时体重很轻，并出现早期肾功能不全或蛋白尿 [260, 261]。这些个体对 ACEI 治疗反应良好，支持高滤过在肾脏疾病发育编程中的病理生理作用。与这些发现相一致的是，各种相对小规模的研究报道了低出生体重的儿童及成年人的肾脏疾病更为严重，各种肾脏疾病的进展更快，包括 IgA 肾病、膜性肾病、微小病变性肾病、慢性肾盂肾炎、Alport 综合征和多囊肾病 [41, 262-270]。一些研究已经观察了出生体重和糖尿病肾脏疾病之间的关系，发现那些有生长限制的患者糖尿病肾脏疾病易感性增加，尽管有些研究的结果不一致 [12, 265, 271, 272]。

最近报告指出，在儿童 CKD 诊所就诊的日本和北美儿童中，低出生体重（定义为体重 < 2.5kg）和胎龄与 CKD 的发展密切相关 [273, 274]。在美国，低出生体重、孕妇妊娠期糖尿病、孕妇超重和肥胖都与儿童 CKD 风险增加显著相关（表 21-8）[274]。此外，低出生体重与母体妊娠前糖尿病、发育不良 / 再生障碍性发育不良、低出生体重与母体妊娠期糖尿病、超重或肥胖、先天性梗阻之间存在显著相关。在日本人口中，即使排除了先天性肾和尿路畸形（CAKUT）的儿童，这种关联仍然非常显著，估算儿童 CKD 的人口归属比例，21.1%（95%CI 16.0%~26.1%）为低出生体重，18.2%（95%CI：16.5%~25.6%）为早产 [273]。

综上所述，大多数观察表明，低出生体重和早产是肾脏疾病的危险因素。与这一概念相一致，对 18 项研究的 Meta 分析报告指出，低出生体重发生 CKD 的 OR 值为 1.73（95%CI 1.44~2.08）（表 21-8）[32]。同样，在对 200 多万名白人儿童的回顾性分析中指出，出生体重小于第 10 百分位数的儿童患 ESRD 的相对风险为 1.7（95%CI 1.4~2.2）[31]。一项随访研究显示，18 岁以下个体（OR=2.72, 95%CI 1.88~3.92）的低出生体重与 ESRD 之间的关系强于 18—42 岁（OR=1.23, 95%CI 1.15~2.03），再次表明 CAKUT 可能对年轻人群产生影响（表 21-9）[41]。总的来说，在这项研究中，低出生体重和胎龄小都与 ESRD 的风险逐渐增加有关（图 21-11）。没有证据表明家族因素调节了这些联系，再次强调环境暴露对肾脏发育的强烈影响 [41]。在一项基于透析的研究中，低出生体重也与 ESRD 的风险增加有关，但在出生体重 > 4000g 的人中，糖尿病相关的 ESRD 的 OR 值也增加了（OR=2.4, 95%CI 1.3~4.2）[50]。在两项基于人口的大型研究中发现，肾脏疾病与出生体重的 U 形关联也突出了高出生体重的影响，尽管在这两项研究中，男性和女性之间的影响是不同的，这再次反映了性别的潜在影响改变尚未完全阐明 [30, 31]。这些研究中的高出生体重是否与宫内糖尿病暴露有关尚不清楚。

在 1850 名 45 岁以下患有糖尿病的皮马印第安人中，在子宫内暴露于糖尿病的人与没有暴露的人相比，发展成 ESRD 的发病率比为 4.12（95%CI 1.54~11.02）[275]。有趣的是，在这个相对年轻的队列中，控制糖尿病的持续时间后，这种效应消失了，这表明 ESRD 的风险可能主要是由那些在子宫内暴露于糖尿病的人群中早发糖尿病的程序化风险所介导的。这项研究强调，肾脏疾病的风险程序化可能是间接的，可能是规划其他疾病如糖尿病的结果，这就强调需要一种全面的，覆盖生命周期的途径，以了解并解决肾脏疾病的程序化。

如果认为低出生体重、早产或其他发育压力有关的肾脏发育改变本身就足以引起肾脏疾病，这可能过于简单，但如果暴露于额外的"打击"（如肾毒素暴露、AKI、肾小球肾炎），或者其他疾病叠加发育程序化的情况其本身是肾脏疾病的危险因素（如糖尿病、心血管疾病、代谢综合征、肥胖），

表 21-9　根据出生体重和胎龄分类的终末期肾病风险 ᵃ

	LBW（BW<10%百分位数）	LBW（<2.5kg）	SGA（<37周）	早产（<37周）	正常胎龄LBW	早产LBW	正常胎龄SGA	早产AGA	早产SGA
所有年龄	1.63 (1.29~2.06)	2.25 (1.59~3.19)	1.67 (1.3~2.07)	1.36 (0.94~1.99)	1.56 (1.18~2.07)	1.89 (1.25~2.86)	1.54 (1.2~1.96)	1.09 (0.69~1.73)	4.03 (2.08~7.80)
1—18 岁	2.72 (1.88~3.92)		1.93 (1.28~2.91)						
18—42 岁	1.23 (0.9~1.68)		1.53 (1.15~2.03)			1.42 (0.82~2.48)	1.41 (1.05~1.90)		4.02 (1.79~9.03)

a. 以正常胎龄出生，正常胎龄 LBW，适于胎龄组作为参照进行比较。结果以风险比来表示（95%CI）。AGA. 适于胎龄儿；BW. 出生体重；LBW. 低出生体重；SGA. 小于胎龄儿。（改编自 Low Birth Weight and Nephron Number Working Group. The impact of kidney development on the life course：a consensus document for action. *Nephron*. 2017；136：3–49. Ruggajo P，Skrunes R，Svarstad E，et al. Familial factors，Low birth weight，and development of ESRD：a nationwide registry study. *Am J Kidney Dis*. 2016；67（4）：601–608.）

都可能加剧肾脏风险[16, 19, 187, 235, 275, 276]。总的来说，对包括 200 多万名受试者在内的 31 项研究的综合 Meta 分析得出结论，低出生体重的个体患 CKD（包括蛋白尿、GFR 下降和肾衰竭）的风险增加了 70%[32]。肾脏发育编程的临床相关因素在表 21-10 中列举。

3. 低出生体重或早产对肾脏编程的相对影响

如图 21-1 所示，低出生体重可能是早产和（或）生长受限的结果。大多数研究没有区分这两种情况，因此两种情况的相对影响尚不清楚。最近的一项研究区分了这些影响，该研究包括 180 万名 40 岁以下挪威人的数据，相关定义如下：低出生体重为体重小于挪威婴儿出生体重的第 10 百分位（即出生体重 < 2800g）；小胎龄为胎龄小于第 10 百分位孕龄（在 17~20 孕周进行超声检查），早产指小于 37 周的妊娠（表 21-9）[41]。总体而言，他们发生 ESRD 的风险分别为，低出生体重足月产 HR 值为 1.56（95%CI 1.18~2.07）；低出生体重早产 HR 值 1.89（95%CI 1.25~2.86）；小胎龄足月产 HR 值 1.54（95%C 1.20~1.96）；小胎龄早产 4.03（95%CI 2.08~7.80）（图 21-11）[41]。在本研究中，适于胎龄的早产与 ESRD 风险的增加无关。因此，胎龄是 ESRD 风险的最强预测因子。随后，同一作者报道，由于胎龄小、出生体重低，在一群患有 IgA 肾病的年轻人中，ESRD 的风险增加[277]。选择 IgA 肾病是

因为它是一种常见的疾病，不太可能受到发育的直接影响（与 CAKUT 或糖尿病肾脏疾病相比）。低出生体重和小于胎龄与 IgA 肾病进展到 ESRD 的风险增加有关[41]。这项研究再次指出，发育程序化是第一个"打击"，导致加速进展的原发性肾脏疾病。同样，在本研究中，ESRD 的最高风险是小于胎龄导致的低出生体重（HR=2.2，95%CI 1.1~4.2）；然而，这种影响仅在男性中显著。低出生体重合并小于胎龄的患者的风险最高（HR=3.2，95%CI 1.5~6.8），这表明低出生体重会产生更大的影响，可能反映出更多的宫内不良暴露。

4. 种族对于肾脏编程的潜在影响

肾单位数假说最初是作为一种潜在的解释，以解释高血压和肾病在弱势人群中的风险过高[48]。高血压、CKD 和 ESRD 的发病率在澳大利亚土著居民、美洲土著人、非洲裔人和发达国家的少数民族中往往最高[10, 12, 50, 278]。如表 21-11 所示，低收入和中等收入国家中，与肾脏发育相关的出生情况和母体风险因素发生率均较高，这表明潜在的种群影响。到目前为止，大多数关于血压和肾脏疾病程序化的研究都是在西部白种人群中进行的，可能无法推广到所有人群。例如，在挪威人群中只有 3.3% 的受试者的出生体重低于 2.5kg，而撒哈拉以南非洲地区 13%~15% 的婴儿出生体重较低[41, 279]。此外，低出生体重或早产的原因在各个地区各不相同，在低收

表 21-10　肾脏编程的临床相关性

	低出生体重	小于胎龄儿	早产	高出生体重	妊娠期糖尿病暴露	子痫前期/子痫暴露	母体超重/肥胖	母体维生素A缺乏	迅速追赶式生长/超重	低肾单位数量	小肾脏/肾脏质量小	肾小球体积增加
血压升高	√		√	√		√	√		√	√	√	√
盐敏感性	√				a					a	√	
GFR 下降	√	√	√		a					√	a	√
肾功能储备下降		√	√		√							
蛋白尿	√			√						√	a	
急性肾损伤（新生儿）			√							√	√	
慢性肾脏病	√	√				√	√			√	a	
终末期肾病	√			√	√							
移植预后	√										√	√
死亡	√											
肾小球体积增加	√		√		a					√	√	
小肾脏/肾脏质量小	√	√	√					√			√	
先天性梗阻	√			NS	√		√				a	
肾发育不全	√			NS	√			NS		√		√

√. 人类研究低证据；a. 仅有动物实验的证据；NS. 无意义。本表由表 23-8 修正而来，引自 Luyckx，2015，2002.

入地区和高龄产妇中，以产妇营养、贫穷和感染为主；在高收入地区中，以多胎妊娠和辅助生育技术的应用为主 [280-282]。这些差异如何调节不同人群的风险尚不清楚 [283-286]。

出生时用超声波来测量婴儿的肾脏体积，研究中测量了 715 名南亚人（巴基斯坦、印度和孟加拉裔）和 872 名白人的婴儿肾脏大小，发现南亚婴儿的肾脏体积小于白人婴儿，在调整包括出生体重在内的潜在混杂因素后，这种差异仍持续存在 [287]。与非土著澳大利亚人相比，低出生体重和早产澳大利亚土著人在妊娠 32 周和 38 周以及出生时的肾体积也较低，表明土著儿童的肾单位数目较低 [288]。然而，在本研究中，计算出的 GFR（血清胱抑素 C）在土著和非土著新生儿中相似，提示澳大利亚土著人单个肾小球滤过率增加。有研究

将平均年龄为 1.5 岁的 152 名非裔和白人美国儿童的肾小球滤过率进行了比较，发现非裔美国儿童的肾小球滤过率较低 [82ml/(min·1.73m^2) vs. 95ml/(min·1.73m^2)] [289]。非裔美国人的出生体重与 eGFR 呈显著正相关，但在白人儿童中这两者无显著相关性，这表明成年 CKD 中的一些种族差异可能起源于胎儿期。

到目前为止，肾单位数量计算只在白种人、非裔美国人、澳大利亚土著人、塞内加尔非洲人和日本男性的少数群体中进行，其中许多人的出生体重不可测。因此，在大多数人群中，出生体重与肾单位数之间的关系尚不清楚。最近一项关于日本老年男性肾单位数量和高血压的研究发现，正常血压受试者中的肾单位数是迄今报道的最低数据之一（约 64 万个肾单位），这表明日本人可能特别容易发生

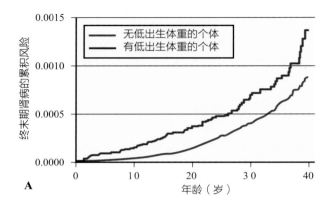

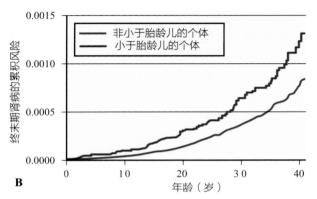

▲ 图 21-11　根据是否为（A）低出生体重儿（LBW）或（B）小于胎龄儿（SGA），个体随年龄增长患终末期肾病（ESRD）的累积风险

引自 Ruggajo P, Skrunes R, Svarstad E, et al.Low birth weight, and development of ESRD: a nationwide registry study. *Am J Kidney Dis.* 2016;67:601–608

成人高血压和 CKD，特别是发生"第二次打击"后[221]。这一假设与日本的 ESRD 发病率居世界第二位的事实是一致的[290]。澳大利亚原住民的低出生体重与肾单位数量减少和肾脏疾病易感性密切相关，他们与白人相比确实处于劣势地位[96, 97]。在非洲血统的受试者中，肾单位数目与出生体重之间的关系似乎与白种人的情况一致[87, 91, 291, 292]。然而，在非裔美国人中的情况却并非如此[285]。同样，与白种人儿童相比，非裔美国人中低出生体重与血压的关联也不那么一致。因此认为，其他因素可能会增加非裔人口的高血压风险[198, 289]。

在胎儿期和幼儿期经历 Biafran 饥荒（1967—1970 年）的尼日利亚成年人中提示了非洲人口血压发展程序化的证据[293]。与遭受荷兰饥荒（1944—1945 年）的白种人的观察结果一致，遭受饥荒的成年尼日利亚人的血压升高[293-295]。然而有趣的是，Biafran 受试者的血压比荷兰受试者的血压升高时间早 15～20 年（表 21-8），这可能再次表明非洲血统受试者中存在某些加重因素[293, 295]。此外，在这两个人群中，遭受饥荒也会增加葡萄糖不耐受和肥胖的风险，这再次突出了发育编程的多系统结局[293, 294]。

APOL1 基因变异与非裔美国人和西非人患 CKD 的风险密切相关[4, 9]。最近有研究观察了 *APOL1* 基因型与肾单位数的关系[296]。在拥有一个

表 21-11　低收入和中等收入国家 LBW，早产，母亲糖尿病和肥胖的患病率 ª

	LBW（2010 年）	早产（2010 年）	HBW（2004—2008 年）	妊娠期糖尿病（2013 年）	母亲超重（2003—2009 年）	母亲肥胖（2003—2009 年）	慢性高血压 / 子痫前期 / 子痫
在低中收入国家的比例（国家数）	15%（138）	11.3%（138）	0.5%～14.9%（23）	0.4%～24.3%（15）	13.7%（27，撒哈拉以南国家）	5.3%（27，撒哈拉以南国家）	2.3%（17）

a. 变异率可能是由于诊断的截断值不同造成的。LBW. 低出生体重；HBW. 高出生体重［改编自 Low Birth Weight and Nephron Number Working Group. The impact of kidney development on the life course: a consensus document for action. *Nephron.* 2017；136：3–49. 汇编自 Koyanagi A, Zhang J, Dagvadorj A, et al. Macrosomia in 23 developing countries: an analysis of a multicountry, facility-based, cross-sectional survey.*Lancet.* 2013；381：476–483；Lee AC, Katz J, Blencowe H, et al. National and regional estimates of term and preterm babies born small for gestational age in 138 low- income and middle-income countries in 2010.*Lancet Glob Health.* 2013；1：e26–e36；Cresswell JA, Campbell OM, De Silva MJ, et al. Effect of maternal obesity on neonatal death in sub-Saharan Africa: multivariable analysis of 27 national datasets.*Lancet.* 2012；380：1325–1330；（KanguruL, Bezawada N, Hussein J, et al. The burden of diabetes mellitus during pregnancy in low- and middle-income countries: a systematic review. *Glob Health Action.* 2014；1；7：23987；以及 Abalos E, Cuesta C, Carroli G, et al. Pre-eclampsia, eclampsia and adverse maternal and perinatal outcomes: a secondary analysis of the world health organization multicountry survey on maternal and newborn health. *BJOG.* 2014；121（suppl 1）：14–24.］

或两个 *APOL1* 变异等位基因的非裔美国人中，肾小球数目没有减少，肾小球大小也没有增加，但有证据表明，在 38 岁以后，他们肾单位丢失的速度更快，且这种情况因肥胖而加剧 [296]。*APOL1* 基因与发展程序化间的相互关系尚未建立；然而，*APOL1* 基因似乎会导致年龄相关的肾小球丢失加速。

五、肾脏发育编程的机制

肾脏发育是一个复杂的过程，涉及许多基因的表达调控 [111, 297-301]。肾脏发育的分子调控在其他地方进行了详尽的描述（见第 1 章）[298-301]。许多实验模型已被证明可导致肾单位数量减少，如表 21-4 所述，这些模型被用来研究发育编程的潜在机制。在许多发育编程的实验模型中，已经证明，肾单位数量的减少与低出生体重和随后的高血压和肾损伤有关。有趣的是，在正常的大鼠幼仔中，那些自然出生的低体重的幼仔（即出生体重＜平均体重的 2 个标准差）的肾单位数目减少了 13%，且与肾小球肥大和蛋白尿有关 [302]。因此，即使在非实验条件下，低出生体重的啮齿动物也可能与低肾单位数量有关。如表 21-12 所示，影响人类出生体重和早产的母体因素也可能直接影响肾发生，其中一些因素可能会加剧低出生体重或早产对肾发生的影响 [90, 303]。在人类中，肾发生始于妊娠第 9 周，持续到大约 36 周。大约 2/3 的肾单位在最后 3 个月发生，使得这最后 3 个月最容易受到不良因素的影响，尽管早期的不良因素也会影响肾发生 [123, 304]。在啮齿类动物中，肾发生持续到出生后 10 天，但在妊娠中期至晚期最活跃，此时受环境因素的影响最大 [304]。

我们目前的知识强调了有 3 个过程对肾发生时决定肾单位储备功能起着关键作用，即输尿管树的分支、后肾间充质细胞在输尿管分支顶端的聚合，以及这些间充质聚合物转化为肾单位上皮 [298-301]。据估计，在 20 代分支后，输尿管分支效率降低 2%，

表 21-12　早产风险的潜在肾脏编程效应

母亲相关的早产风险	动　物		人		
	BP	肾单位数目 / 肾脏大小	BP	肾单位数目 / 肾脏大小 [a]	肾功能
维生素 D 缺乏	↑	↑未成熟的肾小球	ND	ND	ND
贫血 / 缺铁	↑	↓	ND	ND	ND
吸烟	ND	↓	↑	↓	↓
饮酒	ND	↓	ND	ND	ND
使用抗生素（UTI）	ND	↓	ND	ND	ND
绒毛膜炎	ND	↓	ND	ND	ND
类固醇	↑	↓	正常	无差别	未知
环孢素 / 他克莫司（母亲移植）	↑	↓	ND	ND	可能正常
母亲透析	ND	ND	ND	ND	一些↓
母亲糖尿病	↑	↓	↑	ND	↓
子痫前期	ND	ND	↑	ND	ND

a. 一般用超声测量肾脏大小。BP. 血压；ND. 未知；UTI. 尿路感染；↑. 增加；↓. 下降。由参考文献 [176，246，322，330，356，362，363，374，379，465，466，543，555-559] 总结而来（经许可转载自 Luyckx VA. Preterm birth and its impact on renal health. *Semin Nephrol*. 2017；37：311-319.）

最终肾储备将减少 50%[305]。然而，肾单位数受到影响和（或）功能改变的具体分子机制尚不完全清楚。表 21-13 概述了导致肾单位储备减少的胎儿母体环境的干扰因素，并在后面讨论。

（一）人类肾脏大小和肾单位数量相关的基因变异

罕见的遗传和 CAKUT 导致的 ESRD 约占儿童 ESRD 的 40%（2014 年 NAPRTCS 报告）。连接这些畸形的共同病理机制涉及输尿管芽与肾脏祖细胞之间的正常相互作用受到干扰[383]。与 CAKUT 单基因形式相关的 25 个突变基因中，大多数编码转录因子（如 *PAX2*、*GATA3*）和生长因子受体（如 *RET*），这些因子在分支形态发生时表达于输尿管芽/树细胞中，或表达于中间中胚层（如 *SIX2*、*EYA1*、*ROBO*）。它们决定了肾祖细胞的命运，并调节与输尿管芽的相互作用。

关键发育基因的等位基因完全失能是罕见的，因为它们会产生具有重大缺陷的基因。然而，有一些证据表明，这些基因的轻微突变在正常人群中可能相当常见（表 21-4），他们对肾间充质/输尿管芽的相互作用影响较小，例如，*PAX2* 基因的错失突变导致罕见的常染色体显性肾缺损综合征，其特征是胎儿期输尿管分支减少，出生时肾单位数量急剧减少，以及儿童期进行性肾衰竭。在输尿管芽中，*PAX2* 高度表达，抑制细胞凋亡，优化分支范围。有趣的是，在 18.5% 的加拿大人中发现一种 *PAX2* 基因内含子部位的多态性，它使突变等位基因的 *PAX* 转录水平降低 50%，导致新生儿肾脏体积轻度减少（10%）[306]。输尿管分支形态发生也高度依赖于经输尿管尖端细胞上的 RET 酪氨酸激酶受体从后肾间充质到输尿管芽的 *GDNF* 信号。虽然没有发现 *GDNF* 基因的常见变异会影响肾脏大小，但 GDNF 受体 *RET*（*1476A*）的多态性变异与野生型（*RET1476G*）等位基因相比，多态性变异使出生时肾脏体积减少 10%[121]。在这项研究中，新生儿肾脏体积与肾单位数成正比，这表明 *PAX2* 和 *RET* 基因多态性提示先天性肾单位数目减少，与轻度肾发育不全伴有一定程度的功能障碍有关[121]。波兰婴儿中，编码输尿管上皮细胞上的骨形态发生蛋白受体基因 *BMPR1A* 的常见变异使新生儿肾脏大小减

少了 13%[307]，相反，22% 的加拿大新生儿遗传了 *ALHD1A2* 基因（*rs7169289*）的变异，这与胎儿组织中全反式视黄酸代谢的产生有关；众所周知，这种视黄酸可增强输尿管上皮中的 RET 表达，与野生型等位基因相比，G 等位基因的新生儿肾脏大小增加了 22%[308]。

虽然最终肾单位数明显受到调节输尿管分支程度的基因的影响，但动物实验表明肾祖细胞也是肾单位数目的影响因素。标记中间中胚层肾单位祖细胞的最早转录因子之一是 OSR1；*Osr1* 基因敲除小鼠缺乏肾源性间充质，出生时没有肾脏[309]。大约 6% 的正常白种人中，发现了一种干扰 mRNA 剪接的人类 *OSR1* 基因的变异[310]。这种 *OSR1rs12329305*（*T*）变异与新生儿肾脏大小减少 12% 有关。综上所述，这些观察提示最终的肾单位储备可能是一个复杂的多基因性状，由胎儿时期调节输尿管分支或肾祖细胞池的多个基因的附加效应决定。正如 Walker 和 Bertram 所述的[310]，超过 25 个基因的完全或部分缺失已被证明导致肾脏发育不全，其中几个基因的缺失导致肾单位储备功能低下。由于并不是所有的研究都是在人类身上进行的，因此，遗传变异对肾单位储备的影响以及在发育应激和晚年高血压及肾脏疾病的背景下对肾脏储备的影响需要进一步研究。

（二）母体孕期营养

1. 营养不良

长期以来，孕妇孕期营养不良一直被认为是造成后代发育缺陷的主要原因[311]。在人类中，母体营养不良表现为血红蛋白浓度低、三头肌处皮褶厚度薄或妊娠后期体重增加较少等，这些都与后代血压升高有关，表明有编程效应[312]。对 1944—1945 年荷兰冬季饥荒期间怀孕或出生的人的纵向研究表明，即使没有明显的胎儿生长受限，母体严重营养不足也会导致胎儿高血压[295]和蛋白尿[238]。妊娠不同阶段母体饮食组成的改变已被证明能在妊娠早期影响肾脏基因的表达，后期影响肾单位的数量（表 21-13）[313]。早在 1968 年，在怀孕的全程或孕后期进行母体的"蛋白质和热量限制"是最广泛研究的低出生体重和肾单位数目减少的模型[314]。然而，并非所有的低蛋白饮食都有相同的编程效果。有人提出，糖类

表 21-13 肾脏编程的推测机制

动物模型	肾单位数目减少可能的机制	参考文献
母亲低蛋白饮食	↑后肾和出生后细胞凋亡 肾脏发育中基因表达改变 基因甲基化改变 ↓胚胎 11–β HSD2 表达 → 胚胎接触糖皮质激素增多	[313，315，320，488]
母体维生素 A 受限	↓输尿管芽分支 ? 维持血管发育的空间方向 ↓ c–ret 的表达	[326]
母体铁受限	? 氧的输送下降 ? 糖皮质激素反应改变 ? 微量元素的摄取改变 ↑炎症 ? 组织缺氧	[322，323]
母亲缺锌	↑凋亡 ↓抗氧化剂活性	[324]
妊娠期接触糖皮质激素	↑胚胎接触糖皮质激素 ? 促进组织成熟 ↑糖皮质激素受体表达 ↑ Na–K–ATP 酶、α₁ 和 β₂ 亚基 ↓肾和肾上腺 11–β HSD2 表达	[154，356，361，560]
子宫动脉结扎 / 栓塞	↑发育肾脏中表达促凋亡基因：*caspase-3*、*Bax*、*p53* ↓表达抗凋亡基因：*PAX2*、*bcl-2* 基因甲基化改变 肾素血管紧张素基因表达改变	[160，402]
母亲糖尿病 / 高血糖	↓ IGF-2/ 甘露糖 –6– 磷酸受体的表达 改变 IGF-2 活性 / 生物利用度 活化 NF–κB 改变输尿管分支形态发生	[161，338，342，345]
妊娠期使用药物 • 庆大霉素 • β– 内酰胺类 • 环孢素 • 乙醇 • COX2 抑制剂	↓分支形态发生 ↑间充质凋亡 肾单位成形停滞 ? 通过降低维生素 A 水平 影响前列腺素	[176，372，374，376]
母亲缺氧	? 视黄酸受体表达变化 ? 糖皮质激素受体表达增高 ? 血管紧张素 –2 表达增高 加速衰老	[542]
输尿管梗阻：出生后	↓细胞增殖 ↑肾小管细胞凋亡 间质成纤维细胞成熟延迟→间质纤维化 ? 发生后过程的改变	[73]
早产	肾小球成熟异常 ? 与宫内环境向外环境转变有关的因素 ? 足细胞丢失	[113，561]

和特定氨基酸的相对缺乏（如蛋氨酸或甘氨酸）可能对器官发育的影响大于总蛋白限制，这可能是通过基因表达的表观遗传调控实现的[34, 315]。影响程度也取决于蛋白质限制的程度和胎儿的性别，与雄性相比，雌性大鼠需要更严格的限制来损害肾脏发育和高血压[141, 316]。胎儿营养供应也受到胎盘发育变化的影响，这些变化影响子宫胎盘血液流动和营养物质向胎儿的转移。正如最近综述所述，胎盘功能不良是西方国家胎儿生长受限最常见的原因[317]。胎盘表型最有可能是后代慢性疾病发育程序化的基础。同样，在大鼠中，妊娠晚期子宫缺血会导致雄性后代的肾单位缺失和高血压，但有趣的是，在持续的肾发生过程中，如果在产后给予幼仔营养补充，可以使肾单位数目恢复[112]。

母体低蛋白饮食导致肾单位数量减少的机制，可能是胎儿暴露于糖皮质激素的情况增加，这与对 RAAS 反应改变的机制稍后都会讨论[318]。其他潜在的机制包括肾血管生成减少、VEGF 表达减少，这些现象都能在母体妊娠期间给予 50% 热量限制的人群中观察到[319]；如在母体妊娠晚期或哺乳早期给予低蛋白饮食，其胎儿的肾脏全部基因表达将下调[320]。而在母体限制蛋白饮食的后代的肝脏中，则发现表观遗传的 DNA 甲基化发生改变，这可能会影响基因表达[321]。

在微量营养素方面，妊娠期母体"缺铁"也会导致大鼠后代低出生体重、肾单位数量的减少和高血压的发生[322]。另一项研究中，母体缺铁会导致后代肾小球数目减少，肾小管间质纤维化增加，在妊娠期间补充铁可预防这种现象发生[323]。可以想象，胎儿贫血可能导致组织氧输送减少，改变胎儿肾对糖皮质激素的敏感性，或影响其他微量营养素的利用，从而影响肾发生[322]。同样，断奶前或断奶后的"缺锌"也与大鼠肾单位数减少、GFR 降低和血压升高有关，这可能是由于锌的抗氧化抗凋亡作用的减少所致[324]。到目前为止，还没有证据表明母亲缺铁或缺锌会影响其子代的肾脏编程，尽管在贫血患病率高的人群中，母体补铁导致其子代出生体重增加[325]。

母体"维生素 A 限制"也与大鼠后代肾单位数量的减少有关[106, 326]。怀孕期间严重的维生素 A 缺乏与后代的先天性畸形和肾脏缺陷有关。维生素 A

和全反式视黄酸通过调节输尿管上皮细胞的分支能力和维持肾皮质外植体血管发育的空间构想来刺激肾发生[326]。如图 21-12 所示，21 天胎龄大鼠（在出生前）血浆维生素 A 浓度与肾单位数之间存在直接相关性[326]。在维生素 A 缺乏的情况下，肾单位数量的减少可能是通过调节那些调控分支形态发生的基因来介导的，至少在一定程度上是如此[326]。在体内，给予怀孕大鼠维生素 A 缺乏的饮食以使其循环维生素 A 水平下降 50%，其后代肾单位储备减少 25%，而补充维生素 A 则增加肾单位储备[326]。相反，有研究采用补充视黄酸来刺激早产狒狒的肾发生，但没有观察到任何效果，这表明维生素 A 可能是最关键的因素而不是视黄酸[327]。

有趣的是，吸烟和饮酒可能与循环维生素 A 水平的降低有关，正如后面讨论的，这两者都与低出生体重和疾病预后编程有关。因此，怀孕期间维生素 A 水平的细微差别可能是导致肾单位数量不同的一个重要因素[90]。

新证据还表明，怀孕期间的"维生素 D 缺乏"可以改变肾脏的发育，动物模型研究发现，母体缺乏维生素 D 的后代会引起肾小球发育的延迟和肾功能的改变[328-330]。在人类中，严重的 25- 羟基维生素 D（25-OH-D）缺乏与低出生体重和胎龄有关，已知这两者都影响肾脏的发育[329]。

认识到孕期和产后营养的重要性，一些国家已将产妇和新生儿微量营养素替代作为公共卫生政策实施（表 21-14）[331]。从全球来看，补充铁和叶酸使得低出生体重发生率降低了 19%；补充多种微量元素使得低出生体重发生率降低了 11%～13%；均衡的能量补充增加了 73g 的出生体重，降低了 34% 的小于胎龄的风险[331, 332]。单独补充维生素 A 并不影响出生体重，但确实改善了儿童死亡率[331, 333, 334]。有趣的是，在尼泊尔，母亲在怀孕期间服用叶酸或含叶酸 + 铁 + 锌的制剂，并在产后早期补充维生素 A，低出生体重儿的发生风险较低，但后期血压没有变化[334, 335]。此外，这些儿童出现微量白蛋白尿的概率较低，这表明这些微量营养素具有潜在的编程效果[335]。已证明高剂量的维生素 A 会致畸及减少肾发生；因此，补充维生素 A 作为一种拯救肾单位数量的策略，应针对维生素 A 水平的正常化，并避免过量[336]。目前还不知道叶酸是否影

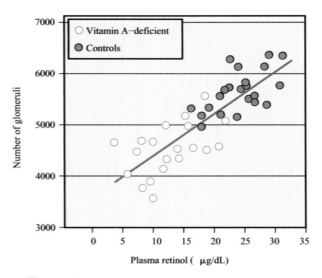

▲ 图 21-12 **Relationship between nephron number (number of glomeruli) and plasma retinol concentration in term rat fetuses. $P < .001$; R =0.829.**

(From Merlet-Benichou C. Influence of fetal environment on kidney development. *Int J Dev Biol.* 1999;43:453-456.)

响肾脏发育，但它确实会影响基因甲基化，并且叶酸缺陷可能会调控表观遗传效应[321]。在孟加拉国的 4.5 岁儿童中，发现其母亲接受了早期产前食物补充的儿童舒张压略低（0.78mmHg；95%CI 0.16～1.28），而母亲接受了多种微量元素补充的儿童其舒张压略高（0.87mmHg，95%CI 0.18～1.56mmHg）[337]。然而，母亲服用高剂量铁剂的儿童其 GFRs 增加 4.98ml/(min·1.73m²)[337]。这些队列中潜在的混杂因素或效应修饰剂包括基线维生素 A 补充（这可能对所有受试者都有巨大的肾脏程序化效应），以及频繁发生的持续营养不良和发育迟缓。对怀孕期间接受补充治疗的母亲的子女长期随访很少，到目前为止，并没有一致地表明对肾脏远期的积极影响。随着儿童队列和更多数据的出现，其影响应该变得更清晰[331,337]。

2. 营养过剩：母体糖尿病和肥胖

关注母体饮食的长期程序化影响，最近开始考虑营养过剩的影响，包括糖尿病女性和肥胖女性所生子女的预后。如前所述，在一些人群中，高出生体重与蛋白尿和肾脏疾病的易感性增加有关[12,38,50]。高出生体重是妊娠期高血糖和糖尿病的并发症，因此也可能是妊娠期高血糖和糖尿病异常子宫编程的替代指标。妊娠期糖尿病患者的后代有较高的先天

性畸形发生率，其原因是早期器官发生缺陷，并增加了患 CKD 的风险（表 21-8）[274,338]。众所周知，胰岛素样生长因子（IGF）的表达和生物利用度在糖尿病妊娠中发生改变，IGF 及其结合蛋白是胎儿发育的重要调控因子[338]。有研究采用链脲佐菌素诱导糖尿病大鼠，观察母体糖尿病对大鼠后肾 IGF 及其受体表达的变化[338]。与孕龄相当的对照大鼠相比，糖尿病大鼠子代 IGF-1、IGF-2 和胰岛素受体在任何阶段的表达均无显著性差异，但在糖尿病母亲的后代中，IGF-2/甘露糖-6-磷酸受体的表达明显增加。该受体严格调控 IGF-2 的作用，表达增加会导致 IGF-2 的生物利用度降低[338]。IGF-2 是肾脏发育的关键因子。研究人员还检测了 IGF 结合蛋白-1（IGFBP-1）在转基因小鼠肾脏发生中的作用[339]。过表达人类 IGFBP-1 的雌性后代生长受限，肾单位数目减少 18%～25%，具体减少数目取决于人类 IGFBP-1 是否仅在母亲、胎儿或两者中过表达。当这些小鼠的后肾在 IGF-I 或 IGF-Ⅱ 存在的情况下体外培养时，只有 IGF-2 以浓度依赖的方式增加了 25%～40% 的肾单位数量[339]。有趣的是，在一组早产儿中，发现 4 岁时的舒张压与出生后 32.6～34.6 周时测量的 IGFBP-1 水平呈正相关，这可能表明这一途径在人类中具有远期效应[340]。

用链脲佐菌素诱导妊娠期大鼠，或者从妊娠第 12～16 天向大鼠注入葡萄糖，使其后代发生高血糖，结果是肾单位数目减少了 10%～35%，并且与母体高血糖的程度有关（图 21-13）[341]。此外，在不同浓度的葡萄糖中培养后肾，表明严格的葡萄糖控制是最佳后肾生长和分化的必要条件。在小鼠中，糖尿病母亲的后代肾单位减少，这可能是通过增加肾血管紧张肽原和肾素 mRNA 表达和介导 NF-κB 的激活，增加小管和足细胞凋亡实现的[161]。其他作者认为，在糖尿病母亲的后代中，分支形态发生的改变、不对称二甲基精氨酸的增加和一氧化氮水平的降低可能是肾单位数量减少的中介因素[342,343]。与对照组相比，这些子代出现了更高的血压和肾脏肥大，并出现了更严重的肾小管间质损伤，而通过给母体补充 L-瓜氨酸使不对称二甲基精氨酸（ADMA）水平正常化以后，这些变化得以消除[343]。因此，多种途径可能涉及高血糖诱导的肾脏程序化。在功能上，对糖尿病母亲成年大

表 21-14　营养干预对出生体重和早产及血压和肾脏病编程的影响

	LBW/SGA	早　产	子痫前期/子痫	HBW/LGA	儿童高血压	儿童 GFR	儿童微量白蛋白尿
补充铁和叶酸	↓	↓			↓	↑	
补充微量元素	↓				↑或↓（无效 vs. 铁／叶酸）		
补充钙		↓	↓		↓		
补充蛋白	↓				无效		
补充维生素 A	无效／↓				可能↓		
补充叶酸							↓
补充锌		↓			无效		
补充碘	↓						
预防疟疾和药物治疗	↓						
治疗生殖器感染	↓	↓					
治疗无症状菌尿	↓						
硫酸镁			↓				
抗血小板药物	↓	↓	↓				
糖尿病宣教				↓			
戒烟	↓	↓					

GFR. 肾小球滤过率；HBW. 高出生体重，LBW. 低出生体重；LGA. 大于胎龄；SGA. 小于胎龄。依据参考文献 [461，457，334，335，562，577–583] 编写（引自 Low Birth Weight and Nephron Number Working Group. The impact of kidney development on the life course：aconsensus document for action. *Nephron*. 2017；136：3–49.）

鼠子代的研究显示这些大鼠肾小球肥大，GFR 和肾血流量减少，高血压和内皮介导的血管舒张功能下降[344, 345]。

孕妇肥胖和相关的妊娠并发症，包括妊娠期糖尿病、孕妇高血压和睡眠呼吸暂停，现在被认为是成人疾病宫内程序化的最大风险。超重和肥胖母亲的怀孕可能导致低体重和高体重婴儿，这表明母亲的肥胖可能是多因素的[346]。在怀孕前和怀孕期间给予动物高脂肪（+/– 高糖类）饮食可以导致远期的结果。雌性大鼠在妊娠期前 10 天直到断奶暴露于高脂饮食可导致其后代患高血压，但肾单位储备无变化，尽管肾素和 Na+–K+–ATP 酶活性有所改变[347]。长时间高脂喂养（交配前 6 周的高脂肪／高果糖饮食）会导致后代出现蛋白尿，而幼仔出生后的高脂肪饮食又会进一步加重这种情况[348]。相似的模型也导致子代去甲肾上腺素和肾素表达增加[349]。相反，在小鼠中，母体高脂肪饮食导致后代肾单位数量增加，但对肾功能没有影响[350]。在这项研究中，大鼠在交配前是葡萄糖耐受不良的，但在怀孕期间有正常的葡萄糖耐受，这表明孕妇肥胖和糖尿病之间存在复杂的相互作用。这些数据表明，可能不是高脂肪饮食本身导致了肾脏发育的变化，而是由此引起的孕妇高血糖。值得注意的是，许多高热量食物也缺乏必要的微量营养素[279]。

（三）母体和胎儿暴露于糖皮质激素

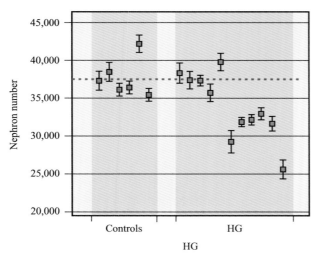

▲ 图 21-13　**Effects of maternal hyperglycemia on nephron number inrat offspring.** *Dotted line* **represents mean value in control group. HG,Hyperglycemia.**

(From Amri K, Freund N, Vilar J, et al. Adverse effects of hyperglycemia on kidney development in rats: in vivo and in vitro studies. *Diabetes* 1999;48:2240–2245.)

应激或糖皮质激素治疗引起的母体糖皮质激素升高可能影响胎儿生长和肾脏发育。在正常情况下，胎盘的 11β- 羟基类脱氢酶 2 型（11β-HSD2）可以将母体糖皮质激素代谢成惰性 11- 脱氢皮质酮，使胎儿至少在某种程度上避免暴露于内源性的母体糖皮质激素[21]。然而，这一屏障并不完全，高生理浓度的皮质醇（绵羊）或皮质酮（大鼠和小鼠）均可导致子代肾单位数目减少[351-353]。这些模型的后代出现高血压和肾功能损害，包括蛋白尿，在所有病例中蛋白尿都与肾素 - 血管紧张素系统的变化有关（稍后讨论）[351, 354, 355]。在绵羊和小鼠中，以上结果甚至发生在非常短的暴露时间（48～60h）后，但不影响它们的出生体重[353, 356]。在大鼠和羊的实验中，产前使用一种非 11β-HSD2 代谢的类固醇药物如地塞米松，将导致胎儿生长受限、肾单位数降低 20%～60%、肾小球肥大及高血压[103, 107, 185, 356]。后肾器官培养实验表明，地塞米松可部分通过调控 *GDNF* 基因表达，剂量依赖性的抑制分支形态的发生[357]。大鼠和人类 *11β-HSD2* 基因突变后，胎盘 *11β-HSD2* 表达减少，更容易产下低出生体重的后代，且后代更早出现高血压[358, 359]。已证实孕产妇妊娠期间低蛋白饮食导致胎盘表达 *11β-HSD2* 减少，因增加胎儿暴露于孕产妇

皮质类固醇的风险[34, 154]。用类固醇合成抑制剂喂养低蛋白饮食的怀孕大鼠，可改善高血压，后代的肾单位数目增多[21, 34, 360]。虽然这一补救还不完全，但这些数据强烈提示糖皮质激素在母体低蛋白饮食中是肾脏发生的调节因子[360]。过多的胎儿类固醇暴露可能导致不适当的基因表达，并影响生长和肾发生，部分是通过加速组织成熟实现的[34]。此外，类固醇反应受体的表达，包括皮质类固醇应答的肾脏 Na+-K+-ATP 酶 α1 和 β1 亚基，在妊娠期间接受低蛋白饮食的大鼠的后代中是显著增加[154]。另一个研究发现，产前使用地塞米松造成近端小管钠转运增加，部分与小管 NHE3 活性增高有关[361]。这些变化可能导致高血压。

在人类中，有关于围产期暴露于皮质类固醇的担忧。然而，对那些其母亲参与了一项产前倍他米松研究的随机安慰剂对照组的受试者进行随访，没有发现 30 岁时接触倍他米松的受试者与未接触过者在血压或其他心血管危险因素方面有任何差异。最近的证据表明，早产儿中，出生后 2 年内接受类固醇治疗的早产儿与未接受类固醇治疗的早产儿相比，血压和肾功能并没有受到影响[362]。然而，有研究指出糖皮质激素治疗可能对大脑产生长期影响，并增加 8 岁时发生精神障碍的风险[191, 363, 364]。对持续糖皮质激素治疗（如妊娠期间）的结局的纵向研究尚未展开。

（四）母体和胎儿缺氧

很多情况能造成胎儿缺氧，包括上文提到的母体孕期缺铁（导致贫血）和胎盘功能不全，还有高海拔、母亲孕期吸烟和睡眠呼吸暂停。已证实上述情况将导致胎儿低出生体重，但目前尚无证据证实其对远期肾功能是否造成影响。小鼠 E9.5—E10.5 短期的、重度缺氧（孕鼠吸入 5.5%～7.5% 的氧）造成 CAKUT 表型，而孕中期轻度缺氧（E12.5—E14.5 吸入 12% 的氧）造成肾单位先天条件不足，部分由于缺氧抑制了 β-catenin 信号[365]。孕晚期类似的轻度低氧导致胎儿生长受限，肾单位数目在雄性后代中减少而雌性后代正常，无论何种性别的后代均会发生高血压[366]。在暴露于香烟烟雾的小鼠中，雄性后代的肾单位数目减少，尿白蛋白 / 肌酐比值升高[367]。绵羊胚胎的脐带短期闭塞不会造成明显的

远期肾损害，因而强调缺氧的时期和持续时间对于肾脏结局至关重要[368]。

（五）胎儿暴露于药物和酒精

1. 药物暴露

也有研究关注孕期或产后早期一些常用药物对出生体重和肾脏发生的影响。一项针对 397 名孕妇的研究发现，与不用抗生素相比，使用抗生素的孕妇产下的婴儿体重平均降低 138g[369]。此外，对印迹基因甲基化水平的分析显示，使用抗生素与 5 个不同调节区域的甲基化有关，但只有一个区域的甲基化与低出生体重有关[369]。给予怀孕大鼠氨基糖苷类抗生素庆大霉素后，导致后代出现永久性的肾单位缺损[370]。后肾外植体的培养液中加入庆大霉素，导致输尿管分支点和肾单位数量明显减少[371, 372]。但研究者们在出生到 14 天腹腔注射庆大霉素的乳鼠中却并未发现肾单位数目减少[373]。β- 内酰胺类抗生素也会损伤肾脏发生[374]。氨苄西林造成妊娠大鼠后代的肾单位数目在出生时平均减少 11%，并伴有局灶性小管囊性扩张和间质炎症。体内实验中，头孢曲松并不会导致肾单位缺损，但组织学上存在间质炎症。在培养的后肾中，青霉素能剂量依赖性的抑制肾脏发生，但头孢曲松没有上述作用。重要的是，即便是治疗剂量的青霉素也会影响大鼠的肾脏发育。β- 内酰胺类导致出生肾单位减少可能与促进诱导的间充质细胞凋亡有关[106]。综上所述，怀孕期间使用抗生素可能减少出生时肾单位的数目。孕妇和早产儿常用的抗生素亟待深入研究。

众所周知，免疫抑制剂环孢素是一种肾毒性药物，并且可以通过胎盘。接受环孢霉素治疗的女性可能正常怀孕，但婴儿的出生体重往往较低，环孢素是否影响胎儿肾脏尚不清楚[375]。在母兔不同妊娠期给予不同剂量的环孢素，与给安慰剂和空白组比较[375]。与妊娠早期相比，妊娠后期使用环孢素会导致产仔数量减少和幼仔生长受限。所有子宫内环孢霉素暴露史的幼仔，其肾单位数均比对照组下降 25%~33%。肾单位数目的下降伴随肾小球肥大，但与出生体重无关。1 月龄时，这些肾脏还出现局灶的肾小球硬化。评估上述子宫内环孢素暴露史的兔的肾功能，发现 18 周龄和 35 周龄时 GFR 降低，11 周龄、18 周龄和 35 周龄时蛋白尿增高[176]。这些动物从 11 周龄开始出现自发性高血压，并逐渐加重[176]。环孢素阻碍肾单位的形成，可能与肾间质细胞向上皮细胞转化过程受到抑制有关[106]。

早产儿在出生后有时会使用非甾体抗炎药。给予新生大鼠和小鼠环氧合酶 2 抑制剂，而非环氧合酶 1 抑制剂，可导致皮质体积减少、肾脏发生受损和肾小球直径变小[376]。出生后给予吲哚美辛或布洛芬不影响大鼠肾单位的数量[373]。早产狒狒，出生后立即给予 5 剂布洛芬（依据动脉导管未闭早产儿的推荐剂量），导致其肾脏发生带的宽度缩小，提示肾脏发生的过早终止[377]。这些药物对人肾脏发生的影响尚不清楚。

2. 酒精暴露

母亲孕期饮酒：据报道，胎儿酒精综合征患儿存在肾脏发育异常[378]。与妊娠晚期相比，妊娠后半段反复暴露于乙醇的绵羊，肾单位数量减少 11% 的同时，血管功能受损，对其子代是否造成影响尚未可知。大鼠妊娠中晚期暴露于高剂量的酒精 2 天，将导致后代肾单位数减少，高血压和性别依赖的 GFR 受损[381]。在培养的后肾器官中加入酒精能剂量依赖性的造成输尿管分支形态发生减少，补充视黄酸能够预防上述变化[382]。文献报道母亲孕期摄入酒精对胎儿肾脏发育的影响，但尚不清楚这种影响是否与维生素 A 缺乏或其他机制有关[90]。

（六）发育中泌尿系统的梗阻

大约一半的儿童肾移植的病因是 CAKUT，主要表现为梗阻性肾病和发育不全[383]。与正常出生体重相比，体重低于孕龄与 ESRD 风险增高相关（OR=2.5，95%CI 1.6~3.7），提示出生时获得的肾单位数目可能是调节这一风险的重要因子[31]。如前所述，绝大多数 CAKUT 病例是由多种遗传，表型和影响胎儿发育的因素造成，如母亲糖尿病等（表 21-8）[274]。文献综述显示，众多泌尿道发育异常与肾脏发生障碍有关，而肾脏发生障碍往往又合并梗阻性损伤[384, 385]。动物实验已经证实围产期尿路梗阻会导致肾单位数目减少，并加重其他影响因素的作用[70, 386]。大鼠无论是产后第 1 天单侧输尿管梗阻（UUO）、第 5 天解除梗阻，或者第 14 天梗阻、第 19 天解除，均造成 50% 的肾单位数目下降[73]。类似干预并不影响成年大鼠的肾单位数目或肾小管发育。对上述幼年时期 UUO 的随访研究发现肾素水平降低，肾小球小管延迟成熟[387]。可见正常发育的肾脏中，尿路梗阻不仅会影响肾脏发生，还会影响肾小管的发育，可能影响远期的肾脏处理溶质的功能。重要的是，新生大鼠短期的尿路梗阻，会导致 1 岁龄时出现组织学改变和对侧肾脏功能减退，提示梗阻影响对侧肾脏编程[388]。因此，发育中和新生的肾脏似乎对梗阻性损伤非常敏感，提示尽早解除尿路梗阻有助于尽量保留肾单位的数目。

（七）影响胎儿肾脏编程的分子通路

肾脏发育的分子调控，尤其是小鼠的已全面阐明[298]。人们已经熟知众多发育编程动物模型中，调控分支形态发生、凋亡和肾脏生长相关的基因表达的变化特征（参见 Wang 和 Garrett 的综述[389]）。已有研究使用微阵列或深度测序技术来确定母亲的异样对整个基因组的影响。[299, 313, 390] 目前认为表观遗传学改变在跨代疾病编程中发挥重要作用，但迄今为止，有关肾内表观遗传改变的证据十分有限[391]。

1. 输尿管分支的形态发生

GDNF 信号及其受体 - 酪氨酸激酶 Ret 是驱动输尿管出芽和分支的关键配体 - 受体相互作用。C-ret 受体表达在输尿管芽分支末端，敲除该受体的小鼠出现严重的肾脏发育不良和肾单位数目减少[297]。纯合的 GDNF 缺失突变小鼠完全发育不全，并在出生后不久死亡[392]。前面提到杂合的 GDNF 小鼠肾单位数量减少，肾小球肥大，且易患高血压[149]。Ret 而非 GDNF 的多态性与人类新生肾脏大小有关[121, 393]。母亲饮食中的维生素 A 也显著影响肾脏发生（图 21-12）。在体外培养的后肾中，视黄酸剂量依赖性的调节 c-ret 的表达[326]。维生素 A 波动并不影响 GDNF 的表达。因此，调节 c-ret 的表达可能是维生素 A 调控肾脏发生及其先天条件的重要途径。母亲应用糖皮质激素[357] 和饮酒[381] 均造成 GDNF 的表达下降，引起分支形态发生减少和肾单位先天条件不足。

母鼠妊娠期糖尿病模型进一步证实了输尿管分支受损，该模型中，光学投影断层扫描显示发育肾脏的分支数量和长度减少[342]。在另一种糖尿病小鼠模型中，hedgehog 关联蛋白的表达增高阻碍了 TGF-β_1 信号改变[394]。该蛋白在肾脏发育早期定位于分化的后肾间质和输尿管上皮，其后在成熟的肾小球内皮细胞和小管间质细胞中表达。高糖损伤分支形态发生诱导上述蛋白表达，造成上述蛋白表达增加，导致新生儿的肾脏变小。

2. 凋亡

在不同时间点研究胚胎大鼠后肾发生以评估低蛋白饮食在发育的哪个阶段影响肾脏发生[313]。胚胎第 13 天，后肾刚刚形成，输尿管芽经过一次分支，分支末端被浓缩的间充质包绕，随后转化为小管上皮，输尿管茎被疏松的间充质包绕[313]。胚胎第 15 天，经过多次分支，开始形成原始的肾单位[313]。胚胎第 13 天，母亲低蛋白或正常蛋白饮食并不影响胚胎后肾的细胞数量，但在第 15 天，低蛋白组的每个后肾细胞数明显减少。然而，在第 13 天而非第 15 天，低蛋白组的凋亡细胞明显增多，可能是导致第 15 天细胞数量减少的原因[313]。热量摄入控制在 50% 的母亲的后代，其出生后第 1 天的肾脏中，凋亡在肾脏发生区域最明显，并在间质和管周部位聚集，提示其调节肾脏发生的作用[395]。母代大鼠为低蛋白饮食，其 8 周龄、高血压、低出生体重的后代，与正常出生体重者相比，肾脏虽然组织学正常，但仍存在细胞凋亡增多的现象，与此同时，增殖并未增加[108]。肾脏中观察到的凋亡活性增高的现象，提示在大鼠肾脏发生程序化的不同阶段，可能存在一轮又一轮的连续的凋亡过程，影响肾单位的先天条件。

有研究发现，发育肾脏中凋亡调节的变化可能与抗凋亡因子（如 Pax-2 或 Bcl-2）的减少和（或）环境或其他刺激因子相关的促凋亡因子（如 Bax、p53、Fas 受体、caspase 3 和 9）的升高有关[395-399]。PAX2 单倍体的人罹患肾 coloboma 综合征，而具有某些 PAX2 多态性的人会出现前面提到的新生儿小肾[306, 396, 400]。在肾脏发育过程中，PAX2 是一种抗凋亡的转录调控因子，在输尿管树分支和诱导的肾单位源性间充质局部高表达[396]。Pax2 突变的杂合子小鼠出生时非常小，肾单位数目也显著减少。此外，在发育的肾脏中，细胞凋亡明显增加。这组研究者[400] 随后的结果表明，Pax2 抗凋亡活性的丧失会降低输尿管分支，增加输尿管凋亡。类似的，抗凋亡因子 Bcl-2 的丢失或促凋亡因子 p53 功能的增强，均与肾单位数目的显著减少有关，与 Bcl-2

敲除小鼠和 *p53* 转基因小鼠后肾胚芽的凋亡增多有关[397, 401]。

突变小鼠模型，虽然证明凋亡增多导致肾单位数目减少，但并不能解释环境因素对肾脏发育的影响。Pham 团队[402] 检测了妊娠期子宫动脉结扎大鼠的后代肾脏中的基因表达。发现肾小球数目减少 25%，与出生时肾脏中凋亡增加及促凋亡的 caspase-3 的活性增高有关。不仅如此，促凋亡基因 *Bax* 和 *p53* 的 mRNA 增多，而抗凋亡基因 *Bcl-2* 表达下降。作者还发现 *p53* 基因去甲基化的现象，与 *Bcl-2* 的表达下降，共同促进 p53 的活性增高，提示促凋亡环境的表观遗传编程可能是肾单位先天条件的潜在调节因子。在一个类似的大鼠模型中，妊娠晚期（E_{20}）和出生后 1 周（PN_7）也观察到细胞凋亡增多的现象，提示即使在出生后也存在异常的细胞凋亡[403]。该研究中最有趣的发现是，生长受限的后代，而非对照组的后代，在 PN7 仍持续存在肾脏发生的现象，提示生长受限组的肾脏发育延迟。在母亲缺铁[390] 和糖尿病[404] 的啮齿动物模型中进行的基因芯片研究也在胎儿肾脏中发现了凋亡信号通路。

3. 性别的影响

在部分实验动物和临床研究中发现编程对血压和肾功能的影响似乎因性别而异，尤其对于年轻人。与雄性大鼠相比，在肾单位数量减少程度类似的情况下，雌性大鼠血压通常并没有雄性大鼠那么高，或者血压升高较晚发生[108, 405]。然而，通常是一个"二次打击"，如怀孕，造成女性出现相应的疾病表型。例如，由于双侧子宫血管结扎导致雄性后代而非雌性后代出生低体重，并发生高血压和胰岛素抵抗[111, 406, 407]。然而，生长受限的雌性在怀孕期间会出现糖耐量受损[408]。上述差异性在某种程度上可以说是部分由激素造成的。生长受限雄性（母亲子宫动脉结扎所致）的睾酮水平较对照组显著升高，去势可以消除高血压[405]。但限制蛋白饮食的母亲的雄性后代并没有上述病变，表明编程模型的复杂。在由于胎盘功能不良导致生长受限的雌性大鼠中，高血压发生较晚，但卵巢切除会加快发病[405]。表明在子宫缺血编程模型中，睾酮加重而雌激素防止高血压的发生。RAAS 组分相对表达量的性别差异可能参与了高血压的编程，潜移默化

的改变了血管收缩和舒张之间的平衡，以及钠的代谢[159, 405]。不仅如此，生长受限的雄性大鼠肾脏氧化应激标志物较对照组更多，编程相似的雌性大鼠没有上述改变，抗氧化治疗能恢复雄性大鼠正常血压[170, 409]。Ojeda 等阐述了性别差异背后的多种其他机制（图 21-14）[170, 405]。

性别差异也可能在子宫内形成，由于不同性别胎儿的生长差异以及性别特异性胎盘对母亲内环境改变的不同反应（Kalisch-Smith 等的综述[410]）。胎盘中 11β-HSD2 使其在防止过多母亲的糖皮质激素影响胎儿的作用中显得尤为重要。如前所述，该酶能够灭活具有活性的糖皮质激素，并且在女胎的胎盘中含量高于男胎[411]，因此，男胎可能接触到更多的糖皮质激素。此外，当接受合成糖皮质激素治疗的女性出现早产风险时，女胎的胎盘中 11β-HSD2 的上升幅度高于男胎[412]。在进行肾脏发育研究时，通常不考虑胎儿的性别；然而，近来的 Meta 分析显示，成人肾脏中有超过 200 个基因的表达具有性别特异性[413]。

（八）挽回肾单位数目的可能性

基于高血压和肾脏疾病的发育编程与出生体重、早产、宫内暴露和幼儿期营养因素的关系，设计出干预措施来调节肾脏发育的程序性变化，并降低远期疾病风险是具有可行性的。优化孕前和孕中母亲的健康和营养，以降低低出生体重和早产的风险因素是最直接的干预，据估计，出生体重的变异有约 60% 由宫内因素决定[414]。此外，尽可能减少肾毒素暴露并关注早产新生儿的营养对于优化出生后的肾脏发生至关重要。在已经开展的增加肾单位数目的特异性干预措施的研究中，有部分是具备临床可行性的，另一些仍处于研究阶段（表 21-4）。尚缺乏干预措施调节肾脏发育编程的其他方面，但我们推测，其作用可能与上述影响肾脏发生的效应类似。

预防肾单位数量不足可能比挽救更有现实意义。乌本苷是一种高度特异性钠钾 ATP 酶配体，在低出生体重年轻男性的红细胞中其活性是下降的[415, 416]。Na^+-K^+-ATP 酶是一种广泛表达的细胞膜蛋白，调节钙离子波的释放，是发育早期的重要调控因子[415]。体外培养的后肾培养液中加入乌本

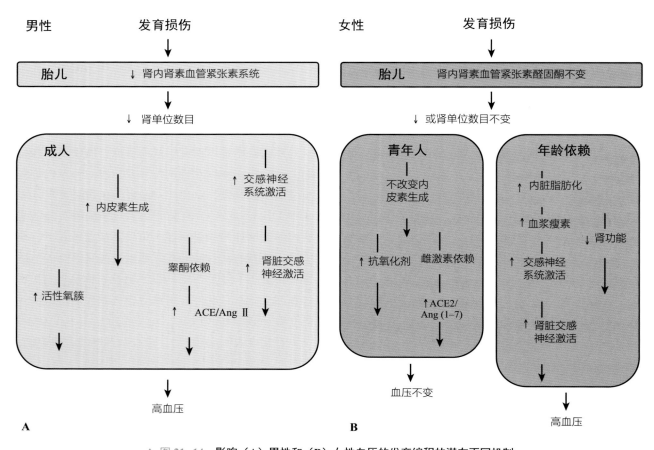

▲ 图 21-14 **影响（A）男性和（B）女性血压的发育编程的潜在不同机制**

可能由于先天性别差异导致产生活性氧或内皮素不同，或随年龄增加，衰老相关的肥胖增多，激活肾交感神经（女性），上述激素影响肾素 – 血管紧张素系统（RAS）。胎儿肾内 RAS 的表达也存在先天的性别差异，可能会，也可能不会减少（女性）肾单位数量。ACE. 血管紧张素转化酶；Ang. 血管紧张素 [引自 Ojeda NB, Intapad S, Alexander BT. Sex differences in the developmental programming of hypertension. *Acta Physiol*（Oxf）. 2014;210:307–316.]

苷可消除血清饥饿对输尿管分支的影响[415]。类似地，整个孕期给予乌本苷可防止母亲低蛋白饮食造成的大鼠肾单位减少[415]。上述研究并未提及孕晚期给予乌本苷能否挽救肾单位数目。母亲低蛋白饮食的同时补充甘氨酸、尿素或丙氨酸可防止后代大鼠出现肾单位数目减少，只补充甘氨酸可预防其后高血压的发病[34]。有趣的是，母鼠在妊娠期间限制饮水，子代正常肾单位数目可增多，但同样诱发子代的高血压。作者认为抗利尿激素介导了这一编程效应[417]。

贫穷国家的女性常常缺乏维生素 A，与动物模型中肾单位数目减少有关[326, 418]。母亲低蛋白饮食的情况下，在肾脏发生早期，给予孕母鼠单剂视黄酸可恢复其后代肾单位数目[419]。然而，早产的狒狒在出生后给予视黄酸并不能挽救其肾单位数目，

提示维生素 A 在妊娠早期可能是必需的[327]。但早产狒狒出生后还同时应用了抗生素，可能混淆了维生素 A 的作用。

出生后的营养状况是肾脏发育的重要调节因子，对早产儿尤为明显。生长受限的幼鼠在出生后由健康母鼠代替蛋白质缺陷的母鼠进行喂养，以恢复正常的蛋白质摄入，可减轻肾单位数目的下降，并预防高血压的发生[112]。

母亲独肾可能影响胎儿的肾脏发育。肾切除术大鼠产下的后代，其肾单位数目只在出生时增多，而 6 周时并不多[420, 421]。因此，母亲循环中的促肾因子可能加速子代肾单位的发生，但似乎并不影响最终的肾单位数量。由于母亲的年龄，是否存在先天性或获得性独肾，或肾脏移植是否需要药物治疗，均可能影响肾脏发生，因此很难将上述现象引

申至人的肾脏发育。

虽然恢复肾单位的数量仍是假说，但可能是增加最终肾单位数量的潜在方法[422]。正常小鼠出生后7～28天进行肾小球数目的测定。肾单位数量的峰值出现在第7天，随后逐渐下降，在第18天稳定。在测试潜在的干预方式抑制肾单位数目由多到少的作用之前，仍需要在生长受限的动物中研究这一过程。

（九）追赶式生长

出生后的营养状况决定婴儿的生长，尤其是早产儿或生长受限儿，将影响肾单位数目和远期肾功能[187, 224]。生长受限的新生大鼠（由胎盘功能不全引起）由正常母鼠喂养，可恢复正常的肾单位数目，并预防高血压的发生，可见充足的产后营养具有潜在"拯救"作用[112]。低出生体重大鼠，通过将同窝数减少至3只，造成出生后过量喂养，并不能增加肾单位数目；随着年龄增长，大鼠还出现肥胖、高血压和肾脏损伤[423]。尽管母鼠从分娩开始重新采用正常蛋白质饮食，幼鼠即便摄入更多的乳汁也仍可能存在一定的蛋白质缺陷，这与由正常母鼠立即喂养正常乳汁仍然存在差异，因而子代的肾单位数量仍然较低，也强调了膳食摄入的重要性。相反，正常出生体重大鼠在过量喂养后出现肾单位数目高于正常的现象，尽管如此，仍会逐渐发生高血压和肾损伤[137]。上述动物实验表明，生长受限后重新恢复正常饮食成分可能会逆转一些程序性变化，但过量进食似乎有害。

在世界各地不同人种中，快速"追赶式"生长（定义为超出体重百分位数），或体重指数增加，即使在出生体重正常的儿童，也会导致血压升高并增加心血管疾病风险[424-426]。另一方面，为了提高传染病感染后幸存儿童的存活率，减少发育障碍和营养不良，贫穷国家甚至提倡追赶式生长[427]。曾经发生宫内或出生后生长受限（即出生后早期生长不足）的早产儿在7岁时已出现GFR下降，凸显了出生后早期营养充足对肾脏发育的重要性[224]。早产儿的营养具有挑战性，必须考虑如何平衡快速生长的益处和风险，包括优化神经发育和代谢结局[428]。

婴幼儿期追赶式生长的时机，往往在低出生

体重儿一旦营养充足时就会很快出现，这一时机似乎是决定远期风险的关键因素[426, 427, 429, 430]。英国的一个由22岁成年人组成的队列研究探讨了出生体重和追赶式生长的重要性，发现出生体重每下降1个标准差，收缩压将增加1.3mmHg（95%CI 0.3～2.3mmHg）；在1—10岁时的体重增加每增高1个标准差，收缩压增加1.6mmHg（95%CI 0.6～2.7mmHg）[431]。在多个人群中也同样观察到类似现象，同时有证据表明，在快速成长后的幼儿期动脉硬化和心血管危险因素增多，低出生体重但后来超重的儿童上述风险最高[208, 424 429]。然而，如果是线性增长（如身高的增长）或体重，追赶式生长的结局可能有所不同，在卫生工作重点有所不同的发达国家和发展中国家也存在差异[432]。迄今为止，低出生体重或早产儿中，追赶式生长似乎是发生超重或肥胖的主要危险因素[208, 426, 429, 430, 433]。在加拿大乡村人群中，低出生体重是蛋白尿和肥胖的独立预测因子，表明肾脏疾病的多个危险因素可能同时发挥作用[434]。儿童超重和肥胖的危险因素还包括高出生体重和母亲妊娠期糖尿病[435]。肥胖又是肾脏疾病的危险因素[436, 437]。优化产后营养平衡，以提高短期生存率和降低远期慢性病风险，仍需进一步研究。总的来说，通过饮食和运动避免超重是安全的原则[438, 439]。

早期生长对肾功能的影响

Grijalva-Eternod[440]及其同事开发了一个模型来测试肾脏（小）和身体（相对大）之间的"不匹配"是否与高血压有关。这种"不匹配"常见于低出生体重后的追赶式生长和超重。推测出生体重反映了肾脏代谢潜能，儿童期身体组分反映代谢负荷。将该模型用于出生队列的儿童，发现相对于先天代谢能力而言，高代谢负荷与较高的血压相关（图21-15）。与上述假设一致的是，早产进而肥胖儿童蛋白尿性肾病的进展较不肥胖者更快[441]。该研究中，所有的肥胖儿童，无论是足月还是早产，都存在肾小球肥大，但所有早产儿，即便是肥胖的，其肾脏仍然是小的。同样，在极低出生体重合并AKI病史的早产儿队列中，体重过度增加是这些患儿7.5岁时出现肾功能恶化的预测因子[442]。

推测加速衰老可能是追赶式生长增加心血管和肾脏病风险的潜在机制[443]。衰老是一种细胞生长停滞状态，随着年龄的增长自然出现，但在面对压力时，由于细胞周期抑制因子（p53、p21 和 p16INK4a）的上调和端粒的逐渐缩短，可能加速衰老[444]。患者肾脏中衰老标志物表达增加[445]。动物中，生长受限动物的体重迅速增加与肾脏和心血管系统的加速衰老及过早死亡有关，与加速衰老的改变一致[443, 446, 447]。与正常出生体重的动物相比，生长受限的动物在出生时衰老标志物的表达并未增高，但随着动物的衰老加速增高[446]。体重增加而引起的高代谢需求进一步加重了小肾脏的超滤，可能导致持续的损伤和进行性衰老[445, 446]。衰老标志物在低出生体重人的肾脏中的表达尚不清楚，但在 5 岁的孟加拉儿童中，发现低出生体重者白细胞端粒长度较正常出生体重者明显缩短，支持了上述推测[448, 449]。氧化应激是引起衰老的原因，在小于胎龄儿中，追赶式生长者的氧化应激更重，表明氧化应激可能是加速衰老的原因[450]。低肾单位数目、追赶式生长与加速衰老之间的编程关联是否介导人的高血压与肾脏病尚未阐明。

考虑到正常年龄相关的肾单位丢失以及加速肾脏衰老的潜能，不难推测，出生前编程的影响将随着年龄的增长愈加明显[41]。但目前尚未深入研究；仅一项日本的研究发现，ESRD 老年患者中，低出生体重者糖尿病肾脏疾病更常见[451]。提示糖尿病、肾脏病或两者的编程效应，需要进一步研究。

六、母亲的健康与编程的代际效应

母亲的健康和营养是健康怀孕、后代出生体重和胎儿肾脏发育的决定因素[279]。社会经济和结构因素决定了孕产妇健康及相应的未来数代人的健康[1]。母亲孕前体重过轻者后代出现小于胎龄儿（OR=1.81，95%CI 1.76～1.87）和低出生体重儿（OR=1.47，95%CI 1.27～1.71）的概率增高，早产风险增加[452, 453]。相比之下，孕前超重与不肥胖者相比，增加高出生体重风险（OR=1.67，95%CI 1.42～1.97）[453]。孕前母亲肥胖者发生妊娠期糖尿病和子痫前期的风险加倍[452]。尽管约 2/3 的早产仍然原因不明，但孕前保健和减轻体重可能积极控制

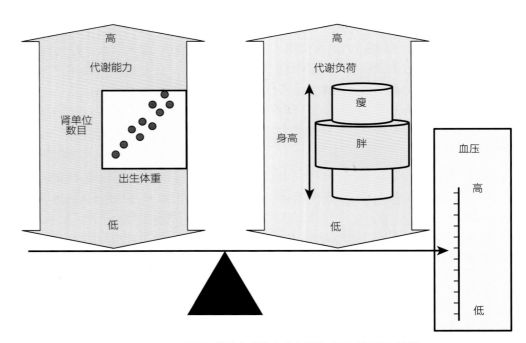

▲ 图 21-15 血压相关的代谢能力和代谢负荷概念的图表说明

代谢能力，即维持正常代谢稳态的能力，取决于和出生体重成正比的肾单位数目。代谢负荷是体内平衡系统的需求，取决于体型和肥胖程度，因此也取决于身高、肌肉含量和脂肪含量。运用圆柱体模型描绘代谢能力和代谢负荷，其中，圆柱体的长度与高度成比例，体积与肌肉和脂肪含量成比例。高负荷和低能力均会导致血压升高（引自 Grijalva-Eternod CS, Lawlor DA, Wells JC. Testing a capacity-load model for hypertension: disentangling early and late growth effects on childhood blood pressure in a prospective birth cohort. *PLoS One.* 2013;8:e56078.）

上述不良结果[452, 454-456]。

孕产妇相关的低出生体重或早产危险因素见表21-15，其中一些因素的全球患病率见表21-16[1]。母亲身材矮小、体重过低或缺铁均是后代低出生体重的危险因素[284, 457-459]。母体维生素 A 水平与新生儿肾脏大小和肾单位数目有关[460]。孕前补充多种营养素可降低低出生体重或早产的风险，但对儿童期或以后的血压和肾功能的远期影响尚未可知（表21-14）[1, 457, 461]。孕期吸烟、饮酒、摄入咖啡因均可能增加低出生体重和早产风险，且与儿童期的血压、肾脏大小和功能的改变有关[462-467]。妊娠期感染或母亲患有慢性疾病均增高不良妊娠结局的风险（表 21-15）[303, 468, 469]。疟疾等急性感染在低收入地区高发，可能造成每年大量低出生体重或早产儿[470]。在高收入国家，高龄妊娠、辅助生殖或孕产妇慢性疾病越来越普遍，报道的比例为3%～20%[471, 472]。孕妇慢性疾病增加早产或小于胎龄婴儿的风险。因此，上述女性计划怀孕对降低风险十分重要[456, 473]。具体说来，罹患 CKD 的孕妇其后代低出生体重、小于胎龄和早产的风险增高[474, 475]。除孕妇患有高血压、糖尿病、贫血、心脏病和尿路感染/肾盂肾炎外，CKD 也是子痫前期的主要危险因素之一[476]。十几岁怀孕者子痫前期、子代低出生体重及早产的风险均增高[454, 477, 478]。因此，这些因素都可能影响胎儿编程。

一项基于人群的女性队列中，妊娠相关的妊娠期糖尿病或妊娠期高血压（包括子痫前期或子痫）在自身是早产儿的孕妇中发生概率显著增加，并且越小于胎龄者发生概率越高，提示与孕妇早产程度存在"量效"关系（当母亲出生时 < 32 孕周者，OR=1.95，95%CI 1.54～2.47；母亲出生在 32～36 孕周时，OR=1.14，95%CI 1.03～1.25）[190]。妊娠期高血压和子痫前期转而增加低出生体重和早产风险；妊娠期糖尿病又是高出生体重的危险因素。因此，这些孕妇的后代可能存在程序性高血压和肾功能障碍的风险，包括妊娠期高血压[476]。编程周期由此可以跨代延续，母亲的低出生体重或早产也是其子代低出生体重或早产的危险因素[1, 479, 480]。母亲妊娠年龄较小增高早产风险而父亲早产与子代早产无关的现象，表明母亲早产对其后代早产具有直接代际编程效应[481]。全球范围内，孕妇肥胖和妊娠期糖尿病

表 21-15　出生体重和早产相关的母体因素

母体因素	
发育因素	• 母亲出生体重 < 2.5kg 或 > 4.0kg • 身材矮小、发育不良（身高 < 145cm）
行为因素	• 吸烟 • 饮酒 • 药物滥用
人口因素	• 年龄 < 18 岁或 > 40 岁 • 种族
健康相关因素	• 营养不良、母亲低 BMI • 缺铁 • 疟疾 • 糖尿病或妊娠期糖尿病 • 高血压 • 子痫前期、子痫 • 慢性肾脏病、移植、透析 • 早产 • 多次妊娠 • 多胞胎（≥ 3 胎） • 辅助生殖 • 感染 • 肥胖
社会因素	• 频繁抗反转录病毒治疗 HIV • 产前保健 • 意外妊娠，生育间隔 • 青少年妊娠 • 儿童婚姻 • 冲突、战争、应激 • 环境条件 • 教育程度 • 贫穷
环境因素	• 营养的季节性变化 • 毒素或污染物暴露

BMI. 体重指数（引自 Luyckx VA，Brenner BM. Birth weight, malnutrition and kidney–associated outcomes—a global concern. *Nat Rev Nephrol*. 2015；11：135–149, Box 2.）

越来越多，两者是明确的低和高出生体重的危险因素[482-484]。低出生体重的女性，妊娠期肥胖者比不肥胖者早产风险增高 3.65 倍[480]。母亲低或高出生体重也增高妊娠期糖尿病的风险[485]。因此，母亲自身的出生环境及其后的肥胖会影响不良妊娠结局的风险，并可能编程了其后代的健康，但其机制不明[391, 408, 486, 487]。

限制妊娠大鼠的蛋白摄入使得跨代编程作用影响到 F2 代[488]。认为这一效应主要由 DNA 甲基化

表 21-16 程序性风险因素在全球范围内的发生率 / 患病率

母亲的风险因素	全球发生率 / 患病率（%）	参考文献
20—49 岁营养不良的女性（BMI ＜ 18）	12	[280, 457]
育龄女性身材矮小（＜ 155cm）	19.7～68.5	[457, 459]
孕期罹患疟疾	41.2（LMIC）	[470]
育龄女性感染乙肝（sAg）	1.5～8.5（2005）	[563]
妊娠期贫血（Hb ＜ 110g/L）	38.2（95CI 34.3～42.0）	[331, 457]
妊娠期缺铁	19.2（95CI 17.1～21.5）	
妊娠期维生素 A 缺乏（夜盲症）	7.8（95CI 6.5～9.1）	
缺锌（母体）	17.3（95CI 15.9～18.8）	
子痫前期	4.6（95CI 2.7～8.2）	[564]
子痫	1.4（95CI 1.0～2.0）	
20—49 岁妊娠期高血糖（糖尿病 / 妊娠期糖尿病）	16.9	[565]
母亲患有慢性病	15.8（丹麦，2013）	[471]
母亲超重（BMI 25～29.9kg/m²）	30	[457, 566, 567]
母亲肥胖（BMI ≥ 30kg/m²）	11	[457, 482]
母亲吸烟	9～16HIC 2.6（LMIC）	[568, 569]
辅助生殖技术	2～3 年出生 HIC	[570, 571]
青少年妊娠（＜ 19 岁）	每年 1500 万	[478, 572, 573]
婴幼儿风险因素		
低出生体重	15	[44]
早产	11.1	[44, 574]
小于胎龄（小于第 10 百分位数）	12.1	[44]
高出生体重（＞ 4kg）	0.5～14.9（LMIC）	[40]
出生时体重不足	48	[43]
5 岁以内的儿童超重 / 肥胖，2016	6.0（95CI 5.1～7.1）	[575]
儿童期发育不良（2016）	22.9（95CI 21.1～24.7）	

BMI. 体重指数；HIC. 高收入国家；LMIC. 低中收入国家；sAg. 表面抗体阳性的乙型肝炎

介导，取决于是否给予充足的氨基酸，从而调节基因表达的表观遗传改变[21]。这些表观遗传变化是否可以通过生殖传递给后代，或者说是一位经历过不良宫内事件的母亲在怀孕期间会出现肾功能和血压的变化，可能转而影响其后代的发育，仍存在争议[391, 408, 486]。后者似乎更可信。

七、肾单位的先天条件对移植的影响

移植中肾单位的先天条件与供体和受体均有关。移除健康供体的肾脏意味着损失原有 50% 的肾单位，受者在接受肾移植后，大约可获得其原有肾功能的一半，这取决于供体和受体相对大小、围术期肾单位丢失及其他因素。在移植前考虑肾单位的先天条件将对供体和受体的远期肾脏健康带来积极影响。

（一）肾单位先天条件对移植供体的影响

由于经过相应的供体筛选，因而通常认为活体捐献者是安全的，但新近的研究发现了一些肾脏捐献后发生 ESRD 的风险，因而强调了迫切需要更好地理解活体捐献者捐献肾脏后肾功能的预测因子[489-492]。在一个以白种人为主的队列中，活体捐献者高血压和蛋白尿的发生确实随着时间增多，但肾功能在最初的 10 年里通常较好的维持[64, 493, 494]。然而在一项针对捐献者长达 40 年的回顾性横断面研究中，发现供体的 GFR 在捐献的 15～17 年后有所下降，因此，随访的持续时间对于充分了解与风险相关的潜在关联至关重要[495]。随着时间的推移，肥胖会显著增高这一风险[496]。供者中的一些群体，包括年轻和肥胖者，老年人、少数民族，可能有较高的远期肾功能不全的风险，但是目前并无代表性的文献报道[489, 497]。最近一项对美国供体人群的分析显示，每 1 万名捐献者中平均 34 例具有 ESRD 风险；然而，这一风险在高风险捐献者中增高到每万人 256 例，与黑人种族、体重指数升高、捐赠给一级亲属以及非黑人捐献者的年龄有关[497]。黑色人种 ESRD 概率最高（HR=2.96，95%CI 2.25～3.89）。预期供者肾单位数目的发育编程是否会影响上述风险仍未可知。目前知道的是，非裔美国人中，许多捐赠者可能携带 APOL1 风险基因型，因此该风险可能是多方面的。澳大利亚原住民中捐献后平均 16 年后，高血压、肾功能不全和 ESRD 的患病率远高于白种人（表 21-17）[498]，印证了捐献后肾功能加速衰退的程序性风险假说。同样地，在随访 20 年后，加拿大原住民中高血压和蛋白尿的患病远高于加拿大白人，非裔美国人及西班牙裔在捐献后高血压和 CKD 患病率高于美国白人（表 21-17）[499-501]。这些数据令人困扰，因为供体在捐献前经过筛选；可见供肾切除可能造成疾病进展。关键是，非裔美国人和澳大利亚原住民的出生体重比白种人低，而加拿大原住民的出生体重却更高；可见肾脏的发育编程可能是造成术后不良结局的危险因素[502]。鉴于全球对供体的需求日益旺盛，迫切需要更好地理解这类人群的肾脏风险。

德国的一项研究发现，出生体重＜ 2.5kg 的供者在捐献肾脏 5 年后 GFR 更低，蛋白尿和高血压更常见（表 21-17）[503]。在一组尚未被研究，曾经发生子痫前期的潜在女性捐献者中，其罹患 ESRD 的风险轻度增高[504]。如前所述，低出生体重或早产的女性患子痫前期的风险是增高的；因此，患子痫前期的部分女性可能存在肾脏编程风险[190]。女性捐献者妊娠期高血压和子痫前期的风险也增高，表明肾单位数目下降可能是危险因素之一[505]。由于子痫前期、低出生体重或早产可能标志着肾脏程序化风险，因此应谨慎考虑有此类病史者能否作为供体。

（二）肾单位先天条件对移植受体的影响

供体肾脏的选择很大程度上取决于免疫配型。已在肾移植动物模型中，发现移植肾单位的数量独立于免疫因素，影响了后续慢性移植肾病的发生[506-510]。即便如此，基于供肾的生理功能能否满足受体代谢需求来选择供肾并没有得到普遍应用[511]。越来越多的数据表明，移植肾单位的数量对移植后远期预后的重大影响。

与远期移植肾失功能有关的人口统计学和人格化因素包括供体年龄、性别、种族及受体的体表面积（BSA）[512-514]。一般说来，老人、女性，及非裔美国人供肾的情况更糟[54, 77, 95, 515]。这些观察间接提示移植肾固有的肾单位条件可能在慢性移植肾病的发展中发挥作用。由于体内尚不能检测肾单位数目，一些研究者通过比较受体和供体的 BSA，作为反映代谢需求和肾脏大小的替代方法；还有人采用超声测量肾脏重量或体积来代替肾单位含量[516-520]。重要的是，尽管肾脏质量和体积与肾单位数量成比例，身材亦往往与肾脏大小成比例，但这些联系强度差别较大[57]，因而须谨慎分析这些数据。总的来说，大量的证据支持上述假设，即小肾脏移植到大体型受体时往往不能很好的发挥功能[516-520]。

一项针对 32 083 名首次接受尸肾移植的患者的回顾性研究发现，与接受中等大小肾脏的中等体型受体相比，接受小肾脏移植的大体型受体发生远期移植物失功能的风险增高 43%[519]；小体型受者接受来自大体型供体的肾脏的移植效果最好。随后，

表 21-17　活体供肾捐献者的高血压和肾功能造成不良肾脏编程的风险

人群	美　国		澳大利亚		加拿大		德　国	
	黑人供体	白人供体	原住民供体	非原住民供体	原住民供体	白人供体	BW ≤ 2.5kg	BW > 2.5kg
供体人数	12 387	71 769	22	28	38	76	18	73
编程风险	LBW 早产	ref	LBW	ref	HBW（DM 的子代）	ref	LBW	ref
HT	—	—	50%	6%	42%	19%	39%	15%
蛋白尿	—	—	81%	6%	21%	4%	81%	35%
↓ GFR	—	—	81%	38%	无差别		无差别	
ESRD	74.4 例 / 万人 vs. 非供体中 23.9 例 / 万人	22.7 例 / 万人 vs. 非供体中 0 例 / 万人	19%	0	1	0	0	0
随访（年）	7.6（IQR3.9～11.5）		16.1（1.27～20.0）	6.37（2.54～21.2）	14.6 ± 9.3	13.4 ± 9.5	≥ 5	≥ 1～3
参考文献	[490]		[498]		[501]		[503]	

BW. 体重；DM. 糖尿病；ESRD. 终末期肾病；GFR. 肾小球滤过率；HBW. 高出生率；IQR. 四分位间距；LBW. 低出生体重（引自 Low Birth Weight and Nephron Number Working Group. The impact of kidney development on the life course：a consensus document for action. *Nephron.* 2017；136：3–49.）

在 69 737 例死亡供体肾移植中，严重的受体 / 供体尺寸不匹配（BSA 比值 > 1.38）者 10 年移植物失功能的风险较严格匹配者增高，严重不匹配的放宽标准的供体风险加倍（分别为 22% vs. 10%）[521]。高龄（> 60 岁）受者移植年轻供者的肾脏也发现类似现象[522]。上述结果表明，器官分配的决策中应考虑供体和受体的大小，尤其在供肾"不理想"的情况下。然而，可能由于缺乏统计效能，导致小规模研究并未得出一致类似结果[518, 519]。

肾脏大小并不总与 BSA 成比例，因而供者与受者 BSA 的比值可能并非估算肾单位数量与受者是否匹配的理想方法。肾脏重量可能是一个更好的评估肾单位数量代替方法[54, 523]。Kim 及其同事[524]采用这一参数分析 259 例活体肾移植的供肾重量与受体体重的比值（DKW/RBW），发现 DKW/RBW 比值 > 4.5g/kg 者较该比值 < 3.0g/kg 者，大大增进了 3 年期间的移植肾功能。一项类似研究，纳入包括 964 名尸体肾移植的受体，也发现类似现象。该研究还检测了尿蛋白并计算 Cockroft-Gault 肌酐清除率，发现 10% 的受体与供肾"强烈"不匹配，DKW/RBW 比值 < 2g/kg[515]。男性受体接受女性供

肾时，往往 DKW/RBW 比值最低。DKW/RBW 比值 < 2g/kg 的患者 24h 尿蛋白尿 > 0.5g 的风险较比值高者明显增高，且更早发生。DKW/RBW 比值 < 2g/kg 的患者中 50% 存在蛋白尿，DKW/RBW 比值为 2～4g/kg 的患者中 33% 存在蛋白尿，而 DKW/RBW > 4g/kg 的患者中仅 23% 有蛋白尿。经过 5 年随访，DKW/RBW 比值不同的三组中，移植物的存活率却并无差别，作者认为需要随访更长时间才能看出差异[515]。5 年后对该队列再次分析发现，与高 DKW/RBW 比值组相比，低 DKW/RBW 比值组的 GFR 在 7 年后出现下降更快的表现，提示小肾脏可能在早期高滤过，进而启动进行性肾单位丧失的循环机制（图 21-16）[525]。

为了更准确地反映移植肾的质量，有研究者采用肾脏超声测量尸肾横截面积（Tx）与受体体重（W）的关系，并计算出"肾单位剂量指数"Tx/W[526]。发现移植后的前 5 年间，高 Tx/W 患者比低者的血清肌酐显著降低，倾向于更好的移植物存活。一项类似的研究采用 CT 血管造影容量测量（在活体供体移植前进行测量）来测定供肾的体积计算与受体 BSA 的比值，发现移植后第一年的 GFR 与受体

GFR 相关，在供体 / 受体 BSA 比值≤ 1 的患者中此关联更为显著 [527]。一个小肾脏移植到一个大体型的受体体内，如果不能发生肾小球高滤过，可能不足以满足受体的代谢需求，这最终导致肾单位丢失和同种异体移植失败 [528, 529]。

移植肾单位的数量可能是肾单位先天条件和衰老损失相结合的结果，但也可能受到移植过程中肾损伤的影响（如供体低血压、持续的冷或热缺血、肾毒性免疫抑制剂）。免疫配型之外，还必须仔细考虑上述所有因素，选择合适的移植受体，以便使移植物能够存活最长时间，并最大限度地改善生活质量。

八、全球健康相关的肾脏编程

全球范围内，不论低收入或高收入国家，低出生体重、小于胎龄、早产、高出生体重等众所周知的风险因素均十分普遍，但潜在的原因可能不尽相同（表 21–16）。每年有数百万新出生的婴儿面临日后发生高血压、肾脏病及其他程序性疾病的风险。发育编程在全球日益高发的慢性非传染性疾病中发挥多少作用仍不清楚，但很可能作用巨大，尤其在预防性卫生保健匮乏地区。在当前实现可持续发展目标的时代，也许可以通过健康保健体系，联合教育、基础设施以及减少社会不平等的多部门协作模式来降低发育编程对后代的影响。减少发育编程影响个案的措施应易于实施，并在其他方面深入评估 [1]，包括建立档案记录每个孩子的出生体重和胎龄，以识别高风险者；提高对早产儿的新生儿期急性肾损伤风险的认识，并将降低这些风险的策略落到实处；教育父母选择健康的生活方式，以预防肥胖和发育不良、低出生体重、小于胎龄和早产等。患有子痫前期、糖尿病或肥胖症的母亲所生的孩子，尤其是当他们超重时，应接受高血压和蛋白尿筛查。这些孩子成年后，仍需要长期筛查，早期实施肾脏保护性干预策略，并强调健康的生活方式。

九、结论

不良胎儿环境与随后的高血压及晚年肾脏病之间的关联已经非常明显，至少部分由肾脏发生受损及相应的肾单位先天条件介导（图 21–17）。伴发的肾小球肥大和程序性肾脏中钠转运蛋白表达的改变也会造成肾小球高血压、肾小球损伤和硬化的恶性循环，从而加重高血压和肾损伤。此外，氧化应激、肾脏炎症、加速衰老和追赶式生长等多种因素，均可能引起持续的肾单位丢失并引发肾脏病 [284, 530–533]。肾单位的数量即便在没有肾脏病的人群中也存在较大差异，表明相当多的普通人群，尤其是高或低出生体重人群较普遍的地区，在晚年罹患高血压和肾功能不全的风险可能较高。体内测定肾单位的数目仍然十分困难，目前，最好的替代标志还是低出生体重、高出生体重、早产和小于胎龄。在没有其他已知肾脏疾病的情况下，超声检查发现肾脏体积缩小（尤其见于儿童），以及肾活检时发现肾小球肥大。肾单位补偿不足的肾脏在应对摄食过量时往往储备不足，抑或是不能代偿其他原因导致的肾损伤。胚胎编程影响肾脏发生的分子机制多样，并相互补充、相互交错。在一些动物实验中，尽管肾单位的数目和血压可以通过良好的产后营养或补充维生素 A 来"挽救"，但这些方法能否用于人类仍需进一步研究。即便看起来影响很小，如母亲孕期的饮食结构，也会对后代的肾脏发育产生重大影响。因此，强调优化围产期保健和早期营养重要性，可能为未来的人口健康带来重大影响。

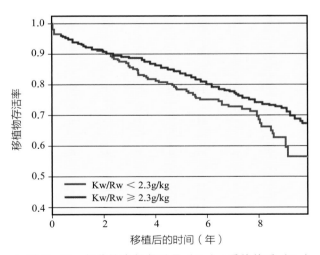

▲ 图 21–16　**肾移植中供肾重量（Kw）/ 受体体重（Rw）比值与移植物远期存活率的相关性。当 Kw/Rw ＜ 2.3g/kg 时，移植物存活率迅速下降**

引自 Giral M, Foucher Y, Karam G, et al. Kidney and recipient weight incompatibility reduces long–term graft survival. *J Am Soc Nephrol*. 2010;21:1022–1029.

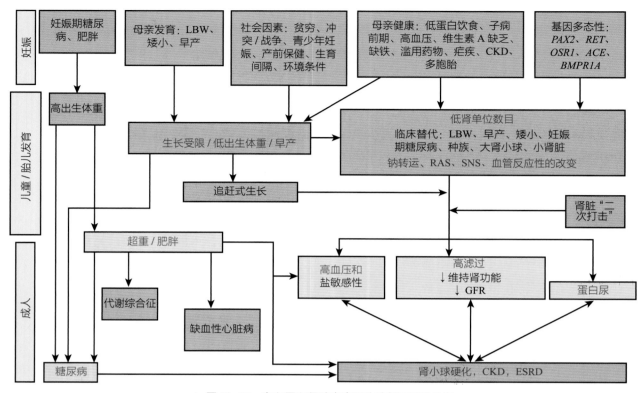

▲ 图 21-17 高血压和肾脏疾病胚胎编程可能的机制

CKD. 慢性肾脏病；ESRD. 终末期肾脏病；GDM. 妊娠期糖尿病；GFR. 肾小球滤过率；LBW. 低出生体重；RAS. 肾素血管紧张素系统；SNS. 交感神经系统（改编自 Luyckx VA, Bertram JF, Brenner BM, et al. Effect of fetal and child health on kidney development and long-term risk of hypertension and kidney disease. *Lancet* 2013;382:273–283.）

肾脏衰老生理与病理
The Physiology and Pathophysiology of the Kidneys in Aging

Richard J. Glassock　Aleksandar Denic　Andrew D. Rule　**著**

王文娟　李一莎　汪澈　**译**

蔡广研　**校**

第22章

一、衰老生物学概述

所有或几乎所有生物都表现出衰老现象。只有少数例外是科学奇观[1]。关于衰老的生物学基础的许多推测和假设已经被提出，但至今仍未提供一个对衰老过程的普遍解释[2]。人类的寿命在某种程度上被认为是有限的，而很少有人能够达到最长寿命[1-3]。衰老是生命的必然结果。即使在同一物种的相同个体之间，衰老的速率也有很大差异[1]，这表明遗传本身在决定物种寿命方面的作用相对较小。据单卵双生子的研究估计，只有 20%～35% 的寿命可归因于遗传（染色体或线粒体）[4]。因此，大多数衰老理论认为遗传、环境和机遇在不同程度上共同决定寿命长短。另外，代谢速率和能量供需平衡对寿命也有很大影响[5]。

几十年来，导致衰老的不同表现形式的基本生物学途径一直是研究重点。尽管目前已经取得了很大进展，然而我们对衰老过程（包括肾脏衰老过程）的认识仍存在许多不足之处[6-31]。一般认为，衰老是基因功能紊乱、环境影响和机遇的综合作用的结果[1]。在细胞水平上，修复基因变异和缺陷是衰老的核心机制[1]。最终结果是细胞和器官衰老。一定程度上，衰老的速度似乎是受遗传途径和生化过程的控制。在达到最大繁殖成功之后这一过程的保守性的解释还很缺乏[1, 3, 4]。因此，衰老过程的许多方面可能在进化上并不是保守的。由于这些因素，不同物种导致衰老的生物学事件可能会有所不同，这也使衰老的研究变得极为复杂。因此，对实验动物的衰老研究与对人类衰老的研究之间的关联性有限。

衰老的主要特征是基因组不稳定、表观遗传变异、线粒体功能障碍、营养感知失调、端粒耗损、蛋白质稳态失衡、干细胞衰竭、衰老细胞积聚、组织蛋白质氧化和糖基化及细胞间通讯改变（分别由 Sturmlechner[27] 和 López-Otín[32] 及其同事总结）。

对于衰老基本过程的详细描述不在本综述范围之内。关键分子途径的随机损伤随着年龄增长而不断累积，这可能是衰老的主要启动因素[1]。ATP 的产生为维持细胞功能提供能量是生命活动的关键，然而上述过程在衰老进程中发生了系统性地改变[33]。

随年龄的增长，线粒体发生功能障碍，产生的能量逐渐下降[1, 33]，这可能是由于线粒体 DNA 随机损坏又不能有效修复所致。据推测，DNA 的氧化损伤是衰老的根本原因之一[5, 34]。线粒体效率低下可导致细胞自噬受损和细胞衰老[35-38]。据备择假设推测，氧化代谢缺陷可能导致细胞从有氧代谢转变为无氧代谢[5]。衰老过程中存在能量需求降低和供应过多之间的不匹配，热量限制是延缓衰老过程最有效的实验手段之一[32, 39]。Sirtuins 是一种烟酰胺腺嘌呤二核苷酸（nicotinamide adenine dinucleotide，NAD$^+$）依赖性蛋白，可以使氧化代谢途径中的关键酶去乙酰化，可能参与上述延缓衰老的作用[10, 11, 32, 40, 41]。Sirtuin 的生成会随着年龄的增长而减少；通过给予哺乳动物西罗莫司靶蛋白（mammalian target of rapamycin，mTOR）抑制剂（可模拟热量限制）可上调 Sirtuin 的生成，进一步延长寿命[32]。这被称为"衰老的生物能量学理论"[2]。目前尚不清楚究竟是不是遗传程序（衰老时钟）在衰老过程中造成了生物能量的下降[42]。然而如上所述，众所周知即使在遗传上相同的人类及其他物种，衰老的速率也会有很大的变异[1]，表观遗传改变和 DNA 甲基化可能是造成这些变异的原因[43]。

衰老与由于端粒酶活性的改变所致核 DNA 中端粒的缩短有关，端粒酶是在维持细胞分裂过程中保持端粒长度所必需的一种酶[2, 44, 45]。端粒长度随着细胞不断分裂而逐渐缩短，在经过最大数量的细胞分裂后，端粒的逐渐丧失导致细胞分裂停止，这一过程称为 Hayflick 界限，并可诱导衰老，最终导致细胞死亡[46]。端粒随着年龄增长的耗损可能部分解释了老年人为何患癌症风险较高。早老相关疾病（如早衰或科凯恩综合征）可能是由特异性突变（早衰中的层粘连蛋白）引起的，并且也与端粒明显缩短或 DNA 修复缺陷有关[47, 48]。事实上，端粒长度和尿中 8- 氧化 -7,8- 二氢鸟苷（8-oxo-7,8-dihydroguanosine）排泄量是衰老的良好生物标志[49]。

人体的各个器官系统随着整个机体衰老进程均表现出相应的变化，而且其变化速率也不尽相同。这些基于器官的衰老表现包括皮肤弹性丧失、毛发色素沉着减少、神经冲动传导减慢、骨密度降低、大血管顺应性降低、用力呼气肺容量减少、肌肉质量减少及新陈代谢率降低等。肾脏也不可避免地受到衰老生物学的影响，这将在本章中详细介绍。在过去的 40 年中，已经发表了许多有关肾脏衰老主题的综述和论文。这极大地丰富了关于这个主题的可供阅读的资料[6-31]。在生物衰老过程中发挥作用的复杂机制似乎也可以在器官衰老过程中发挥重要作用，例如肾脏衰老过程中所表现出来的现象。

肾脏衰老的遗传物质已通过全基因组关联研究和转录组学方法进行了分析[50-52]，并确定了几个候选基因位点和因子。氧化应激或糖化应激增加[53, 54]、Klotho 蛋白生成减少[15, 55-58]、纤维化增强[59, 60]、毛细血管襻稀疏[9]、血管紧张素 Ⅱ 1 型受体激活增加[61-63] 可能在肾衰老中起重要作用。Klotho 的缺乏会引发炎症[55, 56]。D- 丝氨酸[64] 等毒素可能与衰老过程中纤维化进展有关。在小鼠模型中的实验证据表明果糖激酶活性水平可能对肾脏衰老至关重要[65]。此外，在小鼠研究中还发现，内皮抑素和转谷氨酰胺酶活性也可能参与了衰老肾脏的肾纤维化过程，但是这两者的作用可能具有物种特异性[66]。本文

总结了可能与肾脏衰老有关的因素，详见框 22-1。

二、健康老龄化和与衰老相关疾病

衰老过程不仅会导致细胞和器官功能发生细微、累积性变化，而且还会使机体易患某些衰老相关疾病，如动脉粥样硬化、高血压、糖尿病、癌症、骨质疏松和痴呆。解析这些疾病状态与"健康"老龄化现象之间的关系可能非常具有挑战性。健康老龄化可能被定义为在所有或者几乎所有衰老个体中普遍存在的一种状态，而与衰老相关的并发症仅影响部分衰老人群，并涉及特定疾病的过程。例如骨密度下降或用力呼气肺容积减少均是衰老的特征；确定与疾病相关功能下降的阈值，需要将其与健康老龄化的预期变化进行比较。2 型糖尿病患者的患病率随着年龄的增长而增加，并且衰老过程也可导致胰岛 B 细胞耗竭。因此，衰老本身就使一些老年个体易患显性糖尿病[67]。肾移植供体可作为健康老龄化的最好例子，但即使是健康供体，也可能并不完全正常，因为他们也可能患有轻度肥胖、轻度高血压，或者即使在移植前进行详细的临床、实验室和影像学评估也难以发现的隐匿性疾病。有研究认

框 22-1　参与肾脏衰老的可能因素

↓ Sirtuin 1/6（一种组蛋白去乙酰化酶）

↓ Klotho 表达（和 Wnt 信号）

↓抗氧化剂产生，↑氧化活性

↓能量需求：↑能量供应（线粒体功能障碍）

↑端粒缩短

↑ DNA 损伤修复

↑ DNA 甲基化

↑血管紧张素 Ⅱ 受体信号传导（通过 Wnt）

↑细胞周期停滞（胃肠道，通过 P16ink）

↓自噬

↑纤维化［转化生长因子 β（TGF-β）介导］

↓消除衰老细胞

↓胰岛素样生长因子 1（IGF-1）信号转导

↓增殖物激活受体 -γ（PPAR γ）活性

↑毛细血管稀疏

↑ 足细胞凋亡或脱落［足细胞减少症——绝对和（或）相对于毛细血管表面积］

↑血管硬化和肾小球缺血

↑晚期糖基化终产物

↑ D- 丝氨酸毒性

↑内皮抑素、转谷氨酰胺酶激活

为，在社区中表面看起来健康的老年人往往是健康老龄化与有时临床上难于识别的老年疾病的混合体[68]。在这种背景下，从被认为健康的受试者中获得尿液中的低分子量蛋白质的蛋白质组学分析表明，健康老龄化与慢性肾脏病（chronic kidney disease，CKD）之间存在相似之处，但是这些发现可能是与衰老本身相关疾病（隐性与显性）重叠的结果[69]。在本章中，我们将使用健康成年活体肾脏供体作为正常衰老的原型，并认识到此假设的一些缺陷。有关老年人肾脏疾病治疗方法的详细讨论，请参见第 84 章。

三、人类与其他动物的差异

从进化的角度来说，许多基本的细胞生物学衰老过程是保守的，但是不同物种之间在器官水平衰老相关解剖和功能上可能存在差异。例如，许多动物物种（如鼠类）在其整个生命过程中持续生长，而人类在达到性成熟后便停止生长。虽然哺乳动物的生长调节基因程序在进化上可能是保守的，但是生长速度的调节现象出现在包括人类在内的较大动物体内[70]。因此衰老人群和衰老实验动物的代谢需求可能不同。这种差异可能会对器官（包括肾脏）的衰老表现产生深远的影响。因此，从实验动物或低等生物的研究推断人类器官衰老的机制是需要慎重的。人类所特有的分娩情况及子宫内器官发育也可能在生命的后期产生影响，这将在后面讨论[71]。

四、肾脏衰老的解剖变化

（一）大体变化

目前，衰老是一种普遍且不可避免的生物学过程，它与肾脏的大体和镜下结构变化有关，且很可能是因果关系。早期使用超声技术，近年来更多使用计算机断层扫描（computed tomography，CT）和磁共振成像（magnetic resonance imaging，MRI）技术，我们在肾脏的大体结构变化方面已经取得进展。

1. 肾脏大小和体积

较早的研究使用一维或二维的方法测量肾脏长度或面积，结果显示肾脏大小随着年龄增长而出现不同程度减小[72, 73]。Emamian 及其同事对 665 名 30—70 岁的成年志愿者进行了肾脏超声检查，结果发现肾脏体积缩小与增龄相关[74]。Gourtsoyiannis

及其同事对 360 例无肾脏疾病患者行 CT 扫描评估肾脏实质厚度结果发现，年龄每增长 10 岁，肾脏实质厚度减少约 10%[75]。另一项针对 1040 名无症状成年人的 CT 研究发现，与较大的肾脏的相关因素是男性、较高的身高和更大的体重指数（body mass index，BMI）；而较小的肾脏的相关因素是年龄和肾动脉狭窄[76]。这与另一项关于 1056 名患者的研究发现相似，随着年龄的增长，动脉粥样硬化加速肾脏体积的缩小[77]。但是，一项针对 225 位成年健康潜在肾脏供体的研究并未发现肾脏大小随年龄增长有明显缩小，尽管该结果可能受到年龄范围和样本量的限制[78]。

对 Framingham 心脏研究中的 1852 名受试者，进行 MRI 研究来评估肾脏总体积[79]。在这项大型研究中发现，男女两性总肾体积下降的平均速度为每 10 年 16.3cm^3，在 > 60 岁的受试者中下降速度更快，并且男性较女性的下降速度更快。此外，本研究对 196 名健康女性和 112 名健康男性进行亚群分析，确定了性别特异性的总肾体积上下 10% 的阈值。在多变量模型中，肾体积大于第 90 百分位数与青年相关（OR=0.67），肾体积小于第 10 百分位数与老年相关（OR=1.67）。

2. 肾脏的皮质和髓质

王及其同事针对 1344 名年龄 75 岁以下的活体肾脏潜在供体进行了 CT 扫描研究。他们发现 50 岁以下肾实质体积稳定，此后开始下降[80]。该研究还分别获得了肾皮质体积（平均占实质体积 73%）和髓质体积（平均占实质体积 27%）的数据。随年龄增长，皮质体积减少导致肾实质总体积下降，而髓质体积增加减轻了上述肾实质总体积随增龄下降的程度（图 22-1）。除了髓质体积增加掩盖了随年龄增长肾脏体积部分下降的现象外，其他研究还表明，随年龄增长肾窦脂肪增加，这也掩盖了总肾体积随衰老而下降[74, 75]。

3. 肾脏囊肿

肾脏囊肿是相对比较常见的，它起源于肾小管憩室[81]，其发生频率和大小随着年龄增长而增加（图 22-2）[82, 83]。由于影像技术的进步，囊肿的检出率有所增加，因此在进行囊肿计数的同时考虑囊肿大小阈值很重要[82]。针对 1948 名潜在肾脏供体的一项研究表明，即便在健康人群中，大于或等于

5mm 的皮质和髓质囊肿在老年男性中也很常见，并且与较大的体表面积、白蛋白尿和高血压相关[82]。此外，这项研究按年龄分组分别得出男性与女性囊肿数量参考上限（第 97.5 百分位数值）。对于 18—29 岁肾脏供体的两个肾脏中囊肿数量在男性与女性中的最高参考上限均为 1，但在 60 岁以后两肾囊肿数量参考上限值在男性中可增加至 10，在女性中可

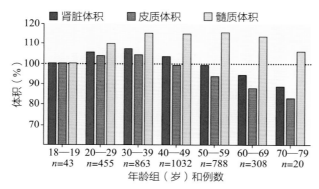

▲ 图 22-1 在"衰老肾脏解剖"研究中 3509 名潜在的肾脏供体中的总肾体积、皮质体积和髓质体积（对先前报道结果的扩展）

在所有供体中，年龄 > 40 岁的供体肾脏皮质体积减少，而髓质体积增加，直到 50 岁总肾体积相对稳定。此外，供体肾脏由于髓质体积不再增加，导致总肾体积随着皮质体积的减少而减少。调查结果与年龄最小组（18—19 岁）的体积成正比（引自 Wang X, Vrtiska TJ, Avula RT, et al. Age, kidney function, and risk factors associate differently with cortical and medullary volumes of the kidney. *Kidney Int*. 2014;85:677–685.）

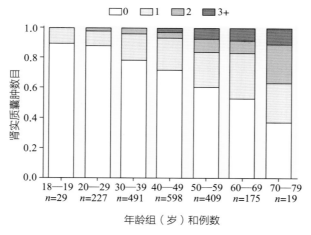

▲ 图 22-2 在 1948 例名不同年龄组的潜在活体肾脏供体中，5 mm 或以上的皮质和髓质单纯性囊肿的数量

在图中，白色表示没有囊肿；深紫色表示 3 个及以上囊肿；处于中间的 2 个淡紫色分示 1 个或 2 个囊肿

增加至 4。除单纯性肾囊肿外，肾盂旁囊肿、高密度囊肿、血管平滑肌脂肪瘤及疑似癌症的囊肿或肿瘤也随着年龄的增长而增加[82]。肾盂旁囊肿被认为起源于淋巴[84]，其数量随着年龄增长而增加，但与高血压或蛋白尿无关。

4. 其他结构变化

在健康成年人中，随着年龄增长其他肾实质的变化也更加普遍，主要包括钙化、局灶性皮质硬化、肌纤维发育不良以及无狭窄的肾动脉粥样硬化[85]。其中，与年龄最相关的两个因素是肾动脉粥样硬化和局灶性皮质硬化。30 岁以下的供体动脉粥样硬化和局灶性硬化的患病率分别为 0.4% 和 1.5%。然而，60 岁以上的供体中动脉粥样硬化的患病率接近 25%，局灶性硬化的患病率为 8%。随年龄的增长，局灶硬化形成还可导致肾脏表面粗糙度增加（图 22-3）[86]。

（二）镜下改变

1. 肾小球

（1）肾小球数目：数种不同的方法被用来计算每个肾脏的肾小球总数，并得到相似结果。人类平均

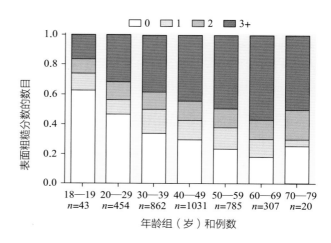

▲ 图 22-3 在"衰老肾脏解剖"研究中，3502 例潜在肾脏供体的肾脏表面粗糙度随年龄增长而增加（对先前报道结果的扩展）

根据肾脏表面粗糙的比例（块状不规则而不是光滑表面），将每个肾脏的得分设定为 0～3 分，然后取平均值。分数 0 表示肾脏表面没有粗糙；1 表示粗糙度达肾脏表面的 25%；2 表示粗糙度为肾脏表面的 26%～50%；3 表示粗糙度大于肾脏表面的 50%（引自 Denic A, Alexander MP, Kaushik V, et al. Detection and clinical patterns of nephron hypertrophy and nephrosclerosis among apparently healthy adults. *Am J Kidney Dis*. 2016; 68:58–67.）

每个肾脏中含有 900 000 个肾小球，但变异性很大，其范围为 20 万～270 万个[87, 88]。较低的肾小球计数基于两个方面：一方面，宫内发育异常引起的肾生成减少；另一方面，随着年龄增长肾小球逐渐缺失。尸检可以对肾脏进行完整切片，以此来获得肾小球计数[89]。然而，许多尸检研究计数并未将正常非硬化肾小球与全球硬化性肾小球区分开。此外，在尸检研究中的共患疾病（对于突然意外死亡的研究个体来说，患病通常是未知的）可能使全球硬化肾小球数目增加，超出了单纯衰老导致的全球肾小球硬化数量。

活体肾脏供体为研究肾小球数目与衰老的关系提供了独特的机会。一项针对 1638 名活体肾脏供体的研究，预先确认供体健康状况后利用 CT 扫描和移植肾活检估计无硬化肾小球和全球硬化性肾小球数目[88]。青年肾脏供体组（18—29 岁）每个肾脏内平均含 990 000 个无硬化肾小球和 17 000 个全球硬化性肾小球。而老年肾脏供体组（70—75 岁）每个肾脏大约含 520 000 个无硬化肾小球和 142 000 个全球硬化性肾小球。无硬化肾小球数目减少了 48%，而全球硬化性肾小球数目仅增加了 15%，这支持了以下假设：全球硬化性肾小球最终会被完全重吸收，或因明显萎缩在光学显微镜下无法清晰地检测到（图 22–4）。这与 Hayman 及其同事的一项较早的研究一致，认为"被损坏的肾小球硬化消失且不会留下可供辨认的痕迹"[90]。因为在肾脏活检常规病理报告中，肾小球硬化的百分比可能会显著低于真正与衰老相关的肾小球缺失数目，所以以了解肾小球缺失或重吸收的概念非常重要。

尽管在方法上存在显著差异，但研究报告显示每年每个肾脏肾小球丢失数呈现出惊人地相似：活体肾脏供体组为 6200 个[88]，尸体解剖组为 6800 个[89]。

（2）肾小球硬化：尸体解剖和活体肾脏供体研究均已证明，不断增加的肾小球全球硬化率是肾脏衰老的特征[89, 91, 92]。一项针对澳大利亚土著居民和非土著居民、美国白人和非裔美国人混合人群的 58 个肾脏（其中有 48 个来自成人）的尸体解剖研究显示，其肾小球全球硬化率为 0%～23%，并且与增龄呈很强的相关性[89]。一项针对 1203 名活体肾脏供体的研究也证实了这些发现，并且研究还显示局灶全球性肾小球硬化（focal and global glomerulosclerosis，FGGS）的患病率随年龄增长而增加，但是局灶节段性肾小球硬化（focal and segmental glomerulosclerosis，FSGS）则不然[91]。年龄最小的肾脏供者（18—29 岁）的全球性肾小球球性硬化率仅为 19%，而 11 位年龄最大的供者（70—77 岁）的硬化率为 82%。一项针对来自三个研究中心共计 2052 名活体肾脏供体的研究，利用其中的 1847 名血压正常的供体确定了预期年龄肾小球硬化的 95% 参考上限（表 22–1）[93]。例如，对于一名 25 岁的活体肾脏供者肾脏活检组织中有 24 个肾小球，怀疑病理性肾小球硬化前，在活检组织中最多可见 1 个全球硬化性肾小球是正常的。但是对于一位 76 岁供体的肾脏活检组织中同样有 24 个肾小球，怀疑病理性肾小球硬化前，在活检组织中最多可见 6 个全球硬化性肾小球仍是合理的。在这项研究中，有 5% 的供体全球硬化性肾小球数量高于预期年龄的 95% 参考上限，其高血压和间质纤维化的患病率更高，缺血性肾小球的比例更大（囊周纤维化、包膜增厚和毛细血管襻皱

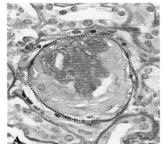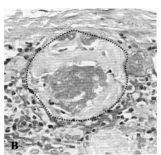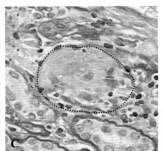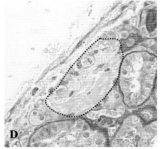

▲ 图 22–4 处于不同退化阶段的全球硬化肾小球（globally sclerosed glomeruli，GSG）的示例

A 和 B. 在活检样本中很容易识别出 GSG；C 和 D. GSG 可能会被忽略，因为它们不断萎缩并失去可识别的包膜。所有 GSG 均以黑色虚线标出

褶）[93]。即使排除了高血压供体，年龄相关的全球硬化性肾小球数目异常与缺血性肾小球之间的关联仍然存在。有趣的是，针对全球硬化性肾小球使用年龄特异性的参考限值，有助于确定哪些肾病综合征患者将会发展为进展性 CKD [94]。

全球硬化性肾小球的某些形态学改变也不容忽视；例如，肾小球硬化的凝固形式往往是病理性的，它绝不仅仅是与年龄相关 [95-97]。

陈旧型肾小球球性硬化的形态学特征是肾小囊腔胶原蛋白的填充，并伴有肾小球毛细血管襻萎缩。这是在正常衰老肾脏中观察到的肾小球球性硬化的类型。而在黑人中固化性肾小球硬化与高血压

肾病有关，无论在 *APOL1* 位点上有无高风险等位基因 [98]。学者认为陈旧型的全球性肾小球硬化反映了存在缺血的过程。与鼠类不同，FSGS 与人类的健康老龄化无关。大鼠成长中出现 FSGS 损伤很可能是由于足细胞损伤和脱落。人类 FSGS 损伤几乎都提示潜在的病理性疾病，而不仅仅是简单的肾脏衰老 [95-97]。有 APOL1 的两个风险等位基因似乎增加了非洲（尤其是西非）后裔发生年龄相关肾小球球性硬化的风险 [99, 100]。这可能部分解释了与白人相比，黑人在较年轻时发生高血压并出现 GFR 下降的风险高的原因 [101]。

（3）肾小球肥大：在糖尿病和肥胖人群中整个肾单位肥大，这种现象往往随着年龄的增长而变得更加普遍 [102-105]。出生时肾单位数量少的人也可见肾单位肥大 [106]。尽管肾单位中的肾小球和肾小管均可发生肥大，但在肾脏活检的显微镜检查中发现，肾小球肥大较肾小管肿大更易发生 [107]。肾小球大小与增龄之间的关系需要考虑所研究的人群情况（例

表 22-1　每张活检切片预期的全球硬化性肾小球数量 a

年龄组（岁）	每张肾活检发现的肾小球总数（个）							
	1	2	3 ～ 4	5 ～ 8	9 ～ 16	17 ～ 32	33 ～ 48	49 ～ 64
18—29	0.5	0.5	0.5	0.5	1	1	1	1
30—34	0.5	0.5	0.5	0.5	1	1	1	1.5
35—39	0.5	0.5	0.5	0.5	1	1.5	2	2
40—44	0.5	0.5	0.5	1	1	2	2.5	3
45—49	0.5	0.5	1	1	1.5	2	3	4
50—54	1	1	1	1.5	2	3	5	5
55—59	1	1	1.5	1.5	2	3.5	4.5	6
60—64	1	1.5	1.5	2	2.5	4	5.5	7
65—69	1	2	2	2.5	3	4.5	6.5	8
70—74	1	2	2.5	3	4	5.5	7.5	9
75—77	1	2	2.5	3	4	6	8	9.5

a. 根据衰老肾脏解剖学研究中的肾小球总数和年龄预测的结果（改编自 Kremers WK, Denic A, Lieske JC, et al. Distinguishing age-related from disease-related glomerulosclerosis on kidney biopsy: the Aging Kidney Anatomy study. *Nephrol Dial Transplant*. 2015；30：2034-2039.）

如，衰老相关并发症如糖尿病和肥胖，或出生时肾单位数目），还要考虑估算肾小球大小是仅根据非硬化肾小球，还是由非硬化性肾小球与随年龄变化更为常见的较小的全球硬化性肾小球共同估算的。

关于这个问题许多研究得出了相反的结论，其中一些研究结果显示肾小球大小随着年龄增长而增大[108-110]，而另外一些研究结果显示肾小球大小随着年龄增长而减小[111, 112]。经过仔细筛选后仅限于健康活体肾脏供体的研究显示，非硬化性肾小球的肾小球大小随着年龄的增长无明显改变[86, 88, 113]。在接受根治性肾切除术的肾脏肿瘤患者中，非硬化性肾小球的体积在 75 岁之前保持稳定，这与在活体肾脏供体中的发现结果相似[114]。然而，当患者超过 75 岁时，由于体积小、缺血性肾小球比例增高使得非硬化性肾小球体积下降。鉴于肾小球体积没有增大，老年人单纯衰老不会出现蛋白尿，其原因是蛋白尿多因肾小球肥大导致，后者是由于肾小球组织结构紊乱导致无法有效阻止蛋白质泄漏[110]。肾小球肥大也见于在 APOL1 位点具有两个风险等位基因的黑人，这更加表明了出生时肾单位数目较少（见下文）和（或）随着年龄的增长肾单位加速流失的作用[99-101]。衰老个体肾小球体积增大（肾小球肥大）和肾小球硬化可通过共患疾病（如肥胖、糖尿病、高血压和蛋白尿）所预测。这种肾小球肥大还与男性、较高的身高及终末期肾病（end-stage kidney disease，ESRD）家族史有关[105, 113]。

2. 肾小管

(1) 肾小管肥大：值得注意的是，肾小球仅占肾脏皮质总体积的约 4%[88]。剩余的实质体积主要由正常的肾小管和扩张的肾小管组成[107-115]。虽然肾小球肥大不大可能发生在健康衰老过程中（或没有 APOL1 风险等位基因的非洲裔），但是与增龄相关的肾小管肥大主要表现为肾小管轮廓面积增加[86]。肾小管肥大以及全球硬化性肾小球的萎缩和消失使剩余的肾小球彼此分离，从而造成肾小球密度随着年龄的增长而降低[116]。然而，不同肾小球（非硬化和全球硬化性）之间的密度会有所不同，这取决于活检切片中存在肾小球性硬化的数目。在肾小球球性硬化率少于 10% 的活检切片中，肾小球密度随年龄增长而降低，而在肾小球球性硬化率超过 10% 的活检切片中，肾小球密度随年龄增长而增加[116]。在没有明显肾小球硬化的肾皮质区域内，与年龄相关的肥大肾小管使肾小球进一步分离，从而降低其密度。然而，在具有明显肾小球硬化的皮质区域内，肾小管和肾小球的整体萎缩使肾小球更紧密地聚集在一起，从而增加其密度（图 22-5）。

(2) 管状憩室：Darmady 及其同事在一项尸检研究中发现，肾小管憩室随着年龄的增长而不断增加[110]。这一发现与在健康成年人中发现的其他两个年龄相关结果类似。首先，单纯实质性囊肿可能起源于这些憩室[81]，随着年龄的增长而变得更常见。其次，肾小管平均扩张面积随年龄的增长而增加[86]。肾小管肥大以及生长因子的上调可能有助于憩室的发展，最终导致囊肿的形成[117, 118]。

（三）动脉和小动脉

动脉硬化和小动脉透明变性是正常成年人肾脏活检中的两个常见现象，两者随着年龄的增长而变得更加普遍[86]。动脉硬化（由内膜增厚引起的管腔狭窄）随着年龄的增长可能会造成缺血性损伤，导致皮质与髓质体积比降低，即使在健康成年人中也是如此[86]。在健康的成年人中，小动脉透明变性随着年龄的增长而增加，并与肾动脉粥样硬化相关，这与高血压患者中肾动脉粥样硬化和小动脉透明变性的研究结果一致[119-121]。高龄和高血压可能通过小动脉和微动脉狭窄导致缺血性损伤，进一步使肾脏血流量减少，最终造成肾小球球性硬化和肾硬化[122]。值得注意的是，即使在校正了年龄和性别因素后，肾单位总数与肾脏比值降低也与动脉硬化有关[88]。

肾硬化和间质纤维化

肾硬化这一术语描述了肾小球球性硬化、动脉硬化和间质纤维化伴肾小管萎缩的显微结构活检模式。肾硬化主要见于高血压[123]，但也可见于没有高血压或仅轻度高血压的健康老年肾脏供体[91]。肾

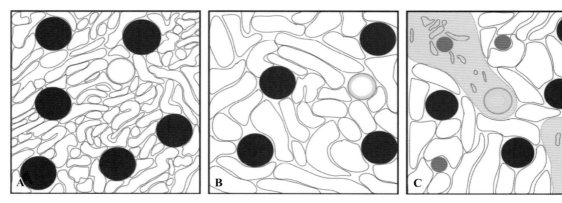

▲ 图 22-5　肾小球硬化百分比对肾小球密度影响的示意图

A. 年轻个体示例，具有一定的肾小球密度（蓝色实心圆），正常的肾小管和动脉（橙色圆），极少或无内膜增厚（黄色圆）；B. 肾活检显示在肾小球硬化率小于 10% 的老年个体中，肾小管肥大并进一步使肾小球分离，从而导致密度降低；C. 在肾小球硬化率超过 10%（粉红色实心圆）的老年个体中，衰老相关的间质纤维化和肾小管萎缩（浅粉色区域）使肾小球间距减小，从而导致密度增加。老年个体中的这些区域内动脉硬化伴内膜增厚（黄色粗线）也很明显

硬化的形成可归因于肾小动脉的内膜增厚（动脉硬化、微小血管硬化）导致肾小球缺血，并伴有毛细血管襻皱褶、基底膜增厚及进行性的囊周纤维化 [123, 124]。与此同时，肾小囊腔内蛋白样物质积聚，这可能是由肾小球细胞外基质合成和分解失衡 [125] 以及局部压力紊乱造成足细胞丢失共同导致的结果 [91, 109, 125, 126]。最终，缺血性肾小球毛细血管襻完全塌陷，形成球性硬化性肾小球。形成肾小球硬化、肾小管萎缩及管周的间质纤维化。

肾硬化的 4 个特征（即球性肾小球硬化、动脉硬化、间质纤维化和肾小管萎缩）随年龄增长而显著。将它们按相同权重组合，构成所谓肾硬化评分（图 22-6）[91]。如果我们将肾硬化定义为至少出现上述 2 种异常时，从图 22-6 中可见，在最年轻的供体中（18—19 岁）未检测到肾硬化。肾硬化的患病率在 20—29 岁的供体中为 5%，而在最年长供体中高达 69%。

因此，肾单位的数量和大小是决定肾脏皮质体积的主要因素。在活体肾脏供者健康老龄化过程中，衰老相关的肾小球硬化、间质纤维化和肾小管萎缩共同导致皮质体积的缩小。这种肾硬化通常起始于浅层皮质区的肾小球。因为浅层皮质区肾小球所对应的肾小管对皮质体积的贡献更大，所以在衰老相关肾硬化过程中，肾小管萎缩可导致皮质体积随年龄增长而减少。同时，剩余肾单位（特别是髓质肾单位）可见肾小管肥大。该结果可以解释

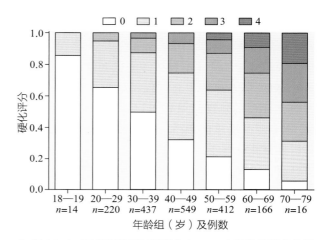

▲ 图 22-6　衰老肾脏解剖学研究中 1814 名活体肾脏供体的数据表明，肾硬化评分随年龄增长而增加（对先前报道结果的扩展）

将组织学异常的各个评分相加可获得总的肾硬化评分，异常包括所有肾小球球性硬化、所有动脉硬化、大于 5% 的间质纤维化及所有肾小管萎缩。在所有年龄组中，白色表示得分为 0（无异常）；深紫色表示得分为 4（所有 4 种病理异常均存在）；不同程度的紫色分别表示 3 个中间得分（引自 Rule AD, Amer H, CornellLD, et al. The association between age and nephrosclerosis on renal biopsy among healthy adults. *Ann Intern Med.* 2010;152:561–567.）

为何尽管从 18—76 岁肾单位数量减少了 48%，但是肾皮质体积仅减少了 17%，总肾体积仅减少了 12% [74, 75]。

年龄相关的肾硬化过程中，残余的功能性肾小球可能存在代偿性肥大。但是在活体肾脏供体的研究尚未证实这一假说 [116]。一个可能的解释是，随

着人类健康衰老，对肾小球功能的代谢需求下降，因此肾小球的缺失不会引起残余肾小球肥大。值得注意的是，老年人群中出现共患疾病的现象更加普遍，例如肥胖和糖尿病伴有白蛋白尿，与肾小球肥大相关[116]。此外，出生时肾单位数目低或者患有某些随年龄增长加速肾单位缺失的疾病，也可能导致成年后的肾小球肥大。

五、肾脏衰老的功能改变

包括 GFR 和其他功能的变化。

（一）肾小球滤过率

1. 全肾肾小球滤过率

在 60 多年前开展的一系列前期研究中，Davies 和 Shock 对 70 名 24—89 岁的健康成年人进行了横断面分析研究（通过尿菊粉清除率），结果显示 30 岁以后 GFR 呈线性下降[127]。与最小年龄组相比，最大年龄组的 GFR 下降 46%。几十年后，Lindeman 及其同事针对 254 名大多数健康成年人（尽管有些患有糖尿病）进行了长达 14 年的纵向研究（首次进行的该类研究）[128]。他们发现，按 24h 尿肌酐清除率估算，GFR 的平均 10 年下降率为 7.5ml/min。然而，1/3 的受试者肾功能没有下降，而一小部分的 GFR 实际还有所增加。除测量误差外，GFR 随年龄增长而升高，其原因可能是老年常见疾病（如肥胖、糖尿病）导致的高滤过[129]。GFR 的纵向下降速率与从候选肾脏供体研究中获得的横截面下降速率（每 10 年 6.3ml/min）相似（用碘酞酸盐清除率测量 GFR）[91]。根据对衰老肾脏解剖学研究中 4500 名候选肾脏供体的扩展分析结果显示（图 22-7），估算 GFR 平均下降幅度为每 10 年 7.4ml/min，而根据碘酞酸盐清除率测得的 GFR 平均下降幅度为 6.1ml/(min·1.73m^2)。根据慢性肾脏病流行病学协作（the chronic kidney disease epidemiology collaboration，CKD-EPI）公式估算的 GFR 低估了健康人群（如候选肾脏供体）的 GFR，因为这个公式主要是根据 CKD 患者模型建立的[130, 131]。

图 22-7 分别显示了平均估算的 GFR（estimated GFR，eGFR）和测得的 GFR，两者在每个年龄组内均有差异（表 22-2）[132]。其参考上限和下限均随年龄增长而下降。Pottel 及其同事在健康的供体中

也报告了类似的结果[133]。与 Lindeman 及其同事的研究结果大致相似[128]，其他针对衰老相关肾功能下降（GFR 或肌酐清除率）的纵向研究也显示，一些健康老年受试者的肾功能在很长一段时间内相对稳定[134-136]。此外，在这些研究中，30—40 岁以上人群每 10 年肾脏功能下降速度似乎随着年龄的增长而加速。

2. 单个肾单位肾小球滤过率

一些研究发现，较高的全肾肾小球滤过率与较大的肾脏或肾皮质体积相关[79, 80, 86]。一项针对 1520 名健康活体肾脏供体的研究还调查了全肾 GFR 与皮质体积显微结构组分之间的关系。校正年龄和性别因素后，较高的全肾 GFR 与较大的肾单位（即较大的肾小球和肾小管）相关，而较低的全肾 GFR 与任何形式的肾硬化均不相关，包括肾小球球性硬化，伴有肾小管萎缩的间质纤维化及动脉硬化[86]。随着肾硬化程度的增加，与年龄相关的肾单位丢失，伴随而来的是全肾 GFR 下降[88]。为了排除肾单位数目对全肾 GFR 的影响，需要进一步研究单个肾小球 GFR（single-nephron GFR，snGFR）。

尽管可通过微穿刺在体内测量 snGFR，并且已用于动物研究中[137, 138]，但是通过微穿刺方法在人类中直接测量 snGFR 是不可行或不安全的。然而，

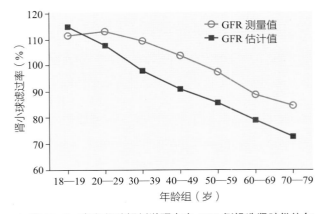

▲ 图 22-7 衰老肾脏解剖学研究中 4500 例候选肾脏供体年龄相关的肾小球滤过率（GFR，平均值）下降（对先前报道结果的扩展）

通过计算得到的 GFR 估计值（CKD-EPI 研究公式；见正文）的下降速度为每 10 年 7.4ml/min，而直接得到的 GFR 下降幅度为每 10 年 6.1ml/min（引自 Rule AD, Amer H, CornellLD, et al. The association between age and nephrosclerosis on renal biopsy among healthy adults. *Ann Intern Med*. 2010;152:561-567.）

表 22-2　候选肾脏供体中估算和测量的肾小球滤过率的参考值 [a]

年龄组（岁）	数 量	估算肾小球滤过率（GFR）（测量 GFR）			
		第 5 百分位数	中位数	平均数	第 95 百分位数
18—19	46	88（87）	114（107）	115（111）	145（144）
20—29	584	81（84）	108（111）	108（113）	130（149）
30—39	1090	75（82）	98（106）	98（109）	118（147）
40—49	1364	69（77）	91（102）	91（104）	110（135）
50—59	1001	65（72）	85（94）	85（97）	103（133）
60—69	379	61（64）	78（87）	79（88）	97（118）
70—76	36	55（57）	71（85）	73（84）	91（113）

a. 对先前报道结果的扩展（引自 Murata K，Baumann NA，Saenger AK，et al. Relative performance of the MDRD and CKD-EPI equations for estimating glomerular filtration rate among patients with varied clinical presentations. *Clin J Am Soc Nephrol*. 2011；6：1963-1972.）

将全肾 GFR 除以两个肾脏中功能性（非硬化性）肾小球数目，可以估算出平均 snGFR[139]。snGFR 随年龄的增长保持稳定，其原因是肾单位损失与总 GFR 减少是相对应的[88]。因此，与其他生理特征（包括身高和性别）一致，年龄对 snGFR 的影响很小，而肥胖、ESRD 家族史以及超出预期年龄的肾硬化均与 snGFR 升高相关[139,140]。在年龄最大组（70—75 岁）的供体中可能有更高的 snGFR，但这一发现可能受该年龄组中供体选择因素 [例如要求全肾 GFR > 80ml/(min·1.73m²)] 的影响，即可能只允许一定程度的高滤过的供体捐献并可通过肾活检进行研究[139,140]。

虽然尚缺乏关于活体受试者 snGFR 的其他研究，但是已经开展了与活体肾脏供体相似的评估个体单肾单位超滤系数（single-nephron ultrafiltration coefficient，snKf）的研究[141-143]。snKf 代表肾小球的滤过能力，是由肾小球滤过屏障的表面积和通透性决定的。在这些研究中，snKf 是通过电子显微镜测量肾活检组织中的肾小球而得出[141]。snGFR 可以通过 snKf 乘以肾小球滤过屏障的灌注压力计算得到[144]。因此，临床特征与 snGFR 的关系可能类似于它与 snKf 的关系。与上述 snGFR 在各年龄段内相对稳定一致，snKf 在青年和老年活体肾脏供体之间没有显著性差异[141,145]。在单侧肾切除术后的衰老肾脏中确实出现了适应性超滤现象[146]；然而不管是因为 Kf、肾小球毛细血管滤过压增加，还是因为肾小球血流量增加，或者是三者的某种组合，老年人群 snGFR [和全肾 GFR（whole-kidney GFR，wkGFR）] 的增加程度较青年人群有所降低。基于全肾 GFR 的测量值对超滤的定义最好由调整年龄因素后测量的 GFR（而非 eGFR）确定，而不是根据体表面积进行校正。然而，这个定义无法在较高 snGFR 和较多肾单位数目之间进行区分[147]。

（二）其他的功能性变化

1. 肾血流量

肾血流量（renal plasma flow，RPF）表示单位时间内两个肾脏的血灌注量。RPF 可以根据单位时间内清除对氨基马尿酸（para-aminohippurate，PAH）的血流量计算得出。PAH 是一种几乎 100% 经肾排泄的化合物。一项针对瑞典 122 名 21—67 岁的候选肾脏供体的研究表明，与 GFR 类似，RPF 随着年龄的增长而降低[140]。高龄不仅会影响运动引起的肾脏血流量变化的程度[148,149]，而且还减弱了心房利钠肽对肾脏血流动力学的反应及血管舒张程度[150,151]。据研究推测，较高水平的内源性一氧化氮（nitric oxide，NO）抑制剂即非对称二甲基精氨酸（asymmetric dimethylarginine，ADMA）可减少 RPF 并导致老年性高血压[152]。动物研究也表明，ADMA 与肾小管间质缺血和纤维化[153] 以及肾小球毛细血管缺失和肾小球硬化有关[154]。一项纳入 19

名健康个体的研究将其分为 3 个年龄组（青年组、中年组和老年组），通过注射多巴胺和氨基酸检测最大血管舒张程度对 RPF 和 NO 水平的影响。尽管青年组和中年组中 RPF 和 NO 水平均升高，但在老年组中两者却没有变化[155]。这表明，由于老年人中与年龄相关的晚期血管变化，肾血管对最大血管舒张反应减弱。

2. 滤过分数

滤过分数（filtration fraction，FF）表示到达肾小管形成原尿的血浆占流经肾脏血浆总量之比，即 GFR 与 RPF 之比。通常，FF 的值约为 20%。然而，在老年人中，动脉和小动脉的硬化会减少肾脏血流量，因此 FF 尤其是在那些高龄人群中可能会增加[140]。

3. 衰老过程中的肾储备

肾储备现象是指当受试者进食高负荷量的蛋白质（通常为煮熟的红肉）或静脉注射某种氨基酸时，GFR 急剧增加（通常比基础值增加 20% 或更多）[155-159]。这种生理变化的内在机制尚不完全清楚，但似乎是血管扩张、肾小球血浆流量增加和 snGFR 升高的结果[160]。参考第 3 章。生长激素可能参与其中，但这是有争议的[155-157]。肾储备的效率在一定程度上因自身衰老而减弱，多数见于非常年长的人群中[155]。在只要是健康的男性和女性中，肾功能储备可以很好地维持到 80 岁左右[161]。性激素水平的下降可能在衰老相关肾储备的下降中发挥作用（参见下文）。GFR 的昼夜变化也随着衰老而减弱[162]。

土著库纳印第安人（巴拿马）以低蛋白、高热量的黑巧克力为食，即使到了高龄，他们也基本上没有高血压和心血管疾病（cardiovascular disease，CVD），他们的 GFR 和 RPF 随年龄增长稳步下降，这和西方国家观察到的衰老结果相似[163]。但是这些发现与以下假设不符，即血压升高（高血压）是衰老相关 GFR 下降的结果。

4. 衰老过程中的性别二态性

Baylis 及其同事在一系列针对鼠类动物的研究中，提出了肾脏衰老过程中性别二态性的概念[164-168]（另见 Gava 及其同事的综述[169]）。雌性动物中，随年龄增长肾功能下降幅度较小，这可能是由于雌激素对肾脏保护作用所致；与此相反，雄性动物随着

年龄的增长肾功能下降幅度更大，这可能是由于雄激素的不良影响所致。其中涉及的机制很复杂，但似乎与 NO 合成途径紊乱相关，且性激素可能会降低 NO 的生成速率[165, 166]。肾素 - 血管紧张素 - 醛固酮系统（renin-angiotensin-aldosterone system，RAAS）也参与其中[168]。有趣的是，在衰老的实验动物中，无论是（去势或未去势）雄性或是雌性，均未发现肾小球毛细血管压力升高或肾小球肥大增加。这表明，年龄依赖的性别二态性导致的肾功能丧失似乎不依赖血流动力学变化或肾小球肥大，这与在人类观察到的情况相似[168]。年龄依赖的性别二态性对肾功能的影响可能与男性体重增加有关，因此可能取决于能量供需差异。

衰老相关肾硬化的病理生理学解释

足细胞核心假说与缺血假说（动物和人类研究）：如前所述，肾血流量随年龄的增长而下降[170]。一项关于大鼠的研究表明，除肾血流量减少外，衰老大鼠的肾小动脉对 NO[171] 和血管紧张素 Ⅱ[172] 的敏感性也发生了改变。然而，动物研究的主要局限是几乎不出现动脉粥样硬化，因而限制了衰老相关缺血性变化的研究。关于人类肾脏的研究表明，肾内动脉因衰老出现的动脉硬化和内膜肥厚现象与肾外动脉中的结果相似[173, 174]。这些病理变化在小叶间动脉中尤为常见，且在没有合并心血管疾病的正常人肾脏活检中也较为常见。尽管目前肾内动脉血管变化的原因尚不清楚，但是 Martinand 和 Sheaff 认为它们可能与肾小球球性硬化直接相关，首先出现在浅层皮质，然后进一步导致局灶性间质纤维化和肾小管萎缩[124]。随后，作为一种代偿机制，深层肾小球肥大进一步加剧，随着时间推移发生高滤过性损伤，最终发展为肾小球硬化。近来，在健康活体肾脏供体中进行的研究证实了 Martin 和 Sheaff 的假设，即与衰老相关的肾小球硬化主要是由于肾小球缺血性变化、囊内纤维化和小动脉硬化增加导致的血管病变所引起[91, 175]。此外，健康肾脏供体的移植肾活检组织内也可能出现缺血性改变（可能仍然是具有功能的肾小球），即毛细血管襻皱褶、基底膜增厚、囊内轻度纤维化。所有这些发现可能与缺血有关，并逐渐导致肾小球毛细血管襻逐渐萎缩和肾小囊腔中的胶原蛋白沉积，最终导致肾小球完全球性硬化。

另外，足细胞耗竭也会引起衰老相关的肾小球硬化。足细胞是肾小球中高度分化和特异性的上皮细胞，其细胞分裂能力和转化能力有限[176,177]。导致足细胞丢失有两个主要原因，无论是绝对的或相对的，一个是足细胞的实际丢失（细胞死亡或从毛细血管襻脱离），另一个是由于肾小球肥大，每个足细胞随后必须覆盖增加的滤过面积。足细胞生物学异常导致肾小球硬化这一观念并不新奇。30 年前，Kriz 及其同事认为足细胞丢失以及随后肾小球基底膜裸露是导致局灶节段性肾小球硬化的第一步[178]。关于大鼠的研究证明足细胞数量的减少可导致肾小球硬化[179,180]。一项利用嘌呤霉素氨基核苷酸（puromycin aminonucleoside，PAN）处理制作足细胞氧化损伤模型的研究显示，肾小球硬化与足细胞数量减少相关[179]。其他研究表明，肾小球硬化增加（通常是局灶性和节段性的）是由于足细胞不能跟上因分子生长信号促进的肾小球生长，又或者是由于未热量限制的大鼠足细胞肥大性应激伴随肾小球肥大[181]。有趣的是，热量限制可减轻肾小球肥大、足细胞增大 / 应激和足细胞缺失，这些可引起肾小球硬化[181]。同一研究小组在大鼠中通过转基因方法也证明单独降低足细胞数目就可以引起肾小球硬化[182]。

总而言之，所有这些动物（鼠类）研究都认为后天或先天性足细胞减少（绝对或相对的）引起肾小球硬化，尤其是局灶性和节段性肾小球硬化（参考 Kriz 及其同事的综述[178]）的关键因素。然而，实验动物的衰老生物学与人类不同（见上文），在将动物病理生理概念转化应用于人类时必须考虑到这些差异。

最近，人类肾活检技术已用于足细胞研究；这些研究发现，衰老相关的肾小球球性硬化模式在包括活体肾脏供体在内的研究中有所不同[108]。一项来自活体肾脏供体、尸体肾脏供体和因肿瘤根治性肾切除标本正常部分的 89 例肾活检研究发现，足细胞丢失是衰老相关肾小球硬化的可能致病因素[108]。作者对足细胞进行计数，测量它们的大小和密度，并证明足细胞密度随着年龄的增长而下降，其原因是每个肾小球内所含足细胞数量减少以及肾小球体积增大所致。特别指出的是，青年个体的足细胞密度是 70 岁以上个体的 3 倍以上，前者足细

胞计数 > 300 个 /$10^6 \mu m^3$ vs. 后者是细胞 < 100 个 /$10^6 \mu m^3$。在老年个体中，足细胞密度更低，脱落的速率更快，还发现有细胞应激的分子证据。此外，在一些具有明显足细胞脱离的肾小球中，作者观察到了双核足细胞提示有丝分裂失败，以及肾小球毛细血管皱褶、毛细血管襻塌陷和囊周纤维化。所有这些发现促使作者提出了肾小球自然衰老假说（即足细胞核心假说），即随年龄增长从肾小球肥大到毛细血管襻塌陷再到肾小球硬化[108]。然而，活体肾脏供体的研究并未显示随年龄增长出现肾小球肥大[86]，提示原因为衰老相关疾病而非单独的衰老本身。此外，值得注意的是，白蛋白尿的增加并不是正常健康老龄化的特征[91]。因此，足细胞核心假说可能与人类肾脏衰老无关。

六、合并疾病对肾脏衰老的影响

衰老与疾病通常并存，并对肾脏的结构和功能有独立影响。上述疾病包括肥胖、糖尿病和出生时肾单位数量。例如，肥胖和（或）糖尿病（2 型）可导致肾小球肥大、肾小球高滤过和蛋白尿的产生（见第 51 章）。在横断面流行病学研究中发现，这些疾病在一定程度上加剧了随着年龄增长而增加的蛋白尿患病率[68]。如前所述，老年人常见疾病，例如高血压也可以改变随着年龄增长而出现的肾脏衰老的正常模式。

出生时肾单位数量也可能影响正常生理性肾脏衰老速度。由于胎儿发育不良导致出生时肾单位数量不足，通常伴有早期单个肾单位高滤过和肾小球增大，从而导致肾小球适应不良性损伤、足细胞减少、肾小球硬化，并可能加速肾单位丢失[183]。理论上，肾小球减少（出生时肾单位数量减低）和生理性肾脏衰老，可以导致 CKD 样改变［GFR 降低和（或）蛋白尿产生］。由于上述假设未得到充分研究，因此不良影响多基于推测。肾小球密度降低和肾小球肥大是肾单位数量不足的标志，已被证实对许多肾脏疾病的进展具有不良影响，包括一些可能影响老年的肾病[184,185]。低出生体重、胎儿发育不良及肾脏发育受损均可增加全球肾脏疾病负担，尤其对老年人和原发性或继发性肾小球疾病患者（见第 21 章）[185]。

七、衰老过程中的体液、电解质和酸碱平衡

（一）钠平衡

一项对 89 名健康人群的研究显示，年龄越大，对肾脏滤过钠的重吸收能力影响较大。限制钠摄入后，60 岁以上受试者降低钠排泄所需时间约是 30 岁以下受试者的 2 倍（分别为 31h 和 17.6h）[186]。数据显示，与年轻对照组相比，老年人远端小管钠重吸收减少了近 30%，上述差异可能的原因是老年人群远端小管钠重吸收显著减少[187]。肾素和醛固酮是调节钠平衡的激素，其水平和反应的变化与年龄相关（详见第 14 章）。虽然老年人血浆肾素活性和醛固酮水平较低，但与体液或电解质代谢的变化无关[188]。这些变化增加了老年人在疾病状态下或使用影响肾素释放药物时对钠潴留的易感性。近期发现，使用血管紧张素转化酶（ACE）抑制剂阻断 RAAS 后，老年人对限制钠摄入的反应较慢[189]。

一项通过对液体容量控制来研究不同年龄健康人群的尿钠排泄反应。在输注 2L 生理盐水后的 24h 内，老年人的尿钠排泄较慢[190]。据推测，老年人群中高血压患病率较高是导致随着年龄增长尿钠排泄反应减弱的可能原因。同样在盐水负荷条件下，年龄较大的肾供体相较于年龄较小的肾供体，尿钠排泄反应也有所降低[189]。

心房利钠肽（atrial natriuretic peptide，ANP）是一种由心房肌细胞分泌的激素，主要作用之一是在肾小管上控制尿钠排泄。肾小管对 ANP 的反应随着年龄的增长而减弱。心房利钠肽抑制管腔侧钠的重吸收，诱导高滤过及抑制肾素释放，上述共同作用产生利钠和利尿反应并引起血压降低。正常情况下，ANP 可在血浆中被快速清除；如果降解酶或相关清除受体被阻断，则半衰期可以延长[191]。已有研究表明，老年人群中的血浆 ANP 水平高于其他人群数倍，这可能是对受体水平反应降低的代偿效应。上述假设与两项研究一致，老年受试者在输注 ANP 后尿钠排泄量趋于平稳[192, 193]，而年轻受试者尿钠排泄量随着 ANP 剂量的增加而增加[192]。实际上，ANP 的产生不随年龄的增长而改变，因此我们所观察到的老年人 ANP 水平增加是由于代谢清除

率的降低[194, 195]。此外，亦有研究表明，在生理盐水负荷下，老年人血浆 ANP 增加的水平较年轻人更高[196, 197]。

肾脏对钠重吸收处理的改变在年龄相关血压升高发病机制中的作用备受关注（参见第 46 章，Frame 和 Wainford[198] 的综述）。显然，大动脉顺应性降低等血管因素及交感神经系统兴奋等神经体液改变，在年龄相关性收缩压升高中起着重要作用。同时，摄盐引起血压变化的敏感性随着年龄增长而增加[199]。动物研究表明，肾内血管紧张素 II 信号通路增强与年龄相关血压升高有关[200]。啮齿动物实验研究也表明，髓袢的钠钾氯协同转运体（sodium potassium chloride cotransporter，NKCC2）随衰老而表达降低[201]；远端小管噻嗪敏感型钠氯协同转运体（sodium chloride cotransporter，NCC）的活性是否随年龄增长而改变尚存在争议[198]。

老年啮齿动物上皮钠通道（epithelial sodium channel，ENaC）的表达降低[202]。这些研究共同表明，衰老肾单位对钠处理异常可能与年龄相关的血压升高有关。这些知识将改变对影响血压的生物学因素系统（如主动脉顺应性、交感神经系统活性、RAAS）的认识[198]。生理性衰老引起肾单位减少（肾小球减少）在年龄相关血压变化中的作用不容忽视。

（二）钾平衡

钾平衡受多种不同机制调节，肾脏中钾的排泄率主要取决于摄入量。肾脏对于维持钾稳态非常重要，正常情况下，钾摄入量的 90% 通过尿液排出，仅 10% 通过胃肠道排出。体内钾的分布也受到如胰岛素、儿茶酚胺和醛固酮等激素的调节。一般来说，钾经肾小球过滤后，主要通过近端小管和髓袢升支粗段重吸收，因此正常情况下只有少量钾可以到达远端小管（详见第 17 章）[203]。

总体钾含量（total body potassium，TBK）随年龄增长而下降，并伴随着衰老时肌肉质量下降（肌肉减少）细胞内储备减少。一项针对 188 名健康志愿者的研究发现，女性和男性 TBK 的年下降率分别为 7.2mg/kg 和 9.2mg/kg[204]，60 岁后男女 TBK 均有所增加[205]。TBK 下降可能是由于肾素和醛固酮水平较低[206] 以及老年人对醛固酮反应性降低所致（详见后文）[207]。一项针对 43 名健康老年人的研究表明，

钾排泄分数相对减少与肌酐清除率有关[208]。这一结果与动物研究结果相一致，即高钾饮食的老年大鼠的钾排泄效率较低[209]。同一人群的后续研究中显示，与年轻人相比，老年人群的跨肾小管钾浓度梯度有所降低，这意味着老年人钾排泄效率降低[210]。胰岛素调节的钾稳态则不受年龄影响[211]。

老年通常伴随着并发症，且老年人经常服用干扰钾排泄的药物。例如保钾利尿剂、肾素抑制剂、血管紧张素转化酶抑制剂、血管紧张素受体阻滞剂、肝素、钙调磷酸酶抑制剂、钠通道阻滞剂和非甾体抗炎药（nonsteroidal antiinflammatory drug，NSAID）是常用药物。由于老年患者更易发生高钾血症，在开始上述药物治疗时须谨慎高钾血症的发生。

（三）镁平衡

据估计约 99% 的镁储存在细胞中，主要储存在骨骼和肌肉中，只有约 1% 储存在血浆等细胞外液中。正常情况下，肾脏重吸收 96% 的滤过镁[212]并调节镁稳态（见第 18 章）。

体内可以精确调节血浆和细胞内镁稳态[213]，因此健康个体随年龄增长血浆中总镁含量保持稳定[214, 215]。然而，一项研究中 36 名健康老年人显示出明显的亚临床镁缺乏，而血清镁水平未能检测出亚临床缺乏[216]。另一项较新的研究证实了这一点，老年人（＞ 65 岁）的血清游离镁和总镁水平显著降低[214]。

目前关于肾脏中年龄相关镁平衡的变化的研究文献较少。镁平衡的变化多是由于老年人常见病、改变镁代谢药物的使用和年龄相关的肾功能衰退等原因引起[214]。老年肾脏显微结构变化引起的肾功能下降会导致肾小管对镁的重吸收减少，从而引起低镁血症。除上述与年龄相关的肾脏变化外，老年人合并其他疾病及药物使用（如利尿剂、洋地黄）可进一步加重镁缺乏[214]。另一方面，即便在重度急性肾损伤（acute kidney injury，AKI）、CKD 或 ESRD

临床意义 3

即使老年人机体钾储备减少及肾小管钾转运改变，但仍具有较高的高钾血症发生风险。

情况下，高镁血症仍较少发生[217]。有趣的是，老年人较低的镁摄入量可能加速肾小球滤过率下降速度，加剧炎症状态、内皮功能障碍并促进血管钙化[218]。

（四）钙平衡

在正常成人中，每天约有 10g 钙经肾小球滤过，98%～99% 被重吸收，因此 24h 内钙的净排泄量为 100～200mg。大部分滤过钙（60%～70%）经近端小管重吸收，约 20% 在髓袢（升支粗段）重吸收，5%～10% 在远曲小管重吸收，仅约 5% 在集合管重吸收（另见第 18 章）。

目前已有多项关于衰老相关钙稳态的研究。动物实验发现 3 组不同年龄段大鼠的钙排泄和重吸收均保持不变，这可能与老年大鼠年龄相关的肾肥大有关[219]。然而，其他动物和人体研究表明，肾脏钙平衡存在年龄相关变化，例如肾小管重吸收减少和（或）肾脏对甲状旁腺激素（parathyroid hormone，PTH）反应性降低[220-223]。肾脏和肠道钙结合蛋白在主动跨细胞钙转运中具有重要作用，它们的表达随着年龄的增长而降低[224-226]。在人和大鼠中，1, 25- 二羟维生素 D_3（1, 25-dihydroxyvitamin D_3，1, 25-$(OH)_2D_3$）刺激钙重吸收的能力也随年龄的增长而降低，增加甲状旁腺素水平[227, 228]。一项小鼠的研究发现，与年龄相关的 TRPV5 和 TRPV6（分别为肾和十二指肠细胞内钙转运蛋白）表达减少，导致肾和十二指肠钙的重吸收受损，这与老年小鼠中观察到的钙尿增加相一致[229]。α-Klotho 基因突变后可加速衰老[230]。它编码一种主要在组织中表达且与钙平衡相关的蛋白质。小鼠研究表明，α-Klotho 可与钠钾三磷酸腺苷（Na^+-K^+-ATP 酶）的一个亚单位结合[231]，Klotho 蛋白的增龄性下降可能导致 Na^+-K^+-ATP 酶对低钙的敏感性降低。血清可溶性 α-Klotho（serum-soluble α-Klotho，sKlotho）水平随年龄增长而下降，且与 GFR 无关[55]。

肠道钙重吸收也随年龄增长而降低，这与 1α-羟化酶活性降低、1, 25-$(OH)_2D_3$ 水平降低和基础 PTH 水平升高有关。一项针对 22 名健康男性的研究发现，年长者血清甲状旁腺激素水平是正常值的 2 倍，而血中游离钙水平没有差异。此外，老年男性的甲状旁腺激素释放阈值较高，但这与血游离钙或 1, 25-(OH)$_2$D$_3$ 的减少无关[232]。这一发现表明老年人甲状旁腺激素与钙之间的关系发生了改变，即无论钙浓度如何，甲状旁腺激素水平都较高。一项研究将健康老年人（年龄 ≥ 75 岁）与具有相近 GFR 的 CKD 患者进行了比较，发现 CKD 患者的血清钙水平和钙排泄分数较高，提示这些患者存在较大的钙消耗[233]。维生素 D 依赖性钙结合蛋白的浓度也随着年龄的增长而降低，这与肠道钙吸收的变化有关[209, 224]。另一项针对健康年轻及老年男性的研究试图探索高龄是否影响 PTH 输注后的肾反应性，最终作者发现两组人群在 PTH 输注后的肾反应性及肾脏维生素 D 水平相当，唯一的区别是老年人维生素 D 的产生稍有延迟[234]。

（五）磷平衡

人体内 99% 以上的磷存储于骨骼中，以无机磷（inorganic phosphate，Pi）的形式存在于血清中的磷占比不到 1%。维持血清 Pi 水平在正常值范围对于多种细胞功能具有重要意义，包括参与能量代谢和骨形成，或作为磷脂和核酸的组成部分。随着年龄增长肾小球滤过率下降，可导致血清非蛋白结合（游离）钙水平降低，血清磷酸盐水平升高[235]。因此导致甲状旁腺激素合成增加，进而减少近端小管中钠磷酸盐共转运体的数量，从而引起尿磷增加。血磷升高也会刺激成纤维细胞生长因子 23（fibroblast growth factor 23，FGF-23）的产生，FGF-23 在肾功能下降时调节血清磷水平和抑制 1, 25-(OH)$_2$D$_3$ 形成。同时，FGF-23 水平随着 GFR 下降而增加，但与年龄无关[55]。

除了衰老过程中磷酸盐水平受激素调节外，动物研究还发现肾小管非 PTH 依赖性磷酸盐重吸收能力下降[236]。同时还发现，与年轻动物相比，甲状旁腺切除的老年动物的肾脏对 PTH 的药理反应差[236]。其他动物研究发现，低磷饮食情况下老年动物的肾小管磷酸盐转运功能受损[237, 238]。磷酸盐转运受损的可能原因是年龄相关的胆固醇和鞘磷脂增加，导致管腔刷状缘的流动性降低[238]，直接影响钠磷酸盐共转运体活性[239]。同一研究小组后续发现，急性和慢性胆固醇变化可不同程度上影响钠磷酸盐共转运体活性[240]。急性胆固醇变化调节钠磷酸盐共转运体在顶端膜的表达（翻译后调节），慢

性变化则调节共同转运体的分布量（翻译调节）[240]。与体内研究相一致，幼年和成年大鼠的肾小管细胞的体外研究表明，在无磷培养基中只有成年大鼠肾细胞对磷酸盐的吸收和适应能力下降[241]。另一项研究表明，与年龄相关的肾小管重吸收磷的能力下降和低磷饮食肾小管适应能力下降的原因是钠磷酸盐共转运体在刷状缘顶端的表达降低[242]。

（六）维生素 D 平衡

老年人通常表现为维生素 D 不足或缺乏，并常伴有轻微的慢性炎症。血清 25- 羟基维生素 D［25-hydroxyvitamin D，25-(OH)D］水平与老年人炎症标志物包括 C 反应蛋白和白细胞介素 6（interleukin 6，IL-6）呈负相关[243]，目前尚不清楚两者的因果关系是由于原发性维生素 D 代谢异常还是继发于炎症所致。饮食来源的维生素 D 吸收可能不会因衰老而受损，但维生素 D 摄入减少可能导致老年人血清 25-(OH)D 水平降低[244]。紫外线照射下，老化表皮中 7- 脱氧氢胆甾醇的减少可能与老年人前维生素 D$_3$（胆钙化醇）的减少有关[245]。血清 1, 25-(OH)$_2$D（骨化三醇）水平随着衰老而下降，部分原因是 GFR 下降和 25-(OH)D 羟化受损[244]。老年人维生素 D 含量变化可调节左心室结构并与老年高血压患者左心室肥大发生风险有关[246]。

年龄相关 1,25-(OH)$_2$D 的代谢变化对肠道磷吸收（如前所述）具有影响，一些研究表明，在维生素 D 缺乏的动物中，膳食维生素 D 的补充可以改善肾脏和肠道磷的吸收[247-249]。关于前述的胆固醇对刷状缘顶端流动性的影响，减少或补充维生素 D 会改变该膜中几种脂肪酸的水平[250]。因此，1,25-(OH)$_2$D 随增龄变化可能通过调节刷状缘顶端膜中脂质含量，从而对磷的重吸收产生潜在的影响。

因此，衰老对钙、磷和维生素 D 代谢有不同的影响，包括肠道钙的吸收减少、皮肤维生素 D 生成受损、维生素 D 摄入不足、1, 25-(OH)$_2$D$_3$ 生成受损、甲状旁腺激素分泌增加、血清 Klotho 水平降低、FGF-23 水平升高、肾小管钙磷重吸收变化等。

（七）酸碱平衡

肾脏在调节酸碱平衡方面也起着重要作用。正常情况下，肾脏 24h 内重新吸收约 4500mmol 滤过

的碳酸氢盐。肾脏通过产生氨（NH_3）及 NH_4^+（见第 16 章），具有强大的排出内生质子（H^+）能力。老年人更容易发生酸碱平衡紊乱，有以下常见原因：首先，年龄相关的肾脏结构和功能改变可使其对饮食和（或）环境变化的适应性反应降低；其次，年龄相关的 GFR 下降降低了肾脏对代谢改变的缓冲能力和分泌 H^+ 能力[251]。随着年龄的增长，肾功能下降，碳酸氢盐的存储及生成能力也降低，再加上持续的内源性 H^+ 生成，因此可能导致代谢酸中毒。这一现象在 CKD 患者中更易发生且令人担忧[252]。一项基于社区的 6—75 岁健康人群的观察性研究发现，儿童及年轻成人的肾脏 H^+ 排泄能力相似，但在老年人群中显著降低[253]。

　　氨的排泄量随着年龄的增长而减少。一项针对 26 名不同年龄段健康男性的急性酸负荷试验表明，尽管所有受试者的酸排泄量都迅速增加，但老年受试者排酸的百分比下降明显[254]。有趣的是，由于下降的酸排泄量等同于降低的菊糖清除率，因此经 GFR 标准化的酸排泄量在年轻人和老年人中相似。另外除了酸负荷试验外，对 4 名年轻和 4 名老年受试者还进行了谷氨酰胺实验，发现年轻和老年肾脏对谷氨酰胺的反应性相同[254]。综上，认为与年龄相关的 H^+ 排泄减少是由于肾小管数量减少，而不是肾小管功能障碍[254]。一项针对年轻和老年大鼠的酸负荷的研究结果与人类研究结果一致[255]。在接受酸负荷大鼠中，老年大鼠的总 H^+ 排泄量在第一天减少 50%，第二天减少 25%。这项研究的另一个发现是，在两个年龄组的近端小管中，钠 - 氢交换体的活性增加而磷转运体活性下降[255]。

　　上述研究表明，年龄并没有改变酸碱平衡的生理调节，但确实导致其调节减弱和反应性降低。年龄相关的酸碱平衡紊乱似乎对电解质平衡产生影响。瑞典一项针对 85 名健康老年人的研究表明，无论镁摄入量如何，酸净排泄量与钾调节的尿镁有关[256]。另一项针对 384 名老年人的研究经 3 年的随访发现，富含钾、碱性（富含蔬菜）饮食导致的钾排泄增加，与人群瘦体重指数较高的百分比有关[257]。碱性饮食对老年人肌肉质量的保护作用与酸性（富含红肉）饮食的相反作用相一致。一项针对近 10 000 名普通人群的研究发现，较高的酸性负荷饮食与较低的血清碳酸氢盐浓度有关，其关联性在中老年人群中更强[258]。与此一致，一项关于老年 CKD 患者的研究发现，口服碳酸氢钠可以纠正代谢性酸中毒，改善血清白蛋白水平，减少全身蛋白质降解[259]。绝经后女性补充碳酸氢钾可以中和内生酸，改善钙和磷酸盐平衡，降低骨的重吸收[260]。这在近期一项针对老年人群的双盲研究中得到证实，碳酸氢盐而非钾对骨的重吸收和钙排泄具有保护作用[261]。另一项针对 52 名健康老年人群的随机、双盲、安慰剂对照研究发现，口服枸橼酸钾可以中和饮食中的酸，具有长效的降尿钙作用而不影响胃肠道的钙吸收[262]。综上，上述研究结果与碱性（素食）饮食可以预防老年人骨质流失的假设相一致。

（八）水平衡

　　水平衡是由涉及下丘脑、神经垂体和肾脏的高增益反馈机制调节[263, 264]。在肾脏，经肾小球滤过的水和钠通过肾小管上的水通道蛋白（water channel aquaporin，AQP）和钠协同转运体重吸收[265-267]。肾小管对水的重吸收主要取决于驱动力（髓质深部的高间质渗透压）和肾小管上皮细胞水的渗透平衡（膜对水的高渗透性）。大部分肾小球滤液在近端小管和髓袢降支细段中被重吸收[266, 268]。后续各段小管（升支细段、粗段和远曲小管）对水相对不通透[269, 270]。肾单位中的连接小管与集合管，参与以血管升压素为基础的体液平衡调节（另见第 15 章）[271-273]。随着年龄增长，尿液最大浓缩和稀释能力均降低[274]，导致高钠血症和低钠血症的风险均增加。

　　Findley 基于老年人血管升压素分泌增加，提出了年龄相关的下丘脑 - 肾轴功能障碍[275]。随着年龄增长，尿最大浓缩能力降低[274]，与年轻人相比，老年人保存水和溶质的能力下降了 50%。由于年龄相关身体组分的变化、肾脏进行性显微结构改变以及血浆渗透压和液体容量变化等综合因素影响，老年人更易出现水平衡紊乱。身体组分的一个主要变化是脂肪的总含量增加了 5%～10%，而身体总水分相应减少，因此与体重相同的年轻人相比，老年人的身体总水分平均减少了 7～8L[276]。如果出现急性水分流失或超负荷，那么老年男性将会发生更严重的渗透压变化。在比较了缺水程度相似的老年人和年轻人前后血浆渗透压变化的研究中证实了这一假设[277]。水和钠平衡的改变常导致老年人低钠或高钠血症并伴有低或高血容量[278, 279]。此外，水平衡紊乱也可能是由 AQP 和溶质转运体的异常表达和转运引起的。例如，一项动物研究表明，参与尿浓缩能力的 AQP2 转运体在老年大鼠的髓质中表达下调[280]。这一分子机制与老年人尿浓缩能力降低相一致。水平衡也受到如前所述的衰老肾脏显微结构变化的影响。这种生理性衰老引起的改变不会对健康个体造成严重威胁或影响。然而，在应激、急性疾病、容量超负荷或脱水的情况下，年龄相关肾脏质量减少（即功能储备）和身体组分变化的综合作用可能会导致水和溶质平衡的严重破坏[281, 282]。

年龄相关肾小球滤过率下降可引起近端小管的滤过重吸收增加，流经远端稀释小管的液体减少，导致肾脏的稀释功能降低[283]。这表现为老年人游离水排泄能力降低[277]或最大游离水清除率降低[283]。除稀释功能降低外，老年人的肾脏在脱水状态下也失去了保水能力[284]。另一项研究表明，无论血管升压素水平如何，肾脏保水能力都会降低。因此，这很可能是由于肾脏内在的因素导致保水能力下降[285]。综上，这些与年龄相关的变化可能具有重大的临床意义，例如老年人在呕吐、腹泻或减少水和食物摄入的情况下脱水情况会恶化。

血管升压素的分泌、肾脏对血管升压素的反应以及口渴的控制也受年龄的影响。下丘脑血管升压素的分泌受终板血管器和第三脑室前壁及周围的渗透压感受器的精细控制。大多数研究发现，健康老年人的基础血管升压素水平通常高于年轻对照组[276]。一项研究发现基础血管升压素水平与年龄无关[286]，而另一项研究发现，老年人基础血管升压素水平实际上可能更低[287]。然而，大多数关于老年水平衡的研究表明，与年轻人相比，血浆渗透压每变化一个单位，老年人血管升压素水平增加更为明显，这与老年人渗透压感受器敏感性更高相一致[288]。

血管升压素通过控制水通道 AQP2 含量及其在远端肾单位和集合管上皮细胞顶膜的表达来调节水的排泄[289]。AQP2 蛋白可形成通道，在髓质渗透压梯度的驱动下，使水分子从集合管管腔侧重吸收

至髓质间质。鉴于血管升压素水平在老年人中普遍较高，垂体潜在的分泌缺陷是不可能的，且不能解释肾对血管升压素的反应随增龄而降低。动物实验研究可能解释了肾脏对血管升压素的反应降低的原因，包括集合管中血管升压素受体的表达降低和血管升压素受体信号通路中的第二信使反应受损。一项研究表明，尽管血管升压素分泌反应正常，但在中度限水后，仍存在增龄相关的肾脏浓缩功能下降[290]。这是由于老年大鼠 AQP2 水通道表达降低和上调 AQP2 生成能力受损。其他动物研究表明，血管升压素受体信号传导下降显著影响了尿液浓缩所需的髓质浓度梯度的形成[289, 290]。

正常情况下，刺激下丘脑中的渴觉渗透压感受器可向大脑高级皮层发出信号，从而形成口渴感和寻水行为。衰老也会影响渴觉的控制[291]。一项研究表明，老年男性缺水不会表现出主观上的口渴感增加或口干[287]。此外，在允许喝水时，与年轻参与者相比，老年人饮水量更少，血清和血浆渗透压无法恢复到脱水前的水平[287]。这一发现表明老年人对渗透性变化的口渴反应减弱。有人提出，老年人针对口渴的渗透压设定值可能更高，即对于给定的血浆渗透压，老年人的口渴感知程度降低，从而导致水摄入量更少[292]。老年人的肾脏最大稀释能力轻度受损，在很大程度上是 GFR 下降的反映[293]。水负荷后 70 岁以上受试者的最小尿液渗透压（urinary osmolality, Uosm）平均约为 90mOsm/(kg·H$_2$O)，而在年轻受试者中该值约为 50mOsm/(kg·H$_2$O)。如果溶质排出减少（例如限制蛋白质或盐的摄入），即使只有少量水摄入，稀释能力的轻度损害将会引起老年患者的水过量综合征（低钠血症）。例如，当尿渗透压为 90mOsm/(kg·H$_2$O)（老年人的尿液最大稀释度）、渗透压排泄量为 360mOsm/d（约为正常水平的一半）时，其最大无电解质水的摄入量约为 4L/d。游离水摄入量超过此值时会导致稀释性低钠血症的发生。

因此，衰老会以多种方式影响水的平衡。肾脏储水能力（尿浓缩功能）受到主要影响，尿稀释功能也可能存在轻度受损。这在诊断及在老年人的照顾和制定不同的临床手术或药物干预措施时至关重要。同时，老年人溶质摄入（如蛋白质或钠）的变化也会对水平衡产生深远的影响。

（九）肾脏内分泌功能随增龄变化

肾素 – 血管紧张素 – 醛固酮系统

衰老时血浆肾素活性（plasma renin activity, PRA）、血清醛固酮水平和尿醛固酮排泄率下降，对 RAAS 刺激（如直立姿势或盐缺失）后的反应下降[62, 63]。这种状态被称为衰老相关的低肾素低醛固酮血症。在衰老过程中肾素的产生和释放都会减少[294]。此外，RAAS 的活性以致病的方式与衰老表现相关[295]。肾脏一氧化氮（NO）生成减少与衰老引起 RAAS 活性降低有关[10]。RAAS 的活性也与经典 Wnt 信号通路相关[10]，并且两者都在衰老过程中调节异常[8]。尽管 RAAS 的活性随年龄的增长而有规律地下降（与性别无关），但肾脏灌注压的变化或溶质向致密斑的传递似乎都与此无关[10]。ANP 水平升高和（或）交感神经系统活性降低均随增龄可见，并可能与老年 RAAS 的紊乱有关[10]。肾素随增龄生成减少，是由于肾素储存释放受损，这是一种翻译后调控[10]。血管紧张素（ACE）活性和血管紧张素原转换会随增龄发生细微变化[10]。肾小球入球和出球小动脉对血管紧张素 Ⅱ 的敏感性似乎随着年龄的增长而增加[10]。治疗年龄相关肾功能下降、蛋白尿的动物（大鼠）可以减轻蛋白尿和肾小球硬化，但对肾小球增大或 snGFR 没有任何影响[8, 10]。区分衰老本身和疾病（如先天肾单位不足）对 RAAS 的影响是非常困难的。

与年轻人相比，老年人的醛固酮生成量、血清和尿醛固酮水平较低[296]，并且可能会存在醛固酮对血钾升高的反应降低[297]。此外，生成肾上腺醛固酮合成酶的细胞存在与年龄相关的变化，导致老年人肾上腺皮质中产生醛固酮的细胞呈孤立或簇状排列，在某些情况下可能会发展成醛固酮分泌腺瘤[296]。

（十）促红细胞生成素

血清促红细胞生成素（erythropoietin，EPO）水平往往随年龄增长而升高，在非贫血人群中也是如此[297, 298]。这可能是对失血（亚临床）增多、红细胞更新（红细胞半衰期缩短）加速或红细胞前体对 EPO 抵抗增强的代偿反应[298]。睾酮缺乏可能与后一种现象有关[299]。轻度贫血（血红蛋白 < 12g/dl）在衰老中较为常见，但因地域而异[300]。在这些老年个体中，约 1/3 的人因营养缺乏（如铁、叶酸、维生素 B_{12}）而导致贫血，1/3 是由于慢性病（如 CKD、癌症、感染）导致贫血，另外 1/3 则原因不明[300]。独立于贫血，老年人高水平的 EPO 与充血性心力衰竭的风险增加有关，但与心肌梗死或 CKD 进展无关[301]。上述相关机制尚不明确，但可能是由于与心力衰竭低灌注状态下的组织缺氧引起的。

八、正常生理对肾功能的影响

正常生理对老年人慢性肾脏疾病的诊断和预后有影响。

（一）诊断

CKD 的诊断由肾脏疾病预后质量倡议（KDOQI）和肾脏疾病：改善全球预后组织（KDIGO）[302, 303]临床实践指南倡议（分别于 2002 年和 2013 年出版）以及更多地区机构（例如英国的 NICE 和澳大利亚的 CARI）共同确定[304, 305]。这一分级和分类主要依赖于 GFR［估计或测量，单位为 ml/(min·1.73m²)］和蛋白尿（通常是尿液样本的白蛋白与肌酐的比值［urinary albumin-to-creatinine ratio, uACR］，单位为 mg/g 或 mg/mmol，另见第 23 章和第 30 章）。肾脏损伤的其他征象，如尿液（如血尿）、影像学或肾活检检查的异常，即便 GFR（甚至据年龄因素调整）或 uACR 正常，也可诊断 CKD。这些生物标志物的异常必须持续至少 3 个月才能作为 CKD 诊断的有效指标，然而许多仅进行一次的流行病学研究常常不能满足这一要求。根据这一标准，任何 20 岁或以上的成人受试者，GFR 持续小于 60ml/(min·1.73m²) 均可被定义为 CKD（3A 期、3B 期、4 期或 5 期），而不考虑肾损伤的其他证据，包括尿液分析、蛋白尿、影像学或肾脏病理学的异常。因此，成人 GFR 持续在 45～59ml/(min·1.73m²) 范围内可诊断 CKD（3A 期）。这项指南存在一个问题即健康老年人的 GFR 值也可以在 45～59ml/(min·1.73m²) 内。60—69 岁健康成人的测量 GFR（measured GFR, mGFR）正常值下限约为 55ml/(min·1.73m²)；70—79 岁时正常值下限约为 49ml/(min·1.73m²)[133]。CKD（与年龄无关）的分期阈值与老年人 GFR 正常值范围之间存在重叠。老年人较低的 GFR 是肾单位丢失而不伴有残余肾单位代偿性高滤过状态的一种生理表现（见上文），因此很难将这些结果作为一种疾病来解释。不难看出，仅仅基于 GFR 而不考虑年龄因素定义 CKD，已存在实质性且持续性的争议[306-310]。异常蛋白尿与正常健康人群衰老不一致，但是根据 KDIGO 分期标准老年人可能会被诊断为 CKD 3A 期 [（45 ≤ GFR ≤ 59ml/(min·1.73m²)，uACR < 30mg/g（3mg/mmol）]，这一点尚存争议[311]。80 岁以上的老年人 GFR 可能小于 45ml/(min·1.73m²)，但很难确定这些老年人是否完全健康，因为他们常伴有癌症、心力衰竭、蛋白摄入缺乏和肌萎缩等疾病，这可能导致 GFR（mGFR 或 eGFR）的评估复杂化。此外，60 岁以上人群常有并存疾病和生化异常，这使得基于 GFR 评估肾脏健康更加困难[312, 313]。

通常情况下 CKD 分期是基于 GFR 的估算值，而非测量值。GFR 估算（eGFR）方程导致老年人群 CKD 诊断的另一问题，即用 eGFR 方程评估老年人真实 GFR 的不精确性和可变性[312]（详见第 59 章和第 84 章）。在一项针对社区成年人的人群研究中，Ebert 和同事[312]发现，70—79 岁的人群中 CKD 3 期、4 期和 5 期[eGFR < 60ml/(min·1.73m²)] 的患病率在 16%～52%，80—89 岁人群的患病率则为 42%～84%，具体取决于估算 GFR 的计算方程。使用 CKD-EPI 肌酐方程诊断 CKD 的患病率最低；使用柏林倡议研究（BIS）-1 肌酐方程则诊断 CKD 的患病率最高[312]。在 70 岁以上的人群中，至少在以白人为主的欧洲，BIS-1 肌酐方程相较于 CKD-EPI 方程可更精确评估 mGFR 的估计值[314]。在人群中应用 GFR 的估算公式通常会得出较高的 CKD 患病率（11%～14%）[315]，尤其是当公式主要通过 CKD 队列得出。而当 eGFR 公式通过正常健康人群得出时，CKD 患病率则低很多[316]。

基于胱抑素 C 的 GFR 估算方程（单独或与基于肌酐方程结合）已被作为辅助诊断 CKD 的工具。2012 年，KDIGO 建议当 eGFR- 肌酐方程结果为 45～59ml/(min·1.73m²)（无其他 CKD 标志物）时，在成人（包括老年人）中应测量 eGFR- 肌酐 - 胱抑素 C 方程和 eGFR- 胱抑素 C 方程。如果 eGFR- 胱抑素 C 或 eGFR- 肌酐 - 胱抑素 C 方程结果小于 60ml/(min·1.73m²)，则可明确 CKD 的诊断[303]。这些建议在老年人群的适用度尚未充分论证，可能取决于 eGFR- 胱抑素 C 或 eGFR- 肌酐 - 胱抑素 C

方程的形式。例如，在老年人中，BIS-2 胱抑素 C 方程比 CKD-EPI- 胱抑素 C 方程更能准确地估计 mGFR[314]。其他 eGFR 方程，如 FAS- 肌酐、FAS- 胱抑素 C 方程或者 Lund-Malmo- 肌酐方程需要进一步评估，以提高基于 eGFR 诊断老年人 CKD 的精确性和准确性，早期研究显示这些方程在老年人群中的具有应用前景[317]。

需要指出的是，胱抑素 C 是一种参与炎症反应，具有中等分子量（13.3kD）的丝氨酸蛋白酶抑制剂[318]。它通常经过滤后被肾小管重吸收和降解完全破坏，正常尿液中胱抑素 C 含量很少。因此，胱抑素 C 的排泄率很难评估，而且在老年人的多种状态下（如肥胖、糖尿病、甲状腺疾病、炎症）均有差异。与肌酐类似，它的血清浓度也由许多非 GFR 因素决定因素，也就是用于计算老年人 eGFR 的变量[319, 320]。在老年人群中，肌肉量减少（肌萎缩）可能会降低血清肌酐值，这与 GFR 的测定相关，导致 eGFR 肌酐方程高估 mGFR。而血清胱抑素 C 水平不受肌肉量或性别的影响，也不受种族影响。但在有慢性炎症（任何原因）、肥胖、糖尿病和代谢综合征的老年人中，胱抑素 C 的生成可以发生改变，导致 mGFR 被低估。eGFR- 肌酐 - 胱抑素 C 的联合应用可能会为基于人群的研究提供更准确的 GFR 的评估[321]，但仍存在许多个体差异[322-324]。追踪 eGFR- 胱抑素 C 与可能导致 CVD 的代谢因子，可使老年人 GFR 相关的 CVD 风险生物标志物适用性复杂化[325]。此外，由于炎症或毛细血管性高血压引起的内皮损伤可能进一步损害胱抑素 C 的肾小球通透系数（缩孔理论）[326]，导致胱抑素 C-eGFR 值相对于菊粉或碘己醇 -mGFR 降低[326]。再者，在老年虚弱人群中，较低的血清白蛋白水平（可能反映轻微的慢性炎症状态）与 eGFR- 肌酐水平降低有关[327]。

在老年人群中，直接比较 GFR 测量金标准和 GFR 估算公式相对不常见，但 BIS[314] 和 Reykjavik 老年队列研究[322]都提供了许多有价值的信息。在后一项研究中，Lund-Malmo- 肌酐方程和全年龄谱（full age spectrum，FAS）- 肌酐方程比 CKD-EPI- 肌酐方程具有更高的准确性。CKD-EPI、Lund-Malmo 和 FAS 肌酐方程对小于 60ml/(min·1.73m²) 的 mGFR 检测大致相同。与相应的基于肌酐的方程相比，所有包含胱抑素 C 的公式在准确性方面均有一致的提高。虽然这些发现与老年个体 CKD 诊断的相关性需要进一步研究，但清楚地表明了在老年人群中使用基于肌酐的 eGFR 公式的缺陷性。

因此，生理性肾脏衰老对 GFR 的影响混淆了其在老年人 CKD 定义方面的应用，因为 CKD 是一种最常见于老年人的诊断，多处于 CKD 3A 期［45ml/(min·1.73m²) ≤ GFR ≤ 59ml/(min·1.73m²)］，通常伴有正常蛋白尿［A1 类；uACR ＜ 30mg/g（3mg/mmol）］。这可能会引起在个人和人群层面上的 CKD 过度和错误诊断的问题，导致对 CKD 真实社会负担的误判。如果在一个流行病学研究中加入对 CKD 的假阳性识别（见上文），这就可能导致 CKD 普遍性降低，因此关于修订老年人 CKD 的定义应受到重视。老年人 GFR 估算公式的不确定性不容忽视[328]。

（二）预后

在 CKD 的 KDIGO 分类中，不良事件的预后［全因死亡率、ESRD、血清肌酐水平增加 1 倍、CVD（如缺血性心脏病、充血性心力衰竭、脑卒中）］是该方案的第三维组分。这通常用事件风险上升的多色热图显示，绿色为无附加风险、红色为高风险，并由大规模流行病学研究确定[302, 303]。与某些任意对照组对比时，风险值通常表示为相对风险比或比值比，这些对照组的 eGFR 通常大于 60ml/(min·1.73m²) 且无肾脏损伤征象（如 uACR 正常）。这些基于预后的热图通常是从单个时间点的流行病学研究数据中得出，基于此对 CKD 定义的异常持续状态（eGFR、uACR 或两者兼备）仍不确定。当对慢性病进行更严格的评估时，由于假阳性导致在单个时间点的研究中高估 CKD 患病率高达 30%[329]。

利用 eGFR 评估预后也存在问题，即所有成人估算公式中都包含年龄变量，以调整年龄本身对生物标志物（肌酐或胱抑素 C）合成和产生的影响。这些公式中的年龄系数对 mGFR 的估计具有优化作用，而非在预测全因死亡率或 ESRD 风险方面。然而，当这些估计值应用于预测预后时，年龄变量则很重要，因为年龄独立于 GFR 且对一些风险（如死亡率）的评估有显著影响。如果建立使用一个或多个生物标志物且不涉及年龄变量的估算方程准确评估 GFR，那么风险预测的准确性可能会得

到提高，并可与真实 GFR 的结果相比较。应强调的是，虽然与大规模的基于 eGFR 的流行病学研究相比，使用 mGFR 作为预后评估的因变量的研究数量和规模相对较小，但 GFR 与预后的关联模式是相似的。这些研究描述了一种阈值（非线性）关系模式，其中阈值随年龄增长而变化[330]。蛋白尿的风险与 uACR 呈对数线性关系，与年龄无关且不存在阈值（高于正常值）。当使用接近正常年轻人平均 GFR 参考值［约 107ml/(min·1.73m²)］比较全因死亡率的相对风险时，在 18—54 岁受试者中，eGFR 高于 75ml/(min·1.73m²) 的人群全因死亡率的相对风险最低，但对于 75 岁以上的老年人群而言，eGFR 高于 45ml/(min·1.73m²) 则全因死亡率的相对风险最低[331]。年龄增长使与 eGFR 下降相关的全因死亡率的相对风险降低，但随着年龄的增长，全因死亡率的绝对比率仍然很高。这一分析表明，以预后为主导的矩阵中，为 CKD 建立 GFR 阈值，年龄分层方法是可取的。值得注意的是，在 eGFR 降至 45ml/(min·1.73m²) 以下之前，任何年龄 ＞ 35 岁的人的剩余预期寿命不会受到实质性影响[332-334]。在现有方案中增加年龄分层，以识别真正的 CKD 及其相关风险，已被证明是一项具有挑战性的任务。简单的调整例如将 65 岁以上无蛋白尿者的 eGFR 阈值改为 ＜ 45ml/(min·1.73m²) 可能是有用的，但会导致意想不到的后果，如所谓的生日悖论（当 64 岁的老人到 65 岁生日时，CKD 即被"治愈"）。

目前已有其他关于 CKD 诊断的年龄分层方法，在大型医疗保健系统中具有更大的实用性并以改进分类[335]。利用 eGFR 及全因死亡率的预后评估创建多年龄段分层热图很有帮助[336]。针对 CKD 定义及其在老年人群中的风险的解决方案，需要认识到，由于众多估算公式和生物标志物（尤其是应用于老年人时）之间的偏倚、精确度和准确性的差异，将 eGFR 作为变量的特定公式本身更具有复杂性。例如，eGFR- 肌酐公式对老年人 CVD（包括对全因死亡率）风险的预测价值不大，而 eGFR- 胱抑素 C 公式对 CVD 风险预测具有较大帮助，尽管在估计 mGFR 时并不优于 eGFR- 肌酐公式[325]。但两种公式都能增加 CVD 风险预测的准确性（见下文）。

1.心血管疾病与随增龄肾小球滤过率下降

GFR 的进行性下降无疑与致死性或非致死性 CVD 的风险增加有关，包括动脉粥样硬化性 CVD、充血性心力衰竭（congestive heart failure，CHF）、心脏性猝死、非瓣膜性心房颤动、卒中和周围血管疾病。以人群为基础的横断面流行病学研究无法确定上述关联是否具有因果关系。事实上，CVD 本身可能导致 GFR 下降（如严重的 CHF、动脉粥样硬化性肾脏血管疾病、缺血性肾损伤），因此混淆了两者关系的因果性。衰老本身可能涉及 GFR 下降和 CVD 相关性的机制，但这可以通过对 GFR 稳定的老年人群 CVD 患病率进行校正。然而，GFR 随年龄增长而规律下降，这要求用于校正的参照组 GFR（平均值）与正常生理衰老人群 GFR 预测值相似。从老年人病理性 GFR 下降中辨析出衰老相关 GFR 下降是很困难的，但是肾脏损伤的其他生物标志物如异常蛋白尿或异常影像学的存在，可能对上述区分具有帮助（正常衰老不会出现异常蛋白尿）[91]。GFR 相关的 CVD 风险增加的阈值可能与年龄有关。在老年人群的研究中，当 eGFR 小于 45ml/(min·1.73m²)（CKD 3B 期）时，CVD 事件的风险上升[333]，但这可能会因共患疾病的性质和严重程度而改变，如血脂异常、糖尿病或长期的高血压。GFR 降低可影响 CVD 的风险，并且独立于传统的风险因素（如肥胖、吸烟、血脂异常、糖尿病、高血压），但 GFR 在 45～59ml/(min·1.73m²) 的老年人 CVD 事件的额外风险很小。因此，GFR 的降低通常不包括在 CVD 风险预测评分系统中［如 Framingham 风险评分、美国心脏病学会 / 美国心脏协会（ACC/AHA）联合风险预测模型］[337]。

正如其他章节（见第 40 章和第 54 章）中所详述的那样，晚期 CKD 可通过多种机制增加 CVD 风险，包括尿毒症毒素对内皮细胞或血管壁的损伤、血管钙化、心肌肥厚和病理性重塑、慢性容量负荷增多、慢性炎症、尿毒症性血脂异常［致动脉粥样硬化性高密度脂蛋白（high-density lipoprotein，HDL）、高三酰甘油血症］、动脉高压和血栓性微血管病。衰老的基本现象可通过多种方式与病理过程相互作用，这些很难明确区分。

2.终末期肾病和衰老

肾脏替代治疗［renal replacement therapy，RRT；透析和（或）移植］在老年人群中的需求并不少见。根据美国肾脏数据系统（USRDS）2017 年年度报告，75 岁及以上的受试者中，RRT 的年龄特异性发病率约为每百万人口（per million population，pmp）1600 例，2015 年 65—74 岁 则 为 1250pmp（www.usrds.org）。自 2010 年以来，上述值均在缓慢下降（原因不明），但仍远高于 RRT（所有年龄段）平均发生率 378pmp/ 年。男性新接受 RRT 的总数比女性多 20%～30%，而对于前 ESRD 阶段的 CKD 患者，男女比例正好相反（www.usrds.org）。而这在一定程度上可能是人为导致，因为 eGFR- 肌酐方程中的性别系数使女性的 eGFR 值较低，同时女性的肌肉量较男性少，这使女性的 ACR 升高。前 ESRD 阶段是 CKD 的早期（分期），部分以不同的速度进展至 ESRD。需要应用 RRT 的 ESRD 应考虑死亡竞争风险，通常来自 CVD 或发生肿瘤。这种风险在老年人中较为严重，任何 CKD3 期高龄老年患者 [30ml/(min·1.73m²) ≤ eGFR ≤ 59ml/(min·1.73m²)] 在进展至 ESRD 之前更有可能死亡[338]。

在一项具有里程碑意义的研究中，Eriksen 和 Ingebretsen 在挪威特罗姆瑟进行了一项为期 10 年的人群研究，其中包括 CKD 3 期的受试者（中位年龄为 75 岁，四分位区间 [interquartile range，IQR]，67.7—80.4 岁）[340]。随着时间的推移，约 70% 的受试者的 eGFR 有所下降，女性的下降速度略慢于男性。10 年内达到需要治疗的 ESRD 的累积风险为 4%（男性大于女性），而死亡的累积风险为 51%（男性大于女性）。CKD 的预后和最终需要 RRT 的可能性与性别高度相关，并受到死亡竞争风险的影响。在另一项关键研究中，O'Hare 和同事[338] 对 209 622 名 CKD 3～5 期美国退伍军人［97% 为男性，平均年龄（73±9 岁）］进行了研究，平均随访 3.2 年。在不考虑年龄因素时，死亡率和 ESRD 与基线 eGFR 值呈负相关。但在 eGFR 可比的水平下，年龄越大，死亡率越高，ESRD 治疗率越低。65—84 岁受试者 ESRD 的发病率超过死亡风险的 eGFR 阈值是低于 15ml/(min·1.73m²)。与 Eriksen 和 Ingebretsen 的研究一致[340]，老年人群的 eGFR 下降速度较慢，性别因素的影响在本研究中未能得到检验。然而，这两项研究都清楚地表明，年龄和性别是 CKD（3～5 期）发展至需治疗的 ESRD 的重要调节因素。

关于年龄对 eGFR 和蛋白尿对死亡率和 ESRD 治疗结局的影响，CKD 预后联合会的 Hallan 及其同事对 33 个普通或高危 CVD 人群队列和 13 个 CKD 队列的 2 051 244 名参与者进行了详尽的分析[330]。在大部分队列研究中，eGFR 值仅测定一次，CKD 的定义并不符合时间标准，导致 CKD 的假阳性率高。此外，分析使用 eGFR 的单一参考值为 80ml/(min·1.73m²)。该研究显示，在所有年龄段中，随着 eGFR 下降 ESRD 发生风险比大致相当，但 ESRD 的平均绝对风险随年龄增长而明显下降，这与上文观察结果一致。当 uACR > 10mg/g 时，ESRD 的相对和绝对风险均增加，但在许多老年人群（> 75 岁）中有所减弱。在所有年龄段，ESRD 的相对危险度增加的阈值约为 60ml/(min·1.73m²)，选择 80ml/(min·1.73m²) 作为参考值（而不是年龄最低风险组作为参考比较）可能会影响结果，正如上文关于 eGFR 对不同年龄全因死亡率的影响所述。值得注意的是，直到 eGFR 远低于 45ml/(min·1.73m²) 时，老年人（> 75 岁）的 ESRD 绝对发生率才高于基线值。

在 Shardlow 及其同事[341, 342] 在英国进行的一项纵向研究中，CKD 3 期 [平均 eGFR 为 53ml/(min·1.73m²)] 的老年人（平均 73 岁）蛋白尿增多的患病率较低（16%）。经过 5 年的随访，ESRD 的患病率较低（0.2%），CKD 进展的患者约占 17.7%，CKD 缓解率 19.3%，肾功能稳定的患者约占 34.1%。蛋白尿是 CKD 进展的关键危险因素。在该研究中，14.2% 的患者在为期 5 年随访之前死亡，14.8% 的患者失访。

九、老年急性肾脏损伤和肾脏、泌尿道疾病

AKI 的发病率和患病率与年龄密切相关[343]，其病理生理机制较为复杂且受多种因素影响（详见第 28 章）。随着年龄增长，肾单位数目减少和肾小球滤过率生理性降低，对水溶性药物的药代动力学造成影响。这可能导致药物在体内蓄积并达到肾毒性水平，引起 AKI 发生[344]。为降低 AKI 风险，需要调整给药间隔时间，而非负荷剂量[198]。影响肾小球血流动力学的药物，如 NSAID 或 RAAS 抑制剂，可导致老年人 GFR 降低，尤其在合并某种程

度的细胞外容积减少时，这种影响较年轻人更为明显。老年人群的多种共患疾病也是 AKI 发生的危险因素，如 CHF、糖尿病、尿路感染和肿瘤，以及老年人需要更多可能导致 AKI 的干预措施，如手术和血管造影。如后文所述，衰老还会增加可能直接导致 AKI 的肾脏和泌尿道疾病的发病率。

老年肾脏、泌尿道疾病

肾脏和泌尿系统特殊疾病的发生明显受年龄影响，这些疾病详见第 36、37、41 章，这里不做赘述。老年人易受某些肾小球和血管疾病影响（框 22-2）[31, 345-347]。良性前列腺肥大在老年男性中很常见，可导致下尿路梗阻和 CKD，有时为不可逆的。老年女性妇科肿瘤输尿管受累以及与神经系统疾病和糖尿病有关的膀胱功能障碍也可引起尿路梗阻。

十、肾脏衰老可以被改变吗

随着器官衰老的分子机制逐渐被揭示，干预衰老的潜在方法日益受到关注[348-351]。但是由于生物过程的复杂性，并且持续活动很长一段时间，因此非常具有挑战性。此外，有必要明确区分针对衰老相关疾病的干预措施的效果（例如，更好地控制

框 22-2 老年人较常见的肾脏、泌尿道疾病

肾小球和血管疾病
- 系统性或肾性抗中性粒细胞胞质抗体（ANCA）相关性血管炎引起的新月体肾炎
- 膜性肾病（原发性和肿瘤相关）
- 单克隆免疫球蛋白沉积病（AL 淀粉样变性和非淀粉样变性）
- 糖尿病肾脏疾病
- 纤维样肾小球肾炎
- 抗肾小球基底膜（GBM）疾病（女性为主）
- 动脉粥样硬化性疾病
- 动脉粥样硬化性肾血管狭窄

肾小管间质疾病
- 急性肾损伤（中毒或缺血引起）
- 淋巴瘤浸润
- 肾细胞癌

泌尿系疾病
- 前列腺疾病所致下尿路梗阻
- 肿瘤引起的输尿管梗阻（女性宫颈癌）
- 膀胱移行细胞癌
- 前列腺癌

糖尿病血糖、避免肥胖、控制高血压）和衰老基本过程本身的改变。目前为止，还没有发现长生不老药或"青春之泉"，但已鉴定了数条有希望的途径。热量限制、mTOR 抑制和 RAAS 阻断都能延缓许多动物的衰老[352]，但很显然它们对人类的影响尚不清楚。这三种方法都有可能作用于线粒体能量的产生以减缓衰老。血管紧张素 Ⅱ 1 型受体可能通过 sirtuin 有关的机制在肾衰老中起关键作用，且不依赖于血管紧张素 Ⅱ[352, 353]。然而，由于正常生理性衰老引起肾小球结构持续改变，通常不会伴随蛋白尿或 snGFR 的升高（见上文），因此抑制 RAAS 作为延缓肾脏衰老的方法前景尚不乐观。热量限制似乎可以减少肾脏纤维化［通过 mTOR 抑制和 5'- 磷酸腺苷激活的蛋白激酶（AMPK）活化］[35, 353]。热量限制和 mTOR 抑制可以激活具有抗衰老特性的 sirtuin1。其他药物如二甲双胍，也可以通过 AMPK/mTOR 途径产生抗衰老作用[354]。端粒缩短可由端粒酶活性调节，但调控端粒长度是否安全有效地延缓器官衰老尚不清楚。通过减少氧化应激产生，运用

药理学方法调节 Klotho 表达可能会产生有益效果。通过破坏 FOX04 肽 –p53 相互作用，靶向凋亡衰老细 胞（targeting apoptosis of senescent cell，TASC）从而消除衰老细胞（清除衰老治疗），在改善衰老小鼠肾功能方面有发展前景[355, 356]。白藜芦醇是一种存在于多种有色蔬菜和水果中的多酚，可以通过改善代谢谱和抑制环磷酸腺苷（cAMP）磷酸二酯酶和 AMPK 途径，模拟热量限制改善衰老[357]。能量需求和能量供应的不平衡可能是衰老的基础，重编程代谢途径从无氧糖酵解到有氧糖酵解可能是有效的策略[5]。抗纤维化治疗方案如转化生长因子 β（TGF–β）/smad 途径抑制、BMP–7 或其他药物的使用，是有希望的研究途径[339, 358]，尤其在肾脏衰老方面。将低等动物（如秀丽线虫、小鼠、大鼠）的研究成果转化至人体将是单调、耗时且充满障碍的。然而，新的方法如肾单位数量测定，有可能直接在人类身上测试验证一些具有前景的策略方法。希望在不远的将来，肾脏衰老可以被干预，尽管长生不老仍然是一个难以达到的目标。

第四篇

肾脏疾病患者的评估
Evaluation of the Patient with Kidney Disease

第23章

肾脏疾病实验室检查：肾小球滤过率、尿液分析和蛋白尿

Laboratory Assessment of Kidney Disease: Glomerular Filtration Rate, Urinalysis, and Proteinuria

Anoushka Krishnan　Adeera Levin　**著**

雷　蕾　王　显　陈　娟　胡雪茹　**译**

吴永贵　**校**

要　点

- 肾小球滤过率（GFR）是单位时间被滤过进入肾小囊腔（Bowman Space）的超滤液量，它取决于肾小球滤过膜的通透性和表面积，以及肾小球毛细血管、肾小囊腔中的静水压和渗透压。正常 GFR > 90ml/(min·1.73m^2)。随着年龄的增长，GFR 逐渐下降，但是年龄的影响是可变的。

- 测定 GFR 过程很烦琐，它需要测量外源性过滤标志物（如菊粉）的清除率。因此，常用血浆肌酐值计算 eGFR（估算的肾小球滤过率）值。最常用的计算方法包括 Cockcroft-Gault（CG）方程、Modification of Diet in Renal Disease（MDRD）方程、Chronic Kidney Disease Epidemiology Collaboration（CKD-EPI）方程。CKD-EPI 方程比 MDRD 方程更精确，两者都比 CG 方程更精确。

- 儿童和老年人可能需要使用特殊公式，eGFR 计算的全年龄谱方法可能有助于解决此问题。其他独特的人群包括孕妇、肾移植受者，以及具有不寻常体质或肌肉质量的人群。

- eGFR 方程的主要用途在于很大程度上无症状的慢性肾脏病（CKD）患者肾功能的监测和预后判断方面，这些方程是从 CKD 稳定的人群中分析得出的，因此对急性的病例不适用。

- 肌酐是肾功能广泛使用的标志物。影响肌酐水平的因素很多，如肌肉质量/损伤、饮食、年龄、性别、体育锻炼和种族。由于肌酐和 GFR 之间的非线性关系，肌酐对处于正常上限的 GFR 明显下降不敏感。这是由于残余功能性肾单位的代偿性超滤所致。

- 肌酐清除率（CrCl）是通过收集患者 24h 的尿液，并测量排出的肌酐总量和尿液量。CrCl 值通常比实际 eGFR 值略高。

- 蛋白尿通常出现在 GFR 降低之前，是肾脏疾病的最早标志之一。它提供诊断和预后信息，目前已成为 CKD 分层的 KDIGO 标准的一部分。

- 管型是起源于肾脏的圆柱形小体，它是由 Tamm-Horsfall 蛋白（uromodulin）的原纤维聚集而成。红细胞管型提示是病理性改变，并提示明显的肾小球病理改变。

肾脏疾病实验室评估结果对临床医生而言至关重要。本章介绍了实验室评估的三个关键指标，即肾小球滤过率（GFR），尿液分析和蛋白尿。针对测量仪器，精度，偏差和解读这些变量涉及的相关问题，下文会一一都进行介绍，以便大家可以更好地了解实验检查在肾脏疾病的诊断及其在随访和管理中的作用。了解肾脏的生理学对实验检测结果的解释十分重要，我们在每个部分中都有重点介绍。

GFR 是评估肾脏功能的最佳方法。大量研究证明 GFR 与普通人群和肾脏病人群预后的关系，KDIGO 分类系统使用 GFR 作为诊断慢性肾脏病（CKD）的关键指标之一。尿检异常可能表示急性或慢性疾病以及单纯的肾脏或全身性疾病，可以用于监测肾脏和全身性疾病。蛋白尿同样是肾脏疾病的重要标志，也可在急性或慢性肾脏疾病中观察到。在 CKD 患者中，蛋白尿的程度会影响其预后，因此它被建议作为 KDIGO 分类系统中 CKD 严重程度分类的参考因素。

肾脏疾病的实验室检查结果可用于诊断、预测和评估疾病的进展或对治疗效果的反应。CKD 已被认为是重要的公共卫生问题，因此准确、适当地使用实验室检查方法非常重要。本章有助于理解和解释用于评估急性和慢性肾脏疾病的关键实验室检查。

一、肾小球滤过率

"肾小球滤过率"描述了肾脏的关键作用之一，即过滤血浆以排泄废物并产生尿液（血浆的超滤液）。在临床实践中，GFR 的估计值是通过方程计算而来的，而直接测量则是针对具体情况进行的。本节回顾了肾脏基础的生理学、各种过滤标志物的使用、方程式的运用以及在特殊具体情况下对 GFR 的理解。

（一）生理功能

肾小球毛细血管内的血浆经由毛细血管内皮细胞，肾小球基底膜和肾小囊脏层足细胞的足突组成的滤过膜的滤过后，进入肾小囊腔，因此这种滤过液被称为超滤液，超滤液的生成是尿生成的第一步。每单位时间内滤过到肾小囊内的流体量称为肾小球滤过率（GFR）。而流体运动受 Starling 力控制，

因此产生的肾小球滤过液取决于以下决定因素。

- 滤过膜的通透性（p）
- 滤过膜的表面积（K）
- 肾小球毛细血管静水压和血管内的血浆胶体渗透压（P_{GC} 和 π_{GC}）
- 肾小囊内的静水压和囊内超滤液胶体渗透压（P_{BS} 和 π_{BS}）

GFR 可以使用以下公式计算：

$GFR=p \times [(P_{GC}-P_{BS})-K(\pi_{GC}-\pi_{BC})]$。表 23–1 列出了可能改变上述决定因素的因素。有关肾小球超滤的相关生理学，请参阅第 3 章。

肾脏每天过滤约 180L 血浆，即肾小球滤过率相当于 125ml/min。肾脏功能与肾脏大小成正比，肾脏大小与体表面积（BSA）成正比。正常人 GFR $>$ 90ml/(min·1.73m²)。在年轻人中，GFR 为 120～130ml/(min·1.73m²)。随着年龄的增长，GFR 是逐渐降低的，但是年龄的影响也是可变的，也存在部分老年患者的肾功能未发生明显变化（参见第 22 章）。

蛋白质摄入和高血糖可通过增加肾血浆流量来提高 GFR。但目前机制尚不明确，可能是肾内肾素 – 血管紧张素系统的激活。

（二）GFR 的测量

如果血浆中某种物质能经肾小球自由滤过，同时在肾小管和集合管中既不能被重新吸收又不能被分泌，则可用于测量 GFR。GFR 即等于该物质或过滤标记的"清除率"，其计算公式见后。

表 23–1　可能改变肾小球滤过率的决定因素

p	通常不如其他因素重要
K	↑系膜细胞的松弛
	↓肾小球肾炎和肾小球硬化症
P_{GC}	↑通过输入小动脉的扩张和输出小动脉的收缩
P_{BS}	↑因阻塞引起的肾小管内压升高
π_{GC}	↑由于全身渗透压升高或肾血浆流量减少
π_{BS}	影响最小

K. 滤过膜的表面积；P. 滤过膜的通透性；P_{BS}. 肾小囊内的静水压；P_{GC}. 肾小球毛细血管静水压；π_{BS}. 肾小囊内超滤液胶体渗透压；π_{GC}. 肾小球毛细血管内的血浆胶体渗透压

$$GFR = \frac{\text{尿液中该物质的浓度} \times \text{尿量}}{\text{血浆中该物质的浓度} \times \text{尿液收集时间}}$$

过滤标志物可以是内源性的（如肌酐、半胱氨酸蛋白酶抑制剂 C）或外源性的（如菊粉、碘海醇）。GFR 可以表示为 BSA 标准化后的数值，以反映 GFR 与肾脏大小的生理匹配，进而表示为 BSA[ml/(min·1.73m²)]，也可以表示为绝对值（ml/min）。GFR 的绝对值在制订药物剂量方面很有用，后续将对此进行讨论。基于稳定状态下，可以使用过滤标志物血浆浓度的方程估算 GFR 作为直接测量过滤标志物清除率的替代方法。

检测 GFR 的最适宜方法取决于监测肾功能的目的。直接检测 GFR 耗时长，可能需要医生指导或患者住院，因此通常不将其纳为日常首选。在大多数临床情况下，不需要 GFR 的确切值，而是需要了解患者自身的肾功能变化趋势。所以，最常使用血浆尿素和肌酐以及基于血浆肌酐的估计 GFR 值（eGFR）。GFR 的检测的准确度对于治疗窗口狭窄的药物（如化疗药物）的剂量使用很重要，并且对于正确选择和允许活体供体用于肾脏移植也至关重要。

（三）肾小球滤过标志物

完全理想的肾小球滤过标志物是不可能存在的，它需要具有以下特征。

- 在细胞外空间中自由且瞬时地分布。
- 不与血浆蛋白结合。
- 在肾小球自由滤过。
- 在肾小管既不被重吸收又不被分泌。
- 完全被肾脏排泄。
- 不易被降解。
- 易检测且价格便宜。

了解每个过滤标志物的局限性对结果的解释很重要。鉴于肾脏疾病通常是无症状的，并且取决于实验室检查的准确性，在制定临床决策之前，临床医生必须了解每种特定测试的优缺点。

1. 内源性肾小球滤过标志物

(1) 尿素：尿素并不是精确的过滤标志物，因为它除了受肾小球过滤影响外，还会受其他多种因素影响。在尿素循环中，肝脏能产生尿素，它是蛋白质分解代谢的废物。因此，尿素血浆水平升高可能归因于与肾功能无关的其他因素，例如高蛋白摄入量增加，胃肠道出血时胃肠道血液中氨基酸的吸收以及高分解代谢状态（如与糖皮质激素治疗相关的状态）。蛋白质摄入减少会导致尿素水平低，而慢性肝病会引起尿素合成减少。

尿素很容易在近端小管中被重吸收，特别是在低尿流率情况下。因此，尿素作为过滤标志物的用途有限，尽管它可以自由过滤，但由于肾小管的重吸收，尿素被排泄的量并不代表肾脏滤过的量。尿素含量高不一定表明肾功能不佳，也可能反映的是血容量不足和肾脏灌注不足。

(2) 血清肌酐：肌酐是正常肌肉代谢的产物。当肌细胞使用三磷酸腺苷时，磷酸肌酸是补充磷酸盐的来源。肌酸和磷酸肌酸以几乎稳定的速率（每天约占总肌酸的 2%）通过非酶脱水反应形成为肌酐。肌酐不与血浆蛋白结合，在肾脏自由过滤，但是被肾小管分泌，因而不是理想的滤过标志物。尽管存在许多局限性，但是对它的测量仍然是医生最广泛用于评估肾功能的检测。

血清肌酐水平不能衡量 GFR，但它与 GFR 成负相关，因此可间接反映 GFR 的变化。血清肌酐水平可用于 GFR 的估算方程，尿肌酐清除率（CrCl）可用于近似 GFR 的估计。

与肾脏功能无关但影响肌酐水平的因素，包括肌肉质量和（或）损伤以及肌肉或肌酸的消耗。影响肌肉质量的因素，如年龄、性别、种族和体育活动，可能会反过来影响肌酐水平。例如，在相同的 GFR 水平下，女性的肌酐水平低于男性。横纹肌溶解引起血清肌酐升高的幅度大于其他急性肾损伤（AKI），是因为预先形成的肌酸和磷酸肌酸被释放，并转化为肌酐。

肾小管的肌酐分泌受以下因素影响。

- 药物（分泌减少）：如甲氧苄啶、西咪替丁、乙胺嘧啶、氨苯砜。
- 肾功能下降：随着肾功能下降，每个肾小管分泌的肌酐比例更高。当血清肌酐水平超过 1.5~2mg/dl（132~176μmol/L）时，该分泌过程就会饱和。
- 肠道排泄肌酐的能力随着肾功能下降而上升，这是由于肠道内细菌过度生长，细菌肌酸酐酶活性增加所致[1]。肾外清除率可能占每日肌酐排泄总量的2/3。

① 肌酐测定中的误差来源：临床医生可能不知道肌酐测量的复杂性，以及它们与日常实践之间关系的复杂性。

测量血清肌酐的实验室方法包括碱性苦味酸盐（Jaffe法）、酶法、同位素稀释质谱法（IDMS）和高效液相色谱法（HPLC）

肌酐浓度的测量值存在很大差异，取决于实验室方法和所用仪器。2003年，美国病理学家协会对5624个实验室进行了调查，结果显示参考值存在 −0.06～0.31mg/dl 或 −7%～34% 的偏差[2]。人们认为这种偏差主要是由于制造商之间的仪器校准存在差异造成的。因此，美国国家标准技术研究所（National Institute of Standards and Technology）制备了肌酐标准参考物质，目前几乎所有主要制造商都以它为标准进行校准。与IDMS参考方法相比，分析方法（Jaffe法或酶法）的偏差最小。

肌酐的测量显著影响CrCl的测量以及实际CrCl或GFR的计算，因此肌酐的测量已被推荐作为KDIGO行动指南的一部分，即所有的肌酐结果都可追溯到相关材料和检测方法，并且上述材料和方法是参考实验室医学数据库可追溯性联合委员会（Joint Committee for Traceability inLaboratory Medicine database）。

Jaffe法检测肌酐通过将肌酐和碱性苦味酸盐混合，然后使用比色法技术检测。但这种比色法可能错误地测量正常血浆成分，如类似肌酐的葡萄糖和血浆蛋白。因此该肌酐检测结果有可能偏高。如果存在高胆红素血症时，Jaffe法可能出现肌酐水平偏低。调整Jaffe法的目的是为了在分析之前消除这些干扰因素。一些试剂生产公司有时通过从测量结果中扣除基于平均偏差的估计值来纠正这一推论。目前，大部分实验室应用的是改进的碱性苦味酸盐和酶法，但更推荐酶法，因其更具有特异性。

尽管血肌酐浓度被广泛作为肾功能指标，但由于肌酐和GFR之间的非线性关系，即使GFR在正常值的上限显著下降，它也不敏感（图23-1）。这是因为随着GFR下降，残存肾单位的代偿性高滤过、肌酐分泌和肾外肌酐的去除。因此，血肌酐浓

度是一个较差的早期肾脏疾病的筛选工具。

肌酐在人体内变异性也很明显，变异度为8%；因此，通常将血清肌酐的显著变化定义为至少10%，这在肾脏疾病的早期可能代表GFR的显著下降。

血清肌酐结果应根据临床情况加以解释。相同的血肌酐浓度可能对应到不同个体时，其GFR存在巨大差异。容量状态也应考虑在内，因为肌酐的稀释导致结果明显偏低。

② 肌酐清除率：CrCl是通过收集患者24h尿液和测量排出的肌酐总量及尿量计算得来。根据前面讨论的方程计算滤过标志物的清除，CrCl的计算如下。

例如，患者的血肌酐值100μmol /L，尿肌酐值10 000μmol /L，尿量为1.44L，CrCl计算方程如下。

$$Crcl= \frac{尿肌酐浓度 \times 尿量}{血肌酐浓度 \times 尿液收集时间}$$

=144L/24h=100ml/min

如果该结果在瘦小人群中使用BSA调整（身高 = 160cm，体重 =50kg，BSA=1.5m），CrCl计算方程为如下。

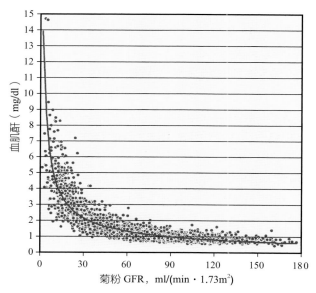

▲ 图23-1　血浆肌酐和肾小球滤过率（GFR）的关系

引自 Botev R, Mallie JP, Couchoud C, et al. Estimating glomerular filtration rate: Cockcroft–Gault and Modification of Diet in Renal Disease formulas compared to renal inulin clearance. *Clin J Am Soc.* 2009;4:899–906.

$$\frac{Crcl \times 1.73}{BSA} = \frac{100 \times 1.73}{1.5} = 115ml/(min \cdot 1.73m^2)$$

如果是体型较大者，BSA=2.0m（身高 =180cm，体重 =80kg），调整的 CrCl 应该是 86.5ml/(min · 1.73m²)。

尽管理想物质的清除率与 GFR 相当，但由于小管分泌的肌酐，CrCl 的清除率往往比 GFR 高出 10%～20%。前面提到的 Jaffe 法分析中过度评估血肌酐价值的错误被矫正，现在肌酐的测量已经标准化，CrCl 将持续过高估计真实的 GFR。

CrCl 的主要问题在于其依赖于定时的尿液收集，而尿液的收集往往是不准确的。此外，肾小管分泌的肌酐随肾功能下降而增加，从而掩盖了 GFR 的真正下降。另外，患者 24h 尿液收集存在实际执行困难，以及实验室处理大体积尿液的实际操作的挑战也导致这种检测方法很少被用到。

2. 胱抑素 C

胱抑素 C 是一种小分子量（LMW，13kD）碱性蛋白，是由所有有核细胞以恒定的速率产生的。其从肾小球自由滤过且不被分泌；近端小管重吸收，并分解过滤后的胱抑素 C，通常罕少在尿中检测到。因此，即便血清胱抑素 C 的水平被用作评估 GFR，胱抑素 C 的监测也不能作为反映 GFR 的尿常规标志物。但实际上，胱抑素 C 曾被认为是肾脏损伤的几种新标志物之一。

血浆胱抑素 C 水平在出生后最初几天达到最高峰，并在 1 岁后稳定下来，水平接近于成人。编码胱抑素 C 的 CST3 基因的多态性变异似乎会影响胱抑素 C 的生产，胱抑素 C 值的个体间差异占其生物变异性的 25%，而肌酐为 93%。人体内胱抑素 C 值的变化为 6.8% [3]。

据报道，12 个月后胱抑素 C 水平与性别、肌肉质量及年龄无关，但越来越多的证据表明事实并非如此。胱抑素 C 水平可能受到与肾功能无关的因素的影响，如皮质激素、甲状腺功能障碍、肥胖、糖尿病、吸烟和高 C 反应蛋白值。这意味着，胱抑素 C 可能对肾移植患者无效，因为患者存在亚临床炎症，通常长期使用皮质激素。

2002 年发表的一项 Meta 分析报道表明，使用免疫比浊法检测血清胱抑素 C 比血清肌酐作为 GFR 标志物更准确 [4, 5]。但是，正如之前提到的，胱抑素 C 值与肌酐值类似，可能受除 GFR 外很多其他因素影响。

实验室检测胱抑素 C 的技术包括乳胶免疫测定法、自动颗粒增强浊度免疫测定法和浊度免疫测定法。其他技术还有放射免疫分析、荧光技术、酶联免疫分析。大部分胱抑素 C 检测较血清肌酐的监测更加昂贵，而且即使是国际临床化学联盟已经推出了胱抑素 C 相关的标准化参考资料，但国际标准仍在制订中 [6, 8]。

一些方程利用胱抑素 C 来估算 GFR。2008 年慢性肾病流行病学合作研究（Chronic Kidney Disease Epidemiology Collaboration，CKD- EPI）开发了胱抑素 C 和 EPI 肌酐 - 胱抑素 C 方程，初步探讨在胱抑素 C 标化之前，胱抑素 C 水平在 CKD 患者 eGFR 中的作用 [9]。2012 年 CKD-EPI 胱抑素 C 和 CKD-EPI 胱抑素 C- 肌酐方程来自于 13 项研究的 5352 人的不同群体。这些方程随后在来自 5 个不同研究的 1119 名参与者中得到验证。肌酐 - 胱抑素 C 方程的效果优于单独使用肌酐或胱抑素 C 的方程，其计算得到的 eGFR 在实际测量的 GFR（mGFR）的 20% 以内，比例明显升高。肌酐 - 胱抑素 C 方程联合新胱抑素 C 方程的平均值及肌酐公式与个体的肌酐、胱抑素 C 方程类似，但前者更准确和精确，且能更准确地分类 GFR < 60ml/(min · 1.73m²) 这一 CKD 的诊断标准 [10]。该研究发现，即使是体重指数较低的个体（一个以肌酐为基础的 GFR 估计较不准确的亚组），其受年龄、性别和种族的影响也较小。

自 CKD-EPI 胱抑素 C 和肌酐 - 胱抑素 C 方程出现以来，也有其他方程的报道，其在某些亚组的表现与 CKD-EPI 胱抑素 C 方程一样好或更好，但在多种人群组别中的表现并无优势 [11, 14]。

已经有人提出，尽管在糖尿病肾脏疾病患者中，胱抑素 C 与 GFR 的相关性是否优于血清肌酐尚不清楚 [18]，但以胱抑素 C 为基础的公式可能在低肌酐产生的人群中更准确，例如在儿童、老年人或肝硬化患者中 [15-17]。另外，类固醇可能影响胱抑素 C 的水平，因此其在移植受体植受者中的应用尚不明确 [15]。

2012 年的 KDIGO 指南推荐使用血清肌酐和一种 GFR 评估方程进行初步评估，如果基于血清肌酐的 eGFR 不够准确，可以使用其他检测方法，例如使用胱抑素 C 或清除率测定法进行验证性检测。为了报道成人 eGFR 胱抑素（cys）和 eGFR 肌酐－胱抑素（cr–cys），该指南推荐使用 CKD–EPI 胱抑素 C 方程（2012），或者如果已经证明另一个基于胱抑素 C 的 GFR 评估方程与前者比较可以提高 GFR 估计值的准确性，也可以使用该方程。指南指出 eGFRcr 在 45～59ml/(min·1.73m^2) 而无肾脏损伤标志性表现的成人如果需要确定是否存在 CKD 时，推荐检测胱抑素 C。eGFR cys /eGFR cr–cys < 60ml/(min·1.73m^2) 者确诊 CKD，而如果 eGFR cys/eGFR cr–cys ≥ 60ml/(min·1.73m^2)，CKD 的诊断不成立[19]。虽然这可能有助于风险分层，但指南确实留下了一些未解决的问题，例如，如何将基于胱抑素的 GFR 评估纳入常规临床实践，并使用该公式对患者进行纵向随访。KDIGO 指南上的 NKF–KDOQI 注释同意其对于 GFR 评估的推荐，但不推荐胱抑素 C 的广泛应用，其原因仍源于不完全了解 GFR 决定因素、成本较高及测量标准不全[20]。

3. 新型内源性滤过标志物

除了尿素、肌酐和胱抑素 C 外，还有几种新的内源性物质作为潜在的标志物正在研究中，包括 β 微量蛋白（BTP）、β$_2$- 微球蛋白（B2M）和对二甲基精氨酸。

BTP 是一种 23～29kD 分子量的蛋白，在血清和尿液中可被大量被分离出来。21 世纪 10 年代后期，随着 White 和 Pöge 方程的建立，使用 BTP 单独或者联合尿素氮或肌酐来确定 eGFR。但是，并未发现其较肾脏病饮食调整（MDRD）方程有任何明显的益处[21, 22]。

B2M 是一种 11.8kD 的蛋白，一般用作多发性骨髓瘤的预后标志物，它被肾小球自由过滤，并在近端小管中广泛地重吸收和代谢[23]。CKD–EPI 的研究者试图开发使用 BTP 和 B2M 的 eGFR 方程[24]。他们发现尽管联合方程与基于 CKD–EPI 肌酐和胱抑素 C 公式类似，但并无明显改进，也不像 CKD–EPI 联合方程一样精确。

值得注意的是，BTP 和 B2M 随后被发现是 CKD 进展、心血管疾病和死亡率的强预测因子[25, 26]。

上述标志物单独使用可能存在某些缺陷，例如缺少分析标准与参照物，还存在一些非 GFR 的决定

因素（如男性、炎症标志物、体质指数）。但是它们确实有望作为潜在的内源性滤过标志物，不仅仅可以通过与其他测量指标相结合以优化 GFR 的评估（通过减少误差及提高准确性），还可能潜在地预测 ESRD 和死亡率的风险。未来的 GFR 测定可能会涉及肾脏代谢组学的应用希望使用几个基于血浆的标志物来更好地评估 GFR、预测风险，及降低个体非 GFR 决定因素的影响[27]。

4. GFR 评估方程

因为 GFR 的直接测量在临床上不具有可执行性，考虑到之前提到的局限性，现已经开发了评估方程，以帮助临床医生解释血清肌酐的意义。

许多方程（表 23–2）可用于估算 GFR。他们试图转换滤过标志物的血清浓度来估算 GFR，通常还要加上其他因素，如年龄、性别、体重、身高，部分原因受到这些因素的影响。

eGFR 方程主要用于检测、监控、预测 CKD，而 CKD 往往无特殊症状。这些方程是由具有稳定 CKD 人群推导出来的，因此在急性情况下不适用。将肌酐值转换为 eGFR，特别是在正常的上限（如前所述，这并不反映 GFR 的显著下降），有助于对 CKD 认识的提高。估算方程用于 GFR 动态变化的观察也表现出较好的准确性[28, 29]。

(1) 偏差、精确度和准确度：通过偏差、精度、准确度来分析评估方程的性能。

- "偏差"由于方程本身错误导致 GFR 低估或高估。计算方法为 mGFR 和 eGFR 值之间的平均值或中值差。
- "精度"与重复测量的可靠性和可重复性相关。以 eGFR 为例，通常表示为 eGFR 和 mGFR 值之间的标准差或四分位间距。
- "准确度"结合偏差和精度，是估算方程最有效的评估。它作为一个 GFR 测量评估的百分比，在各自检测的 GFR 特定百分比范围内（通常是 30%）。

eGFR 方程中的偏差问题可通过更大样本量和使用滤过标志物（如几乎不受其他因素影响的胱抑素 C）来克服。但是准确度难以在各人群中达到要求。甚至即使最新被广泛采用的慢性肾病流行病学合作研究（CKD–EPI）具有的精度也只能使 80.6% 的 eGFR 值在 mGFR 的 30% 以内（图 23–2）。这意

表 23-2　评价肾小球滤过率（GFR）的最常用方程

方程名称	方　　程	研究参与人群
Cockcroft–Gault（1976）	（140 − 年龄）× 体重（kg）/Cr（μmol/L）× 0.81 女性：× 0.85	249 名男性退伍军人，平均 GFR 为 34ml/min
	（140 − 年龄）× 瘦体重（kg）/Cr（mg/dl）× 72	
MDRD 方程（1999）	$175 \times SCr^{-1.154} \times$ 年龄 $^{-0.26} \times 0.742$（女性）$\times 1.212$（黑人）	参与 MDRD 研究的有 1628 名患者，平均年龄为 50.6 岁，平均 GFR 为 39.8ml/ (min · 1.73m^2)
MDRD 方程（无种族因素 [a]）	$175 \times SCr^{2190} \times$ 年龄 $^{-0.26} \times 0.742$（女性）	
CKD–EPI 方程（2009）	$141 \times \min(SCr/\kappa, 1)^{\alpha} \times \max(SCr/\kappa, 1)^{-1.209} \times 0.993^{年龄} \times 1.018$（女性）$\times 1.159$（黑人） 注： κ：女性 0.7，男性 0.9 α：女性 −0.329，男性 −0.411 min：SCr/κ 的最小值或 1 max：SCr/κ 的最大值或 1	来自 6 项实验研究和 4 个临床研究人群的 8254 名参与者，平均年龄为 47 岁，平均 GFR 为 68ml/ (min · 1.73m^2)
CKD–EPI 肌酐 – 胱抑素 C（2012）	$133 \times \min(SCysC/0.8, 1)^{-0.499} \times \max(SCysC/0.8, 1)^{-1.328} \times 0.996^{年龄} \times 0.932$（女性） 注： min：SCysC/0.8 的最小值或 1 max：SCysC/0.8 的最大值或 1	来自 13 项研究的 5352 名参与者，平均年龄为 47 岁，平均 GFR 为 68ml/ (min · 1.73m^2)
CKD–EPI 肌酐 – 胱抑素 C（2012）	$135 \times \min(SCr/\kappa, 1)^{\alpha} \times \max(SCr/\kappa, 1)^{-0.601} \times \min(SCysC/0.8, 1)^{-0.375} \times \max(SCysC/0.8, 1)^{-0.711} \times 0.995^{年龄} \times 0.969$（女性）$\times 1.08$（黑人） 注 α：女性 −0.248，男性 −0.207 κ：女性 0.7，男性 0.9 min（SCr/κ，1）：SCr/κ 的最小值或 1，max（SCr/κ，1）：SCr/κ 的最大值或 1 min（SCysC/0.8，1）：SCysC/0.8 的最小值或 1，max（SCysC/0.8，1）：SCysC/0.8 的最大值或 1	GFR 为 34ml/min
BIS 方程 BIS1：肌酐 BIS2：肌酐和胱抑素 C（2012）	BIS1 $= 3736 \times Cr^{-0.123} \times$ 年龄 $^{-0.131} \times 0.82$（女性） BIS2 $= 767 \times CysC^{-0.98} \times Cr^{-0.77} \times$ 年龄 $^{-0.94} \times 0.87$（女性）	610 名 70 岁以上的老人，平均年龄为 78.5 岁
FAS 方程：校正的血肌酐（SCr/Q）（2016）	eGFR $= 107.3 \times /[Scr/Q]$（2 岁 < age ≤ 40 岁） eGFR $= 107.3 \times 0.988$（年龄 − 40）$/[Scr/Q]$（年龄 > 40 岁）	6870 人（18—70 岁）

a. MDRD 研究方程的非裔美国人系数。BIS. Berlin 启动的研究；CKD–EPI. 慢性肾病流行病学合作研究；Cr. 肌酐；eGFR. 评估肾小球滤过率；FAS. 完整的年龄谱；GFR. 肾小球滤过率；MDRD. 肾脏病的饮食调整；SCr. 血肌酐；SCr/Q. 校正的血肌酐，健康人群血清肌酐的中位数 Q 反映年龄和性别；SCysC. 血胱抑素 C；wt. 体重（改编自《肾脏疾病》的表 12 和表 16：Improving Global Outcomes（KDIGO）CKD Work Group. KDIGO 2012 clinical practice guideline for the evaluation and management of chronic kidney disease. *Kidney Int Suppl*. 2013；3：1–150.）

味着一般人群中，1/5 的 eGFR 是不准确的。在日常的临床实践中，准确性可能不是必要的，而在患有 CKD 的个体患者中建立相应的 eGFR 趋势可能更重要。

（2）肾脏病饮食改良试验公式与慢性肾脏疾病流行病学协作：尽管相关 GFR 评估方程已经出现，但下述 2 种方程在临床实践中应用最为广泛。

① MDRD：MDRD 研究方程最早是在 1999 年，

来自于 1628 名志愿者参与 MDRD 的研究，使用校正的 Jaffe 法进行肌酐的测量[30]。2004 年，一种新的 MDRD 方程来使用 IDMS 追踪的肌酐值，该方程与碘酞酸盐的尿清除率的金标准做比较。该 MDRD 方程的表现在大量人群中被评估，因为该方程最初来源于美国白人。如今已经推导出一些系数以补偿不同种族人群存在的体重和饮食的不同程度差异。

MDRD 方程广泛被采用在美国、欧洲和澳大利亚等国家。这些国家的常规报告依据血清肌酐获得的 eGFR，然而现在正逐渐被 CKD-EPI 方程所取代。

MDRD 方程的局限性主要体现在对 GFR 存在低估的情况，且在较高的 GFR 值时准确性相对较低。

② CKD-EPI：CKD-EPI 是在 2009 年来自于 8254 名患者（另有来自 16 项研究的 3896 名患者被用于验证），以尿碘酞酸盐排泄率作为金标准对照[31]。相较于 MDRD，该方程具有较低的偏差和更高的准确性，特别是在较高的 GFR 组。一项关于 110 万成年人的 Meta 分析研究表明，CKD-EPI 方程将相当一部分患者（24.4%）重新归入高 GFR 组[32]；34.7% 使用 MDRD 方程估算 GFR 处于

CKD3A 组 [eGFR45～59ml/(min·1.73m²)] 的患者使用 CKD-EPI 方程计算 GFR 并没有小于 60ml/(min·1.73m²)，因此该部分患者依据新的定义不被归入 CKD。CKD-EPI 和 MDRD 方程仍未达到最佳标准，因为 eGFR 和 mGFR 值至少相差 16.6ml/(min·1.73m²) 和 18.3ml/(min·1.73m²)（在整个 GFR 范围内，患者差异的四分位间距）。

CKD-EPI 方程也来源于胱抑素 C 以及胱抑素 C 和肌酐相结合。在这些方程式的推导中，胱抑素 C 的测量结果可追溯到胱抑素 C 的标准参考物质，尽管如前所述胱抑素 C 测量没有统一标准。联合胱抑素 C 和肌酐进行的 GFR 估算比起单独的任一标志物更准确，但通过胱抑素 C 的获得的 eGFR 并不优于肌酐推导的 eGFR[33]。2012 年 KDIGO 指南推荐使用血肌酐和一项 GFR 估算方程进行初始的 GFR 评估，并在某些情况下（如 eGFRcr 不太准确）使用血清胱抑素 C 或清除率测量等方法进行确认性测试。对于清除率的验证性实验，指南推荐包括使用外源性滤过标志物的血浆或尿清除率而非 CrCl。对临床实验室的建议包括使用可溯源到参考标准的肌酐和半胱氨酸蛋白酶抑制剂 C 的测定方法，以及使用 CKD-EPI 方程或更好的替代方程报告 eGFR

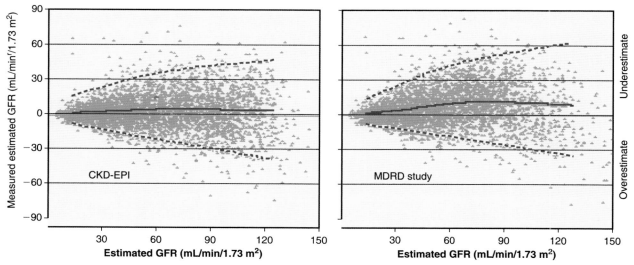

▲ 图 23-2 **Difference between measured and estimated glomerular filtration rate (GFR) using the Modification of Diet in Renal Disease (MDRD) and Chronic Kidney Disease Epidemiology Collaboration (CKD-EPI) estimation equations. Shown are smoothed regression lines and hashed 95% confidence interval lines. Although both the MDRD and CKD-EPI equations tend to underestimate the GFR, the CKD-EPI equation does so to a lesser degree, particularly at higher GFR. Therefore the CKD-EPI equation has less bias.**

(From Levey AS, Stevens LA, Schmid CH, et al. A new equation to estimate glomerular filtration rate. *Ann Intern Med*. 2009;150:604–612.)

的方法[19]。

CKD 的 eGFR 危险分层：eGFR 方程将肌酐或半胱氨酸蛋白酶抑制剂 C 的测量值转换为近似于 mGFR 的值。该值也可用于根据 CKD 分期对患者进行分类，GFR 降低在 CKD 患者中与 CKD 代谢并发症、终末期肾病（ESRD）、心血管疾病和死亡的风险增加有关[34]。许多 eGFR 方程在预测不同人群相关预后结局的能力方面表现不一。风险分层能力的差异是由于在这些方程中，年龄和性别等因素的重要性程度不同，这些因素也影响预后。测量 GFR 与风险分层的准确性在下降的 GFR 中的重要程度是一个不断争论的问题，不在本文讨论范围之内。有关 CKD 中危险因素的进一步讨论，请参阅第 20 章。

③ Cockcroft–Gault 方程：Cockcroft–Gault（CG）方程评估 CrCl 而非 GFR。该方程是 1976 年发表的来自于 249 男性的研究结果，且用于推导该方程式的肌酐测定方法尚未标准化[35]。该方程公式如下。

$$Crcl（ml/min）= \frac{（140-年龄）× 瘦体重（kg）}{Cr（mg/dl）× 72}$$

自从采用新的测定肌酐的方法以来，CG 方程一直未被重新诠释。因为上述原因，CG 方程系统性得高估了 GFR，即使其目前仍然经常用于指导药物剂量，包括药物研究，仍不建议在不了解其局限性的情况下使用。CG 方程中应用于治疗安全范围狭窄的药物中存在用药过量的风险。

5. 外源性肾小球滤过标志物

(1) 菊粉：菊粉仍然是肾小球滤过率的标志物的金标准，但其在日常临床中无可操作性。菊粉是一种从菊芋和菊苣的块茎中发现的果糖聚合物。它分布在细胞外液中，不与血浆蛋白结合，在肾小球中被自由过滤，既不被肾小管吸收，也不被肾小管分泌。

菊粉以恒定的速度静脉输注，同时在数小时内频繁取样血液和尿液，理想情况下是在插入膀胱导管后。患者需要口服水负荷，在整个测试过程中必须持续喝水以确保高排尿量。

(2) 其他外源性肾小球滤过标志物清除的检测方法：菊粉使用难度高且费用高昂，自 20 世纪 90 年代以来，新的参考标准滤过标志物被作为替代品引入，并得到了广泛的应用。目前已采用尿碘甲酸盐和碘乙醇作为 GFR 测定的参考标准。这些滤过标志物的清除可以在尿液或血液中测量，或者在放射性标记的情况下通过核成像来避免尿液收集困难的情况[36]。

GFR 是根据静脉注射外源性过滤标志物后的血浆清除率计算的，清除率是根据给药标志物的数量除以随时间变化的血浆浓度曲线下的面积计算的。血清浓度的下降最初是因为标志物从血浆中分布到全身而在血浆中消失（fast component），随后被肾脏清除（slow component）。最好使用需要早期血液样本的双室模型（通常是 2 或 3 个时间点，直到 60min）和后期（从 120min 开始之后的 1～3 个时间点）。GFR 也可以通过计算肾脏和膀胱区域的放射性外源性滤过标志物来测量。但是，此技术通常被认为不那么准确。

尽管明显优于估算 GFR 的方程，这些方法仍不完美，精确程度有限。

(3) 放射性标志物：放射性同位素标记的碘酞酸盐、乙二胺四乙酸（EDTA）、二乙三胺五乙酸（DTPA）作为肾小球滤过标志物。

碘酞酸盐可以用碘化物 ^{125}I 标记或者不标记。EDTA 在欧洲普遍使用，而 DTPA 则在美国被广泛使用。EDTA 常使用 ^{51}Cr 标记，但 EDTA 可以被肾小管重吸收，导致 GFR 的过低估计。DTPA 使用 ^{99m}Tc 的标记，其主要的限制在于其存在 ^{99m}Tc 与 DTPA 不可预测的分离，^{99m}Tc 与血浆蛋白结合，导致 GFR 过低估计。

(4) 非放射性同位素标记的替代物：由于放射性标志物的放射暴露、储存及处理等问题，相关技术逐渐进展为检测尿和血浆中含量低的碘。碘酞酸盐和碘海醇浓度通过高效液相色谱法检测，但该方法的主要缺点为高效液相色谱法分析的复杂性。样品的 X 射线荧光光谱也可以用来测量碘水平，但需要更高剂量的对比剂。

碘海醇是一种非离子型低渗对比剂。其不会被肾脏吸收、代谢或分泌，而是完全不代谢地随尿液排出体外。其毒性较低，在放射治疗中使用的剂量通常是测定 GFR 所用剂量的 10～50 倍。

碘酞酸盐和碘海醇经尿液的清除与菊粉经尿清除密切相关，因此该方法最常用于 GFR 的测量。

（四）特殊情况及人群

1. 儿童

成人 GFR 方程（如 MDRD）已经被证实了不适用 9 岁以下儿童（可见 72 章）。多种方程（表 23-3）可用于估算儿童 GFR，而最流行的还是 1976 年提出的 Schwartz 方程[37]。

$$eGFR = \frac{k \times L}{SCr}$$

式中，k 取决于儿童的年龄，L 为身长或身高，SCr 为血清肌酐。与 CG 方程相同，Schwartz 方程也存在系统性高估 GFR 的缺陷。原因是肌酐的分析技术和儿童特有的测算因子。正如之前提到的，Jaffe 法可能受到血浆蛋白的影响，通过从测量结果中取平均偏差来估计校正因子，从而排除该干扰。在血浆蛋白水平较低的儿童中，这一校正因子可能过高，导致肌酐值被错误地低估。因为儿童存在低肌量，测量误差的影响也成比例地大于成人样本中相同幅度的误差。

简易床边 Schwartz 方程，即 eGFR=0.413×［身高（cm）/ 血清肌酐（mg/dl）］是 2009 年基于标准化的肌酐检测法开发的[38]。该方程式为更复杂的 Schwartz eGFR 公式提供了良好的近似值，使用了包括肌酐、尿素和胱抑素 C 及身高[38]。胱抑素 C 被建议作为比肌酐更准确的儿童肾脏功能间接标志物[39]。

该方程的局限性是由于其实从 600 名生长异常的 CKD 患儿队列中推导出来的。因此，该 GFR 评估方程对于肾功能损害较轻，骨骼生长正常的儿童可能不准确（表 23-3）。

2. 老年人

在 CG、MDRD 和 CKD-EPI 方程的研究中，老年人或不包括在研究范围内，或在人群中代表性很差。柏林行动研究（BIS）旨在开发一种方程，基于血清肌酐浓度、性别和年龄，研究对象包括 610 名年龄 > 70 岁的老年人。该方程对比金指标碘海醇血浆清除测量，3 个以肌酐为基础的方程（CG、MDRD 和 CKD-EPI），和 3 个为胱抑素 C 基础的方程，被证明产生的偏差较其他同类方程要少。研究人员考虑了 4 个变量，即年龄、性别、血清肌酐和血清胱抑素 C，但未考虑种族因素，其研究对象是德国的白人。该方程后来衍生出以下两种：仅基于血清肌酐的 BIS1 和基于血清肌酐和血清胱抑素 C 的 BIS2（表 23-2）。所得结果与 mGFR 测定结果吻合度较好，特别是在 eGFR > 30ml/(min · 1.73m²) 的人群中。BIS 方程在老年人中估算 GFR 更为准确，并提高了 CKD 的鉴别[11]。随后在 332 名中国老年人以及另一个 224 名的白人队列研究中，BIS 方程也被证实是有效的[40, 41]。

3. 妊娠

众所周知，妊娠时会发生 GFR 生理增加、有效肾血浆流量增加和血清肌酐下降的现象。血清肌酐减少的原因是 GFR 的实际增加，也由于生理血液稀释。

估算方程并未对该群体进行研究，因此可能并不适用于孕妇。多数孕妇的 GFR > 60ml/(min · 1.73m²)，超出了 MDRD 或 CKD-EPI 方程已知的评估范围。因此，24h 尿 CrCl 仍为孕妇最好的检测方法[42]。

eGFR 曾经用于研究妊娠中期肾脏高滤过这一从妊娠早期持续至分娩的血流动力学改变[43]，这被认为是妊娠肾功能储备的一个标志。近来，Park 等描述了一项回顾性研究，2001—2015 年韩国 1931 名孕妇，在中期妊娠时的血清肌酐数据，使用 CKD-EPI 方程计算，妊娠中期 > 120ml/min 被定义为高滤过。该研究证明了中期 eGFR 与不良结局之间的非线性 U 形关系，数值在 120~150ml/(min · 1.73m²) 的不良妊娠结局发生率最低（不良妊娠结局定义为早产、低出生体重或子痫前期，以及这三种特征的综合表现）。本研究存在一些局限性，但数据表明需要进一步的研究来了解妊娠期肾内血流动力学功能障碍的病理生理学以及它是如何导致不良结局的[44, 45]。

4. 急性肾损伤

由于 AKI 患者的 GFR 是不断变化的，其测量存在一定的困难，基于稳定状态的测量或评估方法并不适用于 AKI 状态。血清肌酐是 AKI 状态下为最常用的反应 GFR 的标志物，但肌酐在 GFR 下降时上升缓慢，并且还受到作为 AKI 治疗的一部分液体所致循环稀释的影响[46, 47]。因此，肌酐在 GFR 大幅度下降时并不敏感。AKI 患者 GFR 的估计方程是不准确的，因为这些方程是从稳定的患者中推导出来的，他们的肌酐处于稳定状态，不适用于不

表 23-3　使用血清生化指标来评估儿童和青少年的 GFR

方程名称	方　程	研究参与人群		
		儿童人数	年龄（岁）	GFR 范围或平均值（ml/min）
基于肌酐				
Schwartz，1976	$0.55 \times Ht/Scr$	77	1—21	3～220
Counahan，1976	$0.43 \times Ht/Scr$	103	0.2—14	4～200
Leger，2002	$(0.641 \times Wt)/Scr + (0.001\,31 \times Ht^3)/Scr$	97	1—21	97
Schwartz，2009	$0.413 \times Ht/Scr$ $40.7 \times (HT/Scr)^{0.640} \times (30/BUN)^{0.25}$	349	1—17	41
基于胱抑素 C				
Filler，2003	$91.62 \times (cysC)^{-1.123}$	85	1—18	103
Grubb，2005	$84.69 \times (cysC)^{-1.680} \times 1.384（<14 岁）$	85	3—17	108
Zappitelli，2006	$75.94 \times (cysC)^{-1.17} \times 1.2（Tx）$	103	1—18	74
基于肌酐联合胱抑素 C				
Bouvet，2006	$63.2 \times (Scr/1.086)^{-0.19} \times (cysC/1.2)^{-0.93} \times (Wt/45)^{0.68} \times (年龄/14)^{0.77}$	100	1—23	92
Zappitelli，2006	$43.82 \times e^{0.004 \times Ht} \times (cysC)^{-0.635} \times (Scr)^{-0.547}$	103	1—18	74
Schwartz，2009	$39.1 \times (HT/Scr)^{0.516} \times (1.8/cysC)^{0.294} \times (30/BUN)^{0.40} \times 1.099（男性）\times (HT/1.4)^{0.9}$	349	1—17	41

BUN. 血尿素氮；cysC. 胱抑素 C；GFR. 肾小球滤过率；Ht/HT. 身高；Scr. 血清肌酐；Tx. 移植；Wt. 体重（改编自 Schwartz GJ, Work DF. Measurement and estimation of GFR in children and adolescents. *Clin J Am Soc Nephrol*. 2009；4：1832–1843 中的表 3.）

同的 AKI 患者。相关动态 GFR 估计方程已经建立，但尚未得到验证[48]

　　上述人群 GFR 的准确测量可以通过计算单剂注射肾小球滤过标志物后的清除动力学来获得。或假设以患者的肌酐在 2～8h 内不会迅速增加为前提，可以进行短时 GFR 测量，如短时尿 CrCl[49]。这些测试并未广泛地执行，在许多中心可能都不切合实际。上述情况导致了对生物标志物的广泛研究，力求探究一种在 AKI 的早期阶段更敏感的生物标志物，从而促进更及时的干预。

　　5. 药物剂量

　　尽管 CG 方程存在一定局限性，但仍常被用于肾损害患者的药物剂量调整。历史上，这一公式被用于招募受试者进行肾损伤的药代动力学研究。美国食品药品管理局（FDA）在其"肾脏功能受损患者的工业药代动力学指南"中提出[50]，MDRD 方程或者 CG 方程用于新药开发，但人们应注意 CrCl 并不等同于 eGFR。FDA 指南并未在 KDIGO 和 KDOQI 推荐使用 CKD–EPI 方程在日常临床工作中替代 MDRD 方程后进行更新。CKD–EPI 和 MDRD 方程在 GFR < 60ml/(min·1.73m²) 时结果类似，所以使用任一个方程估算 eGFR 用于研究药物的药代动力学和药物剂量均是可行的[51]。

　　一项比较药物用量的大型模拟研究表明，两个方程的 GFR 估计数与 mGFR 的一致性相似[52]。多数 FDA 批准药物剂量标签是使用 CG 方程，表达 CrCl 的单位为 ml/min，eGFR 值必须通过乘以个人的 BSA 并除以 1.73m² 来转换为 ml/min 的单位。模拟研究的结论是，这两种方程都可以用于药物剂量，但对于肌酐值可能不准确的患者应慎之又慎。

这一警告尤其适用于存在体重低或体重变化的患者或住院患者、老年人和截肢者。在这些情况下，CG 方程得出较低的肾功能[53]，导致用药剂量减少[54]。较低的估计是由于年龄和体重对 CG 方程的较大影响。应用 CG 方程可能导致用药剂量错误，即药量偏低，因此减少药物中毒的发生。老年人的相关研究表明，MDRD 和 CKD–EPI 方程对 GFR 的可能存在过高估计，而在另一些实验表明 MDRD 和 CKD–EPI 方程是可信赖的[55, 56]。老年患者更易发生药物不良反应以及受多重药物治疗的危害，所以 CG 方程在老年患者中更适合使用。

调整药物剂量的重要性最终取决于用药的目的以及药物的治疗范围和毒性。在药物治疗窗口狭窄的情况下，如化疗药物，所有的估计方程都可能存在不可接受的误差，需要使用外源过滤标记来精确测量 GFR。

CG 方程不应完全被 MDRD 方程取代，尤其是现有药物推荐剂量是基于 CG 方程。药物推荐剂量尚未考虑 CKD–EPI 方程。

6. 全年龄谱的 eGFR 估算方法

由于不同的方程是针对不同人群开发的，从儿科方程转换为成人方程或从成人方程转换为老年人群方程时，可能会出现不连续性。2016 年开发的全年龄谱（full age spectrum，FAS）方程试图通过对不同年龄（儿童和青少年）和性别的血清肌酐标准化（适用于青少年及成人）减少差异，来推导一个适用于所有年龄的单一 eGFR 方程。使用标准化后的血清肌酐（SCr/Q），此处 Q 是基于年龄和性别相关的考虑的健康人群的血肌酐中间值（表 23–2）。

共对 6870 名健康和肾脏疾病相关的白人个体进行了验证，其中包括 735 名儿童（< 18 岁）、4371 名成人（18—70 岁）和 1764 名老年人（> 70 岁），有 mGFR（菊粉、碘海醇和碘酞酸盐清除试验）和 IDMS– 等价的血清肌酐数据。验证方程的偏差、精度和准确性。发现在儿童青少年中，该方程较 Schwartz 方程具有更低的偏差和更高的准确度，与 CKD–EPI 相比，对于年轻人和中年人具有更低的偏差和同样的准确性，对于老年人则具有更高的准确性和更低的偏差。该方程可能不需要根据年龄和性别进行校正，但可能需在其他种族中进一步验证，并且在不同的人群中获得 Q 值。大样本的外部验证提示 FAS 可能表现优于 Schwartz 和 CKD–EPI 方程。在 mGFR > 60ml/(min · 1.73m²) 的老年人中，该方程更准确和精确；正因为 FAS 是基于健康人群的 SCr/Q 值，所以该方程被认为健康的一般人群比 CKD 患者更适用，但是，在验证实验中，FAS 方程在 mGFR < 60ml/(min · 1.73m²) 的亚组中并未发现其准确度低于 CKD–EPI 方程[57]。

7. 肾移植受体

目前，移植肾功能的监测使用的是内源性标志物血清肌酐与 eGFR。但是，血清肌酐受到某些移植相关药物的影响。例如，在动物模型和人类中，糖皮质激素均显示可增加 eGFR；肾脏穿刺相关研究表明皮质类固醇既能舒张入球小动脉，也能舒张出球小动脉，导致血流量增加，从而导致更高的 eGFR。类固醇的长期慢性给药也被证明会增加某些物种的前列腺素合成[58]。矛盾的是，类固醇也增加血清肌酐约 10%。这可能是由于类固醇诱导的高分解代谢状态与相关的蛋白质消耗和肌肉流失。另外，肾移植受体的肌肉质量本身就与一般人群及伴随有慢性疾病、感染和排异反应引起临床慢性炎症状态的患者有所不同[59-61]。此外，用于预防耶氏肺孢子菌的甲氧苄啶可通过抑制肾小管的分泌作用而导致肌酐升高。如前所述，在血清肌酐水平明显升高之前 eGFR 可显著降低，可能导致钙调磷酸酶抑制剂的毒性和排异反应不能尽早发现。

血清肌酐通常用于肾移植受者排斥反应、感染或药物毒性的检测，但考虑到该方程在移植受者中可能不如其他人群可靠，eGFR 很少用于指导管理决策。不过，在 3622 例实体器官移植受者的系统回顾中，Shaffi 等证实了 CKD–EPI 和四参数 MDRD 研究方程比其他可选择的方程更准确（即使仅在移植受体中），与其在其他临床人群中具有相同的准确性。其中 CKD–EPI 在较高 GFR 组表现更好，而 MDRD 则是在低 GFR 组表现较好。但是，5 例患者中有 1 例应用这些方程仍不够准确（与 mGFR 相差 > 30%）[62, 63]。

二、尿液分析

尿液分析可用于评估急性肾脏疾病或慢性肾

病、诊断肾结石，或评估可能累及肾脏的全身状况，如系统性红斑狼疮。有 3 种获取尿液的途径，即自发性排尿、导尿和经皮膀胱穿刺。采集样品时应注意避免污染。对于自发排尿，应在清洁外生殖器后收集中段样本；如果患者有留置导管，应留取新鲜样本进行分析，导管或导尿袋内滞留的样品可能已经降解。当尿液无法通过其他途径获得时，膀胱的耻骨上穿刺是最常用的方法，该方法在婴儿中最为常见。无论采用何种采集方法，都建议在采集后 2～4h 内对样品进行分析，以防止细胞裂解和溶质沉淀[64]。有许多检查尿液的技术，本节主要介绍化学成分和显微镜检查的常用方法。

（一）尿色

尿液的颜色是由尿液中的化学成分、浓度和 pH 决定的（表 23-4）。如果排尿量高而渗透压低，尿液可能几乎是无色的。异常的颜色变化可能受药物、食物和病理状态影响。混浊的尿液最常见的原因是白细胞和细菌；红色尿液最常见的原因是血红蛋白。沉淀物中没有红细胞的红色尿液通常表示游离血红蛋白或肌红蛋白，而在后一种情况下，患者的血清不是粉红色的。红色的尿液伴随红色的沉淀物往往提示血红蛋白。与之相反，透明沉淀物往往是肌红蛋白的结晶，但也可以在一些卟啉症患者，以及使用某些药物或摄入甜菜根的个体中见到。

（二）气味

异常尿味最常见的原因是感染，在这种情况下，异常气味是由细菌产生氨引起的。酮类可能会产生水果味或甜味。一些罕见的病理情况可能会使尿液具有特殊的气味，如枫糖浆尿症（枫糖浆味）、苯丙酮尿症（鼠尿味）、异戊酸血症（汗脚味）和高蛋氨酸血症（鱼腥味）[64]。

（三）相对密度

尿液的浓度或相对密度可以用比重或渗透压来评估。"比重"定义为溶液相对于等体积水的重量。它是由尿液中微粒的数量和大小决定的。传统上比重是由尿比重计测量的，它是一个加权的浮子，标有从 1000～1060 的刻度。这种方法很简单，但是已过时，因为需要比其他方法更大的尿量，并且在读取数值有可能不准确。今天，比重通常用折射法或干化学法测量。折射法使用溶液的折射率测量比重，折射率是单位体积溶质重量的函数。该方法只需要一滴尿。

试纸条应用的是干化学技术。根据尿液离子强度与比重之间一般呈线性关系这一事实，采用间接法测定比重。试纸条包含一种多离子聚合物，其结合位点已被氢离子饱和，并含有指示剂物质。当氢离子竞争性地被尿液中阳离子取代时，释放出的氢

表 23-4　尿液颜色异常的主要原因

	原　因	颜　色
病理条件	• 肉眼血尿、血红蛋白尿、肌红蛋白尿 • 黄疸 • 乳糜尿 • 大量尿酸结晶尿 • 卟啉尿症、尿酸尿症	• 粉色、红色、棕色、黑色 • 黄色到棕色 • 乳白色 • 粉色 • 红色到黑色；尿液静置后加深
药物	• 利福平 • 异丙酚 • 苯妥英、苯那唑吡啶 • 氯喹、呋喃妥因 • 氨苯蝶啶、肠内营养用蓝色染料 • 甲硝唑、甲基多巴、亚胺培南 - 西司他丁	• 黄橙到红色 • 白色 • 红色 • 棕色 • 绿色 • 尿液静置后变暗
食物	• 甜菜根 • 番泻叶、大黄	• 红色 • 黄色到棕红

引自 Fogazzi GB，Verdesca S，Garigali G. Urinalysis：core curriculum 2008. *Am J Kidney Dis.* 2008；51：1052-1067 和 Davsion A.*Urinalysis.* 3rd ed. Oxford：Oxford University Press；2005.

离子会引起 pH 敏感的指示剂染料的变化。当尿液 pH < 6 时，用试纸测得的比重值往往呈假性偏高；如果 pH > 7 时，用试纸测得的比重值往往呈假性偏低。葡萄糖和尿素等非电离分子对渗透压的影响不能通过试纸检测比重的变化反映出来。因此，比重的干化学测量往往与折射法和渗透压相关性较差[64]。

"渗透压"是相对密度的金标准，被定义为每 1000g 溶剂中溶质的渗透分子数。它是用渗透压计直接测量的。它取决于溶液中的粒子数量，不受其大小或温度的影响。高糖溶液显著增加渗透压（10g/L 葡萄糖 =55.5mOsmol/L）[64]。尿比重一般与渗透压成正比，每增加 35～40mOsmol/kg，尿比重升高约 0.001[66] 尿渗透压为 280mOsmol/kg（与正常血浆等渗）通常相应的尿比重为 1.008 或 1.009。尿比重受蛋白质、甘露醇、右旋糖酐和放射对比剂的影响。在这些情况下，尿比重可能会较渗透压不成比例地增加，从而错误地提示尿液高度浓缩。然而并无任何理由会导致尿比重错误降低，因此通过折光法测得的比重≤ 1.003 始终表示尿液已最大稀释（≤ 100mOsmol/kg）。

（四）尿液酸碱度

尿液的 pH 通常用试纸条来测量。最常见的试纸条含有双指示剂甲基红和溴百里酚蓝，它们在不同的 pH 下表现出广泛的颜色范围。尿液 pH 的正常范围是 4.5～7.8。在尿液 pH < 5.5 或 > 7.5 时，用试纸条检测结果会与真实值产生显著偏差[52, 56]。尽管单独使用尿液 pH 检查提供的有用诊断信息很少，但是当与其他检查结合使用时，其可用于诊断全身酸碱紊乱。碱性浓度较高的尿液（pH > 7.0）提示分解尿素的微生物（如奇异变形杆菌的感染）。尿液长时间储存会导致可分解尿素的细菌过度生长，实验室检查可检测到尿液 pH 较高。利尿治疗、呕吐、胃抽吸和碱疗也会导致尿液 pH 升高。代谢性酸中毒以酸性尿（pH < 5.0）最为常见。代谢性酸中毒时的尿液 pH > 5 可能为肾小管性酸中毒的一种表现形式，但也有一些形式的肾酸中毒，尽管总肾脏排酸和产生碳酸氢盐的能力障碍，其尿液 pH 仍较低（另见第 16 章和第 24 章）[65]。

（五）胆红素与尿胆素原

只有结合胆红素能够进入尿液。因此，阻塞性黄疸或肝细胞性黄疸患者的胆红素试剂检测结果通常为阳性；溶血性黄疸患者的胆红素试剂检测结果通常为阴性。在溶血患者中，尿胆素原结果通常是阳性的。试纸条对胆红素非常敏感，可检测到 0.05mg/dl。然而，尿中胆红素的测定对肝脏疾病的检测不是很敏感。尿液长时间储存和暴露在阳光下会导致假阴性结果[65]。如果尿液被粪便污染，可能会出现尿胆红素的假阳性检测结果。

（六）白细胞酯酶与亚硝酸盐

酯酶法基于这样一个事实，即酯酶是从溶解的尿粒细胞（白细胞）中释放出来的。这些酯酶在底物水解后释放出 3- 羟基 -5- 苯基吡咯。吡咯与试纸中的重氮盐反应，产生粉红色到紫色。结果通常被解释为阴性、微量、少量、中等量或大量。可能增加白细胞溶解的因素包括尿液长时间放置、低 pH 和低相对密度。在这些情况下，白细胞酯酶检测结果可能呈阳性，但在显微镜下看不到白细胞。高浓度的葡萄糖、白蛋白、抗坏血酸、四环素、头孢氨苄或其他头孢菌素，或大量草酸可能会抑制反应并导致假阴性结果[65]。

尿亚硝酸盐表明尿液中存在硝酸盐还原菌。在试剂条检测时，亚硝酸盐与对氨基苯胂酸反应生成重氮化合物，再与 1,2,3,4- 四氢苯并（H）喹啉 -3- 醇反应得到粉红色终点产物。结果通常被解读为阳性或阴性。高尿比重和抗坏血酸可能会干扰试验。假阴性结果很常见，可能是由于尿液储存时间长或饮食摄入硝酸盐量低所致。将硝酸盐转化为亚硝酸盐可能需要长达 4h 的时间，因此膀胱保留时间不足也可能产生假阴性结果[67]。

（七）葡萄糖

肾功能正常者在血糖 > 10mmol/L（180mg/dl）时可出现高血糖所致的糖尿。比较少见的是，在 Fanconi 综合征等肾小管疾病中，糖尿表明近端肾小管重吸收障碍。大多数试纸条使用氧化酶 - 过氧化物酶法测定葡萄糖。葡萄糖首先被氧化成葡萄糖醛酸和过氧化氢。然后过氧化氢通过过氧化物酶与还原的色原反应，形成有色产物[64]。该试验对葡萄糖浓度在 0.5～20g/L 很敏感 [64]。大量的酮、抗坏血酸和盐酸非那吡啶（马洛芬）代谢物可能会干扰显色反应，导致假阴性结果。氧化剂和盐酸可能导致假阳性结果 [67]。酶法（如己糖激酶）可以更精确地定量尿糖水平 [64]。

（八）酮体

酮体（乙酰乙酸和丙酮）通常用硝普盐反应检测。抗坏血酸和非那吡啶可产生假阳性反应 [67]。重要的是要认识到，β-羟丁酸（通常占酮病患者血清酮体总量的 80%）通常不能通过硝普盐反应检测到。在长期禁食或饥饿的情况下，酮体可能会出现在尿液中，但不会出现在血清中。在酒精性或糖尿病酮症酸中毒患者的尿液中也可检出酮体。

（九）血红蛋白和肌红蛋白

试纸条利用血红蛋白血红素部分的类似过氧化物酶活性来催化过氧化物和色原之间的反应，产生有色产物。这项检测对尿液中是否含有血红素非常敏感。假阴性结果并不常见，但可能是由强还原剂抗坏血酸引起的。假阳性结果可能是由于氧化性污染物、聚维酮碘、精液或具有假过氧化物酶活性的高浓度细菌（如肠杆菌科、葡萄球菌和链球菌）造成的 [64]。通常情况下，结合珠蛋白会与含血红素的物质（如血红蛋白和肌红蛋白）结合。当这些物质大量产生时，如在溶血或横纹肌溶解时，其结合能力被破坏，并出现在尿中。在尿沉渣中没有红细胞的情况下，试纸检测血红蛋白阳性，提示溶血或横纹肌溶解。

三、蛋白尿

蛋白尿（另见第 30 章）是肾脏疾病的重要标志，可提供强有力的诊断和预后信息。它是诊断 CKD、AKI、血尿和子痫前期的基础。它通常是肾小球疾病的最早标志物，发生在肾小球滤过率降低之前。蛋白尿与高血压、肥胖和血管疾病有关。它可以用来预测一般人群 [68]、糖尿病患者 [69] 和 CKD 患者 [70] 的 CKD 进展、心血管疾病和全因死亡的风险。降低蛋白尿的治疗可能具有肾脏保护作用 [71]，监测蛋白尿是评估各种肾脏疾病（包括糖尿病 [72] 和非糖尿病肾小球病变）治疗反应的一个关键方面。[19] 此外，滤过的蛋白可能在肾脏损伤和疾病进展的发病机制中起作用，而不是仅仅作为肾脏损伤和疾病进展的一个标志 [73]。虽然尿蛋白测定在临床实践指南中早已被推荐，但有关这一实践的建议却有很大的不同 [74]。这一部分回顾了蛋白尿的正常生理学，以及不同测量技术的优点、局限性和应用。

（一）正常生理

在人类，以 100ml/min 的 GFR 为基础，每天从含有约 10kg 蛋白质的血浆中产生 180L 原尿。然而，只有大约 0.01% 或 1g 蛋白质通过肾小球滤过屏障进入滤液 [75]。肾小球滤过屏障是一种大小、形状以及与电荷相关的选择性分子筛，其独特的性质仍不完全清楚。它限制了大分子（如白蛋白和球蛋白）的通过，并能排出含有水和小溶质、几乎不含蛋白质的超滤液 [76]。

肾小球滤过屏障的作用是使大分子（Stokes–Einstein 半径＞ 1.5nm）[77] 的扩散达到最低，否则这些大分子会沿着浓度梯度从血浆向滤过液扩散（另见第 3 章）。它由内皮细胞、肾小球基底膜和足细胞三个主要层组成，它们覆盖在肾小囊腔一侧的基底膜上。足细胞是高度特化的上皮细胞，具有长的交错足突，包裹在肾小球毛细血管周围，在相邻的突起之间形成 40nm 宽的裂隙，称为裂孔（另见第 4 章）[78]。裂孔膜是细胞间的接触，它横向插入足细胞膜，桥接裂孔。足细胞通过与肾小球基底膜的相互作用和在裂孔膜上的信号传递，在肾小球滤过屏障组成部分的完整性中起着中心作用 [79]。到目前为止，至少有 26 个足细胞特异性基因缺陷，例如编码足细胞蛋白 nephrin 和 podocin 的基因缺陷，已经在肾病综合征的遗传性原因研究中被鉴定出来 [80-82]。作为对足细胞和系膜信号的响应，内皮细胞获得了高度有孔化的表型，其表面约有 20% 的小孔覆盖 [78]。这种表型有利于流体和小溶质的高通量运输。正常情况下，大量高分子量（HMW）血浆蛋白通过肾小球毛细血管和（或）系膜，而不进入肾小囊腔。肾小球滤过屏障的三层中的任何一层受损，都会使蛋白质通过，导致异常的"肾小球源性"蛋白尿。

白蛋白是血浆中主要的 HMW 蛋白，带负电荷，约 67kDa。白蛋白大小选择性限制其通过肾小球滤过屏障 [76]。电荷选择性是指肾小球基底膜中带负电荷的蛋白多糖和乙酰肝素硫酸盐排斥白蛋白分子，这是一个试图解释白蛋白相对于大小相同的其他分子表现出低肾小球滤过的理论[83]。然而，实验数据对基底膜电荷在穿透选择性中的作用提出了质疑[84-86]。确实会发生一些穿过毛细血管壁的白蛋白滤过，随后其被近端小管细胞重吸收[87, 88]。

LMW 蛋白（< 20 000Da）很容易通过肾小球毛细血管壁。但由于这些蛋白的血浆浓度远低于白蛋白和球蛋白，因此滤过负荷较小。此外，LMW 蛋白通常被近端小管重吸收。因此，α_2- 微球蛋白、载脂蛋白、酶和肽类激素等蛋白质通常只在尿液中极少量地排出[65]。

通常出现在尿液中的少量蛋白质是正常肾小管分泌的结果。Tamm-Horsfall 蛋白是一种高分子量的糖蛋白（23×10^6Da），形成于髓袢升支粗段和远曲小管近端的上皮表面。免疫球蛋白 A（IgA）和尿激酶也由肾小管分泌，并少量出现在尿液中[65]。

（二）蛋白尿的类型

蛋白尿的类型如下。

(1) 肾小球性：大分子通过肾小球滤过屏障的滤过率增加可能是由于电荷选择性和大小选择性丧失所致。与此处列出的其他类型不同，肾小球性蛋白尿通常导致尿蛋白丢失 > 1g/d。

(2) 肾小管性：肾小管损伤或功能障碍可能抑制近端肾小管的重吸收能力，导致以低分子蛋白为主的蛋白尿。肾小球性蛋白尿常伴有不同程度的肾小管性蛋白尿。单独的肾小管性蛋白尿的典型原因是 Fanconi 综合征和 Dent 病。

(3) 溢出性：正常或异常血浆蛋白由于产生的数量增加，其可能会在肾小球滤过，并可能超过近端小管的重吸收能力。这尤其发生在小的或带正电的蛋白质中，并且主要在浆细胞异常症（如骨髓瘤）中具有重要的临床意义。横纹肌溶解时也可能出现肌红蛋白尿，严重血管内溶血时也可能出现血红蛋白尿。

(4) 肾后性：感染或结石时，尿路中可能会排出少量的蛋白质，通常是非白蛋白 IgG 或 IgA。白细胞通常也存在于尿沉渣中。

（三）正常蛋白尿水平

如前所述，尿液中存在两类主要的蛋白质：一类是血浆蛋白，主要是白蛋白，它们穿过滤过屏障；另一类是非血浆蛋白，主要是 Tamm-Horsfall 蛋白，它们起源于肾小管或尿路。在正常生理条件下，大约一半的排泄蛋白是 Tamm-Horsfall 蛋白，每天排泄的白蛋白 < 30mg[74]。正常蛋白质丢失水平下，白蛋白约占总蛋白质的 20%。随着蛋白质丢失水平的增加，白蛋白成为最具意义的一种蛋白质[89]。

（四）蛋白尿的类别

持续排出异常水平的尿白蛋白，相当于每天 30～300mg 时，低于标准尿蛋白试纸可以检测到的水平，现在被称为“中度增加的白蛋白尿”（旧称为“微量白蛋白尿”），相当于 KDIGO A2 类白蛋白尿。白蛋白排泄量 > 300mg/d，现在被称为“显性白蛋白尿或白蛋白尿重度增加”（KDIGO A3 类白蛋白尿，旧称“大量白蛋白尿”），可用标准尿蛋白试纸检测。肾病范围的蛋白尿“是指蛋白质排泄量 > 3.5g/24h，通常是肾小球病变的征兆。2012 年 KDIGO 指南不鼓励使用术语“微量蛋白尿”，而是建议使用术语“蛋白尿”，并随后对蛋白尿水平进行量化（表 23-5）[19]。这项建议已经得到了不同司法管辖区的实验室医师协会和临床化学家协会的批准。在 CKD 人群中，蛋白尿或白蛋白尿的存在强烈预测 CKD 进展以及心血管死亡和全因死亡的结果。随着蛋白尿的增加，风险不断上升[90]。2012 年 KDIGO 指南在慢性肾脏病的分类中增加了蛋白尿类别，以改善风险分层[19]。

（五）测量中的误差来源

收集 24h 的尿液进行蛋白质的测量被认为是蛋白质或白蛋白测定的金标准（表 23-6 和表 23-7）。其他诸如试纸条、随机测定蛋白质或白蛋白浓度以及白蛋白（或蛋白质）/肌酐比值（ACR 或 PCRS）等方法的目的是估计 24h 的蛋白质测量值。得到半定量试验（如尿试纸条试验）的阳性结果应进行定量试验进一步评估。分析前因素和分析时本身固有的因素都可能是蛋白质测量的误差来源。在评估检测质量时，需要同时考虑准确度和精确度。虽然一种测量方法可能给出可重复性的结果，但它可能不能准确地测量所有临床上

表 23-5　肾脏疾病：改善全球预后（KDIGO）指南：蛋白尿的类型

	正常至轻度增加（KDIGO A1）	中度增加（KDIGO A2）	重度增加（KDIGO A3）
AER（mg/24h）	< 30	30～300	> 300
PER（mg/24h）	< 150	150～500	> 500
ACR			
mg/mmol	< 3	3～30	> 30
mg/g	< 30	30～300	> 300
PCR			
mg/mmol	< 15	15～50	> 50
mg/g	< 150	150～500	> 500
蛋白质试纸条	阴性到微量	微量到 +	+ 或更多

AER 和 ACR 之间以及 PER 和 PCR 之间的关系是基于平均肌酐排泄率为 1.0g/d 或 10mmol/d 的假设（出于实用原因，进行四舍五入的换算）。ACR. 白蛋白 / 肌酐比值；AER. 白蛋白排泄率；PCR. 蛋白质 / 肌酐比值；PER. 蛋白质排泄率［引自 Kidney Disease：Improving Global Outcomes（KDIGO）CKD Work Group. KDIGO 2012 clinical practice guideline for the evaluation and management of chronic kidney disease. *Kidney Int Suppl.* 2013；3：1–150.］

有意义的蛋白尿类型。尿液中可能存在不同类型的蛋白质和不同分子形式的蛋白质（如白蛋白），这对测量的准确性和精确性都提出了挑战。因此，使用一致的测量方法和一致的化验方法来监测蛋白尿，并使用多种测量方法来确认结果是可取的。

（六）尿白蛋白测定相对于总蛋白测定的优势

白蛋白或总蛋白都可以用尿液来测量。许多目前的指南建议根据需要检测比以前认为具有临床意义更低的蛋白质水平来测量尿白蛋白。多项研究表明，尿中微量白蛋白的存在（每天 30～300mg）具有预后意义；在普通人群中，白蛋白尿的增加与全因和心血管死亡率、AKI 和 ESRD 的风险持续增加有关[91]，与 eGFR 的下降相关[92,93]，与 CKD 的不良后果相关[94]。总蛋白测定在低蛋白水平时不精确，对检测临床上重要的白蛋白尿变化也不敏感[74]。尿白蛋白排泄量相对较大的增加可能不会引起尿总蛋白的明显增加[95]。尿白蛋白测定比尿总蛋白测定对肾小球通透性的改变更具特异性和敏感性[19,74,95-97]。此外，由于测量的是单一蛋白质，所以白蛋白测量的标准化比总蛋白测量的标准化要简单[98]。

表 23-6　可能增加尿蛋白或尿白蛋白的患者因素

- 体位（体位性蛋白尿）
- 尿路感染
- 血尿
- 高膳食蛋白摄入
- 高强度运动
- 充血性心力衰竭
- 月经或阴道分泌物
- 药物（如非甾体抗炎药）

引自 Johnson DW, Jones GR, Mathew TH, et al. Chronic kidney disease and measurement of albuminuria or proteinuria：a position statement. *Med J Aust.*2012；197：224–225 和 Miller WG, Bruns DE, Hortin GL, et al. Current issues in measurement and reporting of urinary albumin excretion [article in French]. *Ann Biol Clin* (*Paris*). 2010；68：9–25.

（七）关于测量尿白蛋白而不是总蛋白的几点思考

1. CKD 进展风险的证据和干预措施

许多关于 CKD 自然历史和进展的证据都集中在 24h 总蛋白的测量上[98]。一般来说，糖尿病患者的研究使用尿白蛋白的测量，但对肾小球疾病、子痫前期和儿童的干预和预后的研究使用的是蛋白尿的测量。实现白蛋白作为总蛋白替代指标的一个困

表 23-7　影响蛋白尿测量准确性的因素

分析前阶段	分析阶段
采集类型 • 定时或随机 • 随机测量的时间点	总蛋白或白蛋白测定
蛋白质或白蛋白的降解 • 储存期间 • 对塑料的吸附 • 储存温度	化验类型

引自 Miller WG, Bruns DE, Hortin GL, et al. Current issues in measure-ment and reporting of urinary albumin excretion [article in French]. *Ann Biol Clin (Paris)*. 2010；68：9-25；和 Martin H. Laboratory measurement of urine albumin and urine total protein in screening for proteinuria in chronic kidney disease. *Clin Biochem Rev*. 2011；32：97-102.

难是，两者之间缺乏恒定的数量关系，这种恒定的数量关系能够使临床医生将现有的证据基础从一种转换为另一种[74]。

2. 漏诊肾小管蛋白尿

依赖尿白蛋白的测量有可能遗漏"小管性"和"溢出性"蛋白尿，后者非白蛋白的蛋白占主导地位。然而，总蛋白检测通常对白蛋白比对 LMW 蛋白也更敏感，而且许多检测对小管性蛋白尿的敏感性也较差[99]。虽然"小管"疾病的特点是 LMW 蛋白与白蛋白的比例相对增加，但白蛋白通常仍占总蛋白的很大比例，这可能是由于小管对蛋白的重吸收功能障碍所致[100]。在 AusDiab 研究中，对澳大利亚成年人群中超过 1 万人的随机尿样进行了测试，白蛋白/肌酐比的临界值为 3.45mg/mmol，蛋白/肌酐比的临界值为 22.6mg/mmol。在白蛋白尿筛查阳性的患者中，68% 的蛋白尿结果为阴性。白蛋白尿作为蛋白尿的筛查试验效果良好：敏感性为 91.7%，特异性为 95.3%，阴性预测值为 99.8%。然而，在有蛋白尿者中，8% 的白蛋白排泄率在正常范围内。研究人员推测，这些人可能患有轻链蛋白尿或间质性肾病[89]。在一项对 23 名 Dent 病患者的研究中，只有 2 名患者除了 LMW 蛋白丢失外，没有明显的尿白蛋白丢失。Dent 病是一种罕见但经典的肾小管疾病。在这 2 名患者中，LMW 蛋白尿的水平足够低，很可能也会被总蛋白测量方法漏诊[101]。

总而言之，这个问题在慢性肾脏病和普通人群中的重要性很难用目前可用的数据来估计。如果怀

疑为肾小管蛋白尿，最好针对特定的肾小管蛋白，如 α_1- 微球蛋白或单克隆重链或轻链进行免疫分析[19, 74]。一项研究试图在患有轻度蛋白尿的老年人中鉴别构成小管性蛋白尿的蛋白质，结果表明无法使用电泳来一致地鉴别蛋白质，并且研究人员认为，尿蛋白测量的升高是由于人为因素造成的[102]。

（八）蛋白质类型的诊断效用

同时测定不同类型的尿蛋白可能是鉴别肾小球和肾小管间质疾病的有用方法。几项利用凝胶电泳技术根据分子大小分离蛋白质的研究表明，在肾小球疾病中，白蛋白等较大的蛋白质占主导地位，而在肾小管间质疾病中，LMW 蛋白质的比例增加[103]。通过同时测量 ACR 和 PCR 获得的较高的白蛋白/总蛋白比率，已经被证明与肾脏疾病患者肾活检中的肾小球病变显著相关，而不是与非肾小球病变相关[104]。

（九）尿总蛋白的测定方法

尿液中总蛋白的测定采用化学、浊度和染料结合（比色法）方法（表 23-8）。这些方法容易受到尿液中无机离子和非蛋白质物质的干扰[74]。由于氨基糖苷类抗生素[105]、血浆扩容剂[106] 和其他物质的干扰，可能会出现假性增高的结果。目前在尿液中蛋白质的类型和组成具有很大的样本间差异，使得精确测量变得困难。常用的浊度法精密度不高，变异系数高达 20%，目前还没有尿蛋白的参考测量程序或标准化的参考物质[107]。对于尿液中发现的不同范围的蛋白质，使用的每种方法都有不同的敏感性和特异性，可能会导致不同的结果。目前大多数实验室使用比浊法或比色法，与球蛋白和其他非白蛋白的蛋白质相比，其与白蛋白的反应更强烈[108]。

（十）尿白蛋白的测定方法

尿白蛋白可以用多种方法测定。最常用的是抗体结合方法，特别是免疫比浊法[74, 108]。由于测定的是单一蛋白质，白蛋白的检测性能往往优于总蛋白，至少在低浓度的蛋白质情况下是如此[108]。然而，健康人的尿液中含有一系列白蛋白分子。白蛋白可以是免疫活性白蛋白、非免疫活性白蛋白、碎片化白蛋白或生化修饰白蛋白[109]，这些不同类型的白蛋白分子在正常尿液中的比例是不同的。

表 23-8　蛋白尿的测定方法

方　法	描　述	检测限度（mg/L）	蛋白质类型	假性增高的原因	假性降低的原因
化学成分： 双缩脲 凯氏测氮法	铜试剂，测量肽键沉淀氮	50	—	—	小管性 /LMW 蛋白
浊度法（磺基水杨酸、三氯乙酸）	添加沉淀剂变性蛋白；在密度计中读出悬浮液的浊度	50～100	很多，包括 γ- 球蛋白轻链和白蛋白。对白蛋白比对球蛋白和非白蛋白更敏感	托美丁钠（托来汀）、甲苯磺丁脲、抗生素（青霉素、萘夫西林、苯唑西林）、放射性对比剂	小管性 /LMW 蛋白
染料结合（如考马斯亮蓝、邻苯三酚红）	指示剂在蛋白质存在时改变颜色	50～100	对白蛋白比对球蛋白和非白蛋白更敏感（邻苯三酚红改善了这一缺点）	邻苯三酚红：氨基糖苷类、明胶溶液等血浆扩容剂	小管性 /LMW 蛋白

LMW. 低分子量（引自 Cameron JS. The patient with proteinuria and or hematuria. In：Davison A，ed. *Oxford Textbook of Clinical Nephrology*.3rd ed. Oxford：Oxford University Press；2005：389–411. ）

白蛋白碎片可在肾小管或血浆中白蛋白的水解过程中产生，并可能占总尿白蛋白的很大比例。一项对 1 型糖尿病患者的研究发现，99% 的白蛋白是以小于 10kDa 的碎片形式排泄出来的。另一项研究表明，在肾病综合征患者中，白蛋白片段占总尿蛋白的 30%[110]。完整的白蛋白至少有 5 个抗原位点[111]。常规的临床方法同时使用多克隆抗体和单克隆抗体，这两种抗体对检测不同形式的白蛋白具有不同的敏感性[98]。也存在非免疫反应形式的白蛋白，这些白蛋白或者是不包含特定检测中使用的抗体的结合位点的片段，或者是抗原表位发生构象变化的完整白蛋白[112]。

高效液相色谱法（HPLC）检测免疫反应性和非免疫反应性白蛋白。尿白蛋白在 HPLC 中的值通常比免疫学检测方法中的值要高。这一观察结果导致了一种假设，即尿液中存在具有临床意义的非免疫反应性白蛋白。在一项探讨这一问题的研究中，我们用 4 种免疫分析方法和 HPLC 检测了尿白蛋白的差异。然而，在 HPLC 技术中得到的较高值也可能代表检测到非白蛋白大分子[113]。白蛋白分子的构象变化可能由尿液 pH、尿素、葡萄糖和抗坏血酸浓度的变化引起。胆红素通常只占白蛋白分子的一小部分，但在严重的高胆红素血症中，胆红素可能与 > 50% 的白蛋白结合[98]。

不同的实验室方法测定尿白蛋白

测定尿白蛋白的实验室方法如下。

（1）免疫比浊法：尿液样本中的白蛋白与特定抗体发生反应。浊度用分光光度计测量，吸光度与白蛋白浓度成正比[114]。

（2）双抗体放射免疫分析：尿液样本中的白蛋白与已知数量的放射性标记白蛋白竞争抗白蛋白抗体的固定结合位点。通过（白蛋白结合的）抗体的免疫吸附，可以将游离白蛋白从结合白蛋白中分离出来。白蛋白结合抗体样品中的白蛋白浓度与其放射性成反比，放射性是根据标准曲线测量的[115]。这是一种灵敏的化验方法，但它的使用受到费用的限制，而且需要在具备管理放射性物质条件的实验室进行[109]。

（3）浊度测定法：尿液样本中的白蛋白与特定的抗白蛋白抗体反应，形成光散射抗原 – 抗体复合物，可用激光浊度计测量。白蛋白的量与信号中的散射成正比[116]。

（4）高效液相色谱（SE-HPLC）：使用色谱技术测定免疫反应性和非免疫反应性白蛋白。不同大小的蛋白质以不同速度通过含有大小选择性凝胶柱时被分离[117]。SE-HPLC 对于白蛋白的检测比基于免疫的方法更灵敏，但其特异性受到无法区分白蛋白和其他相同大小的蛋白质（如球蛋白）的限制[109]。

虽然大多数定量分析结果之间的相关性很

好[96]，但良好的相关性只表明精确的、强的线性关系，而不是准确定量所有具有临床意义的蛋白。放射免疫分析、免疫比浊法、散射比浊法和 HPLC 的结果可能有显著差异[109]。因此，理想情况下，当对特定患者的蛋白尿结果进行动态比较时，应该使用相同的检测方法。用来测量蛋白尿的方法选择在很大限度上取决于准确性、成本和方便性的问题。目前，尚无用于测量尿白蛋白以及使用标准化单位报告结果的标准化程序；但是，考虑到使用 ACR 作为尿蛋白标准量的建议，一些专业团队已经朝着建立标准的实验室收集、测量和报告程序的方向迈进[98]。白蛋白测量的标准化需要参考物质和参考测量程序。使用纯化的白蛋白作为参照物虽然不会反映尿液中可能存在的各种分子形式，但可能是对于标准化最实际的方法。目前，大多数常规尿液白蛋白测量方法都是针对 CRM 470 的稀释液进行校准的，CRM 470 是白蛋白浓度为 39.7g/L 的高级血清蛋白参考物质[98, 108]。为使尿白蛋白测定标准化需要解决的其他问题，包括阐明新鲜排出的尿中白蛋白的分子形式，在储存和冷冻过程中发生的降解程度，以及不同年龄和性别群体的适当正常上限[98]。

（十一）对蛋白尿检测的定时收集法与随机收集法的比较

随机的"时间点"尿蛋白样本，以浓度表示，由于患者水分状况对尿液浓度的影响，通常不能准确估计 24h 的水平。蛋白质排泄量也有变化，这种变化可能发生在一天中（特别是运动和姿势引起），或者每天都会发生[118]。提高随机尿液检测准确性的方法包括校正尿肌酐和比重[119]。

24h 尿液中蛋白质或白蛋白的测量通常被认为是测量蛋白质排泄的金标准。然而，它也可能是不准确的，主要是因为错误的尿液收集。可以测量尿肌酐来判断 24h 收集尿液的充分性。如果肌酐排泄量与之前 24h 样本中的肌酐排泄量相似，则收集可能相当准确。如果没有其他收集物可供比较，则可以从肌酐排泄的预期正常范围来判断收集的充分性。对于 20—50 岁的住院男性，这一范围为每天 18.5～25.0mg/kg，而同龄女性为 16.5～22.4mg/kg。这些值随着年龄的增长而下降，因此对于 50—70 岁的男性来说，肌酐的排泄量是每天 15.7～20.2mg/kg，而对于同龄女性来

说，肌酐的排泄量是每天 11.8～16.1mg/kg[65]。影响每日肌酐排泄量的因素包括肌肉质量的决定因素，如性别、种族、年龄和 BSA（体表面积）[97]。

（十二）将尿 PCR 和 ACR 值转换为每日总蛋白测量值

尿蛋白浓度除以尿肌酐浓度，并以 mg/mmol 或 mg/g 表示，得到尿 ACR 和 PCR。尿肌酐测定采用酶法和 Jaffe 法[19]。基于比率的指标旨在校正尿液浓度对蛋白测定的影响。总的来说，这些指标比随机抽样测定的浓度具有更高的准确性和更小的个体内变异，比 24h 蛋白测定更容易被患者接受[98, 119, 120]。通过使用晨起第一次排泄的尿液而不是日间采集样本来测量 ACR，进一步降低了个体内的变异。然而，PCR 和 ACR 仍然存在很大的每日变异性[98]。在得到阳性结果之后，应该进行第二次测量，最好是在清晨的样本中，以确认结果[19, 97]。

临床医生通常将 PCR（mg/mmol）或 ACR（mg/mmol）乘以 10（假设日均肌酐排泄量为 10 mmol）或使用给定值（如果以 mg/g 衡量），以估计 24h 蛋白质（mg）。（虽然以 mg/g 为单位的 PCR 或 ACR 应乘以 8.8 才能得到以 mg/mmol 为单位的精确值，但这些仅是对 24h 水平的估计）。尽管基于比率的试验在估计 24h 蛋白质测量方面表现合理，但它们预测个体 24h 真实蛋白质的能力受到两个主要因素的限制：一个因素为个体内和个体之间每日总肌酐排泄量的变异性，这会影响这一比率；另一个因素为一天中蛋白质排泄的波动。了解可能导致尿 ACR 或 PCR 值不准确的因素对于使用这些检测方法的临床医生很重要。

（十三）比值与 24h 尿蛋白定量的相关性

可以在 2012 年 KDIGO-CKD 指南中找到比较尿 ACR 和 PCR 与定时采集的尿白蛋白和蛋白的研究汇总表。在健康对照组[121]和各种肾脏疾病患者随机、单次排尿标本中，24h 尿蛋白排泄量与 PCR 具有较高的相关性[122-125]。在肾小球肾炎[126]和 1 型糖尿病（DM）患者[127]及肾移植受者的研究中显示了这种相关性[128, 129]。在一些研究中，当蛋白尿在肾病范围或以上时，PCR 和 24h 蛋白测定之间的相关性不那么明显[124, 127]。

在一些糖尿病患者的研究中，尿 ACR 与 24h 尿白蛋白测定有很好的相关性[130]。然而，在参加糖尿病控制和并发症试验及其随访研究的 1186 名 1 型糖尿病患者中，一项评估 ACR 与 24h 白蛋白排泄相关性的大型研究显示，ACR 系统性地低估了白蛋白排泄，特别是在男性当中[131]。在糖尿病人群中的另一项研究表明，ACR 相对于 24h 白蛋白排泄量的估计会随着年龄的增加而增加[132]。这些研究强调了这样一个事实，即某些群体的肌酐排泄量的变异性会改变这一比例。对于相同水平的尿白蛋白排泄，肌肉质量较低的人，如女性和老年患者，预计比肌肉质量较高的人有更高的 ACR。

（十四）肌酐排泄的变异性

在正常情况下，肌酐的排泄率在一整天内都是稳定的[133]。比率变量的准确性取决于恒定的排泄率。这一缺陷限制了它们肾功能迅速变化（如 AKI）时的有效性，在 AKI 中，肌酐排泄减少，增加了等量蛋白质排泄的比率。

肌酐排泄量随着肌肉质量的增加而增加，因此在肌肉质量较高的群体（如男性、年轻人和某些特定种族中），在给定的蛋白质排泄水平下，ACR 和 PCR 都会降低[134, 135]。男性平均尿肌酐排泄量比女性高 40%～50%[131, 132]，这一事实导致一些指南建议 ACR 的性别阈值，男性的阈值低于女性。糖尿病肾脏疾病常用的尿 ACR 阈值男性为 25mg/g（2.5mg/mmol），女性为 35mg/g（3.5mg/mmol）[97]。然而，2012 年 KDIGO 指南建议男女的 ACR 阈值均为 3.0mg/mmol，这反映出 ACR 是一个受各种其他变量（如年龄和种族）影响的估计值，没有对这些变量进行校正[19]。

（十五）蛋白质排泄的波动

可能导致一过性尿蛋白排泄增加的因素包括运动、尿路感染和直立姿势。高强度运动可能会导致健康受试者持续 24～48h 的一过性蛋白尿[136, 137]。CKD 或糖尿病患者在运动后的尿蛋白或白蛋白排泄水平比对照组受试者高[138-140]。一些指南建议，如果检测到蛋白尿，就进行尿路感染筛查。然而，对现有研究的回顾表明，无症状的尿路感染不太可能导致蛋白尿，可能没有必要进行筛查[141]。

在其他健康的年轻人中，直立姿势会导致尿蛋白排泄增加[142]。体位性蛋白尿通常是通过检测随机取样检测蛋白尿来诊断的，而该受试者一直处于直立状态，这在第一次晨间空腹样本中是不存在的。通常 24h 尿蛋白不超过 1g。体位性蛋白尿患者的肾脏组织学检查一般正常或无特殊发现[142, 143]，并且体位性蛋白尿患者的远期预后良好[144]。由于在年轻人的随机样本中发现尿蛋白排泄量增加，所以应该多使用晨尿进行检测，以排除体位性蛋白尿[98]。

在健康人和慢性肾脏病患者中，蛋白质排泄的日变化是存在的。与白天相比，夜间尿蛋白排泄量更低，量也更少变化[145, 146]。因此，尿液采集的时间可能会影响尿蛋白或白蛋白排泄筛查试验的敏感性和特异性。晨起第一次排泄的尿液最有可能准确量化 24h 的蛋白质或白蛋白排泄量[147, 148]，因此许多指南认为晨尿更可取[19, 72, 97]。

（十六）尿 ACR 与 PCR 的比较

因为白蛋白排泄量和总蛋白排泄量之间的关系是非线性的[149]，所以不能从 PCR 中得出 ACR，反之亦然。一些指南推荐 ACR，而不是 PCR，因为它提高了尿白蛋白相对于总蛋白测量的标准化能力，而且白蛋白是尿液中丢失的主要蛋白质[19, 97]，这些优点已被概述。而在非糖尿病受试者中，ACR 在判断预后或检测 CKD 方面并没有显示出优于 PCR[97]。一项回顾性队列研究比较了同一中心的尿 PCR、ACR 和 24h 蛋白，结果显示，在预测血肌酐倍增、开始肾脏替代治疗和全因死亡率方面，这三项指标的预测效能是相等的[149]。

（十七）试纸条检测

多试剂试纸条尿液分析因其成本低、易获取、能为临床医生提供快速的医疗信息而被广泛用作蛋白尿的初始筛查工具。大多数试纸条中试剂是半定量的，含有一种 pH 敏感的比色指示剂，当带负电荷的蛋白质与其结合时，该指示剂会改变颜色。蛋白质试纸条对非白蛋白和带正电的蛋白质[64, 150-152]的灵敏度有限，因此在主要存在 LMW（小管性或溢出性）蛋白尿的情况下，常常会出现假阴性结果[109]。因此，尿液分析也可以使用白蛋白专用试纸条。

试纸条检测的是蛋白质或白蛋白浓度，而不是排泄率，因此它受到尿液浓度变化的强烈影响。高度稀释的尿液可能会给出假阴性结果，而浓缩的尿液可能会给出假阳性结果。因此，在试纸条检测的基础上同时测量比重和尿蛋白有助于解释尿液在试纸条上的结果[153]。尿液 pH 非常高（＞ 7.0）可能会给出假阳性结果，就像尿液被血液污染一样。手动读数也可能出现依赖于操作员的差异，从而降低了重复性[147, 151]。使用自动阅读器设备改善了操作员间的差异性。

1. 白蛋白特异性试纸条

除了用来测量总蛋白的试纸条外，还可使用白蛋白专用试纸条。其中许多白蛋白专用试纸条使用染料结合的方法[154-156]，但也有基于抗体的检测方法[157]。几项研究已经检验了新试剂试纸条的敏感性和特异性，这些试纸条可以测量非常低浓度的尿白蛋白。其中大多数研究的对象为糖尿病患者，并大多使用 Micral–Test 试纸条[155, 158-161]（Boehringer Mannheim，Mannheim，Germany），或 Micro–Bumintest 试纸条[155, 162]（Ames Division，Miles Laboratories，Elkhart，Indiana），或两者兼有。一般说来，这些白蛋白试剂条试验比标准试纸试验更敏感，但它们的假阳性率也相对较高。

2. 新型的蛋白质检测仪

带有肌酐试剂纸的新系统可以检测出先前分类为"微量白蛋白尿"（相当于＜ 300mg/g）或总 PCR 范围内的 ACR。他们克服了测量尿液蛋白浓度而非蛋白排泄率时的一些固有误差。CLINITEK 系统（CLINITEK 微量白蛋白，Siemens Medical Solutions Diagnostics，Mishawaka，Indiana）使用带有两个垫的试剂条，利用染料结合法测量白蛋白，并基于铜–肌酐复合物的过氧化物酶活性，进行肌酐测定。试纸条与分析仪结合使用可对 ACR 进行半定量评估[163, 164]。

3. 试剂条检测的作用和注意点

在普通人群和高危人群中，使用蛋白质或白蛋白特异性试纸进行尿液试剂条检测的作用效果是值得争论的话题。大多数指南不建议使用尿液试剂条进行蛋白尿的初步检测[74]。然而，试剂条检测可能会在实验室条件受限的情况下特别适用。可以测量低水平白蛋白尿并提供 ACR 数据的新型即时医疗设备有可能在人群筛查中发挥作用，但这一作用尚未得到大型研究的肯定[19]。

(1) 普通人群：观察性研究表明，试剂条检测证实蛋白尿与 ESRD 的进展和普通人群的死亡率有关[68, 70]。然而，一般的人群筛查可能会导致不必要的检测、伤害和额外的成本[165-168]。与所有诊断测试一样，尿液试剂条和即时医疗设备的阳性和阴性预测值取决于它们的使用环境以及它们的敏感性和特异性[169, 170]。一项使用前述中的 AusDiab 调查数据比较尿液 ACR 和蛋白质试纸（Bayer Multistix）的研究表明，低风险和高风险亚组的阳性预测值差异很大。试剂条检测显示出了良好的排除蛋白尿的能力，当试剂条结果提示少于微量时，ACR 值≥ 30mg/g 的阴性预测值为 97.6%，ACR 值≥ 300mg/g 的阴性预测值为 100%[171]。研究人员认为尿液试剂条检测可作为排除蛋白尿的合理方法。然而，Samal 和 Linder 的一项分析认为，使用≥ 30mg/g ACR 阈值，假阳性结果的比率高达 53%，由于假阳性结果产生的成本、焦虑感和工作量，使之在普通人群中使用尿试剂条检测不被采纳[168]。因为假阳性结果的发生率很高，所以试剂条检测结果为阳性时必须通过定量试验来进行确认，这极大限制了试剂条检测用于人群筛查的成本效益[166, 168]。

在日本、韩国及中国台湾地区的研究中，对学龄期儿童进行尿液试剂条筛查可以在早期发现无症状的肾脏疾病[172-174]。然而，从卫生经济学的角度来看，没有数据表明这一政策能够改善结局或获得益处。有几项研究已经使用模型来评估使用尿液试剂条进行常规人群筛查的益处，随后在蛋白尿症人群中使用血管紧张素转化酶抑制剂或血管紧张素受体阻滞剂[166]。在一项研究中，评估了在 2002 年由全科医生主导的澳大利亚普通人群筛查蛋白尿的效用，得出的结论是，没有足够的证据支持这种做法。一项针对非糖尿病、非高血压美国人群，使用每质量调整寿命年成本评估的实践研究得出结论，只有选择性地针对高风险人群（年龄＞ 60 岁或患有高血压）或长期进行治疗（10 年），这种方法才具有成本效益[167]。

(2) 高危人群：有一些研究表明，与一般人群筛查相比，通过尿试纸检测及随后的降蛋白尿治疗对高危人群筛查蛋白尿具有成本效益[167, 175, 176]。一个基于使用 Micral-Ⅱ 白蛋白半定量试剂条筛查美国高血压和糖尿病人群的模型中，在有微量白蛋白尿的患者（估算 24h 尿白蛋白排泄 > 20μg/min）或更高水平的尿白蛋白的患者中使用厄贝沙坦治疗，ESRD 累积发生率降低了 44%，并且可能具有成本效益[175]。尽管检测的频率不明确或不一致，但大多数指南建议对高危人群（如糖尿病、高血压或已知血管疾病患者）进行微量白蛋白尿筛查[19, 177, 178]。指南一般建议在高危人群中使用实验室检测而不是试剂条检测[179]。使用更新的设备（如 CLINITEK 系统）进行的研究显示了良好的阴性预测值，使其成为有效的排除测试[180-182]。CLINITEK 系统在糖尿病患者、普通人群[163] 和慢性肾病患者[183] 的检测中表现良好。然而，这些新设备的实用性和成本效益尚未得到大型研究的证实。

（十八）特定人群的蛋白尿测量

1. 孕妇

诊断子痫前期的蛋白尿通常定义为 300mg/24h。尽管没有基于 PCR 预测子痫前期预后的数据支持，在两项系统性回顾研究中，约相当于尿液 PCR 300mg/g（30mg/mmol）显示其在估算 24h 蛋白排泄方面的合理性，并可作为排除试验。目前，对于有高血压或疑似子痫前期的孕妇，没有足够的证据证明可以用尿白蛋白代替总蛋白的测定[184, 185]。

2. 儿童

儿童蛋白质排泄的正常水平是 < 10mg/(m²·d)，或 < 4mg/(m²·h)[186]。肾病综合征范围的蛋白尿定义为 ≥ 1000mg/(m²·d) 或 ≥ 40mg/(m²·h)。在一项针对 15 名儿童的小型研究中，尿液 PCR 已被证明在反映 24h 蛋白排泄水平方面具有合理的准确性[187]；PCR 已被证明可预测儿童 GFR 下降速率的增加[188-190]。目前还没有足够的证据表明尿液 ACR 升高与不良后果之间存在联系以支持在儿科人群中使用 ACR 检测[191]。关于健康儿童尿白蛋白排泄与肥胖、高血压、空腹血糖和胰岛素抵抗等各种状况之间的关系，许多研究显示出相互矛盾的数据[192]。

3. 肾脏移植患者

蛋白尿可预测同种异体移植物的功能丧失，心血管疾病的风险以及肾移植受者的死亡风险[193]。一项研究表明，在预测移植物功能丧失，24h 尿白蛋白的测定优于总蛋白测定[194]；另一项研究表明，尿液 ACR 和 PCR 的试验显示了相同的性能[195]。

四、尿液显微镜检查

至少从 19 世纪起，人们就开始系统地使用显微镜检查尿液[196]，至今仍是一项重要的研究，通常被认为是肾脏疾病患者检查的一个重要组成部分。

（一）制备方法

尿液中成分会迅速降解，因此最好在采集后 2h 内对新鲜尿液样本进行尿液显微镜检查。尿液保存不是常规应用的技术，但已被一些机构成功施行。传统方法上，使用乙醇来保存尿道上皮细胞以进行细胞学检查，但此方法不能阻止红细胞和白细胞的溶解[197]。如今以甲醛为基础的溶液已被用来保存尿液沉淀物，保存期可长达 3 个月，还可以使用商业防腐剂，如缓冲硼酸。

过去曾建议使用早晨第一次尿液标本进行尿液显微镜检查，因为它是酸性且浓稠的，但现在晨起第二次尿液中段尿液标本更受青睐。标本最好不要冷藏，因为这可能会导致晶体沉淀。较高的尿液 pH 和较稀的尿液会导致更多成型的元素降解。

欧洲实验室医学联合会提供的一项指南建议对用于显微镜检查的尿沉渣进行标准化制备[198]。取 5~12ml 尿液，以 400g 或 2000rpm 离心 5min，通过抽吸而不是任意倾倒的方式除去规定体积的上清液，并通过轻轻搅拌将沉淀重新悬浮。将一滴尿液放在盖玻片下的载玻片上，最理想的方式是采用相差显微镜检查而非通常的亮场显微镜进行检查，先低倍率（160×），后高倍率（400×）观察。染色或偏振光可用于鉴别某些物质。

（二）尿沉渣细胞

1. 红细胞

"血尿"定义为每个高倍视野中有 3 个红细胞。短暂性血尿很常见，可能是由于剧烈运动导致的。在 3 个重复的尿液样本中出现持续性血尿需要进一步检查。研究表明，显微镜检查血尿的患病率有很大的差异，从低至 0.18% 到高至 16.1%[199]。一项对超过 100 万以色列军人的研究表明，持续性血尿的发生率为 0.3%[200]。尽管 ESRD 的绝对风险较低，为每年 10 万人中有 34 例，但其仍与继发性 ESRD 的风险增加相关（危险比为 19.5）。

即使尿液呈红色，也应检查沉淀物以确定是否存在红细胞，因为红色的外观可能是由于其他原因引起的，如血红蛋白尿和肌红蛋白尿。肉眼血尿很可能是由于恶性肿瘤引起的。同形红细胞形似血液中发现的红细胞，被认为是非肾小球起源。畸形红细胞（图 23-3）是来自肾小球毛细血管的红细胞，其不规则的外观是由于细胞通过肾小管时的 pH 和渗透压改变造成损伤。一些机构根据畸形红细胞的百分比来定义肾小球血尿，该值被认为是重要的阈值，但尚未被标准化。肾小球血尿可定义为超过 10%～80% 的畸形红细胞或者 2%～5% 以上的棘细胞（一种具有突出的水泡的畸形红细胞的亚型）。

为了克服尿镜检查的可靠性和可重现性问题，已经开发了肾小球性或非肾小球性血尿的自动化检查方法。这些方法是通过测量红细胞的平均红细胞体积（MCV）来实现的。小于或大于正常范围（50～80fL）的 MCV 被认为是畸形的。在一项 Meta 分析中回顾了尿液红细胞 MCV 在诊断中的作用[201]，结论为该试验的诊断价值有限，并且在轻度血尿的情况下由于存在干扰性碎屑，即尿液 MCV 试验并不可靠。

血尿的原因见表 23-9。虽然抗凝常常揭示了血尿的另一个潜在病因，但抗凝过度本身也可能导

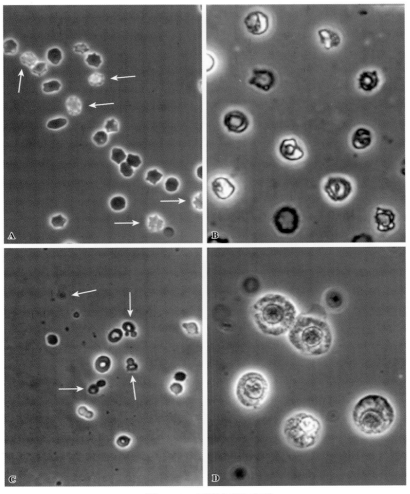

▲ 图 23-3　尿液中的红细胞

A. 同形红细胞，有些具有"锯齿状"外观（箭）；B. 不同类型的畸形红细胞；C. 棘细胞（箭）；D. 近端肾小管细胞（引自 Fogazzi GB，Verdesca S，Garigali G. Urinalysis: core curriculum 2008. *Am J Kidney Dis*. 2008；51：1052–1067. ）

致肾小球出血，例如在新发现的华法林诱发的肾病中，红细胞阻塞肾小管可能引起 AKI [202]。

2. 尿液细胞学检查

细胞学检查是常规进行的，并建议将其作为非肾小球性血尿检查的一部分。尽管其是泌尿外科医师的领域，但肾脏病医师可能会经常遇到非肾小球性血尿患者，这也是无症状显微镜下血尿的研究过程的一部分。多项研究表明，如果进行影像学检查和膀胱镜检查等其他检查，则常规尿细胞学检查作为非肾小球性血尿检查的价值有限。例如，一项对英国血尿门诊的 2778 名患者的研究中 [203]，有 974 名患者出现 "不可见" 或镜下血尿。在镜下血尿患者中，4.6% 为尿路恶性肿瘤，其中 93% 为膀胱肿瘤。尿路上皮癌细胞学检查仅显示出 45.5% 的敏感性和 89.5% 的特异性。经进一步检查，仅有 2 名尿细胞学异常的患者发现尿路上皮恶性肿瘤。

3. 白细胞

尿液中最常见的白细胞是中性粒细胞，通常是感染或污染的迹象。嗜酸性粒细胞可通过 Wright 染色或 Hansel 染色来检测。Hansel 染色具有更高的灵敏度，尤其当尿液 pH < 7 时，Wright 染色会受到抑制。尽管嗜酸性粒细胞尿最初与药物引起的超敏反应有关，而嗜酸性粒细胞尿可能相关的疾病种类繁多，包括肾胆固醇栓塞、急进性肾小球肾炎和前列腺炎。

尽管淋巴细胞可以提示移植排斥反应，巨噬细胞可能存在于肾小球肾炎中，但是其他白细胞，如淋巴细胞和巨噬细胞的诊断价值目前仍然有限。

4. 其他细胞

"鳞状细胞" 是尿沉渣中最大的细胞，来源于尿道或外生殖器。"肾小管上皮细胞" 可能出现于肾小管损伤中。"尿路上皮细胞" 可能见于泌尿系统疾病，如恶性肿瘤。

（三）其他成分

1. 脂类

脂质呈球形，是大小不等的半透明液滴。它们也可能以 "卵形脂肪体" 的形式存在于细胞的细胞质内。在偏振光下，脂滴看起来像 Maltese 十字架。脂质尿症通常与大量蛋白尿有关，但也可能存在于法布里（Fabry）病中。

表 23-9　血尿的原因 [a]

肾小球性血尿

肾小球病变

- 肾基底膜病变
- 肾小球系膜免疫球蛋白 A（IgA）肾小球肾炎
- 局灶性和节段性玻璃样变性及硬化（局灶性肾小球硬化）
- 狼疮性肾小球性肾炎
- 新月体性肾小球肾炎，包括韦氏肉芽肿病，显微多血管炎和肺出血肾炎综合征
- 膜性肾小球肾炎
- 膜增生性肾小球肾炎
- 致密物病沉积
- 链球菌感染后肾小球肾炎

非肾小球病变

- 常染色体显性多囊肾
- 运动性血尿
- 出血性体质
- 药物，包括抗凝药

非肾小球性血尿

- 尿路感染
- 尿路结石
- 高钙尿和高尿酸血症
- 常染色体显性多囊肾
- 良性前列腺肥大
- 移行细胞癌
- 肾细胞癌
- 前列腺癌
- 运动性血尿
- 创伤
- 出血性体质和抗凝药
- 药物
- 肾乳头坏死
- 镰刀形红细胞贫血症

a. 经皮冠状动脉成形术后是否为肾小球或非肾小球性血尿尚不清楚（引自 Kincaid Smith P，Fairley K. The investigation of haematuria. *Semin Nephrol.* 2005；25：127–135.）

2. 管型

"管型"（图 23-4）是起源于肾脏的圆柱形小体，由 Tamm Horsfall 糖蛋白（uromodulin）的原纤维聚集而成，由髓袢升支分泌。不同颗粒在管型基质中的滞留及退变过程会导致管型具有不同的外观和临床意义（表 23-10）。透明管型是非特异性的，在正常情况下可能存在；颗粒管型是非特异性的，含有蛋白质聚集体或退化的细胞成分；蜡样管型也是非特异性的，是其他管型变质的结果。宽大管型是较

宽的蜡样管型，见于肾小管扩张的慢性肾衰竭；肾小管上皮细胞管型是由肾小管内层脱落的细胞聚集形成的，由于上皮细胞仍然完好无损，这一发现通常是急性疾病如急性肾小管坏死的进展结果。红细胞管型通常是病理性的，提示存在明显的肾小球出血，通常是由于急进性肾小球肾炎引起的。

3. 晶体

尿液中可见多种晶体，可能具有诊断价值（表23-11）。然而，比较常见的是尿酸、草酸钙和磷酸钙晶体，可能没有什么临床意义，因为它们可能是由于样品脱水或冷却而导致尿液暂时过饱和所造成

的沉淀。然而根据临床情况，尿酸晶体可能非常重要，因为它们会存在于急性尿酸肾病中（肿瘤溶解综合征的表现之一），而草酸钙晶体可能表明乙二醇中毒或高草酸尿症。

从阿昔洛韦和茚地那韦开始使用之后，越来越多的药物可能会导致尿液中产生结晶，这些结晶通常具有不常见的形状。

4. 微生物

细菌通常因为污染或感染而出现。真菌（如念珠菌）、原生动物（如滴虫）和寄生虫（如血吸虫）也可见到。

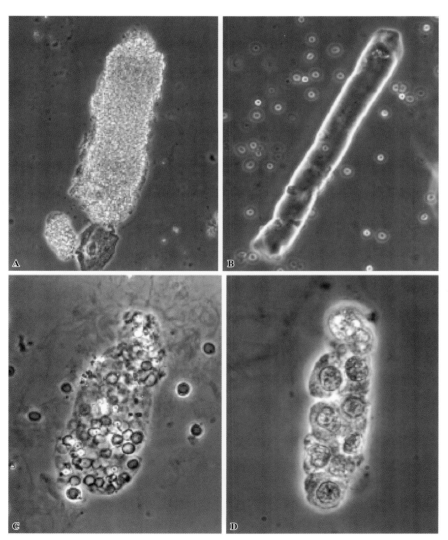

▲ 图 23-4　尿管型

A. 细颗粒管型；B. 蜡样管型，具有典型融蜡样外观；C. 红细胞管型；D. 肾小管上皮细胞管型（引自 Stevens LA, Nolin TD, Richardson MM, et al. Comparison of drug dosing recommendations based on measured GFR and kidney function estimating equations. *Am J Kidney Dis.* 2009；54：33–42.）

表 23-10　常见的管型

管　型	主要临床表现	
透明管型	正常及肾脏疾病	
颗粒管型	任何原因的肾脏疾病	
蜡样管型	任何原因的肾脏疾病	
脂肪管型	大量蛋白尿	
红细胞管型	增生性肾小球肾炎、肾小球出血	
白细胞管型	急性间质性肾炎、急性肾盂肾炎	
肾小管上皮细胞管型	急性肾小管坏死（"土棕色"管型）、急性间质性肾炎、增生性肾小球肾炎	

引自 Fogazzi GB，Verdesca S，Garigali G. Urinalysis：core curriculum 2008. *Am J Kidney Dis*. 2008；51：1052–1067.

表 23-11　常见的晶体及其外观

晶　体	外　观	
尿酸	通常为菱形，但形状各异，呈黄色	
草酸钙	一水化合物：卵圆形或哑铃形，双凹面圆盘 二水化合物：双锥体	
磷酸钙	棱柱状，星状颗粒或呈大小不一针状	
三磷酸盐（磷酸铵镁）	棺盖状	
胆固醇	透明盘状	
胱氨酸	不规则六边形	

引自 Fogazzi GB，Verdesca S，Garigali G. Urinalysis：*core curriculum* 2008. *Am J Kidney Dis*. 2008；51：1052–1067.

（四）局限性

尿液镜检查依赖于专业知识，并且观察者之间的一致性较差。在一项有 10 名肾脏学家参与的研究中，尿液镜检中各种成分的一致性为 31.4%～79.1%，且观察者之间的一致性与资历无关[204]。尽管有这样的局限性，尿液镜检仍然是肾脏疾病实验室评估的重要组成部分，因为它的检测结果可能会对患者的治疗方案产生至关重要的影响。例如，在血清学或肾活检结果出来之前，检测出 AKI 患者尿液中存在畸形红细胞和红细胞管型，可能提示用免疫抑制疗法进行经验性治疗。

五、总结

尽管肾脏疾病在实验室评估领域取得了进步，但该领域仍是一门发展中的科学，其未来的研究旨在得出测试和方程，这些测试和方程不仅可以减少偏差，而且可以提高精度和准确性。医生和临床化学家需要更好地理解这些测试的复杂性，以便对患者进行适当的诊断和预测，并指导他们的治疗。

血和尿液电解质与酸碱参数的解读
Interpretation of Electrolyte and Acid–Base Parameters in Blood and Urine

Kamel S. Kamel　Mitchella L. Halperin　著

石　明　马屹茕　译

丁国华　校

第24章

对血和尿样本相关实验室数据进行分析有助于明确包括水、电解质和酸碱平衡紊乱患者的诊断，制订最佳治疗方案[1]。这些实验结果的解读基于生理学相关理论，其中包括肾脏对水、电解质及酸碱平衡的调节。因此，本章的每一节从疾病相关生理学基础展开，帮助读者理解调节物质稳态的关键因素。

基于对生理学知识的理解，通过讨论实验室数据来明确引起水、电解质和酸碱平衡紊乱的潜在病理生理学机制。这些结论随后用于帮助制订针对电解质紊乱患者的治疗方案。在每一节的最后，将通过临床病例来讨论如何将这些方案应用于临床实践。

必须强调的是，经尿液排出的水和电解质没有所谓的"正常值"，因为处于稳定状态的个体可以排出所有机体吸收且未经非肾途径排泄的离子。因此，实验室数据需要结合主要刺激和预期的肾脏反应来解读。

一、水和钠

本节将阐明在临床上如何根据尿量和尿液成分信息来治疗患有多尿症、有效动脉血容量（EABV）降低及低钠血症的患者。

（一）多尿症

多尿症有两种定义。多尿症的传统定义是尿量大于 2.5L/d。这是一个片面的定义，它基于将患者尿量与传统西方饮食的个体收集到的 24h 尿液量进行比较。

我们更倾向于基于生理学的定义：当特定环境下尿流量高于预期值时，即为多尿。在血管升压素的作用下，尿量由有效渗透摩尔排泄率和髓质间隙区的有效渗透压决定。因此，即使尿量不超过 2.5L/d，如果尿量高于有效渗透压排泄的预期值，便存在多尿。相反，如果血浆中的 Na^+ 浓度（P_{Na}）低于 135mmol/L，则血管升压素的释放被抑制，成年受试者的尿流率可能高达 $10 \sim 15ml/min$（每天 $14 \sim 22L$ 尿量）。在这种情况下，较低的尿量尽管仍高于 2.5L/d，但代表少尿而非多尿。

多尿症分为两类：水利尿和渗透性利尿。

1. 水利尿

（1）概念 1：为了使水透过细胞膜，细胞膜必须有一个使水能透过膜的通道［水通道蛋白（AQP）］和使水运动的驱动力——膜内外有效渗透克分子浓度的差异或静水压力的差异。

① 水通道：肾脏细胞的管腔膜中有两种至关重要的水通道蛋白：AQP1 和 AQP2（图 24-1）。AQP1 通道是非调节性水通道，主要存在于近端小管（PT）细胞的管腔膜中。AQP1 通道构成性地分布在髓旁肾单位的髓袢降支细段（DtL）的管腔膜上，这部分肾单位约占肾单位总数的 15%。值得注意的是，AQP1 通道不存在于浅表肾单位的 DtL 管腔膜上。因此，这些肾单位（约占所有肾单位的 85%）的整个髓袢相对不透水[2]。

血管升压素刺激 AQP2 通道插入皮质集合管（CCD）和髓质集合管（MCD）的主细胞腔膜。尽管如此，即使在没有血管升压素作用的情况下，内

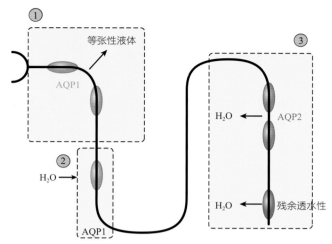

▲ 图 24-1　具有水通道蛋白 AQP1 和 AQP2 的肾单元

图中实线连接构成一个肾单位，其中粉色椭圆为 AQP1，蓝色为 AQP2。根据水排泄的不同，肾单位可分为三部分（分别由 3 个虚线框表示）。AQP1 存在于近端小管上皮细胞和髓袢降支细段。血管升压素刺激 AQP2 通道插入皮质集合管（CCD）和髓质集合管（MCD）的主细胞腔膜中。即使在没有血管升压素作用的情况下，内髓质集合管对水仍保留较低程度的通透性，称为残余透水性（RWP）（改编自 Halperin ML, Kamel KS, Goldstein MB. *Fluid, Electrolyte, and Acid-Base Physiology; A Problem-Based Approach*. ed 4. Philadelphia: Elsevier; 2012. ）

髓质集合管对水仍保留较低程度的通透性，称为基础或残余透水性（RWP）。

② 驱动力：水由低渗区流向高渗区。有效渗透压指两个区域之间有不同浓度的渗透摩尔。这种不同渗透压之间所产生的驱动力可以非常大，因为 $1mOsmol/(kg \cdot H_2O)$ 会产生 19.3mmHg 的压力。血管升压素使 AQP2 插入皮质集合管和髓质集合管的主细胞腔膜中。因此，一旦水分子到达那些腔膜中具有 AQP2 通道的区域，水分子就会被重新吸收，直到管腔内液体的有效渗透压接近周围组织液中的有效渗透压。

由于血管升压素使尿素转运体插入到髓质集合管的细胞腔膜中，内髓质中组织液的尿素浓度接近其髓质集合管内腔中尿素的浓度。因此，在正常尿素排泄情况下，即不超过尿素转运体的输送能力，尿素不是有效的渗透克分子（即尿素的排泄并不伴有 H_2O 的排泄）。

(2) 概念 2：水利尿过程中的尿液量取决于向远端输送滤液的量及在髓质集合管内部通过残余透水性重吸收的滤液量[3]。

① 滤液的远端输送：向远端输送的滤液量是肾小球滤过量减去在皮质集合管之前的肾单位中重吸收的量。有数据表明，在浅表肾单位的 DtL 管腔膜中不存在 AQP1 通道，这些肾单位占肾单位总数的 85%[2]。倘若如此，则大多数肾单位的髓袢不透水。因此，滤液向远端输送量应约等于肾小球滤过量减去近端小管重吸收的量。

66% 的肾小球滤过率（GFR）被认为沿整个近端小管重吸收。这一结论基于在大鼠的微穿刺研究，该研究测量了近端小管腔内液体样品中的菊粉（inulin）浓度与血浆样品中菊粉浓度的比值 [（TF/P）菊粉]。菊粉在肾小球滤过后，肾小管对其既不分泌也不重吸收，因此菊粉的清除率即是肾小球滤过率，所以（TF/P）菊粉值为 3 左右，这表明大约 66% 的滤液在近端小管被重吸收。但是，由于这些测量是在肾皮质表面近端小管最后一个可触及的部位进行的，考虑到在近端小管较深部位（包括其直部）中存在重吸收，因此测量低估了近端小管中实际重吸收的液体量。

如果绝大多数肾单位的髓袢由于缺乏 AQP1 从而对水不通透，则可以通过微穿刺大鼠远曲小管得到（TF/P）菊粉的最小值，该值可用来推导出进入髓袢的滤液量。远曲小管（DCT）的微穿刺技术已在大鼠中完成。通过实验得出该值约为 6，则推算出大鼠近端小管中重新吸收的滤液比例接近 5/6（83%）。该结果接近由锂离子清除率得到的近曲小管重吸收比例，这被视为人体近曲小管中的部分重吸收的标志。

如果将这些发现推广到 GFR 为 180L/d 的人体，而且所有的肾单位都是浅表肾单位，则大约只有 30L/d（180÷6）的滤液输送到远曲小管。因髓旁肾单位沿着 DtL 分布着 AQP1（对水具有通透性），输送至远曲小管的滤液量将比预计更少。如果髓旁肾单位占肾单位总数的 15%，每天流过 27L 滤过液（180L/d 的 15%）；如果这些肾小球滤过液的 5/6 的由近端小管重吸收，则每天约有 4.5L 到达 DtL。考虑到在外髓质中组织渗透压升高了 3 倍 [从 $300mOsmol/(kg \cdot H_2O)$ 升高至 $900mOsmol/(kg \cdot H_2O)$]，故这些肾单位的 DtL 重吸收了 2/3 滤液，即每天 4.5L 中的 3L。因此，输送到远曲小管的滤液量约为 27L/d。

② 残余透水性（residual water permeability，RWP）：髓质集合管内有两种水转运途径，一种是有 AQP2 参与的依赖血管升压素的途径；另一种是不依赖于血管升压素的途径，即 RWP。有两个因素可能会影响到由 RWP 所重吸收的液体量。一是水利尿过程中髓质集合管腔内和组织液之间渗透压差异引起的驱动力；二是肾盂收缩，它会使一些液体逆流进入髓质集合管，之后其中部分液体会再次（或第三次）通过 RWP 重吸收。

正如以上计算，在正常受试者体内每天约有 27L 液体输送至远端肾单位，在最大水利尿期间观察到的尿流率为 10～15ml/min（14～22L/d）。如果最大的水利尿作用可以维持 24h，则每天有超过 5L 的液体在内髓集合管通过 RWP 吸收。

(3) 概念 3：无电解质水的形成是另一个水利尿的生理基础。这种脱盐过程发生在肾单位中可以重新吸收 Na^+ 但不透水的区域，因为这些区域缺乏 AQP［例如，皮质和髓质的髓袢升支粗段（TAL）和 DCT］。

髓质的 TAL（mTAL）中，Na^+ 和 Cl^- 重吸收的调控是通过稀释髓质组织间隙中该过程抑制剂（可能是离子钙）的浓度来实现的，用于稀释的液体来自肾髓质可透水肾单位（即 MCD 和髓旁肾单位的 DtL）的重吸收[4]。在水利尿过程中，通过髓质集合管内 RWP 重吸收的水分，稀释 mTAL 中 Na^+ 和 Cl^- 重吸收的抑制剂浓度，从而使腔内流体脱盐并在此肾单位节段实现无电解质水的生成。

(4) 评估水利尿的方法

① 尿流率：在正常成年人中，在水利尿峰值时观察到的尿流率为 10～15ml/min（即 14～22L/d）。然而考虑到滤液向远侧输送的量终将下降，因此这种高尿流率将无法维持。

向患有中枢性尿崩症（DI）的患者使用去氨升压素（DDAVP）时，尿流率下降。然而，尿流率仍高于典型西方饮食的正常受试者对去氨升压素的反应。原因是在利尿过程中进行了髓质冲洗，髓间质渗透压可能降低。

② 渗透压排泄率：渗透压排泄率等于尿渗透压（U_{osm}）和尿流率的乘积（公式 24-1）。在采用典型西方饮食的正常受试者中，渗透压的排泄率为每天 600～900mOsmol，其中电解质和尿素各自接近

尿液渗透压一半。在没有血管升压素的情况下，由于皮质集合管和髓质集合管的主细胞腔膜中不存在 AQP2，渗透压的排泄速率不会直接影响尿液的体积。尽管如此，仍需计算出水利尿患者的渗透压排泄率，如果值过高，则表明由去氨升压素引发肾脏反应导致的渗透性利尿参与其中。

$$渗透压排泄率 = 尿渗透压（U_{osm}）× 尿流量$$
$$（公式 24-1）$$

③ 尿渗透压：尿渗透压等于肾脏排泄尿内全部溶质的微粒总数除以尿液体积。因此，在水利尿过程中，尿渗透压的变化可反映出溶质排除速率和（或）输送至远端肾单位的滤液量变化，它们是决定水利尿过程中尿液量的主要因素。例如，如果溶质微粒的排泄速率为 800mOsmol/d，则 24h 尿量为 16L 情况下 U_{osm} 为 50mOsmol/（kg·H_2O）；如果 24h 尿量为 8L，则 U_{osm} 为 100mOsmol/（kg·H_2O）。尿渗透压过高不能代表更好的尿液浓缩功能，但能提示输送到远端滤液量降低。

④ 无电解质的水平衡：张力被用于描述溶液的有效渗透压。对于血浆，该值可用阳离子（Na^+ 和 K^+）及其配对阴离子的总浓度来估算（在没有高血糖症的情况下）。无电解质水平衡计算的基础是在确定 Na^+ 和 K^+ 总量的条件下向溶液中添加或减少多少水，以使其渗透压等于正常血浆渗透压，即 1L 的水中有 150mmol 的阳离子和等浓度的阴离子。该计算是确定血浆 Na^+ 浓度（P_{Na}）变化的基础，也依据此实现正常血钠的治疗。要计算无电解质水平衡，必须知道输入和输出（主要是尿液中）的 Na^+ 和 K^+ 的容量和浓度。

例如，假设给某个患者输注 3L 的 0.9% 生理盐水（Na^+ 浓度为 150mmol/L），并且患者排泄 Na^+ 和 K^+ 总浓度为 50mmol/L 的 3L 尿液。考虑到生理盐水与等离子水具有相同的张力（150mmol/L 阳离子和对应相同浓度的阴离子），故输入液中不含无电解质的水。关于输出，该患者排泄了相当于 1L 的等渗盐溶液和 2L 的无电解质水。因此，患者有 2L 的无电解质水负平衡，故 P_{Na} 会升高。另一例患者输注 0.9% 的生理盐水 3L，并排泄 Na^+ 和 K^+ 的总浓度为 200mmol/L 的尿液 3L。与第一个示例相同，输入液中不包含无电解质水。关于输出，因为该患者本应该排泄 4L（而不是 3L）尿液，从而将总计

为 600mmol 的 Na^+ 和 K^+（包含 600mmol 相应的阴离子）的液体变成等渗溶液，因此该患者无电解质水平衡为 1L 正平衡；故 P_{Na} 会下降（即 1L 的人体水失去 150mmol 的 Na^++K^+，以及 150mmol 的相应阴离子，即 1L 的无电解质水）。虽然计算无电解质水平衡可以正确预测 P_{Na} 的变化，但不能揭示其基础是水平衡的变化还是 Na^+-K^+ 平衡的变化。表 24-1 给出了一个示例。虽然以上 3 个示例中 Na^+-K^+ 平衡和水的平衡不一致，但是无电解质水平衡的计算在 3 个示例中都提供了相同的答案，即 2L 的无电解质水负平衡。因此，针对纠正细胞外液（ECF）和细胞内液（ICF）至正常值的治疗，无电解质水平衡的计算意义不大。

⑤ 张力平衡：为了明确 P_{Na} 变化的基础，并确定适当的治疗方法，使细胞内液（ICF）和细胞外液（ECF）的体积和组成恢复到正常值，我们计算了张力平衡。张力平衡是指水的平衡和决定人体张力的电解质的平衡（即 Na^++K^+）[5]。要计算张力平衡，必须计算 P_{Na} 变化期间患者输入和输出液体量以及输入和输出的 Na^+ 和 K^+ 总量（表 24-1）。实际上，张力平衡只能在准确记录输入和输出量的医院中实现。对于发热患者，汗液没有纳入计算故平衡计算将不准确。但是，如果 P_{Na} 的变化发生在相对较短的时间段内，那么在急性情况下将输出量限制为尿液量是合理的。

即使无法测量尿液中 Na^+ 和 K^+ 的浓度，如果在一段已知时间内，P_{Na} 的变化、尿量以及输入的液体中 Na^+ 和 K^+ 的量已知。临床医生可以将这些数据结合估计的全身含水量（TBW）来计算出尿液中 Na^+ 和 K^+ 的排出量，故可以明确 P_{Na} 变化的基础。

2. 多尿症患者的临床路径

流程图 24-1 和流程图 24-2 概述了多尿症患者诊断的步骤。

(1) 步骤 1：何谓尿液渗透压？ U_{osm} 值 < 250mOsml/(kg·H_2O) 表示多尿症是由水利尿作用引起的。如果 P_{Na} < 135mmol/L，则多尿是由原发性多饮症导致。当 P_{Na} 恢复到正常范围后，尿液流速降低，U_{osm} 的值应至少高于血浆渗透压（P_{osm}）。值得注意的是，先前的水利尿可能会由于冲洗髓质而造成髓质组织渗透压的降低，因此最初可能无法实现最大的尿液浓缩能力。相反，如果 P_{Na} > 140mmol/L 时水利尿

表 24-1　高钠血症患者体内张力平衡和无电解质水平衡的比较

参　数	Na^+ 和 K^+（mmol）	水（L）	无电解质水平（L）
输注 3L 等渗盐水			
输入	450	3	0
输出	150	3	2
平衡	+300	0	-2
输注 4L 等渗盐水			
输入	600	4	0
输出	150	3	2
平衡	+450	+1	-2
无静脉输注			
输入	0	0	0
输出	150	3	0
平衡	-150	-3	-2

表中展示了三个患者的相关数据。三位患者尿量均为 3L 且 Na^++K^+ 浓度为 50mmol/L，唯一差别即等渗盐水注入量不同。虽然三位患者 Na^++K^+ 平衡和水平衡均不相同，但他们最终无电解质水为 2L 负平衡。通过计算张力平衡发现，第一位患者为 300mmol/L Na^++K^+ 正平衡，第二位患者为 450mmol/L Na^++K^+ 和 1L 水正平衡，第三位患者为 150mmol/L Na^++K^+ 和 3L 水负平衡。就治疗而言，只有通过计算张力平衡才能明确如何纠正高钠血症患者细胞内外液的构成和容量

持续存在，则造成多尿的原因是尿崩症。

如果 U_{osm} 高于 300mOsmol/（kg·H_2O），计算渗透压排泄率（公式 24-1）。在食用典型西方饮食的受试者中，其接近 0.6mOsmol/min（600~900mOsmol/d）。如果渗透压排泄率显著增加，则多尿症是由于渗透性利尿引起的，相反则由髓质间质渗透压降低引起。

(2) 步骤 2：检查肾脏对升压素或去氨升压素的反应参见流程图 24-2。如果多尿症的原因是尿崩症，则可能存在下丘脑 - 垂体后叶轴病变，从而导致中枢性尿崩症，因为下丘脑 - 垂体后叶轴控制血管升压素的产生和释放；体内循环的升压素酶分解血管升压素，或肾脏病变阻止血管升压素与其 V_2 受体相结合或干扰血管升压素使 AQP2 插入皮质和髓质集合管主细胞膜上的能力，可导致肾性尿崩症。

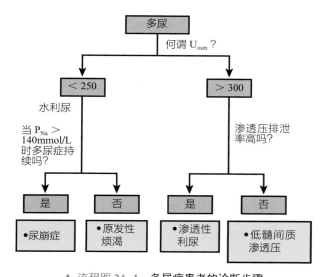

▲ 流程图 24-1 多尿症患者的诊断步骤

U_{osm}. 尿渗透压；P_{Na}. 血浆 Na^+ 浓度（引自 Kamel KS, Halperin ML. *Fluid, Electrolyte, and Acid-Base Physiology; A Problem-Based Approach.* ed 5. Philadelphia: Elsevier; 2017.）

为 450/450=1L/d，即 0.7ml/min。在中枢性尿崩症患者中，去氨升压素使预期尿流率下降，但由于水利尿对髓质的冲洗，尿流率会高于 0.7ml/min，如果有效的髓质组织渗透压降至 300mOsmol/(kg·H_2O)，则尿流率约 1ml/min。如果有效渗透克分子排泄率显著增加（例如，由于事先输入过多的生理盐水使 EABV 增加），则尿流率将更高。对于患有中枢性尿崩症的患者，在去氨升压素的作用下，尿渗透压会高于血浆渗透压。

在升压素酶水解血管升压素而导致水利尿的患者当中也会观察到类似尿流率降低和 U_{osm} 升高的现象，因为去氨升压素不受该酶的影响。从理论上讲，在去氨升压素的作用消失后使用血管升压素，患者可再次出现水利尿。与对去氨升压素的反应不同，已释放血管升压素酶的患者对少量的血管升压素的给药不会产生反应。考虑到血管升压素的催产作用，孕妇不宜尝试这种方法。

如果去氨升压素对尿渗透压和流速没有影响，则诊断为肾性尿崩症。

(3) 步骤 3：中枢性尿崩症。先天性缺陷（遗传性中枢性尿崩症）或多种浸润性、赘生性、血管性或外伤性病变影响到渗透压感受器，血管升压素合成部位（下丘脑室旁核和视上核），下丘脑和垂体后叶连接通路以及下丘脑后叶本身，进一步影响血管

在对水利尿患者进行诊断过程中，仅当患者出现持续性水利尿（尽管 P_{Na} ＞高于 140mmol/L）时才使用去氨升压素。在食用典型西方饮食的正常受试者中，在使用去氨升压素后，预期尿流率约为 0.5ml/min。这是因为髓质有效组织渗透压约为 450mOsmol/(kg·H_2O)，有效渗透克分子（电解质）的排泄速率约为 450mOsmol/d。因此，预期尿流率

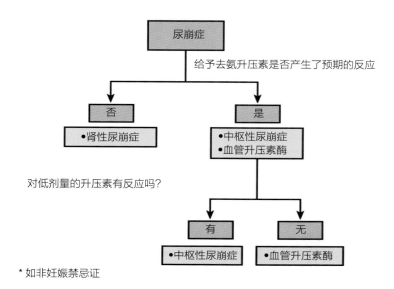

* 如非妊娠禁忌证

▲ 流程图 24-2 多尿症患者的诊断步骤

引自 Kamel KS, Halperin ML. *Fluid, Electrolyte, and Acid-Base Physiology; A Problem-Based Approach.* ed 5. Philadelphia: Elsevier; 2017.

升压素释放，最终导致中枢性尿崩症（图 24-2；另请参见第 15 章）。高钠血症患者若无口渴症状，表明病变累及渗透压感受器。

(4) 步骤 4：建立肾性尿崩症的基础。如果去氨升压素无法使尿渗透压升高到等于或高于 P_{osm}，则诊断为肾性尿崩症。肾性尿崩症是由病变引起的，该病变阻止血管升压素与 V_2R 结合，或是干扰 AQP2 插入集合管主细胞腔膜。遗传性肾性尿崩症可能是由 X 连锁隐性 V_2R 突变（更常见）或常染色体隐性或显性 AQP2 突变引起的。成年人非遗传性肾性尿崩症最常见病因为锂的摄入（参见第 15 章）。

典型的肾源性尿崩症患者需要与缺陷（例如由于髓质间质性疾病）导致髓质间质渗透压降低的患者相鉴别。从病理生理学的角度分析，这是两种不同的疾病。此外，在肾性 DI 的患者中，尿流率很大程度上取决于向远端输送滤液的量以及在髓质集合管内通过 RWP 重吸收的量。相反，在髓质间质渗透压低的患者中，尿流率由有效渗透摩尔排泄率决定。

3. 临床病例 1：何谓部分性中枢性尿崩症？

一名既往体健的 32 岁男性近期遭受颅底骨折。自从头部受伤以来，患者尿液维持约 4L/d，在多个 24h 尿液收集中，患者 U_{osm} 约为 200mOsmol/(kg·H_2O)。当患者 P_{Na} 约为 140mmol/L 时，血浆中未检测出血管升压素。白天，患者尿渗透压一直稳

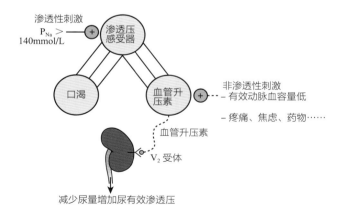

▲ 图 24-2 水控制系统

渗透压感受器（上部圆圈）通过感受血钠浓度的波动参与调控。它与口渴中枢（左下圆圈）和血管升压素释放中枢（右下圆圈）相连接。非渗透性刺激（如特定药物、恶心、疼痛和焦虑）同样影响血管升压素的释放。有效血容量显著下降也可以刺激血管升压素的释放

定在 90mOsmol/(kg·H_2O) 左右，P_{Na} 约为 137mmol/L。当给予去氨升压素后，患者尿流率降至 0.5ml/min，U_{osm} 升高到 900mOsmol/(kg·H_2O)。有趣的是，若晚饭后禁水，患者睡眠不会因需要排尿而中断，且其晨 U_{osm} 约为 425mOsmol/(kg·H_2O)。输注高渗性盐水后，其尿液流率降至 0.5ml/min，U_{osm} 升至 900mOsmol/(kg·H_2O)。

(1) 问题与讨论：这是水利尿吗？由于患者的尿量约为 4L/d，U_{osm} 约为 200mOsmol/(kg·H_2O)，因此其多尿的病因是水利尿（流程图 24-1）。他的渗透压排泄速率为 800mOsmol/d，该值符合采用典型西方饮食的受试者的正常值。在去氨升压素的作用下，他的尿流率降至 0.5ml/min，U_{osm} 升至 900mOsmol/(kg·H_2O)。因此，该患者诊断为中枢性尿崩症。由于患者尿量仅为 4L/d，而不是 10～15L/d，因此考虑患者为部分性中枢性尿崩症。

(2) 中枢性尿崩症：中枢性尿崩症的诊断较为明确。因患者自觉口渴，则判断其渗透压感受器、口渴中枢以及连接它们的纤维功能完好（图 24-2）。有趣的是，患者睡前禁水，其晨 U_{osm} 高于 P_{osm}［U_{osm} 为 425mOsmol/(kg·H_2O)］，这表明血管升压素释放中枢仍发挥作用，但仅在强烈刺激（可能为更高的 P_{Na}）时释放该激素。与该假设一致的是，在输注高渗盐水后，患者尿液流率降至 0.5ml/min，U_{osm} 升至 900mOsmol/(kg·H_2O)。因此，病灶可能破坏了部分而不是全部连接渗透压感受器和血管升压素释放中枢的纤维（图 24-3）。这种病灶可以解释患者睡前禁水后隔夜无多尿出现的现象，因为负性水平衡的出现，从而让 P_{Na} 升高到引起血管升压素释放的水平。该临床病例可以加深对部分中枢性尿崩症病理生理学的理解[6]。

(3) 原发性多饮症：如果患者血钠浓度在清晨高到刺激血管升压素的释放，而在白天 P_{Na} 为 137mmol/L 时，其 U_{osm} 始终维持在 90mOsmol/(kg·H_2O)，这表明患者清醒时存在原发性多饮症。原发性多饮症的基础可能是一种避免感到口渴的学习行为。这一理论为深入了解患者多尿症的病理生理提供了理解思路，并且重要的是，它可以确定减少尿量的治疗方案。

什么是最佳治疗方案？关键在于较高的 P_{Na} 可以刺激血管升压素的释放。Na^+ 离子的正平衡或水

的负平衡可诱导 P_{Na} 的升高。有患者选择使用口服 NaCl 片剂来升高 P_{Na}，从而控制其白天多尿的症状。该疗法可以避免因使用去氨升压素并过量饮水导致的急性低钠血症的发生。相比之下，通过睡前禁水来提高 P_{Na}，可以使患者得到更好的睡眠。

4. 临床病例 2：一名中枢性尿崩症患者，使用去氨升压素后为什么多尿症还持续存在？

一名接受颅咽管瘤切除术的 16 岁男性（体重 50kg；全身水量 30L），由于多尿和高钠血症而就诊。他在 5h 内的排尿量为 3L（尿流速为 10ml/min），其 P_{Na} 为 140~150mmol/L。在此期间，他输入了 3L 等渗盐水，U_{osm} 为 120mOsmol/（kg·H_2O），尿中 ［Na^++K^+］浓度为 50mmol/L。为了明确中枢性尿崩症的诊断，在使用去氨升压素后尿流率降至 6ml/min，U_{osm} 升 至 375mOsmol/（kg·H_2O），尿 液 ［Na^++K^+］浓度升至 175mmol/L。

(1) 问题与讨论：尿流率下降至 6ml/min 是否表示患者对去氨升压素有部分反应？当去氨升压素发挥作用时，尿液流速与渗透摩尔排泄率成正比，而与髓质间隙渗透压成反比。参考多种因素可以计算出对去氨升压素作用下的预期尿流率。首先，在采用典型西方饮食的成年受试者中，渗透摩尔的排泄率通常约为 900mOsmol/d，尿素和电解质各占一半。如后面将要详细说明的

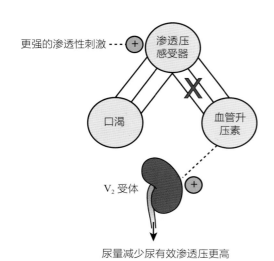

更强的渗透性刺激 --- 渗透压感受器

口渴　血管升压素

V_2 受体

尿量减少尿有效渗透压更高

▲ 图 24-3　损伤导致的部分中枢性尿崩症

上部圆圈代表渗透压感受器；左下圆圈代表口渴中枢；右下圆圈代表抗利尿激素释放中枢。图中的"X"代表渗透压感受器与血管升压素释放中枢间部分纤维受损。强烈的渗透性刺激可以抵消这一损伤，使机体分泌足量的血管升压素来浓缩尿液

那样，以正常的排泄速率，尿素并不是髓质集合管腔中的有效渗透摩尔。因此，每天排泄约 450mOsmol 的有效渗透摩尔。内髓质的间质渗透压约为 900mOsmol/（kg·H_2O）。如果尿素渗透压和电解质渗透压各占一半，则髓内间质的有效渗透压约为 450mOsmol/（kg·H_2O）。当去氨升压素发挥作用时，髓内流出液的有效渗透压等于髓内间质的有效渗透压，即 450mOsmol/（kg·H_2O）。因此，每天 450mOsmol 的有效电解质带来 1L 尿液，即 1000ml/1440min 或 0.7ml/min 的流速。在给予去氨升压素之前，患者渗透摩尔排泄率为 1.2mOsmol/min ［U_{osm}=120mOsmol/（kg·H_2O）× 尿流率 =10ml/min］。该值是食用典型西方饮食的受试者正常值（900mOsmol/1440min=0.6mOsmol/min）的 2 倍。关于渗出的电解质的性质，还有一点值得强调。在给予去氨升压素之前，尿液中 Na^++K^+ 的浓度为 50mmol/L。因此，尿液中排出的绝大多数渗透摩尔（每 120Osmol 中有 100Osmol，50×2 用于解释伴随的阴离子）是电解质，它们构成了有效的渗透压，并在去氨升压素的作用下让 H_2O 排出。在这种情况下，电解质可能的来源是患者接受的 NaCl 输注。

值得注意的是，由于先前的利尿作用，肾髓质得到一定程度的冲洗。因此，去氨升压素作用下最大的 U_{osm} 将显著低于正常值。这可以解释在使用去氨升压素后，患者 U_{osm} 仅升至 375mOsmo/（kg·H_2O）。

因此，尿液流率下降至约 6ml/min 并不代表患者对去氨升压素有部分反应，相反，而是由于有效渗透摩尔高排泄率（渗透性利尿）和低髓内间质渗透压（由于髓质冲洗引起的尿液浓缩缺陷）。

在如此大量水利尿过程中，为什么 P_{Na} 从 140mmol/L 升高到 150mmol/L？尽管这一趋势基于高钠血症归咎于水利尿作用造成缺水的假定，其实可以通过计算张力平衡来确定其 P_{Na} 升高的机制。

(2) 水平衡：患者输注了 3L 等渗盐水，即输注了 3L 水。患者排泄了 3L 尿液，故实现水平衡。

(3) Na^++K^+ 平衡：患者输注了 450mmol Na^+（3L×150mmol Na^+/L），仅 排 泄 150mmol Na^++K^+（3L 尿液 ×50mmol Na^++K^+/L）。因此，其正平衡为 300mmol Na^++K^+。当将多余的 Na^++K^+ 除以人体总水分（50kg 体重的 60%=30L）时，血钠浓度升

高 10mmol/L 在很大程度上是由于 Na^+ 的正平衡而不是缺水。因此，合适的治疗是设法产生 300 mmol $Na^+ + K^+$ 负平衡，以恢复患者细胞内液和细胞外液的渗透压、容量和成分。

5. 渗透性利尿

(1) 概念 4：血管升压素可以使 AQP2 插入皮质集合管和髓质集合管主细胞的腔膜。促进水重新吸收，直到皮质集合管和髓质集合管内腔中的有效渗透摩尔分别接近于它们在周围的皮质和髓质间质液中的浓度。渗透性利尿过程中尿量与有效渗透摩尔排出率成正比，而与髓内组织液的有效渗透压成反比。

当血管升压素起作用时，髓质集合管细胞腔膜上具有尿素转运蛋白，因此尿素通常是无效的渗透克分子—髓质内和髓质集合管腔组织液中尿素的浓度几乎相等，故尿素不会促使水排出。多余尿素排泄的最终结果是较高的 U_{osm}，而非较高的尿流率。因此，更准确地说尿流率与髓质集合管腔中非尿素分子或有效渗透摩尔的数量成正比，而与髓内组织液中非尿素分子或有效渗透摩尔的数量成反比。

尿素吸收率无法维持其在髓质集合管内腔和髓质内组织液中相同的浓度时，尿素的排泄率增大，此时尿素可能成为有效的尿渗透摩尔。

(2) 概念 5：在渗透性利尿过程中，渗透性冲洗可导致髓内间质渗透压降低。与抗利尿过程相比，在渗透性利尿过程中，有更多液体输送到髓质集合管并重新吸收，故发生髓质冲洗且髓质间质渗透压降低。在渗透性利尿过程中，U_{osm} 通常接近 $600mOsmol/(kg \cdot H_2O)$，尤其当渗透克分子排泄率较高时，可观察到更低的 U_{osm} 值，甚至接近于 P_{osm}。

(3) 渗透性利尿评估方法

① 尿渗透压：对于有渗透性利尿的患者，U_{osm} 应高于 P_{osm}。

② 渗透摩尔排泄率：在成年人渗透性利尿期间，渗透摩尔排泄率应远高于 1000mOsmol/d（> 0.7mOsmol/min）。

③ 尿渗透摩尔的性质：尿渗透压的性质应通过测量尿液中单个渗透摩尔排出率来确定。通过测量血浆中的浓度（如葡萄糖，尿素），可以推断出哪种溶质导致渗透性利尿。由于没有使用大剂量的甘露醇，故其不是大量持续渗透性利尿的唯一原因。在输注大量盐水的情况下，EABV 异常升高，或患者出现脑性盐耗或肾性盐耗，盐水诱导的渗透性利尿出现。为了确诊盐耗状态，当 EABV 明显升高时，必须有显著的 Na^+ 排泄。

④ 尿渗透压的来源：当患者出现葡萄糖或尿素诱导的渗透性利尿时，重要的是确定这些渗透压是否为外源性或来自内源性蛋白质的分解代谢。

⑤ 尿素来源：尿素生成率。尿素生成率可以根据给定时间段内体内保留的尿素量加上排泄在尿液中的尿素量来确定。前者可以通过血浆中尿素（P_{urea}）上升的浓度和假设尿素的分布体积等于人体总水量（约 60% 体重）来计算。

如果已知蛋白质的摄入量，则可以应用以下计算方法确定尿素来自外源蛋白质还是内源蛋白质的分解。氮约占蛋白质重量的 16%。因此，如果将 100g 蛋白质氧化，将形成 16g 氮。氮的分子量为 14，故生成约 1140mmol 的氮。每个尿素分子都包含两个氮原子，则氧化 100g 蛋白质会产生约 570mmol 尿素（或 5.7mmol 尿素 /1g 蛋白质）。因为每 1kg 无脂体重约有 180g 蛋白质，所以每消耗 1kg 无脂体重将产生约 1026mmol 尿素（5.7mmol 尿素 /1g 蛋白质 ×180g 蛋白质）。

⑥ 葡萄糖来源：内源性葡萄糖的产量相对较小，只有 60% 的蛋白质可以转化为葡萄糖。因此，要从蛋白质中产生足够的葡萄糖来诱发 1L 渗透性利尿，这需要排泄约 300mmol 的葡萄糖，即需要分解 90 g 蛋白质（相当于分解约 0.5kg 无脂体重）。因此，如果存在大量的葡萄糖诱导的渗透性利尿，则葡萄糖须是外源性来源（例如缺乏胰岛素作用的患者摄入大量果汁或含糖软饮料）。

6. 渗透性利尿患者的临床路径

(1) 步骤 1：计算渗透摩尔排出率　如果 U_{osm} > P_{osm}，并且渗透压排泄率明显超过 1000mOsmol/d（0.7mOsmol/min），则可能存在渗透性利尿。

(2) 步骤 2：明确排出的渗透性分子的性质　如果血浆中某溶质的浓度、肾小球滤过率和该溶质在肾脏内代谢途径已知，则可以合理评估该溶质引起多尿症的可能性。同时还应该确定足够量的甘露醇是否可以引发同样程度的多尿。如果 Na^+ 和 Cl^- 排泄率很高且占据尿渗透摩尔大多数，则渗透性利尿可能为盐水利尿。

(3) 步骤 3：确定尿液中渗透性分子的来源　若

患者出现葡萄糖或尿素诱导的渗透性利尿，则需明确这些渗透摩尔是外源性或来自内源性蛋白质的分解代谢。临床医生还应该意识到胃肠道腔内可能存在大量葡萄糖，当它们被吸收时，可能会出现渗透性利尿。

对于出现盐水诱发的渗透性利尿患者，必须明确其排出大量 NaCl 的原因。潜在的原因包括先前输注过多生理盐水（这在住院患者中很常见），对严重外周水肿的患者使用了襻利尿剂、脑性失盐或肾性失盐。

7.临床病例 3：糖尿病患者出现大量渗透性利尿

一名体重 50kg 的 14 岁女性患者，有较长的 1 型糖尿病病史。由于未定期使用胰岛素，患者病情控制不良。在过去的 48h 中，患者因口渴饮用大量果汁，其尿量较大。患者体格检查 EABV 未见明显下降。在急诊室期间，患者尿流率保持为 10ml/min 超过 100min。实验室检查包括 pH=7.33；血浆碳酸氢盐浓度为 24mmol/L；血浆阴离子间隙为 16mEq/L，血浆 K^+ 浓度 =4.8mmol/L；血浆肌酐浓度接近患者平时的 1.0mg/dl（88μmol/L）；血尿素氮（BUN）为 22mg/dl（尿素为 8mmol/L）；血细胞比容为 0.50。值得注意的是，尽管葡萄糖经尿大量排出，但患者血浆葡萄糖浓度并没有降低。其他结果如表 24-2 所示。

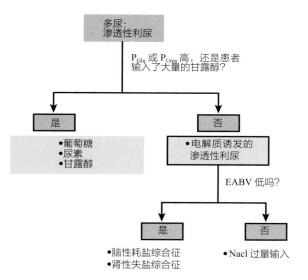

▲ 流程图 24-3　渗透性利尿患者的临床路径
EABV. 有效血容量；P_{Glu}. 血浆葡萄糖浓度；P_{Urea}. 血浆尿素浓度
（引自 Kamel KS, Halperin ML. *Fluid, Electrolyte, and Acid-Base Physiology; A Problem-Based Approach*. ed 5. Philadelphia: Elsevier; 2017.）

表 24-2 病例 3 血尿检测结果

检测指标	首次入院检测		入院 100min 后检测	
	血　浆	尿　液	血　浆	尿　液
葡萄糖 mg/dL（mmol/L）	1260（70）	5400（300）	1260（70）	5400（300）
Na^+（mmol/L）	125	50	123	50
渗透压［mOsmol/（kg·H_2O）］	320	450	316	450

（1）问题与讨论：多尿症的基础是什么？

① 尿渗透压：该患者尿渗透压为 450mOsmol/（kg·H_2O），表示多尿症由渗透性利尿引起。渗透性利尿期间，尿渗透压低于预期值，可以反映出较高的渗透压排泄率。髓质集合管对水的大量重吸收诱发了髓质冲洗，并导致髓内间质渗透压降低。

② 渗透摩尔排泄率：患者尿渗透压（450mOsmol/L）和尿流量（10ml/min）的乘积得出渗透摩尔排泄率为 4.5mOsmol/min，该值比健康成年受试者的正常值高 7 倍（约 0.6mOsmol/min）。

③ 尿液中的渗透摩尔：由于患者的肾小球滤过率不低且血浆中葡萄糖浓度非常高（1260mg/dl，70mmol/L），因此滤过的葡萄糖负荷明显高于肾小管最大重吸收能力。因此，这是葡萄糖诱导的渗透性利尿，尿中葡萄糖浓度约 300 mmol/L 也证实了这一观点。

④ 尿液中渗透性分子的来源：需要强调的是，尽管葡萄糖的排泄率很高，但该患者的血浆葡萄糖浓度并未下降。定量分析患者细胞外基质中的葡萄糖总含量为 126g（1260mg/dl×10，转换为 mg/L×10L ECFV÷1000）。在这 100min 的时间内，患者排出了 54g 葡萄糖（5400mg/dl×10 转换为 mg/L×1L÷1000）。因此，尽管患者排出了整个细胞外基质中近一半的葡萄糖，但血浆葡萄糖浓度（P_{Glu}）却没有变化。因此，为了维持高糖血症，患者需要在短时间内输入大量的葡萄糖。如此大量葡萄糖的唯一可能来源即为留存在患者胃中的葡萄糖。作为参考，1L 苹果汁含约 135g 葡萄糖。尽管高血糖症通常减慢胃排空，但在该患者身上非如此，因为她的胃液排出很快，随后在肠中被吸收[7]。

(2) 该患者会面临哪些危险？

脑水肿：有效血浆渗透压显著下降可能会导致脑细胞肿胀（公式 24-2）[8]。如果从胃肠道吸收的葡萄糖和水保留在体内，并且葡萄糖随之代谢，那么有效渗透压可能会下降，最终体内会出现无电解质水。

有效 $P_{osm}= 2（P_{Na}+P_{Glu}）$（所有值均以 mmolL 计）

（公式 24-2）

（二）有效动脉血容量（EABV）下降

此处简要阐述调控 EABV 的机制，第 14 章有更详细的讨论。

1. 概念 6

水经由 AQP 通道快速穿过细胞膜以实现渗透压平衡。因此，细胞内液和细胞外液中有效渗透摩尔的数量决定了它们各自的体积。细胞外液中的有效渗透压主要来自 Na^+ 及其伴随的阴离子（Cl^- 和 HCO_3^-）。它们在细胞外液中的含量决定了其体积。

2. 概念 7

跨毛细血管膜的静水压和胶体渗透压是决定细胞外液在血管内和组织间隙分布的主要因素。

血浆超滤液穿过毛细管膜向外移动的主要驱动力是静水压力差。在静脉高压（如静脉梗阻、充血性心力衰竭）的情况下，毛细管静脉末端的静水压力较高。

从组织间隙向血管内移动的主要驱动力是胶体渗透压差。这主要是由于白蛋白在血管内的浓度（40g/L）高于组织间隙浓度（10g/L）。对于低白蛋白血症患者（如肾病综合征患者），液体聚集在组织间隙，进而造成细胞外液容量（ECFV）增加，但 EABV 可能减少。

3. 概念 8

Na^+ 稳态的维持旨在调控 EABV 而非 ECFV。EABV 可视为分布在动脉血液系统的细胞外液，并可以灌注组织。由位于大血管（颈动脉窦和主动脉弓）和肾小球入球小动脉的压力感受器感受 EABV 的变化，监测血管充盈状态。

4. 评估 EABV 减少的方法

(1) 细胞外液定量评估：体格检查，血浆中 HCO_3^-、肌酐、尿素和尿酸盐的浓度，以及部分排出的 Na^+，Cl^-，尿素和尿酸盐可用于提示 EABV 下降。但这些指标不能用于 ECFV 的定量测算。现阶段可以通过红细胞比容（表 24-2）或血浆中总蛋白浓度对 ECFV 进行定量评估（假定它们初始值在正常范围）[9]。红细胞比容是红细胞（RBC）体积与血容量的比值，使用如下公式计算。

血细胞比容 = 红细胞体积 /（红细胞体积 + 血浆体积）

（公式 24-3）

成年受试者的血容量约为 70ml/kg 体重（即 70kg 受试者的血容量约为 5L）。血容量为 5L 则红细胞比容为 0.40 时，RBC 体积为 2L，血浆体积为 3L（公式 24-3）。当红细胞比容为 0.50 且假定 RBC 体积（2L）没有变化时，血容量为 4L，则血浆体积为 2L（即正常值 3L 减少了 1/3）。为简单起见，忽略 Starling 力的变化，则 ECFV 应下降约 1/3（表 24-3）。

(2) EABV 降低的尿液检查：机体对 EABV 降低的正常反应是尽可能减少尿液中 Na^+ 和 Cl^- 的排泄。考虑到在临床收集 24h 尿液来计算 Na^+ 和 Cl^- 的排泄率比较困难，临床医生多检测随机尿中 Na^+ 和 Cl^- 的浓度来评估肾脏对 EABV 降低的反应（表 24-4）。但如果尿流率高，这些浓度指标则不能准确反映出较低的排泄率。为避免此类错误，尿液中 Na^+ 和 Cl^- 应与尿液中肌酐（U_{Cr}）的浓度综合考虑，因为肌酐清除率在一天中相对恒定。临床上可以评估患者肌肉质量来估算肌酐 24h 清除率。临床在应用尿 Na^+ 和 Cl^- 排泄率评估 EABV 时需要考虑相关影响因素 [10]。

① Na^+ 和 Cl^- 的低排泄率：低 EABV 的患者出现 Na^+ 和 Cl^- 的排泄率降低表明 NaCl 通过非肾脏途径（如汗液、胃肠道）或先于肾脏流失的途径丢失（例如使用过利尿剂）。若无低 EABV，Na^+ 和 Cl^- 的排泄率降低可能由 NaCl 摄入减少造成。

表 24-3 通过红细胞比容评估细胞外液容量

红细胞比容	细胞外液体积变化（%）
0.40	0
0.50	-33
0.60	-60

在患者不存在贫血或红细胞增多症的情况下可以使用这种方式进行评估，假设红细胞体积为 2L，血浆体积为 3L 时，计算公式为：红细胞比容 = 红细胞体积 /（红细胞体积 + 血浆体积）

② Na⁺ 排泄率高而 Cl⁻ 排泄率低：若低 EABV 的患者出现仅 Na⁺ 的排泄率很高而不包括 Cl⁻ 的情况，则表明有其他阴离子随 Na⁺ 一同排泄。若该阴离子为 HCO₃⁻（尿液的 pH 为碱性），则怀疑患者近期出现呕吐症状。该阴离子同样可能是摄入或输入的阴离子（如青霉酸根阴离子），在这种情况下，尿液的 pH 接近 6。

③ Cl⁻ 排泄率高而钠排泄率低：若低 EABV 的患者出现仅 Cl⁻ 的排泄率很高而不排 Na⁺，则表明有其他阳离子随 Cl⁻ 一同排泄。其中最常见的阳离子是 NH₄⁺，常见于导致高氯代谢性酸中毒的腹泻或泻药滥用。

④ Na⁺ 和 Cl⁻ 的排泄量均不低：若低 EABV 的患者出现 Na⁺ 和 Cl⁻ 的排泄率很高，这可能由 Na⁺ 和 Cl⁻ 重吸收刺激的缺失（如醛固酮缺乏症）、重吸收抑制剂的存在或类似利尿剂作用的肾脏病变（如 Bartter 综合征或 Gitelman 综合征）。全天多个随机尿样中电解质的排泄方式可以为 Na⁺ 和 Cl⁻ 损失的原因提供有用的线索。例如，如果尿样中 Na⁺ 和 Cl⁻ 有时非常低而其他时候较高，则怀疑使用了利尿剂。相反，在患有 Bartter 综合征或 Gitelman 综合征的患者当中，这些离子的排泄率一直很高。

(3) Na⁺ 或 Cl⁻ 的排泄分数：Na⁺ 或 Cl⁻ 的排泄分数（FE_{Na}、FE_{Cl}）表示尿中排泄的 Na⁺ 和 Cl⁻ 的量占过滤量的百分比。例如，成年人排出约 150mmol/d 的 Na⁺ 和 Cl⁻。正常肾小球滤过量约 180L/d，故肾脏每天滤过约 27 000mmol 的 Na⁺ 和约 20 000mmol 的 Cl⁻（P_{Na} 或 $P_{Cl} \times GFR$）。因此，FE_{Na} 约 0.5%，FE_{Cl} 约 0.75%。计算公式如公式 24-4 所示。

$$FE_{Na} = 100 \times [(U_{Na}/P_{Na})(U_{Cr}/P_{Cr})] \text{（公式 24-4）}$$

需要注意的是，P_{Na} 和 P_{Cr}、U_{Cr} 和 P_{Cr} 须使用相同的单位（例如，两者均以 mg/dl 或 mmol/L 计）。

使用 FE_{Na} 或 FE_{Cl} 时，应牢记以下 3 个要点。

① Na⁺ 和 Cl⁻ 的排泄与通过饮食摄入的 NaCl 量直接相关，故低的 FE_{Na} 或 FE_{Cl} 可能表明 NaCl 摄入量较低而非较低的 EABV。

② 对于每天摄入 150mmol NaCl 且 GFR 降低为正常值 50% 的正常容量的受试者，在平稳状态下，其 FE_{Na} 和 FE_{Cl} 值为 GFR 正常受试者的 2 倍。因此，FE_{Na} 和 FE_{Cl} 值需结合 GFR 共同解读。

③当尿液中另一种阴离子（如 HCO₃⁻）异常升高

表 24-4　有效血容量升高的患者尿液中电解质含量

条　件	尿 Na⁺	尿 Cl⁻
呕吐		
近期	高	低
早期	低	低
使用利尿剂		
近期	高	高
早期	低	低
腹泻或使用泻药	低	高
Bartter 综合征或 Gitelman 综合征	高	高

患者出现多尿时，临床需要对尿中电解质水平进行调整。当患者出现腹泻或滥用泻药且 NH₄⁺ 分泌过多时，尿液中 Cl⁻ 含量升高。高：尿中浓度 > 15mmol/L；低：尿中浓度 < 15mmol/L

时，EABV 较低的患者 FE_{Na} 可能较高；当尿液中另一种阳离子（如 NH4⁺）异常升高时，EABV 较低的患者 FE_{Cl} 可能较高。

对于急性肾损伤患者，FE_{Na} 和 FE_{Cl} 通常用于鉴别肾前性氮质血症与急性肾小管坏死（无利尿剂使用的情况下）[11]。在这种情况下使用排泄分数可以为肾单位对水的重吸收提供参考。

(4) 确定钠重吸收缺陷肾单位部位：如果本应在特定肾单位重吸收的化合物或离子经尿液排泄，则可以推测该肾脏单位存在病变。如近端小管存在病变，则在没有高糖血症的患者可能出现尿糖（如 Fanconi 综合征）。

低钾血症提示病变发生在髓袢升支粗段，或在远曲小管的醛固酮敏感远端肾单位［ASDN，其中包括远曲小管的第二部分（DCT₂）、连续段和 CCD］，这是因 EABV 下降，造成 Na⁺ 远端输送量和醛固酮水平上升，最终引发上述病变。尿中 Ca²⁺ 降低提示病变发生在远曲小管（例如 Gitelman 综合征，或使用噻嗪类利尿剂），尿中 Ca²⁺ 升高提示髓袢升支粗段中存在病变（例如 Bartter 综合征，或使用髓袢利尿剂）。高钾血症的存在提示在醛固酮敏感远端肾单位存在病变（例如，Addison 病，使用保钾利尿剂如螺内酯）。

5. 临床病例 4：EABV 的评估

一名 25 岁女性患者自述乏力虚弱，否认呕吐或使用利尿剂。体格检查：血压为 90/60mmHg，脉搏 110 次 / 分，颈静脉压偏低。查血：P_{HCO_3} 为 24mmol/L，阴离子间隙为 17mEq/L，血钾为 2.9mmol/L，红细胞比容为 0.50，血浆白蛋白浓度（P_{Alb}）为 5.0g/dl（50g/L）。尿钠（U_{Na}）小于 5mmol/L，尿氯（U_{cl}）为 42mmol/L，尿 K^+（U_k）浓度为 10mmol/L，尿肌酐（U_{cr}）为 7mmol/L。

(1) 问题与讨论：该患者的 EABV 下降的严重程度如何？红细胞比容和 P_{Alb} 的升高为估计 EABV 提供了参考（表 24-2）。基于 0.50 的红细胞比容，患者 EABV 下降约 33%。如果患者先前患有贫血，则 EABV 下降的程度可能更严重。

患者 EABV 下降的原因是什么？U_{Na} 偏低表示患者 EABV 下降。患者 U_{cl}（42mmol/L）超过了其 U_{Na} 和 U_k 之和，这表明尿液中存在另一种阳离子，且最有可能是 NH_4^+。

(2) 解释：细胞外液中 HCO_3^- 含量（$P_{HCO3} \times$ 当前 ECFV）的计算表明患者缺少 $NaHCO_3$。考虑到 EABV 下降，初步怀疑患者 NaCl 和 $NaHCO_3$ 经由胃肠道丢失。患者随后承认经常自行使用泻药。U_k/U_{cr} 偏低表明 K^+ 经由肾外途径丢失，即低钾血症因胃肠道的 K^+ 丢失造成的。低钾血症与近端小管细胞酸中毒有关，进而刺激氨生成。尽管 EABV 下降，阳离子 $NH4^+$ 的排泄速率增加使 Cl^- 排泄。

（三）低钠血症

低钠血症指 P_{Na} 低于 135mmol/L。

1. 概念 9

水分子在细胞膜两侧移动以达到渗透压平衡，其中急性低钠血症与脑细胞水肿相关。脑细胞通过输出有效的渗透性离子（主要包括 K^+）和许多有机溶质（如牛磺酸、肌醇）来适应改变。

若低钠血症持续超过 48h，则上述适应性变化足以使脑细胞恢复到其正常体积。在这种情况下，血钠的快速增加使脑血管内皮细胞收缩，血脑屏障通透性增加，淋巴细胞、补体和细胞因子此时进入大脑，损害少突胶质细胞并引起脱髓鞘病变。小胶质细胞的激活在此过程中也发挥作用。上述病理改变对低钠血症患者的治疗具有重要意义（参见第 15 章）。

2. 概念 10

慢性低钠血症通常由肾脏排水功能缺陷所致。肾脏排水功能降低通常有两种病因，一是滤液输送至远端能力降低，二是血管升压素的作用。

低钠血症并非特定疾病；相反，它具有多种不同病因的诊断。以往病理生理学认为，低钠血症主要与血管升压素引起的无电解质水排泄减少有关。在一些临床案例显示，血管升压素的释放与 EABV 降低有关。但在一些低钠血症患者中发现，EABV 降低的程度并不足以引起血管升压素的释放。我们认为在没有升压素作用的情况下，一些患者也可能出现低钠血症。在这种情况下，有两个因素很重要：一是输送到远端肾单位的滤液量；二是髓质集合管重吸收的水量[3]。

如果 GFR 降低或近端小管对 NaCl 的重吸收增加，则输送到远端肾单位的滤液量会减少。

受 EABV 降低的影响，近端小管对 NaCl 的重吸收增加。EABV 降低可由全身 NaCl 的缺乏（例如，盐分摄入少的患者使用利尿剂，NaCl 经由腹泻或出汗丢失）或导致心排血量降低的疾病引起。考虑到水利尿患者每升尿液中的 Na^+ 有下限，若 NaCl 摄入较少的受试者中大量摄入水，在多尿情况下即会出现 Na^+ 缺乏（如大量饮用啤酒患者）。

通过残余透水性（RWP）进行水重吸收的驱动力是渗透压梯度，该渗透压梯度由髓质集合管内液体与髓质间质液之间的渗透压差产生。如前所述，经过计算发现每天利尿过程中超过 5L 的水在髓质集合管通过 RWP 途径被重吸收。

部分患者低钠血症是由血管升压素导致无电解质水排泄减少而引起的，但血管升压素的释放与 EABV 降低无关。这种情况称为抗利尿激素分泌失调（SIADH）。但是 SIADH 是排除性诊断，如果患者的病情可能导致滤液向远端的输送量降低，则不能诊断为 SIADH。SIADH 的病因是编码 V_2R 的基因由于突变而出现组成性激活，这种疾病称为"肾性抗利尿激素分泌失调（NSIAD）"，病因未明的 SIADH 患者如果检测不出血管升压素，对 V_2R 阻滞剂（如托伐普坦）无反应，则怀疑其为 NSIAD。

3. 低钠血症的评估方法

(1) 测量血钠浓度：假性低钠血症指实验室测量的 P_{Na} 低于患者体内 Na^+ 与血浆水分的实际比率。它常发生在稀释血浆样品中，因为血浆体积的 7% 为非水相体积（即脂质和蛋白质），而在调整稀释剂体积时这部分未考虑在内。因此，尽管血浆水

相的 Na^+ 浓度为 150mmol/L，但火焰光度法测得的该值为 140mmol/L。若血浆中的非水相体积占比更大（如高脂血症患者或高蛋白血症患者），测得 P_{Na} 值将会更低，因为相同体积的稀释剂添加到水相更少的血浆中。离子选择电极可用来测量血浆水相中 Na^+ 的活性；然而临床使用自动吸引器和稀释器来制备血浆样品，假性低钠血症仍待解决。在没有高浓度其他渗透克物质（如尿素、葡萄糖或乙醇）的情况下，可以通过正常的血浆渗透压来发现检测 P_{Na} 时出现的这类误差[12]。

高血糖引起的低钠血症：在没有胰岛素作用的情况下，葡萄糖是骨骼肌内有效渗透克分子，如果高血糖症引起血浆有效渗透压升高，则水会从骨骼肌流出。尽管已经许多公式来量化血糖升高与血钠下降之间的关系，这些基于理论计算的公式有一个前提，即流入细胞外液中的是无水葡萄糖。基于对细胞外液和无胰岛素参与的葡萄糖分布体积的假设，提出了不同的校正因子。此外，由于高血糖患者的液体摄入量可变，尿液中的水和 Na^+ 排泄量也不恒定，因此很难量化血糖升高与血钠下降之间的关系。

(2) 低 EABV 的检测：确诊 SIADH 的难度在于患者可能出现轻至中度的 EABV 下降，导致向远端输送滤液能力降低，而这一改变很难通过体格检查发现。以下实验室检测可帮助发现 EABV 下降。然而有时需通过注入生理盐水来增大 EABV，用于排除由低钠血症导致的向远端输送滤液下降。EABV 增大但无水利尿可以帮助确诊为 SIADH。

① 尿钠和尿氯浓度：尿钠和尿氯有助于发现 EABV 降低及其病因。无上述注意事项的情况下，U_{Na} 或 U_{cl} 浓度高于 30mmol/L 符合 SIADH 的诊断条件。

② 血浆中尿素和尿酸盐的浓度：EABV 的增加减少了尿素和尿酸盐在近端小管中的重吸收，导致它们排泄分数增高、在血浆中的浓度降低。由于 SIADH 患者 EABV 普遍增大，P_{Urea} 小于 3.6mmol/L（BUN < 21.6mg/dl）、血浆尿酸水平低于 0.24mmol/L（< 4mg/dl）、尿素排泄分数大于 55%、尿酸盐排泄分数大于 12% 都被视为 SIADH 的诊断条件。但尿素和尿酸盐的排泄分数对有脑性盐耗且低 EABV 的患者不是可靠标志物，没有过多价值，因为这些患

者近端小管有 Na^+ 重吸收障碍。因此，尽管 EABV 降低，这部分患者的尿素和尿酸盐排泄分数仍然较高。

由于 EABV 显著影响尿素在近端小管的重吸收，因此在低 EABV 患者中，P_{Urea} 相比 $P_{Creatinine}$ 升高更为明显。若存在 EABV 降低，则 P_{Urea} / $P_{Creatinine}$ > 100（两者均以 mmol/L 为单位），或 BUN/ $P_{Creatinine}$ > 20（两者均以 mg/dl 为单位）。若蛋白质摄入量较低，情况并非如上所述。

③ 其他检测：血肌酐的升高以及血浆 HCO_3 的水平偏低或偏高均表示 EABV 较低；诊断慢性低钠血症原因的临床路径见流程图 24-4。

4. 临床病例 5：褐斑病伴低钠血症

一名患有重症肌无力 22 岁女性，自述半年内体重减轻（从 50kg 降至 47kg）且精神较差，快速站起时常感到头晕。体格检查：血压为 80/50mmHg，脉搏频率为 126 次 / 分，颈静脉压低于胸骨角水平，无外周组织水肿。患者口腔颊黏膜上有明显的褐色斑点。实验室检测部分结果见表 24-5。

表 24-5 病例 5 血尿检测结果

监测指标	血 浆	尿 液
Na^+（mmol/L）	112	130
K^+（mmol/L）	5.5	24
尿素	尿素氮：28mg/dl（10mmol/L）	尿素：130mmol/L
肌酐	1.7mg/dl（150μmol/L）	6.0mmol/L
渗透压 [mOsmol/(kg·H$_2$O)]	240	438

问题与讨论：患者出现极低 EABV 最可能原因是什么？ EABV 显著降低（表现为低血压和心动过速）、血钠降低、血钾升高（约 5.5mmol/L）和肾性盐耗共同表明，最可能的诊断是肾上腺皮质功能不全。考虑到患者患有重症肌无力，该诊断可由自身免疫性肾上腺炎引起。EABV 低一方面由醛固酮缺乏导致的肾性盐耗引起；另一方面由糖皮质激素缺乏导致静脉容量血管收缩程度降低引起。

当前患者面临哪些危险？两种潜在的急症主导

着最初的治疗，极低 EABV 和皮质醇缺乏。为了应对前者并恢复血流动力学，最初可采用 0.9% 生理盐水静脉输注。一旦患者血流动力学稳定，为了不改变患者 P_{Na} 且进一步扩大 EABV，应将静脉输入液改为等渗溶液。第二种潜在急症与皮质醇缺乏有关，可通过使用皮质醇来解决。

患者没有表现出明显与颅高压有关的症状，且近期没有大量饮水，故不需要因为低钠血症而迅速提高 P_{Na}。

治疗过程中可能出现哪些危险，如何避免？患者 EABV 再扩张，向远端输送能力提高从而增加水分排泄量，与此同时，血管升压素的释放受抑制。另外，皮质醇可改善患者血流动力学，并抑制促肾上腺皮质激素释放激素和血管升压素的释放。该治

疗方案最终结果将是引起水利尿和 P_{Na} 上升。由于患者的肌肉量较小（因此体内的水量较小），排泄少量的无电解质水可导致 P_{Na} 迅速升高。此外，由于患者营养状况不佳（若结合输液量来看，患者体重减轻更加明显，患者肌肉量的损失要比体重减轻的量更多）如果 P_{Na} 持续升高，则患者很有可能发生渗透性脱髓鞘综合征。患者 P_{Na} 每天升高最多不超过 4～6mmol/L。因此，在治疗早期给予患者去氨升压素来预防水利尿。

5. 临床病例 6：噻嗪类利尿剂治疗患者的低钠血症

一名 71 岁的女性使用噻嗪类利尿剂治疗高血压，患者因缺血性肾病发展为慢性肾脏疾病（CKD），eGFR 为 28ml/(min·1.73m²)（约 40L/d）。

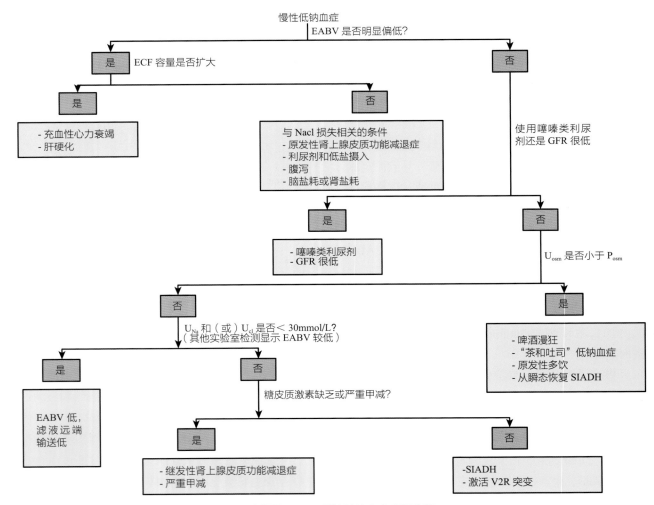

▲ 流程图 24-4　慢性低钠血症病因分析

EABV. 有效血容量；ECF. 细胞外液；GFR. 肾小球滤过率；SIADH. 血压升压素分泌异常综合征（引自 Kamel KS, Halperin ML. *Fluid, Electrolyte, and Acid-Base Physiology; A Problem-Based Approach*. ed 5. Philadelphia: Elsevier; 2017.）

患者遵循医嘱采用低盐、低蛋白饮食，每日喝足量水和茶以保持水分。一个月后，患者自述感觉不适。查体：血压为 130/80mmHg，心率为 80 次 / 分，血压或心率与体位变化无关，颈静脉怒张至胸骨角水平以下约 1cm。患者 P_{Na} 为 112mmol/L。其他实验室检查结果见表 24-6。

表 24-6　病例 6 血尿检测结果

检测指标	血　浆	尿　液
Na^+（mmol/L）	112	22
K^+（mmol/L）	3.6	10
HCO_3^-（mmol/L）	28	0
尿素（mmol/L）	8	241
肌酐	145μmol/L（1.3mg/dl）	6.1mmol/L（0.7g/L）
渗透压［mOsmol/(Kg·H_2O)］	240	325

问题与讨论：该患者慢性低钠血症最可能的原因是什么？虽然患者服用噻嗪类利尿剂，但其 EABV 降低程度不足以导致血管升压素释放。该患者基线 GFR 较低，为 28ml/(min·$1.73m^2$)（约 40L/d）。利尿剂和低盐饮食导致 Na^+ 缺乏、EABV 轻度降低。EABV 小范围下降也可促进儿茶酚胺释放，并通过 β 肾上腺素激活肾素—肾素血管紧张素—醛固酮系统，以上变化均可增加钠和水在近端小管的重吸收。如果患者在近端小管重吸收 90% 的滤液（重吸收效率因 EABV 轻度降低会更低），而不是 83%（该数字为没有 EABV 降低情况下近端小管重吸收率），即向远端输送的滤液量少于 4L/d，而这就是患者可以排出的最大尿量，该尿量超过每日摄入的水量。即使没有血管升压素的作用，由于髓质集合管对水的重吸收，患者低钠血症仍可发生。

噻嗪类利尿剂抑制 NaCl 在远曲小管的重吸收，因而不含电解质的水生成减少。髓质集合管内重吸收的水量主要受管内外渗透压的影响。由于渗透摩尔分泌减少，髓质集合管内液体量增多，髓质集合管腔内液体的渗透压降低。如果该患者的渗透摩尔排泄率为 300mOsmol/d，且每天有 4L 滤液输送至髓质集合管，则渗透压约为 75mOsmol/

(kg·H_2O)。即使髓质间隙渗透压持续低于正常水平［如 375mOsmol/(kg·H_2O)］，髓质集合管对水的重吸收仍有巨大驱动力，因为 1mOsmol/(kg·H_2O)约 19.3mmHg 压力差。

针对噻嗪类利尿剂诱发低钠血症的患者中出现无电解质水排出能力降低的这一现象，近期研究提出一种不依赖于血管升压素的机制。这项研究表明，在近一半与噻嗪类利尿剂有关的低钠血症患者中，SLCO2A1 编码的前列腺素转运蛋白（PGT）具有单核苷酸多态性。在正常情况下，血管升压素使 AQP2 插入主细胞腔膜，该作用可以被前列腺素 E_2（PGE2）生成的增加所抵消。前列腺素转运蛋白将 PGE2 募集到集合管的基底侧，并与基底侧 EP1 和 EP3 受体结合，而产生信号，导致 AQP2 从顶膜回收。噻嗪类利尿剂可以增加 PGE2 的表达，但具体机制尚不清楚。在 SLCO2A1 突变的患者中，前列腺素转运蛋白的转运能力下降，管腔中 PGE2 的浓度增加。PGE2 与 EP4 受体结合，释放将 AQP2 插入主细胞顶膜的信号，而增加的水重吸收，独立于且不受血管升压素的影响[13]。

在治疗过程中可能发生哪些危险，如何避免？了解相关病理生理学知识对低钠血症患者的治疗具有临床意义。首先，该患者因使用噻嗪类利尿剂导致 EABV 降低，从而血管升压素释放导致低钠血症。因此，给予患者等渗盐水以重新扩张 EABV。甚至相对少量的盐水（特别是若以单次快速推注方式给予）也足以减少滤液在近端小管的重吸收，增加其向远端输送的量。在 GFR 为 40L/d 的情况下，如果近端小管重吸收分数降至 83%，则滤液向远端输送量可增加到约 7L/d。这超过了非血管升压素途径（或通过 PGE2/EP4 介导的 AQP2 插入主细胞腔膜）对水的重吸收能力，接着会出现水利尿。考虑到患者的肌肉量较小，即使适度的利尿作用也足以让 P_{Na} 迅速升高并增加渗透性脱髓鞘综合征的风险，尤其是在患者营养不良或钾缺乏的情况下。

二、钾代谢

低钾血症和高钾血症是临床上常见的两种电解质紊乱，它们可诱发危及生命的心律失常。尿液成分分析提供的基础信息有助于明确疾病的病理生理改变和指导治疗。

钾离子稳态的调节包括以下两方面。

(1) K^+ 的跨细胞分布的调控：这对生命至关重要，因为它限制了血浆 K^+ 浓度的急性变化。

(2) 肾脏调控的 K^+ 排泄：维持机体 K^+ 平衡，但效果缓慢。

（一）钾的跨细胞膜分布

概念 11

三个因素影响 K^+ 跨细胞膜转运—K^+ 的浓度差，细胞膜电位以及细胞膜上 K^+ 通道开放情况。

(1) 机体约 98% 的 K^+ 位于细胞内：虽然浓度差有利于 K^+ 通过细胞膜上的 K^+ 通道向细胞外运动，但细胞内因有机磷酸盐带负电，故 K^+ 在电场力的作用下保留在细胞内。这些化学因素和电荷因素相互作用，最终实现 K^+ 平衡电位（E_K）。由于细胞膜对 K^+ 通透性高于 Na^+，所以细胞的静息膜电位（RMP）接近 K^+ 平衡电位。

(2) K^+ 进入细胞需要细胞内负电压增大：K^+ 进入细胞可通过增加钠钾 ATP 酶（Na^+-K^+-ATPase）流通量来实现，因为 Na^+-K^+-ATPase 将 3 个 Na^+ 从细胞内泵出的同时将 2 个 K^+ 泵入细胞。因此，Na^+-K^+-ATP 酶的激活导致细胞正电荷净流出。有以下 3 种方法可以通过 Na^+-K^+-ATP 酶快速增加离子运转。

① 其限制性底物浓度上升—细胞内 Na^+ 浓度升高。

② 对 Na^+ 和 K^+ 亲和力增强［降低 K_m（半数最大激活浓度）］或增加细胞膜 Na^+-K^+-ATP 酶的单位 V_{max}（最大泵周转率）。

③ 增加活化的 Na^+-K^+-ATP 酶泵数量。

长期增加 Na^+-K^+-ATP 酶泵的活性需要合成新的离子泵，这可以通过加强运动、增加甲状腺激素或高钾饮食实现。

胰岛素可以促进 K^+ 向细胞内转移，因为它促进 Na^+-K^+-ATP 酶从细胞内储存池转移到细胞膜上。胰岛素通过非典型蛋白激酶 C 促进 FXYD1 的磷酸化，从而增加 Na^+-K^+-ATP 酶的最大泵周转率。胰岛素还激活 Na^+-H^+ 交换蛋白（NHE1），从而促进 Na^+ 通过电中性通道进入细胞。B_2 肾上腺素激动剂通过环磷酸环腺苷（cAMP）激活蛋白激酶 A 来促进 FXYD1 的磷酸化。细胞内浓度升高的 H^+ 同样激活了钠氢交换蛋白。单羧酸（如酮酸）不会引起高钾血症，原因在于它们通过一元羧酸共转运蛋白（MCT）进入细胞。Na^+-H^+ 交换蛋白所在亚膜区域的细胞内 H^+ 浓度的升高可激活 Na^+-H^+ 交换蛋白，这可促进 Na^+ 通过电中性通道进入细胞，并且在存在胰岛素的情况下，K^+ 也进入细胞内（图 24-4）[14]。在由无机酸增加导致代谢性酸中毒的患者中，K^+ 通过不依赖单羧酸共转运蛋白途径向细胞外转移［例如，在腹泻患者中出现 $NaHCO_3$ 的丢失（HCl 的吸收）］。

（二）钾的肾脏排泄

K^+ 的肾脏排泄主要受醛固酮敏感远端肾单位（ASDN）的调控，其中包括 DCT_2、连接段和 CCD（相关内容参见第 6 章）。有两个因素影响 K^+ 的排泄率，即醛固酮敏感远端肾单位中主细胞的 K^+ 净分泌量和 ASDN 内的液体流速。

1. 醛固酮敏感的远端肾单位对 K^+ 的分泌

ASDN 的主细胞对 K^+ 的分泌主要受两个因素影响[15]：一是 Na^+ 重吸收形成管腔内经上皮的负电压（即通过阿米洛利敏感的 Na^+ 通道 ENaC 重吸收 Na^+，且不伴阴离子，通常是 Cl^-）；二是主细胞腔膜面有足够数量的开放的肾脏外髓 K^+ 通道（ROMK）。

醛固酮可以增加 ASDN 主细胞膜上开放的 ENaC 的数量。

普遍认为，在 ASDN 中细胞旁途径在 Cl^- 的重吸收过程中发挥重要作用，但是 Cl^- 在管周的浓度差异及电驱动力不足以实现这一作用。小鼠皮质集合管的 β 周细胞腔膜面发现了电中性、对噻嗪类药物敏感但对阿米洛利抵抗的 NaCl 转运过程，它受 Na^+ 不依赖的 Cl^-/HCO_3^- 转运交换体（pendrin）和 Na^+ 依赖的 Cl^-/HCO_3^- 转运交换体（NDCBE）介导，最终导致电中性的 NaCl 重吸收[16]。

在 ASDN 中，腔内液 HCO_3^- 的浓度和（或）碱性腔内液 pH 的增加促进 K^+ 的分泌[17]，这可能是由 Cl^- 的细胞旁通透性降低所致。腔内 HCO_3^- 作用的另一不同机制可能是因为需要 HCO_3^- 梯度以增加 Cl^-/HCO_3^- 交换体（pendrin）的流量；腔内 HCO_3^- 的浓度增加可抑制通过 pendrin 和 NDCBE 的流量，从而减少电中性 NaCl 的重吸收率，进而增加 Na^+

的生电性重吸收率，促进 K$^+$ 的分泌。

在 ASDN 排泄 K$^+$ 的通道中，ROMK 最为重要。大电导的 K$^+$ 通道（BK 或 maxi–K$^+$ 通道）在流量依赖性 K$^+$ 分泌中发挥重要作用，但它如何参与调控肾脏分泌 K$^+$ 仍不清楚[18]。

在赖氨酸缺乏蛋白激酶（WNK）中，WNK4 和 WNK1 凭借其对 ASDN 的远曲小管和 ROMK 中噻嗪类敏感的钠氯协同转运蛋白（NCC）的调控，成为"调节开关"，参与肾脏醛固酮保 Na$^+$ 排 K$^+$[19]。WNK4 和 WNK1 的全长、激酶活性形式（L–WNK1）可以增加噻嗪类敏感的钠氯协同转运蛋白的活性，从而减少输送至 ASDN 的氯化钠、降低 Na$^+$ 生电性重吸收率和生成腔内负电压的能力。Na$^+$ 运输能力和 ASDN 中流率的提高可以通过流量激活的 BK 通道促进 K$^+$ 排泄。WNK4 和 L–WNK1 均可诱导 ROMK 的内吞作用[20]。有关这一领域的详细讨论，参见第 6 章。

2. 概念 12

当血管升压素发挥作用时，ASDN 中的流量取决于腔液中存在的有效渗摩尔。血管升压素使 AQP2 通道插入主细胞的管腔膜，末端皮质集合管

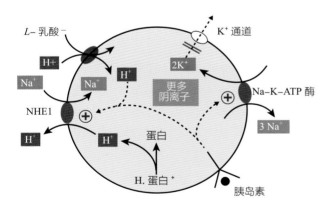

▲ 图 24–4　一元羧酸介导 K$^+$ 进入细胞的可能机制

图中圆圈代表单个细胞，细胞膜表面的 Na$^+$–H$^+$ 交换蛋白 1（NHE1）被胰岛素和胞内高浓度 H$^+$ 激活（H$^+$ 可通过与 NHE1 修饰位点结合发挥作用）。当一元羧酸（本例中为乳酸）进入细胞内并在 NHE1 附近的释放 H$^+$。胰岛素可以活化位于包膜上的 Na$^+$–K$^+$–ATP 酶和 NHE1，进入细胞的电中性 Na$^+$ 增多，随后 Na$^+$ 通过产电性 Na$^+$–K$^+$–ATP 酶泵出细胞造成胞内负电荷增加，K$^+$ 滞留在细胞内。在此过程中，大部分泵出细胞的 H$^+$ 来源于细胞内与蛋白质结合的 H$^+$。MCT 一元羧酸共转运蛋白；NHEI. Na$^+$–H$^+$ 交换蛋白（引自 Kamel KS, Halperin ML. *Fluid, Electrolyte, and Acid-Base Physiology; A Problem-Based Approach.* ed 5. Philadelphia: Elsevier; 2017.）

中液体的渗透压浓度等于血浆渗透压，并相对固定。因此，末端皮质集合管的腔内液体所含有的渗透摩尔决定了离开末端皮质集合管的液体量。这些渗透性物质主要是尿素、Na$^+$、Cl$^-$ 和 K$^+$，以及相应的阴离子。考虑到肾内尿素循环的过程，输送到 ASDN 的大部分渗透性物质是尿素。在正常受试者中发现，体内循环的尿素量约为 600mmol/d。尿素循环这一过程使运送至末端集合管的液体量增加了 2L［600mOsmol 除以相当于血浆渗透压的管腔内液体渗透压，即约为 300mOsmol/(kg·H$_2$O)］。

通过定量分析，Kamel 和 Halperin 已经证明，即使对于 ASDN 中产生管腔负电压的能力严重缺陷的患者，如果 ASDN 中的流量无明显下降，常规 K$^+$ 摄入不会诱发严重的高钾血症。限制蛋白质的摄入可以减少循环尿素量，从而减少 ASDN 中的流量[21]。

3. 概念 13

由于正常受试者会排泄从胃肠道摄取和吸收的所有 K$^+$，因此尿液中没有固定的 K$^+$ 排泄量。为了评估肾脏对低钾血症的反应，我们采集了非肾脏性低血钾患者尿液中的 K$^+$ 排泄量。针对因 K$^+$ 摄入减少而导致 K$^+$ 缺乏的受试者，K$^+$ 排泄量降至 10～15mmol/d。长期给予正常受试者大量 K$^+$（>200mmol/d）时，肾脏 K$^+$ 排泄量上升至与摄入量相匹配的程度，而血钾水平值仅适度上升。因此，慢性高钾血症的发展需要肾脏泌 K$^+$ 功能的紊乱。

4. 评估患者血钾异常的方法

（1）评估尿钾的排泄率：不必通过收集 24h 尿液来评估 K$^+$ 的每日排泄率。考虑到尿肌酐排泄率相对稳定，可以利用尿钾（U$_K$）与尿肌酐（U$_{Cr}$）的比值（U$_K$/U$_{Cr}$）。该方法有如下优点：该数据可在很短的时间内获得，且如果知道影响 K$^+$ 排泄率因素如血钾水平，则会收集更多相关信息。缺点在于 K$^+$ 排泄率存在昼夜变化，但这不足以掩盖优点。对于因 K$^+$ 细胞内转移和由肾脏外 K$^+$ 丢失造成的低钾血症患者，U$_K$/U$_{Cr}$ 期望值低于 18mmol K$^+$/g Cr 或少于 2mmol K$^+$/mmol Cr。对于有正常肾脏反应的高钾血症患者，U$_K$/U$_{Cr}$ 预期值应高于 200mmol K$^+$/g Cr 或 20mmol K$^+$/mmol Cr。若进展为慢性高钾血症，肾脏的泌 K$^+$ 功能中一定存在缺陷，这种情况下，U$_K$/U$_{Cr}$ 在临床不再适用。由于 K$^+$ 排泄存在昼夜变化，相比随机的 U$_K$/U$_{Cr}$，通过收集 24h 尿液来评估由饮

食摄入 K^+ 量对高钾血症程度的影响更为合理。

(2) 经肾小管尿钾浓度梯度：经肾小管尿钾浓度梯度（TTKG）可以半定量地反映 ASDN 中 K^+ 分泌的驱动力。此计算的基本原理是调整 U_K 以适应远端肾单位（如髓质集合管）中重吸收的水量，从而估算末端皮质集合管腔液中 K^+ 的浓度（K_{CCD}）。为了计算 K_{CCD}，建议 U_K 除以 U_{osm} 与 P_{osm} 的比值（U_{osm}/P_{osm}），因为当血管升压素使 AQP2 通道插入主细胞管腔膜时，末端皮质集合管内腔液的渗透压应等于 P_{osm}。

使用 U_{osm}/P_{osm} 是基于运送到髓质集合管的大多数渗透性物质在此段肾单位中不会被重新吸收，因此渗透压在末端皮质集合管腔液和尿液中的升高可以反映水在髓质集合管中重吸收的水平。理论上在髓质集合管中重吸收的电解质不会造成太大影响，但由于存在肾内尿素循环，事实情况并非如此。对采用典型西方饮食的正常受试者检测发现，每天在皮质集合管下段约 600mmol 的尿素被重吸收。因此，从 $[U_K \div (U_{osm}/P_{osm})]$ 计算得出的 K_{CCD} 可能高于体内的实际值 [21]。因此，在临床上不再使用 TTKG 来评估高钾血症的患者。相反，使用 U_K/U_{Cr} 比值才能更准确地检测这类患者的肾脏反应。

(3) 建立钾异常排泄率的理论基础：在低钾血症患者中，高于预期的 K^+ 排泄率意味着 ASDN 中存在较高的管腔负电压，并且主细胞腔膜面存在开放的 ROMK 通道。较高的管腔负电压由 ASDN 中产电性 Na^+ 重吸收率增高引起。相反，高钾血症患者的 K^+ 排泄率低于预期。

帮助鉴别诊断 ASDN 中 Na^+ 重吸收率异常的临床指标是对 EABV 的评估和判断是否患有高血压。测定血浆肾素浓度或活性（P_{Renin}）和血浆醛固酮浓度（P_{Aldo}）有助于鉴别诊断（表 24-7）。

5. 低钾血症患者的临床路径

(1) 步骤 1：处理患者就诊时可能出现的急症，并预测和预防治疗期间可能出现的风险

低钾血症造成的主要紧急状况包括心律失常和呼吸肌无力导致的呼吸衰竭。慢性低钠血症和低钾血症患者也容易发生渗透性脱髓鞘，伴 P_{Na} 迅速升高。使用 KCl 可能导致血钠浓度迅速升高 [22]，因为 K^+ 离子泵入肌肉细胞的同时 Na^+ 泵出。Na^+ 离子进入细胞外液的同时 EABV 增大，从而造成滤液向远端的输送增加，最终导致水利尿作用。

(2) 步骤 2：明确低钾血症的本质是否是钾向细胞内的急性转移

较低的 K^+ 的排泄率（$U_K/U_{Cr} < 18$mmol K^+/g Cr 或 < 2mmol K^+/mmol Cr）不伴代谢性酸碱紊乱，这表明低钾血症的本质是钾离子向细胞内的急性转移（流程图 24-5）[23]。

在明确低钾血症的主要病理生理机制是 K^+ 向细胞内的急性转移之后，下一步应确定是否由于肾上腺素激增导致 K^+ 的细胞内转移（流程图 24-6）。在这些情况下，常出现心动过速，较大脉压差和收缩期高血压。鉴别有以上症状的患者非常重要，因为使用非特异性 β 受体阻滞剂可以在不使用 KCl 的情况下快速恢复，从而避免了当导致 K^+ 转移的刺激消除而出现反弹性高钾血症的风险 [24]。

(3) 步骤 3：检查慢性低钾血症患者的酸碱状态。对于慢性低钾血症的患者，第一步是检查血浆中的酸碱状态。

① 代谢性酸中毒亚组：根据尿液中 NH_4^+ 的排泄率，可将代谢性酸中毒（通常为高氯性代谢酸中毒）患者分为两类（流程图 24-7）。NH_4^+ 的排泄率可通过尿液渗透压间隙来进行估算（参见代谢性酸中毒的讨论）。

② 代谢性碱中毒亚组：针对代谢性碱中毒患者，首先根据使用 U_K/U_{Cr} 评估的肾脏 K^+ 排泄率，从而确定 K^+ 丢失的部位是肾脏还是肾外（流程图 24-8）。U_K/U_{Cr} 较低的患者（即 < 18mmol K^+/g Cr 或 < 2mmol K^+/mmol Cr）多有经由非肾脏途径丢失 K^+ 的状况，例如经汗液（如囊性纤维化）或胃肠道（例如，结肠腔内 Cl^-/HCO_3^- 转运交换体活性降低，DRA 活性降低相关的腹泻患者，如先天性氯化物腹泻、绒毛状腺瘤和泻药滥用患者）。另一方面，U_K/U_{Cr} 高于正常的患者常伴有经肾脏途径 K^+ 丢失的疾病 [24a]。流程图 24-9 列出了确定最后一组患者的潜在病理生理步骤。

本质上，我们正在尝试探寻造成 ASDN 中 Na^+ 生电性重吸收率增高的原因。主要原因是 ASDN 中主细胞管腔膜上开放的 ENaC 数量增加，这一增加与两组疾病有关。

第一组疾病牵涉机体低 EABV 引发醛固酮释放。这些患者通常不存在高血压。最常见的病因包

表 24-7　通过血浆中肾素和醛固酮水平明确低钾或高钾病因

参　数	肾素水平	醛固酮水平
造成低钾血症的损伤		
肾上腺		
原发性醛固酮增多症	低	高
糖皮质激素可抑制性醛固酮增多症	低	高
肾脏		
肾动脉狭窄	高	高
恶性高血压	高	高
肾素瘤	高	高
Liddle 综合征（假性醛固酮增多症）	低	低
11β- 羟基类固醇脱氢酶 -2 异常	低	低
造成高钾血症的损伤		
肾上腺		
艾迪生病	高	低
肾脏		
1 型假性醛固酮减少症	高	高
低肾素性低醛固酮症	低	低

括呕吐和利尿剂的使用。部分患者中的利尿作用与影响髓袢升支粗段或远曲小管对 NaCl 重吸收的遗传性疾病有关（如 Bartter 综合征、Gitelman 综合征）。占据髓袢升支粗段中钙敏感受体的配体（例

如高钙血症患者中的 Ca^{2+}），一些药物（如庆大霉素、顺铂）及部分阳离子蛋白（例如多发性骨髓瘤患者中的阳离子单克隆免疫球蛋白）可造成类似 Bartter 综合征的症状。根据尿液中电解质含量可鉴别诊断导致 EABV 下降患者低钾血症的病因（表 24-4）。目前临床推荐针对使用利尿剂过程中发生低钾血症的高血压患者，应筛查原发性醛固酮增多症。

第二组疾病涉及 ENaC 活性原发性增强的疾病（如原发性高肾素血症醛固酮增多症、原发性醛固酮过多症，以及皮质醇在 ASDN 中充当盐皮质激素或主细胞管腔膜 ENaC 组成性活化的疾病）。这些患者的 EABV 不会降低，血压通常较高。

在某些患者中，电中性 Na^+ 重吸收速率的降低可造成产电性 Na^+ 重吸收速率升高、尿钾排泄增多。当 Na^+ 和少量 Cl^- 一同输送到 ASDN［例如，在最近出现呕吐或使用带阴离子的药物（如青霉素）的患者中出现 Na^+ 和 HCO_3^- 的一同输送］时可能出现这种情况。

低钾血症患者常出现镁（Mg^{2+}）缺乏，这在很大程度上是由 Mg^{2+} 和 K^+ 共同丢失的潜在疾病造成（如腹泻、使用利尿剂治疗、Gitelman 综合征）。ASDN 的分泌 K^+ 功能由 ROMK 调控，而这一过程被细胞内 Mg^{2+} 所抑制。由 Mg^{2+} 缺乏导致的细胞内 Mg^{2+} 减少抵消了 Mg^{2+} 对 ROMK 的抑制作用。仅 Mg^{2+} 缺乏症并不导致低钾血症的发生，因为带电荷的 Na^+ 重吸收可代偿性促进 K^+ 的排泄。

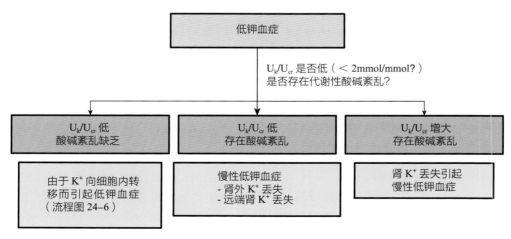

▲ 流程图 24-5　低钾血症病因分析

引自 Kamel KS, Halperin ML. *Fluid, Electrolyte, and Acid-Base Physiology; A Problem-Based Approach*. ed 5. Philadelphia: Elsevier; 2017.

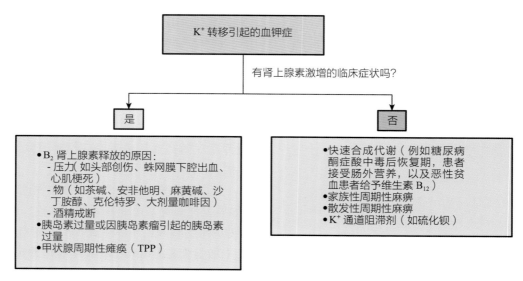

▲ 流程图 24-6　低钾血症的病因

引自 Kamel KS, Halperin ML. *Fluid, Electrolyte, and Acid-Base Physiology; A Problem-Based Approach*. ed 5. Philadelphia: Elsevier; 2017.

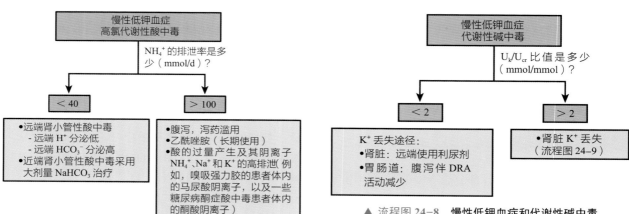

▲ 流程图 24-7　慢性低钾血症和高氯性代谢性酸中毒的病因

引自 Kamel KS, Halperin ML. *Fluid, Electrolyte, and Acid-Base Physiology; A Problem-Based Approach*. ed 5. Philadelphia: Elsevier; 2017.

▲ 流程图 24-8　慢性低钾血症和代谢性碱中毒

DRA. 腺瘤 Cl^-/HCO_3^- 转运交换体下调；U_k. 尿钾浓度；U_{cr}. 尿肌酐浓度 引自 Kamel KS, Halperin ML. *Fluid, Electrolyte, and Acid-Base Physiology; A Problem-Based Approach*. ed 5. Philadelphia: Elsevier; 2017.

（三）临床病例 7：低钾血症与钾排泄率降低

一名 28 岁的亚裔女性自述突发全身性肌无力，一天晨醒后无法行走。患者体重在过去两个月内减轻 7kg，否认有恶心、呕吐、腹泻，或使用利尿剂、泻药、外源性甲状腺激素、中草药或违禁药物。患者出现症状前无剧烈运动或高热量饮食。患者无低钾血症、周期性瘫痪或甲亢的家族史。体格检查：患者意识清醒且能辨认方向；血压：150/70mmHg，心率为 116 次 / 分，呼吸率为 18 次 / 分。甲状腺未见明显肿大，无眼球突出。患者四肢均出现对称性弛缓性麻痹并伴反射消失。其余检查无异常。动脉抽血检测 pH 和 P_{CO_2} 值，其余检查取自静脉血。心电图（ECG）显示窦性心动过速和显示 U 波增高。

具体实验室检查结果见表 24-8。

问题与讨论：是否危急重症？因为心电图除了 U 波以外，并没有其他变化，而且动脉 P_{CO_2} 提示无通气障碍，所以此时没有与低钾有关的危急重症。

低钾血症的原因是什么？U_K/U_{Cr} 比值 < 1mmol/mmol，且无酸碱平衡紊乱，提示该患者出现严重的低钾血症可能是 K^+ 急性移入胞内导致。

K^+ 移入胞内的可能原因？心动过速、血压升高

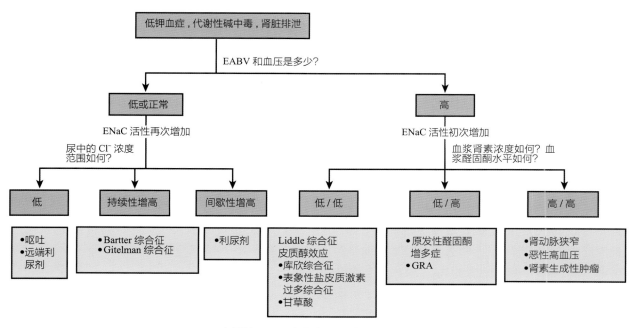

▲ 流程图 24-9 慢性低钾血症和代谢性碱中毒

EABV. 有效血容量；ENaC. 上皮钠离子通道；GRA. 糖皮质激素可治性醛固酮增多症（引自 Kamel KS, Halperin ML. *Fluid, Electrolyte, and Acid-Base Physiology; A Problem-Based Approach*. ed 5. Philadelphia: Elsevier; 2017.）

表 24-8 病理 7 血尿检测结果

检测指标	血标本	尿标本
K$^+$（mmol/L）	1.8	12
肌酐	0.7mg/dl（62μmol/L）	1.9g/L（16.8 mmol/L）
Na$^+$（mmol/L）	140	179
Cl$^-$（mmol/L）	108	184
pH	7.41	—
Pco$_2$（mmHg）	36	—
HCO$_3^-$（mmol/L）	23	—
葡萄糖（mg/dl）	112	0

和脉压差增大提示肾上腺素能激增是 K$^+$ 大量移入胞内的原因。进一步的实验室检查，发现患者有甲状腺功能亢进，因此诊断为甲状腺毒性周期性麻痹症（thyrotoxic periodic paralysis, TPP）。TPP 患者往往只表现出轻微的甲状腺中毒症状和体征，大多数 TPP 患者没有明确的诱发因素（如剧烈运动或摄入富含糖类的膳食）。TPP 的发病机制传统的观点认为涉及 Na$^+$-K$^+$-ATP 酶活性增加。最近研究显示，骨骼肌特异性内向整流 K$^+$（Kir）通道（Kir2.6）突变可增加对 TPP 的易感性。

如何治疗？静脉输注 KCl，将 KCl 溶于生理盐水，浓度为 40mmol/L，速度为 10mmol/h。严重低钾血症患者不应使用含葡萄糖的溶液，因为这可能导致胰岛素的释放，从而导致 K$^+$ 进一步向细胞内转移，加重低钾血症。虽然患者只输注了 80mmol 的 KCl，却出现了反弹性高钾血症（P$_K$=5.7mmol/L），6h 后，P$_K$ 恢复正常。研究表明，应用非选择性 β 受体阻滞剂和小剂量 KCl 可迅速纠正 TPP 患者的低钾血症，且无反弹高钾血症的风险。

（四）临床病例 8：低钾血症与钾排泄率增加

76 岁男性亚裔患者，进行性肌无力 6h，症状逐渐加重导致无法行走，无其他神经系统症状。自诉晨练后大量摄入高糖饮食。否认呕吐、腹泻，或使用利尿剂或泻药。1 年前诊断为高血压及低钾血症（P$_K$，3.3mmol/L），但没有进一步检查治疗。入院时血压为 160/96mmHg，心率为 70 次 / 分。查体表现为对称性弛缓性麻痹并伴有反射障碍。实验室检查见表 24-9，pH 和 Pco$_2$ 值来自动脉血样本，P$_{Renin}$ 和 P$_{Aldo}$ 值偏低，血浆皮质醇值在正常范围内。

问题和讨论

该患者低钾血症的原因是什么？在存在低钾血症的情况下，U_K/U_{Cr} 为 5mmol/mmol，并且还存在代谢性碱中毒。因此，低钾血症主要是由于肾脏排钾过多造成的。患者出现持续性肌无力很大程度上是由于 K^+ 向细胞内大量转移加上肾脏排钾增多导致的。剧烈运动后促进肾上腺素释放加上进食大量高糖饮食促进胰岛素释放，共同导致 K^+ 大量移入胞内。

进一步检查发现，患者血压升高，EABV 正常。因此，ASDN 对 Na^+ 的重吸收增加主要是由 ENaC 活性原发性增强所致。P_{Renin} 和 P_{Aldo} 可为鉴别诊断提供帮助（表 24-7）。鉴于患者的 P_{Renin} 和 P_{Aldo} 水平和患者的年龄，不太可能是遗传性疾病（Liddle 综合征）导致 ENaC 持续活性增强。患者血浆皮质醇值正常，胸部 CT 未显示肺部占位，患者否认食用甘草或咀嚼烟草，但他饮用过富含甘草酸（甘草的有效成分）的草药制剂泡茶。该患者首先接受静脉输注氯化钾治疗，当 P_K 达到 2.5mmol/L 时肌无力改善，改为口服 KCl。两周后，P_K 和血压值恢复到正常水平，停止饮用含甘草酸的草药制剂后，患者肾脏排钠增多，其体重从 78kg 下降到 74kg。

（五）高钾血症患者的临床路径

1. 步骤 1：急症处理

高钾血症是危急重症，可能导致心脏传导异常、心律失常，最终导致心脏停搏。

2. 步骤 2：确定高钾血症的原因：是急性钾的细胞外移还是假性高钾血症？

确定高钾血症的原因见流程图 24-10。如果发病时间很短或 K^+ 摄入量较低，则应考虑以下三类原因。

(1) 细胞溶解释放 K^+：如横纹肌溶解或肿瘤溶解综合征。

(2) K^+ 大量从细胞内移出：细胞内负电位下降可导致 K^+ 大量从细胞内移出，例如钠 - 钾泵活性抑制（如酮症酸中毒患者胰岛素分泌不足、使用 β_2 受体阻滞剂），肾上腺素激增抑制了胰岛素的分泌也可导致肝细胞 K^+ 大量流出。地高辛是 Na^+-K^+ 泵的抑制剂，过量使用可导致高钾血症。代谢性酸中毒时，由于细胞 H^+-K^+ 交换增多，可促使 K^+ 大量

表 24-9　病例 8 血液检测结果

检查项目	血 液	尿 液
K^+（mmol/L）	1.8	26
Na^+（mmol/L）	147	132
Cl^-（mmol/L）	90	138
肌酐	0.8mg/dl（70μmol/L）	0.6g/L（5.3mmol/L）
pH	7.55	–
P_{CO_2}（mmHg）	40	–
HCO_3^-（mmol/L）	45	0
渗透压〔mOsm/（kg·H_2O）〕	302	482

从细胞内流出（例如腹泻患者大量丢失 $NaHCO_3$ 以及过量摄入柠檬酸），导致高钾血症。过度运动或癫痫持续状态可引起急性高钾血症。使用甘露醇治疗及预防脑水肿可并发严重的高钾血症，这是因为组织液中有效渗透压的升高会导致水通过细胞膜上的 AQP 通道流出，这会增加细胞内 K^+ 的浓度，从而导致 K^+ 从细胞内流出。琥珀酰胆碱使肌肉细胞去极化，在导致乙酰胆碱受体上调的条件下（如烧伤、肌神经连接点损伤、废用性萎缩、长时间制动），可通过乙酰胆碱受体使 K^+ 流出细胞。氟化物可以激活对 Ca^{2+} 敏感的 K^+ 通道，因此氟化物中毒可导致致命的高钾血症。急性高钾血症的阳性家族史提示遗传性疾病（如家族性高钾型周期性瘫痪）。

(3) 假性高钾血症：心电图可排除假性高钾血症。假性高钾血症是由静脉穿刺期间细胞释放 K^+ 引起的，因采血时过度握紧拳头会使肌肉释放 K^+，因此测得的 P_K 会比实际值高出 1mmol/L。假性高钾血症也可出现在骨骼肌中正常的 T 管结构受到破坏的恶病质者中。在静脉穿刺过程中，使用口径很小的针管可使红细胞遭受机械损伤从而释放 K^+。在血液凝固过程中从血小板会释放 K^+，因此血小板增多症（尤其是巨核细胞增多症）患者可出现假性高钾血症。假性高钾血症也可能出现在严重的白细胞增多症患者，尤其是易碎的白血病细胞，由于静脉穿刺、标本转运或离心的振动引起白血病细胞破裂

而释放 K^+。血细胞分离前的冷冻是引起假性高钾血症的另一个原因。由于遗传因素，某些患者红细胞对 K^+ 通透性会增加，室温放置时，患者的血液样本中 P_K 可升高。

3. 步骤 3：评估肾脏钾的排泄率

对于慢性高钾血症患者，应首先排除假性高钾血症。在正常受试者中，过量摄入钾会使 K^+ 的日排泄率增加到 200mmol 以上，而 P_K 仅适度增加。因此，患有慢性高钾血症的患者通常存在排钾障碍。在正常情况下，肾脏排钾与机体摄入的钾成正比，因此，评估 K^+ 排泄量主要是评估 K^+ 过量摄入对高钾血症的影响。由于 K^+ 排泄量的昼夜变化，因此需要收集 24h 尿液，而不是测定尿液中的 U_K/U_{Cr}。

4. 步骤 4：确定肾脏排钾障碍的原因

确定肾脏排钾障碍原因的方法见流程图 24-11。患者可能同时存在多个原因（例如，在慢性肾功能不全患者中，服用 RAAS 阻断药）。

(1) 患者是否患有晚期慢性肾衰竭？如果这是导致高钾血症的唯一原因，则预估 GFR 通常小于 15ml/min。

(2) 患者是否服用了干扰肾脏排钾的药物？干扰肾脏排钾的药物包括 RAAS 阻断药、ENaC 抑制剂（包括阿米洛利、甲氧苄啶及喷他脒）和丝氨酸蛋白酶抑制剂（可通过溶解蛋白，干扰 ENaC 正常活性，如萘莫司他），详见第 17 章。

(3) 患者是否存在导致 ASDN 中 Na^+ 经 ENaC 重吸收障碍的疾病？EABV 显著下降或 ASDN 主细胞管腔膜上 ENaC 数量减少，可导致 ASDN 中 Na^+ 的重吸收量减低。后者病因包括低醛固酮血症（肾上腺功能不全）和醛固酮受体或 ENaC 缺陷，在 EABV 不足和高 P_{Renin} 的情况下，患者 Na^+ 和 Cl^- 的排泄量高于预期，P_{Aldo} 值有助于该病的病因诊断。

低醛固酮血症患者 P_{Renin} 减少，EABV 下降，球旁器受损可导致 P_{Renin} 降低，进而导致 P_{Aldo} 降低。连续几日补充盐皮质激素，预计患者 U_K/U_{Cr} 会显著升高。

(4) 患者是否存在导致远曲小管对电中性 Na^+ 重吸收增多的疾病？病变部位主要位于远曲小管近段，Na^+-Cl^- 协同转运体被 WNK4 或 L-WNK1 激活，因此对 Na^+ 和 Cl^- 的重吸收增加，EABV 扩张

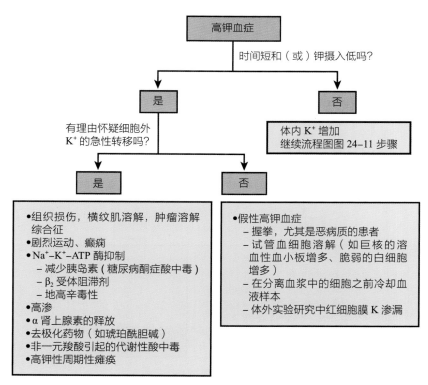

▲ 流程图 24-10　高钾血症的病因分析

引自 Kamel KS, Halperin ML. *Fluid, Electrolyte, and Acid-Base Physiology; A Problem-Based Approach*. ed 5. Philadelphia: Elsevier; 2017.

后抑制醛固酮的释放导致 ASDN 主细胞管腔膜中开放 ENaC 数量减少，同时流经 ASDN 内的小管液中 Na^+ 减少，导致产电性 Na^+ 重吸收减少，K^+ 的分泌也减少（详见第 6 章）。这些激酶还引起 ASDN 中主细胞管腔膜的 ROMK 内吞。这类患者 EABV 增高、血压升高，P_{Renin} 和 P_{Aldo} 减少，服用噻嗪类利尿剂可有效降低血压和纠正高钾血症。

家族性高钾血症伴高血压（也称为 II 型假醛固酮减低症或 Gordon 综合征）患者的临床表现类似于 Na^+–Cl^- 协同转运体过度激活，*WNK1* 编码基因缺失和 *WNK4* 编码基因错义突变参与了该病的发生[25]。与家族性高钾血症伴高血压患者相似的症状也可能发生在其他患者中，最常见的是糖尿病肾脏疾病患者[20]。研究发现，血浆心房钠尿肽水平增高，提示这些患者的肾素释放受到抑制是 EABV 扩张所导致，

并且限制钠盐摄入及使用呋塞米可使 P_{Renin} 升高，此外使用钙调神经磷酸酶抑制剂可引起高钾血症[26]。

（5）患者是否存在导致皮质集合管对电中性钠重吸收增多的疾病？有些患者高钾血症的原因可能是 Pendrin 和 NDCBE 的转运活性共同增加，从而导致皮质集合管对电中性 Na^+ 重吸收增加，这过去认为是 Cl^- 分流性疾病所致[27]。这些患者 EABV 扩张，P_{Renin} 和 P_{Aldo} 降低（低肾素性低醛固酮血症）。增加皮质集合管内小管液中的 HCO_3^- 浓度可抑制 Pendrin 和 NDCBE 的活性。因此，对这些患者增加 K^+ 的排泄，使用碳酸酐酶抑制剂乙酰唑胺可能比使用噻嗪类利尿剂更有效，但是还需在临床中证实。

5. 步骤 5：评估 ASDN 小管液流率减低是否会导致高钾血症？

由于肾内尿素再循环过程，ASDN 中大部分渗

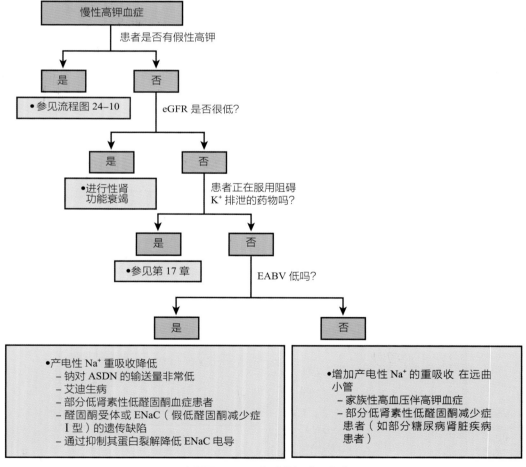

▲ 流程图 24–11　肾脏排钾障碍的病因

EABV. 有效血容量；ASDN. 醛固酮敏感性远端肾单位；ENaC. 上皮 Na^+ 通道（引自 Kamel KS, Halperin ML. *Fluid, Electrolyte, and Acid-Base Physiology; A Problem-Based Approach*. ed 5. Philadelphia: Elsevier; 2017.）

透压是尿素维持，低蛋白质摄入量可能降低尿素量，从而降低 ASDN 中小管液的流率。典型西方饮食的受试者中尿素的日排泄量约为 400mmol。如果尿素的排泄量明显低于此值，则 ASDN 内低流率可能引起高钾血症。

（六）临床病例 9：服用甲氧苄啶的患者出现高钾血症

男性，35 岁，艾滋病并发耶氏肺孢子菌肺炎（*Pneumocystis jiroveci* pneumonia, PJP）恶病质患者。入院时，有发热，EABV 正常，电解质正常。接受复方新诺明（磺胺甲噁唑和甲氧苄啶）治疗，3 天后发现血压下降，EABV 减少，P_K 上升至 6.8mmol/L，心电图显示高尖、狭窄的 T 波。24h 尿量为 0.8L，尿液渗透压为 350mOsm/(kg·H_2O)，其他实验室检查结果见表 24-10。

表 24-10　病例 9 血液检测结果

检查项目	血　液	尿　液
K^+，mmol/L	6.8	14
Na^+，mmol/L	130	60
Cl^-，mmol/L	105	43
肌酐	0.9mg/dl	0.8g/L
pH	7.30	—
P_{CO_2}，mmHg	30	—
HCO_3^-，mmol/L	15	0
尿素	血尿素氮：14mg/dl	尿素浓度：280mmol/L

问题与讨论

1. 该患者高钾血症的原因？原因分析见流程图 24-10 和流程图 24-11。尽管由于在静脉穿刺过程中反复紧握拳头可能会出现假性高钾血症，但是心电图的改变排除了假性高钾血症。

2. 高钾血症发病迅速和（或）K^+ 摄入少时是否发生高钾血症？存在高钾血症时，患者的 U_K 为 14mmol/L，并且 K^+ 的排泄率极低 [（U_K/U_{Cr}=17.5(mmolK$^+$/gCr)]，所以可以得出结论，高钾血症的主要基础是 K^+ 排泄率低。这种严重的高钾血症发病迅速，虽然患者消耗的 K^+ 很少，因此，K^+ 从细胞内移出（而不是大幅度胞外 K^+ 正平衡）可能是高钾血症的主要原因。K^+ 从细胞内移出的原因可能是因 EABV 减少释放肾上腺素从而抑制胰岛素的分泌。尽管如此，患者肾脏排 K^+ 也存在障碍。由于存在 EABV 减少合并 U_{Na} 和 U_{Cl} 过高，因此 U_K/U_{Cr} 较低是由于 ASDN 对 Na^+ 的重吸收减少所致的（流程图 24-11）。初步诊断是患者感染 HIV 致肾上腺功能不全。但是患者血浆皮质醇值偏高，补充外源性盐皮质激素并未增加钾的排泄。所以 ASDN 中 Na^+ 重吸收减少的原因是甲氧苄啶治疗 PJP 而抑制了 ENaC 的活性。和预期一样，P_{Renin} 和 P_{Aldo} 都很高（表 24-7）。

3. 讨论因甲氧苄啶阻断 ENaC 而导致的钠重吸收减少，EABV 减少。高钾血症的主要原因是 K^+ 从细胞内移出，可能是因 EABV 减少释放儿茶酚胺从而抑制胰岛素的分泌导所致。甲氧苄啶对 ENaC 的抑制作用降低了 ASDN 对 Na^+ 的重吸收，从而抑制了 K^+ 分泌。由于 EABV 减少及患者蛋白摄入较低导致尿素再循环过程受抑，共同作用使到达 ASDN 内小管液流率减少，这不仅抑制了 K^+ 分泌，还导致甲氧苄啶在 ASDN 内聚集。

4. 该患者高钾血症病理生理学改变对选择治疗有什么意义？由于心电图出现与高钾血症相关的变化，因此使用胰岛素（加用葡萄糖来预防低血糖）诱导 K^+ 进入细胞，由于补液治疗能恢复 EABV，儿茶酚胺对胰岛素的抑制作用将解除。患者高钾血症的原因是 K^+ 从细胞内移出，由于总体上机体内没有多余的 K^+ 不需大量促进 K^+ 的排泄。还需考虑是否停用甲氧苄啶。因为需要用该药来治疗 PJP，需寻找一种方法来消除其不良反应。可通过增加 ASDN 内小管液的流量，以减少甲氧苄啶在 ASDN 的浓度。为了达到这一目的，可以通过使用袢利尿剂抑制髓袢对 Na^+ 和 Cl^- 的再吸收，以增加流经 ASDN 内 NaCl 的量，另外需补充足够的液体来维持 EABV。因阳离子型甲氧苄啶抑制了 ENaC，可通过使用碳酸酐酶抑制剂乙酰唑酰胺来抑制近端小管对 HCO_3^- 的重吸收，使流经 ASDN 的 HCO_3^- 量增多，进而降低 ASDN 内小管液中 H^+ 的浓度，最终减少阳离子型药物浓度，不过应给予足够的 NaHCO$_3$ 预防代谢性酸中毒的发生。

（七）临床病例 10：2 型糖尿病患者合并慢性高钾血症

男性，50 岁，2 型糖尿病患者，近几周发现 P_K 为 5.5～6mmol/L。服用血管紧张素转化酶（ACE）抑制剂治疗高血压，现已停药，但高钾血症仍存在，现每天服用 10mg 氨氯地平。尿检发现微量白蛋白尿，无其他糖尿病相关并发症。查体显示，血压 160/90mmHg，双下肢水肿。实验室检测结果见表 24-11。

表 24-11　病例 10 血液检测结果

检查项目	结　　果
P_{Na}（mmol/L）	140
P_K（mmol/L）	5.7
P_{Cl}（mmol/L）	108
P_{Renin}（ng/L）	4.50（正常范围为 9.30～43.3）
P_{Ald}（pmol/L）	321（正常范围为 111～860）
P_{HCO_3}（mmol/L）	19
P_{Alb}（g/L）	40（4.0）
P_{cr}（μmol/L）	100（1.2）

P_{Renin}. 血浆肾素浓度；P_{Ald}. 血浆醛固酮浓度；P_{Alb}. 血浆白蛋白浓度；P_{cr}. 血浆肌酐浓度

问题与讨论：该患者高钾血症的原因？首先是排除假性高钾血症。高氯性代谢性酸中毒（hyperchloremic metabolic acidosis，HCMA）的存在可排除假性高钾血症。高钾血症导致小管上皮细胞内呈碱性，抑制氨的生成。K^+ 在髓袢中通过 Na^+-K^+-$2Cl^-$ 同向转运体重吸收，竞争抑制 NH_4^+ 的重吸收，导致髓质中可利用的 NH_3 减少。研究表明，高钾血症还与集合管中氨转运体 Rh 型 C 糖蛋白表达降低有关[28]。

该患者无晚期肾功能不全，目前未服用干扰肾脏排 K^+ 的药物。与常规高钾血症患者相比，该患者的 P_{Renin} 和 P_{Aldo} 降低。患者当时诊断为低肾素性低醛固酮血症，表现为Ⅳ型肾小管酸中毒（RTA）。通常认为，该疾病是球旁器受损导致的，此病一般表现为 EABV 减少，很少出现血压升高，但是很多患者症状不典型。另一种假设可能是这些患者

EABV 增多，抑制了肾素释放，因为这些患者血中心房利钠肽水平升高以及许多患者对限钠盐反应或使用呋塞米引起肾素水平升高。患者高钾血症的原因仍有待确定，远曲小管对 Na^+ 和 Cl^- 的重吸收增强也可能导致高钾血症，类似家族性高钾性高血压患者。相对合并高胰岛素血症和代谢综合征的 2 型糖尿病患者，已经发现大鼠长期输注胰岛素可促进不同的肾单位节段（包括 DCT）对 NaCl 的重吸收[20]。对高胰岛素血症的 db/db 小鼠模型的研究表明，磷脂酰肌醇 -3- 激酶（phosphatidylinositol-3-kinase，PI_3K）/Akt 信号通路可激活 WNK-NCC 的磷酸化的级联反应[29]。

对于球旁器受损与远曲小管对 Na^+ 和 Cl^- 的过量重吸收都可导致高钾血症，但两者的治疗有所不同。对于前者，使用外源性盐皮质激素（如 9α- 氟氢可的松）是有效的，因为这可恢复 EABV 及促进钾的排泄，但是禁止使用利尿剂，以免加重 EABV 的不足。相反，盐皮质激素可能会使后者高血压加重，使用噻嗪类利尿剂抑制 NCC 即可促进尿钾排泄也可减低血压。

三、代谢性碱中毒

代谢性碱中毒是一种电解质紊乱疾病，其主要包括血中 HCO_3^- 及血浆 pH 升高。大多数代谢性碱中毒患者均有 NaCl、KCl 和 HCl 中一种或多种电解质丢失，其中任何一种电解质丢失均可导致血中 HCO_3^- 含量进一步升高。

1. 概念 14

细胞外液中 HCO_3^- 的浓度（通过测量血浆中 HCO_3^- 的浓度得出）指 HCO_3^- 在细胞外液中的含量与细胞外液容量的比值，即公式 24-5。

细胞外液中的 $[HCO_3^-]$ = 细胞外液中 HCO_3^- 含量 / 细胞外液容量　　　　　　（公式 24-5）

造成细胞外液中 HCO_3^- 浓度增加的原因可能是上述公式中分子增加（HCO_3^- 的正平衡）或分母减少（细胞外液容量减少）（图 24-5 和公式 24-5）。因此，细胞外液容量的计算对于评估细胞外液中 HCO_3^- 含量至关重要，并且是判断代谢性碱中毒的重要参照。

2. 概念 15

人体内的液体均为电中性。由于低氯性碱中毒

不能全面描述代谢性碱中毒的病理生理学，因此不加以使用。必须明确 Cl⁻ 减少到底是由 HCl、KCl 还是 NaCl 的缺乏所致，从而确定 P_{HCO_3} 水平升高的原因，细胞内、外液的成分发生了什么变化并找到合适的治疗方案[20]。虽然在临床上很难获取电解质平衡数据，但依旧可以通过对细胞外液容量进行定量评估推断出不同含 Cl⁻ 化合物的缺乏对代谢性碱中毒的影响（流程图 24-12；另请参见临床案例 11 的讨论）。

3. 概念 16

肾小管对 HCO_3^- 的重吸收没有上限。与现有共识相违背的是，理解代谢性碱中毒病理生理学的核心在于，肾小管对 HCO_3^- 的重吸收没有上限。如果肾小管对 HCO_3^- 的重吸收存在上限，那么当过滤的 HCO_3^- 的量超过该上限，多余的 HCO_3^- 就会从尿液中排出。因此，若要在细胞外液中保持高浓度的 HCO_3^-，则需要显著降低 GFR 或提高肾小管对 HCO_3^- 的重吸收能力。在 Na^+/H^+ 交换子 3（NHE3）的参与下，近端小管通过分泌 H^+ 实现绝大多数 HCO_3^- 的重吸收。血中正常浓度的血管紧张素 Ⅱ（Ang Ⅱ），以及近端小管中正常浓度的 H^+，为 NHE3 参与的 HCO_3^- 重吸收提供了足够的刺激。在给予 NaHCO₃ 负荷后，关于肾小管对 HCO_3^- 重吸收最大能力的实验得以完成。需要注意的是，这可能导致近端小管中 HCO_3^- 重吸收的两个刺激缺失，因为 Na^+ 负荷可增加 EABV，进而抑制 AngII 的释放，并且给予 HCO_3^- 负荷会增加近端小管周围毛细血管内 HCO_3^- 的浓度，而抑制 HCO_3^- 的重吸收。在其他实验研究中，不增加 EABV 时实现了 P_{HCO_3} 的大幅增加，此时未观察到碳酸氢盐尿，这一发现验证了肾小管对 HCO_3^- 的重吸收没有上限[31, 32]。若上述针对重吸收的刺激得以保留，肾小球滤过的 HCO_3^- 离子则会在肾小管重吸收并保留在细胞外液。

NaCl 或 HCl 的缺乏可引起血浆中 HCO_3^- 的升高，并导致继发性 K^+ 缺失甚至低钾血症。K^+ 缺失可能与酸化的近端小管细胞 pH 有关，由于肾脏内新的 HCO_3^- 生成（NH_4^+ 的排泄率升高）以及 HCO_3^- 和有机阴离子的重吸收（它们通过代谢用于生成 HCO_3^-）增强，低钾和酸化的近端小管细胞 pH 可以同时引发和维持血浆中高浓度的 HCO_3^-（流程图 24-12）。

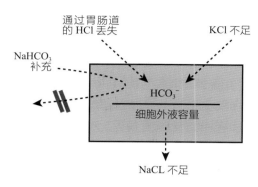

▲ 图 24-5 细胞外液中高浓度 HCO_3^- 生成原因

图中长方形代表细胞外液；细胞外液中 HCO_3^- 的浓度指 HCO_3^- 在细胞外液中的含量（分子）与细胞外液容量的比值：细胞外液中 HCO_3^- 的含量上升主要的原因包括 HCl 和 KCl 的不足（后者导致 NH_4Cl 的排泄增加和尿中有机阴离子的排泄量减少）。细胞外液容量减少的主要病因是 NaCl 不足；补充 NaHCO₃ 摄入量以维持细胞外液中 HCO_3^- 的升高，除非因肾小球滤过率降低或有另一个导致维持刺激 NaHCO₃ 在近曲小管重吸收的损伤导致经肾脏排泄的 NaHCO₃ 同样减少（图中左侧双红杠表示）（引自 Kamel KS, Halperin ML. *Fluid, Electrolyte, and Acid-Base Physiology; A Problem-Based Approach*. ed 5. Philadelphia: Elsevier; 2017.）

评估代谢性碱中毒的方法

1. 细胞外液容量的定量评估

对细胞外液容量进行定量估算并确定其中 HCO_3^- 的含量，这对明确血浆中 HCO_3^- 上升的原因至关重要。如本章前面所述，在无贫血或红细胞增多症的情况下，血细胞比容将用于计算（表 24-3）。

2. 钠、钾和氯化物的平衡数据

虽然 Na^+、K^+ 和 Cl^- 的平衡数据在临床上难以获取，但可以根据定量估算的细胞外液容量和测量的 Na^+、Cl^- 两种离子在血浆中的浓度计算出它们在血浆中各自含量。虽然 K^+ 含量不能通过上述方法获得，但可以通过对比细胞外液中 Na^+ 和对应的阴离子 Cl^- 和 HCO_3^- 的含量来大致推断出 K^+ 的含量（见临床病例 11）。

3. 代谢性碱中毒患者的临床路径

流程图 24-13 概括了对代谢性碱中毒患者的临床路径。第一步是排除代谢性碱中毒的常见病因，即呕吐和利尿剂的使用。对于否认呕吐过或使用过利尿剂的患者，测量尿液中的电解质含量可帮助诊断（表 24-4）。

检测为明确代谢性碱中毒的病因，一项非常

有用的初步测试是检测尿中 Cl⁻ 含量。当机体内 HCl 和（或）NaCl 缺乏时，尿中 Cl⁻ 含量相对较低（＜ 20mmol/L）。但如果近期使用过利尿剂，尿中 Cl⁻ 含量可能不会很低（表 24-4）。对于尿中 Cl⁻ 含量未见降低的患者，通过评估 EABV 和血压可以帮助区分醛固酮敏感远端肾单位（ASDN）细胞的 Na⁺ 通道异常激活的患者（图 24-9；EABV 未见降低并存在高血压），并将这类患者与近期使用过利尿剂的患者以及患有 Bartter 综合征或 Gitelman 综合征（EABV 低不伴高血压）的患者相区分。通过对多个尿样中 Cl⁻ 含量进行检测有助于将患有 Bartter 或 Gitelman 综合征（持续性尿中 Cl⁻ 含量较高）的患者与利尿剂滥用的患者（尿中 Cl⁻ 含量仅在利尿剂起作用时较高）相鉴别。

4. 临床病例 11：无呕吐或利尿剂使用史的代谢性碱中毒

在炎热的沙漠中进行了 6h 的激烈训练之后，一名战士发生晕倒。患者在训练过程中大量出汗，饮用大量水和含糖液体。患者否认呕吐史、服用药物史。体格检查：EABV 显著下降。初始实验数据见表 24-12。患者 pH 和 P_{CO_2} 值来自动脉血样本；其他数据均来自静脉血样本。

问题与讨论：患者所面临的主要危险因素是什么？如何指导治疗？

（1）急性低钠血症：主要危险是由脑细胞肿胀引起的颅内压升高造成脑疝。

低钠血症患者的基础体重为 80kg，肌肉发达，因此他的初始全身含水量（TBW）约为 50L（细胞外液约 15L；细胞内液约 35L）。由于低钠血症，患者的细胞内液体积因水分摄入而增加。细胞内液体积增加百分比接近血浆中 Na⁺ 下降的百分比（例如约 11%）。因此，患者细胞内液增加了约 4L。血细胞比容为 0.50 时，患者细胞外液体积下降约了约 1/3，即从 15L 降至约 10L，损失了 5L 细胞外液。这表示患者丢失了 5L 的水分和 700mmol 的 Na⁺（5L × P_{Na} 140mmol/L）。另外，当 P_{Na} 从 140mmol/L 降至 125mmol/L 时，其余 10L 细胞外液均有 15mmol/L Na⁺ 的丢失。因此，患者总 Na⁺ 损失为 850mmol。总而言之，患者丢失了 850mmol Na⁺ 和 1L 水（细胞外液丢失 5L 水，细胞内液补充 4L 水）。综上，患者低钠血症的主要原因在于 Na⁺ 丢失。

（2）血流动力学不稳定：由于输注了生理盐水，患者到达急诊室后血流动力学稳定。在检测出患者 P_{Na} 为 125mmol/L 后，改用 3% 高渗盐水静脉输注。这一治疗的目标是将 P_{Na} 升高至 130mmol/L。由于低钠血症是急性的，在 P_{Na} 快速升高至 130 mmol/L 的过程中几乎没有渗透性脱髓鞘的风险。

（3）低钾血症：由于患者没有出现心律不齐或呼

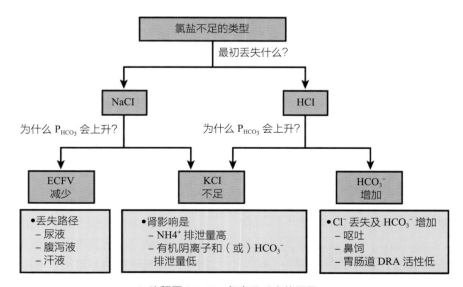

▲ 流程图 24-12　氯离子丢失的原因

DRA. 腺瘤 Cl⁻/HCO₃⁻ 交换体下调（引自 Kamel KS, Halperin ML. *Fluid, Electrolyte, and Acid-Base Physiology; A Problem-Based Approach.* ed 5. Philadelphia: Elsevier; 2017.）

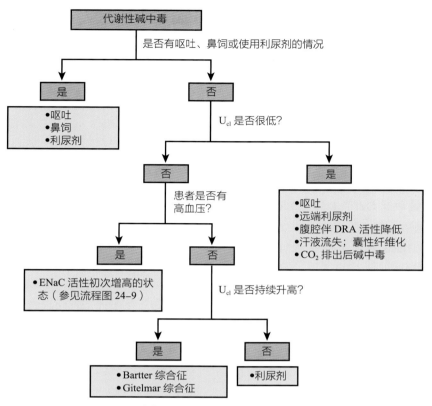

▲ 流程图 24-13　代谢性碱中毒病因

DRA. 腺瘤 Cl⁻/HCO₃⁻ 交换体下调；ENaC. 上皮 Na⁺ 通道（引自 Kamel KS, Halperin ML. *Fluid, Electrolyte, and Acid-Base Physiology; A Problem-Based Approach*. ed 5. Philadelphia: Elsevier; 2017.）

表 24-12　病例 11 血液检测结果

项目名称	结　果
P_{Na}（mmol/L）	125
P_K（mmol/L）	2.7
P_{Cl}（mmol/L）	70
红细胞比容	0.50
pH	7.5
P_{HCO_3}（mmol/L）	38
P_{CO_2}（mmHg）	47

吸肌无力，因此低钾血症并未表现急症。对患者静脉输注含 40 mmol/L KCl 的生理盐水，密切观察血钾变化。

代谢性碱中毒的基础是什么？为了区分 HCl、KCl 和 NaCl 的不足，需要对细胞外液丢失程度进行定量分析。如前所述，若患者的红细胞比容为

0.50，则该患者的细胞外液丢失了 1/3，从正常值 15L 降至约 10L，即患者丢失了 5L 细胞外液。

（4）HCl 丢失：由于患者没有呕吐史，因此该患者代谢性碱中毒不可能由 HCl 丢失所致。

（5）NaCl 丢失：患者细胞外液丢失约 5L，由此可以计算出其 P_{HCO_3} 升高程度，结果为 37.5mmol/L，该值非常接近于抽血检测的结果（38 mmol/L），这表明 P_{HCO_3} 上升的主要原因即细胞外液的丢失。

（6）Na⁺ 丢失：如上计算所示，细胞外液中丢失的 Na⁺ 约 850mmol。

（7）Cl⁻ 丢失：将训练前的 P_{Cl}（103mmol/L）乘以正常细胞外液体积（15L），得出的 Cl⁻ 含量约为 1545mmol。训练后，P_{Cl} 为 70mmol/L，细胞外液体积为 10L，因此细胞外液中 Cl⁻ 含量为 700mmol。因此，Cl⁻ 丢失约为 840mmol，接近丢失的 Na⁺ 量。

（8）KCl 丢失：Na⁺ 和 Cl⁻ 的丢失量相当，因此无法用 KCl 的丢失来说明 P_K 下降至 2.7mmol/L。特别是针对这位肌肉发达的精锐士兵，丢失的 K⁺ 需

非常显著，才能解释如此程度的低钾血症。由此判断出低钾血症的发生在于 β_2 肾上腺素激增和碱血症的出现，继而引发 K^+ 向细胞内转移。

(9) NaCl 丢失的途径：下一个问题是明确在如此短的时间内 NaCl 通过何种途径大量丢失。由于患者未出现腹泻和多尿，因此大量 NaCl 损失的唯一途径是通过汗液。考虑到能排出包含高浓度电解质且大量汗液的疾病，可能的潜在病变即囊性纤维化。后续的分子机制研究证实了患者囊性纤维化的诊断。

针对该代谢性碱中毒患者的治疗方案是什么？由于 NaCl 的急性丢失引发的代谢性碱中毒，该患者需要约 850mmol NaCl 的正平衡来弥补丢失的电解质。最初使用高渗盐水使患者 P_{Na} 升高到 130 mmol/L。若要用 3% 高渗盐水来弥补 NaCl 的丢失，同时应给予患者约 1.5L 的 H_2O，则患者体内 Na^+ 总量约为 6975mmol（初始总体水 49L × 初始 P_{Na} 125mmol/L=6975mmol，再加上 850mmol 补充液，共 7825mmol），患者新总体水约为 50.5L，而 P_{Na} 将升至 138mmol/L。但由于患者胃肠道中仍然有大量的水待吸收，随后 P_{Na} 仍会下降。因此，应密切观察 P_{Na}。仅使用 40mmol 的 KCl 后，患者的 P_K 升高至 3.8mmol/L，这一结果支持之前的结论，即低钾血症主要由 K^+ 向细胞内的急性迁移造成的。

四、代谢性酸中毒

代谢性酸中毒是指血浆中 HCO_3^- 减少和（或）H^+ 增多，在临床上，多种病因可导致代谢性酸中毒发生（见第 16 章）。其对患者风险取决于引起代谢性酸中毒发生的潜在疾病，H^+ 与重要器官（如大脑和心脏）细胞内蛋白结合造成的危害，以及与伴随 H^+ 负载的其他阴离子相关的潜在危险（如摄入柠檬酸导致的代谢性酸中毒患者体内柠檬酸对钙离子的螯合作用）[33]。

如上一节概念 14 所述，细胞外液（ECF）的 HCO_3^- 浓度为细胞外液中 HCO_3^- 的量与细胞外液容量（ECFV）的比值，这对于区分酸血症和酸中毒很重要。"酸血症"一词只是简单地描述了血浆中 H^+ 浓度的升高，代谢性酸中毒也可能不表现为酸血症，如果 ECFV 大幅降低，即使 ECF 中的 HCO_3^- 含量也同样降低，也足以使血浆 HCO_3^- 浓度升高（如严重腹泻的患者[34]及糖尿病酮症酸中毒患者）。

在这种情况下，为进行代谢性酸中毒的诊断，需要对 ECFV 进行定量估计，以评估 ECF 中 HCO_3^- 的含量。

概念 17

氢离子必须通过碳酸氢盐缓冲液系统（bicarbonate buffer system，BBS）清除，以避免其与细胞内蛋白质结合。H^+ 与蛋白质结合可以改变其电荷、形状和功能。细胞内液和骨骼肌间隙中含有大量碳酸氢盐[35]。

（一）代谢性酸中毒的评估方法

代谢性酸中毒的评估方法见表 24-13。

1. 细胞外液容积的定量评估

如本章前面所述，可以使用血细胞比容对 ECFV 进行定量评估，前提是不存在贫血或红细胞增多症（表 24-3）。

2. 评估碳酸氢盐缓冲系统对氢的清除作用

如公式 24-6 所示，当 P_{CO_2} 较低时，BBS 开始发挥作用。BBS 对 H^+ 的有效缓冲主要依赖于组织间隙和骨骼肌细胞内液的低 P_{CO_2}。

$$H^+ + HCO_3^- \leftrightarrow H_2CO_3 + CO_2 \qquad （公式 24-6）$$

代谢性酸中毒刺激呼吸中枢，导致动脉 P_{CO_2} 下降。虽然动脉的 P_{CO_2} 决定了毛细血管中 P_{CO_2} 的下限，但并不能保证骨骼肌毛细血管中的 P_{CO_2} 足够低，从而保证 BBS 对 H^+ 的有效缓冲。因为肱静脉 P_{CO_2} 反映了其引流范围内骨骼肌毛细血管中的 P_{CO_2}，这可以评估代谢性酸中毒患者 BBS 缓冲作用。如果肌肉的血流量较低，骨骼肌中的毛细血管 P_{CO_2} 就会升高，如果在这种情况下肌肉耗氧量保持不变，则血液内更多氧被消耗，血液 P_{CO_2} 增加，肌肉毛细血管中较高的 P_{CO_2} 将抑制 BBS 的缓冲作用。因此，体循环中的 H^+ 浓度升高，并且与肌肉以及其他器官（包括大脑）的细胞内带负电荷的蛋白结合。尽管如此，由于脑血流量的自动调节，除非出现严重的 EABV 减少和脑血流量的调节障碍，脑毛细血管血中的 P_{CO_2} 的变化不大，因此，脑内的 BBS 将继续发挥作用以缓冲大量 H^+ 负荷。但是，考虑到大脑内 HCO_3^- 的量有限，并且大脑有相对较大比例的心排血量（和 H^+ 负荷），因此存在大量 H^+ 与脑细胞内蛋白结合的风险，并进一步损害其细胞功能（图 24-6）[36]。在机体静息状态及正常血流速度下，肱

表 24-13　代谢性酸中毒的实验检查

问　题	评估的参数	实验室检查
ECF 中 HCO_3^- 含量是否降低？	ECFV	血细胞比容或总血浆蛋白
是否是有机酸生成增多引起代谢性酸中毒？	血尿中出现新的阴离子	血、尿阴离子间隙
是否是摄入酒精引起代谢性酸中毒？	乙醇为未测定渗透压	血浆渗透压差
骨骼肌中有效碳酸氢盐缓冲系统是否发挥作用？	组织灌注和肌肉 CO_2 清除的充分性，在组织间隙液和细胞内通过 HCO_3^- 缓冲 H^+	肱静脉 P_{CO_2}
肾脏对慢性酸血症的反应是否充分？	检查 NH_4^+ 的排泄率	尿渗透压差
如果 NH_4^+ 排泄高，哪种阴离子随 NH_4^+ 一起排泄？	胃肠道丢失 $NaHCO_3$ 酸增加时阴离子从尿中排泄	尿 Cl^- 浓度 尿阴离子间隙
NH_4^+ 排泄减少的原因？	远端小管泌 H^+ 减少 可利用的 NH_3 不足 两者同时缺陷	尿 pH > 7.0 尿 pH ≈ 5.0 尿 pH ≈ 6.0
泌钾缺陷的部位？	远端小管 近端小管	碱性尿中 P_{CO_2} HCO_3^- 排泄量，柠檬酸阴离子排泄量

ECF. 细胞外液；ECFV. 细胞外液容量（引自 Kamel KS，Halperin ML. Fluid，electrolytes and acid-base physiology. A problem-based approach，ed 5. Philadelphia：Elsevier；2017.）

静脉 P_{CO_2} 比动脉 P_{CO_2} 高约 6mmHg。如果流向肌肉的血液流速较低，则其静脉 P_{CO_2} 将比动脉 P_{CO_2} 高 6mmHg 以上。应给予足够的生理盐水以增加肌肉的血流量，以使肱静脉 P_{CO_2} 高于动脉 P_{CO_2} 不超过 6mmHg。

3. 临床路径：初始阶段

代谢性酸中毒患者的初始临床路径总结见流程图 24-14

1. 首先评估患者的危急程度，预防治疗过程中可能出现的危险。

2. 确定骨骼肌中 BBS 是否可有效缓冲 H^+。

（二）酸增加导致代谢性酸中毒

1. 概念 18

酸增加可通过新的阴离子出现而检测，这些新的阴离子可以留在体内或被排泄（如尿液或腹泻液）。

2. 酸增加导致代谢性酸中毒的评估方法

酸增加导致代谢性酸中毒的评估方法总结见例表 24-5。

（1）检测血浆中新阴离子：通过计算血浆中阴离子间隙（$P_{anion\ gap}$）[37, 38]，可以评估新阴离子的含量。血浆中主要的阳离子为 Na^+，主要阴离子为 Cl^- 和 HCO^-。P_{Na} 和（$P_{Cl}+P_{HCO3}$）之间的差异反映了血浆中的新阴离子的含量，主要是与白蛋白相结合的负电荷。尽管通常认为 $P_{anion\ gap}$ 的正常值为 12 ± 2mEq/L，但由于不同实验室方法上的差异，当使用 $P_{anion\ gap}$ 来评估血浆中未测定阴离子的含量时，必须通过血浆白蛋白值来调整 $P_{anion\ gap}$ 的基准值。粗略估计，血浆白蛋白值每变化 10g/L（或 1g/dl），$P_{anion\ gap}$ 的基准值将变化 2.5mEq/L [39]。即使进行了此调整，如果 EABV 明显下降，白蛋白的净负价也会增加 [40]。

Stewart 推荐另一种方法来检测血浆中出现的新阴离子，即强离子差异（strong ion difference，SID）[41]。该方法相对复杂，相对于阴离子间隙，它对血浆白蛋白所带的负电荷进行了校正 [42]。

（2）利用 $\Delta P_{anion\ gap}/\Delta P_{HCO_3}$：$P_{anion\ gap}$ 增加与 P_{HCO_3} 减少的关系（即 $\Delta P_{anion\ gap}/\Delta P_{HCO_3}$）不仅可以评估是否合并代谢性碱中毒（$P_{anion\ gap}$ 的增加值大于 P_{HCO_3} 的下降值），还能鉴定代谢性酸中毒是否同时存在酸增多及 $NaHCO_3$ 丢失（$P_{anion\ gap}$ 的增加值小于 P_{HCO_3} 下降值）。

使用这种方法仍有一些不足。当 ECFV 发生变化时这种方法不能很好地评估患者病情 [43]。例如，一患糖尿病酮症酸中毒的患者，其 P_{HCO_3} 从 25mmol/L 下降至 10mmol/L，即下降 15mmol/L，$P_{anion\ gap}$ 按照预

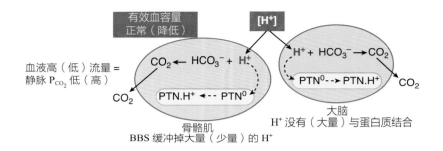

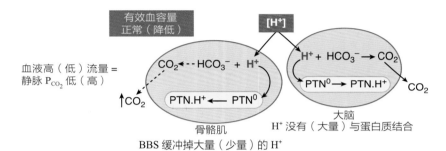

▲ 图 24-6　**代谢性酸中毒和有效血容量减少的患者大脑对 H⁺ 的缓冲**

上图，有效血容量正常的患者对 H⁺ 的缓冲导致骨骼肌静脉 P_{CO_2} 降低。绝大部分 H⁺ 的缓冲通过骨骼肌细胞及组织液中的碳酸氢盐缓冲液系统（BBS）完成。下图，有效血容量降低的患者对 H⁺ 的缓冲导致骨骼肌静脉 P_{CO_2} 升高。肌肉回流静脉中高 P_{CO_2} 抑制 BBS 缓冲 H⁺。因此，会加重代谢性酸中毒，也使更多的 H⁺ 与包括大脑在内的其他器官中的蛋白结合（引自 Kamel KS, Halperin ML. *Fluid, Electrolyte, and Acid-Base Physiology; A Problem-Based Approach*. ed 5. Philadelphia: Elsevier; 2017. ）

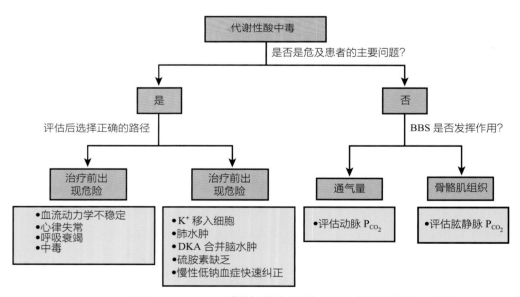

▲ 流程图 24-14　**BBS.** 碳酸氢盐缓冲系统；**DKA.** 糖尿病性酮症酸中毒

DKA. 糖尿病性酮症酸中毒（引至 Kamel KS, Halperin ML. *Fluid, Electrolyte, and Acid-Base Physiology; A Problem-Based Approach*. ed 5. Philadelphia: Elsevier; 2017. ）

期的 1∶1 的比例从 12mmol/L 升至 27mmol/L，患者发病之前的细胞外液量为 10L，发病后由于葡萄糖引起的渗透性利尿剂作用，细胞外液量降至 8L。尽管 P_{HCO_3} 下降和 $P_{anion\ gap}$ 的上升是相等的，但是细胞外液

中减少的 HCO_3^- 和增加的酮酸量并不相等。在糖尿病酮症酸中毒发生之前，细胞外液中 HCO_3^- 和酮酸的含量之和为 250 mmol［即（25+0mmol/L）×10L］，然而，在 DKA 发病之后，这个数值为 200mmol［即

（10+15）mmol/L×8L]。在这个病例中，HCO$_3^-$丢失量为170mmol，而细胞外液中新的阴离子数量为120mmol。这因为HCO$_3^-$可能还从其他途径丢失，此时，酮酸增加引起的P$_{anion\ gap}$的增加不能很好地反映P$_{HCO_3}$的减少。部分酮酸阴离子会随Na$^+$和K$^+$排出，间接增加NaHCO$_3$的丢失。因此，P$_{anion\ gap}$的增加低估了体内实际酮酸增加的量，而P$_{HCO_3}$的下降低估了体内实际丢失HCO$_3^-$的量。恢复EABV，HCO$_3^-$丢失的量才能准确评估。此外，P$_{anion\ gap}$的下降值也不能与P$_{HCO_3}$的增加值相匹配，因为随着肾小球滤过率的增高，一些酮酸会随尿液排出。

该方法还存在另外一个问题，即不能校正由P$_{Alb}$引起的净负值。当计算P$_{anion\ gap}$时，其基准值需根据血浆中白蛋白的量做出调整，当P$_{Alb}$发生变化时，阴离子间隙值也需做出调整。

(3) 检测尿液的新阴离子：通过计算尿阴离子间隙（U$_{anion\ gap}$）可以检测出尿中新阴离子（公式24-7）。

$$U_{anion\ gap}=(U_{Na}+U_K+U_{NH4})-U_{Cl} \quad （公式24-7）$$

尿液中NH$_4^+$的浓度（U$_{NH4}$）可由尿液渗透压差（U$_{osm\ gap}$）估算得到，我们将在下一节讨论。这些新阴离子的性质也可以通过比较它们的在肾小球过滤量和排泄量来推断。例如，当尿中测定的阴离子值很大时，超过血浆阴离子间隙增加的值，应该怀疑这些阴离子由近端小管分泌（如甲苯代谢物马尿酸阴离子）或近端小管重吸收减弱（如小管对酮酸阴离子重吸收被水杨酸、D-乳酸所抑制）。另一方面，非常低的新阴离子排泄率表明其大量被近端小管重新吸收（如L-乳酸阴离子）。

(4) 检测乙醇中毒：通过计算血浆的渗透压差（P$_{osm\ gap}$），可以检测出血浆中乙醇的含量（公式24-8），这是由于乙醇是不带电荷的化合物，分子量小，通常被大量摄入。

$$P_{osm\ gap}=P_{osm}-(2×P_{Na}+P_{Glu}+P_{Urea}) \quad （公式24-8）$$

公式中单位是mmol/L，如果P$_{Glu}$以mg/dl表示，则除以180，如果P$_{Urea}$中尿素氮的单位为mg/dl表示，则除以2.8。

3. 酸增加导致的代谢性酸中毒急救的临床路径

酸增加导致代谢性酸中毒的临床路径见流程图24-15。如果发病时间较短，可能的原因是L-乳酸产生过量（例如，低氧导致L-乳酸酸中毒、硫胺素缺乏症患者摄入酒精）或酸摄入过度（例如，

过量摄入柠檬酸而引起的代谢性酸中毒）。测量血浆L-乳酸和β-羟基丁酸可分别诊断L-乳酸性酸中毒和酮症酸中毒，如有怀疑，还可加测血液中甲醇、乙二醇、对乙酰氨基酚或阿司匹林的含量。对乙酰氨基酚摄入过量可能与L-乳酸酸中毒或焦谷氨酸酸中毒有关。第16章详细讨论了酸增加引起代谢性酸中毒的不同原因。

4. 临床病例12：慢性酒精中毒患者合并严重的代谢性酸中毒

患者男性，52岁，因腹部疼痛，视力障碍和呼吸急促急诊入院[44]。患者有酗酒史，入院前一天喝了约1L伏特加酒，且未摄入其他饮食。入院前的24h内，患者无进食，入院前的5h内，呕吐数次。在近几月中，患者食欲下降。查体显示，意识清晰，呼吸40次/分，脉搏150次/分，血压为120/58mmHg，神经检查无明显异常。患者的尿酮呈强阳性，入院时的初步化验结果见表24-14所示，pH和P$_{CO_2}$值源于动脉血标本，其他结果源于静脉血标本。

表24-14 病例12血液检测结果

检查项目	结果（血）
P$_{Na}$（mmol/L）	132
P$_K$（mmol/L）	5.4
P$_{Cl}$（mmol/L）	85
P$_{HCO_3}$（mmol/L）	3.3
P$_{anion\ gap}$（mEq/L）	44
渗透压 [mOsm/（kg·H$_2$O）]	325
血细胞比容	0.46
pH	6.78
P$_{CO_2}$（mmHg）	23
葡萄糖（mmol/L）	3.0
白蛋白（g/L）	36
渗透压差 [mOsm/（kg·H$_2$O）]	42

问题与讨论：患者入院及治疗期间可能出现什么危险？

(1) 严重代谢性酸中毒：该患者有严重的酸血症，阴离子间隙显著增加表明体内酸性物质过度积

聚。目前，患者血流动力学稳定，但是仅仅少量额外的 H⁺ 负荷即可导致 P_{HCO_3} 和 pH 快速下降。例如，患者动脉 P_{co_2} 不变，P_{HCO_3} 值减半将导致动脉 pH 下降 0.3 个单位，同样，P_{HCO_3} 值增加一倍可使血浆 pH 升高 0.3 个单位。$NaHCO_3$ 可与患者细胞内蛋白结合的 H⁺ 中和，因此可给予患者较大剂量的 $NaHCO_3$ 输注，但不排除患者体内酸性物质还在增多。

(2) 摄入性酒精中毒：由于患者患有严重的代谢性酸血症，并且阴离子间隙值很大，因此要怀疑摄入了甲醇或乙二醇，这些醇在肝脏中被乙醇脱氢酶代谢产生醛类，后者可与组织蛋白迅速结合，从而产生毒副作用。患者摄入了大量的乙醇，这可能会导致阴离子间隙值增大，并且尿酮呈强阳性，但酒精性酮症酸中毒的患者通常不会出现如此严重的代谢性酸中毒。因临床上高度怀疑酒精中毒，故为其服用甲吡唑（一种乙醇脱氢酶抑制剂），并同时测定患者血液中有毒酒精的含量。

(3) 硫胺素缺乏：营养不良的酒精性酮症酸中毒患者由于硫胺素缺乏有发生脑病的风险。酮酸是身体储存脂肪酸代谢的产物，可作为大脑首选的能量供应来源；而在长期饥饿时，蛋白质成为大脑葡萄糖供应的来源。在酒精性酮症酸中毒纠正后，酮酸不再用作大脑首选的能量来源，因此大脑必须通过葡萄糖氧化来产生大部分 ATP。硫胺素（维生素 B₁）是丙酮酸脱氢酶（PDH）的关键辅因子，硫胺素缺乏会降低丙酮酸脱氢酶的活性，导致 ATP 产生不足，脑细胞难以维持其正常运转，此时糖酵解将会增加产生 ATP，导致在代谢率最快和（或）硫胺素储备最低的脑组织中 H⁺ 和 L- 乳酸阴离子突然增加。因此这类患者需在治疗早期使用硫胺素。

2h 后，实验室结果显示，患者血浆 L- 乳酸水平为 23mmol/L，甲醇和乙二醇检测为阴性。

本例患者严重的乳酸酸中毒原因是什么？L- 乳酸阴离子和 H⁺ 浓度的升高可能是由于 L- 乳酸生成增加和（或）排出减少所致。患者乳酸酸中毒发病迅速，症状严重，提示患者体内很可能 L- 乳酸生成过量。

酒精中毒患者的 L- 乳酸酸中毒程度通常是轻度的（血浆 L- 乳酸水平＜ 5mmol/L），这是因为

烟酰胺腺嘌呤二核苷酸（NAD⁺）增加，而还原型（NADH.H⁺）/（NAD⁺）比值是由于乙醇代谢持续产生 NADH. H⁺ 的量所决定。由于乙醇脱氢酶和乙醛脱氢酶主要分布在肝脏中，因此肝脏是乙醇代谢的场所。体内的其他器官能够氧化肝脏产生 L- 乳酸，因此，L- 乳酸酸中毒的程度通常较轻。

Pyruvate⁻+NADH.H⁺↔L-lactate⁻+NAD⁺（公式 24-9）

如果硫胺素缺乏症患者大量摄入酒精，则有可能迅速进展为严重的乳酸酸中毒。由于丙酮酸的蓄积（PDH 的活性降低导致）和 NADH.H⁺ / NAD⁺ 比值增加（乙醇的代谢导致），L- 乳酸可能在肝脏蓄积。由于 PDH 活性降低，其他器官对 L- 乳酸的代谢作用也会减弱。

（三）高氯性代谢性酸中毒

高氯性代谢性酸中毒的特点是 $P_{anion\ gap}$ 不增加，因此，通常被称为非阴离子间隙增高型代谢性酸中毒。导致这种代谢性酸中毒的原因主要有两种，即 $NaHCO_3$ 的直接丢失和间接丢失。$NaHCO_3$ 的直接丢失可通过胃肠道途径如腹泻，或通过尿液丢失如近端肾小管酸中毒（pRTA）早期阶段；$NaHCO_3$ 的间接损失可能由于 NH₄⁺ 的排泄率低，不足以与含硫氨基酸代谢产生的每日硫酸产量相匹配［例如慢性肾衰竭或远端肾小管酸中毒（dRTA）患者，或处于稳定状态的 pRTA 患者］。$NaHCO_3$ 的间接丢失可能是由于 NH₄⁺ 的排泄量低所导致（例如，慢性肾衰竭患者、远端肾小管酸中毒患者以及处于稳定期的近端肾小管酸中毒患者）。$NaHCO_3$ 的间接丢失也可能由于体内酸产生过多（例如，甲苯、酮酸代谢过程中形成的马尿酸）以及尿中对其共轭碱的排泄量（如马尿酸阴离子、酮酸阴离子）超过 NH₄⁺ 的排泄量所致。

1. 概念 19

通常情况下，慢性代谢性酸中毒患者经肾脏排泄的 NH₄⁺ 增多。根据普通受试者连续数天的氯化铵酸负荷实验结果，慢性代谢性酸中毒患者正常的肾脏反应是每天排泄 NH₄⁺ 200mmol[45]，然而在肾脏排 NH₄⁺ 达到高峰之前，有几天的间隔期。NH₄⁺ 排泄率增加的高氯代谢性酸中毒患者通常有腹泻或尿排泄有机酸阴离子加速。慢性代谢性酸中毒和高氯代谢性酸中毒可以通过评估尿阴离子间隙和尿氯

浓度来鉴别（流程图 24-15）。

2. 概念 20

高氯性代谢性酸中毒患者 NH₄⁺ 排泄率低可能是由于肾髓质中可利用 NH₃ 减少或远端肾单位对 H⁺ 分泌减少所致[46]。

氨生成率低有以下几种原因：一是由于高钾血症、遗传性疾病或获得性疾病引起肾小管上皮细胞碱化，损害了近端小管泌 H⁺ 或 HCO₃⁻ 排泄功能[也导致 HCO₃⁻ 重吸收降低（即 pRTA）]。二是肾小球

滤过率降低，近端小管细胞功能降低，导致滤过的 Na⁺ 减少，因此可利用的 ADP 减少，近端肾小管上皮细胞谷氨酰胺氧化速率降低。

NH₄⁺ 排泄率低的另一个主要原因是远端小管 H⁺ 的分泌减少，这可能与 H⁺-ATP 酶缺陷（如自身免疫性疾病、高丙种球蛋白血症，包括 Sjögren 综合征）、H⁺ 反渗（如使用两性霉素 B）或 HCO₃⁻ 的远端分泌紊乱[如某些东南亚卵形性红细胞增多症（SAO）]有关。髓质间质疾病（如感染、药物、炎

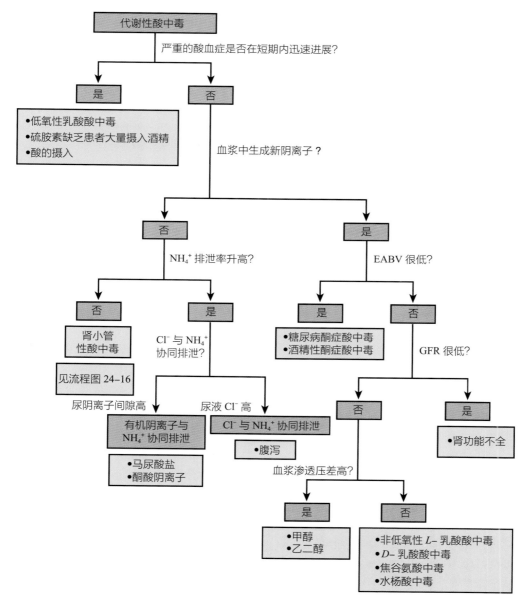

▲ 流程图 24-15　高氯性酸中毒病因

RTA. 肾小管性酸中毒；KA. 酮症酸中毒；GFR. 肾小球滤过率；Posm gap. 血浆渗透压间隙（引自 Kamel KS, Halperin ML. Fluid, electrolytes, and acid-base physiology. A problem based approach, ed 5. Philadelphia: Elsevier, 2017.）

症、镰状细胞贫血）不仅导致髓质 NH_4^+ 产生减少，还能引起集合管泌 H^+ 障碍，共同导致 NH_4^+ 排泄率降低。

3. 评估高氯性代谢性酸中毒的方法

表 24-5 概括了评估高氯性代谢性酸中毒患者的步骤。

(1) 评估尿液 NH_4^+ 的排泄率

渗透压间隙：在临床中通常无法直接检测尿液中的 NH_4^+ 的含量（U_{NH_4}）。我们认为，计算尿渗透压间隙（$U_{osm\ gap}$）是比较好的推算尿液 NH_4^+ 浓度（U_{NH_4}）（公式 24-10）的方法，因为它可以检测尿液中的所有 NH_4^+（图 24-7）[47, 48]。

$U_{osm\ gap}$ = 测量的 U_{osm} 值 - 计算的 U_{osm} 值

计算的 U_{osm} = 2（$U_{Na}+U_k$）+ U_{Urea} + U_{Glu}

（单位均为 mmol/L）

$$U_{NH_4} = U_{osm\ gap}/2 \qquad （公式 24-10）$$

我们使用尿样本中的 U_{NH_4}/U_{Cr} 比值来评估肾脏对 NH_4^+ 的排泄量。这基于肌酐的排泄是相对恒定的。慢性代谢性酸中毒患者 U_{NH_4}/U_{Cr} 值是高于 150mmol/g（如果肌酐的单位是 mmol，此值高于 15）。

使用尿液净电荷（或尿阴离子间隙）来评估 NH_4^+ 的排泄量存在两个问题，可能会影响其实用性。首先，只有与 NH_4^+ 一起排泄的阴离子为 Cl^- 时，才会计算得到 NH_4^+ 高排泄率。其次，通过对 24h 尿样本的测量，U_{NH_4} 与尿液净电荷之间关系如下（公式 24-11）。

$$U_{NH_4} = -0.8 \times 尿阴离子间隙 +82 \qquad （公式 24-11）$$

其中 82 代表正常受试者尿中剩余未测量的阴离子和未测量的阳离子的排泄量之差[48a]，然而这个数值受饮食影响很大。

(2) 明确 NH_4^+ 排泄率低的原因

① 尿液 pH：尿液 pH 并不是评估 NH_4^+ 排泄量的可靠指标（图 24-8）[49]。不过可以通过尿液 pH 推测 NH_4^+ 排泄量低的原因。如果尿液 pH 约为 5，表明 NH_4^+ 排泄率低的主要原因是由于肾脏中 NH_4^+ 的生成障碍或其在髓袢的 mTAL 转运障碍导致髓质间隙室中 NH_3 利用率降低。如果尿液 pH 高于 7，表明 NH_4^+ 排泄量降低，其主要原因是远端小管对 H^+ 的分泌存在障碍。相反，如果尿液 pH 为 6，则提示髓质病变，导致髓质中 NH_4^+ 的含量减少，同时导致 H^+ 的分泌减少[50]。

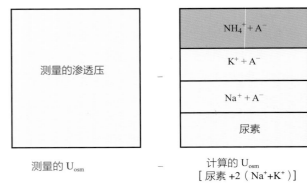

▲ 图 24-7　利用尿渗透压间隙间接测定尿中 NH_4^+ 的浓度

尿中高浓度 NH_4^+ 会产生一定的渗透压（如图右侧红色阴影区域所示），该方法就是利用这一原理进行检测。尿渗透压间隙等于测量的尿渗透压与计算的尿渗透压的差值。由于尿中的渗透压主要由尿素、Na^+、K^+ 的浓度（单位：mmol/L）形成；尿素为 2 倍（Na^++K^+）浓度（尿液中通常的单价阴离子浓度）以及高血糖患者体内葡萄糖浓度。尿中 NH_4^+ 的浓度为尿渗透压间隙除以 2。U_{osm}：尿渗透压；A^-：阴离子；（引自 Kamel KS, Halperin ML. *Fluid, Electrolyte, and Acid-Base Physiology; A Problem-Based Approach*.ed 5. Philadelphia: Elsevier; 2017.）

② 评估远端 H^+ 的分泌：通过碳酸氢盐负荷，测量受试者碱性尿中 P_{co_2}（Up_{co_2}）来评估远端肾单位 H^+ 的分泌（图 24-9）[51]。患者给予负荷量的 $NaHCO_3$，以增加远端肾单位中 HCO_3^- 的含量，收集新鲜尿液以减少二氧化碳的弥散，并立即进行分析。在第二次排空的碱性尿中，如果 P_{co_2} 约为 70mmHg，这表明远端 H^+ 分泌可能正常，而很低的 U_{Pco_2} 值则表明 H^+ 分泌障碍。有些远端 H^+ 分泌减少的患者有高的 U_{Pco_2}，这可能是由于损伤引起了集合管腔膜 H^+ 的反渗（如使用两性霉素 B）[52]或远端分泌 HCO_3^- 所致（如 SAO 症患者 Cl^-/ HCO_3^- 离子交换体突变导致其错靶至 α 间细胞腔膜）[53]。

(3) 近端小管细胞 pH 的测定

① HCO_3^- 的部分排泄：对于怀疑患有导致近端小管对 HCO_3^- 重吸收能力降低疾病的患者（近端肾小管酸中毒），有临床医生会在给患者输注 $NaHCO_3$ 后测量 HCO_3^- 的排泄量以明确诊断。我们认为，这种评估是不必要的。因为临床观察发现即使运用大量的 $NaHCO_3$ 后也无法纠正这种代谢性酸中毒。近端小管对 $NaHCO_3$ 重吸收障碍可能是近端小管单一性功能缺陷，也可能是近端小管复合型缺陷（如 Fanconi 综合征），在这种情况下，近端小管与 Na^+ 相关的转运体功能受到影响，导致糖尿、氨基酸尿

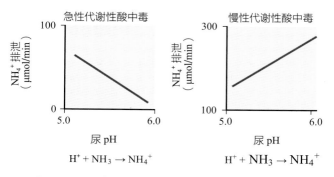

▲ 图 24-8　**尿液 pH 并不是评估 NH_4^+ 排泄率的可靠指标**

左图所示，急性代谢性酸中毒时，NH_4^+ 排泄率略有升高，尿 pH 低，这是因为远端分泌 H^+ 快速增加所致，而肾脏产氨及分泌 NH_3 需要一定的时间。右图所示，相反，在慢性代谢性酸中毒期间，肾脏产氨及泌 NH_4^+ 已经很多，超过远端小管泌 H^+ 的量。注意尿液 pH 为 6 时，NH_4^+ 排泄率很高，同时应注意 y 轴刻度的不同（引自 Kamel KS, Halperin ML. *Fluid, Electrolyte, and Acid-Base Physiology; A Problem-Based Approach*. ed 5. Philadelphia: Elsevier; 2017.）

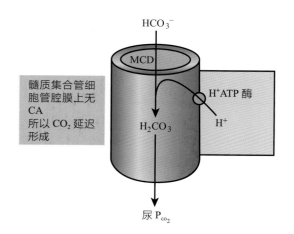

◀ 图 24-9　**使用碱性尿中 P_{co_2} 来评估远端肾单位分泌 H^+**
圆柱体代表髓质集合管（MCD），右侧矩形代表 α– 间细胞，包含 H^+ –ATP 酶泵。在碱性尿液中使用尿 P_{co_2} 来反映泌 H^+ 能力有两个条件。首先，给予足够的 NaHCO₃ 以获得两次检测 pH 均 > 7.0 的尿液样本。其次，由于 MCD 管腔膜上缺乏碳酸酐酶（CA），形成的碳酸转运到下尿路，并分解为 CO_2 和 H_2O，从而提高尿液的 P_{co_2}。碱性尿中较高的 P_{co_2}（通常约为 70mmHg）表明肾脏泌 H^+ 无明显障碍（引自 Kamel KS, Halperin ML. *Fluid, Electrolyte, and Acid-Base Physiology; A Problem-Based Approach*. ed 5. Philadelphia: Elsevier; 2017.）

以及磷、尿酸和枸橼酸排泄增加。儿童 Fanconi 综合征最常见的原因是胱氨酸病，而成人常见的原因是副蛋白血症和使用替诺福韦和异环磷酰胺等药物。

② 枸橼酸盐排泄率：根据枸橼酸盐排泄速率可判断近端小管上皮细胞 pH[54]。正常饮食的儿童和成人，枸橼酸排泄率约为 400mg/d（约 2.1mmol/d）。大多数类型的代谢性酸中毒患者枸橼酸排泄率很低，这是由于近端小管上皮细胞内酸中毒而刺激其对枸橼酸的重吸收。尿中枸橼酸含量正常说明近端小管泌 H^+ 障碍可能是上皮细胞内呈碱性所致，如 pRTA 或碳酸酐酶缺乏（也能影响远端泌 H^+）相关性疾病。

4. 高氯性代谢性酸中毒患者的临床路径
步骤见流程图 24-15 和流程图 24-16。

5. 临床病例 13：患者是否患有远端 RTA？
患者，男，28 岁，近几年间断吸食胶毒。近三天，患者体力明显下降，步态不稳。查体显示，平躺时血压为 100/60mmHg，脉搏为 110 次 / 分，坐立时，血压降至 80/50mmHg，脉搏速率升至 130 次/分。动脉血 pH 为 7.20，动脉 P_{co_2} 为 25mmHg，P_{HCO_3} 为 10mmol/L。静脉血和尿液实验室检查见表 24-15。

问题和讨论：

(1) 患者入院时有哪些危险

① 血流动力学不稳定：患者的 EABV 明显减少。

② 严重的低钾血症：严重低钾血症可导致心律失常和呼吸肌无力。但是，该患者的心电图仅显示 U 波。动脉血气的分析表明，患者的动脉 P_{co_2} 为 25mmHg，与 P_{HCO_3} 的下降相符合，因此，没有并发呼吸性酸中毒。故尽管患者低钾血症比较严重且需要补钾治疗，但并不存在危及生命的紧急情况。

③ 低钠血症：患者的低钠血症很可能是慢性的，因为患者无相关症状且近期没有大量饮水史。

④ H^+ 与细胞中蛋白质的结合：因为肱静脉的

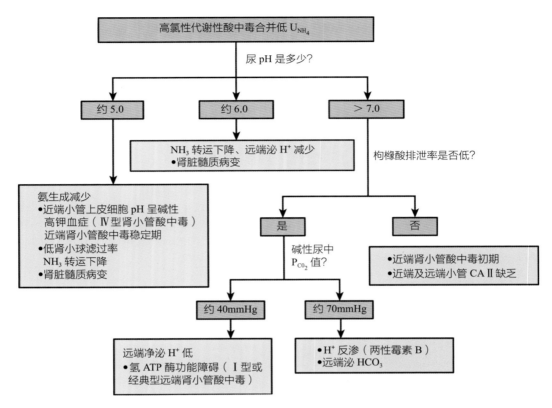

▲ 流程图 24-16

pRTA. 近端肾小管酸中毒；GFR. 肾小球滤过率；CA II. II 型碳酸酐酶；SAO. 东南亚卵形性红细胞增多症（引自 Kamel KS, Halperin ML. Fluid, electrolytes and acid–base physiology. *A problem based approach*, ed 5. Philadelphia: Elsevier, 2017.）

表 24-15 病例 13 血尿检测结果

检查项目	静脉血	尿 液
pH	7.0	6.0
P_{CO_2}（mmHg）	60	–
HCO_3^-（mmol/L）	12	–
Na^+（mmol/L）	120	50
K^+（mmol/L）	2.3	30
Cl^-（mmol/L）	90	5
肌酐	1.7mg/dl（150μmol/L）	3.0mmol/L
葡萄糖	63mg/dl（3.5mmol/L）	0
尿素	BUN：14mg/dl（5.0mmol/L）	150mmol/L
白蛋白	60 g/L（6g/dl）	–
渗透压 [mOsm/（kg·H₂O）]	260	400

P_{CO_2}（60mmHg）明显高于动脉的 P_{CO_2}（25mmHg），肌肉中 BBS 对 H^+ 的缓冲作用减弱，H^+ 与重要器官（如心脏和大脑）细胞中蛋白质结合风险增加（图 24-6）。

(2) 治疗过程中应该注意哪些危险

① 低钾血症加重：生理盐水扩容可补充 EABV，从而导致儿茶酚胺水平降低，同时消除儿茶酚胺与胰岛细胞 α 肾上腺素能受体结合对胰岛素释放的抑制作用。胰岛素释放将导致 K^+ 向细胞内转移，进一步加重低钾血症。用 $NaHCO_3$ 纠正代谢性酸中毒也可能导致 K^+ 向细胞内转移，也会加重低钾血症。

② P_{Na} 迅速上升：恢复 EABV 会发生水利尿，将可能导致 P_{Na} 迅速升高。补充 K^+ 后，K^+ 将移入肌肉细胞，与 Na^+ 交换，将导致 P_{Na} 升高。P_{Na} 迅速升高，可增加营养不良和（或）低钾血症患者并发渗透性脱髓鞘风险。建议高风险患者 P_{Na} 在 24h 内的升高值不应超过 4～6mmol/L。

③ P_{HCO_3} 进一步下降：快速给予生理盐水恢复

EABV 可导致 P_{HCO_3} 的进一步下降。首先，补液产生稀释作用。其次，随着肌肉中血流的改善和毛细血管 P_{CO_2} 的下降，HCO_3^- 与细胞内蛋白结合的 H^+ 发生中和，所以需要补充碳酸氢盐。但是，补充 $NaHCO_3$ 需密切评估低钾血症加重的风险，除非患者存在血流动力学不稳定或者常规治疗不能有效恢复血压，且存在中心静脉管路可迅速补充 KCl 的情况下，才可补充 $NaHCO_3$。

④初始治疗计划：急诊静脉输注 1L 生理盐水。如果要纠正低钾血症同时避免 P_{Na} 迅速升高，可将静脉输液改为 0.45% 的 NaCl（77mmol/L），并加入 40mmol/L KCl。该溶液的有效阳离子渗透压浓度（77+40=117mmol/L），接近患者的 P_{Na}，可避免 P_{Na} 的快速升高。由于肾脏灌注恢复和（或）EABV 调节血管升压素释放增加，P_{Na} 迅速升高的风险仍然存在。因此，给患者补充 DDAVP 以防止水利尿，并严格限制补液。密切监测血流动力学、P_K、P_{Na}、动脉 pH、动脉 P_{CO_2}、静脉 P_{CO_2}、P_{HCO_3}。

(3) 导致患者代谢性酸中毒的原因：尽管血 P_{Alb} 值很高，由于 $P_{anion\ gap}$ 未增加，可以推断出代谢性酸中毒并非由体内酸聚积导致。实际上，初步诊断为 I 型或经典 dRTA，即可解释代谢性酸血症、尿液 pH 为 6.0 和低钾血症。通过计算 U_{osm} 为 90mOsmol/（kg·H_2O），提示尿中 NH_4^+ 的浓度较高（45mmol/L）。此外，该例患者的 U_{NH4}/U_{Cr} 为 15mmol/mmol，预计其肌酐排泄率为 10mmol/d，则该患者的 NH_4^+ 的日排泄量约为 150mmol。因此，该患者高氯性代谢性酸中毒的原因不是远端肾小管酸中毒。

与 NH_4^+ 一起排出的阴离子不是 Cl^-，所以腹泻不是引起患者高氯性代谢性酸中毒的原因。因此，患者为酸增加型代谢性酸中毒，其尿液中阴离子排泄增高。由于血浆阴离子间隙没有升高，这些新阴离子可能通过肾小管分泌进入尿液，类似对腺嘌呤阴离子。胶水中的主要化学成分是甲苯，它在肝脏中通过细胞色素 P_{450} 转化为苯甲酸，然后苯甲酸与甘氨酸结合形成马尿酸[55]。马尿酸中 H^+ 与 HCO_3^- 中和，导致代谢性酸中毒。马尿酸阴离子在肾小管中主动分泌，因此其在血浆中的浓度很低，在尿液中的浓度却很高。由于肾小管分泌 NH_4^+ 量有限，尿液中马尿酸阴离子的排泄率超过 NH_4^+ 导致马尿酸阴离子与 Na^+ 协同排泄，引起 $NaHCO_3$ 的间接丢

表 24-16　病例 14 血尿检测结果

检查项目	血 液	尿 液
动脉血 pH	7.35	6.8
动脉血 P_{CO_2}（mmHg）	30	–
Na^+（mmol/L）	140	75
K^+（mmol/L）	3.1	35
Cl^-（mmol/L）	113	95
HCO_3^-（mmol/L）	15	10
阴离子间隙（mEq/L）	12	5
渗透压 [mOsm/（kg·H_2O）]	290	450
肌酐（mg/dl）	0.7	6.0mmol/L
尿素（mmol/L）	–	220
枸橼酸盐	–	低

失（HCO_3^- 丢失是因为与 H^+ 中和；Na^+ 的丢失是由于其与马尿酸阴离子协同排泄）和 EABV 减少。EABV 减少可激活 RAAS，导致血浆中醛固酮水平升高，引起 ASDN 对 Na^+ 的重吸收增加，导致 K^+ 的分泌增多，最终引起低钾血症。

6.临床病例 14：确定高氯性代谢性酸中毒的原因

患者，女，23 岁，患有 SAO，诊断为低钾血症。查体正常，血浆和尿液实验室检查结果见表 24-16 所示。pH 和 P_{CO_2} 值来自动脉血样本，其他血液检测结果来自静脉血样本，尿中葡萄糖阴性。

问题和讨论

(1) 患者病因是什么？患者测得 U_{osm}[450mOsmol/（kg·H_2O）] 与计算值 U_{osm} 非常接近 [440mOsmol/（kg·H_2O）]，计算公式 2[U_{Na}(75mmol/L)+U_K(35mmol/L)] + U_{urea}(220mmol/L) + U_{Glu}(0mmol/L)]，因此患者 U_{NH_4} 低。由于 U_{NH_4}/U_{Cr} 低，尿 NH_4^+ 的排泄率很低。故诊断为 RTA。

(2) 导致尿中 NH_4^+ 的排泄率低的原因？

①尿液 pH：因为尿液 pH 为 6.8，而尿中枸橼酸盐的含量很低，远端肾单位泌 H^+ 减少是导致 NH_4^+ 排泄率低的原因（流程图 24-16）。

②远端泌 H^+ 的评估：纠正低钾血症后，可在

碳酸氢盐负荷期使用 $U_{P_{CO_2}}$ 测定远端肾单位泌 H^+ 水平。碱性尿中 $U_{P_{CO_2}}$ 为 70mmHg（流程图 24-16）。由于 $U_{P_{CO_2}}$ 异常增高，且 H^+ 缺陷型反渗不可能出现，提示这可能是远端 HCO_3^- 分泌增加的原因之一。在某些患有 SAO 的患者中，Cl^-/HCO_3^- 交换子其他突变导致其被异常地靶向于 α 间细胞腔膜。远端呈碱性的间细胞 HCO_3^- 分泌增加，管腔液内 pH 升高，促进 H^+ 从单价磷酸盐（$H_2PO_4^-$）中释放出来，形成 H_2CO_3，进一步水解为 CO_2 和 H_2O，最终导致 $U_{P_{CO_2}}$ 增高。

肾脏病影像学诊断
Diagnostic Kidney Imaging

Vinay A. Duddalwar　　Hossein Jadvar　　Suzanne L. Palmer　著

张春云　万　程　钱诗睿　姜安妮　译

张　春　校

第 25 章

要　点

◆ 影像学检查旨在应对特定的临床情况，在技术层面它被不断完善以解决特定的临床问题。

◆ 使用多种不同的放射性示踪剂进行正电子发射断层扫描，可以对肾细胞癌的潜在肿瘤生物学特点进行成像表征。

◆ 超声造影是另一可供选择的成像技术，特别是在患者肾功能异常时。

◆ 多种辐射剂量减低技术和双能 CT 扫描的发展对患者的随访成像策略产生了影响。

◆ 动态增强磁共振肾图、弥散加权成像（DWI）和血氧水平依赖（BOLD）MRI 等技术可以帮助评估肾功能的情况。

自 Wilhelm Roentgen 发现 X 射线以来，医学成像在近一个世纪中取得了重大进步。包括复杂成像系统在内的成像工具可以无创地反映人体器官系统（包括泌尿系统）在健康和疾病状态下的结构、功能和代谢情况。X 线成像主要提供解剖学信息，包括 X 线片、静脉尿路造影（IVU）、顺行和逆行肾盂造影和计算机断层扫描（CT）。超声检查（US）使用高频声波进行检查，无电离辐射。超声检查中新发展的一些技术，如多普勒超声、超声弹性成像和超声造影，扩展了超声在肾脏评估中的应用。磁共振成像（MRI）利用磁共振现象，主要提供解剖学信息，但也可以提供一些功能信息。核医学研究，包括平面和单光子发射计算机断层扫描（SPECT）技术，主要提供功能信息；正电子发射断层扫描（PET）、PET-CT 及 PET-MRI，结合当前一些新型放射性示踪剂，可定量评估各种生理参数。此外，图像处理和可视化技术的进步增加了肾脏成像技术在临床中的应用。充分了解每种成像技术的诊断价值和局限性，有助于对各种特定患者进行适当的评估。

一、成像技术

（一）腹部 X 线片

腹部平片最初是用来评估肾脏及腹部其他器官的首选成像技术。但与目前更先进的技术相比，肾脏、输尿管和膀胱（KUB）X 线片（图 25-1）本身提供的信息有限，如需使用，仅作为进一步检查的基础，例如用于 IVU 定位。

（二）静脉尿路造影

IVU，也称为静脉肾盂造影，曾是评估肾脏和泌尿道的主要方法[1, 2]；然而，CT 已经取代 IVU 成为常规成像手段。现在临床很少进行 IVU，通常仅在需要解决特定的临床问题时才使用[3]。在静脉注射对比剂前需拍一个 KUB 定位像，随后获取肾脏和泌尿生殖系统其他部位的时间序列图像[4, 5]。肾图显示了肾脏的大小和形状，肾盏、漏斗部和肾盂在对比剂注射后 5～10min 显像最佳，输尿管成像通常是在对比剂注射后 10～15min（图 25-2）[6]。

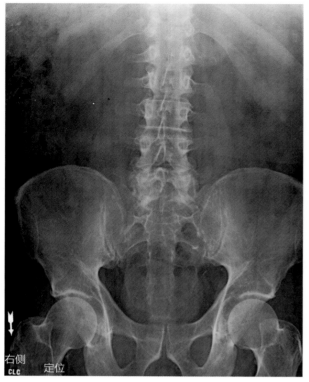

▲ 图 25-1　腹部平片：肾、输尿管和膀胱

肾脏位于上腹部腹膜后，被脂肪包围。肋骨斜跨肾脏，在右上象限可见肠内气体。因紧邻腹膜后脂肪，腰大肌也清晰显影

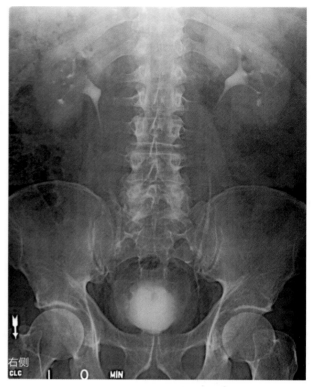

▲ 图 25-2　静脉尿路造影的排泄期图像

该图像是在注射对比剂 10min 后获得。肾脏清晰显影，对比剂勾勒出肾盏、肾盂、输尿管和膀胱

（三）超声检查

US 是评估肾脏和泌尿道最常用的诊断检查方法[7]。这种方法无创、无电离辐射，检查方式简单，无须特殊准备，因而是用来评估氮质血症患者肾脏大小以及有无肾积水和梗阻的首选方法。超声检查可评估肾脏结构、表征肾肿物，还可评估自体肾和移植肾的血管，是进行移植肾评估的主要影像学检查。超声引导下肾活检是最常用的肾活检方法。

超声诊断是声导航和测距（声呐）技术的产物。在超声医学中，高频声波被用来评估各种器官。在腹部，尤其是肾脏，通常使用 2.5～4.0MHz 的声波。

超声检查系统由发送和接收声波的传感器、获取并处理返回信号的微处理器或计算机以及显示处理图像的成像系统或显示器组成。压电转换器将电能转换成可穿透患者组织器官的高频声波，同时它将反射波转换回电能，由计算机进行处理。声波穿过组织被成像，而声波的速度取决于其穿过的组织。

不同组织和组织间的界面具有不同的声阻抗。

当声波穿过不同的组织时，部分声波被反射回换能器。组织界面的深度可通过声波返回至换能器的时间测量。将测得的反射波转换成灰度图像，其中像素（图像元素）强度与反射波强度成正比（图 25-3）。当声波界面较大时，会产生较强的回声，这种界面被称为镜面体，见于肾包膜和膀胱壁。肾实质属非镜面体，它产生较低振幅的回声。骨骼和空气的强反射使得后方的组织几乎无回声信号或者回声信号显著衰减，这种现象被称为声影。膀胱和肾囊肿等充满液体的结构声阻抗较小，无信号衰减，结构后方组织回声强度相对增加，这种现象被称为后方回声增强。以上特征可被用来诊断各种病变。实时 US 以快速的帧速显示实时影像，展现组织器官运动和血管搏动。

多普勒 US 是基于运动物体引起的声波多普勒频移，用于评估静脉和动脉血流[8, 9]。它可利用血管中血细胞的运动产生多普勒信息，从而进行诊断。频谱多普勒是一种以图形方式显示血流测量值的技术，可采用连续波（CW）多普勒或脉冲波

（PW）多普勒形式显示血流速度随时间的变化情况。CW 多普勒可以测量沿取样线的血流数据，而 PW 多普勒可以对特定位置的血流进行评估。在临床实践中通常将这两种技术结合起来进行评估。PW 多普勒 US 技术中可量化流量并评估波形，用于评估各种器官系统（图 25-4A）。彩色多普勒 US 可根据血管内血流的方向和流速对图像像素进行颜色编码（图 25-5）。在功率多普勒 US 中，无方向信息的信号振幅被用来生成肾脏内血管和血流的色图（图 25-6）。

血流阻力指数是测量远端微血管床对血流的阻力，它在自体肾和移植肾评估中均可作为一个非特异性的检测指标。一般而言，正常血流阻力指数 ≤ 0.70（图 25-4B）。血流阻力指数升高是疾病的一种非特异性指标，代表外周血管阻力升高[8-10]。

弹性成像是另一用来评估靶组织力学性能的技术。它可用来测量组织硬度，其在慢性实质性疾病评估中的作用仍在研究中。特定组织的弹性改变是通过超声波传播速度的变化来评估的[11]。弹性成像技术是自体肾慢性肾脏病和移植肾病评估中的关注焦点。

静脉超声造影，又称对比增强超声（CEUS），越来越多地被用来评估肾脏和肾肿物[12]。对比剂为高分子量气体（如全氟碳化物）微泡，由一层薄的脂质或蛋白质包膜包裹。这些微泡与血细胞同等大小，不会被肺或肾脏滤过。这种对比剂的优点是可经肺通气排出，因此可以用于肾功能极差的患者。它们留在血管中，作为血池显像剂可反映器官灌注和血管分布情况。超声对比剂扩大了 US 的应用范围，并为肾功能不全患者的影像学检查提供了额外的选择。这些专用超声对比剂的开发使其他方法无法显示的微血管和动态增强模式显像成为可能。

注射对比剂后，可使用低机械指数超声造影模式进行成像。来自组织的线性超声信号会被消除，来自微泡的非线性信号得以显示。

CEUS 在肾脏中的应用包括以下几个方面：①局灶性肾损伤的表征：精确描述复杂性肾囊肿 Bosniak 分级，增加局部肾肿物诊断的可信度，允

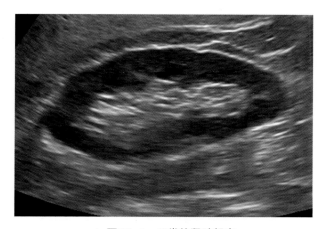

▲ 图 25-3　正常的肾脏超声

中央回声结构代表血管、肾盏和肾窦脂肪。外周皮质光滑而规则。肾锥体为位于中央回声复合体和皮质之间的低回声区

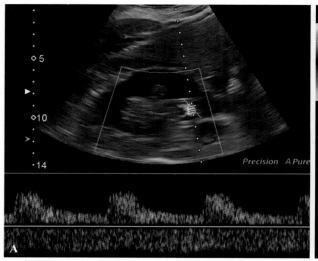
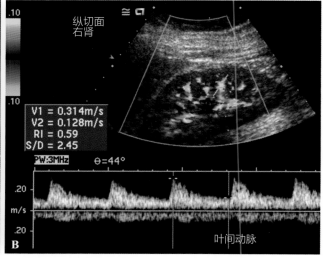

▲ 图 25-4　正常肾脏的频谱多普勒超声

A. 正常的波形；B. 血流阻力指数（RI）的计算。V1. 收缩期峰值速度（S）；V2. 舒张末期速度（D）；RI=（S-D）/S

许正常的解剖变异（如肾柱肥大）[13]；②移植肾的评估：CEUS 有助于诊断动静脉血栓形成、缺血等血管并发症；③肾外伤随访[14]。CEUS 还可用于介入术后并发症的识别和表征[15]。

US 是最常用的引导肾活检的影像学技术。它的优点包括无辐射和便携性，可以在床边进行操作。US 引导也被用于其他的介入操作，如经皮肾造口定位和肾肿物消融术。此外，US 结合多普勒 US 还常用于透析患者动静脉分流和内瘘入径的定位及评估。

解剖结构正常肾脏的超声检查

肾脏 US 成像通常在纵切面、横切面和矢状切面三个平面进行评估[16]。与肾皮质相比，肾周脂肪呈现从稍低回声到高回声不等。肾包膜呈现为一条围绕肾脏的光带。位于中央的肾窦和肾门，包含肾窦脂肪、血管和集合系统，通常由于脂肪的存在而呈高回声（图 25-3）。肾窦脂肪量一般随年龄增长而增加。肾门可见与血管和集合系统相对应的管状结构。彩色多普勒 US 可以用来区分血管和集合系统。

正常肾皮质回声较肝脏和脾脏低（图像上显示颜色较黑）。肾髓质锥体也是低回声，呈三角形，指向肾门。肾皮质位于外周，常以皮髓交界处弓形动脉的强回声灶而与髓质区分。肾柱与肾皮质回声相同，分隔肾锥体。个别肥大的肾柱形似肾肿物，但肥大肾柱的回声与其余皮质一致，功率多普勒图像上观察到的血管形态也一致。

我们可以精确地测量肾脏的大小。根据患者的年龄、性别和生活习惯的不同，正常肾脏的大小为 8.5～13cm。肾脏的轮廓应是平滑的，偶尔会出现胚胎期分叶状肾发育形成的细小结节。肾动脉和肾静脉从肾门延伸至主动脉和下腔静脉（IVC），肾静脉位于肾动脉的前方。彩色多普勒 US 可显示肾动脉的肾内分支（图 25-5）[17]，可以计算出肾动静脉、叶间动静脉和弓形动静脉的血流阻力指数（图 25-4B）。功率多普勒 US 可以评估肾内脉管系统，显示皮质相对于髓质整体血流量增加，这与肾脏的正常动脉血流一致（图 25-6）[18, 19]。肾盏和集合系统通常不可见，除非因多尿或梗阻引起扩张。显像时，集合系统为肾窦脂肪组织内的无回声结构，在肾盂处相汇合。膀胱在骨盆内为一充满液体的无回声结构。在彩色多普勒 US 中可见输尿管喷尿，指示膀

胱三角区的输尿管开口（图 25-7）。

若在正常的解剖位置处未能发现肾脏显像，应该在腹部和骨盆的其余部位进行查看。异位肾脏可

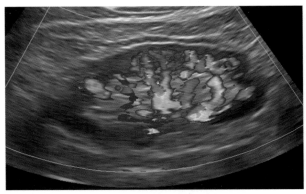

▲ 图 25-5　正常肾脏的彩色多普勒 US
红色的回声区域表示动脉血流（流向探头），蓝色的回声区域表示静脉血流（远离探头）

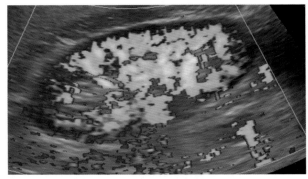

▲ 图 25-6　正常肾脏的功率多普勒 US
彩色图像代表了肾脏内的所有血流（动脉和静脉）总和

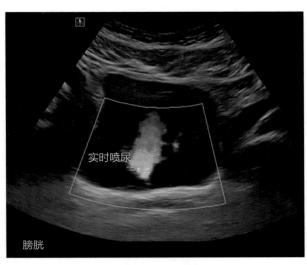

实时喷尿

膀胱

▲ 图 25-7　输尿管喷尿
尿液进入膀胱的彩色血流成像

能位于腹部下方或骨盆内，也可能位于另一侧；肾脏甚至可能发生融合（如马蹄肾）。马蹄肾多位于腹膜后下方，其轴线与正常肾脏不同。

（四）计算机断层扫描

CT 成像已成为身体各个组织器官疾病诊断的重要影像学工具。在泌尿生殖系统中，它取代了 IVU，特别是在评估腰痛、血尿、肾肿物和创伤方面。即使是在首选 US 的情况下，CT 也是一种补充或更优越的成像手段。目前 CT 是肾绞痛、肾结石、肾外伤、肾脏感染和脓肿、肾肿物、血尿和尿路上皮异常患者的首选检查。

CT 于 1970 年首次被研发出来，之后随着技术创新、图像处理和可视化方法的革新，CT 技术迅速发展[20]。此外，在过去的 10 年中，研发人员不断努力，以减少患者在接受 CT 扫描时吸收的辐射剂量。

CT 是对放射照相生成的图像进行计算机重建，可对人体进行断层扫描。安装在电子探测器对面的 X 射线管可产生高度准直的扇形波束。该系统在患者周围连续旋转，在此期间，探测器收集了几十万个从 X 射线源到探测器的 X 射线直线衰减数据。这些数据被传送到计算机进行图像重建。CT 图像由像素（图像元素）组成，每个像素对应一个 CT 值[亨氏单位（HU）]，表示在横断面成像时患者在某一特定位点吸收的 X 射线数量。这些像素是三维对象或体素的二维显示。第三维度是层面的厚度或深度。因此，HU 是特定体素中所有组织 X 射线的平均衰减量，用以创建独立图像。这些图像最终被显示在电脑显示器上，以供查看和分析。

水的 HU 为 0，与水相比，X 射线衰减多的组织 HU 是正值，反之则为负值。利用从白到黑不同的灰度值分别对 HU 进行赋值（数值最高的为白色，数值最低的为黑色）。因此，每个层面的图像都可在显示器上创建，并且可以在显示器上对该图像进行操作，以突出显示某个区域。该数字成像系统的优点是，通过使用不同的工具，如窗口水平和宽度，以及不同的求和及重建技术，可以优化图像来评估特定的器官或区域。

最初的 CT 扫描速度相对较慢，因为这一技术需要经历一个定点拍摄的过程。第一代的人体 CT 扫描仪需要 2～4min 甚至更长时间才能完成对腹部的扫描。在 1990 年，螺旋技术被引进，螺旋 CT 的 X 射线管和探测器在患者周围连续旋转，同时患者在机架上连续移动。腹部扫描时间明显缩短。继螺旋 CT 之后，双探测系统也被引进，即 X 射线管和探测器每旋转 360° 可生成两个层面。带有 640 个探测器的多排螺旋 CT（MDCT）系统主要用于高级应用，如冠状动脉的计算机断层血管造影（CTA）。目前，MDCT 系统（带有 64～320 个数量不等的探测器）常用于腹部和盆腔扫描。利用 MDCT，每旋转 360°，获得的层数等于探测器的数量（例如，含 64 个探测器的 MDCT 每旋转 360° 可产生 64 个断层）。这些技术上的进步使得扫描速度大大提高（4～10s），层厚或准直宽度更薄（1～2mm），以及空间分辨率（清晰显示小物体的能力）显著改善[21]。

由于扫描时间缩短，静脉造影增强技术得以改善，并获得了更广泛的应用[22]。例如，可以分别在动脉期、皮质髓质期、肾实质期和延迟期对肾脏进行扫描，从而进行更完整的评估。当前最先进的 MDCT 可以获取数据用于体积测量，并且层厚已减少到可以显示矢状位、冠状位、斜轴和离轴图像而不会降低分辨率。采集的数据也可以将目标区域以三维体积突出显示[21]。肾脏非常适合进行 MDCT 评估[22-26]。

最新的技术发展包括双能和光谱能量扫描仪，拥有在不同能量强度下器官成像的能力[27]。组织在不同的能量下表现不同，这一点被用于结石的表征以及获得不同器官虚拟平扫图像和碘图等（图 25-8）。

（五）包括尿路造影在内的计算机断层扫描技术

许多临床问题都需要进行静脉造影，CT 尿路造影（CTU）可对泌尿生殖系统进行系统的检查。CTU 可评估肾脏整体（解剖结构）、血管树（功能和灌注）和泌尿（尿路上皮）模式[28]。肾脏平扫可评估肾结石、高密度囊肿和轮廓异常[29]。早期扫描（12～15s）可进行动脉评估，如评估肾动脉狭窄（RAS）。扫描 25～30s（皮质髓质期）可得到清晰的皮髓质界限，推荐用于肾肿物评估。90～100s 为肾实质期成像[22]。延迟成像，通常在 5～10min，可以评估尿路上皮（肾盏、肾盂、输尿管和膀胱）在排泄期的情况[30]。轴位图像、多平面重建、最大

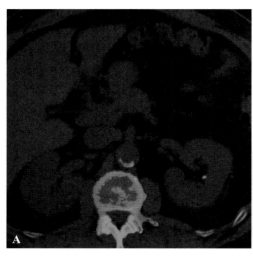

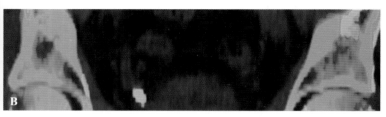

▲ 图 25-8　**双能 CT 显示两名患者的结石特征**

A. 一名 54 岁患者行双能 CT 扫描，经彩色编码后处理的轴位 CT 图像显示左侧蓝色编码的肾结石，表明为非尿酸性结石；B. 一名 66 岁患者行双能 CT 扫描，经彩色编码后处理的冠状位 CT 图像显示右侧远端输尿管红色编码的结石，提示为尿酸性结石。采用的技术：对泌尿系统进行初步的常规多排螺旋 CT 扫描，对结石进行检测和定位，随后在结石区域进行焦点双能 CT 扫描。利用双源 CT 扫描仪（Somatom 定义）进行双能 CT 扫描，参数设定 80kV/350—380mAs 和 140kV/80—98mAs，14mm×1.2mm/64mm×0.6mm。后处理是使用扫描仪控制台的双能 CT 三物质分解算法软件进行的（图片由 Avinash Kambadakone, MD, Massachusetts General Hospital, Boston, MA. 提供）

密度投影图像和三维立体显示在 CTU 中可相互补充。CTU 优于 IVU[31-34]。并不是所有的临床情况都需要所有时相，因此，检查应针对具体的临床问题进行。尿路上皮细胞病变通常可通过使用分离团注技术将肾实质期和延迟期合并为一个时相进行评估，即分 2 次静脉团注碘对比剂，但只扫描 1 次。

另一项技术创新是光谱 CT 或多能 CT[27]，用 2 种或 2 种以上不同能量扫描特定组织，了解特定组织在不同能量下的衰减特点，可以进一步提供该组织的构成。例如，光谱 CT 可以帮助鉴别肾结石的类型以及表征肾肿物，也可生成虚拟平扫数据集，并提高含碘组织的检出率。

减少辐射暴露工作也在积极开展之中。由于新型重建算法的发展，如迭代重建和基于模型的重建，在没有改变成像质量的情况下，产生的辐射剂量有了显著的减少（50%～70%）。科技的发展将进一步减少辐射剂量。

解剖结构正常肾脏的计算机断层扫描

CT 适合用来评估腹膜后解剖结构（图 25-9 至图 25-14）。肾脏位于腹膜后，肾周被肾筋膜包绕。肾周围有脂肪组织，肝脏在右肾上方，脾在左肾上方，脊柱、主动脉和下腔静脉位于两个肾脏之间。腹腔内组织和器官在肾脏前方。肾动脉在动脉期和

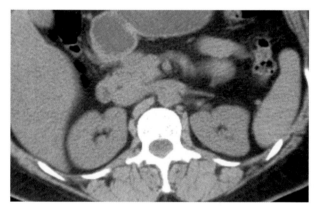

▲ 图 25-9　**经正常肾脏中部的 CT 平扫**

肾脏位于腹膜后，在腰椎和腰大肌两侧。肝在右肾的前外侧，脾在左肾的前外侧

静脉期均可见，一般位于肾静脉的后方。肾上腺分别位于左、右肾上极的上方。在皮质髓质期，很容易区分肾皮质和髓质，皮质厚度和髓质结构可以清晰地显影。在肾实质期，两肾呈对称性强化[22]。在排泄期的 7～10min，肾盏清晰显影，可见尖锐的穹窿部、杯状的中央部分和狭窄光滑的漏斗通向肾盂[30]。平面最大密度投影三维体积重建的冠状面图像有助于显示解剖细节[33]。排泄期显影了输尿管（从肾盂到膀胱）。完整的输尿管则需要曲线重建图像系列或三维图像显示。根据临床问题选择适当的

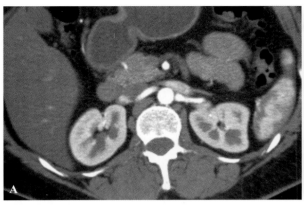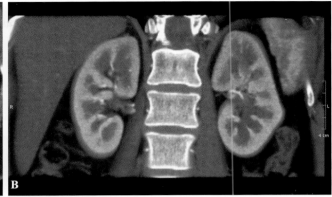

▲ 图 25-10　正常皮质髓质期的 CT 图像

轴位层面（A）和冠状位层面（B）显示了皮质相对于含肾锥体的髓质的密度强化

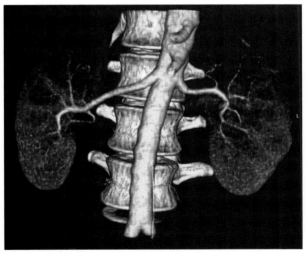

▲ 图 25-11　肾脏 CTA 的正常表现

容积再现重建后可见主动脉和左、右肾动脉。肾脏内可见肾动脉分支

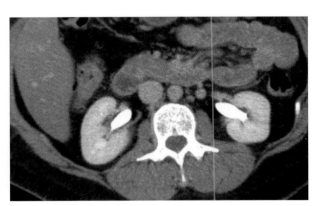

▲ 图 25-13　正常排泄期的 CT 图像

肾盏和肾盂因对比剂呈乳白色，容易显影。排泄期图像在注射对比剂后 5～10min 获得

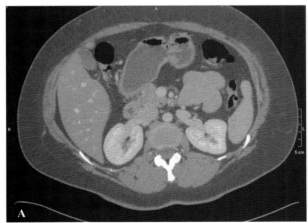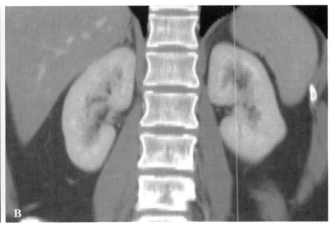

▲ 图 25-12　正常肾实质期的 CT 图像

轴位图像（A）和冠状位图像（B）显示肾脏密度均匀，皮质和髓质强化不再有差异。肾实质期图像在注射对比剂后 80～120s 获得

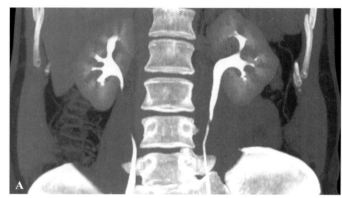
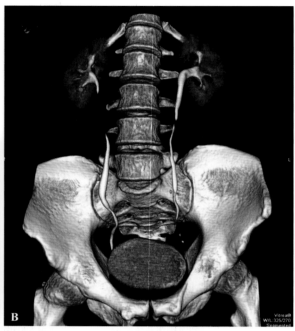

▲ 图 25-14　**CTU 的正常表现**

最大密度投影（MIP）图像（A）和容积再现图像（B）显示了肾盏、肾盂、输尿管和膀胱。MIP 图像显示了冠状位一个厚度为 15mm 的平面。容积再现图像去除肾旁组织，突出显示泌尿生殖道

检查可为正确获取影像提供指导[23, 25, 34]。

（六）含碘对比剂

多年来，许多不同的血管内对比剂被使用[35]。自 20 世纪中期以来，几乎所有血管内注射对比剂都使用低渗（LOCM）或等渗（IOCM）材料。

对于肾功能正常的患者，对比剂的血浆半衰期为 1～2h。几乎所有的对比剂都在 24h 内由肾脏排出。在肾衰竭患者中，对比剂可能通过其他途径排出，包括胆道系统或胃肠道。所有含碘对比剂都可被透析清除。

注射任何一种对比剂都可能发生反应，然而，这些反应不是抗原抗体作用引起的"过敏"反应，而是一种特异质反应[36]。特异质反应确切的病理机制尚不清楚，可能是由于各种血管活性介质如组胺、补体和激肽链综合作用的结果。虽然大多数情况下反应轻微，但严重时可能致死。使用离子型高渗对比剂（HOCM）时，一般人群的反应率为 5%～6%[37]。人群对 LOCM 和 IOCM 材料的反应率要低得多，为 1%～2%[38-40]。对比剂引起的严重反应罕见，报道的发生率为 0.04%。轻度反应包括面红、恶心和呕吐，不需要治疗。轻度的皮肤反应主

要是荨麻疹，要根据患者情况判断是否需要治疗。中、重度反应发生的频率要低得多，包括支气管痉挛、喉部水肿、癫痫、心律失常、晕厥、休克和心搏骤停，都需要治疗。

由于注射对比剂后患者发生的反应不是抗原抗体介导的，因此预先皮试没有意义[41]。注射的速度和对比剂的剂量都不是对比剂相关反应发生的决定性因素[38, 42]。唯一被证明可以减少对比剂反应发生率的方案是改良 Greenberger 法[17]。

目前，基于一个大型单中心试验，这种快捷方案的成功率显示出非劣效性结果。药物预处理的总体目标是通过标准化方案降低对比剂反应的风险，但即便如此，对比剂反应仍然可能存在（突破性反应）。但大多数专家认为，接受过药物预处理的患者出现反应的可能性较低[45]。

1. 对比剂后急性肾损伤与对比剂相关肾病

对比剂后急性肾损伤（PC-AKI）的发生、病因、筛查方法和患者管理一直存在争议。详情请参阅本书第 28 章和第 29 章急性肾损伤（AKI）的病理生理特点和患者管理策略。此处需说明一下，本书中术语描述参考美国放射学会（ACR）发布的《对比剂手册》（10.3 版本）[45]。（https://www.acr.org/-/media/ACR/Files/

唯一被证明可减少对比剂反应发生率的方案包括预先给予糖皮质激素和抗组胺药。

常用的两种方案如下：①分别在注射对比剂前 13h、7h 和 1h 各口服泼尼松 50mg，并在注射对比剂前 1h 静脉滴注、肌内注射或口服苯海拉明 50mg [42]。②对比剂注射前 12h、2h 各口服甲泼尼龙 32mg [43]。也可加用一种抗组胺药（见方案①）。尽管不如"13h 方案"理想，在特定临床情况下也可选择"5h 方案"替代：即刻以及之后每 4h 给予甲泼尼龙 40mg 静脉滴注或氢化可的松 200mg 静脉滴注，直至注射对比剂，同时在注射对比剂前 1h 给予苯海拉明 50mg 静脉滴注 [44]。

Clinical Resources/Contrast_Media.pdf）。

PC-AKI 是指在静脉注射碘化对比剂后 48h 内发生的肾功能恶化，而不论引起肾功能下降的原因。PC-AKI 是一种相关性诊断。

对比剂相关肾病（CIN）是 PC-AKI 中的一个亚类，静脉注射对比剂是引起肾功能下降的原因。CIN 是病因诊断。

CIN 一般定性地定义为静脉注射对比剂 48h 内发生的 AKI，其中对比剂是引起肾功能下降的原因。然而，临床上如何定量地定义 CIN 并没有统一认识。最常见的定义是给予对比剂后 48h 内血肌酐较基线值增加 25%，或血肌酐绝对值至少增加 0.5mg/dl，并维持 2～5 天 [46]。值得注意的是，这些并不符合急性肾损伤协作组（AKIN）[47] 或改善全球肾脏病预后组织（KDIGO）[48] 关于 AKI 的定义。由于缺乏统一的定义，CIN 发病率在文献报道中存在显著差异。ACR 建议使用 AKIN/KDIGO 标准来定义与 CIN 相关的 AKI：如果在注射对比剂后 48h 内出现以下任何一种情况，就可以诊断为 PC-AKI。

(1) 血肌酐绝对值升高 ≥ 0.3mg/dl（26.4 μmol/L）；

(2) 血肌酐水平增加 50% 或更高（比基线高 1.5 倍）；

(3) 尿量 ≤ 0.5ml/（kg·h），持续至少 6h。

对比剂造成严重风险这一概念已深入人心，然而这一观点来源于一些有明显局限性的临床研究。这些研究往往存在许多问题，包括纳入的患者群体具有高度选择性（如仅纳入血管造影的患者），研究设计不够科学（如无对照组），注射的对比剂剂量过大，特别是高渗性对比剂，CIN 定义不一致等，这些都令人质疑绝大多数接受诊断性放射学检查的患者患 CIN 的风险到底多大 [49]。此外，在过去的 15 年里，人们对对比剂的认识不断提高，并不断优化高危人群中对比剂的使用。另一个混淆结果的因素是，许多研究可能涉及两种截然不同的人群，即接受心血管造影的人群和接受增强 CT 的人群。接受心血管造影的患者应单独评估，因为对比剂的给药方式不同，它是通过导管直接注射到动脉系统中，可能会将血栓冲走。此外，与外周静脉注射对比剂相比，肾脏团注对比剂更浓缩、更快速 [50-52]。

目前相对缺少关于 CIN 发生率和病因的对照研究。尽管这些研究与非对照研究相比有了明显进步，但研究中对照组的选择偏差也可能带来误差。Davenport 和 McDonald 两个课题组把研究对象分为对比剂组和非对比剂组，通过前瞻性倾向匹配去纠正潜在偏倚，这部分偏倚主要是由于对比剂组和非对比剂组是基于年龄、基础低 eGFR 水平等因素进行分组，而非研究设计需要探讨的那些因素 [53, 54]。Davenport 等发现，CT 扫描前血清肌酐 < 1.5mg/dl 的患者没有肾病风险 [53]。随着肌酐水平的升高，对比剂组和非对比剂组经过 CT 扫描后发生 AKI 的风险均升高，对比剂是引起肾病的一个独立危险因素。与此相反，McDonald 等得出结论，肾毒性风险增加与静脉注射对比剂无关，即使对于那些已有慢性肾脏病（CKD）的患者也是如此 [54]。

PC-AKI 和 CIN 患者的临床病程取决于许多因素，包括基础肾功能、共存的危险因素、药物和水化作用。大多数临床病程（在 PC-AKI 中可能无症状）是给药后 24h 内血清肌酐短暂升高，96h 内达到峰值，7～10 天内恢复到基线水平 [55, 56]。尽管绝大多数患者的病程是短暂的，但许多研究报告表明，PC-AKI 患者住院时间更长，死亡率更高，心脑事件的发生率也更高。然而，这些研究没有对照组，而且其中一些过去归因于 CIN 的发病率和死亡率可能是由与对比剂无关的其他因素造成的 [45]。

因为目前的数据尚不能否定 CIN 的存在，许多专业协会指南建议采用保守的方法，这可能导致了近年来报道的 CIN 发生率减少。欧洲泌尿生殖放射学会定义 eGFR 为 45ml/(min·1.73m²) 时，为发生对比剂肾损害风险的阈值 [57, 58]。加拿大放射医师协会表明 eGFR 为 45ml/(min·1.73m²) 时肾病风险开始增加，当 eGFR 降为 30ml/(min·1.73m²)，对比剂肾病风险显著增加 [59]。

后文将提供南加州大学凯克医学院用于成人静脉注射对比剂的方案。这些临床实践是基于临床委员会形成的共识、来自美国和国际放射学组织的多个指南、其他学术机构的实践经验以及来自肾脏学和检验医学的建议从而制订的。

每个患者都应该被当作独立个体去对待，不鼓励在所有病例中都严格遵守这些指南，医生的判断也很重要。

2. 筛选 / 评估风险因素

这些研究报道了 CIN 的危险因素，包括患者年龄超过 60 岁、肾脏病史（包括透析、移植、肾脏手术）、糖尿病、高血压和心力衰竭病史；然而，血容量不足或肾灌注不足是最重要的危险因素 [59-61]。

3. 对肌酐水平升高的患者使用对比剂

eGFR 低于 45ml/(min·1.73m²) 的患者，是否使用对比剂应取决于临床判断。如果认为使用对比剂是必要的，应考虑以下选择。

(1) 水化或扩容：是降低 CIN 发生率的重要方法之一。扩容降低 CIN 风险已达成了广泛的共识。适当扩容可以改善肾血流量，通过稀释肾小管内的对比剂达到利尿效果，减少肾素血管紧张素醛固酮系统的激活，抑制抗利尿激素的分泌，最小化肾脏内源性血管舒张因子产生的减少，如一氧化氮和前列环素。给予水化本身比水化方案的选择更重要。然而，关于水化途径和其组成存在争议，例如静脉补液尚未被证明优于口服补液，静脉注射氯化钠与碳酸氢钠也存在争议。此外，对门诊患者常规使用非肠道补液方案的可行性较差。

(2) 口服补液与静脉补液：直接比较静脉补液与口服补液的研究很少，因为大多数补液研究使用静脉补液，并同时给予了其他预防 CIN 的治疗。一项研究显示，对肾功能不全患者进行血管造影，门诊口服补液和住院静脉补液之间没有显著差异 [62]。然而，Trivedi 等认为静脉补液优于口服补液 [63]。这项

研究的局限性在于未对口服补液组的补液剂量进行客观地测量。一项比较口服补液（1100ml）和静脉补液的研究表明，在轻度 CKD 患者中 CIN 的发生率没有差异 [64]。KDIGO 2012 推荐静脉补液扩容，因为目前没有太多研究表明口服补液与静脉补液扩容效果一样有效 [65]。此外静脉给药可以确定补液量，同时快速达到水化效果，所以在临床上建议静脉补液 [66]。

(3) 碳酸氢钠与生理盐水：提倡使用碳酸氢钠而不是氯化钠，因为其导致的尿液碱化可以减少有害自由基的产生，并可能增加尿流量。几项临床试验和 Meta 分析表明，碳酸氢钠与等渗性盐水具有同等或更好的保护作用 [67-70]。然而，这些结果后来受到质疑，最近完成的 PRESERVE 试验得出结论，使用碳酸氢钠对降低 PC-AKI 无益。2018 年 ACR 指南不建议将使用碳酸氢钠当作预防措施来减少 PC-AKI 的发病率 [71]。

(4) 扩容方案：尽管理想的水化途径和容量还不确定，但给药前进行扩容的基本原理是为了减少 CIN 风险 [45]。研究表明，对无容量负荷风险的患者，静脉注射生理盐水的最佳补液量为 1～1.5ml/(kg·h)，注射对比剂前后至少水化 6h。虽然这些方案在门诊患者中难以实施，但在与相关临床医生讨论后，这些方案被认为应该用于住院患者，同时应特别注意患者容量负荷和心功能。另一种建议的静脉扩容方案（使用等渗盐水或碳酸氢钠）：造影前 1h 输液速度为 3ml/(kg·h) 或造影前 6h 输液速度为 1ml/(kg·h)，造影后 6h 为 1ml/(kg·h)。Tamura 等提出的造影前碳酸氢钠单次给药是否有效仍需要更多的研究来评估，因为该方案在日常实践中会非常实用 [72]。考虑到门诊患者的后续并发症，对 eGFR < 45ml/(min·1.73m²) 的门诊患者有如下建议：在患者能耐受的情况下，强烈建议这些患者在给予对比剂前后口服等渗盐水，并根据心功能调整。对于有心力衰竭风险但不是严重心力衰竭的患者，一种较安全的补液替代方法是在造影检查前一天和（或）当天停用利尿剂。如果患者有明显的心力衰竭，最好是延迟对比剂的使用，直到心功能得到恢复。在所有情况下临床判断都是必要的。

(5) 使用低渗对比剂：碘帕醇和碘海醇是

LOCM。因为较高的不良反应发生率，大多数中心不再使用血管内 HOCM。然而，研究未能表明，与静脉注射 LOCM 相比，等渗对比剂碘克沙醇对降低 CIN 有明显的优势 [71]。

(6) 减少对比剂的总剂量：值得注意的是，目前缺乏支持静脉碘化剂剂量与毒性关系的数据。然而，短时间内限制注射对比剂的剂量和频率是较为谨慎的临床经验 [73]。

(7) 延长两次造影的时间间隔：在肾功能正常的情况下，对比剂一般需要 24h 即可经尿液排出体外，因此除非在紧急情况下，建议患者避免 24h 内再次注射对比剂。建议患者在 24h 内接受的对比剂不应超过 300ml，除非获益明显大于风险，但几乎没有可靠的数据支持这一建议。2009 年麻省总医院的一篇论文（尽管被一些权威机构批评有方法学上的问题），支持在 24h 内进行第二次增强对比 CT（CE-CT）检查前复查肌酐水平 [68]。然而，2017 年 ACR 指南表示，没有足够的证据证明这一建议的合理性 [74]。

肾脏保护策略

- N- 乙酰半胱氨酸：多个随机对照试验和 Meta 分析结果显示 N- 乙酰半胱氨酸的肾脏保护作用具有争议，争议的点是 N- 乙酰半胱氨酸是否真具有肾脏保护作用，还是只单纯地降低血清肌酐水平并不减少肾脏损害。鉴于结论的不一致性，目前尚不能将 N- 乙酰半胱氨酸当作一种已经论证的有效手段来预防 CIN [73, 75]。然而，近来有越来越多文献报道了不同用药方案，包括维生素 C、他汀类药物、非诺多泮等，但这些仍需进一步研究验证 [76]。
- 尽可能停止使用肾毒性药物。
- 纠正任何可能影响肾灌注的情况。

（七）磁共振成像

与 CT 相同，MRI 也是一种基于计算机的多平面成像方法。但是，MRI 使用的是电磁辐射而非电离辐射。其作为 CE-CT 的替代手段之一，尤其适用于对含碘对比剂发生特异质反应的患者，以及孕妇、儿童等需要减少辐射暴露的患者。常规 MRI 可以详细描述肾脏及其周围组织的结构特征。MRI 的物理特性及原理非常复杂，在此仅做简要介绍。

临床 MRI 成像基于强磁场背景下 H^+（质子）和射频波的相互作用 [77-79]，该强磁场（亦被称为外部磁场）由一个大口径、高场强的磁体产生。临床上使用的磁体大多数是超导磁体，其磁场强度以特斯拉（T）为单位进行测量，临床成像的磁场强度范围为 0.2～3T，动物研究的磁场强度可高达 15T。肾脏成像在高强度磁场（1.5～3T）中效果最好，具备更高的空间分辨率和更快的成像速度。

通过能量传递和信号传输等多个步骤，我们可以获得患者的图像。当患者在磁场中，脂肪和水分子相关的流动质子呈现与外部磁场一致的纵向排列。对患者施加额外的共振射频脉冲方能获得图像信号，射频脉冲使得患者体内的流动质子由稳定的低能级态跃迁到不稳定的高能级态（激发）。终止射频脉冲后，质子恢复到稳定的低能级态，同时发射频率传输或信号（弛豫）。在放射学术语中，外部射频脉冲"激发"质子，使其"跃迁"到更高的能量状态，当射频脉冲停止后，质子会发生"弛豫"并发出"射频信号"。质子弛豫过程中产生的信号在外加磁场梯度下相互分离 [77-79]。其发出的信号经接收线圈采集，而后通过一种复杂的计算机算法（傅里叶变换）将其重建为图像。

不同组织的弛豫速率不同，因而其信号强度不同。不同组织信号强度的高低由以下 3 个特征决定。

(1) 组织的质子密度：流动质子的数量越多，组织产生的信号就越强。例如，一定体积的尿液比同等体积的肾组织含有更多的流动质子，因此尿液比肾脏产生更强的信号。而单位体积的结石含有的流动质子很少，因此几乎不产生信号。

(2) T_1 弛豫时间：T_1 时间反映质子恢复至预激能量态的速度，T_1 时间越短（快速弛豫），其产生的信号越强。

(3) T_2 弛豫时间：T_2 时间反映质子信号因磁场不均匀而发生衰减的速度，不均匀的磁场会加速信号衰减并导致信号丢失 [77-79]。

我们可以在 MRI 中得到多个脉冲序列。脉冲序列是一组明确的射频脉冲和时间参数，用来获得图像数据。这些序列包括但不局限于自旋回波、梯度回波、反转恢复和稳态自由进动序列等。在三维体积（体素）中收集数据并重建为二维像素，其显示的像素与组织信号强度（组织对比度）的变化相关联。与信号强度一样，组织对比度也是由质子密度和弛豫时间决定的。T_1 加权，亦称脉冲重复时间（TR），与 T_1 弛豫速率和弛豫时间相关。T_2 加权，亦称回波时间（TE），与 T_2 弛豫速率和接收线圈采集"射频信号"的时间相关。TR 和 TE 是可设计参数，可通过改变参数以强调对比剂下 T_1、T_2 权重[77-79]。一般情况下，T_1 加权序列的 TR 和 TE 较短，单纯流体显像为黑色；T_2 加权序列的 TE 和 TR 较长，单纯流体显像为白色（图 25-15）。

除 TR、TE 外，还有许多其他可设计参数可被用以优化成像。这些参数包括脉冲序列的选择、线圈类型和梯度、切面方向和厚度、视野和矩阵、门控以减少运动以及静脉对比剂的使用等。尽管有许多 MRI 脉冲序列应用于临床，但肾脏成像首选超快序列。在患者屏住呼吸时，可在 30s 内采集到这些快速序列。快速采集的优点包括减少运动伪影，从而改善图像质量，减少总扫描时间，以及能够实时动态显像[80]。

MRI 并不适用于体内有植入式医疗设备（如大部分的起搏器、铁磁性动脉瘤夹和铁磁性跖骨植入物）的患者。但并非所有的植入物都有问题，植入物的特性是决定患者能否安全进入磁场的重要因素[81]。MRI 检查环境中患者安全和医疗设备兼容性相关的定期更新信息可在 Shellock 网站 MRIsafety.com 中查询[82]。

1. 钆基对比剂（GBCA）与肾源性系统性纤维化

成像常规使用静脉对比剂，因其能提高病变检出率和疾病诊断准确度。钆是一种顺磁性物质，在 MRI 中应用可以缩短 T_1、T_2 弛豫时间，增强 T_1 加权像信号强度和降低 T_2 加权像信号强度。在肾脏成像中静脉注射的钆基对比剂（GBCA）通常经肾脏清除，其药代动力学和信号增强模式与在 IVU 和 CT 中应用的碘对比剂相似。有一些对比剂是由肝脏代谢的。与含碘对比剂不同，GBCA 显示出非线性的剂量效应——在低药物浓度时，信号强度随药物浓度的增加而增加，而当药物浓度处于更高水平时，信号强度随药物浓度的增加而降低。因此，随着尿液中钆浓度的增加，集合系统、输尿管和膀胱在 T_1 加权序列中呈现先变白后变黑的特点。

自 20 世纪 80 年代批准注射使用，GBCA 因安全性高而耐受性良好。虽然临床上使用的 GBCA 大部分可以相互替代，但是我们仍可以根据其分子稳定性、黏度和渗透性将之分为不同类别。根据其分子构型可将 GBCA 分为非离子型、离子型和大环型三类（表 25-1），其中大环型 GBCA 的药代动力学最为稳定，出现不良反应的比例为 0.07%～2.4%[83]。轻微不良反应包括注射部位的发冷、发热、疼痛、恶心、呕吐、头痛、感觉异

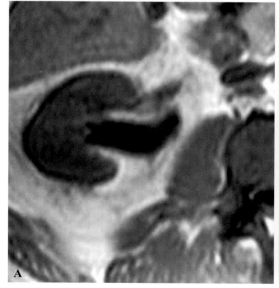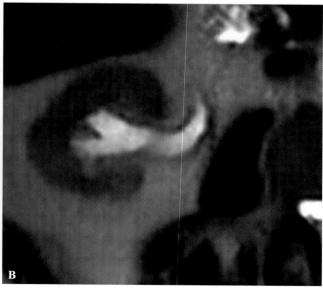

▲ 图 25-15　单纯流体在 MRI 上的正常信号特征
A. 尿液在 T_1 加权序列上呈黑色；B. 尿液在 T_2 加权序列上呈白色

表 25-1　Classification of Gadolinium-Based Contrast Agents Relative to Risk of Nephrogenic Systemic Fibrosis

Group I: associated with greatest number of nephrogenic systemic fibrosis (NSF) cases	Gadodiamide (Omniscan®)
	Gadopentetate dimeglumine (Magnevist®)
	Gadoversetamide (OptiMARK®)
Group II: associated with few/none unconfounded NSF cases	Gadobenate dimeglumine (MultiHance®) Gadoteridol (ProHance®)
	Gadobutrol (Gadavist®/ Gadovist)
	Gadoterate acid (Dotarem®)
Group III: data remain limited regarding NSF risk	Gadoxetic acid (Eovist®/ Primovis)

Modified from the ACR contrast manual 10.3, https://www.acr.org/Clinical-Resources/Contrast-Manual

常、头晕和瘙痒等。皮疹、麻疹或荨麻疹的发生率为 0.004%～0.07%。危及生命的严重不良反应发生率为 0.001%～0.01%。可能导致不良反应的危险因素包括 GBCA 不良反应史、哮喘及其他过敏史，既往有 GBCA 不良反应史的患者再次发生不良反应的概率为普通人群的 8 倍，哮喘及有其他过敏史的患者发生不良反应的概率高达 3.7%[84]。如果患者有 GBCA 不良反应史，检查前推荐使用抗组胺和糖皮质激素（该方案与对含碘对比剂发生特异质反应患者的用药方案相同）。

临床 MRI 应用中使用批准剂量 GBCA 被认为是没有肾毒性的[85-88]。已有病例报告显示在高危人群（中度至重度肾功能受损）中静脉注射大剂量 GBCA 后对肾脏有毒性作用，因此不推荐在常规血管造影中使用该对比剂[89, 90]。GBCA 会干扰血清钙和镁的测定，尤其是对肾功能不全患者[91]。GBCA 仅干扰标准比色法测定的血清钙结果，而不降低血清钙的实际浓度。与含碘对比剂一样，血液透析可以有效滤过 GBCA，因此长期血液透析的患者在使用该对比剂后需立即进行透析[92]。

目前普遍认为肾源性系统性纤维化（NSF）与 GBCA 暴露史相关。NSF 是一种罕见的多器官纤维化疾病，主要累及皮肤和皮下组织，其症状包括皮肤上出现对称的暗红色斑块或丘疹，四肢肿胀，以及"皱裂"或"橘皮样"皮肤增厚[93]（另见第 58 章）。皮肤增厚会引起关节运动障碍，导致关节挛缩和关节固定。有病例表明 NSF 受累部位会出现灼热、瘙痒、剧烈疼痛以及髋部和肋骨处的"深部骨痛"等症状。其他病变包括肺、食管、骨骼肌和心脏的功能受限。虽然 NSF 本身并不会导致死亡，但是其引起的组织功能受限会造成死亡[94]。NSF 症状通常在数天至数月内缓慢出现，但约 5% 的患者病情进展迅速[94]。其确诊方式是通过全层皮肤活检，当发现胶原纤维束增厚、黏蛋白沉积和非炎症性成纤维细胞和弹性纤维增生时可以确诊。该疾病无性别和种族特异性。尽管当前的 NSF 治疗并不能完全治愈疾病，但是改善肾功能似乎可以减缓或阻止 NSF 的进展[94]。

NSF 首次发现于 1997 年。2006 年一些研究机构指出在肾脏病晚期患者中使用 GBCA 可能导致 NSF[95-97]。随后，美国食品药品管理局（FDA）、欧洲药品管理局（EMA）和 ACR 发布了对于 GBCA 的警告信息和限制性使用指南。指南公布后，GBCA 导致 NSF 的病例报告数量大幅减少。自 1988 年以来，全球有超过 3 亿人曾接触过 GBCA，然而文献报道的 NSF 病例不足 600 例。急性或慢性严重肾功能不全患者患 NSF 的风险最高。基于 GBCA 限制性使用推荐规范发布之前的数据，晚期或严重 CKD 患者发生 NSF 的概率为 1%～7%，AKI 患者发生 NSF 的概率更高[74, 98-100]，而肾脏病的病程长短和发病原因与 NSF 似乎并无关联。FDA、EMA 和 ACR 针对适用于高危患者 GBCA 的应用方案仍在持续更新，提供最新信息和新产品介绍[45, 57, 94, 101, 102]。

近来，研究者在多次使用 GBCA 患者的神经组织中发现了钆残留，但截至目前，仍未发现相关已知的临床不良反应[103-107]。GBCA 在患者神经组织沉积的临床意义和对健康的影响所知甚少，因此针对这个问题已开展相关研究。最新研究表明，螯合稳定性不同的钆在患者神经组织中的沉积量也不同，钆在神经组织中沉积呈现剂量依赖性，此外，在没有肾脏或肝脏疾病的患者中也发现了钆沉积[105-109]。

2018 年发布的使用 GBCA 的最新建议如下[45, 104]：

(1) 静脉注射 GBCA 无绝对禁忌证：应仔细权衡使用 GBCA 进行诊断及治疗的临床意义以及其已

知和未知的潜在风险，尤其是对于将可能多次使用 GBCA 进行增强检查者或 AKI 患者。

（2）在使用 GBCA 前应对患者进行肾脏疾病筛查：有肾脏病史（透析史、肾移植史、孤立肾、肾脏手术史、肾癌史）、糖尿病和需要药物治疗的高血压患者，其发生不良反应的风险可能更高。对于肾脏病的高危门诊者，如果没有 eGFR 检查结果，需先检测 eGFR 水平。若患者在 6 周内检测过 eGFR，且 eGFR $\geq$ 45ml/(min·1.73m^2)，则本次无须复测 eGFR。对于之前 eGFR < 45ml/(min·1.73m^2) 的门诊患者及住院患者应在 MRI 检查前两天内再次测量 eGFR 水平。对于透析患者和 AKI 患者，其 GFR 估算值没有参考价值，因此在 MRI 检查前无须检测 eGFR 水平。

（3）严重肾功能不全 [eGFR $\leq$ 30ml/(min·1.73m^2)]：这类患者有发生 NSF 的风险，因此使用前需认真考量，是否有备选方案。如果必须使用 GBCA，推荐使用 II 组的药物（表 25-1），严禁使用 I 组药物。患者对使用对比剂可能造成的不良反应的知情同意不做强制要求，可由各个医疗中心自行决定。

（4）对于长期透析患者，应先确定患者是否适合进行 CE-CT 而非 GBCA 增强 MRI。如果要进行 MRI 检查，严禁使用 I 组药物，应使用 II 组药物。选择性的 GBCA 增强 MRI 检查应尽可能在透析前完成。虽然血液透析可以有效清除 GBCA，但尚未有研究表明早期透析可以延缓 NSF 的进展[102]。不建议为了预防 NSF，对未透析患者进行血液透析。虽然腹膜透析的相关研究尚不充分，但是不建议对这类患者在进行 GBCA 增强 MRI 检查后改用血液透析。

（5）处于稳定状态的 CKD 3 期以及 CKD 1 期或 2 期患者［即 eGFR > 30ml/(min·1.73m^2)］可按常规方案进行 GBCA 增强 MRI 检查而无须特殊预防措施。

（6）由于 AKI 患者发生 NSF 的风险较高，因此应尽量避免使用所有对比剂。II 组 GBCA 药物仅在必不可少时使用，I 组药物则严禁使用。

对于 FDA 批准的不同 Gd-C 制剂的更多信息，包括它们的性质、安全性以及对临床应用的最新建议，可参阅《ACR 对比剂手册》10.3 版本[45]，《ACR 磁共振安全操作指南》[101] 和 FDA 药品安全网站（https://www.fda.gov/Drugs/DrugSafety）。

2. 诊断性磁共振成像技术

肾脏 MRI 包括轴位和冠状位的 T_1 和 T_2 加权序列。此外还有使用对比剂增强的脂肪抑制 T_1 加权动态成像。因 MRI 具备极佳的组织对比能力，即使没有使用对比剂，它也可以很好地区分肾脏皮质、髓质。T_1 加权像的肾脏皮质信号高于髓质，而在 T_2 加权序列中则相反（图 25-16）。肾损伤患者肾脏 MRI 显示皮质、髓质分界不清[45, 110]。与水一样，尿液在 T_1 加权序列显像为黑色，在 T_2 加权序列显像为白色（图 25-15 和图 25-17）。

CE-MRI 可以动态显示肾脏和周围组织的结构。以 2ml/s 的速度团注 Gd-C（每千克体重 0.1～0.2mmol）后，连续采集即可得到动态图像[111, 112]。为确保定时推注 Gd-C 体积和速度的准确性，应通过与 MRI 兼容的自动注射器进行对比剂注射[112, 113]。皮髓动脉期（约注射后 20s）是评估肾脏动脉结构和区分皮质、髓质的最佳时期。肾实质期（注射后 70～90s）对肿瘤的检测效果最佳，也是显示肾静脉及周围组织的最佳时期（图 25-18）。肾脏可以在任何平面进行 MRI 成像，但是最常用于动态成像的平面是冠状面，其优点是可以用数量最少的图像显示肾脏、输尿管、血管和周围组织的结构。肾实质增强 MRI 的特征与 CE-CT 相似。

不使用对比剂的常规 MRI 血管信号强度不等，这是由流动相关参数、成像血管的位置和方向以及脉冲序列的选择等因素造成的。利用这些因素，我们可以不使用静脉对比剂直接进行诊断性血管造影和静脉造影，选择的成像序列又被称为"亮血"序列。尽管对比剂增强磁共振血管造影（CE-MRA）仍是当下血管成像的首选方法，但是由于 MR 硬件和成像序列的改进，以及肾功能不全患者发生 NSF 的风险较高等因素，不使用对比剂的高质量 MRA 在临床上的应用也越来越多。不使用对比剂的 MRA 尤其适用于有严重肾功能不全或有 CE-MRA 相对禁忌证患者的肾动脉评估。基于反转恢复和平衡稳态自由进动技术的 MRI 序列成像效果最为稳定[114, 115]。其他较为原始、稳定性较差的 MRA 成像技术包括时间飞跃 MRA（基于流动相关增强）和相位对比 MRA（基于流速和流向）。可联合使用相位对比 MRA 和 CE-MRA 检测与血管狭窄相关的高速血流和湍流。与不使用对比剂增强的 MRA 不

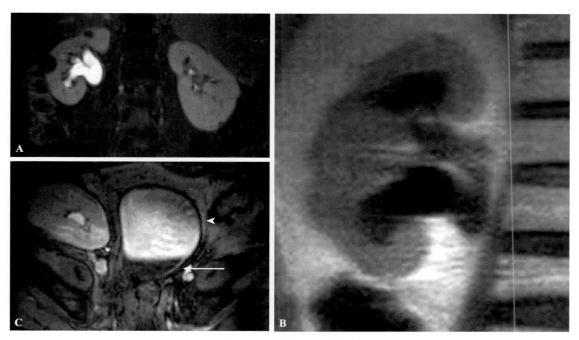

▲ 图 25-16 尿液中钆的顺磁效应

A. 磁共振尿路造影（MRU）冠状位 T_1 加权像显示集合系统中尿液信号增强；B. MRU 冠状位 T_2 加权像显示尿液受 GBCA 影响信号降低；C. 轴位对比增强延迟显像 T_1 加权像显示对比剂分层，钆浓度高呈现黑色（长箭），钆浓度低呈现白色（箭头）

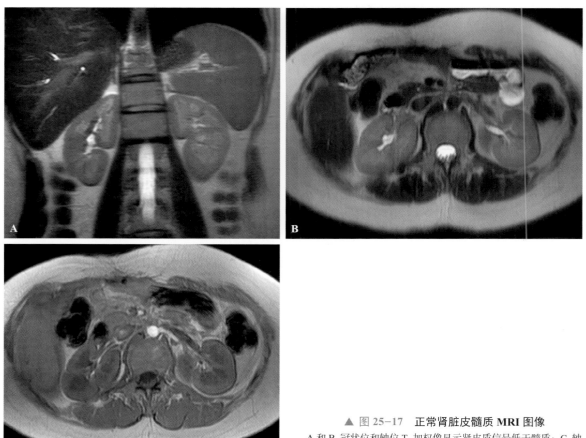

▲ 图 25-17 正常肾脏皮髓质 MRI 图像

A 和 B. 冠状位和轴位 T_2 加权像显示肾皮质信号低于髓质；C. 轴位 T_1 加权像显示肾皮质信号高于髓质

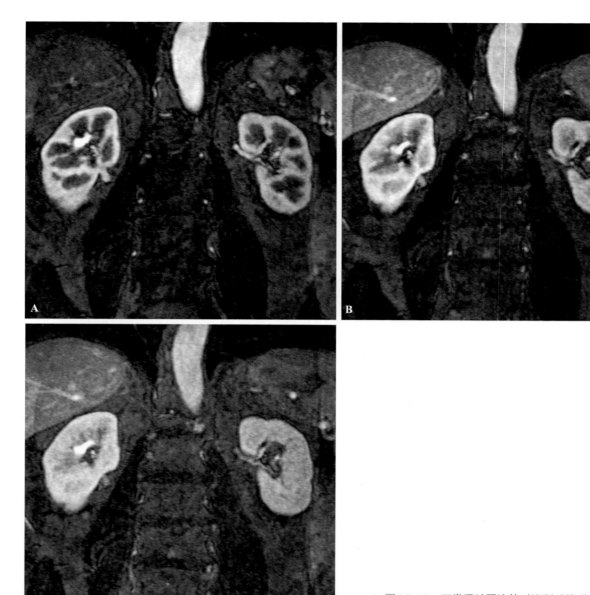

▲ 图 25-18　正常肾脏团注钆对比剂后的磁共振图像
A. 注射造影剂后 20s；B. 注射造影剂后 50s；C. 注射造影剂后 80s

同，CE-MRA 可以大幅减少流动相关增强和运动伪影。基于 GBCA 可缩短 T_1，CE-MRA 的成像速度更快、覆盖范围更广、分辨率更高[77, 116]。团注时间的准确性是 CE-MRA 的重要因素之一，我们可以通过团注 1ml Gd-C 及生理盐水冲管的方法来测定对比剂到达肾动脉的时间。以 2ml/s 的注射速度注射 15～20ml Gd-C，并在冠状面获取肾脏三维 T_1 加权梯度回波 MRI 脉冲序列成像，以进行动脉期成像[111, 112]。获取连续三维序列以进行静脉期成像（磁共振静脉造影）。获得的数据可以后期处理为多种格式，从而便于对检查结果的理解和精确描述

（图 25-19）[117-119]。

磁共振尿路成像（MRU）可对肾脏集合系统的正常结构和病变进行个体化评估。MRU 包括重 T_2 加权序列成像（尿液作为内源性对比剂）或对比剂增强 T_1 加权序列成像（类似于传统 IVU 和 CTU）。重 T_2 加权序列成像尤其适用于集合系统有扩张的患者（其含水结构成像为白色）（图 25-20）和肾脏排泄功能受损患者（对比剂增强尿路造影对其效果不佳）。如果集合系统扩张不够，T_2 加权像的评估作用则十分有限。虽然 T_2 加权尿路造影可以很好地描述形态学结构，但是能够提供的功能学信息非常有

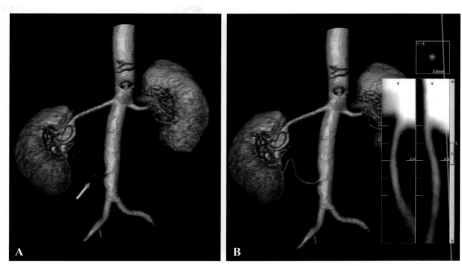

▲ 图 25-19 磁共振血管成像（采用三维软件重建血管）

A. 右侧细小的副肾动脉（箭）显影清晰；B. 描画副肾动脉便于精确测量其管腔直径

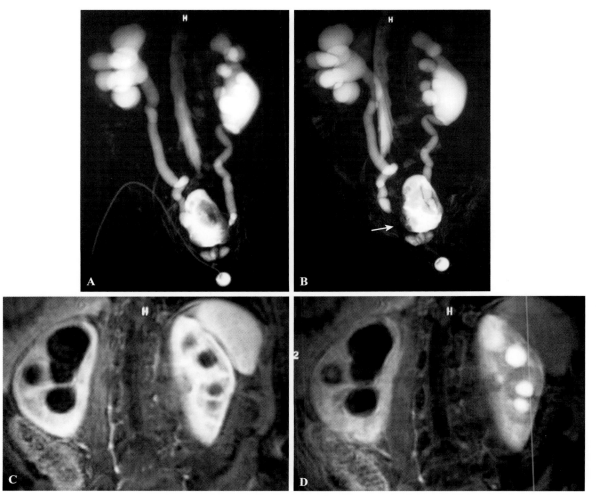

▲ 图 25-20 膀胱肿瘤后继发双侧肾盂积水 MRU 图像

A 和 B. 重 T_2 加权磁共振尿路造影（MRU）显示膀胱肿块引起的双侧肾盂积水和输尿管积水（箭）；C. 对比剂增强 MRU 显示肾实质期肾脏不对称强化。D. MRU 排泄期 Gd 不对称排泄。集合系统内未增强（黑色）的尿液显示右侧无排泄

限。例如，T₂ 加权尿路造影难以区分集合系统的梗阻和扩张（图 25-21）[120]。对比剂增强 T₁ 加权尿路造影可以同时评估结构和功能，因而在排泄期成像优于 T₂ 加权尿路造影[120-122]。

T₂ 加权和对比剂增强 T₁ 加权序列作用互补，故在进行完整的 MRU 检查时常需同时进行这两种成像。在集合系统无扩张的患者中进行检查时，需在检查前充分饮水并使用呋塞米以实现肾脏集合系统的充分扩张[120, 123]。经典 MRU 使用冠状面重 T₂ 加权序列，此时单纯流体（尿液、脑脊液或腹水）成像为白色，其他组织成像为黑色（图 25-20）。这一快速屏气序列成像时间不足 5s，呈现类尿路造影的图像。使用 T₂ 加权序列成像以初步测量集合系统里的流体。在患者静脉注射 Gd-C（0.1mmol/kg）前 30～60s，可注射低剂量呋塞米（每千克体重 0.1mg，最大剂量 10mg）[121, 122]，其目的是增加尿量以及稀释集合系统中的 Gd-C 浓度[121, 123]。应用与肾脏 CE-MRA 相同的技术，我们可以在皮髓动脉期、肾实质期和排泄期进行对比剂增强的三维冠状位 T₁ 加权序列成像（图 25-20）[122]，也可在其他平面上另外进行该序列的成像，以更好地评估可疑病变。

临床医生可以结合肾脏 MRI 和 MRU 对泌尿道进行全面的形态学与功能学的评估。MRU 能准确评估上尿路形态及其解剖异常，包括重复畸形、输尿管肾盂梗阻、异位血管和输尿管囊肿（图 25-22）[123, 124]。MRU 可评估集合系统内源性和外源性梗阻性疾病。

3. 肾脏的功能磁共振成像

肾脏在体液调节中起重要作用，而 MRI 可从各个方面评估肾功能。评估肾功能的 MRI 技术包括对比剂增强 MR 肾动态显像、弥散加权成像（DWI）和血氧水平依赖 MRI（BOLD MRI）。对比剂增强 MR 肾动态显像使用的是对比剂增强序列，通常在静脉注射对比剂 7～10min 后可以进行动态成像，组织信号强度转化为 GBCA 浓度，数值随时间变化并记录下来。肾动态显像可以评估使用或不使用血管紧张素转化酶（ACE）抑制剂的肾动脉狭窄、功能性尿路梗阻，以及评估移植术后早期移植肾功能不全，以鉴别急性排斥反应和急性肾小管坏死。然而，鉴于最佳成像技术和数据分析方法缺乏共识，该技术未能在临床上得到广泛应用[125]。

DWI 是一种不使用对比剂的用于组织结构和功能成像的 MRI 技术，其成像原理是组织中水分子的

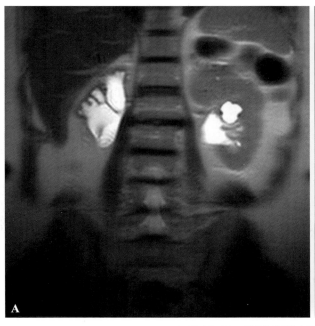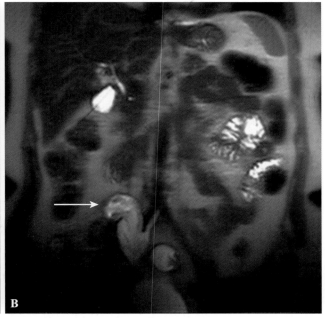

▲ 图 25-21　膀胱切除和回肠膀胱重建术后患者 MRI 图像

冠状位 T₂ 加权像显示右肾萎缩和右侧集合系统扩张（箭），静态图片难以鉴别梗阻和非梗阻。而对比剂增强检查显示患者非梗阻性肾盂扩张

布朗运动。初步研究表明 DWI 测量肾功能的重复性良好，并有可能评估肾功能不全的严重程度[126]。目前尚无 DWI 的大规模研究，仍需进一步研究确认 DWI 的临床价值。动物研究表明，有希望使用无创 DWI 以检测肾移植术后的早期排斥反应[127]。

BOLD MRI 是一种评估肾内氧合水平的无创性 MRI 技术[125]。该技术已在肾动脉狭窄、移植肾功能不全和糖尿病肾脏疾病等疾病中开展过多项研究。Sadowski 等[128]证实 BOLD MRI 可以评估移植肾的氧合水平并发现急性排斥反应。他们得出结

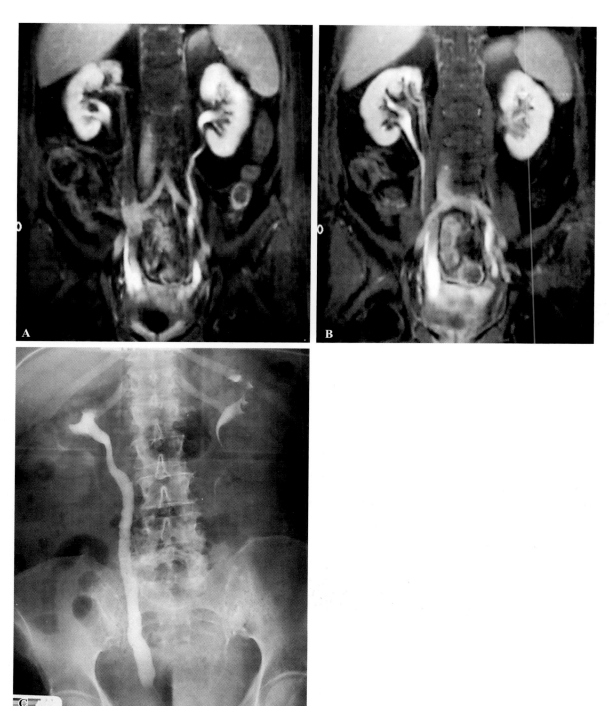

▲ 图 25-22　集合系统重复畸形

A 和 B. 对比剂增强磁共振尿路造影显示右侧集合系统重复畸形，上极部分对比剂排泄延迟；C. 静脉尿路造影同样证实上部梗阻

论，BOLD MRI 可以鉴别急性排斥反应与肾功能正常者和急性肾小管坏死，但此结论还需进一步的研究认证。

（八）核医学

动态显像可以提供肾脏组织结构和功能的诊断信息[129]。许多单光子放射示踪剂被常规运用于临床上的肾动态显像，它可为那些基于基本解剖结构的成像技术（如 US、CT 和 MRI）补充功能学信息。PET 和结构 / 功能混合成像技术（如 PET-CT）的迅速发展，为科研和临床中对肾脏疾病定量成像提供了空前的可能性[127]。PET 等动态显像技术对于肾脏的结构和功能成像大有裨益。本文将首先介绍肾动态显像中常用的放射性药物。

放射性药物

(1) 99mTc 标记的二乙三胺五乙酸：99mTc 标记的二乙烯三胺五乙酸（99mTc-DTPA）常用于评估 GFR。测定 GFR 的理想试剂应只被肾小球过滤清除，且不会被肾小管分泌或重吸收。99mTc-DTPA 满足上述第一个条件，但因其与蛋白质结合程度的异质性，致其药物动力学与菊粉等理想试剂不同。在 20mCi（740MBq）的剂量下，肾脏和膀胱的辐射暴露量分别为 1.8rad 和 2.3rad[130]。

(2) 131I 标记的邻碘马尿酸盐：体内的 131I 标记的邻碘马尿酸盐（131I- 邻碘马尿酸盐）约 20% 经肾小球滤过，其余 80% 由肾小管分泌排出体外。虽然体内 131I- 邻碘马尿酸盐的清除率比对氨基马尿酸（PAH）低 15%，但其可替代 PAH 测定肾脏血浆流量（RPF）。肾脏不能完全清除体内的 PAH，经肾动脉进入肾脏的 PAH 约有 10% 残留在肾静脉血内。因此，131I- 邻碘马尿酸盐有助于准确测定有效 RPF。其肾小管重吸收率为 90%，且不经肝胆系统排泄。邻碘马尿酸盐也可使用 123I 标记，其尿动力学与 131I 标记的相同，且具备更好的射线照射特性，注射剂量更大从而改善图像质量。当使用 300μCi（11.1MBq）的 131I- 邻碘马尿酸盐时，肾脏和膀胱的辐射暴露分别为 0.02rad 和 1.4rad。口服少量的非放射性碘（如碘化钾饱和溶液）可以减少甲状腺摄入游离 131I[130]。

(3) 99mTc 标记的巯基乙酰三甘氨酸：99mTc 标记的巯基乙酰三甘氨酸（99mTc-MAG3）的理化特

性与 131I- 邻碘马尿酸盐相似，但其成像质量更高，辐射暴露更少。99mTc-MAG3 的肾小管重吸收率比 131I- 邻碘马尿酸盐低 60%～70%。3% 的 99mTc-MAG3 经肝胆系统排泄，该排泄率随着肾功能不全程度的增加而增加。尽管如此，临床上 99mTc-MAG3 通常只用于评估肾功能的核素成像。当使用 10mCi（370MBq）的剂量时，肾脏和膀胱的辐射暴露分别为 0.15rad 和 4.4rad[130]。

(4) 99mTc 标记的琥硫酸：99mTc 标记的琥硫酸（99mTc-DMSA）在肾皮质有很高的聚集浓度，其尿排泄率较低。注射后 1h 内，约 50% 注射剂量的示踪剂积聚于肾皮质，示踪剂结合在肾脏近端小管细胞上。鉴于 99mTc-DMSA 在肾皮质的高滞留性，可用于肾实质成像。当使用 6mCi（222MBq）剂量时，肾脏和膀胱的辐射暴露分别为 3.78rad 和 0.42rad[130]。

(5) 2- 氟 -2- 脱氧 -D- 葡萄糖：PET 中最常见的正电子标记示踪剂是 2- 氟 -2- 脱氧 -D- 葡萄糖（FDG）。FDG 是葡萄糖分子的修饰形式之一，由葡萄糖分子的 2 号位羟基被 18F 正电子发射体取代后形成。细胞内 FDG 的积聚与葡萄糖代谢成正比。细胞膜上葡萄糖转运蛋白促进葡萄糖和 FDG 的跨膜转运。葡萄糖和 FDG 的 6 号位基团被己糖激酶磷酸化。其产物葡萄糖 -6- 磷酸盐和 FDG-6- 磷酸盐可经磷酸酶催化重新生成葡萄糖和 FDG。包括癌细胞在内的大多数组织细胞几乎没有磷酸酶活性，FDG-6- 磷酸盐无法进行进一步转化而持续滞留于细胞内。

FDG 经尿液排泄。FDG 的经典使用剂量为 0.144 mCi/kg 体重（总量最低为 1mCi，最高为 20mCi）。膀胱壁的 FDG 辐射剂量最高[128, 131]。膀胱的 FDG 辐射剂量取决于 FDG 排泄率、膀胱大小、使用 FDG 时膀胱的体积，以及预测的膀胱时间活性曲线。以 FDG 的常用剂量 15mCi 注射且于 1h 内排泄后，成人膀胱壁吸收的辐射剂量平均为 3.3rad（0.22rad/mCi）[132]。其他器官吸收的辐射剂量在 0.75～1.28rad（0.050～0.085 rad/mCi），平均吸收剂量为 1.0rad[133]。肾衰竭患者的 FDG 生物分布可能发生改变，因此需要减少给药剂量或缩短给药后的图像采集时间，必要时两者都需减少[134]。FDG 在疑似肾衰竭患者（血清肌酐水平超过 1.1mg/dl）的脑组织中积聚减少，而在血池中活性增加[135]。

二、临床肾脏病影像学

1. 肾功能正常

动态定量核素成像技术可以评估 GFR 和有效 RPF。GFR 定义为肾脏每分钟滤过的血流量（成人 GFR 正常值为 125ml/min）。仅 20% 的 RPF 经肾小球半透膜滤过。滤过的尿液中不含蛋白质，几乎所有的蛋白质均被肾小管重吸收。在一定的动脉压范围内，机体通过自动调节可以维持一定的滤过率。菊粉只经肾脏滤过，既不被分泌也不被重吸收，是测定 GFR 的理想试剂[131, 136]。

许多研究使用 ^{99m}Tc-DTPA 评估肾脏灌注及肾小球滤过情况，但注射后有 5%～10% 的蛋白结合率，且注射 4h 后仍有 5% 残留于肾脏。常用的成像方案包括 1min 内最后 5s 的血流图像，其后是持续 20min 的每分钟 1 帧的图像。GFR 可用 Gates 方法获得，即在 ^{99m}Tc-DTPA 给药后第 2 和第 3min 时进行肾脏摄取成像。在肾脏上描绘出感兴趣的区域，并对本底放射性进行校正，标准剂量由 γ 相机计数，根据身高、体重相关的公式修正深度光子衰减。此法可获得单个肾脏的 GFR，而这是使用传统肌酐清除率计算方法无法实现的[131, 136]。

^{131}I- 邻碘马尿酸盐和 ^{99m}Tc-MAG3 成像可以评估有效 RPF（成人正常值为 585ml/min）[137]。但示踪剂 ^{99m}Tc-MAG3 有更好的成像特性和计量学特征，因而已基本取代原始的 ^{131}I- 邻碘马尿酸盐。目前 ^{99m}Tc-MAG3 是肾脏成像的首选示踪剂，因其可同时经肾小球滤过和肾小管分泌清除，即使是在肾功能不全的患者中也可获得高质量的肾脏成像。成像方案为 60s 内最后 1s 的图像（血流检测），每分钟 1 帧的图像拍摄 5min 和每 5 分钟 1 帧的图像拍摄 30min。选择感兴趣的肾脏区域并对本底放射性进行校正后可以评估肾小管功能[138, 139]。肾图是肾脏对示踪剂的摄取随时间的变化曲线。肾图的第一部分为主动脉活动峰后 6s，呈急速上升的曲线（Ⅰ期），反映肾脏灌注。该曲线继续上升直至峰值，反映肾脏灌注和肾脏清除早期（Ⅱ期），该段曲线与体位相关[140]。肾图的下一期（Ⅲ期）是一段下降的曲线，反映肾脏排泄。肾脏的正常灌注是对称的（50%±5%）。正常成人肾图的峰值出现在

2～3min 时（使用 DTPA 则为 3～5min 时），30min 后超过 70% 的示踪剂被肾脏清除并在膀胱中显像（图 25-23）[120, 126, 131, 136, 141]。对肾功能的评估请参阅第 23 章。

^{99m}Tc-DMSA 可对肾皮质成像，且其成像与 GFR 和肾脏血流有很大关系。示踪剂注射后 90～120min 开始成像，最迟 4h 内仍可进行肾皮质的完整成像。在前位、后位、左前斜位 / 右前斜位、右后斜位 / 左后斜位进行投影可获得平面成像。SPECT 也比较常用。在正常人的肾脏成像中，肾皮质摄取均匀分布。正常生理变异包括单驼峰征（左肾脾压痕）、胚胎期分叶状肾、马蹄肾、交叉融合异位和 Bertin 肾柱肥大。肾脏成像还可以精确评估肾脏的相对大小、位置和轴向[131, 136]。

2. 急、慢性肾损伤

首次诊断为肾功能不全的患者，需要判断肾功能不全是急性还是慢性。对于肌酐水平升高且持续时间不确切的患者，US 是最有价值的初始影像学检查。US 通过检测肾脏大小、肾实质回声、有无肾盂积水和囊性疾病来区分慢性终末期肾病（ESRD）和潜在可逆的 AKI 或 CKD。使用灰阶 US 可以轻松实现上述功能[142]。肾损伤患者的肾周存在薄层低回声带，也被称为"肾脏出汗征"[143]。肾脏回声显示体积小提示既往 CKD 史，但是其中急性可逆性病变的部分仍需进一步寻找，US 能诊断的急性可逆性肾脏病变极少，例如肾盂积水和肾动脉狭窄性高血压等。如果 US 检查未发现急性病变，则无须进一步成像检查（根据 ACR 适当性标准，针对肌酐升高且病程不明确者）[144]。灰阶 US 对于极低程度的扩张性梗阻的诊断并不准确，因此不论回声是否增强，正常大小的肾脏都需要进一步评估急性病因。

医疗系统已经收录 AKI 的多种病因。肾前性和肾性因素，包括低血压和脱水导致的肾脏低灌注、肾毒性药物[145] 等，约占所有病例的 90% 以上。而肾前性和肾性因素通常经临床症状诊断而不是由影像学诊断。尽管 AKI 的肾后性因素并不常见，如一旦发现并及时予以治疗，AKI 患者可迅速恢复。

US 诊断肾积水的准确性超过 95%（如集合系统和肾盂扩张）[144, 146]，但通过 US 难以明确肾积水的病因。由于 US 不能明确梗阻病因，因此 CT 和 MRI 平扫是适宜的后续影像学检查方法[147]。肾积

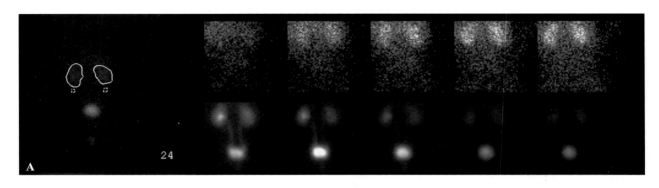

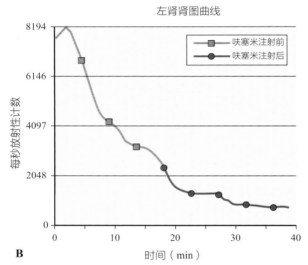

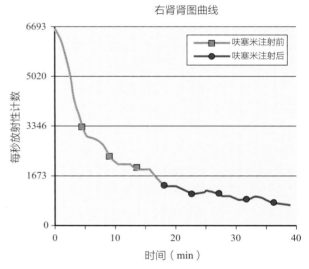

左肾肾图曲线

右肾肾图曲线

图中图例：呋塞米注射前、呋塞米注射后

B

时间（min）

每秒放射性计数

▲ 图 25-23　^{99m}Tc-MAG3 正常肾图

A. 后位平面图中，左图为全肾目标区域（ROI；白色轮廓）和下方背景 ROI（圆形虚线）的静态图像；右上图为 5s 间隔的连续血流图像，提示双肾迅速对称摄取示踪剂；右下图为 1min 间隔的连续功能图像，提示示踪剂排泄正常，可见输尿管和膀胱。B. 对本底放射进行校正，从 A 图收集 ROI 图像显示左肾和右肾排泄期的时间活性曲线。20min 后，单肾活性不足峰值的 30%，属正常情况；在 20min 时，静脉注射呋塞米显示肾脏排泄

水的典型 US 表现是肾盂肾盏扩张，呈液性无回声区。通常可以根据肾盏扩张的程度和皮质变薄的程度将肾积水进行分度[133, 144, 148]。轻度（Ⅰ级）肾积水的肾盂系统充满液体并引起中央肾窦脂肪轻微分离（图 25-24），肾盏形态正常，肾皮质厚度正常。中度（Ⅱ级）肾积水肾盂肾盏更加扩张，肾窦回声区内进一步分离，肾盏变为圆形，但皮质厚度不变（图 25-25）。中度至重度（Ⅲ级）肾积水，肾盏扩张更甚、皮质变薄开始显现。重度（Ⅳ级）肾积水，肾盏明显扩张（图 25-26），肾盏变大，呈气球样，内部充满液体，肾盂扩张且大小不一，皮质明显变薄，扩张的肾盏几乎接近肾包膜处。处于积水状态的肾脏其长径和大小通常都会增加。然而，如果同时合并长期梗阻，则肾脏实质萎缩，体积缩小，皮质明显变薄。肾积水的程度并不一定与梗阻严重程

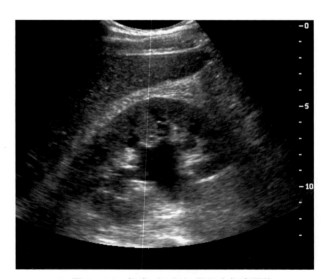

▲ 图 25-24　轻度（Ⅰ级）肾积水超声图像

肾盂、肾盏轻度扩张，肾窦回声区分离。注意肾盂与肾盏间的连接。皮质厚度正常，肾缘光滑

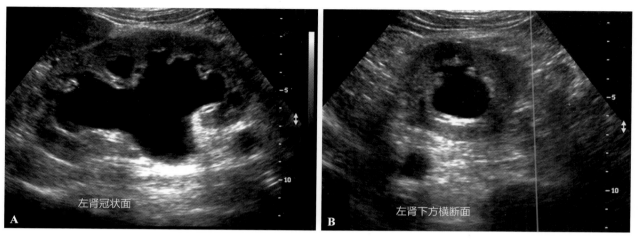

▲ 图 25-25　中度（Ⅱ级）肾积水超声图像

A. 纵向图像；B. 横断面图像。肾盏扩张呈圆形，充满尿液；肾盂也呈扩张状态。注意肾盂与肾盏间的连接。皮质厚度相对正常，肾缘光滑

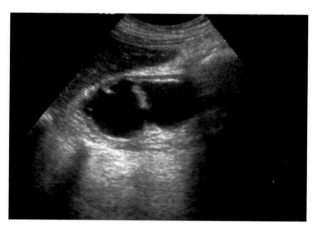

▲ 图 25-26　重度（Ⅳ级）肾积水超声图像

右肾纵向图像显示一个充满液体的巨大囊腔，未见肾脏的正常结构。肾皮质几近消失，肾缘仍光滑

度有关联。

虽然肾积水经 US 很容易确诊，但我们仍不能将其与肾脏囊性病变相混淆。肾积水肾盏的扩张也会引起肾盂的扩张[16]。而在肾脏囊性病变中，充满液体的圆形囊肿有壁，且与肾盂和肾盏的病变没有明确的关联。肾盂周围囊肿常被误诊为肾盂扩张。肾动脉瘤也常与肾盂扩张混淆，上述两种病变可通过彩色多普勒血流 US 鉴别。

US 显示的肾积水并不一定代表集合系统存在梗阻[149, 150]。在集合系统无梗阻的患者中也曾观察到Ⅰ级甚至更严重的肾积水。非梗阻性肾积水的病因包括尿液产生和血流增加、急慢性感染、膀胱输尿管反流、肾乳头坏死、先天性巨大肾盏、膀胱过度膨胀和梗阻后扩张[151]。间歇性或部分梗阻反复发作的患者，肾盏呈高度扩张和极高顺应性的状态，继而导致积水的肾脏形态发生变化，其病变与水化状态和尿液生成情况相关。膀胱输尿管反流患者也会出现肾盂肾盏扩张。彩色多普勒血流 US 已被建议作为鉴别梗阻性和非梗阻性肾积水的检查方法[152, 153]。除此以外，还可以通过测量阻力指数诊断急性梗阻性肾积水，存在急性梗阻性病变的肾脏，其阻力指数升高，而无梗阻性病变的肾脏，其阻力指数低于 0.70[154, 155]。针对上述检查的研究结果各不相同，因此暂时没有统一的诊断建议[155, 156]。

US 也同样被应用于 CKD 的诊断，急、慢性肾脏实质性疾病均可导致皮质回声增加（图 25-27）[157]。CKD 中双侧肾皮质回声均增加，其增加程度与间质纤维化、肾小球硬化、局部肾小管萎缩程度以及单个肾小球呈玻璃样变的血管数量相关[10]。肾脏体积缩小的程度也与上述因素相关。然而这些病变是非特异性的，肾脏活检仍是诊断的"金标准"。随着皮质回声的增强，正常皮髓质分界消失。肾小球肾炎和狼疮性肾炎等 AKI 患者的皮质回声也会增强，后续则可通过监测肾脏大小和皮质回声改变以评估疾病进展。

肾实质性疾病诊断的"金标准"是肾活检病理检查[157]。US 可以通过显示肾脏形态和选择合适的活检进针方位以协助活检的顺利完成。US 也被用来

评估肾活检相关并发症，如肾周血肿和动静脉瘘。

　　US 只能诊断肾积水而不能确定病因，通常还需进行 CT 检查。CT 平扫可见肾积水中肾盂肾盏系统的扩张。由于集合系统扩张，可见肾实质增厚，尿液充盈的肾盏和肾盂密度低于周围实质成分。输尿管的扩张最远可追踪到膀胱和前列腺，以确定其梗阻部位。梗阻的原因通常较为明显，包括肾盂肿瘤、输尿管远端结石和腹膜后淋巴结肿大或肿块。对于慢性梗阻导致肾损伤的患者，CT 可见液体充盈、体积增大的肾脏，皮质几乎没有残留。

　　无梗阻 CKD 的 CT 表现为体积减小的萎缩肾脏，

还可以对透析患者的成人获得性肾囊肿进行诊断（图 25-28）。总体来说，肾脏实质大小和厚度随着年龄的增长而变小[158]。影像学检查还可发现 CKD 的其他病因，如常染色体显性遗传性多囊肾病（肾脏体积增大，内含数个囊肿）（图 25-29）。有些囊肿壁有一薄层钙化边缘，囊液的密度因出血或含蛋白碎片的不同而不同。常规透析的患者进行 CT 扫描时如有必要可使用碘对比剂，因为碘对比剂可以被透析清除。

　　与 CT 一样，MRI 可以准确地显示肾脏结构，以及确认引起肾损伤的肾前性、肾后性病因。MRI

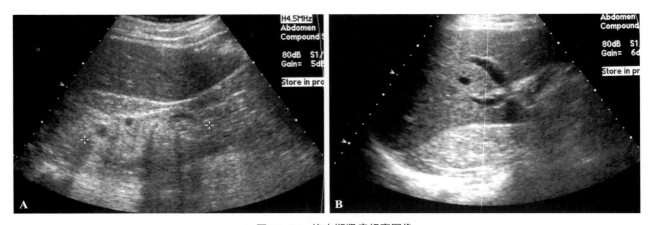

▲ 图 25-27　终末期肾病超声图像
A 和 B. 肾脏回声高于相邻的肝脏。肾缘仍光滑，但未见正常肾脏结构。A 图中肾脏表面可见两个低回声小囊肿

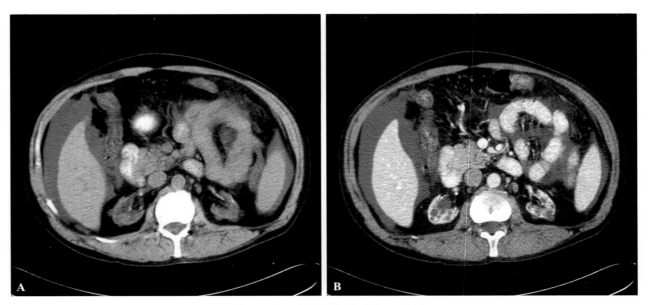

▲ 图 25-28　成人获得性肾囊肿 CT 图像
A. 不使用对比剂的横断面图像；B. 使用对比剂的横断面图像。双肾皮质多发 1 cm 大小囊肿

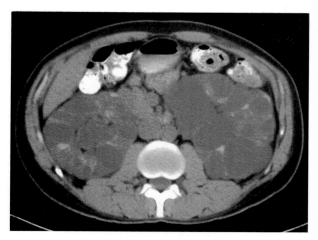

▲ 图 25-29　常染色体显性遗传性多囊肾 CT 图像

CT 图像提示双侧肾脏明显增大，全肾可见多发低密度囊肿。囊肿间隙稀疏的高密度物质为残存的少量肾实质

对肾脏实质性病变敏感，但不能确定引起肾实质损伤的病因，通常仍需活检诊断[159]。非增强常规 MRI 能够描述肾脏及其周围结构的详细组织特征。AKI 和 CKD 4、5 期患者严禁使用碘对比剂和 Gd-C。新发现的 MRI 序列，如 DWI 和亮血序列成像技术，可以在不使用对比剂的前提下提高对肾脏肿瘤和血管性病因导致的肾衰竭的检测能力[102,160]。

肾动态显像和肾图可发现肾损伤时的肾小球和肾小管功能异常。肾脏对 ^{99m}Tc-MAG3 的摄取延长，示踪剂在肾小管淤滞，且几乎没有排泄。在 AKI 患者中，注射 ^{99m}Tc-MAG3 后 1～3min 内，若肾脏对示踪剂的摄取率高于肝脏，则其病变很可能是可逆的；若肾脏摄取率低于肝脏，则患者可能需要透析[161]。CKD 患者肾脏灌注、皮质对示踪剂的摄取及示踪剂的排泄都减少。但上述影像学表现并不特异，需结合临床症状进行分析[131]。

3. 单侧尿路梗阻

如果 US 无法确定尿路梗阻病因，CT 由于成像快、准确性高，是合适的后续检查方法[147]。若不能进行 CT 扫描，则可以采用 IVU 以及顺行或逆行性肾盂造影[144]。上述检查可发现梗阻位置，但引起梗阻的病因则仍需进一步推断。

增强 CT（尤其是 CTU）更适用于对单侧尿路梗阻患者进行检查[26]。CE-CT 能很好地显示肾脏增强模式的细微差异（图 25-30），还能敏感地显示出肾脏排泄差异[25,26]。输尿管尿液或对比剂的滞留提示输尿管内或输尿管外病因引起的梗阻（图 25-31）。不适用 CE-CT 的患者可进行 MRI 检查，同样能达到类似的效果。

在核医学中也可通过利尿性肾图以评估梗阻性尿路疾病。一般采用 ^{99m}Tc-MAG3 动态显像。当肾盂和输尿管达到最大扩张时静脉注射呋塞米（1mg/kg 体重；如有肾功能不全则增加给药剂量）[162]。在单个肾盂周围描绘 ROI，本底区在肾脏外侧呈新月形。给予呋塞米后，集合系统若扩张且无梗阻则示踪剂能被迅速排出，肾图曲线出现陡峭的下降曲线。若肾盂半排空时间低于 10min 则可以排除梗阻。呋塞米给药后，若肾图曲线升至平台期或继续上升，且肾盂半排空时间超过 20min，则提示有梗阻（图 25-32）。肾图曲线呈缓慢下降提示部分梗阻。严重肾盂扩张患者使用呋塞米也可出现上述呋塞米给药后肾图曲线变化不明显的现象（蓄水池效应）。其他影响核素成像的因素包括利尿剂或对比剂注射动态显像技术不成熟、肾功能受损和脱水，上述情况中，由于示踪剂的转运和排泄延迟，利尿剂难以起效。新生儿（小于 1 月龄）肾脏发育不成熟，对呋塞米无反应，故不适合进行利尿肾动态显像检查[131,163]。

呋塞米有多种给药方案，F0 方案为呋塞米与 ^{99m}Tc-MAG3 同时给药。一个有着 17 年临床经验的医疗机构曾证实它适用于所有年龄的适应证患者[164]。Taghavi 等比较了两种给药方案，即分别在 ^{99m}Tc-MAG3 给药前 15min（F-15）和给药后 20min（F+20）注射呋塞米[165]。对 21 例有肾盂肾盏系统扩张的患者进行对比研究发现，F-15 方案得出的利尿性肾图比 F+20 方案更为准确，因此其被认定为是较好的给药方案。未来则需要进一步的研究以确定注射呋塞米和 ^{99m}Tc-MAG3 的最佳间隔时间。

4. 肾脏钙化和肾结石

在肾脏的很多区域都可能发生钙化[166]。肾盂肾盏系统最常出现钙化和结石。肾钙质沉着症是指肾脏皮髓质中的点状或弥漫性实质钙化，通常为双侧。部分肾钙质沉着症患者会发展为肾结石。血管也会发生钙化，尤其是在糖尿病和晚期动脉粥样硬化患者中。单纯性肾囊肿和多囊肾可出现环状钙化。肾癌患者也可出现不同程度的钙化。CT 平扫对所有类型的钙化成像效果最好。

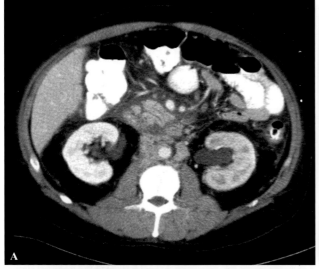
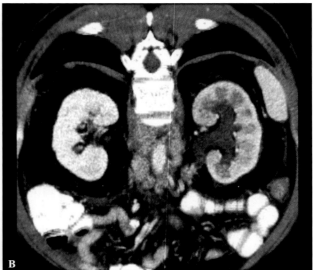
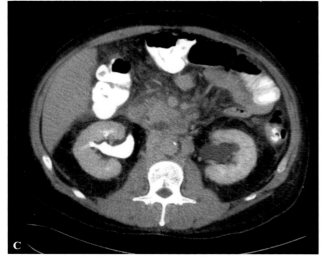

▲ 图 25-30　单侧积水对比剂增强 CT 图像

A 和 B. 左肾梗阻的横断面和冠状位图像，右肾处于肾实质期，而左肾（有梗阻）仍处于皮质髓质期，表现为明显的差异增强；C. 排泄期图像中右肾集合系统和肾盂内有对比剂，左肾集合系统只有不透明的尿液，没有对比剂。该患者腹膜后淋巴结淋巴瘤，引起远端梗阻

　　肾皮质钙化最常见病因是不同原因导致的皮质坏死[166]。营养不良型钙化多呈环形，类似于电车轨道。在高草酸尿、Alport 综合征和少数慢性肾小球肾炎中也发现有皮质钙化。高草酸尿患者的肾脏皮髓质和心脏等其他器官存在点状钙化。Alport 综合征患者仅肾皮质发生钙化。

　　肾髓质钙化比皮质钙化常见[166]，原发性甲状旁腺功能亢进是髓质钙化沉着症的最常见病因。钙化多分布在肾锥体中，可以是局灶性的，也可以是弥漫性的，可单侧也可双侧。肾钙质沉着症还可发生于其他高钙血症或高钙尿症疾病，如甲状腺功能亢进、结节病、维生素 D 过多症、制动患者、多发性骨髓瘤和转移性肿瘤。这些钙化无特异性，多位于髓质，外观呈点状分布。

　　70%～75% 的肾小管酸中毒患者肾脏有钙质沉着，钙化均匀分布于双侧肾锥体中。肾小管扩张和海绵肾中，远端集合管小结石可能系尿液淤滞引起。钙化可仅累及单个肾盏也可累及整个双肾。小钙化点呈圆形，位于与肾盏相邻的肾锥体顶端。髓质海绵肾也与肾结石有关，因为远端集合管内的小结石可进入集合系统和输尿管中，引起肾绞痛[165]。

　　肾结核患者常于髓质发生钙化，其特征与其他类型的肾钙质沉着症相似[169]，疾病愈合过程中也会在肾锥体发生钙化。若肾脏过度受累致使肾损伤，则产生严重的弥漫性钙化，肾脏萎缩并形成瘢痕。肾乳头坏死患者也可发生髓质钙化，肾乳头坏死物质进入肾盏，残存肾乳头发生钙化并形成髓质钙质沉着。

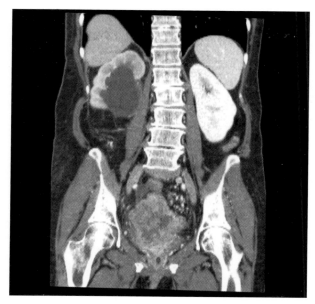

▲ 图 25-31 单侧尿路梗阻对比剂增强 CT 图像

冠状面图像显示双肾强化程度不同，右肾肾盂肾盏中度扩张。巨大、密度不均的盆腔肿块（复发性直肠癌）是梗阻的原因

肾结石是一种常见疾病，患病率为 12%，男性患病风险是女性的 2～3 倍[167]。大部分尿路结石由草酸钙盐或磷酸钙盐或两者混合构成[168-171]，该成分使得结石在成像中呈现出致密的外观。尿液淤滞会导致尿路结石的形成，最常见的临床表现为肾绞痛或侧腹痛。大多数患者有血尿，但若结石完全阻塞输尿管则不会出现血尿。肾结石排出过程中，肾脏小管系统和肾包膜的扩张以及结石向远端移动时输尿管收缩引起的蠕动会造成疼痛。

≤ 4mm 的尿路结石大多采用保守治疗[172]，结石越大，越需要选择其他的手段以治疗结石以及其引起的梗阻。

腹部平片本身难以提供有用信息，不能用来诊断肾结石。只有在结石钙化密度足够高且体积足够大时，KUB 才显影（图 25-33）。一直以来，对肾绞痛患者的首选检测方法是 IVU[174, 175]，但目前已被

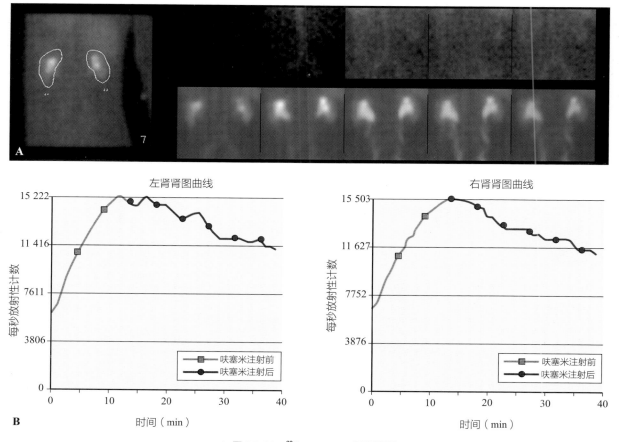

▲ 图 25-32 ^{99m}Tc-MAG3 异常肾图

A 和 B. 反映对呋塞米反应不良的梗阻性尿动力学特点。A. 静态和定时成像，格式与图 25-23A 相同；B. 单个肾脏的时间活性曲线。15min 时静脉注射呋塞米

CT 平扫取代，后者检查速度更快，准确性更高[173]。而且 CT 还可鉴别非泌尿系统疾病引发的腹痛。

US 也用于评估肾绞痛[176]，其检查迅速且易于实施。US 可发现单侧的肾积水，但在肾结石早期其检查结果可能为阴性。肾脏结石表现为强回声，伴有远端声影或混合伪影（图 25-34）[176]。由于上方被肠道及其内的气体覆盖，所以 US 很难发现输尿

管结石。腹部 US 可通过尿液充盈的膀胱显示输尿管、膀胱交界处的远端结石。当一侧输尿管有结石时，US 可通过患侧无输尿管喷尿以诊断结石。多普勒 US 和外周血管阻力的评估可能对评估受损的肾脏有所帮助，但目前的研究尚未形成统一结论[154]。

腹部和盆腔 CT 平扫是评估肾绞痛的经典方法[177-181]。其敏感性为 96%～100%，特异性为 95%～100%，准确性为 96%～98%，因此取代了平片、IVU 和 US[178, 182-184]。相较于 IVU（敏感性为 64%～97%，特异性为 92%～94%），CT 平扫的效果更好（敏感性为 94%～100%，特异性为 92%～100%）[178]。另外，以 CT 平扫为参照，US 的敏感性为 24%，特异性为 90%[185, 186]。同时，9%～29% "肾绞痛" 患者经 CT 平扫检查后被确诊是其他疾病[187]。

CT 平扫检查范围为肾脏上极至耻骨联合下方，检查前无须特殊准备，很少使用静脉注射对比剂。3mm（或更薄）为一个切面，将切面重建为连续结构，有时会有轻微重叠[188-190]。几乎所有的肾结石密度都大于邻近软组织（图 25-35）[191]，其中需除外茚地那韦［一种用于治疗获得性免疫缺陷综合征（AIDS）的蛋白酶抑制剂］相关肾结石和小尿酸结石（直径小于 1～2mm）[192, 193]。草酸钙和磷酸钙结石密度最大[168, 169]。基质结石少见，密度低，但由于常含有钙杂质而显像[168, 171]。

使用低辐射剂量扫描检测结石已被证实与标准

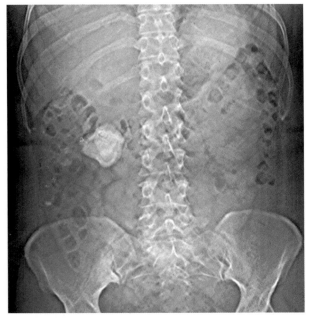

▲ 图 25-33　**肾结石患者的肾脏、输尿管和膀胱平片**
右肾肾盂见一分层型大结石。可见正常左肾轮廓，无钙化。右肾轮廓不可见

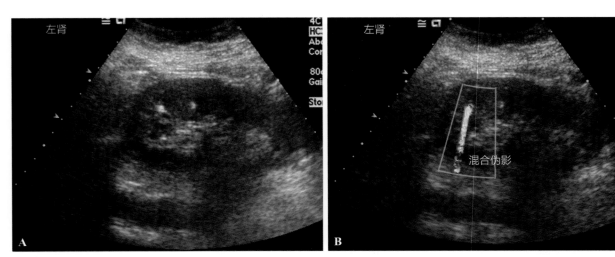

▲ 图 25-34　**肾结石超声图像**
A. 纵向图像；B. 彩色多普勒血流图像。显示皮髓交界处强回声，并非所有的结石都在超声图像上显影，这类结石在彩色多普勒血流图像上显示为混合伪影（REVERB），有助于诊断

剂量 CT 检查具有相同的效果[194, 195]。其辐射剂量通常为标准剂量的 20%～25%。迭代重建技术的发展也使得辐射剂量得以减少。已证明双能 CT 成像可区分不同类型的结石（图 25-8）[187, 196]。

集合系统和尿路所有部位都可出现结石。肾锥体顶端有时会出现小的点状钙化点（约等于 1mm）。上述钙化可存在于 Randall 斑块中[197]。梗阻最常发生于肾盂输尿管交界处、盆腔边缘输尿管骑跨髂血管处和输尿管膀胱交界处。常规 CT 平扫显示输尿管尿液充盈，有钙化结石即可诊断梗阻（图 25-36）[188]。继发性改变有助于对梗阻的诊断[182]，如结石引起

的肾盂、输尿管积水。肾周及输尿管周围不对称条索影可能与肾盏穹窿破裂和尿漏有关（图 25-37）[198]。受累肾脏因间质液体增加和水肿，密度低于正常肾脏[199, 200]，体积也大于正常肾脏。梗阻处的输尿管内可见结石，该处输尿管壁软组织增厚，这种增厚是结石引起的水肿和炎症导致的。

常规 CT 平扫不仅可以评估结石能否经肾脏排出，还可以评估患者的整体结石负荷。此外，该技术还可准确测量结石大小，这有助于临床医生制订治疗方案[173, 201, 202]。远端输尿管结石常与肾盂静脉石混淆（图 25-37）。沿着输尿管走行方向的冠状面

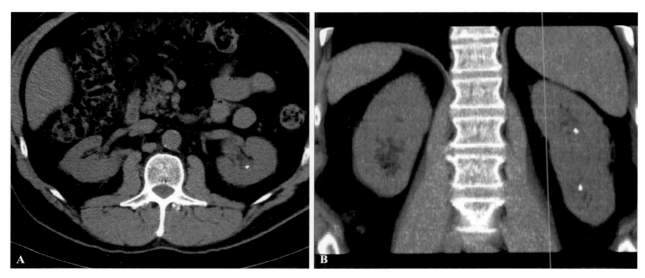

▲ 图 25-35 **肾结石常规 CT 平扫图像**
A. 轴位图像；B. 冠状位图像。左肾上、下极各有一个 4～5mm 结石，未见梗阻征象

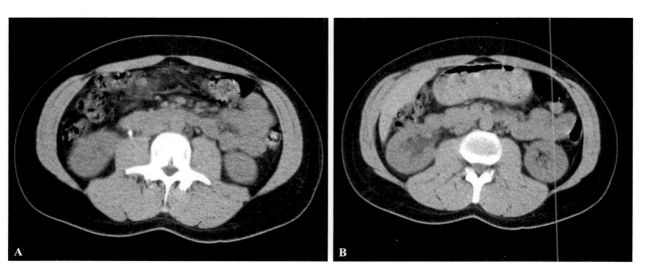

▲ 图 25-36 **肾结石常规 CT 平扫图像**
A. 右侧输尿管中部见一个 5～6mm 结石；B. 肾脏中部横断面图像显示右侧肾盂充满尿液，密度略低于左肾，提示梗阻

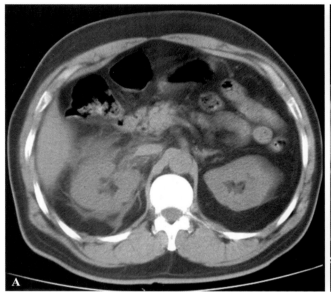
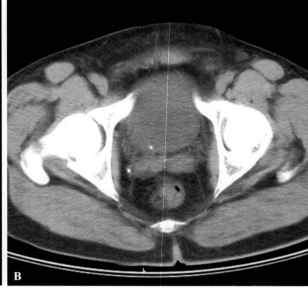

▲ 图 25-37　输尿管结石常规 CT 平扫图像

A. 肾脏横断面图像显示肾脏周围和肾盂周围条索影和积液，为右侧输尿管膀胱交界处结石梗阻，导致肾盏穹窿破裂、尿液漏出；B. 静脉石，位于膀胱右后方及精囊侧面，静脉结石常与远端输尿管结石混淆

重建图像对于鉴别上述结石有帮助[203]。此外，对于静脉结石的仔细检查常可发现导致钙化的小软组织影（"彗星尾"征）[204]。在易混淆病例和疑难病例中应使用增强 CT 检查，以明确诊断。CE-CT 还可应用于疑似肾盂肾炎和肾积脓的发热患者等复杂病例的诊断[170]。

在评估急性肾结石时，MRI 和 MRU 并不是首选检查方法，但其适用于特定人群（儿童和孕妇等需要减少辐射暴露的患者）[205]。集合系统未扩张的病例，即使是回顾性诊断也难以发现结石。结石在 MRI 的 T_1 和 T_2 加权序列成像上均呈黑色病灶。集合系统扩张病例更易发现结石（图 25-38），但未强化的充盈缺损是非特异性的，血液、空气或组织碎片都会出现这种征象。若怀疑是结石或其他钙化，可使用常规 CT 平扫检查，以提高结石的显像率。

当不宜使用碘对比剂或患者需要减少辐射剂量时，可用 MRU 确定梗阻的原因和部位（图 25-39）。MRU 对于急、慢性梗阻的诊断都有很高的准确性[205]。T_2 加权序列成像可较好地显示急性梗阻以及常并发的肾周积水[205, 206]，但肾周积水并不是特异性表现，其他肾脏疾病也可有肾周积水。MRI 可用于对近期接受过肾结石根治手术患者的评估。研究表明，MRI 比 CT 能更准确地鉴别肾周血肿和肾

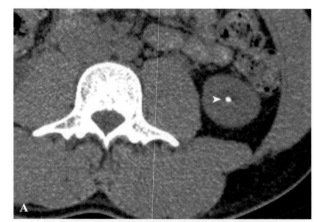
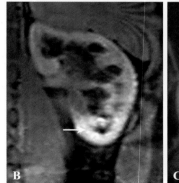
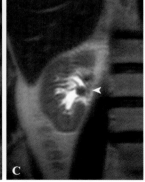

▲ 图 25-38　肾结石图像

A. CT 扫描发现钙化（箭头）；B. 该钙化在 MRI 中难以显像（箭）；C. 相对扩张的集合系统更易发现结石（箭头）

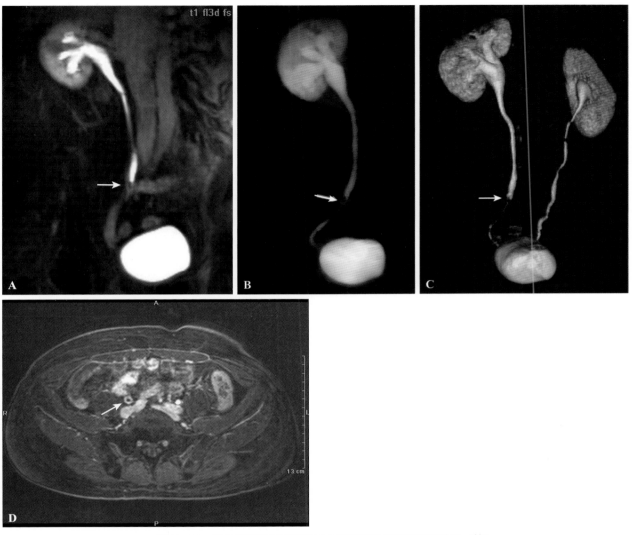

▲ 图 25-39　磁共振尿路重建图像显示输尿管远端非梗阻性结石（箭）
A 至 C. 使用三维处理技术模拟静脉尿路造影；D. 对比剂增强轴位成像显示远端输尿管管腔内结石

脏实质血肿（图 25-40 和图 25-41）[207]。CE-MRI 还可以显示集合系统损伤及缺血区域，且没有肾毒性。肾结石将在第 38 章进一步阐述。

5. 泌尿系统感染

肾盂肾炎是典型的临床诊断[208]，多由革兰阴性菌经膀胱上行感染引起[209]。膀胱输尿管反流是引起上行感染的病因之一，但也有病例没有膀胱输尿管反流依然存在细菌的上行感染，这是由于 P 菌毛黏附素和内毒素抑制了输尿管蠕动，造成功能性梗阻[210]。细菌上行至肾盂后，经肾内反流通过肾盏系统到达肾锥体的小管内，酶类物质的释放破坏了小管细胞，使得细菌入侵肾间质。随着病情进展，感染会波及整个肾锥体和邻近软组织，炎症反应导致肾脏局部或整体肿胀。若治疗不当，受累部位会出现坏死，形成小脓肿，多个小脓肿可融合为大脓肿，周围出现肉芽组织[211]。肾周脓肿是由肾内脓肿穿破肾包膜或感染合并梗阻的肾脏渗液（肾积脓）引起。脓肿分布通常为斑片状或叶状，有时为弥漫性脓肿[209]。经治疗后肾脏会形成瘢痕组织，其瘢痕化的程度与肾脏感染和正常组织被破坏的程度相关。

经血行播散的细菌到达肾皮质后，进一步累及髓质，亦可导致肾盂肾炎的发生。受累部位常呈圆形，位于肾盂外围，常呈多发性。血源性感染较上行感染更为少见，一般见于静脉吸毒成瘾者、免疫缺陷患者或存在肾外感染的患者（如心脏瓣膜感染

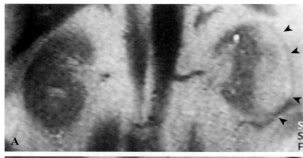

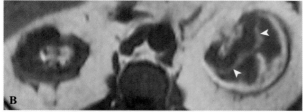

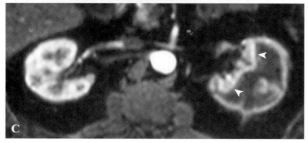

▲ 图 25-40　碎石术后肾脏包膜下血肿 MRI 图像

A. 冠状位 T_2 加权序列显示左肾包膜内存在高信号血液（箭头）；B 和 C. 轴位 T_1 加权序列和钆增强 T_1 加权序列显示包膜下血肿引起的肿块效应（箭头）。信号强度与细胞内高铁血红蛋白的存在一致

或牙周感染）。

单纯的肾盂肾炎患者多在经内科治疗 72h 后出现好转，一般无须影像学检查。对于常规抗生素治疗无效患者、诊断不明确的患者、合并结石可能造成梗阻的患者、对抗生素无反应的糖尿病患者和免疫功能低下的患者应进行影像学检查。影像学能评估急性肾盂肾炎的并发症，包括肾脏及肾周脓肿、气肿性肾盂肾炎和黄色肉芽肿性肾盂肾炎[212-214]。横断面成像技术（尤其是 CT）对上述疾病成像最佳。

大多数急性肾盂肾炎患者的 US 检查结果正常。即使有异常表现，也多为非特异性改变。US 检查的目的是寻找急性肾盂肾炎的病因（如梗阻或肾结石）和并发症。最常见的征象是实质回声改变，并伴有正常皮髓质分界消失。受累部位回声减弱或表现为不均匀回声（图 25-42），肾脏局灶性或弥漫性肿胀。功能多普勒成像对局灶性低灌注病变有高敏

感性，但上述病变是非特异性的。组织 US 谐波成像可以更敏感地显示髓质到肾包膜间的局灶性或节段性、斑片状低回声区域[215]。

CE-CT 是诊断急性肾盂肾炎敏感性和特异性最高的影像学检查手段[216, 217]，最佳成像期是肾实质期（图 25-43），最有特征性的征象是肾锥体到皮质间的楔形低密度改变[216]。肾图显示为局灶性或弥漫性的点状或条状影（图 25-44）[218]。肾脏可出现局灶性或弥漫性肿胀[219]，受累区域形状大致呈瘤样改变（图 25-43）。肾图的改变与肾小管内因局部缺血所致的对比剂浓度降低有关。存在小管破坏和组织碎片造成梗阻等表现。病变组织和正常肾实质间常存在明显分界，并于肾实质期持续强化。邻近炎症可造成软组织呈条索状、Gerota 筋膜增厚（图 25-44）[211]。肾盂和近端输尿管壁层增厚，肾盂肾盏变薄，偶有轻度扩张。血源性肾盂肾炎的早期表现为皮质多发性圆形低密度影，随着疾病进展，低密度影逐渐融合并累及肾髓质[219]。即使抗生素治疗有效，上述表现仍可持续数周。

MRI 和 CE-CT 一样可用于评估肾盂肾炎[220]，其在 MRI 上异常的增强征象与 CT 类似。非对比增强序列成像显示，与正常肾实质相比，病变区 T_2 信号增强，T_1 信号降低。

其他检查方法在诊断急性肾盂肾炎中并无太大作用，仅在 CT 无法使用时用作替代。多达 75% 的急性肾盂肾炎病例 IVU 表现无异常[211, 216]，研究表明约 90% 的肾盂肾炎患者所进行的 IVU 检查并未对临床治疗提供有用信息[209, 217]。放射标记的白细胞扫描（如 [111]In 标记白细胞）和 [67]Ga 柠檬酸盐扫描可识别急性肾盂肾炎，但其成像时间长（超过 24h），辐射暴露程度高。[99m]Tc-DMSA 肾皮质成像已被证实在合适的临床条件下对诊断肾盂肾炎有很高的敏感性[221, 222]。在急性肾盂肾炎患者中，示踪剂摄取减少的节段性病变常呈椭圆形、圆形或楔形。急性感染也可表现为全肾弥漫性示踪剂摄取减少和肾脏体积正常或轻度增大。由于感染直接损伤肾小管细胞功能，对示踪剂的摄取降低，以及感染病变区的示踪剂转运的减少影响了肾皮质对 ^{99m}Tc-DMSA 的摄取。楔形感染区域的皮质缺损其形状与感染后形成的肾脏瘢痕一致。肾梗死也有类似的影像学表现[131, 136]。[99m]Tc-DMSA 成像过程和成像质量

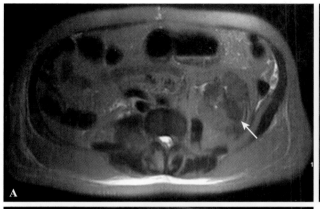

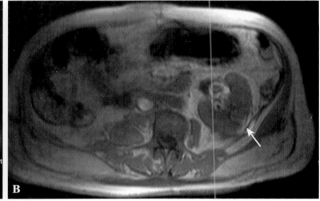

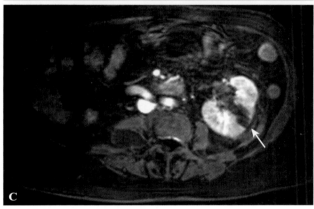

▲ 图 25-41　鹿角状结石清除术后肾脏血肿 MRI 图像

A 至 C. 轴位 T_2 加权、轴位 T_1 加权和对比增强轴位 T_1 加权图像显示切口部位肾内血肿（箭），延伸至肾盂。未见尿外渗

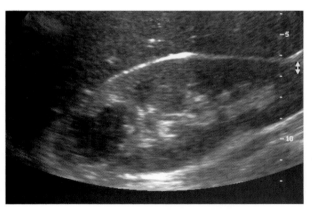

▲ 图 25-42　急性肾盂肾炎肾脏超声图像

肾脏上极低回声区为急性肾盂肾炎病变区。肾周实质变形，正常皮髓质交界消失

是成像可重复的关键[223, 224]。FDG-PET-CT 在肾脏感染的影像学评估中也有一定作用[225]。

　　严重肾盂肾炎可引起肾脓肿，糖尿病患者肾脓肿的发病率是其他患者的 2～3 倍[213]。血源性感染继发脓肿较上行性感染继发脓肿更为常见[208]。肾脓肿的增强 CT 可见一清晰肿块，中央密度低，壁厚且不规则，有假性包膜（图 25-45）[216]。脓肿附

近组织的强化程度取决于炎症的严重程度。成熟脓肿边界明显且外周呈环形强化，其内可见气体。MRI 对肾脓肿的诊断价值与 CE-CT 相当[220]。在 MRI 影像中，脓肿中心区域可出现不同征象，但一般表现为 T_1 信号降低，T_2 信号增强。脓肿壁的增强表现与 CE-CT 相似（图 25-46）。

　　肾实质感染可波及肾周并形成脓肿[219]。CT 和 MRI 可很好地显示腹膜后的肾周和肾旁组织，识别炎症变化及不均匀的液体密度或信号强度。CT 对脓肿内的气体识别效果最好。

　　既往患膀胱疾病并被怀疑有感染的患者，可用 US、CT 或 MRI 对其进行评估。其中，出现强化和对比之前的影像学检查至关重要。

　　气肿性肾盂肾炎是一种严重的肾脏实质坏死性感染，通常由革兰阴性菌（大肠埃希菌、肺炎克雷伯菌、奇异变形杆菌）引起[216]，90% 的气肿性肾盂肾炎患者有严重的糖尿病[213]。其临床表现为重症急性肾盂肾炎、尿脓毒症和低血压。坏死组织中葡萄糖含量高，经糖酵解形成 CO_2 存留在肾实质中，也可在肾盂肾盏或肾周组织中观察到上述气体

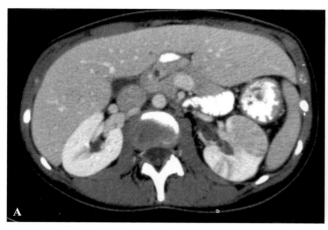
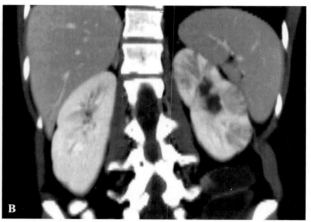

▲ 图 25-43　急性肾盂肾炎 CT 图像

A. 增强 CT 扫描轴位图像；B. 冠状位图像。左侧肾脏多处受累。可见肾脏中央块状低密度区（A 和 B），肾脏上极受累区呈条纹状（B）

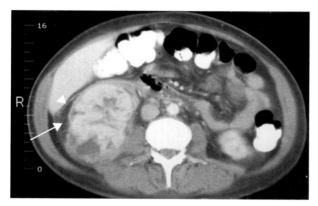

▲ 图 25-44　急性肾盂肾炎增强 CT 图像

多相 CT 肾图显示右肾弥漫性病变。Gerota 筋膜增厚（箭头），肾周间隙（长箭）可见条索状改变及积液

的存在。若气体量多则可在肾脏平片或 KUB 中显像，气体多位于肾脏上方，表现为斑点状、泡状或条状影。US 可通过肾脏内存在气体诊断为气肿性肾盂肾炎[226]，气体存在部位可见声影。CT 是鉴别肾脏气体最特异、最灵敏的方法[227]。CT 图像可见气体分隔肾实质，呈局部或弥漫线样低密度影，由肾锥体向皮质辐射状排列，甚至可以扩散到肾周组织。肾脏实质被广泛破坏，伴有条状或斑点状的积气（图 25-47），少见积液。气肿性肾盂肾炎仅在肾盂内有气体存在，肾实质内没有气体[228]。上述区别极其重要，因为气肿性肾盂肾炎的预后良好。

黄色肉芽肿性肾盂肾炎是由长期感染引起慢性

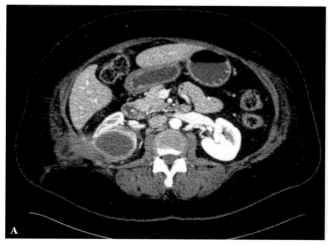
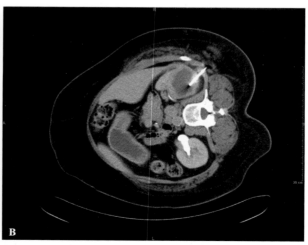

▲ 图 25-45　肾脓肿增强 CT 图像

A. 图像显示右肾低密度脓肿，并向肾周间隙及肾脏右侧扩散；B. 患者卧位轴位图像显示正在进行针吸诊断，随后放置引流管进行引流

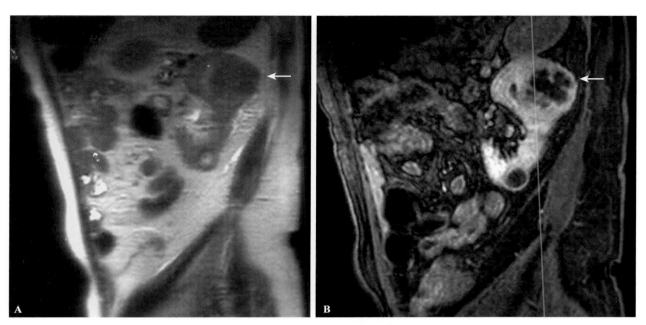

▲ 图 25-46 肾脓肿 MRI 图像

左肾矢状位 T_2 加权像可见肾脏上极中低信号强度肿块（箭）；B. 矢状位 T_1 加权像上显示肿块质地不均，周围强化（箭）。经活检后诊断为曲霉菌感染

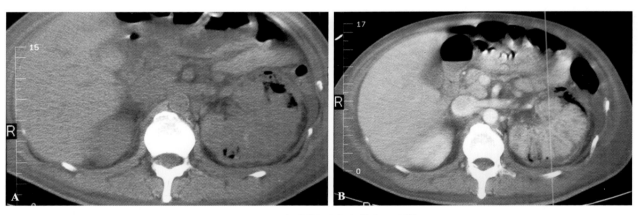

▲ 图 25-47 气肿性肾盂肾炎增强 CT 图像

A. 平扫图像；B. 对比增强图像。左肾实质内有气体，并向肾周间隙扩散。肾图布满条纹状影，其病变多累及整个肾脏

梗阻而导致的终末期疾病，其病原体多为变形杆菌或大肠埃希菌[218]。在黄色肉芽肿性肾盂肾炎中，肾实质破坏并被大量的载脂巨噬细胞替代，肾脏几乎丧失功能。肾实质破坏多为弥漫性，但也可仅累及部分肾脏。KUB 检查可见鹿角状肾结石。US 检查见肾脏变大，皮髓质分界消失，肾盂内充满大结石或鹿角状结石，邻近低回声区域内可见结石碎片（图 25-48）。CT 是评估肾脏及邻近器官受累范围的最佳检查方法。CT 可见肾周间隙充满较大的肾形肿块[214, 229]。75% 的病例中有钙化存在，85% 的病

例尿液排泄显著下降或消失，85% 以上的病例受累区域呈团块状[214]。以上病变在少于 15% 的病例中呈局部改变。肾周常受到累及。邻近组织可发生瘘管，同时伴有腹膜后淋巴结肿大。MRI 表现与 CT 相似，但钙化显示不明显（图 25-49）。

软化斑是一种较少见的炎症，最常见于膀胱，也可累及输尿管和肾脏。肾脏多因下尿路梗阻受累。直接受累的肾脏软化斑病灶呈多发性，其影像学表现与黄色肉芽肿性肾盂肾炎相似。

肾结核经血行传播。泌尿生殖道是第二常见的

肺外发病部位[230]。不足 50% 的泌尿生殖系统结核患者有肺结核病史[231]，其中仅 5% 的患者患有活动性肺结核。肾脏常双侧受累。其影像学表现与感染程度、感染的阶段和宿主的免疫反应相关。肾皮质或髓质内可见钙化肉芽肿、肾乳头坏死（图 25-50），以及漏斗部狭窄引起的肾盏积水（图 25-51）。随着病情进展，肾脏可出现局部或弥漫性的瘢痕，还可出现无功能的营养不良性钙化区。疾病终末期肾脏萎缩，伴有瘢痕和广泛钙化，即所谓的"肾自截"[164, 232]。

慢性肾盂肾炎常与儿童时期出现的膀胱输尿管反流[232]有关，可累及单个或双侧肾脏。病变肾脏肾盏扩张后可形成局灶性瘢痕。瘢痕通常被肾脏正常区域和外观正常的肾盏分隔开。当整个肾脏受累时，肾脏萎缩，体积变小。IVU 显示扩张或膨胀的肾盏延伸至变薄的皮质层，病变肾脏轮廓变形。US显示肾脏轮廓不规则并有部分区域皮质变薄，可见潜在扩张的肾盏。与邻近正常肾组织相比，瘢痕区域可呈强回声。CT 和 MRI 可显示病变肾脏的异常结构[219, 220]。实质期显示皮质区域变薄，扩张的肾盏延伸至包膜表面，肾脏的扩张程度随病情严重程度而变化。慢性肾盂肾炎可以是单侧的也可以是双侧的。肾脏排泄期（尤其是冠状位成像）对肾脏受累程度评估效果最佳。

尿路感染在 AIDS 患者中很常见[233, 234]。感染途径多为血源性，其病原体多为肺孢子菌、巨细胞病毒、胞内分枝杆菌等少见病原体。上述感染也可发生在肝脏、脾脏、肾上腺等腹部器官[235, 236]。US检查显示受累肾脏表现为皮质回声增强，皮髓质分界消失（图 25-52）[236]。肾脏体积增大且通常为双侧同时发生。尿路感染将在第 36 章中进一步讨论。

6. 肾肿物：肾囊肿与肾细胞癌

大多数肾肿物为单纯性囊肿，通常是在进行 US、CT 和 MRI 时被偶然发现。超过 50% 以上的单纯性肾囊肿患者年龄超过 50 岁，而该病在 25 岁以下的个体中很少见。典型的肾囊肿为无症状性皮质囊肿，可以是单发的，也可以是多发的。尽管肾小管梗阻是可能的病因，但其确切病因尚不十分清楚。

肾肿物的影像学成像因位置不同而有不同的表

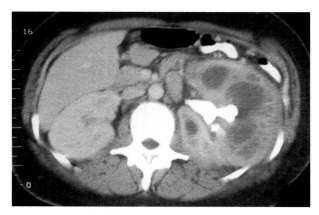

▲ 图 25-48　黄色肉芽肿性肾盂肾炎增强 CT 图像

可见左肾肾盂及集合系统内巨大鹿角状结石，肾脏其余大部分被低密度物质（黄色肉芽肿性感染）取代，位于肾盏和肾实质内皮质仍轻微强化

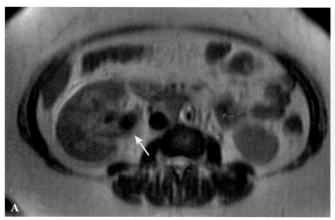
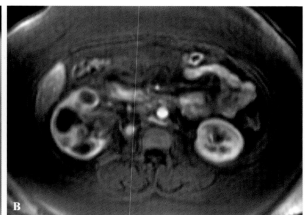

▲ 图 25-49　伴有鹿角状结石的黄色肉芽肿性肾盂肾炎 MRI 图像

A. 轴位 T_2 加权像显示右肾肾盂内低信号结石（箭），与肾脏体积增大、髓质肾锥体和肾盏被高信号强度物质取代有关；B. T_1 加权像显示肾脏不对称强化，可见肾积水

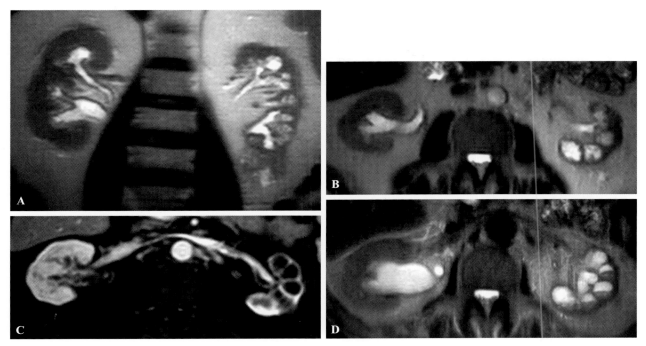

▲ 图 25-50 肾结核 MRI 图像

A 和 B. T₂ 加权像显示皮质不对称性变薄，髓质肾锥体内局部高信号；C. T₁ 加权像强化不明显，与干酪样坏死肉芽肿表现一致；D. 处理后的 T₂ 加权像显示肾盏变形、扩张，内含组织碎片。远端输尿管狭窄引起右侧肾积水

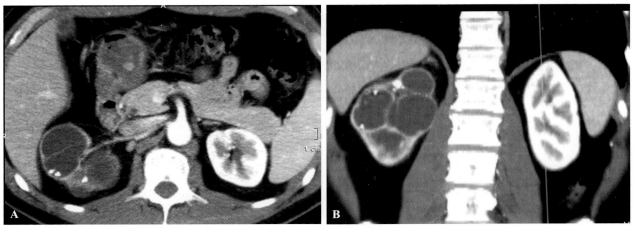

▲ 图 25-51 肾结核的增强 CT 扫描

A 和 B. 轴位和冠状位图像显示右肾由于肾结核而受到破坏。肾实质钙化伴有肾盏扩张

现。多年来，IVU 一直是检测肾肿物的首选影像学检查，然而 IVU 特异性不强，通常需要进一步的检查去明确异常表现（图 25-53）。研究表明，IVU 对肾肿物，特别是对直径＜ 3cm 的肿物敏感性较低 [237]。以 CT 作为金标准，IVU 只能检测到 10% 直径＜ 1cm 的肿物，21% 直径在 1～2cm 的肿物，52% 直径在 2～3cm 的肿物和 85% 直径＞ 3cm 的肿

物 [237]。US 优于 IVU，但仅能检测到 26% 直径＜ 1cm 的肿物，60% 直径在 1～2cm 的肿物，82% 直径在 2～3cm 的肿物，以及 85% 直径＞ 3cm 的肿物 [237]。

IVU 检查结果特异性不强，US、CT 和 MRI 通常被用于肾肿物的鉴别，以区分实性和囊性肿物。

US 是诊断单纯性肾囊肿的理想方法，通常需要符合以下几个影像学标准 [16]。单纯性肾囊肿是

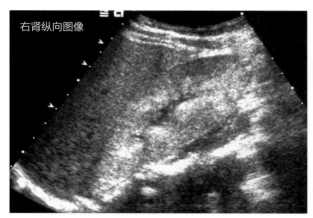

▲ 图 25-52　获得性免疫缺陷综合征相关肾病的超声检查
右肾的纵向图像。肾脏的大小正常或略有增大。弥漫性皮质回声增强，皮髓质分界不清

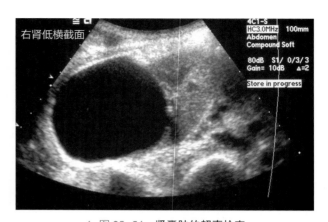

▲ 图 25-54　肾囊肿的超声检查
一个大的无回声的肾囊物从右肾侧缘突出。囊肿的特点包括边界清楚，后壁锐利，后方回声增强。没有内部回声或结节，囊壁光滑。肾脏边界清晰

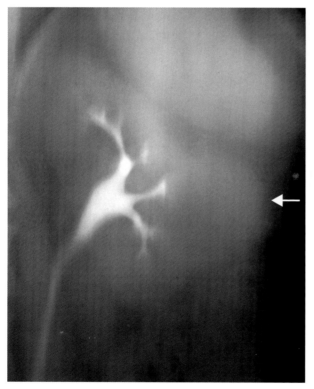

▲ 图 25-53　肾肿物肾断层成像
稍低密度肿物突出于左肾外侧边界（箭）。进一步检查证实为肾囊肿

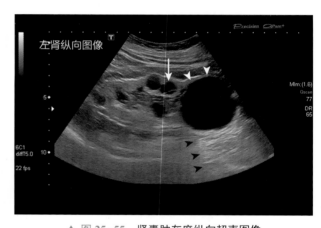

▲ 图 25-55　肾囊肿灰度纵向超声图像
显示了一个完全无回声的囊肿（白箭头），内无分隔。后方的回声增强（黑箭头）进一步证实病变为囊肿。较小的浅表病变（白箭）内有一薄分隔，属于 Bosniak Ⅱ 类囊肿

圆形或椭圆的无回声（图 25-54）；边界清楚，囊壁光滑，囊壁与相邻的肾实质间的界面清晰，后方回声增强。囊肿内可见细小的间隔，但无结节（图 25-55）。如果满足所有这些标准，则可以诊断为囊肿。如果不能完全满足这些标准，则需要使用 CT 或 MRI 进行进一步检查。

　　CE-CT 可用于表征和区分肾肿物 [238-240]。单纯性肾囊肿表现为边界清楚的圆形水样密度病灶，壁薄而难以测量（图 25-56）；注射对比剂后囊肿内容物不强化；内容物密度与水可能有一定差异，但不超过 10～15HU；与邻近肾实质的分界清晰；边缘光滑，无明显结节；可见薄的环状钙化。"高密度"囊肿密度在 50～80HU，囊内通常含出血或蛋白质碎屑；与单纯性囊肿一样，没有囊壁结节，在注射对比剂后也不出现明显强化。高密度囊肿常见于多囊肾或多房性肾囊性变。由于良好的软组织对比，囊肿在 MRI 上可以很好地显示。MRI 上，单纯性囊肿是边界清楚的薄壁结构，内含液体，在 T_1 加权序列上呈暗色，在 T_2 加权序列上呈亮色（图 25-

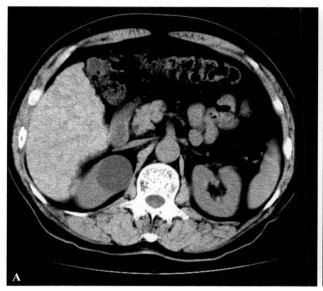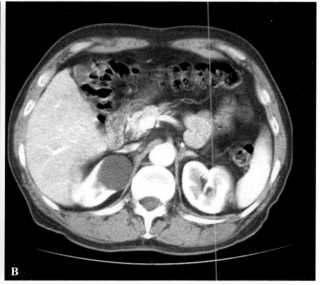

▲ 图 25-56　肾囊肿 CT 图像

平扫（A）和增强后（B）轴位图像。囊肿边界清楚，无强化。CT 值为 0～5HU，表现为水样密度，与肾实质分界清晰，囊壁不可见，无结节，囊肿密度均匀

57）。复杂性囊肿含有蛋白或血性液体，可能有分隔和钙化。囊液的 T_1 信号强度比一般组织液体高，范围从同等信号强度到高信号强度不等。T_2 信号强度低于一般组织液体，可能呈黑色，这取决于囊液的血液含量。囊肿不被对比剂强化。与 CE-CT 相比，CE-MRI 具有更高的对比剂分辨率，从而可以更好地显示分隔[241, 242]。MRI 还可以区分血液成分，并且对细微的强化更敏感，特别是在使用减影技术时。这使得 MRI 在鉴别复杂性囊肿和囊性肿瘤方面优于 CT[241-243]（图 25-58 和图 25-59）。

多囊肾分为婴儿型、成年型或后天获得型。婴儿型为常染色体隐性遗传性疾病[244]，其临床症状具有异质性，即新生儿期表现为严重的肾脏损害，在较大的儿童中表现为充血性心力衰竭和肝功能衰竭。器官肿大常见，可见双侧对称性肾肿大。由于肾功能受损，IVU 对肾脏的可视性很差，肾图延长且呈斑驳条纹状。US 显示集合系统扩张，肾脏增大，呈弥漫性高回声[245]，皮髓分界不清。临床一般根据 US 表现诊断多囊肾，因而很少使用 CT 和 MRI。

常染色体显性遗传性多囊肾病（ADPKD）为成年型[246]。KUB 或 IVU 在 ADPKD 的评估中没有作用。US 显示双侧肾脏增大，呈明显分叶状，并在整个区域内包含多个大小不一的无回声区域[247]。

ADPKD 患者 CT 和 MRI 表现为肾脏增大，呈分叶状，囊肿大小不一（图 25-60），囊壁可能出现钙化，两侧肾脏受累程度可能不一致。囊肿可能由于出血而呈现不同的密度或信号强度（图 25-61）。由于某些囊肿中存在碎片或出血，可见液平面。在排泄期，肾盏明显变形。CT 和 MRI 对 ADPKD 肾脏受累程度的判断优于 US。在肝脏、脾脏和胰腺中也可能发现囊肿。

接受连续腹膜透析或血液透析的肾损伤患者易发生成人获得性肾囊肿[248]（图 25-62）。患者透析的时间越长，患成人获得性肾囊肿的可能性越大[249, 250]。囊肿通常很小（大多数患者为 0.5～2cm），壁层可能发生钙化。由于肾功能受损，X 线片和 IVU 在评估中不起作用。US 显示出萎缩变小的肾脏，囊肿表现为无回声或低回声区域，通常是双侧囊肿。CT 或 MRI 显示双侧小囊肿，囊肿大小不一，但通常在 1～2cm 范围内（图 25-63 和图 25-28）[251, 252]。由于上述患者患癌症和腺瘤的概率较高，因而需仔细评估囊肿的实质成分。直径＜3cm 的实质性病变可能代表腺瘤或肾细胞癌，而＞3cm 的大多数是肾细胞癌[253, 254]。通常成人获得性肾囊肿筛查采用 US，每 6 个月复查一次；CT 或 MRI 仅用于有可疑或实性病变的患者[255]。

髓质海绵肾或肾小管扩张是一种非遗传性发育

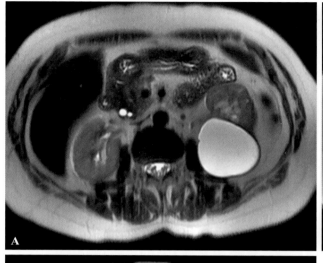

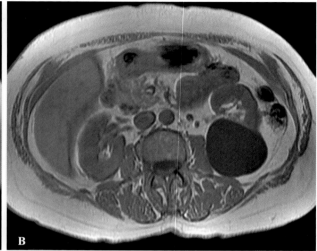

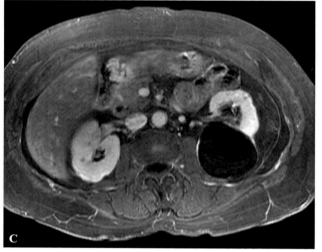

▲ 图 25-57　单纯性囊肿 MRI 图像
A. 在 T_2 加权像上，囊肿呈现白色；B. 在 T_1 加权像上，囊肿呈暗色。在钆增强的 T_1 加权图像上无强化

障碍，远端集合管扩张和囊性扩张。囊腔内容易形成尿液淤滞，从而导致结石的形成和潜在的感染。肾脏通常表现为双侧受累，但并不总是对称的，极少数情况下可表现为只有一个肾盏受累。肾脏大小一般正常，伴髓质钙质沉着症，可出现小结石[165]。IVU 中，对比剂呈现从肾盏边缘延伸出的线状或弧形影，形成平行的刷状条纹。随着受累程度的加重，囊性扩张可能表现为葡萄状或念珠状。CT 是一种显示囊肿钙化的好方法，尽管即使使用薄层排泄期成像也难以显示出条纹或囊性扩张。

多囊性肾发育不良是一种罕见的先天性非遗传性疾病。它通常是单侧整个肾脏受累，在极少数情况下，出现部分肾脏受累。US 显示多个大小不等的无回声囊性结构取代了肾脏，无正常实质，囊壁上可见钙化。CT 显示肾窝处填充多个充满液体的结构，可见分隔和环状钙化，囊液的密度通常与水

相同或略高于水。静脉注射对比剂后肾脏无强化，患侧肾动脉不可见。如果囊壁或分隔不可见，则可能很难与严重肾积水相鉴别。

在一些遗传性综合征（如结节性硬化症）和获得性疾病（如锂肾病，图 25-63）中可能会出现小的皮质囊肿。这些囊肿通常是多发的，且体积非常小（数毫米）。MRI 显示效果最好，但如果囊肿稍大，也可以在 CT 上看到[256]。遗传性疾病（如 von Hippel-Lindau 病）中皮质囊肿可能较大（图 25-64）[257]。肾盂源性囊肿和肾盏憩室是与部分肾盂肾盏系统相连的小囊性结构。在对比剂增强检查中，肾盏憩室表现为小圆形或椭圆形影，与肾盏穹窿相连。憩室内尿液淤滞，可能会形成肾结石。

并非全部囊性肾肿物均为良性[258]。1986 年，Bosniak 建立了基于 CT 成像特征的分类体系，以帮助指导囊性肾肿物的临床治疗[256-263]。Ⅰ 类病变为

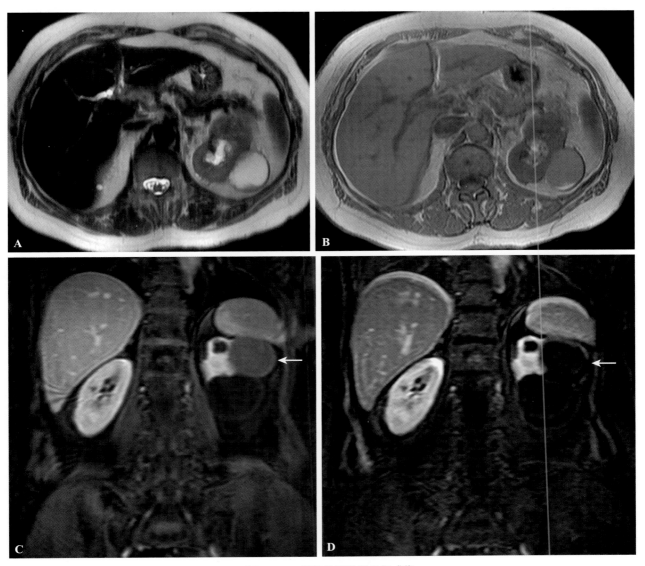

▲ 图 25-58　复杂性囊肿磁共振成像

A. T_2 加权轴位图像显示肾脏左上极结构呈亮色。B. T_1 加权轴位图像显示相同结构呈中等信号强度。囊肿内部的碎片在两个序列上都可见。由于增强后 T_1 加权冠状面图像（C）显示囊肿的信号强度高于预期（箭），因此需要增强后减影图像（D）以确认无强化（箭）

单纯的良性囊肿（图 25-56）。Ⅱ类囊肿亦为良性，伴有薄分隔和细小的环状钙化，或者是直径＜ 3cm 的均匀高密度囊肿，无强化（图 25-65）。ⅡF 类代表了不确定的Ⅱ类病变，需要随访观察，通常随访 6～12 个月，以证实为良性囊肿（图 25-66）。这类囊性病变可能有多个分隔，部分囊壁较厚或出现结节状钙化，或为直径＞ 3cm 的高密度囊肿。Ⅲ类囊性病变囊壁增厚、不规则，显示出一定程度的强化改变，亦可见致密的不规则钙化。在这种情况下，临床病史可能有助于确定它们是肾脓肿还是感染性囊肿。尽管部分病变呈良性，但仍可能需要外科手术

以进行诊断和治疗[263]。一些专家学者提倡进行活检明确诊断[264-267]。Ⅳ类囊性肿物明确为恶性，可见囊肿内明显强化的软组织肿块或结节（图 25-67）[268]。这一类病变需要进行肾切除术，如果囊肿大小不超过 5～6cm 且位于适当的位置，也可以行保留肾单位的手术。肾脏的囊性疾病将在第 45 章进一步讨论。

CE-CT 是鉴别所有实性肿物、疑似实性肿物或不符合 US 肾囊肿标准的肿物的首选成像方式[259, 266, 269]。MRI 具有与 CT 类似的敏感性和特异性，但通常用于碘化对比剂禁忌患者或必须限制辐射剂

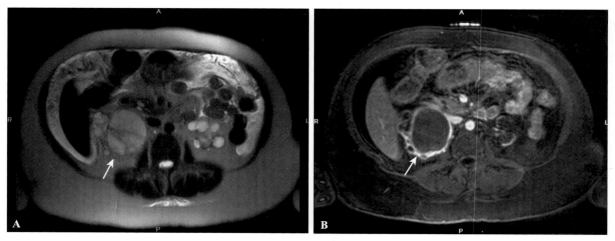

▲ 图 25-59　复杂出血性囊肿 MRI 图像

A. T_1 加权轴位图像显示出复杂的右肾结构，两个序列均为亮色，内部有分隔（箭）；B. 在钆增强的 T_1 加权图像上无强化（箭）。细针抽吸诊断为出血性囊肿

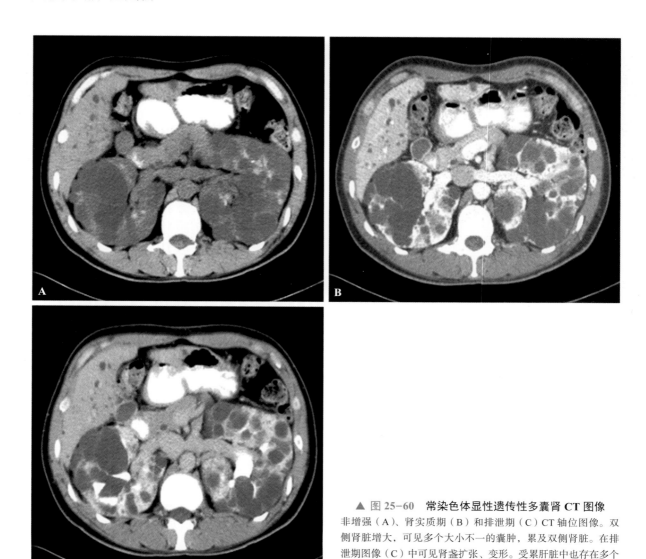

▲ 图 25-60　常染色体显性遗传性多囊肾 CT 图像

非增强（A）、肾实质期（B）和排泄期（C）CT 轴位图像。双侧肾脏增大，可见多个大小不一的囊肿，累及双侧肾脏。在排泄期图像（C）中可见肾盏扩张、变形。受累肝脏中也存在多个小囊肿

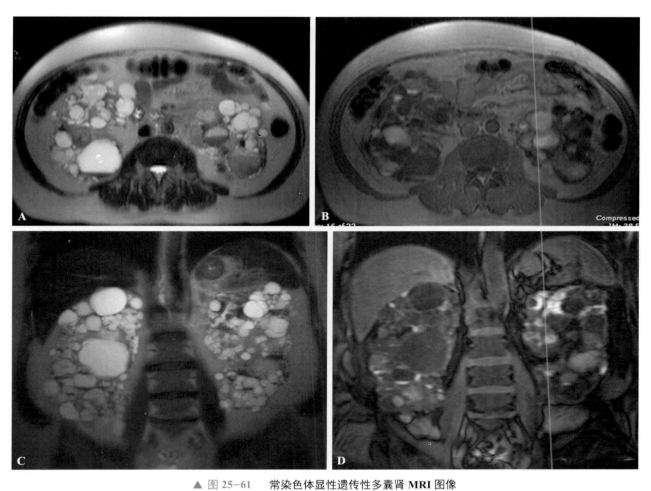

▲ 图 25-61　常染色体显性遗传性多囊肾 MRI 图像

轴位（A）和冠状位（C）T₂加权图像显示双侧肾皮质萎缩和多发性囊肿，其中多数囊肿呈高信号，为亮色。轴位 T₁加权像（B）显示多个亮暗结构，注射钆对比剂后无强化；减影图像（D）证实了这一表现，与囊肿一致

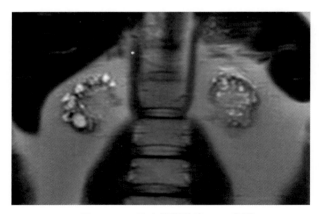

▲ 图 25-62　终末期肾脏病 MRI 图像

T₂加权冠状位图像显示慢性透析患者的肾脏弥漫性萎缩，出现获得性多发性囊肿

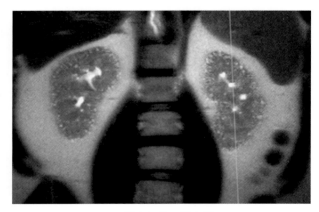

▲ 图 25-63　锂中毒

冠状位 T₂加权像见许多肾皮质小囊肿，为锂中毒的特征

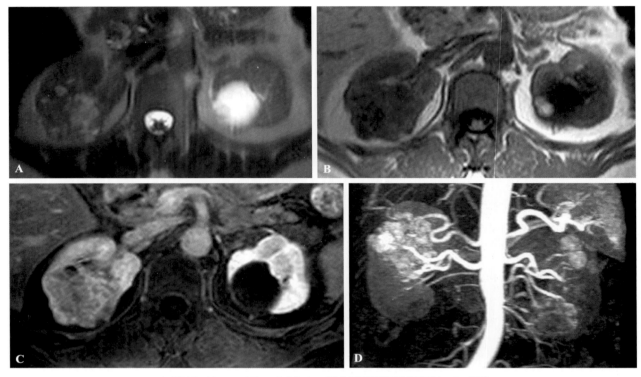

▲ 图 25-64　**von Hippel-Lindau 综合征双侧透明细胞癌 MRI 图像**

T_2 加权像（A）和 T_1 加权像（B）可见双侧不均一性肾肿物和左肾囊肿。C. 较大的右肾肿物表现出不均一性强化，而两个较小的左肾肿物强化较均匀。D. 最大密度投影以血管造影形式显示多个肾脏肿物

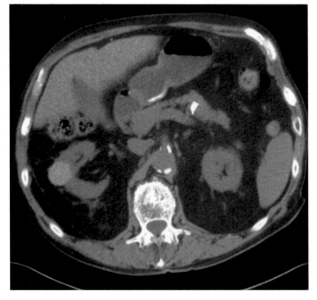

▲ 图 25-65　**高密度肾囊肿 CT 平扫轴位图像**

右肾可见一个边界清楚的高密度肿物。这是一例 Bosniak Ⅱ 类肾囊肿。它边界清晰，直径 < 3cm，在增强扫描中不显示强化

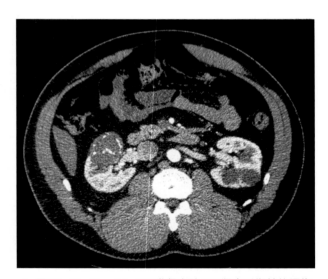

▲ 图 25-66　**Bosniak ⅡF 类肾囊肿 CT 肾实质期轴位图像**

右肾囊性病变表现为外壁和内分隔大块钙化。平扫和增强扫描的 CT 值无明显变化。需随访。左肾尚可见 Bosniak Ⅰ 类囊肿

量的情况下。对于 CT 未明确的肾肿物、静脉受累的病例以及区分血管和腹膜后淋巴结，MRI 可能有帮助。此外，也可选择 CE-US，特别对于肾功能受损的患者（图 25-68）。

肾肿瘤可发生于肾实质或肾盂肾盏系统的尿路上皮。随着断面成像技术的使用增加，更多小肿瘤被偶然发现[270, 271]。肾腺瘤是最常见的良性肿瘤，其大小几乎均小于 2～3cm，无特征性的影像学改变可与其他实体瘤相鉴别。典型的肾腺瘤位于皮质髓质，US 表现为实性，CE-CT 显示均匀强化。

肾错构瘤，又称血管平滑肌脂肪瘤（AML），是由脂肪、肌肉、血管成分甚至软骨等不同组织构成的良性肾脏肿瘤。其脂肪成分使 AML 在放射学上易于区分（图 25-69）[272, 273]。由于脂肪的存在，US 检查中肿物呈实性且具有高回声[274, 275]。CT 检查很容易诊断 AML，因为大多数 AML 都有大量的脂肪，表现为低衰减（< –10Hu）。在极少数情况下，AML 只有极少量的脂肪存在，因而必须仔细检查[276-279]。脂肪抑制和反相化学位移序列 MRI 可

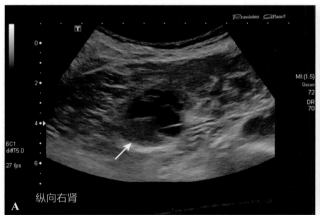

▲ 图 25-67　左肾 Bosniak Ⅳ 类囊肿 CT 肾实质期冠状位图像
左肾可见囊性肿物，下极囊肿内部可见实质成分。右肾下极可见一个中心坏死的实性肿物，为肾细胞癌。右肾上极尚可见 Bosniak Ⅰ 类囊肿，左肾中段可见肾结石。左下极囊性病变证实为乳头型肾细胞癌

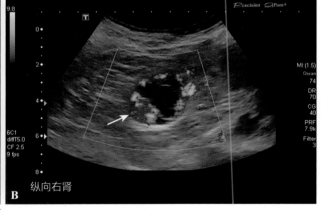

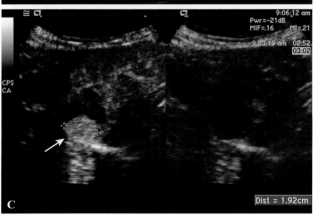

▲ 图 25-68　一例 58 岁女性 Bosniak Ⅳ 类囊肿超声图
A. 灰阶超声图显示一个含有实质结节成分的复杂囊肿（箭）；B. 功率多普勒图像显示病变结节成分内的血流（箭），证实其血管化；C. 合成图像，左侧为对比增强的图像，右侧为灰度图像。结节（箭）显示动脉期不均匀强化。该发现与肿瘤性囊肿一致。随后切除病灶，发现为透明细胞癌，Fuhrman 2 级

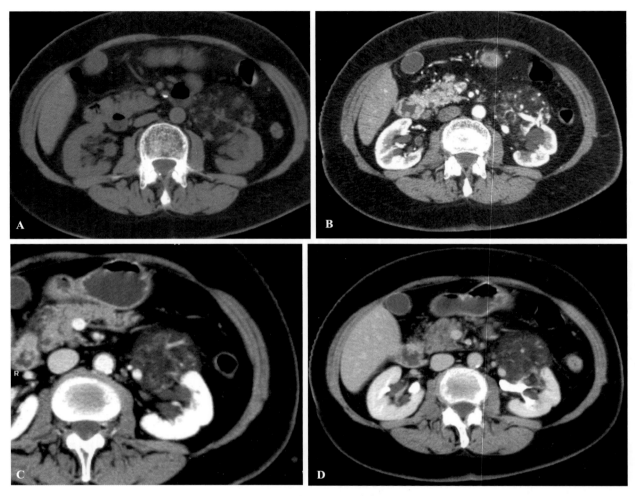

▲ 图 25-69　血管平滑肌脂肪瘤 CT 扫描

平扫（A）、皮质髓质期（B）、肾实质期（C）和排泄期（D）轴位图像，可见含脂肪的肿物突出于左肾前方。此血管性良性肿瘤的内部结构显示强化

以确诊[280]。脂肪在 T_1 和 T_2 加权序列中均为高信号强度。脂肪抑制序列中 AML 的脂肪信号强度降低。反相化学位移序列可使肿瘤与正常肾实质交界处形成"勾边"伪影。AML 的强化模式因病变成分的不同而不同。应在肾脏的所有实性病变中寻找脂肪组织，若发现脂肪，则可诊断 AML[281-283]。大多数直径为 4cm 或更小的 AML 可随访观察；外科手术仅适用于较大的 AML，尤其是伴出血者[284, 285]。在结节性硬化症患者中可以发现双侧多发 AML。

　　嗜酸细胞瘤是一种少见的良性肿瘤，起源于近端集合管上皮。放射学特征包括实性肿物，强化均匀，在 US、CE-CT 或 MRI 上可见中央星状瘢痕，在血管造影中呈辐轮状图案[286-288]。但这些表现非特异性，仍需要组织学检查证实[289, 290]。肾嗜酸性

细胞癌也可见此类征象，通常需要手术才能明确诊断。

　　肾细胞癌是仅次于前列腺癌和膀胱癌的第三常见的泌尿生殖系统肿瘤。CE-CT 是肾细胞癌成像的首选方法，已被证明可有效地对肾细胞癌进行检测、诊断、定性和分期，准确率超过 90%[291, 292]。CT 平扫显示肾细胞癌为肾脏内一片界限不清的区域，HU 接近肾实质（图 25-70）。静脉注射对比剂后，大多数肾细胞癌表现强化。肿物的最佳显像时期为肾实质期（图 25-70）[293-295]。皮质髓质期则有助于显示肿瘤与血管结构的关系，因为此期动脉和静脉强化最明显（图 25-71）[296, 297]。排泄期有助于显示肿瘤与肾盂肾盏系统的关系，并可辅助术前计划保留肾单位的肾部分切除术（图 25-70）[298, 299]。肾透明细

胞癌往往比乳头状癌强化更明显、更不均一（图25-64、图25-71、图25-72和图25-73）[300, 301]。嫌色细胞癌通常具有均一的强化模式（图25-70）[300]。相比透明细胞癌，钙化在嫌色细胞癌和乳头状癌中更常见，并且仅显示25～30HU的轻度强化[302]。

肾细胞癌的MRI表现随组织学类型的不同而不同。例如，与乳头状型（图25-74）和嫌色细胞型相比，透明细胞型肿物往往更大，并更常伴有出血和坏死（图25-72和图25-73）。利用弥散加权等先进MRI技术鉴别肾细胞癌组织学类型的可行性目前正在评估当中，仍需要进一步的研究[303]。肾细胞癌在T_2加权序列上常表现为不均匀高信号，在T_1加权序列上则是低信号到等信号之间不等（图25-75）。肾细胞癌强化程度低于正常肾皮质组织。由于数量

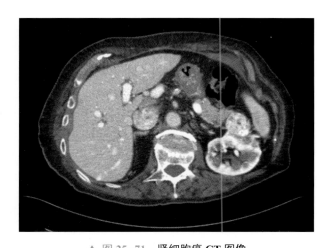

▲ 图 25-71　肾细胞癌 CT 图像

皮质髓质期轴位增强图像，注意左肾前部不均匀强化肿块，此为Ⅱ期肾细胞癌，因为它已突破肾包膜延伸至 Gerota 筋膜。该肿物被证实为透明细胞型肾细胞癌。

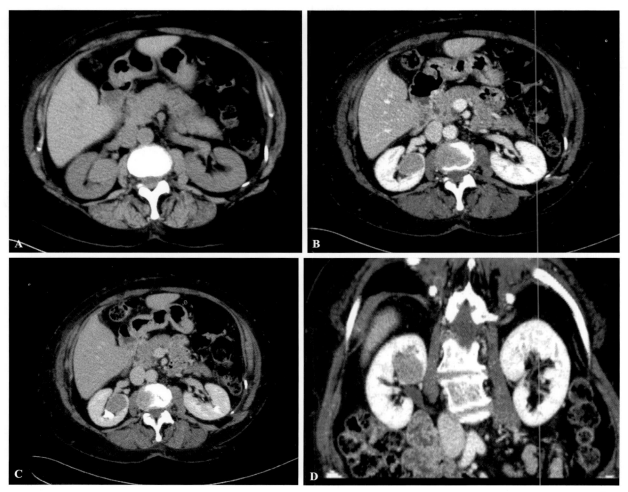

▲ 图 25-70　肾细胞癌 CT 图像

平扫（A）、肾实质期（B）和排泄期（C）轴位图像结合肾实质期冠状位图像（D）。平扫（A）见右肾肿物表现为较肾脏其余部位略高的密度。增强扫描（B、C 和 D）显示正常肾实质包绕的强化结构。该肿物被证实为嫌色细胞型肾细胞癌

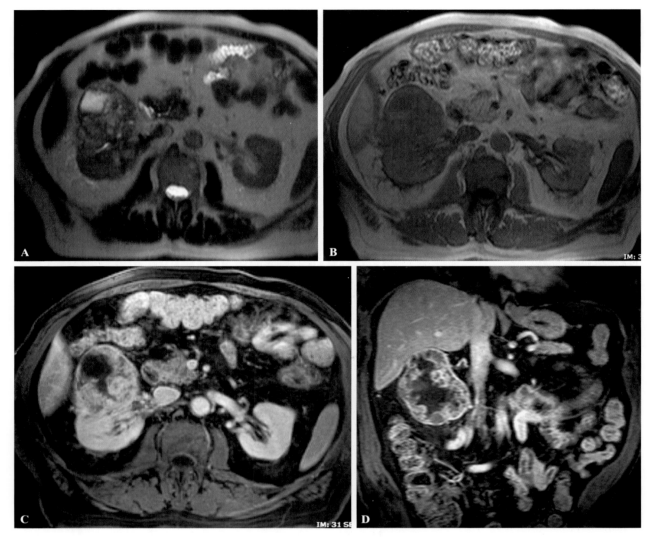

▲ 图 25-72　ⅢA 期肾透明细胞癌 MRI 图像

A. 轴位 T_2 加权像显示 7.5cm 长的右肾肿物，呈高信号，与坏死和囊变一致。B 轴位 T_1 加权像显示不均匀等信号肿物，肾周脂肪条索增多。轴位（C）和冠状位（D）钆增强图像证实中心区域坏死。未见静脉浸润。手术中发现肾周脂肪局部微浸润

不等的坏死和腔内脂质，其异质性随着肿物大小的增加而增加。腔内脂质可使反相 T_1 加权序列上的肿物区域信号强度下降。

　　肾细胞癌的分期对于预测生存率和计划合适的手术入径非常重要。世界卫生组织和 Robson 分类法都可用于肾细胞癌的分期[291]。在 Robson 肾细胞癌分类法中，Ⅰ期肿瘤被肾包膜限制在肾实质内（图 25-70、图 25-74 和图 25-75）。Ⅱ期肿瘤突破肾包膜进入肾周脂肪，但仍在 Gerota 筋膜内（图 25-71 和图 25-64）。Ⅲ期病变细分为延伸至肾静脉或下腔静脉（图 25-73 和图 25-76）的ⅢA 肿瘤，累及区域腹膜后淋巴结的ⅢB 肿瘤，以及累及静脉

和淋巴结的ⅢC 肿瘤。ⅣA 期肾细胞癌，肿瘤蔓延至 Gerota 筋膜外，累及同侧肾上腺以外的邻近器官或肌肉（图 25-77）；ⅣB 期肾细胞癌有远处转移，最常见的部位是肺、纵隔、肝和骨骼。肾癌将在第 41 章进一步讨论。

　　MRI 检查对肾细胞癌分期有很高的准确性。然而，与 CT 一样，MRI 面临的最大挑战仍然是评估肾周脂肪的局部浸润和邻近器官的直接浸润，特别是大肿瘤[304]。完整的假包膜有助于排除局部浸润。假包膜是肿瘤周围的一圈低密度影，在 T_2 加权图像上成像效果最好（图 25-75A），在小肿瘤或生长缓慢的肿瘤中最常见。当肿瘤蔓延至肾外时，假

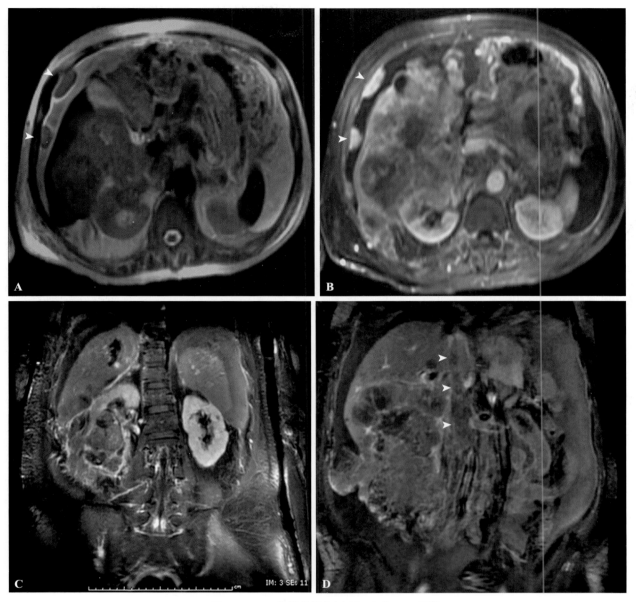

▲ 图 25-73　Ⅳ期转移性肾透明细胞癌 MRI 图像

T₂ 加权像（A）和钆增强 T₁ 加权像（B）轴位图像显示出一个较大的异质性肿物，侵犯邻近肝脏和腹膜转移（箭头）。C 和 D：冠状面钆增强 T₁ 加权像显示肿块向下和向内侧蔓延，下腔静脉受侵至肝静脉水平（箭头）

包膜由纤维组织构成，此外由压缩的正常肾组织构成[305]。如果假包膜完好，肾周脂肪被侵犯的可能性很小[305]。

用 MRI 检测和评估肾癌患者的血管栓塞是非常准确和可靠的[304, 306]。静脉期和延迟期的冠状面成像可显示是否存在静脉浸润，确定静脉浸润的程度（如果存在），鉴别强化的血管内肿瘤和非强化的血栓（图 25-77）。确定肾静脉、下腔静脉和右心房受累对决定手术入径非常重要[307]。

虽然肾细胞癌是肾脏最常见的原发恶性肿瘤，但移行细胞癌也可发生在肾脏[308]。大多数移行细胞癌累及尿路上皮，并蔓延到肾盂或输尿管。因此，IVU 图像显示肾盂或输尿管内充盈缺损，容易与肾结石、血块或组织碎片相混淆（图 25-78）。膀胱移行细胞癌比肾脏或输尿管移行细胞癌更常见[309]。移行细胞癌可以蔓延至肾实质，在影像学上表现为肾脏内的肿物，与肾细胞癌相似，不同之处在于，移行细胞癌在增强成像中的强化程度较低且

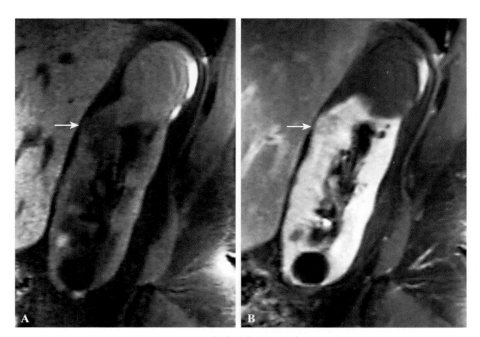

▲ 图 25-74　I 期乳头状肾细胞癌 MRI 图像
注射钆前（A）、后（B）矢状位 T_1 加权像见皮质前部有一个微小的肿块（箭）和多个未强化囊肿。术中未发现肾周浸润

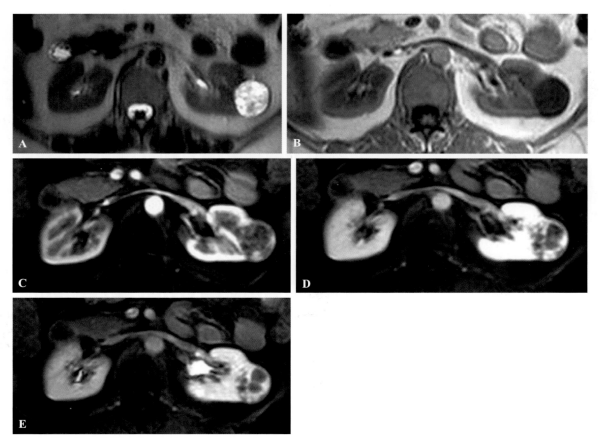

▲ 图 25-75　具有假包膜的 I 期肾细胞癌 MRI 图像
A. T_2 加权图像显示左侧有一不均匀的亮色肿物，并有一界限清楚的假包膜。B. T_1 加权图像证实左肾皮质有一清晰的暗色肿物。C 至 E：动脉期、静脉期和排泄期的轴位钆增强 T_1 加权像显示不均匀强化，无肾静脉受累的证据。术中未发现肾周浸润

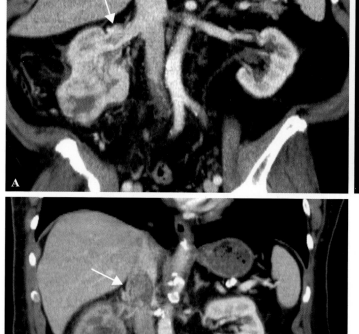
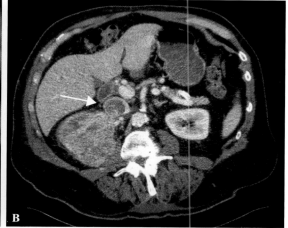

▲ 图 25-76　ⅢA 期肾细胞癌 CT 图像

冠状位增强扫描（A）显示右肾有一ⅢA 期肿物，癌栓延伸至右肾静脉（箭）。在另一位患者中，轴位（B）和冠状位（C）增强图像也显示右肾肿物伴癌栓，但癌栓已延伸至下腔静脉（箭）。这两个肿瘤均为透明细胞型

较少累及肾静脉。CTU 和 MRU 结果相似：上集合系统中的移行细胞癌可以是集合系统内的局灶性或不规则肿物（图 25-79），也可以是浸润到肾实质的边界不清的肿物。如果肿瘤体积很小，则难以通过 CT 和 MRI 显示。由于可能存在同步损伤，因此需要对整个集合系统进行评估。CTU 和 MRU 对集合系统的完整评估均有价值，而输尿管镜下逆行肾盂造影和活检可明确诊断。

淋巴瘤累及多个器官，包括肾脏，在极少数情况下，肾脏也可能是原发病灶 [310]。淋巴瘤可能是单发或多发，位于单侧或双侧肾脏，可见肾周浸润。此外，还可观察到肾脏被淋巴瘤组织替代，通常伴有邻近的腹膜后淋巴结肿大。CE-CT 是首选的成像方法。MRI 表现与 CE-CT 相似。淋巴瘤通常在 T_1 加权序列上表现为低强度信号，在 T_2 加权序列上表现为不均匀、略低强度信号。强化后序列呈现最低限度的强化 [311]（图 25-80）。血管通常被包裹，而不被侵犯，罕见坏死。经治疗的淋巴瘤信号强度可能有所不同 [311]。

转移性肿瘤也可能累及肾脏。转移瘤最常见的是血源性转移，通常会导致多个受累病灶，但也会出现单个病灶（图 25-81）。由于 CT 多用于癌症患者的定期随访，转移瘤最常见于 CE-CT。低密度、圆形肿物，尤其在外周，是转移瘤的典型表现。当转移性肾肿瘤为单一病变时，如果未进行活检，则很难与原发性肾肿瘤相鉴别。

7. 正电子发射断层扫描和正电子发射断层扫描 - 计算机断层扫描在肾癌中的应用

肾细胞癌 PET 成像的初步研究表明，PET 成像在评估不确定的肾肿物、术前分期和评估肿瘤负

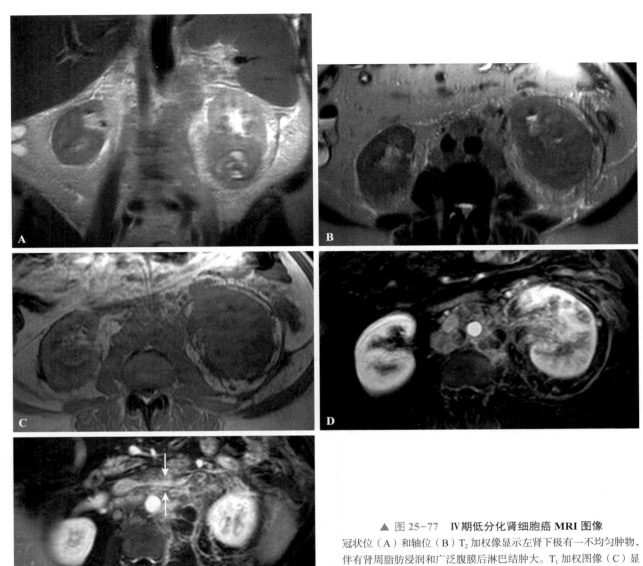

▲ 图 25-77 Ⅳ期低分化肾细胞癌 MRI 图像

冠状位（A）和轴位（B）T₂加权像显示左肾下极有一不均匀肿物，伴有肾周脂肪浸润和广泛腹膜后淋巴结肿大。T₁加权图像（C）显示肿物为中等强度。钆增强轴位 T₁加权像（D 和 E）中局部浸润和淋巴结肿大更为明显，左肾静脉被包裹，未被侵犯（箭）

荷、检测骨转移和非骨转移（包括血管浸润）、治疗后再分期、治疗评价以及确定影像学结果对临床管理的影响等方面应用前景广阔[312-324]。然而，其他的一些研究表明，与标准成像方法相比，PET 成像无明显优势[325-327]。

据报道，与手术标本的组织学分析相比，FDG-PET 在肾细胞癌的术前分期中假阴性率较高（23%）。

在一项研究中，PET 对原发性肾细胞癌的敏感性为 60%（CT 为 91.7%），特异性为 100%（CT 为 100%）。对于腹膜后淋巴结转移或肾床（即肾癌周

临床意义

PET 扫描检测肾癌和转移瘤的敏感性低于 CT，因为 CT 病变部位的发现可能早于 PET 高代谢病灶的发现。

围组织）肿瘤复发，PET 的敏感性为 75.0%（CT 为 92.6%），特异性为 100%（CT 为 98.1%）。对于肺实质转移瘤，PET 的敏感性为 75%（胸部 CT 为 91.1%），特异性为 97.1%（胸部 CT 为 73.1%）。

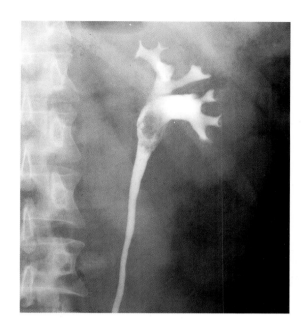

◀ 图 25-78　移行细胞癌静脉尿路造影图像
左肾盂不规则充盈缺损为移行细胞癌。注意左肾无明显梗阻，
肾盏正常

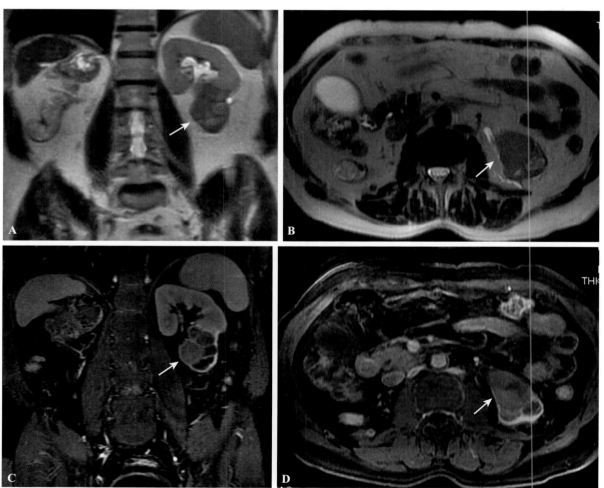

▲ 图 25-79　移行细胞癌 MRI 图像
冠状位（A）和轴位（B）T_2 加权像显示萎缩的左肾下极有中等强度的浸润性肿块（箭）。冠状位（C）和轴位（D）钆增强 T_1 加权像显示肾脏下极扩张的肾盏和肾盂内的肿物出现强化（箭）。皮质萎缩显影清晰

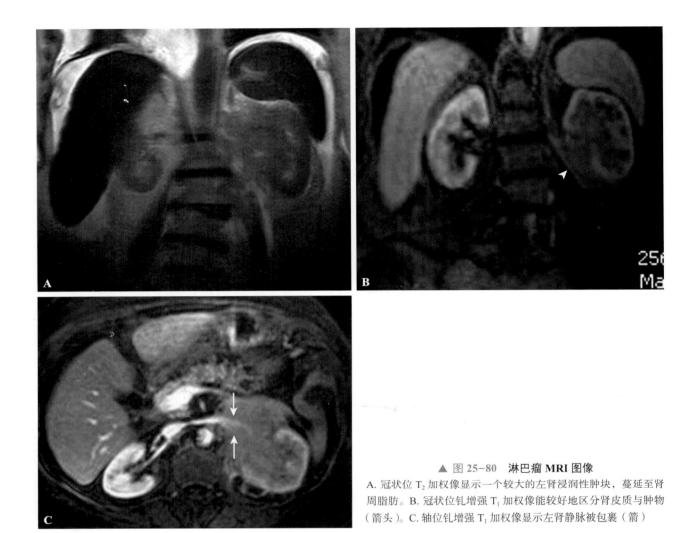

▲ 图 25-80　淋巴瘤 MRI 图像

A. 冠状位 T_2 加权像显示一个较大的左肾浸润性肿块，蔓延至肾周脂肪。B. 冠状位钆增强 T_1 加权像能较好地区分肾皮质与肿物（箭头）。C. 轴位钆增强 T_1 加权像显示左肾静脉被包裹（箭）

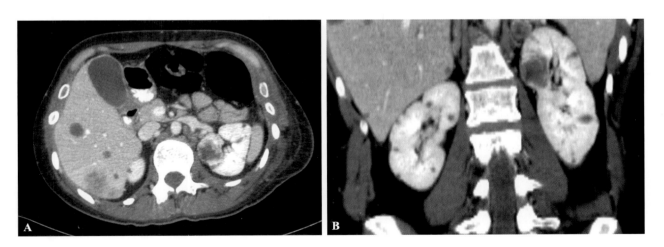

▲ 图 25-81　肾脏转移瘤 CT 图像

肾实质期轴位（A）和冠状位（B）增强图像。双侧肾脏可见多个不均匀但密度较低的病灶，最大的位于左肾上极。该患者为肺癌转移，病变出现在 2 个月内。注意肝脏也有转移

PET 对骨转移的敏感性为 77.3%，特异性为 100%（CT 和骨扫描相结合的敏感性和特异性分别为 93.8% 和 87.2%）[328]。对于肾细胞癌的再分期，报道显示 PET 的敏感性为 87%，特异性为 100%[329]。骨扫描和 FDG-PET 检测肾细胞癌骨转移的对比研究表明，PET 具有 100% 的敏感性（骨扫描为 77.5%）和 100% 的特异性（骨扫描为 59.6%）[317]。另一份报道显示，PET 对肾细胞癌再分期的阴性预测值为 33%，阳性预测值为 94%[313]。其他研究表明，PET 在表征不确定的肾肿物方面具有很高的准确性，恶性肿瘤的肿瘤 / 肾脏的平均摄取比为 3.0[312]。

这些复杂的观察结果可能与葡萄糖转运蛋白

1 在肾细胞癌中的异质性表达有关，而这可能与肿瘤的分期或程度无关 [330, 331]。阴性检查结果并不能排除疾病，而阳性结果则高度怀疑为恶性肿瘤 [332]。如果肿瘤与 FDG 紧密结合，那么 PET 可以作为治疗后随访和监测的合理成像手段（图 25-82）。事实上，已有研究证明 FDG-PET 可以影响高达 40% 的疑似局部复发和转移性肾癌患者的临床管理策略 [315]。一项 Meta 分析纳入了 14 项已发表的关于 FDG-PET（FDG-PET-CT）在肾细胞癌中的诊断性应用的研究，结果显示 PET-CT 对肾脏病变的综合敏感性为 62%，综合特异性为 88% [333]。

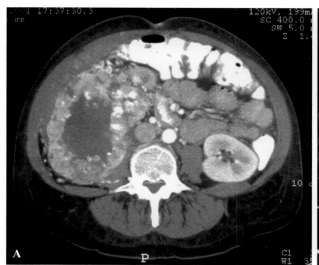
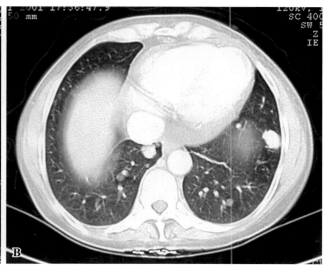
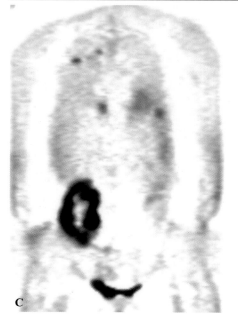

▲ 图 25-82 肾细胞癌 CT 图像

CT 扫描显示一个巨大的坏死性肾肿物（A），伴有双侧数个肺结节（B）。正电子发射断层扫描（C）显示，肾脏巨大肿块的周围和肺结节内呈高代谢。肾肿物内部的低代谢病灶与肿瘤中央坏死一致由于 FDG 经尿液排泄，它在尿液里的强活性可能会混淆肾床内和周围的病变检测。静脉给予呋塞米已被提出用来促进尿液从肾脏集合系统中清除，尽管这种干预在改善病变检测方面的确切益处仍不明确。

此后，许多研究人员报道了 PET-CT 成像系统独特的协同诊断作用 [334]。研究表明，FDG PET-CT 在不确定的肾肿物的影像学评估中对原发性肾细胞癌的敏感性为 46.6%，特异性为 66.6% [335]。韩国 Park 等的一项研究中，63 例肾细胞癌患者在手术治疗后的随访中同时接受了 FDG PET-CT 和常规影像学评估 [336]。FDG PET-CT 对复发和转移性疾病的敏感性为 89.5%，特异性为 83.3%，阳性预测值为 77.3%，阴性预测值为 92.6%，这表明此方法与常规影像学检查的诊断性能无显著性差异。因此 Park 等推断 FDG PET-CT 可以代替多种传统的影像学检查，且不需要使用对比剂。PET-CT 在肾癌显像中的作用及其对近期和远期临床管理和决策的影响也需进一步研究。

研究表明，PET-CT 可能在治疗反应评估和预测方面有潜在的应用价值。一个日本研究小组报道了使用 FDG PET-CT 对 35 名晚期肾细胞癌患者进行酪氨酸激酶抑制剂治疗反应的早期评估 [337]。研究人员发现，无进展生存率和总生存率的提高都与治疗的良好反应（定义为治疗结束 1 个月后较治疗前，肿瘤最大标准化摄取值下降 20% 或更多）有关。其他研究也得到了类似的结果 [336, 338-341]。一项研究报告，虽然 FDG PET-CT 可能有助于评估化疗的治疗反应，但在监测免疫治疗的反应方面可能无用，如单一使用干扰素 α，或使用白介素 2 和氟尿嘧啶联合治疗 [342]。此外，其他研究表明，肾癌病变中 FDG 摄取越高，预后越差 [343,344]。

在肾细胞癌患者的 PET 影像学评估中，还研究了其他示踪剂［如 ^{11}C 标记的乙酸盐（$^{11}C-$ 乙酸盐），^{18}F 标记的氟咪唑（$^{18}F-FMISO$）和 ^{18}F 标记的氟化钠］，但需要进一步的研究来明确这些示踪剂和其他非 FDG 示踪剂的确切作用 [345-348]。一项研究显示，70% 的肾细胞癌中 $^{11}C-$ 乙酸盐高度积聚 [349]。然而，较早的一项类似研究表明，在大多数肾脏肿瘤中，$^{11}C-$ 乙酸盐的积聚并不比正常肾实质高 [350]。除了肾细胞癌外，$^{11}C-$ 乙酸盐还可用于

肾脏氧耗和肾小管钠重吸收的影像学评估 [351]。另一项使用双示踪剂（$^{11}C-$ 乙酸盐和 FDG）的研究表明，AML 对 $^{11}C-$ 乙酸盐高度敏感，但对 FDG 则完全不敏感。肾细胞癌中 $^{11}C-$ 乙酸盐的摄取低于 AML。这项研究表明，$^{11}C-$ 乙酸盐可能有助于鉴别乏脂型血管平滑肌脂肪瘤和肾细胞癌，敏感性为 93.8%，特异性为 98% [352]。$^{11}C-$ 乙酸盐也被发现在早期预测转移性肾癌患者对酪氨酸激酶抑制剂舒尼替尼的反应方面有潜在用处 [353]。

Murakami 等在肾细胞癌的临床前模型中使用了缺氧成像探针 $^{18}F-FMISO$，以表明 $^{18}F-FMISO$ 缺氧成像可以证实"肿瘤饥饿"，从而解释肿瘤对抗血管生成治疗反应的机制 [354]。一项 $^{18}F-FMISO$ 相关的初步临床研究还表明，低氧转移性肿瘤患者比非低氧性肿瘤患者的无进展生存期短 [355]。

其他对肾细胞癌敏感性较好的示踪剂包括 ^{124}I 和 ^{89}Zr 标记的抗碳酸酐酶 IX 单克隆抗体 [354]。早期一项用 ^{124}I 标记化合物检测肾透明细胞癌的试验（以组织病理学为参考标准）显示 PET-CT 的平均灵敏性和特异性分别为 86.2% 和 85.9%，高于 CE-CT（灵敏性和特异性分别为 75.5% 和 46.8%）[356]。

Schuster 等报道了他们在肾细胞癌影像学评估中使用抗 -1- 氨基 -3-$^{18}F-$ 氟环丁烷 -1- 羧酸的初步经验，该物质是一种尿排泄量低的非代谢合成左旋亮氨酸类似物 [357]。他们对 6 名患者进行检测，初步结果显示，这种基于氨基酸的放射性示踪剂在肾乳头状细胞癌中的摄取可能增加，但在透明细胞癌中不会。

研究者对 PET 在肾脏灌注、功能和代谢的影像学评估中的其他作用 [358] 也进行了研究，此外还探索了放射性标记抗体作为治疗药物在肾癌中的作用 [357]。

8. 肾血管疾病

高血压的诊断影像取决于肾血管性高血压疑似患者的临床指标。肾血管性高血压在高血压人群中的比例不到 5%，但在重度高血压和 ESRD 人群中这一比例较高 [359]。肾血管性高血压最常见的原因是肾动脉狭窄（RAS），约 90% 的病例是由于动脉粥样硬化，而约 10% 的病例是由于纤维肌肉发育不良。肾血管疾病将在第 47 章进一步讨论。由于显著 RAS 的定义（干预前）尚不统一，筛查时对 RAS 的诊断是存疑的。显著 RAS 最好定义为干预

后血压下降。根据 ACR，对于肾功能正常且疑似 RAS 的患者，通常应采用 MRA 或 CTA。如果不想使用或禁用 MRA，可使用多普勒 US 或 ACEI 肾动态显像检查，而常规血管造影则留作确诊 RAS 和确定最佳治疗方案。IVU 一般不用来评估 RAS[360]。

多普勒 US 是一种无创性筛查方式，对肾功能无影响。据报道，对有经验的检查者而言，US 具有很高的敏感性和特异性；然而，对无经验者，其敏感性可低至 0%。US 筛查在技术上可能具有一定挑战性，因此建议在 US 筛查结果可靠的治疗中心以及有专业技术人员和医生的中心进行。从技术上来说，在这样的中心可以筛查出 75%～80% 的患者。

多普勒 US 在评估肾动脉发生 RAS 和肾内血管的继发效应方面成功率不一[360, 361]。多普勒 US 评估的成功率主要取决于操作员，并且由于肠内气体的覆盖、体位或主动脉搏动，导致结果可能不准确、不完整[361]。在一些肾血管性高血压患者中，可能难以重复稳定的多普勒信号。50%～90% 的患者可能可以完成全面检查。此外，解剖变异也给医师带来挑战，15%～20% 的患者其副肾动脉可能无法显像[362]。

评价肾动脉的标准包括收缩期峰值流速增加到 180cm/s 以上，肾动脉 / 主动脉收缩期峰值流速比值大于 3.0，以及狭窄区域外的湍流[363]。未检测到多普勒信号的肾动脉提示动脉闭塞。多普勒 US 肾内血管评估描绘了波形的形态和特征。在 RAS 中表现出不同程度的波形减弱，伴随着收缩期上升减慢和峰值速度的延迟[364]。比较肾脏阻力指数时，差异超过 5% 则提示 RAS。其敏感性和特异性一般在 50%～70%。CE-US 已被建议作为提高多普勒 US 准确度的一种手段[364, 365]。

用 MDCT 进行 CTA 检查的灵敏度和特异度达到或接近 100%（图 25-83）[366-368]。CTA 是多普勒 US 和 MRA 的有效替代方法。与 MRA 相比，CTA 具有更高的空间分辨率和更短的检查时间。CTA 可评估钙化和非钙化的动脉粥样硬化斑块，并可用于评估植入式支架（图 25-84）[369, 370]。正常结果可排除 RAS[371]。CTA 可以观察和评估肾动脉及其节段分支（图 25-85 和图 25-86），也可以看到直径小至 1 mm 的副肾动脉[372]。CTA 和 MRA 对有明

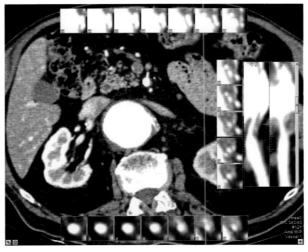

▲ 图 25-83　肾动脉狭窄：计算机断层血管造影轴位图像，含血管分析
左肾动脉起点因钙化和非钙化性动脉粥样硬化斑块而明显狭窄。血管分析显示肾动脉横截面，可准确计算狭窄程度，这一例病例狭窄程度＞ 70%

显血流动力学异常的 RAS 评估效果相当[373]。CTA 和 MRA 均能显示肾皮质的体积和厚度，并可显示 RAS 的继发性征象，包括狭窄后扩张、肾萎缩和皮质强化减弱等。

由于 CTA 灵敏、准确、快速、重复性好，MRA 仅在碘对比剂禁忌的患者中使用。肾功能不全在 RAS 高危人群中并不少见。因此，针对这一人群 RAS 的评估，MRA 已被广泛认可为一种可靠、准确的检查方法[107, 118, 373-375]。考虑到 CKD 4 期和 5 期患者患 NSF 的风险，CE-MRA 的使用具有更高的选择性。目前更常使用非增强 MRA 技术，以减少所需的 Gd-C 剂量。与 CTA 一样，MRA 也是无创的，可以很好地显示主动脉、髂动脉和肾动脉[373]。

CE-MRA 对显示肾动脉的敏感性大于 95%，具有较高的阴性预测值。正常的 CE-MRA 几乎可完全排除可见血管的狭窄[376]。CE-MRA 是一项可靠的检查，但受限于对节段小副血管的不完全显示[377]。虽然需要显示所有副血管，但 Bude 等在 68 名患者中只发现 1 例（1.5%）孤立的血流动力学显著的副动脉狭窄[378]。Bude 等得出结论，这一局限性并没有实质性地降低 MRI 对肾血管性高血压的检出率。三维重建表明 CE-MRA 和 CTA 在检测血流动力学显著的 RAS 方面没有显著差异[373]。容积再现和多平面重建提高了评估 RAS 的准确性[117]。通

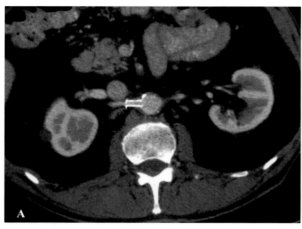
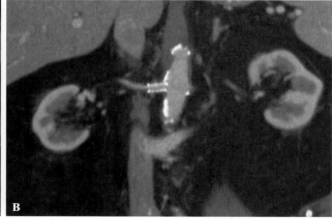

▲ 图 25-84　肾动脉支架 CT 图像

皮质髓质期增强扫描的轴位（A）和冠状位（B）图像。在右肾动脉的起始处可见金属支架，用于治疗动脉粥样硬化引起的肾动脉狭窄。当对比剂填充管腔时，可以观察到支架内血流通畅

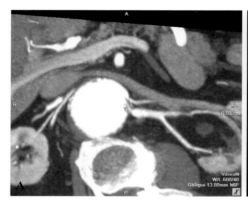
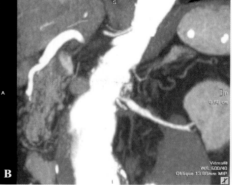
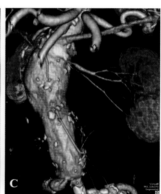

▲ 图 25-85　肾动脉狭窄 CTA 图像

图 25-84 所示病例进行图像处理。轴位（A）和冠状位（B）平面最大密度投影图像显示近端肾动脉粥样硬化性狭窄。注意副肾动脉起始与左肾主动脉毗邻。CTA 容积再现生成三维显示（C），可以旋转以获得最佳视角和分析

过减少早期重建技术对狭窄的过高估计，容积再现增加了 CE-MRA 的阳性预测值（图 25-87）[118, 376]。容积再现与数字减影血管造影有更好的相关性，并改善了肾动脉的显影[118]。

　　MRA 的作用在一定程度上受到空间分辨率和运动伪影的限制[378, 379]。MR 梯度强度的提升和 MRA 技术的更新提高了图像分辨率，减少了运动伪影，同时缩短了成像时间[378]。与 1.5T 成像相比，较高的磁场强度（3T）可以带来更高的空间和时间分辨率。更高的分辨率可以改善对较小结构的评估[380, 381]。随着 MRI 硬件和软件的改进，非增强 MRA 也迅速发展。非增强 MRA 可以不依赖肾功能进行，小型研究已经显示出其对 RAS 诊断作用的良好结果。

　　相位对比 MRA 可用于计算肾动脉的血流量[382]。它可以生成相位对比流量曲线，根据血流动力学异常的严重程度可将狭窄分为正常、轻度、中度和高度狭窄。这种分级方法类似于多普勒 US 方法。分级可以用来评估检测到的狭窄的血流动力学情况[383]。然而，目前常规 MRA 不能评估狭窄对实质功能的影响。有学者正在进行肾脏 MRI 灌注研究，针对 RAS 对实质灌注的影响进行分级。其初步结果显示，空间和时间分辨率较高的 MRI 灌注测量和血清肌酐水平测定一样可以反映肾功能[384]。对功能性肾皮质组织的容积分析也可能为 RAS 患者提供临床有用信息[385]。然而，在明确这一点前，还需要进一步研究。

　　目前 MRA 在评估肾动脉支架植入患者再狭窄方面的运用价值有限。虽然支架植入技术日新月

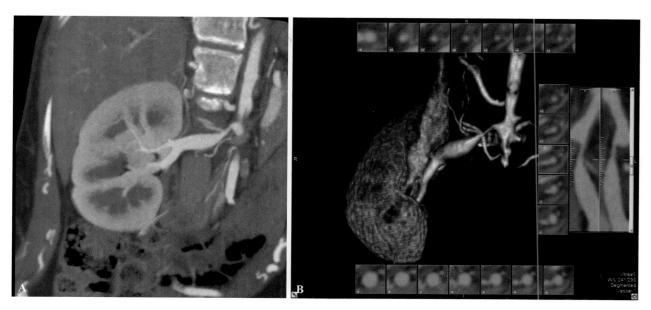

▲ 图 25-86　肾动脉狭窄 CTA 图像

A. 冠状面最大密度投影显示 1 例大动脉炎患者右肾动脉近端平滑性狭窄。主动脉明显异常，远端肾动脉起始处闭塞；B. CTA 容积再现结合血管分析显示 80% 的右肾动脉狭窄。左肾动脉之前已经闭塞，肾脏由侧支血管供血

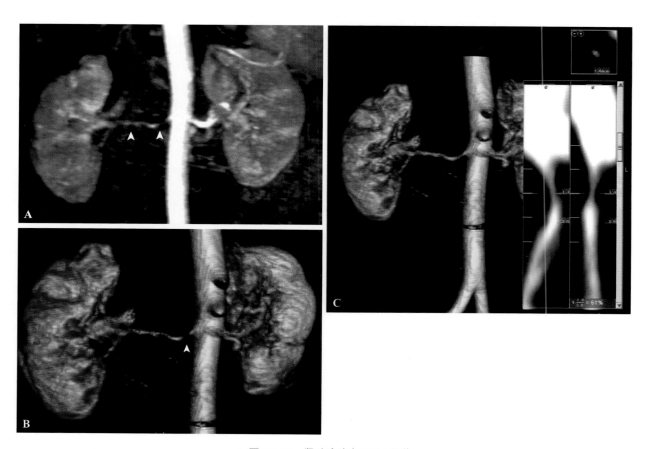

▲ 图 25-87　肾动脉狭窄 MRA 图像

后处理技术的进步使得 MRA 能够更准确地评估狭窄程度。A. 最大密度投影显示肾动脉起始部附近高度狭窄，肾动脉中段（箭头）明显狭窄，类似于纤维肌肉发育不良。B. 容积再现显示近端狭窄（箭头），但动脉中段外观较正常。C. 动脉的二维视图可以测量近端狭窄，并显示正常的动脉中段。血管造影证实了这一狭窄

异，但由于可疑伪影的影响，不能很好地显示支架管腔（图 25-88）。相位对比 MRA 可以通过测量支架近端和远端的血流速度来评估狭窄，但这是一种间接评估狭窄的方法。有研究正在努力开发一种金属肾动脉支架，这种支架可以在 MRI 上显示管腔。然而，目前这种支架还不能在临床上使用[386]。

纤维肌肉发育不良的特征性表现为局灶性狭窄和扩张（"串珠"样，图 25-89）。由于纤维肌肉发育不良常累及肾动脉的中远端和节段分支，分辨率

限制了 MRA 的评估。因此，MRA 对纤维肌肉发育不良的诊断不如动脉粥样硬化性 RAS 可靠。肾梗死在 MRA 上表现为实质强化减弱的楔形区域。这些区域在肾实质期最为明显。对动脉和静脉结构的评估可以显示栓塞或血栓的来源（图 25-90）。

9. 核成像与肾血管病

ACEI 阻止血管紧张素 I 向血管紧张素 II 转化。在 RAS 中，血管紧张素 II 收缩出球小动脉，作为一种代偿机制在肾灌注血流量减少的情况下维持 GFR。因此，RAS 中抑制 ACE 可通过干扰代偿机制降低肾小球滤过率。卡托普利肾图已成功用于 RAS 患者的评估。

在进行检查之前，患者应充分水化，并且应停用 ACEI（停用卡托普利 2 天，停用依那普利或赖诺普利 4～5 天），否则可能会降低诊断敏感性。利尿剂也应在检查前停用，最好停用 1 周。利尿剂引起的脱水可能会增强卡托普利的作用，并导致低血压。将卡托普利（25～50mg）粉碎并溶于 250ml 水中口服，然后每 15min 监测一次血压，持续 1h。或在 3～5min 内静脉注射依那普利拉（40μg/kg，总剂量不超过 2.5mg）。基线扫描可以在卡托普利肾图之前进行（1 天方案），或只有当卡托普利增强结果异常时，才在第二天进行（2 天方案）。

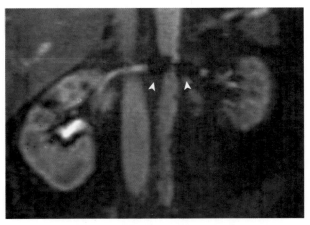

▲ 图 25-88 双侧肾动脉支架患者 MRI 图像
支架（箭头）中的金属会造成伪影，使血管腔变得模糊。支架外可见对比剂，表明不存在完全性闭塞

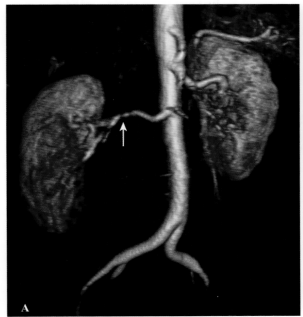
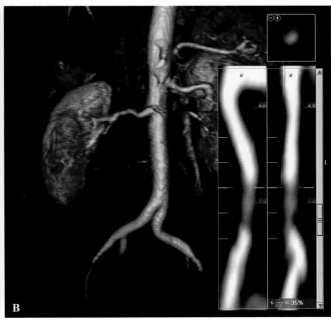

▲ 图 25-89 纤维肌肉发育不良磁共振血管重建图像
显示了右肾动脉中段呈细微不规则状（箭）。经常规血管造影证实为纤维肌肉发育不良

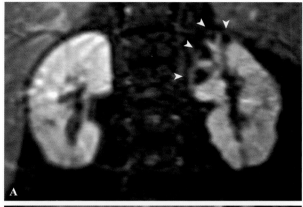

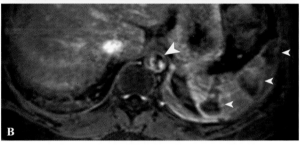

▲ 图 25-90　栓塞性疾病引起的肾梗死 MRA 图像

A. 冠状面钆增强 T_1 加权像显示不强化的楔形皮质区（箭头）。
B. 轴位钆增强 T_1 加权像显示主动脉内有不规则充盈缺损（大箭头），与血栓相一致；脾脏有 3 个局灶性缺损（小箭头），与脾梗死一致

　　肾血管性高血压患者肾脏的肾图曲线通常表现为起始斜率降低、峰时后延、皮质滞留时间延长以及峰值后下降缓慢（图 25-91）。这些变化是由于抑制 ACE 造成溶质和水的潴留，导致肾脏示踪剂转运减慢。在 ^{99m}Tc-MAG3 和 ^{131}I- 邻碘马尿酸盐研究中，尿流量减少会导致示踪剂进入集合系统的洗脱延迟并减少。^{99m}Tc-DTPA 显示患侧摄取减少[387]。

　　关于 ACE 增强肾图的方法和解读的共识报告详细阐述了肾图曲线的评分系统[388-390]，建议根据卡托普利肾图曲线积分相对基线值的变化，将卡托普利肾图分为高概率（> 90%）、中概率（10%～90%）和低概率（< 10%）。在定量测量中，相对肾功能、峰时和 20min 清除率较其他参数更常用。^{99m}Tc-MAG3 肾动态显像中，相对肾功能改变 10%，峰时增加 2min 或以上，20min 清除率增加 0.15，提示肾血管性高血压的可能性较高[391]。

　　卡托普利肾图检测 GFR 受损的敏感性为 80%～95%，特异度为 50%；而卡托普利肾图对血管狭窄的检测可能更为复杂[394]。对于双侧肾血管狭窄，卡托普利肾图较少表现为对称性。在双侧 RAS 的犬模型中，卡托普利导致两个肾脏的时间活性曲线均发生显著变化，在狭窄程度更严重的肾脏

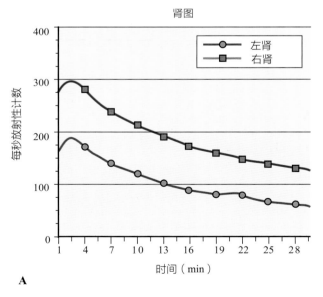

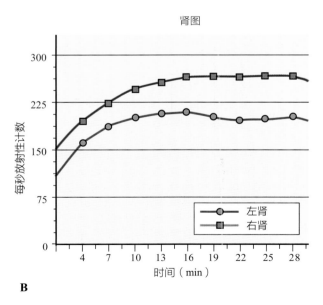

▲ 图 25-91　卡托普利抑制血管紧张素转化酶（ACE）前后 ^{99m}Tc-MAG3 肾图

A. 相对正常的肾图；B. 起始斜率降低、峰时后延以及与卡托普利诱导皮质示踪剂滞留相一致的平台期。这些发现提示双侧肾动脉血流动力学显著狭窄的可能性很高，且左侧（圆圈）狭窄比右侧（正方形）更严重。双侧肾动脉狭窄经血管造影证实（引自 Saremi F, Jadvar H, Siegel M. Pharmacologic interventions in nuclear radiology: indications, imaging protocols, and clinical results. *Radiographics*. 2002;22:447–490.）

中则更为明显[387]。在实践中，CTA 或 MRA 在很大程度上取代了卡托普利肾图用于探查肾血管疾病。

10. 肾静脉血栓形成

肾静脉血栓形成通常在临床上不容易被发现。它可见于高凝状态的患者、潜在肾脏疾病患者，或两者兼有的患者中[387]。静脉血栓形成的典型表现为肉眼血尿、腰痛和肾功能减退[399]，也表现为肾病综合征[392]。其他原因包括胶原血管疾病、糖尿病肾脏疾病、创伤和癌栓。多普勒 US、CT 和 MRI 可诊断肾静脉血栓形成。

IVU 非特异性强，漏诊率超过 25%，因此不再用于肾静脉血栓形成的诊断。在灰阶和多普勒 US 上，与正常肾脏相比，受累肾脏表现体积增大，肿胀和相对低回声[393]。肾静脉充盈缺损诊断肾静脉血栓形成敏感且特异，也是唯一可靠的征象。多普勒 US 上显示的灌注减少是非特异性的，可能系因检查技术的限制而被观察到。其他可能出现的征象包括多普勒 US 舒张期波形缺失或反转，但这也是非特异性的。

对于疑似肾静脉血栓形成的患者，需要进行 CE-CT 检查。如果肾功能受损，可以使用 MRI。CT 表现为肾静脉扩张，肾静脉腔内低信号衰减的充盈缺损代表血凝块[394]。实质强化可能异常，皮髓质分化时间延长，肾实质期后延或持续。肾脏体积增大，肾窦水肿导致条纹状肾图和肾盂肾盏变薄。在极端情况下，肾盂肾盏系统可能被完全压缩。此外，可观察到 Gerota 筋膜呈条索状并增厚。慢性肾静脉血栓形成时，肾静脉可因血凝块回缩而

变窄，可见包膜周围的侧支静脉。受累患者患肺栓塞的风险增加。在肾肿瘤以及在极少数情况下的肾上腺肿瘤中，血栓可在肾静脉形成并延伸至下腔静脉。当出现动脉强化、静脉显著扩张以及血栓与肿物相连续时往往提示癌栓，而非普通血栓。

肾静脉血栓在 MRI 平扫中的表现多样。如为急性血栓形成，则表现肾静脉扩张，无正常流空，以及受累肾脏体积增大，也可能出现肾梗死。如为慢性血栓，肾静脉缩窄而难以被观察到。在增强 MRA 上可见静脉内与血栓一致的不强化的充盈缺损。

11. 对肾脏供体的评估

ESRD 患者的首选治疗是肾移植。尽管持续性腹膜透析和血液透析治疗手段不断改善，但肾移植后患者的生存时间更长，总体生活质量更高。放射学检查可对潜在肾移植供者和肾移植术后受者进行评估。虽然过去常用 IVU 和血管造影，但目前评估主要使用 US、CT、MRI 和肾动态显像（图 25-92）[395-397]。

对活体肾移植供者进行全面的放射学评估至关重要[405]。必要的解剖学信息包括血管、肾实质和肾盂肾盏，需显示肾动脉的数量、长度、位置和分支；需评估肾实质的总体积以及是否有瘢痕、肾肿物或结石；需观察静脉解剖，并记录静脉的数量、解剖变异和重要的分支；必须仔细检查肾盂肾盏系统有无异常，如重复畸形和肾乳头坏死。现如今，详细的解剖和标测技术使得腹腔镜技术在供者肾脏摘取中的应用增加[398-401]。

MDCT 的发展使得对活体肾移植供者的全面评估成为可能[398, 402, 403]。低放射剂量的 CT 平扫

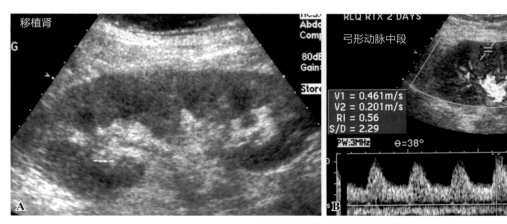

▲ 图 25-92 **移植肾正常超声图像**
A. 一例近期移植的肾脏冠状位图像，肾窦回声区、髓质锥体和皮质显示清晰；B. 双功多普勒图像显示移植肾血流正常，阻力指数为 0.56

仅用于发现肾结石、对肾脏进行定位以及识别肾肿物（图 25-9）。动脉期扫描通常在 15～25s 进行，以显示肾动脉、动脉的分支模式以及动脉粥样硬化斑块或纤维肌肉发育不良等异常情况（图 25-11）；25%～40% 的供者有副肾动脉，10% 的供者存在肾动脉过早分支 [399, 401]。对于移植，肾动脉主干出现前 15～20mm 应该是无分支的。由于对比剂快速通过肾脏，大多数肾静脉在这一时期也能清晰显示（图 25-10）。静脉变异发生在 15%～28% 的供者中，最常见的是多条肾静脉，尤其是在右侧。在左侧，8%～15% 的供者有环主动脉静脉，1%～3% 的供者有主动脉后静脉 [401, 404]。静脉分支显影也很重要，包括性腺静脉、左肾上腺静脉和腰静脉，肾实质期显影最清晰 [399, 400]。肾实质期成像为注射对比剂后 80～120s，用于评估皮质和髓质是否有瘢痕和肿物（图 25-12）。排泄期成像采用 CT、CT 数字摄影或 X 线片来记录肾盂肾盏系统的异常（图 25-13）。CT 动脉期成像的准确率为 91%～97%，静脉期成像的准确率为 93%～100%，肾盂肾盏系统的准确率为 99% [403, 405, 406]。MRI 结果类似，最大差异为副肾动脉的成像 [407, 408]。目前大多数中心使用 CT 来评估活体肾移植供者。

MRI、MRA 和 MRU 可以合并检查，用以评估肾移植供者 [409]。MRI 和 CT 在评估肾血管、结构和功能方面作用相当。为了避免辐射暴露和肾毒性，MRI 可能比 CT 更适用于术前评估。

在健康的肾脏供者中，可以用 MRA 测定皮质体积从而量化功能性肾脏体积。Van den Dool 等支持的假设是，肾小球滤过是肾功能的重要组成部分，由于大多数肾小球位于皮质，肾功能与皮质体积应该有很好的相关性 [410]。活体供者的注意事项将在第 71 章中进一步讨论。

12. 移植肾的评估

移植手术成功后，经常需要进行放射学评估。常规 US、多普勒 US、CT、MRI 和肾动态显像在不同的情况下使用。US 在评估患者疼痛、血尿、血清肌酐水平、尿量变化方面起主要作用 [410]；它还用于引导肾脏活检。多普勒 US 可用于评估肾灌注、肾动静脉的开放和血管吻合的完整性 [411]。CT、MRI 和肾动态显像可作为辅助成像手段。

常规灰阶 US 对于评估移植肾梗阻和肾周积液至关重要 [397]。常规 US 可发现急性肾小管坏死和急性排斥反应中的非特异性表现，包括皮髓分界消失、肾锥体明显肿胀和肾窦回声消失 [396, 412]。以上这些发现都提示移植肾水肿，可导致外周血管阻力增加，舒张期灌注减少，阻力指数升高（指数 > 0.80）（图 25-93）[407]。慢性排斥反应可能导致肾脏内弥漫性回声增强。

多普勒 US 在评估血管方面具有较高的应用价值。尽管之前研究者热衷于使用多普勒 US 鉴别急性排斥反应和急性肾小管坏死，但目前的研究表明多普勒 US 检查结果为非特异性，这些病例仍需行移植肾活检 [413]。急性肾小管坏死和急性排斥反应都可以导致外周血管阻力增加 [413, 414]，但许多急性排斥反应患者阻力指数正常（指数 < 0.80）[399]。血管排斥并不比细胞排斥更易引起外周血管阻力增加 [415]。发生肾功能障碍的时间点和临床症状都不能用来区分急性排斥反应和急性肾小管坏死 [415]。多普勒 US 对发现急性动脉血栓和急性静脉血栓最有用，分别表现为动脉信号消失和平台样波形伴舒张期血流反流。同种异体移植物多普勒波形异常表明移植肾受损 [416]。可以进行序贯检查监测肾脏疾病的缓解或恶化，并观察治疗进展。

MRI 和 CE-CT 适用于移植肾被肠管内气体遮挡或腹壁脂肪过厚的患者，因为在这些患者中，US 可能受到移植肾深度的限制。经过周密的 US 评估

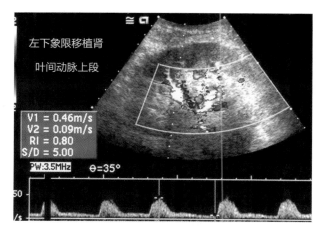

▲ 图 25-93　急性肾小管坏死的移植肾超声图像
移植肾双功多普勒图像显示移植肾大小正常，形态正常，叶间动脉阻力指数升高至 0.80。阻力指数（RI）的计算：V1. 收缩期峰值流速（S）；V2. 舒张末期流速（D）。RI=（S–D）/S。受者在 5 天内肾功能恢复正常

后如果有任何疑问，可以行 MRI 或 CT 检查，以明确 US 的发现。

移植肾肾周积液非常常见，多达 50% 的患者会出现[418]。这些积液可能是尿性囊肿、血肿、淋巴囊肿、脓肿或血清肿。积液的影响取决于其大小和位置。尿性囊肿和血肿常在手术后立即出现。淋巴囊肿一般在手术后 3～6 周出现。脓肿通常与移植感染有关。

肾外或包膜下血肿 US 检查通常表现为复杂回声，随着时间的推移回声减弱（图 25-94）[410]。在 CT 上，早期表现为高信号衰减的积液。这些积液通常难以经皮引流。术后也可即刻发生尿漏和尿性囊肿（图 25-95）[410]。在 US 上，表现为无分隔的

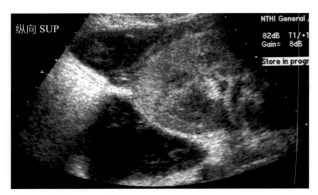

▲ 图 25-94　移植肾血肿超声图像
移植肾上部的纵向图像显示邻近肾脏的两个低回声区。不均一的低回声表明它们是血肿，而不是通常无回声的尿性囊肿或淋巴囊肿

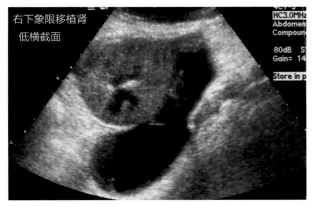

▲ 图 25-95　尿性囊肿移植肾超声图像
移植肾下部的横断面图像显示，移植肾外观正常，肾周有大量无回声积液。在 US 引导下抽吸积液，发现为尿性囊肿。患者接受了 US 引导下置管和引流治疗

液性暗区。其大小可能迅速增大，可在 US 或 CT 引导下进行引流[417]。需要通过经皮肾造瘘术行顺行肾盂造影以检测渗漏部位，渗漏部位通常是输尿管吻合口。治疗上需放置支架。

在移植后数周至数年内，高达 20% 的病例中可发现淋巴囊肿[410]。它们是由手术截断的淋巴管中淋巴液渗漏形成。淋巴囊肿在 US 表现为有分隔的无回声积液。其大小和对肾脏的影响决定了是否需要治疗。因为淋巴囊肿通常位于肾脏的内侧和下方，因此是导致肾脏梗阻的常见原因。可使用 US 或 CT 引导下引流。在少数情况下，可能需要硬化治疗[417]。

移植肾周的脓肿通常与免疫功能低下患者发生肾脏感染或其他积液感染有关。在 US 中，脓肿表现为复杂性积液，可能含有气体[410]。为了准确定性积液，通常需要进行液体抽吸。因为血液在 T_1 和 T_2 加权序列上具有特征性的信号强度，MRI 可以提供特殊的诊断信息，可避免对血肿病例进行不必要的介入操作。

肾功能不全的移植肾可出现肾梗阻或肾积水。US 是最佳评估手段[411]。由于输尿管吻合口水肿，移植后即刻常见轻度肾盏扩张。梗阻也可能是由于移植肾肾周积液引起，可通过 US 发现。肾盂肾盏内的血块也可能导致肾积水，此后可能会发生狭窄，多见于输尿管吻合口处。肾结石在移向膀胱的过程中也可能引起肾积水。功能性梗阻可见于膀胱过度膨胀。随着膀胱排空，US 显示肾积水消失。

在许多移植受者中可出现伴有或不伴有肾功能异常的高血压[410]。区分血管性和非血管性病因十分必要。多普勒 US 是评估的第一步。高达 23% 的患者可发现 RAS[418]。狭窄可能发生在髂动脉吻合之前、吻合部位或远端。在超过一半的病例中，狭窄发生在吻合口，端端吻合术中更为常见。CT 或 MRA 可用于确定狭窄部位和狭窄程度（图 25-96）。大多数病例可通过血管成形术治疗[418]。

肾活检后移植受者可能发生动静脉瘘。大多数患者在 4～6 周内自发闭合。灰阶图像仅显示一个简单或复杂的囊性结构，而彩色多普勒血流成像和双功多普勒成像显示单个节段或叶间动脉与邻近静脉的高速湍流。引流静脉内可见动脉化血流。如果动静脉瘘较大且仍在增大，可能需要进行栓塞治疗。

移植受者中发生肿瘤的概率是普通人群的 100

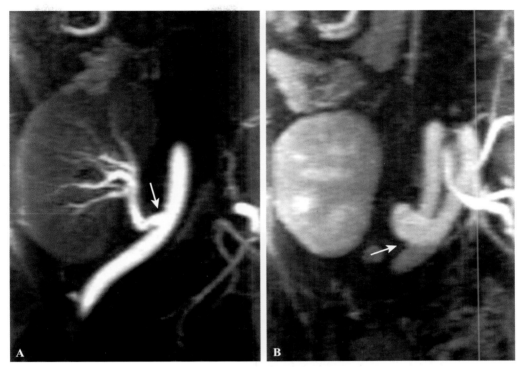

▲ 图 25-96　移植肾磁共振血管造影图像
显示正常动脉（A）和正常静脉（B）吻合（箭）

倍[410]。免疫抑制治疗时间的延长可能导致肿瘤的发生。因而移植肾发生肾细胞癌的风险可能会增加[419]。肾移植受者也可能发生移植后淋巴增殖性疾病[420]，虽然移植肾可能受累，但最常见的部位是脑、肝、肺和胃肠道。其表现类似于传统淋巴瘤，可见器官占位性病变伴有或不伴有淋巴结肿大。

肾移植排斥反应的 MRI 表现是非特异性的（图25-97）。Sadowski 等论证了使用 BOLD MRI 评估移植肾氧合水平和急性排斥反应的可行性[421]，认为 MRI 可以将急性排斥反应区别于功能正常者和急性肾小管坏死，但这还需要进一步研究。目前正在进行动物研究，以观察无创扩散 MRI 在监测肾移植术后早期排斥反应中的作用[127]。

核医学也应用于肾移植受者，并在评估与移植相关的并发症方面发挥作用，包括血管受损（动脉或静脉血栓形成）、淋巴囊肿形成、尿外渗、急性肾小管坏死、药物毒性和排斥反应。肾动态显像可提供有关这些潜在并发症的重要影像学信息，从而指导临床进行干预[422]。

早期并发症可能是超急性排斥反应，通常在移植后即刻出现，由预存的细胞毒抗体引起。其他早期并发症还包括尿量突然减少和急性尿路梗阻。99mTc-DTPA 或 99mTc-MAG3 显像可以发现肾动脉或肾静脉血栓完全性阻塞造成的无灌注、无功能。急性排斥反应的一个敏感但非特异的迹象为肾脏与主动脉活性比值下降 20% 以上[423]。

移植后数天进行的肾动态显像通常显示灌注完好，但示踪剂排泄延迟和减少，部分示踪剂在皮质滞留。这些通常是由急性肾小管坏死引起，在尸体供肾中更常见（图 25-98）。如果灌注和功能均持续下降，则应考虑发生排斥反应的可能性。然而，急性肾小管坏死、梗阻、药物（环孢素）毒性和排斥反应可出现相对类似的表现。鉴别诊断应该结合临床背景和移植后的时间间隔，尽管 2 种或 2 种以上的情况可能并存。有一例报道指出 99mTc-MAG3 肾图曲线的非上升第二时相可预测移植物功能障碍。然而，急性肾小管坏死患者并不比急性排斥的患者更容易出现非上升曲线。上升曲线是非特异的，在功能正常和功能不良的移植物中都可出现[424]。

肾显像可发现尿外渗，表现为移植肾和膀胱外可见排出的放射性示踪剂。若尿液渗漏较少或移植肾功能受损，在肾动态显像中可能很难识别渗漏。

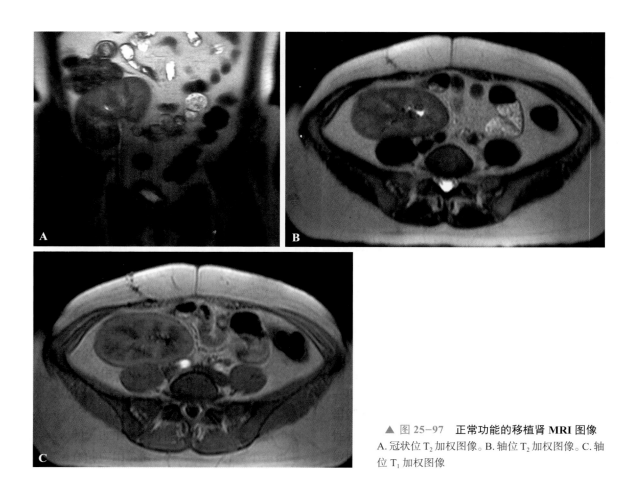

▲ 图 25-97　正常功能的移植肾 MRI 图像
A. 冠状位 T_2 加权图像。B. 轴位 T_2 加权图像。C. 轴位 T_1 加权图像

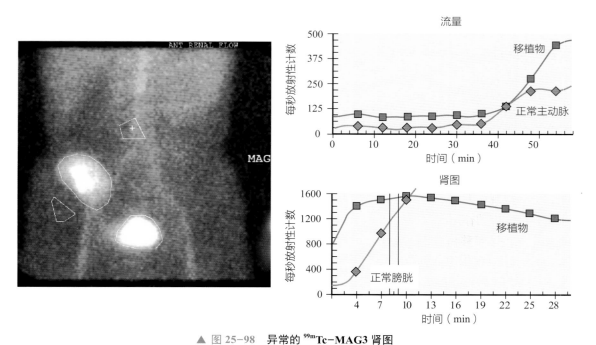

▲ 图 25-98　异常的 ^{99m}Tc-MAG3 肾图
活体亲属供肾的右侧盆腔移植肾表现符合急性肾小管坏死

然而，在序列图像上，随着时间的推移，"冷"区变"暖"，通常代表尿性囊肿或尿漏。若放射活性随着排尿而下降，可能代表尿性囊肿。持续长时间放射低摄取可能代表血肿或淋巴囊肿（或两者兼有）[425]。为评估潜在的梗阻性疾病，可以考虑使用利尿肾动态显像。一项基于动物的研究结果还表明，FDG-PET 可能通过显示炎症浸润诱导的移植物示踪剂摄取显著增加，在移植物排斥反应的早期检测中发挥作用 [426]。

声明

感谢 Sona Devedjian 为撰写准备资料，感谢 William Boswell 给予中肯的建议。

第26章

肾活检
The Renal Biopsy

Alan D. Salama　H. Terence Cook　著

朱雪婧　符　晓　刘　煜　译

孙　林　校

> **要点**
> - 肾活检在肾脏疾病的治疗中起着重要作用。
> - 只要合理选择活检指征以及做好充分的术前准备，经皮肾活检通常是安全的。
> - 肾活检往往需要结合光学显微镜、免疫组织化学和电子显微镜结果进行综合评估。
> - 肾活检报告应包括活检的形态学描述以及结合临床症状的阐述。
> - 肾脏病理学会发布了关于肾活检报告中应包含的规范化内容。

一、概述

肾活检已成为肾脏疾病治疗过程中的基本组成部分。以往只有尸检材料可用于研究肾脏疾病的病理生理学，从而限制了对患者的死因诊断。自20世纪50年代后期以来，经过不断发展和完善，肾活检已经成为了诊断和定义临床综合征以及发现新的病理学疾病至关重要的方法之一[1]。病理学家们通过对不同疾病发展阶段肾活检结果进行分析，揭露了肾脏疾病的关键病理生理特征，从而建立了肾脏病学的新范例，也使肾病患者治疗方法发生了巨大改变。据估计，高达74%的患者治疗决策根据肾活检结果进行了相应调整[2]，其中有2/3的患者通过肾活检确诊。这一情况在自体肾活检和移植肾活检中均存在[3]。此外，通过肾活检标本研究肾脏疾病发病机制仍需进一步探索。肾活检不仅是肾脏疾病诊断的"金标准"，而且还推动了新型生物标志物的发展，从而彻底改变了我们对病理学机制的概念。

五十多年前，医师们协助患者取坐位或仰卧位，结合静脉肾盂造影检查，使用肝脏活检针完成了世界上首例经皮肾脏活检。他们在获取肾组织和协助疾病诊断方面的成功使人们认识到肾活检的益处[1]。大量创新技术的发展（如实时超声的应用），使进入肾脏的穿刺头、弹簧加载针头及持针器可视化[4]，以及对患者进行仔细的术前评估都提高了获取肾脏组织的速度，并最大限度地降低了手术风险[5]。因此奠定了经皮肾活检在现代临床肾脏病学的核心地位。图26-1显示了笔者所在机构5年内2219例自体肾活检的诊断情况。

二、肾活检的安全性和并发症

通常情况下肾活检是安全的，但仍然存在与该手术相关的并发症和死亡率，因此要权衡患者的受益和风险选择适应证。不同肾病中心肾活检的适应证也不同，框26-1列出了广泛认可的适应证。与手术相关的主要并发症包括出血、动静脉瘘的形成及轻度的败血症[6-8]。肉眼可见的血尿和肾周血肿形成的概率很小，有时可以自行缓解，严重时也可能需要以输血、栓塞治疗甚至手术进行干预止血。其次，动静脉瘘的形成可能无明显症状，可自发消退或导致严重的盗血综合征，从而造成局部缺

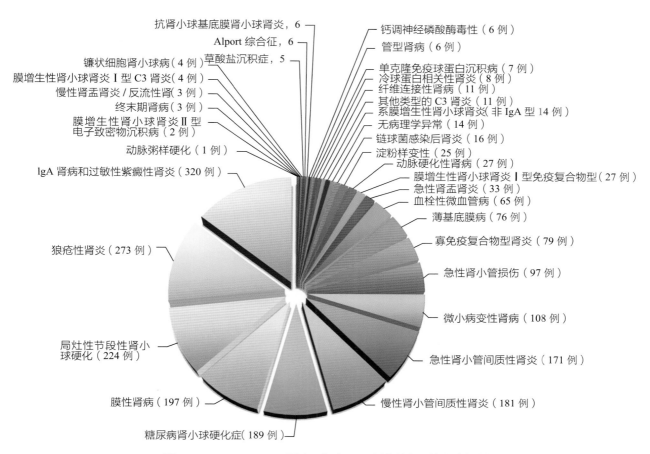

▲ 图 26-1　**Hammersmith 医院 5 年内 2219 例自体肾活检的诊断比例**

框 26-1　肾活检指征

- 有意义的蛋白尿（＞ 1g/d 或尿蛋白肌酐比值＞ 100mg / mmol）
- 镜下血尿伴不同程度的蛋白尿
- 无法解释的肾功能不全（自体或移植肾）
- 系统性疾病的肾脏表现

血使肾脏受损。手术操作过程也可能会引起感染性病灶或原有病灶的扩散，导致败血症。总体而言，各中心及从业者之间的并发症风险各不相同，但可以估计发生率在 3.5%～13%，且多数为轻度并发症（发生率 3%～9%）[6-8]，近几年来发生率逐渐降低[9, 10]。肾活检导致死亡通常是由于并发的出血而形成明显的血肿所致。据报道，在一些较大的活检队列中，约 0.2% 的患者出现了并发症[7, 8]，但其他研究也表明，这是极为罕见的不良事件[5]。大约一半的患者肾活检后血红蛋白下降，1/3 的患者会形成小血肿，但是这其中只有少数（≤ 7%）患

者会出现严重的出血需要进行干预治疗[5, 8, 11]。自体肾活检并发症比移植肾更常见。此外，在进行性肾功能受损、出血时间延长或者血红蛋白较低 [（11±2）g/dl 与（12±2）g/dl] 的患者中[7, 8]，肾活检相关的并发症发生率也更高。一项前瞻性研究确定了出血并发症的唯一危险因素是年轻的女性患者 [（35±14.5）岁与（40.3±15.4）岁]，以及部分凝血活酶时间延长的患者[12]。有趣的是，研究显示发生出血并发症的患者及未发生出血并发症的患者之间针头大小、穿刺次数、血压和肾功能损伤无明显差异。然而，在这项研究中，所有出血时间延长的患者均接受了 DDAVP（1- 去氨基 -8-D- 精氨酸升压素）治疗以纠正凝血功能异常，并且发现血肌酐＜ 132μmol/L 的患者占 75%。相反地，另外一些回顾性单量分析研究发现，当患者血压≥ 160/100mmHg 或血肌酐＞ 176.8μmol/L 时，出血风险增加了 1 倍以上[8, 13]。但总体上，目前尚未建立有效的方法如何评估肾活检过程中发生严重并发症风险的个

体。在一项小型系列研究中，肾活检术后 1h 内行超声检查对预测临床严重出血并发症具有 95% 的阴性预测值[11]，提示活检后超声这项简便易行的临床检查对于确定术后未发生血肿并发症具有很高的提示意义。目前对于常规应用 DDAVP 减少尿毒性出血倾向这一举措仍有争论。在某种程度上是由于 DDAVP 之前仅使用于出血时间延长的患者，而此后大量的研究表明，如果在术前评估中忽略出血时间的估计，并发症的发生率也没有明显差异[14, 15]，因为出血时间并不能预测临床并发症是否会发生[12]。但是，一项最近的随机双盲试验数据表明 DDAVP 的使用在预防出血并发症及减少不良事件发生方面具有显著优势[16]。该研究纳入了 162 例拟接受肾活检的低危成人患者，并将其随机分为皮下注射 DDAVP 组（0.3µg/kg）和安慰剂组。这些患者血压均正常，并且血肌酐均保持在 132.6µmol/L 以下（估计肾小球滤过率 > 60ml/min），结果提示活检后出血风险从 30.5% 显著降低至 13.7%（相对危险度为 0.45），而活检后出血患者的血肿体积也显著减小、住院日缩短。然而，由于一般情况下，活检后患者血红蛋白仅轻度下降且无严重并发症，导致临床上是否应该治疗轻度血肿存在困惑。需要注意的是，活检后的出血并发症在临床上往往是很常见的。这项研究并未观察关于血栓、低钠血症及心血管事件并发症相关因素。而且，从肾功能良好的低危患者中得到的分析结果是否适用于肾功能明显受损的高危患者目前尚不清楚，值得进一步随机试验进行验证。

许多中心在活检前都选择性的暂停抗血小板治疗，但最近数据表明，持续服用阿司匹林的患者与提前一周停用阿司匹林的患者在出血率方面并无差异，并且可能避免阿司匹林停药后心血管事件风险的增加[9]。在一项对 2563 例肾活检且未常规停用阿司匹林（但会停用氯吡格雷）的患者进行回顾性分析发现，仅 2.2% 的患者出现严重出血并发症，并且在这些有完整用药记录的患者中，阿司匹林未停用或停用对出血并发症的发生并无明显差异（分别为 357 vs. 1509，P=0.93）[10]。而服用氯吡格雷患者的活检可用数据非常缺乏[17]。

某些国家肾脏研究小组已经制订了患者能够接受并能够提供适当风险评估的指南，如表 26-1。这

些评估可能会偏于保守，但如果有足够的并发症可能发生的证据，则应该结合患者的实际情况进行调整。除了手术相关并发症外，可能的情况还包括获取的肾活检组织过少（肾小球数量过少或肾皮质组织不足），不足以进行诊断。据报道，这种情况发生率在 1%~5% 的病例中。对于准确诊断所需的肾活检组织尺寸要求将在后面进行讨论。

对于存在某些绝对禁忌证的患者不能行经皮穿刺活检，而对于某些存在相对禁忌证（表 26-2）的患者，基于活检的必要性、操作者的经验和可用的支持设施可能会为其规避许多风险。理想情况下，应尽一切努力处理相对禁忌证，但在急性肾衰竭的情况下，这些处理措施并非总能起效。随着现代科技的发展，越来越多的证据表明，以前所认为的肥胖、浆细胞病（如骨髓瘤或淀粉样变性）等高风险因素，实际上与出血并发症发生率增加无关[10, 18, 19]。关键的术前措施是确保患者血压控制、无出血倾向、无泌尿道感染，以及影像学检查排除梗阻、广泛囊性病变或恶性肿瘤（尽管目前经皮肾活检越来越多地用于诊断肾脏肿块的性质）。因此，经过术前评估不适合行经皮肾穿刺活检的患者，应该选择其他可行的方法（图 26-2）。这些患者还可以选择包括开放活检[20]、腹腔镜活检或经颈静脉活检等肾活检方法[21]。以上任何一种肾活检方法都可能发生并发症，但根据不同临床情况具有其特定的优点（表 26-3）。总体而言，这些方法通常仅适用于少数活检患者。

多项关于肾脏活检后安全观察时间的研究表明，由于较多的并发症发生在术后 8~24h，早期出院（仅观察 4h）会导致许多并发症被漏诊。即使经

表 26-1 肾活检风险 [a]

并发症	发生风险
肉眼血尿	1∶10
出血（需输血）	< 1∶50
出血（需紧急行 X 线检查或急诊手术止血）	< 1∶1500
严重出血（需肾切除手术止血）	< 1∶3000
死亡	极少

a. 来自英国肾脏病协会（http://www.renal.org/ information-resources/ procedures-for-patients）

表 26-2 肾活检禁忌证

绝对禁忌证	相对禁忌证
• 未控制的高血压	• 孤立肾
• 出血倾向	• 使用抗血小板 / 抗凝药 a
• 广泛性肾囊性病变	• 肾脏解剖异常
• 肾积水	• 肾脏萎缩
• 不能配合手术者	• 活动性泌尿道 / 皮肤感染
	• 肥胖 a

a. 近期有限队列数据中未发现阿司匹林及体重指数 > 40kg/m² 是肾活检的显著危险因素

表 26-3 其他取材方法与经皮穿刺肾活检方法优缺点比较

方 法	优 势	不 足
经颈静脉入路	适用于容易出血以及需要机械通气的患者，或者需要进行肝肾联合活检的患者	血管穿孔的风险高达 24% 的患者取材不足
开放式	获得足够的完整组织	需要全身或脊髓麻醉；恢复期更长
	止血更安全	
腹腔镜手术	获得足够的完整组织	需要全身或脊髓麻醉；恢复期更长
	止血更安全	

过 8h 的术后观察，仍会漏诊 23%～33% 的并发症。隔夜观察可以在出院前额外发现 20% 的并发症；经过 12h 观察，可发现 85%～95% 的并发症；经过 24h 观察，可发现 89%～98% 的并发症[7, 22]。一些机构实行肾活检后至少卧床休息 6h 的方案，只有存在出血迹象时才会延长卧床时间，但这似乎与并发症发生率增加无关[23]。在任何情况下，肾活检术后均需警惕观察患者血压、脉搏及血尿情况。

三、活检步骤

肾活检方法的详细说明可以参照许多出版物中的报道（包括 Churg 团队[24]、Furness[25] 及 Walker 团队[26]）。

肾活检结果需要结合光学显微镜、免疫组织化学染色和电子显微镜（EM）进行综合评估，某些情况下可能还需使用到其他检查方法。因此，合理分配肾活检组织十分重要。在这个过程中最重要的是防止活检组织在取材过程中受损或干燥，应尽快（几分钟内）固定在合适的固定液中，而这一点可

以通过床旁肾活检来实现。利用立体显微镜检查活检组织，可以更好地将含有肾小球的皮质与髓质区分开，从而便于评估取材是否充分以及划分活检组织，以保证用于不同检查的标本中有肾小球。如果没有立体显微镜，则可以使用标准光学显微镜，并将组织置于载玻片上的生理盐水中。以上方法不可行的情况下，还可以通过在每条组织的两端截取长度约 1mm 左右的组织用于电镜检查。如果组织中有皮质，电镜组织一般可以取到肾小球。剩余的组织可以分别用于光镜和免疫荧光检查。用于光镜检查的活检组织放在固定液中固定，用于免疫荧光的组织则进行速冻或利用 Michel 等推荐的培养基（置于培养基中的组织可以在室温下维持完整抗原活性保存数天）运输到实验室[27]。在组织的分割过程中，要注意不要挤压或拉伸组织，不能直接用镊子夹取标本，可以使用针头或小木棍（如牙签）来代替。分割活检组织时应使用新的手术刀。

如果必须将活检组织送到组织学实验室进行分割，则应尽快将组织包裹在浸有盐水的纱布或组织培养基中。如果将活检组织放置在干燥的纱布或用水浸湿的纱布上，或者将其放置在冰冷的盐水中，则可能会对结果产生人为影响。

如果肾活检时取材有限，就需要调整其分割方式，如何分配活检组织应取决于临床需要。在大多数情况下，可以用石蜡切片进行免疫组织化学染色代替免疫荧光。但如果怀疑由于抗肾小球基底膜（anti-GBM）疾病引起的新月体性肾小球肾炎，免疫荧光对于观察线性毛细管壁沉积更为可靠。必要时可以从石蜡组织重新加工用于电镜，但同时也会影响测量肾小球毛细血管壁厚度的准确性[28]。

四、光镜

光镜最常用的固定液是 10% 甲醛溶液。这实际上是将 37% 甲醛浓缩溶液稀释到终浓度为 4% 的溶液。这种固定液通常可在所有组织学实验室中使用，不仅用于光镜标本固定，还可用于免疫组织化学染色和电镜标本的固定。此外一些更专业的固定剂（如 Bouin 或 Zenker 固定剂）虽然可以更好地保留某些形态学细节，但总的来说，固定剂的处理以及随后用于免疫组化或电镜所存在的问题限制了其广泛应用。例如，Bouin 固定剂中含有苦味酸，干

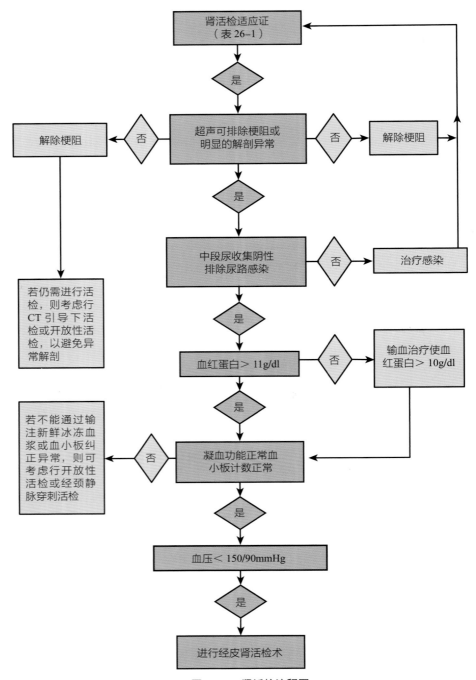

▲ 图 26-2 肾活检流程图

燥时容易爆炸。Bouin 固定剂常用于固定小鼠肾脏组织，因其能更好地维持组织学形态的完整性。改良的 Carnoy 固定剂甲氧苄啶可以为光镜标本和电镜标本提供良好的固定作用，通过免疫组化还能检测出甲醛固定的组织中无法检测的抗原。各种固定剂的制备细节可参考 Churg 等的文章[24]。

光镜组织处理的标准方法是梯度乙醇脱水，转移到二甲苯等清洁剂中透明，用石蜡包埋。这一过程通常在自动化仪器中执行，也可以手动完成。快速加工操作可在当日完成全部处理，并在实验室收到标本的 3～4h 内获得染色成片。

光镜最关键的是切片厚薄均匀。切片厚度通常应小于 3μm，一般来说，肾脏活检切片为 2μm 左右最合适，但同时切片过程中可能会损伤组织。由于许多病理性病变多为肾小球、间质或血管的局灶性改变，因此必须对活检组织进行多层面的检查，不同实验室有不同的方法来实现这一点。通常采用连续切片，并在每张玻片上至少放置两个切片，然后可以用每种染料对多张切片进行染色，并适当保留一些未染色的切片，以便进行潜在的免疫组织化学染色或其他必要的特殊染色检查。

五、光镜染色

大多数肾脏病理学家使用多种染色剂进行光学显微镜检查。常用的染色剂包括苏木精和伊红染液（HE）、高碘酸 - 席夫（PAS）染液、甲基苯二胺银（银染）和三色染液。HE 染色是用于研究肾脏整体结构的一般组织学染色，对于研究肾小管细胞形态和肾间质浸润形态有很大的参考价值。HE 染色通常可以根据染色特性区分透明质酸、纤维蛋白和淀粉样蛋白等嗜酸性物质，但不能将肾小球基质和基底膜与细胞质区别开来，因此在评估肾小球结构方面价值有限。PAS 染色将系膜基质和基底膜染成紫色，因此可以很好地评估系膜基质增生和基底膜的厚度。PAS 染色也能使肾小管基底膜和透明质酸盐沉积物着色。甲基苯二胺银染色剂便于观察肾小球基底膜形态，是膜性肾病中常见的钉突形成和膜增生性肾小球肾炎双轨征的最佳染色，但比其他染色技术要求更高。三色染色（如 Masson 三色染色）使肾小球系膜基质和基底膜着色，也有助于分辨纤维蛋白和免疫复合物沉积物。其他染色取决于个人偏好。弹性蛋白染色来可以用来显示血管的弹性层；天狼星红染色可以用于观察间质中的纤维胶原蛋白。刚果红染色是淀粉样蛋白沉积的特异性检测方法，我们建议在所有自体肾活检中有条件的进行刚果红染色。由于刚果红染色相对不敏感，因此进行该染色时应使用 10μm 厚的切片。染色方法的细节详见 Churg 及其同事的文献附录[24]。其他的特殊染色还包括检测钙盐沉积的 von Kossa 染色和铁沉积的普鲁士蓝染色。

六、光镜检测

系统性评估肾活检十分重要。首先应在低倍镜下评估切片，以确定肾活检组织的整体结构是否存在皮质和（或）髓质区域。低倍镜视野还可以评估慢性肾损伤的程度，如肾小管萎缩和间质纤维化以及间质炎性浸润，也可以评估水肿或纤维化抑或是淀粉样蛋白沉积导致的肾间质肿胀。然后进一步在高倍镜下仔细观察肾小球、肾小管、间质和血管（包括动脉、小动脉和静脉）的结构。框 26-2 和框 26-3 详细介绍了肾小球和肾小管主要的病理改变。对于小动脉的形态结构应观察其是否存在玻璃样变，血栓形成和坏死等。动脉的评估则主要包括：内膜是否增厚，是否伴有内膜弹性层增生，以及血栓形成、坏死、炎症和胆固醇栓塞等。

> **框 26-2　光镜评估肾小球主要病理特征**
>
> - 肾小球体积大小
> - 肾小球细胞数量：若细胞增生，增生的细胞是否位于系膜区的系膜细胞、毛细血管内腔的内皮细胞或鲍曼囊（注：正常系膜区有 2～3 个细胞）
> - 毛细血管壁厚度（PAS 染色或银染观察），若变厚，银染是否观察到双轨征或钉突形成
> - 有无系膜扩张，如果有，是否有结节
> - 有无异常物质（如淀粉样物质）沉积
> - 有无节段性硬化
> - 有无血栓形成
> - 有无坏死

> **框 26-3　光镜评估肾小管主要病理特征**
>
> - 肾小管萎缩百分比
> - 急性肾小管损伤的指征（如肾小管扩张、上皮细胞扁平、颗粒管型、有丝分裂）
> - 肾小管炎
> - 管型：颗粒管型提示急性肾小管损伤；嗜酸性细胞管型提示骨髓瘤；中性粒细胞管型提示急性肾盂肾炎
> - 晶体（如草酸）
> - 病毒包涵体（如 BK 病毒）

七、肾小球疾病描述

肾小球的病变程度可通过病变所累及的肾小球数量的百分比以及病变累及单个肾小球的全部或部分来定义。累及全部或几乎所有肾小球的病变称为"弥漫性"，而累及部分而非全部肾小球的病变称为"局灶性"。在世界卫生组织（WHO）肾小球疾病图谱给出的定义中，建议局灶性和弥散性的临界值为 80% 的肾小球受累。但在最新的狼疮性肾小球肾炎[29] 和 IgA 肾病[30] 的分类中，临界值均为 50%。

如果病变仅累及肾小球的一部分，则称为"节段性"；而如果累及整个肾小球，则称为"球性"。在狼疮性肾小球性肾炎[29]和 IgA 肾病[30]的分类中，临界值定义为 50% 的肾小球受累，但在 IgA 肾病中，只要存在某些肾小球部分未发生硬化均定义为节段性。

框 26-4 中列出了肾小球病变具有特定含义的术语，如硬化和透明变性。

框 26-4　描述肾小球病变的术语定义

- 硬化：由肾小球系膜基质增生和（或）基底膜塌陷和缩聚而引起的病变，伊红染色，过碘酸希夫反应（PAS）和银染染色均可使硬化物质显色。
- 透明变性：主要由糖蛋白、脂质构成的无细胞结构物质组成；伊红染色和 PAS 染色着色明显，而银染不显色。
- 纤维化：主要由胶原纤维组成；PAS 试剂或银染不显色可与硬化相区别。
- 坏死：以细胞核碎裂和（或）基底膜断裂为特征的病变，通常伴有纤维素渗出。
- 毛细血管外增生或细胞性新月体：病变的 50% 以上为增生的细胞、毛细血管外细胞增生超过两层。
- 毛细血管外纤维细胞性增生或纤维细胞性新月体：由纤维和细胞外基质组成的毛细血管外病变（细胞成分＜ 50%，基质＜ 90%）。
- 毛细血管外纤维化或纤维性新月体：至少 10%Bowman 囊的周长被主要由基质组成（基质＞ 90%）的毛细血管外病变所覆盖。

八、免疫组织化学染色

19 世纪 60 年代，由于荧光显微镜的应用，人们对肾脏病理学的认识发生了转变。这项技术可以检测及定位肾小球中的免疫球蛋白和补体成分，并发现了新种类的疾病，如 IgA 肾病。为全面评估肾小球病变，对肾活检标本进行免疫组织化学检查是必需的。免疫组化在移植肾活检中的应用将在后面进行讨论。如果没有免疫组化检查，许多疾病就无法通过肾活检进行确诊，包括 IgA 肾病、C3 肾小球病、C1q 肾病、抗 GBM 病和轻链沉积病等。

对于肾活检标本，免疫组化染色至少应包括 IgA、IgG、IgM、C3c 以 及 kappa 和 lambda 轻 链抗体的检测。其中，轻链免疫组化染色对于诊断轻链沉积病、单克隆免疫球蛋白沉积病或伴有单克隆免疫球蛋白沉积的增生性肾小球肾炎等疾病尤为重

要。除此之外，许多病理学家还会在常规项目中添加对 C1q、C4c 及纤维蛋白原抗体的检测。对于移植肾活检标本，C4d 染色在评估抗体对补体经典途径的激活方面非常有价值，因此可用于诊断抗体介导的排斥反应。另外，也存在许多特定情况下有诊断意义的其他抗原，包括以下几种。

1. 微生物，包括 BK 病毒、巨细胞病毒和 EB 病毒。

2. 淀粉样蛋白。其抗体可用于 AA 淀粉样变性和许多罕见的遗传性淀粉样变性。

3. Ⅳ 型胶原蛋白的 α 链。Ⅳ 型胶原的 alpha 3 和 alpha 5 链染色对诊断 Alport 遗传性肾病有所帮助。

4. IgG 亚型，用于明确是否存在单克隆免疫球蛋白沉积。

5. 肌红蛋白，用于明确是否存在肌红蛋白尿。

6. 淋巴细胞表面抗原，用于高度怀疑淋巴瘤的情况。

7. Ⅲ 型胶原，用于诊断胶原纤维性肾小球病。

8. 纤维连接蛋白，用于诊断纤维连接蛋白肾小球病。

免疫组化检查可在冰冻组织切片上或石蜡切片上进行。通常用荧光素标记的抗体在冰冻切片上进行抗原检测，然后通过荧光显微镜（通常称为免疫荧光法或 IF）对其进行观察。冰冻切片免疫荧光法检测抗原的技术简单并且非常敏感，这是由于冰冻切片组织的固定并不会改变其抗原成分。然而，此法存在以下缺点：第一，需要在活检时另取一块单独的组织；第二，冰冻切片的镜下形态不像石蜡切片那样容易辨认，因此确定肾小球内抗原的位置有一定难度；第三，免疫荧光切片会随着时间不断褪色，但是如果适当地固定并避光冷藏，将在数周至数月内仍保持染色。

如果需要使用石蜡切片进行免疫组化染色，由于在固定和加工过程中大多数抗原与甲醛结合而被"掩盖"，因此某些形式的抗原修复步骤是必不可少的。为使免疫球蛋白和补体能被检测出来，可采用的最有效的抗原修复方法是蛋白酶消化法。蛋白酶消化所需的时间长短取决于许多因素，例如组织固定所用的时间及具体加工流程，而其中一些因素可能难以控制。抗原修复过程的蛋白结构变异是石蜡切片免疫组化的主要缺点，因为结果高度依赖

于进行染色的技术人员的操作水平。抗原修复步骤后，使用一抗及相应检测系统来检测抗原后，可在光镜下观察到着色反应产物的沉积。这种方法是通过使用辣根过氧化物酶的反应产生，因此通常被称为"免疫过氧化物酶"染色。经抗原修复后，免疫荧光染色也可用于石蜡切片[31]。

石蜡切片免疫组化的主要优点是不需要像冰冻切片那样另取一块单独的组织。而且它能够特异性地定位抗原，并可在光镜下与相邻组织进行比较。但是它不仅在技术上要求很高，经处理后对某些抗原的敏感性也大大降低。通过直接比较两种方法，发现甲醛固定的石蜡切片经过过氧化物酶处理脱蜡后，上面检测到的 IgG、IgA 和 C3c 基本等同于冰冻切片免疫荧光的结果[32]。但同样发现几乎很难通过使用过氧化物酶技术在石蜡切片上得到理想的轻链染色的结果（尽管石蜡切片荧光检测结果可能较准确），并且更难从石蜡切片上成功检测到抗 GBM 抗体在毛细血管襻的线性沉积。与冰冻组织相比，石蜡切片也很难检测到膜性肾病的早期免疫复合物沉积。

大多数肾脏病理学家认为冰冻切片免疫荧光是检测免疫球蛋白及补体的最佳检测方法。然而，尽管冰冻切片免疫荧光检测是首选方法，但是总会存在冰冻切片无组织或者组织不足的情况，因此实验室应该具备对石蜡切片进行免疫组化检测的能力。

在报告免疫球蛋白及补体的免疫组化结果时，需要清楚地描述肾小球沉积部位（如肾小球系膜区或毛细血管壁）、性质（如线性、细颗粒或粗颗粒沉积）及其强度。大多数病理学家都应用 0~3+ 的半定量主观量表来评估其强度，而通过图像分析进行正式定量的方法可能更多用于科研。除描述肾小球以外，还应评估肾小管的染色情况，尤其是肾小管基底膜、间质和血管。

九、电镜

电镜对于评估肾小球的结构变化以及识别免疫复合物（被视为电子致密物）方面具有不可估量的价值。尽管由于免疫组化检测的发展，电镜在病理学领域的重要性大大下降，但它仍是肾活检不可或缺的检查方法，并且越来越多地应用于肾移植后失功的原因判断。尽管使用甲醛固定的肾组织材料不会影响电镜结果，但通常把所需的肾活检组织放置在单独的固定剂中。大多数实验室会选择低温的戊二醛或多聚甲醛进行固定，然后将材料暴露于四氧化锇并加工成树脂块。首先将组织制成 0.5μm 的半薄切片，通过光镜先进行定位，选择需要观察的区域后进行超薄切片再在电镜上进一步观察。电镜的结果可以照片形式保存，目前更多的是以数字图像形式保存。电镜对活检组织的结果的评估也应与光镜一样系统地进行，其评估内容应包括肾小球毛细血管基底膜及其厚度、内皮增厚或受累情况、毛细血管腔狭窄情况（尤其是腔内细胞增生或其他物质堵塞）、足细胞足突的融合程度和细胞体空泡或微绒毛变化情况。需要特别注意是否有电子致密物沉积（通常是由于免疫复合物沉积）及其沉积部位（包括肾小球系膜区、内皮下或上皮下）。电镜下还能显示出许多其他的结构，例如淀粉样变性或纤维样肾小球病的纤维样物质、免疫触须样肾小球病的微管样物质或各种贮积疾病的特征性包涵体。

电镜不仅在评估肾小球形态方面最为准确，而且对于判断肾脏其他部分的超微结构变化也非常有帮助。例如，它有助于识别肾小管基底膜免疫复合物沉积、肾小管上皮细胞内含物性质及肾小管上皮细胞线粒体的形态变化（尤其是判断遗传或药物因素所致异常）。

已有一些研究验证了电镜在肾活检诊断中的效用。其中大多数研究表明，电镜为大约 50% 的肾活检提供了有意义的诊断信息，并且在大约 20% 的肾活检诊断中是至关重要的[33]。由于无法在活检时预先知道是否需加做电镜，因此即使在光镜和免疫组化后无须进一步检查的情况下，出于谨慎也应始终准备好可用于电镜检查的肾组织材料。框 26-5 列出了一些必须通过电镜检查方可确诊的疾病，以及电镜对诊断有帮助的疾病。表中还列出了一些未行电镜检查即可确诊的疾病，但是需要注意的是，即使在此情况下也不能忽略电镜发现超微病理变化以及揭示与光镜下表现完全不相关的病理特征的能力。

在电镜中，形态学分析是最主要的内容。而测量 GBM 的厚度是其中十分重要的手段，一般通过量化的数据可判断 GBM 的厚薄，糖尿病肾小球硬化中 GBM 增厚，薄基底膜病中 GBM 变薄。为了

框 26-5　电镜在肾活检诊断中的应用实例

电镜对诊断必不可少

- 薄基底膜肾病
- 纤维样肾小球病
- 免疫触须样肾小球病
- Alport 综合征
- Fabry 病
- 卵磷脂胆固醇乙酰转移酶缺乏症
- 甲髌综合征

电镜对诊断有帮助

- 电子致密物沉积病
- 轻微病变
- 早期糖尿病肾脏疾病
- 早期膜性肾病（尤其在只有石蜡切片免疫组化的情况下）
- 膜增生性肾小球肾炎
- 感染后肾小球肾炎
- HIV 相关性肾病
- 脂蛋白肾病
- 胶原纤维性肾病

无须电镜即可进行诊断

- IgA 肾病
- 急性肾小管间质性肾炎
- 骨髓瘤管型肾病
- 寡免疫复合物型新月体肾炎
- 淀粉样变性（尽管在光学显微镜下漏检时电镜下仍可检测到淀粉样纤维）

避免毛细血管襻切割角度不同所带来的偏差，需要利用复杂的形态学检测技术以确保所测量 GBM 厚度的精确性。然而，实际中往往通过直接测量（从内皮细胞到足细胞质膜的距离）并计算其算术平均值的方法来确定 GBM 的厚度。Das 等[34] 发现，如果使用这种直接方法分别对两个肾小球进行 16 次测量，其结果是可重复的。理想情况下，每个实验室都应使用此方法定义正常范围。

十、肾活检相关研究

除了通过光镜、免疫组化和电镜检查外，也可以考虑通过其他方法进行活检组织的研究。在疑似感染的情况下，可将部分活检组织进行培养或聚合酶链式反应（PCR）检测。在有淋巴样浸润的情况下，免疫球蛋白基因重排可证实活检组织有无克隆性。活检组织中物质的化学成分（如晶体物质）可通过 X 射线能谱仪来测定。

为了研究不同病理条件下基因表达的差异[35] 以及活检组织的蛋白质组学[36]，可以从活检组织中提

取信使 RNA（mRNA），这一技术的发展引起了人们极大的兴趣。以上这些技术已完全或部分应用于肾活组织检查，例如，肾小球可通过立体显微镜或激光显微切割技术分离出来[37, 38]。质谱检查可鉴别淀粉样蛋白或纤维样肾小球病的纤维蛋白。mRNA 转录检测在协助诊断肾脏移植排斥反应方面显示出可观的前景[39]。

十一、移植肾活检

移植肾活检的处理在某些方面与自体肾活检有所不同。对用于评估移植后最初几个月中出现肾功能不全的活检标本，除非临床上怀疑存在肾小球病，否则无须进行全套免疫球蛋白及补体抗体的免疫组化检测或电镜检查。而免疫组化 C4d 检测可用于评估抗体结合及肾小管周围毛细血管内皮细胞的补体激活。对于移植后的肾活检标本，电镜通常可用于慢性移植肾小球病，并可用于其与肾小球肾炎移植后复发的鉴别。电镜还有助于诊断累及肾小管周围毛细血管的慢性排斥反应，这种反应可表现为肾小管周围毛细血管基底膜的多层化改变[40]。2013 年 Banff 会议[41] 关于移植病理学的建议是，符合以下情况的所有肾活检标本都应进行超微结构检查：已致敏患者在移植后不论何时出现供体特异性抗体，以及（或者）既往活检显示 C4d 染色阳性、肾小球肾炎和（或）存在肾小管周围毛细血管炎。会议还建议移植后 6 个月以上的所有活检均应考虑电镜检查，并在移植后 3 个月以上的"查因"活检也应考虑电镜检查，以确定是否存在移植肾小球病的早期病变，并进行供体特异性抗体的检测。

十二、活检规格

病理学家在根据肾活检所见的病理改变推断整个肾脏的整体情况时，应始终牢记肾活检标本是取自肾脏器官实质的极小部分样本。有些疾病（如反流性肾病或者动脉胆固醇栓塞）可能只影响肾脏局部组织而在肾活检中漏诊。其他的容易误诊或漏诊的疾病还包括节段性肾小球受累的局灶节段硬化性肾小球肾炎，以及寡免疫复合物坏死性肾小球肾炎。肾活检能否正确诊断这些疾病主要取决于取材的肾组织中包含的肾小球数量以及染色观察组织切片的多少。当我们根据活检中观察到的病变数量推

断整个肾脏病变情况时，取样是一个重要的影响因素。例如，如果肾活检观察到 20% 的肾小球伴有新月体形成，我们倾向于认为整个肾脏含新月体的肾小球占总肾小球数量的 20%。由于大多数肾活检取材样本小，我们对肾小球真正受累的置信度范围通常很宽。Corwin 等发表了一篇关于肾小球取材问题的数学分析 [42]，他们认为要排除节段性肾小球疾病约 5% 肾小球受累，肾活检样本必须包含 20 个肾小球。我们经常需要在两种不同的肾活检样本中比较肾小球受累的程度（例如比较狼疮肾炎患者重复肾活检与初次肾活检结果），要确定两次活检之间 10% 的肾小球受累差异，每次活检样本则必须包含 100 个以上的肾小球，这种情况下取材和诊断难度会更大。要确定 25%～40% 的肾小球受累差异，最小活检样本应包含 20～25 个肾小球。

对于某些疾病，分类方案规定了最少肾活检肾小球数量。建议狼疮肾炎肾活检应包含至少 10 个肾小球 [29]。在移植活组织检查中，Banff 小组提出移植肾肾活检组织要求至少含 10 个肾小球及两条动脉 [43]。已有研究表明，检查两个而不是一个部位的肾活检组织可使诊断急性排斥反应的灵敏度从 91% 提高到 99% [44]。在急性细胞排斥反应中，仅检查一个层面的切片而不是三个层面的切片，将遗漏 33% 的动脉内膜炎 [45]。

十三、肾活检报告

肾活检报告应包括活检的形态学描述以及结合临床症状的阐述，其中光镜、免疫组化染色和电镜结果必须结合起来分析，最好保证每一位活检患者均进行以上 3 种检查。肾脏病理学会已经发布了关于肾活检报告的通用模板 [46]。

光镜的描述应该包括观察到的肾小球数量和表现为球性硬化或节段性硬化的肾小球数量。定量评估肾活检中发生不可逆损伤的肾单位数量十分必要，有条件的情况下还应评估活动性炎症病变的严重程度。评估不可逆损伤最好的方法是明确肾小球球性硬化的数量以及肾小管萎缩和间质纤维化的严重程度。活动性病变的评估不仅取决于个体疾病进程还应包括新月体、坏死和毛细血管内细胞增生所累及的肾小球比例。对于一些疾病的诊断，目前国际上有既定的肾活检分类方案，如国际肾病协会（ISN）/ 肾脏病理学会（RPS）狼疮肾炎分型 [29]、IgA 肾病牛津分型 [47, 48]、肾移植病理 Banff 分型。国际共识组织已经发布了关于肾小球肾炎自体肾活检标本慢性病变标准化分级的病理学分类、诊断和报告的有关建议，以及肾小球肾炎的报告 [49]，并且包括肾脏活检的慢性变化的详细标准分级标本 [50]。

肾活检报告的阐述需要病理学家将活检结果与详细的临床信息相结合，因此病理学家必须透彻了解肾活检对肾脏疾病诊断和治疗的指导意义。临床医生和病理学家之间密切沟通至关重要，特别是举办临床病理会议、浏览和讨论肾活检结果，以便于更好地根据肾活检结果实现疾病管理。

十四、总结

只要合理选择适应证，做好充分的术前准备，经皮穿刺肾活检总体来说很安全。肾活检已经成为肾脏病学实践的基石，其操作和结果的判读应该交给有经验的肾脏病理学专家来完成。肾活检结果需要结合足够的临床信息，以便得出完整的临床病理结论。

第27章

急性和慢性肾脏疾病生物标志物
Biomarkers in Acute and Chronic Kidney Diseases

Chirag R. Parikh   JayL. Koyner   著

冯松涛   高月明   译

闻　毅   刘必成   校

要　点

- 理想的生物标志物应有以下特点：易于检测，可重复性高，敏感性高，器官特异性强，性价比高，结果易解读，标本易获取（如血液、尿液）。

- 血清肌酐（serum creatinine, Scr）检测存在固有变异性，进展期的慢性肾脏病（chronic kidney disease, CKD）患者可因 Scr 水平小幅升高而被误诊为急性肾损伤（acute kidney injury, AKI）。

- 血清胱抑素 C（cystatin C, Cys C）评估 CKD 患者肾小球滤过率（glomerular filtration rate, GFR）的效能与 Scr 相当，还可额外预测 CKD 患者心血管疾病的发病和死亡风险。

- 尿 α_1- 微球蛋白是一种低分子量糖蛋白，是脂质运载蛋白超家族的成员。在多种临床背景中，尿 α_1- 微球蛋白表达与患者的 CKD 发病风险及全因死亡率升高相关。

- 心脏型脂肪酸结合蛋白（heart-type fatty acid binding protein, H-FABP）、脑啡肽原和单核细胞趋化蛋白 -1（monocyte chemoattractant protein-1, MCP-1）作为心脏手术和重症监护室（intensive care unit, ICU）相关的 AKI 生物标志物，具有很好的前景。

- 尿 TIMP-2 与 IGFBP-7 乘积与 ICU 中 AKI 高风险患者 12h 内发生改善全球肾脏病预后组织（Kidney Disease：Improving Global Outcomes, KDIGO）分类第 2 期或 3 期 AKI 的风险相关。

- 血浆 TGFR1、TGFR2、EGF 和 KIM-1 作为预测 CKD 发生发展的生物标志物得到越来越多的证实。

肾脏疾病是一个全球性的健康难题。急性肾损伤（acute kidney injury, AKI）和慢性肾脏病（chronic kidney disease, CKD）的发病率均逐年增加[1]。美国 AKI 的总发病率稳定且迅速地升高，AKI 可促进 CKD 向终末期肾病（end-stage renal disease, ESRD）进展，最终需要透析或肾移植治疗[2-4]。世界卫生组织（World Health Organization, WHO）报告显示，每年有近 85 万患者进展至 ESRD[5-7]。ESRD 的治疗对全球医疗系统和全球经济构成了重大挑战。由于发展中国家社会经济不发达和医疗保障设施不健全，肾脏疾病造成的经济和社会负担尤其严重[5, 8, 9]。若 CKD 患者得到早期诊断，延缓、中止、甚至逆

转肾脏疾病的进展都是可能的。因此，在早期、可逆和可干预阶段发现和管理肾脏疾病对急性或慢性肾脏疾病都至关重要。生物标志物有助于诊断肾脏损伤，预测肾脏疾病进展，还可评估治疗的有效性，将成为肾脏疾病标准管理策略的重要组成部分。

在基因组学、蛋白质组学和代谢组学领域，近年来出现的高通量技术使同时检测数百甚至数千个潜在生物标志物变得更加容易，可系统性地检测相关指标，且不需检测者预先掌握相关生理及病理学知识[10-13]。因此，人们对开发用于新药研发和疾病诊断的新型生物标志物产生了浓厚兴趣。尽管成果显著，但仅少数生物标志物如血尿素氮（blood urea nitrogen，BUN）、血清肌酐（serum creatinine，Scr）、尿液分析和蛋白尿被用作肾脏疾病诊断和监测的常规指标。这些肾脏功能评估的金标准在早期诊断肾脏损伤或功能障碍时并不理想，不利于早期进行治疗干预。尽管很多候选生物标志物已被报道，它们在肾脏疾病诊疗决策中的价值尚未得到充分验证，但少数几个生物标志物很有前景。

一、生物标志物的定义

2001 年，美国食品药品管理局（Food and Drug Administration，FDA）对生物标志物的定义是"能够被客观地检测和评估，反映正常生物过程、病理过程或治疗干预的药理反应的指标"[14]。美国国立卫生研究院（National Institutes of Health，NIH）根据生物标志物用途进行了分类（表 27-1）。生物标志物在药物研发、临床试验和治疗管理策略中发挥广泛作用，例如判断预后、预测疾病进展、反映药效，以及作为临床观察终点的替代指标等。值得注意的是，生物标志物的这些作用之间并不相互排斥。不同类型生物标志物的定义见表 27-1。生物标志物的种类很多，可以是蛋白质、脂质、基因组或蛋白质组、生物图像、电信号及尿液细胞等。一些生物标志物还可作为替代终点，即可被用来替代临床观察终点。基于流行病学、治疗学、病理生理学或其他的科学证据，替代终点生物标志物应可预测临床获益（有害或无获益）[15]。理想的生物标志物应当易于检测，可重复性高，敏感性高，性价比高，结果易解读，以及标本易获取（如血液、尿液）。

二、临床背景下生物标志物发现、验证和认证程序

肾脏损伤和肾毒性生物标志物的开发面临的主要挑战是候选标志物的发现、试验设计和验证，以及特定临床背景下生物标志物的资格认证等。生物标志物的识别和开发过程非常艰巨，须经历多个阶段[16, 17]。我们将这个过程分简化为以下五个阶段（参考 Pepe 等[16] 的研究且有修改）。

（一）第一阶段：通过无偏倚或基于假设的探索性研究发现潜在的生物标志物

第一阶段的主要目标是通过各种技术识别出

表 27-1 生物标志物的定义

术 语	定 义
生物标志物	能被客观测量和评价，指示正常生物学过程、致病过程或治疗干预的药理学反应 • 预后性生物标志物是一种基线的患者或疾病特征，根据疾病发生或进展的风险程度对患者进行分类，在没有治疗干预的情况下告知疾病发展的自然历程 • 预测性生物标志物是一种基线特征，通过预测患者对某一特定治疗的反应性来确定患者特征，预测的反应可能有效，也可能无效 • 药效学生物标志物是一种动态评估，表明了接受治疗干预的患者发生的生物学反应。药效学生物标志物可能是治疗特异性的或广泛反映疾病信息，具体的临床环境决定了如何使用和解释生物标志物
临床终点	反映患者病情、功能或生存时间的特征或变量
替代终点生物标志物（2 型生物标志物）	用于替代临床终点的标志物，在流行病学、治疗学、病理生理学或其他科学证据的基础上，替代终点预期可预测临床获益、损害、无获益或无损害

有潜力的候选指标，验证并确定这些候选指标的优先级。生物标志物的寻找通常始于基础研究，研究分析比较患病动物（如肾损伤动物）与健康动物的组织或体液标本，从而找出疾病情况下表达水平异常的基因或蛋白质。当研究标本是血液、尿液等较易获得的生物样本时，可省略动物模型阶段。新型的生物标志物筛选技术包括基于微阵列的基因表达谱、微小 RNA（micro RNA，miRNA）表达谱、蛋白质组，代谢组、生物体液质谱分析及其他技术。在评估疾病相关生物标志物时，其病理生理学相关的所有候选生物标志物都不应被忽视。

筛选出有潜力的生物标志物后，便进入验证过程。验证程序的建立和验证必不可少。如第二阶段章节所述，验证过程费力且昂贵，还需要临床信息完整的长期随访患者的生物标本。此外，需为各个生物标志物的验证设置特定的应用条件。这在肾脏疾病中尤其重要，因为单一的生物标志物可能无法达到理想生物标志物的标准，这将在第四阶段章节

中展开。新型标志物联合形成的生物标志物模块可特异性评估肾损伤的部位，或同时监测临床综合征相关的各类发病机制。

（二）第二阶段：临床样本生物标志物检测或识别方法的建立与验证

第二阶段的主要目标是建立并验证具有临床实用性的生物标志物检测或识别方法，从而将有肾脏疾病或损伤的患者与健康人群高通量地区分开来。这一阶段包括检测或识别方法的建立、性能优化，以及实验室内和实验室间检测结果可重复性的评估。确定生物标志物的参考值范围是生物标志物临床应用之前至关重要的一步[18, 19]。确定生物标志物水平如何随患者年龄、性别、种族和民族发生变化以及生物标志物表达水平与已知危险因素间的关联也非常重要[20]。

（三）第三阶段：在回顾性研究中验证生物标志物临床应用的潜力

第三阶段主要目标如下：①从已完成的临床研究中获取样本，评估生物标志物的效能；②评估生物标志物在疾病早期诊断中的效能；③在回顾性研究中根据阈值评估生物标志物的敏感性和特异性。例如，若疾病组（急性或慢性肾损伤）与对照组间的生物标志物水平在临床诊断明确时才出现显著差异，则该生物标志物在人群筛查或早期诊断中的价值有限。反之，若在临床症状出现前的数小时、数天、甚至数年，疾病组与对照组间的生物标志物水平即存在显著差异，则该生物标志物用于早期诊断的潜力较高。这个阶段还应将生物标志物与其他新型生物标志物、或现有的金标准生物标志物进行比较，并采用受试者工作特征（receiver-operating characteristic, ROC）曲线确定其性能特征（敏感性、特异性）。考虑到肾脏疾病相关金标准的敏感性和特异性并不稳定，以金标准为参考的方法在肾脏疾病中的应用尤其具有挑战性[21]。

（四）第四阶段：前瞻性筛选研究的实施

第四阶段研究的主要目的是通过评估相关受试者的检出率和假阳性率来确定生物标志物的工作特征。与第一至三阶段主要基于已有生物样本的研究不同，第四阶段研究前瞻性地筛选受试者，以证明

生物标志物检测结果可改变临床治疗方案。

生物标志物的资格认证过程

新型生物标志物申请 FDA 认证时，需要明确其在非临床和临床背景下的预期用途，收集提供支持认证的证据。这可以是监管机构、制药公司和学术界科学家协同合作的结果[22]。

FDA 与制药行业或学术界实验室之间通过探索性数据自愿提交（voluntary exploratory data submission，VXDS）项目共享数据[23]。通过 VXDS 提交的探索性生物标志物数据使得 FDA 审查员能够与制药企业或学术界研究人员就研究设计、样本收集和存储、技术平台和数据分析进行交流。生物标志物认证过程中，预测安全性检测协会（Predictive Safety Testing Consortium）可同时向美国和欧洲的药品管理机构申请认证新型肾毒性生物标志物（如肾损伤分子 –1、白蛋白、总蛋白、胱抑素 C、凝集素、三叶因子 3 和 α_2– 微球蛋白）用于预测药物相关肾毒性损伤[23-25]。FDA 和欧洲药品管理局（European Medicines Agency，EMA）各自审查这项申请，并评估基础研究中新型生物标志物的应用是否恰当[24, 25]。待支持性的临床研究证据被提交，部分标志物会被认可为临床药物相关肾毒性损伤的标志物。最近，FDA 批准在临床试验中将肾脏总体积作为常染色体显性遗传病多囊肾进展的生物标志物（参见第 45 章），这为其他检测指标用于 AKI 和 CKD 疾病进展的评估开启了思路[22, 26]。

值得注意的是，上文介绍的程序仅适用于 FDA 和美国，世界各国的生物标志物认证程序各不相同。在过去数年，FDA、EMA 和其他机构批准的生物标志物已在美国、欧洲和亚洲国家进入临床应用。

（五）第五阶段：在常规临床实践中持续评估生物标志物的有效性

第五阶段涉及生物标志物的检测是否改变医生的临床决策，以及（或者）降低人群中与特定疾病相关的死亡率或发病率。

三、生物标志物效能的分析

ROC 曲线是被广泛接受的衡量生物标志物敏感性和特异性的评价标准[27]。ROC 曲线显示不同截

断值时，正确识别有病和无病受试者的比例。当生物标志物是一个连续变量时，ROC曲线表现为真阳性率（敏感性）和假阳性率（1- 特异性，其中特异性表示为0~1的值）间此消彼长的图形关系（图27-1）[28, 29]。ROC曲线以敏感性为纵坐标，以"1-特异性"为横坐标绘制。ROC曲线的每个点代表与特定检测值相对应的真阳性率和假阳性率。对角线由公式：真阳性率（敏感性）= 阳性率（1- 特异性）表示，对应预测疾病时没有选择性的一组点，对角线下面积为0.5，显示其预测性与抛硬币的概率相当。

生物标志物的效能可通过计算ROC曲线下面积（area under the ROC curve，AUC）来量化。AUC指一个随机抽选的病例比随机抽选的对照拥有更高生物标志物数值（或风险分数）的概率。虽然这样解释AUC更易理解，但这种解释并不总具有临床意义，因为病例和对照并不随机呈现给临床医生。因此，尽管理想的生物标志物可以提供1.0的

AUC（临床罕见），实际上AUC缺乏真正的直接临床相关性[29]。尽管存在这些不足，AUC仍被临床医生广泛报道和接受。AUC还有其他不足，例如向一组事先确立好的自变量中增加一个新标志物时，如何评估AUC的增量变化（the incremental change in AUC，ΔAUC）。ΔAUC值为0.02时的临床意义常不清楚，而且计算过程中的统计方法和P值存在争议[30, 31]。

生物标志物效能的重要参数还包括阳性预测值和阴性预测值，主要应用在较大样本量或特定人群的检测。阳性预测值是对某种疾病检测呈阳性的受试者中真正患有该疾病的人所占的比例，而阴性预测值表示检测呈阴性的受试者中真正未患病的比例。为提高诊断效能、预测疾病进程和预测患者转归，研究者们对开发新型算法综合分析同时检测的各个生物标志物水平产生了浓厚兴趣。

最近，净重新分类指数（Net Reclassification Index，NRI）和综合判别改善指数（Integrated Discrimination Improvement Indice，IDI）被用于评价新型生物标志物的诊断能力。NRI指新生物标志物加入后风险类别分类改变的人群比例；较小的重新分类率意味新生物标志物几乎不改变治疗决策。IDI定义为未校正的和经生物标志物校正的临床模型间判别斜率的差异，其中大效应量的IDI ≥ 0.10，中等效应量的IDI介于0.05~0.10 [32]。需要注意的是，NRI和IDI并未被统计学家广泛接受[33]。

四、肾脏疾病理想生物标志物的特征

表27-2描述了肾脏疾病理想生物标志物的特征。针对AKI，生物标志物应具备以下特征：①具有器官特异性，能够区分肾性、肾前性和肾后性AKI以及急性肾小球损伤；②能够早期诊断AKI，并可预测AKI的进程和潜在转归；③能够确定AKI病因；④具有位点特异性，能够反映AKI时不同节段肾小管的病理变化，且能反映肾活检组织形态学的变化；⑤无创性或微创性取样，检测方法简便而可靠；⑥在检测基质中保持稳定；⑦可在床边快速可靠地检测；⑧检测成本低。

CKD（不同于AKI）的损伤时间和性质很难评估，这使得寻找CKD早期生物标志物非常困难。CKD理想生物标志物的要求与前述的AKI生

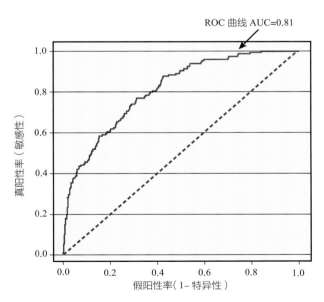

ROC曲线 AUC=0.81

		真实疾病状态	
		患病	未患病
生物标志物检测	阳性（患病）	真阳性	假阳性
	阴性（未患病）	假阴性	真阴性

通过疾病状态对生物标志物分类
真阳性率 = 敏感性 = 真阳性 /（真阳性 + 假阴性）
假阳性率 = 1- 特异性 = 假阳性 /（假阳性 + 真阴性）

▲ 图 27-1　**ROC 曲线**

表 27-2　理想肾脏疾病生物标志物的特征

功能性质	理化性质	
• 肾脏疾病发生时迅速而可靠地增加 • 对急性和（或）慢性肾脏疾病高度敏感和特异 • 与肾脏损伤程度有良好的相关性 • 提供风险分层和预后信息（如肾脏疾病的严重程度、是否需要透析、住院天数和死亡率） • 位点特异性地检测早期损伤（如近端、远端小管、间质或血管），并识别肾小管特定节段的病理变化 • 适用于不同的种族和年龄 • 能够识别肾脏损伤或疾病的原因（如缺血、毒素、脓毒症、心血管疾病、糖尿病肾脏疾病、狼疮或不同原因的组合） • 器官特异性：能够区分肾前性、肾性和肾后性病因 • 非侵袭性地确定肾衰竭的持续时间（AKI、CKD） • 有助于监测治疗干预的反应 • 提供关于并发症风险（特别是 CKD）的信息	• 在不同温度、pH 条件以及临床储存条件下长时间保持稳定 • 检测快速且容易 • 不受药物和内源性物质干扰	

物标志物有许多共同之处，包括以下方面：①损伤位置（如肾小球、肾间质或肾小管）；②发病机制；③疾病进程；④并发症风险，如心血管疾病和糖尿病等。

（一）急性肾损伤标志物

心脏科学领域发现的肌钙蛋白等新型生物标志物除反映心功能下降外更能反映早期心肌细胞损伤，这使新型的治疗策略得以开发和实施，从而降低冠状动脉功能不全的程度、发病率和死亡率[34, 35]。相比之下，Scr 等肾脏生物标志物的应用削弱了肾科医生在疾病早期阶段实施干预性研究的能力[36]。近 10 年来，RIFLE［风险（risk）、损伤（injury）、衰竭（failure）、丧失（loss）、ESRD］分类[37] 和 AKI 网络（the Acute Kidney Injury Network，AKIN）对 AKI 的定义[38] 革命性地统一到了改善全球肾脏病预后组织（Kidney Disease：Improving Global Outcomes，KDIGO）分类[39]中（表 27-3），但对 Scr 的依赖使其具有一定的局限性。最近，有学者呼吁进一步拓展定义以囊括更多的潜在生物标志物，但截至本文发表，这些诊断标准未得到广泛认可[40]。鉴于肌酐（creatinine，Cr）作为功能性生物标志物的作用，尽管存在相应不足，新的指南和 AKI 定义仍然主要依据 Scr 水平。肾前性氮质血症患者的 Scr 水平升高可不伴肾小管损伤，而肾小管严重损伤患者的 Scr 水平可保持不变，特别是当患者具有良好的基础肾功能和肾功能储备时。尽管如此，这些标准加深了我们对 AKI 流行病学的理解，这些标准化的共识和定义还使我们能够比较和整合大量论文的数据[41]。AKI 的生物标志物可以有多种用途，且不再被认为是 Scr 的替代指标。表 27-4 总结了 AKI 生物标志物的一些潜在用途。图 27-2 总结了后文中讨论的肾组织部位特异性的 AKI 生物标志物。

尿液和血清生物标志物各有优缺点。血清生物标志物由于与几种血清蛋白相互干扰，往往不稳定且较难测定。相比之下，尿液生物标志物相对稳定且易于检测。然而，尿液生物标志物的浓度受水化、容量状态及其他尿量相关因素的影响。为克服这一难题，通常假定尿 Cr 排泄率不随时间变化，且生物标志物的产生或排泄与尿 Cr 排泄率呈线性相关，进而将尿液生物标志物浓度与尿 Cr 浓度进行校正处理以消除尿量的影响。Bonventre 等对这一假设提出质疑，尤其是 AKI 的尿 Cr 排泄率并不恒定且随时间变化，这极大地影响校正后的尿液生物标志物标准值。他们提出定时采集尿样估算肾脏排泄率可以最准确地定量生物标志物水平[42]，但这种方法在常规临床诊疗中并不实用。Endre 等指出 AKI 尿液生物标志物定量的理想方法取决于研究结局；生物标志物绝对浓度在重症监护病房（intensive care unit，ICU）诊断 AKI 时最佳，而利用尿 Cr 校

表 27-3 AKI 的 KDIGO 分期

分 期	Scr 标准	尿量标准
1	基线值的 1.5~1.9 倍 或增加 ≥ 0.3mg/dl （26.5μmol/L）	< 0.5ml/kg/h，持续 6~12h
2	基线值的 2.0~2.9 倍	< 0.5ml/kg/h，持续 ≥ 12h
3	基线值 ≥ 3.0 倍 或 Scr 增加至 ≥ 4.0mg/dl （≥ 353.6μmol/L） 或开始肾脏替代治疗 或 18 岁以下患者的 eGFR 下降至 < 35ml/min²	< 0.3ml/kg/h，持续 ≥ 24h 或无尿 12h

表 27-4 AKI 和 CKD 生物标志物的潜在应用

疾 病	潜在应用
AKI	AKI 的早期检测 • AKI 的鉴别诊断［例如，区分容量介导的 AKI(肾前性)和肾性肾小管损伤(急性肾小管坏死)］ • 在临床诊断 AKI 时预测转归（需要 RRT、AKI 后 CKD、短期和长期死亡率） • 预测 AKI 的恢复情况 • 确定肾损伤的肾单位特定部位和原因 • 监测干预的效果
CKD	CKD 的早期检测和诊断 • 预测 CKD 进展（快速或缓慢进展） • 临床诊断 CKD 时预测疾病的转归（进展为 ESRD，短期和长期死亡率） • 在 CKD 患者中预测心血管病及其预后 • 监测干预的效果

正的数值可更好地预测早期 AKI[43]。校正失败的原因之一是尿 Cr 校正经常会放大信号。例如，肾小球滤过率（golmerular filtration rate，GFR）在肾小管损伤后会立即降低，而此时生物标志物的生成增多，尿 Cr 水平下降。因此，生物标志物校正数值的增长在短期内领先于绝对水平的升高。目前，该问题缺乏标准化的解决方法，部分尿液生物标志物使用尿 Cr 进行校正，而其他尿液生物标志物则未经校正。

AKI 和 CKD 在功能和结构方面有共同之处，因此它们的功能性和结构性生物标志物既存在重叠，又有所不同。在功能性生物标志物中，GFR 常被视为金标准。由肾小球自由滤过，几乎不被肾小管重吸收和分泌的物质（如异戊酸钠、碘海醇、菊酚）可用来测定 GFR 真实值，能敏感地测定肾功能变化，但这些测定有创的且难以操作。由于存在肾脏功能储备，除非发生严重的肾脏损伤，GFR 变化并不能体现结构性损伤。另一方面，肾小管损伤的结构性标志物由肾小管上皮细胞表达，上皮细胞的细微变化即可导致这些标志物释放到尿液中。越来越明确的是，生物标志物中很多指标同时适用于 AKI 和 CKD，也可以用来监测 AKI 向 CKD 的进展。目前的挑战是确定准确的生物标志物水平，以反映临床意义上的急性或慢性肾损伤。若不能识别 AKI 和 CKD 对这些生物标志物数值的单独影响，会导致不恰当的临床决策和（或）临床研究的不良结局[44,45]。

表 27-5 总结了生物标志物在各种临床环境中检测 AKI 相关临床终点的能力。

（二）肾小球损伤标志物

1. 血清肾小球滤过标志物

肾脏损伤过程中，肾功能损害伴随着 GFR 下降和血液氮质废物蓄积。Scr 和 BUN 浓度升高通常被用作肾脏损伤标志物，但这些参数反映的是肾脏功能不全，而不是直接反映肾脏损伤。正如本文其他部分所说，基于 Scr 的 eGFR 对于稳定状态的 CKD 是最可靠的。但在急性起病或加重时，鉴于此前讨论的原因，eGFR 的使用存在较多问题。健康人群的 GFR 正常范围是 90~130ml/(min·1.73²)。根据定义，CKD4~5 期患者的 GFR < 30ml/(min·1.73²)[46]。GFR 较低时 CKD 并发症更为明显，且轻至中度 CKD 可进展至 ESRD。

在 AKI 中，GFR 与肾脏损伤间接相关，GFR 改变反映的是肾脏原发性损害后一系列事件的晚期后果。此外，由于肾脏具有强大的储备能力，功能性肾组织的大量丢失并不一定导致 GFR 水平显著变化[47,48]。肾脏储备对 GFR 功能的影响在肾移植供体上得到体现，捐出一个肾脏即肾脏组织减少 50% 后，肾移植供体 Scr 水平和 GFR 的变化往往很轻微[49]。

理想情况下，血清 GFR 标志物应在肾小球中自由滤过，不被肾小管重吸收或分泌，在肾功能稳定时保持恒定的血浆浓度。GFR 可利用外源性和内

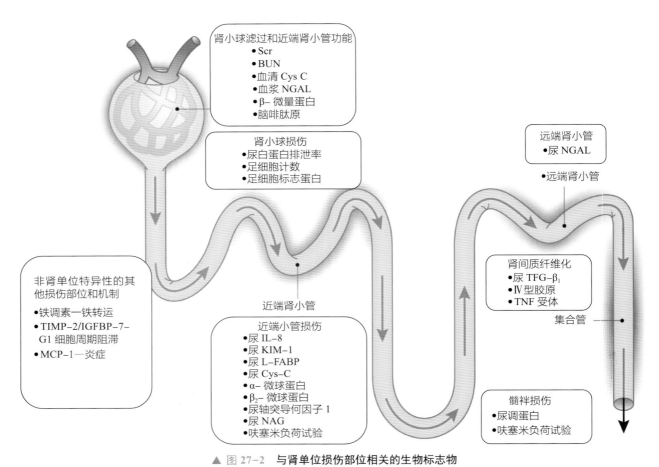

肾小球滤过和近端肾小管功能
•Scr
•BUN
•血清 Cys C
•血浆 NGAL
•β– 微量蛋白
•脑啡肽原

肾小球损伤
•尿白蛋白排泄率
•足细胞计数
•足细胞标志蛋白

远端肾小管
•尿 NGAL

•远端肾小管

非肾单位特异性的其他损伤部位和机制
•铁调素—铁转运
•TIMP-2/IGFBP-7-G1 细胞周期阻滞
•MCP-1—炎症

近端肾小管

近端小管损伤
•尿 IL-8
•尿 KIM-1
•尿 L-FABP
•尿 Cys-C
•α– 微球蛋白
•β₂– 微球蛋白
•尿轴突导何因子 1
•尿 NAG
•呋塞米负荷试验

肾间质纤维化
•尿 TFG-β₁
•Ⅳ型胶原
•TNF 受体

集合管

髓袢损伤
•尿调蛋白
•呋塞米负荷试验

▲ 图 27-2 与肾单位损伤部位相关的生物标志物

IGFBP-7. 胰岛素样生长因子结合蛋白 -7；IL-18. 白介素 18；KIM-1. 肾损伤因子 -1；L-FABP. 肝型脂肪酸结合蛋白；MCP-1. 单核细胞趋化蛋白 -1；NAG. N- 乙酰 -β-D- 氨基葡糖苷酶；NGAL. 中性粒细胞凝胶酶相关脂质运载蛋白；TGF-β₁. 转化生长因子 -β₁；TIMP-2. 组织金属蛋白酶抑制剂 -2；TNFR. 肿瘤坏死因子（改编自 Koyner JL, Parikh CR. Clinical utility of biomarkers of AKI in cardiac surgery and critical illness. Clin *J Am Soc Nephrol*. 2013;8:1034–1042.）

源性的滤过标志物来测定。外源标志物如菊酚、异戊酸钠或碘海醇评估的结果比较可靠，被视为 GFR 评判的金标准；然而，这一过程费时昂贵且需要特殊的仪器设备[46]。当 GFR 降至 60ml/（min·1.73m²）以下，就可将 Scr 水平代入不同的公式计算 eGFR，从而评估肾功能损害程度[50-52]。尽管传统公式对于 GFR 较高的患者不太准确，基于 GFR 水平正常和接近正常的新型 eGFR 计算公式已被构建[52]。

（1）血清肌酐：内源性 Cr 计算 eGFR 的性价比更高，但也存在问题。Cr 是肌酸和磷酸肌酸的分解产物，参与骨骼肌的能量代谢。Cr 可经肾小球自由滤过，但近端小管也可分泌少量 Cr（10%～30%）。正常情况下的每日 Cr 合成量每千克体重约为 20mg，可反映肌肉质量且变化很小[53]。

研究显示 Scr 不是 AKI 诊断的理想标志物，主

要有以下几个方面的原因[54-56]。

① Cr 的产生和释放受年龄、性别、肌肉质量、特定的疾病状态和饮食等因素的影响。例如，横纹肌溶解时，受损肌肉释放 Cr 可使 Scr 浓度大幅升高。同样，基于 24h 尿 Cr 排泄计算出的体内 Cr 产量会随年龄的增加而降低。在 20—29 岁的男性中，每日体内 Cr 产量为每千克体重 23.8mg，而在 90—99 岁的男性中，这一指标下降至每千克体重 9.8mg，主要原因就是肌肉质量减少[57]。

② Scr 浓度不能特异性反映肾小管损伤。例如，血容量减少的肾前性因素（如严重脱水、血容量丢失、血管收缩力改变和年龄相关肾灌注减少）和肾后性因素（如尿液梗阻或尿液渗入腹腔）均会导致 Scr 浓度显著升高而不伴肾实质损害。因此，Scr 升高反映的 eGFR 下降并不能区分肾功能受损的肾前

表 27-5　检测 AKI 生物标志物的诊断效能 [a]

指标参数	围术期 AKI			危重症（AKI 3 期）			急诊室		
	术前 AKI	术后早期 AKI	AKI 进展	长期死亡率	AKI 早期诊断	AKI 种类（一过性或持续性）	需要 RRT	AKI 早期诊断	AKI 的种类（一过性或持续性）
尿 NGAL	N/A	+	–	+	+	+	+	+	+
血 NGAL	–	+	+	+	–	?	–	?	?
血 Cys C	+	+	–	?	+	+	+	?	?
尿 Cys C	N/A								
尿 IL-18	N/A	+	+	+	+	+	+	+	+
尿 KIM-1	N/A	+	+	+	+	–	+	+	+
尿 L-FABP	N/A	+	+	+	?	?	+	+	+
TIMP-2、IGFBP-7	N/A	+	+	?	+	+	+	+	?
尿蛋白、白蛋白	+	+	+	+	?	?	?	?	?

a. 来自多个时间点的多中心研究

Cys C. 胱抑素 C；IL-18. 白介素 -18；KIM-1. 肾损伤分子 -1；L-FABP. 肝型脂肪酸结合蛋白；NGAL. 中性粒细胞凝胶酶相关脂质运载蛋白；RRT. 肾脏替代治疗；TIMP-2. 组织金属蛋白酶抑制剂 -2；IGFBP-7. 胰岛素样生长因子结合蛋白 -7

+. 发表的数据显示了检测 AKI 这方面特征的能力；–. 发表的数据显示没有检测 AKI 这一方面特征的能力；？. 该生物标志物的 AKI 相关特征没有大的多中心数据发表；N/A. 不适用于以下情况：①肾小管损伤的生物标志物在术前风险筛查中没有作用；② Scr 为正在检测的 AKI 定义所固有的。

改编自 Koyner JL，Parikh CR. Clinical utility of biomarkers of AKI in cardiac surgery and critical illness. *Clin J Am Soc Nephrol*. 2013；8：1034-1042.

性、肾性和肾后性病因，而一些肾小管损伤生物标志物就不存在这种问题 [57]。即使 Scr 水平升高由肾损伤直接引起，也无法根据它来确定损伤的部位（肾小球或肾小管，近端肾小管或远端肾小管）[58]。

③ 静态的 Scr 测定不能反映急性损伤后 GFR 的实时变化，因为肌酐水平的升高需要时间。考虑到健康成人拥有强大的肾功能储备，而轻、中度肾脏病患者的肾功能储备又存在差异，Scr 不是一个敏感的标志物 [59]。

④ 药物引起的肾小管分泌 Cr 减少可能导致肾功能被低估。西咪替丁和甲氧苄啶等药物可以抑制 Cr 分泌并增加 Scr 浓度，但不影响真实的 GFR 水平 [60, 61]。

⑤ Jaffe 法是一种常用的 Scr 测定方法，该方法受某些药物或病理生理状态的干扰，如高胆红素血症和糖尿病酮症酸中毒 [60]。

⑥ Scr 水平的轻微变化会导致较高的假阳性率，Cr 测定的内在变异性会使这种影响在 Scr 基线水平较高的人群中被放大。因此，仅根据 Scr 水平的轻

微变化，CKD 患者可能被误诊为发生了 AKI [62]。

类似地，Scr 水平在 CKD 中的应用也受到一些患者相关变量和独立变量的限制，如年龄、种族、性别和并发症等。晚期肾脏病患者的 Scr 水平可显著降低，且与肾脏清除率无关 [63]。连续测量 24hCr 清除率（通常，但不总是 24h 收集）可提高 Scr 水平评估肾功能的敏感性。然而，尿液的收集过程非常烦琐，而且操作失误（如小便漏收）通常会导致肾功能被低估。

Scr 在长期储存、反复冻融的样品中可保持稳定 [64]，在室温凝结的全血中可稳定保存 24h [65]。Jaffe 法（碱性苦味酸盐法）是临床实验室检测 Cr 水平的常规方法。受蛋白质等非 Cr 色原干扰，Jaffe 法对血清肌酐水平的高估可达 25%。因为糖尿病患者容易发生 CKD，亦需重视葡萄糖 [66, 67] 和乙酰乙酸 [68] 的干扰。因此，基于 Jaffe 法估测的 eGFR 水平比使用其他方法时更低。专业机构建议所有 Cr 测量方法都应溯源至基于同位素稀释质谱分析（isotope dilution mass spectrometry，IDMS）的参考方法 [69]。为减少干扰物质的影响，人们数次改进 Jaffe 法以提高特异性 [70, 71]。作为碱性苦味酸盐测定的替代方法，酶法测定 Cr 浓度已被临床实验室广泛采用。尽管也有物质对酶法测定产生干扰，报道声称酶法测定受到的干扰少于 Jaffe 法 [72-74]。高效液相色谱（high-performance liquid chromatography，HPLC）分析已成为 Cr 检测的潜在替代方案 [75, 76]。研究表明，HPLC 法的特异性显著高于传统方法 [77-79]。然而，HPLC 法在样品通量方面存在严重缺陷。

过去 10 年中，美国致力于建立对 IDMS 参考标准的校准溯源性工程来标准化 Scr 测定。在标准化之前，临床实验室之间的 Scr 检测结果存在 10%～20% 的偏倚 [80]。该工程自 2005 年启动，已于近期完成，这使得 Scr 检测更加标准化，当与 IDMS 可追溯的估测公式联合使用时，eGFR 的变异更小且更加准确 [81, 82]。

(2) 血尿素氮：血尿素是膳食蛋白质和组织蛋白质分解代谢过程中产生的一种低分子量代谢废物，其水平与 GFR 呈负相关。尿素可经肾小球自由滤过，30%～70% 的尿素被近端小管重吸收，并在肾髓质的肾小管和肾间质之间完成循环 [83]。全血或血清尿素氮的正常范围为 5～20mg/dl（1.8～7.2mmol/L）[83]。多种非肾脏因素，如膳食蛋白质摄入量、内源性蛋白质分解代谢、液体摄入量和肝脏尿素合成等会影响 BUN 水平，因此 BUN 参考值的范围较广 [83, 84]。BUN 水平也会因过度的组织分解代谢而增加，特别是在发热、严重的烧伤或创伤、大剂量皮质类固醇、慢性肝病和脓毒症等情况下 [83]。任何增加肾小管尿素重吸收的因素都会增加 BUN 浓度，例如有效循环血容量减少（即肾灌注不足）和（或）尿液排泄受阻 [83, 85, 86]。由于这些局限性，BUN 不是急性或慢性肾脏疾病的敏感和特异的标志物。然而，有人认为在晚期 CKD 患者（如 CKD4～5 期）中，尿素清除率和 Cr 清除率的平均值评估 GFR 更加准确。因为在肾功能水平较低时，Cr 清除率会高估 GFR，而尿素清除率会低估 GFR [87]。BUN 的测定采用分光光度法。由于 Scr 和 BUN 作为标志物存在上述不足，人们对开发更好的肾脏损伤生物标志物产生了浓厚兴趣。

(3) 胱抑素 C：近 10～15 年来，大量研究将血清胱抑素 C（cystatin C，Cys C）用作估测 GFR 的标志物，并提出将尿 Cys C 作为肾小管损伤标志物。1961 年，Butler 和 Flynn 用淀粉凝胶电泳研究了 223 个受试者的尿蛋白，并在 γ 球蛋白之后的组分中发现了一种新蛋白 [88]。他们将该蛋白命名为"Cys C"。Cys C 是由所有有核细胞以恒定的速率产生的一种低分子量蛋白，能够通过肾小球滤过完全清除。它的体积很小（13 KDa），在生理 pH 条件下带正电荷，不由肾小管分泌和重吸收，但几乎完全由近端肾小管细胞代谢分解。正常尿液中几乎不出现 Cys C。在人类和动物中，任何损害近端小管重吸收的因素都会导致尿 Cys C 水平显著升高。已有许多研究探讨了血清和尿 Cys C 在人类急性和慢性肾脏疾病中的诊断价值。

① 慢性肾脏病：由于半衰期较短（约 2h）及前文描述的其他特性，有人认为血清 Cys C 相较于 Scr 能更好地反映 GFR 水平。人们最初认为血清 Cys C 浓度不受性别、年龄、种族和肌肉质量等因素影响，但近几年的多项研究表明这些因素可以影响 Cys C 水平 [89, 90]。值得注意的是，影响 Cys C 的因素与影响 Scr 的因素相似，即在男性、身材较高、体重较重及去脂体重较高的患者中偏高 [89-91]。由于老年人肌肉质量减少，Scr 水平随着年龄增长而降低。相反，囊括 7500 多名受试者的美国国家健康与营养检测调查（NHANES）III 期研究表明，超半数 80 岁以上老年人的 Cys C 水平升高 [91]。

尽管存在轻微缺陷，Cys C 仍可作为 CKD 的理想生物标志物，某些情况中 Cys C 表现不弱于 Scr。GFR 估算公式和 CKD 分类将在本书的其他部分进行讨论（第 23 章）。在 26 643 名美国人参与的脑卒中患者地理与种族差异原因（Reasons for Geographic and Racial Differences in Stroke，REGARDS）前瞻性队列研究中，Peralta 等 [92] 发现与基于 Scr 的 eGFR 相比，基于 Cys C 的 eGFR 改善 CKD 的分类、定义及风险分层（发生 ESRD 或死亡）。这种与死亡率的相关性并不新奇，因为在患有心血管疾病的老年人中，Cys C 对死亡风险的预测能力强于 Scr 或 eGFR [93]。在一项纳入 4637 名社区老年人的心血管健康队列研究中，多因素校正后血清 Cys C 浓度升高，则心血管疾病（HR=2.27，95%CI 1.73～2.97）、心肌梗死（HR=1.48

95%CI 1.08～2.02）和脑血管意外（HR=1.47 95%CI 1.09～1.96）的死亡风险均显著增加。在同一项研究中，较高的 Scr 水平与这三种结局的任何一种都没有独立相关性[94]。基于普通人群的研究表明，Cys C 水平与心血管疾病预后的相关性要强于 Scr 或 eGFR，这在老年人中尤其明显[94-96]。一项基于初级保健的研究报道显示，在患有轻度 CKD 的高龄人群中，Cys C 估算 GFR 会导致小部分（7.7%）G3aA1 期患者[Scr 估算的 GFR > 60ml/(min·1.73²)] 被重新分类，但更大比例（59%）的患者被重新分类为更晚期的 CKD 级别，而在风险预测方面没有任何改善[97]。因此，在部分人群中，血清 Cys C 作为肾功能标志物要优于 Scr。

除老年人外，Cys C 在 HIV 感染者中的应用价值要优于 Scr。在一项纳入 922 名 HIV 感染者参与的队列研究中，Choi 等[98]证明基于 Cys C 的 eGFR 在预测 5 年全因死亡率方面要优于 Scr。另一项纳入 908 名 HIV 女性感染者的研究有相似发现，即 CKD 危险因素与 CysC 估算 GFR 的相关性要高于肌酐估算的 GFR，且向已包括 Scr 的临床模型中加入 Cys C 可显著提高其预测死亡风险的能力[99]。

联合使用 Cys C 而不是替代 Scr 的理念已逐渐获得认可[100]。基于一项横断面研究和 13 项已发表研究中的 5352 名受试者数据，Inker 等[100]建立了单独使用 Cys C 及联合使用 Cys C 和 Scr 的 GFR 估算公式。他们还在 5 个独立研究的 1119 名受试者中验证了这些公式。研究显示 Cys C 联合 Scr 估算 GFR 的公式表现好于单纯使用 Scr 的 GFR 估算公式，并使 NRI 达到 0.194（P < 0.001）。这项研究主要在白人中进行限制其适用范围，但该研究表明 Cys C 等生物标志物可增加 Scr 诊断的准确性，而非取代 Scr。一项包含 805 名社区老年人的队列研究表明，联合使用 Scr 和 Cys C 的慢性肾脏病流行病学协作组（Chronic Kidney Disease Epidemiology Collaboration，CKD-EPI）公式要优于单独使用 Scr 或 Cys C 的公式[101]。鉴于越来越多的临床证据、检验的自动化和低廉的试剂成本（如 4 美元），Cys C 应成为肾内科 CKD 评估的常规指标，并应认识到 Cys C 在 CKD 患者管理中的重要作用。然而，与所有生物标志物一样，解释结果时也需考虑到 Cys C 的局限性（框 27-1）[102]。

框 27-1　胱抑素 C（Cys C）

- 诊断 CKD 时，血清 Cys C 的效能即使不优于血清肌酐（Scr），也与 Scr 相同。
- 在一些老年人和 HIV 感染者中，血清 Cys C 优于 Scr。
- 血清 Cys C 检测心血管疾病发病率和死亡率风险的能力优于 Scr。
- 血清 Cys C 应纳入 CKD 患者的管理和诊疗。

---

② 急性肾损伤：鉴于 Cys C 是比较理想的肾小球滤过标志物，研究人员已将血清 Cys C 作为 AKI 的潜在生物标志物进行了研究。在一项纳入 85 名 ICU 患者的单中心研究中（其中 44 人按 RIFLE 标准诊断为 AKI），Herget-Rosenthal 等[103]发现血清 Cys C 诊断价值极佳，Cys C 对 AKI 的预测要比 Scr 提前 24～48h（AUC 分别为 0.97 和 0.82）。另一项研究对两个独立 ICU 中心的 442 名患者进行随访，结果显示血清 Cys C 水平的升高早于 Scr，并且能够预测患者的不良预后，如 AKI 迁延不愈、死亡和接受透析[104]。类似的，在一项包含 202 名 ICU 患者的研究中，49 名患者依据 RIFLE 标准的尿量和 Scr 水平诊断为 AKI，结果显示血清 Cys C 水平对 AKI 的预测能力较好，但血清 Cys C 浓度的升高并不早于 Scr[105]。

在接受冠状动脉造影的成人中，Cys C 能够比 Scr 更早地反映对比剂注射后的 GFR 下降[106]。在一项包含 87 名选择性心导管术患者的前瞻性研究中，18 名患者发生了对比剂肾病，ROC 分析显示 Cys C 的 AUC 数值显著高于 Scr 的 AUC 数值（0.933 vs. 0.832，P=0.012）[107]。

Cys C 被认为是早期诊断 AKI（比 Scr 更早）和评估 AKI 严重程度的生物标志物，但几项小型研究提供了复杂的结果[108-111]。最近，更大的多中心研究（Translational Research Investigating Biomarker Endpoints in AKI，TRIBE-AKI）对成人和儿童心脏手术后血清 Cys C 的几个应用方面进行了分析。在一项包含 1147 名成人的研究中，Shlipak 等[112]发现术前血清 Cys C 预测术后 AKI 的能力优于 Scr 以及基于 Scr 估算的 eGFR。在校正已知的 AKI 临床变量后，与 Scr 相比，血清 Cys C 的 C 统计量，即 ROC 曲线下面积为 0.70，NRI 为 0.21（P < 0.001）。然而，该研究团队发现术后血清 Cys C 变化检测

AKI 的敏感性和快速性（定义为与比术前值相比增加 25%、50% 和 100%）时并不显著优于 Scr[113]。随访研究发现，术后 Cys C 升高（> 25%）与 3 年随访期内死亡风险增加相关，且与单纯血清肌酐升高（HR=1.50，95%CI 0.96～2.34）相比，单纯 Cys C 升高者的长期死亡风险更高（校正后 HR=2.2，95%CI 1.09～4.47）[114]。与成人术后 Cys C 价值形成鲜明对比，288 名心脏手术儿童的研究结果更为复杂。Zappitelli 等[115] 发现术后 6h 内的血清 Cys C 水平与儿童 AKI（1 期和 2 期）相关。此外，术后血清 Cys C 还与机械通气时间和 ICU 住院天数等不良预后相关。不同于成年人，儿童的术前 Cys C 水平与术后 AKI 发生率无相关性。

（4）β- 微量蛋白：β- 微量蛋白（β–Trace protein，BTP），也被称为"前列腺素 D 合成酶"，是一个有前景的计算 GFR 的生物标志物。根据糖基的大小不同，β- 微量蛋白的分子量在 23～29kDa。BTP 属于脂质运载蛋白家族，这一家族成员主要参与小分子疏水配体的结合和转运。BTP 主要在脑脊液中产生，浓度比血清中高 40 倍以上。BTP 主要经肾小球滤过清除，尿液 BTP 浓度范围为 600～1200μg/L[116]。

1997 年，Hoffmann 等[117] 首次报道 BTP 的水平升高与肾功能受损相关。此后，多项研究评估了 BTP 作为 GFR 标志物的敏感性和特异性，并在 CKD 患者和肾移植受者中将 BTP 与 Scr 进行了比较[118]。在相互独立的成人和儿童研究队列中，血清 Cys C 检测肾功能下降（通过菊酚清除率测量）的效能优于 BTP，并且 Cys C 和 BTP 的预测能力都优于 Scr[119, 120]。

基于美国健康和营养调查数据库（NHANES）的人群资料，Foster 等[121] 研究了基于 BTP、血清 Cys C 和 Scr 的 eGFR 与全因死亡率的相关性。研究纳入 1988—1994 年登记的 6445 名成年人，并随访至 2006 年 12 月。在对人口统计学因素进行校正后，这三个标志物都与死亡率升高相关。然而，比较第五（最高）五分位数和第三（中）五分位数的死亡风险时，只有 BTP（HR= 2.14，95%CI 1.56～2.94）和血清 Cys C（HR=1.94，95%CI 1.43～2.62）具有统计学意义（Cr eGFR，HR=1.31，95%CI 0.84～2.04）。在观察心血管疾病或冠心病相关死亡率时，这些标志物依然有显著的相关性。相似的

是，在社区动脉粥样硬化风险（Atherosclerosis Risk in Communities，ARIC）研究中，BTP 对死亡率和肾衰竭的预测价值优于基于 Scr 的 eGFR（CKD–EPI 公式）[122]。最近，研究者对来自 3 个独立研究的患者进行了汇总横断面分析，包括肾脏病膳食改良（Modification of Diet in Renal Disease，MDRD）试验、美国非裔慢性肾脏病研究（African American Study of Kidney Disease，AASK）和慢性肾功能不全队列（Chronic Renal Insufficiency Cohort，CRIC）。结果发现，在 3156 例 CKD 患者中，BTP 水平与 Scr 水平和尿蛋白排泄密切相关，并且与种族相关，非裔美国人的 BTP 水平较低。此外，BTP 的水平还与高龄和男性性别相关，与体重指数呈负相关[123]。

人们亦研究了 BTP 预测和评估维持性血透患者残余肾功能的能力[124, 125]。通过收集透析间期尿液、测定血清 BTP 和 β2- 微球蛋白水平，Wong 等[125] 基于 191 位血透患者推导出估算 GFR 和残存尿素清除率的公式。利用 BTP 的倒数和其他因子，他们发现 BTP 与 GFR 的决定系数 R^2 为 0.7，与残存尿素清除率的 R^2 为 0.625。同样，Shafi 等[124] 基于 44 名接受 24h 尿液检测的透析患者开发出独立的公式，并在荷兰透析充分性合作研究（Netherlands Cooperative Study on the Adequacy of Dialysis，NECOSAD）队列的 826 名患者中验证了他们的公式。他们发现 BTP 的准确性高于传统标志物（Scr 和尿素清除率），BTP 评估残余肾功能（金标准为测得的尿素清除率）的 AUC 为 0.82，因此，BTP 和其他标志物有望成为一种评估透析患者残余肾功能的方法。

BTP 浓度不受常用免疫抑制剂，如泼尼松、霉酚酸酯和环孢素的影响[126]。这在评估肾移植患者的肾功能时尤为适用，这类患者的 Cys C 浓度会因糖皮质激素的使用假性升高。与 Scr 不同，BTP 不受年龄和种族的影响。数个基于 BTP 的 GFR 估算公式已经被开发，以应用于肾移植受者[126, 127]。然而，与之前讨论的透析患者相关公式类似，这些公式需在更大更多样化的患者群体中进行外部验证。与 Scr 不同，BTP 应用的局限性在于缺乏广泛的应用和标准化的检测方法。

（三）尿液肾小球细胞损伤标志物

足细胞结构缺陷可见于多种肾小球疾病，这类

疾病被称为"足细胞病"[128, 129]。足细胞损伤在免疫性和非免疫性肾小球疾病中均有报道，如血流动力学损伤、蛋白质超负荷、环境毒素损伤、微小病变肾病、局灶节段性肾小球硬化（focal segmental glomerular sclerosis，FSGS）、膜性肾病（membranous nephropathy，MN）、糖尿病肾脏疾病（diabetic nephropathy，DN）和狼疮性肾炎（lupus nephritis，LN）等[130-135]。足细胞损伤可出现在各种类型的人体和实验性的原发性肾小球疾病和继发性 FSGS 中，如继发于高血压、糖尿病和肾小管间质疾病等[136-138]。足细胞从肾小球基底膜脱落前会发生结构改变，包括足突融合和微绒毛变性等[128, 129, 139, 140]。

1. 足细胞计数

经历上述结构改变后，足细胞从肾小球基底膜上脱落并被排泄到尿液中。在几种肾脏疾病中，研究者对尿液中有活性的足细胞水平进行了广泛的研究[141-144]。大量研究显示，活动性肾小球疾病患者的足细胞脱落数量显著高于健康对照人群和非活动性疾病患者。重要的是，肾活检评估显示尿液足细胞的数量与疾病的活动性相关，且在治疗后减少[145]。在 IgA 肾病[141, 142]和 DN[143, 144]中，研究发现足细胞减少与疾病的严重程度存在联系。目前亟需改进和标准化实验方法，以便于检测尿液足细胞数量。间接检测的尿液足细胞数量的替代方法包括使用 PCR 和酶联免疫吸附试验（enzyme-linked immunosorbent assay，ELISA）检测足细胞特异性蛋白的 mRNA 和蛋白水平。

2. 足细胞标志蛋白

足细胞标志蛋白（podocalyxin，PCX）是检测尿液足细胞水平最常用的标志蛋白[146]。PCR 是高度 O- 糖基化和唾液酸化的 I 型跨膜蛋白，分子量约为 140 kDa，表达于足细胞、造血祖细胞、血管内皮细胞和部分神经元等[146]。PCX 通过与肌动蛋白细胞骨架、Ezrin 和 Na^+/H^+ 交换调节因子 1 和 2（Na^+/H^+ exchanger regulatory factor 1 and 2，NHERF1 和 NHERF2）蛋白结合参与多种细胞功能。报道显示尿 PCX 是多种疾病活动性的标志物，如 IgA 肾病、过敏性紫癜、DN、LN、链球菌感染后肾小球肾炎、MN、FSGS 和子痫前期等[147-155]。遗憾的是，由于 PCX 可在多种细胞中表达，尿液 PCX 的水平与尿液足细胞的数量并不完全一致。

（四）尿液肾小管损伤标志物

多年来，尿液显微镜检查是了解肾小球和肾小管损伤程度的重要方法。尿液的其他成分可以更特异和更敏感地量化肾小管损伤。这些标志物被证明在 AKI 的诊断中具有极高的价值。此外，其中一些生物标志物，如白细胞介素 -18（interleukin-18，IL-18）、肾损伤分子 -1（kidney injury molecule-1，KIM-1）、中性粒细胞明胶酶相关脂质运载蛋白（neutrophil gelatinase-associated lipocalin，NGAL），及肝型脂肪酸结合蛋白（liver-type fatty acid binding protein，L-FABP），被证明在急性和慢性肾损伤时具有潜在的应用价值。这一章节将简要介绍尿液显微镜检查的用途，并对一些新出现的肾小管损伤生物标志物进行讨论。

1. 尿液显微镜检查

尿沉渣镜检的历史悠久，通常用于辅助诊断肾脏损伤[156-158]。肾小管损伤患者的尿液中通常含有近端肾小管上皮细胞、近端肾小管上皮细胞管型、颗粒管型和混合细胞管型。肾前性氮质血症患者的尿液中偶尔会出现透明或颗粒管型[159-161]。多项研究表明，尿液管型排泄量的增加与 AKI 的发生密切相关[160, 162, 163]。Marcussen 等[162]证明肾小管损伤患者的尿液颗粒管型数量要多于肾前性氮质血症患者。

用于 AKI 诊断的尿沉渣评分系统又重新获得关注[161, 164]。这些系统中的几个指标在 AKI 诊断中拥有极好的特异性，并与 AKI 的严重程度有很好的相关性[164-166]。然而，尿液镜检检测 AKI 的灵敏度不佳，这阻碍了它的广泛应用[161, 164, 167, 168]。尿液镜检非常依赖检测者的水平，会出现较大的医师间变异性，从而导致其诊断 AKI 的敏感度较低[169]。表 27-6 列出了 3 种广泛报道的尿液镜检评分系统。

其他几项研究试图将尿液镜检与其他生物标志物结合起来检测肾小管损伤，并取得了不同程度的成功[165-167]。不久的将来，作为目前临床诊断 AKI 的主要手段，尿液镜检可与肾小球功能和肾小管损伤生物标志物联合应用于 AKI 诊断。

2. α_1- 微球蛋白

α_1- 微球蛋白是一种分子量为 27～30kDa 的小分子糖蛋白，是脂质运载蛋白家族的成员。α_1- 微球蛋白主要由肝脏合成，可以游离形式存在，或以与 IgA 结合的形式存在。人体的血清、尿液和脑脊液中均可检测到 α_1- 微球蛋白的存在[170]，并且肾小管疾病患者的尿液和血清中 α_1- 微球蛋白的水平升高。α_1- 微球蛋白经肾小球自由滤过，并被正常近端小管完全重吸收和分解代谢。Megalin 介导了近端小管对 α_1- 微球蛋白的摄取。因此，尿 α_1- 微球蛋白浓度升高提示近端肾小管损伤或功能障碍。

尿 α_1- 微球蛋白水平受年龄的影响。50 岁以下的人群的尿 α_1- 微球蛋白 /Cr 正常值应低于 13mg/g，而 50 岁及以上人群的尿 α_1- 微球蛋白 /Cr 正常值应低于 20mg/g。与 β_2- 微球蛋白不同，α_1- 微球蛋白在不同 pH 的尿液中更加稳定[171]，这使它更容易成为尿液生物标志物。

(1) 急性肾损伤：研究显示尿 α_1- 微球蛋白定量是成人和儿童近端小管功能障碍的敏感生物标志物[170, 172]。在一项包含 73 名患者（其中 26 名需要肾脏替代治疗）的小型队列中，Herget-Rosenthal 等[173] 比较了急性心肌梗死早期 α_1- 微球蛋白、β_2- 微球蛋白、Cys C、维生素 A 结合蛋白、α- 谷胱甘肽 S- 转移酶、乳酸脱氢酶和 N- 乙酰 -β-D- 氨基葡萄糖苷酶（N-acetyl-β-D-glucosaminidase，NAG）

表 27-6 尿液显微镜检查评分系统

研　究	评分系统
Chawla 等，2008[164]	1 级：没有看到管型或 RTE
	2 级：至少 1 个管型或 RTE 但小于 10%LPF
	3 级：多个管型或 RTE，10%～90%LPF
	4 级：片状、模糊的棕色管型和 RTE，大于 90%LPF
Perazella 等，2010[165]	0 分：没有看到管型或 RTE
	1 分：1～5 个管型 /LPF 或 1～5 个 RTE/HPF
	2 分：6 个以上管型 /LPF 或 6 个以上 RTE/HPF
Bagshaw 等，2011[167]	0 分：没有看到管型或 RTE
	1 分：1 个管型或 RTE/HPF
	2 分：2～4 个管型或 RTE/HPF
	3 分：5 个或更多的管型或 RTE/HPF

HPF. 高倍视野；LPF. 低倍视野；RTE. 肾小管上皮细胞

的水平。他们发现尿 Cys C 和 α_1- 微球蛋白预测肾脏替代治疗需求的能力最强。这项研究中，尿 α_1- 微球蛋白预测肾脏替代治疗需求的 AUC 为 0.86。Zheng 等[174] 检测了 58 名心脏手术儿童的 α_1- 微球蛋白，发现 AKI 患儿（AKIN 标准）的 α_1- 微球蛋白水平更高。体外循环 4h 后，α_1- 微球蛋白的 AUC 为 0.84（0.72～0.95），截断值为 290mg/g 时，敏感性为 90%，特异性为 79%。然而，Martensson 等[175] 有不同发现，在一项包含 45 名受试者的小型前瞻性的单中心研究中，脓毒症和感染性休克时的 α_1- 微球蛋白水平在发生和未发生 AKI 的患者之间没有差异。

最近的研究显示，抵达急诊室时患者的 α_1- 微球蛋白水平与 AKI 发生相关，AUC 为 0.88，当截断值为 35mg/g 时，其敏感性的为 80%，特异性为 81%。然而，多因素模型中 α_1- 微球蛋白不再是 AKI 的独立预测因子 OR=1.85，95%CI 0.80～4.31）][176]。此外，α_1- 微球蛋白能够作为婴幼儿近端肾小管损伤和恢复的标志物，并与肾移植 1 年后活检肾组织中的肾小管萎缩和间质纤维化相关[177, 178]。

(2) 慢性肾脏病：α_1- 微球蛋白在 CKD 中的研究日益增多。少量研究显示，在 DN 和 MN 中，该标志物可能与疾病活动和近端小管损伤相关[179, 180]。在包括 2948 名 Framinghan 心脏研究（Framingham Heart Study，FHS）参与者的队列中，O'Seaghdha 等[181] 发现 α_1- 微球蛋白在平均 10.1 年的随访中与 CKD 或蛋白尿的发生无关，但与全因死亡率相关（HR=1.26，95%CI 1.13～1.4；$P < 0.001$）。在另一个队列中，Jotwani 等[182] 证明 HIV 女性感染者的 α_1- 微球蛋白水平与肾功能下降和死亡率都相关。与 α_1- 微球蛋白水平最低的人群相比，α_1- 微球蛋白水平最高的人群患 CKD 的风险增加了 2.1 倍（1.3～3.4 倍），eGFR 下降 10% 的风险增加了 2.7 倍。α_1- 微球蛋白与 CKD 发生和进展的相关性与 1.6 倍的调整后死亡风险无关，后者主要与基线肾功能和白蛋白尿相关[182]。同一队列的后续研究未发现 α_1- 微球蛋白水平与 *APOL1* 的基因型有关[183]。

尽管有上述尿 α_1- 微球蛋白水平的研究数据，其应用价值仍然有限。因为，先前研究显示血清 α_1- 微球蛋白的浓度随着年龄、性别[184] 和临床疾病（包括肝病[170]、溃疡性结肠炎[185]、HIV 感染和精神障碍）发生变化，且缺乏统一的国际标准。尿 α_1- 微球蛋白通常采用免疫比浊法测定。

3. β_2- 微球蛋白

β_2- 微球蛋白是一种分子量为 11.8kDa 的小分子多肽，存在于所有有核细胞的表面和大多数生物体液中，如血清、尿液和关节滑液等。人体 β_2- 微球蛋白通常经肾小球滤过排出，几乎完全被重吸收（约 99%），并被正常的近端小管代谢分解[186, 187]，Megalin 介导近端小管对该蛋白的摄取[187]。健康人每天合成 150～200mg 的 β_2- 微球蛋白，其正常血清浓度为 1.5～3mg/L。任何影响肾小管功能的病理状态都会导致尿 β_2- 微球蛋白的水平升高，原因在于肾小管细胞对 β_2- 微球蛋白的摄取受阻。健康人的随机尿中 β_2- 微球蛋白浓度通常 ≤ 160μg/L，或者与 Cr 比值 ≤ 300μg/g。与尿素不同，血清 β_2- 微球蛋白的水平不受食物摄入量的影响，这使得它成为低血尿素水平营养不良患者的较理想的标志物。CKD 患者血清 β_2- 微球蛋白水平升高反映其肾小球滤过功能下降。基于 MDRD、AASK 和 CRIC 研究患者的横断面研究发现，血清 β_2- 微球蛋白水平与男性和非裔美国人种族呈弱相关；不同于其他标志物，它与吸烟存在很强的相关性。因此，血清 β_2- 微球蛋白受非肾脏因素的影响，表明 β_2- 微球蛋白作为 GFR 标志物时存在局限性[123]。

ESRD 患者的血清 β_2- 微球蛋白水平通常为 20～50mg/L。β_2- 微球蛋白积聚会产生毒性，因为析出的 β_2- 微球蛋白会形成纤维结构和淀粉样沉积物，特别是沉积在骨骼和关节周围组织会导致腕管综合征和糜烂性关节炎[187, 188]。血清 β_2- 微球蛋白升高在各种 AKI 和 CKD 中都有报道，如镉中毒[189]，心脏手术后[190, 191]，肝移植[192]和肾移植[193]等。在 MN 中，β_2- 微球蛋白被认为是较好的 GFR 下降的独立预测因子[194]。其他研究显示，危重病儿童[195]和成人心脏手术后[191]的 AKI 中，β_2- 微球蛋白诊断 AKI 的效能与 Scr 相当。

血清 β_2- 微球蛋白浓度的解读需要谨慎，因为 β_2- 微球蛋白水平受多种疾病影响，如类风湿性疾病和各种恶性肿瘤[196, 197]。人们最初认为 CKD 患者 β_2- 微球蛋白水平升高完全由肾功能下降引起，但有研究显示存在其他因素，例如 ESRD 患者的 β_2- 微球蛋白合成增加[198]。尿 β_2- 微球蛋白作为肾脏损

伤标志物的另一个显著缺点是其在室温时不稳定，特别是当 pH < 5.5 时。因此，尿液收集后应立即碱化处理并于 −80℃储存[188, 199]。

4. 铁调素 −25

铁调素 −25 是一种分子量为 2.8kDa 的铁代谢激素调节因子，由肝脏、心脏和肾脏产生，结合并诱导跨膜转铁蛋白的内化和降解[200]。铁调素 −25 的作用是下调铁的摄取，降低储存铁来源的细胞外铁[201]。考虑到铁调素 −25 与铁代谢的联系，以及体外循环相关缺血再灌注损伤和氧化应激引起游离铁释放的事实，研究将铁调素 −25 认作心脏手术后肾脏损伤的标志物。在一项 44 名心脏手术成年患者的巢式病例对照研究中，Ho 等[202]对铁调素 −25 进行了研究，其中 22 名患者发生了 AKI（RIFLE 标准），22 名患者术后 Scr 较基线升高不超过 10%（无 AKI），并采用表面增强激光吸收 / 电离飞行时间质谱分析(SELDI−TOF−MS)检测尿液铁调素 −25 水平，他们发现无 AKI 患者的尿铁调素 −25 水平显著升高。他们进一步定量分析尿液铁调素 −25（用尿 Cr 进行校正），发现未发生术后 AKI 患者的尿液铁调素 −25 水平更高（$P < 0.0005$）。

铁调素 −25 在多变量分析中与避免 AKI 发生显著相关，术后第 1 天尿液铁调素 −25 的 AUC 为 0.80[203]。这项小型研究的数据已被另一个包括 100 名接受体外循环（cardio pulmonary bypass，CPB）成人的中等规模的队列研究证实。Haase−Fielitz 等[204]证明 CBP 后 6h 发生 AKI 的 9 名受试者的尿液铁调素 −25 水平低于未发生 AKI 的受试者（AUC=0.80；P=0.004）。最近，Prowle 等[205]在包含 93 名接受 CBP 患者的多中心队列中检测了铁调素 −25 水平。虽然这项研究未设置 CBP 后 6h 的检测时间点，但它证实发生和未发生 AKI 患者术后 24h 的铁调素 −25 水平存在显著差异（$P < 0.001$），且未发生 AKI 患者的铁调素 −25 水平更高。此外，他们发现铁调素 −25 与术后 NGAL 结果联合诊断 AKI 的 AUC 为 0.84。除需建立通用的商品化检测方法外，这些结果还需要在其他类型的 AKI 中进行初步研究，并在更大的心脏手术患者队列中进行验证。

5. 白细胞介素 −18

IL−18 是一种分子量为 18 kDa 的促炎症性细胞因子，被 Caspase−1 激活，由肾小管上皮细胞和巨

噬细胞产生。动物实验证明，IL-18 参与急性肾小管损伤，引起中性粒细胞和单核细胞在肾实质中浸润 [206, 207]。*Caspase-1* 基因敲除小鼠的缺血性 AKI 损伤程度与注射抗 IL-18 中和血清的野生型小鼠相同，表明 IL-18 是缺血性 AKI 的重要介质 [207]。

其他研究表明，IL-18 在巨噬细胞活化中起主要作用，接受 IL-18 缺陷性骨髓移植的小鼠发生 AKI 的概率低于接受 IL-18 正常骨髓移植的小鼠 [208]。同样，在 *IL-18* 基因敲除的 AKI 小鼠中，TNF-α、诱导型一氧化氮合酶、巨噬细胞炎性蛋白 -2 和 MCP-1 的 mRNA 水平均降低，提示 IL-18 对 AKI 有不利影响。在人体肾脏，IL-18 主要在近端小管合成和裂解，并被释放到尿液中。IL-18 被证明参与多种肾脏疾病过程，如缺血再灌注损伤、同种异体移植排斥反应、感染、自身免疫性疾病和恶性肿瘤等。商品化的 ELISA 和磁珠分析技术可以方便可靠地检测出尿液 IL-18 的水平。

（1）急性肾损伤：一些研究已证明 IL-18 作为 AKI 的生物标志物的有效性。最初，Parikh 等 [209] 研究 72 名患者发现，急性肾小管坏死患者的尿 IL-18 水平明显高于肾前性氮质血症、尿路感染或肾功能正常的健康对照者。从那时起，一些大型多中心研究开始关注 IL-18 在各种临床背景中检测 AKI 的能力。

TRIBE-AKI 联盟检测了 1219 名接受心脏手术的成年人的 IL-18 水平。这项研究筛选的是术后 AKI 的高危患者，他们符合以下情况之一：紧急手术，术前 Scr 水平 > 2mg/dl，左心室射血分数 < 35%，心功能 Ⅲ 级或 Ⅳ 级（纽约心脏协会心力衰竭分级），年龄 > 70 岁，既往有糖尿病，接受过冠状动脉旁路移植术、瓣膜手术或重复心脏手术。那些术前已发生 AKI、接受肾移植、ESRD 或术前 Scr 水平 > 4.5mg/dl 的患者被排除在外。将队列五分位数划分后，IL-18 最高的五分位数患者发生 AKI 风险增加了 6.8 倍，即术后 Scr 水平增加 1 倍或需接受紧急透析 [210]。术后首次 IL-18 浓度（0～6h）诊断 AKI 的 AUC 为 0.74，将 IL-18 与已知的影响 AKI 风险的因子结合后，AUC 可增至 0.76。TRIBE-AKI 儿科队列（311 名儿童）报道的结果与 TRIBE 成人研究一致，最高的五分位数患者与最低的五分位数患者相比，AKI（Scr 增加 1 倍或接

受透析）的发生风险增加了 9.4 倍。这一影响在校正 AKI 相关临床因素后略有减弱（校正后 OR=6.9，95%CI 1.7～28.8）[211]。

在研究生物标志物浓度与 AKI 持续时间的关系时，尿液 IL-18 显示出类似的趋势 [212]。按病程对 AKI 患者进行分层后，61.7%（n=251）AKI 患者的病程为 1～2 天，28.9%（n=118）患者的病程为 3～6 天，9.3%（n=38）患者的病程 > 7 天。最高的 IL-18 五分位数水平与 AKI 持续时间密切相关，未校正的 OR 为 3.90（95%CI 2.62～5.78）。该相关性在校正 AKI 相关临床因素后有所减弱但仍显著，（OR=2.90，95%CI 1.80～4.68）[212]。

在 TRIBE-AKI 成人队列的另一项二级分析中，Koyner 等 [213] 证明 AKI 患者的 IL-18 可预测早期 AKI（AKIN 1）向更严重 AKI 阶段（AKIN 2、AKIN 3）的进展。在 380 名 AKI 1 期以上的成年患者中，45 人发生 AKIN 第 2 期或第 3 期。在整个队列中，IL-18 最高的五分位数患者发生进展性 AKI 的风险增加（OR=3.63，95%CI 1.64～8.03），校正临床因素后这种风险仅略有减弱（OR=3.00，95%CI 1.25～7.25）。

这一队列的单独二次分析发现术后立即检测的 IL-18 浓度与心脏手术后的长期死亡率相关。这项调查的平均随访时间为 3.0 年 [四分位数间距（IQR）为 2.2～3.6]，1199 名受试者中有 139 人在此期间死亡（死亡 50 例 /1000 人年）。在校正影响死亡率的危险因素后，IL-18 第三个三分位数中未发生 AKI 患者（n=792）的长期死亡率高于第一个三分位数的患者（校正后 HR=1.23，95%CI 1.02～1.48）。这种影响在围术期 AKI 患者（n=407）中被放大，与参考队列相比，第三个三分位数患者的校正后 HR 为 3.16（1.53～6.53）。因此，IL-18 可提供有关 AKI 和非 AKI 患者术后长期死亡率的额外预后信息 [214]。

在危重疾病和 ICU 入院患者中，IL-18 未显示出同样稳健的结果。在一项 451 名危重患者的研究中，有 86 人在最初 48h 内发生 AKI，Siew 等 [215] 发现尿液 IL-18 不能可靠地预测 AKI。尽管发生 AKI 的患者入住 ICU 时尿 IL-18 水平较高，AUC 为 0.62（0.54～0.69），在排除既往已有 CKD（eGFR < 75ml/min）的患者后，其 AUC 值仅略有升高

（0.67）。尽管不能可靠地诊断 AKI，尿液 IL-18 水平确实与患者的其他不良结局相关，例如是否需要肾脏替代治疗（renal replacement therapy，RRT）和 28 天死亡率等。IL-18 在危重疾病方面的不佳表现已得到其他研究的佐证，例如 EARLY ARF 试验的析因分析。这项前瞻性观察研究在两个大型综合 ICU（n=529）中进行，IL-18 诊断 AKI（AKIN1 期）的 AUC 仅为 0.62，但在预测是否需要 RRT 或 7 天内死亡率时表现良好。不同于其他生物标志物研究，在根据入院前 CKD 分期对队列进行分层后，这项 IL-18 研究并未显示出预测能力的改善[216]。在同一 EARLY ARF 队列的析因分析中，与无 AKI 患者（n=285）相比，肾前性氮质血症（n=61，定义为 AKI 在入院后 48h 内恢复，并与部分钠排泄＜1% 相关）患者的尿液 IL-18 浓度显著升高。AKI 患者（n=114，非肾前型）的尿液 IL-18 浓度与肾前性 AKI 患者的相比有升高趋势（P=0.053）[217]。

在一项 339 名外科和内科 ICU 患者的单中心研究中，Doi 等[218] 发现入住 ICU 时已有和新诊断 AKI 的患者的 IL-18 水平显著升高。与新诊断 AKI 的患者（AUC=0.59）相比，入住 ICU 时已有 AKI 的患者拥有更高的 IL-18 浓度和 AUC 值（0.78），且这两个亚组与非 AKI 患者队列相比均有显著差异。这项研究还发现死亡患者的 IL-18 水平显著升高。Nickolas 等[219] 有类似发现，他们检测了 1635 名急诊室患者入院时的尿液生物标志物，并将其水平与校正后的 AKI 转归进行了比较，其中肾前性 AKI 定义为 72h 内 Scr 下降至基线水平，提示临床上存在一过性的有效循环量减少。研究显示，与肾前性 AKI 相比，病情更严重的肾性 AKI 患者的 IL-18 水平明显更高。然而，这在肾前性 AKI 患者和无 AKI 患者之间没有差别。

在肾移植方面，IL-18 水平可准确识别延迟性移植物功能恢复（delayed graft function，DGF）（AUC=0.90），并预测 Scr 的升高速度[220]。为了解 IL-18 和尿 NGAL 预测肾移植后移植物功能恢复的能力，Hall 等[222] 就接受已故供者肾移植的患者进行了一项前瞻性多中心观察性队列研究。他们连续收集了 91 名肾移植患者术后 3 天的尿样，在校正了受者和供者的年龄、冷缺血时间、尿量和 Scr 浓度后，NGAL 和 IL-18 浓度准确预测了移植受者

是否需要透析治疗。此外，NGAL 和 IL-18 浓度还可预测 3 个月后移植物的恢复情况[222]。该队列的后期随访发现，手术时的尿液 IL-18 浓度与肾移植一年后的结局相关。术后第 1 天 IL-18 水平高于中位数值的患者，其调整后 OR 值为 5.5（95%CI 1.4～21.5），且移植物功能较差，即 GFR＜30ml/min 或重新接受 RRT[223]。

在一项对行冠状动脉造影患者的研究中，Ling 等[224] 发现术后第 24h 发生对比剂肾病患者的尿液 IL-18 和 NGAL 浓度显著增加，对照组则没有变化。ROC 曲线分析显示，IL-18 和 NGAL 早期诊断对比剂肾病的价值均优于 Scr（P＜0.05）。重要的是，造影 24h 后尿 IL-18 浓度升高也是后期主要心脏事件的独立预测因子 [相对危险度（relative risk，RR）=2.09，95%CI 1.15～3.77]。

(2) 慢性肾脏病：IL-18 在 CKD 中很有应用前景。在有蛋白尿的 DN 患者中，肾小管细胞中的 IL-18 水平高于非糖尿病性蛋白尿患者[221]。在女性机构间 HIV 研究中，多变量校正后尿液 IL-18 水平是肾功能快速下降的独立危险因素[225]。在这项 908 名女性 HIV 感染者的队列研究中，尿液 IL-18 是所有生物标志物（包括 KIM-1 和 ACR）中唯一与肾功能（基于 Cys C 的 eGFR）恶化全时段相关的标志物。根据所用模型的不同，尿液 IL-18 预测肾功能下降的 RR 为 1.4～2.16。他们在后续研究中检测了 WIHS 队列来源的 908 名女性 HIV 感染者和 289 名未感染 HIV 女性的尿液 IL-18 水平[226]。在这项横断面研究中，多元线性回归校正后 HIV 感染者的 IL-18 水平升高具有统计学意义（38%；P＜0.0001）。在随后 813 名男性 HIV 感染者和 331 名未感染 HIV 男性的横断面研究中，他们同样发现 HIV 携带者的尿液 IL-18 水平要高出 52%[227]。回到女性队列研究中，他们发现尿液 IL-18 浓度与较高的 HIV RNA 水平、较低的 CD4 计数、丙型肝炎病毒感染和高密度脂蛋白胆固醇水平显著相关，表明 IL-18 在 HIV 相关肾脏诊疗中有更广泛的作用[226]。HIV 相关研究的数据与多囊肾放射成像研究联盟（Consortium for Radiologic Imaging for the Study of Polycystic Kidney Disease，CRISP）的数据形成了鲜明对比，研究人员检测 107 名常染色体显性遗传多囊肾病患者的 IL-18 后发现，尽管 3 年的

随访期内 IL–18 的平均水平有升高，IL–18 水平与肾脏总体积或 eGFR 的变化没有相关性[228]。

6. 肾损伤分子 –1

肾损伤分子 –1（kidney injury molecule-1，人类称 KIM–1，啮齿动物称 Kim–1）又被称为"T 细胞免疫球蛋白及黏蛋白域蛋白 –1"（T-cell immunoglobulin and mucin domain-containing protein-1，TIM–1）和"甲型肝炎病毒细胞受体 –1"（hepatitis A virus cellular receptor-1，HAVCR–1），是一种 I 型跨膜糖蛋白，胞外区含有 1 个六半胱氨酸免疫球蛋白样结构域、2 个 N- 糖基化位点和 1 个黏蛋白样结构域。为鉴定肾损伤相关的分子，Ichiura 等[229, 230] 使用代表性差异分析（基于 PCR 的技术）首次在急性缺血性肾损伤的大鼠模型中发现了 Kim–1。重要的是，KIM–1 主要在肾脏中表达，尤其是在缺血损伤后的人近端肾小管细胞中，而在健康肾脏中几乎不表达或在低水平表达。KIM–1 已成为近端肾小管损伤的标志物，是几乎所有蛋白尿性、中毒性和缺血性肾脏疾病的标志物。在各种啮齿动物模型中，如缺血[229, 231]、顺铂、叶酸、庆大霉素、汞、铬[232, 233]、镉[234]、对比剂[235]、环孢素[236]、赭曲霉毒素 A、马兜铃酸、D- 丝氨酸和蛋白超负荷[237] 所致的损伤，KIM–1 被证明是有很高敏感性和特异性的肾脏损伤标志物。

(1) 急性肾损伤：2002 年，Han 等[231] 发表的临床研究首次将尿 KIM–1 水平与 AKI 联系起来，证实了组织内 KIM–1 的表达与急性肾小管坏死的严重程度相关，且与临床 AKI 患者的尿液 KIM–1 胞外区水平相对应。自那时起，关于 KIM–1 在各种背景中检测 AKI 能力的研究被大量发表，例如心脏手术、危重疾病和普通住院患者 AKI，但成败参半[44, 216, 217, 238–244]。

KIM–1 已在多个多中心大规模试验中进行了研究。在 TRIBE-AKI 成人和儿童心脏手术队列中，尿 KIM–1 的最高五分位数与 AKI 风险增加相关（与 KIM–1 值最低的患者相比，术后 KIM–1 值倍增患者的 AKI 发生风险增加了 6.2 倍）。校正临床模型中年龄、种族、性别、CPB 时间、非选择性手术、术前 GFR、糖尿病、高血压和研究中心因素后，AKI 的发生风险仍然升高（4.8 倍）。将尿 IL–18、血浆和尿 NGAL 纳入模型后，这种效应完全减

弱[243]。尿 KIM–1 浓度与 AKI 的持续时间相关（分为 1～2 天、3～6 天，以及 > 7 天）。与最低五分位数相比，术后早期 KIM–1 的最高五分位数预测较长持续时间 AKI 的未校正 OR 为 2.96（2.01～4.37）。校正影响 AKI 的临床因素（包括且不限于年龄、性别、种族、CPB 时间、基线肾功能、糖尿病和高血压）后，其预测 OR 值为 2.30（1.51～3.53）且仍具有统计学意义[212]。

当关注 TRIBE 队列中的长期死亡率时，研究发现最高三分位数的围术期尿 KIM–1 浓度与死亡率增加相关。在未发生 AKI 的患者（n=792）中，KIM–1 浓度为最高三分位数时死亡率的校正后 HR 为 1.83（1.44～2.33），而在 407 名 AKI 患者中，校正后 HR 略高，为 2.01（1.31～3.1）[214]。在儿童队列中，尿 KIM–1 最高五分位数患者的校正前 AKI 发生风险显著增加；然而，这种影响在多变量校正后减弱且不再具有统计学意义[243]。

危重疾病相关 AKI 的尿 KIM–1 研究数据与围术期结果一样复杂，在 EARLY ARF 研究的样本中，KIM–1 诊断 AKI 的 AUC 为 0.66（95%CI 0.61～0.72）。在入住 ICU 第一周内，尿 KIM–1 对透析（0.62）或死亡（0.56）的预测结果差强人意[216]。另一方面，在 529 名混合 ICU 患者组成的队列中，对于入住 ICU 时 GFR < 60ml/min 的患者，尿 KIM–1 检测 AKI 的能力要显著优于其他生物标志物 [AUC = 0.70（0.58～0.82）]。在该队列的单独析因分析中，与无 AKI 的患者（中位数为 170μg/mmol Cr；IQR 为 69～445）相比，肾前性 AKI 患者（中位数为 291μg/mmol Cr；IQR 为 121～549）和肾性 AKI 的患者（持续时间超过 48h；中位数为 376μg/mmol Cr；IQR 为 169～943）的 KIM–1 水平呈显著的阶梯式上升[217]。此外，尿 KIM–1 能够预测新入急诊患者肾性 AKI 的发生，AUC 为 0.71（0.65～0.76；P < 0.001）。KIM–1 水平也呈阶梯式升高，表现为无 AKI 或 CKD < 稳定型 CKD < 肾前性 AKI < 肾性 AKI。此外，KIM–1 水平还可预测 RRT 需求及住院死亡率[219]。

KIM–1 的应用价值已在多项研究中得到证实，它不仅可作为尿液标志物，还可以免疫组化染色的方式评估肾活检标本中的肾损伤。例如，Van Timmere 等[245] 分析了 102 例不同类型肾脏疾病的

肾活检组织，发现近端肾小管细胞中 KIM-1 蛋白的表达水平与肾小管间质纤维化和炎症相关。在发生肾功能恶化和肾小管损伤组织学改变的患者中，部分患者在活检前后收集了尿液标本，这部分患者的尿 KIM-1 水平与肾活检组织中 KIM-1 的表达水平显著相关。在移植肾的活检样本中，100% 的肾功能恶化和病理学改变提示肾小管损伤的患者、92% 的急性细胞排斥患者及 28% 的活检结果正常患者都有 KIM-1 染色增加[246]。与此相反，Hall 等[223, 241] 发现尿 KIM-1 水平与移植后早期或 1 年后的移植肾功能无相关性。同样地，Schroppel 等[247] 研究了 KIM-1 RNA 在移植前活体及已故供体肾脏活检组织中的表达，发现 KIM-1 染色与 DGF 发生无明显相关性。

(2) 慢性肾脏病：KIM-1 有潜力成为实用的 CKD 生物标志物。除作为肾近端小管功能障碍的标志物外，动物研究显示，KIM-1 在 AKI 后期表达上调，并在肾脏修复中发挥重要作用。因此，在 AKI 后组织修复和 CKD 发生的病理生理学过程中，KIM1 可能是一个主要参与者[248]。KIM-1 作为 CKD 的标志物的能力在一项巢式病例对照研究中得到证实，该研究的 686 名参与者来自动脉粥样硬化多种族研究（Multi-Ethnic Study of Atherosclerosis, MESA）。病例组被定义为基线 eGFR > 60ml/min，随后发展为 CKD3 期和（或）在 5 年研究期间肾功能迅速下降的患者。KIM-1 水平每增加 1 倍（以 pg/ml 为单位），CKD 3 期或 GFR 迅速下降的发生概率会增加 1.15 倍（1.02～1.29 倍）。

在研究开始时，与 KIM-1 水平在 90 百分位数内的患者相比，KIM-1 水平处于最高 10 百分位数的患者发生相同终点事件的风险增加了 2 倍。并且，KIM-1 预测 CKD 发展和发展的能力与是否存在蛋白尿无关[249]。同样，在对 149 名慢性充血性心力衰竭患者队列进行的 5 年随访研究中，KIM-1 水平与 CKD 进展（定义为 eGFR 较基线下降 > 25%；$P < 0.05$）密切相关[250]。尿 KIM-1 和 NAG 都是 CKD 进展和全因死亡率复合终点的独立预测因子[250]。在一个纳入年龄、性别、体重指数（body mass index，BMI）、糖尿病病史、高血压、脑卒中、基线 eGFR、蛋白尿、左心室射血分数、利尿剂使用和脑钠肽水平的多因素 Cox 比例风险模型中，仅

基线 eGFR、利尿剂使用、KIM-1 水平和 NAG 水平是所有这些结局的独立危险因素。最近，在对 5 项独立的队列研究进行汇总多变量校正分析时，对数转换后的尿 KIM-1 水平（经尿 Cr 校正）在吸烟者中较高，而在黑人和接受血管紧张素转化酶抑制剂（angiotensin-converting enzyme inhibitor，ACEI）或血管紧张素受体阻滞剂（angiotensin receptor blocker，ARB）治疗的患者中较低[251]。类似地，KIM-1 水平在 eGFR 较低及有蛋白尿的患者中较高。

以上结果表明了 KIM-1 作为 CKD 生物标志物的实用性，这与 Bhavsar 等[252] 的研究结果形成了鲜明对比，他们在 ARIC 研究的一项病例对照子研究中检测了 KIM-1 的表达。在这项 286 名受试者（其中 143 人发展为新发的 CKD3 期）参与的研究中，KIM-1 未显示出预测或诊断 CKD 发生或发展的能力。在随后的病例对照研究中，135 名 ESRD 患者和 186 名对照均来自 ARIC 队列，Foster 等发现尿 KIM-1（经尿 Cr 校正）与 ESRD 风险增加相关［未校正 OR=2.24（1.97～4.69）；$P = 0.03$］[253]。然而，这种效应在校正其他增加 ESRD 风险的因素（如年龄、基线蛋白尿、基线 eGFR）后减弱，。

最近，在 CRIC 队列的 2466 名受试者的研究中，KIM-1 可作为 CKD 进展的生物标志物[254]，该研究结果与 Foster 等[253] 的发现类似。在这项 9433 人年的随访研究中，有 581 例发生 CKD 进展，即发生 ESRD 或 eGFR 下降超 50%。在未校正的分析中，与最低五分位数相比，KIM-1 的其余四个五分位数均与 CKD 进展风险增加相关［例如，最高五分位数 HR=7.68（5.61～10.5）］。然而，加入其他 CKD 进展相关变量（如年龄、性别、种族、蛋白尿、糖尿病、心血管疾病）后，这种效应完全减弱[254]。

研究显示 KIM-1 在其他多种临床背景中具有应用前景，例如由膀胱输尿管反流[255]、HIV 肾病[225, 256]、移植后 DGF[257] 和 DN[258, 259] 引起的儿童慢性肾小管损伤。IgA 肾病患者的尿 KIM-1 水平显著高于健康对照组。此外，尿 KIM-1 水平与 Scr 浓度和蛋白尿呈正相关，与 Cr 清除率呈负相关。同样，免疫组织化学分析显示肾小管 KIM-1 的表达与尿液 KIM-1 水平密切相关（$r=0.553$；$P=0.032$）[260]。Sundaram 等[261] 评估了 KIM-1、L-FABP、NAG、NGAL、转化生长因子 -β_1（transforming growth factor-β₁，TGF-β₁）及经典的肾脏生物标志物（尿白蛋白水平、Scr 浓度和血清 Cys C-GFR）在镰状细胞性贫血患者中早期发现肾病的潜力。仅 KIM-1 和 NAG 与蛋白尿有很强的相关性，其他标志物与蛋白尿未显现出任何关联。

最近，研究者检测了两个不同 DN 风险队列的血浆 KIM-1 水平[262]。受试者分别来自控制糖尿病心血管危险行动研究（Action to Control Cardiovascular Risk in Diabetes，ACCORD）和晚期退伍军人糖尿病实验研究（Veterans Administration NEPHRO pathy iN Diabetes，VA-NEPHRON-D）队列。在 ACCORD 队列中，最终发生 CKD 人群的 KIM-1 基线水平较高。类似地，在 NETHRON-D 队列研究刚开始时，发生进展性 CKD 患者的血浆 KIM-1 水平就较高［中位数 735pg/ml（IQR 438～1172）vs. 中位数 373pg/ml（IQR 225～628），$P < 0.001$］[262]。在这两项研究中，与 KIM-1 浓度处于最低四分位数的患者相比，KIM-1 浓度处于最高四分位数的患者更容易发生不良肾脏结局。这项研究进一步拓展了血浆 KIM-1 与 CKD 进展的关联[262]。虽然肾损伤时 KIM-1 进入血浆循环的确切机制尚未阐明，这些有前景的研究无疑将进一步推动血浆 KIM-1 与 CKD 间的关联研究。

7. 肝型脂肪酸结合蛋白

尿液脂肪酸结合蛋白 1（fatty acid binding protein 1，FABP1）已被证明是早期发现 AKI 和监测 CKD 的实用生物标志物。FABP1 也被称为"L-型"或"肝型脂肪酸结合蛋白（liver-type fatty acid binding protein，L-FABP）"，最初作为油酸和胆红素的结合蛋白由肝脏中分离出来。FABP1 选择性地与游离脂肪酸结合，将其转运到线粒体或过氧化物酶体，从而进行游离脂肪酸的 β-氧化并维持细胞内脂肪酸稳态。FABP1 有几种不同的类型，且在各种组织中普遍表达。截至目前，已发现 9 种类型的 FABP，即肝型（L）、肠型（I）、肌肉和心脏型（H）、表皮型（E）、回肠型（Il）、髓鞘型（M）、脂肪细胞型（A）、脑型（B）及睾丸型（T）。L-FABP 表达于人肾近端小管细胞的细胞质中。近端肾小管上皮细胞胞浆 L-FABP 的增加不仅来自于内源性表达，还可来自经肾小球滤过并被肾小管细胞重吸收的循环 L-FABP。

（1）急性肾损伤：Susantitaphong 等[263]基于 15 个前瞻性队列和 2 个病例对照研究发表了一项 Meta 分析，报告了 L-FABP 的诊断效能。尽管作者只能对 7 项队列研究进行 Meta 分析，但他们发现 L-FABP 水平对 AKI 诊断的敏感性为 74.5%（60.4～84.8），特异性为 77.6%（61.5～88.2）。此外，他们还发现这些结果在预测住院死亡率时显得更有前景。他们的结论是，由于许多研究质量较低及临床背景不同，L-FABP 可能是早期检测 AKI 的一个有前景的生物标志物[263]。接下来，我们将重点介绍一些关于 L-FABP 的更大规模和更新的临床研究。

Portilla 等[264]发现在接受心脏手术的儿童中，术后第 4h 的 L-FABP 水平可预测 AKI 的发生。其他研究者试图在心脏手术背景下验证这一发现，结果好坏参半[242, 265, 266]。最近，TRIBE-AKI 发布了最大规模的成人心脏手术背景下的 L-FABP 研究结果，在校正临床模型中影响 AKI 发生的因素后，L-FABP 与儿童（$n=311$）或成人（$n=1219$）队列中 AKI 的发生不相关[212]。研究表明，尽管成年 AKI 患者的 L-FABP 水平显著高于无 AKI 者，术后 0～6h 的 L-FABP 浓度（以 ng/ml 计）诊断 AKI 发生的 AUC 为 0.61，且术后 6～12h L-FABP 浓度的诊断效能仅略好一些。尽管 L-FABP 检测术后 AKI 发生时的表现欠佳，校正影响 AKI 发展的已知因素后，L-FABP 仍与 AKI 的持续时间相关。L-FABP 浓度的第四和第五五分位数都与较长的 AKI 持续时间相关，校正后的 OR 分别为 1.77（1.17～2.67）和 1.92（1.26～2.93）。在儿童队列中，术后早期（0～6h）L-FABP 浓度的最高五分位数与 AKI 发生显著相关［OR=2.9（1.2～7.1）］，但这种效应在校正后消失［OR=1.8（0.7～4.6）］[243]。

TRIBE-AKI 队列研究还检测了心脏型脂肪酸结合蛋白（heart fatty acid binding protein，H-FABP）[267]。H-FABP 蛋白主要在心肌细胞胞浆中表达，也可在肾远端小管中发现，在心脏损伤 1h 内即可被检测到[268-270]。经对数转换的术前和术后即刻的 H-FABP 浓度与 AKI 风险（AKIN 标准）及死亡率增加相关。校正 AKI 相关因素后，术前 H-FABP 值与所有阶段的 AKI［校正后 OR=2.07（95%CI 1.48～2.89）］及死亡率［OR=1.67（95%CI 1.17～2.37）］相关，而在类似的校正分析中，围术期 H-FABP 值与 2 期及以上的 AKI［OR=5.39（2.87～10.11）］相关[267]。鉴于这些有前景的研究结果，我们期待未来出现进一步的 H-FABP 研究。

Siew 等[271] 研究 L-FABP 在 380 名来自内科、外科、创伤和心脏 ICU 的危重患者中的诊断效能，其中 130 名为 AKIN 1 期的 AKI 患者。AKI 患者的 L-FABP 水平更高（P=0.003），并且检测 AKI 事件的 AUC 为 0.59（0.52～0.65）。虽然 L-FABP 不能预测死亡或 RRT 的复合终点，但 L-FABP 能在多变量分析中预测急性 RRT 的需求［HR=2.36（95% CI 1.30～4.25）］。Doi 等[218] 有相似发现，在一项包含 339 名混合 ICU 患者的前瞻性单中心观察性队列研究中，他们测试了 L-FABP 的诊断效能。他们发现 L-FABP 检测 AKI（RIFLE 标准）的效能优于 NGAL、IL-18、NAG 及其他生物标志物。此外，L-FABP 预测 14 天死亡率的 AUC 为 0.90。该团队进行的一项较小规模的研究（n=145）为 L-FABP 在日本的临床应用铺平了道路[272]。

在一项普通住院患者横断面研究中，纳入了 92 名 AKI 患者和 68 名对照组受试者［26 名健康志愿者和 42 名其他住院患者（包括 29 名即将接受冠状动脉插管的患者和 13 名没有 AKI 的 ICU 患者）］，Ferguson 等[273] 证明 AKI 患者的尿 L-FABP 水平显著高于无 AKI 的住院对照者，AUC 为 0.93（0.88～0.97），以 47.1ng/mg Cr 为截断值，灵敏度为 83%，特异度为 90%。Nickolas 等[219] 发现急诊患者入院时的 L-FABP 水平对 AKI 的区分能力一般。在这项 1635 名患者参与的队列中，L-FABP 的 AUC 为 0.70（0.65～0.76）；然而，在 AKI 范围内，L-FABP 浓度在 AKI 的各个类型中呈逐步升高的趋势（正常＜CKD＜肾前性＜肾性 AKI）的特点。

肝脏也表达 L-FABP，因此肝脏损伤是 AKI 时尿 L-FABP 水平升高的可能原因。然而，先前对 CKD、AKI 和脓毒症患者的研究表明，血清 L-FABP 水平对尿 L-FABP 水平没有影响，且肝病患者的尿 L-FABP 水平并不高于健康受试者[264, 274, 275]。

尿 L-FABP 水平已被证明是对比剂肾病早期诊断和预测的标志物[276, 277]。在一项正常 Scr 成年患者接受经皮冠状动脉介入治疗的研究中，血清 NGAL 水平在心导管置入术后 2h 和 4h 升高，而尿液 NGAL 和尿液 L-FABP 水平在术后 4h 显著

升高，在术后 48h 仍保持较高水平[278]。Nakamura 等[277] 证明冠状动脉造影后发生对比剂肾病的患者的尿 L-FABP 基线水平显著升高；然而，他们未评估尿 L-FABP 对 AKI 的诊断效能。

L-FABP 在肾移植、DGF 和术后移植功能方面的作用也已得到研究[257, 279, 280]。在器官获取前或术后早期检测死亡供体的尿液时，研究显示尿液 L-FAPB 与供者 AKI 相关，并对 DGF 有轻度预测能力。尽管 L-FABP 浓度与 DGF 相关，但 L-FABP 浓度对于这一终点的预测效能并不优于术后尿量[280]，而且 L-FABP 浓度不能预测移植 1 年之后的长期移植物功能[257]。

(2) 慢性肾脏病：过去，某些关于 DN 状态下 L-FABP 排泄的小型研究所得到的结果是不一致的。一些研究结果显示，降低的尿 L-FABP 水平与肾素 - 血管紧张素 - 醛固酮抑制剂的使用以及基线时保留的 eGFR 水平存在相关性，但另一些研究则未发现这种相关性[281, 282]。最近，L-FABP 在已经建立起来的 CKD 患者的队列中进行了研究（如 ARIC、CRIC）。在一项 321 名 ARIC 队列患者参与的病例对照研究中，135 名为 ESRD 患者，尿 Cr 校正后的尿 L-FABP 与 ESRD 风险增加无关[253]。在 CRIC 队列中研究 L-FABP 时，这些结果又略有不同。研究者使用 Cox 比例风险模型评估了 2466 名队列成员的 L-FABP 水平，其平均随访时间为 3.8 年[254]。虽然几个五分位数的 L-FABP 与 CKD 进展相关［eGFR 下降 50% 或进展为 ESRD；最高五分位数组未校正 HR=10.67（7.46～15.25）］，在校正影响 CKD 发生和发展的因素后，这种效应完全减弱。因此，L-FABP 似乎不是检测或预测 CKD 进展的理想生物标志物。

8. 单核细胞趋化蛋白 -1

单核细胞趋化蛋白 -1（monocyte chemoattractant protein-1, MCP-1）是由多种细胞分泌的趋化蛋白，通过与细胞表面受体趋化因子 C-C 基序受体 2（chemokine C-C motif receptor 2, CCR2）结合来吸引血液单核细胞和组织巨噬细胞[283, 284]。在促炎因子刺激时，MCP-1 的转录或蛋白表达上调出现在多种人类细胞中，如成纤维细胞、内皮细胞、外周血单个核细胞和上皮细胞[284-288]。在 TNF-α 和 IL-1β 等促炎因子的刺激下，肾脏细胞也

可生成 MCP-1 [289]。

（1）急性肾损伤：在 972 名来自于 TRIBE AKI 队列的参与者中，研究者检测了血浆 MCP-1 水平，以确定其与术后 AKI 和死亡率的关系 [290]。该 TRIBE 患者亚组中 34% 患有 AKI（n=329），在中位时间为 2.9 年的随访期内发生 AKI 或死亡患者（12%；n=119）的 MCP-1 水平显著升高。与术前最低三分位数相比，术前 MCP-1 水平处于最高三分位数的患者发生 AKI 的风险增加 43%；然而，这种效应在仅观察严重 AKI 结局时并不显著。这一分析的局限性在于发生严重 AKI（AKI 2 期或 3 期，n=45；5%）的患者数量较少。术前 MCP-1 水平处于最高三分位数的患者的死亡风险同样增加，校正后 HR=1.95（1.09～3.49）[290]。迄今为止，这项 TRIBE 研究是最大规模的 MCP-1 作为 AKI 生物标志物的研究，其他人也已在其他背景下进行了研究，例如肾移植后的 DGF [291]。考虑到这些有限的数据，以及 MCP-1 在 CKD 中的作用，我们预计未来几年的研究中，MCP-1 作为 AKI 的生物标志物的研究将继续进行。Munshi 等 [292] 证明在 AKI 患者及 AKI 实验模型中，尿液中 MCP-1 的 mRNA 和蛋白水平均升高；然而，这些结果还需在其他 AKI 队列中进行验证。

（2）慢性肾脏病：在炎症反应明显的肾脏疾病中，如 DN 和其他肾小球肾病中，MCP-1 的表达增加 [293-295]。高水平的葡萄糖和晚期糖基化终末产物可刺激足细胞和肾小管上皮细胞产生 MCP-1 [296]。此外，DN 患者的尿液 MCP-1 水平显著升高，且与蛋白尿和 NAG 水平显著相关，在 DN 实验模型中亦是如此 [297-300]。在一项针对 DN 患者的前瞻性观察研究中，尿结缔组织生长因子（connective tissue growth factor, CTGF）水平在微量白蛋白尿和大量白蛋白尿患者中均升高，但尿 MCP-1 水平仅在大量白蛋白尿患者中升高 [301]。尿 CTGF 水平与进展至大量白蛋白尿相关，而尿 MCP-1 水平（而非 CTGF 水平）与随后的 eGFR 下降速率相关（中位随访时间 6 年）。作者由此认为，尿 CTGF 浓度升高与 DN 的早期进展相关，而 MCP-1 水平与晚期疾病相关 [301]。其他研究也证实了尿 MCP-1 与 CKD 进展的独立相关性 [302, 303]。

尿液 MCP-1 水平 LN 患者中升高，且可反映肾组织内 MCP-1 的表达 [304, 305]。血清 MCP-1 浓度在 DN 和 LN 患者中也升高，但其与疾病进展无关 [304-306]。此外，尿 MCP-1 水平与血清 MCP-1 水平之间缺乏相关性，提示尿 MCP-1 来自于肾脏合成而非血清 MCP-1 滤过。最近，Vianna 等 [295] 证明血浆 MCP-1 和尿 MCP-1 水平在儿童 CKD（肾小球疾病或先天性畸形所致）患者中均升高，但两者之间没有相关性。CKD 组的 MCP-1 水平显著高于非 CKD 组，且 MCP-1 浓度因 CKD 病因不同而变化。

9. 中性粒细胞明胶酶相关脂质运载蛋白

NGAL 也被称为"脂质运载蛋白 2（lipocalin 2）"或"Lcn2"，是被广泛研究的 AKI 生物标志物。与 Scr 或尿量相比，NGAL 具有成为良好 AKI 生物标志物所需的诸多特质 [307]。NGAL 是由 178 个氨基酸组成的 25kDa 蛋白，属于 lipocalin 超家族。lipocalin 家族蛋白是具有多种功能的细胞外蛋白，参与亲水性物质的跨膜转运，从而维持细胞内环境稳态 [308]。NGAL 是人类中性粒细胞中与基质金属蛋白酶 -9 结合的糖蛋白。NGAL 在人体各组织（如唾液腺、前列腺、子宫、气管、肺、胃和肾）中均有表达 [309]，在受损上皮细胞中的表达明显升高，包括肾、结肠、肝和肺中的上皮细胞。

啮齿动物模型的转录组图谱研究证实，NGAL 是肾小管损伤后极早期表达升高的基因之一 [310, 311]。Mishra 等 [312] 证明在小鼠肾脏缺血再灌注模型中，NGAL 水平在损伤后 2h 内显著升高。此外，顺铂注射 1 天后的尿液中即可检测到 NGAL，提示 NGAL 在其他肾小管损伤模型中的敏感性 [312]。

（1）急性肾损伤：很多临床研究都跟进了这些动物实验的重要结果。在一项 71 名接受 CPB 儿童参与的前瞻性研究中，Mishra 等 [313] 首次证明了 NGAL 作为临床标志物的价值。在这项研究中，发生 AKI 患者的血清和尿液 NGAL 水平均在 2h 内升高。以 50μg/L 为截断值，尿液 NGAL 预测 AKI 的敏感性为 100%，特异性为 98%。在这篇开创性的论文之后，在心脏手术中研究 NGAL 的论文相继发表，其中几篇显示尿液和血清 NGAL 水平对 AKI 的预测要早于 Scr，并与 AKI 的严重程度相关 *。

---

* 参考文献 [44，45，108，109，210，211，213，242，244，314-319]

　　然而，没有哪篇文章能够重复 Mishra 研究中近乎完美的结果。过去 10 年中，大量关于 NGAL 的研究被发表，我们将重点介绍有关 NGAL 的规模较大的多中心试验。

　　(2) 尿液 NGAL：Nickolas 等[63] 在 635 名急诊患者中的研究首次证实，尿 NGAL 诊断效能良好，尿 NGAL/Cr 截断值为 130μg/g 时，诊断 AKI（RIFLE 标准）的敏感性为 90%，特异性为 99.5%[320]。在这项单中心前瞻性研究中，尿 NGAL 还可预测未来肾脏科会诊、入住 ICU 和 RRT 的需求。在一项包含 1635 名受试者的多中心随访研究中，尿 NGAL 预测 AKI（RIFLE 标准）的 AUC 为 0.81（0.76～0.86），NRI 为 26.1%，并能改善对 AKI 事件和未发生 AKI 事件的分类能力。此外，尿 NGAL 值具有显著的组间差异，表现为无 AKI 组＜ CKD 组＜肾前性 AKI 组＜肾性 AKI 组。

　　Lieske 等[320a] 检测了 363 名急诊患者的尿 NGAL，发现 NGAL 检测 AKIN AKI 的 AUC 为 0.70，但敏感性（65%）和特异性（65%）一般。除证明 NGAL 水平随 AKI 严重程度增加而升高外，他们还发现脓尿和尿白细胞与尿 NGAL 水平升高相关。尿 NGAL 在儿科急诊中的研究较少，但一项规模较小（n=252）且 AKI 发生率较低（n=18；7.1%）研究显示其具有相似的预测能力[240]。

　　Siew 等[321] 研究了危重疾病时的尿 NGAL，他们证明尿 NGAL 能够预测 ICU 入院 24h（AUC=0.71）和 48h（AUC=0.64）内 AKI 的发生。在这项 451 名危重成人患者参与的单中心前瞻性研究中，校正 AKI 发生的相关因素（包括疾病的严重程度和脓毒症）后，尿 NGAL 仍与 AKI 发生独立相关。在 EARLY ARF 试验的析因分析中，NGAL 具有类似的诊断效能。在新西兰的两个综合 ICU 中进行的前瞻性观察研究中，尿 NGAL 可以适度预测 AKI 的发生（AKIN 1 期；AUC=0.66），还能预测对 RRT 的需求（AUC=0.79）以及 ICU 前 7 天的死亡事件（AUC=0.66；三者 P 值均＜ 0.001）。此外，在基线 eGFR 较高的患者入住 ICU 时，尿 NGAL 预测 AKI 的效能较高（eGFR 在 90～120ml/min 的患者 AUC 为 0.70 vs. eGFR ＜ 60ml/min 的患者 AUC 为 0.64）[216]。在心脏手术背景中的研究证明，eGFR 较高人群的尿 NGAL 预测 AKI 的效能较

高[44, 45]。在一项单独的 EARLY ARF 研究的事后分析中，尿 NGAL 水平在各类 AKI 中的显著升高，在无 AKI 时浓度最低，而短暂性 AKI（持续时间不足 48h）患者的尿 NGAL 浓度介于无 AKI 与 AKI 持续时间超过 48h 的患者之间[217]。在拥有 522 名参与者的多中心前瞻性观察性 SAPPHIRE 试验中，研究登记阶段的前 36h 内，尿 NGAL 预测 RIFLE 损伤或衰竭发生的 AUC 为 0.66（95%CI 0.60～0.71）；研究前 12h 内的 RIFLE 损伤或衰竭时，这一数值增加到 0.71（0.66～0.76）[322]。

　　在心脏手术背景下，尿 NGAL 的研究结果也是混杂的。在 TRIBE-AKI 成人队列中，术后 0～6h 尿 NGAL 的最高五分位数与 AKI 风险增加（Scr 增加 1 倍或需要 RRT）相关；然而，在校正影响 AKI 风险的因素后，这种效应不再显著[210]。在这个由 1219 名成人组成的队列中，尿 NGAL 检测 AKI 的 AUC 为 0.67，尿 NGAL 水平还与住院死亡率或接受 RRT 的复合终点、ICU 住院时间和总住院时间显著相关。在未校正分析中，尿 NGAL 的所有五分位数都与 AKI 持续时间相关；然而，在校正影响 AKI 的因素后，除第四个五分位数以外的其他五分位数均不再具有这种效应[212]。在 380 名 AKIN 1 期及以上的成年 AKI 患者中，尿 NGAL 未显示出预测 AKI 进展的能力。尿 NGAL 处于最高五分位数的受试者出现 Scr 升高时，其发生 AKI 进展的风险增加（例如从 AKIN 1 期进展到 3 期），但该效应在校正分析中不再显著[213]。与此相反，在儿童队列（n=311）中，即使在校正临床模型后，尿 NGAL 处于最高五分位数者发生 AKI（Scr 增加 1 倍或需要 RRT）的风险仍显著升高（OR=4.1 95%CI 1.0～16.3）。此外，尿 NGAL 水平还与机械通气时间、ICU 住院时间和总住院时间相关[211]。

　　在成人 TRIBE 队列 AKI 患者（n=407）长期死亡率的二次分析中，在中位时间 3.0 年的随访中，尿 NGAL 处于最高三分位数的 AKI 受试者的死亡风险增加。与最低三分位数相比，最高三分位数的尿 NGAL 的校正后 HR 为 2.52（95%CI 1.86～3.42）。无 AKI 组（n=792）的最高三分位数尿 NGAL 则无类似效应，其 HR 为 0.90（95%CI 0.50～1.63）[214]。

　　尿 NGAL 在肾移植后 DGF 的作用也已被研究，其中几项研究将移植后尿 NGAL 水平升高与 DGF

联系起来[241, 323]。Reese 等[257]的研究方法稍有不同，他们测量的是死亡供者的尿 NGAL 水平，而不是移植后的尿 NGAL。结果证明，尿 NGAL 升高与受体 DGF 发生相关；与最低三分位数的尿 NGAL 相比，最高三分位数尿 NGAL 的 RR 为 1.21（1.02～1.45）。在未发生 DGF 的患者中，死亡供者的尿 NGAL 升高与移植 6 个月后 eGFR 的轻度下降存在弱相关性。因此，尽管尿 NGAL 确实与供者 AKI 相关，但它在预测移植后的短期和长期结局时没有价值[257]。

尿 NGAL 已在几项规模较小的队列中得到研究，显示其具有检测 AKI 和其他不良结局的前景，包括危重新生儿[324]、肝硬化或肝肾综合征患者[325, 326]，以及移植后移植物的 1 年存活率[223]。然而，这些试验结果仍需在更大规模的多中心研究中进行验证。

（3）血浆 NGAL：血浆 NGAL 已在许多尿 NGAL 研究中进行了检测，例如在急诊室和 ICU 背景中，以及在心脏手术后。Di Somma 等[327]证明在患者抵达急诊室时，其血浆 NGAL 预测未来 AKI 发生的 AUC 为 0.80。在这项多中心前瞻性队列研究中，当把急诊医生的临床判断加入后，血浆 NGAL 的 AUC 提高至 0.90。医生临床判断和 NGAL 组合的表现要优于单独的医生判断或 Scr，组合后 NRI 为 32.4%。

在危重疾病中，血浆 NGAL 作为多中心 EARLY ARF 研究（n=528）的一部分进行了析因分析，研究显示，在随后的 ICU 住院期间发生 AKIN 1 期 AKI（n=147）的 AUC 值为 0.74（0.69～0.79）。该研究中的功能性 AKI 参照 AKIN 标准，结构性 AKI 确定则依据尿 NGAL 浓度。血浆 NGAL 在预测尿 NGAL 定义的结构性 AKI（n=213）时的表现甚至更好（AUC=0.79）。除了与 Cr 和尿 NGAL 定义的 AKI 密切相关外，血浆 NGAL 还与 RRT 需求相关（n=19），但与住院死亡率无关（n=53）[328]。SAPPHIRE 试验还检验了血浆 NGAL 在 ICU 相关 AKI 中的效能，在研究入组的前 12h 内，NGAL 预测 RIFLE 损伤或衰竭的 AUC 为 0.64（0.58～0.70）；当评估血浆 NGAL 预测 36h 内相同水平的 AKI 发生的能力的时候，其预测更严重形式的 AKI 的显著能力并没有发生明显的改变（AUC=0.64，95%CI 0.58～0.71）[322]。

据推测，NGAL 在危重症中的预测效能会减弱，部分因为 ICU 中脓毒症 AKI 占主导地位，而脓毒症患者的 NGAL 水平本身就较高，因为它部分来源于中性粒细胞。在 663 名 ICU 入院患者参与的前瞻性观察队列研究中，De Geus 等[329]在最初的 24h 共测定了 4 次血浆 NGAL 水平。结果表明脓毒症患者的血浆 NGAL 水平显著高于非脓毒症患者，并且在根据脓毒症存在与否对队列分层时（n=80；占队列的 12%），两组患者的血浆 NGAL 均能很好地检测 AKI（脓毒症患者的 AUC 为 0.76；非脓毒症患者的 AUC 为 0.78）。同样的，Katagiri 等[330]在对 139 名危重患者进行前瞻性观察研究时发现，患者血浆 NGAL 水平表现为脓毒症 AKI ＞非脓毒症 AKI ＞非 AKI。在未来的血浆 NGAL 研究中，当尝试界定血浆 NGAL 正常范围，以及在临床干预试验中确定 NGAL 识别 AKI 早期患者的截断值时，研究者需考虑到血浆 NGAL 与脓毒症的相关性[331, 332]。

除危重症疾病背景外，人们还研究了急性心力衰竭背景下的血浆 NGAL[333]。在一项对 927 名需静脉利尿的急性失代偿性心力衰竭患者进行的多中心前瞻性观察性队列研究中，Maisel 等[333]评估了血浆 NGAL 预测肾功能恶化（Scr 比基线值升高 0.5mg/dl，或 Scr 升高 ≥ 50%，或需要 RRT）的能力。研究发现，72 名患者（7.8%）出现了主要终点，初次或高峰 NGAL 的 AUC 值均未显著高于单独的 Scr（分别为 0.656、0.647 和 0.652）。同样，血浆 NGAL 可预测住院期间的不良事件（AUC 为 0.691），但并不明显优于 Scr（AUC 为 0.686）。这项大规模研究不支持在失代偿性心力衰竭的情况下使用血浆 NGAL 检测 AKI。

尽管心力衰竭背景下的研究令人失望，前期研究显示血浆 NGAL 可被用于预测 AKI 的恢复。在 181 名患有社区获得性肺炎及 RIFLE 衰竭级 AKI 的患者中，达到衰竭标准第一天的血浆 NGAL 可预测肾功能能否恢复。血浆 NGAL 水平较高的 AKI 个体恢复肾功能的可能性较小，AUC 为 0.74。然而，这与由年龄、Scr 水平和疾病严重程度评分组成的临床模型没有显著差别[334]。NGAL 和其他生物标志物预测 AKI 恢复失败的潜在能力还有待进一步研究。

血浆 NGAL 在心脏手术中也得到了广泛研究。

在 TRIBE-AKI 成人队列（n=1219）中，血浆 NGAL 水平在术后早期发生 AKI（Scr 增加 1 倍或需要 RRT）的患者中显著升高。在 0～6h 内，血浆 NGAL 处于最高五分位数（＞293ng/ml）的患者发生 AKI 的风险是血浆 NGAL 处于最低五分位数（＜105pg/ml）患者的 7.8 倍。在校正 AKI 相关因素后，这种效应仍然显著（OR=5.0，95%CI 1.6-15.3），但经 Scr 校正后，这种影响不再显著[210]。此外，血浆 NGAL 与 ICU 时间、住院时间延长以及住院死亡或透析的复合终点显著相关。在同一成人队列中，在临床 AKI 和 Scr 升高时，血浆 NGAL 具有显著的检测 AKI 进展的能力（例如，从 AKIN 1 期到 2 期或 3 期；n=380）。临床模型校正后，血浆 NGAL 处于最高五分位数（＞322ng/ml）的患者发生 AKI 进展的可能性是前两个五分位数患者的近 8 倍（OR=7.72，95%CI 2.65～22.49）。血浆 NGAL 可改善对有无进展性 AKI 患者重新分类的能力，其无类别 NRI 为 0.69（P＜0.0001）[213]。TRIBE-AKI 儿童队列的结果则没那么乐观，血浆 NGAL 并不能在术后早期预测严重 AKI（Scr 增加 1 倍或需要 RRT）。然而，术后前 6h 内的 NGAL 的最高五分位数（＞259ng/ml）与 RIFLE 风险 AKI 的发生显著相关，校正后 OR=2.3（95% CI 1.0～5.5）[211]，尽管远不如最初 Mishra 论文中显示的那样近乎完美[335]。

除了这些大型试验之外，几个较小的试验研究了不同 AKI 背景下的 NGAL，甚至 Haase 等[41] 进行了一项合并的前瞻性研究（n=2322；1452 名心脏手术患者和 870 名危重疾病患者），将受试者指定为 NGAL（+）或 NGAL（-）和 Cr（+）或 Cr（-）；Cr（+）被定义为 RIFLE-R。在分析了 10 个独立的前瞻性观察研究的 NGAL 数据后，他们发现 NGAL（+）Cr（-）个体需要紧急透析的可能性是 NGAL（-）Cr（-）个体的 16 倍（OR=16.4，95%CI 3.6～76.9；P＜0.001）。这项研究还表明，ICU 住院时间、总住院时间和死亡率在以下四组中都增加，且表现为 NGAL（-）Cr（-）＜ NGAL（+）Cr（-）＜ NGAL（-）Cr（+）＜ NGAL（+）Cr（+）。

NGAL 作为对比剂肾病的诊断标志物的功能也得到了评估。一项针对 91 名冠状动脉造影儿童的前瞻性研究发现，对比剂肾病组的尿液和血浆 NGAL 水平在对比剂注射 2h 内均显著升高，而对照组则没有。相比之下，通过 Scr 浓度升高检测 AKI 仅在对比剂注射 6～24h 后才可行。以 100ng/ml 为截断值时，对比剂注射后 2h 的尿液和血清 NGAL 均可预测对比剂肾病，AUC 分别为 0.91 和 0.92[336]。在需行对比剂检查的成人中，研究发现尿液（4h）和血浆（2h）NGAL 水平升高发生在早期，而血浆胱抑素 C 水平的升高要晚得多，这为 NGAL 作为对比剂肾病的早期生物标志物提供了支持[224, 337]。Meta 分析显示，当 AKI 被定义为 Scr 浓度升高≥25% 时，对比剂注射后 6h 的 NGAL 水平预测 AKI 的总 AUC 为 0.89[338]。

AKI 后血浆和尿 NGAL 的来源仍需进一步阐明。基因表达和转基因动物研究表明，NGAL 在肾单位远侧段的表达上调，特别是在髓袢升支粗段和集合管，然而 AKI 的大部分损伤发生在近端肾小管[339, 340]。另一方面，AKI 患者血浆 NGAL 的来源并不十分清楚。例如，在动物研究中，单侧肾脏缺血后直接同侧肾静脉取血，结果显示肾脏合成的 NGAL 并未进入血液循环[340]。AKI 中观察到的血浆 NGAL 增加可能是一种急性期反应产物，且可能由中性粒细胞、巨噬细胞和其他免疫细胞释放。Yndestad 等[341] 报道在实验性和临床心力衰竭研究中，NGAL 在衰竭的心肌细胞中有很强的免疫染色。此外，AKI 导致的 GFR 受损都会降低 NGAL 的肾脏清除率，从而使其在体循环中蓄积。然而，这些机制对 AKI 后血浆 NGAL 浓度升高的作用还有待研究。

NGAL 水平还受各种疾病状态的影响，如慢性肾脏病、高血压、贫血、全身感染、缺氧、炎症状态和癌症，这使它在肾脏损伤中的特异性相对较低[342]。还有证据表明，NGAL 浓度会随着储存时间的推移而下降，在 -80°C 贮存的前 6 个月内可下降近 50%。这些降解问题同样困扰着其他生物标志物（如 NAG 和 KIM-1），它们对临床结果的影响尚不清楚，有待进一步的研究[343]。无论如何，在 AKI 早期诊断和潜在结局的预测中，NGAL 是一种非常有前景的候选生物标志物。

(4) 慢性肾脏病：除在 AKI 中的广泛研究外，NGAL 在 CKD 背景中的研究也越来越多。一些研究的灵感来自动物实验，即与 KIM-1 一样，NGAL 在 AKI 后的持续炎症和晚期免疫反应的刺激下显著上调，并参与 AKI 后 CKD 的发生[248]。在人体内，Nickolas 等[320] 发现 NGAL 与 CKD 患者肾活检组织学变化存在相关性，NGAL 水平与 eGFR 呈负相关，并与间质纤维化和肾小管萎缩呈正相关。

近年来，研究者基于已收集队列，如 ARIC、MESA 和 CRIC，研究了尿 NGAL 检测 CKD 发生和发展的能力。在一项 ARIC 队列（n=286）的原始病例对照子研究中，尿 NGAL 最初与基线 eGFR 无关。但在随访期内，尿 NGAL 处于最高四分位数者发展至 CKD3 期的风险增加 2 倍多。需要注意的是，这种效应在校正尿 Cr 和尿白蛋白后减弱[252]。在随后的研究中，有来自 ARIC 队列的 135 名 ESRD 患者和 186 名匹配的正常对照（性别、种族、基线肾功能和糖尿病状态），尿 NGAL（尿 Cr 校正后）与 ESRD 发生没有相关性[253]。

MESA 队列研究未能发现尿 NGAL 水平与未来 CKD3 期事件之间的关联。在这项 1∶1 巢式病例对照研究中，在 5 年随访期间，NGAL 水平与 CKD3 期事件或 eGFR 每年下降 > 3ml/min 之间没有相关性[249]。

最后，来自 CRIC 的几项研究分析了尿 NGAL 预测 CKD 及其进展的作用。Liu 等[344] 证明在平均 3.2 年的随访中，基线尿 NGAL 与 CKD 进展风险（MDRD-eGFR 减少 50% 或发生 ESRD）之间存在很强的相关性。尽管这一相关性在未校正的分析中显著，在校正基线年龄、种族、eGFR、蛋白尿、糖尿病和其他影响 CKD 进展的因素后，尿 NGAL 的预测效能未能提升（C 统计量均为 0.847）。因此，在这个由 3386 人组成的队列中，尿 NGAL 预测 CKD 结局的能力与传统标志物相比没有明显改善。最近，在随访时间稍长（平均 3.8 年）的 2466 名 CRIC 参与者的亚组中，Hsu 等[254] 证明处于较高的四个五分位数的尿 NGAL（尿 Cr 校正后）与 CKD 进展相关。然而，在校正影响 CKD 进展的因素后，这种相关性在所有五分位数中都不再显著。

ARIC、MESA 和 CRIC 队列的研究结果显示，尿 NGAL 与 CKD 进展的相关性在校正后不再显著，这与最近一项白人患者的前瞻性观察队列研究形成了直接对比，其中 158 名患者的基线 CKD 分期为 3 或 4 期。这项研究表明，尿 NGAL（尿 Cr 校正后）与 CKD 进展相关；在 2 年的随访中，40 名患者发

生了全因死亡或需要 RRT 的主要终点事件。基线尿 NGAL 水平与这一主要复合终点相关，尿 NGAL 每增加 5μg/mmol，死亡或 RRT 的风险增加 27%[345]。Bolignano 等[346] 研究结果类似，这项包含 96 名 CKD 患者的前瞻性观察研究的中位随访时间为 18.5 个月，证明尿液和血清 NGAL 均与基线 Scr 增加 1 倍或发生 ESRD 的复合终点相关。相反，在 78 名 1 型糖尿病患者参与的为期 4 年的随访研究中，研究者评估了尿 NGAL 水平预测 DN 进展的潜力，校正已知促进 DN 进展的因素后，他们发现 NGAL 水平与 GFR 下降或 ESRD 发展及死亡无关[347]。

10. N- 乙酰 -β-D- 氨基葡萄糖苷酶

NAG 是一种溶酶体刷状缘酶，存在于肾小管上皮细胞的微绒毛中。这些细胞的损伤会导致 NAG 被排入尿液。NAG 的分子量为 130kDa，血浆 NAG 不被肾小球滤过。NAG 在尿液中的排泄与肾小管溶酶体的活性有关。AKI、慢性肾小球疾病、DN、肾毒性药物暴露、DGF、环境暴露、对比剂肾病或脓毒症及 CPB 后，患者的尿液 NAG 浓度升高[239, 348-354]。在 201 名 AKI 住院患者参与的前瞻性研究中，尿 NAG 和 KIM-1 浓度较高的患者更可能死亡或需要透析，这提示 NAG 联合 KIM-1 预测 AKI 患者不良临床结局的作用[239]。在对比剂使用后 24h，发生对比剂肾病的患者尿液 NAG 浓度明显高于未发生肾病的患者[353]。

同样，在日本一项纳入 77 名心脏手术患者的双中心研究中，NAG 水平在发生术后 AKI 的患者中升高[265]。在这项研究中，NAG 与 L-FABP 联合使用可使生物标志物的预测效能显著提高（AUC 从 0.75 提高至 0.81）。在一项内外科混合 ICU 的单中心研究中，该小组探讨了 NAG 预测 AKI（RIFLE 标准）进展的效能。NAG 在这 339 名受试者中表现不佳，预测 RIFLE 风险发生的 AUC 为 0.62[218]。在 635 名急诊患者的队列中，NAG 值超过 1.0U/g 时，其预测住院期间 AKI 发生的 AUC 为 0.71（95%CI 0.62～0.81）。然而，在纳入其他新型和传统的 AKI 生物标志物（如 Scr、BUN、NGAL）进行多变量分析时，这种效应减弱[176]。

Vaidya 等[259] 针对 CKD 背景下 1 型 DN 患者的研究证明，较低的尿 KIM-1 和 NAG 水平与微量白蛋白尿的消退相关。同样的，一项糖尿病控制和依

从性试验的巢式病例对照研究证实，基线 NAG 浓度可预测微量和大量白蛋白尿[355]。

NAG 在少数队列中检测 CKD 进展的能力已得到研究。在 CRIC 队列的未校正分析中，NAG 与 CKD 进展相关，其最高五分位数的 HR 为 15.16（10.17～22.59）[254]。然而，在校正年龄、性别、种族和蛋白尿后，这种效应完全减弱。此外，在 149 例慢性心力衰竭患者的 5 年随访中，研究分析了 NAG 预测 CKD 进展的能力[250]。尿 NAG 水平高于中位数的患者 CKD 进展（eGFR 降低 ≥ 25%）的可能性增加至 4 倍（OR=3.92；P=0.001）。NAG 也被证明是全因死亡率的独立预测因子[250]。

NAG 作为肾脏损伤标志物有一定的局限性。当尿液存在金属离子和尿素浓度较高时，NAG 的酶活性会受到抑制。此外，非肾脏疾病，如类风湿性关节炎和甲状腺功能亢进症，以及溶酶体活性增加而没有细胞损伤时，也存在尿 NAG 水平升高[356, 357]。出于对 NAG 特异性的担忧，NAG 作为生物标志物的临床应用一直受到限制。

11. 蛋白尿

健康人的尿蛋白排泄量 < 150mg/d，且主要由滤过的血浆蛋白（60%）和肾小管 Tamm-Horsfall 蛋白（40%）组成[358, 359]。蛋白尿可通过至少 3 种不同的病理生理机制产生，包括肾小球性（肾小球疾病导致肾小球滤过屏障对蛋白质的通透性增加，肾小球毛细血管静水压升高，或肾小球滤过系数改变），溢出性（低分子量蛋白，如骨髓瘤的免疫球蛋白轻链生成增加），以及肾小管性（肾小管损伤所致的肾小管对滤过蛋白的重吸收降低，或肾小管蛋白生成增加）。蛋白尿的机制和后果将在第 30 章进行讨论。尿总蛋白 > 300mg/d，即可诊断为蛋白尿。检测和监测蛋白尿的方法在第 23 章进行讨论。

在多种药物（如顺铂和非甾体抗炎药）引起的肾毒性损伤中，研究强调了总蛋白诊断 AKI 的能力[360, 361]。低 eGFR 是 AKI 的已知危险因素，蛋白尿联合 eGFR 预测 AKI 风险的研究正在进行[362]。在一项近 100 万加拿大成人参与的大型队列研究中，James 等[363]证明 eGFR、蛋白尿和 AKI 发病率之间存在独立的相关性。他们发现，eGFR 水平正常 [≥ 60ml/(min·1.73m²)] 合并轻度蛋白尿（尿试纸检测，尿蛋白微量至 1+）的患者因 AKI 入院治疗的风险是无蛋白尿患者的 2.5 倍。在大量蛋白尿（尿试纸检测；尿蛋白 ≥ 2+）患者中，这种风险增加到 4.4 倍。在尿试纸检测示重度蛋白尿的患者中，校正后的 AKI 住院率和需透析肾损伤的发生率仍然很高，且与 eGFR 无关[18]。这证实了先前报道，即 eGFR 和蛋白尿是随后 AKI 发生的重要危险因素[364, 365]。

12. 白蛋白尿

白蛋白尿被认为是各种类型 CKD 进展的最重要的危险因素之一。白蛋白是一种血清蛋白，其直径略大于肾小球滤过膜的孔隙，因而白蛋白尿是被公认的肾小球功能障碍的生物标志物；它在尿液中的大量出现代表肾小球基底膜的完整性受损[366]。然而，尿白蛋白的少许升高可能反映肾小管损伤。KDIGO 分类系统将蛋白尿分为 A1 [尿白蛋白排泄率（urinary albumin excretion，UAE）< 30mg/d 或尿 ACR（uinary ACR，uACR）< 30mg/g Cr]、A2（既往称为"微量白蛋白尿"；UAE 30～300mg/d，或 uACR 30～300mg/g Cr）和 A3（既往称为"大量白蛋白尿"；UAE > 300mg/d 或 uACR > 300mg/g Cr）。一些临床研究证明，白蛋白尿是药物性肾小管损伤的敏感生物标志物[367, 368]。在 eGFR 水平高于 60ml/(min·1.73m²) 的患者中，白蛋白尿通常作为肾脏损害标志物被用于 CKD 诊断[359]。美国国家肾脏基金会（National Kidney Foundation，NKF）和美国心脏协会（American Heart Association，AHA）的指南将微量白蛋白尿和尿液总蛋白排泄增加作为肾脏和心血管疾病的危险因素。NKF 和 AHA 指南都建议在不定时的现场尿样中测量 uACR。理想情况下，应该基于至少 3 个不同样本来评估 uACR，以减少个体内差异[369]。蛋白尿是 ESRD 和心血管死亡的持续危险因素，没有最低界限，在校正 eGFR 和其他既定危险因素后亦是如此[370-372]。尽管缺少 FDA 的认可，尿白蛋白已被用作监测 CKD 进展和潜在治疗效果的生物标志物。以微量白蛋白尿作为标志物，Levin 等[373]证明 N- 乙酰半胱氨酸可减轻对比剂诱导的肾小球和肾小管损伤。

在过去几年里，将白蛋白尿作为 AKI 生物标志物的研究越来越多。在一项大规模的协作性 Meta 分析中，Grams 等[374]合并了 8 个普通人群队列（1 285 049 名受试者）和 5 个 CKD 队列（79 519

名受试者）的数据，以研究白蛋白尿和其他因素与 AKI 的关联。这项研究的主要结局是因 AKI 住院。使用 Cox 比例风险模型，他们证明 CKD 患者的 AKI 发生率（2.6%）高于普通人群（1.3%）。此外，与 uACR＜5mg/g 者相比，uACR＞300mg/g 者发生 AKI 的风险为 2.73（2.18～3.43）[374]。因此，uACR 升高是 AKI 的重要危险因素。

TRIBE AKI 检测了 1159 例成人患者的术前蛋白尿，并根据术前 uACR 值将队列分为以下临床危险分类：10mg/g 及以下（≤ 1.1mg/mmol）、11～29 mg/g（1.2～3.3 mg/mmol）、30～299mg/g（3.4～33.8mg/mmol）和 300mg/g 或更高（≥ 33.9mg/mmol）。所有 uACR 分类中 AKI（AKIN 1 期）事件均增多，与 uACR＜10mg/g 组相比，uACR＞300mg/g 组的 RR 为 2.36（95%CI 1.85～2.82）。校正影响蛋白尿和 AKI 的变量后，该相关性略有减弱，RR 为 2.21（95%CI 1.66～73）[375]。同样，在未校正分析中，尿白蛋白的第四和最高五分位数（mg/L）与 AKI 持续时间的延长相关［最高五分位数，OR=2.83（1.94～4.12）][212]。校正影响 AKI 发展的因素后，尿白蛋白的第四个五分位数的上述效应消失，但尿白蛋白最高五分位数的 OR 值仅轻微衰减［2.21（1.48～3.30）][212]。与成人研究数据不同，儿童 TRIBE-AKI 数据（n=294）显示术前 uACR 与术后 AKI 发生之间没有关联[376]。成人 uACR 数据资料是辅助心脏手术 AKI 预测模型的额外生物标志物，并支持其他研究将蛋白尿和白蛋白尿用作术前和术后 AKI 的生物标志物[377, 378]。

在心脏手术成年患者中，TRIBE-AKI 队列证明术后 6h 内的尿白蛋白浓度（mg/L）和试纸蛋白尿水平与 AKI 发生相关。与最低五分位数相比，白蛋白尿最高五分位数（mg/L）和试纸蛋白尿组别最高者发生 AKI 的风险最高［校正后 RR 分别为 2.97（95%CI 1.20～6.91）和 2.46（95%CI 1.16～4.97）]。然而，在添加到临床模型后，仅术后尿白蛋白浓度（mg/L；未经尿 Cr 校正）与风险分层升级有关（AUC 0.75～ 0.81；P=0.006）。在 TRIBE AKI 成人队列中，术后早期的尿白蛋白（mg/L）对长期死亡率也有很好的预测作用。具体地说，在围术期 AKI 患者（n=407）中，蛋白尿处于中位数的患者在 3 年随访期中的死亡风险增加［校正后 HR=2.28

（95%CI 1.06～4.88）]。该效应在蛋白尿处于最高三分位数的 AKI 患者中进一步放大［HR=2.85（95%CI 1.36～5.99）]，但在 792 名围术期非 AKI 受试者中，各个三分位数受试者的死亡率都未增加[214]。尽管 uACR 已被用于其他临床背景，术后早期较高的 uACR（mg/g Cr）与 AKI 风险之间没有显著的相关性。uACR 在成人心脏手术中表现不佳可能是由于个体内和个体间存在尿 Cr 排泄差异，肾功能不稳定时这种差异可能特别突出，并可部分解释为何尿白蛋白浓度（mg/L）的预测效能优于 uACR。

在 TRIBE AKI 儿童队列中，围术期 uACR（mg/g）而非尿白蛋白浓度（mg/L）是预测 AKI 的标志物。在 2 岁以下的儿童中，与最低三分位数相比，术后第一次 uACR ≥ 908mg/g（103mg/mmol，最高三分位数）可预测 AKIN 2 期或 3 期 AKI 的发生，校正后 RR 为 3.4（95%CI 1.2～9.4）。在 2 岁及以上的儿童中，不论术前 uACR 水平如何，在校正年龄、种族、性别、术前 eGFR 及心脏手术类型等临床因素后，术后 uACR ≥ 169mg/g（19.1mg/mmol，最高三分位数）预测 AKIN 1 期 AKI 的校正后 RR 为 2.1（95%CI 1.1～4.1）[376]。虽然尿白蛋白浓度和 uACR 仍是公认且便捷的实验室检查，术后 AKI 研究中 uACR 有多样性表现，显示其在临床应用前还需要进一步研究。

13. 尿胱抑素 C

尿 Cys C 可追踪近端肾小管细胞的功能。健康人的尿 Cys C 几乎检测不到。近端肾小管细胞的任何损伤都会阻碍 Cys C 的重吸收并增加其在尿液中的排泄。一些临床研究试图探寻尿 Cys C 预测肾脏损伤及其预后的潜能。Herget-Rosenthal 等 [379, 380] 使用 RIFLE 分类定义 AKI，并分析了 85 名 ICU 中 AKI 高危患者的数据。他们发现，尿 Cys C 水平可在 Scr 水平变化前 1～2 天检测到 AKI（第 1 天和第 2 天的 AUC 分别为 0.97 和 0.82），尿 Cys C 可作为 AKI 严重程度的标志，与未来需要 RRT 相关。尿 Cys C/Cr 比值＞ 11.3mg/mmol 与蛋白尿显著相关。然而，验证尿 Cys C 作为 ICU 相关 AKI 标志物的研究结果却好坏参半。Siew 等 [271] 检测了 380 名 ICU 患者（外科 - 内科、创伤和心脏科混合）的尿 Cys C，结果显示，AKI 患者和非 AKI 患者的 Cys C 浓度没有显著差异（P=0.87）。EARLY ARF 试验的数据更令人鼓舞，在 529 名受试者组成的队列中，入住 ICU 时的尿 Cys C 可有限地检测 AKI（AUC 0.67），对于 GFR 高于和低于 60ml/min 的患者，尿 Cys C 检测 AKI 的能力没有显著差异[216]。此外，在该项研究的单独的析因分析中，尿 Cys C 水平显著且逐步地升高（$P < 0.001$），表现为无 AKI ＜肾前性 AKI ＜肾性 AKI（AKIN 1 期＞ 48h）。

与混合 ICU 相关的 AKI 数据相比，心脏手术背景下的几项小型尿 Cys C 研究显示出前景[44, 109, 317, 381]。然而，这些结果在 TRIBE-AKI 队列中没有得到证实。在成人队列的未校正分析中，在术后 0～6h 和 6～12h 的时间点，尿 Cys C 的几个五分位数与轻度（AKIN 1 期）或重度（Scr 增加 1 倍或需要 RRT）AKI 的发生显著相关。然而，在对临床模型进行校正后，这些关联完全减弱。类似地，在 TRIBE 儿童队列的校正后的分析中，没有任何一个五分位数仍与轻度或重度 AKI 显著相关[382]。1635 名急诊患者参与的队列研究有类似的结果，尿 Cys C 预测未来 AKI 发生的 AUC 为 0.65（95%CI 0.58～0.72）。然而，在纳入传统 Scr 和更新型的（尿 NGAL、KIM-1、IL-18 和 L-FABP）生物标志物的多变量分析中，尿 Cys C 不能预测住院患者 RRT 或死亡的复合结局[219]。最后，在调查死亡者供肾肾移植的前瞻性多中心观察队列研究中，术后第 1 天的尿 Cys C 浓度与第 3 个月的移植物功能有一定的相关性；术后 6h 的尿 Cys C 预测 DGF 的 AUC 为 0.69[383]。

多项研究发现蛋白尿患者的尿 Cys C 水平升高，提示蛋白过负荷可能导致肾小管损伤[384-386]。目前，尿 Cys C 作为生物标志物仍存在缺陷，例如缺乏国际化标准以及检测费用昂贵。尽管血清 Cys C 已被证明是 eGFR 的可靠生物标志物，但需牢记，吸烟者、甲状腺功能亢进症患者、接受糖皮质激素治疗的患者以及白细胞计数和 C 反应蛋白水平等炎症标志物水平升高的患者中，Cys C 的合成增加，而这些因素对 AKI 患者尿 Cys C 的影响仍不十分清楚[387, 388]。此外，有几种不同的商业化检测方法可用于 Cys C 检测。商业化免疫散射比浊法的优点是提供了针对 Cys C 的快速自动化检测，几分钟内就能出结果[389]。此外，检测分析前的因素，如临床储存条件和冻融循环，以及胆红素或三酰甘油等干扰物质，不影响 Cys C 的测定[389, 390]。

14. 脑啡肽原

脑啡肽是一种内源性阿片肽；因脑啡肽在肾脏中表达，人们研究了它检测 AKI 和 CKD 的能力[391]。生理上，前脑啡肽原是 PENK 基因的初级基因产物，这个前肽进而被切割，从而形成脑啡肽原（proenkephalin, pro-ENK）。由于 pro-ENK 的分子量低，且可经肾小球自由滤过，pro-ENK 有可能成为肾小球功能的理想生物标志物。与其他难以测量的脑啡肽（如甲硫氨酸脑啡肽）不同，血浆 pro-ENK 浓度在体外稳定维持 48h[392]。

(1) 急性肾损伤：PRO-ENK 已在一些 AKI 临床背景中进行了研究，例如针对疑似脓毒症急诊患者的回顾性观察性队列研究[393]。因为 pro-ENK 经肾小球自由滤过，血浆 pro-ENK 水平与 Cr 清除率呈负相关（$r=-0.72$）。此外，与未发生 AKI 者相比，最终发生 AKI（RIFLE 标准）者的 pro-ENK 水平明显更高。抵达急诊室时的 PRO-ENK 预测未来 AKI 发生的 AUC 为 0.815（$P < 0.001$）。此外，PRO-ENK 与住院 7 天死亡率具有良好的相关性，AUC 为 0.69；这明显超过了 Scr 对该终点的预测效能（AUC=0.61；$P=0.045$）[393]。

研究还评估了 PRO-ENK 检测成人心脏手术后 AKI 的能力[394]。在一项 92 名患者的单中心队列中，有 20 名患者发生了术后 AKI（AKIN 定义），这些 AKI 患者的术前和术后早期 pro-ENK 水平较高。术前 C 统计量为 0.68（$P=0.013$），术后早期 C 统计量为 0.72（$P < 0.001$）[394]。

另一项研究检测了 1908 名急性心力衰竭患者的 pro-ENK 水平，以探讨 pro-ENK 与肾功能以及短期和长期死亡率的关系[395]。Pro-ENK 水平与肾功能恶化（$n=264$）的风险增加独立相关，肾功能恶化是指入院前 5 天内 Scr 较入院时增加 0.3mg/dl 或 50%。在校正后分析中，入院时 pro-ENK 水平升高与随后 Scr 升高的风险增加相关［OR=1.58（1.25～2.00）；$P < 0.0005$］。在多中心的心肾综合征合并 AKI 患者队列中，多变量 Cox 比例风险分析显示 pro-ENK 与住院死亡率和 1 年死亡率独立相关。最后，在迄今为止最大规模的 pro-ENK 研究中，pro-ENK 与 eGFR 和血浆尿素水平高度相关，F 统计量分别为 296 和 166（两者均为 $P < 0.001$）[395]。

(2) 慢性肾脏病：尽管 pro-ENK 似乎是早期

AKI 的实用生物标志物，但它与 eGFR 的关系还需进一步评估，因为有限的证据提示它可作为 CKD 的生物标志物 [396]。在 2568 名非 CKD［eGFR ＞ 60ml/(min·1.73m²)］患者的前瞻性队列中，血浆 pro-ENK 与 CKD 事件相关。与最低三分位数相比，基线 pro-ENK 水平处于最高三分位数的 CKD 发生率更高［OR=1.51（1.18～1.94）；P ＜ 0.001］。此外，在超过 14% 的队列中，pro-ENK 通过检测 CKD 事件改善了患者的重新分类。此外，同一队列研究显示，pro-ENK 基因中的一个小等位基因也与 CKD 风险增加有关。尽管与其他关联非常相似，但这一发现需在不同的队列中进行验证 [396]。

15. 尿金属蛋白酶组织抑制物 -2 和胰岛素样生长因子结合蛋白 -7

尿金属蛋白酶组织抑制物 -2（Urine tissue inhibitor metalloproteinase-2，TIMP-2）和胰岛素样生长因子结合蛋白 -7（insulin-like growth factor-binding protein-7，IGFBP-7）已被证明是危重疾病背景下 AKI 的生物标志物。这些生物标志物的独特性在于它们参与细胞周期阻滞过程。IGFBP-7（通过 P53 和 P21）和 TIMP-2（通过 P27）都可阻断细胞周期依赖性蛋白激酶复合物的作用，并导致细胞周期在 G1 期短暂停滞 [397-399]。它们最初在 522 名患者参与的 3 个中心队列中被发现，这些患者因脓毒症、休克、大手术和创伤而发生 AKI。研究者在分析 300 多个潜在标志物后发现，TIMP-2 和 IGFBP-7 最能预测 KDIGO 2 期或 3 期 AKI 的发生。随后，这一发现在 728 名受试者参与的前瞻性国际多中心观察性研究中进行了验证 [322]。验证研究表明，在研究开始的前 12～36h 内，TIMP-2 和 IGFBP-7 仍然是预测 RIFLE 损伤或衰竭的最佳生物标志物，AUC 值分别为 0.77 和 0.75（SAPPHIRE study）。当这两个生物标志物的值相乘时，它们的乘积显示出更好地检测同一终点的能力，AUC 为 0.80。该研究并未提供 TIMP-2 和 IGFBP-7 与其他 AKI 生物标志物（如 NGAL、KIM-1、L-FABP、IL-18）相组合的信息 [322]。这两个生物标志物（TIMP-2 和 IGFBP-7）在 OPAL 研究中得到了进一步验证，它们在预测 2 期或 3 期 AKI 事件时具有类似的 AUC [400]。更重要的是，OPAL 研究确定了 TIMP-2×IGFBP-7 的分割点，以对重度 AKI 患者

进行风险分层。TIMP-2×IGFBP-7 值小于 0.3 的患者发生严重 AKI 的风险最低，TIMP-2×IGFBP-7 值在 0.3～2.0 的患者的 RR 是最低风险组的 4.7（1.5～16.0）倍，TIMP-2×IGFBP-7 值大于 2.0 的患者的 RR 是最低风险组的 12.0（4.2～40）倍。这些数值分割点在 728 人的 SAPPHIRE 队列的析因分析中得到进一步验证 [400]。

基于这些结果在不同的队列中的可重复性，FDA 在 2014 年底批准 TIMP-2×IGFBP-7 用于临床 [322, 400, 401]。此外，Liu 等 [402] 发现尿液 TIMP-2×IGFBP-7 的水平与 3 名肾病专家联合裁定的临床 AKI 事件相关，研究过程中生物标志物浓度对专家设盲。此后，对这些和其他队列的析因研究表明，这些生物标志物具有一些优势。针对 SAPPHIRE 队列的 9 个月的随访研究证实，研究登记时的 TIMP-2×IGFBP-7 水平与死亡或需要 RRT 的复合终点相关 [403]。在发生 AKI 的受试者中，生物标志物不同截断值分层（0.3 和 2.0）发生终点事件的风险逐步增加；与 TIMP-2×IGFBP-7 值 ＜ 0.3 的受试者相比，TIMP-2×IGFBP-7 值 ＞ 2.0 的受试者校正后 HR 为 2.16（1.32～3.53）[403]。TIMP-2×IGFBP-7 还能可靠地预测几类危重患者发生严重 AKI 的可能性，例如 CKD 和充血性心力衰竭患者，以及接受紧急手术和心胸手术的患者 [404, 405]。这些标志物已在其他临床背景下进行了研究，例如儿科 AKI [406] 和肾移植后 DGF [291]，然而，这些标志物还需在成年危重症之外的临床背景中进行验证。鉴于 FDA 和欧洲审核批准了 TIMP-2×IGFBP-7 的临床测试，美国肾脏学会的 AKI 咨询小组和其他机构也发布了关于 TIMP-2×IGFBP-7 潜在临床用途的指导文件（框 27-2）[407, 408]。

框 27-2　TIMP-2×IGFBP-7

- 尿 TIMP-2×IGFBP-7 已被 FDA 批准用于确定高危危重症患者发生严重 AKI 的风险。
- 在 ICU 住院期间，早期的 TIMP-2×IGFBP-7 水平升高（＞ 0.3）可以预测 AKI 2～3 期的发生，并与出院后转归相关，如 9 个月死亡率和需要 RRT。

---

16. 呋塞米负荷试验

呋塞米和其他利尿剂长期以来一直被用于 AKI 治疗，以将少尿性 AKI 转变为非少尿性 AKI，其测

定 AKI 时肾小管储备的能力重新得到了重视[409-411]。作为襻利尿剂，呋塞米（有机阴离子）与血清蛋白（白蛋白）紧密结合从而不被肾小球滤过，并经由近曲小管的人类有机阴离子转运体（human organic anion transporter，hOAT）系统分泌进入肾小管管腔[412, 413]。在肾小管腔内，呋塞米抑制髓襻升支粗段转运氯化物，阻止钠的重吸收，导致尿钠排泄和尿量增加，并可潜在地降低肾小管的氧需求[414-418]。基于这些药代动力学因素，有假说认为呋塞米给药后的尿量可作为 AKI 时肾小管完整性的评估方法。

1973 年，Baek 等[410]研究了 15 名还未出现临床表现的 AKI 受试者（基于 Scr 变化）。Baek 等让受试者接受一次性呋塞米测试，以评估他们的 UOP 和自由水清除率（C_{H_2O}）。虽然 Baek 等未标准化呋塞米剂量，也未报告受试者既往是否患有 CKD，但他们发现 C_{H_2O} 接近于零和呋塞米的利尿效应不佳预示着"急性肾衰竭即将发生"[410]。

最近，Chawla 等[419]修改并标准化了这一方案，将其重新命名为"呋塞米负荷试验"（furosemide stress test，FST）。他们前瞻性地研究了 FST 后的尿液反应预测 KDIGO 1 期和 2 期 AKI 患者不良结局的能力[39]。在 77 名受试者参与的队列研究中，他们发现，1.0mg/kg FST（此前未使用呋塞米组）和 1.5mg/kg FST（此前有襻利尿剂暴露组）的 2h 尿量可预测 KDIGO 3 期 AKI（n=25；32.4%），AUC 为 0.87［标准误（Standard error，SE）为 0.05］。以 2 小时 200ml 为截断值，其预测 KDIGO 3 期 AKI 的敏感性和特异性分别为 87.1% 和 84.1%。该截断值预测住院患者 RRT（n=11；14.2%）和住院患者死亡率（n=16；20.7%）的 AUC（SE）分别为 0.86（0.08）和 0.70（0.09）[419]。

在同一队列的二次分析中，FST 对 KDIGO 3 期 AKI、需要 RRT 和死亡率的预测能力优于血浆和尿液 NGAL、尿液 IL-18 及 TIMP-2×IGFBP-7[420]。有趣的是，在生物标志物升高（尿 NGAL > 150ng/ml；n=44 或 TIMP-2×IGFBP-7 > 0.3；n=32）的患者中进行 FST 数据分析时，FST 预测上述相同结局的能力进一步提高。因此，AKI 生物标志物与 FST 等肾小管储备功能评估的联合应用可作为床旁工具为临床医生预测早期 AKI 提供信息[420]。在这项研究中，FST 未在低血容量、梗阻性泌尿系疾病或基线

eGFR < 30ml/(min·1.73m^2) 的受试者中进行[419]。

相反地，Van der Voort 等[421]研究了标准化输注呋塞米预测需要 RRT 的晚期 AKI 患者的肾脏恢复能力。他们在析因分析中发现肾功能恢复并最终停止 RRT 患者的尿量更高［中位数（IQR）为 654ml（333～1155ml）vs. 48ml（15～207ml）；P=0.007］。他们评估了 FST 预测肾脏恢复的诊断效能，AUC 为 0.84。无论检测时临床情况如何，呋塞米使用后的尿量可提示临床医生 AKI（进展或恢复）患者的肾脏储备情况。FST 不仅能测量近端肾小管的分泌能力，还可评估髓襻升支粗段和远端集合管的功能。因此，FST 可综合评估肾单位的功能，且有必要在更大更多样化的队列中进行验证。

17. 基因与急性肾损伤风险的关系

除了研究肾单位的新型蛋白和功能，也有研究者关注于遗传在患者 AKI 和 CKD 风险增加中所起的作用。有关 CKD 遗传学的讨论超出了本章范围，可见于本版的第 Ⅵ 部分。近年来，已有研究报道了 AKI 与基因多态性间的关联。

SusantiTaphong 等[422]证明 TNF-α 基因启动子区域的多态性与 AKI 严重程度和远隔器官功能障碍有关。在 262 名住院成人参与的队列中，校正种族、性别、年龄、基线 eGFR、脓毒症和 RRT 需求后，相比于 GG 基因型，具有微小等位基因（rs1800629）者的 Scr 峰值和多器官衰竭评分更高。在液体和导管治疗试验（Fluids and Catheter Treatment Trial，FACTT）登记的 401 名急性肺损伤患者的队列中，Bhatraju 等[423]报道 B 细胞 kappa 轻肽基因增强子核因子抑制因子（nuclear factor of kappa light-chain polypeptide gene enhancer in B cells inhibitor，NFKBIA）的两个微小等位基因与 AKIN 标准的 AKI 密切相关。微小等位基因 rs1050851 和 rs2233417 对所有 AKI 的 OR 值分别为 2.34［95%CI 1.58～3.46；P=1.06×10^{-5}；假发现率（false discovery rate，FDR）=0.003］和 2.46（95%CI 1.61～3.76；P = 1.81×10^{-5}；FDR = 0.003）[423]。在 AKIN 2 期和 3 期，这种相关性增加，OR 值分别为 4.00（95%CI 2.10～7.62；P=1.05×10^{-5}；FDR=0.003）和 4.03（95%CI 2.09～7.77；P=1.88×10^{-5}；FDR=0.003）。

在更大规模的术后 AKI 遗传基础的研究中，Stafford-Smith 等[424]研究了 873 名非急诊冠状动脉搭桥患者组成的发现队列，并试图在 380 名受试者

组成的验证队列中重复他们的发现。他们校正了临床 AKI 风险评分，并使用线性回归检验单核苷酸多态性（single-nucleotide polymorphism，SNP）与术后 Scr 峰值之间的相关性。发现队列共检测到 9 个具有统计学意义的 SNP，其中 2 个在验证队列中也有显著差异，分别是位于 GRM7\LMCD1-AS1 基因间隔区（3p21.6）的 rs13317787 和位于 BBS9（7p14.3）的 rs10262995。对这两个区域的进一步研究和 Meta 分析发现，在 GRM7\LMCD1-AS1 基因座具有全基因组意义，并且与 BBS9 有显著的强相关性[424]。这两个位点是此前没有描述过的全新基因位点。

最近，Parikh 等[425] 对住院 AKI 患者的遗传易感性进行了最大规模的研究。他们在 760 例 AKI 患者和 669 名对照（没有 AKI 的住院患者）中进行了探索性的全基因组关联研究，并试图在另外的 206 例 AKI 患者和 1406 名对照中验证他们的发现。他们评估了 609 508 个 SNP，在复制分析中，他们验证了 4 个与 AKI 发生几率增加相关的 SNP。这些 SNPs 包括位于 4 号染色体 APOL1 调节子 IRF2 附近的 rs62341639（OR=0.64，95%CI 0.55～0.76；$P = 2.48 \times 10^{-7}$）和 rs62341657（OR=0.65，95%CI 0.55～0.76；$P = 3.26 \times 10^{-7}$）；以及位于 22 号染色体的 rs9617814（OR=0.70，95CI 0.60～0.81；$P = 3.81 \times 10^{-6}$）和 rs10854554（OR=0.67，95%CI 0.57～0.79；$P = 6.53 \times 10^{-7}$）[425]。

在这些较新较大规模的研究之前，少数有关 AKI 遗传易感性的系统综述已被发表[426-428]。他们的结论是，尽管有几个基因多态性与 AKI 的发展、严重程度和结局明确相关，但最终结论还需进一步研究并在新队列中重复验证[427]。我们期待未来几年有关遗传学在 AKI 风险中的作用进一步研究。

18. 慢性肾脏疾病生物标志物

目前，eGFR 和蛋白尿被用作 CKD 进展的标志物，因为它们应用广泛且检测方便。由于各种类型的 CKD 存在肾小管间质损伤，肾小管损伤的标志物，如 KIM-1、IL-18、NGAL 和 L-FABP，已在 CKD 背景中进行了研究，并被证明与多种原因所致的 CKD 结局有关。此外，本文还讨论了 CKD 中肾脏清除受损或产生增加所致的分子（如非对称二甲基精氨酸、成纤维细胞生长因子 23）、趋化因子（MCP-1）和纤维化标志物（如 CTGF、TGF-β₁ 和

Ⅳ 型胶原）水平的系统性升高。有关肾小球疾病、囊性疾病、DN 和遗传性肾脏疾病特定标志物的更深入的讨论，请参阅相关主题的单独章节。

表 27-7 总结了生物标志物在各种临床背景下检测 CKD 相关临床终点的能力。

19. 血浆非对称二甲基精氨酸

一氧化氮由 L- 精氨酸末端胍氮在一氧化氮合酶（NOS）的作用下氧化合成。这一过程可被胍基取代的 L- 精氨酸类似物可逆性抑制，如非对称二甲基精氨酸（asymmetric dimethylarginine，ADMA）[429, 430]。体内已知 3 种甲基化精氨酸—ADMA、NG 单甲基 -L- 精氨酸和对称二甲基精氨酸（ADMA 的一种惰性异构体）。其中，ADMA 是主要的内源性甲基化精氨酸，可抑制 NOS 活性。然而，给予内皮

表 27-7　生物标志物检测 CKD 的效能：多中心研究

指标参数	CKD 诊断	CKD 进展至 ESRD	心血管疾病和死亡风险评估	HIV 相关 CKD 进展
尿 NGAL	+	–	?	?
血 NGAL	+	–	?	?
血 Cys C	+	+	+	+
尿 IL-8	–	?	?	+
尿 KIM-1	+	+	?	–
血 KIM-1	+	+	?	?
β- 微量蛋白	–	?	+	?
尿蛋白和白蛋白	+	+	+	+
FGF-23	–	+	+	?
TNFR1，TNFR2	+	+	?	?
suPAR	+	+	?	?
EGF	+	+	?	?

Cys C. 半胱氨酸蛋白酶抑制 C；EGF. 表皮生长因子；ESRD. 终末期肾病；FGF-23. 成纤维细胞生长因子 23；IL-18. 白介素 -18；KIM-1. 肾损伤分子 -1；NGAL. 中性粒细胞明胶酶相关脂质运载蛋白；suPAR. 可溶性尿激酶型纤溶酶原激活受体；TNFR. 肿瘤坏死因子受体；+. 发表的数据显示有检测 CKD 这方面特征的能力；发表的数据显示不具备检测 CKD 这方面特征的能力；?. 这方面的生物标志物或 CKD 这方面特征没有大的多中心数据发表

NOS 基因敲除小鼠 ADMA 仍会引起血管损伤，提示 ADMA 在体内有不依赖一氧化氮和 NOS 的作用 [431]。Vallance 等 [432] 首次发现肾衰竭患者的血浆 ADMA 水平升高，并假设 ADMA 的肾脏清除受损是其血浆水平升高的原因。后续的动物研究发现仅小部分循环 ADMA 经尿液排出，使这一假说受到挑战 [433]。此外，肾功能正常的早期肾脏病患者的血浆 ADMA 水平也升高 [434]。

研究显示，具有多种心血管危险因素（如高血压、糖尿病和高脂血症）患者的血浆 ADMA 水平升高 [435-437]。在这些人群中，CKD 患者、接受血液透析或腹膜透析的 ESRD 患者以及肾移植受者血浆 ADMA 水平的升高更为显著 [432, 438, 439]。血浆 ADMA 水平与 ESRD 患者颈动脉内膜中层厚度、左心室肥大、心血管并发症和死亡率密切相关 [440-442]。前瞻性研究证实，血浆 ADMA 水平与糖尿病和非糖尿病相关的 CKD 进展显著相关 [443, 444]。同样，ADMA 水平也可能与蛋白尿和白蛋白尿存在相关性 [445]。

最近，更大规模的纵向研究将 ADMA 与几种 CKD 和 CKD 结局联系起来。在 Tayside 糖尿病遗传学核查与调查研究（Genetics of Diabetes Audit and Research Tayside Study, GO-DARTS）的巢式病例对照研究中，研究者检测了 ADMA 和其他生物标志物的水平，以确定它们与 2 型糖尿病患者 CKD 进展的关系 [446]。在这项研究中，CKD 进展被定义为 3.5 年研究期内基线 eGFR 下降 40% 及以上，而对照组同期 eGFR 下降小于 5%。在校正影响 CKD 进展的临床因素及其他生物标志物的分析中，ADMA 水平与 CKD 进展密切相关。ADMA 水平越高，CKD 进展越快；ADMA 水平每升高一个标准差，校正后风险则增加 8.36（3.83～20.4；$P < 0.001$）。ADMA 的这一效应优于该队列中的其他 14 个生物标志物，例如 KIM-1 [1.93（1.18～3.27）；$P=0.011$] 和 H-FABP [0.63（0.38～1.02）；$P=0.06$] [446]。在 1157 名患者 [DN 663 例、肾小球肾炎 273 例和囊性和（或）间质性疾病 221 例] 参与的前瞻性观察队列中，研究者在 RRT 前测定 ADMA 水平以确定其与死亡率的关系。ADMA 水平与糖尿病队列 [HR=1.3（1.1～1.6）] 和肾小球肾炎队列 [HR=1.5（1.3～1.8）] 的死亡风险增加均相关 [447]。尽管已有这些新证据，仍需更大规模的纵向研究来证明 ADMA 在多种原因导致的 CKD 队列中检测 CKD 发生发展的能力。

20. 成纤维细胞生长因子 23

成纤维细胞生长因子 23（Fibroblast growth factor 23, FGF-23）是分子量为 32kDa 的蛋白，由人类基因组 12 号染色体上的 *FGF* 基因编码的 251 个氨基酸组成。FGF-23 是由成骨细胞和破骨细胞分泌的内分泌激素，与 FGF 受体及其辅助受体 Klotho 结合，从而刺激尿磷排泄 [448-450]。除促进尿磷排泄外，FGF-23 还可降低 1,25- 二羟基维生素 D 和甲状旁腺激素（parathyroid hormone, PTH）的水平 [451, 452]。横断面研究表明，FGF-23 水平在成人和儿童 CKD 人群中均升高 [453-455]。在对 CRIC 队列的 3879 名受试者进行的前瞻性观察研究中，CKD 2～CKD 4 期患者的 FGF-23 水平升高，且 FGF-23 升高时的血清磷和 PTH 水平无异常 [456]。因此，在血清磷和 PTH 正常时，FGF-23 是检测 CKD 和骨矿物质代谢异常的候选生物标志物。

除骨骼外，FGF-23 主要在小鼠丘脑腹外侧核表达，在肝脏、心脏、胸腺和淋巴结中也少量表达。肾脏近端小管细胞刷状缘膜上的钠依赖性磷酸盐协同转运体 Napi-Ⅱa 和 Napi-Ⅱc 负责维持磷酸盐稳态，FGF-23 对这些转运蛋白的活性具有调节作用 [457, 458]。

FGF-23 在 CKD 患者中升高，是 CKD 患者心血管疾病的预后指标 [459]。在最近 3860 名 CRIC 参与者的分析中，与最低四分位数相比，最高四分位数的 FGF-23 水平与充血性心力衰竭 [HR=2.98（95%CI 1.97～4.52）] 和动脉粥样硬化事件 [1.76（95%CI 1.20～2.59）] 的分级风险独立相关，在校正 eGFR、蛋白尿和其他传统心血管危险因素后仍然如此 [460]。其他研究表明，非透析患者的血浆 FGF-23 浓度升高与心血管事件相关，血液透析患者的 FGF-23 浓度升高与死亡率有关，且 ESRD 患者的 FGF-23 水平是正常水平的近 1000 倍 [461]。有趣的是，在肾移植后立即具有肾功能的个体中，FGF-23 水平迅速下降 [462, 463]。血清 FGF-23 浓度可能是预测难治性甲状旁腺功能亢进发生和透析患者对维生素 D 治疗反应的有效标志物 [464]。类似地，FGF-23 可评估儿童和成人 CKD 患者早期的钙、磷和维生素 D 紊乱 [465, 466]。降低 FGF-23 水平（如口服磷酸盐结合剂）

有可能降低 CKD 患者心血管事件的发生率[467]，但这还需进一步研究。FGF-23 相关讨论请参阅第 53 章。

21. 可溶性尿激酶型纤溶酶原激活物受体

可溶性尿激酶型纤溶酶原激活物受体（soluble urokinase-type plasminogen activator receptor，suPAR）与 FSGS 和其他肾小球疾病相关 CKD 的关系由来已久，但 suPAR 与 CKD 的联系实则更为广泛。有关 suPAR 在 FSGS 和其他肾小球肾炎中作用的更多信息，请参见第 31 章。suPAR 是糖基磷脂酰肌醇锚定的三结构域膜蛋白的循环形式，在内皮细胞和足细胞等多种细胞中表达[468]。该蛋白有循环和结合两种形式，循环 suPAR 通过膜结合裂解产生，因此可在尿液等体液中被检测到[468, 469]。研究表明，suPAR 通过抑制足细胞迁移和凋亡参与 FGSS 和 DN 的病理生理过程[470, 471]。尽管相关机制的细节仍需深入研究，但人体的 suPAR 检测已发现有趣的结果。

最近，Hayek 等[472] 发表的开创性论文检测了 Emory 心血管生物库的 3683 名患者的血浆 suPAR 水平。他们随后检测了 2292 名患者的基线和随访肾功能，以确定 suPAR 与基线 GFR、GFR 变化以及 CKD[eGFR < 60ml/(min·1.73m^2)] 的关系。较高的基线 suPAR 水平与较大幅度的 eGFR 年度下降相关。与最低四分位数的患者相比，基线 suPAR 处于最高四分位数的患者具有超过 4 倍的 eGFR 年度下降幅度（−4.2ml/min vs. −0.9ml/min）。研究显示，suPAR 处于最高四分位数的参与者进展到 eGFR < 60ml/min 的风险是最低四分位数患者（总共 n=1335 名初始 eGFR > 60ml/min 的患者）的 3.13（2.11～4.65）倍。suPAR 似乎与 CKD 的发生发展独立相关，但该发现还需进一步的研究验证。

（五）尿液肾脏纤维化标志物

细胞外基质（Ⅳ型胶原）和促纤维化生长因子（包括 CTGF 和 TGF-β$_1$）过度产生与肾纤维化进展相关。有关肾脏纤维化标志物能够预测患者结局的综述已经发表[473]。

1. 结缔组织生长因子

CTGF（又称 CCN2）是由 Bradham 等[474] 于 1991 年首次在人脐血管内皮细胞条件培养基中发现的分泌型蛋白，是 CCN 家族基质细胞蛋白成员。CTGF 参与多种细胞功能，如增殖、细胞黏附、血管生成和伤口愈合[440, 475, 476]。近年来，研究证明 CTFG 既是组织纤维化的标志物，又是组织纤维化的介质[477]。CTGF 是由 TGF-β 诱导的立早基因，且主要通过 TGF-β 促进纤维化[478]。CTGF 在纤维性疾病中过度表达，如硬皮病、肺和肝纤维化[479-481]。肾脏 CTGF 被证明在多种肾脏疾病，如 IgA 肾病、FSGS 及 DN 中表达上调[480]。CTGF 在 DN 早期和晚期的肾小球中升高[482]。Riser 等[483] 首次报道 DN 和糖尿病患者的尿液 CTGF 水平升高。随后的研究发现，糖尿病患者的尿液 CTGF 水平高于健康人[484, 485]，表明 CTGF 是 DN 的潜在标志物。在 DN 患者中，大量白蛋白尿者的血浆 CTGF 水平高于尿白蛋白水平正常者。CTGF 是 ESRD 的独立预测因子，并与 GFR 下降的速率相关[486]。在糖尿病控制和并发症试验 / 糖尿病干预和并发症的流行病学研究（Diabetes Control and Complications Trial/Epidemiology of Diabetes Interventions and Complication，DCCT/EDIC）的 1050 名 1 型糖尿病患者中，研究者检测了血液和尿液标本中完整的 CTGF N- 末端片段[487]。大量白蛋白尿组的血浆 CTGF N- 末端片段水平高于微量白蛋白尿组和无白蛋白尿组。CTGF 水平与糖尿病病程及颈总动脉内膜中层厚度相关。在回归分析中，血浆 CTGF N- 末端片段浓度的对数与颈总动脉和颈内动脉内膜厚度独立相关。因此，血浆 CTGF 浓度可作为 DN 和血管疾病的危险标志物。

最近，一个由 315 名肾移植受者的队列研究了尿 CTGF 检测移植肾纤维化的能力[488]。Metalidis 等对该队列进行了 2 年的跟踪调查，并将移植后 3、12 和 24 个月的 CTGF 浓度与常规活检进行了比较。结果显示，尿 CTGF 水平与肾间质纤维化程度独立相关[488]。在一个患者亚组中，移植后 3 个月的 CTGF 水平与第 24 个月的中度和重度纤维化相关。

2. 转化生长因子 -β$_1$

转化生长因子 -β（transforming groeth factor -β，TGF-β）为各种组织发育和分化所必需[489]。哺乳动物中已发现三种 TGF-β 亚型，即 TGF-β$_1$、TGF-β$_2$ 和 TGF-β$_3$，TGF-β$_1$ 是人类的主要亚型[490]。TGF-β$_1$ 主要以高分子量的非活性复合物的形式分泌，并经历裂解过程而活化[491]。研究证明，尿 TGF-β₁ 水平与 CKD 进展相关。肾小球肾炎患者、DN 患者和肾移植受者的尿 TGF-β₁ 水平均升高 [491-494]。此外，TGF-β₁ 诱导的促纤维化分子，例如 TGF-β- 诱导基因 H3（TGF-β-inducible gene H3，βig-H3）和纤溶酶原激活物抑制物 -1（plasminogen activator inhibitor-1，PAI-1）在尿液中水平也升高 [495, 496]。由于 TGF-β₁ 主要以非活性复合物的形式分泌，经化学修饰才能激活，因此 βig-H3 和 PAI-1 可作为 TGF-β₁ 活性的替代标志物。尿液 βig-H3 和 PAI-1 水平与 DN 患者的肾脏损伤和纤维化相关 [495, 496]。然而，在来自 CRIC 研究的 3939 名参与者中，TGF-β 水平与 CKD 进展或大量蛋白尿之间没有明显的相关性 [497]。与此相反，在儿童梗阻性肾病（后尿道瓣膜）的小规模病例对照研究中，TGF-β 水平与 GFR 呈负相关 [498]。

糖尿病和心血管疾病行动研究（Action in Diabetes and Vascular Disease：Preterax and Diamicron Modified Release Controlled Evaluation，ADVANCE）合作小组，在传统 CKD 进展预测指标（如糖尿病、uACR、基线 eGFR）中增加血清 TGF-β 可改善预测 5 年随访期内 Scr 增加 1 倍的能力 [499]。在这项巢式病例对照研究中，血清 TGF-β 的加入显著增加了 AUC 值，从 0.75 增加到 0.82（P ＜ 0.0001）。最新研究证明，尿 TGF-β 可协助确定能够在单侧梗阻后恢复功能的肾脏 [500]。在 45 名受试者（其中 11 人没有恢复功能）参与的小规模研究中，后续恢复肾功能的受试者在研究登记时的 TGF-β 水平较低。

3. Ⅳ 型胶原

Ⅳ 型胶原是一种细胞外基质，肾脏纤维化时可见 Ⅳ 型胶原的过度沉积。此外，IgA 肾病和 DN 患者的尿 Ⅳ 型胶原升高，且与肾功能下降相关 [501, 502]。在针对 231 名正常白蛋白尿和微量白蛋白尿的 1 型糖尿病患者的前瞻性观察队列研究中，无论是单变量还是多变量分析，尿 Ⅳ 型胶原均与 eGFR 下降显著相关，且 GFR 较低患者的尿 Ⅳ 型胶原水平升高 [503]。

4. 肿瘤坏死因子受体

肿瘤坏死因子（tumour necrosis factor，TNF）由免疫细胞产生，既可是膜结合型的，也可是可溶性的循环肽 [504]。细胞表面的 TNF 受体（TNF receptors，TNFR）有两种形式（TNFR1 和 TNFR2），都可从细胞膜上经 TNF-α 裂解酶裂解而来。TNFR1 在肾小球和内皮细胞中表达，而 TNFR2 在肾脏细胞中的表达不一 [505]。越来越多研究显示，两种受体都与肾脏疾病的不良结局有关 [262, 506]。

Pavkov 等 [506] 在患 2 型糖尿病的美洲原住民中进行了一项纵向队列研究，在 9.5 年的中位随访时间内进行跟踪调查。在所有的 193 名参与者中，62 人发生 ESRD，25 人在随访期内死亡。在校正年龄和性别的分析中，与最低四分位数相比，TNFR1 和 TNFR2 的最高四分位数与 ESRD 风险的增加相关，OR 分别为 6.6（3.3～13.3）和 8.8（4.3～18.0）。在更复杂的校正模型中（包括 ACR 和基线 GFR），与最低四分位数相比，TNFR1 和 TNFR2 的最高四分位分别使 ESRD 风险增加 60% 和 70% [506]。

最近，Coca 等 [262] 检测了糖尿病患者心血管风险干预研究（Action to Control Cardiovascular Risk in Diabetes，ACCORD）和退伍军人糖尿病研究（Veterans Administration NEPHROpathy iN Diabetes，VA-NEPHRON-D）队列中受试者的 TGFR1 和 TGFR2。他们证明 TNF 受体水平与 DN 患者的 GFR 下降独立相关。在招募早期 DN 受试者的 ACCORD 队列中，发生 CKD 的患者在研究登记时具有更高的 TNFR1 和 TNFR2 水平。在校正后的分析中，TNFR1 和 TNFR2 的最高四分位数（与最低的四分位数相比）均与 CKD 发生风险的增加相关（OR=3.0，95%CI 1.2～7.3 和 OR=8.4，95%CI 3.0～23.4）[262]。在 NEPHRON-D 研究中，与最低四分位数相比，TNFR1 和 TNFR2 的最高四分位数与 CKD 进展的主要终点相关。TNFR1 的最高四分位数与 CKD 进展的校正后 OR 为 3.5（1.9～6.3），而 TNFR2 的 OR 值更高 [3.8（2.0～7.3）] [262]。在两个队列中，TNFR1 和 TNFR2 之间高度相关（Pearson 相关系数＞ 0.75）。因此，在几个 DN 队列中，TNFR1 和 TNFR2 水平与 CKD 的发生发展相关。

5. 表皮生长因子

作为众所周知的生长因子，表皮生长因子（epidermal growth factor，EGF）被证明可改变肾脏对肾小管间质损伤的反应 [507]，外源性 EGF 可改善 AKI 动物模型的结局 [508]。然而，在使用肾活检转录组驱动方法研究 CKD 进展时，EGF 被证明是 CKD 进展（基线 eGFR 下降 40% 和 ESRD 发生的复合终点）的极好的生物标志物 [509]。在欧洲肾脏 cDNA

库（European Renal cDNA Bank，ERCB）的 164 名患者中，肾内 EGF 表达的转录本与基线 eGFR 和患者预后相关。在这个队列中，肾内 EGF 与其他测量及结局相关，例如尿 EGF、间质纤维化、小管萎缩以及 eGFR 丢失。研究者能够在两个独立的 CKD 队列中重复这些结果［n=55 和 n=48；来自 ERCB 队列和临床表型资源核心生物库（C-PROBE）的不同样本］[509]。在包含年龄、性别、基线 eGFR 和蛋白尿的模型中加入尿 EGF 可显著改善预测 CKD 进展的 C 统计量（0.75～0.87）。未来的研究将继续跟进这项有关 EGF 的开创性研究，以期将 EGF 与 CKD 的发生发展联系起来。

（六）多种生物标志物的组合

在经典的生物标志物范式中，一种生物标志物检测一种疾病。然而，急、慢性肾脏疾病是复杂的，有多方面的潜在原因。单一的生物标志物可能不是早期诊断和预测疾病长期结局的最佳选择。不同的生物标志物提供不同的信息。如上所述，一些生物标志物善于检测不同临床背景下的 AKI（心脏手术、ICU、急诊室或其他），而其他生物标志物善于检测 AKI 的不同方面（早期诊断、AKI 严重程度或肾前性）。同样的情况也适用于 CKD 生物标志物，相比于其他类型的肾小球肾炎，一些生物标志物更适用于糖尿病与梗阻情况下的 CKD 检测。因此，在针对急、慢性肾脏疾病设置生物标志物组合时，临床实用性非常重要。

上述证据显示，多个生物标志物联用已是 CKD 患者诊疗的可行选择。Scr 可与 Cys C 联合用于 CKD 的检测和诊断。蛋白尿和白蛋白尿可与这些反映肾小球功能相关的标志物联合使用，进一步对个体进行诊断和危险分层。众所周知，Scr 和血清 Cys C 水平正常时，蛋白尿的存在有助于诊断 CKD。

AKI 中多个生物标志物的联合应用日益受到关注，有研究试图结合两个或更多的生物标志物以提高预测效能[242, 243, 265, 322, 330]。有些研究简单地使用两个生物标志物的乘积并评估 AUC 值，另一些研究则使用 Logistic 回归模型来评估两个或更多生物标志物的 AUC 值。生物标志物组合的统计方法还未达成共识，该领域值得继续研究。最近的一些研究印证了上述观点，即单个生物标志物具有自己独特

的动力学，结合不同时间点的生物标志物可能会提高其预测能力[243]。然而，在心脏手术或 ICU 入院后不同时间点收集生物标志物样本的临床意义和可行性尚未得到检验。随着生物标志物的数据越来越多，我们期待着评估生物标志物组合方法的进步。框 27-3 总结了生物标志物组合的各种原理和方法，以期更好地预测患者的结局。

五、关键路径计划：亟须更好的生物标志物

关键路径计划由 FDA 于 2004 年 3 月发起，它是 FDA 监管的产品开发、评估、制造和使用的科学现代化战略。2006 年，关键路径计划概述了 FDA 专家和公众确定的关键路径的关键领域。从那时起，FDA 的指南规定生物标志物只有在以下情况下才是"有效的"：①经分析测试系统测定，具有良好的性能特征，②有既定的科学框架或证据来阐明测试结果的生理学、药理学、毒理学或临床意义。过去 10 年中，AKI 和 CKD 生物标志物的开发和批准已取得了一些进展。

2010 年，研究者评估了 7 种尿蛋白（KIM-1、白蛋白、总蛋白、β_2- 微球蛋白、Cys C、聚集素和三叶因子 3）检测药物性肾损伤的能力是否优于当前的检测方法，如 Scr 浓度和 BUN 浓度。FDA 和 EMA 将这组生物标志物的应用限定于临床前研究中检测急性药物性肾损伤的药物安全性决策，以及在个案基础上结合标准生物标志物应用于早期临床研究[24, 25, 510, 511]。最近，FDA 批准多囊肾病患者的肾脏总体积作为疾病进展的标志[22]。鉴于已述的有

框 27-3　生物标志物结合的策略

- 按不同功能结合：
  - 将 1 个肾小球滤过性标志物和 1 个肾小管损伤标志物相结合。
  - 将近端肾小管损伤的标志物与远端肾小管损伤的标志物相结合。
- 按动力学结合：
  - 结合不同时间段的生物标志物，提高诊断的有效时间。
- 结合以提高精确性：
  - 在统计方程中使用 2 个或 2 个以上的生物标志物。
- 策略性组合：
  - 结合诊断性生物标志物和预后性生物标志物。
  - 结合 1 个非常敏感的标志物与 1 个非常特异的标志物。

前景的 AKI 和 CKD 生物标志物研究，毫无疑问，接下来的几年里会有其他方法被批准。

六、肾脏健康倡议

为应对 CKD 和 AKI 的流行和随机对照试验数量的局限性，FDA、美国肾脏病学会及其行业合作伙伴于 2013 年宣布确立肾脏健康倡议（Kidney Health Initiative，KHI）。该公私合作伙伴关系旨在促进合作，以优化更大的肾脏共同体对药物、设备、生物制品和食品的评估。该倡议旨在促进这些产品以安全和快速的方式运往美国市场[512]。越来越多的证据表明它们能够预测 AKI、CKD 进展和其他不良结局，但美国还没有批准新的生物标志物用于临床；因此，该倡议对生物标志物领域的影响仍有待观察。

七、生物标志物的未来

分子分析和蛋白质组学的进展促成了一系列潜在血清和尿液生物标志物的鉴定，以评估肾脏功能和损伤，以及预测肾脏疾病的进展。这些生物标志物中许多都是敏感的，有些还具有部位特异性。其中一些生物标志物还能预测不良结局。然而，要将一些标志物成功应用于临床，还需要大量的额外工作。

因为肾脏疾病的复杂性，原因多种多样，且多伴有全身性疾病，单一的生物标志物不足以进行早期诊断，阐明病理生理，以及预测临床过程和结局。不同的生物标志物适用于不同的临床背景。在某些情况下，单一的生物标志物可能就足够了，但在另一些情况下，使用血浆、尿液或两者相结合的多个生物标志物可更好地提供风险和损伤的早期证据，并可对各种类型的肾脏疾病进行区分。许多生物标志物可以根据它们与特定损伤类型（如足细胞或肾小管损伤）或损伤机制（如氧化应激、炎症和纤维化）的相关性进行分组。了解不同生物标志物类别之间的关系有助于我们更好地理解疾病的过程。

这些生物标志物不仅有助于评估人类早期肾脏损伤和预测疾病进展，对将新的治疗性化合物从临床前动物模型转化至首次人类试验也是至关重要的。迄今为止，由于缺乏监管机构认可，新出现的生物标志物在临床前和临床研究以及药物开发中的使用一直受到阻碍。希望在未来，生物标志物组合获得的生物标志物测量结果不仅可用于肾脏损伤诊断和结局预测，还可被用作临床试验的替代终点，从而加速对肾脏疾病迫切需要的治疗方法的临床评估。

声明

Parikh 博士得到了 NIH 基金 RO1HL085757 的支持，以资助 TRIBE-AKI 联盟研究心脏手术中 AKI 的新型生物标志物。Parikh 博士也是 NIH 基金支持的 AKI 评估、系列评估和 AKI 后期并发症（ASSESSAKI）联盟（U01DK082185）的成员。

我们要感谢 Joseph V. Bonventre 博士和 Venkata Sabbisetti 博士，他们撰写了本章的先前几个版本。

利益冲突声明

Koyner 博士报告雅培实验室、艾伯维和 Astute 医药公司为观察性生物标志物研究提供了研究拨款。Koyner 博士从 Argutus 医药公司、卫星医疗保健和 NxStage 医药公司获得了研究资金，并从辉瑞（Pfizer）公司、Astute 医药公司和 Sphingotec 获得了咨询费。